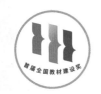

全国优秀教材二等奖

国家卫生健康委员会"十三五"规划教材
全 国 高 等 学 校 教 材
供基础、临床、预防、口腔医学类专业用

外科学

Surgery

第 9 版

主 审　吴孟超　吴在德　吴肇汉

主 编　陈孝平　汪建平　赵继宗

副主编　秦新裕　刘玉村　张英泽　李宗芳

人民卫生出版社
PEOPLE'S MEDICAL PUBLISHING HOUSE

图书在版编目（CIP）数据

外科学/陈孝平,汪建平,赵继宗主编.—9版.—北京：
人民卫生出版社,2018

全国高等学校五年制本科临床医学专业第九轮规划
教材

ISBN 978-7-117-26639-0

Ⅰ.①外…　Ⅱ.①陈…②汪…③赵…　Ⅲ.①外科学-
医学院校-教材　Ⅳ.①R6

中国版本图书馆 CIP 数据核字（2018）第 145988 号

人卫智网	www. ipmph. com	医学教育、学术、考试、健康，购书智慧智能综合服务平台
人卫官网	www. pmph. com	人卫官方资讯发布平台

外科学

第 9 版

主　　编：陈孝平　汪建平　赵继宗
出版发行：人民卫生出版社（中继线 010-59780011）
地　　址：北京市朝阳区潘家园南里 19 号
邮　　编：100021
E - mail：pmph @ pmph. com
购书热线：010-59787592　010-59787584　010-65264830
印　　刷：人卫印务（北京）有限公司
经　　销：新华书店
开　　本：850×1168　1/16　印张：52　插页：8
字　　数：1538 千字
版　　次：1979 年 12 月第 1 版　　2018 年 8 月第 9 版
　　　　　2023 年 6 月第 9 版第 10 次印刷（总第 85 次印刷）
标准书号：ISBN 978-7-117-26639-0
定　　价：116. 00 元
打击盗版举报电话：010-59787491　E-mail：WQ @ pmph. com
（凡属印装质量问题请与本社市场营销中心联系退换）

编　委

3

融合教材阅读使用说明

> **融合教材介绍**：本套教材以融合教材形式出版，即融合纸书内容与数字服务的教材，每本教材均配有特色的数字内容，读者阅读纸书的同时可以通过扫描书中二维码阅读线上数字内容。
>
> 《外科学》(第9版)融合教材配有以下数字资源：
>
> 🏃教学课件　🏃案例　🏃视频　🏃动画　🏃图片　🏃知识拓展　🏃自测试卷
> 🏃英文名词读音

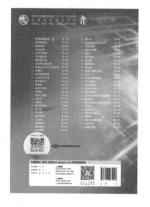

❶ 扫描教材封底圆形图标中的二维码，打开激活平台。

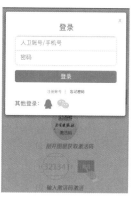

❷ 注册或使用已有人卫账号登录，输入刮开的激活码。

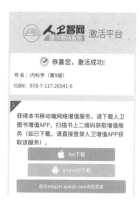

❸ 下载"人卫图书增值"APP，也可登录 zengzhi.ipmph.com 浏览。

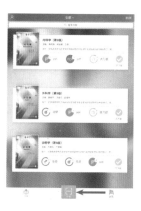

❹ 使用APP"扫码"功能，扫描教材中二维码可快速查看数字内容。

配套教材(共计56种)

全套教材书目

全套教材书目

《外科学》(第9版)配套教材
《外科学学习指导与习题集》(第4版)　主编：吴国豪
《外科实习医师手册》(第6版)　主编：张必翔
《普通外科微课辅导教程》　主编：杨镇

读者信息反馈方式

欢迎登录"人卫e教"平台官网"medu.pmph.com"，在首页注册登录后，即可通过输入书名、书号或主编姓名等关键字，查询我社已出版教材，并可对该教材进行读者反馈、图书纠错、撰写书评以及分享资源等。

党的十九大报告明确提出,实施健康中国战略。 没有合格医疗人才,就没有全民健康。 推进健康中国建设要把培养好医药卫生人才作为重要基础工程。 我们必须以习近平新时代中国特色社会主义思想为指引,按照十九大报告要求,把教育事业放在优先发展的位置,加快实现教育现代化,办好人民满意的医学教育,培养大批优秀的医药卫生人才。

着眼于面向2030年医学教育改革与健康中国建设,2017年7月,教育部、国家卫生和计划生育委员会、国家中医药管理局联合召开了全国医学教育改革发展工作会议。 之后,国务院办公厅颁布了《国务院办公厅关于深化医教协同进一步推进医学教育改革与发展的意见》(国办发〔2017〕63号)。 这次改革聚焦健康中国战略,突出问题导向,系统谋划发展,医教协同推进,以"服务需求、提高质量"为核心,确定了"两更加、一基本"的改革目标,即:到2030年,具有中国特色的标准化、规范化医学人才培养体系更加健全,医学教育改革与发展的政策环境更加完善,医学人才队伍基本满足健康中国建设需要,绘就了今后一个时期医学教育改革发展的宏伟蓝图,作出了具有全局性、战略性、引领性的重大改革部署。

教材是学校教育教学的基本依据,是解决培养什么样的人、如何培养人以及为谁培养人这一根本问题的重要载体,直接关系到党的教育方针的有效落实和教育目标的全面实现。 要培养高素质的优秀医药卫生人才,必须出版高质量、高水平的优秀精品教材。 一直以来,教育部高度重视医学教材编制工作,要求以教材建设为抓手,大力推动医学课程和教学方法改革。

改革开放四十年来,具有中国特色的全国高等学校五年制本科临床医学专业规划教材经历了九轮传承、创新和发展。 在教育部、国家卫生和计划生育委员会的共同推动下,以裘法祖、吴阶平、吴孟超、陈灏珠等院士为代表的我国几代著名院士、专家、医学家、教育家,以高度的责任感和敬业精神参与了本套教材的创建和每一轮教材的修订工作。 教材从无到有、从少到多、从多到精,不断丰富、完善与创新,逐步形成了课程门类齐全、学科系统优化、内容衔接合理、结构体系科学的立体化优秀精品教材格局,创建了中国特色医学教育教材建设模式,推动了我国高等医学本科教育的改革和发展,走出了一条适合中国医学教育和卫生健康事业发展实际的中国特色医药学教材建设发展道路。

在深化医教协同、进一步推进医学教育改革与发展的时代要求与背景下,我们启动了第九轮全国高等学校五年制本科临床医学专业规划教材的修订工作。 教材修订过程中,坚持以习近平新时代中国特色社会主义思想为指引,贯彻党的十九大精神,落实"优先发展教育事业""实施健康中国战略"及"落实立德树人根本任务,发展素质教育"的战略部署要求,更加突出医德教育与人文素质教育,将医德教育贯穿于医学教育全过程,同时强调"多临床、早临床、反复临床"的理念,强化临床实践教学,着力培养医德高尚、医术精湛的临床医生。

我们高兴地看到,这套教材在编写宗旨上,不忘医学教育人才培养的初心,坚持质量第一、立德树人;在编写内容上,牢牢把握医学教育改革发展新形势和新要求,坚持与时俱进、力求创新;在编写形式上,聚力"互联网+"医学教育的数字化创新发展,充分运用AR、VR、人工智能等新技术,在传统纸质教材的基础上融合实操性更强的数字内容,推动传统课堂教学迈向数字教学与移动学习的新时代。 为进一步加强医学生临床实践能力培养,整套教材还配有相应的实践指导教材,内容丰富,图文并茂,具有较强的科学性和实践指导价值。

我们希望,这套教材的修订出版,能够进一步启发和指导高校不断深化医学教育改革,推进医教协同,为培养高质量医学人才、服务人民群众健康乃至推动健康中国建设作出积极贡献。

2018年2月

全国高等学校五年制本科临床医学专业
第九轮　规划教材修订说明

全国高等学校五年制本科临床医学专业国家卫生健康委员会规划教材自1978年第一轮出版至今已有40年的历史。几十年来，在教育部、国家卫生健康委员会的领导和支持下，以裘法祖、吴阶平、吴孟超、陈灏珠等院士为代表的我国几代德高望重、有丰富的临床和教学经验、有高度责任感和敬业精神的国内外著名院士、专家、医学家、教育家参与了本套教材的创建和每一轮教材的修订工作，使我国的五年制本科临床医学教材从无到有，从少到多，从多到精，不断丰富、完善与创新，形成了课程门类齐全、学科系统优化、内容衔接合理、结构体系科学的由规划教材、配套教材、网络增值服务、数字出版等组成的立体化教材格局。这套教材为我国千百万医学生的培养和成才提供了根本保障，为我国培养了一代又一代高水平、高素质的合格医学人才，为推动我国医疗卫生事业的改革和发展做出了历史性巨大贡献，并通过教材的创新建设和高质量发展，推动了我国高等医学本科教育的改革和发展，促进了我国医药学相关学科或领域的教材建设和教育发展，走出了一条适合中国医药学教育和卫生事业发展实际的具有中国特色医药学教材建设和发展的道路，创建了中国特色医药学教育教材建设模式。老一辈医学教育家和科学家们亲切地称这套教材是中国医学教育的"干细胞"教材。

本套第九轮教材修订启动之时，正是我国进一步深化医教协同之际，更是我国医疗卫生体制改革和医学教育改革全方位深入推进之时。在全国医学教育改革发展工作会议上，李克强总理亲自批示"人才是卫生与健康事业的第一资源，医教协同推进医学教育改革发展，对于加强医学人才队伍建设、更好保障人民群众健康具有重要意义"，并着重强调，要办好人民满意的医学教育，加大改革创新力度，奋力推动建设健康中国。

教材建设是事关未来的战略工程、基础工程，教材体现国家意志。人民卫生出版社紧紧抓住医学教育综合改革的历史发展机遇期，以全国高等学校五年制本科临床医学专业第九轮规划教材全面启动为契机，以规划教材创新建设，全面推进国家级规划教材建设工作，服务于医改和教改。第九轮教材的修订原则，是积极贯彻落实国务院办公厅关于深化医教协同、进一步推进医学教育改革与发展的意见，努力优化人才培养结构，坚持以需求为导向，构建发展以"5+3"模式为主体的临床医学人才培养体系；强化临床实践教学，切实落实好"早临床、多临床、反复临床"的要求，提高医学生的临床实践能力。

在全国医学教育综合改革精神鼓舞下和老一辈医学家奉献精神的感召下，全国一大批临床教学、科研、医疗第一线的中青年专家、学者、教授继承和发扬了老一辈的优秀传统，以严谨治学的科学态度和无私奉献的敬业精神，积极参与第九轮教材的修订和建设工作，紧密结合五年制临床医学专业培养目标、高等医学教育教学改革的需要和医药卫生行业人才的需求，借鉴国内外医学教育教学的经验和成果，不断创新编写思路和编写模式，不断完善表达形式和内容，不断提升编写水平和质量，已逐渐将每一部教材打造成了学科精品教材，使第九轮全套教材更加成熟、完善和科学，从而构建了适合以"5+3"为主体的医学教育综合改革需要、满足卓越临床医师培养需求的教材体系和优化、系统、科学、经典的五年制本科临床医学专业课程体系。

其修订和编写特点如下：

1．教材编写修订工作是在国家卫生健康委员会、教育部的领导和支持下，由全国高等医药教材建设研究学组规划，临床医学专业教材评审委员会审定，院士专家把关，全国各医学院校知名专家教授编写，人民卫生出版社高质量出版。

2．教材编写修订工作是根据教育部培养目标、国家卫生健康委员会行业要求、社会用人需求，在全国进行科学调研的基础上，借鉴国内外医学人才培养模式和教材建设经验，充分研究论证本专业人才素质要求、学科体系构成、课程体系设计和教材体系规划后，科学进行的。

3．在教材修订工作中，进一步贯彻党的十九大精神，将"落实立德树人根本任务，发展素质教育"的战略部署要求，贯穿教材编写全过程。全套教材在专业内容中渗透医学人文的温度与情怀，通过案例与病例融合基础与临床相关知识，通过总结和汲取前八轮教材的编写经验与成果，充分体现教材的科学性、权威性、代表性和适用性。

4．教材编写修订工作着力进行课程体系的优化改革和教材体系的建设创新——科学整合课程、淡化学科意识、实现整体优化、注重系统科学、保证点面结合。继续坚持"三基、五性、三特定"的教材编写原则，以确保教材质量。

5．为配合教学改革的需要，减轻学生负担，精炼文字压缩字数，注重提高内容质量。根据学科需要，继续沿用大16开国际开本、双色或彩色印刷，充分拓展侧边留白的笔记和展示功能，提升学生阅读的体验性与学习的便利性。

6．为满足教学资源的多样化，实现教材系列化、立体化建设，进一步丰富了理论教材中的数字资源内容与类型，创新在教材移动端融入AR、VR、人工智能等新技术，为课堂学习带来身临其境的感受；每种教材均配有2套模拟试卷，线上实时答题与判卷，帮助学生复习和巩固重点知识。同时，根据实际需求进一步优化了实验指导与习题集类配套教材的品种，方便老师教学和学生自主学习。

第九轮教材共有53种，均为**国家卫生健康委员会"十三五"规划教材**。全套教材将于2018年6月出版发行，数字内容也将同步上线。教育部副部长林蕙青同志亲自为本套教材撰写序言，并对通过修订教材启发和指导高校不断深化医学教育改革、进一步推进医教协同，为培养高质量医学人才、服务人民群众健康乃至推动健康中国建设寄予厚望。希望全国广大院校在使用过程中能够多提供宝贵意见，反馈使用信息，以逐步修改和完善教材内容，提高教材质量，为第十轮教材的修订工作建言献策。

全国高等学校五年制本科临床医学专业第九轮规划教材
教材目录

序号	书名	版次	主编			副主编			
1.	医用高等数学	第7版	秦 侠	吕 丹		李 林	王桂杰	刘春扬	
2.	医学物理学	第9版	王 磊	冀 敏		李晓春	吴 杰		
3.	基础化学	第9版	李雪华	陈朝军		尚京川	刘 君	籍雪平	
4.	有机化学	第9版	陆 阳			罗美明	李柱来	李发胜	
5.	医学生物学	第9版	傅松滨			杨保胜	邱广蓉		
6.	系统解剖学	第9版	丁文龙	刘学政		孙晋浩	李洪鹏	欧阳宏伟	阿地力江·伊明
7.	局部解剖学	第9版	崔慧先	李瑞锡		张绍祥	钱亦华	张雅芳	张卫光
8.	组织学与胚胎学	第9版	李继承	曾园山		周 莉	周国民	邵淑娟	
9.	生物化学与分子生物学	第9版	周春燕	药立波		方定志	汤其群	高国全	吕社民
10.	生理学	第9版	王庭槐			罗自强	沈霖霖	管又飞	武宇明
11.	医学微生物学	第9版	李 凡	徐志凯		黄 敏	郭晓奎	彭宜红	
12.	人体寄生虫学	第9版	诸欣平	苏 川		吴忠道	李朝品	刘文琪	程彦斌
13.	医学免疫学	第7版	曹雪涛			姚 智	熊思东	司传平	于益芝
14.	病理学	第9版	步 宏	李一雷		来茂德	王娅兰	王国平	陶仪声
15.	病理生理学	第9版	王建枝	钱睿哲		吴立玲	孙连坤	李文斌	姜志胜
16.	药理学	第9版	杨宝峰	陈建国		臧伟进	魏敏杰		
17.	医学心理学	第7版	姚树桥	杨艳杰		潘 芳	汤艳清	张 宁	
18.	法医学	第7版	王保捷	侯一平		丛 斌	沈忆文	陈 腾	
19.	诊断学	第9版	万学红	卢雪峰		刘成玉	胡申江	杨 炯	周汉建
20.	医学影像学	第8版	徐 克	龚启勇	韩 萍	于春水	王 滨	文 戈	高剑波 王绍武
21.	内科学	第9版	葛均波	徐永健	王 辰	唐承薇	肖海鹏	王建安	曾小峰
22.	外科学	第9版	陈孝平	汪建平	赵继宗	秦新裕	刘玉村	张英泽	李宗芳
23.	妇产科学	第9版	谢 幸	孔北华	段 涛	林仲秋	狄 文	马 丁	曹云霞 漆洪波
24.	儿科学	第9版	王卫平	孙 锟	常立文	申昆玲	李 秋	杜立中	母得志
25.	神经病学	第8版	贾建平	陈生弟		崔丽英	王 伟	谢 鹏	罗本燕 楚 兰
26.	精神病学	第8版	郝 伟	陆 林		李 涛	刘金同	赵旭东	王高华
27.	传染病学	第9版	李兰娟	任 红		高志良	宁 琴	李用国	

序号	书名	版次	主编		副主编			
28.	眼科学	第9版	杨培增	范先群	孙兴怀	刘奕志	赵桂秋	原慧萍
29.	耳鼻咽喉头颈外科学	第9版	孙 虹	张 罗	迟放鲁	刘 争	刘世喜	文卫平
30.	口腔科学	第9版	张志愿		周学东	郭传瑸	程 斌	
31.	皮肤性病学	第9版	张学军	郑 捷	陆洪光	高兴华	何 黎	崔 勇
32.	核医学	第9版	王荣福	安 锐	李亚明	李 林	田 梅	石洪成
33.	流行病学	第9版	沈洪兵	齐秀英	叶冬青	许能锋	赵亚双	
34.	卫生学	第9版	朱启星		牛 侨	吴小南	张正东	姚应水
35.	预防医学	第7版	傅 华		段广才	黄国伟	王培玉	洪 峰
36.	中医学	第9版	陈金水		范 恒	徐 巍	金 红	李 锋
37.	医学计算机应用	第6版	袁同山	阳小华	卜宪庚	张筠莉	时松和	娄 岩
38.	体育	第6版	裴海泓		程 鹏	孙 晓		
39.	医学细胞生物学	第6版	陈誉华	陈志南	刘 佳	范礼斌	朱海英	
40.	医学遗传学	第7版	左 伋		顾鸣敏	张咸宁	韩 骅	
41.	临床药理学	第6版	李 俊		刘克辛	袁 洪	杜智敏	闫素英
42.	医学统计学	第7版	李 康	贺 佳	杨土保	马 骏	王 彤	
43.	医学伦理学	第5版	王明旭	赵明杰	边 林	曹永福		
44.	临床流行病学与循证医学	第5版	刘续宝	孙业桓	时景璞	王小钦	徐佩茹	
45.	康复医学	第6版	黄晓琳	燕铁斌	王宁华	岳寿伟	吴 毅	敖丽娟
46.	医学文献检索与论文写作	第5版	郭继军		马 路	张 帆	胡德华	韩玲革
47.	卫生法	第5版	汪建荣		田 侃	王安富		
48.	医学导论	第5版	马建辉	闻德亮	曹德品	董 健	郭永松	
49.	全科医学概论	第5版	于晓松	路孝琴	胡传来	江孙芳	王永晨	王 敏
50.	麻醉学	第4版	李文志	姚尚龙	郭曲练	邓小明	喻 田	
51.	急诊与灾难医学	第3版	沈 洪	刘中民	周荣斌	于凯江	何 庆	
52.	医患沟通	第2版	王锦帆	尹 梅	唐宏宇	陈卫昌	康德智	张瑞宏
53.	肿瘤学概论	第2版	赫 捷		张清媛	李 薇	周云峰 王伟林 刘云鹏 赵新汉

第七届全国高等学校五年制本科临床医学专业 教材评审委员会名单

顾　　问

　　　　吴孟超　王德炳　刘德培　刘允怡

主 任 委 员

　　　　陈灏珠　钟南山　杨宝峰

副主任委员（以姓氏笔画为序）

　　　　王　辰　王卫平　丛　斌　冯友梅　李兰娟　步　宏
　　　　汪建平　张志愿　陈孝平　陈志南　陈国强　郑树森
　　　　郎景和　赵玉沛　赵继宗　柯　杨　桂永浩　曹雪涛
　　　　葛均波　赫　捷

委　　员（以姓氏笔画为序）

　　　　马存根　王　滨　王省良　文历阳　孔北华　邓小明
　　　　白　波　吕　帆　刘吉成　刘学政　李　凡　李玉林
　　　　吴在德　吴肇汉　何延政　余艳红　沈洪兵　陆再英
　　　　赵　杰　赵劲民　胡翊群　南登崑　药立波　柏树令
　　　　闻德亮　姜志胜　姚　智　曹云霞　崔慧先　曾因明
　　　　颜　虹

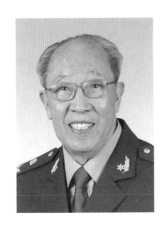

吴孟超

男，1922 年 8 月出生于福建省闽清县。 中国科学院院士。 作为中国肝脏外科的开拓者和创始人之一，吴孟超院士为中国肝脏外科的发展做出了重要贡献：翻译出版第一部中文版《肝脏外科入门》专著；制作出第一具完整的肝脏血管铸型标本；创造了常温下间歇性肝门阻断切肝法和常温下无血切肝法；成功完成世界第 1 例中肝叶切除术；切除迄今为止世界最大的肝海绵状血管瘤；为仅 4 个月的女婴切除肝母细胞瘤，创造了世界之最。

1996 年，吴孟超院士创建了我国第一所肝胆外科专科医院和肝胆外科研究所。 建院以来，先后培养博士生导师 16 名，硕士生导师 33 名，中国工程院院士 1 名，18 人次成为"国家杰出青年"、"长江奖励计划特聘教授"、"973 首席科学家"、总后"伯乐奖"、总后"科技金星"、上海市"科技精英"、上海市"曙光学者"、上海市"科技启明星"等。 吴孟超院士率领团队先后获得国家最高科学技术奖 1 项，国家科技进步一等奖 1 项，国家自然科学二等奖 1 项，国家科技进步二等奖 3 项，军队和上海市科技进步、医疗成果一、二等奖 31 项。 他本人还获得何梁何利基金奖 2 项，陈嘉庚医学奖 1 项。 1996 年被授予"模范医学专家"荣誉称号，2006 年荣获国家最高科学技术奖。 先后在国内外期刊发表学术论文 1200 余篇，主编专著 21 部。

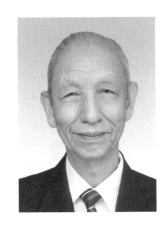

吴在德

男，1927 年 12 月出生于浙江杭州。 1955 年毕业于中南同济医学系。 曾任中德医学协会主席、中华医学会外科学分会和器官移植学会副主任委员、中华医学会湖北分会副会长、武汉科学技术协会副主席，同济医科大学校长，同济医科大学腹部外科研究室副主任，外科教研室副主任，器官移植研究所副所长。 现任中华医学会武汉分会副会长、《中华实验外科杂志》名誉总编辑和分担 10 余种学术杂志的常务编委和编委。

吴在德教授为我国最先（1958 年）尝试开展狗肝移植和最早（1977 年）开展临床同种异体原位肝移植者之一。 2004 年获国际肝胆胰协会中国分会杰出成就金质奖章；2007 年获德中医医学协会宝隆奖章。 曾先后获国家科技进步二等奖 1 项，教育部科技进步一等奖 1 项，卫生部科技进步甲等奖及中华医学科技一等奖各 1 项，省科技进步奖一等奖 2 项、二等奖 2 项，教育部全国普通高等学校优秀教材一等奖 1 项，全国高等医药教材建设研究会、卫生部教材办公室、全国高等学校医药优秀教材一等奖 1 项。 主编高水平专著《黄家驷外科学》（第 7 版）、全国高等医药院校面向 21 世纪教材《外科学》（第 5 版）、普通高等教育"十五"国家级规划教材《外科学》（第 6 版）及普通高等教育"十一五"国家级规划教材《外科学》（第 7 版）等 7 本，副主编 1 本。 在国内外学术期刊公开发表论文 100 余篇。

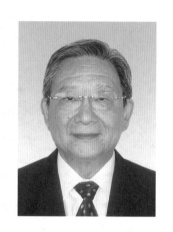

吴肇汉

男，1938年1月出生于湖北。 复旦大学附属中山医院外科教授，博士生导师。 曾任中华医学会外科学会副主任委员、上海市普外科学会主任委员及中华外科学会临床营养支持学组组长。 曾任复旦大学中山医院普外科及外科教研室主任，上海市临床营养研究中心主任。

从事外科临床及教学工作50年，专长于消化外科和外科营养的研究。 发表论文200余篇。 担任卫生部规划教材《外科学》（第6、7版）主编（双主编之一）。 主编专著有《实用临床营养治疗学》（2001年）、《临床外科学》（2000年）及《实用外科学》（第4版，2017年）等。"短肠综合征的实验及临床研究"获上海市科技进步一等奖（2002年）。 鉴于在临床营养领域的研究及应用已达国内领先、国际先进水平，中华肠外肠内营养学会授予了终身成就奖（2009年）。

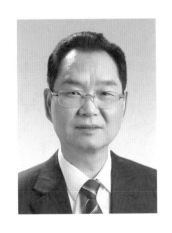

陈孝平

　　男，1953 年出生于安徽省阜南县。 中国科学院院士，教授、博士生导师，中共党员。 现任华中科技大学同济医学院附属同济医院外科学系主任、肝脏外科中心主任，肝胆胰外科研究所所长，器官移植教育部重点实验室主任，卫生部器官移植重点实验室主任。 亚太腹腔镜肝切除推广与发展专家委员会主席，国际肝胆胰协会中国分会主席，亚太肝癌协会常委，美国外科学会 Honorary Fellowship，美国外科学院 Fellowship，国际外科组织（ISG）成员，中华医学会外科学分会常务委员兼肝脏学组组长，中国医师协会外科医师分会副会长和器官移植分会副会长；任国家 973 项目咨询专家委员会专家。

　　从事外科教学和研究工作 40 余年，在教学方面敢于而且善于进行改革和创新，曾获国家级教学成果奖二等奖。 历任人民卫生出版社全国高等医药院校教材 5 年制《外科学》第 5 版编委兼编写秘书，第 8 版、第 9 版主编；7 年制《外科学》教材第 1 版主编；7、8 年制《外科学》教材第 1、2、3 版主编，主编辅助教材和著作 22 部。 被评为国家级教学名师、卫生部有突出贡献中青年专家，2011 年获全国五一劳动奖章，2013 年被评为全国医德标兵，2017 年获得"全国卫生计生系统先进工作者"荣誉称号。

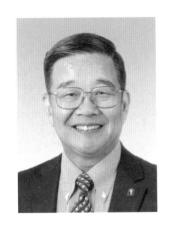

汪建平

　　男，1954 年 9 月出生，江西婺源人，教授、主任医师、博士生导师。 曾获卫生部有突出贡献中青年专家称号，享受国务院特殊津贴专家，中央保健委员会特聘专家，中山大学附属第六医院首任院长。 现任中华医学会结直肠肛门外科学组名誉组长、中山大学附属第六医院结直肠肛门外科首席专家。英格兰皇家外科学院院士（FRCS）、美国外科医师学院院士（FACS）、日本消化器外科学会会员、亚太地区肠造口康复治疗协会中国区主席。《中国结直肠癌诊疗规范》(2010 年版、2015 年版、2017 年版) 专家组组长、全国五年制临床医学规划教材《外科学》第 7 版（2010）副主编、第 8 版（2014）第二主编，《中华结直肠肛门外科学》主编等。《中华胃肠外科杂志》、*Gastroenterology Report* 总编辑。

　　从事临床工作四十年，一直坚持在临床第一线查房、教学、会诊、手术，专业领域为普通外科，对消化道外科，尤其对结直肠癌的临床诊治有较深入的研究。 主持国家省部级科研课题 20 余项，发表 SCI 文章 30 余篇，主持多个全国多中心临床研究，研究结果曾两次被选为美国临床肿瘤年会（AS-CO）口头报告，并被《临床肿瘤学》（JCO）等杂志录用。 荣获国家科技进步二等奖 1 次，广东省科技进步一等奖 2 次。

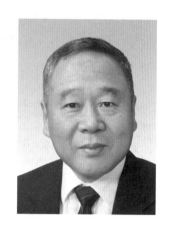

赵继宗

男，1945 年 10 出生于北京，主任医师，神经外科医学家，中国科学院院士，香港外科医学院荣誉院士。 毕业于第四军医大学。 1989—1990 年美国 MD Anderson 医院访问学者。 首都医科大学神经外科学院院长、附属北京天坛医院神经外科学系教授、主任医师，国家神经系统疾病临床医学研究中心主任。 中华医学会神经外科分会第四、五届主任委员，中国脑卒中学会会长，世界神经外科联盟执委，Dandy 神经外科学会中国分会主委。《中华神经外科杂志（英文）》主编。

长期从事神经外科临床与临床基础研究。 在国内率先建立具有国际先进水平的微创神经外科技术平台，将神经外科手术从脑解剖结构保护提升到脑功能保护，整合临床神经科学，展开脑科学研究，推动我国神经外科学达到国际水准。 主编《颅脑肿瘤外科学》、《血管神经外科学》和《微创神经外科学》等专著 13 部。 主持制定了我国《临床诊疗指南——神经外科分册》和《临床技术操作规范——神经外科分册》。 获得国家科技进步 2 等奖 3 项，北京市和中华医学科技 1 等奖 2 项。

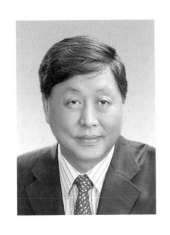

秦新裕

男，1953年4月出生于上海。 复旦大学附属中山医院外科教授、博士生导师、英国伦敦大学博士，复旦大学普通外科研究所所长。 1975年上海第二医学院医疗系毕业，1981年上海医科大学外科硕士研究生毕业，1988年英国伦敦大学博士研究生毕业。 目前是美国外科学院会员（FACS）、中华医学会外科分会副主任委员，胃肠外科学组组长，上海医学会外科专业委员会名誉主任委员，上海市医师协会普外科分会会长。

主要研究方向胃肠道肿瘤的诊治。 主持国家临床重点专科项目，国家自然科学基金等多项科研基金，发表科技论文350余篇，主编著作5本，曾先后获得国家科技进步二等奖1次、教育部科技进步一等奖1次，上海市科学技术进步一等奖1次和三等奖2次。

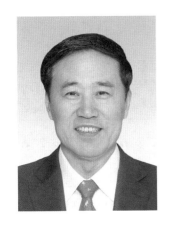

刘玉村

男，汉族，1960年6月出生，天津市人，中共党员，教授，博士生导师。 北京大学党委副书记、北京大学医学部党委书记。 1983年毕业于北京医科大学，获医学学士学位。 1988年，毕业于北京医科大学，获临床医学博士学位后，留北京医科大学第一医院工作。 1990年至1992年，国家教委公派赴丹麦国家医院进修。 2006年至2016年任北京大学第一医院院长。2016年4月起任北京大学医学部党委书记。 2017年7月至今任北京大学党委常委、副书记，医学部党委书记。

曾作为副主编参编《外科学》《外科手术学》等教材，担任《中华普通外科杂志》副总编辑、《中华医学教育杂志》副总编辑、《中华临床医师杂志》副总编辑、《中国高等医学教育》杂志副主编。

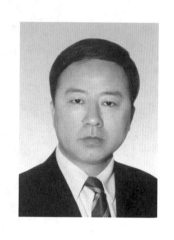

张英泽

男，1953年6月出生，中国工程院院士。 现任中国医师协会副会长、中华医学会骨科学会主任委员、河北省骨科研究所所长、河北省创伤急救中心主任、中国医师协会骨科分会副会长、中国修复重建外科专业委员会副主任委员、河北省医师协会会长、《中华老年骨科与康复杂志》、*Journal of Bone and Joint Surgery*（中文版）总编。

从事骨科临床、科研和教学工作40余年，获国家高层次人才特殊支持计划（万人计划）领军人才、全国先进工作者（全国劳模）、全国"五一"劳动奖章、全国优秀教师、全国优秀院长等荣誉称号。 获国家技术发明奖二等奖1项、国家科技进步奖二等奖2项，以通讯作者或第一作者发表SCI论文120余篇（单篇最高IF 17.686）。 主编、主译学术专著23部。

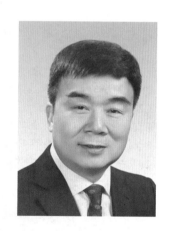

李宗芳

男，1964年1月出生于陕西省扶风县。 二级教授、博导，现任西安交通大学第二附属医院院长、肿瘤病院院长，陕西省肝脾疾病临床医学研究中心主任。 兼任国际肝胆胰协会会员，中华医学会外科学分会第十七届委员会委员及脾脏与门静脉高压症学组副组长等。

从事临床工作30余年。 主持国家级、省部级项目23项，发表论文300余篇，其中SCI论文110余篇。 获国家科技进步二等奖、陕西省科技进步一等奖、第五届"中国医师奖"。 入选"新世纪百千万人才工程计划"国家级人选、国家卫生计生突出贡献中青年专家，享受国务院政府特殊津贴，教育部"长江学者和创新团队发展计划"创新团队带头人、教育部"新世纪优秀人才"，陕西省"三秦人才"创新团队带头人。 历任全国高等学校多部规划教材主编、副主编。

　　全国高等学校五年制临床医学专业国家卫生健康委员会（原名：国家卫生部）规划教材自1978 年第一轮出版至今，已经过八轮修订，使本套教材从无到有，从少到多，从多到精，不断丰富、完善与创新，形成了课程门类齐全、学科系统优化、内容衔接合理、结构体系科学的规划教材。 我们现在用的"十二五"普通高等教育本科国家级规划教材、国家卫生和计划生育委员会"十二五"规划教材五年制临床医学专业第 8 版《外科学》就是其中一本。 这本教材当时由武汉医学院（现为华中科技大学同济医学院）和上海第二医学院（现为上海交通大学医学院）共同负责编写出版，出版至今已有 40 年了。 在这期间，这本《外科学》（1～8 版）出版发行了超过 400 万册，为我国外科学教育和人才培养发挥了无可替代的重要作用。 因此，获得了教育部国家教学成果奖二等奖、教育部全国普通高等学校优秀教材奖一等奖，以及全国高等医药教材建设研究会和卫生部教材办公室全国高等医药优秀教材奖一等奖等。

　　为了贯彻教育部、国家卫生健康委员会等部委下发的《国家中长期教育改革和发展规划纲要（2010—2020 年）》《关于医教协同深化临床医学人才培养改革的意见》等文件精神，落实加快构建以"5+3"为主体、以"3+2"为补充的临床医学人才培养体系、卓越医生教育培养计划等医药卫生人才培养战略规划，全面贯彻落实全国医学教育工作会议精神，全面提升高等医学教育质量和水平，人民卫生出版社决定启动五年制临床医学专业第九轮规划教材修订工作。

　　2017 年 8 月 30 日我们召开了编写会，正式启动第九轮规划教材《外科学》修订工作。 本轮修订的原则和基本要求是，在内容上保持本教材的传统风格，并体现三个"特定"：①特定的对象，是五年制本科临床医学专业学生；②特定的要求，是培养从事临床医疗工作的通科医生；③特定的限制，是有别于参考书、专著和医疗诊治规范等。 重视"三基"（基础理论、基本知识和基本技能）和"五性"（思想性、科学性、先进性、启发性和适用性）。

　　在广泛征求和收集多数院校师生对《外科学》第 8 版教材意见的基础上，结合近年来国内外医学科学的新进展和诊疗技术的新进步，对全书每一章的内容都进行了必要的修改。 虽然第 8 版全书共 71 章，第 9 版也是 71 章，但其中有些内容进行了调整与整合，保证其逻辑关系合理，并减少不必要的重复。 例如：第 8 版《外科学》"外科病人的体液和酸碱平衡失调"一章中的"体液代谢的失调"一节，按内容不同，调整为"水、钠代谢紊乱""钾代谢紊乱"和"镁及钙磷代谢紊乱"三节；"酸碱平衡失调"一节中增加了"混合性酸碱平衡失调"的内容，并删除了第四节"临床处理的基本原则"。 另外，"体外循环"在第 8 版中为第六章"麻醉"的第七节，本次修订，将其调整到第二十九章"心脏疾病"第一节"心内直视手术基础措施"中讲述，因为体外循环通常由心外科医生和技术人员进行具体操作。 此外，在"重症监测治疗"中增添了"ICU 的人文关怀"；在"外科病人的代谢及营养治疗"中增加了"肥胖与代谢病外科"；在"颅内和椎管内血管性疾病"中增加了"脑血管疾病一站式手术"的相关内容；并在"外科微创技术"中增加了"机器人外科技术"，等等。 虽然加速康复外科（enhanced recovery after surgery，ERAS）理念是近年来讨论的热点，而实质上它是围术期处理的基本原则。 相同的理念和内容，早在 20 世纪 60 年代我国外科医生已经提出过，例如我国提倡的"两减一保"（即减轻病人痛苦，减轻病人经济负担，保证医疗质量），手术病人废除"两管一禁"（不插胃管、导尿管，不禁食），等等。 因此，讨论决定不将ERAS 单独作为章或节写入本书。

　　为便于教学，在文字上尽量做到简明得体，删繁求简，用词规范。 例如，"患者"一词是外来语，本书全部用的是"病人"。"血管介入治疗"表达不准确，实际上是将导管通过血管插入到病变的部位进行治疗，而血管只起到一个通道的作用，正确的说法应该是"经血管进行介入治疗"。杂交手术（hybrid operation）这个名称也不合适，本书将其改为"复合手术"。"恶性黄疸"表达不准确，黄疸无恶性与良性之分，其原意为恶性肿瘤引起的黄疸，因此应改正。类似的词还有"恶性梗阻""转移症状"等。"金标准"在医学教科书中最好不用，以免误导学生。如果涉及标准，一定要注明是国际标准、国家标准、地方或单位标准，并说明是某个年代或某个专业学会的标准。为方便学生学习，本书以融合教材形式出版，读者阅读纸书的同时可以通过扫描书中二维码阅读线上数字内容。同时，《外科学学习指导与习题集》（第4版）、《外科实习医师手册》（第6版）及《普通外科微课辅导教程》也将同步出版发行，以便于学生拓宽知识面、自学和复习。

由于第8版《外科学》部分编者年龄过高或健康等原因，对《外科学》第9版编写人员调整较多，由56位增加到64位，其中两院院士5位，约80%为工作在临床教学一线的中青年教师，他们分别来自全国21个省、市和自治区的46所大学和医院，具有广泛的代表性和权威性。修订工作按计划，先集体讨论制订修改大纲，由编者完成初稿，分编负责人组织编者进行组内交叉审阅，再经包括主审在内的所有分编负责人集体讨论定稿，最后由主编全面整理五步程序进行。

经过上述修订，希望这版教材能够满足大多数院校五年制本科临床医学专业教学的需要。各院校的师生在使用这本教材过程中，如发现问题，恳请及时予以指正！

陈孝平　汪建平　赵继宗

2018年7月

第六十二章　脊柱、脊髓损伤　682

第六十三章　骨盆、髋臼骨折　691

第六十四章　周围神经损伤　697

第一章　绪　论

外科,英文名为 Surgery,该词来源于希腊字 Cheirergon,由 cheir 和 ergon 两字组成,前者是"手"的意思,后者意为"工作"。顾名思义,外科是用"手"治疗疾病的专科。在我国古代,医生能够以手术或手法治疗的疾病仅限于人体体表创伤、疮疡、骨或关节的伤病,所以称为外科;而所有内脏器官的疾病只能够采用药物治疗,因而称为内科。当代医学,每个内脏器官的疾病如果必要,都可以通过手术或手法治疗,但这个专业仍沿用过去的名称,即"外科"。所谓外科疾病(surgical diseases),指的是那些只有通过手术或手法整复处理才能获得最好治疗效果的疾病。而外科学(surgical science)则是一门学科,它不仅要求掌握外科疾病的诊断、预防以及治疗的知识和技能,同时还要研究疾病的发生和发展规律。外科学是医学科学的一个重要组成部分,它是在整个医学发展的历史中形成,并且不断更新变化的。因此,现代外科学必然要涉及实验外科以及自然科学基础。

一、外科疾病

按病因不同,外科疾病大致分为七类:

(一)**损伤**　由暴力或其他致伤因子引起的人体组织破坏,例如内脏破裂、骨折、烧伤等,多需要手术或其他外科方法和技能处理,以修复组织、恢复功能。

(二)**感染**　致病的微生物侵入人体,导致组织、器官损伤和破坏,形成局限的感染病灶或脓肿,往往需要手术治疗,如化脓性阑尾炎、肝脓肿等。

(三)**肿瘤**　绝大多数是良性肿瘤,手术切除后可以痊愈;对恶性肿瘤,手术能达到根治、延长生存时间或者缓解症状的效果。

(四)**畸形**　先天性畸形,例如唇裂腭裂、先天性心脏病、肛管直肠闭锁等,均需施行手术治疗。后天性畸形,例如烧伤后瘢痕挛缩,也需手术整复,以改善外观和恢复功能。

(五)**内分泌功能失调**　如甲状腺和甲状旁腺功能亢进症等。

(六)**寄生虫病**　如肝棘球蚴病和胆道蛔虫症等。

(七)**其他**　空腔器官梗阻,如肠梗阻、尿路梗阻;血液循环障碍,如下肢静脉曲张、门静脉高压症;结石病,如胆石症、尿路结石;不同原因引起的大出血(massive hemorrhage)等,常需手术治疗。

外科疾病与内科疾病的区分,其实是相对的。虽然外科是以需要手术或手法为主要疗法的疾病为对象,但外科疾病也不是都需要手术的,常是在一定的发展阶段才需要手术。例如,化脓性感染,在早期一般先用药物治疗,形成脓肿时才需要施行引流术。内科一般是以应用药物为主要疗法的疾病为对象。但是,有些内科疾病在它发展到某一阶段也需要手术治疗,例如胃十二指肠溃疡引起穿孔或大出血时,常需要手术。不仅如此,由于医学科学的进展,有的原来认为应当手术的疾病,现在可以改用非手术疗法治疗,例如大部分的尿路结石可以应用体外震波,使结石粉碎排出。有的原来不能施行手术的疾病,现在已创造了有效的手术疗法,例如复杂的先天性心脏病,手术成功率已高达 95% 以上。现今,微创和内镜诊疗技术已在内科和外科广泛应用,使内、外科交叉融合,有些疾病已很难界定是属于内科还是外科了。

二、外科专业分科

随着现代外科学在广度和深度方面的迅速发展,任何一名外科医生已很难掌握外科学的全部知识和技能,外科学向专业化发展成为必然。外科分科的方式很多:如根据工作对象和性质,分为实验外科和临床外科(俗称大外科)。在临床外科(二级学科),根据人体系统分为骨科、泌尿外科、神经外科、血管外科等,其余的归属于普通外科(三级学科);按人体部位分,有头颈外科、胸心外科、腹部外科。按年龄特点,分为小儿外科、老年外科;现在可为胎儿做手术,但尚未成为专科。按手术方式分,有整复外科、显微外科、微创外科(腔镜外科)、移植外科。按疾病性质分,有肿瘤外科、急诊外科;按器官功能分,有内分泌外科等。有些专业早已脱离外科,如口腔、眼和耳鼻咽喉专业都成立了自己的专科,也有将耳鼻咽喉科和颈部外科重组成为头颈外科。有的专科不断发展壮大,又分出一些亚专科(四级学科),如胸心外科分出普通胸外科和心脏外科;普通外科分出甲状腺、乳腺外科,肝胆外科和胃肠外科;等等。

三、怎样学习外科学

学习外科学的根本问题和首要问题,归根到底是为人的健康服务问题。现代医学,已从生物医学模式转向生物-心理-社会医学的模式。必须坚持以病人为中心,要经常想到,医生的服务对象是人,只有具有良好的医德、医风,才能发挥医术的作用。外科医生如果品行不端、工作粗疏,就会给病人带来痛苦,甚至严重地损害病人的健康。因此,学习外科学必须正确地处理服务与学习的关系,要善于在服务中学习,也就是要在全心全意地为病人服务的基础上学好本领,用过硬的本领更好地为病人服务。

需要提及的是,近年由于有了许多高新的诊断设备,外科医生无需与病人更多的接触就可以对疾病作出诊断和决定是否手术。但对病人来说,一个没有和他说过几句话,甚至没有见过一面的医生就要为自己手术,其焦虑和恐惧的心理是完全可以理解的,这就是所谓技术与情感之间的矛盾。外科医生要多给病人解释病情,多与病人说明各种术前检查的必要性,加强病人对手术的信心和对手术医生的信任。一个好的外科医生应懂得如何去解决这一技术与情感之间的矛盾,同时还必须严格遵守医学伦理和道德。

诚然,手术是外科治疗工作中的一个重要手段,也是治疗成败的关键。但片面地强调手术,认为外科就是手术,手术就能解决一切,这种想法是不正确的、有害的。如果在尚未确定疾病的诊断以及是否适合采取外科治疗之前,即贸然进行手术,就有可能给病人带来不可弥补的伤害。即使是一个成功的手术,也可能由于术前准备不充分或术后处理不恰当、不及时而导致失败。因此,学习外科学首先要严格掌握外科疾病的手术适应证,如能以非手术疗法治愈的,即不应采用手术治疗;如能以小的、简单的手术治愈的,即不应采用大的、复杂的手术。我们一定要纠正单纯手术观点,反对为手术而手术和为练习技术而手术的错误行为。我们必须严格遵循外科诊疗基本原则:正确诊断,充分准备;满意麻醉,准确定位;仔细解剖,减轻损伤;根除伤病,力保功能;加强护理,促进康复。要做到:①严于术前,即严格掌握手术指征和手术时机;②精于术中,即具备精湛的手术技能;③勤于术后,即勤观察、勤处理,勤与病人或病人家属沟通和说明病情。只有这样,才能保证每例手术成功。

【必须贯彻理论与实践相结合的原则】外科学的每一进展,都体现了理论与实践相结合的原则。以十二指肠溃疡的外科治疗为例:早年人们曾经施行胃空肠吻合或胃部分切除术治疗此病,但发现这些病人手术后溃疡又可复发。通过研究,了解到胃酸分泌及其对溃疡的影响,乃确立了胃大部切除术的原则。然而,胃大部切除术虽能避免溃疡复发,却又带来了生理紊乱引起的各种并发症。又经过对胃生理和溃疡病病因的深入研究,人们才开始应用迷走神经切断术来治疗十二指肠溃疡;通过疗效观察,由迷走神经干切断术发展到选择性迷走神经切断术,继而进一步提高到更符合生理原则的高选择性迷走神经切断术。20世纪中叶以后,确认了幽门螺杆菌的致病作用以及质子泵抑制剂的应用,采用药物治疗十二指肠溃疡病的效果确切,仅在本病发生严重的并发症(如溃疡穿孔)时,才需要手术。

学习外科学,一定要自觉地运用理论与实践相结合的认识论原则。一方面要认真学习书本上的理论知识,另一方面必须亲自参加实践,也就是说,书本上的知识是不能代替实践的。学习外科学要仔细观察外科病人各系统、各器官的形态和功能变化;要见习和参加各种诊疗操作,包括手术和麻醉;要密切注意病人对药物和手术治疗的反应;要认真总结疗效和经验。为了学习和科学研究,还要进行动物实验。总之,我们要善于分析实践中所遇到的各种问题,不断通过自己的独立思考,把感性认识和理性知识紧密地结合起来,从而提高我们发现问题、分析问题和解决问题的能力。

【必须重视基本知识、基本技能和基础理论】基本知识包括基础医学知识和其他临床各学科的知识。前者,如要做好腹股沟疝的修补术,就必须熟悉腹股沟区的局部解剖;施行乳癌手术,就应了解乳癌的淋巴转移途径。后者,如要鉴别阻塞性黄疸与肝细胞性黄疸,就要掌握肝细胞性黄疸的临床特点。又如给糖尿病病人手术,应懂得手术前后如何纠正糖的代谢紊乱。所以,外科医生对基本知识的学习要认真,达到准确无误。若认为这类知识较粗浅而无须用心,结果会使自己认识模糊,不但不能处理外科疾病,而且也不能正确地作出诊断和鉴别诊断。

在基本技能方面,首先要学会如何询问病史,掌握体格检查的技巧,写好病史记录。即使在影像学诊断迅速发展和日趋完善的今天,仍须强调这些基本技能,不应忽视,这样才能较全面地了解和判断病情。要培养严格的无菌观念,熟悉各种消毒方法。要重视外科基本操作的训练,诸如切开、分离、止血、结扎、缝合以及引流、换药等,都要按照一定的外科准则,而不可草率行事,否则会影响到手术的效果。其他处理如血管穿刺、胃肠减压、气管插管或切开、胸膜腔闭式引流、导尿等,都需认真学习,且能掌握使用。

至于为什么要重视基础理论,因为它能帮助外科医生在临床实践中加深理解、加深认识。如果一个外科医生只会施行手术,而不知道为什么要施行这样的手术,也就是"知其然而不知其所以然",则不但不能促进外科的进展,还会造成医疗工作中的差错,甚至危害病人。例如,要解决异体皮肤和器官的移植问题,就必须了解人体的免疫反应。认识到在创伤和感染过程中出现的器官血流量减少和再灌注损伤、炎症介质的作用、内毒素血症和细菌移位等在多器官功能障碍综合征发生中所起的重要作用,才会早期采取相应的正确措施,有效地预防其发生。总之,具有了扎实的基础理论,才能使外科医生在临床工作中做到原则性与灵活性相结合,乃至开拓思路,有所创新。

当今的外科学面临高速发展的机遇和挑战。外科医生必须在掌握现有知识的基础上刻苦钻研,努力实践,既要勤奋学习先进技能、先进理论,运用循证医学的方法,科学地收集和评价证据,指导外科实践,也要大胆地进行改革与创新,以满足外科学发展的需要。为此,我们必须大力培养既有高尚医德,又有过硬技术本领的新一代外科接班人。德才兼备的青年一代的迅速成长,正是我国外科学界后继有人、兴旺发展的希望所在。

四、外科学发展简史

外科学和整个医学一样,是人们长期同疾病作斗争的经验总结,其进展则是由社会各个历史时期的生产和科学技术发展所决定的。

我国医学史上,早在公元前14世纪,商代甲骨文中就有与外科相关的"疥""疮"等文字记载。在周代(公元前1066—公元前249年),外科已独立成为一门专科,外科医生称为"疡医"。秦汉时代的医学名著《内经》已有"痈疽篇"的外科专章。汉末,杰出的医学家华佗(141—203年)擅长外科技术,使用麻沸汤为病人进行死骨剔除术、剖腹术等。南北朝,龚庆宣著《刘涓子鬼遗方》(483年)是中国最早的外科学专著,其中有金疮专论,反映当时处理创伤的情况。隋代,巢元方著《诸病源候论》(610年)中,叙及断肠缝连、腹疝脱出等手术采用丝线结扎血管;对炭疽的感染途径已认识到"人先有疮而乘马"所得病;并指出单纯性甲状腺肿的发生与地区的水质有关。唐代,孙思邈著《千金要方》(652年)中,应用手法整复下颌关节脱位,与现代医学采用的手法相类似。宋代,王怀隐著《太平圣惠方》(992年)记载用砒剂治疗痔核。金元时代,危亦林著《世医得效方》(1337年)已有正骨经验,如在骨折或脱臼的整复前用乌头、曼陀罗等药物先行麻醉;用悬吊复位法治疗脊柱骨折。明代是我国中医外科学的兴旺时代,精通外科的医生如薛己、汪机、王肯堂、申斗垣、陈实功和孙志宏等,遗留下不少著作。陈实功著《外科正宗》中,记述刎颈切断气管应急用丝线缝合刀口;对于急性乳房炎(乳痈)和乳癌(乳岩)也有较确切的描述。孙志宏著《简明医彀》中,已载有先天性肛管闭锁的治疗方法。清初设有专科专治骨折和脱臼者;《医宗金鉴》内的“正骨心法”专篇,总结了传统的正骨疗法。清末高文晋著《外科图说》(1856年),是一本以图释为主的中医外科学。

以上简短的叙述足以说明中医外科学具有悠久的历史和丰富的实践经验。

现代外科学奠基于19世纪40年代,先后解决了手术疼痛、伤口感染和止血、输血等问题。

手术疼痛曾是妨碍外科发展的重要因素之一。1846年美国Morton首先采用了乙醚作为全身麻醉剂,并协助Warren用乙醚麻醉施行了很多大手术。自此,乙醚麻醉就被普遍地应用于外科。1892年德国Schleich首先倡用可卡因作局部浸润麻醉,由于其毒性大,不久即由普鲁卡因所代替,而且至今仍在临床上应用。

伤口“化脓”是100余年前外科医生所面临的最大难题之一。当时,截肢后的死亡率高达40%~50%。1846年匈牙利Semmelweis首先提出在检查产妇前用漂白粉水将手洗净,遂使他所治疗的产妇死亡率自10%降至1%,这是抗菌技术的开端。1867年英国Lister采用石炭酸溶液冲洗手术器械,并用石炭酸溶液浸湿的纱布覆盖伤口,使他所施行的截肢术的死亡率自46%降至15%,从而奠定了抗菌术(antisepsis)的基本原则。1877年德国Bergmann对15例膝关节穿透性损伤伤员,仅进行伤口周围的清洁和消毒后即加以包扎,有12例痊愈并保全了下肢。他认为,不能将所有的伤口都视为感染的,而不让伤口再被沾污更为重要。在这个基础上他采用了蒸气灭菌,并研究了布单、敷料、手术器械等的灭菌措施,在现代外科学中建立了无菌术(asepsis)。1889年德国Fürbringer提出了手臂消毒法,1890年美国Halsted倡议戴橡皮手套,这样就使无菌术臻于完善。

手术出血是妨碍外科发展的另一重要因素。1872年英国Wells介绍止血钳,1873年德国Esmarch在截肢时倡用止血带,他们是解决手术出血的创始者。1901年美国Landsteiner发现血型,从此可用输血来补偿手术时的失血。初期采用直接输血法,但操作复杂,输血量不易控制;1915年德国Lewisohn提出了混加枸橼酸钠溶液,使血不凝固的间接输血法,以后又有血库的建立,才使输血简便易行。

1929年英国Fleming发现了青霉素,1935年德国Domagk倡用百浪多息(磺胺类药),此后各国研制出一系列抗菌药物,为外科学的发展开辟了一个新时代。再加以麻醉术的不断改进,输血、补液和营养支持日益受到重视,这样就进一步扩大了外科手术的范围,增加了手术的安全性。外科学进入迅速发展阶段是在20世纪50年代初期,低温麻醉和体外循环的研究成功,为心脏直视手术开辟了发展道路。60年代,显微外科技术的发展,推动了创伤、整复和器官移植外科的前进。特别是近30年,外科疾病的诊断和治疗水平均有很大进步,超声、计算机断层成像(computed tomography,CT)、磁共振成像(magnetic resonance imaging,MRI)、数字减影血管造影(digital subtraction angiography,DSA)到单光子发射计算机断层(single photon emission computed tomography,SPECT)、正电子发射断层显像(positron emission tomography,PET)等检查以及影像的三维重建技术,不仅可以相当准确地确定病变的部位,且能帮助确定病变的性质。介入放射学的开展,特别是超选择性血管插管,为一些疾病提供了新的有效的治疗模式。微创外科技术发展迅速,其优点是创伤小,病人痛苦少、恢复快,治疗效果好。复合手术(hybrid operation)是将外科手术技术与血管腔内治疗技术相结合,发挥各自优势,病人可免除多次手术的痛苦,且临床效果很好。免疫学、医学分子生物学的进展,特别是对癌基因的研究,已渗透到外科学各领域,使外科学沿着精准医学(precision medicine)的方向不断迈进。

要强调的是,循证医学的出现,是临床研究的一大进展。人类基因组、蛋白质组计划、干细胞技术、纳米技术、组织工程等高新技术的广泛开展和完善,以及机器人外科和远程微创外科手术取得成功,使传统的外科学面临着前所未有的挑战。只有紧跟时代的发展方向,不断从这些前沿学科中吸取知识,勇于探索,才能抓住机会,进而有所创新,不断发展。

【我国现代外科的发展和成就】现代外科学传入我国虽已有百余年的历史,然而在早期进展很慢,一直处于落后状态。有外科设备的大医院都设在少数几个大城市,稍大的手术如胃大部切除、胆囊切除或肾切除等也只能在几个大城市的几家大医院中进行;外科医生很少,外科的各种专科尚未形成。1949年后,我国各省、自治区、直辖市分别建立了高等医学院校,逐步有了比较完整的外科体系,如麻醉科、腹部外科、胸心外科、骨科、整复外科、泌尿外科、神经外科以及小儿外科等专科先后成立。全国外科队伍不断发展壮大,外科技术不断得到普及,并且在普及的基础上有了显著的提高。

值得提出的是,20世纪60年代我国专家首先提出"两减一保"的理念,即减轻病人痛苦、减轻病人经济负担和保证医疗质量。具体措施上包括废除"两管一禁",即手术病人不插胃管和导尿管,不禁食。这个理念与1997年丹麦人Kehlet提出的加速康复外科(enhanced recovery after surgery,ERAS)理念完全相同。1980年后,我国外科学发展的速度明显加快,在很多领域逐步赶上甚至超过发达国家的水平。当今外科领域中最具代表性的发展方向是微创外科技术和器官移植。自20世纪80年代中期,微创外科技术在我国各地大医院开始应用,现已推广到县、乡镇基层医院,每年手术总例数高居世界第一;心、肺、肝和肾等脏器的移植手术总例数位居世界第二,手术效果达到世界先进国家的水平。我国外科医生做出的突出成绩在国际上得到了认同,近年来已有多位不同专业的中国外科医生当选为国际或亚太地区外科学术组织的主席,领导外科不同专业的发展方向。这是几代中国外科医生不懈奋斗的结果,是中国外科走向世界的重大突破。

最后必须强调,世界上的每一个专业都经历了古今中外许许多多人的研究和探讨,积累了十分丰富的资料。外科学也是一样,历史上所有为解除病人疾苦而刻苦钻研的外科工作者,对外科学的充实和提高都作出了有益的贡献,都是值得我们继承和学习的。

(陈孝平)

第二章 无 菌 术

无菌术(asepsis)是临床医学的一个基本操作规范。在人体和周围环境,普遍存在各种微生物。在手术、穿刺、插管、注射及换药等过程中,必须采取一系列严格措施,防止微生物通过接触、空气或飞沫进入伤口或组织,否则就可能引起感染。无菌术就是针对微生物及感染途径所采取的一系列操作规范。

灭菌(sterilization)是指杀灭一切活的微生物,包括芽胞。消毒(disinfection)则是指杀灭病原微生物和其他有害微生物,但并不要求清除或杀灭所有微生物。从临床角度,无论灭菌或消毒,都必须杀灭所有致病微生物,达到临床无菌术的要求。通常对应用于手术区域或伤口的物品按灭菌要求处理,即预先用物理或化学方法把相关物品上所有的微生物彻底消灭掉;病人的皮肤、手术人员手臂、某些特殊手术器械、手术室的空气等按消毒的标准进行处理,去除有害微生物。

无菌术的内容不仅涉及各种灭菌和消毒的方法,相关操作规则及管理制度非常重要。医务人员在医疗护理操作过程中,需遵循一套操作规程,保持无菌物品、无菌区域不被污染,防止病原微生物侵入人体。所有医护人员都必须自觉遵守、严格执行这些规则及制度,确保无菌术的实施。

第一节 手术器械、物品的灭菌、消毒法

(一)高压蒸气灭菌法 是目前医院内应用最多的灭菌法,效果很可靠。高压蒸气灭菌器分为下排气式和预真空式两种。下排气式灭菌器的式样很多,有手提式、卧式及立式等,但其基本结构和作用原理相同。均由一个有两层壁的耐高压的锅炉构成。蒸气进入灭菌室内,积聚而使压力增高,室内温度也随之升高。当高压蒸气达到一定的温度和时间,即能杀灭包括具有顽强抵抗力的细菌芽胞在内的一切微生物。

不少医院现已采用了更为先进的预真空式蒸气灭菌器。其特点是先抽吸灭菌器内的空气使其呈真空状态,然后由中心供气系统将蒸气直接输入灭菌室,这样可以保证灭菌室内的蒸气分布均匀,整个灭菌过程所需时间可缩短,对物品的损害也更轻微(表2-1)。

表2-1 压力蒸气灭菌器灭菌参数

设备类别	物品类别	温度	所需最短时间	压力
下排气式	敷料	121℃	30 分钟	102.9kPa
	器械	121℃	20 分钟	102.9kPa
预真空	器械、敷料	132 ~ 134℃	4 分钟	205.8kPa

高压蒸气法适用于大多数医用物品,包括手术器械、消毒衣巾及布类敷料等的灭菌。为保证高压灭菌的效果,使用过程有严格的规定:①灭菌包裹体积的上限为:长40cm、宽30cm、高30cm;②包扎不能过紧,不用绳扎;③灭菌室内不宜排得过密。下排气式蒸气灭菌器的装载量为柜室容积的10% ~ 80%,预真空式蒸气灭菌器的装载量为柜室容积的5% ~ 90%,以免妨碍蒸气透入,影响灭菌效果;④预置专用的包内及包外灭菌指示纸带,当压力及温度均达到灭菌要求时,特殊包内卡由无色变为黑色,包外指示带即出现黑色条纹;⑤已灭菌的物品应注明有效日期,通常为2周。

(二)化学气体灭菌法 这类方法适用于不耐高温、湿热的医疗材料的灭菌,如电子仪器、光学

仪器、内镜及其专用器械、心导管、导尿管及其他橡胶制品等物品。目前主要采用环氧乙烷气体灭菌法、过氧化氢等离子体低温灭菌法和甲醛蒸气灭菌法等。使用方法如下：

1. **环氧乙烷气体法**　气体有效浓度为 450～1200mg/L，灭菌室内温度为 37～63℃，需持续 1～6 小时能达到灭菌要求。物品以专用纸袋密封后放入灭菌室，灭菌的有效期为半年。环氧乙烷法处理后残留气体的排放，不能采用自然挥发，而应设置专用的排气系统排放。

2. **过氧化氢等离子体低温法**　该方法的原理是在灭菌设备内激发产生辉光放电，以过氧化氢为介质，形成低温等离子体，发挥灭菌作用。过氧化氢作用浓度为>6mg/L，温度为 45C～65℃，最短时间为 28～75 分钟。灭菌前物品应充分干燥。

（三）**煮沸法**　此法适用于金属器械、玻璃制品及橡胶类物品。在水中煮沸至 100℃并持续 15～20 分钟，一般细菌即可被杀灭，但带芽胞的细菌至少需煮沸 1 小时才能被杀灭。该方法简单易行，效果肯定，在部分基层医疗单位或急救场合采用。为节省时间和保证灭菌质量，高原地区可采用压力锅作煮沸灭菌。压力锅内的蒸气压力可达到 127.5kPa，锅内最高温度为 124℃左右，10 分钟即可达到灭菌效果。

（四）**药液浸泡法**　锐利手术器械、内镜等还可以采用化学药液浸泡达到消毒目的。目前临床上大多采用 2% 中性戊二醛作为浸泡液，30 分钟达到消毒效果，灭菌时间为 10 小时。用于消毒的其他品种浸泡液包括 10% 甲醛、70% 酒精、1:1000 苯扎溴铵和 1:1000 氯己定等。

（五）**干热灭菌法**　适用于耐热、不耐湿，蒸气或气体不能穿透物品的灭菌。如玻璃、粉剂、油剂等物品的灭菌。干热温度达到 160℃，最短灭菌时间为 2 小时，170℃为 1 小时，180℃为 30 分钟。

（六）**电离辐射法**　属于工业化灭菌法，主要应用于无菌医疗耗材（如一次性注射器、丝线）和某些药品，常用^{60}Co 释放的 γ 射线或者加速器产生的电子射线起到灭菌作用。

第二节　手术人员和病人手术区域的准备

（一）**手术人员的术前准备**　手术人员需要按照一定的规程进行术前准备，以保证手术在无菌条件下进行。

1. **一般准备**　手术人员进入手术室后，先要换穿手术室准备的清洁鞋和衣裤，戴好帽子和口罩。帽子要盖住全部头发，口罩要盖住鼻孔。剪短指甲，并去除甲缘下的积垢。手或臂部有破损或有化脓性感染时，不能参加手术。

2. **外科手消毒**　人体皮肤表面存在着微生物群落，一部分存在于皮肤皱褶和毛孔等深部，称为常居菌落，主要包括凝固酶阴性葡萄球菌、棒状杆菌类、丙酸菌属、不动杆菌等，不易被摩擦等方式清除；另一部分为皮肤表面的暂居菌，多是来自环境，松散附着于皮肤表面。手臂消毒法能清除皮肤表面几乎所有暂居菌，和少部分常居细菌。在手术过程中，深藏的常居菌可能逐渐移到皮肤表面。所以在手臂消毒后，还要戴上消毒橡胶手套和穿无菌手术衣，以防止这些细菌污染伤口。

手臂的消毒包括清洁和消毒两个步骤：先用皂液或洗手液，按"六步洗手法"彻底清洗手臂，去除表面各种污渍，然后用消毒剂作皮肤消毒。目前常用的手消毒剂有乙醇、异丙醇、氯己定、碘附等。消毒方法有刷洗法、冲洗法和免冲洗法。外科手消毒最常用的刷洗法，按一定顺序刷洗手臂 3 分钟，可达到外科手消毒标准。

传统的手臂消毒法有肥皂水刷洗、乙醇浸泡法，需要 15 分钟才能完成，现在已很少使用。新型手消毒剂的出现使消毒过程逐渐简化。

3. **穿无菌手术衣和戴手套的方法**　手臂消毒完成后，需要按无菌术的要求，穿上无菌手术衣，戴无菌手套。

（二）**病人手术区的准备**　病人皮肤表面也存在着暂居菌和常居菌。这些细菌进入切开的组织，可能会导致感染。病人手术区准备的目的是清除手术切口处及其周围皮肤上的暂居菌，并抑制常居菌的移动,最大程度减少手术部位相关感染。

手术区域附近皮肤如果毛发浓密,可能影响显露和操作时,应于术前去除。手术前一日,健康状况允许的病人应沐浴。如皮肤上有较多油脂或胶布粘贴的残迹,可用汽油或松节油拭去。

除局部麻醉外,手术前皮肤消毒应在麻醉后进行,传统的皮肤消毒法是用2.5%~3%碘酊涂擦手术区,待其干燥后以70%酒精涂擦两遍,脱去碘酊。近年来,含活性碘或活性氯的专用皮肤消毒剂陆续问世并广泛用于临床,新型消毒剂对皮肤刺激性小,可长时间留在皮肤表面,消毒抑菌作用持久。

消毒规范:①涂擦消毒剂时,应由手术区中心部向四周涂擦。如为感染部位手术,或为肛门区手术,则应从手术区外周涂向感染处或会阴肛门处。已经接触污染部位的药液纱布,不应再返擦清洁处;②手术区皮肤消毒范围要包括手术切口周围15cm的区域。如切口有延长的可能,应相应扩大皮肤消毒范围。不同手术部位的皮肤消毒范围可参见配套教材《外科实习医师手册》相关章节的图示说明。

手术区消毒后,需铺设无菌布单,目的是除显露手术切口所必需的最小皮肤区以外,遮盖非手术区,尽量减少手术中的污染,为手术操作提供充分的无菌平面。除手术切开部位外,手术切口周围必须覆盖四层或四层以上无菌巾。铺巾原则是:先铺相对不洁区(如下腹部、会阴部),最后铺靠近操作者的一侧,并用布巾钳将交角夹住,以防移动。无菌巾铺设完成,不可随便移动,如果位置不准确,只能由手术区向外移,不能由外向内移动。铺巾具体操作步骤详见配套教材《外科实习医师手册》。

第三节　手术进行中的无菌原则

在手术开始之际,手术器械物品均已灭菌消毒,手术人员完成手臂消毒、穿手术衣、戴手套,病人手术区也已消毒并覆盖无菌布单。这一切已为手术提供了一个无菌操作的环境。但是在手术过程中,如果没有一定的规章制度来保持这种无菌环境,则已经灭菌和消毒的物品或手术区域很有可能受到污染,以致引发伤口甚至深部感染。所有参加手术的人员都应该认真执行以下无菌操作规则:

1. 手术人员穿无菌手术衣和戴无菌手套之后,个人的无菌空间为肩部以下、腰部以上的身前区(至腋中线)、双侧手臂。手术台及器械推车铺设无菌单后,台面范围也是无菌区。所有手术人员必须时时保持明确的意识,在操作过程中对无菌区域加以严格保护。手不能接触背部、腰部以下和肩部以上部位,这些区域属于有菌地带;同样,也不要接触手术台边缘以下的布单。如发生意外污染,需要立即更换或重新消毒。

2. 不可在手术人员的背后传递手术器械或物品。坠落到无菌巾或手术台以外的器械物品,按污染处理。

3. 手术中如果手套破损或接触到有菌地方,应更换无菌手套。如果前臂或肘部触碰到有菌地方,应更换无菌手术衣或加套无菌袖套。如果无菌巾、布单等已被浸湿,其无菌隔离作用已不再完整,应加盖干的无菌布单。

4. 手术开始前要清点器械、敷料。手术结束时,检查胸、腹等体腔,待核对器械、敷料数无误后,才能关闭切口,以免异物遗留腔内,产生严重后果。

5. 做皮肤切口及缝合皮肤之前,需用70%酒精再涂擦消毒皮肤一次。

6. 切口边缘应以无菌大纱布垫遮盖。例如腹部手术在进腹后将无菌巾与腹膜缝合,保护腹壁切口。现已有工业化生产的切口保护装置问世,开腹后将切口保护器置入腹腔,其无菌薄膜外翻后即可覆盖整个切口,对切口有良好的保护作用。

7. 切开空腔脏器之前,要先用纱布垫保护周围组织,以防止或减少污染。

8. 在手术过程中,同侧手术人员如需调换位置,一人应先退一步,背对背地转身到达另一位置,以防触及对方背部非无菌区。

9. 参观手术的人员不能太多,应与手术人员和无菌器械台保持30cm以上的距离,尽量减少在手术间的走动。

10. 手术进行时不应开窗通风或用电扇,室内空调机风口不能吹向手术台。

11. 所有参加手术人员必须严格遵守无菌制度,人人应对无菌原则保持高度的责任感。对于可疑被污染的物品,一概按污染处理。

第四节　手术室的管理

手术室需要有严格的管理制度以保证其环境洁净。相关制度包括消毒、卫生制度,灭菌消毒物品的保存和监测,以及特殊感染病人所用器械物品的处理等。相关的规定及制度归纳如下:

1. 手术室的建筑布局应当遵循医院感染预防与控制的原则,做到布局合理、分区明确、标识清楚,符合功能流程合理和洁污区域分开的基本原则。手术室应设有工作人员出入通道、病人出入通道,物流做到洁污分开,流向合理。

2. 进入手术室的工作人员严格遵守手术室各项制度,如更衣更鞋制度、参观制度、病人安全管理制度、查对制度、仪器设备使用制度等。

3. 现代化的层流手术室采用空气洁净技术对微生物污染采取程度不同的处理,不仅提供洁净的空气,而且能控制气流的流通方向,手术室内形成正压环境,使气流从洁净度高的手术区域流向洁净度低的区域,形成一个密闭的洁净环境。在门关闭时,室内的气压大于室外的气压,从而保证手术间内的洁净空气只向外排出,而室外的空气不会进入室内。开门使室内的正压降低,会有少量门外的空气进入室内,影响室内空气的洁净度。手术过程中尽量减少手术间的开门次数,严禁开门进行手术。

4. 一天内同一手术间有多个手术,安排时要遵循先做无菌手术后做污染手术的原则。乙型肝炎、梅毒、艾滋病等特殊传染病病人手术时应安排在无传染病病人之后。

5. 手术室的工作区域,应当每 24 小时清洁消毒一次。连台手术之间,当天手术全部完毕后,应当对手术间及时进行清洁消毒处理。每周要对手术间进行彻底清扫一次,包括地面、墙面、顶部、仪器设备表面等。每月对参加手术者洗手后作手指细菌培养、手术室空气细菌培养,以及消毒物品的细菌培养。

6. 特殊感染的消毒　气性坏疽、铜绿假单胞菌感染者术后,用 40% 甲醛+高锰酸钾熏蒸(每 100m³ 用 40% 甲醛 200ml+高锰酸钾 100g)。乙型肝炎、铜绿假单胞菌感染、开放性结核病人,所用手术器械先在 2000mg/L 有效氯溶液中浸泡 60 分钟,然后清洗、高压蒸气灭菌。引流物及引流瓶用 2000mg/L 有效氯溶液浸泡 60 分钟后倒入指定容器,由医院统一处理。用过的敷料打包后集中送洗衣房专缸处理。

(刘玉村)

第三章 水、电解质代谢紊乱和酸碱平衡失调

人体新陈代谢在体液环境中进行,疾病和外界环境变化常引起水、电解质代谢紊乱及酸碱平衡失调,从而导致体液容量、分布、电解质浓度变化以及酸碱平衡失调,这些紊乱若得不到及时纠正,常会引起严重后果,甚至危及生命。

第一节 概 述

体液是由水和溶解于其中的电解质、低分子有机化合物及蛋白质等组成,广泛分布于组织细胞内外。成人体液总量占体重60%左右,其中细胞内液(intracellular fluid,ICF)约占体重40%左右,细胞外液(extracellular fluid,ECF)约占体重20%左右,细胞外液中血浆约占体重5%,其余的15%为组织间液。细胞外液构成了人体内环境,是沟通组织细胞之间和机体与外界环境之间的媒介,内环境相对稳定是机体各种生理功能发挥和新陈代谢正常进行的前提。

细胞外液和细胞内液中电解质成分差异很大。细胞外液中最主要阳离子是 Na^+,其次是 K^+、Ca^{2+}、Mg^{2+} 等,阴离子主要是 Cl^-、HCO_3^-、HPO_4^{2-}、SO_4^{2-} 和有机酸及蛋白质。细胞内液中主要阳离子是 K^+,其次是 Na^+、Ca^{2+}、Mg^{2+} 等。主要阴离子是 HPO_4^{2-} 和蛋白质,其次是 HCO_3^-、Cl^-、SO_4^{2-} 等。溶液的渗透压取决于溶质分子或离子的数目,体液中起渗透作用的溶质主要是电解质。细胞外液和细胞内液渗透压相等,正常血浆渗透压 $280 \sim 310 mOsm/L$。渗透压的稳定是维持细胞内、外液平衡的基本保证。

正常人每天水摄入和排出处于动态平衡中,水的来源有饮水、食物水和代谢水。机体排出水途径有消化道、肾脏、皮肤和肺。体液容量及渗透压的稳定通过神经-内分泌系统调节,渗透压感受器主要分布在下丘脑视上核和室旁核,当渗透压变化时可影响抗利尿激素分泌。血容量和血压等非渗透性变化则可通过容量感受器和颈动脉窦、主动脉弓的压力感受器而影响抗利尿激素分泌。当机体水分不足或摄入较多食盐时,细胞外液渗透压增高,刺激下丘脑渗透压感受器,产生口渴感觉,机体会主动饮水以补充水。此外,高渗透压促进抗利尿激素分泌,增加肾远曲小管和集合管对水重吸收,减少水排出。另一方面,高渗透压抑制醛固酮分泌,降低肾小管对 Na^+ 的重吸收,增加 Na^+ 的排泄,从而降低细胞外液渗透压。反之,当体内水过多时,细胞外液渗透压降低,一方面通过抑制抗利尿激素分泌,减弱肾远曲小管和集合管对水重吸收,排出体内多余水;另一方面促进醛固酮分泌,加强肾小管对 Na^+ 的重吸收,减少 Na^+ 的排出,使已降低的细胞外液渗透压回升至正常。抗利尿激素分泌对渗透压的反应十分敏感,只要细胞外液渗透压有 $1\% \sim 2\%$ 变化就可影响抗利尿激素释放。

人体体液环境同样必须具有适宜的酸碱度才能维持正常代谢和生理功能,正常人体血浆酸碱度在很窄范围内变动,用动脉血 pH 表示为 $7.35 \sim 7.45$。机体对体液酸碱度的调节主要通过体液缓冲系、肺、组织细胞和肾的调节来维持。血液缓冲系统主要有碳酸氢盐缓冲系统、磷酸盐缓冲系统、血浆蛋白缓冲系统、血红蛋白和氧合血红蛋白缓冲系统,其中以碳酸氢盐缓冲系统最为重要,其约占血液缓冲系统总量的1/2以上,缓冲能力强,可以缓冲所有固定酸。挥发酸的缓冲主要靠非碳酸氢盐缓冲系统,特别是血红蛋白和氧合血红蛋白缓冲系统。肺在酸碱平衡中的作用是通过改变 CO_2 排出量来调节血浆碳酸浓度,使血浆中 HCO_3^- 与 H_2CO_3 比值接近正常,以保持 pH 相对恒定。组织细胞内液缓

冲作用主要是通过离子交换进行,如 H^+-K^+、H^+-Na^+、Na^+-K^+ 交换以维持电中性,当细胞外液 H^+ 过多时,H^+ 弥散入细胞内,而 K^+ 从细胞内移出;反之,当细胞外液 H^+ 减少时,H^+ 由细胞内移出。肾脏调节作用是通过排出固定酸及保留碱性物质来维持血浆 HCO_3^- 浓度,使血浆 pH 保持相对恒定。

第二节　水、钠代谢紊乱

水、钠代谢紊乱往往同时或相继发生,并相互影响,关系密切,临床上常将两者同时考虑。根据体液容量和渗透压变化,将水、钠代谢紊乱分为:脱水、水中毒和水肿。

一、脱水

脱水(dehydration)是指人体由于饮水不足或消耗、丢失大量水而无法及时补充,导致细胞外液减少而引起新陈代谢障碍的一组临床综合征。脱水常伴有血钠和渗透压变化,根据其伴有的血钠和渗透压变化,脱水分为低渗性脱水、高渗性脱水和等渗性脱水。

（一）**低渗性脱水（hypotonic dehydration）**　即细胞外液减少合并低血钠,特点是 Na^+ 丢失多于失水,血清 Na^+ 浓度<135mmol/L,血浆渗透压<280mOsm/L,伴有细胞外液量减少。

【病因】①大量消化液丢失而只补充水,这是最常见原因。如大量呕吐、长期胃肠减压引流导致大量含 Na^+ 消化液丢失而只补充水或仅输注葡萄糖溶液。②液体在第三间隙集聚:如腹膜炎、胰腺炎形成大量腹水、肠梗阻导致大量肠液在肠腔内集聚、胸膜炎形成大量胸水等。③长期连续应用排钠利尿剂如呋塞米、依他尼酸(利尿酸)、噻嗪类等。肾上腺功能不全,醛固酮分泌不足,肾小管对 Na^+ 重吸收减少。此外,肾实质性疾病或肾小管中毒等均可引起 Na^+ 排出增加。④经皮肤丢失:如大量出汗、大面积烧伤等均可导致体液和 Na^+ 大量丢失,若只补充水则可造成低渗性脱水。

【临床表现】低渗性脱水临床表现随缺钠程度而不同。一般均无口渴感,常见症状有恶心、呕吐、头晕、视觉模糊、软弱无力、起立时容易晕倒等。当循环血量明显下降时,肾滤过量相应减少,以致体内代谢产物潴留,可出现神志淡漠、肌痉挛性疼痛、腱反射减弱、呼吸困难和昏迷等。

根据缺钠程度,低渗性脱水可分为三度:轻度缺钠者血钠浓度在 135mmol/L 以下,病人感疲乏、头晕、手足麻木,尿 Na^+ 减少。中度缺钠者血钠浓度在 130mmol/L 以下,病人除有上述症状外,尚有恶心、呕吐、脉搏细速,血压不稳定或下降,脉压变小,浅静脉萎陷,视力模糊,站立性晕倒。尿量少,尿中几乎不含钠和氯。重度缺钠者血钠浓度在 120mmol/L 以下,病人神志不清,肌痉挛性抽痛,腱反射减弱或消失;出现木僵、呼吸困难甚至昏迷,常发生低血容量性休克。

【诊断】如病人有上述体液丢失病史和临床表现,可初步诊断为低渗性脱水。进一步检查包括:①尿液检查:尿比重常在 1.010 以下,尿 Na^+ 和 Cl^- 常明显减少;②血钠测定:血钠浓度<135mmol/L。血钠浓度越低,病情越重;③红细胞计数、血红蛋白量、血细胞比容及血尿素氮值均增高。

【治疗】首先应积极处理致病原因。针对低渗性脱水时细胞外液缺钠多于缺水的血容量不足情况,应静脉输注含盐溶液或高渗盐水,以纠正细胞外液低渗状态和补充血容量。临床上治疗原则是根据血钠降低速度、程度及症状进行,出现急性症状特别是有严重神经症状时必须处理。低渗性脱水补钠量可按下列公式计算:需补充钠量(mmol)＝［血钠正常值(mmol/L)–血钠测得值(mmol/L)］×体重(kg)×0.6(女性为0.5)。总输入量应分次完成,一般先补充缺钠量的一部分,以解除急性症状,然后再根据临床表现及血 Na^+、Cl^- 浓度、动脉血血气分析等指标完成剩余量。重度缺钠出现休克者,应先补足血容量,以改善微循环和组织器官灌注,可应用晶体液(复方乳酸氯化钠溶液、等渗盐水)、白蛋白及血浆等胶体溶液。输注高渗盐水时应严格控制滴速,每小时不应超过 100～150ml,随后根据病情及血钠浓度再调整治疗方案。

（二）**高渗性脱水（hypertonic dehydration）**　即细胞外液减少合并高血钠,其特点是失水多于失钠,血清 Na^+>150mmol/L,血浆渗透压>310mOsm/L,细胞外液量和细胞内液量都减少,又称低容量性高钠血症。

【病因】①摄入水分不足,临床上多见于进食和饮水困难等情况如食管癌致吞咽困难、重危病人给水不足。②水丧失过多,如高热、大量出汗、甲状腺功能亢进及大面积烧伤,均可通过皮肤丢失大量低渗液体。③呕吐、腹泻及消化道引流等可导致等渗或含钠低的消化液丢失。④中枢性或肾性尿崩症时均可经肾排出大量低渗性尿液,使用大量脱水剂如甘露醇、葡萄糖等高渗溶液,以及昏迷病人鼻饲浓缩的高蛋白饮食,均可因为溶质性利尿而导致失水。⑤任何原因引起的过度通气,可经呼吸道黏膜不显性蒸发加强,丢失不含电解质的水分。

【临床表现】缺水程度不同,症状亦不同。可将高渗性脱水分为三度:轻度缺水者除口渴外,无其他症状,缺水量为体重2%~4%。中度缺水者有极度口渴、乏力、尿少、唇舌干燥、皮肤失去弹性、眼窝下陷、烦躁不安、肌张力增高、腱反射亢进等,缺水量为体重4%~6%。重度缺水者除上述症状外,出现躁狂、幻觉、错乱、谵妄、抽搐、昏迷甚至死亡。缺水严重者有心动过速、体温上升、血压下降等症状。

【诊断】病史和临床表现有助于高渗性脱水诊断。实验室检查异常包括:①尿比重和尿渗透压高;②红细胞计数、血红蛋白量、血细胞比容轻度升高;③血清 Na^+ 浓度>150mmol/L 或血浆渗透压>310mOsm/L。

【治疗】治疗原则是积极治疗原发病,控制钠摄入,纠正细胞外液容量异常,若有液体持续丢失应予以持续性补充。严重症状性高钠血症通常分两个阶段治疗,首先快速纠正细胞外液容量缺乏以改善组织灌注、休克,然后再逐步纠正水缺乏,包括补充持续的水丢失。所需补充液体量应根据临床表现,估计丧失水量占体重百分比,然后按每丧失体重1%补液 400~500ml 计算,总补水量还应该包括不显性失水、尿和胃肠道失水量。能进食者可以口服,无法口服病人,可静脉输注5%葡萄糖溶液。纠正高渗性脱水速度不宜过快,一般不超过 $0.5~1.0mmol/(L \cdot h)$,以避免快速扩容导致脑水肿。治疗期间应监测全身情况及血钠浓度,酌情调整后续补给量。

高渗性脱水者体内总体钠是减少的,只不过是由于失水多于失钠,故在纠正脱水过程中,应适当补充钠。

(三)等渗性脱水(isotonic dehydration)   即细胞外液减少而血钠正常,其特点是水钠成比例丢失,血容量减少但血清 Na^+ 浓度和血浆渗透压仍在正常范围内。

【病因】任何等渗性液体大量丢失所造成的血容量减少,短时间内均属等渗性脱水。临床上常见病因有:①消化液急性丧失,如肠外瘘、大量呕吐、腹泻等。②体液丧失在感染区或软组织内,如腹腔内或腹膜后感染、肠梗阻等。③大量抽放胸水、腹水,大面积烧伤等。等渗性脱水如不及时处置,病人可以通过不显性蒸发或呼吸等途径不断丢失水分而转变成高渗性脱水。如果补充过多低渗液体则可转变为低渗性脱水和低钠血症。

【临床表现】临床症状有恶心、厌食、乏力、少尿等,但不口渴。体征包括:舌干燥,眼窝凹陷,皮肤干燥、松弛等。若在短期内体液丧失量达到体重5%,即丧失25%细胞外液,病人则会出现脉搏细速、肢端湿冷、血压不稳定或下降等血容量不足之症状。当体液继续丧失达体重6%~7%时(相当于丧失细胞外液的30%~35%),则有更严重休克表现。

【诊断】多数病人有消化液或其他体液大量丧失病史,失液量越大、失液持续时间越长则症状越明显。因此,依据病史和临床表现常可确定诊断。实验室检查可发现血液浓缩现象,包括红细胞计数、血红蛋白量和血细胞比容均明显增高。血清 Na^+、Cl^- 等一般无明显降低,尿比重增高,动脉血血气分析可判别是否有酸、碱平衡失调存在。

【治疗】原发病治疗十分重要,若能消除病因则脱水将很容易纠正。等渗性脱水治疗可静脉输注平衡盐溶液或等渗盐水,使血容量得到尽快补充。对已有脉搏细速和血压下降等血容量不足表现者,需从静脉快速输注以恢复其血容量。另外,静脉快速输注上述液体时必须监测心脏功能,包括心率、中心静脉压或肺动脉楔压等。

平衡盐溶液是治疗等渗性脱水比较理想的制剂,目前常用平衡盐溶液有乳酸钠与复方氯化钠混合液,以及碳酸氢钠与等渗盐水混合液两种。在纠正缺水后,排钾量会有所增加,血清 K^+ 浓度也因细胞外液量的增加而被稀释降低,故应注意预防低钾血症的发生。

二、水中毒和水肿

水中毒(water intoxication)是指水潴留使体液量明显增多,血清 Na^+ 浓度<130mmol/L,血浆渗透压<280mmol/L,但体钠总量正常或增多,故又称之为高容量性低钠血症。水肿(edema)是指过多液体在组织间隙或体腔内聚集。

【病因】 ①急性肾衰竭,各种原因所致的抗利尿激素分泌过多。肾功能良好病人一般不容易发生水中毒,故水中毒最常发生于肾功能不全病人。②持续性大量饮水或精神性饮水过量,静脉输入不含盐或含盐量少液体过多过快,超过肾脏排水能力。全身性水肿原因多见于充血性心力衰竭、肾病综合征和肾炎、肝脏疾病,也见于营养不良和某些内分泌疾病。局限性水肿常见于器官组织局部炎症,静脉或淋巴管阻塞等情况。

【临床表现】 急性水中毒发病急骤,水过多所致脑细胞肿胀可造成颅内压增高,引起一系列神经、精神症状,如头痛、嗜睡、躁动、精神紊乱、定向能力失常、谵妄,甚至昏迷,若发生脑疝则出现相应的神经定位体征。慢性水中毒症状往往被原发疾病的症状所掩盖,可有软弱无力、恶心、呕吐、嗜睡等。体重明显增加,皮肤苍白而湿润。实验室检查:红细胞计数、血红蛋白量、血细胞比容和血浆蛋白量均降低;血浆渗透压降低,以及红细胞平均容积增加和红细胞平均血红蛋白浓度降低,提示细胞内、外液量均增加。

皮下水肿是水肿重要的临床特征,当皮下组织过多液体集聚时,皮肤肿胀、弹性差,用手指按压时可出现凹陷,称为凹陷性水肿。水肿出现的部位因发病原因不同各有不同,心源性水肿首先出现在低垂部位,肾性水肿先表现为眼睑或面部水肿,肝性水肿则以腹水为多见。

【治疗】 原发病防治十分重要,对于急性肾衰竭、心力衰竭病人应严格限制水摄入,预防水中毒发生。疼痛、失血、休克、创伤及大手术等因素容易引起抗利尿激素分泌过多,对于这类病人输液治疗应注意避免过量。轻度水中毒者只要停止或限制水摄入,在机体排出多余水后,水中毒即可解除。程度严重者,除严格禁止水摄入外,还需用利尿剂以促进水排出。一般可用渗透性利尿剂,如静脉快速滴注 20% 甘露醇或 25% 山梨醇 200ml,可减轻脑细胞水肿和增加水排出。也可静脉注射呋塞米等强利尿剂以促进体内水排出。

第三节　钾代谢紊乱

钾是机体最重要矿物质之一。正常人体内约90%钾存储于细胞内,骨钾约占7.6%,跨细胞液钾约占1%,仅约1.4%的钾在细胞外液中。钾具有维持细胞新陈代谢、保持细胞静息膜电位、调节细胞内外渗透压及酸碱平衡等多种重要生理功能。机体可通过以下几条途径维持血钾平衡:①通过细胞膜 Na^+-K^+ 泵改变钾在细胞内外液中的分布;②通过细胞内外 H^+-K^+ 交换影响细胞内外钾的分布;③通过肾小管上皮内外跨膜电位的改变影响钾的排泄量;④通过醛固酮和远端小管调节肾排钾量;⑤通过出汗方式或结肠排泄钾。正常血清钾浓度为 3.5~5.5mmol/L,钾代谢异常有低钾血症和高钾血症。

一、低钾血症

血清钾浓度低于 3.5mmol/L 称为低钾血症(hypokalemia)。通常情况下血钾浓度能反映体内总钾含量,但有些情况下两者并不一定一致。

【病因】 低钾血症常见原因:①消化道梗阻、长期禁食、昏迷、神经性厌食等导致钾摄入不足;②严重呕吐、腹泻、持续胃肠减压、肠瘘等,从消化道途径丧失大量钾;③长期应用呋塞米或噻嗪类利尿剂,肾小管性酸中毒,急性肾衰竭多尿期,以及盐皮质激素过多使肾排出钾过多;④长期输注不含钾盐的液体,或肠外营养液中钾补充不足;⑤钾向组织内转移,见于大量输注葡萄糖和胰岛素,或代谢性、呼吸性碱中毒者。

【临床表现】 最早的临床表现是肌无力,先是四肢软弱无力,以后可延及躯干和呼吸肌。还可有软瘫、腱反射减退或消失。病人有厌食、恶心、呕吐和腹胀、肠蠕动消失等肠麻痹表现。心脏受累主要表现为窦性心动过速、传导阻滞和节律异常。低钾血症典型心电图改变为早期出现 ST 段压低、T 波降低、增宽或倒置,随后出现 QT 间期延长和 U 波,严重者出现 P 波幅度增高、QRS 增宽、室上性或室性心动过速、房颤。但并非每个病人都有上述心电图改变,故不应仅凭心电图异常来诊断低钾血症。低钾血症临床表现有时可以很不明显,特别是当病人伴有严重细胞外液减少时,其临床表现主要是缺水、缺钠所致的症状。但当缺水被纠正之后,由于钾浓度被进一步稀释,此时即会出现低钾血症的症状。

【诊断】 根据详细的病史、临床表现以及实验室检查即可作低钾血症的诊断,血钾浓度低于3.5mmol/L 有诊断意义,心电图检查可作为辅助性诊断手段。

【治疗】 通过积极处理造成低钾血症的病因,较易纠正低钾血症。补钾主要是根据血清钾浓度、是否存在低钾的症状和体征以及是否有钾持续丢失而进行。轻度低钾血症者可鼓励其进食含钾丰富的食物,如橘子、香蕉、咖啡等,或以口服氯化钾为佳。无法进食病人需经静脉补给,补钾量可参考血钾浓度降低程度,每天补钾 40～80mmol 不等。以每克氯化钾相等于 13.4mmol 钾计算,约每天补氯化钾 3～6g。静脉补钾有浓度及速度限制,通常浓度为每升输液中含钾量不宜超过 40mmol(相当于氯化钾 3g),溶液应缓慢滴注,输注速度应控制在 20mmol/h 以下。如果含钾溶液输入过快,血清钾浓度可能在短期内快速增高,将有致命的危险。对于少数出现危及生命的心律失常或瘫痪病人,可进行更高浓度和速度的补钾,需通过中心静脉并且应用输注泵给予,必须严密监测血钾、肌张力并进行持续性心电监护。必须指出的是,快速补钾仅限于极其严重、危及生命的低血钾病人,一旦危情纠正,应减慢补钾速度。对于伴有休克病人,应先尽快恢复其血容量,待尿量超过 40ml/h 后再静脉补钾。值得注意的是,临床上补钾后血钾浓度上升只是暂时的,因为大多数补充的钾将进入细胞内以补充细胞内钾的缺失,因此补钾过程中应密切进行血钾浓度监测。

二、高钾血症

血清钾浓度高于 5.5mmol/L 称为高钾血症(hyperkalemia)。

【病因】 高钾血症常见原因:①进入体内钾太多,如口服含钾药物或静脉输入过多钾,以及大量输入保存期较久的库血等;②肾排钾功能减退,如急、慢性肾衰竭;应用保钾利尿剂如螺内酯、氨苯蝶啶等,以及盐皮质激素不足等;③细胞内钾的移出,如溶血、组织损伤(如挤压综合征),以及酸中毒等。

【临床表现】 高钾血症时肌肉轻度震颤,手足感觉异常,肢体软弱无力,腱反射减退或消失,甚至出现延缓性麻痹。高钾血症可以引起窦性心动过缓、房室传导阻滞或快速性心律失常,最危险的是心室颤动或心搏骤停。高钾血症常有心电图异常变化,早期改变为 T 波高而尖,Q-T 间期缩短,QRS 波增宽伴幅度下降,P 波波幅下降并逐渐消失。

【诊断】 有引起高钾血症原因的病人,当出现无法用原发病解释的上述临床表现时,应考虑到有高钾血症可能。血清钾浓度超过 5.5mmol/L 即可确诊,心电图有辅助诊断价值。

【治疗】 高钾血症有导致病人心搏骤停的危险,因此一经诊断,应予积极治疗,首先应立即停用一切含钾药物或溶液。为降低血钾浓度,可采取下列几项措施:

1. 促使 K⁺ 转入细胞内 　①10% 葡萄糖酸钙溶液 10～20ml 稀释后缓慢静脉注射,该方法起效快但持续时间短;②5% NaHCO₃溶液 250ml 静脉滴注,既可增加血容量而稀释血清 K⁺,又能促使 K⁺ 移入细胞内或由尿排出,同时还有助于酸中毒的治疗;③10U 正规胰岛素加入 10% 葡萄糖溶液 300～

500ml 中静脉滴注,持续 1 小时通常可以降低血钾 0.5～1.2mmol/L。

2. 利尿剂 常用袢利尿剂如呋塞米 40～100mg 或噻嗪类利尿剂,可促使钾从肾排出,但对肾功能障碍者较差。

3. 阳离子交换树脂 可用降钾树脂 15g 口服,每日 2～3 次,无法口服病人可灌肠,可从消化道排出钾离子。

4. 透析疗法 最快速有效的降低血钾方法,有血液透析和腹膜透析两种,前者对钾的清除速度明显快于后者,可用于上述治疗仍无法降低血钾浓度或者严重高钾血症病人。

第四节 镁及钙磷代谢紊乱

一、镁代谢紊乱

机体 60% 的镁存在于骨骼中,其余大部分在骨骼肌及其他组织器官细胞内,仅有 1%～2% 在细胞外液中。镁具有多种生理功能,包括调节各种离子通道的电流,催化体内多种酶而参与 ATP 代谢,在调控细胞生长,维持心肌、骨骼肌及胃肠道平滑肌的兴奋性等方面均具有重要作用。正常血清镁浓度为 0.75～1.25mmol/L 范围内,正常情况下体内镁平衡主要靠肾脏调节。

（一）低镁血症 血清镁浓度<0.75mmol/L 时称为低镁血症(hypomagnesemia)。

【病因】 低镁血症常见于:①长期禁食、厌食或长时间肠外营养而没有补充镁;②严重腹泻、长期胃肠减压引流、肠瘘以及短肠综合征等导致经胃肠道丢失镁;③大量应用利尿剂及某些肾脏疾病,导致经肾排出镁增多而重吸收减少;④高钙血症可使肾小管对镁及磷酸盐重吸收减少;⑤糖尿病酮症酸中毒、甲状腺功能亢进以及严重甲状旁腺功能减退均使肾小管对镁重吸收减少。

【临床表现】 临床表现与钙缺乏很相似,有肌震颤、手足搐搦及 Chvostek 征阳性等,严重者表现为癫痫大发作。血清镁浓度与机体镁缺乏不一定平行,即镁缺乏时血清镁浓度不一定降低,有时低镁血症常有眩晕、共济失调、手足徐动症、肌无力和肌萎缩。因此,凡有诱因且有症状者,应疑有镁缺乏。低镁血症容易引起心律失常,心电图表现包括 P-R 间期和 Q-T 间期延长。此外,低镁血症者急性缺血性心脏病、充血性心力衰竭及冠状动脉性心脏病发生率均高于正常。

【治疗】 轻度无症状低镁血症可以通过口服补充镁剂加以纠正,但由于口服镁剂特别是高剂量时容易发生腹泻,故当口服吸收障碍者或严重低镁血症病人应静脉补充镁。对于有症状性的低镁血症或严重低镁血症病人,临床上一般可用 25% 硫酸镁 5～10ml 加入 5% 葡萄糖溶液中缓慢滴注。由于镁从细胞外液向细胞内分布相对较慢,因此即使血清镁浓度正常仍应谨慎继续补充镁 1～2 天。此外,在纠正低镁血症同时,应纠正低血钙、低血钾、低血磷及碱中毒等其他电解质紊乱。

（二）高镁血症 血清镁浓度>1.25mmol/L 时称为高镁血症(hypermagnesemia)。

【病因】 高镁血症常见于:①肾衰竭是高镁血症最常见的病因,多见于急、慢性肾衰竭少尿或无尿时;②严重脱水伴少尿时,镁随尿排出减少;③肾上腺皮质功能减退、甲状腺功能减退时,肾脏排镁障碍;④静脉内补镁过多过快;⑤分解代谢亢进疾病,如糖尿病酮症酸中毒使细胞内镁移至细胞外。

【临床表现】 高镁血症可抑制内脏平滑肌功能,临床表现有嗳气、呕吐、便秘和尿潴留等症状。高镁抑制神经肌兴奋性传递,出现乏力、疲倦、腱反射减退,严重时出现肌肉迟缓性麻痹、嗜睡或昏迷。高镁血症对心血管的影响表现为抑制房室和心室内传导,降低心肌兴奋性,心电图检查表现为传导性阻滞和心动过缓,严重时出现血压下降甚至心搏骤停。

【治疗】 肾功能正常的轻度高镁血症无需特殊治疗,因为肾脏能快速清除镁,且镁的血清半衰期仅为 1 天。有明显心血管症状病人应立即静脉注射钙剂,可用 10% 葡萄糖酸钙(或氯化钙)溶液 10～20ml 缓慢注射,可以对抗镁对心脏和肌肉的抑制。也可在充分扩容时应用利尿剂以利镁排出。若疗效不佳采用透析治疗,血液透析是治疗肾衰竭伴高镁血症的有效方法。

二、钙磷代谢紊乱

钙和磷是人体内含量最丰富的无机元素,体内约99%钙和86%磷以羟磷灰石形式存在于骨骼和牙齿中,其余以溶解状态分布于体液和软组织中。血钙指血清中所含的总钙量,成人正常浓度为2.25~2.75mmol/L。血液中磷以有机磷和无机磷两种形式存在,血磷通常是指血浆中的无机磷,成人正常浓度为1.1~1.3mmol/L。钙主要生理功能是形成和维持骨骼、牙齿的结构,维持细胞的正常生理功能,调节细胞功能和酶的活性,维持神经-肌肉兴奋性,参与凝血过程。磷是机体所有细胞中的核酸组成成分,细胞膜的必需构成物质,也是物质代谢反应以及骨骼体液构成等不可少的成分。磷参与机体能量代谢过程,调控生物大分子的活性。磷酸盐还是血液缓冲体系的重要组成部分。

（一）**低钙血症**   血钙浓度<2.25mmol/L时称为低钙血症(hypocalcemia)。

【病因】 ①维生素D缺乏:食物中维生素D摄入缺少或光照不足;梗阻性黄疸、慢性腹泻、脂肪泻等影响肠道吸收,肝硬化或肾衰竭等导致维生素D羟化障碍。②甲状旁腺功能减退,临床上常见于甲状旁腺或甲状腺手术误切除了甲状旁腺,导致甲状旁腺素缺乏,破骨减少、成骨增加,造成低血钙。③慢性肾衰竭时肠道钙吸收减少,同时血磷升高,血钙降低。④急性胰腺炎时机体对甲状旁腺素的反应性下降,胰高糖素分泌亢进,胰腺炎症或坏死释放出的脂肪酶与钙结合成钙皂影响肠吸收。

【临床表现】 低钙血症时神经肌肉兴奋性升高,出现口周和指(趾)尖麻木及针刺感、手足抽搐、腱反射亢进、Chvostek征阳性,严重时可导致喉、气管痉挛、癫痫发作甚至呼吸暂停。精神症状表现为烦躁不安、抑郁及认知能力减退。低钙对心血管的影响主要为传导阻滞等心律失常,严重时可出现室颤、心力衰竭。心电图典型表现为Q-T间期和ST段明显延长。低钙时可出现骨骼疼痛、病理性骨折、骨骼畸形。

【诊断】 根据病史、体格检查及实验室检测常可明确诊断,血钙浓度低于2.25mmol/L有诊断价值。

【治疗】 低钙血症出现手足抽搐、喉头痉挛等症状时应立即处理,一般用10%葡萄糖酸钙10~20ml稀释后缓慢静脉注射,通常用药后立即起作用。然后可用10%葡萄糖酸钙稀释于5%葡萄糖溶液中滴注,调整滴注速度直至血清钙浓度达到正常值下限。对伴有低镁血症病人,镁的补充有助于低钙血症的纠正。慢性低钙血症首先要治疗原发病,如维生素D缺乏、甲状旁腺功能减退,通常推荐联合应用钙和维生素D制剂,临床上应用最多的是骨化三醇加碳酸钙或葡萄糖酸钙等钙剂,治疗目标是维持血清钙浓度于正常值低限。

（二）**高钙血症**   血钙浓度>2.75mmol/L时称为高钙血症(hypercalcemia)。

【病因】 ①甲状旁腺功能亢进症:常见于甲状旁腺腺瘤或增生;②白血病、多发性骨髓瘤等恶性肿瘤或恶性肿瘤骨转移;③维生素D中毒:长期大量服用维生素D可造成维生素D中毒,导致高钙高磷血症。

【临床表现】 轻度高钙血症常无特异性症状,血钙浓度进一步增高尤其是合并甲状旁腺功能亢进病人,可出现疲乏无力、精神不集中、失眠、抑郁、腱反射迟钝、肌力下降等,严重者可出现神志不清甚至昏迷。恶心、呕吐、便秘在高钙血症病人中十分常见,少数病人合并溃疡病及胰腺炎。对骨骼系统影响为尿路结石、骨骼疼痛、畸形或病理性骨折。高钙可使心肌兴奋性增加,容易出现心律失常及洋地黄中毒,心电图表现为Q-T间期缩短,很多病人合并高血压。

【诊断】 血清蛋白浓度正常时,血清钙>2.75mmol/L可确诊为高钙血症,根据病史、体格检测及实验室检测即可诊断大部分高钙的病因。

【治疗】 高钙血症治疗包括病因治疗和降低血钙治疗,甲状旁腺功能亢进者手术切除腺瘤或增生的腺组织可彻底治愈。常用的降低血钙方法有:①增加尿钙排出:高钙血症常有低血容量,补充血容量可增加尿钙排出;袢利尿剂可抑制钙重吸收而增加尿钙排泄。②抑制骨吸收:降钙素可抑制骨吸收、增加尿钙排泄;唑来膦酸盐是目前治疗恶性肿瘤骨转移的标准治疗。③减少肠道钙吸收:糖皮质激素通过抑制维生素 D 减少肠道对钙的吸收,增加肾脏排出钙;口服磷制剂可以降低肠道对钙的吸收。④透析:透析可有效降低血钙浓度,对肾功能不全或心功能不全病人尤为适用。

(三) 低磷血症　血清无机磷<0.8mmol/L 称为低磷血症(hypophosphatemia)。

【病因】①饥饿、长期禁食,反复呕吐、腹泻等导致肠道吸收磷减少。②急性乙醇中毒、甲状旁腺功能亢进、长期应用糖皮质激素或利尿剂、代谢性酸中毒、糖尿病等可使得尿磷排泄增加。③应用胰岛素、雄性激素、大量静脉输注葡萄糖等可促使磷进入细胞内。④长期肠外营养未补充磷制剂。

【临床表现】轻度低磷血症往往因无特异性的临床表现而被忽略。低磷血症可引起代谢性脑病,表现为易激动、神志障碍、重症者可有木僵、昏迷。神经肌肉症状表现为肌无力,甚至可因呼吸肌无力出现呼吸困难,呼吸衰竭。胃肠道症状为食欲下降、恶心、呕吐、腹泻、便秘等。重度低磷血症临床上还可出现心律失常、急性心力衰竭、心搏骤停、低血压、休克等表现。

【诊断】根据病史、临床症状及实验室检查常可明确诊断,测定尿磷和血磷有助于诊断,血清无机磷<0.8mmol/L 时诊断成立。

【治疗】低磷血症主要是针对病因治疗,轻度无症状的低磷血症无需特别处理,或每日口服补充磷 1~2g,分次给予。严重低磷血症或症状明显病人需要静脉补充磷,当血清磷<0.3mmol/L 每日静脉补充磷酸盐量为 0.3mmol/kg,在 24 小时内给予。血磷浓度在 0.3~0.6mmol/L 时一般每日静脉补充50~60mmol 磷酸盐安全且有效。补充磷制剂时应注意低钙血症、抽搐、低血压、腹泻等,应及时纠正存在的低钾血症和低镁血症以及水、酸碱代谢紊乱,维持心、肺等重要脏器功能。

(四) 高磷血症　成人血清无机磷>1.6mmol/L 为高磷血症(hyperphosphatemia)。

【病因】①急、慢性肾功能不全,肾排磷减少;②甲状旁腺功能低下,尿磷排出减少;③维生素 D 中毒时可促进肠道及肾脏对磷的重吸收;④甲状腺功能亢进可促进溶骨发生;⑤急性酸中毒、骨骼肌破坏、高热、恶性肿瘤等可促使磷向细胞外移出。

【临床表现】高磷血症并不产生特殊临床症状,急性高磷血症增加钙磷沉淀风险,从而导致软组织及肾脏钙化,引起肾衰竭。高磷常继发低钙血症,病人可因为低钙引起抽搐、心律失常、低血压等临床症状。

【治疗】除对原发病作防治外,无症状或肾功能正常的高磷血症无需特殊治疗,过量的磷可以通过肾脏排出。急性肾衰竭或伴明显高磷血症者,可通过血液透析治疗清除过高的血磷。慢性高磷血症的治疗包括限制食物中磷的摄入,口服钙盐、氢氧化铝等。

第五节　酸碱平衡失调

正常生物体内的 pH 相对稳定,这主要依靠体内各种缓冲系统以及肺、肾的调节来实现。机体这种处理酸碱物质的含量和比例以维持 pH 在恒定范围的过程称为酸碱平衡。临床上,许多因素可以引起酸碱负荷过度或调节机制障碍,导致体液酸碱度稳定性破坏,称为酸碱平衡失调。酸碱平衡失调很多情况下是某些疾病或疾病过程的继发性变化,但酸碱平衡失调又会使得病情加重或更加复杂,甚至危及病人生命。因此,及时发现和正确处理往往是治疗成败的关键。

一、代谢性酸中毒

代谢性酸中毒(metabolic acidosis)是指细胞外液 H^+ 增加和(或)HCO_3^- 丢失引起的 pH 下降,以血浆原发性 HCO_3^- 减少为特征,是临床上最常见的酸碱平衡失调类型。

【病因】①碱性物质丢失过多:严重腹泻、肠瘘、胰瘘、胆道引流等均可引起 $NaHCO_3$ 大量丢失。②肾脏排酸保碱功能障碍:肾衰竭、肾小管中毒时体内固定酸由尿中排出障碍,HCO_3^- 在近曲小管重吸收下降;应用碳酸酐酶抑制剂如乙酰唑胺可抑制肾小管上皮细胞内碳酸酐酶活性,排 H^+ 及重吸收 HCO_3^- 减少。③酸性物质产生过多:任何原因引起的缺氧和组织低灌注时,细胞无氧糖酵解增强而产生乳酸性酸中毒;糖尿病、严重饥饿或酒精中毒时,体内脂肪分解加速,产生大量酮体,引起酮症酸中毒。④外源性固定酸摄入过多,消耗 HCO_3^- 缓冲,如大量摄入阿司匹林、长期服用氯化铵、盐酸精氨酸或盐酸赖氨酸等药物。⑤高钾血症:各种原因引起细胞外液 K^+ 增高,K^+ 与细胞内 H^+ 交换,引起细胞外 H^+ 增加,导致代谢性酸中毒。

代谢性酸中毒时血液中增多的 H^+ 立即被血浆缓冲系统进行缓冲,HCO_3^- 等缓冲碱被消耗。此外,H^+ 浓度增高通过化学感受器引起呼吸中枢兴奋,增加呼吸深度和频率,加速 CO_2 呼出,降低血液中 H_2CO_3 浓度,维持 HCO_3^-/H_2CO_3 的比值接近正常,从而使血液 pH 趋向正常。代谢性酸中毒时肾通过增加 H^+ 和 NH_4^+ 的分泌以及回吸收 HCO_3^- 进行调节,但肾功能障碍引起的代谢性酸中毒,肾的代偿机制几乎不能发挥。

【临床表现】 轻度代谢性酸中毒可无明显症状。重症病人可有疲乏、眩晕、嗜睡、感觉迟钝或烦躁。最明显的表现是呼吸加快加深,典型者称为 Kussmaul 呼吸。酮症酸中毒者呼出气带有酮味,病人面颊潮红,心率加快,血压常偏低。可出现腱反射减弱或消失、神志不清或昏迷。病人常有轻微腹痛、腹泻、恶心、呕吐、胃纳下降等胃肠道症状。代谢性酸中毒可降低心肌收缩力和周围血管对儿茶酚胺的敏感性,病人容易发生心律不齐、急性肾功能不全和休克,一旦产生则很难纠治。

【诊断】 根据病人有严重腹泻、肠瘘或休克等病史,又有深而快的呼吸,即应怀疑有代谢性酸中毒。动脉血气分析及血生化检测可以明确诊断,并可了解代偿情况和酸中毒严重程度。此时血液 pH <7.35、HCO_3^- 明显下降。代谢性酸中毒代偿期,血 pH 可在正常范围,但 HCO_3^-、碱剩余(BE)和 $PaCO_2$ 均有一定程度降低。代谢性酸中毒的血气分析参数:标准碳酸氢盐(SB)、实际碳酸氢盐(AB)以及缓冲碱(BB)值均降低,BE 负值加大,pH 下降、$PaCO_2$ 继发性降低,AB<SB。

【治疗】 代谢性酸中毒治疗最重要是针对原发病的治疗,如乳酸性酸中毒应首先纠正循环障碍、改善组织灌注、控制感染;糖尿病酮症酸中毒应及时输液、应用胰岛素、纠正电解质紊乱。由于机体具有较强调节酸碱平衡能力,可通过肺通气排出更多 CO_2,又能通过肾排出 H^+ 和保留 Na^+ 及 HCO_3^-,因此只要能消除病因,再辅以补充液体以纠正缺水,较轻的代谢性酸中毒(血浆 HCO_3^- 为 16~18mmol/L)常可自行纠正,不必应用碱性药物。低血容量性休克所致的轻度代谢性酸中毒,经补液、输血以纠正休克之后也随之可被纠正,不宜过早使用碱剂,否则反而可能造成代谢性碱中毒。

对血浆 HCO_3^- 低于 10mmol/L 的重症酸中毒病人,应立即输液和用碱剂进行治疗。常用的碱性药物是碳酸氢钠溶液,该溶液进入体液后即离解为 Na^+ 和 HCO_3^-,HCO_3^- 与体液中的 H^+ 化合成 H_2CO_3,再离解为 H_2O 及 CO_2,CO_2 则自肺部排出,从而减少体内 H^+,使酸中毒得以改善。Na^+ 留于体内则可提高细胞外液渗透压和增加血容量。临床上根据酸中毒严重程度,首次可静脉输注 5% $NaHCO_3$ 溶液100~250ml,用后 2~4 小时复查动脉血血气分析及血浆电解质浓度,根据测定结果再决定是否需继续给药及用量。5% $NaHCO_3$ 溶液为高渗溶液,过快过多输入可致高钠血症和高渗透压,应注意避免。此外,酸中毒纠正时容易导致低钾血症和低钙血症,出现相应的临床表现,应及时注意防治。

二、代谢性碱中毒

代谢性碱中毒(metabolic alkalosis)是指细胞外液碱增多和(或)H^+ 丢失引起 pH 升高,以血浆 HCO_3^- 原发性增多为特征。

【病因】 ①酸性物质丢失过多:呕吐剧烈、长时间胃肠减压使得胃液中 H^+、Cl^- 及 K^+ 丢失,肠液和胰腺的 HCO_3^- 得不到 H^+ 中和而被吸收入血,导致低氯低钾性碱中毒;使用髓袢或噻嗪类利尿剂可抑制髓袢对 Cl^- 的主动重吸收和 Na^+ 的被动重吸收,促进远曲小管和集合管细胞分泌 H^+ 及 K^+ 增加,H^+ 经肾大量丢失使 HCO_3^- 重吸收增加;肾上腺皮质激素增多尤其是醛固酮可促进 H^+ 经肾排出,也可通过保 Na^+ 排 K^+ 促进 H^+ 排泄,造成低钾性碱中毒。②碱性物质摄入过多:消化性溃疡病人服用过多 $NaHCO_3$,或静脉输注过量 $NaHCO_3$;摄入乳酸钠、乙酸钠或大量输注含柠檬酸盐抗凝的库血,这些有机酸盐在体内氧化可产生 NaHCO$_3$,造成浓缩性碱中毒。③H$^+$向细胞内移动:低钾血症引起细胞内 K$^+$向细胞外转移,同时细胞外 H$^+$向细胞内移动,可发生代谢性碱中毒。此时,肾小管细胞内缺钾,K$^+$-Na$^+$交换减少,代之 H$^+$-Na$^+$交换增加,H$^+$排出及 HCO$_3^-$重吸收增加,尿液呈酸性,称为反常性酸性尿。

呼吸对代谢性碱中毒的代偿反应较快,血浆 H$^+$浓度下降使得呼吸中枢抑制,呼吸变浅变慢以减少 CO$_2$排出,血浆 H$_2$CO$_3$升高,使 HCO$_3^-$/H$_2$CO$_3$的比值接近正常以降低血 pH。肾的代偿较慢,肾小管上皮细胞的碳酸酐酶和谷氨酰胺酶活性降低,H$^+$和 NH$_3$分泌减少,HCO$_3^-$重吸收减少,从而使血 HCO$_3^-$减少。

【临床表现】轻度代谢性碱中毒一般无明显症状,其临床表现往往被原发病所掩盖。神经肌肉系统的影响表现为烦躁不安、精神错乱或谵妄等中枢神经兴奋的表现,面部及肢体肌肉抽动、腱反射亢进及手足抽搐。碱中毒抑制呼吸中枢可导致呼吸变浅变慢,换气量减少。碱中毒可引起各种心律失常、心脏传导阻滞、血压下降甚至心搏骤停。

【诊断】根据病史可作出初步诊断。血气分析可确定诊断及其严重程度,代偿期血液 pH 可基本正常,但 HCO$_3^-$和 BE 均有一定程度的增高。失代偿时血液 pH 和 HCO$_3^-$明显增高,PaCO$_2$正常。代谢性碱中毒的血气分析参数变化规律:pH 升高,AB、SB 及 BB 值均升高,AB>SB,BE 正值加大,PaCO$_2$继发性升高。

【治疗】首先应积极治疗原发疾病,对丧失胃液所致的代谢性碱中毒,输注等渗盐水或葡萄糖盐水,既恢复了细胞外液量又补充 Cl$^-$,血液稀释后 HCO$_3^-$很快下降并随尿排出,即可纠正轻症低氯性碱中毒。另外,代谢性碱中毒时常伴有低钾血症,可同时补给氯化钾,补充后 K$^+$进入细胞内将其中的 H$^+$交换出来。另外,通过补钾可促进肾脏排泄 HCO$_3^-$增加,将利于加速碱中毒的纠正。治疗严重碱中毒时为迅速中和细胞外液中过多的 HCO$_3^-$,可应用 0.1~0.2mol/L 稀盐酸溶液,可将 1mol/L 盐酸 100ml 溶入 0.9% NaCl 或 5% 葡萄糖溶液 1000ml 中,经中心静脉导管缓慢滴入(25~50ml/h)。每 4~6 小时监测血气分析及血电解质,必要时第 2 天可重复治疗。

三、呼吸性酸中毒

呼吸性酸中毒(respiratory acidosis)是指 CO$_2$排出障碍或吸入过多引起的 pH 下降,以血浆 H$_2$CO$_3$浓度原发性升高为特征。

【病因】①颅脑损伤、脑血管意外、呼吸中枢抑制剂或麻醉药物用量过大,呼吸机使用不当使得 CO$_2$排出障碍。②喉头痉挛或水肿、异物堵塞气管、溺水等可以引起急性呼吸性酸中毒;慢性阻塞性肺部疾病、支气管哮喘、严重胸廓畸形、呼吸肌麻痹、气胸或胸腔积液等均可引起慢性呼吸性酸中毒。③心源性急性肺水肿、重度肺气肿、严重肺炎、肺广泛纤维化等均可引起通气障碍。④环境中 CO$_2$浓度过高,吸入 CO$_2$过多。

急性呼吸性酸中毒时主要靠细胞内外离子交换及细胞内缓冲系统代偿,但这种调节和代偿十分有限,常表现为失代偿状态。慢性呼吸性酸中毒时 PaCO$_2$和 H$^+$浓度持续升高,肾小管上皮细胞内碳酸酐酶和谷氨酰胺酶活性增高,肾小管上皮排泄 H$^+$和 NH$_4^+$以及对 HCO$_3^-$的重吸收增加。

【临床表现】急性严重的呼吸性酸中毒常表现为呼吸急促、呼吸困难以及明显的神经系统症状,起初病人可有头痛、视野模糊、烦躁不安,进一步发展可出现震颤、神志不清甚至谵妄、昏迷等。脑缺氧可致脑水肿、脑疝,甚至呼吸骤停。pH 下降以及高 CO$_2$血症可引起外周血管扩张,导致心律失常、血压下降等症。慢性呼吸性酸中毒病人大多数是因为慢性阻塞性肺部疾病等引起,因此临床上常以这些疾病相关表现为主,包括咳嗽、气促、呼吸困难、发绀等缺氧症状。

【诊断】病人多有呼吸功能受影响病史,又出现上述症状,即应怀疑有呼吸性酸中毒。呼吸性酸中毒的血气分析参数变化规律:PaCO$_2$增高,pH 降低,通过肾代偿后,代谢性指标继发性升高,AB、SB 及 BB 值均升高,AB>SB,BE 正值加大。

【治疗】急性呼吸性酸中毒时应迅速去除引起通气障碍的原因,改善通气功能,使蓄积的 CO_2 尽快排出。如呼吸停止、气道阻塞引起者应尽快插管,机械通气,可有效地改善机体通气及换气功能;由吗啡导致的呼吸中枢抑制者可用纳络酮静脉注射。慢性呼吸性酸中毒病人应积极治疗原发病,针对性地采取控制感染、扩张小支气管、促进排痰等措施,以改善换气功能和减轻酸中毒程度。

四、呼吸性碱中毒

呼吸性碱中毒(respiratory alkalosis)是指肺泡通气过度引起的 $PaCO_2$ 降低、pH 升高,以血浆 H_2CO_3 浓度原发性减少为特征。

【病因】①中枢神经系统疾病如脑血管障碍、脑炎、脑外伤或脑肿瘤等刺激呼吸中枢引起通气过度;癔症发作时可引起精神性通气过度;某些药物如水杨酸、铵盐等可以直接兴奋呼吸中枢使得通气增强;机械通气使用不当,潮气量设置过大可引起严重呼吸性碱中毒。②高热、甲状腺功能亢进、疼痛、创伤、革兰阴性杆菌败血症等机体代谢亢进可刺激引起呼吸中枢兴奋,导致通气过度。③环境氧分压低、各种原因引起的低氧血症均可因为缺氧刺激引起呼吸运动增强,CO_2 排出增多。

急性呼吸性碱中毒时主要靠细胞内外离子交换及细胞内缓冲系统代偿,由于血浆 H_2CO_3 浓度降低而 HCO_3^- 相对增高,H^+ 从细胞内移出至细胞外并与 HCO_3^- 结合,从而降低血浆 HCO_3^- 浓度。此外,细胞内其他缓冲系统也参与了代偿。慢性呼吸性碱中毒时才会发生肾脏的代偿调节,持续低碳酸血症时,肾小管上皮排泄 H^+ 和 NH_3 减少,而随尿排出却增加,使血浆中 HCO_3^- 代偿性降低。

【临床表现】多数病人有呼吸急促、心率加快表现。碱中毒可促进神经肌肉兴奋性增高,表现为手、足和口周麻木和针刺感,肌震颤、手足搐搦等症状。此外,呼吸性碱中毒病人可有眩晕、神志淡漠、意识障碍等神经系统功能障碍表现,这除碱中毒对脑功能损伤外还与低碳酸血症引起脑血管收缩所致的脑血流量减少有关。危重病人发生急性呼吸性碱中毒常提示预后不良,或将发生急性呼吸窘迫综合征。

【诊断】结合病史和临床表现常可作出诊断。呼吸性碱中毒的血气分析参数变化规律:$PaCO_2$ 降低,pH 升高,AB<SB,代偿后,代谢性指标继发性降低,AB、SB 及 BB 值均降低,BE 负值加大。

【治疗】首先应防治原发病和去除引起通气过度的原因。急性呼吸性碱中毒病人可吸入含 5% CO_2 的混合气体或嘱病人反复屏气,或用纸袋罩住口鼻使其反复吸回呼出的 CO_2 以维持血浆 H_2CO_3 浓度,症状即可迅速得到控制。对精神性通气过度病人可酌情使用镇静剂。对因呼吸机使用不当所造成的通气过度,应调整呼吸频率及潮气量。危重病人或中枢神经系统病变所致的呼吸急促,可用药物阻断其自主呼吸,由呼吸机进行适当的辅助呼吸。有手足抽搐的病人可静脉注射葡萄糖酸钙进行治疗。

五、混合性酸碱平衡失调

临床上有些病人不是单一的原发性酸碱失衡,而是存在两种以上混合性酸碱失衡。常见的双重性酸碱失衡类型有:①呼吸性酸中毒合并代谢性酸中毒;②呼吸性酸中毒合并代谢性碱中毒;③呼吸性碱中毒合并代谢性酸中毒;④呼吸性碱中毒合并代谢性碱中毒;⑤高阴离子间隙的代谢性酸中毒合并代谢性碱中毒。常见的三重性酸碱失衡类型有:①呼吸性酸中毒合并高阴离子间隙的代谢性酸中毒+代谢性碱中毒;②呼吸性碱中毒合并高阴离子间隙的代谢性酸中毒+代谢性碱中毒。这些混合性酸碱平衡失调往往是多种复杂的原因所致,必须在充分了解、分析原发病情基础上,结合实验室检查进行综合分析才能作出正确的判断,制定相应的治疗措施。

(吴国豪)

第四章 输　血

　　输血(blood transfusion)曾经是促进外科发展的三大要素(麻醉、无菌术、输血)之一。输血作为一种替代性治疗,可以补充血容量、改善循环、增加携氧能力,提高血浆蛋白和改善凝血功能。随着现代输血医学的发展,对输血的观念较以往也有了重大转变,如从输全血到注重成分输血的转变;从异体输血到重视自体输血的转变;从补偿性输血到治疗性输血的转变等等。同时,我们也应该认识到输血在治疗疾病的同时也有可能带来一些严重的不良后果。因此,严格掌握输血的适应证,合理选用各种血液制品,有效防止输血可能出现的并发症,对保证外科治疗的成功和节约血液资源有着重要意义。

第一节　输血的适应证和注意事项

(一)适应证

　　1. **大量失血**　主要是补充血容量,用于治疗因手术、严重创伤或其他各种原因所致的低血容量休克。补充的血量、血制品种类应根据失血量、速度和病人的临床表现确定。凡一次失血量低于总血容量10%(500ml)者,可通过机体自身代偿而无需输血。当失血量达总血容量的10% ~20%(500 ~1000ml)时,应根据有无血容量不足的临床症状及其严重程度,同时参照血红蛋白和血细胞比容(hematocrit,HCT)的变化选择治疗方案。病人可表现为活动时心率增快,出现体位性低血压,但HCT常无改变。此时可输入适量晶体液、胶体液或少量血浆代用品。若失血量超过总血容量20%(1000ml)时,除有较明显的血容量不足、血压不稳定外,还可出现HCT下降。此时,除输入晶体液或胶体液补充血容量外,还应适当输入浓缩红细胞(concentrated red blood cells,CRBC)以提高携氧能力。原则上,失血量在30%以下时,不输全血;超过30%时,可输全血与CRBC各半,再配合晶体和胶体液及血浆以补充血容量。由于晶体液维持血容量作用短暂,需求量大,故应增加胶体液或血浆蛋白量比例,以维持胶体渗透压。当失血量超过50%且大量输入库存血时,还应及时监测某些特殊成分如清蛋白(白蛋白)、血小板及凝血因子有无缺乏,并给予补充。

　　2. **贫血或低蛋白血症**　常因慢性失血、烧伤、红细胞破坏增加或清蛋白(白蛋白)合成不足所致。手术前应结合检验结果输注CRBC纠正贫血;补充血浆或白蛋白治疗低蛋白血症。

　　3. **重症感染**　全身性严重感染或脓毒症、恶性肿瘤化疗后致严重骨髓抑制继发难治性感染者,当其中性粒细胞低下和抗生素治疗效果不佳时,可考虑输入浓缩粒细胞以助控制感染。但因输粒细胞有引起巨细胞病毒感染、肺部合并症等副作用,故使用受到限制。

　　4. **凝血异常**　输入新鲜冰冻血浆以预防和治疗因凝血异常所致的出血。根据引起凝血异常的原因补充相关的血液成分可望获得良效,如甲型血友病者输Ⅷ因子或抗血友病因子(anti-hemophilia factor,AHF);纤维蛋白原缺乏症者补充纤维蛋白原或冷沉淀制剂;血小板减少症或血小板功能障碍者输血小板等。

　　根据2000年卫生部输血指南建议:Hb>100g/L不需要输血;Hb<70g/L可输入浓缩红细胞;Hb为70 ~100g/L时,应根据病人的具体情况来决定是否输血。对于可输可不输的病人应尽量不输。

　　血小板输注用于病人血小板数量减少或功能异常伴有出血倾向或表现:血小板计数>100×10⁹/L,可以不输;血小板计数<50×10⁹/L,应考虑输;血小板计数在(50 ~100)×10⁹/L之间,应根据是否有自发性出血或伤口渗血决定;如术中出现不可控渗血,确定血小板功能低下,输血小板不受上述限制。

新鲜冰冻血浆输注用于凝血因子缺乏的病人:PT 或 APTT>正常值 1.5 倍,创面弥漫性渗血;病人急性大出血输入大量库存全血或浓缩红细胞后(出血量或输血量相当于病人自身血容量);病史或临床过程表现有先天性或获得性凝血功能障碍;紧急对抗华法林的抗凝血作用。

（二）注意事项   输血前必须仔细核对病人和供血者姓名、血型和交叉配血单,并检查血袋是否渗漏,血液颜色有无异常及保存时间。除生理盐水外,不向血液内加入任何其他药物和溶液,以免产生溶血或凝血。输血时应严密观察病人,询问有无不适症状,检查体温、脉搏、血压及尿液颜色等,发现问题及时处理。输血完毕后仍需要观察病情,及早发现延迟型输血反应。输血后血袋应保留 1 天,以便必要时化验检查。

第二节   输血的不良反应及其防治

输血可发生各种不良反应,严重者甚至危及生命。但是,只要严格掌握输血指征,遵守输血操作规程,大多数输血不良反应是可以预防的。

（一）发热反应   是最常见的早期输血不良反应之一,发生率约为 2% ~ 10%。多发生于输血开始后 15 分钟至 2 小时内。主要表现为畏寒、寒战和高热,体温可上升至 39 ~ 40℃,同时伴有头痛、出汗、恶心、呕吐及皮肤潮红。症状持续 30 分钟至 2 小时后逐渐缓解。血压多无变化。少数反应严重者还可出现抽搐、呼吸困难、血压下降,甚至昏迷。全身麻醉时很少出现发热反应。

【原因】①免疫反应:常见于经产妇或多次接受输血者,因体内已有白细胞或血小板抗体,当再次输血时可与输入的白细胞或血小板发生抗原抗体反应而引起发热。②致热原:所使用的输血器具或制剂被致热原(如蛋白质、死菌或细菌的代谢产物等)污染而附着于贮血的器具内,随血输入体内后引起发热反应。目前此类反应已少见。

【治疗】发热反应出现后,应首先分析可能的病因。对于症状较轻的发热反应可先减慢输血速度,病情严重者则应停止输血。畏寒与寒战时应注意保暖,出现发热时可服用阿司匹林,发热严重者给予物理降温及糖皮质激素。伴寒战者可肌内注射异丙嗪 25mg 或哌替啶 50mg。

【预防】应强调输血器具严格消毒、控制致热原。对于多次输血或经产妇病人应输注不含白细胞和血小板的成分血(如洗涤红细胞)。

（二）过敏反应   多发生在输血数分钟后,也可在输血中或输血后发生,发生率约为 3%。表现为皮肤局限性或全身性瘙痒或荨麻疹。严重者可出现支气管痉挛、血管神经性水肿、会厌水肿,表现为咳嗽、喘鸣、呼吸困难以及腹痛、腹泻,甚至过敏性休克乃至昏迷、死亡。

【原因】①过敏性体质病人对血中蛋白类物质过敏,或过敏体质的供血者随血将其体内的某种抗体转移给病人,当病人再次接触该过敏原时,即可触发过敏反应。此类反应的抗体常为 IgE 型。②病人因多次输注血浆制品,体内产生多种抗血清免疫球蛋白抗体,尤以抗 IgA 抗体为主。或有些免疫功能低下的病人,体内 IgA 低下或缺乏,当输血时便对其中的 IgA 发生过敏反应。

【治疗】当病人仅表现为局限性皮肤瘙痒或荨麻疹时,应暂时中止输血,可口服抗组胺药物如苯海拉明、异丙嗪等,并严密观察病情发展。反应严重者应立即停止输血,肌内注射肾上腺素(1:1000,0.5 ~ 1ml)和(或)静脉滴注糖皮质激素(氢化可的松或地塞米松)。合并呼吸困难者应作气管插管或切开,以防窒息。

【预防】①对有过敏史病人,在输血前半小时同时口服抗过敏药和静脉输注糖皮质激素。②对 IgA 水平低下或检出 IgA 抗体的病人,应输不含 IgA 的血液、血浆或血液制品。如必须输红细胞时,应输洗涤红细胞。③有过敏史者不宜献血。④献血员在采血前 4 小时应禁食。

（三）溶血反应   是最严重的输血并发症。虽然很少发生,但后果严重,死亡率高。发生溶血反应病人的临床表现有较大差异,与所输的不合血型种类、输血速度与数量以及所发生溶血的程度有关。典型的症状为病人输入十几毫升血型不合的血后,立即出现沿输血静脉的红肿及疼痛,寒战、高热、呼吸困难、腰背酸痛、头痛、胸闷、心率加快乃至血压下降、休克,随之出现血红蛋白尿和溶血性黄疸。溶血反应严重者可因免疫复合物在肾小球沉积,或因发生弥散性血管内凝血(DIC)及低血压引起肾血流减少而继发少尿、无尿及急性肾衰竭。术中的病人由于无法主诉症状,最早征象是不明原因的血压下降和手术野渗血。延迟性溶血反应(delayed hemolytic transfusion reaction,DHTR)多发生在输血后7~14天,表现为原因不明的发热、贫血、黄疸和血红蛋白尿,一般症状并不严重。近年,DHTR被重视主要是由于它可引起全身炎症反应综合征(systemic inflammatory response syndrome,SIRS),表现为体温升高或下降,心律失常,白细胞溶解及减少,血压升高或外周血管阻力下降甚至发生休克、急性呼吸窘迫综合征(ARDS),甚至致多器官功能衰竭。

【原因】①绝大多数是因误输了ABO血型不合的血液引起,是由补体介导、以红细胞破坏为主的免疫反应。其次,由于A亚型不合或Rh及其他血型不合时也可发生溶血反应。此外,溶血反应还可因供血者之间血型不合引起,常见于一次大量输血或短期内输入不同供血者的血液时。②少数在输入有缺陷的红细胞后可引起非免疫性溶血,如血液贮存、运输不当,输入前预热过度,血液中加入高渗、低渗性溶液或对红细胞有损害作用的药物等。③受血者患自身免疫性贫血时,其血液中的自身抗体也可使输入的异体红细胞遭到破坏而诱发溶血。

【治疗】当怀疑有溶血反应时应立即停止输血,核对受血者与供血者姓名和血型,并抽取静脉血离心后观察血浆色泽,若为粉红色即证明有溶血。尿潜血阳性及血红蛋白尿也有诊断意义。收集供血者血袋内血和受血者输血前后血样本,重新作血型鉴定、交叉配合试验及做细菌涂片和培养,以查明溶血原因。对病人的治疗包括:①抗休克:应用晶体、胶体液及血浆以扩容,纠正低血容量性休克,输入新鲜同型血液或输浓缩血小板或凝血因子和糖皮质激素,以控制溶血性贫血。②保护肾功能:可给予5%碳酸氢钠250ml,静脉滴注,使尿液碱化,促使血红蛋白结晶溶解,防止肾小管阻塞。当血容量已基本补足,尿量基本正常时,应使用甘露醇等药物利尿以加速游离血红蛋白排出。若有尿少、无尿,或氮质血症、高钾血症时,则应考虑行血液透析治疗。③若DIC明显,还应考虑肝素治疗。④血浆交换治疗:以彻底清除病人体内的异形红细胞及有害的抗原抗体复合物。

【预防】①严格执行输血、配血过程中的核对制度。②严格按照输血的规程操作,不输有缺陷的红细胞,严格把握血液预热的温度。③尽量行同型输血。

(四)细菌污染反应 虽发生率不高,但后果严重。病人的反应程度依细菌污染的种类、毒力大小和输入的数量而异。若污染的细菌毒力小、数量少时,可仅有发热反应。反之,则输入后可立即出现内毒素性休克(如大肠埃希菌或铜绿假单胞菌)和DIC。临床表现有烦躁、寒战、高热、呼吸困难、恶心、呕吐、发绀、腹痛和休克。也可以出现血红蛋白尿、急性肾衰竭、肺水肿,致病人短期内死亡。

【原因】由于采血、贮存环节中无菌技术有漏洞而致污染,革兰阴性杆菌在4℃环境生长很快,并可产生内毒素。有时也可为革兰阳性球菌污染。

【治疗】①立即终止输血并将血袋内的血液离心,取血浆底层及细胞层分别行涂片染色细菌检查及细菌培养检查。②采用有效的抗感染和抗休克治疗,具体措施与感染性休克的治疗相同。

【预防】①严格执行无菌制度,按无菌要求采血、贮血和输血。②血液在保存期内和输血前定期按规定检查,如发现颜色改变、透明度变浊或产气增多等任何受污染可能时,不得使用。

(五)循环超负荷 常见于心功能低下、老年、幼儿及低蛋白血症病人,由于输血速度过快、过量而引起急性心力衰竭和肺水肿。表现为输血中或输血后突发心率加快、呼吸急促、发绀或咳吐血性泡沫痰。有颈静脉怒张、静脉压升高,肺内可闻及大量湿啰音。胸片可见肺水肿表现。

【原因】①输血速度过快致短时间内血容量上升超出了心脏的负荷能力。②原有心功能不全,对血容量增加承受能力小。③原有肺功能减退或低蛋白血症不能耐受血容量增加。

【治疗】立即停止输血。吸氧,使用强心剂、利尿剂以改善循环负荷并排出过多的体液。

【预防】对心功能低下者要严格控制输血速度及输血量,严重贫血者以输浓缩红细胞为宜。

(六)输血相关的急性肺损伤(transfusion-related acute lung injury,TRALI) 其发生与年

龄、性别和原发病无关,其发生机制为供血者血浆中存在白细胞凝集素或 HLA 特异性抗体所致。临床上 TRALI 常与肺部感染、吸入性肺炎或毒素吸收等非输血所致的 ARDS 难以区别。TRALI 也有急性呼吸困难、严重的双侧肺水肿及低氧血症,可伴有发热和低血压,后者对输液无效。这些症状常发生在输血后 1~6 小时内,其诊断应首先排除心源性呼吸困难。TRALI 在及时采取有效治疗(插管、输氧、机械通气等)后,48~96 小时内临床和生理学改变都将明显改善。随着临床症状的好转,X 线肺部浸润在 1~4 天内消退,少数可持续 7 天。预防 TRALI 的措施为,禁用多次妊娠供血者的血浆作为血液制品,可减少 TRALI 的发生率。

(七) 输血相关性移植物抗宿主病(transfusion associated graft versus host disease, TA-GVHD)   是由于有免疫活性的淋巴细胞输入有严重免疫缺陷的受血者体内以后,输入的淋巴细胞成为移植物并增殖,对受血者的组织起反应。病人发病前常已有免疫力低下、低蛋白血症、淋巴细胞减少或骨髓抑制等异常。临床症状有发热、皮疹、肝炎、腹泻、骨髓抑制和感染,发展恶化可致死亡。TA-GVHD 至今仍无有效的治疗手段,故应注重预防。对用于骨髓移植、加强化疗或放射疗法的病人所输注的含淋巴细胞的血液成分,应经 γ 射线辐照等物理方法去除免疫活性淋巴细胞。

(八) 疾病传播   病毒和细菌性疾病可经输血途径传播。病毒包括 EB 病毒、巨细胞病毒、肝炎病毒、HIV 和人类 T 细胞白血病病毒(HTLV)Ⅰ、Ⅱ型等;细菌性疾病如布氏杆菌病等。其他还有梅毒、疟疾等。其中以输血后肝炎和疟疾多见。预防措施有:①严格掌握输血适应证;②严格进行献血员体检;③在血制品生产过程中采用有效手段灭活病毒;④自体输血等。

(九) 免疫抑制   输血可使受血者的非特异免疫功能下降和抗原特异性免疫抑制,增加术后感染率,并可促进肿瘤生长、转移及复发,降低 5 年存活率。输血所致的免疫抑制同输血的量和成分有一定的关系。少于或等于 3 个单位的红细胞成分血对肿瘤复发影响较小,而输注异体全血或大量红细胞液则影响较大。

(十) 大量输血的影响   大量输血后(24 小时内用库存血细胞置换病人全部血容量或数小时内输入血量超过 4000ml),可出现:①低体温(因输入大量冷藏血);②碱中毒(枸橼酸钠在肝转化成碳酸氢钠);③低钙血症(大量含枸橼酸钠的血制品);④高钾血症(一次输入大量库存血所致)及凝血异常(凝血因子被稀释和低体温)等变化。当临床上有出血倾向及 DIC 表现时,应及时补充新鲜冰冻血浆,必要时补充冷沉淀及浓缩血小板。多数体温正常、无休克者可以耐受快速输血而不必补钙,提倡在监测血钙下予以补充钙剂,首选 10% 葡萄糖酸钙。在合并碱中毒情况下,往往不出现高钾血症,除非有肾功能障碍。此时监测血钾水平很重要。若血钾高又合并低钙血症,应注意对心功能的影响。

第三节 自 体 输 血

自体输血(autologous blood transfusion)或称自身输血(autotransfusion)是收集病人自身血液后在需要时进行回输。主要优点是既可节约库存血,又可减少输血反应和疾病传播,且不需检测血型和交叉配合试验。目前外科自体输血常用的有三种方法。

(一) 回收式自体输血(salvaged autotransfusion)   是将收集到的创伤后体腔内积血或手术过程中的失血,经抗凝、过滤后再回输给病人。它主要适用于外伤性脾破裂、异位妊娠破裂等造成的腹腔内出血;大血管、心内直视手术及门静脉高压症等手术时的失血回输和术后 6 小时内所引流血液的回输等。目前多采用血液回收机收集失血,经自动处理后去除血浆和有害物质,可得到 HCT 达 50%~65% 的浓缩红细胞,然后再回输。回收式自体输血除了可以避免异体输血的大量并发症,回收的洗涤红细胞的变形能力和携氧能力也要远强于库血,回输后可以立刻起到氧传递的生理作用。

(二) 预存式自体输血(predeposited autotransfusion)   适用于择期手术病人估计术中出血量较大需要输血者。对无感染且血细胞比容(HCT)≥30% 的病人,可根据所需的预存血量,从择期手术前的一个月开始采血,每 3~4 天一次,每次 300~400ml,直到术前 3 天为止,存储采得的血液以备手术之需。术前自体血预存者必须每日补充铁剂、维生素C、叶酸和给予营养支持。

（三）**稀释式自体输血**（hemodiluted autotransfusion） 指麻醉前从病人一侧静脉采血,同时从另一侧静脉输入为采血量3~4倍的电解质溶液,或适量血浆代用品等以补充血容量。采血量取决于病人状况和术中可能的失血量,每次可采800~1000ml,一般以血细胞比容不低于25%、白蛋白30g/L以上、血红蛋白100g/L左右为限,采血速度约为每5分钟200ml,采得的血液备术中回输用。手术中失血量超过300ml时可开始回输自体血,应先输最后采的血液。由于最先采取的血液中含红细胞和凝血因子的成分最多,宜在最后输入。

自体输血的禁忌证包括:①血液已受胃肠道内容物、消化液或尿液等污染;②血液可能受肿瘤细胞污染;③肝、肾功能不全的病人;④已有严重贫血的病人,不宜在术前采血或血液稀释法作自体输血;⑤有脓毒症或菌血症者;⑥胸、腹腔开放性损伤超过4小时或血液在体腔中存留过久者。

第四节 血液成分制品

常用的血液成分制品分为血细胞、血浆和血浆蛋白成分三大类。

（一）**血细胞成分** 有红细胞、白细胞和血小板三类。

1. 红细胞制品 见表4-1。

表4-1 红细胞制品

品名	特点	适应证
浓缩红细胞	每袋含200ml全血中的全部红细胞,总量110~120ml,HCT 70%~80%	各种急性失血,慢性贫血及心功能不全者输血
洗涤红细胞	200ml中含红细胞170~190ml,内含少量血浆、无功能白细胞及血小板,去除了肝炎病毒和抗A、B抗体	对白细胞凝集素有发热反应者及肾功能不全不能耐受库存血中之高钾者
冰冻红细胞	200ml中含红细胞170~190ml,不含血浆,在含甘油媒介中−80℃或更低温度可保存3年,或更长时间,有利于稀有血型的保存	①同洗涤红细胞;②自身红细胞的储存
去白细胞的红细胞	200ml全血中含（1~1.5）×10^9的白细胞,去除90%白细胞后,残留的白细胞数为2×10^6左右,可减少HLA抗原的同种免疫反应	①多次输血后产生白细胞抗体者;②预期需要长期或反复输血者

2. 白细胞制剂 主要有浓缩白细胞（leukocyte concentrate）。但由于输注后并发症多,现已较少应用。

3. 血小板制剂 血小板的制备有机器单采法与手工法,前者可自由控制,且容易达到所规定的治疗剂量,产品中红细胞和白细胞污染量低,可减少或延迟同种免疫反应,同时可最大限度地减少肝炎等疾病的传播。血小板制剂可用于再生障碍性贫血和各种血小板低下的病人及大量输库存血或体外循环手术后血小板锐减的病人。成人输注1治疗量机采血小板可使血小板数量增加约（20~30）×10^9/L。

（二）**血浆成分** 有新鲜冰冻血浆、冰冻血浆和冷沉淀。新鲜冰冻血浆（fresh frozen plasma,FFP）是全血采集后6小时内分离并立即置于−20~−30℃条件下保存的血浆。冰冻血浆（frozen plasma,FP）:新鲜冰冻血浆保存1年以上,5年以内为普通冰冻血浆。也可以是在全血有效期内分离并置于−30℃条件下保存的血浆。

1. FFP和FP 两种血浆的主要区别是FP中Ⅷ因子（FⅧ）和Ⅴ因子（FⅤ）及部分纤维蛋白原的含量较FFP低,其他全部凝血因子和各种血浆蛋白成分含量则与FFP相同,二者皆适用于多种凝血因子缺乏症、肝胆疾病引起的凝血障碍和大量输库存血后的出血倾向。对血友病或因FⅧ和FⅤ缺乏,引起的出血病人均可应用 FFP。

2. 冷沉淀（cryoprecipitate，Cryo）   是 FFP 在 4℃ 融解时不融的沉淀物,因故得名。每袋 20～30ml 内含纤维蛋白原(至少 150mg)和 FⅧ(80～120U 以上)及血管性假血友病因子(vW 因子)。主要用于血友病甲、先天或获得性纤维蛋白原缺乏症等。

（三）血浆蛋白成分   包括白蛋白制剂、免疫球蛋白及浓缩凝血因子。

1. 白蛋白制剂   有 5%、20% 和 25% 三种浓度。常用者为 20% 的浓缩白蛋白液,可在室温下保存,体积小,便于携带与运输。当稀释成 5% 溶液应用时不但能提高血浆蛋白水平,且可用来补充血容量,效果与血浆相当;如直接应用时尚有脱水作用,适用于治疗营养不良性水肿,肝硬化或其他原因所致的低蛋白血症。

2. 免疫球蛋白   包括正常人免疫球蛋白(肌内注射用)、静脉注射免疫球蛋白和针对各种疾病的免疫球蛋白(抗乙肝、抗破伤风及抗牛痘等)。肌注免疫球蛋白多用于预防病毒性肝炎等传染病,静脉注射丙种球蛋白用于低球蛋白血症引起的重症感染。

3. 浓缩凝血因子   包括抗血友病因子(AHF)、凝血酶原复合物(Ⅸ因子复合物)、浓缩Ⅷ、Ⅺ因子及 XⅢ 因子复合物、抗凝血酶Ⅲ(anti-thrombin Ⅲ，AT-Ⅲ)和纤维蛋白原制剂等。用于治疗血友病及各种凝血因子缺乏症。其中 XⅢ 因子复合物有利于促进伤口愈合。

第五节　血浆代用品

血浆代用品(plasma substitute)又称血浆增量剂(plasma volume expander),是经天然加工或合成的高分子物质制成的胶体溶液,可以代替血浆以扩充血容量。其分子量和胶体渗透压近似血浆蛋白,能较长时间在循环中保持适当浓度,一般不在体内蓄积,也极少导致红细胞聚集、凝血障碍及切口出血等不良反应。产品无抗原性和致敏性,对身体无害。临床常用的包括右旋糖酐、羟乙基淀粉和明胶制剂。

1. 右旋糖酐   6% 右旋糖酐等渗盐溶液是常用的多糖类血浆代用品。中分子量(平均 75 000)右旋糖酐的渗透压较高,能在体内维持作用 6～12 小时,常用于低血容量性休克、输血准备阶段以代替血浆。低分子(平均 40 000)右旋糖酐输入后在血中存留时间短,增加血容量的作用仅维持 1.5 小时,且具有渗透性利尿作用。由于右旋糖酐有覆盖血小板和血管壁而引起出血倾向,本身又不含凝血因子,故 24 小时用量不应超过 1500ml。

2. 羟乙基淀粉（hydroxyethyl starch，HES）代血浆   是由玉米淀粉制成的血浆代用品。该制品在体内维持作用的时间较长(24 小时尚有 60%),目前已作为低血容量性休克的容量治疗及手术中扩容的常用制剂。临床上常用的有 6% 羟乙基淀粉代血浆,其中电解质的组成与血浆相近似,并含碳酸氢根,因此除能维持胶体渗透压外,还能补充细胞外液的电解质和提供碱储备。HES 主要用于急性失血导致的低血容量纠正,一般使用时间不超过 24 小时。鉴于 HES 可加重脓毒血症病人的肾损害并增加其死亡风险,并不推荐将其应用于脓毒性休克的液体复苏。此外,HES 对凝血功能亦有影响,病人合并严重凝血功能障碍时也不宜使用。

3. 明胶类代血浆   是由各种明胶与电解质组合的血浆代用品。含 4% 琥珀酰明胶的血浆代用品,其胶体渗透压可达 46.5mmHg,能有效地增加血浆容量、防止组织水肿,因此有利于静脉回流,并改善心排血量和外周组织灌注。又因其相对黏稠度与血浆相似,故有血液稀释、改善微循环并加快血液流速的效果。

（刘景丰）

第五章 外科休克

第一节 概　　论

休克(shock)是机体有效循环血容量减少、组织灌注不足,细胞代谢紊乱和功能受损的病理生理过程,由多种病因引起。组织灌注不足导致组织氧的传递、转运和利用障碍,从而发生代谢障碍,引起细胞能量物质的缺乏及细胞代谢产物的堆积。组织细胞氧供给不足和需求增加是休克的本质,产生炎症介质是休克的特征,因此恢复对其供氧、促进其有效的利用,重新建立氧的供需平衡和维护正常的细胞功能是治疗休克的关键环节。

【分类】通常将休克分为低血容量性(包括失血性及创伤性)、感染性、心源性、神经源性和过敏性休克五类。低血容量性和感染性休克在外科最常见。

【病理生理】有效循环血容量锐减及组织灌注不足,以及产生炎症介质是各类休克共同的病理生理基础。一方面创伤、失血、感染等可以直接引起组织灌注不足;另一方面其产生细胞炎症反应,引起一系列炎症应答,又加重组织灌注的不足,从而促进休克的进展(图5-1)。

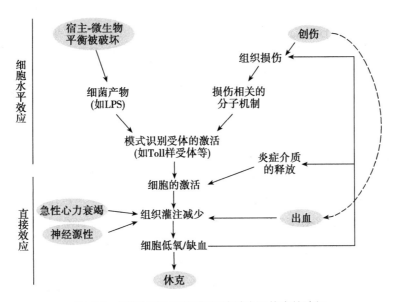

图 5-1　各种因素导致组织灌注减少及休克的途径

1. **微循环的变化**　在有效循环量不足引起休克的过程中,占总循环量20%的微循环也发生相应地变化。

(1)微循环收缩期:休克早期,由于有效循环血容量显著减少,引起循环容量降低、动脉血压下降。此时机体启动一系列代偿机制而发生以下病理生理变化,包括:通过主动脉弓和颈动脉窦压力感受器引起血管舒缩中枢加压反射,交感-肾上腺轴兴奋导致大量儿茶酚胺释放以及肾素-血管紧张素分泌增加等环节,引起心跳加快、心排血量增加以维持循环相对稳定;又通过选择性收缩外周(皮肤、骨骼肌)和内脏(如肝、脾、胃肠)的小血管使循环血量重新分布,保证心、脑等重要器官的有效灌注。由于内脏小动、静脉血管平滑肌及毛细血管前括约肌受儿茶酚胺等激素的影响发生强烈收缩,动静脉间短路开放,结果使外周血管阻力和回心血量均有所增加;毛细血管前括约肌收缩和后括约肌相对开放有助于组织液回吸收和血容量得到部分补偿。微循环内因前括约肌收缩而致"只出不进",血量减少,组织仍处于低灌注、缺氧状态。若能在此时去除病因积极复苏,休克常较容易得到纠正。

(2)微循环扩张期:若休克继续进展,微循环将进一步因动静脉短路和直捷通道大量开放,使原有的组织灌注不足更为加重,细胞因严重缺氧处于无氧代谢状况,出现能量不足、乳酸类产物蓄积和舒血管的介质如组胺、缓激肽等释放。这些物质可直接引起毛细血管前括约肌舒张,而后括约肌则因对其敏感性低仍处于收缩状态,导致微循环内"只进不出"。结果是,血液滞留在毛细血管网内,使其静水压升高,加上毛细血管壁通透性增强,使血浆外渗、血液浓缩和血液黏稠度增加,回心血量又进一步降低,心排血量继续下降,心、脑器官灌注不足,休克加重而进入微循环扩张期。

(3)微循环衰竭期:若病情继续发展,便进入不可逆性休克。淤滞在微循环内的黏稠血液在酸性环境中处于高凝状态,红细胞和血小板容易发生聚集并在血管内形成微血栓,甚至引起弥散性血管内凝血。此时,由于组织缺少血液灌注,细胞处于严重缺氧和缺乏能量的状态,细胞内的溶酶体膜破裂,溶酶体内多种酸性水解酶溢出,引起细胞自溶并损害周围其他的细胞。最终引起大片组织、整个器官乃至多个器官功能受损。

2. 代谢改变

(1)无氧代谢引起代谢性酸中毒:当氧释放不能满足细胞对氧的需要时,将发生无氧糖酵解。缺氧时丙酮酸在胞质内转变成乳酸,因此,随着细胞氧供减少,乳酸生成增多,丙酮酸浓度降低,即血乳酸浓度升高和乳酸/丙酮酸(L/P)比率增高。在没有其他原因造成高乳酸血症的情况下,乳酸盐的含量和L/P比值,可以反映病人细胞缺氧的情况。当发展至重度酸中毒pH<7.2时,心血管对儿茶酚胺的反应性降低,表现为心跳缓慢、血管扩张和心排血量下降,还可使氧合血红蛋白离解曲线右移。

(2)能量代谢障碍:创伤和感染使机体处于应激状态,交感神经-肾上腺髓质系统和下丘脑-垂体-肾上腺皮质轴兴奋,使机体儿茶酚胺和肾上腺皮质激素明显升高,从而抑制蛋白合成、促进蛋白分解,以便为机体提供能量和合成急性期蛋白(acute phase protein,APP)的原料。上述激素水平的变化还可促进糖异生、抑制糖降解,导致血糖水平升高。

在应激状态下,蛋白质作为底物被消耗,当具有特殊功能的酶类蛋白质被消耗后,则不能完成复杂的生理过程,进而导致多器官功能障碍综合征。应激时脂肪分解代谢明显增强,成为危重病人机体获取能量的主要来源。

3. 炎症介质释放和缺血再灌注损伤

严重创伤、感染、出血等可刺激机体释放过量炎症介质,形成"瀑布样"连锁放大反应。炎症介质包括白介素、肿瘤坏死因子、集落刺激因子、干扰素和血管扩张剂一氧化氮(NO)等。活性氧代谢产物可引起脂质过氧化和细胞膜破裂。

在炎症反应中,血管内皮细胞可通过调节血流、白细胞的黏附及聚集影响炎症应答的进程。在炎症应答中首先被激活的是中性粒细胞。炎症介质及胞外配体激活中性粒细胞后,可促进中性粒细胞在组织中的游走。一方面分化形成的多形核中性粒细胞(polymorphonuclear neutrophil,PMN)可清除感染源;另一方面激活PMN介导的细胞毒作用,产生活性氧、蛋白水解酶、血管活性分子等物质,可加重细胞、组织的损伤,甚至可能与休克相关的多器官功能不全综合征(MODS)的发展有关。

代谢性酸中毒和能量不足还影响细胞各种膜的屏障功能。细胞膜受损后除通透性增加外,还出现细胞膜上离子泵的功能障碍如Na^+-K^+泵、钙泵。表现为细胞内外离子及体液分布异常,如钠、钙离子进入细胞内不能排出,钾离子则在细胞外无法进入细胞内,导致血钠降低、血钾升高,细胞外液随钠离子进入细胞内,引起细胞外液减少和细胞肿胀、死亡,而大量钙离子进入细胞内后除激活溶酶体外,还导致线粒体内钙离子升高,并从多方面破坏线粒体。溶酶体膜破裂后除前面提到释放出许多引起细胞自溶和组织损伤的水解酶外,还可产生心肌抑制因子(MDF)、缓激肽等毒性因子。线粒体膜发生损伤后,引起膜脂降解产生血栓素、白三烯等毒性产物,呈现线粒体肿胀、线粒体嵴消失,细胞氧化磷酸化障碍而影响能量生成。

4. 内脏器官的继发性损害

（1）肺：休克时缺氧可使肺毛细血管内皮细胞和肺泡上皮受损，表面活性物质减少；复苏过程中，如大量使用库存血，其所含的微聚物可造成肺微循环栓塞。结果导致部分肺泡萎陷和不张，肺水肿以及部分肺血管嵌闭或灌注不足，引起肺分流和无效腔通气增加，严重时导致急性呼吸窘迫综合征（ARDS）。ARDS 常发生于休克期内，也可在稳定后 48～72 小时内发生。

（2）肾：因血压下降、儿茶酚胺分泌增加使肾的入球血管痉挛和有效循环容量减少，肾滤过率明显下降而发生少尿。休克时，肾内血流重分布、并转向髓质，从而导致皮质区的肾小管缺血坏死，发生急性肾衰竭。

（3）脑：因脑灌注压和血流量下降将导致脑缺氧。缺血、CO_2 潴留和酸中毒会引起脑细胞肿胀、血管通透性增高而导致脑水肿和颅内压增高，严重者可发生脑疝。

（4）心：冠状动脉血流减少，导致心肌缺血；心肌微循环内血栓形成，可引起心肌的局灶性坏死。心肌含有丰富的黄嘌呤氧化酶，易遭受缺血-再灌注损伤；电解质异常也将导致心律失常和心肌的收缩功能下降。

（5）胃肠道：肠系膜血管的血管紧张素 II 受体的密度高，对血管加压物质特别敏感，故休克时肠系膜上动脉血流量可减少70%。肠黏膜因灌注不足而遭受缺氧性损伤。肠黏膜上皮的机械和免疫屏障功能受损，导致肠道内的细菌或其毒素经淋巴或门静脉途径侵害机体，称为细菌移位和内毒素移位，形成肠源性感染，导致休克继续发展和多器官功能不全，这是导致休克后期死亡的重要原因。

（6）肝：休克可引起肝缺血、缺氧性损伤，可破坏肝的合成与代谢功能。另外，来自胃肠道的有害物质可激活肝 Kupffer 细胞，从而释放炎症介质。组织学方面可见肝小叶中央出血、肝细胞坏死等。生化检测血转氨酶、胆红素升高等代谢异常。受损肝的解毒和代谢能力均下降，可引起内毒素血症，并加重已有的代谢紊乱和酸中毒。

在整个休克的发展过程中，上述病理生理变化互为因果，形成恶性循环，加速细胞损伤及多器官功能不全的发生（图 5-2）。

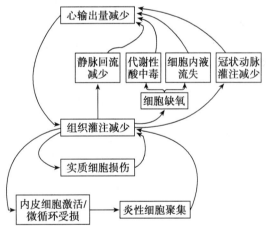

图 5-2　休克时组织灌注减少导致的恶性循环

【临床表现】按照休克的发病过程可分为休克代偿期和失代偿期，也称休克早期和休克期。

1. 休克代偿期　精神紧张、兴奋或烦躁不安、皮肤苍白、四肢厥冷、心率加快、脉压小、呼吸加快、尿量减少等。此时如处理及时、得当，休克可较快得到纠正。否则，病情继续发展，进入休克失代偿期。

2. 休克失代偿期　神情淡漠、反应迟钝，甚至可出现意识模糊或昏迷；出冷汗、口唇肢端发绀；脉搏细速、血压进行性下降。严重时，全身皮肤、黏膜明显发绀，四肢厥冷，脉搏摸不清，血压测不出，尿少甚至无尿。若皮肤、黏膜出现瘀斑或消化道出血，提示病情已发展至弥散性血管内凝血阶段。若出现进行性呼吸困难、脉速、烦躁、发绀，一般吸氧而不能改善呼吸状态，应考虑并发急性呼吸窘迫综合征。表 5-1 列出休克的临床表现要点。

【诊断】关键是早期发现并准确分期：①凡遇到严重损伤、大量出血、重度感染以及过敏病人和有心脏病史者，应想到并发休克的可能；②临床观察中，对于有出汗、兴奋、心率加快、脉压小或尿少等症状者，应疑有休克；③若病人出现神志淡漠、反应迟钝、皮肤苍白、呼吸浅快、收缩压降至 90mmHg 以下及尿少或无尿者，则标志病人已进入休克失代偿期。

表 5-1　休克的临床表现和程度

| 分期 | 程度 | 神志 | 口渴 | 皮肤黏膜 | | 脉搏 | 血压 | 体表血管 | 尿量 | 估计失血量* |
				色泽	温度					
休克代偿期	轻度	神志清楚,口渴伴有痛苦表情,精神紧张	开始苍白	正常,发凉		100 次/分以下,尚有力	收缩压正常或稍升高,舒张压增高,脉压缩小	正常	正常	20% 以下(800ml 以下)
休克失代偿期	中度	神志尚清楚,表情淡漠	很口渴	苍白	发冷	100 ~ 200 次/分	收缩压为 90 ~ 70mmHg,脉压小	表浅静脉塌陷,毛细血管充盈迟缓	尿少	20% ~ 40%(800 ~ 1600ml)
	重度	意识模糊,甚至昏迷	非常口渴,可能无主诉	显著苍白,肢端青紫	厥冷(肢端更明显)	速而细弱,或摸不清	收缩压在 70mmHg 以下或测不到	毛细血管充盈非常迟缓,表浅静脉塌陷	尿少或无尿	40% 以上(1600ml 以上)

*成人的低血容量性休克

【休克的监测】 通过监测不但可了解病人病情变化和治疗反应,并为调整治疗方案提供客观依据。

1. 一般监测

(1)精神状态:是脑组织血液灌流和全身循环状况的反映。如病人神志清楚,对外界的刺激能正常反应,说明病人循环血量已基本足够;相反,若病人表情淡漠、不安、谵妄或嗜睡、昏迷,反映脑因血液循环不良而发生障碍。

(2)皮肤温度、色泽:是体表灌流情况的标志。如病人的四肢温暖,皮肤干燥,轻压指甲或口唇时,局部暂时缺血呈苍白,松压后色泽迅速转为正常,表明末梢循环已恢复、休克好转;反之则说明休克情况仍存在。

(3)血压:通常认为收缩压<90mmHg、脉压<20mmHg 是休克存在的表现;血压回升、脉压增大则是休克好转的征象。维持稳定的组织灌注压在休克治疗中十分重要。但是,血压并不是反映休克程度的唯一指标,还应兼顾其他的参数进行综合分析。

(4)脉率:脉率是休克监测中的又一重要生理指标。①休克早期,脉率的变化多出现在血压变化之前,表现为脉率加快,血压正常;②休克失代偿期,脉率加快,血压下降;③休克好转时,脉率往往已恢复,但此时血压可以表现为正常或低于正常;④应注意的是,在血管活性药物应用或者病人伴有心脏基础性疾病的情况下,会影响脉率和血压对休克程度判定的原有临床价值。

(5)尿量:是反映肾血液灌注情况的重要指标。尿少通常是休克早期和休克未完全纠正的表现。尿量<25ml/h、比重增加者表明仍存在肾血管收缩和供血量不足;血压正常但尿量仍少且比重偏低者,提示有急性肾衰竭可能。当尿量维持在 30ml/h 以上时,则休克已好转。此外,创伤危重病人复苏时使用高渗溶液者可能产生明显的利尿作用;涉及神经垂体的颅脑损伤可出现尿崩现象;尿路损伤可导致少尿与无尿,判断病情时应予注意鉴别。

2. 特殊监测　包括以下多种血流动力学监测(hemodynamic monitoring)项目:

(1)中心静脉压(CVP):中心静脉压代表了右心房或者胸腔段腔静脉内压力的变化,可反映全身血容量与右心功能之间的关系。CVP 的正常值为 5 ~ 10cmH$_2$O。当 CVP<5cmH$_2$O 时,表示血容量不足;高于 15cmH$_2$O 时,提示心功能不全,静脉血管床过度收缩或肺循环阻力增高;若 CVP 超过 20cmH$_2$O 时,则表示存在充血性心力衰竭。通常要求连续测定,动态观察其变化趋势以准确反映右心前负荷的情况。

（2）动脉血气分析:动脉血氧分压（PaO_2）正常值为 80～100mmHg;动脉血二氧化碳分压（$PaCO_2$）正常值为 36～44mmHg。休克时因肺换气不足,体内二氧化碳聚积致 $PaCO_2$ 明显升高;相反,如病人原来并无肺部疾病,因过度换气可致 $PaCO_2$ 较低;若 $PaCO_2$ 超过 45～50mmHg,常提示肺泡通气功能障碍;PaO_2 低于 60mmHg,吸入纯氧仍无改善者则可能是 ARDS 的先兆。动脉血 pH 正常为 7.35～7.45。通过监测 pH、碱剩余（BE）、缓冲碱（BB）和标准重碳酸盐（SB）的动态变化有助于了解休克时酸碱平衡的情况。通过监测动脉血气的动态变化有助于了解休克时酸碱平衡的情况。碱缺失（BD）可反映全身组织的酸中毒情况,反映休克的严重程度和复苏状况。

（3）动脉血乳酸盐测定:组织灌注不足可引起无氧代谢和高乳酸血症,监测乳酸盐水平有助于估计休克及复苏的变化趋势。正常值为 1～1.5mmol/L,危重病人有时会达到 4mmol/L。乳酸的水平与病人的预后密切相关,持续的高乳酸血症往往表明病人死亡率增加。

（4）DIC 的检测:对疑有 DIC 的病人,应测定其血小板的数量和质量、凝血因子的消耗程度及反映纤溶活性的多项指标,包括:①血小板计数低于 $80×10^9/L$;②凝血酶原时间比对照组延长 3 秒以上;③血浆纤维蛋白原低于 1.5g/L 或呈进行性降低;④3P（血浆鱼精蛋白副凝）试验阳性;⑤血涂片中破碎红细胞超过 2% 等。该 5 项检查中出现 3 项以上异常,结合临床上有休克及微血管栓塞症状和出血倾向时,便可诊断 DIC。

（5）应用 Swan-Ganz 漂浮导管可测得心排血量（CO）,并计算心脏指数（CI）,反映心排血量及外周血管阻力,同时也可测得肺动脉压（PAP）和肺毛细血管楔压（PCWP）,可反映肺静脉、左心房和左心室的功能状态。但肺动脉导管技术是一项有创性检查,有发生严重并发症的可能（发生率约 3%～5%）,故应当严格掌握适应证。

【治疗】应当针对引起休克的原因和休克不同发展阶段的重要生理紊乱采取下列相应的治疗,其中重点是恢复灌注和对组织提供足够的氧,目的是防止多器官功能不全综合征发生。

1. **紧急治疗**　包括积极处理引起休克的原发伤病,如创伤制动、大出血止血、保证呼吸道通畅等。采取头和躯干抬高 20°～30°、下肢抬高 15°～20°体位,以增加回心血量。及早建立静脉通路,并用药维持血压。早期予以鼻管或面罩吸氧。注意保温。

在对重症或创伤病人的处理中,应掌握以下原则:①保证呼吸道通畅;②及时控制活动性出血;③手术控制出血的同时予血制品及一定量的晶体液扩容。

2. **补充血容量**　是纠正休克引起的组织低灌注和缺氧的关键。应在连续监测动脉血压、尿量和 CVP 的基础上,结合病人皮肤温度、末梢循环、脉搏及毛细血管充盈时间等微循环情况,判断补充血容量的效果。目前,晶体液仍然是容量复苏时的第一线选择,大量液体复苏时可联合应用人工胶体液,必要时进行成分输血。对休克病人,争取在诊断的最初 6 小时这一黄金时段内,进行积极的输液复苏,以尽快恢复最佳心搏量、稳定循环功能和组织氧供。这一治疗休克的策略被称为早期达标治疗（early goal directed therapy,EGDT）。

3. **积极处理原发病**　外科疾病引起的休克,多存在需手术处理的原发病变,如内脏大出血、肠袢坏死、消化道穿孔和脓肿等。应在尽快恢复有效循环血量后,及时施行手术处理原发病变,才能有效地治疗休克。有的情况下,应在积极抗休克的同时进行手术,以免延误抢救时机。

4. **纠正酸碱平衡失调**　酸性内环境对心肌、血管平滑肌和肾功能均有抑制作用。在休克早期,又可能因过度换气引起低碳酸血症、呼吸性碱中毒。按照血红蛋白氧合解离曲线的规律,碱中毒使血红蛋白氧离曲线左移,氧不易从血红蛋白释出,可使组织缺氧加重;故不主张早期使用碱性药物。而酸性环境有利于氧与血红蛋白解离,从而增加组织供氧。目前对酸碱平衡的处理多主张宁酸毋碱。根本措施是改善组织灌注,并适时和适量地给予碱性药物。另外,使用碱性药物须首先保证呼吸功能完整,否则会导致 CO_2 潴留和继发呼吸性酸中毒。

5. **血管活性药物的应用**　在容量复苏的同时应用血管活性药物可以迅速升高血压和改善循环,尤其是在感染性休克的病人。理想的血管活性药物应能迅速提高血压,改善心脏和脑血流灌注,又能改善肾和肠道等内脏器官血流灌注。

(1) 血管收缩剂：有多巴胺、去甲肾上腺素和间羟胺等。

多巴胺是最常用的血管活性药，兼具兴奋 α、β₁ 和多巴胺受体作用，其药理作用与剂量有关。小剂量 [<10μg/(min·kg)] 时，主要是 β₁ 和多巴胺受体作用，可增强心肌收缩力和增加心排血量，并扩张肾和胃肠道等内脏器官血管；大剂量 [>15μg/(min·kg)] 则为 α 受体作用，增加外周血管阻力。抗休克时主要取其强心和扩张内脏血管的作用，宜采取小剂量。为提升血压，可将小剂量多巴胺与其他缩血管药物合用，而不增加多巴胺的剂量。多巴酚丁胺对心肌的正性肌力作用较多巴胺强，能增加心排血量，降低 PCWP，改善心泵功能。去甲肾上腺素与多巴酚丁胺联合应用是治疗感染性休克最理想的血管活性药物。去甲肾上腺素是以兴奋 α 受体为主、轻度兴奋 β 受体的血管收缩剂，能兴奋心肌，收缩血管，升高血压及增加冠状动脉血流量，作用时间短。间羟胺（阿拉明）间接兴奋 α、β 受体，对心脏和血管的作用同去甲肾上腺素，但作用弱，维持时间约30分钟。异丙基肾上腺素是能增强心肌收缩和提高心率的 β 受体兴奋剂，因对心肌有强大收缩作用和容易发生心律不齐，不能用于心源性休克。

(2) 血管扩张剂：分 α 受体阻滞剂和抗胆碱能药两类。前者包括酚妥拉明、酚苄明等，能解除去甲肾上腺素所引起的小血管收缩和微循环淤滞并增强左室收缩力；后者包括阿托品、山莨菪碱和东莨菪碱。临床上较常用的是山莨菪碱（人工合成品为 654-2），可使血管舒张，从而改善微循环。还可通过抑制花生四烯酸代谢，降低白三烯、前列腺素的释放而保护细胞，是良好的细胞膜稳定剂。多用于感染性休克的治疗。

(3) 强心药：包括兴奋 α 和 β 肾上腺素能受体兼有强心功能的药物，如多巴胺和多巴酚丁胺等，其他还有强心苷如毛花苷丙（西地兰），可增强心肌收缩力，减慢心率。通常在输液量已充分但动脉压仍低，而 CVP 检测提示前负荷已经够的情况下使用。

休克时血管活性药物的选择应结合当时的主要病情，如休克早期主要病情与毛细血管前微血管痉挛有关；后期则与微静脉和小静脉痉挛有关。因此，应采用血管扩张剂配合扩容治疗。在扩容尚未完成时，如果有必要，也可适量使用血管收缩剂，但剂量不宜太大、时间不能太长，应抓紧时间扩容。

6. 治疗 DIC 改善微循环   对诊断明确的 DIC，可用肝素抗凝。一般 1.0mg/kg，6 小时一次，成人首次可用 10 000U（1mg 相当于 125U 左右）。有时还使用抗纤溶药如氨甲苯酸、氨基己酸，抗血小板黏附和聚集的阿司匹林、双嘧达莫和小分子右旋糖酐。

7. 皮质类固醇和其他药物的应用   皮质类固醇可用于感染性休克和其他较严重的休克。其作用主要有：①阻断 α 受体兴奋作用，使血管扩张，降低外周血管阻力，改善微循环；②保护细胞内溶酶体，防止溶酶体破裂；③增强心肌收缩力，增加心排血量；④增进线粒体功能和防止白细胞凝集；⑤促进糖异生，使乳酸转化为葡萄糖，减轻酸中毒。一般主张应用大剂量，静脉滴注，一次滴完。为了防止多用皮质类固醇后可能产生的副作用，一般只用 1~2 次。

休克纠正后可以考虑加强营养代谢支持和免疫调节治疗，适当的肠内和肠外营养可减少组织的分解代谢。联合应用生长激素和谷氨酰胺具有协同作用。谷氨酰胺是肠黏膜细胞的主要能源物质及核酸的合成物质。

其他类药物包括：①钙通道阻断剂如维拉帕米、硝苯地平和地尔硫䓬等，具有防止钙离子内流、保护细胞结构与功能的作用；②吗啡类拮抗剂纳洛酮，可改善组织血液灌流和防止细胞功能失常；③氧自由基清除剂如超氧化物歧化酶（SOD），能减轻缺血再灌注损伤中氧自由基对组织的破坏作用；④调节体内前列腺素（PGS），如输注前列环素（PGI₂）以改善微循环；⑤应用三磷腺苷-氯化镁（ATP-MgCl₂）疗法，具有增加细胞内能量、恢复细胞膜钠-钾泵的作用及防治细胞肿胀和恢复细胞功能的效果。需要指出的是，这些药物只发挥辅助作用，临床效果尚不肯定，不是休克治疗中的首选药物。

休克复苏过程中需要动态评估其变化。除观察生命体征指标外，近年来越来越重视其他指标的动态监测,包括:乳酸、碱剩余、心排量、氧转运及氧耗、组织的 pH、氧含量、二氧化碳含量、细胞膜电势等。这些指标与组织细胞的灌注和代谢相关。一般认为乳酸和碱剩余是评估缺氧状态、组织酸中毒、无氧代谢程度较好的间接指标,对评估预后也有重要作用。

第二节　低血容量性休克

低血容量性休克(hypovolemic shock)常因大量出血或体液丢失,或液体积存于第三间隙,导致有效循环量降低引起。包括大血管破裂或脏器出血引起的失血性休克及各种损伤或大手术引起血液、体液丢失的创伤性休克。

低血容量性休克的主要表现为 CVP 降低、回心血量减少、心排血量下降所造成的低血压;经神经内分泌机制引起的外周血管收缩、血管阻力增加和心率加快;以及由微循环障碍造成的组织损害和器官功能不全。及时补充血容量、治疗其病因和制止其继续失血、失液是治疗此型休克的关键。

一、失血性休克

失血性休克(hemorrhagic shock)在外科休克中很常见。多见于大血管破裂、腹部损伤引起的肝、脾破裂、胃、十二指肠出血、门静脉高压症所致的食管、胃底曲张静脉破裂出血等。大量血液丢失,导致有效循环血量的不足。通常在迅速失血超过全身总血量的 20% 时,即发生休克。不同年龄病人对休克的代偿能力差异大。年轻人心血管代偿能力强,即使大量出血,部分病人在一定的期限内血压仍能维持近正常范围;老年人常因伴随心血管疾病,大出血时往往发生心力衰竭,表现为失血性休克和心源性休克同时存在的状况。

【治疗】主要包括补充血容量和积极处理原发病、控制出血两个方面。注意要两方面同时抓紧进行,以免病情继续发展引起器官损害。

1. **补充血容量**　可根据血压和脉率的变化来估计失血量,见表 5-1。失血性休克时,快速建立补液通路非常重要,特别是建立中心静脉输液通路,必要时可建立几条通路同时补液,甚至进行加压输液。液体种类的选择,原则是首先经静脉快速滴注平衡盐溶液和人工胶体液(如第三代的羟乙基淀粉),其中,快速输入胶体液更容易恢复血管内容量和维持血液流力学的稳定,同时能维持胶体渗透压,持续时间也较长。一般认为,若血红蛋白浓度大于 100g/L 不必输;低于 70g/L 可输浓缩红细胞;在 70~100g/L 时,可根据病人出血是否停止、一般情况、代偿能力和其他重要器官功能来决定是否输红细胞。输入液体的量应根据病因、尿量和血流动力学进行评估,临床上常以血压结合 CVP 测定指导补液,见表 5-2。

表 5-2　中心静脉压与补液的关系

中心静脉压	血压	原因	处理原则
低	低	血容量严重不足	充分补液
低	正常	血容量不足	适当补液
高	低	心功能不全或血容量相对过多	给强心药物,纠正酸中毒,舒张血管
高	正常	容量血管过度收缩	舒张血管
正常	低	心功能不全或血容量不足	补液试验*

* 补液试验:取等渗盐水 250ml,于 5~10 分钟内经静脉注入。如血压升高而中心静脉压不变,提示血容量不足;如血压不变而中心静脉压升高 0.29~0.49kPa(3~5cmH_2O),则提示心功能不全

在休克纠正过程中应重视纠正酸中毒,适时静脉给予碳酸氢钠。同时要注意电解质紊乱的发生,防止血电解质离子过高或过低,以免引起心律失常、心肌收缩力下降、酸碱平衡难以纠正、细胞水肿和脱水的情况。

2. **止血**　在补充血容量同时,如仍有出血,难以维持血容量稳定,休克也不易纠正。若病人对初

始的充分补液反应较差,很可能仍有活动性出血,应尽快查明,及时处理。对于肝脾破裂、急性活动性上消化道出血病例,应强调的是在恢复血容量的同时积极进行手术准备,实施紧急手术止血。

二、创伤性休克

创伤后引起的系统性反应受到多种因素影响,包括软组织损伤、长骨骨折、血液丢失等,创伤性休克(traumatic shock)的病理生理过程和单纯的失血性休克相比差异较大。创伤性休克的伤员更常发生多器官衰竭,而在单纯失血性休克(如消化道出血)比较少见。创伤性休克的病理生理过程中,缺血再灌注损伤诱发相关分子模式(damage-associated molecular patterns,DAMPs)激活,并与细胞表面受体(模式识别受体,pattern recognition receptors,PRRs)结合,引起细胞内信号传递并呈级联放大效应,最终导致多种细胞因子和化学因子的释放,发生休克。

【治疗】 创伤性休克治疗的重点在于及时控制全身炎症反应的进展恶化,措施包括:①控制出血、扩容、纠正组织缺氧、正确适时地处理损伤的软组织等。创伤性休克往往因血块和炎性渗液积存在体腔和深部组织内发生血容量下降,急救时常常需要扩容(参见失血性休克);②适当给予镇痛、镇静剂;③妥善临时固定(制动)受伤部位;④对危及生命的创伤如开放性或张力性气胸、连枷胸等,应作必要的紧急处理。应注意的是,手术和较复杂的其他处理,一般应在血压稳定后或初步回升后进行,这一点与单纯的失血性休克处理有别,也体现了损伤控制外科的理念。创伤或大手术继发休克后,建议使用抗生素,以免继发感染。

第三节　感染性休克

感染性休克(infectious shock)是外科常见并且治疗较为困难的一类休克,是机体对宿主-微生物应答失衡的表现。常继发于革兰阴性杆菌为主的感染,如急性腹膜炎、胆道感染、绞窄性肠梗阻及泌尿系感染等,也称为内毒素性休克。革兰阴性杆菌内毒素与体内补体、抗体或其他成分结合,刺激交感神经引起血管痉挛,损伤血管内皮细胞,促使组胺、激肽、前列腺素及溶酶体酶等炎症介质释放,引起全身炎症反应综合征(systemic inflammatory response syndrome,SIRS),最终导致微循环障碍、代谢紊乱及器官功能不全。SIRS 的诊断标准是:①体温>38℃ 或<36℃;②心率>90 次/分;③呼吸急促>20 次/分或过度通气,$PaCO_2$<4.3kPa;④白细胞计数>12×10^9/L 或<4×10^9/L,或未成熟白细胞>10%。感染性休克是以下三种情况同时存在:①SIRS;②细菌学感染的证据[可以是细菌培养阳性和(或)临床感染证据];③休克的表现。

感染性休克的血流动力学有高动力型和低动力型两种。前者外周血管扩张、阻力降低,心排血量正常或增高(又称高排低阻型),有血流分布异常和动静脉短路开放增加,细胞代谢障碍和能量生成不足。病人皮肤比较温暖干燥,又称暖休克。低动力型(又称低排高阻型)外周血管收缩,微循环淤滞,大量毛细血管渗出致血容量和心排血量减少。病人皮肤湿冷,又称冷休克。表5-3 列出感染性休克的临床表现。

表5-3　感染性休克的临床表现

临床表现	冷休克(低动力型)	暖休克(高动力型)
神志	躁动、淡漠或嗜睡	清醒
皮肤色泽	苍白、发绀或花斑样发绀	淡红或潮红
皮肤温度	湿冷或冷汗	比较温暖、干燥
毛细血管充盈时间	延长	1~2 秒
脉搏	细速	慢、搏动清楚
脉压(mmHg)	<30	>30
尿量(ml/h)	<25	>30

实际上,"暖休克"较少见,仅见于一部分革兰阳性菌感染引起的早期休克。"冷休克"较多见,可由革兰阴性菌感染引起。革兰阳性菌感染的休克加重时也表现为"冷休克"。两种类型休克晚期,病人均可出现心功能衰竭,外周血管扩张成为低排低阻型休克。

有关感染休克近年的研究进展较多,其病理生理变化目前也存有争议。部分学者认为感染性休克是血管扩张性休克最主要的类型,其特点即外周血管扩张,与低血容量性休克或心源性休克表现为外周血管收缩不同,血管扩张是由于循环中炎症介质及炎性细胞导致的。

【治疗】感染性休克的病理生理变化复杂,且治疗困难,严重感染性休克的死亡率可高达30% ~ 50%。对于外科引起的感染性休克的治疗,首先是病因治疗,这常常需要有效的外科引流(包括手术或者穿刺介入手段)。休克未纠正以前,应着重治疗休克,同时治疗感染;在休克纠正后,则应着重治疗感染。2015国际上对感染性休克、脓毒血症提出了集束化治疗概念,其宗旨是提倡早期应用有效的抗生素、尽快纠正组织的低氧代谢状态、动态评估等。见表5-4。

表5-4　2015版集束化治疗建议

发病3小时内应完成:
1. 检测血清乳酸水平
2. 应用抗生素前行血培养
3. 予广谱抗生素治疗
4. 低血压或乳酸≥4mmol/L时,予补充晶体液(30ml/kg)

发病6小时内应完成:
5. 若在前一阶段初始补液扩容后,低血压未能缓解,应用血管加压药物维持平均动脉压(MAP)≥65mmHg
6. 若初始补液后持续性低血压(MAP<65mmHg)或初始乳酸≥4mmol/L时,选择以下任一项,重新评估血容量状态:
A. 初始补液后,重新测量生命体征、心肺功能、毛细血管充盈度、心率、皮肤状态等
B. 测量以下其中2项:平均CVP;平均ScvO$_2$;床边心血管超声;抬高下肢或补液试验,动态评估病人反应
7. 若初始乳酸水平升高,则再次检测评估

1. 补充血容量　此类病人休克的治疗首先以输注平衡盐溶液为主,配合适当的胶体液、血浆或全血,恢复足够的循环血量。一般应作中心静脉压监测维持正常CVP值,适当间断输注红细胞纠正贫血状态,以保证正常的心脏充盈压、动脉血氧含量和较理想的血黏度。感染性休克病人,常有心肌和肾受损,故也应根据CVP,调节输液量和输液速度,防止过多的输液导致不良后果。

2. 控制感染　主要措施是应用抗菌药物和处理原发感染灶。对病原菌尚未确定的病人,可采取经验给药,或选用广谱抗菌药。腹腔内感染多数情况下以肠道的多种致病菌感染为主,可考虑选用碳青霉烯类抗生素、第三代头孢菌素、抗厌氧菌药等。致病菌明确的情况下,则按药敏实验结果指导抗菌药物的选择。要注意的是细菌耐药越来越普遍,药物选择要紧密结合临床具体情况。国际2016年版集束化治疗建议中又把脓毒症或感染性休克病人治疗的抗生素使用时间提倡到1小时内,说明了早期应用的重要性。需要强调的是,单单靠抗生素的使用是片面的,必须尽早处理原发感染病灶,只有这样,才有助于纠正休克和巩固疗效。

3. 纠正酸碱平衡　感染性休克的病人,常伴有严重的酸中毒,且发生较早,需及时纠正。一般在纠正、补充血容量的同时,经另一静脉通路滴注5%碳酸氢钠200ml,并根据动脉血气分析结果,再作补充。

4. 心血管活性药物的应用　经补充血容量、纠正酸中毒而休克未见好转时,应采用血管扩张药物治疗,还可与以α受体兴奋为主,兼有轻度兴奋β受体的血管收缩剂和兼有兴奋β受体作用的α受体阻滞剂联合应用,以抵消血管收缩作用,保持、增强β受体兴奋作用,而又不致使心率过于增速,例如山莨菪碱、多巴胺等或者合用间羟胺、去甲肾上腺素,或去甲肾上腺素和酚妥拉明的联合应用。

感染性休克时,心功能常受损害。改善心功能可给予强心苷(毛花苷丙)、β受体激活剂多巴酚

丁胺。

5. **皮质激素治疗**   糖皮质激素能抑制多种炎症介质的释放和稳定溶酶体膜,缓解 SIRS。但应用限于早期、用量宜大,可达正常用量的 $10\sim20$ 倍,维持不宜超过 48 小时。否则,有发生急性胃黏膜损害和免疫抑制等严重并发症的危险。

6. **其他治疗**   包括营养支持,对并发的 DIC、重要器官功能障碍的处理等。

(梁廷波)

第六章 麻　醉

第一节　概　述

麻醉(anesthesia)一词来源于希腊文,其原意是感觉丧失,即指应用药物或其他方法使病人整体或局部暂时失去感觉,从而消除手术时的疼痛。

麻醉学是临床医学的一个重要学科,现代麻醉学的理论和技术是随着基础医学、临床医学和医学生物工程等现代科学技术综合发展而形成的,它主要包括临床麻醉、重症治疗、急救复苏和疼痛治疗四个部分,其中临床麻醉是现代麻醉学的主要部分。在围术期,麻醉医师使用各种监测技术最为频繁,尤其是对呼吸、循环及中枢神经系统功能的监测;对呼吸道的控制和呼吸管理最为熟悉,包括呼吸模式的观察、人工呼吸、机械通气等;术中经常进行大量、快速输液、输血,使用多种血管活性药物及其他强效、速效药物。麻醉学的理论和技术,包括术前对病人的评估、人工气道的建立、器官功能的监测、心肺复苏和疼痛治疗等,不仅应用于手术中,而且广泛应用于手术室以外的诊疗工作中。对于临床医学生来说,无论将来从事何种专业,都可以应用麻醉学的基本理论和操作技术来处理各种临床问题。因此,学好麻醉学不仅可以拓宽临床思路,并可在临床工作中增强发现问题、分析问题和解决问题的能力。

第二节　麻醉前准备和麻醉前用药

麻醉前评估是保障手术病人的围术期安全,增强其对手术和麻醉的耐受力,避免或减少围术期并发症的重要前提,麻醉医生应认真做好麻醉前评估和准备工作。

一、麻醉前评估

麻醉药物和方法可能影响病人生理稳定性,手术创伤和出血使病人处于应激状态,外科疾病及合并的内科疾病可能会给手术麻醉带来诸多困难。为提高手术和麻醉安全性,术前应对病人全身状况和手术风险进行系统的评估,对可逆因素进行及时的纠正。

（一）病史采集　术前应充分了解病人的现病史、既往史、个人史、手术及麻醉史、治疗用药史、过敏史及家族史等,并进行全身各系统回顾,对可能增加麻醉风险的因素仔细询问,采取措施防止并发症。如青光眼病人慎用阿托品,服用单胺氧化酶抑制剂病人慎用哌替啶。对有麻醉史者,应详细询问既往麻醉用药、方法及是否有并发症等。

（二）体格检查　术前体格检查应重点关注病人的生命体征、一般情况、气道、心肺功能、脊柱和神经系统等,并视病人的临床状况及手术类型进行系统查体。

体格检查中,充分的气道评估是保证麻醉中气管插管和呼吸维持顺利的关键步骤,具体包括面罩通气和气管插管条件评估两部分。面罩通气困难的危险因素包括面罩贴合困难、肥胖、无牙、高龄等。插管困难程度评估主要指标包括张口度、Mallampati 分级、甲颏间距(thyromental distance,TMD)、颈部活动度及下颌骨水平支长度等。

除一般情况及气道评估外,对合并内科疾病病人,应进行有针对性的相关系统查体。如肝病病人可有腹水、蜘蛛痣、出血倾向及神智异常等表现;脑血管病病人可有局灶神经系统功能缺损体征等;尽可能充分了解病人的全身状况。

（三）实验室检查 目前对术前实验室检查的观点不一，既往有大量文献支持术前常规进行血液学检查，近年研究观点认为对疾病最重要的检查手段为病史和查体，而对无症状病人进行常规实验室检查无实际价值。但在实际临床工作中，多数诊疗常规建议对择期手术病人完成血尿常规、肝肾功能、凝血功能、感染指标、心电图及胸片等常规检查。对年龄较大，合并系统性疾病，实施复杂手术病人，应针对其具体情况，完善相关特殊检查。如冠心病病人可行超声心动图和冠状动脉评估等，慢性阻塞性肺病病人可行血气分析、肺功能等，以充分评估手术及麻醉风险，预防并发症。

（四）体格状态评估分级（ASA classification） 综合分析麻醉前访视所得信息，可对病人全身情况和麻醉耐受力做出较全面的评估。现临床较常用的评估方法之一为美国麻醉医师协会（American Society of Anesthesiology, ASA）颁布的病人全身健康状况分级（表6-1）。一般认为，Ⅰ～Ⅱ级病人对麻醉和手术的耐受性良好，风险性较小；Ⅲ级病人的器官功能虽在代偿范围内，但对麻醉和手术的耐受能力减弱，风险性较大，如术前准备充分，尚能耐受麻醉；Ⅳ级病人因器官功能代偿不全，麻醉和手术的风险性很大，即使术前准备充分，围术期的死亡率仍很高；Ⅴ级者为濒死病人，麻醉和手术都异常危险，不宜行择期手术。围术期的死亡率与ASA分级的关系密切（表6-1）。对围术期心搏骤停和ASA分级的分析表明，大多数围术期心搏骤停病例发生在Ⅲ～Ⅳ级病人，其复苏后存活率为48%；发生于Ⅰ～Ⅱ级者约占心搏骤停总数的25%，复苏后存活率为70%。说明病情越重，发生心搏骤停的可能性越大，死亡率也越高。

表6-1 ASA病情分级和围术期死亡率

分级*	标 准	死亡率（%）
Ⅰ	体格健康，发育营养良好，各器官功能正常	0.06～0.08
Ⅱ	除外科疾病外，有轻度并存疾病，功能代偿健全	0.27～0.40
Ⅲ	并存疾病较严重，体力活动受限，但尚能应付日常活动	1.82～4.30
Ⅳ	并存疾病严重，丧失日常活动能力，经常面临生命威胁	7.80～23.0
Ⅴ	无论手术与否，生命难以维持24小时的濒死病人	9.40～50.7
Ⅵ	确诊为脑死亡，其器官拟用于器官移植手术	—

* 急症病例在相应ASA分级后加注"急"或"E"，表示风险较择期手术增加

（五）合并疾病的麻醉前评估 对于存在心血管系统、呼吸系统、消化系统、泌尿系统、神经系统或内分泌系统等合并症的病人，麻醉前应根据手术风险的大小进行充分评估，及时纠正可逆因素，使病人以最佳状态应对手术。

二、麻醉前准备

（一）纠正或改善病理生理状态 营养不良可导致血浆白蛋白降低、贫血、血容量不足以及某些维生素缺乏，使病人耐受麻醉、手术创伤及失血的能力降低。因此，术前应改善营养不良状态，一般要求血红蛋白≥80g/L，血浆白蛋白≥30g/L，并纠正脱水、电解质紊乱和酸碱平衡失调。手术病人常合并内科疾病，尤其是冠心病、糖尿病、高血压病等，麻醉医师应充分认识其病理生理改变，对其严重程度做出正确评价，必要时请内科专家协助诊治。合并心脏病者，应重视改善心脏功能。长期服用β受体阻滞剂治疗心绞痛、心律失常和高血压者，围术期应继续用药到手术当天；因为长期用药可引起β受体上调，停药可能会诱发高血压、心动过速和心肌缺血等。合并高血压者，应经过内科系统治疗以控制血压稳定，收缩压低于180mmHg、舒张压低于100mmHg较为安全。在选择抗高血压药时，应避免用中枢性降压药或酶抑制剂，以免麻醉期间发生顽固性低血压和心动过缓。其他降压药可持续用到手术当天，避免因停药而发生血压剧烈波动。合并呼吸系统疾病者，建议术前检查肺功能、动脉血气分析或肺X线平片；吸烟者最好停止吸烟至少2周，并进行呼吸功能训练，行雾化吸入和胸部物理

治疗以促进排痰;有急、慢性肺部感染者应用有效抗生素治疗以控制感染。合并糖尿病者,择期手术前应控制空腹血糖不高于8.3mmol/L,尿糖低于(++)且尿酮体阴性。急诊伴酮症酸中毒者,应静滴胰岛素以消除酮体、纠正酸中毒后再行手术;如需立即手术者,虽然可在手术过程中补充胰岛素、输液并纠正酸中毒,但麻醉的风险性明显增加。

（二）心理方面的准备　手术是一种创伤性治疗方法,麻醉对病人来讲则更加陌生。因此,病人于术前难免紧张和焦虑,甚至有恐惧感。这种心理状态可致中枢神经和交感神经系统过度兴奋,并对整个围术期产生影响。因此,在访视病人时,应以关心和鼓励的方法消除其思想顾虑和焦虑心情;耐心听取和解答病人提出的问题,以取得病人的理解、信任和合作。对于过度紧张而难以自控者,应配合药物治疗。有心理障碍者,应请心理学专家协助处理。

（三）胃肠道的准备　择期手术前应常规排空胃,以避免围术期间发生胃内容物的反流误吸,及由此而导致的窒息和吸入性肺炎。正常胃排空时间为4~6小时,但恐惧、焦虑等情绪改变及严重创伤可使胃排空显著减慢。一般认为,择期手术病人,无论选择何种麻醉方法,术前都应禁食易消化固体食物或非母乳至少6小时;而禁食油炸食物、富含脂肪或肉类食物至少8小时;如果对以上食物摄入量过多,胃排空时间可延长,应适当延长禁食时间。新生儿、婴幼儿禁母乳至少4小时,易消化固体食物、非母乳或婴儿配方奶至少6小时。所有年龄病人术前2小时可饮少量清水,包括饮用水、果汁(无果肉)、苏打饮料、清茶和纯咖啡,但不包括酒精饮料。急症病人也应充分考虑胃排空问题。饱胃而又需立即手术者,无论选择全麻,还是区域阻滞或椎管内麻醉,都有发生呕吐和误吸的危险。

（四）麻醉用品、设备及药品的准备　为了使麻醉和手术能安全顺利地进行,防止意外事件的发生,麻醉前必须对麻醉和监测设备、麻醉用品及药品进行准备和检查。无论实施何种麻醉,都必须准备麻醉机、急救设备和药品。麻醉期间除必须监测病人的生命体征,如血压、心电图和脉搏氧饱和度(SpO_2)外,还应根据病情和条件,选择适当的监测项目,如呼气末二氧化碳分压($P_{ET}CO_2$)、直接动脉血压、中心静脉压(CVP)和体温等。在麻醉实施前,应再一次检查和核对已准备好的设备、用具和药品等;对病人的姓名、性别、科室及拟行手术等信息也要再一次核对。术中所用药品,必须经过核对后方可使用。

（五）知情同意　在手术前,应向病人和(或)其家属说明将采取的麻醉方式、围术期可能发生的各种意外情况及并发症和手术前后的注意事项等,并签署知情同意书。

三、麻醉前用药

（一）目的　麻醉前用药(premedication)的目的在于:①消除病人紧张、焦虑及恐惧的情绪;增强全身麻醉药的效果,减少全麻药的副作用;对不良刺激可产生遗忘作用。②提高病人的痛阈,缓解或解除原发疾病或麻醉前有创操作引起的疼痛。③消除因手术或麻醉引起的不良反射,特别是迷走神经反射,抑制交感神经兴奋以维持血流动力学的稳定。

（二）药物选择　麻醉前用药应根据麻醉方法和病情来选择用药的种类、用量、给药途径和时间。一般来说,全麻病人以镇静药为主,有剧痛者加用麻醉性镇痛药。腰麻病人以镇静药为主,硬膜外麻醉者可酌情给予镇痛药。冠心病及高血压病人的镇静药剂量可适当增加;而心脏瓣膜病、心功能差及病情严重者,镇静及镇痛药的剂量应酌减。一般状况差、年老体弱者、恶病质及甲状腺功能低下者对催眠镇静药及镇痛药都较敏感,用药量应酌减或避免使用;而年轻体壮或甲状腺功能亢进(简称甲亢)病人,用药量应酌增。麻醉前用药一般在麻醉前30~60分钟肌内注射。精神紧张者,可于手术前晚口服镇静催眠药,以缓解病人的紧张情绪。

（三）常用药物　见表6-2。

表 6-2 常用麻醉前用药

药物类型	药名	作用	用法和用量(成人)
安定镇静药	地西泮(diazepam)	安定镇静、催眠、抗焦虑、抗惊厥	口服 2.5 ~ 5mg
	咪达唑仑(midazolam)		肌注 0.04 ~ 0.08mg/kg
催眠药	苯巴比妥(phenobarbital)	镇静、催眠、抗惊厥	肌注 0.1 ~ 0.2g
镇痛药	吗啡(morphine)	镇痛、镇静	肌注 0.1mg/kg
	哌替啶(pethidine)		肌注 1mg/kg
抗胆碱药	阿托品(atropine)	抑制腺体分泌、解除平滑肌痉挛和迷走神经兴奋	肌注 0.01 ~ 0.02mg/kg
	东莨菪碱(scopolamine)		肌注 0.2 ~ 0.6mg

第三节 全 身 麻 醉

麻醉药经呼吸道吸入或静脉、肌内注射进入人体内,产生中枢神经系统的抑制,临床表现为神志消失、全身痛觉丧失、遗忘、反射抑制和一定程度的肌肉松弛,这种方法称为全身麻醉。麻醉药对中枢神经系统抑制的程度与血液内的药物浓度有关,并且可以调控。这种抑制是完全可逆的,当药物被代谢或从体内排出后,病人的神志和各种反射逐渐恢复。

一、全身麻醉药

根据用药途径和作用机制,全身麻醉药可分为吸入麻醉药和静脉麻醉药。此外,肌松药和麻醉性镇痛药也是全麻术中不可或缺的药物。

(一) 吸入麻醉药(inhalation anesthetics) 是指经呼吸道吸入进入人体内并产生全身麻醉作用的药物。可用于全身麻醉的诱导和维持。

1. 理化性质与药理性能 现今常用的吸入麻醉药多为卤素类,经呼吸道吸入后,通过与脑细胞膜的相互作用而产生全身麻醉作用。吸入麻醉药的强度是以最低肺泡浓度(minimum alveolar concentration,MAC)来衡量的。MAC 是指某种吸入麻醉药在一个大气压下与纯氧同时吸入时,能使 50% 病人在切皮时不发生摇头、四肢运动等反应时的最低肺泡浓度。因为 MAC 是不同麻醉药的等效价浓度,所以能反映麻醉药的效能,麻醉药的 MAC 越小其麻醉效能越强。吸入麻醉药的油/气分配系数(即脂溶性)和血/气分配系数(即药物在血液中的溶解度)对其药理性能有明显影响。由表 6-3 可见,吸入麻醉药的强度与其油/气分配系数成正比关系,油/气分配系数越高,麻醉强度越大,MAC 则越小。麻醉深度与脑内吸入麻醉药的分压相关,当肺泡、血液和脑组织中的吸入麻醉药分压达到平衡时,肺泡药物浓度则可反映吸入麻醉药在脑内的分布情况。吸入麻醉药的可控性与其血/气分配系数相关,血/气分配系数越低者,在肺泡、血液和脑组织中的分压达到平衡状态的时间越短,因而在中枢神经系统内的浓度越容易控制。因此,氧化亚氮、地氟烷和七氟烷的血/气分配系数较低,其诱导和恢复的速度都较快。

表 6-3 吸入麻醉药的理化性质

药物	分子量	油/气	血/气	代谢率(%)	MAC(%)
乙醚	74	65	12	2.1 ~ 3.6	1.9
氧化亚氮	44	1.4	0.47	0.004	105
氟烷	197	224	2.4	15 ~ 20	0.75
恩氟烷	184	98	1.9	2 ~ 5	1.7
异氟烷	184	98	1.4	0.2	1.15
七氟烷	200	53.4	0.65	2 ~ 3	2.0
地氟烷	168	18.7	0.42	0.02	6.0

2. 影响肺泡药物浓度的因素　肺泡浓度(FA)是指吸入麻醉药在肺泡内的浓度,而吸入药物浓度(FI)是指从环路进入呼吸道的药物浓度。临床常以 FA/FI 来比较不同药物肺泡浓度上升的速度。FA 和 FA/FI 的上升速度取决于麻醉药的输送和由肺循环摄取的速度。影响因素有:

(1) 通气效应:肺泡通气量增加,可将更多的药物输送到肺泡以补偿肺循环对药物的摄取,结果加快了 FA 升高和 FA/FI 上升的速度。药物的血/气分配系数越大,被血液摄取也越多,通气量增加对 FA/FI 升高的影响也越明显。

(2) 浓度效应:吸入药物浓度不仅可影响 FA 的高低,而且影响 FA 上升的速度,即 FI 越高,FA 上升越快,这种现象称为"浓度效应"。假如吸入药物浓度为100%(仅为理论数值,因为还需同时吸氧),FA 上升非常快。因为这时 FA 只取决于肺通气时向肺内输送气体的速度,肺循环对药物的摄取已不能限制 FA/FI 的上升速度。

(3) 心排血量(CO):麻醉药是以扩散方式由肺泡向血液转移的。在肺通气量不变时,CO 增加可使通过肺循环的血流量增加,被血液摄取并移走的麻醉药也增加,结果 FA 上升减慢。心排血量对肺泡药物浓度的影响,还与药物的血/气分配系数有关。药物的血/气分配系数越大,CO 增加引起的血液摄取量增加也越多,肺泡药物浓度降低也越明显。

(4) 血/气分配系数:指麻醉药气体与血液达到平衡状态时,单位容积血液中该气体的溶解量。血/气分配系数越高,被血液摄取的麻醉药越多,肺泡中麻醉药浓度上升减慢,麻醉诱导期延长,麻醉恢复也较慢。吸入麻醉药的可控性与其血/气分配系数呈反比关系。从临床角度讲,血/气分配系数越低表示麻醉诱导期吸入药的 FA 上升越快,麻醉恢复期吸入药的 FA 降低越快,肺泡、血液和脑组织之间越容易达到平衡,麻醉深度越容易控制。

(5) 麻醉药在肺泡和静脉血中的浓度差(F_{A-V}):F_{A-V}越大,肺循环摄取的药量越多,即肺血从肺泡带走的麻醉药越多。在诱导早期,混合静脉血中的麻醉药浓度接近零,F_{A-V}很大,促进了血液对麻醉药的摄取。随着麻醉的加深和时间的延长,静脉血中麻醉药浓度逐渐增加,使 F_{A-V}降低,摄取速度减慢,摄取量亦减少,最终达到相对稳定状态。

3. 代谢和毒性　大多数吸入麻醉药的脂溶性较高,很难以原形由肾脏排出,绝大部分由呼吸道排出,仅小部分在体内代谢后随尿排出。主要代谢场所是肝脏,细胞色素 P_{450} 是重要的药物氧化代谢酶,能加速药物的氧化代谢过程。此外,有些药物具有药物代谢酶诱导作用,可加快其自身代谢速度。药物的代谢过程及其代谢产物对肝脏和肾脏的功能都有不同程度的影响。因此,衡量药物的毒性涉及其代谢率、代谢中间产物及最终产物的毒性。一般来说,药物的代谢率越低,其毒性也越低。从表 6-3 可见,地氟烷和异氟烷的代谢率最低,因而其毒性也最低,恩氟烷和七氟烷次之,而氟烷最高。产生肾毒性的原因主要是血中无机氟(F^-)浓度的升高。一般认为,当 F^- 浓度低于 $50\mu mol/L$ 时不产生肾毒性;$50\sim100\mu mol/L$ 有引起肾毒性的可能;而高于 $100\mu mol/L$ 则肯定产生肾毒性。在酶诱导下,F^- 浓度可显著升高。因此,对慢性肾功能不全或应用酶诱导药物者,应慎用卤素类吸入麻醉药。

4. 常用吸入麻醉药

(1) 氧化亚氮(笑气,nitrous oxide,N_2O):为麻醉性能较弱的气体麻醉药,推算其 MAC 为105%。吸入浓度大于60%时可产生遗忘作用。N_2O 对心肌有一定的直接抑制作用,但对心排血量、心率和血压都无明显影响,可能与其可兴奋交感神经系统有关。对肺血管平滑肌有收缩作用,使肺血管阻力增加而导致右房压升高,但对外周血管阻力无明显影响。对呼吸有轻度抑制作用,使潮气量降低和呼吸频率加快,但对呼吸道无刺激性,对肺组织无损害。因其血/气分配系数很低,肺泡浓度和吸入浓度的平衡速度非常快,肺泡通气量或心排血量的改变对肺循环摄取 N_2O 的速度无明显影响。N_2O 可引起脑血流量增加而使颅内压轻度升高。N_2O 几乎全部以原型由呼吸道排出,对肝肾功能无明显影响。

临床应用:常与其他全麻药复合应用于麻醉维持,常用吸入浓度为50%~70%。吸入50% N_2O 可用于牙科或产科镇痛。麻醉时必须维持吸入氧浓度(F_1O_2)高于 0.3,以免发生低氧血症。在 N_2O 麻醉恢复期有发生弥散性缺氧的可能,因此停止吸 N_2O 后应吸纯氧 5~10 分钟。N_2O 可使体内封闭腔(如中耳、肠腔等)内压升高,因此肠梗阻者不宜应用。

(2)七氟烷(七氟醚,sevoflurane):麻醉性能较强。七氟烷对中枢神经系统有抑制作用,对脑血管有舒张作用,可引起颅内压升高。对心肌收缩力有轻度抑制,可降低外周血管阻力,引起动脉压和心排血量降低。对心肌传导系统无影响,不增加心肌对外源性儿茶酚胺的敏感性。在 1.5MAC 以上时对冠状动脉有明显舒张作用。对呼吸道无刺激性,不增加呼吸道的分泌物。对呼吸的抑制作用比较强,对气管平滑肌有舒张作用。可增强非去极化肌松药的作用,并延长其作用时间。主要在肝脏代谢,产生 F^- 和有机氟,临床麻醉后,血浆 F^- 浓度一般为 $20 \sim 30\mu mol/L$,低于肾毒性阈值。

临床应用:可用于麻醉诱导和维持。用面罩诱导时,呛咳和屏气的发生率很低。维持麻醉浓度为 1.5% ~ 2.5% 时,循环稳定。麻醉后清醒迅速,清醒时间在成人平均为 10 分钟,小儿为 8.6 分钟。苏醒过程平稳,恶心和呕吐的发生率低。

(3)地氟烷(地氟醚,desflurane):麻醉性能较弱。可抑制大脑皮层的电活动,降低脑氧代谢率;低浓度虽不抑制中枢对 CO_2 的反应,但过度通气时也不使颅内压降低;高浓度可使脑血管舒张,并降低其自身调节能力。对心肌收缩力有轻度抑制作用,对心率、血压和心排血量影响较轻;当浓度增加时,可引起外周血管阻力降低和血压下降。不增加心肌对外源性儿茶酚胺的敏感性。对呼吸有轻度抑制作用,可抑制机体对 $PaCO_2$ 升高的反应,对呼吸道也有轻度刺激作用。对神经-肌肉接头有抑制作用,可增强非去极化肌松药的效应。几乎全部由肺排出,除长时间或高浓度应用外,其体内代谢率极低,因而其肝、肾毒性很低。

临床应用:可用于麻醉维持。可单独或与 N_2O 合用维持麻醉,麻醉深度可控性强,肌松药用量减少。因对循环功能的影响较小,对心脏手术或心脏病人行非心脏手术的麻醉或可更为有利。因其诱导和苏醒迅速,也适用于门诊手术病人的麻醉,而且恶心和呕吐的发生率明显低于其他吸入麻醉药。但需要特殊的蒸发器,价格也较贵。

(二)静脉麻醉药(intravenous anesthetics)　经静脉注射进入体内,通过血液循环作用于中枢神经系统而产生全身麻醉作用的药物,称为静脉麻醉药。与吸入麻醉药相比,其优点为诱导快,对呼吸道无刺激,无环境污染,术后恶心呕吐发生率低。常用静脉麻醉药有:

1. **氯胺酮(ketamine)**　为苯环己哌啶的衍生物,易溶于水,水溶液 pH 为 3.5 ~ 5.5。主要选择性抑制大脑联络径路和丘脑-新皮质系统,兴奋边缘系统,而对脑干网状结构的影响较轻。镇痛作用显著;静脉注射后 30 ~ 60 秒病人意识消失,作用时间约 15 ~ 20 分钟;肌内注射后约 5 分钟起效,15 分钟作用最强。可增加脑血流量、颅内压及脑代谢率。氯胺酮有兴奋交感神经作用,使心率增快、血压及肺动脉压升高。对呼吸的影响较轻,但用量过大或注射速度过快,或与其他麻醉性镇痛药伍用时,可引起显著的呼吸抑制,甚至呼吸暂停。氯胺酮可使唾液和支气管分泌物增加,对支气管平滑肌有松弛作用。主要在肝脏内代谢,代谢产物去甲氯胺酮仍具有一定生物活性,最终代谢产物由肾脏排出。

临床应用:可用于全麻诱导,剂量为 1 ~ 2mg/kg 静注。以 15 ~ 45μg/(kg·min)速度静脉输注可用于麻醉维持。常用于小儿基础麻醉,肌注 5 ~ 10mg/kg 可维持麻醉 30 分钟左右。主要副作用有:可引起一过性呼吸暂停,幻觉、噩梦及精神症状,使眼内压和颅内压升高。

2. **依托咪酯(乙咪酯,etomidate)**　为短效催眠药,无镇痛作用,作用方式与巴比妥类近似。起效快,静脉注射后约 30 秒病人意识即可消失,1 分钟时脑内浓度达峰值。可降低脑血流量、颅内压及脑代谢率。对心率、血压及心排血量的影响均很小;不增加心肌氧耗量,并有轻度冠状动脉扩张作用。主要在肝脏内水解,代谢产物不具有活性。对肝肾功能无明显影响。

临床应用:主要用于全麻诱导,适用于年老体弱和危重病人的麻醉,一般剂量为 0.15 ~ 0.3mg/kg。副作用有:注射后常发生肌阵挛;对静脉有刺激性,引起注射部位局部疼痛;术后易发生恶心、呕吐;反复用药或持续静滴后可能抑制肾上腺皮质功能。

3. **丙泊酚(异丙酚,propofol)**　具有镇静、催眠作用,有轻微镇痛作用。起效快,静脉注射 1 ~

2mg/kg 后 30～40 秒病人即入睡,维持时间仅为 3～10 分钟,停药后苏醒快而完全。可降低脑血流量、颅内压和脑代谢率。丙泊酚对心血管系统有明显的抑制作用,主要表现为对心肌的直接抑制作用及血管舒张作用,结果导致明显的血压下降、心率减慢、外周阻力和心排血量降低。当大剂量、快速注射,或用于低血容量者及老年人时,有引起严重低血压的危险。对呼吸有明显抑制作用,表现为潮气量降低和呼吸频率减慢,甚至呼吸暂停,抑制程度与剂量相关。经肝脏代谢,代谢产物无生物活性。反复注射或静脉持续输注时体内有蓄积,但对肝肾功能无明显影响。

临床应用:全麻静脉诱导,剂量为 1.0～2.5mg/kg。可静脉持续输注与其他全麻药复合应用于麻醉维持,用量为 6～10mg/(kg·h),但个体差异较大。副作用为:对静脉有刺激作用,可导致注射部位局部疼痛;对呼吸有抑制作用,必要时应行人工辅助呼吸;麻醉后恶心、呕吐的发生率约为 2%～5%。

4. 咪达唑仑(midazolam) 为苯二氮䓬类药物,具有短效麻醉镇静作用,随剂量增加,可产生抗焦虑、镇静、催眠、顺行性遗忘、抗惊厥和中枢性肌松弛等不同作用,无蓄积现象;心血管系统影响轻微,可有轻度心率增快,血压降低;抑制呼吸;降低颅内压,减少脑血流量和氧耗量;经肝代谢,经肾排出。

临床应用:术前镇静,麻醉诱导和维持,亦可作为局麻辅助用药和 ICU 病人镇静用药。副作用为:注射后局部疼痛、血栓性静脉炎和顺行性遗忘。

5. 右旋美托咪定(dexmedetomidine) 为经胃肠外给药的选择性 α_2 肾上腺素受体激动剂,可产生剂量依赖的镇静、抗焦虑和镇痛效应,联合使用时可减少阿片类药物的用量;突然停药可产生戒断症状;经肝代谢,经肾排出。

临床应用:术中镇静,全麻辅助用药,机械通气病人镇静。副作用为心动过缓、心脏传导抑制、低血压、恶心及过度镇静时可能导致气道梗阻。

(三)肌肉松弛药(muscle relaxants) 简称肌松药,能阻断神经-肌肉传导功能而使骨骼肌松弛。自从 1942 年筒箭毒碱首次应用于临床后,肌松药就成为全麻用药的重要组成部分。但是,肌松药只能使骨骼肌麻痹,而不产生麻醉作用,但其使用不仅便于手术操作,也有助于避免深麻醉带来的危害。

1. 作用机制和分类 神经肌肉接合部包括突触前膜、突触后膜和介于前后膜之间的突触间隙。在生理状态下,当神经兴奋传至运动神经末梢时,引起位于神经末梢内的囊泡破裂,将递质乙酰胆碱向突触间隙释放,并与突触后膜的乙酰胆碱受体相结合,引起突触后膜去极化而诱发肌纤维的收缩。肌松药主要在接合部干扰了正常的神经肌肉兴奋传递。根据干扰方式的不同,可将肌松药分为两类:去极化肌松药(depolarizing muscle relaxants)和非去极化肌松药(nondepolarizing muscle relaxants)。

(1)去极化肌松药:以琥珀胆碱为代表。琥珀胆碱的分子结构与乙酰胆碱相似,能与乙酰胆碱受体结合而引起突触后膜去极化和肌纤维成束收缩。但琥珀胆碱与受体的亲和力较强,而且在神经肌肉接头处不易被胆碱酯酶分解,因而作用时间较长,使突触后膜不能复极化而处于持续的去极化状态,对神经冲动释放的乙酰胆碱不再发生反应,结果产生肌肉松弛作用。当琥珀胆碱在接头部位的浓度逐渐降低,突触后膜发生复极化,神经肌肉传导功能才恢复正常。

作用特点:①使突触后膜呈持续去极化状态;②首次注药后,在肌松作用出现前,可有肌纤维成束震颤,是肌纤维不协调收缩的结果;③胆碱酯酶抑制药不仅不能拮抗其肌松作用,反而有增强效应。

(2)非去极化肌松药:以筒箭毒碱为代表。这类肌松药能与突触后膜的乙酰胆碱受体相结合,但不引起突触后膜的去极化。当突触后膜 75%～80% 以上的乙酰胆碱受体被非去极化肌松药占据后,神经冲动虽可引起神经末梢乙酰胆碱的释放,但没有足够的受体与之相结合,突触后膜不能去极化,从而阻断神经肌肉的传导。肌松药和乙酰胆碱与受体竞争性结合,具有明显的剂量依赖性。当应用胆碱酯酶抑制药(如新斯的明)后,乙酰胆碱的分解减慢、浓度升高,可反复与肌松药竞争受体。一旦乙酰胆碱与受体结合的数量达到阈值时,即可引起突触后膜去极化、肌肉收缩。因此,非去极化肌松药的作用可被胆碱酯酶抑制药所拮抗。

作用特点:①阻滞部位在神经-肌肉接合部,占据突触后膜上的乙酰胆碱受体;②神经兴奋时突触前膜释放乙酰胆碱的量并未减少,但不能发挥作用;③出现肌松作用前没有肌纤维成束收缩;④能被胆碱酯酶抑制药所拮抗。

2. 常用肌松药

(1)琥珀胆碱(司可林,suxamethonium,succinylcholine,scoline):为去极化肌松药,起效快,肌松作用完全且短暂。静脉注射后15~20秒即出现肌纤维震颤,在1分钟内肌松作用达高峰。静脉注射1mg/kg后,可使呼吸暂停4~5分钟,肌张力完全恢复约需10~12分钟。对血流动力学的影响不明显,但可引起血钾一过性升高,严重者可导致心律失常。不引起组胺释放,因而不引起支气管痉挛。可被血浆胆碱酯酶迅速水解,代谢产物随尿排出,以原形排出者不超过2%。临床主要用于全麻时的气管内插管,用量为1~2mg/kg,由静脉快速注入。副作用为:有引起心动过缓及心律失常的可能;广泛骨骼肌去极化过程中,可引起血清钾升高;肌强直收缩时可引起眼内压、颅内压及胃内压升高;术后肌痛。

(2)维库溴铵(万可罗宁,vecuronium):为非去极化肌松药,肌松作用强,为泮库溴铵的1~1.5倍,但作用时间较短。起效时间为2~3分钟,临床作用时间为25~30分钟。其肌松作用容易被胆碱酯酶抑制药拮抗。在临床用量范围内,无组胺释放作用,也无抗迷走神经作用,因而适用于缺血性心脏病病人。主要在肝脏内代谢,代谢产物3-羟基维库溴胺也有肌松作用。30%以原形经肾脏排出,其余以代谢产物或原形经胆道排泄。临床可用于全麻气管内插管和术中维持肌肉松弛。静脉注射0.07~0.15mg/kg,2~3分钟后可以行气管内插管。术中可间断静注0.02~0.03mg/kg,或以1~2μg/(kg·min)的速度静脉输注,维持全麻期间的肌肉松弛。在严重肝肾功能障碍者,作用时效可延长,并可发生蓄积作用。

(3)罗库溴铵(爱可松,rocuronium):为非去极化肌松药,肌松作用较弱,是维库溴铵的1/7;作用时间是维库溴铵的2/3,属于中效肌松药。罗库溴铵是目前临床上起效最快的非去极化肌松药,用量为1.2mg/kg时,60秒即可行气管内插管,起效几乎与琥珀胆碱一样快。罗库溴铵有特异性拮抗剂,可拮抗罗库溴铵引起的任何程度的神经肌肉阻滞。无组胺释放作用;有轻微的抗迷走神经作用,但临床剂量对循环无明显影响。主要从胆汁排泄,肝功能衰竭可延长其作用时间。临床应用于全麻气管内插管和术中维持肌肉松弛。静脉注射0.6~1.2mg/kg,60~90秒后可以行气管内插管。术中可间断静注0.1~0.2mg/kg,或以9~12μg/(kg·min)的速度静脉输注,维持全麻期间的肌肉松弛。

(4)顺式阿曲库铵(cisatracurium):为非去极化肌松药。起效时间为2~3分钟,临床作用时间为50~60分钟。最大优点是在临床剂量范围内不会引起组胺释放。代谢途径为霍夫曼降解。临床应用于全麻气管内插管和术中维持肌肉松弛。静脉注射0.15~0.2mg/kg,1.5~2分钟后可以行气管内插管。术中可间断静脉注射0.02mg/kg,或以1~2μg/(kg·min)的速度静脉输注,维持全麻期间的肌肉松弛。

3. 应用肌松药的注意事项　①应建立人工气道(如气管内插管或声门上通气装置),并施行辅助或控制呼吸;②肌松药无镇静、镇痛作用,不能单独应用,应与其他全麻药联合应用;③应用琥珀胆碱后可引起短暂的血钾升高,眼内压和颅内压升高。因此,严重创伤、烧伤、截瘫、青光眼和颅内压升高者禁忌使用;④低体温可延长肌松药的作用时间;吸入麻醉药、某些抗生素(如链霉素、庆大霉素和多黏菌素)及硫酸镁等,可增强非去极化肌松药的作用;⑤合并神经-肌肉接头病人,如重症肌无力病人,禁忌应用非去极化肌松药;⑥某些肌松药有组胺释放作用,有哮喘史及过敏体质者慎用。

(四)麻醉性镇痛药

1. 作用机制及分型　常用麻醉性镇痛药为阿片类药物(opioids),与体内阿片受体结合。阿片受体主要分布在脑内和脊髓内痛觉传导区以及与情绪行为相关区域,主要分为3型:μ、κ和σ受体,激动不同受体,产生不同效应。

2. 常用的麻醉性镇痛药

（1）吗啡（morphine）：是从鸦片中提取出的阿片类药物。作用于大脑边缘系统可消除紧张和焦虑,并引起欣快感,有成瘾性,能提高痛阈,解除疼痛。对呼吸中枢有明显抑制作用,轻者呼吸频率降低,重者潮气量减少甚至呼吸停止,并有组胺释放作用而引起支气管痉挛。吗啡能使小动脉和静脉扩张、外周血管阻力下降及回心血量减少,引起血压降低,但对心肌无明显抑制作用。主要用于镇痛,如创伤或手术引起的剧痛、心绞痛等。由于吗啡具有良好的镇静和镇痛作用,常作为麻醉前用药和麻醉辅助药,并可与催眠药和肌松药配伍施行全身麻醉。

（2）哌替啶（度冷丁,pethidine）：具有镇痛、安眠和解除平滑肌痉挛等作用。用药后有欣快感,并有成瘾性。对心肌收缩力有抑制作用,可引起血压下降和心排血量降低。对呼吸有轻度抑制作用。常作为麻醉前用药或急性疼痛治疗,与异丙嗪或氟哌利多合用可作为区域麻醉的辅助用药。2岁以内小儿不宜使用此药。

（3）芬太尼（fentanyl）：对中枢神经系统的作用与其他阿片类药物相似,镇痛作用为吗啡的75~125倍,持续30分钟,对呼吸有抑制作用。临床应用镇痛剂量或麻醉剂量都很少引起低血压。可作为术中/术后镇痛,区域麻醉的辅助用药,或用以缓解插管时的心血管反应,也常用于心血管手术的麻醉。

（4）瑞芬太尼（remifentanil）：为超短效镇痛药。单独应用时对循环的影响不明显,但可使心率明显减慢;与其他全麻药合并使用时可引起血压和心率的降低。小剂量时不会引起组胺释放。可产生剂量依赖性呼吸抑制,但停药后5~8分钟自主呼吸可恢复。引起肌强直的发生率较高。可用于麻醉诱导和术中维持镇痛作用,抑制气管插管时的反应。因停止输注瑞芬太尼后,镇痛作用很快消失,应在停药前采取适当的镇痛措施,如给以小剂量芬太尼或硬膜外镇痛等。

（5）舒芬太尼（sufentanil）：是芬太尼的衍生物,镇痛作用为后者的5~10倍,持续时间约为后者的2倍。对呼吸有抑制作用,程度与等效剂量的芬太尼相似,但持续时间比后者短。脂溶性高于芬太尼,药代动力学特点与后者相似。舒芬太尼对循环系统的干扰更小,更适用于心血管手术的麻醉。常用于术中和术后镇痛,区域麻醉期间的辅助用药,缓解气管内插管时的心血管反应。

二、全身麻醉的实施

（一）全身麻醉的诱导（induction of anesthesia）　是指病人接受全麻药后,由清醒状态到神志消失,并进入全麻状态后进行气管内插管,这一阶段称为全麻诱导期。诱导前应准备好麻醉机、气管插管用具及吸引器等,开放静脉和胃肠减压管,测定血压和心率的基础值,并监测心电图和SpO_2。全麻诱导方法有:

1. 面罩吸入诱导法　将麻醉面罩扣于病人的口鼻部,开启麻醉药蒸发器使病人吸入麻醉药物,待病人意识消失并进入麻醉状态时,静注肌松药后行气管内插管。

2. 静脉诱导法　静脉诱导开始时,先以面罩吸入纯氧2~3分钟,增加氧储备并排出肺组织内的氮气。根据病情选择合适的静脉麻醉药及剂量,如丙泊酚、依托咪酯、咪达唑仑等,从静脉缓慢注入并严密观察病人的意识、循环和呼吸的变化。病人神志消失后再注入肌松药,待全身骨骼肌及下颌逐渐松弛,呼吸由浅到完全停止时,应用麻醉面罩进行人工呼吸,然后进行气管内插管。插管成功后,立即与麻醉机相连接并行人工呼吸或机械通气。与吸入诱导法相比,静脉诱导较迅速,病人也较舒适,无环境污染;但麻醉深度的分期不明显,对循环的干扰较大。

（二）全身麻醉的维持

1. 吸入麻醉药维持　经呼吸道吸入一定浓度的吸入麻醉药以维持适当的麻醉深度。目前吸入的气体麻醉药为氧化亚氮,挥发性麻醉药为氟化类麻醉药,如异氟烷、七氟烷等。由于氧化亚氮的麻醉性能弱,高浓度吸入时有发生缺氧的危险,因而难以单独用于维持麻醉。挥发性麻醉药的麻醉性能强,高浓度吸入可使病人意识、痛觉消失,能单独用于麻醉维持;但镇痛和肌松作用并不满意,而且吸入浓度越高,对生理的影响越严重。因此,临床上常将 N_2O-O_2-挥发性麻醉药合用来维持麻醉,必要时可加用镇痛和肌松药。使用氧化亚氮时,应监测吸入氧浓度及 SpO_2,吸入氧浓度不低于 30%。挥发性麻醉药应采用专用蒸发器以控制其吸入浓度。有条件者可连续监测吸入和呼出的吸入麻醉药浓度,使麻醉深度更容易控制。

2. **静脉麻醉药维持**　为全麻诱导后经静脉给药以维持适当麻醉深度的方法。静脉给药方法有单次、分次和连续输注法三种,应根据手术需要和不同药物的药理特点来选择给药方法。目前所用的静脉麻醉药中,除氯胺酮外,多数都属于催眠药,缺乏良好的镇痛作用。因此,使用全静脉麻醉过程中也需要按需给予镇痛和肌松药物。

3. **复合全身麻醉**　是指两种或两种以上的全麻药或(和)麻醉方法复合应用,彼此取长补短,以达到最佳临床麻醉效果。随着静脉和吸入全麻药品种的日益增多、麻醉技术的不断完善,应用单一麻醉药完成全麻手术的方法基本上不再应用,而复合麻醉越来越广泛的应用于临床。根据给药的途径不同,复合麻醉(combined anesthesia)可大致分为全静脉麻醉和静脉与吸入麻醉药复合的静-吸复合麻醉。

(1) 全静脉麻醉(total intravenous anesthesia,TIVA):是指在静脉麻醉诱导后,采用多种短效静脉麻醉药复合应用,以间断或连续静脉注射法维持麻醉。现在常用静脉麻醉药的镇痛作用很弱,故在麻醉过程中需加用强效麻醉性镇痛药,以加强麻醉效果、抑制应激反应。为了达到肌肉松弛和便于施行机械通气的目的,必须给予肌松药。因此,全静脉麻醉时是将静脉麻醉药、麻醉性镇痛药和肌松药复合应用。这样既可发挥各种药物的优点,又可减少其不良作用;具有诱导快、操作简便且可避免吸入麻醉药引起的环境污染等优势;如果用药适时、适量,可使麻醉过程平稳,恢复也较快。但是,由于是多种药物的复合应用,如何根据各种药物的药理特点选择给药时机及剂量是十分重要的,也是相当困难的。而且,全静脉麻醉下的麻醉体征与麻醉分期难以辨别,麻醉后清醒延迟及肌松药的残余作用可能会带来严重并发症。因此,麻醉医师必须熟悉各种药物的药理特点,才能灵活用药,取得良好的麻醉效果。同时应严密监测呼吸及循环功能的变化,仔细观察浅麻醉时应激反应的体征,有条件者应根据药代动力学特点用微机控制给药。全静脉麻醉的基本原则虽然无多大争议,但具体的复合方法、剂量大小及给药时机则有较大区别。目前常用的静脉麻醉药有丙泊酚、咪达唑仑,麻醉性镇痛药有吗啡、芬太尼和瑞芬太尼等,而肌松药则根据需要选用中效或短效药物。

(2) 静-吸复合麻醉:全静脉麻醉的深度缺乏明显的标志,给药时机较难掌握,有时麻醉可突然减浅。因此,常吸入一定量的挥发性麻醉药以保持麻醉的稳定。一般在静脉麻醉的基础上,于麻醉减浅时间断吸入挥发性麻醉药。这样既可维持麻醉深度的相对稳定,又可减少吸入麻醉药的用量,且有利于麻醉后迅速苏醒。也可持续吸入低浓度(1% 左右)吸入麻醉药,或 50% ~ 60% N_2O,以减少静脉麻醉药的用量。静-吸复合麻醉的适应范围较广,麻醉操作和管理都较容易掌握,极少发生麻醉突然减浅的被动局面。但如果掌握不好,也容易发生术后清醒延迟。应用静-吸复合麻醉时需注意以下几点:①静脉诱导时予以充足剂量并包括适量镇痛药;②积极处理插管后的应激反应;③增大新鲜气流量和挥发性麻醉药的吸入浓度;④诱导时选择作用时间稍长的静脉全麻药或应用低血气分配系数的吸入药;⑤在静脉麻醉的基础上,于麻醉减浅时间段吸入挥发性麻醉药,这样既可维持麻醉深度的相对稳定,又可减少吸入麻醉药的用量,且有利于麻醉后迅速苏醒。

(三) **全身麻醉深度的判断**　20 世纪 30 年代,Guedel 总结了乙醚麻醉分期的各种体征和表现。乙醚麻醉深度的分期标准是以对意识、痛觉、反射活动、肌肉松弛、呼吸及循环抑制的程度为标准,描述了典型的全身麻醉过程,即全麻药对中枢神经系统的抑制过程。由于乙醚本身的特性,其麻醉深度变化较慢,麻醉深浅程度明确且层次分明,临床上也容易理解和掌握。尽管有新型麻醉药的开发和复合麻醉技术的临床应用,乙醚麻醉时判断麻醉深度的各种体征或标志并未因此而完全改变。乙醚麻醉分期的基本点,仍可作为当今临床麻醉中判断和掌握麻醉深度的参考。

复合麻醉技术的临床应用,给全身麻醉深度的判断带来困难。复合麻醉时,同时应用多种药物抑制或干扰一些生理功能,以达到意识丧失或遗忘、疼痛消失、反射抑制及肌肉松弛,而对血流动力学又不产生明显抑制的目的。某些情况下,由于强效镇痛药和肌松药的应用,病人可无疼痛反应,肌肉也完全松弛,但知道术中发生的事情而无法表示,称为"术中知晓",表明病人的意识并未完全消失。全麻术中知晓可对病人造成精神伤害,甚至导致严重不良后果。因此,麻醉深度应根据复合应用的药物(包括各种全麻药、安定药、催眠药、肌松药及镇痛药等)对意识、感官、运动、神经反射及内环境稳定性的影响程度来综合判断。例如,有自主呼吸者,手术刺激时呼吸增强、加速为浅麻醉的表现。眼泪"汪汪"为浅麻醉的表现,而角膜干燥无光为麻醉过深的表现。循环的稳定性仍为判断麻醉深浅的重要标志,循环严重抑制多为麻醉过深,心率增快、血压升高则多为浅麻醉的表现。挥发性麻醉药的麻醉性能强,大量吸入虽可使病人意识、痛觉消失,但肌松作用并不满意,如盲目追求肌松势必付出深麻醉的代价,故复合麻醉仍在于合理的药物配伍,避免过深麻醉。维持适当的麻醉深度是重要而复杂的,应密切观察病人,综合各项反应做出合理判断,并根据手术刺激的强弱及时调节麻醉深度,以适应手术麻醉的需要。乙醚麻醉深度分期为浅麻醉期,手术麻醉期和深麻醉期(表6-4),对于掌握麻醉深度有一定参考意义。

表6-4　通用临床麻醉深度判断标准

麻醉分期	呼吸	循环	眼征	其他
浅麻醉期	不规则,呛咳,气道阻力↑,喉痉挛	血压↑,心率↑	睫毛反射(−),眼睑反射(+),眼球运动(+),流泪	吞咽反射(+),出汗,分泌物↑,刺激时体动
手术麻醉期	规律,气道阻力↓	血压稍低但稳定,手术刺激无改变	眼睑反射(−),眼球固定中央	刺激时无体动,黏膜分泌物消失
深麻醉期	膈肌呼吸,呼吸↑	血压↓	对光反射(−),瞳孔散大	

三、呼吸道的管理

无论采用何种麻醉方法,气道管理都是麻醉管理中一项非常重要的内容。其目的在于保持病人的呼吸道通畅、维持 PaO_2 和 $PaCO_2$ 在安全范围内、防止误吸等原因引起的肺损伤,以保证病人的生命安全。

(一)维持气道的通畅性 是气道管理的先决条件。根据病人的具体情况,可采取各种措施保障病人的气道通畅。舌后坠(图6-1)是全麻诱导、恢复期或应用镇静药的非全麻病人发生呼吸道梗阻的最常见原因。将病人的头后仰或托起下颌(图6-2)多能缓解舌后坠引起的梗阻;必要时可置入口咽或鼻咽通气道(图6-3、图6-4),使后坠的舌根和咽部软组织撑起,从而解除梗阻。气道梗阻缓解后,可通过面罩提供适当的通气。对于全麻病人或面罩通气不足,气管内插管是最常用的人工气道管理技术;此外,喉罩和喉管等声门上通气设备也是建立人工气道的有效手段。

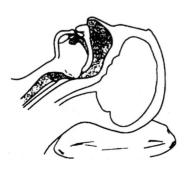

图6-1　舌后坠引起呼吸道梗阻

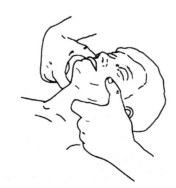

图6-2　托下颌方法

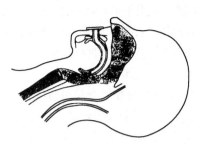

图 6-3　放置口咽通气道

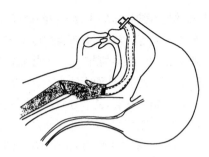

图 6-4　放置鼻咽通气道

（二）气管内插管术　气管内插管（endotracheal intubation）是将特制的气管导管，经口腔或鼻腔插入到病人的气管内，是麻醉医师必须熟练掌握的基本操作技能，也是临床麻醉的重要组成部分。其目的在于：①麻醉期间保持病人的呼吸道通畅，防止异物进入呼吸道，便于及时吸出气管内分泌物或血液；②进行有效的人工或机械通气，防止病人缺氧和 CO_2 蓄积；③便于吸入全身麻醉药的应用。凡是在全身麻醉时，难以保证病人呼吸道通畅者（如颅内手术、开胸手术及俯卧位手术等），因疾病难以保持呼吸道通畅者（如肿瘤压迫气管），全麻药对呼吸有明显抑制或应用肌松药者，都应行气管内插管。气管内插管在危重病人的抢救中也发挥了重要作用。呼吸衰竭需要进行机械通气者、心肺复苏、药物中毒以及新生儿严重窒息时，都必须行气管内插管。常用插管方法有经口腔明视插管和经鼻腔插管。

1. 经口腔明视插管　借助直接喉镜在直视下显露声门后，将导管经口腔插入气管内（图 6-5）。直接喉镜显露声门存在困难的病人还可采用可视喉镜、可视管芯或纤维支气管镜等设备辅助声门显露和气管插管。导管插入气管内的深度在成人为 4～5cm，导管尖端至中切牙的距离约为 18～22cm。插管完成后，要确认导管已进入气管内且位置适当后再固定。确认方法：①压胸部时，导管口有气流呼出；②人工呼吸时，可见双侧胸廓对称起伏，并可听到双肺清晰的肺泡呼吸音；③如用透明导管时，管壁在吸气时清亮，呼气时可见明显的"白雾"样变化；④病人如有自主呼吸，导管接麻醉机后可见呼吸囊随呼吸而张缩；⑤如能监测呼气末二氧化碳分压（$P_{ET}CO_2$），显示规律的 CO_2 图形则确认插管成功。

2. 经鼻腔插管　在某些特殊情况下（例如口腔内手术、病人的张口度很小等），需要将气管导管经鼻腔插入气管内（图 6-6）。插管可在明视下进行，也可在保留病人的自主呼吸的情况下盲探插入。

3. 气管内插管的并发症

（1）气管内插管时有引起牙齿损伤或脱落，口腔、咽喉部和鼻腔的黏膜损伤导致出血，颞下颌关节脱位的可能。

（2）浅麻醉下行气管内插管可引起剧烈呛咳、屏气、喉头及支气管痉挛，心率增快及血压剧烈波动可导致心肌缺血或脑血管意外。严重的迷走神经反射可导致心律失常、心动过缓，甚至心搏骤停。

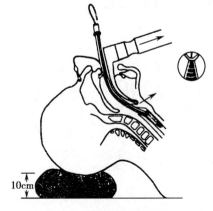

图 6-5　用喉镜显露声门

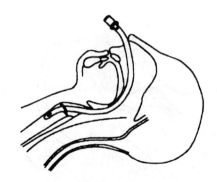

图 6-6　导管经鼻腔插入气管内

（3）气管导管内径过小时,可使呼吸阻力增加;导管内径过大或质地过硬时,则容易损伤呼吸道黏膜,可形成慢性肉芽肿,严重者可引起急性喉头水肿;导管过软则容易变形,或因压迫、扭折而引起呼吸道梗阻。

（4）导管插入过深可误入一侧主支气管内,引起通气不足、缺氧或术后肺不张。导管插入过浅时,可因病人体位变动而意外脱出,导致严重事件发生。因此,插管后及改变体位时应仔细检查导管插入深度,并常规听诊两肺的呼吸音。

（三）**喉罩**（laryngeal mask airway） 是一种特殊的人工气道管理技术,虽然被引入麻醉临床仅 30 余年,但已在世界范围内得到广泛应用,成为最主要的声门上人工气道方法。喉罩前端的通气罩呈椭圆形,可包绕会厌和声门,在声门上形成一个密封的通气空间(图6-7)。病人可通过喉罩自主呼吸,也可行控制通气。喉罩置入后,可借助听诊、气道阻力、$P_{ET}CO_2$ 波形、放置胃管(双管喉罩)等方法来判断其位置是否正确。

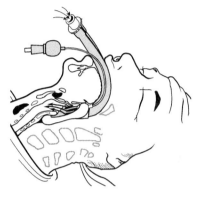

图 6-7　喉罩的正确位置

喉罩的优点是操作简单、置入成功率高、无需喉镜和肌松药辅助,初学者经过几次培训后即可很快掌握,这一点尤其适于手术室外需要紧急建立气道的情况。插管型喉罩不仅本身即能建立气道,还有助于引导气管内插管,有利于困难通气和困难插管病例的处理。因为喉罩不接触声门和气管,对病人的刺激较小,有利于在麻醉诱导和恢复期维持病人的血流动力学稳定,恢复期也能更好地耐受,术后咽痛的发生率也较气管内插管低。

喉罩不能完全防止误吸,因此不能用于呕吐、反流风险高的病人(例如饱胃、腹内压过高者)。置入喉罩需要病人的张口度至少在 2cm 以上;咽喉部结构不正常或存在感染者不能应用喉罩;有声门下气道梗阻者无法使用喉罩。密封效果不好时,正压通气会导致胃肠胀气,增加反流、误吸的风险。

四、全身麻醉的并发症及其防治

（一）**反流与误吸** 全身麻醉时病人的意识丧失,吞咽及咳嗽反射减弱或消失,贲门松弛,胃内容物较多的病人容易发生胃食管反流。反流物一旦到达咽喉部,就可发生误吸,造成窒息或吸入性肺炎。通常情况下反流和误吸最易发生在麻醉诱导时、气管插管前和麻醉苏醒期气管拔管后。过饱或未禁食、食管下端括约肌张力低下及神经肌肉疾病所致喉功能不全的病人,麻醉期间反流误吸的发生率较高。通常表现为恶心、呕吐,伴有唾液增多,频繁的吞咽动作、痉挛性呼吸等。病人一旦出现呕吐,应迅速将头偏向一侧,并取头低脚高位,避免呕吐物进入呼吸道,同时用吸引器清除口鼻腔的反流物。必要时进行气管内插管或支气管镜检查,清除气管内异物。依据误吸物的种类、量的多少及 pH 的高低,其临床表现和预后差别较大。当误吸量较大,尤其是含有较多固体食物时,可导致呼吸道部分或完全性梗阻,病人可因窒息缺氧导致心搏骤停。吸入酸性胃液可导致哮喘样发作,并引发吸入性肺炎,临床表现为发绀、呼吸困难、呼吸浅速、心率增快,支气管痉挛,称为 Mendelson 综合征。肺部听诊可闻及哮鸣音和啰音。X 线检查示受累肺野呈不规则、边缘模糊的斑片状阴影,呈肺水肿征象(常发生在右下叶)。治疗上可应用氨茶碱和抗生素。对确诊胃液进入肺内的,可于气管插管后,用生理盐水 5~10ml 注入气管内,边注边吸,反复冲洗直至吸出液变为清亮,并应用糖皮质激素 2~3 天。吸入性肺不张乃至吸入性肺炎的发生,是反流误吸的严重后果,病情较为凶险,预后一般较差,因此全身麻醉过程中应积极预防反流、误吸的发生。对于择期手术病人,麻醉前应禁食禁水,饱胃病人应延期手术。凡饱食后又必须进行手术者,可采用局部麻醉或椎管内麻醉并保持病人清醒。急诊饱胃病人必须行全身麻醉时,手术前可给予促进胃排空、升高胃液 pH 的药物;麻醉诱导时采用快速顺序诱导的方法,并给予环状软骨按压以降低反流误吸的风险;麻醉苏醒期等病人完全清醒且咽喉部保护性反射恢复以后再尝试拔管。

（二）呼吸道梗阻（airway obstruction）　以声门为界,呼吸道梗阻可分为上呼吸道梗阻和下呼吸道梗阻。

1. 上呼吸道梗阻　常见原因为机械性梗阻,如舌后坠、口腔内分泌物或血液及异物阻塞、喉头水肿及喉痉挛等。不全梗阻表现为呼吸困难并有鼾声;完全梗阻者有鼻翼扇动和三凹征,虽有强烈的呼吸动作而无气体交换。舌后坠可采用托下颌或放置一个口咽/鼻咽导气管的方法解决梗阻。有咽喉部分泌物及异物者需及时清除。喉头水肿多发生于婴幼儿及气管内插管困难者,也可因手术牵拉或刺激喉头引起。轻者给予糖皮质激素可缓解,严重者应立即行气管内插管或气管切开。上呼吸道梗阻的另一个常见原因是喉痉挛,多发生在浅麻醉下异物刺激喉头或行尿道、宫颈扩张及刺激肛门括约肌时。喉痉挛时,病人表现为吸气性呼吸困难,吸气时有喉鸣声,可因缺氧而发绀。轻度喉痉挛者经面罩加压给氧即可缓解,严重者可应用肌松药后行控制通气或经环甲膜穿刺置管行加压给氧,多数均可缓解。为预防喉痉挛的发生,应避免在浅麻醉时刺激喉头。

2. 下呼吸道梗阻　常见原因包括支气管痉挛、气管导管扭折、导管斜面堵塞、分泌物或误吸物堵塞气管及支气管等。支气管痉挛多发生于有哮喘史或慢性阻塞性肺疾病的病人。这类病人支气管平滑肌张力较高,气道呈现高反应,一旦气管内导管进入气管,即可引起严重的气管和支气管痉挛,导致下呼吸道梗阻,气体难以进入肺脏。此时肺部听诊可闻及哮鸣音,甚至呼吸音消失。梗阻严重者会出现CO_2潴留、缺氧、心动过速和血压下降。因此,维持适当的麻醉深度和良好的氧合是缓解支气管痉挛的重要措施。氯胺酮和吸入麻醉药有扩张支气管的作用,是哮喘病人的首选药物。支气管痉挛发生时,可缓慢静脉注射氨茶碱250～500mg、氢化可的松100mg或吸入支气管扩张药物,并增加吸氧浓度,保证良好的氧合指数,防止缺氧。

（三）通气量不足（hypoventilation）　麻醉期间和全麻后都可能发生通气不足,主要表现为CO_2潴留,可伴有低氧血症。麻醉期间发生通气量不足,主要是由于麻醉药、麻醉镇痛药物和肌松药产生的中枢性和外周性呼吸抑制,同时辅助呼吸或控制呼吸的分钟通气量不足所致,应增加潮气量或呼吸频率。全麻后的通气量不足主要是各种麻醉药物,尤其是麻醉性镇痛药和肌肉松弛药的残留作用,引起中枢性呼吸抑制和呼吸肌功能障碍的结果,应以辅助或控制呼吸直到呼吸功能完全恢复,必要时以拮抗药逆转。

（四）低氧血症（hypoxemia）　吸空气时,$SpO_2 < 90\%$,$PaO_2 < 60mmHg$,或吸纯氧时$PaO_2 < 90mmHg$即可诊断为低氧血症。临床表现为呼吸急促、发绀、躁动不安、心动过速、心律失常及血压升高等。常见原因和处理原则为:①麻醉机的故障、氧气供应不足可引起吸入氧浓度过低;气管内导管插入一侧支气管或脱出气管外以及呼吸道梗阻均可引起低氧血症,应及时发现和纠正。②弥散性缺氧:可见于N_2O吸入麻醉。停止吸入N_2O后应继续吸氧至少5～10分钟。③肺不张:可通过吸痰、增大通气量及肺复张等措施纠正。④误吸:轻者应用氧治疗有效,严重者应行机械通气治疗。⑤肺水肿:可发生于急性左心衰竭或肺毛细血管通透性增加。应增加吸入氧浓度,同时积极治疗原发病。

（五）低血压（hypotension）　麻醉期间收缩压下降幅度超过基础值的30%或绝对值低于80mmHg者应及时处理。常见原因有:①麻醉过深可导致血压下降、脉压变小,麻醉前已有血容量不足者表现更为明显。②术中失血过多可引起低血容量性休克。③过敏反应、肾上腺皮质功能低下及复温时,均可引起血管张力降低而导致低血压。治疗包括补充血容量、恢复血管张力(应用血管收缩药)及病因治疗。④术中牵拉内脏时常可引起反射性血压下降,同时发生心动过缓。应及时解除刺激,必要时给予阿托品治疗。

（六）高血压（hypertension）　麻醉期间收缩压高于160mmHg或升高幅度超过基础值的30%会增加失血量,增加心肌耗氧量,使心脑血管意外的危险性增加,应当及时处理。术中高血压的常见原因有:①与并存疾病有关,如原发性高血压、嗜铬细胞瘤、甲亢、原发性醛固酮增多症和颅内压增高等。②与手术、麻醉操作有关,如手术探查、气管插管等。③通气不足引起CO_2潴留。④药物导致的血压升高,如氯胺酮。手术中出现高血压时,首先要去除诱因,并保证合适的麻醉深度。对于顽固性高血压者,可适当给予降压药物以维持循环稳定。

(七)心律失常 麻醉深度不当、手术刺激过强、低血压、高血压、CO_2 潴留和低氧血症均可诱发心律失常。原有心功能不全,尤其是心律失常的病人,麻醉过程中更易出现心律失常。所以发生心律失常时,首先要寻找并去除诱因,保证麻醉深度适宜,维持病人循环容量正常、血流动力学稳定及心肌供氧平衡。窦性心动过速与高血压同时出现时,常为麻醉过浅的表现,应适当加深麻醉。低血容量、贫血及缺氧均可导致窦性心动过速,应针对病因进行治疗。当手术牵拉内脏(如胆囊,可引起胆心反射)或发生眼心反射时,可因迷走神经反射致心动过缓,严重者可致心搏骤停,应及时停止手术操作,必要时静注阿托品。发生期前收缩时,应先明确其性质并观察其对血流动力学的影响。房性期前收缩对血流动力学无明显影响者无需特殊处理。因浅麻醉或 CO_2 潴留所致的室性期前收缩,适当加深麻醉或排出 CO_2 后多可缓解。如室性期前收缩为多源性、频发或伴有 R-on-T 现象,表明有心肌灌注不足,应积极治疗。

(八)高热、抽搐和惊厥 常见于小儿麻醉。由于婴幼儿的体温调节中枢尚未发育完善,体温极易受环境温度的影响。如对高热处理不及时,可引起抽搐甚至惊厥,应积极进行物理降温。恶性高热表现为持续肌肉收缩、$PaCO_2$ 迅速升高、体温急剧上升(速度可达 1℃/5min),可超过 42℃。最容易诱发恶性高热的药物是琥珀胆碱和氟烷。恶性高热在欧美国家的发病率稍高,没有特效药物治疗时死亡率很高,应提高警惕。治疗恶性高热的特效药物是丹曲林(dantrolene)。

(黄宇光)

第四节 局 部 麻 醉

用局部麻醉药(简称局麻药)暂时阻断某些周围神经的冲动传导,使这些神经所支配的区域产生麻醉作用,称为局部麻醉(local anesthesia),简称局麻。广义的局麻包括椎管内麻醉(见本章第五节)。局麻是一种简便易行、安全有效、并发症较少的麻醉方法,并可保持病人意识清醒,适用于较表浅、局限的手术,但也可干扰重要器官的功能。因此,施行局麻时应熟悉局部解剖和局麻药的药理作用,掌握规范的操作技术。

一、局麻药的药理

(一)化学结构和分类 常用局麻药分子的化学结构主要由芳香族环、胺基团和中间链三部分组成。中间链可为酯链或酰胺链。根据中间链的不同可分为两类:酯类局麻药,如普鲁卡因、丁卡因等;酰胺类局麻药,如利多卡因、布比卡因和罗哌卡因等。

(二)理化性质和麻醉性能 局麻药的理化性质决定局麻药的效能和作用持续时间。重要指标包括解离常数、脂溶性和血浆蛋白结合率(表6-5)。

表 6-5 常用局麻药比较

	普鲁卡因	丁卡因	利多卡因	布比卡因	罗哌卡因
理化性质					
pKa	8.9	8.4	7.8	8.1	8.1
脂溶性	低	高	中等	高	高
血浆蛋白结合率(%)	5.8	76	64	95	94
麻醉性能					
相对效能	1	8	2	8	8
弥散性	弱	弱	强	中等	中等
毒性	弱	强	中等	中等	中等

续表

	普鲁卡因	丁卡因	利多卡因	布比卡因	罗哌卡因
起效时间					
表面麻醉	–	慢	中等	–	–
局部浸润	快	–	快	快	快
神经阻滞	慢	慢	快	中等	中等
作用时间(小时)	0.75~1	2~3	1~2	5~6	4~6
一次限量*(mg)	1000	40(表面麻醉)	100(表面麻醉)	150	150
		80(神经阻滞)	400(神经阻滞)		

*此系成人剂量,使用时还应根据具体病人、具体部位决定

1. **解离常数(pKa)** 局麻药水溶液中含有未解离的碱基(B)和已解离的阳离子(BH$^+$)两部分。而离解程度取决于溶液的 pH,pH 愈低[BH$^+$]愈多,pH 愈高则[B]愈多。在平衡状态下,Ka=[H$^+$]·[B]/[BH$^+$],Ka 一般以其负对数 pKa 表示,故 pKa=pH−log[B]/[BH$^+$]。当溶液中[B]和[BH$^+$]浓度完全相等,即各占 50% 时,pKa=pH,故此时溶液的 pH 即为该局麻药的 pKa 值。不同局麻药各有其固定的 pKa 值(表6-5)。当局麻药液进入组织后,由于组织液的 pH 接近 7.4,故药液的 pKa 愈大,非离子部分愈小。由于非离子部分具亲脂性,易于透过组织,故局麻药的 pKa 能影响:①起效时间:pKa 愈大,离子部分愈多,不易透过神经鞘和膜,起效时间延长。②弥散性能:pKa 愈大,弥散性能愈差。

2. **脂溶性** 脂溶性愈高,局麻药的麻醉效能愈强。布比卡因和丁卡因脂溶性高,利多卡因中等,普鲁卡因最低。按此规律,布比卡因和丁卡因麻醉效能最强,利多卡因居中,普鲁卡因最弱,罗哌卡因的脂溶性略低于布比卡因。

3. **蛋白结合率** 局麻药注入体内后,一部分呈游离状态的起麻醉作用,另一部分与局部组织的蛋白结合,或吸收入血与血浆蛋白结合,结合状态的药物将暂时失去药理活性。局麻药的血浆蛋白结合率与作用时间有密切关系。结合率愈高,作用时间愈长。

(三) 吸收、分布、生物转化和清除

1. **吸收** 局麻药自作用部位吸收后,进入血液循环,其吸收的量和速度决定血药浓度。影响因素:①药物剂量:血药峰值浓度(C_{max})与一次注药的剂量成正比。为了避免 C_{max} 过高而引起药物中毒,对每一局麻药都规定了一次用药的限量。②注药部位:与该处血供情况有直接关系,一般作肋间神经阻滞吸收较快,皮下注射则较慢。若用于咽喉、气管黏膜或炎性组织时,吸收速度很快。而肺泡内的吸收速度接近于静脉注射。③局麻药的性能:普鲁卡因、丁卡因使注射区血管明显扩张,能加速药物的吸收。而罗哌卡因和布比卡因易与蛋白结合,故吸收速率减慢。④血管收缩药:如在局麻药液中加入适量肾上腺素,使血管收缩,延缓药液吸收,作用时间延长,并可减少毒性反应的发生。但对布比卡因和罗哌卡因的吸收影响小。

2. **分布** 局麻药吸收入血液后,首先分布至肺,并有部分被肺组织摄取,这对大量药物意外进入血液有缓冲作用。随后很快分布到血液灌流好的器官如心、脑和肾。然后以较慢速率再分布到血液灌流较差的肌、脂肪和皮肤。蛋白结合率高的药物,如布比卡因和罗哌卡因,均不易透过胎盘屏障分布至胎儿。

3. **生物转化和清除** 局麻药进入血液循环后,其代谢产物的水溶性更高,并从尿中排出。酰胺类局麻药在肝内被线粒体酶所水解,故肝功能不全病人用量应酌减。酯类局麻药主要被血浆假性胆碱酯酶水解,普鲁卡因水解速率很快,是丁卡因水解的 5 倍。如有先天性假性胆碱酯酶质量的异常,或因肝硬化、严重贫血、恶病质和晚期妊娠等引起该酶量的减少者,酯类局麻药的用量都应减少。局麻药仅少量以原形自尿中排出。

(四) 不良反应

1. **毒性反应(local anesthetic systemic toxicity,LAST)** 所有的局麻药,无论采用何种给

药途径,一旦血药浓度超过一定阈值,就可能发生不良反应,主要累及中枢神经系统和心血管系统,严重者可危及病人生命安全。其严重程度和血药浓度直接相关。

(1)常见原因:①一次用量超过病人的耐受量;②意外注入血管内;③注药部位血供丰富,吸收增快;④病人因体质衰弱等原因而导致耐受力降低。用少量局麻药即出现毒性反应症状者,称为高敏反应(hypersusceptibility)。

(2)临床表现:主要表现在对中枢神经系统和心血管系统的影响,且中枢神经系统对局麻药更为敏感。轻度毒性反应时,病人常出现眩晕、多语、嗜睡、寒战、惊恐不安和定向障碍等症状。此时如药物已停止吸收,症状可在短时间内自行消失。如果继续发展,则可意识丧失,并出现面肌和四肢的震颤。一旦发生抽搐或惊厥,可因呼吸困难缺氧导致呼吸和循环衰竭。由于中枢神经系统的下行抑制系统神经元较兴奋系统神经元更容易被抑制,早期临床表现以兴奋为主,如血压升高、心率增快等。但局麻药对神经系统的作用主要是抑制,而震颤和惊厥可能是局麻药对中枢神经系统抑制不平衡的表现。当血药浓度继续增大时,即表现为全面抑制现象。局麻药对心血管系统的作用主要是对心肌力、传导系统和周围血管平滑肌的抑制,阻滞交感或副交感神经传出纤维,降低心肌收缩力,心排血量减少,血压下降。高血药浓度时,周围血管广泛扩张、房室传导阻滞,心率缓慢,甚至心搏骤停。

(3)预防和治疗:为了预防局麻药毒性反应的发生,可给予麻醉前用药如地西泮或巴比妥类药物;一次局麻用药量不应超过限量,根据具体情况和用药部位酌减剂量,药液内加入适量肾上腺素,注药前应回吸无血液以及注意缓慢给药等。一旦发生毒性反应,应立即停止用药,吸入氧气。轻度毒性反应者可静注地西泮 0.1mg/kg 或咪达唑仑 3~5mg,有预防和控制抽搐的作用。如出现抽搐或惊厥,常常静脉注射硫喷妥钠 1~2mg/kg。对于惊厥反复发作者也可静注琥珀胆碱 1~2mg/kg 后,行气管内插管及人工呼吸。如出现低血压,可用麻黄碱或间羟胺等维持血压,心率缓慢则静注阿托品。一旦呼吸心跳停止,应立即进行心肺复苏,同时静脉给予 20% 的脂肪乳 1.5ml/kg,注药时间>1 分钟,必要时以 0.25ml/(kg·min)持续输注,最大剂量≤12ml/kg。

2. **过敏反应** 临床上酯类局麻药过敏者较多,酰胺类极罕见,有时常易将局麻药毒性反应或添加的肾上腺素的不良反应误认为过敏反应。过敏反应是指使用很少量局麻药后,出现荨麻疹、咽喉水肿、支气管痉挛、低血压和血管神经性水肿,甚至危及病人生命。一旦发生过敏反应,首先停止用药;保持呼吸道通畅,吸氧;维持循环稳定,适量补充血容量,紧急时可适当选用血管加压药,同时应用糖皮质激素和抗组胺药。但其预防措施尚难肯定。以传统的局麻药皮肤试验来预测局麻药变态反应是不足置信的,因为在非变态反应人群中,假阳性率竟达 40%。因此,不必进行常规局麻药皮试,如果病人有对酯类局麻药过敏史时,可选用酰胺类局麻药。

(五)常用局麻药

1. **普鲁卡因(奴佛卡因, procaine, novocaine)** 是一种弱效、短时效但较安全的常用局麻药。它的麻醉效能较弱,黏膜穿透力很差,故不用于表面麻醉和硬膜外阻滞。由于它毒性较小,适用于局部浸润麻醉。成人一次限量为 1g。其代谢产物对氨苯甲酸有减弱磺胺类药物的作用,使用时应注意。

2. **丁卡因(地卡因, tetracaine, pontocaine)** 是一种强效、长时效的局麻药。此药的黏膜穿透力强,适用于表面麻醉、神经阻滞、腰麻及硬膜外阻滞。一般不用于局部浸润麻醉。成人一次限量表面麻醉 40mg、神经阻滞为 80mg。

3. **利多卡因(赛罗卡因, lidocaine, xylocaine)** 是中等效能和时效的局麻药。它的组织弥散性能和黏膜穿透力都很好,可用于各种局麻方法,但使用的浓度不同。最适用于神经阻滞和硬膜外阻滞。成人一次限量表面麻醉为 100mg,局部浸润麻醉和神经阻滞为 400mg。但反复用药可产生快速耐药性。

4. **布比卡因(丁吡卡因, bupivacaine, marcaine)** 是一种强效和长时效局麻药。常用于神经阻滞、腰麻及硬膜外阻滞,很少用于局部浸润麻醉。它与血浆蛋白结合率高,故透过胎盘的量少,较适用于分娩镇痛,常用浓度为 0.125% ~ 0.25%。作用时间为 4 ~ 6 小时。成人一次限量为 150mg。使用时应注意其心脏毒性。左旋布比卡因的基本药理性能和临床使用与布比卡因相似,但其心脏毒性弱于布比卡因。

5. 罗哌卡因（ropivacaine） 是一新的酰胺类局麻药,其作用强度和药代动力学与布比卡因类似,但它的心脏毒性较低。硬膜外阻滞的选用浓度为 0.25% ~ 0.75%,而高浓度 0.75% ~ 1% 时,可较好地阻滞运动神经。其成人一次限量为 150mg。由于低浓度、小剂量时几乎只阻滞感觉神经;而且它的血浆蛋白结合率高,故尤其适用于硬膜外镇痛如术后镇痛和分娩镇痛。

二、局麻方法

（一）**表面麻醉** 将穿透力强的局麻药施用于黏膜表面,使其透过黏膜而阻滞位于黏膜下的神经末梢,使黏膜产生麻醉现象,称表面麻醉(surface anesthesia)。眼、鼻、咽喉、气管及尿道等处的浅表手术或内镜检查常用此法。眼用滴入法,鼻用涂敷法,咽喉气管用喷雾法,尿道用灌入法。常用药物为 1% ~ 2% 丁卡因或 2% ~ 4% 利多卡因。因眼结合膜和角膜组织柔嫩,故滴眼液用 0.5% ~ 1% 丁卡因。气管和尿道黏膜吸收较快,应减少剂量。

（二）**局部浸润麻醉** 将局麻药注射于手术区的组织内,阻滞神经末梢而达到麻醉作用,称局部浸润麻醉。基本操作方法:先在手术切口线一端进针,针的斜面向下刺入皮内,注药后形成橘皮样隆起,称皮丘。将针拔出,在第一个皮丘的边缘再进针,如法操作形成第二个皮丘,按此在切口线上形成皮丘带。再经皮丘向皮下组织注射局麻药,即可切开皮肤和皮下组织。上述操作方法的目的是让病人只在第一针刺入时有痛感。如手术要达到深层组织,可在肌膜下和肌膜内注药。分开肌层后如为腹膜,应行腹膜浸润。如此浸润一层切开一层,注射器和手术刀交替使用,以期麻醉确切。常用药物为 0.5% 普鲁卡因或 0.25% ~ 0.5% 利多卡因。

局部浸润麻醉时应注意:①注入组织内的药液需有一定容积,在组织内形成张力,使药液与神经末梢广泛接触,以增强麻醉效果;②为避免用药量超过一次限量,应降低药液浓度;③每次注药前都要回抽,以免注入血管内;④实质脏器和脑组织等无痛觉,不用注药;⑤药液中含肾上腺素浓度 1:20 万 ~ 1:40 万(即 2.5 ~ 5μg/ml)可减缓局麻药的吸收,延长作用时间。

（三）**区域阻滞** 在手术部位的四周和底部注射局麻药,阻滞通入手术区的神经纤维,称区域阻滞。适用于肿块切除术,如乳房良性肿瘤的切除术、头皮手术等。用药同局部浸润麻醉。其优点为:①可避免刺入肿瘤组织;②不致因局部浸润药液后,一些小的肿块不易被扪及,而使手术难度增加;③不会因注药使手术区的局部解剖难于辨认。

（四）**神经阻滞** 在神经干、丛、节的周围注射局麻药,阻滞其冲动传导,使所支配的区域产生麻醉作用,称神经阻滞(nerve block)。常用神经阻滞有肋间、眶下、坐骨和指(趾)神经干阻滞,颈丛、臂神经丛阻滞,以及诊疗用的星状神经节和腰交感神经节阻滞等。

1. 臂神经丛阻滞 臂神经丛主要由 $C_{5~8}$ 和 T_1（C、T 分别代表颈和胸）脊神经的前支组成并支配上肢的感觉和运动。这些神经自椎间孔穿出后,经过前、中斜角肌之间的肌间沟,在肌间沟中相互合并组成臂神经丛。然后在锁骨上方第一肋骨面上横过而进入腋窝,并形成主要终末神经,即正中、桡、尺和肌皮神经。在肌间沟中,臂神经丛为椎前筋膜和斜角肌筋膜所形成的鞘膜包裹,此鞘膜在锁骨上方延伸为锁骨下动脉鞘膜,在腋窝形成腋鞘。臂神经丛阻滞可在肌间沟、锁骨上和腋窝三处进行,分别称为肌间沟径路、锁骨上径路和腋径路(图 6-8)。

（1）肌间沟径路:病人仰卧,头偏向对侧,手臂贴身旁使

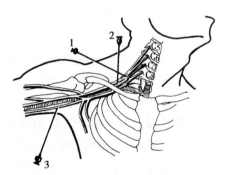

图6-8　臂丛神经阻滞
1. 肌间沟径路　2. 锁骨上径路
3. 腋径路

肩下垂。让病人略抬头以显露胸锁乳突肌的锁骨端,用手指在其后缘向外滑动,可摸到一条小肌肉即前斜角肌。前、中斜角肌之间的凹陷即肌间沟。肌间沟呈上小下大的三角形。用手指沿沟下摸,可触及锁骨下动脉。自环状软骨作一水平线与肌间沟的交点即为穿刺点,此处相当于第6颈椎横突水平。以针头与皮肤垂直进针,刺破椎前筋膜时可有突破感,然后向内向足方向进入少许。当针盲探触及臂神经丛时,病人常诉异感(超声仪引导下穿刺可无此感),此时回抽无血或脑脊液,即可注射局麻药。一般用 1:3% 利多卡因 25ml。

(2) 锁骨上径路:病人体位同肌间沟径路,但病侧肩下垫一小薄枕,以充分显露颈部。麻醉者站在病人头侧,确定锁骨中点后,可在锁骨上窝深处摸到锁骨下动脉的搏动,臂神经丛即在其外侧。在锁骨中点上 1cm 处进针,并向后、内、下方向推进,当病人诉有放射到手指、腕或前臂的异感时即停止前进,回抽如无血或空气,即可注入药液。如未遇到异感,针尖进入 1~2cm 深度时将触及第一肋骨,可沿第一肋骨的纵轴向前后探索,引出异感后注药,或沿肋骨作扇形封闭,即可阻滞臂神经丛。

(3) 腋径路:病人仰卧,患肢外展90°,前臂再向上屈曲90°,呈行军礼姿势。麻醉者在胸大肌下缘与臂内侧缘相接处摸到腋动脉搏动,并向腋窝顶部摸到搏动的最高点(图 6-9)。操作时右手持针头,左手示指和中指固定皮肤和动脉,在动脉的桡侧缘或尺侧缘与皮肤垂直方向刺入。刺破鞘膜时有较明显的突破感,即停止前进。松开手指,针头随动脉搏动而跳动,表示针尖在腋鞘内。回抽无血后注入配好的局麻药液 25~30ml。注射时压迫注射点远端,有利于药液向腋鞘近心端扩散,以利于阻滞肌皮神经。由于肌皮神经在喙突水平处已离开腋鞘进入喙肱肌,故此神经常不易完全阻滞,受其支配的前臂外侧和拇指底部往往麻醉效果较差。

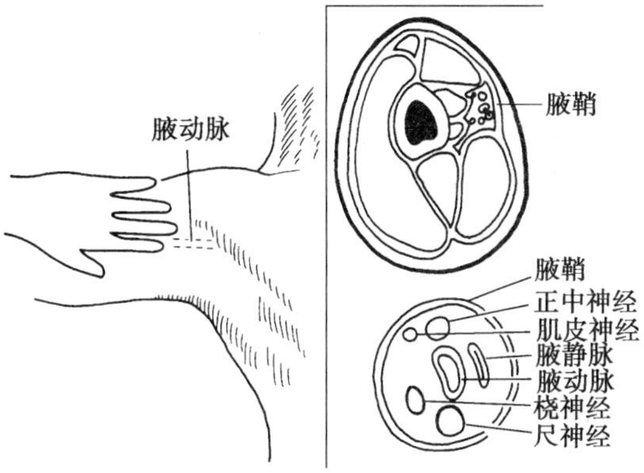

图 6-9 腋径路臂丛神经阻滞

适应证与并发症:臂神经丛阻滞适用于上肢手术,肌间沟径路可用于肩部手术,腋径路更适用于前臂和手部手术。上述三种方法易出现局麻药毒性反应。肌间沟径路和锁骨上径路还可发生膈神经麻痹、喉返神经麻痹和霍纳综合征(Horner syndrome)。锁骨上径路较易发生气胸;肌间沟径路较易引起高位硬膜外阻滞,或药液意外注入蛛网膜下隙而引起全脊椎麻醉。

2. 颈神经丛阻滞 颈神经丛由 C_1~C_4 脊神经组成。脊神经出椎间孔后,经过椎动脉后面到达横突尖端,过横突后分支形成一系列的环,构成颈神经丛。颈神经丛分深丛和浅丛,支配颈部肌组织和皮肤。深丛在斜角肌间与臂神经丛处于同一水平,并同为椎前筋膜所覆盖。浅丛沿胸锁乳突肌后缘从筋膜下穿出至表面,分成许多支,支配皮肤和浅表结构。C_4 和 T_2 支配的皮肤区域相邻。C_1 主要是运动神经,故阻滞时不需考虑此脊神经。

(1) 深丛阻滞:常用两种阻滞方法:①颈前阻滞法:常采用 C_4 横突一处阻滞法。病人仰卧,头转向对侧,从乳突尖端至 C_6 横突作一连线,穿刺点在此线上。C_4 横突位于胸锁乳突肌和颈外静脉交叉点附近,用手指按压常可摸到横突。在此水平刺入 2~3cm 可触及横突骨质,回抽无血液和脑脊液,注入局麻药液 10ml。②肌间沟阻滞法:同臂神经丛阻滞的肌间沟径路法,但穿刺点在肌间沟尖端,刺过椎前筋膜后,不寻找异感,注入局麻药液 10ml,并压迫肌间沟下方,避免药液下行而阻滞臂神经丛。

(2) 浅丛阻滞:体位同上。在胸锁乳突肌后缘中点垂直进针至皮下,注射1% 利多卡因 6~8ml;或在此点注射 3~4ml,再沿胸锁乳突肌后缘向头侧和尾侧各注射 2~3ml。

适应证和并发症:适用于颈部手术,如甲状腺手术、气管切开术等。浅丛阻滞并发症很少见。深丛阻滞的并发症有:①局麻药毒性反应:颈部血管丰富,吸收较快,若注入椎动脉,药液直接进入脑内引起毒性反应;②药液意外注入蛛网膜下隙或硬膜外间隙;③膈神经麻痹;④喉返神经麻痹:故不能同时作双侧深丛阻滞;⑤霍纳综合征。

3. 肋间神经阻滞　$T_{1\sim12}$脊神经的前支绕躯干环行,在肋骨角处脊神经前支位于肋骨下缘的肋骨沟内紧贴于动脉下方伴行向前。过腋前线后,神经和血管位于内外肋间肌之间,在腋前线处分出外侧皮神经。肋间神经支配肋间肌、腹壁肌及相应的皮肤。

由于腋前线处已分出外侧皮神经,故阻滞应在肋骨角或腋后线处进行。病人侧卧或俯卧,上肢外展,前臂上举。肋骨角位于距脊柱中线6~8cm处;胸廓上部,肋骨角距中线较近,下部则离中线较远。摸清要阻滞神经所处的肋骨后,用左手示指将皮肤轻轻上移,右手持注射器在肋骨接近下缘处垂直刺入至触及肋骨骨质。松开左手,针头随皮肤下移。将针再向内刺入,滑过肋骨下缘后又深入0.2~0.3cm,回抽无血或气体后,注入局麻药液3~5ml,腋后线注射法除穿刺点位置不同外,其余与此相同。

并发症:①气胸;②局麻药毒性反应:药液意外注入肋间血管,或多点阻滞时用药量过大和吸收过快所致。

4. 指(或趾)神经阻滞　用于手指(或脚趾)手术。支配手指背侧的神经是桡神经和尺神经的分支,手掌和手指掌面的神经是正中神经和尺神经的分支。每指有4根指神经支配,即左右两根掌侧指神经和背侧指神经。指神经阻滞可在手指根部或掌骨间进行。趾神经阻滞可参照指神经阻滞法。在手指、脚趾以及阴茎等处使用局部麻醉药时禁忌加用肾上腺素,注药量也不能太多,以免血管收缩或受压而引起组织缺血坏死。

(1)指根部阻滞:在指根背侧部进针,向前滑过指骨至掌侧皮下,术者用手指抵于掌侧可感到针尖,此时后退0.2~0.3cm,注射1%利多卡因1ml。再退针恰至进针点皮下注药0.5ml。手指另一侧如法注射。

(2)掌骨间阻滞:针自手背部插入掌骨间,直达掌面皮下。随着针头推进和拔出时,注射1%利多卡因4~6ml。

近年来,临床上广泛采用神经刺激仪、超声仪或二者联合定位引导下进行神经阻滞,其定位更加精准,可以降低血管穿刺损伤及局麻药误注入血管的概率,减少局麻药的用量,引起局麻药全身毒性反应的风险更低,变革了凭借"找异感"定位的传统方法,取得了精准阻滞、安全舒适的效果。

第五节　椎管内麻醉

椎管内有两个可用于麻醉的腔隙,即蛛网膜下隙和硬脊膜外间隙。根据局麻药注入的腔隙不同,分为蛛网膜下隙阻滞(spinal block,简称腰麻),硬膜外间隙阻滞(epidural block)及腰麻-硬膜外间隙联合阻滞(combined spinal-epidural block,CSE),统称椎管内麻醉。

一、椎管内麻醉的解剖基础

(一)脊柱和椎管　脊柱由脊椎重叠而成。脊椎由位于前方的椎体和后方的椎弓所组成,中间为椎孔,所有上下椎孔连接在一起即成椎管。椎管上起枕骨大孔,下止于骶裂孔。正常脊柱有4个生理弯曲,即颈、胸、腰和骶尾弯曲(图6-10),颈曲和腰曲向前突,胸曲与骶曲向后突。病人仰卧时,C_3和L_3所处位置最高,T_5和S_4最低,这对腰麻时药液的分布有重要影响。

(二)韧带　连接椎弓的韧带与椎管内麻醉关系密切。从外至内分别是棘上韧带、棘间韧带和黄韧带(图6-11)。棘上韧带连接脊椎棘突尖端,质地较坚韧,老年人常发生钙化。棘间韧带连结上下两棘突,质地较疏松。黄韧带连接上下椎板,覆盖着椎板间孔,几乎全由弹力纤维构成,组织致密坚韧,

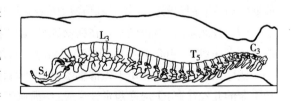

图6-10　脊柱弯曲图

针尖穿过时有阻力,穿过后有落空感。作椎管内麻醉时,穿刺针经过皮肤、皮下组织、棘上韧带、棘间韧带和黄韧带,即进入硬膜外间隙,如再刺过硬脊膜和蛛网膜即至蛛网膜下隙。

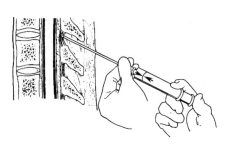

图6-11　黄韧带的弹性感

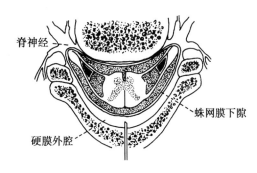

图6-12　椎管横断面图

（三）脊髓、脊膜与腔隙　椎管内有脊髓和三层脊髓被膜。脊髓下端成人一般终止于 L_1 椎体下缘或 L_2 上缘,新生儿在 L_3 下缘,并随年龄增长而逐渐上移。故成人作腰椎穿刺应选择 L_2 以下的椎间隙,而儿童则在 L_3 以下间隙。

脊髓的被膜从内至外为软膜、蛛网膜和硬脊膜。硬脊膜由坚韧的结缔组织形成,血供较少,刺破后不易愈合。软膜和蛛网膜之间的腔隙称蛛网膜下隙,上与脑蛛网膜下隙沟通,下端止于 S_2 水平,内有脑脊液。在 S_2 水平,硬脊膜和蛛网膜均封闭而成硬膜囊。硬脊膜与椎管内壁(即黄韧带和骨膜)之间的腔隙为硬膜外间隙,内有脂肪、疏松结缔组织、血管和淋巴管(图6-12)。硬膜外间隙在枕骨大孔处闭合,与颅腔不通,其尾端止于骶裂孔。硬脊膜和蛛网膜之间有一潜在腔隙,称为硬膜下间隙。

（四）根硬膜、根蛛网膜和根软膜　硬脊膜、蛛网膜和软膜均沿脊神经根向两侧延伸,包裹脊神经根,故分别称为根硬膜、根蛛网膜和根软膜。根硬膜较薄,且愈近椎间孔愈薄。根蛛网膜细胞增生形成绒毛结构,可以突进或穿透根硬膜,并随年龄增长而增多。根蛛网膜和根软膜之间的腔隙称根蛛网膜下隙,它和脊髓部蛛网膜下隙相通,在椎间孔处闭合成盲囊。在蛛网膜下隙注入墨汁时,可见墨水颗粒聚积在根部蛛网膜下隙处,故又称墨水套囊(图6-13)。蛛网膜绒毛有利于引流脑脊液和清除蛛网膜下隙的颗粒物。

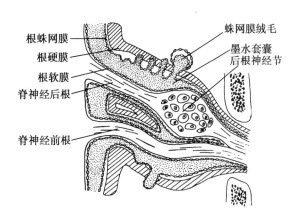

图6-13　根硬膜、根部蛛网膜和根软膜示意图

（五）骶管　骶管是骶骨内的椎管腔,在此腔内注入局麻药所产生的麻醉称骶管阻滞,是硬膜外阻滞的一种。骶管内有稀疏结缔组织、脂肪和丰富的静脉丛,容积约 25～30ml。由于硬膜囊终止于 S_2 水平,因此,骶管是硬膜外间隙的一部分,与腰段硬膜外间隙相通。骶管下端终止于骶裂孔,骶裂孔呈 V 或 U 形,上有骶尾韧带覆盖,两旁各有一豆大骨性突起,称为骶角。骶裂孔和骶角是骶管穿刺定位时的重要解剖标志。自硬膜囊至骶裂孔的平均距离为47mm,为避免误入蛛网膜下腔,骶管穿刺时进针不能太深。

（六）脊神经　脊神经共31 对:颈神经(C)8 对,胸神经(T)12 对,腰神经(L)5 对,骶神经(S)5对和尾神经(Co)1 对。每条脊神经由前、后根合并而成。前根又名腹根,从脊髓前角发出,由运动神经纤维和交感神经传出纤维(骶段为副交感神经传出纤维)组成。后根又名背根,由感觉神经纤维和交感神经传入纤维(骶段为副交感神经传入纤维)组成,进入脊髓后角。各种神经纤维粗细依次为运动纤维、感觉纤维及交感和副交感纤维。后者最易为局麻药所阻滞。

二、椎管内麻醉的机制及生理

（一）脑脊液　成人总容积约 120～150ml，在脊蛛网膜下隙内仅 25～30ml。透明澄清，pH 为 7.35，比重 1.003～1.009。侧卧位时压力为 0.69～1.67kPa（70～170mmH₂O），坐位时为 1.96～2.94kPa（200～300mmH₂O）。脑脊液在腰麻时起稀释和扩散局麻药的作用。

（二）药物作用部位　腰麻时，局麻药直接作用于脊神经根和脊髓表面。而硬膜外阻滞时局麻药作用的途径可能有：①通过蛛网膜绒毛进入根部蛛网膜下隙，作用于脊神经根；②药液渗出椎间孔，在椎旁阻滞脊神经。由于椎间孔内神经鞘膜很薄，局麻药可能在此处透入而作用于脊神经根；③直接透过硬脊膜和蛛网膜进入蛛网膜下隙，同腰麻一样作用于脊神经根和脊髓表面。椎管内麻醉的主要作用部位是脊神经根。由于蛛网膜下隙内有脑脊液，局麻药注入后被稀释，且脊神经根是裸露的，易于被局麻药所阻滞。因此，腰麻与硬膜外阻滞比较，腰麻用药的浓度较高，容积较小，剂量也小（约为后者的 1/5～1/4），而稀释后的浓度远较硬膜外阻滞为低。

（三）麻醉平面与阻滞作用　麻醉平面是指感觉神经被阻滞后，用针刺法测定皮肤痛觉消失的范围。交感神经被阻滞后，能减轻内脏牵拉反应；感觉神经被阻断后，能阻断皮肤和肌肉的疼痛传导；运动神经被阻滞后，能产生肌松弛。由于神经纤维的粗细不同，交感神经最先被阻滞，且阻滞平面一般要比感觉神经高 2～4 个节段；运动神经最迟被阻滞，其平面比感觉神经要低 1～4 个节段。各脊神经节段在人体体表的分布区见图 6-14。参照体表解剖标志，不同部位的脊神经支配分别为：胸骨柄上缘为 T₂，两侧乳头连线为 T₄，剑突下为 T₆，季肋部肋缘为 T₈，平脐线为 T₁₀，耻骨联合上 2～3cm 为 T₁₂，大腿前面为 L₁₋₃，小腿前面和足背为 L₄₋₅，大腿和小腿后面以及肛门会阴区为 S₁₋₅。如痛觉消失范围上界平乳头连线，下界平脐线，则麻醉平面表示为 T₄～₁₀。

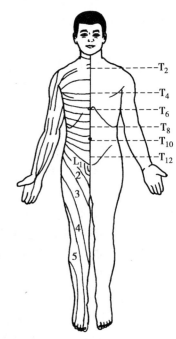

图 6-14　脊神经在体表的节段分布

（四）椎管内麻醉对生理的影响

1. 对呼吸的影响　取决于阻滞平面的高度，尤以运动神经被阻滞的范围更为重要。如胸脊神经被阻滞，肋间肌大部或全部麻痹，可使胸式呼吸减弱或消失，但只要膈神经（C₃₋₅）未被阻滞，仍能保持基本的肺通气量。如膈肌同时麻痹，腹式呼吸减弱或消失，则将导致通气不足甚至呼吸停止。采用高位硬膜外阻滞时，为防止对呼吸的严重不良影响，应降低局麻药浓度。

2. 对循环的影响　①低血压：椎管内麻醉时，由于交感神经被阻滞，导致小动脉舒张，周围阻力降低，静脉扩张使静脉系统内血容量增加，回心血量减少，心排血量下降，从而导致低血压。其发生率和血压下降幅度与麻醉平面及病人全身情况密切相关。如麻醉平面不高，范围不广，可借助于未被阻滞区域的血管收缩来代偿。对术前准备不充分、已有低血容量、动脉粥样硬化或心功能不全、或麻醉平面高、阻滞范围广者应特别注意血压下降。②心动过缓：由于交感神经被阻滞，迷走神经兴奋性增强，或者在高平面阻滞时，心脏加速神经（T₄ 以上平面）也被阻滞，均可减慢心率。

3. 对其他系统的影响　椎管内麻醉下，迷走神经功能亢进，胃肠蠕动增加，容易诱发恶心、呕吐；对肝肾功能有一定影响；也可能引起尿潴留。

三、蛛网膜下隙阻滞

局麻药注入到蛛网膜下隙，阻断部分脊神经的传导功能而引起相应支配区域的麻醉作用称为蛛网膜下隙阻滞。

（一）**分类** 根据给药方式、麻醉平面和局麻药药液的比重分类。

1. **给药方式** 可分为单次法和连续法。

2. **麻醉平面** 阻滞平面达到或低于 T_{10} 为低平面，高于 T_{10} 但低于 T_4 为中平面，如高至 T_4 或以上为高平面腰麻（须警惕其安全可控性差）。

3. **局麻药液的比重** 根据所用药液的比重高于、等于、低于脑脊液比重情况，分别称为重比重、等比重、轻比重腰麻。

（二）**腰麻穿刺术** 一般取侧卧位，屈髋屈膝，头颈向胸部屈曲，腰背部尽量向后弓曲，使棘突间隙张开便于穿刺。鞍区麻醉常为坐位。成人穿刺点一般选 $L_{3~4}$ 间隙，也可酌情上移或下移一个间隙。在两侧髂嵴最高点作一连线，此线与脊柱相交处即为 L_4 棘突或 $L_{3~4}$ 棘突间隙。直入法穿刺时，以 0.5% ~1% 普鲁卡因在间隙正中作皮丘，并在皮下组织和棘间韧带逐层浸润。腰椎穿刺针刺过皮丘后，穿刺针斜口与硬膜纤维纵向平行进针，方向应与病人背部垂直，并仔细体会进针时的阻力变化。当针穿过黄韧带时，常有明显落空感，再进针刺破硬脊膜，出现第二次落空感。拔出针芯见有脑脊液自针内滴出，即表示穿刺成功。部分病人脑脊液压力较低，穿刺后无脑脊液流出或流出不畅，可由助手压迫病人的颈静脉，升高脑脊液压力使其流畅。穿刺成功后将装有局麻药的注射器与穿刺针衔接，注药后将穿刺针连同注射器一起拔出。侧入法穿刺时是在棘突中线旁开 1~1.5cm 处进针，针干向中线倾斜，约与皮肤呈 75° 角，避开棘上韧带而刺入蛛网膜下隙（图 6-15）。适用于棘上韧带钙化的老年病人、肥胖病人或直入法穿刺有困难者。

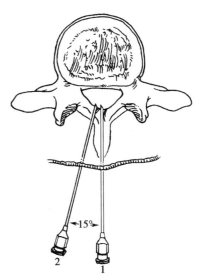

图 6-15 直入法与侧入法

（三）**腰麻常用药**

1. **普鲁卡因** 成人一次用量为 100~150mg，鞍区麻醉为 50~100mg。常将普鲁卡因 150mg 溶解于 5% 葡萄糖溶液或脑脊液 3ml 中，配制成 5% 普鲁卡因重比重液，作用时间为 1~1.5 小时。将普鲁卡因 150mg 溶于注射用水 10ml 内，即配成 1.5% 的轻比重溶液。

2. **丁卡因** 成人一次用量为 8~15mg。常将 1% 丁卡因溶液 1ml（10mg），加 10% 葡萄糖溶液和 3% 麻黄碱溶液各 1ml，配制成 1:1:1 重比重溶液。起效时间 5~10 分钟，作用时间 2~2.5 小时。将丁卡因 10mg 溶于注射用水 10ml 内，即配成 0.1% 的轻比重溶液。

3. **布比卡因** 常用剂量为 8~15mg。常用浓度为 0.5% ~0.75% 的布比卡因 2ml，加 10% 葡萄糖溶液 1ml 配成重比重溶液，起效时间和作用时间与丁卡因类似。以注射用水稀释成 0.2% ~0.25% 浓度，即为轻比重溶液。

（四）**麻醉平面的调节** 局麻药注入蛛网膜下隙以后，应设法在短时间内调节和控制麻醉平面。一旦超过药液与神经组织结合所需时间，就不容易调节平面。如果麻醉平面过低导致麻醉失败，平面过高对生理的影响较大，甚至危及病人的生命安全。影响麻醉平面的因素很多，如局麻药药液的比重、剂量、容积、病人身高、脊柱生理弯曲和腹腔内压力等，但药物的剂量是影响腰麻平面的主要因素，剂量越大，平面越高。假如这些因素不变，则穿刺间隙、病人体位和注药速度等是调节平面的重要因素。

1. **穿刺间隙** 由于脊柱的生理弯曲，病人仰卧时 L_3 位置最高，T_5 和 S_4 最低。假如在 $L_{2~3}$ 间隙穿刺并注入重比重局麻药液，病人转为仰卧位后，药液在脑脊液中会沿着脊柱的坡度向胸段流动，麻醉平面容易偏高。如在 $L_{4~5}$ 间隙穿刺注药，病人仰卧后大部分药液则会向骶段流动，麻醉平面容易偏低。

2. **病人体位** 体位对于麻醉平面的调节十分重要。病人注药仰卧位后，应根据手术区对麻醉平面的要求,改变其体位进行调节。例如平面过低时,由于重比重药液在脑脊液中向低处扩散,可将手术台调至头低位,以使平面上升。一旦平面足够,立即将手术台调至水平位,并严密观察病人的呼吸和血压变化。调节平面应在注药后 5 ～ 10 分钟内完成。如果是单侧下肢的手术,穿刺时可取病侧在下侧卧位,注药(重比重液)后继续保持侧卧 5 ～ 10 分钟,麻醉作用即偏于病侧。如只需阻滞肛门和会阴区,可让病人取坐位,在 $L_{4～5}$ 间隙穿刺,以小量重比重药液(约一般量的 1/2)作缓慢注射,则局麻药仅阻滞骶尾神经,称鞍区麻醉。

3. 注药速度　速度愈快,麻醉范围愈广;速度愈慢,则麻醉范围愈局限。一般注药速度为每 5 秒注射 1ml。

(五) 并发症

1. 术中并发症

(1) 血压下降、心率减慢:腰麻时血压下降的发生率和严重程度与麻醉平面有密切关系。麻醉平面愈高,阻滞范围愈广,发生血管舒张的范围增加,而进行代偿性血管收缩的范围减小,故血压下降愈明显。一般低平面腰麻血压下降者较少。合并有高血压或血容量不足者,自身代偿能力低下,更容易发生低血压。若麻醉平面超过 T_4,心加速神经被阻滞,迷走神经相对亢进,易引起心动过缓。当血压明显下降,可先快速静脉输液 200 ～ 300ml,以扩充血容量,必要时可静注麻黄碱。心率过缓者可静注阿托品。

(2) 呼吸抑制:常出现于高平面腰麻的病人,因胸段脊神经广泛阻滞,肋间肌麻痹,病人感到胸闷气促,说话费力,胸式呼吸减弱,发绀。当全部脊神经被阻滞,即发生全脊椎麻醉,病人呼吸停止,血压下降甚至心搏骤停。此外,平面过高可引起呼吸中枢的缺血缺氧,加重呼吸抑制。呼吸功能不全时应给予吸氧,并同时借助面罩辅助呼吸。一旦呼吸停止,应立即气管内插管和人工呼吸。

(3) 恶心呕吐:常见于①麻醉平面过高,发生低血压和呼吸抑制,造成脑缺血缺氧而兴奋呕吐中枢;②迷走神经亢进,胃肠蠕动增强;③牵拉腹腔内脏;④术中其他用药所致不良反应等。应针对原因处理。如吸氧、提升血压、麻醉前用阿托品、暂停手术牵拉等。氟哌利多、昂丹司琼(ondansetron,枢复宁)等药物也有一定的预防和治疗作用。

2. 术后并发症

(1) 腰麻后头痛(post dural puncture headache,PDPH):发生率 3% ～ 30%,常出现于麻醉后 2 ～ 7天,年轻女性较多见。其特点是抬头或坐立时头痛加重,平卧后减轻或消失。约半数病人的症状在 4天内消失,一般不超过一周,但也有病程较长者。由于硬脊膜和蛛网膜的血供较差,穿刺孔不易愈合,因脑脊液漏出导致颅内压降低和颅内血管扩张而引起血管性头痛。头痛的发生与穿刺针粗细或反复穿刺者有关。为预防腰麻后头痛,应采用圆锥形非切割型细穿刺针(26G),穿刺针斜口应与脊髓长轴方向平行,避免反复多次穿刺。围术期输入足量液体并防止脱水。发生腰麻后头痛者应平卧休息,可服镇痛或安定类药,针灸或用腹带捆紧腹部也有一定疗效。头痛严重者可于硬膜外腔内注入生理盐水,或 5% 葡萄糖液,或右旋糖酐 15 ～ 30ml,疗效较好。必要时可采用硬膜外自体血充填疗法。

(2) 尿潴留:较常见。主要因支配膀胱的副交感神经纤维很细,对局麻药很敏感,阻滞后恢复较晚,即使皮肤感觉恢复,仍可发生尿潴留。下腹部或肛门、会阴手术后切口疼痛以及病人不习惯卧床排尿等因素也可引起尿潴留。可以热敷、针灸或肌注副交感神经兴奋药卡巴胆碱(carbachol)治疗,必要时留置导尿管。

(3) 腰麻后神经并发症:①脑神经麻痹:一般在腰麻后 1 周发病,常先有剧烈头痛、畏光眩晕,继而出现斜视和复视。其发病机制可能与腰麻后头痛相似,由于脑脊液外漏,脑组织失去了脑脊液的衬垫作用。当病人坐起或站立时,脑组织因重力作用下沉而压迫脑神经。展神经较长,更容易受牵拉或受压而发生功能障碍。治疗:纠正腰麻后低颅内压,给予维生素 B 以及对症治疗。大多数病人在 6 个月内能自愈。②粘连性蛛网膜炎:病程发展较慢,常先出现感觉障碍,逐渐发展成感觉丧失和瘫痪。其病变是软膜和蛛网膜的慢性增生性炎症反应,蛛网膜下隙和硬膜外间隙均粘连闭锁,血管亦因炎症机化而闭塞,引起脊髓和脊神经根的退行性改变。发生原因不明,可能与药物、异物、化学刺激或病毒等因素有关。③马尾丛综合征：其特点是局限于会阴区和下肢远端的感觉和运动障碍，轻者仅表现为尿潴留，严重者大小便失禁。如因穿刺时损伤马尾丛神经纤维，一般数周或数月后可能自愈。如为化学性损伤，恢复较困难。

（4）化脓性脑脊膜炎：可因直接或间接原因引起，如皮肤感染、脓毒症等，严重者可危及生命，故重在预防。

（六）**适应证和禁忌证** 腰麻适用于 2~3 小时以内的下腹部、盆腔、下肢和肛门会阴部手术，如阑尾切除、疝修补、半月板摘除、痔切除、肛瘘切除术等。禁忌证：①中枢神经系统疾病，如脑脊膜炎、脊髓前角灰白质炎、颅内压增高等；②凝血功能障碍；③休克；④穿刺部位有皮肤感染；⑤脓毒症；⑥脊柱外伤或结核；⑦急性心力衰竭或冠心病发作。对老年人、心脏病、高血压等病人应严格控制用药量和麻醉平面。不能合作者，如小儿或精神病病人，一般不用腰麻。

四、硬脊膜外隙阻滞

将局麻药注射到硬脊膜外间隙，阻滞部分脊神经的传导功能，使其所支配区域的感觉或（和）运动功能消失的麻醉方法，称为硬脊膜外隙阻滞，又称硬膜外阻滞或硬膜外麻醉。有单次法和连续法两种，临床常用连续法。

（一）**硬膜外穿刺术** 硬膜外穿刺可在颈、胸、腰、骶各段间隙进行。由于硬膜外间隙内无脑脊液，药液注入后依赖本身的容积向两端扩散，故一般选择手术区域中央的相应棘突间隙穿刺。各种手术选择的穿刺棘突间隙可参考表 6-6。硬膜外穿刺有直入法和侧入法两种。穿刺体位、进针部位和针所经过的层次与腰麻基本相同。但硬膜外穿刺时，当针尖穿过黄韧带即达硬膜外间隙。硬膜外穿刺成功的关键是不能刺破硬脊膜。有两种方法可用来判断穿刺时针尖刺破黄韧带是否到达硬膜外间隙。①阻力消失法：在穿刺过程中，开始阻力较小，当抵达黄韧带时阻力增大，并有韧性感。推动注射器芯有回弹阻力感，气泡被压小。继续缓慢进针，一旦刺破黄韧带时有落空感，注液无阻力，小气泡不再缩小，回抽无脑脊液流出，表示针尖已达硬膜外间隙。②毛细管负压法：穿刺针抵达黄韧带后，与盛有液体的玻璃毛细接管相连接，继续缓慢进针。当针进入硬膜外间隙时，在有落空感的同时，管内液体被吸入，为硬膜外间隙特有的"负压现象"。确定针尖在硬膜外间隙后，可通过穿刺针置入导管，导管留在硬膜外间隙的长度约 3~4cm。退出穿刺针并固定好导管供连续注药用（图 6-16）。

表 6-6 硬膜外阻滞穿刺棘突间隙的选择

手术部位	手术名称	穿刺棘突间隙（插管方向）
颈部	甲状腺、颈淋巴系手术	$C_{5~6}$ 或 $C_{6~7}$（向头）
上肢	双侧手术、断肢再植术	$C_7~T_1$（向头）
胸壁	乳房手术	$T_{4~5}$（向头）
上腹部	胃、胆囊、脾、肝、胰腺等手术	$T_{8~9}$（向头）
中腹部	小肠手术	$T_{9~10}$（向头）
腰部	肾、肾上腺、输尿管上段手术	$T_{10~11}$（向头）
下腹部	阑尾手术	$T_{11~12}$（向头）
盆腔	子宫、直肠等手术	$T_{12}~L_1$，$L_{4~5}$（均向头），双管法
腹股沟区	腹股沟疝、髋关节等手术	$L_{1~2}$（向头）
下肢	大腿手术	$L_{2~3}$（向头）
	小腿手术	$L_{3~4}$（向头）
会阴	肛门、会阴部手术	$L_{3~4}$（向尾）或骶管阻滞

（二）**常用局麻药和注药方法** 常用药物为利多卡因、丁卡因、布比卡因和罗哌卡因。一般用 1.5%~2% 利多卡因，起效时间 5~8 分钟，作用维持时间约 1 小时左右。丁卡因用 0.25%~0.33%

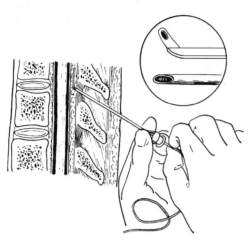

图 6-16　硬膜外隙插入导管

浓度,起效时间 10～20 分钟,维持时间 1.5～2 小时。布比卡因一般用 0.5%～0.75% 浓度,起效时间 7～10 分钟,维持时间 2～3 小时。罗哌卡因常用 0.75% 浓度。

穿刺置管成功后,先注入试验剂量 2% 利多卡因 3～5ml,观察 5～10 分钟。如果将导管意外置入蛛网膜下隙,注入试验剂量后 5 分钟内即出现截断性的麻醉平面,并伴有明显的下肢运动障碍和血压下降等现象,应立即停止给药。如发生血压剧降或呼吸困难,应紧急抢救。如确证无腰麻现象,则根据试验剂量的效果决定追加剂量。试验剂量和追加剂量之和称初量。在初量作用将消失时,再注入第二次量,其剂量约为初量的 1/2～2/3。

（三）麻醉平面的调节　硬膜外阻滞的麻醉平面与腰麻不同,呈节段性。影响平面的主要因素有:①局麻药容积:硬膜外间隙药液的扩散与容积有关。注入容积愈大,扩散愈广,麻醉范围愈宽。②穿刺间隙:麻醉上、下平面的高低取决于穿刺间隙的高低。如间隙选择不当,有可能上或下平面不符合手术要求而导致麻醉失败,或因平面过高而引起呼吸循环的抑制。③导管方向:导管向头端置入,药液易向胸、颈段扩散;向尾端置管,则易向腰、骶段扩散。④注药方式:药量相同,如一次集中注入则麻醉范围较广,分次注入则范围缩小。通常颈段注药的扩散范围较胸段广,而胸段又比腰段广。⑤病人情况:老年、动脉硬化、妊娠、脱水、恶病质等病人,注药后麻醉范围较一般人为广,故应减少药量。此外,还有药液浓度、注药速度和病人体位等也可产生一定影响。

（四）并发症

1. 术中并发症

（1）全脊椎麻醉(total spinal anesthesia):是由于硬膜外麻醉所用局麻药大部分或全部意外注入到蛛网膜下隙,使全部脊神经被阻滞的现象。病人可在注药后几分钟内发生呼吸困难、血压下降、意识模糊或消失,继而呼吸停止。一旦发生全脊椎麻醉,应立即以面罩加压给氧并紧急行气管内插管进行人工呼吸,加速输液,并以血管加压药维持循环稳定。若处理及时和正确,可避免严重后果,否则可导致心搏骤停。为了防止全脊椎麻醉的发生,施行硬膜外阻滞时,必须严格遵守操作规程,穿刺时仔细谨慎,导管置入硬膜外间隙后应回抽无脑脊液,用药时必须给试验剂量,确定未注入蛛网膜下隙后方可继续给药。

（2）局麻药毒性反应:硬膜外间隙内有丰富的静脉丛,对局麻药的吸收很快;导管可意外进入血管内,使局麻药直接注入血管内;导管损伤血管也可加快局麻药的吸收。以上原因都可引起不同程度的毒性反应。此外,一次用药剂量超过限量,也是发生毒性反应的常见原因。

（3）血压下降:主要因交感神经被阻滞而引起阻力血管和容量血管的扩张,导致血压下降。尤其是上腹部手术时,因胸腰段交感神经阻滞的范围较广,并可阻滞心交感神经引起心动过缓,更易发生低血压。特点:①硬膜外阻滞起效较慢,故血压下降也出现较晚。②硬膜外阻滞的平面虽较高,如能控制麻醉范围比较局限,则血压下降幅度较小。③因局麻药用量较大,吸收后对心血管有直接抑制作用,可加重对循环的抑制。

（4）呼吸抑制:硬膜外阻滞可影响肋间肌及膈肌的运动,导致呼吸储备功能降低,而对静息通气量的影响较小。当阻滞平面低于 T_8 时,呼吸功能基本正常;如达 T_2 以上,通气储备功能明显下降。为了减轻对呼吸的抑制,可降低用药浓度以减轻对运动神经的阻滞,如颈段硬膜外阻滞可用 1%～1.3% 利多卡因,上胸段用 1.3%～1.6% 的利多卡因,平面虽高,但对呼吸功能的影响较小。

（5）恶心呕吐：与腰麻相同。

2. 术后并发症 硬膜外阻滞的术后并发症一般较腰麻为少。少数病人出现腰背痛或暂时尿潴留，一般多不严重。但也可发生严重神经并发症，甚至截瘫。对于这些并发症，应以预防为主。

（1）神经损伤：可因穿刺针或较硬的导管直接损伤脊神经根或脊髓，局麻药的神经毒性也应考虑。表现为局部感觉或（和）运动的障碍，并与神经分布相关。在穿刺或置管时，如病人有电击样异感并向肢体放射，说明已触及神经。异感持续时间长者，可能损伤严重，应放弃阻滞麻醉。一般采取对症治疗，数周或数月可自愈。

（2）硬膜外血肿：发生率近年已降至 1 : 500 000 ~ 1 : 150 000，但须警惕血肿形成若处理不及时可引起截瘫。凝血功能障碍或应用抗凝药者容易发生。硬膜外麻醉后若出现麻醉作用持久不退，或消退后再出现肌无力、截瘫等，可能是血肿形成压迫脊髓的征兆。应及早进行磁共振检查作出诊断，争取在血肿形成后 8 小时内进行椎板切开减压术，清除血肿。如超过 24 小时则一般很难恢复。有凝血功能障碍或正在抗凝治疗者，禁用硬膜外阻滞。

（3）脊髓前动脉综合征：脊髓前动脉是一条终末血管，供应脊髓截面前 2/3 的区域，如较长时间血供不足，引起脊髓缺血甚至坏死而出现的系列表现，称脊髓前动脉综合征。病人一般无感觉障碍，主诉躯体沉重，翻身困难。部分病人能逐渐恢复，也有些出现截瘫。可能原因有：①原有动脉硬化，血管腔狭窄，常见于老年人；②局麻药中肾上腺素浓度过高，引起脊髓前动脉持久收缩；③麻醉期间有较长时间的低血压。

（4）硬膜外脓肿：因无菌操作不严格，或穿刺针经过感染组织，引起硬膜外间隙感染并逐渐形成脓肿。临床表现出脊髓和神经根受刺激和压迫的症状，如放射性疼痛、肌无力及截瘫，并伴有感染征兆。应予大剂量抗生素治疗，并及早进行椎板切开引流。

（5）导管拔出困难或折断：可因椎板、韧带以及椎旁肌群强直，使导管拔出困难。处理时可将病人处于原穿刺体位，一般可顺利拔出。如仍拔管困难，可热敷或在导管周围注射局麻药，然后均匀地用力拔出。如导管折断，无感染或神经刺激症状者，残留体内的导管一般不需要手术取出，但应严密观察。

（五）适应证和禁忌证 最常用于横膈以下的各种腹部、腰部和下肢手术，且不受手术时间的限制。还用于颈部、上肢和胸壁手术，但麻醉操作和管理技术都较复杂，采用时要慎重。禁忌证与腰麻相似。凡有穿刺点皮肤感染、凝血功能障碍、休克、脊柱结核或严重畸形、中枢神经系统疾病等均为禁忌。对老年、妊娠、贫血、高血压、心脏病、低血容量等病人，应非常谨慎，减少用药剂量，加强监测管理。

五、骶管阻滞

经骶裂孔将局麻药注入骶管腔内，阻滞骶脊神经，称骶管阻滞（caudal block），是硬膜外阻滞的一种。适用于直肠、肛门和会阴部手术。

1. 骶管穿刺术 病人取侧卧位或俯卧位。侧卧位时腰背向后弓曲，两膝向腹部靠拢。俯卧位时髋部垫一小枕，两腿略分开，脚尖内倾，脚后跟外旋，以放松臀部肌。穿刺前先触及尾骨尖端，沿中线向头方向约 3 ~ 4cm 处可摸到一个 V 形或 U 形凹陷，其两旁各有一豆大骨质隆起的骶角，此凹陷即骶裂孔。在骶裂孔中心作皮丘，针垂直刺入皮肤和覆盖骶裂孔的骶尾韧带。当穿透韧带时，有阻力突然消失的落空感。此时将针干与皮肤呈 30°角方向进针，即可进入骶管腔。如角度太大，针尖容易触及骶管前壁；角度太小，针尖可触及骶管后壁。凡遇骨质，均应调整角度，使与骶管纵轴方向一致，针干即可顺利进入。针插入骶管腔后，推进深度约 1 ~ 2cm 即可。S_2 的骨质标志是髂后上嵴连线，穿刺针不得进入过深而越过此连线，否则有刺入蛛网膜下隙的危险。采用骶管简化垂直进针法时，病人侧卧位，用 7 号短针经骶裂孔上端垂直刺过骶尾韧带即可，此法比较安全（图6-17）。穿刺成功后接上注射器，回抽无血液和脑脊液即可注入局麻药。注药时应无阻力，注药后无局部皮下肿胀。

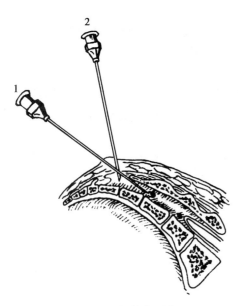

图 6-17　骶管穿刺术

2. 常用局麻药　骶管阻滞可用 1.5% 利多卡因或 0.5% 布比卡因,成人用药量一般为 20ml。其麻醉时间分别为 1.5 ~ 2 小时和 4 ~ 6 小时。采取分次注药法,先注入试验剂量 5ml,观察 5 分钟,如无不良反应,再将其余 15ml 注入。

3. 并发症　骶管内有丰富的静脉丛,如穿刺时损伤血管,局麻药则吸收加快,可发生毒性反应。如穿刺针插入过深,进入硬膜囊内,药液可直接注入蛛网膜下隙而发生全脊椎麻醉。此外,术后尿潴留者也较多见。有骶管畸形、穿刺点感染、穿刺困难或回抽有血液的病人,可改用鞍区麻醉或硬膜外阻滞。

六、蛛网膜下隙与硬脊膜外隙联合阻滞

经蛛网膜下隙与硬脊膜外隙联合阻滞又称腰麻-硬膜外联合阻滞,广泛用于下腹部及下肢手术。其特点是既有腰麻起效快、镇痛完善与肌松弛的优点,又有硬膜外阻滞时调控麻醉平面、满足长时间手术的需要等长处。穿刺方法有两种。两点法:病人体位与腰麻相同,先选 T_{12} ~ L_1 作硬膜外隙穿刺并置入导管,然后再于 $L_{3~4}$ 或 $L_{4~5}$ 间隙行蛛网膜下隙穿刺。一点法:经 $L_{2~3}$ 棘突间隙用特制的联合穿刺针作硬膜外隙穿刺,穿刺成功后再用配套的 25G 腰穿针经硬膜外穿刺针内行蛛网膜下隙穿刺,见脑脊液流出即可注入局麻药(腰麻);然后退出腰穿针,再经硬膜外针向头端置入硬膜外导管,并固定导管备用。由于所用腰穿针呈圆锥形非切割型细穿刺针,故刺破硬脊膜时损伤很小,术后头痛的发生率明显减少,但注药时间需 45 ~ 60 秒。临床上多采用一点法。

(闵　苏)

第六节　麻醉期间和麻醉恢复期的监测和管理

一、麻醉期间的监测和管理

病人在手术麻醉期间,外科疾病或并存疾病、麻醉方法和药物、手术创伤和失血以及体位改变等因素都可对生理功能造成不同程度的影响,严重者可危及生命安全。因此,麻醉期间应密切观察和监测病人的各种生理功能的变化,主动采取措施预防严重生理变化的发生,一旦发生应力求及早发现和及时纠正,以避免发生严重并发症。

（一）**呼吸监测和管理**　麻醉期间最容易和最先受到影响的是呼吸功能。全身麻醉可引起不同程度的呼吸抑制;麻醉阻滞平面过高对呼吸肌力的影响也可引起严重的呼吸抑制;麻醉辅助用药、手术体位及并存的呼吸疾病等,都是麻醉期间影响呼吸功能的重要因素。因此,麻醉期间保持呼吸功能正常是一项十分重要的任务。呼吸功能正常是指能维持动脉血氧分压(PaO_2)、二氧化碳分压($PaCO_2$)和血液 pH(同时受代谢因素的影响)在正常范围内,这三项指标也是衡量呼吸管理是否合理的主要参数。对于保持自主呼吸的病人,应观察其呼吸运动的类型(胸式或腹式呼吸)和呼吸的幅度、频率和节律,同时观察病人的口唇黏膜、皮肤及手术野出血的颜色,以判断是否有呼吸道梗阻、缺氧或 CO_2 蓄积。麻醉期间必须持续监测 SpO_2,全麻控制呼吸的病人还应监测潮气量、呼吸频率、气道压以及 $P_{ET}CO_2$,必要时检查动脉血气分析,以保证病人的呼吸功能正常。

（二）**循环监测和管理**　麻醉期间维持循环功能的稳定在麻醉管理中占有重要地位,循环系统的变化将直接影响病人的安全和术后的恢复。麻醉期间应常规监测心率、血压和心电图,每隔 5 ~ 10 分钟测定和记录一次血压、心率、脉搏等参数,并记录手术重要步骤、出血量、输液量、输血量、尿量及

用药等。麻醉期间引起循环功能障碍的可能原因包括:外科疾病和并存疾病的病理生理改变,麻醉及手术对循环的影响等。当发生循环功能障碍时,应对血容量、心脏代偿功能和外周血管的舒缩状态做出正确判断,并进行有针对性的处理。麻醉期间维持充足的有效循环血容量是非常重要的,血压降低往往与绝对或相对的血容量不足有关。应根据术前心、肾功能及禁食、脱水等情况,对术中失血及围术期体液丢失量进行补充。建立必要的循环监测措施有助于临床判断。麻醉过浅可引起机体的应激反应,使血压升高、心率增快;麻醉过深可抑制心肌收缩功能,引起外周血管舒张和阻力降低,导致血压降低。因此,根据病情和手术要求及时调节麻醉深度,对于维持循环稳定是非常重要的,必要时可应用血管活性药物来支持循环功能。

（三）**控制性降压**　在某些情况下,为了降低血管张力、便于施行手术(例如动脉导管未闭、颅内动脉瘤等),或减少手术野的渗血以方便手术操作、减少失血量(例如脊柱手术、后颅窝手术等),或控制血压过度升高、防止发生心血管并发症(例如心肌缺血、急性肺水肿等),麻醉期间需要利用药物和(或)麻醉技术使动脉血压降低并控制在一定水平,称为控制性降压。血压降低有可能使重要器官(脑、心、肾)的血流量减少,导致缺氧和功能障碍的危险。因此,必须严格掌握适应证和血压控制标准,并在降压期间加强监测,维持正常的血管内容量,维持各重要器官的组织灌注和氧供在正常范围。有严重器官疾病(如心脏病、高血压、脑供血不足及肝、肾功能障碍等)以及酸碱平衡失调、低血容量、休克及严重贫血者,禁忌行控制性降压。异氟烷吸入浓度增加后,可明显降低外周血管阻力而对心肌收缩力的影响较小,适用于短时间的降压;如需长时间降压,可复合应用血管活性药(例如硝普钠、硝酸甘油及尼卡地平等)来达到降压目的;还应重视体位调节对血压的影响。一般认为,术前血压正常者,应控制收缩压不低于80mmHg,或平均动脉压在50~65mmHg之间;或以降低基础血压的30%为标准,并根据手术野渗血等情况进行适当调节。

（四）**体温的监测和管理**　体温是重要的生命体征之一,因此术中的体温监测十分必要。小儿因体温调节中枢发育尚未完全、体表面积相对较大,术中更容易发生体温异常。体温过高可使代谢增快、氧耗量增加,严重时可引起代谢性酸中毒和高热惊厥。体温降低时,药物的代谢速度减慢,病人对麻醉的耐受能力也降低,容易发生麻醉过深而引起循环抑制,麻醉后苏醒时间也延长;低温可增加心血管并发症的发生率,严重低温还会导致室颤;低温对凝血功能也有损害,可增加失血量;低温还会增加伤口感染的发生率、影响伤口愈合。室温过低、静脉输液和术野冲洗液温度较低、手术创面大等因素,使术中低体温的发生率明显增加。术中的体温监测通常采用鼻咽温,某些情况下(例如体外循环)还应监测中心体温(食管或直肠温度)。常用的术中保温措施包括温毯、暖风机和输液加温等。

某些手术需要将体温降低到一定程度,以降低机体代谢、保持或延缓细胞活动。浅低温(32~35℃)适用于脑复苏病人及神经外科手术,可以延长阻断脑循环的时间、降低颅内压、减轻脑水肿。中低温(26~31℃)适用于短小的心脏手术,或大血管手术必须阻断动脉主干时以保护远心端的脏器功能。深低温(25℃以下)常与体外循环配合来进行复杂的心内手术。

（五）**其他**　麻醉期间还应密切观察病人的全身情况。非全麻病人应注意神志和表情的变化,严重低血压和缺氧可使病人的表情淡漠、神志突然丧失。发生局麻药毒性反应时,病人可出现精神兴奋症状,严重者可发生惊厥。此外,电解质、酸碱平衡、血糖、凝血功能的监测和维持正常也非常重要。

二、麻醉恢复期的监测和管理

手术和麻醉虽然结束,但手术及麻醉对病人的生理影响并未完全消除。在此期间,病人的呼吸及循环功能仍然处于不稳定状态,各种保护性反射仍未完全恢复,其潜在的危险并不亚于麻醉诱导期。因此,应重视麻醉后恢复室(postanesthesia care unit,PACU)的建立和管理。

（一）**监测**　在麻醉恢复期应常规监测心电图、血压、呼吸频率和SpO_2,并每5~15分钟记录一次,直至病人完全恢复。手术较大者,不管是全麻还是区域麻醉,术后都应常规吸氧。对于并存肺部疾病,或行开胸和上腹部手术的病人,更应重视其呼吸功能的变化和管理。全麻后的病人要注意其神志恢复的情况和速度,而椎管内麻醉病人应密切观察其阻滞部位感觉和运动的恢复情况。

（二）全麻后苏醒延迟的处理　常见原因为全麻药的残余作用,包括吸入及静脉全麻药、肌松药和麻醉性镇痛药等。可因麻醉过深引起,亦可因病人的病理生理改变而引起药物的代谢和排泄时间延长所致,如高龄、肝肾功能障碍和低温等。此外,麻醉期间发生的并发症(如电解质紊乱、脑出血或脑血栓形成、低体温、血糖过高或过低、脓毒症等)也可引起病人的意识障碍,即使麻醉因素已排除,病人仍可发生不同程度的意识障碍。无论是何种原因引起的麻醉后苏醒延迟,首先都应维持循环稳定、通气功能正常和充分供氧。对于术后长时间不苏醒者,应进一步检查其原因,并针对病因治疗。

（三）保持呼吸道通畅　全麻或区域麻醉中辅助药的应用,都可影响麻醉后病人神志的恢复;术前肺部疾病、肥胖、高龄、吸烟史、术中气道操作、长时间俯卧位手术、胸部和上腹部手术、应用大剂量麻醉性镇痛药、残余神经肌肉阻滞等因素,也会增加气道管理的难度。因此,麻醉恢复期非常容易发生呼吸道梗阻等严重呼吸意外事件,应密切观察。一旦发生呼吸事件,首先必须保证病人的呼吸道通畅并吸氧,必要时应托下颌、置入口/鼻咽通气道、面罩辅助通气或气管内插管;同时还应密切监测病人的血压和心率。如果未能及时发现和处理呼吸事件,病人的生命安全可能受到威胁。

（四）维持循环系统的稳定　在麻醉恢复期,常见血压波动、心律失常和心肌缺血等心血管事件,体位的变化对循环也有影响。一旦发生心血管事件,应积极寻找病因,及时处理。

1. 发生术后低血压的常见原因有　①低血容量:表现为黏膜干燥、心率增快及少尿。应检查血红蛋白含量及血细胞比容以除外内出血。对于顽固性低血压者,应监测尿量、直接动脉血压和中心静脉压以指导治疗。②静脉回流障碍:可发生于机械通气、张力性气胸和心脏压塞等。③血管张力降低:可发生于椎管内麻醉、过敏反应和肾上腺皮质功能低下等,也可见于应用抗高血压药、抗心律失常药及复温时。④心源性:包括心律失常、急性心力衰竭、心肌缺血和肺栓塞等。

2. 发生术后高血压的常见原因有　①术后疼痛、膀胱尿潴留、病人躁动不安或呕吐。②低氧血症和(或)高碳酸血症。③颅内压升高、低体温或用药错误。④既往有高血压病史,尤其在病人术前停用抗高血压药时。

3. 发生术后心律失常的常见原因有　缺氧、高碳酸血症、疼痛、电解质失衡(尤其是低钾血症)、心肌缺血、药物和酸碱失衡等。

4. 发生术后心肌缺血的常见原因有　低氧血症、贫血、心动过速、低血压和高血压。

（五）恶心、呕吐的防治　恶心、呕吐是麻醉恢复期的常见并发症,以全麻后病人发生率较高,尤其是以吸入麻醉药为主、麻醉时间较长者更易发生;麻醉期间应用麻醉性镇痛药也可增加恶心、呕吐的发生率。麻醉恢复期发生恶心、呕吐对保持呼吸道的通畅十分不利,如果发生误吸则更加危险。因此,对于高危病人(女性、非吸烟者、既往术后恶心呕吐病史、晕动病史和术后应用阿片类药物)应采取预防措施。对于已发生的恶心呕吐,应首先考虑和治疗可能的病因,包括疼痛、低血压、低氧血症、低血糖、上消化道出血、颅内压升高、咽喉部血液或分泌物刺激和腹部梗阻等。止吐药应早期应用,包括昂丹司琼、氟哌利多和地塞米松等。

（黄宇光）

第七章　疼痛治疗

第一节　概　述

疼痛(pain)是人类大脑对机体组织损伤或可能导致组织损伤的刺激所产生的一种不愉快的主观感觉。丧失意识(如昏迷)的病人对组织损伤或者伤害性刺激的反应称为伤害感受(nociception)。人体对疼痛的感受在个体间和(或)不同状态下存在差异。不论是疼痛还是伤害感受均可能诱发机体产生代谢、内分泌、呼吸、循环、应激、神经、精神等功能或状态的改变。疼痛已成为影响人类健康的重要医学问题。

（一）疼痛的临床分类

1. **按疼痛程度分类**　①轻微疼痛；②中度疼痛；③剧烈疼痛。

2. **按起病缓急分类**　①急性疼痛(acute pain)：如发生于创伤、手术、急性炎症、急性脏器缺血，如心肌梗死等，急性脏器梗阻、牵张，如肠梗阻、胆道梗阻、输尿管梗阻等。②慢性疼痛(chronic pain)：慢性疼痛是一种疾病，如慢性腰腿痛、癌症痛等。神经病理性疼痛(neuropathic pain)是指发生于周围神经和中枢神经任何部位的神经病变和损害所致的疼痛，如带状疱疹后神经痛、糖尿病性神经病变、残端痛、幻肢痛等。

3. **按疼痛部位分类**　①浅表痛：位于体表或黏膜，以角膜和牙髓最敏感。性质多为锐痛，比较局限，定位明确。主要由 Aδ 有髓神经纤维传导。②深部痛：内脏、关节、韧带、骨膜等部位的疼痛。一般为钝痛，不局限，病人常常难以明确指出疼痛部位。主要由 C 类无髓神经纤维传导。内脏痛是深部痛的一种，可能伴有牵涉痛。

（二）疼痛程度的评估　常用方法有：

1. **视觉模拟评分法(visual analogue scales，VAS)**　是临床上最常用的量化疼痛程度的方法。即在一个 10cm 长的标尺上，两端分别标明"0"和"10"的字样。"0"代表无痛，"10"代表最剧烈的疼痛。让病人根据自己以往的经验对当前所感受疼痛的程度，在标尺上标出相应位置，起点(0 点)至记号点的距离(以 cm 表示)，即为评分值。

2. **数字评价量表(numerical rating scale，NRS)**　是用 0～10 这 11 个数字表示疼痛程度。0 表示无痛，10 表示剧痛。被测者根据个人疼痛感受选择一个数字表示疼痛程度。

第二节　疼痛对生理的影响

1. **精神情绪变化**　急性疼痛引起病人精神兴奋、焦虑烦躁不安。长期慢性疼痛可使人表情淡漠、精神抑郁甚至绝望。

2. **内分泌系统**　疼痛可引起应激反应，促使体内释放多种激素，如儿茶酚胺、皮质激素、血管紧张素Ⅱ、抗利尿激素、促肾上腺皮质激素、醛固酮、生长激素和甲状腺素等。由于儿茶酚胺可抑制胰岛素的分泌和促进胰高血糖素分泌增加，后者又促进糖原异生和肝糖原分解，甚至可以诱发血糖升高和负氮平衡。

3. **循环系统**　疼痛诱发血中儿茶酚胺和血管紧张素Ⅱ水平升高，进而可使病人血压升高、心动过速甚至诱发心律失常。对伴有高血压、冠状动脉供血不足的病人极为不利。而醛固酮、皮质激素和抗利尿激素的增多,又可引起病人体内水钠潴留,进一步加重心脏负荷。剧烈的深部疼痛有时可引起交感神经和副交感神经功能紊乱,使血压下降,心率减慢,甚至发生虚脱、休克。

4. **呼吸系统**   胸、腹部手术后的急性疼痛对呼吸功能影响较大。因疼痛引起的肌张力增加,使胸廓顺应性下降;病人呼吸浅快,肺活量、潮气量和功能残气量均降低,肺泡通气/血流比值下降,易产生低氧血症。同时病人可因疼痛而影响深呼吸和用力咳嗽,继发肺泡和支气管内分泌物排除障碍,易诱发肺炎或肺不张,多见于老年人。故术后疼痛是术后肺部并发症的重要诱因之一。

5. **消化系统**   慢性疼痛常引起食欲缺乏,消化功能障碍以及恶心、呕吐。

6. **凝血机制**   急性疼痛诱发应激反应、交感神经兴奋,使血小板黏附功能增强,纤溶功能降低,血液处于高凝状态,易导致血栓形成,甚至可酿成致命的并发症。

7. **其他**   疼痛可引起免疫功能下降,不利于防治感染和控制肿瘤扩散。由于疼痛可引起肾血管反射性收缩,垂体抗利尿激素分泌增加,尿量减少。也可因手术后疼痛,造成排尿困难,长时间排尿不畅易引起尿路感染。

8. **疼痛对机体的"益处"**   疼痛可诱发机体产生保护行为,避开伤害性刺激源。痛觉相关的神经反射活动和部分神经递质、介质对机体器官具有保护作用。有人形象地将疼痛对机体的益处称为"好痛",将疼痛对机体的不良影响称为"坏痛"。

第三节   慢性疼痛治疗

慢性疼痛是指疼痛持续超过相关疾病的一般病程或超过损伤愈合所需的一般时间(或疼痛复发持续超过 1 个月;或疼痛持续时间超过 3 个月)。

一、慢性疼痛的诊治范围

慢性疼痛诊治主要有:①颈肩痛和腰腿痛:颈椎病、颈肌筋膜炎、肩周炎、腰椎间盘突出症、腰椎骨质增生症、腰背肌筋膜炎、腰肌劳损;②四肢慢性损伤性疾病:滑囊炎、狭窄性腱鞘炎(如弹响指)、腱鞘囊肿、肱骨外上髁炎(网球肘);③神经痛:三叉神经痛、肋间神经痛、灼性神经痛、幻肢痛、糖尿病神经痛、酒精成瘾性神经痛、带状疱疹和带状疱疹后遗神经痛;④周围血管疾病:血栓闭塞性脉管炎、雷诺综合征;⑤癌症疼痛、癌症治疗相关痛(主要为:手术相关痛、治疗操作相关痛如骨穿和抗肿瘤治疗相关痛);⑥艾滋病疼痛:由于感觉神经病变和 Karposi 肉瘤病变引发疼痛。常见有头痛、口咽痛、腹痛、胸痛、关节痛、肌肉痛和皮肤痛;⑦心因性疼痛。

二、治疗疼痛的常用方法

(一)**药物治疗**   是最基本、最常用的疼痛治疗方法。一般慢性疼痛病人需较长时间用药,为了维持最低有效的血浆药物浓度,应采取定时定量用药。如待疼痛发作时才使用药物,往往需要较大剂量且疗效维持时间较短。

1. **解热镇痛消炎药(antipyretic-analgesic and anti-inflammatory drugs)**   也被称为非甾体抗炎药(nonsteroidal anti-inflammatory drugs,NSAID)。常用药有阿司匹林(aspirin)、吲哚美辛(indometacin)、布洛芬(ibuprofen)、双氯芬酸(diclofenac)、酮咯酸(ketorolac)、氟比洛芬酯(flurbiprofen axetil)、对乙酰氨基酚(paracetamol)、COX-2 抑制剂如塞来昔布(celecoxib)、帕瑞昔布(parecoxib)等。该类药物通过抑制体内前列腺素的生物合成,降低前列腺素使末梢感受器对缓激肽等致痛因子增敏作用,并且降低前列腺素本身的致痛作用。该类药物对头痛、牙痛、神经痛、肌肉痛或关节痛的效果较好,对创伤性剧痛和内脏痛有一定效果。该类药物(对乙酰氨基酚除外)还有较强的消炎和抗风湿作用。

2. **麻醉性镇痛药**   该类药物仅用于急性剧痛如外伤、手术诱发的剧烈疼痛和晚期癌症疼痛。常用的有吗啡(morphine)、芬太尼(fentanyl)、羟考酮(oxycodone)、布托啡诺(butorphanol)等。使用该类药物要注意药物的成瘾性。

3. 抗癫痫药   卡马西平(carbamazepine)常用于治疗三叉神经痛和舌咽神经痛。加巴喷丁(gabapentin)、普瑞巴林(pregabatin)主要用于神经病理性疼痛的治疗,包括糖尿病性周围性神经痛、带状疱疹后神经痛、幻肢痛和外伤后神经痛等。

4. 抗抑郁药   对长期疼痛伴有精神忧郁,情绪低落,言语减少,行动迟缓等症状者,需合用抗抑郁药。常用药有阿米替林(amitriptyline)、多塞平(doxepin)和氟西汀(fluoxetine)等。对于癌症诱发的持续性病理神经痛、对阿片类药物耐药者或者对阿片类药物治疗效果不佳者,合用抗抑郁药物往往可获得较好镇痛效果。

5. 糖皮质激素类药物   常用药包括地塞米松(dexamethasone)、泼尼松龙(prednisolone)、甲泼尼龙(methylprednisolone)、利美达松(limethasone)、曲安奈德(triamcinolone acetonide)等。主要用于治疗炎症及创伤后疼痛、肌肉韧带劳损、神经根病变引起的疼痛、软组织或骨关节无菌性炎性疼痛、风湿性疼痛、癌痛及复杂区域疼痛综合征。除全身给药外,糖皮质激素给药途径还包括关节腔内、关节周围给药,肌腱和韧带周围给药,肌肉痛点给药,硬膜外腔给药及皮肤损害部位注射等。

(二) 神经阻滞   是治疗慢性疼痛的主要手段之一。一般选用长效局麻药,对癌症疼痛、顽固性头痛(如三叉神经痛)可以采用无水乙醇或5%~10%苯酚,或采用物理方法如射频热凝或冷冻等,以达到长期止痛目的。许多疾病的疼痛与交感神经有关,可通过交感神经阻滞进行治疗,例如用交感神经阻滞治疗急性期带状疱疹,不但可解除疼痛,使皮疹迅速消退,而且还可降低后遗神经痛的发生率。常用的交感神经阻滞法有星状神经节阻滞和腰交感神经阻滞。

1. 星状神经节阻滞(stellate ganglion block)   星状神经节由下颈交感神经节和第1胸交感神经节融合而成,位于第7颈椎和第1胸椎之间前外侧,支配头、颈和上肢。阻滞时于病人肩下垫一薄枕,取颈极度后仰卧位。在环状软骨平面摸清第6颈椎横突。术者用二手指将胸锁乳突肌拨向外侧,使附着于胸锁乳突肌后鞘的颈内动脉和静脉被一起推向外侧。用3.5~4cm长的7号针,在环状软骨外侧垂直进针,触及第6颈椎横突,将针后退0.3~0.5cm,回抽无血,注入0.25%布比卡因或1%利多卡因(均含肾上腺素)10ml(图7-1),注药后同侧出现霍纳综合征和手指温度增高,即示阻滞有效。适用于偏头痛、灼性神经痛、患肢痛、雷诺综合征、血栓闭塞性脉管炎、带状疱疹等。

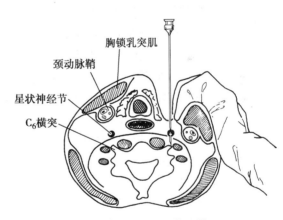

图7-1   星状神经节阻滞

并发症:①局麻药的毒性反应;②药物意外注入椎管内,引起血压下降,呼吸停止;③气胸;④膈神经麻痹;⑤喉返神经麻痹。

2. 腰交感神经阻滞(lumbar sympathetic ganglion block)   腰交感神经节位于腰椎椎体的前侧面,左右有4~5对神经节,支配下肢,其中L_2交感神经节尤为重要。侧卧位操作时,阻滞侧在上,而俯卧位时在下腹部垫一枕头,使背部突出。在L_3棘突上缘旁开4cm处作皮丘(局部麻醉),取22G 10cm长的穿刺针,经皮丘垂直进针直至针尖触及L_3横突,测得皮肤至横突的距离。将针退至皮下,使针向内向头侧均呈30°倾斜,再刺入而触及椎体。然后调整针的方向,沿椎体旁滑过再进入1~2cm,抵达椎体前外侧缘,深度离横突不超过4cm,回抽无血无脑脊液,注入0.25%布比卡因或1%利多卡因(均含肾上腺素)10ml,即可阻滞L_2交感神经节(图7-2)。阻滞后下肢温度升高,血管扩张。

并发症:①药液意外注入蛛网膜下腔;②局麻药毒性反应;③损伤引起局部血肿。

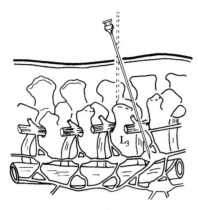

图 7-2　腰交感神经阻滞

（三）椎管内药物治疗

1. 蛛网膜下腔注药　使用鞘内药物输注系统将吗啡注入，或注入 5%～10% 酚甘油以治疗晚期癌痛。

2. 硬脊膜外间隙注药

（1）糖皮质激素：主要治疗颈椎病和腰椎间盘突出症。可减轻或消除因脊神经根受机械性压迫引起的炎症，或消除髓核突出后释放出糖蛋白和类组胺等物质引起神经根的化学性炎症，从而缓解症状。

（2）阿片类药物：常用吗啡。因其成瘾问题，多限于癌症疼痛治疗。

（3）局麻药：可单独使用，但常与糖皮质激素或阿片类药物合用。

（四）痛点注射　主要用于慢性疼痛疾病，如腱鞘炎、肩周炎、肱骨外上髁炎、紧张性头痛及腰肌劳损等。

（五）针灸疗法　针灸疗法在我国具有悠久的历史，针刺疗法止痛确切，较灸法常用。适用于各种急、慢性疼痛治疗。针刺方法分为体针和耳针两种，体针疗法较常用。体针穴位选择原则如下：①近取法：在疼痛部位及其附近取穴，如颈肌筋膜炎取阿是穴；②远取法：根据循经取穴原则，选取与痛处相距较远的腧穴，如腰背痛取委中穴；③远取与近取相结合：如偏头痛取合谷、印堂、攒竹等穴位；④随证取穴：根据某些腧穴具有主治一些特殊病症的特点选穴，如阴郄、后溪治盗汗，内关、郄门治心区痛等。

（六）推拿疗法　在治疗时，医生根据病情在病人身体的特定部位或体表穴位，施用各种手法推拿，改善神经肌肉功能，调整脏器的功能状态，以达到治疗目的。

（七）物理疗法　简称理疗，包括电疗、光疗、磁疗和石蜡疗法等。电疗法有短波、超短波、微波等高频电疗，以及直流电离子导入、感应电、电兴奋和间动电疗法等。光疗法常用近红外线和远红外线两种。其主要作用是消炎、镇痛、解痉、改善局部血液循环、软化瘢痕和兴奋神经肌肉等。

（八）经皮神经电刺激疗法（transcutaneous electrical nerve stimulation，TENS）　采用电脉冲刺激治疗仪，通过放置在身体相应部位皮肤上的电极板，将低压的低频和高频脉冲电流透过皮肤刺激神经（主要是 Aβ 纤维），以提高痛阈、缓解疼痛。

（九）心理疗法　心理因素在慢性疼痛治疗中起着重要作用。心理疗法中医务人员采用解释、鼓励、安慰和保证等手段，帮助病人消除焦虑、忧郁和恐惧等不良心理因素，调动病人主观能动性，增强机体抗病痛的能力。此外，还有催眠与暗示疗法、认知疗法以及生物反馈疗法等。

三、癌痛治疗

约 70% 晚期癌症病人都有剧烈疼痛，对病人及其家庭和社会都带来很大影响。癌症病人常常有严重心理障碍，因此，在积极治疗癌痛的同时，要重视心理治疗，包括姑息保健（palliative care）。

（一）癌痛的三阶梯疗法（图 7-3）　基本原则：①根据疼痛程度选择镇痛药物；②口服给药，一般以口服药为主；③按时服药，根据药理特性有规律地按时用药；④个体化用药，应根据具体病人和疗效用药。

第一阶梯，轻度疼痛时，选用非阿片类镇痛药，如阿司匹林；也可选用胃肠道反应较轻的布洛芬和对乙酰氨基酚等。第二阶梯，在轻、中度疼痛时，单用非阿片类镇痛药不能控制疼痛，应加用弱阿片类药以提高镇痛效果，代表药物为可待因。第三阶梯，选用强阿片类药，如吗啡。应根据疼痛的强度（如中、重度癌痛者）而不是根据癌症的预后或生命的时限选择用药。常用缓释或控释剂型。

在癌痛治疗中，常采取联合用药，即加用一些辅助药以减少主药的用量和副作用。常用辅助药物

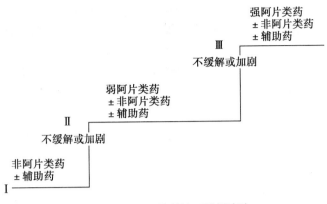

图7-3 WHO推荐的三阶梯疗法

包括：①弱安定药,如地西泮和艾司唑仑等；②强安定药,如氯丙嗪和氟哌啶醇等；③抗抑郁药,如阿米替林。

（二）椎管内注药

1. **硬膜外间隙注入吗啡** 可选择与疼痛部位相应的间隙进行穿刺,成功后置入导管以便反复注药。每次注入吗啡1~2mg,用生理盐水10ml稀释,每日一次。

2. **蛛网膜下隙内注入神经毁损性药物** 常用苯酚或无水乙醇注入蛛网膜下隙,破坏背根神经,使其产生脱髓鞘丧失传导功能从而达到止痛。

（1）苯酚：常用5%~7%酚甘油,为重比重溶液。穿刺点应选择在拟麻痹脊神经根的中间点。病人痛侧向下卧位,穿刺针进入蛛网膜下隙后,将病人向背后倾斜45°（即倒向操作者侧）,然后缓慢注入酚甘油0.5ml,最多不超过1ml。这种体位可借助重比重药液下沉,使苯酚集中作用于痛侧神经。注药后保持原体位不变20分钟。

（2）无水乙醇：是轻比重溶液,病人应采取痛侧向上并前倾45°体位,使拟被麻痹的后根神经处于最高点。穿刺点的确定同上,穿刺成功后注入药0.5ml,需要时酌情补加,总量不超过2ml。注药后维持原体位30分钟。

（三）放疗、化疗和激素疗法 均为治疗癌症的方法,同时也可用作晚期癌症止痛。放疗或化疗用于对其敏感的癌瘤,可使肿块缩小,减少由于其压迫和侵犯神经组织引起的疼痛。对放疗敏感的癌瘤有精原细胞瘤、鼻咽癌、小细胞肺癌等。对于骨转移癌痛放疗效果显著。而化疗可用于乳癌、睾丸癌、卵巢癌等,肝动脉插管化疗对治疗肝癌有效。对于一些激素依赖性肿瘤可使用激素疗法,例如雄激素和孕激素用于晚期乳癌,雌激素用于前列腺癌,都能起到止痛的作用。

第四节 术后镇痛

术后疼痛是人体对手术创伤刺激的一种反应,它所引起的病理生理改变能影响术后恢复,甚至导致呼吸、泌尿及心血管系统的并发症。

一、镇痛药物

术后镇痛最常用的药物有阿片类药,如吗啡和芬太尼等；非阿片类药,如曲马多等。硬膜外镇痛时局麻药常选用罗哌卡因或布比卡因,如浓度低于0.2%则对运动神经的阻滞很弱,比较安全。

二、镇痛方法

传统的术后镇痛方法有口服药物,肌内、皮下、静脉注射药物和直肠给药等。这些方法存在局限性和隐患,如：①不能及时止痛；②血药浓度波动大,有效镇痛时间有限,镇痛效果往往不够满意；③不能个体化用药,对于药物需求量很大的病人常镇痛不全,而对于需求量较小的病人又可能用药过量,抑制呼吸;④重复肌内注射造成注射部位疼痛,对病人产生不良的心理影响。目前以硬膜外镇痛和病人自控镇痛法为好。

(一)硬膜外镇痛 包括硬膜外单次和持续给药。常选用吗啡,吗啡可透过硬膜外间隙进入蛛网膜下隙,作用于脊髓后角的阿片受体。成人常用剂量为 2~3mg/次,用生理盐水稀释至 10ml 注入,注药后约 30 分钟起效;持续 6~24 小时,平均为 12 小时。疼痛再度出现时,可重复给药。

不良反应:常有恶心、呕吐、皮肤瘙痒、尿潴留和呼吸抑制。药液中加入氟哌利多 2.5mg,既可增强镇痛,又可减少恶心呕吐的发生。由于注射吗啡可产生延迟性呼吸抑制,故应密切观察,最好控制一次剂量在 2~3mg,对老年危重病人更应警惕。

(二)病人自控镇痛(patient controlled analgesia,PCA) 即在病人感到疼痛时,可自行按压 PCA 装置的给药键,按设定的剂量注入镇痛药,从而达到止痛效果。它弥补了传统镇痛方法存在的镇痛不足和忽视病人个体差异,以及难以维持血药浓度稳定等问题。PCA 装置包括:注药泵;自动控制装置,一般用微电脑控制;输注管道和防止反流的单向活瓣等。

1. **分类** ①病人自控静脉镇痛(PCIA);②病人自控硬膜外镇痛(PCEA)。

2. **常用术语** ①负荷剂量(loading dose),指 PCA 迅速达到无痛所需血药浓度,即最低有效镇痛浓度(MEAC)所需药量;②单次剂量(bolus dose),是指病人因镇痛不全所追加的镇痛药剂量;③锁定时间(lock out time),是指设定的两个单次有效给药的间隔时间,在此期间 PCA 装置不执行单次剂量指令;④背景剂量(basal infusion)为设定的持续给药量。

3. **注意事项** PCIA 主要以麻醉性镇痛药为主,常用吗啡、芬太尼或曲马多等。PCEA 则以局麻药和麻醉性镇痛药复合应用。无论采用 PCIA 或 PCEA,医生都应事先向病人讲明使用的目的和正确的操作方法。PCA 开始时,常给一负荷剂量作为基础,再以背景剂量维持。遇镇痛不全时,病人可自主给予单次剂量,以获得满意的镇痛效果。在疼痛的治疗中,医生应根据病情及用药效果,合理调整单次剂量、锁定时间以及背景剂量;做好充分准备,治疗和抢救并发症和药物不良反应。达到安全有效的个体化镇痛的目的。

鉴于术后疼痛机制的复杂性(多机制)以及现有镇痛方式的局限性,提倡实施多模式镇痛,即联合运用不同作用机制的药物或技术以提高镇痛效果。

另外,术后镇痛需要适当的组织机构应用专业知识进行疼痛评估、处理、病人宣教等,急性疼痛服务(acute pain service,APS)团队,是较好的术后疼痛管理模式。APS 通过多学科联合小组(专职的麻醉医师、病房医师、病房护士、专职的麻醉护士)来实施全天候的术后镇痛。

(郭　政)

第八章 重症监测治疗与复苏

第一节 重症监测治疗

一、概述

重症监测治疗室(intensive care unit,ICU)是医院集中监护和救治重症病人的专业病房。ICU 对因各种原因导致一个或多个器官与系统功能障碍、危及生命或具有潜在高危因素的病人,应用先进的诊断、监测和治疗设备与技术,对病情进行连续、动态的定性和定量观察,并通过及时、有效的干预措施,为重症病人提供规范的、高质量的治疗和生命支持。ICU 内重症病人的生命功能监测与支持技术水平,直接反映医院的综合救治能力,体现医院整体医疗实力,是现代化医院的重要标志。ICU 的发展,符合社会需求、医疗需求和外科发展的需求。

ICU 的设立应根据医院的规模、病种、技术力量和设备条件而定。一般认为,规模较小的医院可设综合性 ICU,500 张床位以上的医院应设有整合了外科 ICU 在内的重症医学科。重症医学科的建立有利于学科的发展,有利于合理集中使用大型仪器和设备,有利于充分利用人力、物力和财力资源。在综合性医院,ICU 的床位数一般为医院总床位数的 2%～8%。每个 ICU 病房床数为 8～12 张,床位使用率以 65%～75% 为宜。ICU 的病人救治,常体现出多专业协同工作,在日常医疗管理中,ICU 医师应与病人来源专科的医师以及相关学科(如外科、呼吸、消化、心血管、感染和影像等)的专家密切协作,提高临床疗效。

二、ICU 的工作内容

ICU 工作的主要内容,是应用先进的监测与生命支持技术,对病人的生理功能进行连续、动态的定性和(或)定量监测,对其病理生理状态、病情严重性和治疗迫切性进行评估,提供规范的、高质量的生命支持,提高救治成功率。

（一）监测的目的

1. **早期发现高危因素** 早期发现严重威胁病人生命的高危因素,及时采取干预措施,避免疾病状态进一步恶化,这对于高危病人尤为重要。

2. **连续评价器官功能状态** 发现器官功能损害的早期证据,为预防和治疗器官功能损害提供依据。

3. **评估原发疾病严重程度** 通过连续、动态的监测和检查,并结合病史,较为准确的评估疾病严重程度及其变化,可预测重症病人的病情发展趋势及预后。

4. **指导对疾病的诊断和鉴别诊断** 根据监测资料和生物化学信息,为疾病的诊断和鉴别诊断提供依据。

5. 采用目标导向治疗方法,根据连续监测的生理参数及其对治疗的反应,随时调整治疗方案(如治疗与干预策略、药物剂量和速度等),以期达到目标生理学指标。如对于严重全身感染者与感染性休克进行目标导向治疗,就是通过一定的目标生理参数值,指导不断修正治疗方法,从而达到明显降低严重感染病人病死率的目的。在重症病人严密监测基础上的目标导向治疗,是 ICU 救治工作的重要特征之一。

（二）**重症监测治疗的内容** 对重症病人的监测,已从过去的器官功能检查发展为全身各器官系统的综合性床旁快速监测。目前,在 ICU 广泛开展的监测,已涉及呼吸、循环及神经系统,以及肾脏、肝脏、胃肠道、免疫、代谢、血液和营养等功能与状态方面;监测内容也从基本生命体征的监测,发展到全面的器官系统功能的监测;从最初的器官水平功能监测,深入到组织水平的评估。下面简述循环与呼吸系统重症监测的主要内容。

1. 循环系统

（1）心电图监测:为常规监测项目,主要是了解心率的快慢,心律失常类型的诊断,心肌缺血的判断等。

（2）血流动力学监测:包括无创和有创性监测,可以实时反映病人的循环状态;并可根据测定的参数,计算出血流动力学全套数据(表 8-1),为临床血流动力学状态的评估和治疗提供可靠依据。

表 8-1　血流动力学参数及计算方法

参数	缩写	方法	正常值范围
血压	BP	测定	90～140/60～90mmHg 平均 105/70mmHg
心率	HR	测定	60～100 次/分
心排血量	CO	测定	5～6L/min
心脏指数	CI	CO(心排血量)/BSA	(3.5 ± 0.5)L/(min · m^2)
每搏量	SV	CO×1000/HR	60～90ml/beat
每搏指数	SVI	SV/BSA	40～60ml/(beat · m^2)
左室每搏功指数	LVSWI	(MAP–PAWP)×SVI×0.0136	60g · m/m^2
右室每搏功指数	RVSWI	(MPAP–CVP)×SVI×0.0136	2～6g · m/m^2
中心静脉压	CVP	测定	5～10cmH$_2$O
肺动脉压	PAP	测定	17～30/6～12mmHg 平均 18/10mmHg
肺动脉楔压	PAWP	测定	6～12mmHg
体循环血管阻力	SVR	(MAP–CVP)×80/CO	1760～2600dyn · s/cm^5
肺循环血管阻力	PVR	(MPAP–PAWP)×80/CO	45～225dyn · s/cm^5
动脉血氧含量	CaO$_2$	1.39×SaO$_2$×Hb+0.031×PaO$_2$	160～220ml/L
动静脉氧含量差	C(a-v)O$_2$	CaO$_2$–CvO$_2$	4～8ml/L
氧输送	DO$_2$	CI×CaO$_2$×10	520～720ml/(min · m^2)
氧耗量	VO$_2$	CI×(C$_{(a-v)}$O$_2$)×10	100～170ml/(min · m^2)
氧摄取率	ERO$_2$	C$_{(a-v)}$O$_2$/CaO$_2$	22%～30%
体表面积	BSA	0.61×身高(m) + 0.0128×体重(kg) –0.1529	

维持重症病人循环功能的稳定十分重要,这有赖于对心率、心律、心脏前负荷、后负荷、心肌收缩性和组织灌注的正确评价和维持。选择恰当的监测手段,是获得准确监测结果的前提。

近年来,血流动力学监测技术不断进步,方法和手段不断更新,选择恰当监测手段实现临床监测目标,显得十分重要。经典的 Swan-Ganz 肺动脉漂浮导管可对左、右心室的负荷进行量化测定,心排血量、肺动脉楔压(PAWP)和中心静脉压(CVP)在评估心脏负荷和肺水肿危险性方面具有重要的临床价值。但是,PAWP 和 CVP 也受到心脏顺应性、心脏瓣膜功能及胸腔内压力等多种因素的影响,以静态 PAWP 和 CVP 值来指导容量治疗具有一定的局限性。近年来,通过脉搏波分析及每搏输出量变异等方法,可连续、动态监测心排血量、胸腔内血容量(ITBV)、血管外肺水含量(EVLW)及每搏输出量变异度(SVV)等参数,其中 ITBV 和 SVV 能较好地反映心脏的前负荷和机体对容量的反应性,已广泛应用于临床监测。床边抬腿试验、床边超声、阻抗法和重复 CO$_2$ 吸入法(NICO)等无创或微创动态血流动力学监测方法,也已用于指导临床容量管理,为临床血流动力学监测提供更多选择。

（3）组织灌注的监测:对于外科重症病人,组织灌注状态与其预后密切相关。持续低灌注可导致脏器难以逆转的损伤。

1）传统监测指标:如血压、脉搏、尿量、末梢循环状态等,对于评估休克与体液复苏有一定的临床意义。但因无法量化评估组织灌注,其临床应用存在局限性。

2）血乳酸浓度:乳酸正常值≤2mmol/L。由于组织低灌注,血乳酸浓度升高（>4mmol/L）并持续48小时以上者,预后不佳,病死率达80%以上。血乳酸清除率比单纯的血乳酸绝对值能更好地反映组织灌注和病人的预后。在外科常见的低血容量休克和感染性休克,复苏治疗后第一个24小时的血乳酸浓度是否恢复正常非常关键。血乳酸浓度是全身组织乳酸生成的结果,不能反映局部组织的氧代谢异常。同时,血乳酸也受肝脏功能障碍导致乳酸代谢障碍、双胍类降糖药和代谢性疾病等因素的影响,临床应予以鉴别。

3）混合静脉血氧饱和度（SvO_2）:指肺动脉血氧饱和度,是反映组织氧平衡的重要参数。其正常值范围为70% ~75%。SvO_2小于60%,反映全身组织氧合受到威胁,小于50%表明组织缺氧严重,大于80%提示氧利用不充分。中心静脉血氧饱和度（$ScvO_2$）是指上腔静脉或右心房血的SO_2,正常值为70% ~80%,与SvO_2具有很好的相关性,可以反映全身组织灌注和氧合状态,近年来临床应用较为普遍。

4）胃黏膜内CO_2分压（$PgCO_2$）:$PgCO_2$正常值<45mmHg,动脉血CO_2与胃黏膜内CO_2分压差$P_{(g-a)}$ CO_2正常值<9mmHg。$PgCO_2$或$P_{(g-a)}CO_2$值越大,表示胃肠道组织缺血越严重。胃肠道是全身低灌注最早受累、最迟恢复的器官,胃肠道组织缺血状态的评估对全身组织灌注状态的评估意义重大。

2. 呼吸系统

（1）呼吸功能监测:急性呼吸衰竭在术后病人中并非少见,术后肺部并发症是引起死亡的主要原因之一,手术前肺功能异常者较易发生术后肺部并发症。正确认识和监测围术期肺功能改变,对于预防术后肺部并发症有着重要意义。肺通气功能和换气功能监测,对评估肺功能的损害程度、呼吸治疗效果十分重要。常用呼吸功能监测参数见表8-2。

表8-2　常用呼吸功能监测参数

参数	缩写	正常值范围
潮气量（ml/kg）	V_T	6 ~10
呼吸频率（次/分）	RR	12 ~20
动脉血氧饱和度（%）	SaO_2	96 ~100
动脉血氧分压（mmHg）	PaO_2	80 ~100
氧合指数	PaO_2/FiO_2	>300
动脉血CO_2分压（mmHg）	$PaCO_2$	35 ~45
最大吸气力（cmH_2O）	MIF	75 ~100
肺内分流量（%）	QS/QT	3 ~5
无效腔量/潮气量	VD/VT	0.25 ~0.40
肺活量（ml/kg）	VC	65 ~75

（2）呼吸治疗

1）氧疗（oxygen therapy）:氧疗是通过不同的供氧装置或技术,使病人的吸入氧浓度（FiO_2）高于大气的氧浓度,以达到纠正低氧血症的目的。氧治疗可使FiO_2升高,当肺换气功能无障碍时,有利于氧由肺泡向血流方向弥散,升高PaO_2。轻度通气障碍、肺部感染等,对氧疗较为敏感,疗效较好;当肺泡完全萎陷、水肿或肺泡的血液灌流完全停止,单独氧疗的效果很差,必须治疗病因。

供氧方法包括:①高流量系统:病人所吸入的气体都由该装置供给,气体流速高,FiO_2稳定并能调节。常用方法有,以文丘里(Venturi)面罩吸氧。②低流量系统:所提供的氧流量低于病人吸气总量,在吸氧的同时还吸入一定量的空气。因此 FiO_2 不稳定,也不易控制。常用方法有鼻导管吸氧、面罩吸气、带贮气囊面罩吸氧等。

2)机械通气:机械通气是治疗呼吸衰竭的有效方法。机械通气的目的为:保障通气功能以适应机体需要;改善并维持肺的换气功能;减少呼吸肌做功;特殊治疗需要,如连枷胸的治疗等。机械通气本身也可引起或加重肺损伤,称为呼吸机相关肺损伤(ventilator-induced lung injury,VILI),包括压力伤(barotrauma)、容量伤(volutrauma)及生物伤(biotrauma)。机械通气常用模式有:

控制呼吸(controlled mechanical ventilation,CMV):呼吸机按预先设定的参数给病人进行机械通气,病人不能控制任何呼吸参数。该模式仅用于因各种原因引起的无自主呼吸者。

辅助控制呼吸(assist control,AC):呼吸机与病人的自主呼吸同步,给予预设定的潮气量。呼吸机的送气是由病人吸气时产生的负压触发,这一负压触发值是可调的。为防止因病人的呼吸频率过慢产生通气不足,可设置安全备用频率,当病人两次呼吸间歇长于备用频率的间歇时,呼吸机启动控制呼吸。

同步间歇指令通气(synchronized intermittent mandatory ventilation,SIMV):是一种指令性正压通气和自主呼吸相结合的通气模式,在机械通气期间允许病人自主呼吸。呼吸频率可由病人控制,呼吸机以固定频率正压通气,但每次送气都是在病人吸气力的触发下发生的。

压力支持通气(pressure support ventilation,PSV):只适用于有自主呼吸者,可降低病人的呼吸做功。病人吸气相一开始,启动呼吸机送气并使气道压力迅速达到预设的压力值,当吸气流速降到一定量时即切换成呼气相。

呼气末正压(positive end-expiratory pressure,PEEP):机械通气过程中,借助于机械装置使呼气末期的气道压力高于大气压。PEEP 可使肺容量和功能残气量(FRC)增加,防止肺不张;可使萎陷肺泡再膨胀,改善肺顺应性,从而减少肺内分流量,纠正低氧血症。适用于合并小气道早期关闭、肺不张和肺内分流量增加者。

三、病情评估

在 ICU 对病情和预后进行正确的评估,对于治疗是十分重要的。使用统一标准对 ICU 病人病情进行评估具有以下意义:①可正确评估病情的严重程度和预后;②合理选用治疗用药和措施,并评估其疗效;③为病人转入或转出 ICU 提供客观标准;④可根据干预措施的效果来评价医、护的质量。重症病人评分系统给临床提供了量化、客观的指标。常用病情评分系统有:

1. 急性生理与慢性健康状况评分(acute physiology and chronic health evaluation,APACHE)　APACHE 系统是 Knaus 于 1978 年设计的,APACHE Ⅱ 是根据 12 所医院 ICU 收治的5815 例危重病人的资料而设计的。主要由急性生理改变、慢性健康状况以及年龄三部分组成。包含了 12 项生理指标和 Glasgow 昏迷评分,加上年龄和既往健康等状况,对病情进行总体评估。积分越高病情越重,预后也越差。一般认为,APACHE Ⅱ 评分大于 8 分者为轻度危险,大于 15 分者为中度危险,大于 20 分者为严重危险。

2. 治疗干预评价系统(therapeutic intervention scoring system,TISS)　由 Cullen 1974 年建立,根据病人所需要采取的监测、治疗、护理和诊断性措施进行评分的方法。病情越重,所采取的监测、治疗及检查的措施越多,TISS 评分越高。目的是对病人病情严重程度进行分类,并可合理安排医疗护理工作。一般认为,积分为 40 分以上者都属高危病人。TISS 简单易行,但未考虑到病人的年龄和既往健康状况,不同水平的医疗单位所采取的监测和治疗方法也不一致。

3. 多脏器功能障碍评分(multiple organ dysfunction score,MODS)　Marshall 于 1995 年提出多脏器功能障碍评分,Richard 2001 年加以改良。其特点是参数少,评分简单,对病死率和预后预测较准确。但其只反映了 6 个常见器官功能状态,对其他影响预后的因素也没有考虑。

4. 全身感染相关性器官功能衰竭评分（sepsis related organ failure assessment，SOFA）
1994 年由欧洲重症医学会提出此评分系统。强调早期、动态监测；包括 6 个器官，每项 0 ~ 4 分，每日记录最差值。研究显示，最高评分和评分动态变化对评价病情更有意义。

四、ICU 的人文关怀

ICU 的重症病人处于强烈的应激状态之中，其常见原因包括：

1. 自身严重疾病的影响　病人因为病重难以自理，各种有创诊治操作，自身伤病的疼痛等。

2. 环境因素　病人通常要被约束于床上，灯光长时间照明，各种噪声（机器声、报警声）的影响，睡眠剥夺等。

3. 疼痛及不适　外科创面疼痛、气管插管及其他各种插管和长时间卧床带来的不适等。

4. 对未来命运的忧虑　对疾病预后的担心，对家人的思念，特别是床边其他病人的抢救及不良预后带来的心理压力。这些压力可能使得病人感觉到"无助"和"恐惧"，对病人来说是种刺激，增加病人痛苦，加重病情甚至危及生命安全。而 ICU 病人家属由于对亲人疾病的担忧与恐惧，本身也会感到无助与心理应激，从而使得整个家庭产生一种危机状态。如何对这一特殊群体实施人文关怀照护，使之在 ICU 期间能顺利地度过危险期，是当前 ICU 所面临的严峻难题。

ICU 医护人员应该采取各种措施，根据病人本身基本情况、疾病特点及需求，注重个体化、人性化的监护治疗。在治疗过程中，充分强调保护病人的隐私，尊重病人的权力，加强对病人及家属的病情宣教，完善与病人及家属的沟通技巧。通过各种人文关怀措施，减少重症病人监护期间的痛苦经历，降低生理上不适和心理上的应激，最终促进疾病恢复。

（管向东）

第二节　心肺脑复苏

"心肺复苏"（cardiopulmonary resuscitation，CPR）是指针对心搏骤停（sudden cardiac arrest，SCA）所采取的紧急医疗措施，以人工呼吸替代病人的自主呼吸，以心脏按压形成暂时的人工循环。高质量的心肺复苏能维持重要脏器的灌注，特别是充足的冠状动脉灌注是心脏恢复搏动的前提。成功的心肺复苏不但要恢复自主呼吸和心跳，还要恢复中枢神经系统功能。从心搏骤停到细胞坏死的时间以脑细胞最短，如果在心搏骤停期间脑组织没有得到足够的血液灌流和保护，那么即使心脏自主搏动恢复，也可能出现严重的脑损伤甚至脑死亡。因此，"心肺复苏"应扩展为"心肺脑复苏"（cardiopulmonary cerebral resuscitation，CPCR）。完整的复苏过程分为三个阶段：基础生命支持，高级生命支持和复苏后治疗。

一、基础生命支持

基础生命支持（basic life support，BLS）又称初期复苏或心肺复苏，是心搏骤停后第一时间开始挽救病人生命的基本急救措施，关键操作是胸外按压和早期除颤。成年病人 BLS 的主要内容有：

（一）尽早识别心搏骤停和启动紧急医疗服务系统（emergency medical services systems，EMSs）　对心搏骤停的快速识别十分重要，但也很困难。一旦犹豫不定，就有可能失去宝贵的抢救时间。为了避免在判断心搏骤停的过程中花费过多时间，美国心脏病学会（AHA）复苏指南近几年的版本在不断地简化判断步骤。对于非专业人员来说，一旦发现有人晕倒，应立即拍打其肩部并呼叫，如无反应（无回答、无活动），同时没有呼吸（如仅有不正常的喘息则按呼吸停止来处理）则按心搏骤停处理，第一时间大声呼救寻求周围人的帮助，呼叫急救中心，启动 EMSs，以获得专业人员的救助和得到电除颤器。对于专业救援人员来说，可同时检查有无呼吸和大动脉（颈动脉）搏动，但如果在 10 秒内还不能判断是否有脉搏，也应该立即开始 CPR。如果有 2 人或 2 人以上在急救现场，一人立即开始进行胸外心脏按压,另一人打电话启动 EMS。

（二）尽早开始 CPR　CPR 是基础生命支持的关键,启动 EMS 的同时立即开始 CPR。胸外心脏按压是 CPR 的首要措施,在心脏恢复自主搏动之前,全身的组织灌注主要依赖心脏按压。因此,AHA 复苏指南从 2010 年版起即将成人 CPR 的顺序由传统的 A-B-C(Airway-Breathing-Compressions,开放气道-人工呼吸-胸外按压)改为 C-A-B,即在现场复苏时,首先胸外心脏按压 30 次,然后再开放气道进行通气。实际情况下,专业的施救者可以根据心搏骤停最可能的原因进行调整。实际上,在心搏骤停的最初时段仍有氧存留在病人肺内和血液中,及早开始胸外心脏按压可尽早建立血液循环,可将氧带到大脑和心脏。

1. 心脏按压　心搏骤停(cardiac arrest)是指心脏突然丧失其排血功能而导致全身血液循环停止和组织缺血、缺氧的状态。由心脏的功能状态来看,心搏骤停包括：心室纤颤(ventricular fibrillation, VF),无脉性室性心动过速(pulseless ventricular tachycardia,PVT),无脉性心电活动(pulseless electric activity,PEA)和心脏静止(asystole)。PEA 包括：心肌电-机械分离(electro-mechanical dissociation, EMD)、室性自搏心律、室性逸搏心律等。但不管什么原因引起的心搏骤停,都表现为全身有效血液循环停止,组织细胞立即失去血液灌流,导致缺血缺氧。因此,在 BLS 阶段的处理程序和方法基本相同。心脏按压是间接或直接施压于心脏,使心脏维持充盈和搏出功能,并能诱发心脏恢复自主心率的措施。

（1）胸外心脏按压(external chest compression)：在胸壁外施压对心脏间接按压的方法,称为胸外心脏按压或闭式心脏按压。传统概念认为,胸外心脏按压之所以能使心脏排血,是由于心脏在胸骨和脊柱之间直接受压,使心室内压升高推动血液循环,即心泵机制。研究认为,胸外心脏按压时,胸内压力明显升高并传递到胸内的心脏和血管,再传递到胸腔以外的大血管,驱使血液流动;按压解除时胸内压下降,静脉血回流到心脏,称为胸泵机制。

施行胸外心脏按压时,病人必须平卧于硬板或地上,术者立于或跪于病人一侧。按压部位在病人胸骨中下 1/3 交界处或两乳头连线中点的胸骨上。将一手掌根部置于按压点,另一手掌根部覆于前者之上,手指向上方跷起,两臂伸直,凭自身重力通过双臂和双手掌,垂直向胸骨加压。每次按压后应使胸廓充分回弹,胸骨回到其自然位置,否则可导致胸内压升高,冠状动脉和脑的灌注减少(图 8-1)。

根据 2015 年 AHA 复苏指南,高质量的复苏措施包括：胸外按压频率 100～120 次/分;成人按压深度 5～6cm,儿童按压深度至少为胸廓前后径的 1/3,青春期前的儿童约为 5cm,1 岁以内的婴儿约为 4cm;每次按压后胸部充分回弹;在心脏按压过程中,容易发生疲劳而影响心脏按压的频率和深度。因此,如果有 2 人以上进行心脏按压时,建议每 2 分钟(或 5 个按压呼吸周期)就交换一次。交换时一人在病人一旁按压,另一人在对侧做替换准备,当一方手掌一离开胸壁,另一方立即取代进行心脏按压。保证按压质量的另一个重点是尽可能避免或减少心脏按压中断。CPR 过程中每分钟的胸外按压次数对于病人能否恢复自主循环(return of spontaneous circulation,ROSC)以及存活后是否具有良好的神经系统功能非常重要。而每分钟的实际按压次数除了由按压频率决定之外,更与按压中断(例如开放气道、通气或除颤)的次数和持续时间有关。应尽量提高胸外按压占心肺复苏总时间的比例(chest compression fraction,CCF)。

（2）开胸心脏按压(open chest compression)：切开胸壁直接挤压心脏的方法称为开胸心脏按压或胸内心脏按压,由于能直接挤压心脏,产生的冠状动脉和脑的灌注压及血流明显超过胸外心脏按压所能达到的水平。然而,开胸按压对技术条件的要求较

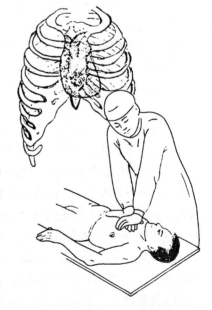

图 8-1　胸外心脏按压方法

高,难以立即开始,可能会延迟复苏时间。比较开胸按压和胸外按压的研究很难开展,因此目前并无证据支持或反对常规进行开胸心脏按压。开胸手术中发生心搏骤停或合并严重的开放性胸部外伤的病人,可以考虑开胸心脏按压。

2. **通气**　心脏按压30次后即进行2次通气。儿童的心搏骤停往往是呼吸原因导致的,需要强调通气的意义,例如有双人抢救儿童时按压通气比由30∶2改为15∶2,增加了通气次数。对于新生儿来讲,通气是心肺复苏的首要步骤,AHA指南推荐ABC的顺序,在出生后的一分钟内尽快开始通气,并且保持较高的通气比例(按压通气比3∶1,每分钟90次按压和30次呼吸)。

(1)开放气道:保持呼吸道通畅是进行人工呼吸(artificial respiration)的先决条件。昏迷病人很容易因各种原因而发生呼吸道梗阻,其中最常见原因是舌后坠和呼吸道内的分泌物、呕吐物或其他异物引起呼吸道梗阻。因此,在施行人工呼吸前必须清除呼吸道内的异物。解除因舌后坠引起的呼吸道梗阻,最简单有效的方法是头后仰法(图8-2);但对于有颈椎或脊髓损伤者,应采用托下颌法(见图6-2);有条件时可放置口咽或鼻咽通气道、食管堵塞通气道或气管内插管等,以维持呼吸道通畅。

(2)徒手人工呼吸:以口对口(鼻)人工呼吸最适于院前复苏。操作者一手保持病人头部后仰,并将其鼻孔捏闭,另一手置于病人颈部后方并向上抬起。深吸一口气并对准病人口部用力吹入,每次吹毕即将口移开,此时病人凭借胸廓的弹性收缩被动地自行完成呼气。进行人工呼吸时,每次送气时间应大于1秒,以免气道压过高;潮气量以可见胸廓起伏即可,约500~600ml(6~7ml/kg),尽量避免过度通气;不能因人工呼吸而中断心脏按压。

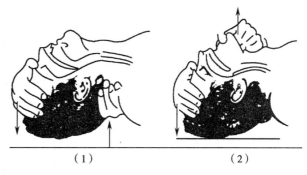

图8-2　仰头提颏法
(1)头后仰　(2)提起下颌

(3)简易人工呼吸器和机械通气:专业的救援人员可使用携带的简易呼吸器进行现场通气,最常见的是由面罩、单向呼吸活瓣和呼吸球囊所组成的球囊面罩。使用时将面罩扣于病人口鼻部,挤压呼吸囊即可将气体吹入病人肺内。松开呼吸囊时,气体被动呼出,并经活瓣排出大气中。人工气道建立后,也可将其与人工气道相连接进行人工呼吸。呼吸囊远端还可与氧气源连接,提高吸入氧浓度。利用机械装置(呼吸机)辅助或取代病人的自主呼吸,称机械通气。进行机械通气必须有人工气道,主要用于医院内、ICU或手术室等固定医疗场所。

(三)**尽早电除颤**　电除颤(defibrillation)是以一定能量的电流冲击心脏使室颤终止的方法,以直流电除颤法应用最为广泛。过去常用的单相波除颤器近年来多被能量更低、除颤成功率更高的双相波除颤器所取代。心搏骤停最常见(85%的成人)和最初发生的心律失常是室颤(VF);无脉性室速(PVT)可在很短时间内迅速恶化为室颤,可以和室颤同等对待。电除颤是目前治疗室颤和无脉室速的最有效方法。对于室颤病人,如果除颤延迟,除颤的成功率会明显降低,室颤后4分钟内、CPR 8分钟内除颤可使其预后明显改善。因此,尽早实施电除颤是复苏成功的关键,尽早启动EMSs的目的之一也是为了尽早得到自动除颤器(AED)以便施行电除颤。

除颤器有显著标识的1、2、3按钮,分别代表按顺序选择能量、充电和放电。现在的AHA复苏指南推荐直接使用最大能量除颤,双相波200J(或制造商建议的能量,120~200J),单相波360J。儿童首次除颤的能量一般为2J/kg,再次除颤至少为4J/kg,最大不超过10J/kg。除颤器两个电极的安放位置应保证电流通过尽可能多的心肌组织。胸外除颤时最常见的电极安放位置是"前-侧位",将一个电极板放在胸骨右缘锁骨下方(心底部),另一个电极板置于左乳头外侧(心尖部)。充电和放电的操作按钮除了仪器面板之外在电极手柄上也有,方便单人操作。电极板应涂抹导电糊或垫以盐水纱布,每个除颤手柄以10kg的力量紧压皮肤不留空隙,直至手柄接触灯提示"绿灯-接触良好"。两电极之间不能有导电糊或导电液体相连,以免局部烧伤和降低除颤效果,电极放置应避开植入式起搏器和埋藏式心律转复除颤器(implantable cardioverter defibrillator,ICD)。放电前注意提醒他人和自己,避免接触病人意外触电。双手同时按钮放电的设计减少了误放电的风险。除颤一次后立即恢复胸外心脏按压,CPR 5 个周期(按压 30 次+通气 2 次=1 个周期)(约 2 分钟)后再判断心律,减少因除颤导致的按压中断。

开胸手术时可将电极板直接放在心室壁上进行除颤,称为胸内除颤;成人除颤能量从 10J 开始,一般不超过 40J;小儿从 5J 开始,一般不超过 20J。有的公共场所如机场可能备有自动体外除颤器(automated external defibrillator,AED),附带自粘式电极贴,粘贴在上述心底部和心尖部,AED 自动判断心律并充电放电,便于非专业施救者使用,可增加院外心搏骤停的存活率。

二、高级生命支持

高级生命支持(advanced life support,ALS)是基本生命支持的延续,是以高质量的复苏技术、复苏设备和药物治疗为依托,争取最佳疗效和预后的复苏阶段,是生命链中重要环节,其内容包括:

(一)呼吸支持　在 ALS 阶段应利用专业人员的优势和条件,进行高质量的心脏按压和人工呼吸。适时建立人工气道更有利于心脏复苏,最佳选择是气管内插管,不仅可保证 CPR 的通气与供氧、防止发生误吸、避免中断胸外心脏按压,还可监测 $P_{ET}CO_2$,有利于提高 CPR 的质量。通过人工气道进行正压通气时,频率为 8~10 次/分,气道压低于 30cmH_2O,避免过度通气。

(二)恢复和维持自主循环　ALS 期间应着力恢复和维持自主循环,为此应强调高质量的 CPR 和对室颤及无脉室速者进行早期电除颤。对室颤者早期 CPR 和迅速除颤可显著增加病人的成活率和出院率。对于非室颤者,应该采取高质量的复苏技术和药物治疗以迅速恢复并维持自主循环,避免再次发生心搏骤停,并尽快进入复苏后治疗以改善病人的预后。

高质量的 CPR 和复苏的时间程序对于恢复自主循环非常重要。CPR 开始后即要考虑是否进行电除颤,应用 AED 可自动识别是否为室颤或无脉室速(VF/PVT)并自动除颤。除颤后立即 CPR 2 分钟;如果是无脉性电活动或心脏静止(PEA/asystole),则应用肾上腺素,每 3~5 分钟可重复给予,同时建立人工气道,监测 $P_{ET}CO_2$;如果仍为 VF/PVT,则再次除颤,并继续 CPR 2 分钟,同时给予肾上腺素(每 3~5 分钟可重复给予),建立人工气道,监测 $P_{ET}CO_2$。再次除颤后仍为 VF/PVT,可继续除颤并继续 CPR 2 分钟,同时考虑病因治疗。如此反复救治,直到自主循环恢复。病因治疗对于成功复苏十分重要,尤其是对于自主循环难以恢复或难以维持循环稳定者。

(三)CPR 期间的监测　在不影响胸外按压的前提下,CPR 时应建立必要的监测方法和输液途径,以便于对病情的判断和药物治疗。主要监测内容包括:

1. 心电图　心搏骤停时的心律和复苏过程中出现其他心律失常,只有心电图可以明确诊断,监测心电图可为治疗提供极其重要的依据。

2. 呼气末 CO_2($P_{ET}CO_2$)　近年来在复苏过程中连续监测 $P_{ET}CO_2$ 用于判断 CPR 的效果。在 CPR 期间,体内 CO_2 的排出主要取决于心排血量和肺组织的灌注量,当心排血量和肺灌注量很低时,$P_{ET}CO_2$ 则很低(<10mmHg);当心排血量增加、肺灌注量改善时,$P_{ET}CO_2$ 则升高(>20mmHg),表明胸外心脏按压已使心排血量明显增加,组织灌注得到改善。当自主循环恢复时,最早的变化是 $P_{ET}CO_2$ 突然升高,可达 40mmHg 以上。因此,连续监测 $P_{ET}CO_2$ 可以判断胸外心脏按压的效果,能维持 $P_{ET}CO_2 >$ 10mmHg 表示心肺复苏有效。

3. 冠状动脉灌注压(coronary perfusion pressure,CPP)和动脉血压　CPP 为主动脉舒张压与右房舒张压之差,对于改善心肌血流灌注和自主循环的恢复十分重要。临床观察表明,在 CPR 期间 CPP 低于 15mmHg,自主循环是难以恢复的。但在 CPR 期间很难监测 CPP,而动脉舒张压与主动脉舒张压很接近。因此,监测直接动脉压对于评价 CPR 十分必要。如果在胸外按压时,动脉舒张压低于 20mmHg,是很难恢复自主循环的,应提高 CPR 质量,或同时应用肾上腺素或血管加压素。

4. **中心静脉血氧饱和度（ScvO_2）**　ScvO_2 与混合静脉血氧饱和度（S_vO_2）有很好的相关性，是反映组织氧平衡的重要参数，而且在临床上监测 ScvO_2 更具可操作性。ScvO_2 的正常值为 70%～80%。在心肺复苏过程中，如果不能使 ScvO_2 达 40%，即使可以间断测到血压，复苏成功率也很低。如果 ScvO_2 大于 40%，则有自主循环恢复的可能；如 ScvO_2 在 40%～72% 之间，自主循环恢复的几率逐渐增大；当 ScvO_2 大于 72% 时，自主循环可能已经恢复。

（四）药物治疗　复苏时用药的目的是为了激发心脏恢复自主搏动并增强心肌收缩力，防治心律失常，调整急性酸碱失衡，补充体液和电解质。复苏期间给药途径首选为经静脉（IV）或骨内注射（IO），如经中心静脉或肘静脉给药。建立骨内通路可用骨髓穿刺针在胫骨前、粗隆下 1～3cm 处垂直刺入胫骨，注射器回吸可见骨髓即穿刺成功。经骨内可以输液、给药，其效果与静脉给药相当。此外，还可以经气管内插管给药，肾上腺素、利多卡因和阿托品可经气管内给药，而碳酸氢钠、氯化钙不能经气管内给药。一般将药物常规用量的 2～2.5 倍量以生理盐水稀释到 10ml，经气管内插管迅速注入，然后立即行人工呼吸，使药物弥散到两侧支气管系。由于心内注射引起的并发症较多，如张力性气胸、心脏压塞、心肌或冠状血管撕裂等，一般不采用。

1. **缩血管药物**　包括肾上腺素和血管加压素。利用其缩血管特性增加冠状动脉和脑的灌注压，有助于自主循环的恢复。此类药物对可除颤心律（VF/PVT）和不可除颤心律（PEA/asystole）的心搏骤停都适用。

（1）**肾上腺素（epinephrine）**：是心肺复苏中的首选药物，其药理特点有：①具有 α 与 β 肾上腺能受体激动作用，但 CPR 时主要利用其 α 受体激动剂的特性，而其 β 受体激动效应尚存争议。②可使舒张压升高、周围血管总阻力增加，而冠状动脉和脑血管的阻力不增加，因而可以提高冠状动脉和脑的灌注压及血流量，冠状动脉灌注增加有利于恢复自主心律。③能增强心肌收缩力，可使室颤者由细颤波转为粗颤波，提高电除颤成功率。CPR 时推荐静脉推注肾上腺素 1mg，每 3～5 分钟重复给予一次。对于可除颤心律（VF/PVT），经过 ≥1 次除颤和 2 分钟 CPR 后不能恢复自主循环者，应考虑使用肾上腺素。对于不可除颤心律（PEA/asystole），建议尽早使用肾上腺素。CPR 时不推荐使用其他 α-肾上腺素能受体激动剂，如去甲肾上腺素和苯肾上腺素。

（2）**血管加压素（vasopressin，VP）**：早期观察认为，血管加压素用于复苏可增加器官灌注、改善脑供氧。但目前的研究认为，在恢复自主循环（return of spontaneous circulation，ROSC）、存活出院率及神经功能改善方面，VP 和肾上腺素之间没有区别。2010 年版的 AHA 复苏指南中推荐可在第 1 次或第 2 次推注肾上腺素时用 VP 40U 替代肾上腺素。但考虑到联合使用 VP 和肾上腺素或用 VP 替代肾上腺素与单用肾上腺素相比并无优势，因此，2015 年版的 AHA 复苏指南已将 VP 从成人 ACLS 流程中删除。

2. **抗心律失常药**　用于对除颤、CPR 和缩血管药物无反应的 VF/PVT 病人。

（1）**胺碘酮（amiodarone）**：广谱的 Ⅲ 类抗心律失常药，同时具有钠、钾、钙离子通道阻断作用，并有 α 和 β 肾上腺能受体阻滞作用，对室上性的和室性心律失常都有效。CPR 时胺碘酮作为首选的抗心律失常药物，能够持续改善对除颤的反应，提高短期存活出院率。推荐首剂 300mg 静脉推注，必要时重复注射 150mg，一天总量不超过 2g。胺碘酮可产生扩血管作用，使用胺碘酮前给予缩血管药可预防血压下降。

（2）**利多卡因（lidocaine）**：Ⅰb 类抗心律失常药，适用于室性心律失常，对室上性心律失常一般无效。利多卡因于反复发作室颤的病例，可减少室颤复发，但在 CPR 时没有证据表明利多卡因可以提高 ROSC 的几率。在胺碘酮无法及时获取的情况下可以尝试静脉推注利多卡因 1～1.5mg/kg，5～10 分钟后可再次给予 0.5～0.75mg/kg，最大量为 3mg/kg。ROSC 后以 2～4mg/min 的速度连续静脉输注。

（3）**硫酸镁（MgSO_4）**：仅用于伴有长 QT 间期的尖端扭转性室速（TDP）相关性心搏骤停。

3. **不推荐在心搏骤停时常规使用的药物**

（1）**阿托品**：对于因迷走神经亢进引起的窦性心动过缓和房室传导障碍有一定的治疗作用。然而,心搏骤停时 PEA/asystole 的主要原因是严重心肌缺血,最为有效的治疗方法是通过心脏按压及应用肾上腺素来改善冠状动脉血流灌注和心肌供氧。因此,AHA 复苏指南已不推荐 CPR 中常规使用阿托品。阿托品仅适用于治疗自主心律恢复后的心动过缓。

（2）钙剂:可以增强心肌收缩力和心室自律性,使心脏的收缩期延长,但在心搏骤停时几乎没有任何效果,因此不推荐常规使用。钙剂仅在合并低钙血症、高血钾症、高镁血症和钙通道阻滞剂中毒时考虑使用。

（3）碳酸氢钠:纠正心搏骤停期间严重的代谢性酸中毒的根本方法是恢复组织灌注。在复苏期间不主张常规应用碳酸氢钠。因为在心脏按压时心排血量很低,通过人工呼吸虽然可维持动脉血的 pH 接近正常,但静脉血和组织中的酸性代谢产物及 CO_2 不能排出,导致 PCO_2 升高和 pH 降低。如果给予碳酸氢钠,可解离出更多的 CO_2,使 pH 更低。因为 CO_2 的弥散力很强,可自由地透过细胞膜,导致细胞外碱中毒和细胞内酸中毒,氧离曲线左移,冠状动脉灌注压降低。CO_2 还可通过血脑屏障引起脑组织的严重酸中毒。只有在事先已存在严重的代谢性酸中毒、高钾血症或三环类抗抑郁药或巴比妥类药物过量的情况下,可考虑给予碳酸氢钠溶液。注意不要试图完全纠正代谢性酸中毒。

三、复苏后治疗

通过心肺复苏成功恢复自主循环(ROSC)后,病人还可能面临全身各组织器官缺血缺氧造成的心、脑、肝、肾等多器官功能损失衰竭等问题。系统的复苏后治疗(post-cardiac arrest care,PCAC)不仅可以提高病人的存活率,还能改善病人的生存质量。因此,一旦自主循环恢复,应立即转运到有重症监测治疗室(intensive care unit,ICU)的医疗单位进行复苏后治疗。通过维持呼吸循环功能稳定,改善重要脏器灌注,促进神经功能恢复等手段,多学科综合治疗,达到提高病人存活出院率和无神经功能障碍存活出院率的目的。

（一）**优化通气和氧合** 自主循环恢复后,维持良好的呼吸功能,优化通气和氧合,对于病人的预后十分重要。首先将声门上气道更换为更可靠的气管插管,并采用胸部 X 射线检查评价气管插管的位置。抬高床头 30° 预防误吸、肺炎和脑水肿。避免低氧血症的同时逐步下调吸氧浓度,维持氧饱和度 ≥94%,避免过高的氧分压加重再灌注损伤和引起氧中毒。对于昏迷、自主呼吸尚未恢复、或有通气氧合功能障碍的病人,应给予机械通气辅助呼吸。机械通气过程中避免大潮气量和高气道压造成的肺损伤和对心功能的不利影响。$PaCO_2$ 应维持在正常水平,尽管过度通气可降低 $PaCO_2$,有利于降低颅内压,但也可引起脑血管收缩而减少脑的血流灌注,进一步加重脑损伤。

（二）**维持血流动力学稳定** 脑损伤程度和血流动力学稳定性是影响心肺复苏后存活率的两个决定因素。发生心搏骤停后,即使自主循环恢复,也常出现血流动力学不稳定,应从心脏前负荷、后负荷和心功能三方面进行评估和治疗。因此,自主循环恢复后,应加强生命体征的监测,全面评估病人的循环状态。最好能建立有创性监测,如直接动脉压、CVP 等,有条件者可应用食管心脏超声或放置 Swan-Ganz 漂浮导管,以便能实时、准确测定血流动力学参数和指导治疗。一般来说,复苏后都应适当补充体液,结合应用血管活性药物以维持理想的血压、心排血量和组织灌注。一般认为,维持血压在正常或稍高于正常水平为宜,平均动脉压 ≥65mmHg,$ScvO_2$ ≥70% 较为理想,有利于脑内微循环血流的重建。对于顽固性低血压或心律失常者,应考虑病因的治疗,如急性心肌梗死、急性冠状动脉综合征等。

（三）**脑复苏** 为了防治心搏骤停后缺氧性脑损伤所采取的措施称为脑复苏(cerebral resuscitation)。人脑组织按重量计算虽只占体重的 2%,而脑血流量却占心排血量的 15%~20%,需氧量占全身的 20%~25%,葡萄糖消耗占 65%。可见脑组织的代谢率高,氧耗量大,但能量储备很有限。当大脑完全缺血 5~7 分钟以上者,即可见多发性、局灶性脑组织缺血的形态学改变。自主循环功能恢复后,脑组织缺血后再灌注,出现脑充血、脑水肿及持续低灌流状态,使脑细胞继续缺血缺氧,细胞坏死。以上过程称为脑再灌注损伤(reperfusion injury),可能与红细胞凝聚、血管痉挛、有害物质的释放等因素有关。脑复苏的主要任务是改善脑的氧供需平衡,防治脑水肿和颅内压升高,减轻或避免脑组织再灌注损伤,恢复脑细胞功能。

1. **低温治疗**　低温是脑复苏综合治疗的重要组成部分。因为低温可使脑细胞的氧需量降低,从而维持脑氧供需平衡,有利于脑细胞功能的恢复。研究表明,体温每降低1℃可使脑代谢率下降5% ~6%,脑血流量降低约6.7%,颅内压下降5.5%。这对于防治复苏后的脑水肿和颅内高压十分有利。但全身低温也可带来一些不利的应激反应,如寒战、心肌抑制等。

一般认为,心搏骤停不超过3~4分钟者,其神经系统功能可自行迅速恢复,不必低温治疗。AHA心肺复苏指南建议ROSC后凡是不能对语言指令做出有意义反应的病人都应视为昏迷,都主张接受低温治疗。若病人循环稳定但神智未恢复并出现体温升高趋势或开始有肌张力增高的表现时,应立即开始降温。我国低体温脑复苏的经验是一旦开始低温治疗就应持续到病人神志恢复,尤其是听觉恢复。有的病人24小时后即恢复神志,如果24小时仍未恢复者,可持续低温72小时,但一般都不超过5天。对于循环停止时间过久以致中枢神经系统严重缺氧而呈软瘫状态者,低温亦很难改善其功能。

2. **改善脑血流灌注**　脑血流量取决于脑灌注压的高低,脑灌注压为平均动脉压与颅内压之差。因此,应适当提高动脉压,防治脑水肿,降低颅内压。一般认为,平均动脉压≥65mmHg有利于脑内微循环血流的重建。临床常用的防治急性脑水肿和降低颅内压的措施包括脱水、低温和肾上腺皮质激素。脱水的目的是减少细胞内液,但临床上往往是先减少血管外液,其次是组织间液,最后才能达到减少细胞内液的目的。因此,在脱水过程中应适当补充胶体液以维持血管内容量和血浆胶体渗透压,使细胞内和组织间质脱水而维持血管内的容量正常。脱水应以增加排出量来完成,而不应过于限制入量。适当的血液稀释(HCT为30% ~35%)有利于改善脑血流灌注,促进神经功能的恢复。

3. **药物治疗**　虽然有不少对缺氧性脑细胞保护措施的研究,如钙通道阻滞剂、氧自由基清除剂等,但迄今仍缺乏能有效应用于临床者。肾上腺皮质激素在脑复苏中的应用虽在理论上有很多优点,但临床应用仍有争议。实验研究中激素能缓解神经胶质细胞的水肿,临床经验认为激素对于神经组织水肿的预防作用似乎较明显,但对于已经形成的水肿,其作用则难以肯定。

（黄宇光）

第三节　急性肾衰竭与急性肾损伤

急性肾衰竭(acute renal failure,ARF)是指短时间(几小时至几天)内发生的肾脏功能减退,即溶质清除能力及肾小球滤过率(glomerular filtration rate,GFR)下降,从而导致水、电解质和酸碱平衡紊乱及氮质代谢产物蓄积为主要特征的一组临床综合征。近年来医学界建议将ARF归类于急性肾损伤(acute kidney injury,AKI)。2002年ADQI(acute dialysis quality initiative)组织提出了急性肾损伤的概念,并根据血清肌酐值(Scr)及尿量的变化,提出RIFLE(Risk-Injury-Failure-Loss-End stage renal disease)分期标准(表8-3)。2005年,急性肾损伤网络(acute kidney injury network,AKIN)专家组,在RIFLE标准的基础上提出了AKIN诊断标准(表8-4)。AKIN的共识规定了诊断AKI的时间窗(48小时),强调了血肌酐的动态变化,为临床上AKI的早期干预提供了可能性。2012年,改善全球肾脏病预后组织(kidney disease:improving global outcomes,KDIGO)发布了《KDIGO急性肾损伤临床实践指南》,指南运用GRADE评级,提出AKI的诊断、预防、药物治疗、肾脏替代治疗(RRT)等方面的建议,对AKI的临床工作具有积极指导意义。同时提出了KDIGO分期标准,在临床工作中也被广泛采纳(表8-5)。

表 8-3   ADQI 的 RIFLE 分期诊断标准

分级	Scr 或 GFR	尿量
危险期(risk)	Scr 增至基础值×1.5 或 GFR 下降>25%	<0.5ml/(kg·h)×6h
损伤期(injury)	Scr 增至基础值×2 或 GFR 下降>50%	<0.5ml/(kg·h)×12h
衰竭期(failure)	Scr 增至基础值×3 或 GFR 下降>75%,或 Scr≥4mg/dl(350μmol/L),且急性增加至少≥0.5mg/dl(44μmol/L)	<0.3ml/(kg·h)×24h 或无尿×12h
肾功能丧失期(lost)	肾功能完全丧失(需要 RRT>4 周)	
终末肾病期(end)	肾功能完全丧失>3 月	

表 8-4   AKI 的 AKIN 分期标准

分期	血清肌酐标准	尿量标准
1 期	绝对值升高≥0.3mg/dl 或相对升高≥50%	<0.5ml/(kg·h)(时间>6h)
2 期	相对升高>200%~300%	<0.5ml/(kg·h)(时间>12h)
3 期	相对升高>300% 或在≥4.0mg/dl 基础上再急性升高≥0.5mg/dl	少尿<0.3ml/(kg·h)×24h 或无尿×12h

表 8-5   KDIGO 的分期标准

分期	Scr	尿量
1 期	升高≥0.3mg/dl(≥26.5μmol/L);增至基础值 1.5~1.9 倍	尿量<0.5ml/(kg·h),持续 6~12h
2 期	增至基础值 2.0~2.9 倍	尿量<0.5ml/(kg·h),持续≥12h
3 期	升高≥4.0mg/dl(≥353.6μmol/L);增值基线 3 倍及以上;或者启动 RRT;或者病人<18 岁,估计 eGFR 降低到<35ml/(min·1.73m²)	尿量<0.3ml/(kg·h),持续≥24h;或者无尿持续时间≥12h

AKI 的发病率和死亡率一直居高不下,流行病学研究结果显示 AKI 的发病率与急性肺损伤和严重感染相当,每年百万人口中有 2000~3000 人发病,200~300 人需要肾脏替代治疗;尤其是在 ICU,需要肾脏替代治疗的病人达 4%~5%,按照 RIFLE 分级,有 2/3 的 ICU 病人会发生 AKI。Ostermann 对 4 万余名 ICU 病人进行回顾性分析,发现 AKI 的发病率达 35.8%,其中 RIFLE 分级为风险、损伤和衰竭的病人死亡率分别 20.9%、45.6% 和 56.8%。

【病因和分类】AKI 或 ARF 的病因,广义上讲包括肾前性、肾性、肾后性三种类型;狭义上讲即指急性肾小管坏死(ATN)。

1. **肾前性**   由于大出血、消化道或皮肤大量失液、液体向第三间隙转移、过度利尿等病因引起急性血容量不足,充血性心力衰竭、急性心肌梗死、严重心律失常、心脏压塞、肺栓塞等所致心排血量降低,全身性疾病,如严重脓毒症、过敏反应、肝肾综合征等引起有效循环血量减少或重新分布,以及肾血管病变或药物等因素引起的肾血管阻力增加等病因,均可导致肾血流的低灌注状态,使肾小球滤过率不能维持正常而引起少尿。初时,肾实质并无损害,属功能性改变;若不及时处理,可使肾血流量进行性减少,发展成为急性肾小管坏死,出现 AKI。

2. **肾性**   主要是由肾缺血和肾毒素所造成的肾实质性急性病变,急性肾小管坏死较常见。病变可以发生在肾小球、肾小管、肾间质、肾血管。临床上能导致肾缺血的因素很多,如大出血、脓毒性休克、血清过敏反应等。肾毒素物质有:氨基糖苷类抗生素如庆大霉素、卡那霉素等;重金属如铋、汞、铝、砷等;其他药物如放射显影剂、阿昔洛韦、顺铂、环孢素 A、两性霉素 B 等;有机溶剂如四氯化碳、乙二醇、苯、酚等;生物类毒物如蛇毒、蕈毒等。肾缺血和肾毒素对肾的影响不能截然分开,常交叉同时作用,如挤压综合征、脓毒性休克等。

3. 肾后性　由于尿路梗阻所致,包括双侧肾、输尿管以及盆腔肿瘤压迫输尿管,引起梗阻以上部位的积水。膀胱内结石、肿瘤以及前列腺增生、前列腺肿瘤和尿道狭窄等引起双侧上尿路积水,使肾功能急剧下降。

【临床表现】临床上急性肾衰竭分为少尿型和非少尿型,而少尿型 ARF 的临床病程分为少尿(或无尿)期、多尿期和恢复期。

1. 少尿(或无尿)期　为整个病程的主要阶段,一般为 7～14 天(平均 5～6 天,长者可达 1 个月以上)。少尿期越长,病情愈重,预后愈差。

(1)尿量减少:尿量骤减或逐渐减少,24 小时尿量少于 400ml 者称为少尿,少于 100ml 者称为无尿。

非少尿型急性肾衰竭(nonoliguric acute renal failure)是指病人在进行性氮质血症期内,每日尿量维持在 400ml 以上,甚至 1000～2000ml。其发病机制目前仍不很清楚,尿量不减少的原因有三种解释:①各肾单位受损程度不一,小部分肾单位的肾血流量和肾小球滤过功能存在,而相应肾小管重吸收功能显著障碍;②所有肾单位的受损程度虽相同,但肾小管重吸收功能障碍在比例上远较肾小球滤过功能降低程度重;③肾髓质深部形成高渗状态的能力降低,致使髓袢滤液中水分重吸收减少。一般认为,与少尿型比较,非少尿型急性肾衰竭临床表现轻,进程缓慢,严重的水、电解质和酸碱平衡紊乱、胃肠道出血等并发症少;但高钾血症的发生率与少尿型相近,病死率仍可高达 26%,临床上仍须重视。

(2)进行性氮质血症:由于肾小球滤过率降低,蛋白质的代谢产物不能经肾排泄,含氮物质积聚于血中,称氮质血症(azotemia)。如同时伴有发热、感染、损伤,则蛋白质分解代谢增加,血中尿素氮和肌酐升高更快。氮质血症时,血内其他毒性物质如酚、胍等亦增加,最终形成尿毒症(uremia)。临床表现为恶心、呕吐、头痛、烦躁、倦怠无力、意识模糊,甚至昏迷。

(3)水、电解质和酸碱平衡失调

1)水过多:随着少尿期延长,体内水分大量积蓄,加上体内本身的内生水,易发生水过多甚至水中毒(water intoxication)。严重时可发生高血压、心力衰竭、肺水肿及脑水肿。水中毒是 ARF 的主要死因之一。

2)高钾血症(hyperkalemia):正常人 90% 的钾离子经肾排泄。少尿或无尿时,钾离子排出受限,特别是组织分解代谢增加(如严重挤压伤),钾由细胞内释放到细胞外液;酸中毒时细胞内钾转移至细胞外,有时可在几小时内血钾迅速升高达危险水平,是 ARF 死亡的常见原因之一。

3)高镁血症(hypermagnesemia):正常情况下,60% 镁由粪便排泄,40% 由尿液排泄。在 ARF 时,血镁与血钾多呈平行改变。高镁血症时心电图表现为 P-R 间期延长,QRS 波增宽,T 波增高。高血镁可引起神经肌肉传导障碍,出现低血压、呼吸抑制、麻木、肌力减弱、昏迷甚至心搏骤停。

4)低钠血症(hyponatremia)和低氯血症(hypochloridemia):两者多同时存在。低钠血症可因水过多致稀释性低钠血症,或因皮肤、胃肠道及利尿剂导致失钠性低钠血症。严重者可致血渗透浓度降低,水向细胞内转移,出现细胞水肿,表现为疲乏、嗜睡、定向力消失甚至低渗昏迷等。低氯血症常见于呕吐、腹泻或应用大量袢利尿剂者,表现为腹胀、呼吸浅、抽搐等代谢性碱中毒症状。

5)高磷血症(hyperphosphatemia)和低钙血症(hypocalcemia):ARF 时会发生血磷升高,有 60%～80% 的磷转向肠道排泄,并与钙结成不溶解的磷酸钙,影响钙的吸收,出现低钙血症。血钙过低会引起肌抽搐,并加重高血钾对心肌的毒性作用。

6)代谢性酸中毒(metabolic acidosis):为 ARF 少尿期的主要病理生理改变之一。因缺氧而使无氧代谢增加,无机磷酸盐等非挥发性酸性代谢产物排泄障碍,加之肾小管损害以及丢失碱基和钠盐,分泌 H^+ 及其与 NH_3 结合的功能减退,导致体内酸性代谢产物的积聚和血 HCO_3^- 浓度下降,产生代谢性酸中毒并加重高钾血症。临床表现为呼吸深而快,呼气带有酮味,面部潮红,并可出现胸闷、气急、嗜睡及神志障碍,严重时血压下降、心律失常,甚至出现心搏骤停。

（4）全身并发症：心血管系统可以表现为高血压、急性肺水肿和心力衰竭、心律失常、心包炎等。消化系统常见食欲减退、恶心、呕吐、腹胀、腹泻，亦可出现消化道出血、黄疸等。神经系统表现为疲倦、精神较差，若出现意识淡漠、嗜睡或烦躁不安甚至昏迷者，提示病情严重。贫血和 DIC，贫血的程度与原发病因、病程长短、有无出血并发症等密切相关。

2. **多尿期**　在少尿或无尿后的 7～14 天，如 24 小时内尿量增加至 800ml 以上，即为多尿期开始。一般历时约 14 天，尿量每日可达 3000ml 以上。在开始的第 1 周，由于肾小管上皮细胞功能尚未完全恢复，虽尿量明显增加，但血尿素氮、肌酐和血钾仍继续上升，尿毒症症状并未改善，此为早期多尿阶段。当肾功能进一步恢复、尿量大幅度增加后，则又可出现低血钾、低血钠、低血钙、低血镁和脱水现象，此时病人仍然处于氮质血症及水电解质失衡状态。待血尿素氮、肌酐开始下降时，则病情好转，即进入后期多尿。

3. **恢复期**　ATN 病人在恢复早期可无症状，或体质虚弱、乏力、消瘦。肾小球滤过功能多在 3～6 个月内恢复正常，但部分病例肾小管浓缩功能不全可维持 1 年以上。若肾功能持久不恢复，提示遗留永久性肾损害，少数病例可出现肾组织纤维化而转变为慢性肾功能不全。

【诊断和鉴别诊断】　根据原发疾病，临床表现和实验室检查、影像学检查可作出诊断和鉴别诊断。

1. **病史及体格检查**　需详细询问和记录与 AKI 相关的病史，归纳为以下三个方面。①有无肾前性因素；②有无引起肾小管坏死的病因；③有无肾后性因素。此外，应注意是否有肾病和肾血管病变，在原发病的基础上引起急性肾衰竭。全身和肢体水肿、颈静脉充盈程度检查可以提示 ARF 的发生原因及评价目前水、电解质平衡和心脏功能的情况。心肺听诊可了解有无心力衰竭、肺水肿及心律失常。

2. **尿液检查**　注意尿色改变，酱油色尿提示有溶血或软组织严重破坏。肾前性 ARF 时尿浓缩，尿比重和渗透压高；肾性 ARF 为等渗尿，尿比重在 1.010～1.014。尿常规检查，镜下见到宽大的棕色管型，即为肾衰竭管型，提示急性肾小管坏死；大量红细胞管型及蛋白提示急性肾小球肾炎；有白细胞管型提示急性肾盂肾炎。功能性 AKI 与急性肾小管坏死少尿期尿液有明显差别（表 8-6）。

表 8-6　功能性 AKI 与急性肾小管坏死少尿期尿液变化的比较

	功能性 AKI	急性肾小管坏死
尿比重	>1.020	<1.015
尿渗透压（mOsm/L）	>500	<350
尿钠含量［mmol(mEq)/L］	<20	>20
尿/血肌酐比值	>40	<20
尿蛋白含量	阴性至微量	+
尿沉渣镜检	基本正常	透明、颗粒、细胞管型，红细胞、白细胞和变性坏死上皮细胞

3. **血液检查**　①血常规检查。嗜酸性粒细胞明显增多提示急性间质性肾炎的可能。轻、中度贫血可能与体液潴留有关。②动态监测血清酸碱与电解质水平。③动态监测血尿素氮、肌酐和肌酐清除率。

4. **AKI 早期诊断标志物**　血肌酐和尿量是目前临床上常用的检测指标，也是目前 AKI 分期的依据。但是，血肌酐并非一个敏感的指标，可受到其分布及排泄等综合作用的影响。尿量更容易受到容量状态、药物等非肾脏因素影响。目前有关 AKI 早期诊断标志物主要有：血清半胱氨酸蛋白酶抑制剂（Cystatin C）、肾损伤分子（KIM-1）、中性粒细胞明胶酶相关脂质运载蛋（NGAL）、IL-18 等，但与临床应用仍有一段距离。

5. **肾穿刺活检**（needling biopsy of kidney）　通常用于没有明确致病原因的肾实质性急性肾衰竭，如肾小球肾炎、血管炎、过敏性间质性肾炎等。

【治疗】AKI 的治疗原则:①加强液体管理,维持液体平衡;②维持内环境稳定,调节电解质及酸碱平衡;③控制感染;④肾替代治疗,清除毒素以利于损伤细胞的修复;⑤早期发现导致 AKI 的危险因素,积极治疗原发病。

1. 少尿期治疗

(1) 液体管理:无论是在少尿期还是多尿期,无论是防止 AKI 的加重还是促进 AKI 的恢复,都离不开合理的液体管理。对于轻度 AKI,主要是补足容量,改善低灌注和防止新低灌注的发生。对于较重 AKI 甚至 ARF 的病人,往往发生利尿剂抵抗,少尿期应严格控制水、钠摄入量。在纠正了原有的体液缺失后,应坚持“量出为入”的原则。每日输液量为前一日的尿量加上显性失水量和非显性失水量约 400ml(皮肤、呼吸道蒸发水分 700ml 减去内生水 300ml)。显性失水是指粪便、呕吐物、渗出液、引流液等可观察到的液体量总和。发热病人体温每增加 1℃应增加入液量 100ml。血流动力学监测有助于了解血容量和心功能状态,为液体治疗提供依据。

(2) 纠正电解质、酸碱平衡紊乱:当血钾>5.5mmol/L,应以 10% 葡萄糖酸钙 20ml 经静脉缓慢注射或加入葡萄糖溶液中滴注,以钙离子对抗钾离子对心脏的毒性作用;或以 5% 碳酸氢钠 100ml 静脉滴注或 25g 葡萄糖及 6U 胰岛素缓慢静脉滴注,使钾离子进入细胞内而降低血钾。当血钾>6.5mmol/L 或心电图呈高血钾图形时,应紧急实施血液净化治疗。轻度代谢性酸中毒无需处理,血碳酸氢盐浓度<15mmol/L,才予以补碳酸氢钠。

(3) 营养支持:合理的营养支持可以最大限度地减少蛋白分解,减缓 BUN、SCr 升高,有助于肾损伤细胞的修复和再生,提高 ARF 病人的生存率。如病情允许,肠内营养是首选营养支持途径。对于未接受肾脏替代治疗者,应注意血清必需氨基酸/非必需氨基酸比例失衡。

(4) 控制感染:是减缓 ARF 发展的重要措施。积极处理感染灶,采取各种措施预防导管相关性感染,选择抗生素注意避免肾毒性和含钾制剂,并根据药代动力学和药效学调整用量和用法。

(5) 肾脏替代治疗(renal replacement therapy,RRT):又称为血液净化(blood purification),是应用人工方法替代肾脏功能清除体内水分和溶质,同时纠正水、电解质与酸碱平衡,是目前治疗肾衰竭的重要方法。常用方法包括:

1) 血液透析(hemodialysis,HD):血液透析时,血液和透析液间的物质交换主要在滤过膜的两侧完成,弥散作用是溶质转运的主要机制。HD 模式的特点是对小分子物质,包括尿素氮、肌酐、钾、钠等清除效率高,但对炎症介质等中分子物质清除能力较差。

2) 血液滤过(hemofiltration,HF):是利用滤过膜两侧的压力差,通过超滤的方式清除水和溶质,对流和弥散作用是溶质转运的主要机制,所以 HF 有利于中、大分子物质的清除,对于全身炎症反应综合征的治疗效果更佳。

3) 连续性肾脏替代治疗(continuous renal replacement therapy,CRRT):CRRT 能连续、缓慢、等渗地清除水分及溶质,更符合生理,容量波动小,尤其适用于血流动力学不稳定的病人;血浆渗透压缓慢下降,防止失衡综合征;更好地维持水、电解质和酸碱平衡,为营养支持创造条件;能清除中、大分子及炎症介质,控制高分解代谢,从而改善严重感染及 MODS 病人的预后。

4) 腹膜透析:腹膜透析的优点有:设备和操作简单,安全而易于实施;不需要建立血管通路和抗凝,特别适合于有出血倾向、手术后、创伤以及颅内出血的病人;血流动力学稳定;有利于营养支持治疗。

2. 多尿期的治疗

多尿期初,由于肾小球滤过率尚未恢复,肾小管的浓缩功能仍较差,血肌酐、尿素氮和血钾还可以继续上升;当尿量明显增加时,又会发生水、电解质失衡,此时病人全身状况仍差,蛋白质不足,容易感染,故临床上仍不能放松监测和治疗。治疗重点为维持水、电解质和酸碱平衡,控制氮质血症,治疗原发病和防止各种并发症。

【预防】

1. 维持肾脏灌注压　严密监测病人的血流动力学变化,维持适当心排血量、平均动脉压和血管容量,保证肾灌注,防止肾脏缺血。

2. **避免使用肾毒性药物**　应特别注意:①高龄、全身性感染、心力衰竭、肝硬化、肾功能减退、血容量不足和低蛋白血症者,对肾脏毒性药物尤为敏感,要高度重视。②药物的肾毒性与剂量和血药浓度直接相关,应选择合适剂量和给药方法。③避免同时使用两种或以上肾毒性药物。

3. **控制感染**　是预防 AKI 的重要措施,积极查找感染源,彻底清除感染灶,合理应用抗生素,预防导管相关和呼吸机相关的医源性感染。

4. **清除肾毒性物质**　积极液体复苏可减轻肌红蛋白尿的肾毒性,预防 AKI。

5. **预防造影剂肾损伤**　严格限制造影剂剂量,高危病人应使用非离子等渗造影剂,静脉输入等张液体降低造影剂肾病的发生率。

第四节　急性肝衰竭

急性肝衰竭(acute hepatic failure,AHF)是指由多种因素引起的,在短期内出现肝脏功能急剧恶化,导致肝脏本身合成、解毒、排泄和生物转化等功能发生严重障碍或失代偿,从而表现为进行性神志改变和凝血功能障碍的综合征。AHF 病死率高,如不及早期诊断和治疗,则预后差。

【原因学】

1. **病毒性肝炎**　是我国 AHF 的多见病因,甲、乙、丙型肝炎均可发生,在我国尤其以乙型肝炎最常见。

2. **化学物中毒**　较常见的是药物毒性损害,如对乙酰氨基酚(国外 AHF 常见病因)、甲基多巴、硫异烟肼、吡嗪酰胺、麻醉剂氟烷、非类固醇类抗炎药等。肝毒性物质如四氯化碳、黄磷等,误食毒菌也可能引起 AHF。

3. **外科疾病**　肝巨大或弥漫性恶性肿瘤,尤其合并肝硬化时,易并发 AHF。严重肝外伤,大范围肝组织被手术切除或者肝脏血供受影响如血管损伤、肝血流阻断时间过长等,治疗门静脉高压症的门体静脉分流术,胆道长时间阻塞,肝胆管结石反复炎症导致肝损害,都可能导致 AHF。

4. **其他**　妊娠期急性脂肪肝、Wilson 病、自身免疫性肝炎、缺血性肝损伤等过程中也可发生肝衰竭。

【诊断标准】我国根据病理组织学特征和病情发展速度,将肝衰竭分为四类(表 8-7)。

表 8-7　肝衰竭的分类

命　名	定　义
急性肝衰竭	急性起病,2 周以内出现以 Ⅱ 度以上肝性脑病为特征的肝衰竭
亚急性肝衰竭	起病较急,15 天至 26 周出现肝衰竭的临床表现
慢加急性肝衰竭	在慢性肝病基础上,出现急性肝功能失代偿
慢性肝衰竭	在肝硬化基础上,出现慢性肝功能失代偿

AHF 诊断标准主要包括:①既往无肝炎病史,以急性黄疸型肝炎起病;②起病后 2 周内出现极度乏力,伴明显的恶心、呕吐等严重的消化道症状;③迅速出现 Ⅱ 度以上(按 Ⅳ 度划分)的肝性脑病;④出血倾向明显,凝血酶原活动度(prothrombin time activity percentage,PTA)≤40%,且排除其他原因;⑤肝浊音界进行性缩小(表明肝细胞存在大面积坏死,与预后直接有关);⑥病人黄疸急剧迅速加深,起病初期可能黄疸很浅,甚至尚未出现黄疸,但上述表现者应考虑本病。

【临床表现】

1. **早期症状**　初期为非特异性表现,如恶心、呕吐、腹痛、缺水及黄疸。

2. **意识障碍**　主要是肝性脑病。肝衰竭时,代谢发生紊乱,如血中增多的游离脂肪酸、硫醇、酚、芳香族氨基酸等,均可能影响中枢神经;低血糖、酸碱失衡等也可影响脑功能;此外,缺氧或 DIC 等可使脑损害加重。肝性脑病根据程度分为四度：Ⅰ度（前驱期）为反应迟钝、情绪改变；Ⅱ度（昏迷前期）为瞌睡和行为不能自控；Ⅲ度（昏睡期或浅昏迷期）为嗜睡，但尚可唤醒；Ⅳ度（昏迷期）为昏迷不醒，对刺激无反应，反射逐渐消失，常伴有呼吸、循环等方面的改变。

3. **肝臭**　呼气常有特殊的甜酸气味（似烂水果味），可能为肝的代谢功能紊乱，血中硫醇增多引起。

4. **出血**　纤维蛋白原和肝内合成的凝血因子减少、DIC 或消耗性凝血病，可出现皮肤出血斑点、注射部位出血或胃肠出血等。

5. **并发其他器官系统功能障碍**　①肾功能损害：较常见，部分病人可合并肝肾综合征。②循环功能障碍：血压下降，与血管张力下降、心排血量减少有关。③脑水肿及颅内压增高：多发生在Ⅳ度肝性脑病病人，表现为血压高、心率慢、去大脑强直、癫痫发作等。④肺水肿：与肺毛细血管通透性增加有关，表现为呼吸窘迫，呼吸性碱中毒，后期可发生 ARDS。⑤感染：大多数病人合并感染，而且是引起死亡的主要原因之一，常见部位为肺部、尿道、肠道等。

6. **实验室检查**：①转氨酶升高，但大面积肝坏死时可出现胆-酶分离现象，此时胆红素持续升高，而转氨酶不升高。②血胆红素增高。③血小板常减少，白细胞增多。④血肌酐或尿素氮可增高。⑤血电解质紊乱。⑥酸碱失衡，多为代谢性酸中毒。⑦发生 DIC 时，凝血时间、凝血酶原时间或部分凝血活酶时间延长，纤维蛋白原可减少，而其降解物（FDP）增多，优球蛋白试验等可呈阳性。

【疾病预防】　AHF 的病死率较高，应尽量预防其发生。临床上用药时应注意药物对肝脏的不良作用。例如，结核病人使用利福平、硫异烟肼或吡嗪酰胺等治疗时，应定期检查血转氨酶、胆红素等，如发现肝功能有改变，应及时调整药物。外科施行创伤性较大的手术，术前应重视病人的肝功能情况，做好肝功能的评估。尤其对原有肝硬化、肝炎、黄疸、低蛋白血症等病变者，要有充分的准备。麻醉时应避免使用肝毒性药物。手术期间和术后要防止缺氧、低血压或休克、感染等，以免损害肝细胞。术后要根据病情继续监测肝功能，保持呼吸循环良好、抗感染和维持营养代谢，维护肝脏功能。

【治疗】

1. **病因治疗**

（1）化学物质中毒：在可疑由药物肝毒性所致 AHF 时，停用必需药物以外的所有药物。对于已知对乙酰氨基酚过量或在就诊 4 小时内疑似对乙酰氨基酚过量病人，在开始给 N-乙酰半胱氨酸治疗前先给活性炭；对于摄入大量对乙酰氨基酚，血清药物水平或转氨酶水平升高，提示即将发生或已发生肝损伤的所有病人，迅速开始给予 N-乙酰半胱氨酸治疗；在已知或疑似蘑菇中毒的 ALF 病人，考虑给予青霉素 G 和 N-乙酰半胱氨酸治疗。

（2）病毒性肝炎：应考虑用核苷类似物治疗乙型肝炎相关的 AHF 和预防肝移植后乙型肝炎复发。与 AHF 相关的甲型（和丁型）肝炎必须用支持治疗。对于已知或怀疑由疱疹病毒或水痘带状疱疹导致 AHF 的病人，应使用阿昔洛韦治疗。

（3）其他：对于妊娠期急性脂肪肝或 HELLP 综合征（溶血，肝酶水平升高，血小板计数低），建议迅速终止妊娠。

2. **一般治疗**　①营养支持，首选肠内营养，可鼻饲含有酪氨酸、牛磺酸和 ω-3 脂肪酸的营养剂。肠外营养支持治疗时，可用葡萄糖和支链氨基酸，脂肪乳剂可选用中链/长链脂肪乳剂，并给予足量的维生素。②补充血清白蛋白。③口服乳果糖，以排软便 2～3 次/日为度。口服肠道抗菌药，以减少肠内菌群，如新霉素和甲硝唑。④静脉点滴醋谷胺（乙酰谷酰胺）、谷氨酸（钾或钠）或门冬氨酸等，以降低血氨。⑤静滴 γ-氨酪酸、左旋多巴，改善中枢神经递质，可能有利于恢复大脑功能。⑥纠正酸碱失衡和电解质紊乱。

3. **防治多器官功能障碍**　给予 H_2 受体阻滞剂或质子泵抑制剂（或硫糖铝作为二线药物）预防与应激相关的胃肠道出血；避免使用肾损害药物以预防肾损伤；预防和治疗 ARDS。

4. **预防感染**　应全身使用广谱抗生素，必要时应使用抗真菌感染药物。

5. 肝性脑病的治疗　①脱水:建议用甘露醇(0.5~1.0g/kg)为一线治疗药物;②低温:将核心体温降至34~35℃为宜;③自身免疫性肝炎引起的肝性脑病可考虑使用激素。

6. 人工肝支持　可通过灌流、吸附和透析作用,清除肝衰竭病人血中有害物质。尤其是等待肝移植的病人,可用人工肝暂时支持肝的功能,为施行肝移植术作准备。

7. 肝移植　肝移植是治疗 AHF 最有效的治疗手段,适用于经积极内科和人工肝治疗疗效欠佳者。

(管向东)

第九章　围术期处理

围术期是指从决定手术治疗时起,到与本次手术有关的治疗基本结束为止的一段时间,包括手术前、手术中和手术后三个阶段。创伤病人术前期可能仅数分钟,复杂病人可能需数天甚至更长时间,以查清病情,做好充分准备,为手术成功创造最佳条件。手术后期,要采取综合治疗措施,防治可能发生的并发症,尽快地恢复生理功能,促使病人早日康复。术后期的长短可因不同疾病及术式而有所不同。围术期处理(perioperative management)目的是为病人手术顺利康复做充分而细致的工作,包括术前准备、术中保障和术后处理三大部分,这与近年来提倡的加速康复外科(enhanced recovery after surgery,ERAS)理念完全一致。

第一节　术　前　准　备

病人的术前准备与疾病的轻重缓急、手术范围的大小有密切关系。按照手术的时限性,外科手术可分为三种:①急症手术(emergency operation):例如外伤性肠破裂,在最短时间内进行必要的准备后立即手术。在胸腹腔内大血管破裂等十分急迫的情况下,为抢救生命,必须争分夺秒地进行紧急手术。②限期手术(confine operation):例如各种恶性肿瘤根治术,手术时间虽可选择,但不宜延迟过久,应在尽可能短的时间内做好术前准备。③择期手术(selective operation):例如胆囊结石胆囊切除术、甲状腺腺瘤切除术及腹股沟疝修补术等,可在充分的术前准备后选择合适时机进行手术。

手术前,要对病人的全身情况有足够的了解,查出可能影响整个病程的各种潜在因素,包括心理和营养状态,心、肺、肝、肾、内分泌、血液以及免疫系统功能等。因此,必须详细询问病史,全面地进行体格检查,除了常规的实验室检查外,还需要进行一些涉及重要器官功能的检查评估,以便发现问题,在术前予以纠正,术中和术后加以防治,并对病人的手术耐受力做出细致的估计。

(一)一般准备　包括心理准备和生理准备两方面。

1. 心理准备　病人术前难免有恐惧、紧张及焦虑等情绪,或对手术及预后有多种顾虑。医务人员应给予充分的关怀和鼓励,就病情、施行手术的必要性、可能取得的效果、手术的危险性、可能发生的并发症、术后恢复过程和预后,以及清醒状态下施行手术因体位造成的不适等,以恰当的言语和口吻对病人作适度的解释,使病人能以积极的心态配合手术和术后治疗。向病人家属或(和)监护人作详细介绍和解释,取得他们的信任和同意,协助做好病人的心理准备工作,配合整个治疗过程顺利进行。应履行书面知情同意手续,包括手术、麻醉的知情同意书、输血治疗同意书等,由病人本人或法律上有责任的亲属(或监护人)签署。为挽救生命而需紧急手术,若亲属未赶到,须在病史中记录清楚。

2. 生理准备　对病人生理状态进行调整,使病人能在较好的状态下安全度过手术和术后的治疗过程。

(1)为手术后变化的适应性锻炼:包括术前练习在床上大小便,教会病人正确的咳嗽和咳痰方法。有吸烟史的病人,术前2周应停止吸烟。

(2)输血和补液:施行中、大型手术者,术前应作好血型鉴定和交叉配合试验,备好一定数量的血制品。对有水、电解质及酸碱平衡失调和贫血、低蛋白血症的病人应在术前予以纠正。

(3)预防感染:术前应采取多种措施提高病人的体质,预防感染。例如:及时处理龋齿或已发现的感染灶;病人在术前不与罹患感染者接触。严格遵循无菌原则,手术操作轻柔,减少组织损伤等是防止手术野感染的重要环节。下列情况需要预防性应用抗生素：①涉及感染病灶或切口接近感染区域的手术；②胃肠道手术；③操作时间长、创伤大的手术；④开放性创伤，创面已污染或有广泛软组织损伤，创伤至实施清创的间隔时间较长，或清创所需时间较长以及难以彻底清创者；⑤癌肿手术；⑥涉及大血管的手术；⑦需要植入人工制品的手术；⑧脏器移植术。预防性抗生素的给药方法：术前0.5~2小时内，或麻醉开始时首次给药；手术时间超过3小时或失血量大于1500ml，术中可给予第二剂；总预防用药时间一般不超过24小时，个别情况可延长至48小时。

（4）胃肠道准备：成人从术前8~12小时开始禁食，术前4小时开始禁饮，以防因麻醉或术中的呕吐而引起窒息或吸入性肺炎。必要时可行胃肠减压。涉及胃肠道手术者，术前1~2日开始进流质饮食，有幽门梗阻的病人，需在术前进行洗胃。结直肠手术，酌情在术前一日及手术当天清晨行清洁灌肠或结肠灌洗，并于术前2~3天开始进流食、口服肠道制菌药物，以减少术后并发感染的机会。

（5）其他：手术前夜，可给予镇静剂，以保证良好的睡眠。如发现病人有与疾病无关的体温升高，或妇女月经来潮等情况，应延迟手术日期。进手术室前，应排尽尿液；估计手术时间长，或是盆腔手术，应留置导尿管，使膀胱处于空虚状态。若病人有活动义齿，术前应取下，以免麻醉或术中脱落造成误咽或误吸。

（二）特殊准备　除要做好上述一般的术前准备外，还需根据病人的具体情况，作好多方面的特殊准备。

1. 营养不良　术前营养不良是术后并发症发生率和死亡率提高的重要危险因素。评估术前营养不良的程度以及适当的予以纠正，是外科围术期重要的治疗措施。营养状况的评估应包括病人的详尽的病史、体格检查，尤其要关注病人食欲、营养吸收以及发病以来的体重变化等。因病所致体重下降>20%，不仅死亡率上升，术后感染率也会增加3倍。实验室检查评估病人营养状况的指标包括血清中白蛋白、转铁蛋白、前白蛋白水平等。对于严重营养不良的病人，应当予以适当的营养支持改善病人的营养状况之后再施行手术治疗。

2. 脑血管病　围术期脑卒中不常见（一般为<1%，心脏手术约为2%~5%）。80%都发生在术后，多因低血压、心房纤颤的心源性栓塞所致。危险因素包括老年、高血压、冠状动脉疾病、糖尿病和吸烟等。对无症状的颈动脉杂音，近期有短暂脑缺血发作的病人，应进一步检查与治疗。近期有脑卒中史者，择期手术应至少推迟2周，最好6周。

3. 心血管病　高血压者应继续服用降压药物，避免戒断综合征（withdrawal syndrome）。病人血压在160/100mmHg以下，可不必作特殊准备。血压过高者（>180/100mmHg），术前应选用合适的降压药物，使血压平稳在一定水平，但不要求降至正常后才做手术。对原有高血压病史，进入手术室血压急骤升高者，应与麻醉师共同处理，根据病情和手术性质，抉择实施或延期手术。

表9-1　Goldman指数

临床所见	得分
第二心音奔马律或静脉压↑	11
心肌梗死发病<6个月	10
任何心电图>5个室性期前收缩/分	7
最近心电图有非窦性节律或心房期前收缩	7
年龄>70岁	5
急症手术	4
胸腔、腹腔、主动脉手术	3
显著主动脉瓣狭窄	3
一般状况差	3

对伴有心脏疾病的病人，施行手术的死亡率明显高于非心脏病者。有时甚至需要外科医生、麻醉医生和内科医生共同对心脏危险因素进行评估和处理。常用Goldman指数量化心源性死亡的危险性和危及生命的并发症（表9-1）。对年龄≥40岁，接受非心脏手术的病人，心源性死亡、致命性心脏并发症的发生随评分的增加而升高：0~5分，危险性<1%；6~12分，危险性为7%；13~25分，危险性为13%（2%的死亡率）；≥26分，危险性为78%（56%的死亡率）。Goldman指数的优点是半数以上的积分是可以控制的，例如充血性心力衰竭得到纠正可减11分，心肌梗死延期手术减10分等。

4. 肺功能障碍　术后肺部并发症和相关的死亡率仅次于心血管系统居第二位。有肺病史或预期行肺切除术、食管或纵隔肿瘤切除术者,术前尤应对肺功能进行评估。危险因素包括慢性阻塞性肺疾病、吸烟、年老、肥胖、急性呼吸系统感染。无效咳嗽和呼吸道反射减弱,会造成术后分泌物的潴留,增加细菌侵入和肺炎的易感性。胸部 X 线检查可以鉴别肺实质病变或胸膜腔异常;红细胞增多症可能提示慢性低氧血症;$PaO_2 < 8.0kPa(60mmHg)$ 和 $PaCO_2 > 6.0kPa(45mmHg)$,围术期肺并发症可能增加。对高危病人,术前肺功能检查具有重要意义,第 1 秒最大呼气量(forced expiratory volume in 1s,FEV_1)$< 2L$ 时,可能发生呼吸困难,$FEV_1 < 50\%$,提示肺重度功能不全,可能需要术后机械通气和特殊监护,术前应行相应的呼吸功能锻炼。

如果病人每天吸烟超过 10 支,戒烟极为重要。戒烟 1～2 周,黏膜纤毛功能可恢复,痰量减少;戒烟 6 周,可以改善肺活量。术前鼓励病人呼吸训练,增加功能残气量,可以减少肺部并发症。急性呼吸系统感染者,择期手术应推迟至治愈后 1～2 周;如系急症手术,需加用抗生素,尽可能避免吸入麻醉。阻塞性呼吸道疾病者,围术期应用支气管扩张药;喘息正在发作者,择期手术应推迟。

5. 肾疾病　麻醉、手术创伤都会加重肾脏的负担。急性肾衰竭的危险因素包括术前血尿素氮和肌酐升高,充血性心力衰竭、老年、术中低血压、夹闭腹主动脉、脓毒症、使用肾毒性药物(如氨基糖苷类抗生素和放射性造影剂)等。实验室检查血钠、钾、钙、磷、血尿素氮、肌酐等,对评价肾功能很有帮助。慢性肾功能不全的病人围术期应当多学科配合(包括外科、麻醉、肾脏内科团队等)做好围术期准备工作,最大限度地改善肾功能,如果需要透析,应在计划手术 24 小时以内进行。对于术前存在肾衰竭的病人,应当维持电解质(尤其是血清钾)在正常范围内。若合并有其他肾衰竭的危险因素,选择有肾毒性的药物如氨基糖苷类抗生素、非甾体抗炎药和麻醉剂时,都应特别慎重。

6. 糖尿病　糖尿病病人在整个围术期都处于应激状态,其并发症发生率和死亡率较无糖尿病者上升 50%。术前血糖控制不良的病人,术后并发症发生率和围术期死亡率显著升高。对糖尿病病人的术前评估包括糖尿病慢性并发症(如心血管、肾疾病)和血糖控制情况,并作相应处理:①仅以饮食控制病情者,术前不需特殊准备。②口服降糖药的病人,应继续服用至手术的前一天晚上;服长效降糖药如氯磺丙脲(chlorpropamide),应在术前 2～3 日停服。禁食病人需静脉输注葡萄糖加胰岛素维持血糖轻度升高状态($5.6～11.2mmol/L$)。③平时用胰岛素者,术前应以葡萄糖和胰岛素维持正常糖代谢。在手术日晨停用胰岛素。④伴有酮症酸中毒的病人,需要接受急症手术,应当尽可能纠正酸中毒、血容量不足、电解质失衡(特别是低血钾)。对糖尿病病人在术中应根据血糖监测结果,静脉滴注胰岛素控制血糖。严重的、未被认识的低血糖危险性更大。近年来,重症病人的血糖控制和强化胰岛素治疗已受广泛重视,围术期将血糖控制在 $7.77～9.99mmol/L$ 是比较理想的范围。

7. 凝血障碍　常规凝血试验阳性的发现率低,根据凝血酶原时间(prothrombin time,PT)、活化部分凝血活酶时间(activated partial thromboplastin time,APTT)及血小板计数,识别严重凝血异常的也仅占 0.2%。所以仔细询问病史和体格检查尤为重要。病史中询问病人及家族成员有无出血和血栓栓塞史;是否曾输血,有无出血倾向,如手术和月经有无严重出血,是否易发生皮下瘀斑、鼻出血或牙龈出血等;是否同时存在肝、肾疾病;有无营养不良的饮食习惯,过量饮酒,服用阿司匹林、非甾体抗炎药物或降血脂药(可能导致维生素 K 缺乏),抗凝治疗(如心房纤颤、静脉血栓栓塞、机械心脏瓣膜置换术后服华法林)等。查体时应注意皮肤、黏膜出血点(紫癜),脾大或其他全身疾病征象。术前 10 天停用抗血小板药噻氯匹啶(ticlopidine)和氯吡格雷(clopidogrel),术前 7 天停用阿司匹林,术前 2～3 天停用非甾体抗炎药。如果临床确定有凝血障碍,择期手术前应作相应的治疗。当血小板 $< 50 \times 10^9/L$,建议输血小板;大手术或涉及血管部位的手术,应保持血小板达 $75 \times 10^9/L$;神经系统手术,血小板临界点不小于 $100 \times 10^9/L$。脾肿大和免疫引起的血小板破坏,输血小板难以奏效,不建议常规预防性输血小板。紧急情况下,药物引起的血小板功能障碍,可给 DDAVP(1-脱氨-8 右旋-精氨酸加压素),输血小板。对于需要抗凝治疗的病人,应当综合评估、权衡术中出血和术后血栓形成的利与弊。血友病病人的围术期相关处理,常需请血液内科医生协助。

8. 下肢深静脉血栓形成的预防　静脉血栓形成是术后最为常见的并发症之一。由于静脉血栓形成有一定的发生率和死亡率,所以凡是大手术时均应进行预防。围术期发生静脉血栓形成的危险因素包括年龄>40岁,肥胖,有血栓形成病史,静脉曲张,吸烟,大手术(特别是盆腔、泌尿外科、下肢和癌肿手术),长时间全身麻醉和凝血功能异常,如抗凝血酶Ⅲ缺乏、血纤维蛋白原异常、C蛋白缺乏、血小板增多症和超高黏度综合征(hyperviscosity syndrome)。血栓形成常发生在下肢深静脉,一旦血栓脱落可发生致命的肺动脉栓塞。因此,有静脉血栓危险因素者,应预防性使用低分子量肝素,间断气袋加压下肢或口服华法林(近期曾接受神经外科手术或有胃肠道出血的病人慎用)。对于高危病人(如曾有深静脉血栓形成和肺栓塞者),可联合应用多种方法如抗凝、使用间断加压气袋等,对预防静脉血栓形成有积极意义。

第二节　术后处理

术后处理是围术期处理的一个重要阶段,是连接术前准备、手术与术后康复之间的桥梁。术后处理得当,能使手术应激反应减轻到最小程度。

（一）常规处理

1. **术后医嘱**　这一医疗文件的书写包括诊断、施行的手术、监测方法和治疗措施,例如止痛、抗生素应用、伤口护理及静脉输液,各种管道、插管、引流物、吸氧等处理。

2. **监测**　手术后多数病人可返回原病房,需要监护的病人可以送进外科重症监测治疗室(intensive care unit,ICU)。常规监测生命体征,包括体温、脉率、血压、呼吸频率、每小时(或数小时)尿量,记录出入量。有心、肺疾病或有心肌梗死危险的病人应予无创或有创监测中心静脉压(central venous pressure,CVP),肺动脉楔压(经Swan-Ganz导管)及心电监护,采用经皮氧饱和度监测仪动态观察动脉血氧饱和度。

3. **静脉输液**　长时间手术过程中,经手术野有很多不显性液体丢失,术中广泛解剖和组织创伤又使大量液体重新分布到第三间隙,因此病人术后应接受足够量的静脉输液直至恢复进食。术后输液的量、成分和输注速度,取决于手术的大小、病人器官功能状态和疾病严重程度。肠梗阻、小肠坏死、肠穿孔病人,术后24小时内需补给较多的晶体。但输液过量又可以导致肺水肿和充血性心力衰竭;休克和脓毒症病人由于液体自血管外渗至组织间隙,会出现全身水肿,此时估计恰当的输液量显得十分重要。

4. **引流管**　引流的种类,吸引的压力,灌洗液及次数,引流的部位及护理方式也应写进医嘱。要经常检查放置的引流物有无阻塞、扭曲等情况,换药时要注意引流物的妥善固定,以防落入体内或脱出,并应记录、观察引流物的量和性质,它有可能提示有无出血或瘘等的发生。

（二）**卧位**　手术后,应根据麻醉及病人的全身状况、术式、疾病的性质等选择体位,使病人处于既舒适又便于活动的体位。全身麻醉尚未清醒的病人除非有禁忌,均应平卧,头转向一侧,直到清醒,使口腔内分泌物或呕吐物易于流出,避免误吸入气管。蛛网膜下腔阻滞的病人,应平卧或头低卧位12小时,以防止因脑脊液外渗致头痛。全身麻醉清醒后、蛛网膜下腔阻滞12小时后,以及硬脊膜外腔阻滞、局部麻醉等病人,可根据手术需要选择体位。

施行颅脑手术后,如无休克或昏迷,可取15°~30°头高脚低斜坡卧位。施行颈、胸手术后,多采用高半坐位卧式,以便于呼吸及有效引流。腹部手术后,多取低半坐位卧式或斜坡卧位,以减少腹壁张力。脊柱或臀部手术后,可采用俯卧或仰卧位。腹腔内有污染的病人,在病情许可情况下,尽早改为半坐位或头高脚低位,以便体位引流。休克病人,应取下肢抬高15°~20°,头部和躯干抬高20°~30°的特殊体位。肥胖病人可取侧卧位,有利于呼吸和静脉回流。

（三）各种不适的处理

1. **疼痛**　麻醉作用消失后,切口受到刺激时会出现疼痛。术后疼痛可引起呼吸、循环、胃肠道和骨骼肌功能变化,甚至引起并发症。胸部和上腹部手术后疼痛,使病人自觉或不自觉固定胸肌、腹肌和膈肌,不愿深呼吸,促成肺膨胀不全。活动减少,引起静脉淤滞、血栓形成和栓塞。术后疼痛也会致儿茶酚胺和其他应激激素的释放,引起血管痉挛、高血压,严重的发生卒中、心肌梗死和出血。有效的止痛会改善大手术的预后。常用的麻醉类镇痛药有吗啡、哌替啶和芬太尼(fentanyl)。临床应用时,在达到有效镇痛作用的前提下,药物剂量宜小,用药间隔时间应逐渐延长,及早停用镇痛剂有利于胃肠动力的恢复。硬膜外阻滞可留置导管数日,连接镇痛泵以缓解疼痛,特别适合于下腹部手术和下肢手术的病人。

2. **呃逆**　术后发生呃逆者并不少见,多为暂时性,但有时可为顽固性。呃逆的原因可能是神经中枢或膈肌直接受刺激引起。手术后早期发生者,可采用压迫眶上缘,短时间吸入二氧化碳,抽吸胃内积气、积液,给予镇静或解痉药物等措施。施行上腹部手术后,如果出现顽固性呃逆,要特别警惕膈下积液或感染之可能。此时,应作 CT、X 线平片或超声检查,一旦明确有膈下积液或感染,需要及时处理。

(四) **胃肠道**　剖腹术后,胃肠道蠕动减弱。麻醉、手术对小肠蠕动影响很小,胃蠕动恢复较慢,右半结肠需 48 小时,左半结肠 72 小时。胃和空肠手术后,上消化道推进功能的恢复需 2~3 天。在食管、胃和小肠手术后,有显著肠梗阻、神志欠清醒(防止吸入),以及急性胃扩张的病人,应插鼻胃管,连接负压、间断吸引装置,经常冲洗,确保鼻胃管通畅,留置 2~3 天,直到正常的胃肠蠕动恢复(可闻及肠鸣音或已排气)。罂粟碱类药物能影响胃肠蠕动。胃或肠造口导管应进行重力(体位)引流或负压、间断吸引。空肠造口的营养管可在术后第 2 天滴入营养液。造口的导管需待内脏与腹膜之间形成牢靠的粘连方可拔除(约术后 3 周)。

(五) **活动**　手术后,如果镇痛效果良好,原则上应该早期床上活动,争取在短期内起床活动。早期活动有利于增加肺活量,减少肺部并发症,改善全身血液循环,促进切口愈合,减少深静脉血栓形成的发生率。此外,尚有利于肠道蠕动和膀胱收缩功能的恢复,从而减少腹胀和尿潴留的发生。有休克、心力衰竭、严重感染、出血、极度衰弱等情况,以及施行过有特殊固定、制动要求的手术病人,则不宜早期活动。

早期起床活动,应根据病人的耐受程度,逐步增加活动量。在病人已清醒、麻醉作用消失后,就应鼓励在床上活动,如深呼吸,四肢主动活动及间歇翻身等。足趾和踝关节伸屈活动,下肢肌松弛和收缩的交替运动,有利于促进静脉回流。痰多者,应定时咳痰,病人可坐在床沿上,做深呼吸和咳嗽。

(六) **缝线拆除**　缝线的拆除时间,可根据切口部位、局部血液供应情况、病人年龄、营养状况等来决定。一般头、面、颈部在术后 4~5 拆线,下腹部、会阴部在术后 6~7 日拆线,胸部、上腹部、背部、臀部手术 7~9 日拆线,四肢手术 10~12 日拆线(近关节处可适当延长),减张缝线 14 日拆线。青少年病人可适当缩短拆线时间,年老、营养不良病人可延迟拆线时间,也可根据病人的实际情况采用间隔拆线。电刀切口,也应推迟 1~2 日拆线。

对于初期完全缝合的切口,拆线时应记录切口愈合情况,可分为三类:①清洁切口(Ⅰ类切口),指缝合的无菌切口,如甲状腺大部切除术等。②可能污染切口(Ⅱ类切口),指手术时可能带有污染的缝合切口,如胃大部切除术等。皮肤不容易彻底消毒的部位,6 小时内的伤口经过清创缝合、新缝合的切口再度切开者,也属此类。③污染切口(Ⅲ类切口),指邻近感染区或组织直接暴露于污染或感染物的切口,如阑尾穿孔的阑尾切除术、肠梗阻坏死的手术等。切口的愈合也分为三级:①甲级愈合,用"甲"字代表,指愈合优良,无不良反应。②乙级愈合,用"乙"字代表,指愈合处有炎症反应,如红肿、硬结、血肿、积液等,但未化脓。③丙级愈合,用"丙"字代表,指切口化脓,需要作切开引流等处理。应用上述分类分级方法,观察切口愈合情况并作出记录。如甲状腺大部切除术后愈合优良,则记以"Ⅰ/甲";胃大部切除术切口血肿,则记以"Ⅱ/乙",余类推。

第三节　术后并发症的防治

手术后可能发生各种并发症,掌握其发生原因及临床表现,如何预防,一旦发生后应采取的治疗措施,是术后处理的一个重要组成部分。术后并发症可由原发病、手术或一些不相关的因素引起。有时候原已存在的并发症又可导致另一并发症(如术后大出血可能引起心肌梗死)。与手术方式相关的特殊并发症,如胃大部切除术后的倾倒综合征,将在有关章节内介绍。

(一)术后出血   术中止血不完善、创面渗血未完全控制、原痉挛的小动脉断端舒张、结扎线脱落、凝血障碍等,都是造成术后出血的原因。

术后出血可以发生在手术切口、空腔器官及体腔内。腹腔手术后24小时之内出现休克,应考虑到有内出血。表现为心搏过速,血压下降,尿排出量减少,外周血管收缩。如果出血持续,腹围可能增加。血细胞比容在4~6小时内常无显著变化,对快速失血病例的诊断价值有限。超声检查及腹腔穿刺,可以明确诊断。胸腔手术后从胸腔引流管内每小时引流出血液量持续超过100ml,就提示有内出血。摄胸部X线平片,可显示胸腔积液。术后循环衰竭的鉴别诊断包括肺栓塞、心律失常、气胸、心肌梗死和严重的过敏反应等。中心静脉压低于0.49kPa(5cmH$_2$O);每小时尿量少于25ml;在输给足够的血液和液体后,休克征象和监测指标均无好转,或继续加重,或一度好转后又恶化等,都提示有术后出血,应当迅速再手术止血,清除血凝块,用生理盐水冲洗腹腔。

(二)术后发热与低体温

1. **发热**   发热是术后最常见的症状,约72%的病人体温超过37℃,41%高于38℃。术后发热一般不一定表示伴发感染。非感染性发热通常比感染性发热来得早(分别平均在术后1.4日和2.7日)。

术后第一个24小时出现高热(>39℃),如能排除输血反应,多考虑链球菌或梭菌感染,吸入性肺炎,或原已存在的感染。

非感染性发热的主要原因:手术时间长(>2小时)、广泛组织损伤、术中输血、药物过敏、麻醉剂(氟烷或安氟醚)引起的肝中毒等。如体温不超过38℃,可不予处理。高于38.5℃,病人感到不适时,可予以物理降温,对症处理,严密观察。感染性发热的危险因素包括病人体弱、高龄、营养状况差、糖尿病、吸烟、肥胖、使用免疫抑制药物或原已存在的感染病灶。拟用的预防性抗生素被忽视也是因素之一。手术因素有止血不严密、残留死腔、组织创伤等。感染性发热除伤口和其他深部组织感染外,其他常见发热病因包括肺膨胀不全、肺炎、尿路感染、化脓性或非化脓性静脉炎等。

2. **低体温(hypothermia)**   轻度低体温也是一个常见的术后并发症,多因麻醉药阻断了机体的调节过程,开腹或开胸手术热量散失,输注冷的液体和库存血液。病人对轻度低体温耐受良好,除使周围血管阻力轻微增加和全身耗氧减少之外,对机体无大妨碍。然而明显的低体温会引起一系列的并发症:周围血管阻力明显增加,心脏收缩力减弱,心排血量减少,神经系统受抑制,由于凝血系统酶功能失常可致凝血障碍。深度低体温通常与大手术,特别是多处创伤的手术,输注大量冷的液体和库存血液有关。

术中应监测体温。大量输注冷的液体和库存血液时,应通过加温装置,必要时用温盐水反复灌洗体腔,术后注意保暖,可以预防术后低体温。

(三)呼吸系统并发症   术后死亡原因中,呼吸系统并发症占第二位。年龄超过60岁,呼吸系统顺应性差,残气容积和呼吸无效腔增加,有慢性阻塞性肺疾病病史等(慢性支气管炎、肺气肿、哮喘、肺纤维化),更易招致呼吸系统并发症。

1. **肺膨胀不全**   上腹部手术的病人,肺膨胀不全发生率为25%,老年、肥胖、长期吸烟和有呼吸系统疾病的病人更常见,最常发生在术后48小时之内(90%的发热可能与该并发症有关)。如果超过72小时,肺炎则不可避免。但多数病人都能自愈。

预防和治疗:叩击胸、背部,鼓励咳嗽和深呼吸,经鼻气管吸引分泌物。严重慢性阻塞性肺疾病病人,雾化吸入支气管扩张剂和溶黏蛋白药物有效。有气道阻塞时,应行支气管镜吸引。

2. **术后肺炎**   易患因素有肺膨胀不全,异物吸入和大量的分泌物。腹腔感染需要长期辅助呼吸者,酿成术后肺炎的危险性最高。气管插管损害黏膜纤毛转运功能、给氧、肺水肿、吸入异物和应用皮质激素,都影响肺泡巨噬细胞的活性。在术后死亡的病人中,约一半直接或间接与术后肺炎有关,50%以上的术后肺炎,系革兰阴性杆菌引起。

3. **肺栓塞（pulmonary embolism，PE）**　是由内源性或外源性的栓子堵塞肺动脉主干或分支,引起肺循环障碍的临床和病理生理综合征。包括肺血栓栓塞症、脂肪栓塞综合征、羊水栓塞、空气栓塞、肿瘤栓塞和细菌栓塞。肺栓塞的易患因素较多,例如年龄（50 岁以上）、下肢深静脉血栓形成、创伤、软组织损伤、烧伤、心肺疾病、肥胖、某些血液病、代谢病（糖尿病）等。临床表现可为:突发性呼吸困难、胸痛、咯血、晕厥;不明原因的急性右心衰竭或休克、血氧饱和度下降;肺动脉瓣区收缩期杂音、P_2 亢进等。肺栓塞的治疗主要包括:①一般处理:重症监护、绝对卧床、适当应用镇静、止痛药物缓解病人的焦虑和惊恐症状。②呼吸支持:吸氧、气管插管机械通气。③循环支持。④溶栓、抗凝治疗等。其预后与呼吸功能不全的严重程度相关。

（四）术后感染

1. **腹腔脓肿和腹膜炎**　表现为发热、腹痛、腹部触痛及白细胞增加。如为弥漫性腹膜炎,应急诊剖腹探查。如感染局限,行腹部和盆腔超声或 CT 扫描常能明确诊断。腹腔脓肿定位后可在超声引导下作穿刺置管引流,必要时需开腹引流。可根据细菌培养的药敏结果针对性选用抗生素治疗。

2. **真菌感染**　临床上多为假丝酵母菌（念珠菌）所致,常发生在长期应用广谱抗生素的病人,若有持续发热,又未找出确凿的病原菌,此时应想到真菌感染的可能性。应行一系列的真菌检查,包括血培养,拔除全部静脉插管,检查视网膜是否有假丝酵母菌眼内炎（candida endophthalmitis）。治疗可选用两性霉素 B（amphotericin B）或氟康唑（fluconazole）等。

（五）切口并发症

1. **血肿、积血和血凝块**　是最常见的并发症,几乎都归咎于止血技术的缺陷。促成因素有服用阿司匹林,小剂量肝素,原已存在的凝血障碍,术后剧烈咳嗽,以及血压升高等。表现为切口部位不适感,肿胀和边缘隆起、变色,血液有时经皮肤缝线外渗。甲状腺、甲状旁腺或颈动脉术后引起的颈部血肿特别危险,因为血肿可迅速扩展,压迫呼吸道。小血肿能再吸收,但伤口感染几率增加。治疗方法:在无菌条件下排空凝血块,结扎出血血管,再次缝合伤口。

2. **血清肿（seroma）**　系伤口的液体积聚而非血或脓液,与手术切断较多的淋巴管（如乳房切除术、腹股沟区域手术等）有关。血清肿使伤口愈合延迟,增加感染的危险。皮下的血清肿可用空针抽吸,敷料压迫,以阻止淋巴液渗漏和再积聚。腹股沟区域的血清肿多在血管手术之后,空针抽吸有损伤血管和增加感染的危险,可让其自行吸收。如果血清肿继续存在,或通过伤口外渗,在手术室探查切口,结扎淋巴管。

3. **伤口裂开**　伤口裂开系指手术切口的任何一层或全层裂开。腹壁全层裂开常有腹腔内脏膨出。切口裂开可以发生在全身各处,但多见于腹部及肢体邻近关节的部位,主要原因有:①营养不良,组织愈合能力差;②切口缝合技术有缺陷,如缝线打结不紧,组织对合不全等;③腹腔内压力突然增高的动作,如剧烈咳嗽,或严重腹胀。切口裂开常发生于术后 1 周之内。往往在病人一次腹部突然用力时,自觉切口疼痛和突然松开,有淡红色液体自切口溢出。除皮肤缝线完整而未裂开外,深层组织全部裂开,称部分裂开;切口全层裂开,有肠或网膜脱出者,为完全裂开。

预防和治疗:缝线距伤口缘 2～3cm,针距 1cm,消灭死腔,引流物勿通过切口。除根据其原因采取适当措施外,对估计发生此并发症可能性很大的病人,可使用以下预防方法:①在依层缝合腹壁切口的基础上,加用全层腹壁减张缝线;②应在良好麻醉、腹壁松弛条件下缝合切口,避免强行缝合造成腹膜等组织撕裂;③及时处理腹胀;④病人咳嗽时,最好平卧,以减轻咳嗽时横膈突然大幅度下降,骤然增加的腹内压力;⑤适当的腹部加压包扎,也有一定的预防作用。

切口完全裂开时,要立刻用无菌敷料覆盖切口,在良好的麻醉条件下重予缝合,同时加用减张缝线。切口完全裂开再缝合后常有肠麻痹,术后应放置胃肠减压。切口部分裂开的处理,按具体情况而定。

4. 切口感染　表现为伤口局部红、肿、热、疼痛和触痛,有分泌物(浅表伤口感染),伴有或不伴有发热和白细胞增加。处理原则:在伤口红肿处拆除伤口缝线,使脓液流出,同时行细菌培养。清洁手术,切口感染的常见病原菌为葡萄球菌和链球菌,会阴部或肠道手术切口感染的病原菌可能为肠道菌丛或厌氧菌丛,应选用相应的抗菌药治疗。累及筋膜和肌肉的严重感染,需要急诊切开清创、防治休克和静脉应用广谱抗生素(含抗厌氧菌)。

（六）泌尿系统并发症

1. 尿潴留　手术后尿潴留较为多见,尤其是老年病人、盆腔手术、会阴部手术或蛛网膜下隙麻醉后排尿反射受抑制,切口疼痛引起膀胱和后尿道括约肌反射性痉挛,以及病人不习惯床上排尿等,都是常见原因。凡是手术后 6~8 小时尚未排尿,或者虽有排尿,但尿量甚少,次数频繁,都应在下腹部耻骨上区作叩诊检查,如发现明显浊音区,即表明有尿潴留,应及时处理。安抚病人情绪,如无禁忌,可协助病人坐于床沿或立起排尿。如无效,可在无菌条件下进行导尿。尿潴留时间过长,导尿时尿液量超过 500ml 者,应留置导尿管 1~2 日,有利于膀胱壁逼尿肌收缩力的恢复。有器质性病变,如骶前神经损伤、前列腺肥大等,需要留置导尿管 4~5 天。

2. 泌尿道感染　下泌尿道感染是最常见的获得性医院内感染。泌尿道原已存在的污染,尿潴留和各种泌尿道的操作是主要原因。短时间(<48 小时)膀胱插管的病人,约 5% 出现细菌尿,然而有临床症状的仅为 1%。急性膀胱炎表现为尿频、尿急、尿痛和排尿困难,有轻度发热;急性肾盂肾炎则有高热、腰部疼痛与触痛。尿液检查有大量白细胞和脓细胞,细菌培养得以确诊。

预防措施有:严格要求无菌操作,防止泌尿系统污染,预防和迅速处理尿潴留。治疗措施包括:给足量的液体、膀胱彻底引流和针对性应用抗生素。

（吕　毅）

第十章 外科病人的代谢及营养治疗

人体在正常生命活动过程中需要不断摄取各种营养物质,通过转化和利用以维持机体的新陈代谢。外源性营养底物包括碳水化合物、脂肪、蛋白质、水、电解质、微量元素和维生素,这些营养物质进入人体后,参与体内一系列代谢过程,通过氧化过程产生能量,成为机体生命活动必不可少的能源,通过合成代谢使人体结构得以生长、发育、修复及再生。

外科病人由于疾病和手术创伤,机体会发生明显的代谢改变,此时如果得不到及时、足够的营养补充,易导致营养不良,影响组织、器官的结构和功能以及机体的康复过程,严重者将会导致多器官功能衰竭,从而影响病人的预后。临床营养支持已经成为重症病人救治中不可缺少的重要措施。充分了解机体各种状况下的代谢变化,有效地提供合适的营养底物,选择正确的喂养途径和时机,可降低应激状况下机体的分解代谢,维护重要脏器功能,提高救治成功率,改善病人临床结局。

第一节 外科病人的代谢变化

正常情况下机体将食物中所含的营养物质转化成生命活动所需的能量或能量储存形式,以维持机体正常新陈代谢和生理功能。疾病状态下机体可发生一系列代谢改变,以适应疾病或治疗等状况。

(一) 正常情况下的物质代谢 正常生命活动中需要不断摄取各种营养物质,通过转化和利用以维持机体新陈代谢。食物中碳水化合物、脂肪、蛋白质、水、电解质、微量元素和维生素等营养底物进入人体后,参与体内一系列代谢过程,通过合成代谢使人体结构得以生长、发育、修复及再生,并为机体生命活动提供必不可少的能源。

1. 碳水化合物 主要生理功能是供能,同时也是细胞结构的重要成分。正常情况下,碳水化合物提供约55%～65%维持成人机体正常功能所需的能量,机体一些组织器官如大脑神经细胞、肾上腺及血细胞等则完全依赖葡萄糖氧化供能。食物中碳水化合物经消化道消化、吸收后以葡萄糖、糖原及含糖复合物形式存在。碳水化合物在体内代谢过程主要体现为葡萄糖的代谢,正常情况下,进入和移出血液中的葡萄糖处于相对平衡状态,使血糖维持在 $4.5～5.5mmol/L$ 水平。血糖来源于食物中糖的消化和吸收、肝糖原分解或肝脏糖异生作用;血糖去路则为周围组织及肝脏摄取利用、糖原合成、转化为非糖物质或其他含糖物质。血糖水平保持恒定是糖、脂肪、氨基酸代谢协调的结果,也是肝脏、肌肉、脂肪组织等器官组织代谢协调的结果。

2. 蛋白质 是构成生物体的重要组成成分,在生命活动中起着极其重要作用。蛋白质主要生理功能是参与构成各种细胞组织,维持细胞组织生长、更新和修复,参与多种重要生理功能及氧化供能。食物中蛋白质是人体蛋白质的主要来源,在蛋白酶及肽酶的作用下水解成为寡肽及氨基酸而被吸收。正常情况下机体内各种蛋白质始终处于动态更新之中,蛋白质的更新包括蛋白质分解和合成代谢,其合成和降解的相互协调对维持机体组织、细胞功能、调节生长及控制体内各种酶的生物活性起着十分重要作用。

3. 脂肪 主要生理功能是提供能量、构成身体组织、供给必需脂肪酸并携带脂溶性维生素等。膳食中脂类是人体脂肪的主要来源,脂类不溶于水,在消化道中经胆汁酸盐、胰脂酶、磷脂酶 A_2、胆固醇脂酶等作用下消化形成甘油一酯、脂肪酸、胆固醇、溶血磷脂等,乳化成更小的微团后被消化酶消化。短链和中链脂肪酸构成的甘油三酯,经胆汁酸盐乳化后即可被吸收。在肠黏膜细胞内脂肪酶的作用下,水解成脂肪酸及甘油,通过门静脉进入血液循环。长链脂肪酸构成的甘油三酯与磷脂、胆固醇及载脂蛋白结合形成乳糜微粒,通过淋巴进入血液循环。甘油三酯是机体储存能量的形式。

（二）**能量代谢**　生物体内碳水化合物、蛋白质和脂肪在代谢过程中所伴随的能量释放、转移和利用称为能量代谢。准确地了解和测定临床上不同状态下病人的能量消耗是提供合理有效营养支持以及决定营养物质需要量与比例的前提和保证。

1. **机体能量消耗组成、测定及计算**　机体每日的能量消耗包括基础能量消耗（或静息能量消耗）、食物的生热效应、兼性生热作用、活动的生热效应几个部分,其中基础能量消耗在每日总能量消耗所占比例最大（60%～70%）,是机体维持正常生理功能和内环境稳定等活动所消耗的能量。由于测定基础代谢率的要求十分严格,因此,临床实践中通常测定机体静息能量消耗而非基础能量消耗。

临床上最常用的机体能量消耗测定方法是间接测热法,其原理是通过测量机体气体交换而测定物质氧化率和能量消耗。机体在消耗一定量蛋白质、脂肪及碳水化合物时会产生一定量热量,同时相应地消耗一定量氧并产生一定量二氧化碳。因此,测定机体在单位时间内所消耗的氧和产生的二氧化碳量,即可计算出机体在该时间内的产热即能量消耗。

Weir 公式是间接测热法计算机体 24 小时静息能量消耗的公式:

$$REE(kcal/d) = [3.9(VO_2) + 1.1(VCO_2)] \times 1440$$

式中 VO_2 为氧耗量（L/min）;VCO_2 为二氧化碳产生量（L/min）,可通过非侵入性间接测热法进行测定。通过测定 VO_2 及 VCO_2 还可计算出呼吸商（RQ）:$RQ = VCO_2/VO_2$,根据呼吸商值可了解各种营养物质氧化代谢情况。

由于设备或条件的限制,临床实践中并非所有单位或部门均能实际测量病人的静息能量消耗以指导临床营养实施,因此需要一些简便、有效的能量消耗计算公式供临床使用。Harris-Benedict 公式是计算机体基础能量消耗的经典公式:

$$BEE(kcal/d) = 66 + 13.7W + 5.0H - 6.8A \cdots\cdots 男$$
$$BEE(kcal/d) = 655 + 9.6W + 1.85H - 4.7A \cdots\cdots 女$$
$$（W:体重,kg;H:身高,cm;A:年龄,岁）$$

Harris-Benedict 公式是健康机体基础能量消耗估算公式,临床上各种疾病状态下病人的实际静息能量消耗值与 Harris-Benedict 公式估算值之间存在一定的差异,如择期手术约增加 10% 左右,严重创伤、多发性骨折、感染时可增加 20%～30%,大面积烧伤时能量消耗增加最明显,最大可增高 100% 左右。

2. **机体能量需要量的确定**　准确的能量供给与营养疗效和临床结局直接相关,能量摄入不足可造成机体蛋白质消耗,影响器官结构和功能,从而影响病人预后。尽管间接测热法测定机体静息能量消耗值是判断病人能量需要量理想的方法,但临床上大多数病人尚无法实时测量机体的能量消耗值,较多的仍然是应用预测公式或凭经验估计来确定病人的能量需求。目前认为,对于非肥胖病人 25～30kcal/(kg·d) 能满足大多数住院病人的能量需求,而 BMI ≥30kg/m^2 的肥胖病人,推荐的能量摄入量为正常目标量的 70%～80%。

（三）**饥饿、创伤状况下机体代谢改变**　外科病人由于疾病或手术治疗等原因,常常处于饥饿或感染、创伤等应激状况,此时机体会发生一系列代谢变化,以维持机体疾病状态下组织、器官功能以及生存所需。

1. **饥饿时机体代谢改变**　外源性能量底物和营养物质缺乏是整个饥饿反应的基础,饥饿时机体正常代谢途径可能部分或全部停止,一些途径则被激活或出现新代谢途径。饥饿时机体生存有赖于利用自身储存的脂肪、糖原及细胞内的功能蛋白,饥饿早期,机体首先利用肝脏及肌肉中的糖原储备消耗以供能直至糖原耗尽,然后再依赖糖异生作用。此时,机体能量消耗下降,肝脏及肌肉蛋白分解以提供糖异生前体物质,蛋白质合成下降。随后,脂肪动员增加成为主要能源物质,体内酮体形成及糖异生作用增强,大脑及其他组织越来越多利用酮体作为能源,从而减少了骨骼肌蛋白分解程度,其目的是尽可能地保存机体的蛋白质,使生命得以延续。

2. **创伤应激状态下机体代谢变化** 外科感染、手术创伤等应激情况下,机体发生一系列代谢改变,其特征为静息能量消耗增高、高血糖及蛋白质分解增强。应激状态时碳水化合物代谢改变主要表现为内源性葡萄糖异生作用明显增加,组织、器官葡萄糖的氧化利用下降以及外周组织对胰岛素抵抗,从而造成高血糖。创伤后蛋白质代谢变化是蛋白质分解增加、负氮平衡,其程度和持续时间与创伤应激程度、创伤前营养状况、病人年龄及应激后营养摄入有关,并在很大程度上受体内激素反应水平的制约。脂肪是应激病人的重要能源,创伤应激时机体脂肪分解增强,其分解产物作为糖异生作用的前体物质,从而减少蛋白质分解,保存机体蛋白质。

第二节 营养状况评定

营养评价(nutritional assessment)是通过临床检查、人体测量、生化检查、人体组成测定及多项综合营养评价等手段,判定机体营养状况,确定营养不良的类型和程度,预测营养不良所致的风险,并监测营养支持的疗效。

【临床检查】临床检查是通过病史采集和体格检查来发现是否存在营养不良。病史采集包括膳食调查、病史、精神史、用药史及生理功能史等。膳食调查可记录一段时期内每日、每餐摄入食物和饮料量,以了解有无厌食、进食量改变情况。体格检查可以及时发现肌肉萎缩、毛发脱落、皮肤损害、水肿或腹水、必需脂肪酸及维生素等缺乏的体征并判定其程度。

【人体测量】通过人体测量可了解机体体重、脂肪和肌肉含量,用于判断机体营养状况,监测营养治疗效果。常用的人体测量指标包括体重、身高、皮褶厚度、肌围等。

1. **体重** 体重是机体脂肪组织、瘦组织群、水和矿物质的总和,是营养评价中最简单、直接而又可靠的方法。由于体重个体差异较大,临床上通常用体重改变作为营养状况评价的指标。无主观意识控制体重情况下,体重丢失>10%(无时间限定)或3个月体重丢失>5%,即存在营养不良。

2. **体质量指数(body mass index,BMI)** 被公认为反映营养不良以及肥胖的可靠指标,计算公式如下:BMI=体重(kg)/身高^2(m^2)。BMI正常值为18.5~24kg/m^2;<18.5kg/m^{2}为营养不良,25~30kg/m^{2}为超重,>30kg/m^{2}为肥胖。

3. **皮褶厚度与臂围** 通过三头肌皮褶厚度、上臂中点周径及上臂肌肉周径的测定可以推算机体脂肪及肌肉总量,间接反映机体营养状况。

4. **握力测定** 握力与机体营养状况密切相关,是反映肌肉功能十分有效的指标,肌肉力度与机体营养状况和手术后恢复程度相关。因此,握力是机体营养状况评价中一个良好的客观测量指标,可以在整个病程过程中重复测定、随访其变化情况。正常男性握力≥35kg,女性握力≥23kg。

【生化及实验室检查】营养成分的血液浓度测定,营养代谢产物的血液及尿液浓度测定,与营养素吸收和代谢有关的各种酶的活性测定,毛发、指甲中营养素含量的测定等。

1. **血浆蛋白** 血浆蛋白水平可以反映机体蛋白质营养状况、疾病的严重程度和预测手术风险程度,因而是临床上常用的营养评价指标之一。常用的血浆蛋白指标有白蛋白、前白蛋白、转铁蛋白和视黄醇结合蛋白等。白蛋白半衰期为18天,营养支持对其浓度的影响需较长时间才能表现出来。血清前白蛋白、转铁蛋白和视黄醇结合蛋白半衰期短、血清含量少且全身代谢池小,是反映营养状况更好、更敏感、更有效的指标。

2. **氮平衡与净氮利用率** 氮平衡是评价机体蛋白质代谢状况的可靠指标。氮平衡=摄入氮-排出氮。氮的摄入量大于排出量为正氮平衡,氮摄入量小于排出量为负氮平衡。正氮平衡时机体合成代谢大于分解代谢,意味着蛋白净合成。而负氮平衡时,分解代谢大于合成代谢。

3. **免疫功能**　总淋巴细胞计数是评价细胞免疫功能的简易方法,测定简便、快速,适用于各年龄段,其正常值为$(2.5 \sim 3.0) \times 10^9/L$,低于$1.8 \times 10^9/L$为营养不良。

【综合性营养评价指标】综合性营养评价指标是结合多项营养评价指标来评价病人营养状况,以提高诊断的敏感性和特异性。常用的综合营养评价指标有以下几种:

1. **主观全面评定**(subjective global assessment,SGA)　以病史和临床检查为基础,省略实验室检查,其内容主要包括病史和体检7个项目的评分。A级为营养良好,B级为轻~中度营养不良,C级为重度营养不良。

2. **微型营养评定**(mini nutritional assessment,MNA)　这是一种评价老年人营养状况的简单快速方法,包括人体测量、整体评定、膳食问卷以及主观评定等18项内容评分相加即为MNA总分。分级标准如下:①MNA≥24表示营养状况良好;②17≤MNA<24表示存在发生营养不良危险;③MNA<17表示有确定的营养不良。

3. **营养不良通用筛查工具**(malnutrition universal screening tools,MUST)　该方法包括3方面内容:①机体体质指数测定(0~2分);②体重变化情况(0~2分);③急性疾病影响情况(如果已经存在或将会无法进食>5天者加2分);总评分=上述三个部分评分之和,0分=低风险、1分=中等风险、2分=高风险。

【人体组成测定】可准确地测定体脂、瘦组织群和体细胞群等各组成含量,了解疾病状况下机体各种成分的改变情况,动态监测营养支持时机体各种组织的恢复情况,为营养治疗提供参考依据,因而越来越多用于评价病人的营养状况。近年来大量的研究发现非脂质群含量可以有效地评估病人的临床结局,是良好的营养状况评价指标,与外科或危重症病人的临床结局密切相关。目前临床上常用的测定人体组成测定方法有生物电阻分析法(BIA)、双能X射线吸收技术(DEXA)、计算机断层扫描(CT)和磁共振(MRI)。

【营养风险及营养风险筛查工具】营养风险(nutritional risk)是指"现存或者潜在的与营养因素相关的导致病人出现不利临床结局的风险"。营养风险与生存率、病死率、并发症发生率、住院时间、住院费用、成本-效果比及生活质量等临床结局密切相关。营养风险筛查2002(nutritional risk screening,NRS-2002)是目前住院病人营养风险筛查首选工具,应用相对简单、易用。其包括3方面内容:①营养状况受损评分(0~3分);②疾病的严重程度评分(0~3分);③年龄评分(年龄≥70岁者加1分);总分为0~7分。NRS评分≥3分存在营养风险,<3分则无营养风险。

第三节　肠外营养

肠外营养(parenteral nutrition,PN)是指通过胃肠道以外途径(即静脉途径)提供营养的方式。肠外营养是肠功能衰竭病人必不可少的治疗措施,挽救了大量危重病人的生命,疗效确切。凡是需要营养支持,但又不能或不宜接受肠内营养(enteral nutrition,EN)者均为肠外营养的适应证,具体为:①一周以上不能进食或因胃肠道功能障碍或不能耐受肠内营养者;②通过肠内营养无法达到机体需要的目标量时应该补充肠外营养。

【肠外营养制剂】肠外营养由碳水化合物、脂肪乳剂、氨基酸、水、维生素、电解质及微量元素等基本营养素组成,以提供病人每日所需的能量及各种营养物质,维持机体正常代谢。

1. **碳水化合物制剂**　葡萄糖是肠外营养中最主要能源物质,其来源丰富,价廉,无配伍禁忌,符合人体生理要求,省氮效果肯定。肠外营养时葡萄糖的供给量一般为$3 \sim 3.5g/(kg \cdot d)$,供能约占总热量的50%。严重应激状态下病人,葡萄糖供给量降至$2 \sim 3g/(kg \cdot d)$,以避免摄入过量所致的代谢副作用。

2. **氨基酸制剂**　氨基酸是肠外营养氮源物质,是机体合成蛋白质所需的底物。由于各种蛋白质由特定的氨基酸组成,因此输入的氨基酸液中各种氨基酸配比应该合理,才能提高氨基酸的利用率,有利于蛋白质的合成。肠外营养理想的氨基酸制剂是含氨基酸种类较齐全的平衡型氨基酸溶液,包括所有必需氨基酸。肠外营养时推荐的氨基酸摄入量为 1.2 ~ 2.0g/(kg·d),严重分解代谢状态下需要量增加。

3. **脂肪乳剂制剂** 脂肪乳剂是肠外营养中理想的能源物质,可提供能量、生物合成碳原子及必需脂肪酸。脂肪乳剂具有能量密度高、等渗、不从尿排泄、富含必需脂肪酸、对静脉壁无刺激、可经外周静脉输入等优点。一般情况下肠外营养中脂肪乳剂应占 30% ~ 40% 总热量,剂量为 0.7 ~ 1.3g 甘油三酯/(kg·d)。脂肪乳剂的输注速度为 1.2 ~ 1.7mg/(kg·min)。存在高脂血症(血甘油三酯 > 4.6mmol/L)病人,脂肪乳剂摄入量应减少或停用。临床上常用的脂肪乳剂有长链脂肪乳剂、中/长链脂肪乳剂、含橄榄油脂肪乳剂以及含鱼油脂肪乳剂,不同脂肪乳剂各有其特点。

4. **电解质制剂** 电解质对维持机体水、电解质和酸碱平衡,保持人体内环境稳定,维护各种酶的活性和神经、肌肉的激应性均有重要作用。

5. **维生素及微量元素制剂** 维生素及微量元素是维持人体正常代谢和生理功能所不可缺少的营养素。肠外营养时需要添加水溶性和脂溶性维生素以及微量元素制剂,以避免维生素及微量元素缺乏症。

【肠外营养液的配制】 为使输入的营养物质在体内获得更好的代谢、利用,减少污染等并发症的机会,主张采用全营养液混合方法(total nutrient admixture, TNA)将各种营养制剂混合配制后输注。肠外营养液配制所需的环境、无菌操作技术、配制流程、配制顺序均有严格的要求。目前,我国许多医院均建立了静脉药物配制中心,充分保证了肠外营养液配制的安全性。为确保混合营养液的安全性和有效性,不允许在肠外营养液中添加其他药物。近年来随着新技术、新材质塑料不断问世,出现了标准化、工业化生产的肠外营养袋。这种营养袋中有分隔腔,分装氨基酸、葡萄糖和脂肪乳剂,隔膜将各成分分开以防相互发生反应,临用前用手加压即可撕开隔膜,使各成分立即混合。标准化多腔肠外营养液节省了配制所需的设备,简化了步骤,常温下可保存较长时间,有很好的临床应用前景。

【肠外营养途径选择】 肠外营养输注途径主要有中心静脉和周围静脉途径。中心静脉途径适用于需要长期肠外营养,需要高渗透压营养液的病人。临床上常用的中心静脉途径有:①颈内静脉途径;②锁骨下静脉途径;③经头静脉或贵要静脉插入中心静脉导管(PICC)途径。周围静脉途径是指浅表静脉,大多数是上肢末梢静脉。周围静脉途径具有应用方便、安全性高、并发症少而轻等优点,适用于只需短期(<2 周)肠外营养者。

【肠外营养液的输注】 肠外营养的输注有持续输注法和循环输注法两种。持续输注是指营养液在 24 小时内持续均匀输入体内。由于各种营养素同时按比例输入,对机体氮源、能量及其他营养物质的供给处于持续状态,对机体的代谢及内环境的影响较少。循环输注法是在持续输注营养液基础上缩短输注时间,使病人每天有一段不输液时间,此法适合于病情稳定、需长期肠外营养、而且肠外营养量无变化者。

【并发症及防治】 肠外营养并发症主要有静脉导管相关并发症,代谢性并发症、脏器功能损害及代谢性骨病等。

1. **静脉导管相关并发症** 分为非感染性并发症及感染性并发症两大类,前者大多数发生在中心静脉导管放置过程中发生气胸、空气栓塞、血管、神经损伤等,少数是长期应用、导管护理不当或拔管操作所致,如导管脱出、导管折断、导管堵塞等。感染性并发症主要指中心静脉导管相关感染,周围静脉则可发生血栓性静脉炎。

2. **代谢性并发症** 肠外营养时提供的营养物质直接进入循环中,营养底物过量或不足容易引起或加重机体代谢紊乱和器官功能异常,产生代谢性并发症,如高血糖、低血糖、氨基酸代谢紊乱、高血脂、电解质及酸碱代谢失衡、必需脂肪酸缺乏、再喂养综合征、维生素及微量元素缺乏症等。

3. **脏器功能损害** 长期肠外营养可引起肝脏损害,主要病理改变为肝脏脂肪浸润和胆汁淤积,其原因与长期禁食时肠内缺乏食物刺激、肠道激素的分泌受抑制、过高能量供给或不恰当的营养物质摄入等有关。此外,长期禁食可导致肠黏膜上皮绒毛萎缩,肠黏膜上皮通透性增加,肠道免疫功能障碍,导致肠道细菌易位而引发肠源性感染。

4. **代谢性骨病**　部分长期肠外营养病人出现骨钙丢失、骨质疏松、血碱性磷酸酶增高、高钙血症、尿钙排出增加、四肢关节疼痛甚至出现骨折等表现,称之为代谢性骨病。

第四节　肠 内 营 养

肠内营养是指通过胃肠道途径提供营养的方式,它具有符合生理状态,能维持肠道结构和功能的完整,费用低,使用和监护简便,并发症较少等优点,因而是临床营养支持首选的方法。临床上肠内营养的可行性取决于病人的胃肠道是否具有吸收所提供的各种营养素的能力,以及胃肠道是否能耐受肠内营养制剂。只要具备上述两个条件,在病人因原发疾病或因治疗的需要而不能或不愿经口摄食,或摄食量不足以满足机体合成代谢需要时,均可采用肠内营养。

【肠内营养制剂】肠内营养制剂根据其组成可分为非要素型、要素型、组件型及疾病专用型肠内营养制剂四类。

1. **非要素型制剂**　也称整蛋白型制剂,该类制剂以整蛋白或蛋白质游离物为氮源,渗透压接近等渗,口感较好,口服或管饲均可,使用方便,耐受性强。适于胃肠道功能较好的病人,是应用最广泛的肠内营养制剂。

2. **要素型制剂**　该制剂是氨基酸或多肽类、葡萄糖、脂肪、矿物质和维生素的混合物。具有成分明确、营养全面、无需消化即可直接或接近直接吸收、残渣少、不含乳糖等特点,但其口感较差,适合于胃肠道消化、吸收功能部分受损的病人,如短肠综合征、胰腺炎等病人。

3. **组件型制剂**　该制剂是仅以某种或某类营养素为主的肠内营养制剂,是对完全型肠内营养制剂进行补充或强化,以适合病人的特殊需要。主要有蛋白质组件、脂肪组件、糖类组件、维生素组件和矿物质组件等。

4. **疾病专用型制剂**　此类制剂是根据不同疾病特征设计的针对特殊病人的专用制剂,主要有:糖尿病、肝病、肿瘤、婴幼儿、肺病、肾病、创伤等专用制剂。

肠内营养制剂有粉剂及溶液两种,临床上应根据各种制剂的特点、病人的病情进行选择,以达到最佳的营养效果。

【肠内营养方式和途径选择】肠内营养支持方式有口服营养补充(oral nutritional supplements, ONS)和管饲两种方式。口服营养补充是以增加口服营养摄入为目的,将能够提供多种宏量营养素和微量营养素的营养液体、半固体或粉剂的制剂加入饮品和食物中经口使用。一般说来,消化道功能正常或具有部分消化道功能病人如果普通饮食无法满足热量需求时应优先选择口服营养补充。对于口服营养补充无法达到热量及蛋白质目标量,或无法经口进食病人,应选择通过管饲进行肠内营养。

肠内营养的输入途径有口服、鼻胃/十二指肠置管、鼻空肠置管、胃造口、空肠造口等,具体投给途径的选择取决于疾病情况、喂养时间长短、病人精神状态及胃肠道功能。

1. **鼻胃/十二指肠、鼻空肠管喂养**　通过鼻胃或鼻肠置管进行肠内营养简单易行,是临床上使用最多的管饲喂养方法。鼻胃管喂养的优点在于胃容量大,对营养液的渗透压不敏感,适合于各种完全性营养配方,缺点是有反流与吸入气管的风险。鼻十二指肠和鼻空肠管喂养是将喂养管分别放置入十二指肠和空肠内,减少了反流风险。鼻胃或鼻肠置管喂养适合于需短时间(<2 周)营养病人,长期置管可出现咽部红肿、不适,呼吸系统并发症增加。

2. **胃或空肠造口**　常用于需要较长时间进行肠内喂养病人,具体可采用手术造口或经皮内镜辅助胃/空肠造口,后者具有不需剖腹与麻醉,操作简便、创伤小等优点。

【肠内营养的输注】肠内营养输注方式有一次性投给,间隙性重力滴注和连续性经泵输注三种。

1. 一次性投给　将配好的营养液或商品型肠内营养液用注射器缓慢注入喂养管内,每次 200ml 左右,每日 6 ~ 8 次。该方法常用于需长期家庭肠内营养的胃造瘘病人,因为胃容量大,对容量及渗透压的耐受性较好。

2. 间隙性重力输注　将配制好的营养液经输液管与肠道喂养管连接,借重力将营养液缓慢滴入胃肠道内,每次 250 ~ 400ml 左右,每日 4 ~ 6 次。此法优点是病人有较多自由活动时间,类似正常饮食。

3. 连续经泵输注　应用输液泵 12 ~ 24 小时均匀持续输注,是临床上推荐的肠内营养输注方式,胃肠道不良反应相对较少,营养效果好。

肠内营养液输注时应循序渐进,开始时采用低浓度、低剂量、低速度,随后再逐渐增加营养液浓度、滴注速度以及投给剂量。一般第 1 天用 1/4 总需要量,营养液浓度可稀释一倍。如能耐受第 2 天可增加至 1/2 总需要量,第 3、4 天增加至全量,使胃肠道有逐步适应、耐受肠内营养液过程。开始输注时速度一般为 25 ~ 50ml/h,以后每 12 ~ 24 小时增加 25ml/h,最大速率为 125 ~ 150ml/h。输入体内的营养液的温度应保持在 37℃左右,过凉易引起胃肠道并发症。

【并发症及防治】常见并发症有机械方面、胃肠道方面、代谢方面及感染方面并发症。

1. 机械性并发症　主要有鼻、咽及食管损伤,喂养管堵塞,喂养管拔出困难,造口并发症等。

2. 胃肠道并发症　恶心、呕吐、腹泻、腹胀、肠痉挛等症状是临床上常见的消化道并发症,这些症状大多数能够通过合理的操作来预防和及时纠正、处理。

3. 代谢性并发症　代谢方面并发症主要有水、电解质及酸碱代谢异常,糖代谢异常,微量元素、维生素及脂肪酸的缺乏,各脏器功能异常。

4. 感染性并发症　肠内营养感染性并发症主要与营养液误吸和营养液污染有关。吸入性肺炎是肠内营养最严重并发症,常见于幼儿、老年病人及意识障碍病人。防止胃内容物潴留及反流是预防吸入性肺炎的重要措施,一旦发现误吸应积极治疗。

(吴国豪)

第五节　肥胖与代谢病外科

肥胖症,是指热量摄入超过热量消耗而导致体内脂肪尤其是甘油三酯积聚过多、体重过度增长并引起病理生理改变的一种慢性疾病。近几十年来,由于饮食习惯和生活方式的改变,肥胖症及其引发的代谢病在全球范围内的发病率逐年升高,严重影响了人类的健康。肥胖症不但影响形体美观,给生活带来不便,还可以引起高脂血症、高尿酸血症、2 型糖尿病(type 2 diabetes mellitus,T2DM)、高血压、非酒精性脂肪性肝病等代谢病及冠心病、脑卒中、关节退行性病变、睡眠呼吸暂停综合征、不孕不育等相关疾病。

腰围是描述腹型肥胖内脏脂肪沉积量的常用指标,女性肥胖症病人的腰围>80cm、男性>90cm;亚洲地区肥胖症病人多为腹型肥胖,在相同 BMI 值的情况下亚洲人群比欧美人群更容易出现代谢病。

肥胖症的治疗,传统非手术治疗方法有饮食控制疗法、运动疗法、中医针灸疗法和药物疗法等,这些疗法虽然有一定的短期效果,但长期效果欠佳。临床研究表明,通过外科手术(目前基本是腹腔镜微创方法)使胃的有效容积减少、小肠吸收段缩短,能显著减少病人的多余体重,还能有效缓解肥胖症的代谢病及相关疾病,由此形成了一门新兴学科——肥胖与代谢病外科(obesity and metabolic surgery),也称为减肥外科或减重外科。

【手术治疗】明确病人的肥胖原因、肥胖程度和代谢病状况,经非手术减肥治疗失败,再考虑手术减肥。手术治疗没有年龄限制,但 18 ~ 55 岁效果好、康复快、代谢病及相关疾病缓解率高。

1. 手术适应证　①BMI≥35kg/m², 伴或不伴代谢病及相关疾病;②BMI 27.5 ~ 34.9kg/m² 且伴有经改变生活方式和药物治疗血糖控制不佳的 2 型糖尿病,或伴有 2 种以上其他代谢病及相关疾病。

2. **手术禁忌证**　没有绝对禁忌证,相对禁忌证包括:①滥用药物或酒精成瘾者;②智力障碍或严重精神疾病者;③不能配合术后饮食及生活习惯改变者;④全身状况差,主要器官功能严重障碍,难以耐受全身麻醉或手术者;⑤癌症、肝硬化门脉高压、腹壁巨大疝和严重腹腔粘连者。

3. **手术方式**　减重手术始于20世纪50年代的美国,式术种类很多,按照作用原理分为三类:限制摄入型手术、吸收不良型手术和混合型手术。目前最常用的术式是袖状胃切除术(sleeve gastrectomy,SG)和Roux-en-Y胃旁路术(Roux-en-Y gastric bypass,RYGB)。手术后的减重比(percentage of excess weight loss,%EWL)>50%,合并的糖尿病等代谢病缓解和生活质量提高为手术成功的标准。

(1)袖状胃切除术:限制摄入型手术方式完全游离胃大弯和胃底,经口插入32~40F引导胃管,从距幽门2~6cm处开始向上用切割吻合器切除大弯侧大部分胃,完全切除胃底部,形成小弯侧容量为60~80ml的袖套状胃(图10-1)。

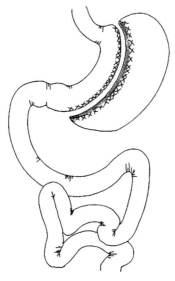

图10-1　袖状胃切除术

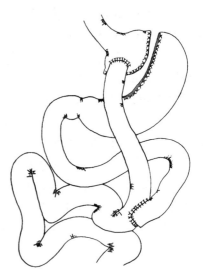

图10-2　Roux-en-Y胃旁路术

手术效果:SG操作简易,手术时间短,并发症较少,减重效果显著。可作为独立术式开展,也可作为超级肥胖症(BMI>50kg/m²)病人第一阶段的减重术式。SG术后1年的减重比为60%~70%,T2DM缓解率约为65%。术后常见的并发症有出血、胃漏和胃食管反流等,并发症发生率约为3.3%,手术死亡率<0.5%。

(2)Roux-en-Y胃旁路术:限制摄入和吸收不良混合型手术方式,建立容量10~20ml的近端胃小囊,旷置远端胃,在Treitz韧带以下25~100cm处切断空肠,将近端空肠(胆胰祥)与空肠断端以远175~100cm处行侧侧吻合,将远端空肠(胃祥)断端与胃小囊行胃空肠吻合,吻合口直径为1.0~1.5cm;关闭系膜裂孔(图10-2)。

手术效果:RYGB可改善糖代谢及其他代谢异常,是治疗肥胖与代谢病的有效术式,术后1年的减重比为70%~80%,T2DM缓解率为80%~85%。术后常见的并发症有出血、吻合口漏、吻合口狭窄、吻合口溃疡、腹内疝、倾倒综合征、营养不良等;并发症发生率约为5%,手术死亡率约为0.5%。

4. **围术期处理与术后支持治疗**

(1)术前对病人进行多学科评估,包括肥胖与代谢病外科、麻醉科、内分泌科、营养科、心内科、呼吸内科、消化内科、内镜中心、妇产科、儿科、心脏外科、骨科、整形外科、康复科、心理精神科、五官科等。明确病人有无手术适应证及确定术式,预测手术风险和手术效果。

(2)对于BMI>50kg/m²或重要脏器功能不全的高风险病人,术前降低5%~10%体重,以降低手术风险。

（3）术后全流质饮食—半流质饮食—软食—普食逐步过渡。

（4）术后戒烟酒,补充足量的复合维生素和微量元素,摄入足量蛋白质,避免摄入过多的碳水化合物与脂肪。

（5）术后养成适当体育运动的良好习惯。

（6）术后终生定期随访,内容包括体重变化、饮食及运动习惯、并发症、代谢病与相关疾病缓解情况,并进行相应的指导和干预。

（王存川）

第十一章 外科感染

第一节 概　　论

　　感染是病原体入侵机体引起的局部或者全身炎症反应,在外科领域中十分常见。外科感染(surgical infection)通常指需要外科处理的感染,包括与创伤、烧伤、手术相关的感染。

　　外科感染常分为非特异性和特异性感染。非特异性感染又称化脓性感染或一般性感染,常见如疖、痈、丹毒、急性乳腺炎、急性阑尾炎等。常见致病菌包括金黄色葡萄球菌、大肠埃希菌、铜绿假单胞菌、链球菌等。特异性感染如结核、破伤风、气性坏疽、念珠菌病等,因致病菌不同,可有独特的表现。

　　根据病程长短,外科感染可分为急性、亚急性与慢性感染。病程在3周之内为急性感染,超过2个月为慢性感染,介于两者之间为亚急性感染。感染亦可按照发生条件分类,如条件性(机会性)感染、二重感染(菌群交替)、医院内感染等。

　　外科感染的发生与病原体的数量与毒力有关,局部或全身免疫力的下降亦是引发感染的条件。近年来,肠道细菌移位与外科感染的关联引起了广泛关注,严重者可导致脓毒症,甚至脓毒性休克(感染性休克)。

　　外科感染处理的关键在于控制感染源和合理应用抗菌药物。去除感染灶、通畅引流是外科治疗的基本原则,抗菌药物不能取代引流等外科处理。

(任建安)

第二节　浅部组织细菌性感染

一、疖与痈

　　【病因和病理】疖(furuncle)和痈(carbuncle)都是毛囊及其周围组织急性细菌性化脓性炎症,大多为金黄色葡萄球菌感染,偶可因表皮葡萄球菌或其他病菌致病。

　　疖只累及单个毛囊和周围组织,与局部皮肤不洁、擦伤、毛囊和皮脂腺分泌物排泄不畅或机体抵抗力降低有关。因金黄葡萄球菌多能产生血浆凝固酶,可使感染部位的纤维蛋白原转变为纤维蛋白,从而限制了细菌的扩散,炎症多为局限性且有脓栓形成。

　　痈是多个相邻毛囊及其周围组织同时发生的急性化脓性炎症,或由多个相邻疖融合而成。炎症常从毛囊底部开始,并向阻力较小的皮下组织蔓延,再沿深筋膜浅层向外周扩散,进入毛囊群而形成多个脓头。痈的炎症范围比疖大,病变累及深层皮下结缔组织,表面皮肤血运障碍甚至坏死;自行破溃常较慢,全身反应较重,甚至发展为脓毒症。

　　【临床表现】疖好发于头面、颈项和背部,初始局部皮肤有红、肿、痛的小硬结(直径<2cm左右)。数日后肿痛范围扩大、小硬结中央组织坏死、软化,出现黄白色的脓栓,触之稍有波动;继而,大多脓栓可自行脱落、破溃,待脓液流尽后炎症逐步消退愈合。有的疖无脓栓称为无头疖,其炎症则需经抗炎处理后消退。不同部位同时发生几处疖,或者在一段时间内反复发生疖,称为疖病,与病人的抗感染能力较低(如有糖尿病)或皮肤不洁等有关。

　　痈发病以中、老年居多,大部分病人合并有糖尿病。病变好发于皮肤较厚的项部和背部,俗称"对口疖"和"搭背"。初起表现为局部小片皮肤硬肿、热痛,肤色暗红,其中可有数个凸出点或脓点,有畏寒、发热、食欲减退和全身不适,但一般疼痛较轻。随着局部皮肤硬肿范围增大,周围呈现浸润性水肿,引流区域淋巴结肿大,局部疼痛加剧,全身症状加重。继而病变部位脓点增大、增多,中心处可坏死脱落、破溃流脓,使疮口呈蜂窝状。周围皮肤可因组织坏死呈紫褐色,但疮口肉芽增生比较少见,难以自行愈合。延误治疗病变继续扩大加重,出现严重的全身反应。

颌面部疖痈十分危险,位于鼻、上唇及周围"危险三角区",称为面疖和唇痈,临床症状明显、病情严重。特别是由于处理不当,如被挤碰时,病菌可经内眦静脉、眼静脉进入颅内海绵状静脉窦,引起颅内化脓性海绵状静脉窦炎,出现颜面部进行性肿胀、寒战、高热、头痛、呕吐、昏迷甚至死亡。

【诊断与鉴别】本病易于诊断,痈病变范围较疖大,可有数个脓栓,除有红肿疼痛外,全身症状也较重。如有发热等全身反应,应作血常规检查;老龄、疖病和痈的病人还应检查血糖和尿糖、血清白蛋白水平,需抗生素治疗者应做脓液细菌培养及药敏试验。

需鉴别的病变有:皮脂腺囊肿(俗称粉瘤)感染、痤疮感染等。

【预防和治疗】保持皮肤清洁,暑天或在炎热环境中应避免汗渍过多,勤洗澡和及时更换内衣。及时治疗疖病以防感染扩散。婴儿更应注意保护皮肤避免表皮受伤。

1. **局部处理** 疖在红肿阶段可选用热敷、超短波、红外线等理疗,也可敷贴中药金黄散、玉露散或鱼石脂软膏。疖顶见脓点或有波动感时,可用碘附点涂脓点,也可用针尖或小刀头将脓栓剔出,但禁忌挤压!出脓后敷以碘附湿纱条或化腐生肌中药膏直至病变消退。痈在初期仅有红肿时,可用50%硫酸镁湿敷或外敷上述中药和理疗,争取病变范围缩小。已出现多个脓点、表面紫褐色或已破溃流脓时,需要及时切开引流。在麻醉下做"+"或"++"形切口切开引流,切口线应达到病变边沿健康组织,深度须达到痈的基底部(深筋膜层),清除已化脓和尚未成脓、但已失活的组织,在脓腔内填塞生理盐水、碘附或凡士林纱条,外加干纱布绷带包扎(图11-1)。术后注意创面渗血,渗出液过多时应及时更换敷料。术后应每天更换敷料一次,注意创面抗感染,待炎症控制后可使用生肌散促使肉芽组织生长,促进创面收缩愈合。较大的创面皮肤难以覆盖者,可在肉芽组织长好后予行植皮以加快修复。

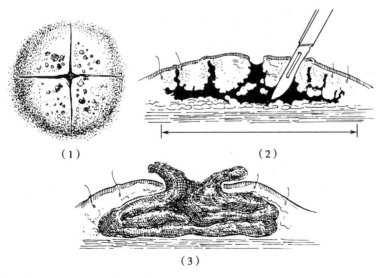

（1） （2）

（3）

图 11-1 痈的切开引流
（1）十字切口 （2）切口长度要超过炎症范围少许,深达筋膜 （3）伤口内填塞纱布条止血

2. **药物治疗** 痈和出现发热、头痛、全身不适等症状的疖,特别是面部疖和唇痈,并发急性淋巴结炎、淋巴管炎时,可选用青霉素类或头孢菌素类抗菌药物,应用清热解毒中药方剂。有糖尿病病史者应给予胰岛素或降血糖类药物。

二、急性蜂窝织炎

【病因和病理】 急性蜂窝织炎(acute cellulitis)是发生在皮下、筋膜下、肌间隙或深部蜂窝组织的急性、弥漫性、化脓性感染。致病菌主要是溶血性链球菌,其次为金黄色葡萄球菌,以及大肠埃希菌或其他型链球菌。由于溶血性链球菌感染后可释放溶血素、链激酶和透明质酸酶等,炎症不易局限,与正常组织分界不清、扩散迅速,在短期内可引起广泛的皮下组织炎症、渗出、水肿,导致全身炎症反应综合征(SIRS)和内毒素血症,但血培养常为阴性。若是金黄色葡萄球菌引起者,则因细菌产生的凝固酶作用而病变较为局限。

【临床表现】 通常分表浅和深部。表浅者初起时患处红、肿、热、痛,继之炎症迅速沿皮下向四周扩散,肿胀明显,疼痛剧烈。此时局部皮肤发红、指压后可稍褪色,红肿边缘界限不清楚,可出现不同大小的水疱,病变部位的引流淋巴结常有肿痛。病变加重时,皮肤水疱溃破出水样液,部分肤色变褐。深部的急性蜂窝织炎皮肤病状不明显,常因病变深在而影响诊治,多有寒战、高热、头痛、乏力等全身症状;严重时体温极高或过低,甚至有意识改变等严重中毒表现。

由于细菌种类与毒性、病人状况和感染部位的不同,可有如下几种特殊类型:

1. **产气性皮下蜂窝织炎** 致病菌以厌氧菌为主,如肠球菌、兼性大肠埃希菌、变形杆菌、拟杆菌或产气荚膜梭菌。下腹与会阴部比较多见,常在皮肤受损伤且污染较重的情况下发生。病变主要局限于皮下结缔组织,不侵及肌层。初期表现类似一般性蜂窝织炎,但病变进展快且可触感皮下捻发音,破溃后可有臭味,全身状态较快恶化。

2. **新生儿皮下坏疽** 亦称新生儿蜂窝织炎,其特点是起病急、发展快,病变不易局限,极易引发皮下组织广泛的坏死。致病菌主要为金黄色葡萄球菌,病变多发生背部与臀部,偶尔在枕部、肩、腿、腰骶和会阴等容易受压处。冬季易发,与皮肤不洁、擦伤、受压、受潮和粪便浸渍有关。初起时皮肤发红,触之稍硬。病变范围扩大时,中心部分变暗变软,皮肤与皮下组织分离,触诊时有皮下浮动感,脓液多时也可出现波动。皮肤坏死时肤色呈灰褐色或黑色,并可破溃。严重时可有高热、拒乳、哭闹不安或昏睡、昏迷等全身感染症状。

3. **口底、颌下蜂窝织炎** 小儿多见,感染多起源于口腔或面部。来自口腔感染时,炎症肿胀可迅速波及咽喉,导致喉头水肿、压迫气管而阻碍通气,病情甚为危急。查体颌下皮肤轻度发红、发热,但肿胀明显,伴有高热、呼吸急迫、吞咽困难、不能进食,口底肿胀。源于面部者,红、肿、热、痛,全身反应较重。感染常向颌下或颈深部蔓延,可累及颌下或颈阔肌后的结缔组织,甚至纵隔,引起吞咽和呼吸困难,甚至窒息。

【诊断与鉴别诊断】 根据病史、体征,白细胞计数增多等表现,诊断多不困难。浆液性或脓性分泌物涂片可检出致病菌,血和脓液的细菌培养与药物敏感试验有助诊断与治疗。

鉴别诊断:①新生儿皮下坏疽初期有皮肤质地变硬时,应与硬皮病区别。后者皮肤不发红,体温不增高。②小儿颌下蜂窝织炎引起呼吸急促、不能进食时,应与急性咽颊炎区别。后者颌下肿胀稍轻,而口咽内红肿明显。③产气性皮下蜂窝织炎应与气性坏疽区别。后者发病前创伤常累及肌肉,病变以产气荚膜梭菌引起的坏死性肌炎为主,伤口常有某种腥味,X线检查肌肉间可见气体影。脓液涂片检查可大致区分病菌形态,细菌培养有助确认致病菌。

【预防和治疗】 重视皮肤卫生,防治皮肤受伤。婴儿和老年人的抵抗力较弱,要重视生活护理。

1. **抗菌药物** 可用青霉素或头孢菌素类抗生素,疑有厌氧菌感染时加用甲硝唑。根据临床治疗效果或细菌培养与药物敏感试验结果调整用药。

2. **局部处理** 早期急性蜂窝织炎,可用50%硫酸镁湿敷,或敷贴金黄散、鱼石脂膏等。若形成脓肿应及时切开引流;口底及颌下急性蜂窝织炎则应尽早切开减压,以防喉头水肿、压迫气管;其他各型皮下蜂窝织炎,为缓解皮下炎症扩展和减少皮肤坏死,也可在病变处作多个小的切口减压;产气性皮下蜂窝织炎必须及时隔离,伤口可用3%过氧化氢液冲洗、碘附湿敷等处理。

3. 对症处理 注意改善病人全身状态和维持内环境的稳定,高热时可选用冷敷物理降温,进食困难者输液维持营养和体液平衡,呼吸急促时给予吸氧等辅助通气。

三、丹毒

【病因和病理】 丹毒(erysipelas)是乙型溶血性链球菌侵袭感染皮肤淋巴管网所致的急性非化脓性炎症。好发于下肢与面部,大多常先有病变远端皮肤或黏膜的某种病损,如足趾皮肤损伤、足癣、口腔溃疡、鼻窦炎等。发病后淋巴管网分布区域的皮肤出现炎症反应,病变蔓延较快,常累及引流区淋巴结,局部很少有组织坏死或化脓,但全身炎症反应明显,易治愈但常有复发。

【临床表现】 起病急,开始即可有畏寒、发热、头痛、全身不适等。病变多见于下肢,表现为片状微隆起的皮肤红疹、色鲜红、中间稍淡、边界清楚,有的可起水疱,局部有烧灼样疼痛。病变范围向外周扩展时,中央红肿消退而转变为棕黄。附近淋巴结常肿大、有触痛,但皮肤和淋巴结少见化脓破溃。病情加重时可出现全身性脓毒症。此外,丹毒经治疗好转后,可因病变复发而导致淋巴管阻塞、淋巴液淤滞,最终形成淋巴水肿、肢体肿胀、局部皮肤粗厚,甚至发展成"象皮肿"。

【预防和治疗】 注意皮肤清洁,及时处理小创口;在接触丹毒病人或换药前后,应洗手消毒,防止交叉感染;与丹毒相关的足癣、溃疡、鼻窦炎等应积极治疗并避免复发。

治疗时注意卧床休息,抬高患肢。局部可用 50% 硫酸镁液湿敷。全身应用抗菌药物,如静脉滴注青霉素、头孢菌素类敏感抗生素。

四、浅部急性淋巴管炎和淋巴结炎

【病因和病理】 是指病菌如乙型溶血性链球菌、金黄色葡萄球菌等,从皮肤、黏膜破损处或其他感染病灶侵入淋巴系统(lymphatics),导致淋巴管与淋巴结的急性炎症,一般属非化脓性感染。皮下淋巴管分深、浅两层,急性淋巴管炎(acute lymphatitis)在浅层可在皮下结缔组织层内沿淋巴管蔓延,表现为丹毒(网状淋巴管炎)与浅层管状淋巴管炎,而深层淋巴管炎病变深在隐匿、体表无变化。浅部的急性淋巴结炎(acute lymphadenitis)好发部位多在颌下、颈部、腋窝、肘内侧、腹股沟或腘窝,感染源于口咽炎症、足癣、皮损,各种皮肤、皮下化脓性感染和引流区域的淋巴管炎。

【临床表现】 管状淋巴管炎多见于四肢,下肢更常见。浅部病变表皮下可见红色条线,有触痛,扩展时红线向近心端延伸,中医称"红丝疔"。皮下深层的淋巴管炎不出现红线,可有条形触痛带。病情取决于病菌的毒性和感染程度,常与原发感染有密切关系,全身症状与丹毒相似。

急性淋巴结炎轻者局部淋巴结肿大、疼痛,但表面皮肤正常,可清晰扪及肿大且触痛的淋巴结,大多能自行消肿痊愈;炎症加重时肿大淋巴结可粘连成团形成肿块,表面皮肤可发红、发热,疼痛加重;严重者淋巴结炎可因坏死形成局部脓肿而有波动感,或溃破流脓,并有发热、白细胞增高等全身炎症反应。

【诊断与鉴别】 本病诊断一般不难。深部淋巴管炎需与急性静脉炎鉴别,后者也有皮肤下索条状触痛,沿静脉走行分布,常与外周血管内长期留置导管或输注刺激性药物有关。

【预防和治疗】 急性淋巴管炎应着重治疗原发感染病灶。发现皮肤有红线条时,可用 50% 硫酸镁湿敷;如果红线向近侧延长较快,可在皮肤消毒后用较粗针头沿红线分别选取几个点垂直刺入皮下,并局部再湿敷以控制感染。

急性淋巴结炎未形成脓肿时,应积极治疗如疖、痈、急性蜂窝织炎等原发感染,淋巴结炎多可在原发感染控制后得已消退。若已形成脓肿,除应用抗菌药物外,还需切开引流。一般可先试行穿刺吸脓,然后在局部麻醉下切开引流,注意避免损伤邻近神经血管。少数急性淋巴结炎没有得到及时有效治疗可转变为慢性炎症而迁延难愈。

(刘 彤)

第三节 手部急性化脓性细菌感染

【病因和病理】手部急性化脓性细菌感染包括甲沟炎(paronychia)、脓性指头炎(felon)、手掌侧化脓性腱鞘炎(suppurative tenosynovitis)、掌深间隙感染和滑囊炎(bursitis)。通常是由微小擦伤、针刺和切伤等手部外伤后细菌感染所致,主要致病菌是金黄色葡萄球菌。严重的手部急性化脓性感染会影响手部功能,甚至致残,因此及时处理手部损伤对于预防感染非常重要。

鉴于手部解剖结构的特殊性,其感染具有如下临床病理特点:

1. 手背皮肤薄而松弛,手掌皮肤角化明显、厚而坚韧,因此手掌侧皮下脓肿很难向掌面溃破,而容易通过淋巴管或直接反流到手背侧,引起手背肿胀,极易误诊为手背感染。

2. 手的掌面皮下组织在大小鱼际处比较松弛,而掌心的皮下组织甚为致密,并有许多垂直的纤维束将皮肤与掌腱膜紧密相连,把皮下组织分隔成许多坚韧密闭的小腔隙。因此掌心感染化脓后,炎症不易向四周扩散,而往往向深部组织蔓延。炎症可以在化脓前就已经侵入深层组织,导致腱鞘炎、滑囊炎和屈指肌腱鞘、掌部滑囊及掌深间隙感染(图 11-2)。

3. 手部腱鞘、滑囊与筋膜间隙相互沟通,感染可能蔓延全手,甚至累及前臂。

4. 手指末节皮肤与指骨骨膜间存在许多纵行纤维束并将皮下组织分隔成致密的小腔隙,发生感染后组织内张力较高,压迫神经末梢而致剧烈疼痛,并可迅速压迫末节手指滋养血管而造成指骨缺血、坏死、骨髓炎。

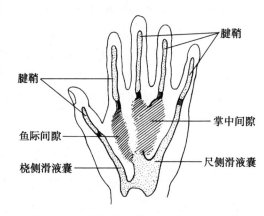

图 11-2 手掌侧的腱鞘、滑液囊和深间隙

5. 肌腱与腱鞘感染后导致病变部位缩窄或瘢痕,可严重影响手部运动及触觉等功能。

一、甲沟炎和脓性指头炎

【病因和病理】甲沟炎是皮肤沿指甲两侧形成的甲沟及其周围组织的化脓性细菌感染,常因微小刺伤、挫伤、逆剥或剪指甲过深等引起。脓性指头炎为手指末节掌面皮下化脓性细菌感染,多因甲沟炎加重或指尖、手指末节皮肤受伤后引起。致病菌多为金黄色葡萄球菌。

【临床表现】

1. **甲沟炎** 常常先发生在一侧甲沟皮下,先为局部红、肿、热、痛,发生化脓后甲沟皮下出现白色脓点,有波动感,但不易破溃,可以蔓延至甲根或另一侧甲沟,形成半环形脓肿;向下蔓延形成甲下脓肿,继续向深层蔓延则会导致指头炎或慢性甲沟炎。感染加重时常有疼痛加剧和发热等症状。

2. **脓性指头炎** 初始指头有针刺样疼痛,轻度肿胀,继而指头肿胀加重、剧烈跳痛,可伴有发热、全身不适、白细胞计数增加。感染加重时,可因神经末梢受压麻痹而疼痛缓解;皮肤由红转白,提示局部缺血趋于坏死;末节指骨如发生骨髓炎,则可能皮肤破溃流脓,指骨坏死,创口经久不愈。

【预防与治疗】甲沟炎尚未化脓时,局部可给予鱼石脂软膏、金黄散糊等敷贴或超短波、红外线等理疗,并口服敏感抗菌药物。脓肿形成者应行手术,沿甲沟旁纵行切开引流。甲根脓肿则需要分离拔出部分甚至全部指甲,术中需注意避免损伤甲床,以利于指甲再生(图 11-3)。不可在病变邻近处采用指神经阻滞麻醉,以免感染扩散。

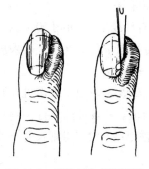

图 11-3 甲沟炎与切开引流

指头炎初发时应悬吊前臂、平放患手,给予敏感抗生素,以金黄散

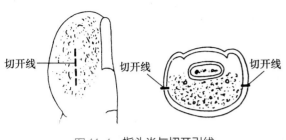

图11-4　指头炎与切开引线

糊剂敷贴患指。如患指剧痛、肿胀明显、伴有全身症状,应及时切开引流,以免发生指骨坏死及骨髓炎。通常采用指神经阻滞麻醉,在末节指侧面作纵切口,远端不超过甲沟1/2,近端不超过指节横纹,分离切断皮下纤维条索,通畅引流;脓腔较大者宜作对口引流,剪去多余脂肪,有死骨片应当除去;避免作鱼口状切口,以免术后瘢痕影响手指功能(图11-4)。

二、急性化脓性腱鞘炎和化脓性滑囊炎

【病因和病理】手的屈指腱鞘炎多为局部刺伤后继发细菌感染,也可由掌部感染蔓延而来,手伸指腱鞘感染少见。致病菌多为金黄色葡萄球菌。拇指和小指的腱鞘分别与桡侧、尺侧滑囊沟通,其腱鞘炎可蔓延到桡侧、尺侧滑囊,有时也可经腕部小孔沟通导致感染蔓延。示指、中指与环指的腱鞘的感染一般局限于各自腱鞘,但可扩散至手深部间隙(见图11-2)。

【临床表现】病情进展迅速,24小时即可出现明显的局部与全身症状,病指疼痛剧烈,伴有发热、头痛等不适,白细胞计数升高等急性炎症表现。

1. **急性化脓性腱鞘炎**　病指中、近节均匀肿胀,皮肤极度紧张;患指各个关节轻度弯曲,腱鞘有压痛,被动伸指运动疼痛加剧;如腱鞘感染不及时切开引流减压,可致肌腱缺血坏死;感染可蔓延至手掌深部间隙,甚至经滑囊到腕部和前臂。

2. **化脓性滑囊炎**　桡侧和尺侧滑囊感染,分别由拇指和小指的腱鞘炎引起。桡侧滑囊感染时,拇指肿胀微屈、不能外展及伸直,拇指及大鱼际处压痛。尺侧滑囊感染时,小指及环指半屈、被动伸直剧痛,小指及小鱼际处压痛。

【预防与治疗】避免手的损伤,并及时处理手外伤,防止继发细菌感染。

早期治疗与脓性指头炎相同,治疗后无好转或局部肿痛明显时,需尽早切开引流减压,防止患指肌腱受压坏死。化脓性腱鞘炎可在肿胀腱鞘之一侧切开引流,也可双侧切开对口引流,注意避免损伤神经和血管。切口应避开手指及手掌的横纹以免损及肌腱影响患指伸屈。桡侧与尺侧滑囊炎分别在大鱼际与小鱼际掌面作小切口引流或对口引流,注意切口近端距离腕横纹不少于1.5cm,以免损伤正中神经。术后抬高患手并固定于功能位。

三、掌深间隙急性细菌性感染

【病因和病理】掌深间隙急性细菌性感染可由腱鞘炎蔓延或直接刺伤引起。致病菌多为金黄色葡萄球菌。掌深间隙位于手掌屈指肌腱和滑囊深面的疏松组织间隙,外侧为大鱼际,内侧为小鱼际。掌腱膜与第三掌骨相连的纤维结构将此间隙分为桡侧的鱼际间隙和尺侧的掌中间隙。示指腱鞘炎可蔓延至鱼际间隙感染;中指与环指腱鞘感染可蔓延至掌中间隙(见图11-2)。

【临床表现】掌深间隙感染均有发热、头痛、脉快、白细胞计数增加等全身症状。还可继发肘内或腋窝淋巴结肿痛。

掌中间隙感染可见掌心隆起,正常凹陷消失,皮肤明显紧张、发白、压痛,手背水肿;中指、环指及小指处于半屈位,被动伸指引起剧痛。鱼际间隙感染时掌深凹陷存在,而鱼际和拇指指蹼肿胀、压痛,示指半屈,拇指外展略屈,活动受限不能对掌。

【预防与治疗】掌深间隙感染应大剂量敏感抗生素静脉滴注。局部早期处理与化脓性腱鞘炎相同,如无好转应及早切开引流。掌深间隙感染时纵行切开中指与环指间的指蹼掌面,切口不应超过手掌远侧掌纹,以免损伤掌浅动脉弓(图11-5)。也可以在环指相对位置的掌远侧横纹处作一小横切口,进入掌中间隙。鱼际间隙感染引流的切口可直接作在鱼际最肿胀、波动最明显处,注意避免损伤

神经、血管、肌腱。还可以在拇指、示指间指蹼处"虎口"作切口，或于第二掌骨桡侧作纵切口（图11-5）。手掌部脓肿常表现为手背肿胀，切开引流应该在掌面而非手背进行。

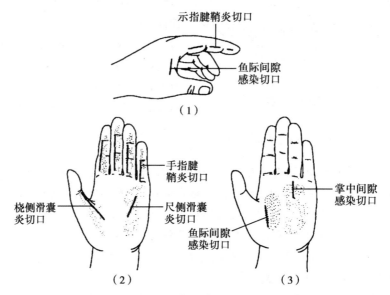

图11-5　手指屈肌腱鞘炎、滑囊炎、掌深间隙感染的手术切口
（1）示指掌侧腱鞘炎与鱼际间隙感染的切开线　（2）手指腱鞘炎与桡、尺侧滑囊炎的切开线　（3）掌深间隙感染的切口

（王振军）

第四节　脓　毒　症

脓毒症（sepsis）常继发于严重的外科感染，是机体对感染的反应失调而导致危及生命的器官功能障碍。现定义尤为强调"危及生命的器官功能障碍"，既往使用的"重症脓毒症"的概念不复存在。当脓毒症合并出现严重的循环障碍和细胞代谢紊乱时，称为脓毒症休克（septic shock），其死亡风险与单纯脓毒症相比显著升高。临床上常使用菌血症（bacteremia）的概念描述血培养阳性者，应注意与脓毒症的概念相区别。

【病因】导致脓毒症的原因包括致病菌数量多、毒力强和机体免疫力低下。它常继发于严重创伤后的感染和各种化脓性感染，如大面积烧伤创面感染、开放性骨折合并感染、急性弥漫性腹膜炎、急性梗阻性化脓性胆管炎等。机体免疫力低下者，如糖尿病、尿毒症、长期或大量应用皮质激素或抗癌药的病人，一旦发生化脓性感染，也较易引发脓毒症。另外，一些潜在的感染途径需要注意。

静脉导管感染（catheter-related infection）：静脉留置导管，尤其是中心静脉置管，如果护理不慎或留置时间过长，很容易成为病原菌直接侵入血液的途径。一旦形成感染灶，可不断向机体播散病菌和毒素。

肠源性感染（gut derived infection）：肠道是人体中最大的"储菌所"和"内毒素库"。健康情况下，肠黏膜有严密的屏障功能。但是，在危重病人肠黏膜屏障功能受损或衰竭时，肠内病原菌和内毒素可经肠道移位而导致肠源性感染。

脓毒症的常见致病菌包括：革兰阴性菌，如大肠埃希菌、铜绿假单胞菌、变形杆菌、克雷伯菌、肠杆菌等；革兰阳性菌，如金黄色葡萄球菌、表皮葡萄球菌、肠球菌（粪链球菌、屎肠球菌）、化脓性链球菌等；厌氧菌，如脆弱拟杆菌、梭状杆菌、厌氧葡萄球菌、厌氧链球菌等；真菌，如白色念珠菌、曲霉菌、毛霉菌、新型隐球菌等。

现在,革兰阴性菌引起的脓毒症发病率已明显高于革兰阳性菌,且由于抗生素的不断筛选,出现了一些此前较少见的机会菌,如鲍曼不动杆菌、嗜麦芽窄食单胞菌等。除此之外,条件性感染的真菌也需要特别注意。

【临床表现】脓毒症常见表现包括:①发热,可伴寒战;②心率加快、脉搏细速,呼吸急促或困难;③神志改变,如淡漠、烦躁、谵妄、昏迷;④肝脾可肿大,可出现皮疹。

不同病原菌引发的脓毒症有不同的临床特点。革兰阴性菌所致的脓毒症常继发于腹膜炎、腹腔感染、大面积烧伤感染等,一般比较严重,可出现三低现象(低温、低白细胞、低血压),发生脓毒症休克者也较多。革兰阳性菌所致的脓毒症常继发于严重的痈、蜂窝织炎、骨关节化脓性感染等,多数为金黄色葡萄球菌所致,常伴高热、皮疹和转移性脓肿。厌氧菌常与需氧菌掺杂形成混合感染,其所致的脓毒症常继发于各类脓肿、会阴部感染、口腔颌面部坏死性感染等,感染灶组织坏死明显,有特殊腐臭味。真菌所致的脓毒症常继发于长期使用广谱抗生素或免疫抑制剂,或长期留置静脉导管,可出现结膜瘀斑、视网膜灶性絮样斑等栓塞表现。

【诊断】通常使用脓毒症相关的序贯器官衰竭评分(SOFA)诊断脓毒症(表11-1)。但由于SOFA计算繁琐且需要血液化验检查,临床上建议使用快速SOFA(qSOFA)对感染或疑似感染者先进行初步评估。当qSOFA≥2分时,应使用SOFA进一步评估病人情况。如果感染导致病人SOFA比原基线水平高出2分以上,表示病人存在器官功能障碍,即可诊断脓毒症。如果脓毒症病人在充分液体复苏后仍需使用血管活性药物维持平均动脉压≥65mmHg,且伴血清乳酸浓度>2mmol/L,即可诊断脓毒症休克(图11-6)。

表11-1 SOFA 评分表

项目	指标	评分
呼吸系统 PaO$_2$/FiO$_2$[mmHg(kPa)]	<400(53.3)	1
	<300(40.0)	2
	<200(26.7)且需机械通气	3
	<100(13.3)且需机械通气	4
神经系统 Glasgow 昏迷评分	13~14	1
	10~12	2
	6~9	3
	<6	4
心血管系统药物剂量[μg/(kg·min)]	平均动脉压(MAP)<70mmHg	1
	多巴酚丁胺(任何剂量)或多巴胺≤5	2
	多巴酚丁胺5~15或(去甲)肾上腺素≤0.1	3
	多巴酚丁胺>15或(去甲)肾上腺素>0.1	4
凝血系统血小板计数(×10^9/L)	<150	1
	<100	2
	<50	3
	<20	4
肝脏血清胆红素[mg/dl(μmol/L)]	1.2~1.9(20~32)	1
	2.0~5.9(33~101)	2
	6.0~11.9(102~204)	3
	>12(204)	4
肾脏肌酐[mg/dl(μmol/L)] 或尿量(ml/d)	肌酐1.2~1.9(110~170)	1
	肌酐2.0~3.4(171~299)	2
	肌酐3.5~4.9(300~440)或尿量<500	3
	肌酐>5.0(440)或尿量<200	4

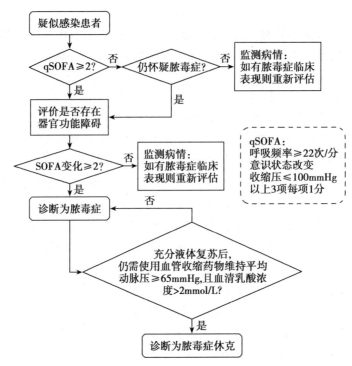

图 11-6   脓毒症与脓毒症休克临床诊断流程图

致病菌的检出对脓毒症的确诊和治疗具有重要意义。在不显著延迟抗生素使用的前提下,建议在抗生素使用前采集样本。静脉导管留置超过 48 小时者,如果怀疑静脉导管感染,应从导管内采样送检。多次细菌血培养阴性者,应考虑厌氧菌或真菌性脓毒症并进行相关检查。另外,用脓液、穿刺液等做培养,对病原菌的检出也有一定帮助。

【治疗】根据 2016 版脓毒症与脓毒症休克国际处理指南,脓毒症的治疗可大致分为以下四个部分。

1. **早期复苏**   对确诊为脓毒症或脓毒症休克的病人,应立即进行液体复苏。如果病人有脓毒症诱导的低灌注表现(急性器官功能障碍、低血压或高乳酸)或脓毒症休克,在最初 3 小时内应给予不少于 30ml/kg 的晶体液。对需要使用血管活性药物的脓毒症休克病人,建议复苏初始目标为平均动脉压 65mmHg。完成早期液体复苏后,应根据病人血流动力学的检测结果决定进一步的复苏策略。

2. **抗微生物治疗**   对确诊为脓毒症或脓毒症休克的病人,应在 1 小时内启动静脉抗生素治疗。对于早期的抗生素治疗,建议经验性地使用一种或几种广谱抗生素,以期覆盖所有可能的病原体(包括潜在的真菌或病毒);一旦致病菌和药敏结果明确,建议使用针对性的窄谱抗生素进行治疗。抗生素的治疗疗程一般维持 7 ~ 10 天,在病人体温正常、白细胞计数正常、病情好转、局部病灶控制后停药。

3. **感染源控制**   感染的原发灶应尽早明确,并及时采取相应措施控制感染源,如清除坏死组织和异物、消灭死腔、脓肿引流等;同时,如果存在血流障碍、梗阻等致病因素,也应及时处理。静脉导管感染时,拔除导管应属首要措施。危重病人疑为肠源性感染时,应及时纠正休克,尽快恢复肠黏膜的血流灌注,并通过早期肠道营养促使肠黏膜尽快修复,口服肠道生态制剂以维护肠道正常菌群。

4. **其他辅助治疗**   早期复苏成功后,应重新评价病人的血流动力学状态,酌情补液和使用血管活性药物。如果血流动力学仍不稳定,可静脉给予氢化可的松(200mg/d)。当病人血红蛋白低于 70g/L 时,给予输血。对于无急性呼吸窘迫综合征(ARDS)的脓毒症病人,建议使用小潮气量(6ml/kg)辅助通气。对于高血糖者,应给予胰岛素治疗,控制血糖上限低于 10mmol/L。对于无禁忌证的病人建议使用低分子肝素预防静脉血栓。对于存在消化道出血风险的病人,建议给予质子泵抑制剂预防应激性溃疡。对于能够耐受肠内营养的病人,应尽早启动肠内营养。

(任建安)

第五节　有芽胞厌氧菌感染

厌氧菌是指一类只能在低氧分压的条件下生长,而不能在空气(18% 氧气)和(或)10% 二氧化碳浓度下的固体培养基表面生长的细菌。根据产生芽胞与否可将厌氧菌分类分为两大类:①有芽胞厌氧菌,包括破伤风梭菌、产气荚膜梭菌、肉毒梭菌和艰难梭菌等;②无芽胞厌氧菌,包括革兰阳性或革兰阴性的杆菌和球菌,如脆弱类杆菌、韦荣菌属、消化链球菌属等。本节着重讲解有芽胞厌氧菌中的破伤风梭菌和产气荚膜梭菌引起的感染。

一、破伤风

【病因】 破伤风(tetanus)是常和创伤相关联的一种特异性感染。除了可能发生在各种创伤后,还可能发生于不洁条件下分娩的产妇和新生儿。病菌是破伤风梭菌,为专性厌氧,革兰染色阳性;平时存在于人畜的肠道,随粪便排出体外,以芽胞状态分布于自然界,尤以土壤中为常见。此菌对环境适应性很强,能耐煮沸。创伤伤口的破伤风梭菌污染率很高,战场中污染率可达25% ~80% ,但破伤风发病率只占污染者的10% ~20% ,提示发病必须具有其他因素,主要因素就是缺氧环境。如果伤口深,且外口较小,伤口内有坏死组织、血块充塞,或填塞过紧、局部缺血等;或者同时存在需氧菌感染,消耗了伤口内残留的氧气,就形成了一个适合该菌生长繁殖的缺氧环境。

【病理生理】 在缺氧环境中,破伤风梭菌的芽胞发育为增殖体,迅速繁殖并产生大量外毒素,主要是痉挛毒素。菌体及其外毒素,在局部并不引起明显的病理改变,伤口甚至无明显急性炎症或可能愈合。但痉挛毒素吸收至脊髓、脑干等处,与联络神经细胞的突触相结合,抑制突触释放抑制性传递介质。运动神经元因失去中枢抑制而兴奋性增强,致使随意肌紧张与痉挛。破伤风毒素还可阻断脊髓对交感神经的抑制,致使交感神经过度兴奋,引起血压升高、心率增快、体温升高、自汗等。

【临床表现】 破伤风潜伏期一般为7~8 天,可短至24 小时或长达数月、数年。潜伏期越短者,预后越差。约90%的病人在受伤后2 周内发病,偶见在摘除体内存留多年的异物后出现破伤风症状。前驱症状是全身乏力、头晕、头痛、咀嚼无力、局部肌肉发紧、扯痛、反射亢进等。典型症状是在肌紧张性收缩(肌强直、发硬)的基础上,阵发性强烈痉挛,通常最先受影响的肌群是咀嚼肌,随后顺序为面部表情肌、颈、背、腹、四肢肌,最后为膈肌。相应出现的征象有:张口困难(牙关紧闭)、蹙眉、口角下缩、咧嘴"苦笑"、颈部强直、头后仰;当背、腹肌同时收缩,因背部肌群较为有力,躯干因而扭曲成弓、结合颈、四肢的屈膝、弯肘、半握拳等痉挛姿态,形成"角弓反张"或"侧弓反张";膈肌受影响后,发作时面唇青紫,通气困难,可出现呼吸暂停。上述发作可因轻微的刺激,如光、声、接触、饮水等而诱发。间隙期长短不一,发作频繁者,常示病情严重。发作时神志清楚,表情痛苦,每次发作时间由数秒至数分钟不等。强烈的肌痉挛,可使肌断裂,甚至发生骨折。膀胱括约肌痉挛可引起尿潴留。持续的呼吸肌和膈肌痉挛,可造成呼吸骤停。病人死亡原因多为窒息、心力衰竭或肺部并发症。

病程一般为3~4 周,如积极治疗、不发生特殊并发症,发作的程度可逐步减轻,缓解期平均约1 周。但肌紧张与反射亢进可继续一段时间;恢复期间还可出现一些精神症状,如幻觉,言语、行动错乱等,但多能自行恢复。

少数病人仅表现为受伤部位肌持续性强直,可持续数周或数月,预后较好。新生儿患此病时,因肌肉纤弱而症状不典型,表现为不能啼哭和吸乳,少活动,呼吸弱或困难。

【诊断和鉴别诊断】 实验室检查很难诊断破伤风,因脑脊液检查可以正常,伤口厌氧菌培养也难发现该菌。但破伤风的症状比较典型,诊断主要根据临床表现。凡有外伤史,不论伤口大小、深浅,如果伤后出现肌紧张、扯痛,张口困难、颈部发硬、反射亢进等,均应考虑此病的可能性。需要与下列疾病鉴别:①化脓性脑膜炎:虽有"角弓反张"状和颈项强直等症状,但无阵发性痉挛;有剧烈头痛、高热、喷射性呕吐、神志有时不清;脑脊液检查有压力增高、白细胞计数增多等。②狂犬病:有被疯狗、猫咬伤史,以吞咽肌抽搐为主。喝水不能下咽,并流大量口涎,病人听见水声或看见水,咽肌立即发生痉挛。③其他:如颞下颌关节炎、子痫、癔病等。

【预防】 破伤风是可以预防的。破伤风梭菌是厌氧菌,其生长繁殖必需有缺氧的环境。因此,创伤后早期彻底清创,改善局部循环,是预防破伤风发生的重要措施。

通过人工免疫,产生较稳定的免疫力是另一重要的预防措施。主动免疫采用破伤风类毒素抗原注射,使人体产生抗体以达到免疫目的。在我国现行的计划免疫疫苗接种中已经包括了破伤风免疫注射。

被动免疫法对伤前未接受自动免疫的伤员,尽早皮下注射破伤风抗毒素(TAT)1500～3000IU。破伤风的发病有潜伏期,尽早注射有预防作用,但其作用短暂,有效期为10日左右。因此,对深部创伤可能感染厌氧菌的病人,可在1周后追加注射一次量。抗毒素易发生过敏反应,注射前必须进行皮内敏感试验。如过敏,应按脱敏法注射。目前最佳的被动免疫是肌内注射250～500IU人体破伤风免疫球蛋白(TIG)。人体破伤风免疫球蛋白是自人体血浆免疫球蛋白中提纯或用基因重组技术制备的,一次注射后在人体可存留4～5周,免疫效能10倍于破伤风抗毒素。

【治疗】 破伤风是一种极为严重的疾病,死亡率高,尤其是新生儿和吸毒者,为此要采取积极的综合治疗措施,包括清除毒素来源,中和游离毒素,控制和解除痉挛,保持呼吸道通畅和防治并发症等。

1. **伤口处理** 凡能找到伤口,伤口内存留坏死组织、引流不畅者,应在抗毒血清治疗后,在麻醉并控制痉挛下进行清创,并用3%过氧化氢溶液冲洗,置放引流物充分引流。有的伤口看上去已愈合,而痂下可能存在窦道或死腔,应仔细检查。

2. **抗毒素的应用** 常用破伤风抗毒素(TAT),目的是中和游离的毒素,所以只在早期应用有效,若毒素已与神经组织结合,则难收效。一般用量是10 000～60 000IU,分别由肌内注射与静脉滴入。静脉滴入应稀释于5%葡萄糖溶液中,缓慢滴入。用药前应作皮内过敏试验。连续应用或加大剂量并无意义,且易致过敏反应和血清病。破伤风人体免疫球蛋白(TIG),剂量为3000～6000IU,一般只需一次肌内注射。

要注意的是,破伤风的发病不能确保对本病形成终生免疫,在确诊破伤风1个月后,应给予0.5ml破伤风类毒素,并完成基础免疫注射。

3. **抗生素治疗** 首选青霉素,剂量为80万～100万U,肌内注射,每4～6小时1次,或大剂量静脉滴注,剂量为200万～1000万U,每日分2～4次给药,可抑制破伤风梭菌。也可给甲硝唑2.5g/d,分次口服或静脉滴注,持续7～10天。如伤口有混合感染,则相应选用抗菌药物。

4. **支持对症治疗** 病人入院后,应住隔离病室,避免光、声等刺激;避免打扰病人。据情可交替使用镇静、解痉药物,以减少病人的痉挛和痛苦。可供选用的药物有:10%水合氯醛,保留灌肠量每次20～40ml,苯巴比妥钠肌内注射,每次0.1～0.2g,地西泮10～20mg肌内注射或静脉滴注,一般每日一次。病情较重者,可用冬眠1号合剂(由氯丙嗪、异丙嗪各50mg,哌替啶100mg及5%葡萄糖250ml配成)静脉缓慢滴入,但低血容量时忌用。对于重症病人可以使用咪达唑仑和丙泊酚,两药联用可收到更好的镇静效果。痉挛发作频繁不易控制者,可用2.5%硫喷妥钠缓慢静注,每次0.25～0.5g,但要警惕发生喉头痉挛和呼吸抑制,用于已作气管切开者比较安全。但新生儿破伤风要慎用镇静解痉药物,可酌情用洛贝林、尼可刹米等。由于病人不断阵发痉挛,出大汗等,故每日消耗热量和水分丢失较多。因此要十分注意营养(高热量、高蛋白、高维生素)补充和水与电解质平衡的调整。必要时可采用鼻胃管管饲,甚至采用中心静脉肠外营养。

5. **并发症的防治** 主要并发症有窒息、肺不张、肺部感染等,重症病人应尽早进行气管切开,以便改善通气,清除呼吸道分泌物;必要时可进行人工辅助呼吸,还可利用高压氧舱辅助治疗。气管切开病人应注意作好呼吸道管理,包括气道雾化、湿化、冲洗等。要定时翻身、拍背,以利排痰,并预防压疮。严格无菌技术,防止交叉感染。已并发肺部感染者,根据菌种选用抗生素。应安排专人护理,防止意外,如防止咬伤舌,或发作时掉下床造成摔伤(骨折等)。

二、气性坏疽

【病因】气性坏疽(gas gangrene)是厌氧菌感染的一种,即梭状芽胞杆菌所致的肌坏死或肌炎。此类感染因其发展急剧,预后差。已知的梭状芽胞杆菌有多种,引起本病主要的有产气荚膜梭菌、水肿杆菌、腐败杆菌、溶组织杆菌等。感染发生时,往往不是单一细菌,而是几种细菌的混合。各种细菌又有其生物学的特性,根据细菌组合的主次,临床表现有所差别,有的以产气显著,有的以水肿为主。这类细菌在人畜粪便与周围环境中(特别是泥土中)广泛存在。故伤后污染此菌的机会很多,但发生感染者不多。因为这类细菌在人体内生长繁殖需具备缺氧环境。如开放性骨折伴有血管损伤,挤压伤伴有深部肌肉损伤、上止血带时间过长或石膏包扎过紧,邻近肛周、会阴部位的严重创伤,继发此类感染的几率较高。

【病理生理】这类细菌可产生多种有害于人体的外毒素与酶。有的酶是通过脱氮、脱氨、发酵的作用而产生大量不溶性气体如硫化氢、氮等,积聚在组织间;有的酶能溶组织蛋白,使组织细胞坏死、渗出,产生严重水肿。由于气、水夹杂,急剧膨胀,局部张力迅速增加,皮肤表面可变得如"木板样"硬。筋膜下张力急剧增加,从而压迫微血管,进一步加重组织的缺血、缺氧与失活,更有利于细菌繁殖生长,形成恶性循环。这类细菌还可产生卵磷脂酶、透明质酸酶等,使细菌易于穿透组织间隙,快速扩散。病变一旦开始,可沿肌束或肌群向上下扩展,肌肉转为砖红色,外观如熟肉,失去弹性。如侵犯皮下组织,气肿、水肿与组织坏死可迅速沿筋膜扩散。活体组织检查可发现肌纤维间有大量气泡和大量革兰阳性粗短杆菌。

【临床表现】通常在伤后 1~4 日发病,最快者可在伤后 8~10 小时,最迟为 5~6 日。临床特点是病情急剧恶化,烦躁不安,夹有恐惧或欣快感;皮肤、口唇变白,大量出汗、脉搏快速、体温逐步上升。随着病情的发展,可发生溶血性贫血、黄疸、血红蛋白尿、酸中毒,全身情况可在 12~24 小时内迅速恶化。

病人常诉伤肢沉重或疼痛,持续加重,有如胀裂,程度常超过创伤伤口所能引起者,止痛剂不能奏效;局部肿胀与创伤所能引起的程度不成比例,并迅速向上下蔓延,每小时都可见到加重。伤口中有大量浆液性或浆液血性渗出物,可渗湿厚层敷料,当移除敷料时有时可见气泡从伤口中冒出。皮下如有积气,可触及捻发音。由于局部张力,皮肤受压而发白,浅部静脉回流发生障碍,故皮肤表面可出现如大理石样斑纹。因组织分解、液化、腐败和大量产气(硫化氢等),伤口可有恶臭。局部探查时,如属筋膜上型,可发现皮下脂肪变性、肿胀;如为筋膜下型,筋膜张力增高,肌肉切面不出血。渗出物涂片染色可发现革兰阳性粗大杆菌。X 线照片检查常显示软组织间有积气。

【诊断与鉴别诊断】因病情发展急剧,重在早期诊断。早期诊断的重要依据是局部表现。伤口内分泌物涂片检查有革兰阳性染色粗大杆菌和 X 线检查显示伤处软组织间积气,有助于确诊。诊断时应予鉴别者:①组织间积气并不限于梭状芽胞杆菌的感染。某些脏器如食管、气管因手术、损伤或病变导致破裂溢气,体检也可出现皮下气肿,捻发音等,但不同之处是不伴有全身中毒症状;局部的水肿、疼痛、皮肤改变均不明显,而且随着时间的推移,气体常逐渐吸收。②一些兼性需氧菌感染如大肠埃希菌、克雷伯杆菌的感染也可产生一定的气体,但主要是 CO_2,属可溶性气体,不易在组织间大量积聚,而且无特殊臭味。③厌氧性链球菌也可产气,但其所造成的损害是链球菌蜂窝织炎、链球菌肌炎等,全身中毒症状较轻,发展较缓。处理及时,切开减张、充分引流,加用抗生素等治疗,预后较好。

【预防】对容易发生此类感染的创伤应特别注意。如开放性骨折合并大腿、臀部广泛肌肉损伤或挤压伤者、有重要血管损伤或继发血管栓塞者;用止血带时间过长、石膏包扎太紧者。预防的关键是尽早彻底清创,包括清除失活、缺血的组织、去除异物特别是非金属性异物;对深而不规则的伤口要充分敞开引流,避免死腔存在;筋膜下张力增加者,应早期切开筋膜减张等。对疑有气性坏疽的伤口,可用3%过氧化氢或1:1000高锰酸钾等溶液冲洗、湿敷。挫伤、挤压伤的软组织在早期较难判定其活力,24~36小时后界限才趋明显,这段时间内要密切观察。对腹腔穿透性损伤,特别是结肠、直肠、会阴部创伤,也应警惕此类感染的发生。上述病人均应早期使用大剂量的青霉素和甲硝唑。

【治疗】一经诊断,需立即开始积极治疗。越早越好,可以挽救病人的生命,减少组织的坏死或截肢率。主要措施有:

1. **急诊清创** 深部病变往往超过表面显示的范围,故病变区应作广泛、多处切开,包括伤口周围水肿或皮下气肿区,术中应充分显露探查,彻底清除变色、不收缩、不出血的肌肉。因细菌扩散的范围常超过肉眼病变的范围,所以应整块切除肌肉,包括肌肉的起止点。如感染限于某一筋膜腔,应切除该筋膜腔的肌群。如整个肢体已广泛感染,应果断进行截肢以挽救生命。如感染已部分超过关节截肢平面,其上的筋膜腔应充分敞开,术后用氧化剂冲洗、湿敷,经常更换敷料,必要时还要再次清创。

2. **应用抗生素** 对这类感染,首选青霉素,常见产气荚膜梭菌中对青霉素大多敏感,但剂量需大,每天应在1000万U以上。大环内酯类(如琥乙红霉素、麦迪霉素等)和硝唑类(如甲硝唑、替硝唑)也有一定疗效。氨基糖苷类抗生素(如卡那霉素、庆大霉素等)对此类细菌已证实无效。

3. **高压氧治疗** 提高组织间的含氧量,造成不适合厌氧菌生长繁殖的环境,可提高治愈率,减轻伤残率。

4. **全身支持治疗** 包括输血、纠正水与电解质失调、营养支持与对症处理等。

(房学东)

第六节 外科应用抗菌药的原则

抗菌药物在预防、控制与治疗外科感染中发挥重要作用。目前临床常用的抗菌药物达数百种,由于应用广泛,滥用的现象时有发生。不合理地使用抗菌药物不仅会引起毒副作用和过敏反应,还会增加病原菌的耐药性,导致二重感染。因此,合理地应用抗菌药物至关重要。

(一)抗菌药物合理应用的基本原则

1. **尽早确认致病菌** 对明确或怀疑外科感染者,应尽早查明致病菌并进行药敏试验,有针对性地选用抗菌药物。危重病人在未获知致病菌及药敏结果前,应在临床诊断的基础上预测最有可能的致病菌种,并结合当地细菌耐药情况,选择适当的药物进行治疗;获知致病菌与药敏试验结果后,应结合之前的治疗效果对用药方案做出调整。

2. **选择最佳的抗菌药物** 各种抗菌药物均有特定的抗菌谱与适应证,不同的致病菌对药物的敏感性也不同,要根据临床诊断、细菌学检查、药物的效应及药代动力学特点(吸收、分布、代谢和排泄过程),选择疗效高、毒性小、应用方便、价廉易得的药物。

3. **制定合理的用药方案** 制定用药方案时应考虑以下因素。

(1)给药途径:感染局限或较轻、可接受口服给药者,应选用口服吸收完全的抗菌药物。重症感染者,应给予静脉给药,以确保药效。

(2)给药剂量:按各种抗菌药物的治疗剂量范围给药。氨基糖苷类、喹诺酮类等剂量依赖型抗菌药,其杀菌效应与药物浓度相关,给药剂量宜偏向高限。β-内酰胺类、大环内酯类等时间依赖型抗菌药,只要血药浓度超过最低抑菌浓度(MIC)即可发挥杀菌效应,因此给药剂量宜偏向低限,维持血药浓度大于MIC水平即可。

(3)给药次数:根据药代动力学和药效学的原则确定给药次数。半衰期短者,如青霉素、头孢菌素类、克林霉素等,应一日给药多次;喹诺酮类、氨基糖苷类等可一日给药一次。

(4)疗程:多数外科感染经有效抗生素治疗5~7天即可控制。脓毒症抗生素的治疗疗程一般维持7~10天。抗菌药物一般在病人体温正常、白细胞计数正常、病情好转、局部病灶控制后停药。骨髓炎、感染性心内膜炎、植入物感染等常需 6 ~ 12 周的疗程,过早停药可使感染不易控制。

（5）联合用药:联合用药的指征有:①病因未明的严重感染,包括免疫缺陷者的严重感染;②单一抗菌药物不能控制的混合感染或严重感染,如腹膜炎、盆腔炎、感染性心内膜炎、脓毒症等;③需长时间用药,病原菌易产生耐药性的感染,如结核病、尿路感染等;④减少个别药物剂量,降低毒性反应,如两性霉素 B 与氟胞嘧啶联用治疗深部真菌病。

（二）围术期预防用药的原则　目的在于预防和减少手术相关的外科感染,包括术后切口感染、手术深部或腔隙的感染,和可能发生的全身感染。预防使用抗生素的指征主要是清洁-污染手术和污染手术,在一些特殊情况下,清洁手术也需要预防使用抗生素,具体介绍如下。

1. **清洁手术**　手术野无污染,通常不需预防用抗菌药物,仅在下列情况中考虑预防用药:①手术范围大、时间长、污染机会增加;②手术涉及重要脏器,一旦发生污染将造成严重后果者,如头颅手术、心脏手术、眼内手术等;③异物植入手术;④病人为高龄或免疫缺陷者等高危人群。

2. **清洁-污染手术**　指呼吸道、消化道、泌尿道和女性生殖道手术,或经以上器官的手术,由于手术部位存在大量人体寄生菌群,手术时可能污染手术野造成感染,因此需预防应用抗生素。

3. **污染手术**　指由于胃肠道、尿路、胆道体液大量溢出或开放性创伤等已造成手术野严重污染的手术,需预防应用抗生素。

（三）抗菌药物在特殊人群中的应用　病人的病理、生理及免疫状况可影响药物的作用,即使是同一种抗菌药物,在不同的病人体内吸收、分布、代谢与排泄过程也会有差异,用药时应予重视。特别是对特殊人群,用药需遵循个体化原则。

1. **肾功能减退者**　根据感染的严重程度、病原菌种类及药敏试验结果等,选用低肾毒性或无肾毒性的抗菌药物;必须使用肾毒性抗菌药物时,应调整给药剂量和方法。

2. **肝功能减退者**　①主要经肝脏清除的药物:肝功能减退可导致药物清除明显减少,若无明显毒性反应,仍可正常使用,但治疗过程中需严密监测肝功能,必要时减量,若发生毒性反应,应避免使用此类药物;②经肝、肾两途径清除的药物:严重肝病时应减量应用;③主要经肾脏清除的药物:无需调整用药剂量。

3. **老年病人**　老年病人肾功能呈生理性减退,因此给药时应按轻度肾功能减退情况减量,即使用正常治疗量的 1/2 ~ 2/3;宜选用毒性低、杀菌作用强的药物,若必须使用高毒性药物,应同时行血药浓度监测,并及时调整剂量。

4. **新生儿病人**　新生儿感染应避免使用毒性大的抗菌药物,若确有应用指征,必须同时行血药浓度监测,并及时调整剂量;避免使用可能发生严重不良反应的抗菌药物;主要经肾脏代谢的药物需减量应用;给药方案应按新生儿日龄进行调整。

5. **小儿病人**　尽量避免使用有耳、肾毒性的抗生素,如氨基糖苷类和万古霉素,若确有应用指征,需在使用过程中严密观察不良反应;四环素类抗生素可致牙齿黄染及牙釉质发育不良,不可用于 8 岁以下小儿;喹诺酮类抗生素对骨骼发育可能产生不良影响,应避免用于 18 岁以下未成年人。

6. **妊娠期病人**　对胎儿有致畸或明显毒性作用的药物,如四环素类、喹诺酮类,应避免使用。对母体和胎儿均有毒性的药物,如氨基糖苷类和万古霉素,应避免使用;确有应用指征时,需行血药浓度监测。对母体和胎儿均无明显影响,且无致畸作用的药物,如 β-内酰胺类,适宜在妊娠期使用。

7. **哺乳期病人**　哺乳期病人使用抗菌药物,药物均可自乳汁分泌,不论乳汁中药物浓度如何,均可对乳儿产生潜在影响,因此,哺乳期使用任何抗菌药物均应暂停哺乳。

总之,合理地选择抗菌药物,既要依据致病菌的种类和药敏结果,同时还要考虑病人生理病理的具体状况。

（任建安）

第十二章 创 伤

第一节 创 伤 概 论

【概念和分类】狭义的创伤是指机械性致伤因素作用于人体所造成的组织结构完整性的破坏或功能障碍;而广义上讲,物理、化学、心理等因素对人体造成的伤害也可称为创伤。

创伤的分类是为了尽快对伤员作出正确的诊断,以便使伤员得到及时有效的救治,提高救治工作的有效性和时效性,同时也有利于日后的资料分析、经验总结和科学研究。常用的分类方法有以下几种:

1. **按致伤机制分类** 可分为挫伤、擦伤、刺伤、切割伤、挤压伤、撞击伤、火器伤等。

2. **按受伤部位分类** 一般分为头部伤、颌面部伤、颈部伤、胸(背)部伤、腹(腰)部伤、骨盆伤、脊柱脊髓伤、四肢伤和多发伤等。诊治时需进一步明确受伤的组织和器官,如软组织损伤、骨折、脱位或内脏损伤等。

3. **按伤后皮肤或黏膜完整性分类** 皮肤或黏膜完整无伤口者称闭合伤(closed injury),如挫伤(contusion)、挤压伤(crush injury)、扭伤(sprain)、震荡伤(concussion)、关节脱位和半脱位、闭合性骨折和闭合性内脏伤等。有皮肤或黏膜破损者称开放伤(opened injury),如擦伤(abrasion)、撕裂伤(laceration)、切割伤、砍伤和刺伤等。在开放伤中,又可根据伤道类型再分为贯通伤(既有入口又有出口者)和盲管伤(只有入口没有出口者)等。一般而言,开放伤易发伤口感染,但某些闭合性伤如肠破裂等可造成严重的感染。

4. **按伤情轻重分类** 一般分为轻度、中度和重度伤。组织器官结构轻度损害或部分功能障碍,无生命危险,预后良好者为轻度伤;组织器官结构损害较重或有较严重的功能障碍,有一定生命危险,预后对健康有一定伤害者为中度伤;组织器官结构严重损伤和功能障碍,通常危险生命,预后对健康有较大伤害者为重度伤。

创伤评分是一种相对量化的分类方法,是以计分的形式估计创伤的严重程度。一般用量化和权重处理的方法,选择生命体征、解剖部位的损伤严重度和其他指标(如年龄、既往疾病、生化指标等)作为参数,经数学计算而得,并以分值大小反映伤员伤情的轻重。创伤评分的方法较多,可分为院前评分和院内评分两类,分别用于自受伤到医院确定性诊断前和医院内伤员伤情严重程度的判断。常用的主要有院前指数(prehospital index,PHI)、创伤指数(trauma index,TI)、简明损伤定级(abbreviated injury scale,AIS)和损伤严重度评分(injury severity score,ISS)等。

【病理生理】在致伤因素的作用下,机体迅速产生各种局部和全身性防御性反应,目的是维持机体自身内环境的稳定。不同的损伤,机体的反应也不相同。如局部软组织轻微损伤,一般以局部反应为主,全身反应较轻或持续时间短;而严重的局部损伤,特别是战伤,局部组织损伤较重,且往往有坏死组织存在,此时,不仅局部反应重,全身反应也较明显且持续时间也长,两者还可相互加重以形成恶性循环。

1. **局部反应** 是由于组织结构破坏,或细胞变性坏死、微循环障碍,或病原微生物入侵及异物存留等所致。主要表现为局部炎症反应,其基本病理过程与一般炎症相同。局部反应的轻重与致伤因素的种类、作用时间、组织损害程度和性质,以及污染轻重和是否有异物存留等有关。严重创伤时,由于局部组织细胞损伤较重,多存在组织结构破坏及邻近组织细胞严重变性坏死,加之伤口常有污染、异物存留、局部微循环障碍及各种化学物质生成而造成的继发性损伤,从而使局部炎症反应更为严重,血管通透性及渗出更加明显,局部炎症细胞浸润更为显著,炎症持续时间可能更长,对全身的影响将更大。创伤性炎症反应是非特异性的防御反应,有利于清除坏死组织、杀灭细菌及组织修复。

2. **全身反应** 是致伤因素作用于人体后引起的一系列神经内分泌活动增强并由此而引发的各种功能和代谢改变的过程,是一种非特异性应激反应。表现为综合性的复杂过程,不仅包括神经内分泌系统和物质能量代谢,还涉及凝血系统、免疫系统、重要的生命器官和一些炎症介质及细胞因子等。神经内分泌系统通过下丘脑-垂体-肾上腺皮质轴和交感神经-肾上腺髓质轴产生大量的儿茶酚胺、肾上腺皮质激素、抗利尿激素、生长激素和胰高血糖素;同时,肾素-血管紧张素-醛固酮系统也被激活。上述三个系统相互协调,共同调节全身各器官功能和代谢,动员机体的代偿能力,以对抗致伤因素的损害作用。由于神经内分泌系统的作用,伤后机体总体上处于一种分解代谢的状态,表现为基础代谢率增高,能量消耗增加,糖、蛋白质、脂肪分解加速,糖异生增加。因此伤后常出现高血糖、高乳酸血症,血中游离脂肪酸和酮体增加,尿素氮排出增加,从而出现负氮平衡状态。水、电解质代谢紊乱可导致水、钠潴留,钾排出增多及钙、磷代谢异常等。

3. **组织修复和创伤愈合** 组织修复的基本方式是由伤后增生的细胞和细胞间质再生增殖、充填、连接或替代损伤后的缺损组织。理想的修复是组织缺损完全由原来性质的细胞来修复,恢复原有的结构和功能,称为完全修复。但由于人体各种组织细胞固有的再生增殖能力不同,使各种组织创伤后修复情况差别较大。因此,创伤后多见的组织修复方式是不完全修复,即组织损伤不能由原来性质的细胞修复,而是由其他性质细胞(常是成纤维细胞)增生替代来完成。

(1)组织修复的基本过程:大致可分为三个既相互区分又相互联系的阶段:①局部炎症反应阶段:在创伤后立即发生,常可持续3~5天。主要是血管和细胞反应、免疫应答、血液凝固和纤维蛋白的溶解,目的在于清除损伤或坏死的组织,为组织再生和修复奠定基础。②细胞增殖分化和肉芽组织生成阶段:局部炎症开始不久,即可有新生细胞出现。成纤维细胞、内皮细胞等增殖、分化、迁移,分别合成、分泌组织基质(主要为胶原)和形成新生毛细血管,并共同构成肉芽组织。浅表的损伤一般通过上皮细胞的增殖、迁移,可覆盖创面而修复。但大多数软组织损伤则需要通过肉芽组织生成的形式来完成。③组织塑形阶段:经过细胞增殖和基质沉积,伤处组织可达到初步修复,但新生组织如纤维组织,在数量和质量方面并不一定能达到结构和功能的要求,故需进一步改构和重建。主要包括胶原纤维交联增加、强度增加;多余的胶原纤维被胶原蛋白酶降解;过度丰富的毛细血管网消退和伤口的黏蛋白及水分减少等。

(2)创伤愈合的类型:可分为两种:①一期愈合:组织修复以原来的细胞为主,仅含少量纤维组织,局部无感染、血肿或坏死组织,再生修复过程迅速,结构和功能修复良好。多见于损伤程度轻、范围小、无感染的伤口或创面。②二期愈合:以纤维组织修复为主,不同程度地影响结构和功能恢复,多见于损伤程度重、范围大、坏死组织多,且常伴有感染而未经合理的早期外科处理的伤口。因此,在创伤治疗时,应采取合理的措施,创造条件,争取达到一期愈合。

(3)影响创伤愈合的因素:主要有局部和全身两个方面。局部因素中伤口感染是最常见的原因。细菌感染可损害细胞和基质,导致局部炎症持久不易消退,甚至形成化脓性病灶等,均不利于组织修复及创伤愈合。损伤范围大、坏死组织多,或有异物存留的伤口,伤缘往往不能直接对合,且被新生细胞和基质连接阻隔,必然影响修复。局部血液循环障碍使组织缺血缺氧,或由于采取的措施不当(如局部制动不足,包扎或缝合过紧等)造成组织继发性损伤也不利于愈合。全身因素主要有营养不良(蛋白质、维生素、铁、铜、锌等微量元素缺乏或代谢异常)、大量使用细胞增生抑制剂(如皮质激素等)、免疫功能低下及全身性严重并发症(如多器官功能不全)等。因此,在创伤处理时,应重视影响创伤愈合的因素,并积极采取相应的措施予以纠正。

4. **创伤并发症** 严重创伤后,由于组织或器官损伤,局部及全身器官功能和代谢紊乱,易发生较多的并发症,可影响伤员的伤情及病程的发展和预后。故对创伤并发症应有足够的警惕性,要密切观

察,早期诊断,积极采取措施预防和处理。常见的并发症有以下几种:

(1)感染:开放性创伤一般都有污染,如果污染严重,处理不及时或不当,加之免疫功能降低,很容易发生感染。闭合性创伤如累及消化道或呼吸道,也容易发生感染。初期可为局部感染,重者可迅速扩散成全身感染。特别是广泛软组织损伤,伤道较深,并有大量坏死组织存在,且污染较重者,还应注意发生厌氧菌(破伤风或气性坏疽)感染的可能。

(2)休克:早期常为失血性休克,晚期由于感染发生可导致脓毒症,甚至脓毒性休克。

(3)脂肪栓塞综合征:常见于多发性骨折,主要病变部位是肺,可造成肺通气功能障碍甚至呼吸功能不全。

(4)应激性溃疡:发生率较高,多见于胃、十二指肠,小肠和食管也可发生。溃疡可为多发性,有的面积较大,且可深至浆膜层,可发生大出血或穿孔。

(5)凝血功能障碍:主要是由于凝血物质消耗、缺乏,抗凝系统活跃,低体温和酸中毒等,常表现为出血倾向。凝血功能障碍、低体温和酸中毒被称为"死亡三联征",是重症创伤死亡的重要原因之一。

(6)器官功能障碍:创伤多伴有组织的严重损伤,存在大量的坏死组织,可造成机体严重而持久的炎症反应,加之休克、应激、免疫功能紊乱及全身因素的作用,容易并发急性肾衰竭、急性呼吸窘迫综合征等严重内脏并发症。此外,由于缺血缺氧、毒性产物、炎症介质和细胞因子的作用,还可发生心脏和肝脏功能损害。

(7)创伤后应激障碍:经历创伤事件后,延迟出现和(或)长期持续的精神障碍。目前关于其产生机制主要包括以下方面:脑内的记忆系统紊乱,神经内分泌功能紊乱,易感性和神经解剖改变等。临床表现主要为反复重现创伤性体验,持续性回避,持续性焦虑和警觉水平增高,常在创伤后数天,甚至数月后才出现(很少超过 6 个月),病程可长达多年。治疗方式主要为心理治疗和药物治疗及家庭治疗。

第二节 创伤的诊断与治疗

【诊断】 诊断创伤主要是明确损伤的部位、性质、程度、全身性变化及并发症,特别是原发损伤部位相邻或远处内脏器官是否损伤及其程度。因此,需要详细地了解受伤史,仔细地全身检查,并借助辅助诊断措施等才能得出全面、正确的诊断。创伤的评估和诊断通常包括现场急救中的初次评估和院内救治的二次评估,必要时还需要进行多次评估,以确保不忽视新出现的症状体征,并查看先前发现的症状体征是否恶化,以防止漏诊。

1. 受伤史 详细的受伤史对了解损伤机制和估计伤情发展有重要价值。若伤员因昏迷等原因不能自述,应在救治的同时向现场目击者、护送人员及/或家属了解,并详细记录。主要应了解受伤的经过、症状及既往疾病情况等。

(1)受伤情况:首先是了解致伤原因,可明确创伤类型、性质和程度。如刺伤,虽伤口较小,但可伤及深部血管、神经或内脏器官;坠落伤不仅可造成软组织伤,还可导致一处或多处骨折,甚至内脏损伤。应了解受伤的时间和地点,如坠落高度和地面硬度情况。对暴力作用致伤,还应了解暴力的大小、着力部位、作用方式(直接或间接)及作用持续时间等。受伤时的体位对诊断也有帮助,如坠落时的首先着地部位。枪弹伤时,受伤时的体位对判断伤道走行具有重要的参考意义。

(2)伤后表现及其演变过程:不同部位创伤,伤后表现不尽相同。如神经系统损伤,应了解是否有意识丧失、喷射性呕吐,持续时间及肢体瘫痪等;胸部损伤是否有呼吸困难、咳嗽及咯血等;对腹部创伤应了解最先疼痛的部位,疼痛的程度和性质及疼痛范围扩大等情况。疼痛部位有指示受伤部位或继发损伤的诊断意义。对开放性损伤失血较多者,应询问大致的失血量、失血速度及口渴情况。此外,还应了解伤后的处理情况,包括现场急救,所用药物及采取的措施等,如使用止血带者,应计算使用时间。

（3）伤前情况：注意伤员是否饮酒、服药，这对判断意识变化有重要意义。了解有无其他相关疾病，如高血压史者，应根据原有血压水平评估伤后的血压变化。若病人原有糖尿病、肝硬化、慢性尿毒症、血液病等，或长期使用皮质激素类、细胞毒性类药物等，伤后就较易并发感染或延迟愈合，应作为诊治时的参考。对药物过敏史也应了解。

2. 体格检查 首先应从整体上观察伤员状态，判断伤员的一般情况，区分伤情轻重。对生命体征平稳者，可做进一步仔细检查；伤情较重者，可先着手急救，在抢救中逐步检查。

（1）初步检查（初次评估）：一般在现场急救或急诊室中进行，目的是快速判断是否存在威胁生命和肢体安全的状态，一般可按照"ABCDEF"的顺序进行检查。其中，"A"（airway）是指判断气道是否通畅，一般"听、看、检"法进行检查，其中，"听"是指通过听判断是否有异常呼吸音（如听到鼾声则提示有舌后坠）；"看"是指查看头面颈部是否有可见开放伤；"检"是指检查伤员是否有呼吸困难、急促和烦躁不安等；"B"（breathing）是指评估呼吸是否正常，是否有张力性气胸和开放性气胸；"C"（circulation）是指判断有无致命性大出血和失血性休克等；"D"（disability）是指评估中枢神经系统有无障碍；"E"（exposure/environment）是指暴露病人身体，以利全面充分估计病情，并评估现场救治环境是否安全；"F"（fracture）是指评估有无骨折。

（2）详细检查（二次评估）：可按"CRASH PLAN"的检诊程序，即心脏、呼吸、腹部、脊柱、头部、骨盆、肢体、动脉和神经的顺序检查。其中，如头部伤需检查头皮、颅骨、瞳孔、耳道、鼻腔、神经反射、肢体运动和肌张力等；腹部伤需观察触痛、腹肌紧张、反跳痛、移动性浊音、肝区浊音和肠鸣音等；胸部伤需注意肋骨叩痛、双侧呼吸音是否对称等；四肢伤需检查肿胀、畸形或异常活动、骨擦音或骨导音、肢端脉搏、感觉及运动等。

（3）伤口检查：对于开放性损伤，必须仔细观察伤口或创面，注意伤口形状、大小、边缘、深度及污染情况、出血的性状、外露组织、异物存留及伤道位置等。但对伤情较重者，伤口的详细检查应在手术室进行，以保障伤员安全。对投射物（如枪弹、弹片）所致的损伤，应注意寻找入口和出口，有时伤道复杂，出口和入口不在一条线上，甚至偏离入口甚远，或无出口时，应注意内脏多处损伤的可能。

3. 辅助检查 对某些部位创伤有重要的诊断价值，但应根据伤员的全身情况选择必需的项目，以免增加伤员的痛苦和浪费时间、人力和物力。

（1）实验室检查：首先是常规检查。血常规和血细胞比容可判断失血或感染情况；尿常规可提示泌尿系统损伤和糖尿病。电解质检查可分析水、电解质和酸碱平衡紊乱的情况。对疑有肾脏损伤者，可进行肾功能检查；疑有胰腺损伤时，应作血或尿淀粉酶测定等。

（2）穿刺和导管检查：诊断性穿刺是一种简单、安全的辅助方法，可在急诊室内进行。阳性时能迅速确诊，但阴性时不能完全排除组织或器官损伤的可能性，还应注意区分假阳性和假阴性。如腹腔穿刺穿入腹膜后血肿，则为假阳性，可改变穿刺点，或多次穿刺。一般胸腔穿刺可明确血胸或气胸；腹腔穿刺或灌洗，可证实内脏破裂、出血。放置导尿管或灌洗可诊断尿道或膀胱的损伤，留置导尿管可观察每小时尿量，以作补充液体、观察休克变化的参考；监测中心静脉压可辅助判断血容量和心功能；心包穿刺可证实心包积液和积血。

（3）影像学检查：X线平片检查对骨折伤员可明确骨折类型和损伤情况，以便制定治疗措施；怀疑胸部和腹腔脏器损伤者，可明确是否有肋骨骨折、气胸、血气胸、肺病变或腹腔积气等；还可确定伤处某些异物的大小、形状和位置等。对重症伤员可进行床旁X线平片检查。CT可以诊断颅脑损伤和某些腹部实质器官及腹膜后的损伤。超声检查可发现胸、腹腔的积血和肝、脾的包膜内破裂等。选择性血管造影可帮助确定血管损伤和某些隐蔽的器官损伤。

对严重创伤伤员，还可根据需要监测心（如心排血量）、肺（如血气）、脑（如颅内压）、肾等重要器官的功能，以利于观察病情变化，及时采取治疗措施。

值得指出的是，虽然各种辅助检查技术水平不断提高，但手术探查仍是诊断闭合性创伤的重要方法之一,不仅是为了明确诊断,更重要的是为了抢救和进一步治疗,但必须严格掌握手术探查指征。

4. 创伤检查的注意事项　及时准确的创伤诊断对后续治疗具有重要的意义,但创伤病情危重者,诊断和救治的程序上有时会出现矛盾。此时,应注意以下事项:①发现危重情况如窒息、大出血、心搏骤停等,必须立即抢救,不能单纯为了检查而耽误抢救时机。②检查步骤尽量简捷,询问病史和体格检查可同时进行。检查动作必须谨慎轻巧,切勿因检查而加重损伤。③重视症状明显的部位,同时应仔细寻找比较隐蔽的损伤。例如左下胸部伤有肋骨骨折和脾破裂,肋骨骨折疼痛显著,而脾破裂早期症状可能被掩盖,但其后果更加严重。④接收批量伤员时,不可忽视异常安静的病人,因为有窒息、深度休克或昏迷者已不可能呼唤呻吟。⑤一时难以诊断清楚的损伤,应在对症处理过程中密切观察,争取尽早确诊。⑥对于严重创伤伤员,只有当伤员生命体征相对平稳时,才能进行 CT 等影像学检查,以防伤员在检查时发生生命危险。

【治疗】创伤常发生于生活和工作的场所,院前急救和院内救治是否及时和正确直接关系到伤员的生命安全和功能恢复。本节重点介绍创伤处理的一般原则,各部位伤的具体治疗方法详见相关章节。

1. 急救　其目的是挽救生命和稳定伤情。处理复杂伤情时,应优先解除危及伤员生命的情况,然后再进行后续处理以稳定伤情,为转送和后续确定性治疗创造条件。必须优先抢救的急症主要包括心跳、呼吸骤停,窒息、大出血、张力性气胸和休克等。常用的急救技术主要有复苏、通气、止血、包扎、固定和搬运等。

(1) 复苏:心跳、呼吸骤停时,应立即行体外心脏按压及口对口人工呼吸;有条件时用呼吸面罩及手法加压给氧或气管插管接呼吸机支持呼吸;在心电监测下电除颤,紧急时可开胸心脏按压并兼顾脑复苏。

(2) 通气:呼吸道发生阻塞可在很短时间内使伤员窒息死亡,故抢救时必须争分夺秒地解除各种阻塞原因,维持呼吸道的通畅。

造成呼吸道阻塞的原因主要有:①颌面、颈部损伤后,血液、血凝块、骨碎片、软组织块、呕出物和分泌物及异物阻塞气道;颈部血管伤形成血肿压迫,或气管直接受损等;②重型颅脑伤致伤员深度昏迷,下颌及舌根后坠,口腔分泌物和呕吐物吸入或堵塞气道;③吸入性损伤时,喉及气道黏膜水肿;④肺部爆震伤造成的肺出血或气管损伤。根据受伤史和受伤部位,伤员面色及口唇因缺氧而青紫发绀、呼吸困难、有痰鸣音或气道阻塞、呼吸急促等,可作出呼吸道阻塞的判断。

对呼吸道阻塞的伤员,必须果断地、以最简单、最迅速有效的方式予以通气。常用的方法有:①手指掏出:适用于颌面部伤所致的口腔内呼吸道阻塞。有条件时(急诊室或急救车)可用吸引管吸出。呼吸道通畅后应将伤员头偏向一侧或取侧卧位。②抬起下颌:适用于颅脑伤舌根后坠及伤员深度昏迷而窒息者。用双手抬起伤员两侧下颌角,即可解除呼吸道阻塞。如仍有呼吸异常音,应迅速用手指掰开下颌,掏出或吸出口内分泌物和血液、血凝块等。呼吸道通畅后应将伤员头偏向一侧或取侧卧位。必要时可将舌拉出,用别针或丝线穿过舌尖固定于衣扣上或用口咽通气管。③环甲膜穿刺或切开:在情况特别紧急,或上述两项措施不见效而又有一定抢救设备时(急诊室或车),可用粗针头作环甲膜穿刺,对不能满足通气需要者,可用尖刀片作环甲膜切开,然后放入导管,吸出气道内血液和分泌物。作环甲膜穿刺或切开时,注意勿用力过猛,防止损伤食管等其他组织。④气管插管。⑤气管切开:可彻底解除上呼吸道阻塞和清除下呼吸道分泌物。

(3) 止血:大出血可使伤员迅速陷入休克,甚至致死,须及时止血。注意出血的性质有助于出血的处理。动脉出血呈鲜红色,速度快,呈间歇性喷射状;静脉出血多为暗红色,持续涌出;毛细血管损伤多为渗血,呈鲜红色,自伤口缓慢流出。常用的止血方法有指压法、加压包扎法、填塞法和止血带法等。

1) 指压法:用手指压迫动脉经过骨骼表面的部位,达到止血目的。如头颈部大出血,可压迫一侧颈总动脉、颞动脉或颌动脉;上臂出血可根据伤部压迫腋动脉或肱动脉;下肢出血可压迫股动脉等。

指压法止血是应急措施,因四肢动脉有侧支循环,故其效果有限,且难以持久。因此,应根据情况适时改用其他止血方法。

2)加压包扎法:最为常用。一般小动脉和静脉损伤出血均可用此法止血。方法是先将灭菌纱布或敷料填塞或置于伤口,外加纱布垫压,再以绷带加压包扎。包扎的压力要均匀,范围应够大。包扎后将伤肢抬高,以增加静脉回流和减少出血。

3)填塞法:用于肌肉、骨端等渗血。先用1～2层大的无菌纱布铺盖伤口,以纱布条或绷带充填其中,再加压包扎。此法止血不够彻底,且可能增加感染机会。另外,在清创去除填塞物时,可能由于凝血块随同填塞物同时被取出,又可出现较大出血。

4)止血带法:一般用于四肢伤大出血,且加压包扎无法止血的情况。使用止血带时,接触面积应较大,以免造成神经损伤。止血带的位置应靠近伤口的最近端。在现场急救中可选用旋压式止血带,操作方便,效果确定;而在急诊室和院内救治中,止血带中以局部充气式止血带最好,其副作用小。在紧急情况下,也可使用橡皮管、三角巾或绷带等代替,但应在止血带下放好衬垫物。禁用细绳索或电线等充当止血带。使用止血带应注意以下事项:①不必缚扎过紧,以能止住出血为度;②应每隔1小时放松1～2分钟,且使用时间一般不应超过4小时;③上止血带的伤员必须有显著标志,并注明启用时间,优先后送;④松解止血带之前,应先输液或输血,补充血容量,准备好止血用器材,然后再松止血带;⑤因止血带使用时间过长,远端肢体已发生坏死者,应在原止血带的近端加上新止血带,然后再行截肢术。

(4)包扎:其目的是保护伤口、减少污染、压迫止血、固定骨折、关节和敷料并止痛。最常用的材料是绷带、三角巾和四头带。无上述物品时,可就地取材用干净毛巾、包袱布、手绢、衣服等替代。在进行伤口包扎时,动作要轻巧,松紧要适宜、牢靠,既要保证敷料固定和压迫止血,又不影响肢体血液循环。包扎敷料应超出伤口边缘5～10cm。遇有外露污染的骨折断端或腹内脏器,不可轻易还纳。若系腹腔组织脱出,应先用干净器皿保护后再包扎,不要将敷料直接包扎在脱出的组织上面。而对于眼部损伤伤员,需要首先用硬质眼罩保护眼睛,然后再行包扎。

(5)固定:骨关节损伤时必须固定制动,以减轻疼痛,避免骨折端损伤血管和神经,并有利于防治休克和搬运后送。较重的软组织损伤,也应局部固定制动。固定前应尽可能牵引伤肢和矫正畸形,然后将伤肢放在适当位置,固定于夹板或其他支持物上(可就地取材如用木板、竹竿、树枝等)。固定范围一般应包括骨折处远和近端的两个关节,既要牢靠不移,又不可过紧。急救中如缺乏固定材料,可行自体固定法,如将上肢固定于胸廓上,受伤的下肢固定于健肢上。伤口出血者,应先止血并包扎,然后再固定。开放性骨折固定时,外露的骨折端不要还纳伤口内,以免造成污染扩散。固定的夹板不可与皮肤直接接触,须垫以衬物,尤其是夹板两端、骨凸出部和悬空部位,以防止组织受压损伤。另外,急救时的固定多为临时固定,在到达救治机构经处理后,应及时行治疗性固定。

(6)搬运:伤员经过初步处理后,需从现场送到医院进一步检查和治疗。正确的搬运可减少伤员痛苦,避免继发损伤。多采用担架或徒手搬运。对骨折伤员,特别是脊柱损伤者,搬运时必须保持伤处稳定,切勿弯曲或扭动,以免加重损伤。搬运昏迷伤员时,应将头偏向一侧,或采用半卧位或侧卧位以保持呼吸道通畅。

2. 进一步救治 伤员经现场急救被送到一定的救治机构后,即应对其伤情进行判断、分类,然后采取针对性的措施进行救治。

(1)判断伤情:可根据前述创伤分类方法及指标进行伤情判断和分类,以便把需作紧急手术和心肺监护的伤员与一般伤员区分开来。常常可简单地分为三类:①第一类:致命性创伤,如危及生命的大出血、窒息、开放性或张力性气胸。对这类伤员,只能作短时的紧急复苏,就应手术治疗。②第二类:生命体征尚属平稳的伤员,如不会立即影响生命的刺伤、火器伤或胸腹部伤,可观察或复苏1～2小时,争取时间作好交叉配血及必要的检查,并同时作好手术准备。③第三类:潜在性创伤,性质尚未明确,有可能需要手术治疗,应继续密切观察,并作进一步检查。

（2）呼吸支持：维持呼吸道通畅，必要时行气管插管或气管切开。张力性气胸穿刺排气或闭式引流；开放性气胸封闭伤口后行闭式引流。如有多根肋骨骨折引起反常呼吸时，先用加垫包扎或肋骨牵引限制部分胸廓浮动，再行肋骨固定。发生外伤性膈疝时，可先插入气管导管行人工呼吸，再行手术整复。另外，应保持足够有效的氧供。

（3）循环支持：主要是积极抗休克。对循环不稳定或休克伤员应建立一条以上静脉输液通道，必要时可考虑作锁骨下静脉或颈内静脉穿刺，或周围静脉切开插管。应尽快恢复有效循环血容量，维持循环稳定。在扩充血容量的基础上，可酌情使用血管活性药物。髂静脉或下腔静脉损伤以及腹膜后血肿者，禁止经下肢静脉输血或输液，以免伤处出血增加。对心搏骤停者，应立即胸外心脏按压及电除颤起搏。心脏压塞者应立即行心包穿刺抽血。

（4）镇静止痛和心理治疗：剧烈疼痛可诱发或加重休克，故在不影响病情观察的情况下选用药物镇静止痛。无昏迷和瘫痪的伤员可皮下或肌注哌替啶（度冷丁）75～100mg 或盐酸吗啡 5～10mg 止痛。由于伤员可有恐惧、焦虑等，甚至个别可发生伤后精神病，故心理治疗很重要，使伤员配合治疗，利于康复。

（5）防治感染：遵循无菌术操作原则，使用抗菌药物。开放性创伤需加用破伤风抗毒素。抗菌药在伤后 2～6 小时内使用可起预防作用，延迟用药起治疗作用，并需延长持续用药时间。对抗感染能力低下的伤员，用药时间也需延长，且常需调整药物品种。

（6）密切观察：严密注视伤情变化，特别是对严重创伤怀疑有潜在性损伤的病人，必要时进行生命体征的监测和进一步的检查。发现病情变化，应及时处理。

（7）支持治疗：主要是维持水、电解质和酸碱平衡，保护重要脏器功能，并给予营养支持。

3. 急救程序 在创伤的急救过程中，遵循一定的程序，可提高工作效率，防止漏诊。其基本原则是先救命，后治伤。可分为五个步骤进行：①把握呼吸、血压、心率、意识和瞳孔等生命体征，检查伤部，迅速评估伤情；②对生命体征的重要改变迅速作出反应，如心肺复苏、抗休克及外出血的紧急止血等；③重点询问受伤史，分析受伤情况，仔细体格检查；④实施各种诊断性穿刺或安排必要的辅助检查；⑤进行确定性治疗，如各种手术等。

4. 批量伤员的救治 平时的自然灾害（如地震、滑坡、泥石流等）和重大交通事故可发生成批伤员，医务人员现场急救时需要进行检伤分类。批量伤员处理的优先顺序一般分为四类：①危重病人（第一优先）：有危及生命的严重创伤，但经及时治疗能够获救，应给予红色标记，优先给予护理及转运。现场先简单处理致命伤、控制大出血、支持呼吸等。并尽快送院。如气道阻塞、活动性大出血及休克、开放性胸腹部创伤、进行性昏迷、颈椎损伤、超过 50% 的 Ⅱ～Ⅲ度烧烫伤等。②重症病人（第二优先）：有严重损伤，但经急救处理后生命体征或伤情暂时稳定，可在现场短暂等候而不危及生命或导致肢体残缺，给予黄色标记，给予次优先转运。如不伴意识障碍的头部创伤、不伴呼吸衰竭的胸部外伤、除颈椎外的脊柱损伤等。③轻症病人（第三优先）：可自行行走无严重损伤，其损伤可适当延迟转运和治疗，给予绿色标记，将伤者先引导到轻伤接收站。如软组织挫伤、轻度烧伤等。④死亡或濒死者（第四优先）：已死亡或无法挽救的致命性创伤造成的濒死状态。如呼吸、心跳已停止，且超过 12 分钟未给予心肺复苏救治，或因头、胸、腹严重外伤而无法实施心肺复苏救治者，给予黑色标记，停放在特定区域，等待相应后续处理。

5. 损伤控制外科策略 对于损伤严重处于生理极限的伤员需要采用损伤控制外科（damage control surgery，DCS）的策略，其是针对严重创伤病人处于生理极限时采用的早期简化手术、复苏等待病人生理紊乱得到适当纠正、全身情况改善后再行确定性手术的救治策略。目前，一般认为需要实施损伤控制外科策略的指征包括：①严重脏器损伤伴大血管损伤；②严重多发伤；③大量失血；④出现低体温、酸中毒和凝血功能障碍；⑤在上述指标处于临界值而预计手术时间超过>90 分钟。

6. 闭合性创伤的治疗 临床上多见的是软组织挫伤、扭伤等。

软组织挫伤多因钝性外力碰撞或打击导致部分组织细胞受损，微血管破裂出血，继而发生炎症。

临床表现为局部疼痛、肿胀、触痛,或有皮肤发红,继而转为皮下青紫瘀斑。

治疗:常用物理疗法,如伤后初期局部可用冷敷,12 小时后改用热敷或红外线治疗,或包扎制动,还可服用云南白药等。少数挫伤后有血肿形成时,可加压包扎。如挫伤系由强大暴力所致,须检查深部组织器官有无损伤,以免因漏诊和延误治疗而造成严重后果。

闭合性骨折和脱位应先予以复位,然后根据情况选用各种外固定或内固定的方法制动。头部、颈部、胸部、腹部等的闭合性创伤,都可能造成深部组织器官的损伤,甚至危及生命,必须仔细检查诊断和采取相应的治疗措施。

7. 开放性创伤的处理 擦伤、表浅的小刺伤和小切割伤,可用非手术疗法。其他的开放性创伤均需手术处理,目的是为了修复断裂的组织,但必须根据具体的伤情选择方式方法。例如:伤口可分清洁伤口(cleaning wound)(无菌手术切口)、污染伤口(contaminated wound)(有细菌污染而尚未构成感染)和感染伤口。清洁伤口可以直接缝合。开放性创伤早期为污染伤口可行清创术,直接缝合或者延期缝合。感染伤口先要引流,然后再作其他处理。较深入人体内的创伤在手术中必须仔细探查和修复。伤口或组织内存有异物,应尽量取出以利于组织修复;但如果异物数量多,或者摘取可能造成严重的再次损伤,处理时必须衡量利弊。另外,开放性创伤者应注射破伤风抗毒素治疗,在伤后 12 小时内应用可起到预防作用。污染和感染伤口还要根据伤情和感染程度考虑使用抗菌药。

临床上多见的浅部开放性创伤如浅部的小刺伤(pricking wound),多由庄稼刺条、木刺、缝针等误伤造成。小刺伤因带有细菌污染,可引起感染(如指头炎等)或有异物存留,因此不应忽视。小刺伤的伤口出血,直接压迫 3～5 分钟即可止血。止血后可用 70% 酒精或碘附原液涂擦,包以无菌敷料,保持局部干燥 24～48 小时。伤口内若有异物存留,应设法取出,然后消毒和包扎。

浅部切割伤(incised wound),多为刀刃、玻璃片、铁片等造成,伤口的长度和深度可不相同,伤口边缘一般比较平整,仅少数伤口的边缘组织因有破碎而比较粗糙。出血可呈渗溢状或涌溢状,个别因有小动脉破裂出血呈喷射状。经过处理,伤口可止血和闭合,但局部组织发生炎症反应,故有轻度疼痛和红肿。如果并发感染,局部的红肿和疼痛就加重,还可有发热等;如有化脓性病变,即不能顺利愈合。

浅部切割伤要根据伤口的具体情况施行清创和修复。

(1)浅表小伤口的处理:长径 1cm 左右的皮肤、皮下浅层组织伤口,先用等渗盐水棉球蘸干净组织裂隙,再用 70% 酒精或碘附消毒外周皮肤。可用一条小的蝶形胶布固定创缘使皮肤完全对合,再在皮肤上涂碘附,外加包扎。一周内每日涂碘附一次;10 日左右除去胶布。仅有皮肤层裂口,消毒后无菌包扎即可。

(2)一般伤口处理:开放性伤口常有污染,应行清创术(debridement),目的是将污染伤口变成清洁伤口,为组织愈合创造良好条件。清创时间越早越好,伤后 6～8 小时内清创一般都可达到一期愈合。清创步骤是:①先用无菌敷料覆盖伤口,用无菌刷和肥皂液清洗周围皮肤;②去除伤口敷料后可取出明显可见的异物、血块及脱落的组织碎片,用生理盐水反复冲洗;③常规消毒铺巾;④沿原伤口切除创缘皮肤 1～2mm,必要时可扩大伤口,但肢体部位应沿纵轴切开,经关节的切口应作 S 形切开;⑤由浅至深,切除失活的组织,清除血肿、凝血块和异物,对损伤的肌腱和神经可酌情进行修复或仅用周围组织掩盖;⑥彻底止血;⑦再次用温生理盐水反复冲洗伤腔;⑧彻底清创后,伤后时间短和污染轻的伤口可予缝合,但不宜过密、过紧,以伤口边缘对合为度。缝合后消毒皮肤,外加包扎,必要时固定制动。

如果伤口污染较重或处理时间已超过伤后 8～12 小时,但尚未发生明显的感染,皮肤的缝线暂不结扎,伤口内留置盐水纱条引流。24～48 小时后伤口仍无明显感染者,可将缝线结扎使创缘对合。如果伤口已感染,则取下缝线按感染伤口(infected wound)处理。

(3)感染伤口的处理用等渗盐水或呋喃西林等药液纱布条敷在伤口内,引流脓液促使肉芽组织生长。肉芽生长较好时,脓液较少,表面呈粉红色、颗粒状突起,擦之可渗血;同时创缘皮肤有新生,伤口可渐收缩。如肉芽有水肿,可用高渗盐水湿敷。如肉芽生长过多,超过创缘平面而有碍创缘上皮生长,可用10%硝酸银液棉签涂肉芽面,随即用等渗盐水棉签擦去。

8. 康复治疗　主要包括物理治疗和功能练习,特别是对骨折和神经损伤者更属必要。随着社会和医学技术的进步,对创伤病人的康复要求随之增加,目前,一般以伤员心理恢复正常、能重返社会和原有工作岗位、提高生活满意度作为创伤伤员最高的康复目标。

第三节　战伤救治原则

战伤(war wound)一般是指在战斗中由武器直接或间接造成的各种损伤。现代战争中,由于大量使用高新技术武器,多种因素造成的复合伤明显增多,如火器伤复合烧伤、烧伤复合冲击伤等。在使用核武器和化学武器时,还可发生放射复合伤和化学复合伤。

战伤的救治由于受到野战环境和战区卫生资源及设备等条件的限制,不可能如平时创伤那样在一个救治机构完成所有的治疗,而是采用分级救治(也称阶梯治疗)的组织形式,由梯次配置于战区和后方的各级救治机构分工负责,在保持继承性和连续性的前提下共同完成。伤员在受伤地及其附近由靠近前线的救治人员或机构进行急救,主要是挽救生命和稳定伤情,然后使用不同的后送工具(如担架、机动车辆、船只和飞机等)逐级或越级后送到远离战场的救治机构进行确定性治疗。

战伤救治技术方面,强调火线急救,挽救生命,包括保持呼吸道通畅、止血、包扎、固定和搬运、后送等。在检伤分类的基础上,积极抗休克,维持呼吸、循环稳定。伤口的处理原则是尽早清创,除头、面、手和外阴部外,一般禁止初期缝合。此外,还应注意止痛、抗感染及后送途中伤员的治疗等问题。

火器伤是以火(炸)药为动力发射的投射物所引起的损伤,是战时最常见的损伤,一般由高速弹丸或弹片等投射物击中人体造成。通常情况下,组织损伤重、范围大、易感染。投射物的前冲力可直接击穿或切割其路径上的组织而形成原发伤道;其侧冲力可使组织形成比原发伤道直径大数倍至数十倍的瞬时空腔,此空腔可挤压和牵拉周围组织而形成挫伤区;挫伤区外为震荡区。另外,火器投射物动能大,易造成复杂的伤道和多部位、多器官损伤。火器伤的全身治疗与一般创伤相同,主要是全面了解伤情,积极防治休克,维持呼吸、循环的稳定。局部治疗主要是尽早清创,充分显露伤道,清除坏死和失活的组织,清创后不宜一期缝合,因为初期清创时,挫伤区和震荡区参差交错,不易判断。此时应保持伤口引流通畅3~5天后,酌情行延期缝合。同时,应积极抗感染和支持治疗。

冲击伤是冲击波的超压和负压引起的损伤,主要造成含气器官如肺、听器和胃肠道的损害,强超压还可导致内脏破裂和肋骨骨折等,但一般较少造成体表损伤。冲击伤的特点是多处受伤、复合伤多、伤情重、发展快、死亡率高。单纯冲击波致伤时,体表多完好无损,但常有不同程度的内脏损伤,表现为外轻内重的特点。当冲击伤合并其他损伤时,体表损伤常较显著,而内脏损伤却容易被掩盖,易造成漏诊误诊。肺部冲击伤的主要病理改变是肺出血和水肿,轻者仅有短暂的胸痛、胸闷;重者可出现呼吸困难、发绀及口鼻流出血性泡样液体,部分伤员可在24~48小时后发展为急性呼吸窘迫综合征(ARDS)。听器冲击伤主要表现有耳聋、耳鸣、耳痛、眩晕、头痛等,外耳道可流出浆液或血性液体,并可有鼓膜破裂。冲击伤治疗的关键是早期、正确的诊断,救治原则与其他伤相似。肺冲击伤应注意掌握输血输液量和输注速度,以免引起或加重肺水肿;中耳冲击伤时禁止填塞、冲洗,或向中耳内滴注药液。

复合伤是多种致伤因素共同作用的结果,而且各因素间常有相互加重的复合效应。因此,复合伤伤情通常十分严重,具有死亡率高、休克发生率高、感染发生早而重等特点。其救治原则是尽早消除致伤因素的作用,如撤离现场、清除放射或化学沾染,抗放射或抗毒治疗等。同时,应采取针对性措施积极抗休克、复苏、防治感染、伤口处理及全身支持等。

(肖　南)

第十三章 烧伤、冻伤、蛇咬伤、犬咬伤、虫蜇伤

第一节 热力烧伤

指由火焰、热液、高温气体、激光、炽热金属液体或固体等所引起的组织损害,为通常所称的或狭义的烧伤(临床上也有将热液、蒸气所致的烧伤称之为烫伤)。由电、化学物质等所致的损伤,也属烧伤范畴,因有某些特性,将另节论述。

一、伤情判断

判断伤情最基本的要素是烧伤面积和深度,同时还应考虑全身情况如休克、重度吸入性损伤和较重的复合伤。

（一）**烧伤面积的估算** 是指皮肤烧伤区域占全身体表面积的百分数。为便于记忆,将体表面积划分为 11 个 9% 的等份,另加 1%,构成 100% 的总体表面积,即头颈部 = $1 \times 9\%$;躯干 = $3 \times 9\%$;双上肢 = $2 \times 9\%$;双下肢 = $5 \times 9\% + 1\%$,共为 $11 \times 9\% + 1\%$(会阴部)(表 13-1,图 13-1)。

估算面积时,女性和儿童有所差别。一般成年女性的臀部和双足各占 6%;儿童头大,下肢小,可按下法计算:头颈部面积 = $[9+(12-年龄)]\%$,双下肢面积 = $[46-(12-年龄)]\%$(表 13-1)。

此外,不论性别、年龄,病人并指的掌面约占体表面积 1%,如医者的手掌大小与病人相近,可用医者手掌估算,此法可辅助九分法,测算小面积烧伤较便捷(图 13-2)。

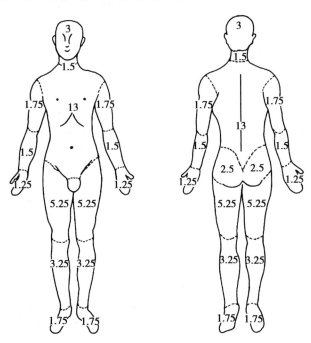

图 13-1　成人体表各部所占百分比示意图

表 13-1　中国新九分法

部　　位		占成人体表面积(%)			占儿童体表面积(%)
头颈	发部	3	9×1	(9%)	9+(12-年龄)
	面部	3			
	颈部	3			
双上肢	双上臂	7	9×2	(18%)	9×2
	双前臂	6			
	双手	5			
躯干	躯干前	13	9×3	(27%)	9×3
	躯干后	13			
	会阴	1			
双下肢	双臀	5	9×5+1	(46%)	9×5+1-(12-年龄)
	双大腿	21			
	双小腿	13			
	双足	7			

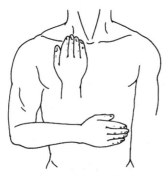

图 13-2　**手掌法（手指并拢单掌面积为体表面积的 1%）**

（二）烧伤深度的判定　一般采用三度四分法,即将烧伤深度分为 Ⅰ 度、浅 Ⅱ 度、深 Ⅱ 度、Ⅲ 度。一般将 Ⅰ 度和浅 Ⅱ 度烧伤称浅度烧伤,深 Ⅱ 度和 Ⅲ 度烧伤称深度烧伤。组织损害层次见图 13-3。

Ⅰ 度烧伤:仅伤及表皮浅层,生发层健在。表面红斑状、干燥,烧灼感。再生能力强,3~7 天脱屑痊愈,短期内可有色素沉着。

浅 Ⅱ 度烧伤:伤及表皮的生发层和真皮乳头层。局部红肿明显,有大小不一的水疱形成,内含淡黄色澄清液体,水疱皮如剥脱,创面红润、潮湿、疼痛明显。创面靠残存的表皮生发层和皮肤附件(汗腺、毛囊)的上皮再生修复,如无感染,创面可于 1~2 周内愈合,一般不留瘢痕,但可有色素沉着。

深 Ⅱ 度烧伤:伤及真皮乳头层以下,但仍残留部分网状层,深浅不尽一致,也可有水疱,但去疱皮后,创面微湿,红白相间,痛觉较迟钝。由于真皮层内有残存的皮肤附件,创面修复可依赖其上皮增殖形成上皮小岛,如无感染,可通过上皮小岛扩展融合修复,需时 3~4 周。但常有瘢痕增生。

Ⅲ 度烧伤:又称为焦痂型烧伤。全层皮肤烧伤,可深达肌肉甚至骨骼、内脏器官等。创面蜡白或焦黄,甚至炭化。硬如皮革,干燥,无渗液,发凉,针刺和拔毛无痛觉。可见粗大栓塞的树枝状血管网(真皮下血管丛栓塞)。由于皮肤及其附件全部被毁,3~4 周后焦痂脱落形成肉芽创面,创面修复有赖于植皮,较小创面也可由创缘健康皮肤上皮生长修复。愈合后多形成瘢痕,且常造成畸形。

对烧伤深度的估计,目前也有"四度五分法",与三度四分法的不同之处在于将三度四分法 Ⅲ 度烧伤中损伤达深筋膜以下的烧伤,称为 Ⅳ 度烧伤。

（三）烧伤严重程度分度　为了对烧伤严重程度有一基本估计,作为设计治疗方案的参考,我国常用下列分度法:

轻度烧伤:Ⅱ 度烧伤面积 10% 以下。

中度烧伤:Ⅱ 度烧伤面积 11%~30%,或有 Ⅲ

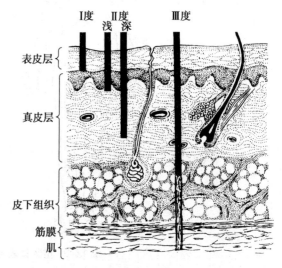

图 13-3　热烧伤深度分度示意图

度烧伤但面积不足 10% 。

重度烧伤:烧伤总面积 31% ~50% ;或Ⅲ度烧伤面积 11% ~20% ;或Ⅱ度、Ⅲ度烧伤面积虽不到上述百分比,但已发生休克、合并较重的吸入性损伤和复合伤等。

特重烧伤:烧伤总面积 50% 以上;或Ⅲ度烧伤 20% 以上。

（四）吸入性损伤　又称"呼吸道烧伤"。之所以改称为"吸入性损伤",是因其致伤因素除了热力引起外,燃烧时烟雾中还含有大量的化学物质如 CO 中毒、氰化物等等,被吸入至下呼吸道,引起局部腐蚀或全身中毒。合并重度吸入伤可使烧伤死亡率增加 20% ~40% 。

吸入性损伤的诊断依据:①于密闭环境发生的烧伤;②面、颈和前胸部烧伤,特别口、鼻周围深度烧伤;③鼻毛烧焦,口唇肿胀,口腔、口咽部红肿有水泡或黏膜发白;④刺激性咳嗽,痰中有炭屑;⑤声嘶、吞咽困难或疼痛;⑥呼吸困难和(或)哮鸣;⑦纤维支气管镜检查发现气道黏膜充血、水肿,黏膜苍白、坏死、剥脱等,是诊断吸入性损伤最直接和准确的方法。

二、烧伤病理生理和临床分期

根据烧伤病理生理特点,一般将烧伤临床发展过程分为四期,各期之间相互交错,烧伤越重,其关系越密切。

（一）体液渗出期　伤后迅速发生的变化为体液渗出。体液渗出的速度,一般以伤后 6~12 小时内最快,持续 24~36 小时,严重烧伤可延至 48 小时以上。

在较小面积的浅度烧伤,体液渗出主要表现为局部组织水肿,一般对有效循环血量无明显影响。当烧伤面积较大(一般指Ⅱ度、Ⅲ度烧伤面积成人在 15% ,小儿在 5% 以上者),尤其是抢救不及时或不当,人体不足以代偿迅速发生的体液丧失时,则循环血量明显下降,导致血流动力与流变学改变,进而发生休克。因此在较大面积烧伤,此期又称为休克期。

烧伤休克的发生和发展,主要系体液渗出所致,有一渐进累积过程,一般需 6~12 小时达高潮,持续约 36~48 小时,血流动力指标才趋于平稳。体液渗出主要因毛细血管通透性增加所致。烧伤后立即释放的多种血管活性物质,如组胺、5-HT、激肽、前列腺素类、儿茶酚胺、氧自由基、内皮素、肿瘤坏死因子、血小板活化因子、白三烯、溶酶体酶,p38/MAPK 激活使微管相关蛋白 4 磷酸化、色素上皮衍生因子(PEDF)、缓激肽 B_1 受体等都可引起烧伤后微循环变化和毛细血管通透性增加。此外,近年来发现,严重烧伤早期可迅即发生心肌损害,也是休克发生和发展的重要因素之一。在较大面积烧伤,防治休克是此期的关键。

（二）急性感染期　继休克后或休克的同时,感染是对烧伤病人的另一严重威胁。严重烧伤易发生全身性感染的原因主要有:①皮肤、黏膜屏障功能受损,为细菌入侵打开了门户;②机体免疫功能受抑制。烧伤后,尤其是早期,体内与抗感染有关的免疫系统各组分均受不同程度损害,免疫球蛋白和补体丢失或被消耗;③机体抵抗力降低。烧伤后 3~10 天,正值水肿回吸收期,病人在遭受休克打击后,内脏及各系统功能尚未调整和恢复,局部肉芽屏障未臻形成,伤后渗出使大量营养物质丢失,以及回收过程中带入的"毒素"(细菌、内毒素或其他)等,使人体抵抗力处于低潮;④易感性增加。早期缺血缺氧损害是机体易发生全身性感染的重要因素。烧伤感染可来自创面、肠道、呼吸道,或静脉导管等。防治感染是此期的关键。

（三）创面修复期　创面修复过程在伤后不久即开始。创面自然修复所需时间与烧伤深度等多种因素有关,无严重感染的浅Ⅱ度和部分深Ⅱ度烧伤,可自愈。但Ⅲ度和发生严重感染的深Ⅱ度烧伤,由于无残存上皮或上皮被毁,创面只能由创缘的上皮扩展覆盖。如果创面较大(一般大于 3cm× 3cm),不经植皮多难自愈或需时较长,或愈合后瘢痕较多,易发生挛缩,影响功能和外观。Ⅲ度烧伤和发生严重感染的深Ⅱ度烧伤溶痂时,大量坏死组织液化,适于细菌繁殖,感染机会增多。且脱痂后大片创面裸露,成为开放门户,不仅利于细菌入侵,而且体液和营养物质大量丧失,使机体抵抗力和创面修复能力显著降低,成为发生全身性感染的又一高峰时机。此期的关键是加强营养,扶持机体修复功能和抵抗力,积极消灭创面和防治感染。

（四）**康复期**　深度创面愈合后形成的瘢痕,严重者影响外观和功能,需要康复锻炼、体疗、工疗和整形以期恢复;某些器官功能损害及心理异常也需要一恢复过程;深Ⅱ度和Ⅲ度创面愈合后,常有瘙痒或疼痛、反复出现水疱,甚至破溃,并发感染,形成"残余创面",这种现象的终止往往需要较长时间;严重大面积深度烧伤愈合后,由于大部分汗腺被毁,机体散热调节体温能力下降,在盛暑季节,这类伤员多感全身不适,常需 2～3 年调整适应过程。

三、治疗原则

小面积浅度烧伤按外科原则,及时给予清创、保护创面,大多能自行愈合。大面积深度烧伤的全身反应重、并发症多、死亡率和伤残率高,治疗原则是:①早期及时补液,迅速纠正休克,维持呼吸道通畅;②使用有效抗生素,及时有效地防治全身性感染;③尽早切除深度烧伤组织,用自、异体皮移植覆盖,促进创面修复,减少感染来源;④积极治疗严重吸入性损伤,采取有效措施防治脏器功能障碍;⑤实施早期救治与功能恢复重建一体化理念,早期重视心理、外观和功能的康复。

四、现场急救、转送与初期处理

（一）**现场急救、转送**　现场抢救应尽快去除致伤原因,脱离现场和对危及生命的情况采取救治措施。

1. **迅速去除致伤原因**　包括尽快扑灭火焰、脱去着火或沸液浸渍的衣服。劝止伤员衣服着火时站立或奔跑呼叫,以防增加头面部烧伤或吸入性损伤;迅速离开密闭和通风不良的现场;及时冷疗能防止热力继续作用于创面使其加深,并可减轻疼痛、减少渗出和水肿,越早效果越好。一般适用于中小面积烧伤、特别是四肢烧伤。方法是将烧伤创面在自来水下淋洗或浸入水中(水温一般为 15～20℃),或用冷水浸湿的毛巾、纱垫等敷于创面。一般至冷疗停止后不再有剧痛为止,多需 0.5～1 小时。

2. **注意有无心跳及呼吸停止**、复合伤,对大出血、窒息、开放性气胸、骨折、严重中毒等危及病人生命的情况应先施行相应的急救处理。

3. **妥善保护创面**　在现场附近,创面只求不再污染、不再损伤。因此,可用干净敷料或布类保护,或行简单包扎后送医院处理。避免用有色药物涂抹,增加对烧伤深度判定的困难。

4. **保持呼吸道通畅**　火焰烧伤常伴烟雾、热力等吸入性损伤,应注意保持呼吸道通畅。合并 CO 中毒者应移至通风处,有条件者应吸入氧气。

5. **其他救治措施**　①严重口渴、烦躁不安者常提示休克严重,应迅速建立静脉通道加快输液,现场不具备输液条件者,可口服含盐饮料,以防单纯大量饮水发生水中毒。转送路程较远者,应留置导尿管,观察尿量。②安慰和鼓励病人,使其情绪稳定。疼痛剧烈可酌情使用地西泮、哌替啶(度冷丁)等。已有休克者,需经静脉用药,但应注意避免抑制呼吸中枢。

6. **转送**　严重大面积烧伤早期应避免长途转送,烧伤面积较大者,如不能在伤后 1～2 小时内送到附近医院,应在原单位积极抗休克治疗或加作气管切开,待休克被控制后再转送。必须转送者应建立静脉输液通道,途中继续输液,保证呼吸道通畅,途中最好有医护人员陪同。

（二）**入院后初期处理**

1. **轻度烧伤**　主要为创面处理,包括清洁创周健康皮肤,创面可用 1:1000 苯扎溴铵或 1:2000 氯己定清洗、移除异物,浅Ⅱ度水疱皮应予保留,水疱大者,可用消毒空针抽去水疱液。深度烧伤的水疱皮应清除。如果用包扎疗法,内层用油质纱布,可添加适量抗生素,外层用吸水敷料均匀包扎,包扎范围应超过创周 5cm。面、颈与会阴部烧伤不适合包扎处,则予以暴露疗法。疼痛较明显者,给予镇静止痛剂,口服或静脉补液,如无禁忌,可酌情进食。使用抗生素和破伤风抗毒素。

2. **中、重度烧伤**　应按下列程序处理:①简要了解受伤史后,记录血压、脉搏、呼吸,注意有无吸入性损伤及其他合并伤,严重吸入性损伤应及早行气管切开。②立即建立静脉输液通道,按照补液公式输液防治休克。③留置导尿管,观察每小时尿量、比重、pH,并注意有无血红蛋白尿。④清创,估算烧伤面积和深度(应绘图示意)。特别应注意肢体、躯干有无Ⅲ度环状焦痂的压迫,如影响血液循环或呼吸,应行焦痂切开减张术。⑤按烧伤面积、深度和补液反应,调整制定第一个24小时的输液计划。⑥广泛大面积深度烧伤一般采用暴露疗法。⑦注射破伤风抗毒素血清,并用抗生素治疗防治感染。

五、烧伤休克

烧伤休克是严重烧伤常见并发症,可危及生命。烧伤休克主要为烧伤局部或远隔部位毛细血管通透性增加导致体液丢失所致,早期迅即发生的心肌损害导致循环动力减弱也是烧伤休克发生与发展的重要因素。烧伤休克的发生时间与烧伤严重程度关系密切,面积越大,深度越深者,休克发生越早越重。休克期度过不平稳者多因补液延迟、长途转送、严重复合伤、吸入性损伤影响通气等所致。较长时间的组织缺血缺氧,既容易引发感染,又可造成多脏器损害,严重影响全病程的平稳以及救治效果。

【临床表现与诊断】 主要表现为:①心率增快、脉搏细弱,听诊心音低弱。②血压的变化:早期脉压变小,随后血压下降。③呼吸浅、快。④尿量减少:是低血容量休克的一个重要标志,成人每小时尿量低于20ml常示血容量不足。⑤口渴难忍,在小儿特别明显。⑥烦躁不安,是脑组织缺血、缺氧的一种表现。⑦周边静脉充盈不良、肢端凉、畏冷。⑧血液化验,常出现血液浓缩(血细胞比容升高)、低血钠、低蛋白、酸中毒。

【治疗】 烧伤休克一般发展较缓慢,且体液丧失量多可以从烧伤严重程度进行预测,若给予及时适当处理,常可预防其发生或减轻其严重程度。液体疗法是防治烧伤休克的主要措施。病人入院后,应立即寻找一较粗且易于固定的静脉行穿刺或切开,以保持静脉输液通道的通畅,这对严重烧伤病人早期救治十分重要。

1. **休克防治**　补液治疗是防治烧伤休克最重要的措施,由于严重烧伤后即早出现的心肌损害和心功能降低也参与了烧伤休克的发生和发展,因此在按补液公式进行“容量补充”的同时,还可给予心肌保护或心力扶持药物,以进行“动力扶持”。常根据病人的烧伤面积和体重按下述公式计算补液量:伤后第1个24小时补液量:成人每1%Ⅱ度、Ⅲ度烧伤面积每千克体重补充电解质液1ml和胶体液0.5ml(电解质与胶体比例为2:1),另加基础水分2000ml。伤后前8小时内输入一半,后16小时补入另一半。伤后第2个24小时补液量:胶体及电解质均为第1个24小时实际输入量的一半,5%葡萄糖溶液补充水分2000ml(小儿另按年龄、体重计算)。广泛深度烧伤者与小儿烧伤胶体及电解质比例可改为1:1。第二个24小时,胶体和电解质液为第一个24小时的一半,水分补充仍为2000ml。上述补液公式,只是估计量,应仔细观察病人尿量[应达1ml/(kg·h)]、精神状态、皮肤黏膜色泽、血压和心率、血液浓缩等指标,有条件者可监测肺动脉压、肺动脉楔压、中心静脉压和心排血量,随时调整输液的量与质。

举例:一烧伤面积60%、体重50kg病人,第一个24小时补液总量为60×50×1.5+2000=6500ml,其中胶体为60×50×0.5=1500ml,电解质液为60×50×1=3000ml,水分为2000ml,伤后前8小时内输入总量的一半即3250ml,后16小时补入总量的另一半3250ml。第二个24小时,胶体减半为750ml,电解质液减半为1500ml,水分仍为2000ml,于24小时内均匀补入。紧急抢救一时无法获得血浆时,可使用低分子量的血浆代用品,暂时扩张血容量和溶质性利尿,但用量不宜超过1000ml,并尽快以血浆取代。电解质液、胶体和水分应交替输入。

对于因种种原因,烧伤后未予及时补液或补液不足,入院时已有明显休克的延迟复苏病人,需要的补液量往往多于立即补液治疗者,可在有创血流动力指标严密监测下,按以下公式进行快速补液:伤后第一个24小时补液量:成人每1%Ⅱ、Ⅲ度烧伤面积每千克体重补充胶体液和电解质液各1.3ml,另加基础水分2000ml。伤后前8小时内输入一半,后16小时补入另一半。第二个24小时,成人每1% Ⅱ、Ⅲ度烧伤面积每千克体重补充胶体液和电解质液各0.5ml,另加基础水分2000ml(小儿另按年龄、体重计算),于24小时内均匀补入。

延迟复苏病人第一个24小时需要的液体量多,补液速度快,应非常慎重,特别是幼儿。应在严密监护下进行,防止发生补液过多过快所致的并发症。

此外,广泛深度烧伤者,常伴有较严重的酸中毒和血红蛋白尿,为纠正酸中毒和避免血红蛋白降解产物在肾小管的沉积,在输液成分中可增配1.25%碳酸氢钠。

2. **休克监测**　由于病人伤情和个体的差异,抗休克治疗时应严密观察,根据病人对治疗的反应,随时调整输液的速度和成分。简便的几项观察指标是:①每小时尿量每千克体重每小时不低于1ml。②病人安静,无烦躁不安。③无明显口渴。④脉搏、心跳有力,脉率在120次/分以下。⑤收缩压维持在90mmHg以上、脉压维持在20mmHg以上。⑥呼吸平稳。⑦有条件者可检测中心静脉压、血气、血乳酸等。如出现血压低、尿量少、烦躁不安等现象,则应加快输液速度。同时,特别应注意保持呼吸道的通畅。

六、烧伤全身性感染

感染是烧伤救治中的突出问题。感染如未能控制,其结果是内脏并发症接二连三,终因脓毒性休克、多器官功能衰竭而死亡。

烧伤感染的原因主要有:①创面大量坏死组织和渗出成为微生物良好的培养基。②严重烧伤虽伤在体表,肠黏膜屏障有明显的应激性损害,肠道微生物、内毒素等均可移位,肠道可成为内源性感染的重要来源。③吸入性损伤后,继发肺部感染的几率高。④长时间静脉输液,静脉导管感染是最常见的医源性感染。

【诊断】烧伤全身性感染的主要依据:①性格改变,初始时仅有些兴奋、多语、定向障碍,继而可出现幻觉、迫害妄想,甚至大喊大叫;也有表现对周围淡漠。②体温骤升或骤降,波动幅度较大(1～2℃)。体温骤升者,起病时常伴有寒战;体温不升者常示为严重革兰阴性杆菌感染。③心率加快(成人常在140次/分以上)。④呼吸急促。⑤创面骤变。常可一夜之间出现创面生长停滞、创缘变钝、干枯、出血坏死斑等。⑥白细胞计数骤升或骤降。其他如血糖、脏器功能都可能变化。

早期诊断和治疗是防治烧伤全身性感染的关键。

【防治】提高对感染发生和发展规律性的认识,理解烧伤休克和感染的内在联系,及时积极地纠正休克,维护机体的防御功能;认识到烧伤感染途径的多样性,包括外源性与内源性以及静脉导管感染等,全面予以防治。

1. **积极纠正休克**　防治组织器官缺血缺氧损害、维护机体的防御功能,保护肠黏膜屏障,对防止感染有重要意义。

2. **正确处理创面**　烧伤创面特别是深度烧伤创面是主要感染源,对深度烧伤创面进行早期切痂、削痂植皮,是防治全身性感染的关键措施。

3. **合理应用抗生素**　抗生素的选择应针对致病菌,贵在病菌侵入伊始及时用药。因此,平时应反复作细菌培养以掌握创面的菌群动态及其药敏情况,一旦发生感染,及早有针对性地用药。一般烧伤创面的病菌常为多菌种,耐药性较其他病区为高,病区内应避免交叉感染。对严重病人并发全身性感染时,可联合应用一种第三代头孢菌素和一种氨基糖苷类抗生素,从静脉滴注,待细菌学复查报告后,再予调整。需要注意的是,感染症状控制后,应及时停药,不能留待体温完全正常,因烧伤创面未修复前,一定程度的体温升高是不可避免的,敢于应用抗生素而不敢及时停用抗生素,反而导致体内菌群失调或二重感染(如真菌感染)。

4. **其他综合措施**　包括营养支持、水与电解质紊乱的纠正、脏器功能的维护等。营养支持可根据情况应用肠内或肠外营养,尽可能用肠内营养,因其接近生理、可促使肠黏膜屏障的修复,且并发症较少。

七、常见内脏并发症的防治

（一）肺部并发症　肺部并发症居烧伤后各类并发症之首，多发生于伤后 2 周内，与吸入性损伤、休克、全身性感染等有关。肺部感染与肺水肿占多数，肺不张次之。首先应针对主要病因进行预防。其次是早期诊断与治疗。存在致病因素或临床有不明原因的呼吸、心跳增快时，应仔细进行胸部检查。必要时拍 X 线胸片和作血气分析。加强呼吸道管理及对症处理，选用有效抗生素等。

（二）心功能不全　烧伤后心功能不全，可在伤后很快发生，也可发生在烧伤后期。近来发现，严重烧伤早期，由于应激使心脏局部肾素-血管紧张素和内皮素等释放引起心肌缺血缺氧，在因毛细血管通透性增加导致有效循环血容量显著减少之前，即可出现心肌损害及心功能减弱，是诱发或加重休克，导致缺血缺氧的重要因素之一，这一现象被称之为"休克心"。心功能不全多发生于严重休克或感染时，主要因缺血缺氧和失控性炎症反应造成心肌损害。因此，在烧伤抗休克的同时，常规给予心肌保护和心功能扶持，平稳度过休克和防治严重感染，是防治心功能不全的关键。

（三）肾功能不全　主要原因为休克和全身性感染，少数因化学烧伤中毒所致。因休克所致肾功能不全多为少尿型，早期应迅速补充血容量，适当增加输液量，及早应用利尿剂以增加尿量、碱化尿液。如已发生急性肾衰竭，应及早按少尿型肾衰竭治疗。因感染所致肾功能不全多为非少尿型，其特点为：①肾小球滤过率随全身性感染的加重而逐渐下降，内生肌酐清除率降低，血尿素氮和肌酐增高；②肾小管对电解质调节功能一般尚能保持正常，但严重者对钠、氯重吸收亢进，可出现高钠与高氯血症，血清钾正常或偏低；③尿量正常或偏多，比重多不低；④全身性感染控制后，肾功能障碍多可恢复。

（四）烧伤应激性溃疡　早期除偶有腹部隐痛和黑便外，其他症状甚少，多在发生大出血或穿孔后被发现。出血和穿孔时间多在伤后 1～3 周。在防治方面，首先是避免发生严重休克和脓毒症。对严重烧伤，常规给予抗酸、抗胆碱药物以保护胃黏膜，并给予 H_2 受体拮抗剂等。一般出血量不大时，可先采用保守治疗。如果出血难以控制或并发穿孔，应采取手术治疗，但有时不易确定出血部位。

（五）脑水肿　发生原因除烧伤的全身影响致广泛充血水肿外，尚可因缺氧、酸中毒、补液过多（尤其是水分过多）、中毒（CO、苯、汽油中毒等）、代谢紊乱（尿毒症、低钠血症、血氨增高等）、严重感染、头面部严重烧伤、肾功能不全、复合脑外伤等引起。尤多见于休克期小儿。早期症状为恶心、呕吐、嗜睡、舌后坠、鼾声或反应迟钝，有的表现为兴奋或烦躁不安，甚至出现精神症状。小儿则有高热、抽搐，严重者发生心律失常、呼吸不规则或骤停、昏迷，或因脑疝而突然死亡。应警惕其发生，注意控制输液量，必要时及早应用利尿剂及脱水剂，保持呼吸道通畅。脑水肿多在输液已达一定量或休克渐趋平稳时发生，尿量有时偏多，比重偏低，以及有高热（尤其是小儿）、血压上升或偏高、血清钠降低等，可资鉴别。如已发生脑水肿，处理方法同一般非烧伤者，重点是去除病因。

八、创面处理

根据创面大小、深度和分泌物等情况，早期清创后可采用包扎治疗、半暴露治疗和暴露疗法。

Ⅰ度烧伤无需特殊处理，能自行消退。但应注意保护创面，如烧灼感重，可涂薄层油脂。

小面积浅Ⅱ度烧伤清创后，如水疱皮完整，应予保存，只需抽去水疱液，消毒包扎，水疱皮可充当生物敷料，保护创面、减痛，且有利于创面愈合。如水疱皮已撕脱，可以无菌油性敷料包扎。除非敷料浸湿、有异味或有其他感染迹象，不必经常换药，以免损伤新生上皮。如创面已感染，应勤换敷料，清除脓性分泌物，保持创面清洁，多能自行愈合。

深度烧伤由于坏死组织多，组织液化、细菌定植难以避免，应正确选择外用抗菌药物。常用的有效外用药有1%磺胺嘧啶银霜剂、碘附等。外用抗菌药物只能一定程度抑制细菌生长。烧伤组织由开始的凝固性坏死经液化到与健康组织分离，需要2～3周，在这一过程中，随时都存在侵入性感染的威胁，因此多主张采用积极的手术治疗，包括早期切痂（切除深度烧伤组织达深筋膜平面）或削痂（削除坏死组织至健康平面），并立即皮肤移植。早期外科手术能减少全身性感染发病率，降低脏器并发症，提高大面积烧伤的治愈率，并缩短住院日。

大面积深度烧伤病人健康皮肤所剩无几，需要皮肤移植的创面大，手术治疗中最大的难题是自体皮"供"与"求"的矛盾。我国学者创用大张异体（种）皮开洞嵌植小块自体皮；异体（种）皮下移植自体微粒皮（见后文），以及充分利用头皮为自体皮来源（头皮厚，血运好，取薄断层皮片5~7天可愈合，可反复切取，不形成瘢痕也不影响头发的生长）。如仍遇自体皮供应不足，则大面积Ⅲ度烧伤的创面可分期分批进行手术。

附：植皮术

皮肤移植是临床应用最多的组织移植，主要用于修复皮肤与其下的组织缺损，以及矫正外部畸形等。

自体皮肤移植常用的两类方法：游离皮片移植和皮瓣移植。

（一）游离皮片移植　根据切取皮片的厚度可区分为：

1. **刃厚皮片**　含表皮和部分真皮乳头层。是最薄的一种皮片，在成人厚度约为0.15~0.25mm。移植容易存活，但存活后易收缩，耐磨性差。取皮方法可用辊轴刀（图13-4）或剃须刀片，也可用电动取皮机。

2. **中厚皮片**　包括表皮和真皮的1/2~1/3，在成人厚度为0.3~0.6mm不等，弹性与耐磨性均较刃厚皮片为佳，适用于关节、手背等功能部位。用电动取皮机或鼓式取皮机切取，调节至要求的厚度，整张取下（图13-4）。

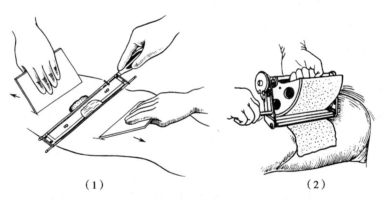

（1）　　　　　　　　　　　　　　（2）

图13-4　器械切皮
（1）辊轴式切皮刀取皮法　（2）鼓式切皮器取皮法

3. **全厚皮片**　包括皮肤的全层。存活后色泽、弹性、功能接近正常皮肤、耐磨性好。适用于手掌、足底与面颈部的创面修复。

游离皮片的存活有赖于皮片与创面建立血液循环，所以移植的皮片需紧贴创面。开始时借渗出的血浆物质黏附并提供营养，6~12小时后皮片和创底的毛细血管芽开始生长，24小时受区的毛细血管芽可长入皮片，48小时逐步建立血液循环，一周左右建立较好的循环。为此，游离植皮时，应保证创底无坏死组织、无积血，并均匀加压包扎，不留死腔。术后注意局部制动，如果无感染和皮片下积血，启视时间刃厚皮片需2~3天，中厚与全厚皮片延长至7~14天。

（二）皮瓣移植　适用于修复软组织严重缺损，肌腱、神经、血管、骨质裸露，创底血液循环差的深度创面，特别是功能部位。可概括为带蒂皮瓣移植与游离皮瓣移植两类：

1. **带蒂皮瓣**　由一带有血液供应的皮肤与皮下组织所形成，除蒂部与供皮区相连接外，其他三面均与供处分离。此皮瓣可用于修复邻近或较远处的组织缺损。皮瓣缝合固定于缺损处后，蒂部仍与供处连接，暂时保证皮瓣的血液供应，待皮瓣与创底建立确实的血液循环后（一般需要3~4周），再予断蒂。皮瓣移植需精心设计,皮瓣的长宽比例最好为1:1,不宜超过1.5:1,除非皮瓣内含有解剖学命名的动脉,以保证皮瓣有足够的血供。

2. 游离皮瓣移植　是将一块完全游离的自体皮瓣,通过显微外科手术,将皮瓣的静脉、动脉与缺损区的静、动脉吻合,以保证该皮瓣的血液供应与静脉回流。常用于严重毁损性烧伤软组织严重缺损的创面,无法采用局部带蒂皮瓣修复者。游离皮瓣的设计与应用有不少新的进展,值得关注。

(三) 大面积Ⅲ度烧伤的植皮术　大面积Ⅲ度创面多存在自体供皮区严重不足,为此,一般采用自体微粒植皮和大张异体皮开洞嵌植自体皮等方法。异体皮分为同种异体皮和异种皮。同种异体皮来自志愿提供皮肤的人体或新鲜的尸体;异种皮多取自小猪。异体或异种皮虽最终将被排斥,但可起到过渡性覆盖创面作用。同种异体皮临时覆盖的作用在3周左右,异种皮2周左右,在过渡期,自体皮片可赢得增生、扩散的时间。常用方法有:

1. 自体微粒植皮　为一种解决自身皮源不足的方法。将自体皮片用剪刀或碎皮机剪成1mm以下的微小皮粒,置等渗盐水中做成悬液,将皮浆均匀涂布于异体(种)皮真皮面,再植于切痂创面,自体皮粒即在异体(种)皮保护下生长并扩展融合成片。微粒皮与创面之比可达1:10左右。这是自体皮奇缺时常采用的移植术。

2. 大张异体皮开洞嵌植自体皮　适用于广泛深度烧伤大面积切、削痂后的创面。方法是先将大张开洞(洞的直径0.5cm,间距1cm)的异体(种)皮移植于已切、削痂的创面,缝合包扎。2天后打开观察,若异体(种)皮存活,即于开洞处嵌植点状自体皮(图13-5),待异体(种)皮溶解脱落时,自体皮多已扩展并覆盖创面。也可于移植异体皮的同时嵌植自体皮。用此法植皮一般可扩大自体皮面积约8~10倍(图13-5)。

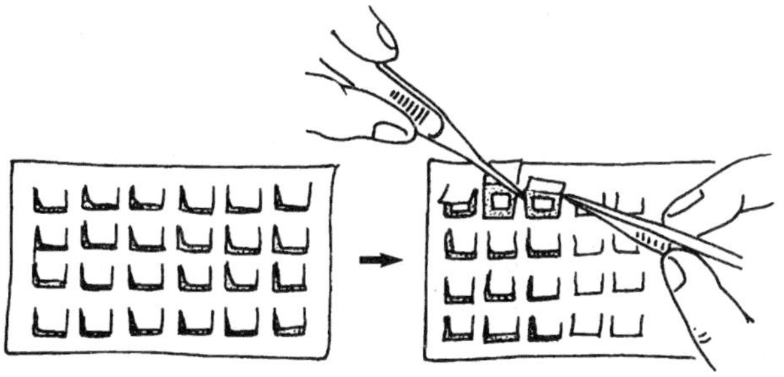

图13-5　大张异体皮开洞嵌植自体皮
(1)大张异体皮开洞后移植　(2)异体皮初建循环(2日后)嵌植小片自体皮

在解决大面积Ⅲ度烧伤自体皮严重不足的方面,研究如何延长异体皮的存活时间,还有体外培养人表皮细胞与含表皮细胞与真皮组织的复合皮,以及组织工程皮肤,均值得关注。

第二节　电烧伤和化学烧伤

一、电烧伤

因电引起的烧伤有两类,由电火花引起的烧伤称为电弧烧伤,其性质和处理类同火焰烧伤;由电流通过人体所引起的烧伤称为电烧伤。其严重程度取决于电流强度和性质(交流或直流、频率)、电压、接触部位的电阻、接触时间长短和电流在体内径路等因素。本部分着重介绍后者。

【损伤机制】电接触烧伤有较多特性。因电流=电压/电阻,电压越高,电流强度越大;电流导入人体后,因不同组织的电阻不同(依大小顺序为骨、脂肪、皮肤、肌腱、肌肉、血管和神经),局部损害程度有所不同。如骨骼的电阻大,局部产生的热能也大,所以在骨骼周围可出现"套袖式"坏死。体表的电阻又因皮肤的厚薄和干湿情况而异。如手掌、足掌因角质层厚,电阻也高;皮肤潮湿、出汗时,因电阻低,电流易通过,迅速沿电阻低的血管运行,全身性损害重;反之皮肤干燥者,局部因电阻高,损害也较重,但全身性损害相对减轻。"入口"处邻近的血管易受损害,血管进行性栓塞常引起相关组织的进行性坏死和继发性血管破裂出血。电流通过肢体时,可引发强烈挛缩,关节屈面常形成电流短路,所以在肘、腋、膝、股等处可出现"跳跃式"深度烧伤。此外,交流电对心脏损害较大,如果电流通过脑、心等重要器官,后果较重。

【临床表现】

1. 全身性损害（电损伤）　轻者有恶心、心悸、头晕或短暂的意识障碍；重者昏迷,呼吸、心搏骤停,但如及时抢救多可恢复。电休克恢复后,病人在短期内尚可遗留头晕、心悸、耳鸣、眼花、听觉或视力障碍等,但多能自行恢复。少数病人以后可发生白内障,多见于电流通过头部者。

2. 局部损害（电烧伤）　电流通过人体有"入口"和"出口",入口处较出口处重。入口处常炭化,形成裂口或洞穴,烧伤常深达肌肉、肌腱、骨骼,损伤范围常外小内大；没有明显的坏死层面；局部渗出较一般烧伤重,包括筋膜腔内水肿；由于邻近血管的损害,经常出现进行性坏死,伤后坏死范围可扩大数倍。

【治疗】

1. 现场急救　使病人迅速脱离电源,用干木棒、干竹竿等不导电的物体将电源拨开,或立即关闭电闸等。如病人呼吸、心跳已停止,即应行口对口人工呼吸和胸外心脏按压等复苏措施。复苏后还应注意心电监护。

2. 液体复苏　早期补液量应多于一般烧伤。对深部组织损伤应充分估计,由于肌肉和红细胞的广泛损害,释放大量的血红蛋白和肌红蛋白,在酸血症的情况下,很易沉积于肾小管,导致急性肾衰竭。为此,在多补充液体的同时,应补充碳酸氢钠以碱化尿液；还可用甘露醇利尿,每小时尿量应高于一般烧伤的标准。

3. 创面处理　清创时应注意切开减张,包括筋膜切开减压。尽管高压电烧伤早期坏死范围不易确定,仍应尽早作较彻底的探查,切除坏死组织,包括可疑的间生态组织(肌肉颜色改变,切割时收缩性减弱),当组织缺损多,肌腱、神经、血管、骨骼已暴露者,在彻底清创后,应用皮瓣修复。对坏死范围难以确定,可以异体皮或异种皮暂时覆盖,2～3天后,再行探查,继续清创,创造条件植皮。在观察过程中,应密切注意继发性出血。床旁常备止血带与止血包,因这类病人可在静卧或熟睡时,血管悄然破裂,大量出血而致休克,遇此情况,应找到破裂血管,在其近心端高位健康血管处结扎。

4. 预防感染　早期全身应用较大剂量的抗生素。因深部组织坏死,局部供血、供氧障碍,应特别警惕厌氧菌感染,局部应暴露,过氧化氢溶液冲洗、湿敷。注射破伤风抗毒素。

二、化学烧伤

可导致烧伤的化学物质不下数千种。化学烧伤的特点是有些化学物质在接触人体后,除立即损伤外,还可继续侵入或被吸收,导致进行性局部损害或全身性中毒。损害程度除与化学物质的性质有关外,还取决于剂量、浓度和接触时间的长短。处理时应了解致伤物质的性质,采取相应的措施。本节介绍一般的处理原则与常见的酸、碱烧伤及磷烧伤。

（一）一般处理原则　立即解脱被化学物质浸渍的衣物,连续大量清水冲洗,时间应不少于30分钟。注意五官的冲洗,以免严重角膜损伤致盲或导致其他后果。急救时使用中和剂并非上策,除耽误时间外,还可因匆忙中浓度选择不当或中和反应中产热而加重损害。早期输液量可稍多,加用利尿剂以排出毒性物质。已明确为化学毒物致伤者,应选用相应的解毒剂或对抗剂。

（二）酸烧伤　常见的是硫酸、硝酸和盐酸烧伤,均可使组织脱水,组织蛋白沉淀、凝固,故一般无水疱,迅速成痂,不继续向深部组织侵蚀。硫酸烧伤后痂呈深棕色,硝酸者为黄褐色,盐酸者为黄蓝色。一般烧伤越深,痂的颜色越深,质地越硬,痂内陷也越深。早期感染较轻,浅Ⅱ度多可痂下愈合；深度烧伤脱痂较迟,脱痂后肉芽创面愈合较慢,因而瘢痕增生常较一般烧伤明显。创面处理同一般烧伤。

氢氟酸尚能溶解脂肪和使骨质脱钙,继续向周围和深部侵蚀,可深及骨骼。早期用大量水冲洗或浸泡后,可用饱和氯化钙或25%硫酸镁溶液浸泡,或10%氨水纱布湿敷或浸泡,也可局部注射小量5%～10%葡萄糖酸钙($0.5ml/cm^2$),以缓解疼痛和减轻进行性损害。

（三）碱烧伤　以氢氧化钠、氨、石灰及电石烧伤较常见。强碱可使组织细胞脱水并皂化脂肪,碱离子还可与蛋白结合,形成可溶性蛋白,向深部组织穿透,若早期处理不及时,创面可继续扩大或加深,并引起剧痛。

苛性碱烧伤创面呈黏滑或皂状焦痂,色潮红,有小水疱,创面较深。焦痂或坏死组织脱落后,创面凹陷,边缘潜行,常不易愈合。强碱烧伤后急救时要尽早冲洗,时间至少 30 分钟。一般不主张用中和剂。如创面 pH 达 7 以上,可用 2% 硼酸湿敷创面,再冲洗。冲洗后最好采用暴露疗法,以便观察创面变化,深度烧伤应尽早切痂植皮。其余处理同一般烧伤。

(四) 磷烧伤　除因皮肤上的磷接触空气自燃引起烧伤外,还由于磷燃烧氧化后生成五氧化二磷,对细胞有脱水和夺氧作用,遇水则形成磷酸,造成磷酸烧伤,使创面继续加深。磷是细胞质毒物,吸收后能引起肝、肾、心、肺等脏器损害。急救时应将伤处浸入水中,以隔绝氧气,切忌暴露于空气中,以免继续燃烧。应在水下移除磷粒,用 1% 硫酸铜涂布,可形成无毒性的磷化铜,便于识别和移除。但必须控制硫酸铜的浓度不超过 1%,如浓度过高,反可招致铜中毒。忌用油脂类敷料,因磷易溶于油脂,而更易吸收;可用 3%~5% 碳酸氢钠湿敷包扎。对深度磷烧伤,应尽早切痂植皮,受侵犯的肌肉应广泛切除。如肌肉受侵范围较广或侵及骨骼,必要时可考虑截肢,以防严重或致死性磷中毒。

第三节　冻　伤

冻伤是低温寒冷侵袭所引起的损伤,分两类:一类称非冻结性冻伤,由 10℃ 以下至冰点以上的低温加以潮湿条件所造成,如冻疮、战壕足、水浸足、水浸手等。另一类称冻结性冻伤,由冰点以下的低温(一般在 -5℃ 以下)所造成,分局部冻伤(又称冻伤)和全身冻伤(又称冻僵)。损伤程度与寒冷的强度、风速、湿度、受冻时间以及人体局部和全身的状态有直接关系。在寒冷地区不论平时、战时均可发生冻伤,尤其战时,冻伤往往急剧增多。一般多参照烧伤面积计算方法来计算冻伤面积。

一、非冻结性冻伤

【病理生理】冻疮多发生在肢体末端、耳、鼻等处,在长江流域比北方多见。系手或足长时间(一般在 12 小时以上)浸泡在寒冷(1~10℃)、潮湿条件所致。其发生可能因低温、潮湿的作用,使血管处于长时间收缩或痉挛状态,继而发生血管持续扩张、血液淤滞,血细胞和体液外渗,局部渗血、淤血、水肿等。有的毛细血管甚至小动、静脉受损后发生血栓。严重者可出现水疱、皮肤坏死。

【临床表现】足、手等部位常见,先有寒冷感和针刺样疼痛,皮肤苍白,可起水疱;去除水疱皮后见创面发红、有渗液;并发感染后形成糜烂或溃疡。常有个体易发因素,易复发,可能与患病后局部皮肤抵抗力降低有关。有的战壕足、浸渍足治愈后,再遇低温时患足可有疼痛、发麻、苍白等反应,甚至可诱发闭塞性血管病。

【预防和治疗】冬季在野外劳动、执勤时,应有防寒、防水服装。患过冻疮者、特别是儿童,在寒冷季节应注意手、足、耳等的保暖,并可涂擦防冻疮霜剂。发生冻疮后,局部表皮未糜烂者可涂冻疮膏,每日湿敷数次。有糜烂或溃疡者可用含抗菌药和皮质甾的软膏,也可用冻疮膏。战壕足、水浸足除了局部处理,还可用温经通络、活血化瘀的中药以改善肢体循环。

二、冻结性冻伤

大多发生于意外事故或战时,人体接触冰点以下的低温,例如野外遇暴风雪、陷入冰雪中或工作时不慎受到致冷剂(液氮、固体 CO_2 等)损伤等。

【病理生理】人体局部接触冰点以下低温时,发生强烈的血管收缩反应。如接触时间稍久或温度很低,则细胞外液甚至连同细胞内液形成冰晶。冻伤损害主要发生在冻融后,局部血管扩张、充血、渗出以及血栓形成等。组织内冰晶不仅可使细胞外液渗透压增高,致细胞脱水、蛋白变性、酶活性降低以致坏死,还可机械性破坏组织细胞结构,冻融后发生坏死及炎症反应。

全身受低温侵袭时,外周血管强烈收缩和寒战(肌收缩)反应,体温降低由表及里(中心体温降低)使心血管、脑和其他器官均受害。如不及时抢救,可直接致死。

【临床表现】在冻融以前,伤处皮肤苍白、温度低、麻木刺痛,不易区分其深度。复温后不同深度的创面表现有所不同。依损害程度一般分为三度:

1. **Ⅰ度(红斑性冻伤)** 损伤在表皮层。受冻皮肤红肿、充血,自觉热、痒或灼痛。症状多在数日后消失。愈合后除表皮脱落外,不留瘢痕。

2. **Ⅱ度(水疱性冻伤)** 损伤达真皮层。除上述症状外,红肿更显著,伴有水疱,疱内为血清样液,有时可为血性。局部疼痛较剧,但感觉迟钝,对针刺、冷、热感觉消失。1~2天后疱内液体吸收,形成痂皮。如无感染,2~3周后脱痂痊愈,一般少有瘢痕。

3. **Ⅲ度(焦痂性冻伤)** 损伤达全皮层,严重者可深至皮下组织、肌肉、骨骼,甚至使整个肢体坏死。开始复温后,可表现为Ⅱ度冻伤,但水疱为血性,随后皮肤逐渐变褐、变黑,以至坏死。有的一开始皮肤即变白,逐渐坏死。一般多为干性坏死,但如有广泛血栓形成、水肿和感染时,也可为湿性坏死。

4. **Ⅳ度冻伤(坏疽性冻伤)** 损伤深达肌肉、骨骼,甚至肢体坏死,表面呈死灰色、无水疱;坏死组织与健康组织的分界在20日左右明显,通常呈干性坏死,也可并发感染而成湿性坏疽。局部表现类似Ⅲ度冻伤,治愈后多留有功能障碍或致残。

全身冻伤开始时有寒战、苍白、发绀、疲乏、无力、打呵欠等表现,继而出现肢体僵硬、幻觉或意识模糊甚至昏迷、心律失常、呼吸抑制、心跳呼吸骤停。病人如能得到抢救,其心跳呼吸虽可恢复,但常有心室纤颤、低血压、休克等,呼吸道分泌物多或发生肺水肿,尿量少或发生急性肾衰竭,其他器官也可发生功能障碍。

【治疗】

1. **急救和复温** 迅速脱离低温环境和冰冻物体。衣服、鞋袜等冻结不易解脱者,可立即用温水(40℃左右)使冰冻融化后脱下或剪开。迅速复温是急救的关键,但勿用火炉烘烤。快速复温方法是:用40~42℃恒温温水浸泡肢体或浸浴全身,水量要足够,要求在15~30分钟内使体温迅速提高至接近正常。温水浸泡至肢端转红润、皮温达36℃左右为度。浸泡过久会增加组织代谢,反而不利于恢复。浸泡时可轻轻按摩未损伤的部分,帮助改善血液循环。如病人觉疼痛,可用镇静剂或止痛剂。全身冻僵浸泡复温时,一般待肛温回复到32℃左右,即应停止继续复温。因为停止复温后,体温还要继续上升3~5℃。及时的复温,能减轻局部冻伤和有利于全身冻伤复苏。对心跳呼吸骤停者要施行心脏按压和人工呼吸。

2. **局部冻伤的治疗** Ⅰ度冻伤创面保持清洁干燥,数日后可治愈。Ⅱ度冻伤经过复温、消毒后,创面干燥者可加软干纱布包扎。有较大的水疱者,可将疱内液体吸收后,用干纱布包扎,或涂冻伤膏后暴露。创面已感染者局部使用抗生素,采用包扎或半暴露疗法。Ⅲ度冻伤多用暴露疗法,保持创面清洁干燥,待坏死组织边界清楚时予以切除。若出现感染,则应充分引流;坏死组织脱落或切除后的创面应及早植皮,对并发湿性坏疽者常需截肢。

Ⅲ度和广泛Ⅱ度冻伤还常需全身治疗:①注射破伤风抗毒素。②冻伤常继发肢体血管的改变,可选用改善血液循环的药物。常用的有低分子右旋糖酐、托拉苏林、罂粟碱等,也可选用活血化瘀中药,或施行交感神经阻滞术。③抗生素防治感染。④补充高热量、高蛋白和高维生素饮食。

3. **全身冻伤的治疗** 复温后首先要防治休克和维护呼吸功能。防治休克主要是补液、选用血管活性药、除颤等。为防治脑水肿和肾功能不全,可使用利尿剂。保持呼吸道通畅、给氧和呼吸兴奋剂、防治肺部感染等。其他处理如纠正酸碱失衡和电解质失衡、维持营养等。全身冻伤常合并局部冻伤,应加强创面处理。

【预防】在寒冷条件下的居民和部队,均需注意防寒、防湿。衣着温暖不透风,尽可能减少暴露在低温的体表面积,外露部位适当涂抹油脂。保持衣着、鞋袜等干燥,沾湿者及时更换。治疗汗足(如用5%甲醛液、5%硼酸粉、15%枯矾粉等)。在严寒环境中要适当活动,避免久站或蹲地不动。进入低温环境工作以前,可进适量高热量饮食。不宜饮酒,因为饮酒后常不注意防寒,而且可能增加散热。对可能遭遇酷寒(如进入高海拔或高纬度地区)的人员,应事先进行耐寒训练,如行冷水浴、冰上运动等。

(黄跃生)

第四节 蛇 咬 伤

蛇分为毒蛇与无毒蛇两大类,我国大约有50余种毒蛇,剧毒者10余种。蛇咬伤(snake bite)以南方为多。无毒蛇咬伤时,皮肤留下一排或两排细小齿痕,局部稍痛,可起水疱,无全身反应。毒蛇咬伤则仅有一对较大而深的齿痕,蛇毒注入体内,引起严重中毒。蛇毒是含有多种毒蛋白、溶组织酶以及多肽的复合物,可分为神经毒与血液毒素两种。根据所分泌的蛇毒性质,大致可分为三类:神经毒为主的,如金环蛇、银环蛇等;血液毒为主的,如竹叶青、五步蛇(尖吻蝮)、蝰蛇、龟壳花蛇等;混合毒的,如眼镜王蛇、眼镜蛇等。

【临床表现】毒蛇咬伤后,一般局部留有齿痕、伴有疼痛和肿胀。肿胀蔓延迅速,淋巴结肿大,皮肤出现血疱、瘀斑甚至局部组织坏死。全身虚弱、口周感觉异常、肌肉震颤,或是发热恶寒、烦躁不安,头晕目眩、言语不清、恶心呕吐、吞咽困难,肢体软瘫、腱反射消失、呼吸抑制,最后导致循环呼吸衰竭。部分病人伤后可因广泛的毛细血管渗漏引起肺水肿、低血压、心律失常;皮肤黏膜及伤口出血,血尿、尿少,出现肾功能不全以及多器官衰竭;化验检查可见血小板、纤维蛋白原减少,凝血酶原时间延长,血肌酐、非蛋白氮增高,肌酐磷酸激酶增加,肌红蛋白尿等异常改变。

【治疗】急救是关键,要争分夺秒地进行,使毒液迅速排出,阻止毒液吸收和扩散。如一时不能辨别是否毒蛇咬伤,首先应按毒蛇咬伤紧急处理,并密切观察病情变化。

1. **急救措施** 蛇咬伤后应当避免奔跑,现场立即以布带等物绑扎伤肢的近心端,松紧度掌握在能够使被绑扎的下部肢体动脉搏动稍微减弱为宜。绑扎后每隔30分钟左右松解一次,每次1~2分钟,以免影响血液循环造成组织坏死。然后用手挤压伤口周围,将毒液排出。用0.05%高锰酸钾液或3%过氧化氢冲洗伤口,拔出残留的毒蛇牙,伤口较深者切开真皮层少许,或在肿胀处以三棱针平刺皮肤层,接着用拔罐法或吸乳器抽吸,促使部分毒液排出。值得注意的是,血液毒类毒蛇(如五步蛇、竹叶青蛇)咬伤后可短期内造成凝血功能严重受损,局部切开伤口可引起出血不止,甚至造成严重后果,若发现牙痕伤口出血不止,则忌切开伤口。

蛋白酶有直接解蛇毒作用,可取2000~6000IU加于0.05%普鲁卡因或注射用水10~20ml,封闭伤口外周或近侧,必要时12~24小时后再用一次。

2. **解毒药物**

(1)蛇药是治疗毒蛇咬伤有效的中成药,有季德胜蛇药等,可以口服或敷贴局部,有的还有注射剂。此外,还有一部分新鲜草药也对毒蛇咬伤有疗效,如七叶一枝花、八角莲、半边莲、田薯黄、白花蛇舌草等。

(2)抗蛇毒血清有单价和多价两种,对于已知蛇类咬伤可用针对性强的单价血清,否则使用多价血清。用前需作过敏试验,阳性者采用脱敏注射法。

3. **其他疗法** 针对出血倾向、休克、肾功能不全、呼吸麻痹等器官功能不全,采取相应积极治疗措施。临床检查应重视神经、心血管与血液系统改变,区分神经毒与血液毒对于治疗有指导意义。此外,治疗中应避免使用中枢神经抑制剂、肌松弛剂、肾上腺素和抗凝剂。常规使用破伤风抗毒素及抗菌药物防治感染。注意补液等支持治疗,必要时输注血浆、红细胞。出现呼吸困难者,必要时行气管切开或用呼吸机辅助呼吸,同时注意保护各种脏器功能。

第五节　犬　咬　伤

被患狂犬病的动物咬伤后,患病动物唾液中携带的致病病毒,可以引发狂犬病。全世界每年有近3万人死于狂犬病,犬咬伤是主要原因。自狂犬咬伤后到发病可有10天到数月的潜伏期,一般为30~60天。发病初期时伤口周围麻木、疼痛,渐渐扩散到整个肢体;继之出现发热、烦躁、易兴奋、乏力、吞咽困难、恐水以及咽喉痉挛,伴流涎、多汗、心率快;最后出现肌瘫痪、昏迷、循环衰竭而死亡。密切观察伤人的犬兽,并加以隔离,若动物存活10日以上,可以排除狂犬病。受疯犬、疯猫伤害的病人应当接受免疫治疗。

【治疗】

1. 浅小的伤口可常规消毒处理。深大的伤口应立即清创,清除异物与坏死组织,以生理盐水或稀释的碘附液冲洗伤口,再用3%过氧化氢液淋洗;伤口应开放引流,原则上不宜作一期缝合。

2. 注射破伤风抗毒素1500IU,清创术前给予抗生素预防感染。

3. **注射狂犬疫苗**　伤后应以狂犬病免疫球蛋白(RIG,20IU/kg)作伤口周围浸润注射。使用动物源性RIG,用药前应作过敏试验;如试验阳性,应在注射肾上腺素后再给予RIG。人源制剂的RIG,则不必使用抗过敏药物。采用狂犬病疫苗主动免疫分别于伤后当天和伤后第3、7、14、28天各注射一剂,共5剂。如曾经接受过全程主动免疫,则咬伤后不需被动免疫治疗,仅在伤后当天与第3天强化主动免疫各一次。狂犬病预后差、死亡率高,应当加强预防。婴儿可以接种含针对狂犬病的联合疫苗,对犬应严加管理并施行免疫注射。

第六节　虫　蜇　伤

（一）**蜂蜇伤**（bee sting）　蜜蜂和黄蜂的尾刺连有毒腺,蜇人时可将蜂毒注入皮内,引起局部与全身症状。蜜蜂蜇后,局部出现红肿、疼痛,数小时后可自行消退。如蜂刺留在伤口内,可引起局部化脓。黄蜂蜂毒的毒性较剧烈,蜇伤后局部肿痛明显,可出现全身症状,伤口一般不留蜂刺。群蜂蜇伤后症状严重,除皮肤红肿外,还有头晕目眩、恶心呕吐、面部水肿、呼吸困难、烦躁不安,出现昏迷、休克甚至死亡。对蜂毒过敏者,即使单一蜂蜇也可引发严重的全身反应。

蜜蜂蜇伤后尽量拔除蜂刺,局部以弱碱液(如3%氨水、2%~3%碳酸氢钠溶液、肥皂水)洗敷,再以南通蛇药糊剂敷于伤口,并口服蛇药片。黄蜂蜇伤处局部以弱酸液冲洗或以食醋纱条敷贴。局部症状较重者,可进行局部封闭和使用镇痛药,以3%依米丁(吐根碱)1ml溶于5ml注射用水后作伤处注射。蜂蜇后有全身症状严重者,应采取相应急救措施,有过敏反应时给予抗组胺类药物如异丙嗪、苯海拉明等,亦可用肾上腺皮质激素(糖皮质激素);有呼吸困难时,应维持呼吸道通畅并给氧;出现休克时,则应积极抗休克治疗。

（二）**蝎蜇伤**（scorpion sting）**与蜈蚣咬伤**（centipede bite）　蝎毒是一种神经毒,可以引起局部和全身反应。被蝎蜇后局部红肿、疼痛,蜇伤部位出现水疱,甚至局部组织坏死。有烦躁不安、头痛、头晕、发热、流涎、腹痛等全身症状。重者有呼吸急促、肺水肿、消化道出血等表现。儿童被蜇严重时可因呼吸、循环衰竭而死亡。蝎蜇伤后应局部冷敷,蜇伤处近心端绑扎,口服及局部应用蛇药片。蜇伤处消毒后,在局部麻醉下切开伤口,取出残留的钩刺。伤口以弱碱性溶液或高锰酸钾液清洗。以3%依米丁1ml溶于5ml注射用水后作伤处注射。全身症状重时,应补液、使用糖皮质激素、肌注抗蝎毒血清,并给予对症支持治疗。局部组织坏死或有感染时可使用抗生素。

蜈蚣咬人时,毒液从它的一对中空的"利爪"中排出,注入皮下。其毒液成分和黄蜂等昆虫的毒液成分相似,可使局部组织损害和发生过敏反应。蜈蚣头部第一对钳足有毒腺开口,咬人时释放出毒液,引起局部红肿、淋巴结炎、淋巴管炎。大蜈蚣释出毒液多,小儿被咬中毒症状重时,可有畏寒、发热、恶心、呕吐、谵妄、昏迷,甚至可以致命。被蜈蚣咬后,伤口应以碱性液洗涤,伤口周围组织以0.25%普鲁卡因封闭。口服及局部敷用南通蛇药。局部有坏死感染或淋巴管炎时,加用抗生素。

　　(三)　**毒蜘蛛咬伤**(spider bite)　　可致过敏、死亡。毒蜘蛛有神经性蛋白毒,局部伤口不痛。毒入人体后引起局部损害和全身反应,严重者似毒蛇咬伤。治疗与蝎蜇伤相同。肌痉挛严重者,可注射新斯的明或箭毒。

(黄志勇)

第十四章 肿　瘤

第一节 概　论

肿瘤（tumor）是机体细胞在各种始动与促进因素作用下产生的增生与异常分化所形成的新生物。新生物一旦形成,不因病因消除而停止增生。它的生长不受正常机体生理调节,而且破坏正常组织与器官。

由于传染病逐渐被控制,人类平均寿命延长,恶性肿瘤对人类的威胁日益突出,已成为目前最常见死亡原因之一。恶性肿瘤是男性第二位、女性第三位死因。据美国癌症协会统计,全世界2012年约有1410余万人患恶性肿瘤,同时有820万人死于恶性肿瘤。据我国全国癌症登记中心的报告,我国恶性肿瘤的发病和死亡呈持续上升的趋势。估计2015年新发病例约430万,死亡约280万人。1999年我国肿瘤死亡率为94.4/10万,而到2015年上升到126.9/10万。其中60%以上为消化系统恶性肿瘤。我国最常见的恶性肿瘤,在城市依次为肺癌、胃癌、肝癌、肠癌与乳癌,在农村为胃癌、肝癌、肺癌、食管癌、肠癌。绝大多数肿瘤以肿块的形式出现,又被称为实体瘤（solid tumor）。肿瘤的病因、发病机制、分类及命名在病理学相应教材中已有描述,本章不再重复。本章主要讨论实体瘤的临床相关问题和介绍常见体表肿块的诊断和处理。

一、肿瘤的诊断

肿瘤的正确诊断是肿瘤治疗的先决条件,它不仅应该包括肿瘤的部位和病变的性质,对恶性肿瘤还应该包括病变的恶性程度以及分期,有助于确定合理的治疗方案。在临床实践中各种诊断手段常常根据实际情况而循序渐进逐步被选用,最后达到肿瘤诊断的目标。

【临床诊断】

临床表现取决于肿瘤性质、发生组织、所在部位以及发展程度。恶性肿瘤早期多无症状,即使有症状也常无特征性。待病人有特征性症状时病变常已属晚期。下列十项症状并非恶性肿瘤的特征性症状,但常被认为是恶性肿瘤的早期信号:①身体任何部位发现肿块并逐渐增大;②身体任何部位发现经久不愈的溃疡;③中年以上妇女出现阴道不规则流血或白带增多;④进食时胸骨后不适,灼痛、异物感或进行性吞咽困难;⑤久治不愈的干咳或痰中带血;⑥长期消化不良,进行性食欲减退,不明原因的消瘦;⑦大便习惯改变或便血;⑧鼻塞、鼻出血;⑨黑痣增大或破溃出血;⑩无痛性血尿。注意到这些恶性肿瘤早期信号并及时进行必要的检查常可发现较早期的肿瘤病人。另外来自有特定功能器官或组织的肿瘤可有明显的症状,如肾上腺髓质的嗜铬细胞瘤早期可出现高血压,胰岛细胞肿瘤伴低糖血症。

1. 局部表现

（1）肿块:位于体表或浅在的肿瘤,肿块常是第一表现,相应的可见扩张或增大增粗的静脉。因肿瘤性质不同而硬度、移动度及边界均可不同。位于深部或内脏的肿块不易触及,但可出现脏器受压或空腔器官梗阻症状。良性肿瘤多生长慢,恶性肿瘤则快,后者可出现相应的转移灶,如肿大淋巴结、骨和内脏的结节与肿块等表现。

（2）疼痛:肿块的膨胀性生长、破溃或感染等使末梢神经或神经干受刺激或压迫,可出现局部刺痛、跳痛、灼热痛、隐痛或放射痛,常难以忍受,尤以夜间更明显。肿瘤可致空腔脏器痉挛,产生绞痛,如肿瘤致肠梗阻后发生的肠绞痛。

（3）溃疡：体表或胃肠的肿瘤，若生长过快，可因血供不足而继发坏死，或因继发感染而形成溃烂。恶性者常呈菜花状，或肿块表面有溃疡，可有恶臭及血性分泌物。

（4）出血：体表及与体外相交通的肿瘤，发生破溃、血管破裂可致出血。上消化道肿瘤有呕血或黑便；下消化道肿瘤可有血便或黏液血便；泌尿道肿瘤除出现血尿外，常伴局部绞痛；肺癌可有咯血或痰中带血；子宫颈癌可有血性白带或阴道出血；肝癌破裂可致腹腔内出血。

（5）梗阻：肿瘤可导致空腔器官梗阻，随其部位不同可出现不同症状。如胰头癌、胆管癌可合并阻塞性黄疸，胃癌伴幽门梗阻可致呕吐，肠肿瘤可致肠梗阻，支气管癌可致肺不张。

（6）转移症状：如区域淋巴结肿大；相应部位静脉回流受阻，致肢体水肿或静脉曲张；骨转移可有疼痛或触及硬结，甚至发生病理性骨折；肺癌、肝癌、胃癌可致癌性胸、腹水等。

2. 全身症状　良性及早期恶性肿瘤多无明显的全身症状。恶性肿瘤病人常见的非特异性全身症状有贫血、低热、消瘦、乏力等。如肿瘤影响营养摄入（如消化道梗阻）或并发感染出血时，则可出现明显的全身症状。恶病质常是恶性肿瘤晚期全身衰竭的表现；不同部位肿瘤，恶病质出现迟早不一，消化道肿瘤者可较早发生。

某些部位的肿瘤可呈现相应的功能亢进或低下，继发全身性改变。例如：肾上腺嗜铬细胞瘤引起高血压；甲状旁腺腺瘤引起骨质改变；颅内肿瘤引起颅内压增高和定位症状等。

不少肿瘤病人是以全身症状作为就医的主诉。因此，对病因不明而有全身症状的病人，必须重视和深入检查。

3. 病史和体检　应注意以下几方面：

（1）年龄：儿童肿瘤多为胚胎性肿瘤或白血病。青少年肿瘤多为肉瘤，如骨、软组织及淋巴造血系统肉瘤。癌多发生于中年以上，青年癌症病人则往往发展迅速，常以转移灶或继发症状为主诉，应加以注意，以免误诊。

（2）病程：良性者病程较长，恶性者较短。但良性肿瘤伴出血或感染时可突然增大，如有恶变也可增长迅速。低度恶性肿瘤发展较慢，如皮肤基底细胞癌、甲状腺乳头状癌。老年病人的恶性肿瘤发展速度相对较慢。

（3）其他病史：①有些肿瘤有家族多发或遗传倾向。如可疑为胃癌、大肠癌、食管癌、乳癌、鼻咽癌者，需注意家族史。②有的癌有明显的癌前病变或相关疾病的病史。如胃癌与萎缩性胃炎、慢性胃溃疡、胃息肉有关，乳头状瘤或癌与黏膜白斑有关，大肠癌与肠道腺瘤性息肉病有关，肝癌与乙型肝炎相关，鼻咽癌与 EB 病毒感染有关等。③在个人史中，行为与环境相关的情况，如吸烟、长期饮酒、饮食习惯、职业因素相关的接触与暴露史等，均应引起注意。

（4）体格检查

1）全身体检：除肿瘤局部及全身一般常规体检外，对于肿瘤转移多见部位如颈、锁骨上、腹股沟淋巴结，以及对腹内肿瘤者肝脏触诊及直肠指检等均不可疏漏。

2）局部检查：①肿块的部位：明确肿块所在解剖部位，有助于分析肿块的组织来源与性质，较大肿块需结合病史判断其始发部位。如颈部包括了各类组织，肿瘤增大后其始发部位常难肯定。②肿瘤的性状：肿瘤大小、外形、硬度、表面温度、血管分布、有无包膜及活动度常有助于诊断。良性者大多有包膜，质地接近相应的组织，如骨瘤质硬、脂肪瘤质软可呈囊性感。恶性者多无包膜，质硬，表面血管丰富或表面温度较相应部位高，生长迅速扩展快，浸润生长者边界不清且肿块固定。恶性肿瘤可有坏死、液化、溃疡、出血等继发症状，少数巨大良性肿瘤，亦可出现浅表溃疡与出血。③区域淋巴结或转移灶的检查：如乳癌检查腋下与锁骨上淋巴结；咽部肿瘤需检查颈部淋巴结；肛管或阴道癌应检查腹股沟淋巴结；腹内肿瘤者需行肝触诊及直肠指检等。

【实验室诊断】

1. 常规检查　包括血、尿及粪便常规检查。胃肠道肿瘤病人可伴贫血及大便隐血，大肠肿瘤者还可有黏液血便;白血病者血象明显改变;泌尿系统肿瘤可有血尿;多发性骨髓瘤尿中可见 Bence-Jones 蛋白。恶性肿瘤病人常可伴血沉加快。常规检查的异常发现并非恶性肿瘤的特异性标志,但该类阳性结果常可为诊断提供有价值的线索。

2. **血清学检查** 用生化方法可测定人体内由肿瘤细胞产生的分布在血液、分泌物、排泄物中的肿瘤标志物(tumor marker)。肿瘤标志物可以是酶、激素、糖蛋白、胚胎性抗原或肿瘤代谢产物。大多数肿瘤标志物在恶性肿瘤和正常组织之间并无质的差异而仅为量的差别,故特异性较差。但可作为辅助诊断,对疗效判定和随访具有一定的价值。

(1) 酶学检查:肝及成骨细胞可分泌碱性磷酸酶(AKP),故肝癌、骨肉瘤病人血清 AKP 常可增高,但伴有阻塞性黄疸者由于胆汁排泄受阻亦可增高。前列腺癌时可见血清酸性磷酸酶增高。前列腺癌骨转移伴增生性骨反应者,酸性和碱性磷酸酶均可增高。肝癌及恶性淋巴瘤有乳酸脱氢酶(LDH)不同程度的增高。原发或转移性肝癌时可出现 5-核苷酸磷酸二酯酶同工酶和 γ-谷氨酰胺转移酶Ⅱ(GGT-Ⅱ)增高。

(2) 糖蛋白:肺癌者血清 α 酸性糖蛋白、消化系统癌 CA19-9、CA50 等增高。

(3) 激素类:内分泌器官肿瘤可出现激素分泌的增加,出现内分泌-肿瘤综合征。如垂体肿瘤致生长激素过高;胰岛细胞癌伴胰岛素分泌过多导致低血糖;甲状旁腺肿瘤可出现高钙血症;肺燕麦细胞癌出现抗利尿激素增高伴低血钠等。绒毛膜促性腺激素(hCG)已被广泛应用于绒毛膜上皮癌的诊断及治疗。

(4) 肿瘤标志物:癌胚抗原(CEA)是胎儿胃肠道产生的一组糖蛋白,在结肠癌、胃癌、肺癌、乳癌均可增高;大肠癌术后监测 CEA,对预测复发有较好的作用。甲胎蛋白(AFP)是动物胎儿期由卵黄囊、肝、胃肠道产生的一种球蛋白,肝癌及恶性畸胎瘤者均可增高,在我国用于肝癌普查,效果良好。抗 EB 病毒抗原的 IgA 抗体(VCA-IgA 抗体)对鼻咽癌特异,鼻咽癌者血清 VCA-IgA 抗体阳性率为 90% 左右,而正常人仅为 6%~35%,可用于筛查。各种肿瘤还可制备其特异的抗原及对应的抗体或单克隆抗体,用以测定有无相应的抗原,如胃癌单抗、大肠癌单抗等均为目前正在进行的临床与实验研究的重要方面之一。此外,近年来质谱(mass spectrometry,MS)技术在蛋白质组学中的应用也为筛选新的肿瘤标志物提供了新途径。

3. **流式细胞测定(flow cytometry,FCM)** 是用以了解细胞分化的一种方法,分析染色体 DNA 倍体类型、DNA 指数等,结合肿瘤病理类型用以判断肿瘤恶性程度及推测其预后。

【影像学和内镜诊断】影像学技术包括 X 线、超声、核素、X 线计算机断层扫描(computerized tomography,CT)和磁共振成像(magnetic resonance imaging,MRI)等,在成像的基础上还可以利用各种造影剂以增加对比和血管的显影。各种内腔镜技术可以直接观察检查部位有无肿块及其形态与大小,从而做出相应的诊断。

1. X 线检查

(1) 透视与平片:肺肿瘤、骨肿瘤可见特定的阴影。

(2) 造影检查:①普通造影:应用对比剂如钡剂作钡餐与灌肠、碘剂(泛影葡胺、碘苯酯等)做造影,根据显示的充盈缺损、组织破坏、有无狭窄等形态,可获对比清晰的图像;必要时可再加用发泡剂作气钡双重对比;也可加用山莨菪碱使平滑肌弛张(低张)以观察较细小病变。②插管造影:应用特殊器械插管进行造影,如逆行输尿管插管肾盂造影、纤维十二指肠镜下做胆道与胰管逆行造影。③利用器官排泄特点进行造影,如静脉肾盂造影等。④血管造影:经周围动脉插管行选择性动脉造影,如肝动脉、颈动脉、腹腔动脉、肠系膜上下动脉造影,可显示患瘤器官或肿瘤的血管图像以帮助诊断。应用 X 线减数造影技术更可显示清晰的血管图像。⑤空气造影:对脑室、纵隔、腹膜后(观察肾及肾上腺的肿瘤)、腹腔等肿瘤以空气为对比,间接观察其图像,但已应用不多。

(3) 特殊 X 线显影术:硒静电 X 线(干板摄影)和钼靶 X 线球管摄影,应用于软组织及乳腺组织,不同软组织显示不同对比的影像,图像清晰。

2. **超声** 安全简便且无损伤,目前广泛应用于肝、胆、胰、脾、甲状腺、乳房、颅脑、子宫、卵巢等部位肿瘤的诊断,对判断囊性与实质性肿块很有价值。在超声引导下进行穿刺活检,成功率可达80%～90%。目前常应用计算机辅助的超声及彩色多普勒血流显像仪的声像图来帮助诊断。

3. **CT** 常用于颅内肿瘤、实质性脏器肿瘤、实质性肿块及淋巴结等的鉴别诊断。螺旋CT为20世纪90年代问世的新型X线摄影设备,X线管作同一方向快速连续旋转扫描,得到螺旋形的断面,一次屏气可完成全胸或全腹部扫描,经电脑工作站完成三维图像、CT血管造影、仿真内镜检查等。

4. **放射性核素显像** 常用于肿瘤诊断的放射性核素有锝99m、碘131、金198、磷32、氙133、镓67、镱169、铟113等十余种。临床上甲状腺肿瘤、肝肿瘤、骨肿瘤、脑肿瘤及大肠癌等常用放射性核素检查,一般可显示直径在2cm以上的病灶。骨肿瘤诊断阳性率较高,且可早于X线显影,能较早发现骨转移瘤,但易有假阳性。胃肠道肿瘤阳性率低。

5. **MRI** 利用人体内大量存在的氢原子核中的质子在强磁场下,激发氢质子共振,产生的电磁波被接收线圈接收并作空间定位,形成人体组织的生理或病理MRI图像,以供临床诊断,对神经系统及软组织显像尤为清晰。

6. **正电子发射断层显像(positron emission tomography,PET)** 以正电子核素标记为示踪剂,通过正电子产生的γ光子,重建出示踪剂在体内的断层图像。其示踪剂为人体组织基本元素,在肿瘤学诊断中应用最多为氟化脱氧葡萄糖(^{18}F-FDG),能根据肿瘤与正常组织对葡萄糖利用率的变化和差异作出显像,是一项无创、动态、定量分子水平的三维活体生化显像技术,对脑肿瘤、结肠癌、肺癌、黑色素瘤、乳腺癌、卵巢癌等诊断率可高达90%左右。目前应用的大多为PET和CT的结合检查。

7. **内镜检查** 是应用腔镜和内镜技术直接观察空腔脏器、胸腔、腹腔及纵隔的肿瘤或其他病变,并可取细胞或组织行病理学检查诊断,还能对小的病变做治疗,如摘除息肉;又可向输尿管、胆总管或胰管插入导管作X线造影检查。常用的有食管镜、胃镜、纤维肠镜、直肠镜、乙状结肠镜、气管镜、腹腔镜、纵隔镜、膀胱镜及阴道镜、子宫镜等。

【病理学诊断】 为目前确定肿瘤的直接而可靠的依据,也常常是对肿瘤进行治疗的先决条件。

1. **临床细胞学检查** 此法取材方便、易被接受,被临床广泛应用。①体液自然脱落细胞:肿瘤细胞易于脱落,标本取自胸水、腹水、尿液沉渣及痰液与阴道涂片。②黏膜细胞:食管拉网、胃黏膜洗脱液、宫颈刮片及内镜下肿瘤表面刷脱细胞。③细针吸取:用针和注射器吸取肿瘤细胞进行涂片染色检查。细胞学检查优点是简便易行、花费低、不需麻醉,缺点是多数情况下仅能作细胞学定性诊断。分化较高的单个或少数肿瘤细胞,有时诊断较困难、诊断标准不易统一。

2. **病理组织学检查** 根据肿瘤所在部位、大小及性质等,应用不同的取材方法。①穿刺活检:用专门设计的针头在局麻下获取组织小块,所取得的标本可以作组织学诊断。穿刺活检通常用于皮下软组织或某些内脏的实性肿块。其缺点是穿刺活检有促进肿瘤转移的可能,因而应严格掌握适应证。穿刺时应避开大血管和空腔脏器。②钳取活检:多应用于体表或腔道黏膜的表浅肿瘤,特别是外生性或溃疡性肿瘤。它适用于皮肤、口唇、口腔黏膜、鼻咽、子宫颈等处,也可在进行内镜检查时获取肿瘤组织。③经手术能完整切除者则行切除活检,或于手术中切取部分组织作快速(冷冻)切片诊断。对色素性结节或痣,尤其疑有黑色素瘤者,一般不作切取或穿刺取材,应完整切除检查。各类活检有促使恶性肿瘤扩散的潜在可能,因此应在术前短期内或术中施行。

【肿瘤分子诊断】 传统上曾经长期将肿瘤的病理诊断当作肿瘤的最终诊断。近来随着分子生物学和精准医学的发展,肿瘤的分子诊断逐渐成为肿瘤诊断中的第五级诊断。肿瘤的分子诊断可以检测相关基因,基因甲基化,RNA转录谱或相关蛋白质。检测的标本可以是肿瘤组织也可以是血液或血浆。

1. **病理组织免疫组织化学检查** 利用特异抗体与组织切片中的相关蛋白抗原结合,经过荧光素、过氧化物酶、金属离子等显色剂的处理,使抗原-抗体结合物显现出来。具有特异性强、敏感性高、定位准确、形态与功能相结合等优点,对提高肿瘤诊断准确率、判别组织来源、发现微小癌灶、正确分期及恶性程度判断等有重要意义。病变组织的免疫组织化学检查是肿瘤分子诊断的一部分,一般在病理检查的同时由病理科完成。

　　2. 病理组织的基因检查　利用目前的基因测序技术对病理组织中的相关基因进行直接测序以了解其突变的情况并指导临床相关治疗。目前在肺癌、乳癌、结肠癌中都有一些基因的突变或扩增和相应的靶向药物治疗效果直接相关。

　　3. 液体活检　由于临床上肿瘤标本的获取较为困难,目前将从各种体液中获得肿瘤分子诊断的手段统称为液体活检。液体活检具有创伤小,可重复进行的优点。对一些在治疗中易于发生的耐药基因突变具有特别的优势。但目前用液体活检的方法还在不断改进中,还无法完全替代传统的病理组织活检。

　　【肿瘤分期诊断】　对恶性肿瘤的分期有助于合理制订治疗方案,正确地评价疗效,判断预后。国际抗癌联盟提出的 TNM 分期法是目前被广泛采用的分期法。T 是指原发肿瘤、N 为淋巴结(lymph node)、M 为远处转移(metastasis)。再根据病灶大小及浸润深度等在字母后标以 0～4 的数字,表示肿瘤发展程度。1 代表小,4 代表大,0 为无。以此三项决定其分期,不同 TNM 的组合,诊断为不同的期别。在临床无法判断肿瘤体积时则以 Tx 表示。肿瘤分期有临床分期(CTNM)及术后的临床病理分期(PTNM)。各种肿瘤的 TNM 分类具体标准,是由各专业会议协定的,如乳腺癌分期如下:0 期为 $T_{is}N_0M_0$;Ⅰ期为 $T_1N_0M_0$;Ⅱ期为 $T_{0～1}N_1M_0$、$T_2N_{0～1}M_0$、$T_3N_0M_0$;ⅢA 期为 $T_{0～3}N_2M_0$、$T_3N_{1～2}M_0$;ⅢB 期为 $T_4N_{0～3}M_0$、$T_{0～4}N_3M_0$;Ⅳ期为包括 M_1 的任何 TN 组合。

二、实体肿瘤的常用治疗方法

　　良性肿瘤及临界性肿瘤以手术切除为主。临界性肿瘤必须彻底切除,否则极易复发或恶性变。恶性肿瘤主要有外科治疗、化学治疗、放射治疗三种手段,近年生物治疗及中医药在恶性肿瘤中的应用报道也日渐增多。具体治疗方案应经多科医师参与的多学科协作诊疗模式(multidisciplinary team,MDT)讨论,结合肿瘤性质、分期和病人全身状态而选择决定。一般认为,恶性实体瘤Ⅰ期者以手术治疗为主。Ⅱ期以局部治疗为主,原发肿瘤切除或放疗,包括可能存在的转移灶的治疗,辅以有效的全身化疗。Ⅲ期者采取综合治疗,手术前、后及术中放疗或化疗。Ⅳ期以全身治疗为主,辅以局部对症治疗。

　　【外科治疗】　肿瘤外科(surgical oncology)是用手术方法将肿瘤切除,对大多数早期和较早期实体肿瘤来说手术仍然是首选的治疗方法。良性肿瘤经完整切除后,可获得治愈。即使恶性实体瘤,只要癌细胞尚未扩散,手术治疗仍有较大的治愈机会。

　　肿瘤外科按其应用目的可以分为预防性手术、诊断性手术、根治性手术、姑息性手术和减瘤手术等。

　　1. 预防性手术　用于治疗癌前病变,防止其发生恶变或发展成进展期癌。通过外科手术早期切除下述癌前病变可预防恶性肿瘤的发生,例如:隐睾症是与睾丸癌相关的危险因素,在幼年行睾丸复位术可降低睾丸癌发生的可能性。家族性结肠息肉病的病人可通过预防性结肠切除而获益。若这类病人不行预防性结肠切除术,到 40 岁时约有一半的病人将发展成结肠癌,而在 70 岁以后几乎 100%会发展成结肠癌。

　　2. 诊断性手术　正确的诊断是肿瘤治疗的基础,它必须依据组织学诊断,需要有代表性的组织标本。另外肿瘤的放化疗也需要有病理学证据,故诊断性手术能为正确的诊断、精确的分期,进而进行恰当合理的治疗提供可靠的依据。

　　(1)切除活检术:指将肿瘤完整切除进行诊断。切除活检适用于较小的或位置较浅的肿瘤,既达到活检目的,也是一种治疗措施,是肿瘤活检的首选方式。

　　(2)切取活检术:指在病变部位切取一小块组织作组织学检查以明确诊断。切取活检多用于病变体积较大、部位较深的肿瘤。也适用于开胸和剖腹探查时确定病变性质和肿瘤有无转移。

（3）剖腹探查术：用其他方法无法明确诊断，又无法排除腹内恶性肿瘤时可考虑行剖腹探查术。剖腹探查可为肿瘤治疗赢得时间，获取组织学诊断以指导进一步治疗，同时也可识别非癌病变。

3. 根治性手术　指手术切除了全部肿瘤组织及肿瘤可能累及的周围组织和区域淋巴结，以求达到彻底治愈的目的。广义的根治性手术包括瘤切除术、广泛切除术、根治术和扩大根治术等。

（1）瘤切除术：适用于良性肿瘤，因良性肿瘤常有完整包膜，可在包膜外将肿瘤完整切除。也适用于一些瘤样病变，如色素痣、血管瘤等。

（2）广泛切除术：适用于软组织肉瘤和一些体表高分化癌。手术在肿瘤边缘之外适当切除周围正常组织，切除范围视肿瘤的分化程度及所在部位而定。皮肤恶性肿瘤应切除肿瘤的边缘 3～5cm，深达肌膜一并切除。肿瘤来自肌肉，则将涉及的肌肉自起点达止点全部肌群切除，恶性程度高的则需行截肢或关节离断术。

（3）根治术及扩大根治术：一般适用于转移主要发生在区域淋巴结的各类癌症。习惯将原发癌所在器官的部分或全部连同区域淋巴结整块切除的手术称为癌根治术，若切除的淋巴结扩大到习惯范围以外，则称为扩大根治术。如乳癌根治术切除全乳腺、腋下、锁骨下淋巴结、胸大小肌及乳房附近的软组织。乳癌扩大根治术则包括胸骨旁淋巴结清扫。根治术只是手术方式的一种，其所谓"根治"是针对切除范围而言，术后仍有不同程度的复发率；反之，其他手术方式也有一定的治愈率。对某一特定肿瘤选用何种手术应根据临床研究积累的证据而定。对一些不做淋巴清扫的肿瘤切除，临床上也常用 R0 手术来表示肿瘤的完全切除手术。

4. 姑息性手术　目的是为了缓解症状、减轻痛苦、改善生存质量、延长生存期、减少和防止并发症。例如：晚期胃癌行姑息性胃大部切除术，以解除胃癌出血。直肠癌梗阻行乙状结肠造口术。卵巢切除治疗绝经前晚期乳癌或复发病例，尤其是雌激素受体阳性者。与 R0 手术相对应的有 R1 和 R2 手术，R1 手术表示肿瘤大体切除但有显微镜下可见的肿瘤残留（切缘阳性）而 R2 手术表示肿瘤切除但有较明显残留。

5. 减瘤手术　当肿瘤体积较大，单靠手术无法根治的恶性肿瘤，作大部切除，术后继以其他非手术治疗，诸如化疗、放疗、生物治疗等以控制残留的肿瘤细胞，称为减瘤手术（减量手术）。减瘤手术仅适用于原发病灶大部切除后，残余肿瘤能用其他治疗方法有效控制者，如卵巢癌、Burkitt 淋巴瘤、睾丸癌等。

6. 复发或转移灶的手术治疗　复发和转移肿瘤的治疗比原发肿瘤更为困难，疗效也较差，但近年来对复发和转移瘤的手术治疗已受到重视。复发肿瘤应根据具体情况及手术、化疗、放疗对其疗效而定，凡能手术者应考虑再行手术。如软组织肉瘤术后复发多再行扩大切除乃至关节离断、截肢术；乳癌术后局部复发可再行局部切除术。转移性肿瘤的手术切除适合于原发灶已能得到较好的控制，而仅有单个转移性病灶。

7. 重建和康复手术　对癌症病人来说，生活质量也是极其重要的问题，而外科手术在病人术后的重建和康复方面起着独特而重要的作用。乳癌改良根治术后经腹直肌皮瓣转移乳房重建，头颈部肿瘤术后局部组织缺损的修复等均能提高肿瘤根治术后病人的生活质量。

8. 肿瘤外科治疗的原则　实施肿瘤外科手术除遵循外科学一般原则外，还应遵循肿瘤外科的基本原则。这些原则自1894年 Halsted 发明了经典的乳癌根治术以来就已奠定，以后又有人提出了"无瘤技术"的概念，使这些原则不断得到发展和完善。其基本思想是防止术中肿瘤细胞的脱落种植和血行转移。

（1）不切割原则：手术中不直接切割癌肿组织，由四周向中央解剖，一切操作均应在远离癌肿的正常组织中进行。

（2）整块切除原则（en bloc resection）：将原发病灶和所属区域淋巴结作连续性的整块切除，而不应将其分别切除。

（3）无瘤技术原则（no-touch）：无瘤技术的目的是防止手术过程中肿瘤的种植和转移。其主要内容为手术中的任何操作均不接触肿瘤本身,包括局部的转移病灶。

【化学治疗】简称化疗(chemotherapy),近来发展迅速,已成为肿瘤的主要治疗手段之一。

1. 肿瘤化疗适应证　根据化疗疗效的不同,其临床应用范围有下述几种。

(1) 首选化疗的恶性肿瘤:目前一些肿瘤单独应用化疗已可能治愈,这些肿瘤有恶性滋养细胞肿瘤(绒癌、恶性葡萄胎)、睾丸精原细胞瘤、Burkitt 淋巴瘤、大细胞淋巴瘤、中枢神经系统淋巴瘤、小细胞肺癌、急性淋巴细胞白血病、胚胎性横纹肌肉瘤等。

(2) 可获长期缓解的肿瘤:应用化疗可使一些肿瘤获缓解或使肿瘤缩小,或可使手术范围缩小以尽可能多地保留器官功能,如颗粒细胞白血病、部分霍奇金淋巴瘤、肾母细胞瘤、乳癌、肛管癌、膀胱癌、喉癌、骨肉瘤及软组织肉瘤等。

(3) 化疗配合其他治疗有一定作用的肿瘤:一些肿瘤在手术或放疗后应用化疗可进一步提高疗效,如胃肠道癌、鼻咽癌、宫颈癌、前列腺癌、非小细胞肺癌等。

2. 抗肿瘤药物

(1) 细胞毒素类药物:烷化剂类药物的氮芥基团可作用于 DNA、RNA、酶和蛋白质,导致细胞死亡。如环磷酰胺、氮芥、卡莫司汀(卡氮芥)、白消安(马利兰)、洛莫司汀(环己亚硝脲)等。

(2) 抗代谢类药:此类药物对核酸代谢物与酶的结合反应有相互竞争作用,影响与阻断了核酸的合成。如氟尿嘧啶、替加氟(呋喃氟尿嘧啶)、甲氨蝶呤、巯嘌呤、阿糖胞苷等。

(3) 抗生素类:有抗肿瘤作用的抗生素如放线菌素 D(更生霉素)、丝裂霉素、阿霉素、平阳霉素、博来霉素等。

(4) 生物碱类:长春碱类主要干扰细胞内纺锤体的形成,使细胞停留在有丝分裂中期。其他还有羟喜树碱、紫杉醇及鬼臼毒素类依托泊苷(VP-16)、替尼泊苷(VM-26)等。

(5) 激素和抗激素类:能改变内环境进而影响肿瘤生长,有的能增强机体对肿瘤侵害的抵抗力。常用的有他莫昔芬(三苯氧胺)、托瑞米芬(法乐通)、缓退瘤、己烯雌酚、黄体酮、丙酸睾酮、甲状腺素、泼尼松等。

(6) 其他:不属于以上诸类如丙卡巴肼、羟基脲、L-门冬酰胺酶、铂类、抗癌锑、达卡巴嗪等。

(7) 分子靶向药物:除了上述 6 类根据化学特性来分类的化疗药物外,近年出现了一些以肿瘤相关的特异分子作为靶点而尚未明确归类的药物。它们在化学特性上可以是单克隆抗体和小分子化合物。其作用靶点可以是细胞受体、信号传导和抗血管生成等。单抗类常用的有:赫赛汀、美罗华、西妥昔和贝伐单抗等;小分子化合物大多为各种磷酸激酶的抑制剂,目前常用的有:伊马替尼、吉非替尼等。由于分子靶向药物有较明确的作用靶点,因此治疗的选择性较强,副作用较轻。

根据化疗药物对细胞增殖周期作用分类。细胞增殖周期包含 DNA 合成的各时相(G_1、G_2、S、M期),另外尚有处于休眠状态的非增殖细胞(G_0 期),根据药物对细胞增殖周期作用的不同可分为:①细胞周期非特异性药物:该类药物对增殖或非增殖细胞均有作用,如氮芥类及抗生素类;②细胞周期特异性药物:作用于细胞增殖的整个或大部分周期时相者,如氟尿嘧啶等抗代谢类药物;③细胞周期时相特异药物:药物选择性作用于某一时相,如阿糖胞苷、羟基脲抑制 S 期,长春新碱对 M 期有抑制作用。

3. 化疗方式　从理论上讲化疗药物只能杀灭一定百分比的肿瘤细胞,如晚期白血病有 10^{12} 或 1kg 的癌细胞,即使某一种药物能杀灭 99.99% 的肿瘤细胞,则尚存留 10^8 肿瘤细胞,仍可出现临床复发。多药物的联合应用是控制复发的可能途径。根据化疗在治疗中的地位和治疗对象的不同,其临床应用主要有以下几种。

(1) 诱导化疗(induction chemotherapy):常多种化疗药物的联合使用,用于化疗可治愈肿瘤或晚期播散性肿瘤姑息。除化疗外,放射治疗也被应用于诱导治疗。在晚期肿瘤的姑息治疗时,为了减轻联合化疗方案的毒副作用,有时在前期联合化疗取得一定疗效或肿瘤稳定后,只保留联合化疗方案中毒性较低的个别药物继续治疗,等到肿瘤正常进展后再应用联合化疗方案的方法被称为维持治疗

(maintenance treatment)。实体肿瘤疗效评价标准(response evaluation criteria in solid tumors,RSCIST)是目前通用的评价肿瘤疗效的标准。目前常用肿瘤客观反应率(objective response rate,ORR)、无进展生存时间(progress free survival,PFS)和总生存时间(overall survival,OS)来评价疗效。

(2)辅助化疗(adjuvant chemotherapy)和新辅助化疗(neoadjuvant chemotherapy):辅助化疗常用于肿瘤经有效的局部治疗后,如在癌根治术后或治愈性放疗后,目的是清除可能残留的远处微小癌灶,以提高局部治疗效果。辅助治疗通常有固定的疗程。因为此时体内已没有可以评价疗效的病灶,常用无瘤生存时间(disease free survival,DFS)、无复发生存时间(recurrence free survival,RFS)或术后复发率来评价疗效。新辅助化疗是针对尚可根治切除肿瘤病灶但术后复发风险较大的病人,主要目的在于减少术后复发而不是肿瘤降期。临床应用中也发现有些病人的肿瘤降期,达到缩小手术范围以保留更多器官组织的效果。新辅助化疗一般也有固定疗程,但在实行过程中需要检测病灶对治疗的反应,以便及时调整方案。除化疗外,放射治疗也被应用于辅助或新辅助治疗。

(3)转化化疗(conversion chemotherapy):是针对临床判断无法切除或仅勉强可切除但会带来较严重器官毁损的实体瘤,试图通过术前治疗争取使肿瘤退缩以能达到根治切除或尽可能保留较多人体器官组织的疗法。转化治疗要求达到肿瘤降期,其方案常选用诱导化疗中肿瘤反应率最高的方案,以试图在较短的疗程中获得较高的转化切除率。除化疗外,放射治疗也被应用于转化治疗。

化疗药物的用法一般是静脉滴注或注射、口服、肌内注射,均属全身性用药。为了提高药物在肿瘤局部的浓度,可将有效药物作腔内注射、动脉内注入、动脉隔离灌注或者门静脉灌注。

4. 化疗毒副作用　由于化疗药物对正常细胞也有一定的影响,尤其是处于增殖状态的正常细胞,所以用药后可能出现各种不良反应。常见的有:①骨髓抑制:白细胞、血小板减少;②消化道反应,如恶心、呕吐、腹泻、口腔溃疡等;③毛发脱落;④血尿;⑤免疫功能降低,容易并发细菌或真菌感染。

【放射治疗】　简称放疗(radiotherapy),是肿瘤治疗的主要手段之一。目前,大约70%的肿瘤病人在病程不同时期因不同的目的需要接受放射治疗。

1. 放射线及放射治疗机的种类

临床上应用的放射线分为两大类。

(1)电磁辐射:①X线:波长为$(0.001\sim120)\times10^{-10}$m,由电能产生;②γ线:波长为$(0.001\sim1.5)\times10^{-10}$m,来自天然或人工的放射性核素。

(2)粒子辐射:①α射线:是带正电的粒子,为一束运动的氦原子核;②β射线:是带负电的粒子,即电子;③其他:质子射线、中子射线、重离子射线、负π介子射线。

放射治疗机主要有以下几类:

(1)加速器:医疗上使用最多的是电子感应加速器和电子直线加速器,此外还有电子回旋加速器等。前两者既可产生电子束,又可产生高能X线。目前,直线加速器在临床上的应用尤为广泛。

(2)^{60}Co远距离治疗机:^{60}Co治疗机从20世纪50年代起开始普及,到60年代起了主导作用,至今在不发达国家及发展中国家仍广泛使用。该机由一个不断放射γ射线的^{60}Co放射源、附属防护装置和治疗机械装置构成。

(3)^{137}Cs中距离治疗机:^{137}Cs是人工放射性核素,它放出的γ线能量为0.66MeV。其优点是半衰期长,为33年,适合作为腔内照射放射源。

(4)X线治疗机:X线是通过"变压器-整流器"装置,由高速运动的电子突然受到物体的阻滞而产生。根据X线的能量高低及穿透力强弱可分为:接触X线治疗机(50kV)、浅层X线治疗机(60~120kV)和深层X线治疗机(180~250kV)。当前,X线治疗机已很少用于临床。

2. 放射治疗技术　临床上常用的放射治疗技术包括远距离治疗、近距离治疗、适形放射治疗、X(γ)刀立体定向放射治疗、全身放射治疗、半身放射治疗、等中心治疗等。

(1)远距离治疗:又称外照射,是指放射源位于体外一定距离,集中照射人体某一部位,是最常用的放疗技术。

（2）近距离治疗：将放射源直接放入病变组织或人体的天然管道内,如舌、鼻咽、食管、宫颈等部位进行照射,又称组织间放疗或腔内放疗。

（3）立体定向放射外科(stereotactic radiosurgery):是指采取立体定向等中心技术通过三维空间将高能放射线(X线或γ线)一次大剂量聚照在病变部位,使病灶区发生放射性坏死而病灶周围正常组织因等剂量曲线急剧陡降免受损伤,从而在靶区边缘形成如同刀割样的损伤边界,达到既摧毁病灶又不损伤周围正常组织和重要器官的目的,犹如外科手术刀切除的效果。放射源为X线者称之为X刀,放射源为γ线者则为γ刀。适合位置固定而体积较小的肿瘤,通常X刀可用于治疗直径在5cm以下的肿瘤,γ刀则不宜用于治疗直径大于3cm的病灶。

（4）适形放射治疗(conformal radiation therapy):是一种新的放疗技术,它使高照射剂量分布区的三维形态与病变形状一致,最大限度地将剂量集中到病灶内,而使其周围正常组织器官少受或免受不必要的照射。适形放射治疗的应用有助于减轻放疗反应,增加病变区的剂量,不仅能提高疗效,同时扩展了放疗的适应证。例如,常规放疗较少应用于腹部肿瘤的治疗,主要是由于胃肠道及肝等对放射线敏感,限制了肿瘤剂量的提高,适形放射治疗则克服了这一困难。它是肿瘤放疗技术发展的一个方向。

3. 放疗的临床应用

（1）根治性放疗:根治性放疗是希望通过放射治疗达到彻底消灭肿瘤,使病人完全恢复健康的目的。其放射剂量通常要接近肿瘤周围正常组织的耐受量。根治性放疗应按病变的性质、范围、耐受性和病人的一般情况等确定。

（2）姑息性放疗:适于某些病变范围广泛,对射线不敏感,及年迈、全身情况差,或难以耐受根治性放疗的病人。姑息性放疗以缓解症状、改善生活质量为主要目的。放射治疗在缩小瘤体、解除压迫和阻塞症状、控制感染、愈合溃疡、止血、止痛、预防病理性骨折等方面都有一定的疗效。

（3）放射结合手术、化疗的综合治疗:在很多情况下单纯放疗不能达到满意疗效,因此,手术、放疗、化疗的综合治疗成为临床肿瘤治疗中最为常用的治疗形式。综合治疗的模式有:①传统模式(术后放化疗),如乳腺癌、睾丸肿瘤、大肠癌、软组织肿瘤;②先放疗后手术,如骨肉瘤、Ⅲ期乳腺癌、Ⅲ期肺癌、睾丸肿瘤、小细胞肺癌;③放疗化疗同时进行,如尤文瘤、肺癌;④放化疗加生物治疗,如淋巴瘤、胃癌、乳腺癌。

4. 放疗适应证

（1）适合放射治疗的肿瘤:①对射线高度敏感的淋巴造血系统肿瘤、性腺肿瘤、多发性骨髓瘤、肾母细胞瘤等低分化肿瘤。②中度敏感的表浅肿瘤和位于生理管道的肿瘤:如鼻咽癌、口腔癌(包括舌、唇、牙龈、硬腭、扁桃体等)、皮肤癌(面部和手部)、上颌窦癌、外耳癌、喉内型喉癌、宫颈癌、膀胱癌、肛管癌等,这些肿瘤有些虽也适合手术治疗,但放疗以功能损害小为其优点。③肿瘤位置使手术难以根治的恶性肿瘤:如颈段食管癌、中耳癌等。

（2）放疗与手术综合治疗的肿瘤:主要有乳癌、淋巴结转移癌、食管癌、支气管肺癌、卵巢癌、恶性腮腺混合瘤、脑肿瘤(包括垂体肿瘤)、宫颈癌、外阴癌、阴茎癌、肢体及躯干部皮肤癌等。此类肿瘤常行术前或术后放疗以减少局部的术后复发率。另外,术中放疗也被试用于临床,术中肿瘤切除后在肿瘤瘤床和周围淋巴结引流区作一次大剂量的放疗。放疗与手术均为局部治疗,它们的综合治疗常对肿瘤的局部控制有较好作用,但对减少恶性肿瘤的远处转移作用不大。

（3）放疗价值有限,仅能缓解症状的肿瘤:喉外型喉癌、下咽癌、甲状腺肿瘤、恶性唾液腺肿瘤、尿道癌、阴道癌等。

（4）放疗价值不大的肿瘤:成骨肉瘤、纤维肉瘤、一般的横纹肌肉瘤、脂肪肉瘤、恶性黑色素瘤、胃肠道高分化癌、胆囊癌、肾上腺癌、肝转移癌等。

5. 放疗的副作用

放射治疗的副作用主要为骨髓抑制(白细胞减少,血小板减少)、皮肤黏膜改变及胃肠反应等。治疗中必须常规检测白细胞和血小板。发现白细胞降至$3×10^9/L$,血小板降至80×

10^9/L 时须暂停治疗。放疗反应还包括各种局部反应。

【免疫治疗】 肿瘤的免疫疗法是利用人体免疫系统来对抗肿瘤,是近年来肿瘤治疗领域最具潜力的新方向,它被美国肿瘤学协会(ASCO)评选为 2016 年度首要进展。目前的免疫治疗大致可分为有三种,分别是细胞免疫疗法、抗体药物阻断异常免疫检查点疗法以及肿瘤治疗性疫苗。

免疫治疗不同于细胞毒药物,其治疗作用需要一个免疫激活过程。常需一段时间后才能建立起免疫应答,进而转化为长期的临床效应,此现象称为免疫治疗延迟效应。免疫相关疗效评价(immune-related response criteria,irRC)是目前常用的免疫治疗疗效评价标准。irRC 采用 SPD(the sum of the perpendicular diameters)评价肿瘤大小,以所有可测量的病灶总的肿瘤负荷进行比较,肿瘤负荷降低 50% 定为 irPR,肿瘤负荷增加>25% 定为 irPD,其他定义为 irSD。而且免疫治疗时肿瘤病灶早期的增大优势会在下一个时间点获得疗效。同时免疫治疗的一些特殊毒副作用也有待于进一步观察总结。

1. **免疫细胞疗法** 细胞免疫是指利用病人血液或肿瘤组织中的免疫细胞,进行体外改造后回输至病人体内,来实现杀灭肿瘤细胞的目的。目前较为成功的免疫细胞免疫疗法当属嵌合抗原受体修饰 T 细胞疗法(CAR-T),它通过单采血液成分的方法采集病人的 T 细胞,然后将这些 T 细胞在实验室中进行基因修饰,在其表面表达人工合成的蛋白,称为嵌合抗原受体(chimeric antigen receptor,CAR)。T 细胞上的 CAR 被设计为只能绑定癌细胞表面的特定蛋白,并使体外修饰过的 T 细胞攻击这些被绑定的肿瘤细胞。这个过程同时也刺激了体内能够靶向肿瘤细胞的其他 T 细胞的产生。免疫细胞被设计表达 CAR 后在实验室中倍增到数以亿计再重新输注回病人体内。病人在接受 CAR T 细胞输注前需要先接受化疗和其他药物治疗,耗尽体内现有的 T 细胞。2017 年美国食品药品监督管理局(FDA)批准了第一个适用于儿童和青少年的急性淋巴细胞白血病的 CAR-T 细胞疗法。另外 T 细胞抗原受体疗法和过继性细胞免疫疗法这是利用治疗病人自身的 T 细胞在体外予以刺激和培养扩增,再将大量活化的 T 细胞回输肿瘤病人以达到治疗目的。

2. **抗体免疫检查点抑制剂** 免疫系统具有能够识别人体内正常细胞和外来异物的能力。因此免疫细胞在进攻外来细胞的同时能准确地保证正常细胞不受损害。为了实现这种识别,免疫系统使用了某些免疫细胞上被激活(或灭活)的分子来启动免疫反应,这种分子被称为“检查点”。肿瘤细胞有时通过利用这些检查点,来逃避免疫系统的攻击。免疫检查点抑制剂就是阻断免疫检查点蛋白的活性,增加其摧毁癌细胞的能力,目前主要有 CTLA4 抗体,PD-1 抗体/PD-L1 抗体两类。

第一种获得 FDA 批准的抗体免疫检查点抑制剂是伊匹木单抗(ipilimumab),主要用于治疗晚期黑色素瘤,它阻断 CTLA4 的检查点蛋白活性,该蛋白在活化的免疫细胞(称为细胞毒性 T 淋巴细胞)表面表达。CTLA4 可使这些 T 细胞失活,从而降低免疫应答的强度。ipilimumab 与 CTLA4 结合并阻止其发送抑制性信号。这可以增强人体对肿瘤细胞的免疫应答。由于 ipilimumab 会影响免疫系统,所以有时会导致严重甚至危及生命的副作用。

细胞程序性死亡分子 1(PD-1)作为一种检查点蛋白,有助于防止 T 细胞攻击体内细胞。当它连接到正常(和肿瘤)细胞上的蛋白质细胞程序性死亡配体 1(PD-L1)时,T 细胞就不会攻击这些正常(和肿瘤)细胞。靶向 PD-1 或 PD-L1 的单克隆抗体可以阻断这种结合并增强针对肿瘤细胞的免疫应答。PD-1 抑制剂纳武单抗(nivolumab)被批准用于治疗晚期黑色素瘤或晚期肺癌病人,而 PD-L1 抑制剂派姆单抗(pembrolizumab)被批准用于治疗晚期黑色素瘤病人。目前的研究还发现 PD1 和 PD-L1 抑制剂的肿瘤治疗效果和肿瘤内部的较高抗原负荷密切相关。而肿瘤错配修复基因(MMR)的突变或失活常伴有较高的抗原负荷。2017 年 5 月 FDA 首次批准基于生物标志物而不是原发肿瘤种类的药物治疗适应证。纳武单抗和派姆单抗被批准适用于治疗已被鉴定为具有微卫星不稳定性高(MSI-H)或错配修复缺陷(dMMR)的结直肠癌和其他实体肿瘤。

3. **肿瘤治疗性疫苗** 这些疫苗通常由病人自身的肿瘤细胞或肿瘤细胞产生的物质经过修饰,它们旨在通过加强人体对抗癌症的天然防御来治疗癌症。近年已有数个肿瘤治疗疫苗上市例如治疗转移性前列腺癌的 Sipuleucel-T。还有一些肿瘤治疗性疫苗正在临床试验中。

【中医中药治疗】　中医药治疗恶性肿瘤,主要应用祛邪、扶正、化瘀、软坚、散结、清热解毒、化痰祛湿、通经活络及以毒攻毒等原理。以中药补益气血、调理脏腑,配合化学治疗、放射治疗或手术后治疗,可减轻毒副作用。

三、肿瘤的预防及随访

【预防】　恶性肿瘤是由环境、营养、饮食、遗传、病毒感染和生活方式等多种不同的因素相互作用而引起的,所以目前尚无可利用的单一预防措施。国际抗癌联盟认为 1/3 癌症是可以预防的,1/3 癌症如能早期诊断是可以治愈的,1/3 癌症可以减轻痛苦、延长寿命。并据此提出了恶性肿瘤的三级预防概念:一级预防是消除或减少可能致癌的因素,防止癌症的发生;二级预防是指癌症一旦发生,如何在其早期阶段发现它并予以及时治疗;三级预防是治疗后的康复,提高生存质量及减轻痛苦,延长生命。

1. **一级预防**　约80%以上的人类癌症与环境因素有关。改善生活习惯如戒烟,注意环境保护较为重要。与烟草有关的除肺癌、口腔癌外,食管、胃、膀胱、胰、肝的癌症也与之有关。约25%～35%的癌症与饮食有关,应多食纤维素、新鲜蔬菜水果,忌食高盐、霉变食物。此外职业性暴露于致癌物,如石棉、苯及某些重金属等应尽量减少。

近年来开展的免疫预防和化学预防(chemoprevention)均属于一级预防范畴,可望为癌症预防开拓新的领域。前者如应用乙型肝炎疫苗对大规模人群实施肝癌"免疫预防战略"。后者是如应用选择性环氧化酶2(COX-2)抑制剂对结直肠腺瘤进行化学预防等。但各种预防措施的长期效果和其可能带来的副作用尚需时日观察证实。

2. **二级预防**　早期发现、早期诊断与早期治疗恶性肿瘤。对高发区及高危人群定期筛查是较确切可行的方法,一方面从中发现癌前病变并及时治疗,是二级预防中的一级预防效应。例如切除胃肠道腺瘤或息肉,及时治疗子宫颈慢性炎症伴不典型增生病变,治疗慢性胃溃疡或经久不愈的下肢溃疡等。另一方面尽可能发现较早期的恶性肿瘤进行治疗,可获得较好的治疗效果。

3. **三级预防**　对症治疗以改善生存质量或延长生存时间,包括各种姑息治疗和对症治疗。对癌痛的治疗,世界卫生组织提出了三级止痛阶梯治疗方案,其基本原则为:①最初用非吗啡类药,效果不明显时追加吗啡类药,仍不明显时换为强吗啡类药或考虑药物以外的治疗;②从小剂量开始,视止痛效果逐渐增量;③口服为主,无效时直肠给药,最后注射给药;④定期给药。

【随访】　肿瘤的治疗不能仅以病人治疗后近期恢复即告结束,如果出现复发或转移也需积极治疗。因此肿瘤治疗后还应定期对病人进行随访和复查。随访的目的为:

1. 早期发现有无复发或转移病灶。有些肿瘤在复发和转移后及时进行治疗仍能取得较好的疗效,如大肠癌术后单发的肝转移、乳癌术后胸壁局部复发等可再次行手术治疗,仍能得到较满意的效果。

2. 研究、评价、比较各种恶性肿瘤治疗方法的疗效,提供改进综合治疗的依据,以进一步提高疗效。

3. 随访对肿瘤病人有心理治疗和支持的作用。

随访应有一定的制度,在恶性肿瘤治疗后最初 2 年内,每 3 个月至少随访一次,以后每半年复查一次,超过 5 年后每年复查一次直至终生。复查的内容根据不同肿瘤而有所不同,主要包括如下:

1. 肿瘤切除后有无局部和区域淋巴结复发情况,如乳癌术后检查胸壁、腋窝淋巴结和锁骨上淋巴结情况。

2. 肿瘤有无全身转移情况。如了解肺部转移情况可摄 X 线胸片;观察肝转移可用超声或 CT 检查;腹部恶性肿瘤术后复查不可遗忘直肠指检,它可发现盆腔种植性转移;怀疑骨转移可作 ECT 全身骨扫描,比常规 X 线平片早 3 个月即可发现转移。

3. 与肿瘤相关的肿瘤标志物、激素和生化指标检查,如白血病复查血象、肝癌复查甲胎蛋白、大肠癌复查癌胚抗原、绒癌和睾丸癌检查促性腺激素、垂体泌乳素瘤术后检查血泌乳素变化情况。尤其是术前上述指标增高,术后恢复正常,而在随访中又出现逐渐升高的往往提示肿瘤复发。

4. 机体免疫功能测定,以了解病人的免疫状况。

肿瘤经手术、放化疗等治疗后大致有三种转归:①临床治愈:各种治疗清除了体内所有的癌细胞,病人获得长期生存,即使体内有少量的微转移灶,也可被机体的免疫系统所杀灭;②恶化:肿瘤未能控制,继续发展而致死亡;③复发:经一个缓解期后又出现新的病灶,机体的免疫系统不能清除治疗后残留或转移的癌细胞。各种肿瘤的恶性程度不一,故治疗后的疗效判断也不尽相同。发展迅速的儿童横纹肌肉瘤,易在短期内复发,治愈后随访 2 年以上很少有再复发。胃肠道腺癌、肺癌、子宫颈癌需观察 5 年以上,乳癌发展较慢,目前认为随访 10 年才能得出临床治愈的结论。甲状腺乳头状癌的发展更慢,至少随访 10 年以上才能判断有无治愈。

第二节 常见体表肿瘤与肿块

体表肿瘤是指来源于皮肤、皮肤附件、皮下组织等浅表软组织的肿瘤。在临床上尚需与非真性肿瘤的肿瘤样肿块鉴别。

一、皮肤乳头状瘤

皮肤乳头状瘤(skin papilloma)系表皮乳头样结构的上皮增生所致,同时向表皮下乳头状伸延,易恶变为皮肤癌,如阴茎乳头状瘤极易癌变为乳头状鳞状细胞癌。

1. **乳头状疣** 非真性肿瘤,多由病毒所致。表面是乳头向外突出,见多根细柱状突出物,基底平整不向表皮下伸延。有时可自行脱落。

2. **老年性色素疣(senile pigmental wart)** 多见于头额部、暴露部位或躯干,高出皮面,黑色,斑块样,表面干燥、光滑或呈粗糙感。基底平整,不向表皮下伸延。局部扩大增高、出血破溃则有癌变可能。

二、皮肤癌

皮肤癌(skin carcinoma)常见为基底细胞癌与鳞状细胞癌,多见于头面部及下肢。

1. **皮肤基底细胞癌(skin basal cell carcinoma)** 来源于皮肤或附件基底细胞,发展缓慢,呈浸润性生长,很少有血道或淋巴道转移。亦可同时伴色素增多,呈黑色,称色素性基底细胞癌,临床上易误诊为恶性黑色素瘤,但质地较硬;破溃者呈鼠咬状溃疡边缘。好发于头面,如鼻梁旁、眼睑等处。对放射线敏感,故可行放疗;早期也可手术切除。

2. **鳞状细胞癌(squamous cell carcinoma)** 早期即可呈溃疡,常继发于慢性溃疡或慢性窦道开口,或瘢痕部的溃疡经久不愈而癌变。表面呈菜花状,边缘隆起不规则,底部不平,易出血,常伴感染致恶臭。可局部浸润及淋巴结转移。手术治疗为主,区域淋巴结应清扫。放疗亦敏感,但不易根治。在下肢者严重时伴骨髓浸润,常需截肢。

三、痣与黑色素瘤

黑痣(pigment nevus)为色素斑块。可分为:①皮内痣:痣细胞位于表皮下,真皮层,常高出皮面。表面光滑,可存有汗毛(称毛痣)。少见恶变。②交界痣:痣细胞位于基底细胞层,向表皮下延伸。局部扁平,色素较深。该痣细胞易受激惹,局部受外伤或感染后易恶变。多位于手和足,易受外伤处。较少见的位于眼睑(闭合痣)。③混合痣:皮内痣与交界痣同时存在。当黑痣色素加深、变大,或有瘙痒、疼痛时,为恶变可能,应及时作完整切除,送做病理检查。如有破溃及出血,更应提高警惕。切忌作不完整的切除或化学烧灼。冷冻、电灼虽可消除,但无病理诊断难以明确有无恶变,不宜推广。

黑色素瘤(melanoma)为高度恶性肿瘤,发展迅速,当妊娠时发展更快。若受外伤,例如做不彻底切除或切取活检,可迅即出现卫星结节及转移,故应做广泛切除治疗。手术治疗为局部扩大切除,如截趾(指)或小截肢,4~6周后行区域淋巴结清扫。对较晚期或估计切除难达根治者,可进行免疫治疗或冷冻治疗,争取局部控制后再作手术治疗。晚期免疫治疗为卡介苗或白介素及干扰素治疗。

四、脂肪瘤

脂肪瘤(lipoma)为正常脂肪样组织的瘤状物,好发于四肢、躯干。境界清楚,呈分叶状,质软可有假囊性感、无痛。生长缓慢,但可达巨大体积。深部者可恶变,应及时切除。多发者瘤体常较小,常呈对称性,有家族史,可伴疼痛(称痛性脂肪瘤)。

五、纤维瘤及纤维瘤样病变

位于皮肤及皮下纤维组织肿瘤,瘤体不大,质硬,生长缓慢,常见有以下几类:

1. 纤维黄色瘤(fibroxanthoma) 位于真皮层及皮下,多见于躯干、上臂近端。常由不明的外伤或瘙痒后小丘疹发展所致。因伴有内出血、含铁血黄素,故可见褐色素,呈咖啡色,质硬,边界不清呈浸润感,易误为恶性。直径一般在1cm以内,如增大应疑有纤维肉瘤变。

2. 隆突性皮纤维肉瘤(dermatofibrosarcoma protuberans) 多见于躯干。来源于皮肤真皮层,故表面皮肤光薄,似菲薄的瘢痕疙瘩样隆突于表面。低度恶性,具假包膜。切除后局部极易复发,多次复发恶性度增高,并可出现血道转移。故对该类肿瘤手术切除应包括足够的正常皮肤及足够的深部相应筋膜。

3. 带状纤维瘤(desmoid fibromatosis) 位于腹壁,为腹肌外伤或产后修复性纤维瘤,常夹有增生的横纹肌纤维。虽非真性肿瘤,但无明显包膜,应完整切除。

六、神经纤维瘤

神经纤维包括神经纤维束内的神经轴及轴外的神经鞘细胞与纤维细胞。故神经纤维瘤包括神经鞘瘤与神经纤维瘤。前者由鞘细胞组成,后者为特殊软纤维,具有折光的神经纤维细胞并伴有少量神经索。

1. 神经鞘瘤(schwannoma) 位于体表者,可见于四肢神经干的分布部位。

中央型:源于神经干中央,故其包膜即为神经纤维。肿瘤呈梭形。手术不慎易切断神经,故应沿神经纵行方向切开,包膜内剥离出肿瘤。

边缘型:源于神经边缘,神经索沿肿瘤侧面而行。易手术摘除,较少损伤神经干。

2. 神经纤维瘤(neurofibroma) 可夹杂有脂肪、毛细血管等。为多发性,且常对称。大多无症状,但也可伴明显疼痛、皮肤常伴咖啡样色素斑,肿块可如乳房状悬垂。本病可伴有智力低下,或原因不明头痛、头晕,可有家族聚集倾向。

神经纤维瘤呈象皮样肿型者为另一类型,好发于头顶或臀部。临床似法兰西帽或狮臀,肿瘤由致密的纤维成分组成。其中为血管窦,在手术切面因血窦开放,渗血不易控制。故手术时应从正常组织切入。创面较大常需植皮修复。

七、血管瘤

血管瘤按其结构分为三类,临床过程和预后各不相同。

1. 毛细血管瘤(capillary hemangioma) 多见于婴儿,大多数是女性。出生时或生后早期见皮肤有红点或小红斑,逐渐增大、红色加深并可隆起。如增大速度比婴儿发育更快,则为真性肿瘤。瘤体境界分明,压之可稍退色,释手后恢复红色。大多数为错构瘤,1年内可停止生长或消退。

早期瘤体较小时容易治疗,施行手术切除或以液氮冷冻治疗,效果均良好。瘤体增大时仍可用手术或冷冻治疗,但易留有瘢痕。亦可用^{32}P敷贴或X线照射,使毛细血管栓塞,瘤体萎缩。个别生长范围较广的毛细血管瘤,可试用泼尼松口服治疗。

2. **海绵状血管瘤(cavernous hemangioma)** 一般由小静脉和脂肪组织构成。多数生长在皮下组织内,也可在肌肉,少数可在骨或内脏等部位。皮下海绵状血管瘤可使局部轻微隆起。皮肤正常,或有毛细血管扩张,或呈青紫色。肿块质地软而境界不太清,有的稍有压缩性,可有钙化结节,可触痛。肌海绵状血管瘤常使肌肥大、局部下垂,在下肢者久站或多走时有发胀感。

治疗应及早施行血管瘤切除术,以免增长过大,影响功能且增加治疗困难。术前需充分估计病变范围,必要时可行血管造影。术中要注意控制出血和尽量彻底切除血管瘤组织。辅助治疗可在局部注射血管硬化剂(如5%鱼肝油酸钠或40%尿素等)。

3. **蔓状血管瘤(hemangioma racemosum)** 由较粗的迂曲血管构成,大多数为静脉,也可有动脉或动静脉瘘。除了发生在皮下和肌肉,还常侵入骨组织,范围较大,甚至可超过一个肢体。血管瘤外观常见蜿蜒的血管,有明显的压缩性和膨胀性。或可听到血管杂音,或可触到硬结。在下肢者皮肤可因营养障碍而变薄、着色甚至破溃出血。累及较多的肌群者影响运动能力。累及骨组织的青少年,肢体可增长、增粗。

治疗应争取手术切除。术前作血管造影检查,详细了解血管瘤范围,设计好手术方案。必须充分做好准备,包括准备术中控制失血及大量输血等。

八、囊性肿瘤及囊肿

1. **皮样囊肿(dermoid cyst)** 为囊性畸胎瘤,浅表者好发于眉梢或颅骨骨缝处,可与颅内交通呈哑铃状。手术摘除前应有充分估计和准备。

2. **皮脂囊肿(sebaceous cyst)** 非真性肿瘤,为皮脂腺排泄受阻所致潴留性囊肿。多见于皮脂腺分布密集部位如头面及背部。表面可见皮脂腺开口的小黑点。囊内为皮脂与表皮角化物集聚的油脂样"豆渣物",易继发感染伴奇臭,感染控制后手术切除治疗。

3. **表皮样囊肿(epidermoid cyst)** 为明显或不明显的外伤致表皮基底细胞层进入皮下生长而形成的囊肿。囊肿壁由表皮所组成,囊内为角化鳞屑。多见于易受外伤或磨损部位,如臀部、肘部,间或发现于注射部位。手术切除治疗。

4. **腱鞘或滑液囊肿(synovial cyst)** 非真性肿瘤,由浅表滑囊经慢性劳损诱致。多见于手腕、足背肌腱或关节附近,坚硬感。可加压击破或抽出囊液注入醋酸氢化可的松或手术切除治疗,但治疗后易复发。

(张苏展)

第十五章　器官、组织和细胞移植

第一节　概　　述

（一）**移植的概念与分类**　移植（transplantation）是指将一个个体有活力的细胞、组织或器官（移植物，graft）用手术或其他方法，植入到自体或另一个体的体内，以替代或增强原有细胞、组织或器官功能的医学技术。提供移植物的个体被称为供者或供体（donor），而接受移植物的个体被称为受者或受体（recipient）。

移植的主要分类方法是根据植入移植物的不同，分为器官移植、组织移植和细胞移植。

器官移植主要是指植入实体器官整体或部分，并需要进行器官所属血管及其他功能性管道结构重建的移植。如肾、肝、心脏、肺、胰腺、小肠、脾移植，以及心肺、肝肾、胰肾联合移植和腹腔器官簇移植等。组织移植是指植入某一种组织如角膜、皮肤、筋膜、肌腱、软骨、骨、血管等，或整体联合几种组织如皮肌瓣等的移植。一般采用自体或异体组织行游离移植或血管吻合移植，以修复某种组织的缺损。如自体皮肤移植修补创面皮肤缺损等。

细胞移植是指将适量游离的具有某种功能的活细胞输注到受体的血管、组织、器官或体腔内的技术。其主要适用于补充受体体内该种数量减少或功能降低的细胞。其中造血干细胞移植可用于治疗遗传性联合免疫缺陷病、重症地中海贫血、重症再生障碍性贫血以及包括各种白血病在内的血液系统恶性疾病。此外，还有胰岛细胞移植治疗糖尿病，脾细胞移植治疗重症血友病，睾丸 Leydig 细胞移植治疗男性性功能低下（低睾酮血症）等。

其他分类方法有：按供、受体种系和基因关系分类，两者基因完全相同（如同卵双生间）的异体移植，称为同系移植或同基因移植，移植后不会发生排斥反应；种系相同而基因不同，如人与人之间的移植，称同种异体移植，移植后会发生排斥反应；不同种系之间的移植，如人与狒狒之间的移植，称异种移植，移植后如不采取合适的免疫抑制措施，不可避免地将发生强烈的排斥反应。按供、受体是否为同一个体可分为自体移植和异体移植。按植入部位不同分为原位移植和异位移植。根据供体是否存活，分尸体供体移植和活体供体移植，前者移植物来自心/脑死亡供体，后者移植物来自于依法自愿捐献自身器官的自然人。

为准确描述某种移植术，往往综合使用上述分类，如活体亲属同种异体原位肝移植。

（二）**移植简史**　现代移植学的发展是 20 世纪最令人瞩目的医学成就之一。1818 年产科医生 James Blundell 实施的人类第一次成功输血就属于最早的细胞移植。1902 年 Alexis Carrel 创建了现代血管吻合技术，该技术一直沿用至今。1905 年 Eduard Zirm 医生成功完成了世界第一例角膜移植。1945 年 Ray D. Owen 报道了胚胎期接触同种异型抗原所致的免疫耐受现象。1953 年 Peter Medawar 对小鼠同种异体皮肤移植作了深入研究，验证了 Owen 的观察，揭示当免疫细胞处于发育阶段可被人工诱导对非己抗原产生耐受，成为移植免疫的奠基者。1954 年 Joseph Murray 等在同卵孪生兄弟之间进行了活体供肾的肾移植获得成功，标志着器官移植进入了临床试用阶段。20 世纪 60 年代第一代免疫抑制药物（硫唑嘌呤、泼尼松和抗淋巴细胞血清）的问世及器官保存技术与血管吻合技术的改进，使器官移植获得稳步发展。此后，相继开展了脾移植（Woodruff，1960）、原位肝移植（Starzl，1963）、肺移植（Hardy，1963）、小肠移植（Deterling，1964）、胰肾联合移植（Kelly 等，1966）、心脏移植（Barnard，1967）和心肺联合移植（Cooley，1968）。尤其是 20 世纪 70 年代，新的免疫抑制剂环孢素 A 问世，使移植物的存活率和器官移植的疗效大为提高。近年来由于移植病例大量增加,供体的短缺显得非常突出。为此,以亲属作为活体供体以及以心/脑死亡病人作为尸体供体,部分弥补了人类器官和组织的短缺。异种移植有望成为另一种解决供体短缺的途径。1906年Mathieu Jaboulay实施了世界上首例异种肾移植术,20世纪60～80年代又相继报道以猩猩、猴、狒狒为供体的8例异种肾移植、3例肝移植和2例心脏移植。但是严重的排斥反应仍是异种移植难以逾越的障碍。进入21世纪,临床移植术的研究和应用又被再次推向高潮,细胞移植如造血干细胞移植和同种胰岛移植均取得了显著的疗效,实体器官移植如肾、肝、胰、心脏移植和多器官联合移植已成为治疗器官终末期疾病的有效手段。近几年来,再生医学有所突破,人造器官有望成为供体器官的重要来源。

第二节　移植免疫

免疫(immunity)是指机体的免疫系统识别自身或异己物质,通过免疫应答,排除抗原性异物以维持内环境稳定的一种生理反应。英国学者Peter Medawar通过对皮肤移植的研究,证实移植排斥反应是一种免疫反应。移植术后受体免疫系统与供体移植物相互作用而产生的特异性免疫应答称为移植免疫反应,也称移植排斥反应(transplantation rejection)。

移植物的来源和遗传背景不同,移植后发生的排斥反应也不同。非同卵双生的供、受体间进行移植,一般均发生排斥反应。目前,临床移植多属同种异体移植,移植后发生排斥反应是影响移植物存活和功能的最大障碍。适应性免疫(adaptive immunity)在移植免疫中起决定性的作用,包括T细胞介导的排斥反应和抗体介导的排斥反应。最近研究表明,固有免疫(innate immunity)也在移植免疫中发挥重要作用,参与固有免疫的细胞主要有NK细胞、单核-巨噬细胞、树突状细胞和粒细胞等。

一、移植抗原

引起移植排斥反应的抗原称为移植抗原,包括:①主要组织相容性复合体抗原(major histocompatibility complex antigen,MHCA);②次要组织相容性抗原(minor histocompatibility antigen,mHA);③其他参与排斥反应的抗原,包括ABO血型抗原和组织特异性抗原等。

1. MHCA　组织相容性是指不同个体间进行器官、组织或细胞移植时,供、受体双方相互接受的程度。编码人类MHCA的基因是分布于第6号染色体的短臂上一组紧密连锁的基因群。MHC分子首先是用血清学方法在人白细胞上发现的,所以又称人类白细胞抗原(human leucocyte antigen,HLA)。HLA分为三类分子,与移植相关的是Ⅰ类和Ⅱ类分子。Ⅰ类分子(HLA-A,B,C)存在于体内几乎所有有核细胞的表面;Ⅱ类分子(HLA-DR,DQ,DP)通常仅表达于抗原提呈细胞(antigen presenting cell,APC)表面。MHC具有广泛的多态性(polymorphism),供、受体之间的MHC差别是发生急性排斥反应的主要原因。

2. mHA　可引起较弱的排斥反应。该抗原被降解形成的肽段具有同种异型决定簇,以MHC限制性方式被T细胞识别。

3. ABO血型抗原　主要分布于红细胞表面,也表达于肝、肾等血管内皮细胞和组织细胞表面。若供、受体间ABO血型不相容,受体血液中血型抗体可与供体移植物血管内皮细胞的ABO抗原结合,通过激活补体引起血管内皮细胞损伤和血管内凝血,导致超急性排斥反应的发生。

二、移植抗原的识别与免疫应答

移植抗原识别分为直接识别与间接识别两种途径。直接识别是受体的同种反应性T细胞直接识别供体APC表面抗原肽-同种异体MHC复合物,并产生免疫应答。间接识别是指供体移植物的脱落细胞或抗原经受体APC摄取、加工后,以供体抗原肽-受体MHC分子复合物的形式提呈给受体T细胞,使之活化。一般认为直接识别在移植急性排斥反应早期起重要作用,间接识别机制协同发挥作用;在急性排斥反应中晚期或慢性排斥反应中,间接识别机制更为重要。

T 细胞介导的排斥反应在同种移植排斥反应中发挥核心作用。多个细胞亚群参与对移植物的损伤:CD4⁺辅助性 T 细胞通过分泌 IL-2、IL-12、INF-γ 等炎性细胞因子,促进自身分裂增殖、聚集单核-巨噬细胞等炎症细胞,导致迟发型超敏反应性炎症损伤;同时,这些炎症因子也激活 CD8⁺杀伤性 T 细胞,使其分泌穿孔素、颗粒酶等直接杀伤移植物的血管内皮细胞和实质细胞。移植抗原也可以激发 B 细胞介导的体液免疫应答,产生抗同种异体抗原的抗体,通过体液免疫或抗体介导的细胞免疫反应,导致血管内皮细胞损伤,并介导凝血、血小板聚集、细胞溶解和促炎症介质释放等,参与排斥反应发生。抗体介导的排斥反应(antibody-mediated rejection,AMR)和供体特异性抗体(donor specific antibody,DSA)是影响肾、心、肺和肝等移植远期预后的关键因素。

三、临床排斥反应的机制和分类

器官移植后,根据免疫攻击的方向不同,可分为两种不同类型的排斥反应:一种是宿主抗移植物反应(host versus graft reaction,HVGR),即临床常提到的排斥反应。另一种是移植物抗宿主反应(graft versus host reaction,GVHR)。另外,根据排斥反应机制可分为 T 细胞介导的排斥反应和抗体介导的排斥反应。

(一) 宿主抗移植物反应

1. **超急性排斥反应(hyperacute rejection,HAR)** 　在移植物再灌注后数分钟至数小时内发生,是典型的体液免疫反应。通常由于受体预先存在抗供体抗原的抗体(如 ABO 血型不相容或多次妊娠、反复输血和曾接受过器官移植而对 HLA 致敏)迅速与移植物内皮细胞结合,激活补体而直接破坏靶细胞。同时,也激活凝血反应,导致移植物微血管系统广泛微血栓形成。术中可见移植物肿胀、色泽变暗、血流量减少而变软,无弹性。病理特点为广泛的急性动脉炎伴血栓形成,可见器官实质明显水肿、出血和坏死,毛细血管与小血管内血栓,管壁有多形核粒细胞浸润和纤维素样坏死。一旦发生,抗排斥治疗往往难以逆转,只能切除移植物。

2. **急性排斥反应(acute rejection,AR)** 　由 T 细胞介导和抗体介导,在临床上最常见。以往认为急性排斥反应主要发生于移植术后 3 个月内,但由于目前临床强效免疫抑制剂的应用,使其发生已不具有明确的时间概念,可见于移植后的任何时间段。急性排斥反应的典型临床表现为发热、移植部位胀痛和移植器官功能减退等。排斥反应程度轻微时无特征性临床表现,需与免疫抑制剂毒副作用等相鉴别。目前尚无可靠的生化或免疫学指标协助早期诊断。确定诊断需病理学检查,其特征为大量的炎性细胞浸润,包括淋巴细胞、单核细胞、浆细胞,有时可见中性粒细胞和嗜酸性粒细胞。一旦确诊则应尽早治疗,大剂量激素冲击、应用抗淋巴细胞的免疫球蛋白制剂或调整免疫抑制方案通常有效。

3. **慢性排斥反应(chronic rejection,CR)** 　发生于移植后数周、数月,甚至数年。目前其发生机制尚不完全清楚,可能为抗体介导的排斥反应和 T 细胞介导的排斥反应反复发作,加上多种非免疫因素(如免疫抑制剂药物毒性和脂质代谢异常)等,导致慢性移植物失功。临床表现为移植器官功能缓慢减退,其病理特征主要是移植物动脉血管内膜因反复的免疫损伤以及修复增生而增厚,继而导致移植物广泛缺血、纤维化直至功能丧失。慢性排斥反应对免疫抑制剂不敏感,是影响移植物长期存活的主要原因。

(二) 移植物抗宿主反应 　是移植物中的特异性淋巴细胞识别宿主(受体)抗原而诱发针对受体的排斥反应。GVHR 引起的移植物抗宿主病(graft versus host disease,GVHD)可引发多器官功能衰竭和受体死亡。GVHR 的严重程度主要取决于供、受体间 HLA 型别配合程度,也与次要组织相容性抗原显著相关。常见于造血干细胞移植和小肠移植。

四、排斥反应的防治

防治移植排斥反应的主要措施包括移植前组织配型、移植前后免疫抑制剂应用和移植后免疫监测等。

（一）组织配型

1. **ABO 血型检查**　供受体 ABO 血型应相同或相容。

2. **HLA 分型**　与移植相关的位点包括 HLA-A、B、DR、DQ，应尽量选择 HLA 相配的供体。不同基因座位产物对移植排斥的影响各异。一般认为 HLA-DR 对移植排斥反应最为重要，其次为 HLA-B、HLA-A 和 HLA-DQ。

3. **群体反应性抗体（panel reactive antibody，PRA）检测**　用于检测受体体内预存的 HLA 抗体，超过 10% 即为致敏。移植、妊娠、输血均可能使受体致敏。

4. **淋巴细胞毒交叉配型**　即采用供体活淋巴细胞作为抗原，加入移植受体血清，在补体作用下，发生抗原抗体反应。交叉配型试验阳性（>10%）是器官移植的禁忌证，对于肾移植和心脏移植尤为重要。

（二）**受体的预处理**　对于 ABO 血型不相容及交叉配型试验阳性的受体，为逾越 ABO 血型屏障和 HLA 致敏屏障进行器官移植，需要对受体预处理，方法包括：血浆置换去除受体血液内预存的特异性抗体，利妥昔单抗清除 B 淋巴细胞和预防抗体介导的排斥反应，大剂量静脉注射免疫球蛋白（intravenous immunoglobulin，IVIG）中和抗体等。在骨髓移植中，为使受体完全丧失对骨髓移植物的免疫应答能力，术前常使用大剂量放射线照射或化学药物，以摧毁受体自身的造血组织。

（三）**免疫抑制剂的应用**　临床治疗急性排斥反应分为基础治疗和挽救治疗。基础治疗即应用免疫抑制剂有效预防排斥反应发生。由于移植物恢复血流后即开始免疫应答过程，因此在术后早期免疫抑制剂用量较大，称为诱导阶段。随后可逐渐减量，达到维持量以预防急性排斥反应发生，称为维持阶段。一般情况下，免疫抑制剂需终身服用。当发生急性排斥反应时，需加大免疫抑制剂用量或调整免疫抑制剂方案以逆转排斥反应，即为挽救治疗。临床常用的免疫抑制药物主要分为免疫诱导用药和免疫维持用药两大类。

1. **免疫诱导药物**　主要是抗淋巴细胞的免疫球蛋白制剂，包括多克隆抗体和单克隆抗体。多克隆抗体如抗淋巴细胞球蛋白（antilymphocyte globulin，ALG）或抗胸腺细胞球蛋白（antithymocyte globulin，ATG），主要用于免疫诱导阶段以及逆转耐激素的难治性排斥反应。单克隆抗体：①OKT3，为鼠抗人淋巴细胞表面分子 CD3 的单克隆抗体，抑制 T 细胞活性和多种细胞因子的表达。可用于免疫诱导治疗，以及逆转耐激素的难治性排斥反应。②抗白介素-2 受体（IL-2R）的单克隆抗体：如巴利昔单抗（basiliximab）选择性作用于 IL-2R，主要用于诱导治疗。③anti-CD20（利妥昔单抗，rituximab）：最初主要应用于器官移植术后淋巴增殖性疾病。通常利妥昔单抗与免疫抑制剂、血浆置换及静脉注射免疫球蛋白联合应用，抑制 B 细胞和抗体介导的免疫应答，也用于血型不相容的肾移植和 HLA 致敏的肾移植，以预防排斥反应的发生。

2. **免疫维持用药**

（1）糖皮质激素：常用的有琥珀酸钠氢化可的松、甲泼尼松龙琥珀酸钠等，对单核-巨噬细胞、中性粒细胞、T 细胞和 B 细胞均有较强的抑制作用。激素可用于基础治疗，也是治疗急性排斥反应的首选药物。但因有较多的副作用，目前倾向使用小剂量并递减至低剂量维持或停药。

（2）抗增殖类药物：硫唑嘌呤（azathioprine，Aza）可抑制细胞 DNA 合成，对 T 细胞增殖的抑制作用较为明显，主要毒副作用为肝毒性以及骨髓抑制。吗替麦考酚酯（mycophenolate mofetil，MMF）可相对特异地抑制淋巴细胞增殖，抑制抗体生成。主要毒副作用为消化道副作用。与 Aza 相比，骨髓抑制作用较弱。目前临床常将 MMF 用于维持治疗。

（3）钙调磷酸酶抑制剂（calcineurin inhibitors，CNIs）：是免疫维持治疗的最基本药物之一，包括环孢素 A(cyclosporine A,CsA)和他克莫司(tacrolimus,TAC)。CsA 可与 T 细胞胞质中的环孢亲和素结合,再与钙神经素-钙调蛋白复合物紧密结合,进而抑制钙依赖的磷酸化和转录调节因子 NF-AT 的激活,从而阻止 IL-2 和其他 T 细胞激活所必需的细胞因子的表达,抑制 T 细胞活化、增殖。TAC 可与胞质内的配体 FK 结合蛋白结合,再通过与 CsA 相似的作用途径抑制 T 细胞的活化增殖。

(4) 哺乳动物雷帕霉素靶蛋白(mammalian target of rapamycin,mTOR):抑制剂,如西罗莫司(sirolimus)和依维莫司(everolimus)等,作用于白细胞介素 2 受体(IL-2R)下游的信号传导系统,使细胞周期停留在 G_1 和 S 期,从而起到免疫抑制作用。

理想的免疫抑制治疗方案要求既能保证移植物不被排斥,又对受体免疫系统影响最小和毒副作用最少。免疫抑制剂使用的基本原则是联合用药,减少单一药物的剂量以及毒副作用,并增加协同治疗作用。目前常用三联用药方案为采用一种钙调磷酸酶抑制剂(CsA 或 TAC)联合糖皮质激素和抗增殖类药物(Aza 或 MMF)。可根据具体情况增减为四联或二联用药。一般情况下,移植受体均需终身维持免疫抑制治疗,但少数病人在使用较长时期后,可维持极少剂量或完全停用免疫抑制剂,达到所谓的"临床耐受"或"几乎耐受"状态。

(四) 移植后的免疫监测　临床上常用的监测指标包括:免疫抑制药物(CsA、TAC、RAP 等)的血药浓度,淋巴细胞亚群绝对计数、百分比和功能,免疫分子水平等。移植物生理功能的变化是判断排斥反应发生及强度的重要指标。

五、移植免疫耐受

移植免疫耐受是指受体免疫系统在不使用任何免疫抑制剂的情况下,对移植物不产生排斥反应,且保持对其他抗原的免疫应答反应,从而使移植物长期存活的免疫状态。根据耐受机制可分为中枢性免疫耐受和外周性免疫耐受。诱导免疫耐受是解决临床移植排斥反应并避免长期使用免疫抑制剂的理想策略,诱导方法包括诱导同种异基因嵌合体、阻断共刺激通路诱导反应性 T 细胞失能、封闭同种反应性 T 细胞受体、T 淋巴细胞清除、调节性 T 细胞途径、诱生和过继耐受性树突状细胞等,在动物实验和临床上已经取得了较大的进步。移植耐受的机制仍需要进一步的研究,以促进移植后免疫耐受的诱导。

(张水军)

第三节　移植器官的获取

(一) 供体的选择

1. **器官的捐献**　移植器官的来源可分为尸体器官和活体器官。尸体器官为脑死亡或心脏死亡供者捐献,是目前国内移植器官的主要来源。由于移植器官的短缺,活体亲属供肾、供肝已被医学界广泛接受。

2. **器官的选择**　由于器官的短缺,对供体年龄的界限逐渐放宽。供肺、胰腺者不超过 55 岁,供心脏、肾、肝者分别不超过 60、65、70 岁。

下列情况禁忌作为器官移植的供体:①已知有全身性感染伴血微生物培养阳性或尚未彻底治愈;②人类免疫缺陷病毒(human immunodeficiency virus,HIV)感染;③恶性肿瘤(脑原发性恶性肿瘤除外)。

采用乙型、丙型肝炎病毒感染者、吸毒者、有相关脏器病史者的器官也应慎重。有丙型肝炎病史供体的肾可用于曾患丙型肝炎的受体。

器官的免疫学选择:为预防过于剧烈的甚至致命的排斥反应,移植前应作下列检查:

(1) ABO 血型测定:ABO 血型抗原除在红细胞上表达之外,还表达在血管内皮上。因此,同种异体间的移植通常需满足血型相同或符合输血原则。但采用 ABO 血型不符合输血原则的供肝进行移植,亦见取得成功的病例报道。

（2）淋巴细胞毒交叉配型试验：指受体的血清与供体淋巴细胞之间的配合试验，是临床移植前必须检查的项目。淋巴细胞毒交叉配型试验<10%判为阴性才能施行肾移植。如果受体以前曾经接受过输血、有过妊娠或接受过同种异体移植，很可能在其血清内已存在抗 HLA 的抗体，即对 HLA 致敏。此时淋巴细胞毒交叉配型试验可呈阳性，一旦移植，术后将可能发生超急性排斥反应。以流式细胞技术用于交叉配型的方法仍存在争议，因该方法固然更敏感，但有可能会把原本可以移植成功的供体排除在外。

（3）HLA 配型：国际标准要求至少检测供体与受体Ⅰ类抗原 HLA-A、B 位点和Ⅱ类抗原 HLA-DR 位点。大量研究表明，这 6 个位点的匹配与肾移植和骨髓移植的长期存活有较密切关系，反言之，HLA-A、B 和 DR 不相匹配的情况将影响移植的中远期效果。随着新型免疫抑制药物在临床应用，这种差异在逐渐减小。

（二）器官的切取与保存　供体类型不同或所需器官不同，其切取与保存的方法也不同。获得器官的过程主要包括切开探查、原位灌注、切取器官、保存器官和运送。从同一个尸体供体可获取心、肺、肾、肝、胰腺等器官，以及角膜等组织，分别移植于多个受体。

手术阻断器官的血液供应后，细胞在 35～37℃温度下短期内即趋向失去活力。因此，为保证供体器官的质量，缩短冷、热缺血时间、低温保存、避免细胞肿胀和生化损伤极为重要。热缺血时间是指器官从供体血液循环停止或局部血供中止到冷灌注开始的间隔时间，这一期间对器官的损害最为严重，一般不应超过 10 分钟。冷缺血时间则是指从供体器官冷灌注到移植后血供开放前所间隔的时间，包括器官保存阶段。过长的冷缺血时间对移植器官的功能恢复和长期存活率有不良的影响。此外，切取时应尽力避免对供体器官的机械损伤和破坏。用特制的器官灌洗液（0～4℃）快速灌洗器官，尽可能将血液冲洗干净。灌洗的压力保持在 5.9～9.8kPa（60～100cmH$_2$O），肝的灌注量约需 2～3L，肾和胰腺约需 200～500ml。然后保存于 2～4℃灌洗液的容器中直至移植。

UW（the University of Wisconsin solution）、HTK（histidinetryptophan-keto glutarate）和 Hartmann 等器官灌洗保存液在临床最为常用。UW 液的阳离子浓度与细胞内液相似，为仿细胞内液型；Hartmann 液是由乳酸林格液加清蛋白组成，为细胞外液型；而 HTK 液为非细胞内、外液型。Hartmann 液多用于器官切取冷灌注，UW 和 HTK 液多用于保存器官。虽然理论上 UW 液可保存胰腺、肾达 72 小时，保存肝 20～24 小时，但临床上大多将器官保存时限定为：心 5 小时，肾 40～50 小时，胰腺 10～20 小时和肝 12～15 小时。

最近，超低温保存技术用于实体器官的研究正在进行，如能成功，将大大延长器官的保存时间。

第四节　器　官　移　植

应用于临床的器官移植（organ transplantation）已有肾、肝、心、胰、肺、小肠、脾、肾上腺、甲状旁腺、睾丸、卵巢，以及心肺、肝小肠、心肝、胰肾联合移植和腹内多器官联合移植等。随着移植效果的逐年提高，出现了大批恢复正常生活和工作的长期存活者。

（一）肾移植（renal transplantation）　在临床各类器官移植中肾移植技术最为成熟，其短期和长期预后最好。随着外科技术提高、组织配型技术改变、多种强力免疫抑制剂问世和使用，肾移植急性排斥发生率已明显下降，多数中心 1 年急性排斥发生率控制在 10% 以下，而慢性排斥反应成为最棘手的免疫学问题，也是造成移植肾失功的主要因素。肾移植病人/移植物生存率逐年在提高，目前尸体供肾人/肾 1 年和 5 年生存率可达到 95%/90% 和 90%/80% 以上，脑死亡和心死亡来源肾移植的长期预后在两者间已无明显差异，而亲属活体供肾肾移植的人/肾生存率更高。影响肾移植病人长期生存的主要原因是感染、心血病疾病和肿瘤等，大多与免疫抑制剂应用有关，免疫抑制剂合理应用仍在不断改进中。

肾移植的适应证是各种肾病进展到慢性肾衰竭（尿毒症）期，包括慢性肾小球肾炎（在中国占60%以上）、慢性肾盂肾炎、多囊肾、糖尿病性肾病、高血压肾病、间质性肾炎和自身免疫性肾病等。在长期寿命、生活质量、医疗费用等方面肾移植明显优于尿毒症透析治疗，存活者可恢复良好的工作、生活、心理和精神状态。研究表明，肾衰竭病人接受透析时间越长其长期预后越差，所以在没有禁忌证的前提下，尽早接受肾移植能带来更满意的长期存活。

肾移植术式已经定型：移植肾放在腹膜后的髂窝，肾动脉与髂内或髂外动脉吻合，肾静脉与髂外静脉吻合，输尿管经过一段膀胱浆肌层形成的短隧道与膀胱黏膜吻合，以防止尿液回流，通常在输尿管膀胱吻合放置双"J"管以防止输尿管并发症（图15-1）。

（二）肝移植（liver transplantation）　经半个多世纪的不断探索研究，目前术后1年生存率近90%，3年生存率近80%，最长存活时间已近40年。儿童肝移植术后存活率较成人更为理想。

肝移植适应证为进行性、不可逆性和致死性终末期肝病，且无其他有效治疗方法，病人预期生存期低于一年的肝脏良恶性病变。良性病变如病毒性或酒精性肝硬化失代偿期、暴发性肝功能衰竭、先天性胆道闭锁、肝豆状核变性等，恶性病变如原发性肝细胞肝癌等。目前国际上主要的肝癌肝移植标准包括米兰标准和杭州标准等。米兰标准即单个肿瘤直径不超过5cm，或肿瘤数目少于3个且最大直径不超过3cm，无大血管侵犯、淋巴结或肝外转移。

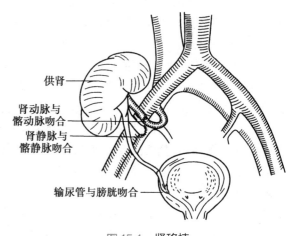

图15-1　肾移植

供肾

肾动脉与
髂动脉吻合

肾静脉与
髂静脉吻合

输尿管与膀胱吻合

肝移植的经典术式，包括原位肝移植（orthotopic liver transplantation）、背驮式肝移植（piggyback liver transplantation）和改良背驮式肝移植（ameliorated piggyback liver transplantation）。原位肝移植将受体下腔静脉连同病肝一并切除，并将供肝作原位吻合。背驮式肝移植则保留受体下腔静脉，将受体肝静脉合并成形后与供体肝上下腔静脉作吻合。背驮式的优点在于，做供、受肝上下腔静脉吻合和门静脉吻合时，可完全或部分保留下腔静脉回心血流，以维持受体循环稳定（图15-2）。改良背驮式肝移植则把供肝下腔静脉和受体三支肝静脉开口，分别扩大成相同形状的三角形开口进行吻合，有利于流出道的畅通。劈离式肝移植（split-liver transplantation），是把一个供者肝脏劈割成两半分别移植给两个不同的受体。活体亲属供肝移植（living-related liver transplantation），则取亲属的部分肝（左外叶、左或右半肝）移植给受体，前提是务必保证对供体尽量少的危害性，而受体又能获得与常规肝移植相似效果。此外，还有减体积肝移植（reduced-size liver transplantation）、异位辅助肝移植（heterotopic and auxiliary liver transplantation）等，但近年来临床应用有限。

（三）胰腺移植（pancreas transplantation）　临床上分为三种类型：同期胰肾联合移植（simultaneous pancreas-kidney transplantation，SPK）、肾移植后胰腺移植（pancreas-after-kidney transplantation，PAK）和单纯胰腺移植（pancreas transplantation alone，PTA）。SPK是临床上应用最多的胰腺移植术式，近年来临床数据显示所有类型胰腺移植的受者1年存活率均超过95%，移植物1年存活率则可达85%以上。

胰肾联合移植已成为公认的治疗合并有尿毒症的1型糖尿病和部分2型糖尿病病人的最有效方法，单纯胰腺移植可延缓甚至部分逆转糖尿病相关的严重并发症，但更需细致衡量手术风险和病人获益，严格掌握适应证，依据糖尿病并发症的严重程度、血糖控制情况及肾功能状况选择手术。

胰腺移植外科手术的要点是重建移植胰腺的外分泌和内分泌引流。移植胰腺外分泌处理方式主要有经肠道引流和膀胱引流。早期胰腺移植多采用膀胱引流的方式，即采用带节段十二指肠与膀胱

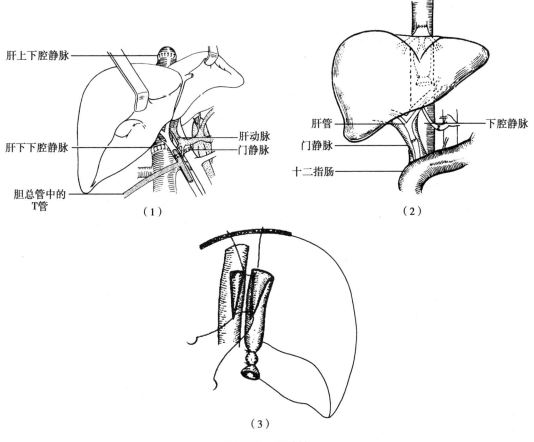

图 15-2　肝移植
（1）原位肝移植　（2）背驮式肝移植　（3）改良背驮式肝移植

吻合［图 15-3（1）］，但其主要缺点是大量的胰液随尿液丢失，造成难以纠正的慢性代谢性酸中毒，并易引起化学性膀胱炎、慢性尿道感染、尿道狭窄等远期并发症。目前多采用经肠道引流胰液，即将移植胰带节段十二指肠与受体空肠或十二指肠吻合［（图 15-3（2）］。胰液经肠道引流则更符合生理，且无胰液经尿路排泄的缺点，已成为标准术式。移植胰腺内分泌回流方式有经体循环系统回流和门静脉系统回流两种。理论上经门静脉系统回流比体静脉系统更为符合生理，但两者实际临床疗效的差异不显著，目前胰腺移植手术仍多采用体循环回流。

（四）小肠移植（bowel transplantation）　因小肠的特殊生理状况，移植术后排斥反应发生率高、易并发严重感染，还可能发生移植物抗宿主病（graft-versus-host disease，GVHD）。随着小肠移植 20 多年的不断发展，目前全球的小肠移植病人的总体 1 年和 5 年生存率已分别超过 70% 和 50%。而美国 Pittsburgh 移植中心小肠移植术后病人的 1 年和 5 年生存率分别达 91% 和 75%。

小肠移植的主要适应证是各种病因导致小肠功能衰竭，且不能很好耐受营养支持者。全球小肠移植登记中心（Intestinal Transplant Registry，ITR）将小肠移植分类为单独小肠移植（small intestine transplant）、肝小肠联合移植（liver and small intestine transplant）、改良腹腔多器官簇移植（modified multivisceral transplant）和腹腔多器官簇移植（multivisceral transplant）。

（五）肺移植（lung transplantation）　肺移植的实验研究开始于 1946 年的苏联。1963 年 6 月 11 日，美国密西西比大学医学中心 James Hardy 为一位 58 岁病人进行了首例人类肺移植，术后第 18 天病人死于肾衰竭。1983 年 11 月 7 日加拿大多伦多总院 Cooper 为一位 58 岁男性终末期肺纤维化病人行右单肺移植。6 周后病人出院恢复工作，该例移植成功标志了现代肺移植的开端。

目前肺移植已在世界各地广泛开展，根据国际心肺移植协会（ISHLT）的报告，截至 2016 年 6 月

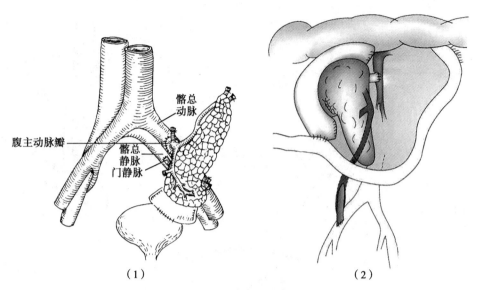

图 15-3　胰腺移植
（1）胰腺外分泌膀胱引流、内分泌体循环系统引流　（2）胰腺外分泌肠道引流、内分泌门静脉系统引流

30 日,全世界已完成 60 107 例成人肺移植手术。全球肺移植术后 3 个月、1 年、3 年和 5 年生存率分别为 89%、80%、65% 和 54%。肺移植术后病人的中位生存期为 5.7 年,存活满一年的病人中位生存期为 7.9 年。肺移植术后早期的原发性移植物失功(primary graft dysfunction,PGD),以及术后远期的闭塞性细支气管炎综合征(bronchiolitis obliterans syndrome,BOS),是影响生存率的主要原因。

适合肺移植的疾病主要为各类无法继续内科治疗的终末期肺部疾病,主要包括:特发性肺纤维化(间质性肺炎 IPF)、慢性阻塞性肺疾病(COPD)、矽肺、原发性肺动脉高压(PPH)、肺囊性纤维化、支气管扩张、α1-抗胰蛋白酶缺乏症(α1-AT)、肺淋巴管平滑肌瘤病(LAM)等。

肺移植的主要术式包括:单肺移植、序贯式双肺移植、肺叶移植、肺减容后移植和心肺联合移植等。

（六）心脏移植（cardiac transplantation）　目前术后 1 年、5 年、10 年的存活率分别为 87%、74% 和 60%。经内科治疗无效的广泛心肌不可逆性损害,如心肌病、终末期冠心病和瓣膜病,或先天性复杂性心脏畸形不适合外科手术矫正或矫正术

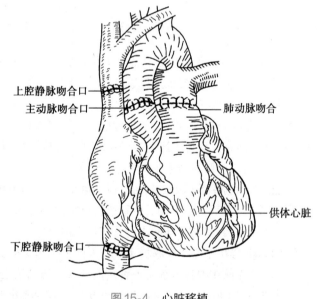

图 15-4　心脏移植

无效者,均是心脏移植的主要适应证。此外,原发性肺动脉高压、艾森门格综合征,以及严重的心肌病、缺血性心脏病、风湿性心脏病等伴有不可逆性的肺或肺血管病变者可选择作心肺联合移植。移植心因慢性排斥反应所致的冠状动脉硬化是影响术后长期存活的主要原因。原位心移植的手术方式有经典法(standard HT)、全心法(total HT)和双腔静脉法(bi-venacava HT),目前双腔静脉法(图 15-4)是国内外心脏移植的主流术式。

（王伟林）

第十六章 外科微创技术

第一节 概 述

手术是治疗外科疾病的重要方法,而同时又会对机体的局部或全身造成不同程度的损伤或破坏,甚至发生严重并发症而导致死亡。因此,要降低或减少手术操作对机体造成的损伤与不良后果,微创一直是外科医生所努力追求的目标。

（一）微创的基本概念 目前,微创(minimally invasive)仍没有统一的定义和标准。理论上,微创是指把手术对人体局部或全身的损伤控制到最小的程度,而又能取得最好的治疗效果。实际上,不同时期对微创的理解和要求是不同的。历代外科学家都强调手术过程中应该尽量保护正常的机体组织结构不受损伤与破坏,如手术时不要用粗线做大块组织的结扎,尽量避免对内脏、组织的夹持或牵拉;手术切口应选择在最接近病变的部位,尽量采取小切口,不要任意扩大切口;能用简单手术达到治愈疾病者绝不采用更大且复杂的手术方法来处理。随着时代的进步及科学技术的发展,各种先进医疗设备和器械的开发及应用支持着微创外科的进步和发展,但是手术方法的改进与变革并不一定就是"微创",因为手术是一把双刃剑,手术医生必须充分发挥其技术和智慧才能取得手术的成功并达到预期的效果,否则,微创技术临床应用一旦失败,其后果可能更加严重。如腹腔镜胆囊切除术并发胆管损伤就是典型的例子,应引起重视。

（二）微创的基本要素 微创包括微创医学(minimally invasive medicine,MIM)与微创外科技术(minimally invasive surgery,MIS)。

微创医学(MIM)是将社会人文思想与医学微创理念融为一体的现代医学观念。前者强调医学要以人为本,病人至上,治病过程中要从人文关怀出发,在不违背医疗原则的基础上,确立以病人为中心的医疗方案,促进其心身全面康复;后者强调在诊断与治疗疾病的全过程,尽可能减轻或不损害机体内环境稳定。

微创外科技术(MIS)包括腔镜外科技术、内镜外科技术、介入超声技术和介入放射学技术,目前这些技术已应用于外科各个领域,将在本章各节详细介绍。微创技术的实施需要大量先进的医疗器械和设备的应用,如超声、CT、MRI、DSA、PET/CT等影像学检查;各种腔镜和内镜、机器人手术系统;经导管血管灌注术、经导管动脉内化疗栓塞术等介入放射学技术的应用,使微创技术更广泛地应用于更多外科领域,开创更多的手术方式,让更多的病人获益。

但要强调的是,虽然现代科技给当代医学带来了许多先进的医疗设备,催生了大量的新术式、新疗法,但是,由于医学是一门社会人文与自然科学息息相关的学科,具有一般自然科学涉及不到的某些难以解决的问题,特别是医生与病人之间的信任和沟通,会直接影响治疗的效果,有时还会发生医疗纠纷,导致经济损失和精神创伤,这是当今微创技术临床应用过程中特别需要注意的。

（房学东）

第二节 内 镜 技 术

一、内镜技术的发展史

英文"endoscope"（内镜）一词起源于希腊语,原意为窥视人体深部管腔的一种方法。从最初提出内镜的设想,而后经过早期的硬式内镜、半可屈式内镜以及纤维内镜,再到电子内镜,内镜技术前后经历了两百余年的发展与革新,至今已构成一套完备的体系,对消化系统、泌尿系统等疾病的诊断和治疗起到了革命性的推动作用。

二、内镜的基本原理和种类

随着制造技术的发展,现今内镜多采用电子内镜系统原理,即借助内镜顶端的电荷耦合元件(charge-coupled device,CCD)将光信号转换成电信号,经视频系统处理后转换为监视器上的图像。

从性能和质地角度划分,内镜可分为硬式内镜和软式内镜:

1. 硬式内镜　包括膀胱镜、腹腔镜、胸腔镜、关节镜等,其结构固定,无法弯曲。虽然不能像软式内镜那样随意调节观测方向,但具有结构简单、操作方便、不易受损等多种优点,至今在临床上仍被广泛应用。

2. 软式内镜　包括胃镜、结肠镜、小肠镜、胆道镜、鼻咽镜及支气管镜等,其镜身及头端均可弯曲。术者在内镜直视下可进行活检及切除等操作。

三、内镜下的常用的诊断技术及治疗器械

(一)内镜下常用的诊断技术

1. 染色和放大　染色是指应用特殊的染料对胃肠道黏膜进行化学染色,从而提高病变检出率的方法。而放大则可将观察对象放大60~170倍。染色与放大技术联合应用可更准确地反映病变的特点,提高病变的检出率,有利于明确病变范围。

2. 电子染色技术　比如常用的窄带成像内镜(narrow band imaging,NBI)技术,是将内镜光源所发出的红蓝绿光波中的宽带光谱利用滤过器过滤,仅留下窄带光谱对黏膜进行照射显像的方法。电子染色技术可增加黏膜上皮和黏膜下血管的对比度和清晰度,对早期黏膜病变、消化道肿瘤表面微血管形态以及炎症性黏膜改变等有较好的观察效果。

3. 内镜下造影技术　如内镜逆行胰胆管造影术(endoscopic retrograde cholangiopancreatography,ERCP),膀胱镜下逆行输尿管肾盂造影术等扩展了常规X线造影技术的应用范围,提高了诊断准确率。

4. 活检　经内镜使用活检钳可获取组织标本进行病理诊断,从而为进一步治疗打下基础。

(二)内镜下治疗常用的器械

1. 高频电刀　是一种取代机械手术刀进行组织切割的电外科器械。它在与机体接触时,可通过电极尖端产生的高频高压电流使组织瞬时加热,实现对机体组织的分离和凝固,达到切割和止血的目的。

2. 激光　具有高亮度、单色性好、方向性强等特点,可用于组织的切割、凝固、止血、气化等。此外,正常组织与肿瘤等病变组织在激光激发后可产生不同波长的荧光,这一特性有助于早期肿瘤的诊断。

3. 微波　是一种频率为300~300 000MHz的电磁波。在微波的作用下,生物组织中的极性分子(如水和蛋白质等),随外加电场的交变频率变化发生高速转动,从而产生热效应和非热效应,可用于理疗、热疗或者手术。

4. 射频　是一种高频交流变化电磁波。高于10kHz的高变电流通过活体组织时,组织内离子随高变电流产生振动在电极周围产生90~100℃的高温,通过热传导使局部组织毁损。

5. 氩氦刀　是一种冷冻治疗仪,可使靶区组织的温度在10~20秒内迅速降到零下140℃以下,然后快速升温至30~35℃,从而使病变组织毁损。

四、内镜技术在外科中的临床应用

(一)内镜技术在消化外科中的应用

1. 胃镜　随着内镜技术的完善,食管、胃息肉及早期癌症的诊断率已明显提高。胃镜下可使用

高频电刀对病变进行切除,也可采用内镜下黏膜切除术(endoscopic mucosal resection,EMR)、内镜黏膜下剥离术(endoscopic submucosal dissection,ESD)对此类疾病进行治疗。近年来内镜下扩张及支架置入技术发展迅速,为肿瘤引起的食管狭窄、术后吻合口狭窄等疾病的治疗提供了一种微创、有效的治疗手段。另外,胃镜下采用套扎、栓塞及硬化等技术也可有效治疗食管胃底静脉曲张。

2. **十二指肠镜** 经十二指肠镜的逆行胰胆管造影术及内镜下十二指肠乳头括约肌切开术(endoscopic sphincterotomy,EST)近年来快速发展,现已成为胰胆系统直接造影及处理胆管结石的主要方法(图 16-1)。

3. **小肠镜** 可分为双气囊小肠镜、单气囊小肠镜等,常用于不明原因消化道出血、放射性小肠损伤、胶囊内镜未明确的小肠病变等疾病的诊断,也可用于息肉切除、活检等。

4. **大肠镜** 随着大肠镜操作技术的进展,可于大肠镜下采用高频电刀切除、EMR、ESD 对大肠息肉及早癌进行治疗。大肠癌导致的肠梗阻亦可采用支架暂时解除梗阻,为进一步手术创造条件。

5. **胆道镜** 可用于胆道疾病的诊断、活检、止血以及结石和异物的取出,也可联合球囊用于扩张狭窄的胆管。

6. **胶囊内镜** 口服内置摄像与信号传输装置的智能胶囊,使之在消化道内运动并拍摄图像,通过体外的图像记录仪和影像工作站阅读胶囊内镜所拍摄的照片对病人的病情做出诊断。

7. **超声内镜(ultrasonic endoscope)** 可在内镜引导下,于消化道腔内对消化道及消化道周围的脏器进行超声扫描,其在消化道肿瘤分期、消化道黏膜下肿瘤诊断、胰腺和胆道疾病的诊断等方面极具价值(图 16-2)。

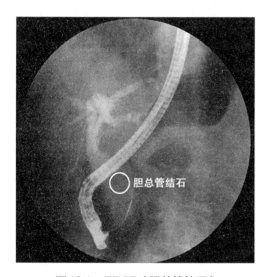

图 16-1 ERCP(胆总管结石)

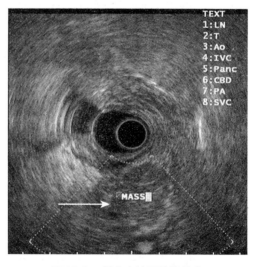

图 16-2 **超声内镜下胰腺肿物**
超声内镜显示肿块呈低回声,其边缘不规则

8. **共聚焦激光显微内镜** 是一种全新的内镜检查技术。它在普通内镜的末端加装一个极小的激光共聚焦显微镜,使得对活体组织的显微观察能够达到与组织学样品的体外显微成像相当的放大倍数和分辨率,可以实时显示检测部位的细微结构,使内镜检查与组织学检查同步。

(二) **内镜技术在泌尿外科中的应用** 泌尿外科是内镜技术应用最为广泛的临床科室之一,约90% 以上的泌尿外科手术均可通过内镜来完成。经皮肾镜、输尿管镜、膀胱镜或腹腔镜,可采用气压弹道、液电、超声波、激光等方法碎石,清除绝大多数肾、输尿管或膀胱结石。

自 20 世纪 70 年代以来,经尿道前列腺电切术已经成为治疗良性前列腺增生症的标准术式。

此外,内镜技术在泌尿系肿瘤的治疗中占有重要地位。膀胱癌根据其不同分期,可以选择不同的内镜治疗,如浅表性膀胱癌可经尿道作膀胱肿瘤电切术。

(三) **内镜技术在胸外科中的应用** 支气管镜在胸外科主要用于支气管病变的诊断和切除、止血或支气管狭窄球囊扩张等。

（四）内镜技术在骨科中的应用　关节镜是一种观察滑膜、软骨、半月板以及韧带等关节内部结构的内镜，主要用于关节内疾病的诊疗。此外，还可采用脊柱内镜行侧路或后路的脊柱微创手术，具有组织损伤小、出血少、脊柱稳定性能破坏小、术后疼痛轻、住院时间短等优点。

（五）内镜技术在神经外科中的应用　神经内镜自 20 世纪 60 年代开始应用于神经外科疾病的诊疗，现已用于脑积水、颅内囊肿、颅内血肿、脑室及室旁肿瘤、垂体腺瘤、颅咽管瘤等神经外科疾病的治疗。

（张学文）

第三节　腔镜外科技术

一、概述

1910 年瑞典的 Jacobaeus 首次将腔镜（laparoscopy）用于观察人的腹腔。1938 年匈牙利的 Veress 发明了弹簧安全气腹针并一直沿用至今。20 世纪 50 年代，英国物理学家 Hopking 发明了柱状透镜使光传导损失减小，腹腔镜的图像更为清晰，极大地促进了腹腔镜在妇科、消化内科疾病诊断和治疗中的应用。在 20 世纪 60～70 年代，德国的 Semrn 使用自己设计的自动气腹机、冷光源、内镜热凝装置及许多腹腔镜的专用器械施行了大量的妇科腹腔镜手术。1987 年法国的 Mouret 用腹腔镜在为一妇女治疗妇科疾病的同时切除了病变的胆囊。从此，开启了以腹腔镜手术为代表的微创外科时代。

进入 21 世纪，腔镜手术已在外科各个专科开展。而且随着经验的积累与设备的进步，出现向更加微创化、美容化发展。

二、腹腔镜外科手术设备、器械与基本技术

临床上应用的腔镜很多，如胸腔镜、腹腔镜、宫腔镜和关节腔镜等，其基本构件和操作原理相似。此处主要介绍腹腔镜。

（一）腹腔镜图像显示与存储系统　该系统由腹腔镜镜头、高清晰度微型摄像头、数模转换器、高分辨率显示器、全自动冷光源和图像存储系统等组成。

1. **腹腔镜镜头**　腹腔镜是用 Hopking 技术制造的光学系统，光线通过组合的石英玻璃柱束传导并经空气透镜组折射而产生极其明亮清晰的图像，几乎不出现失真。临床上常用直径 10mm，镜面视角 0°和 30°的腹腔镜。

2. **微型摄像头及数模转换器**　腹腔镜接上摄像头，其图像通过光电偶合器（CCD）将光信号转换成数字信号，再通过数模转换器将信号输送到显示器上将图像显示出来。目前还有三晶片（3CCD）制成的摄像头，将光线的三原色通过透镜的折射分开传输后再合成，这样可使图像色彩的还原更加逼真，并可使图像的清晰度达到 800 线以上水平。

3. **显示器**　目前已有全数字显示器，光信号通过 CCD 转换成数字信号经逐行扫描直接在显示器上显示出来，其图像的水平解析度可达 1250 线。目前应用最普遍的是模拟显示器，图像通过 CCD 处理后的数字信号，再通过数模转换器转换成模拟信号后在显示器上显示出来，其图像的水平解析度达 800 线以上。

4. **冷光源**　冷光源通过光导纤维与腹腔镜相连以照亮手术野，它可以自动控制或手动控制，它的灯泡有氙灯、金属卤素灯、氩灯、金属弧光灯等。灯泡的热量通过机器内的强力排风扇排出及光导纤维的传导散热，以防烫伤腹腔内器官。

5. **录像机与图像存储系统**　高质量的录像机有 β-录像机和 S-VHS 录像机，亦可用画质较低的家用 VHS 录像机。手术图像的存储，可用专业用的图像捕捉卡及相应的软件，将手术录像实时捕捉并存储在电脑硬盘上，可进行录像或图像的编辑与处理，并可刻录成光盘保存。

（二）CO_2 气腹系统　　建立 CO_2 气腹的目的是为手术提供足够的空间和视野,是避免意外损伤其他脏器的必要条件。整个系统由全自动大流量气腹机、二氧化碳钢瓶、带保护装置的穿刺套管鞘、弹簧安全气腹针组成。

（三）手术设备与器械　　设备主要有高频电凝装置、激光器、超声刀、腹腔镜超声、冲洗吸引器等。手术器械主要有电钩、分离钳、抓钳、持钳、肠钳、吸引管、穿刺针、扇形牵拉钳、持针钳、术中胆道造影钳、打结器、施夹器、各类腔内切割缝合与吻合器等。

（四）基本技术

1. 建立气腹　　①闭合法:在脐下缘作弧形或纵形切口,长约 10mm 达皮下,在切口两侧用巾钳或手提起腹壁,将气腹针经切口垂直或向盆腔斜行刺入腹腔,针头穿过筋膜和腹膜时有两次突破感,穿刺进腹后可采用抽吸试验、负压试验或容量试验证实气腹针已进入腹腔,即可向腹腔内注入二氧化碳气体,至预设压力 13mmHg,气腹即告完成。②开放法:在脐下缘作弧形或纵形切口,长约 10mm 达深筋膜,在直视下打开腹膜,用手指明确进入腹腔及腹壁下没有粘连后,置入套管连接充气管建立气腹。

2. 腹腔镜下止血　　电凝止血是腹腔镜手术中的主要止血方式,有单极和双极电凝两种。

其他有钛夹、超声刀、自动切割吻合器、闭合器、热凝固、内套圈结扎及缝合等。

3. 腹腔镜下组织分离与切开　　组织分离是腹腔镜手术中重要的步骤,分离得好,解剖结构就清楚,手术中出血就少。腹腔镜手术分离组织结构时,不像开腹手术那样,可以用手触摸感觉组织的致密与疏松,只能借助于手术器械。组织分离与切开的方法主要有电凝切割、剪刀锐性剪开、超声刀凝固切割、分离钳钝性分离、高压水柱分离等。

4. 腹腔镜下缝合　　腹腔镜下缝合是腹腔镜手术中难度较高的操作技术,是手术者必须掌握的手术技巧,需经过一定时间的体外训练和手术实践。传统手术的缝合技术同样可以在腹腔镜下应用。几乎所有的缝合针线均可用于腹腔镜手术,缝针通过穿刺套管鞘进入腹腔后,用持针器夹住缝针,分离钳提起组织同常规方法一样进行缝合。缝线打结方法有腔内打结与腔外打结两种。

5. 标本取出　　小于或略大于套管鞘的标本可以直接用标本袋从套管鞘内取出。如标本较大可将操作孔扩大或另作一小切口用标本袋取出。

三、腹腔镜外科手术适应证及常用的手术

早年,腔镜主要用于腹腔探查,对疾病进行诊断。近 20 年来,腹腔镜手术在临床上广泛地应用于外科疾病的治疗。主要适应证包括炎性疾病(如胆囊炎、阑尾炎)、先天性发育异常(如小儿巨结肠)、外伤及良性肿瘤等。常用的手术包括腹腔镜胆囊切除术、结肠切除术(良性肿瘤)、阑尾切除术、食管反流手术(Nissen 手术)、小肠切除术、疝修补术、甲状腺手术、胃部分(楔形)切除术、脾切除术、胰腺尾部切除术、淋巴清扫术、肝楔形切除术(良性肿瘤)等。现在腹腔镜下恶性肿瘤切除所占比例逐年增加,结直肠癌根治性切除术、胃癌根治术等越来越普及。而胰十二指肠切除术(Whipple 手术)、解剖性半肝切除术、供肝切取术、供肾切取术、血管动脉瘤切除或转流术等,近几年发展迅速,很多医院已经开展。

四、腹腔镜手术的并发症

腹腔镜手术的创伤微小并不等于它的手术危险也是微小的,腹腔镜手术除了可能发生与传统开腹手术同样的并发症以外,还可发生腹腔镜技术所导致的特有并发症。

（一）CO_2 气腹相关的并发症与不良反应　　腹腔镜手术一般用 CO_2 气体来建立气腹。气腹的建立必将对心肺功能产生一定程度的影响,如膈肌上抬、肺顺应性降低、有效通气减少、心排血量减少、下肢静脉淤血和内脏血流减少等,并由此产生一系列并发症,包括皮下气肿、气胸、心包积气、气体栓塞、高碳酸血症与酸中毒、心律不齐、下肢静脉淤血和血栓形成、腹腔内缺血、体温下降等。

（二）与腹腔镜手术相关的并发症

1. **血管损伤**　术中血管损伤可发生于各种腹腔镜手术中,暴力穿刺是损伤后腹膜大血管的主要原因,其他则发生在手术操作过程中。根据损伤血管的部位,大致可分为以下三类:①腹膜后大血管,包括腹主动脉、下腔静脉、髂动静脉、门静脉等大血管,虽然这类损伤发生率较低,但死亡率很高;②腹壁、肠系膜和网膜血管等;③手术区血管,如在行 LC 时损伤肝蒂血管,包括肝动脉、门静脉和胆囊动脉及其分支等。

2. **内脏损伤**　腹腔镜术中内脏损伤并不少见,常因术中未能得到发现,术后发生腹膜炎等严重并发症而又未能及时确诊,造成严重后果。根据损伤脏器的不同可分为两类:①空腔脏器损伤:包括肝外胆管、小肠、结肠、胃、输尿管和膀胱等;②实质性脏器损伤:包括肝、脾、膈肌、肾、子宫等。

3. **腹壁并发症**　腹腔镜手术的腹壁并发症主要是与戳孔有关,有戳孔出血与腹壁血肿,戳孔感染、腹壁坏死性筋膜炎和戳孔疝等。

五、机器人外科技术

20 世纪 80 年代腹腔镜的出现使微创技术取得了长足的进步,在此基础上,手术机器人的研发与应用开启了微创外科新纪元。达芬奇手术机器人是目前世界上最有代表性可以在腹腔手术中使用的手术机器人系统,也是目前世界上最复杂、最昂贵的手术系统之一。

（一）机器人系统的组成

1. **医师操作台**　该操作台是系统的控制中心,由计算机系统、监视器、操作手柄及输出设备等组成。

2. **床旁机械臂手术系统**　包括 2～3 只工作臂及一只持镜臂,持镜臂用于手术中握持腹腔镜物镜,工作臂用于完成手术中各种操作。

3. **3D 成像系统**　内装 Da Vinic 系统的图像处理设备,并配有监视器,还可放置辅助手术设备,如二氧化碳充气系统,一个双高强光源系统,一个 CCD 摄像系统。

（二）微创外科手术机器人系统的优势

与传统腔镜相比:①视觉角度:手术机器人的 3D 图像具有更精细操作的空间定位,改善了手术操作的掌控力。②人机工程学角度:手术机器人系统中的外科医生站在主操作台控制手术,具有较好的舒适性。③操作度:微创外科机器人系统能滤除外科医生手部抖动,手术更加精确,可进行微细操作。④灵活度:可避免器械碰撞与三角操作问题,还能实现自动缝合等操作,节省时间,灵活度高。⑤触觉:传感器可测出组织与器械间的接触力,外科医生可感受到接触力的大小和方向。⑥远程手术:机器人外科技术为跨地域远程手术提供了可能性。

（吴硕东）

第四节　介入放射学技术

介入放射学技术(interventional radiology technique)是以影像学为基础,在 X 线、超声、CT、MRI 等影像诊断设备的引导下,利用穿刺针、导管、导丝及其他介入器材,对疾病进行诊断或治疗的微创技术。这种方法具有创伤小、定位准确、并发症少等优点,是外科微创技术的重要组成部分。

【分类】根据治疗领域不同,分为经血管介入技术与非经血管介入技术两类:

1. **经血管介入技术（vascular interventional technique）**　在影像设备的引导下,利用专用的介入器材,通过 Seldinger 技术建立经皮血管通道,将特定导管选入靶血管,进行造影诊断和治疗的技术,包括药物灌注、栓塞、球囊扩张或支架置入等(图 16-3)。

2. **非经血管介入技术（non-vascular interventional technique）**　在影像设备的引导下,对非心血管部位进行介入性诊断和治疗的技术,包括经皮穿刺活检术、经皮实体肿瘤消融术、经皮穿刺实体肿瘤放射性粒子置入术、经皮穿刺引流与抽吸术、腔道狭窄扩张成形术及支架置入术、椎体成形术、

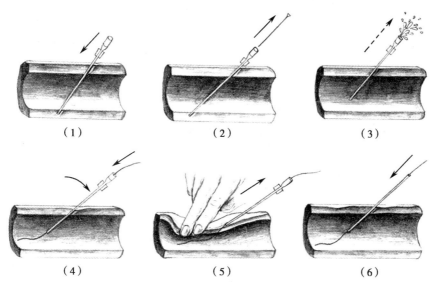

图 16-3　Seldinger 技术示意图
(1)用带有针芯的穿刺针穿刺动脉血管前后壁　(2)拔去针芯,后退针鞘　(3)发现有明显的搏动性喷血　(4)将导丝经穿刺针鞘引入血管,插入足够长度的导丝　(5)拔去针鞘,压住穿刺点,防止血液外渗　(6)引入带有扩张器的导管鞘

神经阻滞术等。

【外科常用介入技术】

1. 经血管介入技术

(1)经导管血管灌注术(transcatheter vascular infusion,TVI):经导管将药物直接注射到靶器官的供血动脉或回流静脉,以提高病变局部的药物浓度,减少药物的毒副作用。临床常用于下列情况:

1)恶性肿瘤:应用较为广泛,适用于全身各部位的恶性实体肿瘤的治疗,包括无法切除的恶性肿瘤的姑息性治疗,术前化疗、术后预防性或复发性肿瘤的局部化疗等。给药方式主要包括一次性给药及经导管药盒系统长期给药。

2)消化道出血:适用上、下消化道出血的诊断与治疗,特别是对出血部位不明确时可先造影确定出血部位后再作止血治疗,如胃十二指肠、小肠、结肠、胆道等部位的出血。

3)器官缺血性病变:如脑血管痉挛、急性非闭塞性肠系膜血管缺血;由于药物、冻损伤等引起的周围血管痉挛和雷诺病引起的肢体缺血性病变,通过介入导管注入血管解痉药物如硝酸甘油、罂粟碱等,以解除或改善动脉痉挛引起的器官血供障碍。

4)动脉血栓形成:通过导管注入溶栓剂如尿激酶、链激酶到靶血管,以及时快速溶解心、脑、肺、肾、肠管和四肢等相应病变器官的血管内血栓。下列情况禁用溶栓剂:消化道出血、外伤性出血、出血性脑梗死、妊娠、产后和月经期间等。

(2)经导管动脉内化疗栓塞术或栓塞术(transcatheter arterial chemoembolization or embolization,TACE or TAE):前者是将抗肿瘤药物和栓塞剂(如碘油或固体栓塞剂)混合后通过导管注入肿瘤血管内,直接杀伤肿瘤细胞和引发肿瘤缺血坏死。常用于不可切除肝癌的姑息性治疗。后者常用明胶海绵颗粒(gelfoam)、聚乙烯醇(ivalon)颗粒或栓塞弹簧圈(coil)等固体栓塞材料。TAE 主要适用于消化道出血、大咯血、外伤性大出血(如肝、脾、肾和后腹膜及骨盆),还适用于动脉瘤、脾功能亢进或各种动-静脉瘘等。

(3)经皮腔内血管成形术(percutaneous transluminal angioplasty,PTA):主要包括球囊扩张成形术和血管内支架置入术。球囊扩张成形术是采用球囊导管,通过球囊对狭窄段动脉壁进行有限度地扩张挤压,使病变段动脉壁伸展,动脉内膜和中膜部分断裂、分离,动脉外膜伸展超过其弹性程度,动脉管腔扩大,从而达到治疗的目的。血管内支架置入术是指在X线透视引导下,将金属内支架置入病变血管内的介入技术,其基本原理是利用支架的支撑力将狭窄的管道撑开,使其内径扩大,恢复血流通畅。起隔绝作用时,覆膜支架可对异常扩张的血管进行管腔重建,纠正病变血管的异常血流动力学。主要适用于动脉粥样硬化、大动脉炎(非活动期)、血管肌纤维发育不良、血管搭桥术或移植术后吻合口狭窄、巴德-吉亚利综合征等。

(4)经颈静脉肝内门体分流术(transjugular intrahepatic portosystemic shunt,TIPS):以颈内静脉为穿刺入路,将导管经颈内静脉、上腔静脉、右心房、下腔静脉,插入肝静脉并在X线引导下由肝静脉穿刺门静脉,在肝脏内建立肝静脉与门静脉的通道,使门静脉内血液可直接流入肝静脉,降低门静脉压力,从而达到治疗门静脉高压症的目的。主要适用于门静脉高压症引起的上消化道出血、顽固性胸腹水等(图16-4)。

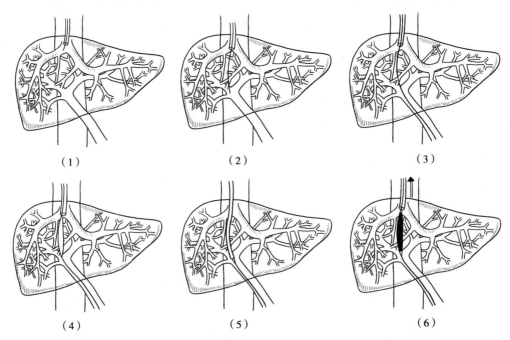

图 16-4　经颈静脉肝内门体分流术图示
(1)颈内静脉穿刺、肝静脉造影及测压完成后,穿刺肝静脉　(2)穿刺针通过肝实质,穿刺进入门静脉右干近端　(3)经穿刺针导管引入导丝,交换5F导管,之后行门静脉造影及门-腔静脉压力梯度测量　(4)经导丝交换球囊导管行分流道扩张　(5)经导丝交换,引入10F血管鞘及其扩张器,使其进入门静脉　(6)经10F血管鞘引入内支架,通过肝实质分流道,释放内支架,并以球囊扩张内支架

2. 常用的非经血管介入技术

(1)经皮经肝胆道引流术(percutaneous transhepatic choledocho drainage,PTCD):在影像设备引导下,经皮经肝穿刺肝内扩张的胆管,并置入导管进行胆道引流或减压。可作为不能耐受外科手术的急性梗阻性化脓性胆管炎暂时性外引流,也可作为肝门部胆管癌或胰头癌术前减轻黄疸、改善肝功能,以提高手术安全性的一种手段。对于肝门部胆管癌不能手术之姑息治疗时,最好是将导管从肝内扩张的胆管插过癌肿的梗阻部位进入胆总管进行内引流。

在PTCD的基础上,可进一步行经皮胆管球囊扩张(balloon catheter technique)和经皮经肝胆道内支架置入术(percutaneous transhepatic biliary stent placement)。前者主要用于治疗胆道良性狭窄;后者大多是在PTCD引流胆汁几天后,再经引流管插入导丝,退出引流管,再沿导丝插入导管鞘到胆管内,对狭窄部位进行球囊扩张,而后再经导丝置入相应大小的支架。常用的支架或支撑物有网状金属内支架、螺旋状支架、Z形金属支架和塑料内支架等。

（2）热消融术（thermal ablation）：在影像设备的引导下，将热消融电极穿刺至靶肿瘤组织内，通过消融电极对局部产生高温，使肿瘤发生凝固性坏死。主要包括微波消融术及射频消融术等。

（3）冷冻消融术（cryosurgical ablation，CSA）：其穿刺方法与上述两种方法相同，不一样的是 CSA 在肿瘤组织内产生超低温冷冻效应，可使肿瘤组织发生凝固性坏死。

（4）经皮脓肿或积液穿刺置管引流术（percutaneous catheter drainage）：在影像设备的引导下，将引流管置入脓腔或积液区内，用于治疗肝脓肿、腹腔内脓肿、盆腔脓肿或积液等。

3. 外科介入技术常见并发症

（1）经血管介入技术相关并发症

1）穿刺并发症：常见为穿刺部位出血、血肿、血管内膜损伤或假性动脉瘤形成。故穿刺时务必注意病人的凝血功能状况，并选择合适的介入器材进行精细操作，以免并发症的发生。

2）对比剂不良反应：仅有极少数病例会发生对比剂不良反应。常见的对比剂不良反应主要有：荨麻疹、支气管痉挛、明显的血压降低、抽搐、肺水肿、迷走神经反应、全身过敏样反应等。术前应充分水化，并遵循产品说明书中规定的剂量和适应证范围，对高危人群进行严格评估。

（2）非经血管介入技术相关并发症：主要有感染、出血、穿刺部位相关的组织和脏器损伤等，如肝肿瘤射频消融治疗导致的胆囊或肠管损伤，胸腔穿刺引流引起的气胸、肺损伤。另外还有穿刺所致脓肿破溃扩散、肿瘤种植播散等。

（房学东）

第十七章 颅内压增高和脑疝

第一节 概　　述

颅内压增高(increased intracranial pressure)是神经外科常见的临床综合征。颅脑损伤、肿瘤、血管病、脑积水、炎症等多种病理损害发展至一定阶段,都可能导致颅内压持续超过正常上限,从而引起相应的综合征。了解颅内压形成的物质基础、熟悉其调节机制和掌握颅内压增高发生机制,是学习和掌握神经外科的重点和关键。

【颅内压的形成与正常值】 颅腔、脑组织、脑脊液和血液是颅内压形成的物质基础。颅缝闭合后颅腔的容积固定不变,约为 1400 ~ 1500ml。颅腔内的上述三种内容物,使颅内保持一定的压力,称为颅内压(intracranial pressure, ICP)。成人的正常颅内压为 70 ~ 200mmH$_2$O,儿童为 50 ~ 100mmH$_2$O。

【颅内压调节与代偿】 生理状态下,血压和呼吸可引起颅内压小范围的波动。颅内压增高时,构成颅内压力的各个部分对颅内压的调节作用是不同的。脑组织短时间很难被压缩,脑血流是保持脑灌注的前提条件,所以颅内压增高的调节主要依靠脑脊液的分布和分泌的变化来调节。颅内压增高时,脑脊液的分泌较前减少而吸收增多,以代偿增加的颅内压;当颅内压降低时,脑脊液的分泌则增加,而吸收减少,以维持正常颅内压。脑脊液的总量约占颅腔总容积的10%,血液则依据血流量的不同约占总容积的2% ~ 11%。颅内容积超过5%的临界范围,或颅腔容量缩减超过颅腔容积的8% ~ 10%,则会产生颅内压增高。

【颅内压增高原因】 引起颅内压增高原因可分为五大类:

1. 颅内占位性病变挤占了颅内空间,如颅内血肿、脑肿瘤、脑脓肿等。

2. 脑组织体积增大,如脑水肿。

3. 脑脊液循环和(或)吸收障碍所致梗阻性脑积水或交通性脑积水。

4. 脑血流过度灌注或静脉回流受阻,见于脑肿胀、静脉窦血栓等。

5. 先天性畸形使颅腔的容积变小,如狭颅症、颅底凹陷症等。

【颅内压增高病理生理】

1. 影响颅内压增高因素

(1)年龄:婴幼儿及小儿的颅缝未闭合,颅压增高可使颅缝裂开而相应地增加颅腔容积。老年人由于脑萎缩使颅内的代偿空间增多,故病程亦较长。

(2)病变扩张速度:颅内病变体积扩增与颅内压上升呈现指数曲线,可以用图 17-1 中的曲线表示,称为体积/压力关系曲线。

病程初期,病变缓慢增长仅引起颅内压轻微变化,一旦颅内压代偿功能失调,则病情将迅速发展,在短期内即出现颅内高压危象或脑疝。

(3)病变部位:颅脑中线或颅后窝的占位性病变容易阻塞脑脊液循环通路而发生梗阻性脑积水,故颅内压增高症状突出。静脉窦受累的病变,可引起颅内静脉血液回流障碍或脑脊液吸收障碍,颅内压增高症状亦可早期出现。

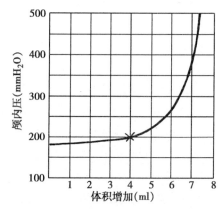

图17-1　颅内体积/压力关系曲线

（4）伴发脑水肿程度：脑转移性肿瘤，脑肿瘤放射治疗后，炎症性反应等均可伴有较明显的脑水肿，故早期即可出现颅内压增高症状。

（5）全身系统性疾病：电解质及酸碱平衡失调、尿毒症、肝性脑病、毒血症、肺部感染等都可引起继发性脑水肿而致颅内压增高。高热往往会加重颅内压增高的程度。

2. 颅内压增高后果　颅内压持续增高可引起一系列中枢神经系统功能紊乱和病理变化。

（1）脑血流量的降低，造成脑缺血甚至脑死亡：正常成人每分钟约有1200ml血液进入颅内，通过脑血管的自动调节功能进行调节。其公式为：

$$脑血流量（CBF）=[平均动脉压（MAP）-颅内压（ICP）]/脑血管阻力（CVR）$$

公式中分子部分（平均动脉压-颅内压）又称为脑灌注压（cerebral perfusion pressure，CPP），因此，该公式又可改写为：

$$脑血流量（CBF）=脑灌注压（CPP）/脑血管阻力（CVR）$$

正常的脑灌注压为9.3~12kPa（70~90mmHg），脑血管阻力为0.16~0.33kPa（1.2~2.5mmHg），此时脑血管的自动调节功能良好。如因颅内压增高而引起的脑灌注压下降，则可通过血管扩张，以降低血管阻力的自动调节反应使上述公式的比值不变，从而保证了脑血流量的稳定。如果颅内压不断增高使脑灌注压低于5.3kPa（40mmHg）时，脑血管自动调节功能失效，这时脑血管不能再作相应的进一步扩张以减少血管阻力，公式的比值就变小，脑血流量随之急剧下降，就会造成脑缺血。当颅内压升至接近平均动脉压水平时，颅内血流几乎完全停止，甚至出现脑死亡。

（2）脑移位和脑疝：参见本章第三节。

（3）脑水肿：脑水肿时水分的积聚可在细胞外间隙，也可在细胞膜内，前者称为血管源性脑水肿，后者称为细胞毒性脑水肿。血管源性脑水肿多见于脑损伤、脑肿瘤等病变的初期，主要是由于毛细血管的通透性增加，导致水分在神经细胞和胶质细胞间隙潴留，促使脑体积增加所致。细胞毒性脑水肿源于多种原因导致的脑细胞代谢功能障碍，使钠离子和水分子潴留在神经细胞和胶质细胞内所致，常见于脑缺血、脑缺氧的初期。颅内压增高时，由于上述两种因素可同时或先后存在，故出现的脑水肿多数为混合性。

（4）库欣反应：颅内压急剧增高时，病人出现心率变慢、呼吸减慢、血压升高（又称"两慢一高"），称为库欣反应。这种危象多见于急性颅内压增高病例，慢性者则不明显。

（5）胃肠功能紊乱及消化道出血：部分颅内压增高病人可出现胃肠道功能紊乱，呕吐、胃及十二指肠出血及溃疡和穿孔等。这与颅内压增高引起下丘脑自主神经中枢缺血而致功能紊乱有关。

（6）神经源性肺水肿：在急性颅内压增高病例中，发生率高达5%~10%。这是由于下丘脑、延髓受压导致α-肾上腺素能神经活性增强，血压反应性增高，左心室负荷过重，左心房及肺静脉压增高，肺毛细血管压力增高，液体外渗，引起肺水肿，病人表现为呼吸急促，痰鸣，并有大量泡沫状血性痰液。

第二节　颅内压增高

【颅内压增高类型】

1. 根据颅内压增高范围可分为两类

（1）弥漫性颅内压增高：由于颅腔狭小或脑实质体积增大而引起，其特点是颅腔内各部位及各分腔之间压力均匀升高，不存在明显的压力差，因此脑组织无明显移位。临床所见的弥漫性脑膜脑炎、弥漫性脑水肿、交通性脑积水、静脉窦血栓等所引起的颅内压增高均属于这一类型。

（2）局灶性颅内压增高：因颅内有局限的扩张性病变，病变部位压力首先增高，使附近的脑组织受到挤压而发生移位,并把压力传向远处,造成颅内各腔隙间的压力差,这种压力差导致脑室、脑干及中线结构移位,更易形成脑疝。

2. 根据病变进展速度,颅内压增高可分为急性、亚急性和慢性三类

（1）急性颅内压增高:见于急性颅脑损伤引起的颅内血肿、高血压性脑出血等。其病情发展快,颅内压增高所引起的症状和体征严重,生命体征(血压、呼吸、脉搏、体温)变化剧烈。

（2）亚急性颅内压增高:病情发展较快,颅内压增高的反应较轻,多见于颅内恶性肿瘤、转移瘤及各种颅内炎症等。

（3）慢性颅内压增高:病情发展较慢,可长期无颅内压增高的症状和体征,多见于生长缓慢的颅内良性肿瘤、慢性硬脑膜下血肿等。

急性或慢性颅内压增高均可导致脑疝发生。脑疝发生后,移位脑组织被挤进小脑幕裂孔、硬脑膜裂隙或枕骨大孔中,压迫脑干,产生一系列危急症状。脑疝发生后,加剧了脑脊液和血液循环障碍,使颅内压力进一步增高,从而形成恶性循环,最终导致病人死亡。

【引起颅内压增高的常见疾病】

1. 颅脑损伤 颅内血肿、脑挫裂伤伴脑水肿、大面积凹陷性颅骨骨折是外伤性颅内压增高常见原因。外伤性蛛网膜下腔出血,也是颅内压增高的常见原因。其他如外伤性蛛网膜炎及静脉窦血栓形成或脂肪栓塞亦可致颅内压增高,但较少见。

2. 颅内肿瘤 颅内肿瘤出现颅内压增高者约占80%以上。肿瘤的大小、部位、性质和生长速度都会影响颅内压的演进。恶性胶质瘤或脑转移癌,由于肿瘤生长迅速,且伴有严重的脑水肿,故在短期内即出现明显的颅内压增高;邻近脑脊液循环通路附近的肿瘤,虽然体积不大,但容易产生梗阻性脑积水,因而颅内压增高症状可早期出现而且显著;位于前中颅窝底部或大脑凸面的肿瘤,虽然瘤体较大,但颅内压增高症状出现较晚。

3. 颅内感染 化脓性脑膜炎或脑脓肿可引起颅内压增高。结核性脑膜炎晚期,因脑底部炎症性物质沉积,使脑脊液循环通路受阻,容易出现脑积水和颅内压增高。

4. 脑血管疾病 血肿压迫、血凝块阻塞脑脊液循环通路或脑脊液吸收障碍均可导致颅内压增高。大面积脑梗死也可引起颅内压增高。梗死后出血也可引起急剧的颅内压增高。

5. 脑寄生虫病 脑寄生虫引起的颅内压增高的原因包括:①可以产生局部肉芽肿性占位;②炎性粘连影响脑脊液的循环和吸收。

6. 颅脑先天性疾病 婴幼儿先天性脑积水多由于导水管的发育畸形,形成梗阻性脑积水;颅底凹陷和(或)先天性小脑扁桃体下疝畸形,脑脊液循环通路可在第Ⅳ脑室正中孔或枕大孔区受阻;狭颅症病儿由于颅缝过早闭合,颅腔狭小,限制脑的正常发育,从而引起颅内压增高。

7. 良性颅内压增高 又称假脑瘤综合征,以脑蛛网膜炎比较多见,其中发生于颅后窝者颅内压增高最为显著。颅内静脉窦(上矢状窦或横窦)血栓形成,由于静脉回流障碍引起颅内压增高。其他代谢性疾病、维生素 A 摄入过多、药物过敏和病毒感染所引起的中毒性脑病等均可引起颅内压增高,但多数颅内压增高症状可随原发疾病好转而逐渐恢复正常。

8. 脑缺氧 心搏骤停或严重呼吸道梗阻均可发生严重脑缺氧。此外,癫痫持续状态和喘息状态(肺性脑病)亦可导致严重脑缺氧和继发性脑水肿,从而出现颅内压增高。

【临床表现】 主要症状和体征包括:

1. 头痛 颅内压增高最常见症状之一,以早晨或夜间较重,部位多在额部及颞部。头痛程度随颅内压的增高而进行性加重。当用力、咳嗽、弯腰或低头活动时常使头痛加重。

2. 呕吐 头痛剧烈时可伴有恶心和呕吐。呕吐可呈喷射性,有时可导致水电解质紊乱和体重减轻。

3. 视神经乳头水肿 是颅内压增高重要客观体征之一。表现为视神经乳头充血,边缘模糊不清,中央凹陷消失,视盘隆起,静脉怒张。若视神经乳头水肿长期存在,则视盘颜色苍白,视力减退,视野向心性缩小,称为视神经继发性萎缩。若颅内压增高不能及时解除,视力恢复困难,严重者甚至失明。

头痛、呕吐和视神经乳头水肿是颅内压增高典型表现,称为颅内压增高"三主征"。颅内压增高的三主征各自出现的时间并不一致,可以其中一项为首发症状。

4. 意识障碍及生命体征变化　疾病初期意识障碍可出现嗜睡,反应迟钝。严重病例,可出现昏睡、昏迷、伴有瞳孔散大、对光反射消失、发生脑疝,去脑强直。生命体征变化包括血压升高、脉搏徐缓、呼吸减缓、体温升高等,脑疝晚期终因呼吸循环衰竭而死亡。

5. 其他症状和体征　小儿病人可有头颅增大、头皮和额眶部浅静脉扩张、颅缝增宽或分离、前囟饱满隆起。头颅叩诊时呈破罐音(Macewen 征)。

【诊断】详细询问病史和认真的神经系统检查,可发现具有诊断提示价值的信息。当发现有视神经乳头水肿及头痛、呕吐三主征时,则颅内压增高诊断可以确诊。小儿反复呕吐及头围迅速增大,成人进行性剧烈的头痛、进行性瘫痪及视力进行性减退等,都应考虑到有颅内病变可能。对于临床疑诊病例,应及时选择恰当的辅助检查,以利早期诊断和治疗。

1. 电子计算机 X 线断层扫描(CT)　CT 快速、精确、无创伤,是诊断颅内病变首选检查,尤其适用于急症。

2. 磁共振成像(MRI)　MRI 也是无创伤性检查,但检查所需时间较长,对颅骨骨质显现差。

3. 数字减影血管造影(DSA)　用于诊断脑血管性疾病和血供丰富的颅脑肿瘤。

4. X 线平片　颅内压增高时可见颅骨骨缝分离,指状压迹增多,鞍背骨质稀疏及蝶鞍扩大等。X 线平片对于诊断颅骨骨折,开放性损伤后颅内异物位置,垂体腺瘤所致蝶鞍扩大以及听神经瘤引起内听道扩大等,具有一定价值。现已少用于单独诊断颅内占位性病变。

5. 腰椎穿刺　对颅内压增高的病人有一定危险,可诱发脑疝危险,故应慎重。

6. 颅内压监测　通过持续监测颅压,指导药物治疗和手术时机选择。

【治疗原则】

1. 一般处理　①凡有颅内压增高的病人,应留院观察。②密切观察神志、瞳孔、血压、呼吸、脉搏及体温的变化。③符合颅内压监测指征者,宜通过监测指导治疗。④频繁呕吐者应暂禁食,以防吸入性肺炎。⑤补液应量出为入,补液过多可促使颅内压增高恶化,补液不足可引发血液浓缩。⑥用轻泻剂来疏通大便,不能让病人用力排便,不可作高位灌肠,以免颅内压骤然增高。⑦对昏迷的病人及咳痰困难者要考虑作气管切开术,防止因呼吸不畅而使颅内压更加增高。

2. 病因治疗　对无手术禁忌的颅内占位性病变,首先应考虑作病变切除术。若有脑积水者,可行脑脊液分流术,将脑脊液通过分流系统导引至蛛网膜下腔、腹腔或心房。颅内压增高已引起急性脑疝时,应分秒必争进行紧急抢救或手术处理。

3. 药物治疗降低颅内压　适用于颅内压增高但暂时尚未查明原因,或虽已查明原因,但仍需要非手术治疗的病例。若病人意识清楚,颅内压增高较轻,先选用口服药物。常用口服的药物有氢氯噻嗪、乙酰唑胺、氨苯蝶啶、呋塞米(速尿)、50% 甘油盐水溶液。若有意识障碍或颅内压增高症状较重的病例,则选用静脉或肌内注射药物。常用注射制剂有:20% 甘露醇、20% 尿素转化糖或尿素山梨醇溶液、呋塞米。此外,也可采用20% 人血清白蛋白静脉注射。

4. 激素　地塞米松、氢化可的松、泼尼松口服或静脉使用,可减轻脑水肿,有助于缓解颅内压增高,但激素对颅脑创伤所致的脑水肿无明确疗效。

5. 脑脊液体外引流　经脑室缓慢释放脑脊液,可以有效缓解颅内压增高。

6. 巴比妥治疗　大剂量异戊巴比妥钠或硫喷妥钠注射可降低脑的代谢、减少脑血流,减少氧耗及增加脑对缺氧的耐受力,使颅内压降低。给药期间宜监测血药浓度和脑血流、脑代谢。临床研究显示,巴比妥疗法并未改进病人预后。

7. 过度换气　当动脉血的 CO_2 分压每下降 1mmHg 时,可使脑血流量递减 2% ,从而使颅内压相应下降。

8. 对症治疗　头痛者可给予镇痛剂,但应忌用吗啡和哌替啶等类药物,以防止抑制呼吸中枢。有抽搐发作者,应给予抗癫痫药物治疗。烦躁病人在排除颅内高压进展、气道梗阻、排便困难等前提下,给予镇静剂。

第三节　脑　　疝

【解剖学基础】颅腔被小脑幕分成幕上腔及幕下腔,幕下腔容纳脑桥、延髓及小脑。幕上腔又被大脑镰分隔成左右两分腔,容纳左右大脑半球。由于两侧幕上分腔借大脑镰下的镰下孔相通,所以两侧大脑半球活动度较大。中脑在小脑幕切迹裂孔中通过,其外侧面与颞叶的钩回、海马回相邻。发自大脑脚内侧的动眼神经越过小脑幕切迹走行在海绵窦的外侧壁直至眶上裂(图17-2)。颅腔与脊髓腔相连处的出口称为枕骨大孔。延髓下端通过此孔与脊髓相连。小脑蚓锥体下部两侧的小脑扁桃体位于延髓下端的背面,其下缘与枕骨大孔后缘相对(图17-3)。

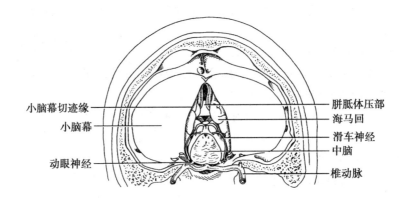

图17-2　小脑幕切迹处局部解剖关系（由幕下向上看时所见）

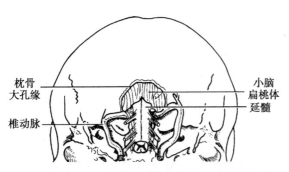

图17-3　枕骨大孔处的局部解剖关系（由颅外向颅内观察,硬脑膜和寰枢椎已去除）

脑组织在压力梯度驱使下,被挤入小脑幕裂孔、枕骨大孔、大脑镰下间隙等生理性间隙或病理性孔道中,导致脑组织、血管及脑神经等重要结构受压,从而出现一系列临床综合征,称为脑疝(brain hernia)。

【病因及分类】常见病因有:①各种颅内血肿,如硬膜外血肿、硬膜下血肿及脑内血肿;②大面积脑梗死;③颅内肿瘤;④颅内脓肿、颅内寄生虫病及各种肉芽肿性病变;⑤医源性因素,如对颅内压增高病人进行腰椎穿刺,使颅腔

和脊髓蛛网膜下腔压力差增大,进而促发脑疝。

可以根据移位的脑组织或其通过的硬脑膜间隙/孔道,对脑疝进行命名。常见的脑疝有(图17-4):①颞叶钩回疝或小脑幕切迹疝,为颞叶海马回、钩回通过小脑幕切迹被推移至幕下;②小脑扁桃体疝或枕骨大孔疝,为小脑扁桃体及延髓经枕骨大孔推挤向椎管内;③扣带回疝或大脑镰下疝,一侧半球的扣带回经镰下孔被挤入对侧。

【病理学】当小脑幕切迹疝发生时,移位的脑组织疝入小脑幕切迹下方,脑干受压移位。由于同侧的大脑脚受到挤压而造成病变对侧偏瘫,同侧动眼神经受到挤压可产生动眼神经麻痹症状。移位的钩回、海马回可将大脑后动脉挤压于小脑幕切迹缘,导致枕叶皮层缺血坏死。发生枕骨大孔疝时,延髓直接受压,病人可迅速出现呼吸骤停。脑疝发生时,脑脊液循环通路进一步受阻,加剧了颅内压增高,形成恶性循环,使病情迅速恶化。

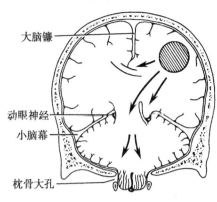

图17-4　大脑镰下疝（上）、小脑幕切迹疝（中）和枕骨大孔疝（下）示意图

【临床表现】 不同类型的脑疝各有其临床特点,在此仅简述小脑幕切迹疝及枕骨大孔疝的临床表现:

1. **小脑幕切迹疝** ①颅内压增高的症状:表现为剧烈头痛,与进食无关的频繁呕吐。头痛程度进行性加重伴烦躁不安。急性脑疝病人视神经乳头水肿可无。②瞳孔改变:病初由于病侧动眼神经受刺激导致病侧瞳孔变小,对光反射迟钝,随病情进展病侧动眼神经麻痹,病侧瞳孔逐渐散大,直接和间接对光反射均消失,并有病侧上睑下垂、眼球外斜。如果脑疝进行性恶化,影响脑干血供时,由于脑干内动眼神经核功能丧失可致双侧瞳孔散大,对光反射消失,此时病人多已处于濒死状态。③运动障碍:表现为病变对侧肢体的肌力减弱或麻痹,病理征阳性。严重时可出现去脑强直发作,这是脑干严重受损的信号。④意识改变:由于脑干内网状上行激动系统受累,病人随脑疝进展可出现嗜睡、浅昏迷至深昏迷。⑤生命体征紊乱:脑干内生命中枢功能紊乱或衰竭,可出现生命体征异常。表现为心率减慢或不规则,血压忽高忽低,呼吸不规则、大汗淋漓或汗闭,面色潮红或苍白。体温可高达41℃以上或体温不升。最终因呼吸循环衰竭而致呼吸停止,血压下降,心脏停搏。

2. **枕骨大孔疝** 由于脑脊液循环通路被堵塞,颅内压增高,病人剧烈头痛。频繁呕吐,颈项强直,强迫头位。生命体征紊乱出现较早,意识障碍出现较晚。因脑干缺氧,瞳孔可忽大忽小。由于位于延髓的呼吸中枢受损严重,病人早期可突发呼吸骤停而死亡。

【治疗】 脑疝是由于急剧的颅内压增高造成的,在作出脑疝诊断的同时应按颅内压增高的处理原则快速静脉输注高渗降颅内压药物,以缓解病情,争取时间。病因明确者,应尽快手术去除病因,如清除颅内血肿或切除脑肿瘤等。如难以确诊或虽病因难于去除时,可选用下列姑息性手术,以降低颅内高压和抢救脑疝。

1. **侧脑室外引流术** 经额、枕部快速钻颅或锥颅,穿刺侧脑室并安置引流管,行脑脊液外引流,以迅速降低颅内压。

2. **脑脊液分流术** 脑积水的病例可施行脑室-腹腔分流术(ventriculo-peritoneal shunt, V-P shunt),或侧脑室-心房分流术。导水管梗阻或狭窄者,可选用神经内镜下三脑室底造瘘术。

3. **减压术** 小脑幕切迹疝时可采用颞肌下减压术;枕骨大孔疝时可采用枕下减压术。大面积脑梗死、重度颅脑损伤致严重脑水肿而颅内压增高时,可采用去骨瓣减压术。以上方法称为外减压术。开颅术中脑组织肿胀膨出,在排除颅内血肿的前提下,可切除失活组织或部分非功能区脑叶,以达到减压目的,称为内减压术。

（游　潮）

第十八章 颅脑损伤

第一节 概　　述

颅脑损伤(craniocerebral injury)是一常见疾病,仅次于四肢伤,主要因交通事故、坠落、跌倒、火器等所致。近年来,颅脑损伤的临床诊治及相关基础研究均取得了进展,但其死亡率和致残率仍高居全身各部位损伤之首。

【颅脑损伤方式】一般有两种:一种是暴力直接作用于头部引起的损伤,称为直接损伤;另一种是暴力作用于身体其他部位,然后传导至头部所造成的损伤,称为间接损伤。

1. **直接损伤**　①加速性损伤:相对静止的头部突然受到外力打击,头部沿外力的作用方向呈加速运动而造成的损伤,称为加速性损伤,例如钝器击伤。损伤部位主要发生在头部着力点,即着力伤(coup injury)。②减速性损伤:运动着的头部,突然撞在静止的物体后引起的损伤,称为减速性损伤,例如坠落或跌倒时头部被物体阻挡停止运动。此类损伤发生于着力部位,以及着力部位对侧的脑组织及血管,即对冲伤(contrecoup injury)。③挤压性损伤:两个或两个以上不同方向的外力同时作用于头部,颅骨变形造成的损伤,称为挤压性损伤,如车轮压轧和新生儿头颅产伤等。

2. **间接损伤**　①病人坠落时双下肢或臀部着地,外力经脊柱传导至颅底引起颅底骨折和脑损伤。②外力作用躯干,引起躯干突然加速运动,由于惯性作用,头颅的运动落后于躯干,运动的躯干再快速带动相对静止的头颅,在颅颈之间发生强烈的过伸或过屈,头颅运动有如挥动鞭子末端的运动,造成颅颈交界处延髓与脊髓连接部的损伤,即挥鞭伤(whiplash injury)。③胸部突然遭受挤压时,胸腔压力突然升高,血液经上腔静脉逆行,使上胸、肩颈、头面部的皮肤和黏膜以及脑组织出现弥散点状出血灶,称为创伤性窒息(traumatic asphyxia)。

临床工作中所见的颅脑损伤,可出现多种不同损伤机制,如车辆撞击病人躯干,造成头部挥鞭性损伤,继而病人倒地,头部撞于地面或其他障碍物,发生减速性损伤,然后又被车轮碾压,形成挤压性损伤。因此,对每个病人的受伤机制需要进行认真分析,做出正确判断。

【分类】根据颅脑损伤的轻重不一、受伤机制多样性、病理变化和疾病病程差异,来确定不同治疗措施,因此临床上需要有相适应的分类方法来指导医疗实践。目前,国际上较广泛运用的是格拉斯哥昏迷计分(Glasgow coma scale,GCS)法。GCS由英国格拉斯哥颅脑损伤研究所的Teasdale和Jennet提出(1974),分别对病人的运动、言语、睁眼反应进行评分(表18-1),作为判断病情的依据。并将脑外伤分成三种类型:轻型13~15分,伤后昏迷时间<20分钟;中型9~12分,伤后昏迷20分钟至6小

表18-1　格拉斯哥昏迷计分(GCS)

运动反应	计分	言语反应	计分	睁眼反应	计分
按吩咐动作	6	正确	5	自动睁眼	4
定位反应	5	不正确	4	呼唤睁眼	3
屈曲反应	4	错乱	3	刺痛睁眼	2
过屈反应(去皮层)	3	难辨	2	不睁眼	1
伸展反应(去大脑)	2	不语	1		
无反应	1				

时;重型 3~8 分,伤后昏迷>6 小时,或在伤后 24 小时内意识恶化并昏迷>6 小时。

第二节 头皮损伤

头皮损伤均由直接外力造成,损伤类型与致伤物有关。钝器可造成头皮挫伤、不规则裂伤或头皮血肿,锐器损伤的伤口整齐,头发绞入机器则可引起头皮撕脱伤。观察头皮损伤情况,在颅脑损伤的诊治中有一定的帮助,因为:①头皮损伤的情况可判断受伤外力的性质和大小,头皮损伤的部位常是着力点,着力点的判断有助于推断脑损伤的部位;②头皮血供丰富,伤后极易失血,可导致病人尤其是儿童失血性休克;③头皮抗感染和愈合能力较强,但一旦感染,便有可能向深部蔓延,引起颅骨骨髓炎和颅内感染。

一、头皮血肿

头皮富含血管,遭受钝器损伤后,可使血管破裂,因此可能出现没有头皮裂伤却存在头皮血肿的情况。

皮下血肿(subcutaneous hematoma)比较局限,周边较中心区更硬,无波动,易误诊为颅骨凹陷骨折,必要时行 CT 检查进行鉴别。这类血肿量少,可观察或伤后立即冰敷,短期内血肿可自行吸收。帽状腱膜下血肿(subgaleal hematoma)因不受颅缝限制,可扩散至全头,触之较软,可有明显波动。血肿较小者可加压包扎头部,待其自行吸收;若血肿较大且凝血功能正常时,则应严格进行皮肤消毒后穿刺抽吸血肿,再加压包扎头部。如经反复穿刺加压包扎血肿仍不能缩小者,需注意是否有凝血障碍等原因。婴幼儿巨大帽状腱膜下血肿可引起贫血甚至失血性休克。对已有感染的血肿,需切开头皮引流感染灶。骨膜下血肿(subperiosteal hematoma)一般不跨过颅缝,血肿张力较高,可有波动。应注意是否伴有颅骨骨折。处理原则与帽状腱膜下血肿相仿,但对伴有颅骨骨折者不宜加压包扎,以防血液经骨折缝流入颅内,造成硬脑膜外血肿。

二、头皮裂伤

锐器所致的头皮裂伤(scalp laceration)伤口创缘整齐,多数裂伤仅限于头皮,可深达骨膜,一般颅骨完整。少数锐器可插入颅内,穿透颅骨和硬脑膜造成开放性脑损伤。钝器造成的头皮裂伤多不规则,创缘有挫伤痕迹,常伴着力点的颅骨骨折或脑损伤。

头皮裂伤系头皮的开放伤,宜尽早行清创缝合术,如受伤时间达 24 小时,只要无明显感染征象,仍可彻底清创后行一期缝合。术中应将伤口内的头发、泥沙等异物彻底清除;明显坏死污染的头皮应切除,但不可切除过多,以免缝合时产生张力;清创时观察有无颅骨骨折或碎骨片,如发现脑脊液或脑组织外溢,应按开放性脑损伤处理。术后给予抗生素。

三、头皮撕脱伤

头皮撕脱伤(scalp avulsion)是最严重的头皮损伤,往往因头发卷入高速转动的机器内所致。由于皮肤、皮下组织和帽状腱膜三层紧密连接,所以在强烈的牵扯下,往往将头皮自帽状腱膜下间隙全层撕脱,有时还连同部分骨膜。严重者整个头皮甚至连前部的额肌一起撕脱。伤后失血多时易出现失血性休克,应及时处理。

头皮撕脱伤应根据伤后时间、撕脱是否完全、撕脱头皮的条件、颅骨是否裸露、创面有无感染等情况采用不同的方法处理:①若皮瓣部分脱离且血供尚好,则清创后原位缝合。②如皮瓣已完全脱落,但完整,无明显污染,血管断端整齐,且伤后未超过 6 小时,则清创后头皮血管(颞浅动、静脉或枕动、静脉)显微吻合,再全层缝合头皮。③如撕脱的皮瓣挫伤或污染不能再利用,而骨膜未撕脱,可取自体中厚皮片作游离植皮,或作转移皮瓣;若骨膜已遭破坏,颅骨外露,可先作局部筋膜转移,再植皮。

④撕脱时间长,创面感染或经上述处理失败者,可先行创面清洁和更换敷料,待肉芽组织生长后再植皮。如颅骨裸露,还需做多处颅骨钻孔至板障层,待钻孔处长出肉芽组织后再植皮。

第三节　颅 骨 骨 折

颅骨骨折是指外界暴力造成颅骨正常结构改变。闭合性颅脑损伤中有颅骨骨折者约占15% ~ 20%。颅骨骨折(skull fracture)的危害性常常不在于骨折本身,而在于同时并发的硬脑膜、脑组织、颅内血管和脑神经的损伤。

【发生机制】 颅骨遭受外力时是否造成骨折,主要取决于头部遭受暴力的大小、方向、致伤物性质,以及致伤物与颅骨接触的面积和受力颅骨的解剖特点。外力作用于头部瞬间,颅骨产生弯曲变形;外力作用消失后,颅骨又立即弹回。如暴力较强时,当颅骨的变形超过其弹性限度,即发生骨折。

颅骨骨折的性质和范围主要取决于致伤物的大小、速度和性状:致伤物质地硬、体积大、速度慢,多引起线性骨折;体积大、速度快,易造成凹陷骨折;体积小、速度快,则可导致着力点凹陷骨折或穿入性骨折。骨折的性质与暴力作用于头部的方向和部位也有很大关系:垂直打击于颅盖部的暴力常引起着力点处的凹陷或粉碎骨折;斜向暴力作用于颅盖部时,常引起线形骨折。骨折的性质还与伤者年龄以及头部受到暴力时的运动状态关系密切。

【分类】①按骨折形态分为:线形骨折、凹陷骨折、粉碎骨折、洞形骨折。粉碎骨折多呈凹陷性,一般列入凹陷骨折内。洞形骨折多见于火器伤。②按骨折部位分为:颅盖骨折、颅底骨折。③按骨折部位是否与外界相通分为:闭合性骨折、开放性骨折。颅底骨折虽不与外界直接沟通,但如伴有硬脑膜破损引起脑脊液漏、颅内积气,一般为开放性骨折。

一、颅盖骨折

颅盖骨折一般分为线形骨折(linear fracture)和凹陷骨折(depressed fracture)两种。前者还包括颅缝分离,后者包括粉碎骨折。多数的线形骨折为颅骨全层骨折,少数为内板断裂。骨折线多为单一,或呈线条状或放射状。骨缝宽度一般为一条裂缝或数毫米,偶尔可达1cm。凹陷骨折多数为颅骨全层凹陷,少数为内板凹陷。陷入骨折片周边的骨折线呈环状或放射状。婴幼儿颅骨质软,着力点处的颅骨可产生乒乓球样凹陷。

【临床表现和诊断】 线形骨折可伴有头皮损伤(挫裂伤、头皮血肿),常需X线平片或CT骨窗相检查。高分辨CT(high resolution CT,HRCT)可查出细小的骨折线。

范围较大、凹陷明显、头皮软组织出血不多时,此类骨折触诊可确定。但凹陷不深的骨折,易与边缘较硬的头皮下血肿混淆,需经CT检查鉴别。凹陷骨折的骨片陷入颅内时,其下方的局部脑组织受压或产生挫裂伤、颅内血肿,临床上可出现相应病灶的神经功能障碍、颅高压和(或)癫痫。如凹陷的骨折片刺破静脉窦可引起致命的大出血。

【治疗】 线形骨折本身无需外科处理。但如骨折线通过脑膜血管沟或静脉窦时,应警惕硬脑膜外血肿的发生。

对凹陷骨折是否需要手术,意见尚不一致。目前一般认为:①凹陷深度>1cm;②位于脑重要功能区;③骨折片刺入脑内;④骨折引起瘫痪、失语等神经功能障碍或癫痫者,应手术治疗。手术将骨折片撬起复位,或摘除碎骨片后作颅骨成形术。非脑功能区的轻度凹陷,或无脑受压症状的静脉窦处凹陷骨折,可暂不手术。

二、颅底骨折

颅底骨折(skull base fracture)可由颅盖骨折延伸而来,少数可因头部挤压伤或着力点位于颅底水平所造成。颅底骨折大多数为线形骨折,也有粉碎骨折。由于颅底结构上的特点,横行骨折线在颅前窝可由眶顶达到筛板,在颅中窝常沿岩骨前缘走行甚至将蝶鞍横断。纵形骨折线邻近中线者,常在筛板、视神经孔、破裂孔、岩骨内侧和岩枕裂直达枕骨大孔的线上,靠外侧者常在眶顶、圆孔和卵圆孔的线上,甚至出现岩骨横断(图18-1)。

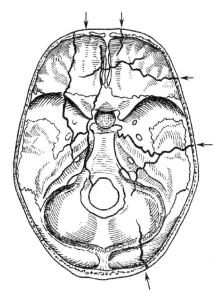

图18-1　常见颅底骨折线位置

【临床表现和诊断】临床表现主要有:①耳、鼻出血或脑脊液漏;②脑神经损伤;③皮下或黏膜下淤血斑。

1. **颅前窝骨折**　骨折多累及额骨水平部(眶顶)和筛骨。骨折出血可经前鼻孔流出,或进入眶内在眼睑和球结膜下形成淤血斑,俗称"熊猫眼"或"眼镜征"。脑膜撕裂者,脑脊液沿裂口经鼻腔流出出现脑脊液鼻漏。气体经颅骨破裂处进入颅内出现颅内积气。常伴嗅神经损伤。

2. **颅中窝骨折**　骨折可累及蝶骨和颞骨。血液和脑脊液经蝶窦口流至鼻咽部。若骨折线累及颞骨岩部,血液和脑脊液可经中耳和破裂的鼓膜由外耳道流出,形成耳漏;如鼓膜未破,则可沿咽鼓管流至鼻咽部。颞骨岩部骨折常发生面神经和听神经损伤。如骨折位于中线处,可累及视神经、动眼神经、滑车神经、三叉神经和展神经。

3. **颅后窝骨折**　骨折常累及岩骨和枕骨基底部。在乳突和枕下部可见皮下淤血(Battle 征),或在咽后壁发现黏膜下淤血。骨折位于中线者可出现舌咽神经、迷走神经、副神经和舌下神经损伤。

颅底骨折可伤及颈内动脉,造成颈动脉-海绵窦瘘或鼻出血。

颅底骨折的诊断依靠临床表现,需要头颅 CT 明确诊断。颅底的高分辨 CT(HRCT)有助于对骨折部位精确定位,MRI T_2 加权像有助于发现脑脊液漏的漏口。

【治疗】颅底骨折如为闭合性,可无特殊处理。若合并脑脊液漏,病人须取头高位并绝对卧床休息,避免用力咳嗽、打喷嚏和擤鼻涕,同时给予抗生素预防颅内感染治疗,一般不堵塞或冲洗破口处,不做腰穿。绝大多数漏口会在伤后 1~2 周内自行愈合。如超过 1 个月仍未停止漏液,可考虑行手术修补漏口。对伤后视力减退,疑为碎骨片挫伤或血肿压迫视神经者,应争取在 24 小时内行视神经探查减压术。

第四节　脑　损　伤

颅脑损伤中最为重要的是脑损伤。脑损伤分为原发性损伤和继发性损伤两大类。本节介绍原发性脑损伤,包括脑震荡(cerebral concussion)和脑挫裂伤(cerebral contusion)。继发性脑损伤包括脑水肿、脑肿胀和颅内血肿等,其中颅内血肿将在第五节介绍。

【发生机制】了解颅脑损伤的方式和发生机制,结合暴力作用于头部的部位和方向,判断脑损伤的部位和性质,在临床诊治中有十分重要的意义。

脑损伤的发生机制比较复杂。一般认为,造成脑损伤的基本因素有:①暴力作用于头部时,由于颅骨内陷和回弹或骨折引起的脑损伤,这种损伤常发生在着力点;②头部遭受暴力后的瞬间,脑与颅骨之间的相对运动造成的损伤,这种损伤既可发生在着力点,也可发生在着力点对侧脑组织,即对冲伤。这两种因素在加速性损伤和减速性损伤中所起的作用不同。在加速性损伤中,主要是第一种因素起作用。在减速性损伤中,上述两种因素均存在,脑与颅骨之间的相对运动所造成的脑损伤更多见且更严重。枕骨内面和小脑幕表面比较平滑,而颅前窝底和颅中窝底颅骨骨面凹凸不平,因此,在减速伤中,无论着力点在枕部或额部,脑损伤多见于额叶、颞叶前部和底面(图18-2)。

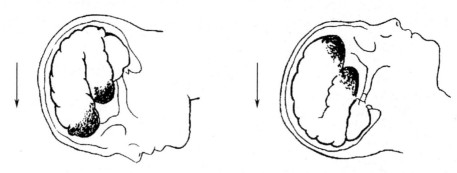

图 18-2　减速伤中的着力部位和脑损伤位置

【分类】①按脑损伤发生的时间和机制分为:原发性脑损伤和继发性脑损伤。前者是指外力作用于头部时立即发生的损伤,后者是指头部受伤一段时间后出现的脑损害。②按脑与外界是否相通分为:闭合性脑损伤和开放性脑损伤。凡脑组织未与外界相通的脑损伤均属闭合伤;脑组织与外界相通者则为开放伤。

一、脑震荡

脑震荡是较轻的脑损伤,其特点为伤后即刻发生短暂时间的意识障碍和近事遗忘。

【发生机制和病理】关于脑震荡的发生机制,仍有争议。一般认为脑震荡引起的意识障碍主要是脑干网状结构受损。这种损害与颅脑损伤时脑脊液的冲击(脑室液经脑室系统骤然移动)、暴力打击瞬间产生的颅内压力变化、脑血管功能紊乱、脑干的机械性牵拉或扭曲等因素有关系。

传统观念认为,脑震荡仅是中枢神经系统暂时的功能障碍,并无影像学可见的器质性损害。但近年来的研究发现,受力脑组织的神经元线粒体、轴突肿胀,间质水肿;脑脊液中乙酰胆碱和钾离子浓度升高,影响轴突传导或脑组织代谢的酶系统紊乱。临床资料也证实,部分脑震荡病人的脑干听觉诱发电位检查提示有器质性损害。有学者指出,脑震荡可能是一种最轻的弥漫性轴索损伤。

【临床表现和诊断】伤后立即出现短暂的意识丧失,持续数秒至数分钟,一般不超过半小时。有的仅表现为瞬间意识混乱或恍惚,并无昏迷。同时伴有面色苍白、瞳孔改变、出冷汗、血压下降、脉弱、呼吸浅慢等自主神经和脑干功能紊乱的表现。意识恢复后,对受伤当时和伤前近期的情况不能记忆,即逆行性遗忘。多有头痛、头晕、疲乏无力、失眠、耳鸣、心悸、畏光、情绪不稳、记忆力减退等症状,一般持续数日、数周,少数持续时间较长。

神经系统检查无明显阳性体征。腰椎穿刺检查,发现颅内压和脑脊液都在正常范围。CT 检查颅内无异常。

【治疗】脑震荡无特殊治疗,一般卧床休息 5～7 天,酌用镇静、镇痛药物,消除病人的畏惧心理,多数病人在 2 周内恢复正常,预后良好。

二、脑挫裂伤

脑挫裂伤是头部遭受暴力造成的原发性脑器质性损伤,既可发生于着力点的脑组织,也可在对冲部位。

【病理】脑挫裂伤轻者仅见局部软膜下脑皮质散在点片状出血点。较重者损伤范围较广泛,常有软膜撕裂,深部白质亦受累。严重者脑皮质及其深部的白质广泛挫碎、破裂、坏死,局部出血、水肿,甚至形成脑内血肿。显微镜下可见脑组织出血,脑皮质分层不清或消失;神经元胞质空泡形成,尼氏体消失,核固缩、碎裂、溶解,轴突肿胀、断裂,髓鞘崩解;胶质细胞变性肿胀;毛细血管充血,细胞外间隙水肿。

【临床表现】此类病人的临床表现可因损伤部位、范围、程度不同而异。轻者仅有轻微症状,重者深昏迷,甚至立即死亡。

1. **意识障碍** 是脑挫裂伤最突出的症状之一。伤后可立即发生,持续时间长短不一,由数分钟至数小时、数日、数月乃至迁延性昏迷,与脑损伤轻重程度相关。

2. **头痛、恶心、呕吐** 也是脑挫裂伤最常见的症状。疼痛可局限于某一部位(多为着力部位),亦可为全头性疼痛,呈间歇或持续性,伤后1~2周内最明显,以后逐渐减轻,可能与蛛网膜下腔出血、颅内压增高或脑血管运动功能障碍相关。伤后早期的恶心、呕吐可能是受伤时第四脑室底的脑干呕吐中枢受到脑脊液冲击、蛛网膜下腔出血对脑膜的刺激或前庭系统受刺激等原因引起,较晚发生的呕吐可能是颅内压逐渐增高而造成。

3. **生命体征** 轻度和中度脑挫裂伤病人的血压、脉搏、呼吸多无明显改变。严重脑挫裂伤,由于脑组织出血和水肿引起颅内压增高,可出现血压上升、脉搏变慢、呼吸深慢,危重者出现病理呼吸。

4. **局灶症状和体征** 伤后立即出现与脑挫裂伤部位相应的神经功能障碍或体征,如运动区损伤出现对侧肢体瘫痪,语言中枢损伤出现失语等。但额叶和颞叶前端损伤后,可无明显神经功能障碍。

【诊断】 根据伤后立即出现的意识障碍、局灶症状和体征及较明显的头痛、恶心、呕吐等,多可诊断为脑挫裂伤。此类病人因意识障碍可给神经系统检查带来困难,当脑挫裂伤发生在额极、颞极及其底面时,病人可无局灶症状和体征,确诊常需必要的辅助检查。

头部CT扫描能清楚地显示脑挫裂伤的部位、范围和程度,是目前最常用的检查手段。脑挫裂伤的典型CT表现为局部脑组织内有高低密度混杂影,点片状高密度影为出血灶,低密度影则为水肿区(图18-3)。CT扫描还可了解脑室受压、中线结构移位等情况。MRI检查时间较长,一般很少用于急性颅脑损伤的诊断。但对发现较轻的脑挫伤灶,MRI优于CT。

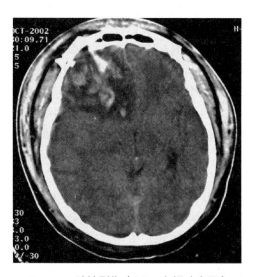

图18-3 脑挫裂伤(CT,右额叶底面)

腰椎穿刺可检查脑脊液是否含有血液,同时可测定颅内压,并可引流血性脑脊液,以减轻症状。但对颅内压明显增高的病人,腰穿应谨慎或禁忌。

【治疗和预后】

1. **严密观察病情** 脑挫裂伤病人早期病情变化较大,应由专人护理,有条件者应送入重症监测治疗室(intensive care unit,ICU),密切观察其生命体征、意识、瞳孔和肢体活动情况,必要时应作颅内压监测或及时复查CT。

2. **一般处理**

(1)体位:抬高床头15°~30°,以利颅内静脉血回流。对昏迷病人,头偏一侧再取侧卧位或侧俯卧位,以免涎液或呕吐物误吸。

(2)保持呼吸道通畅:是脑挫裂伤治疗中的一项重要措施。呼吸道梗阻可加重脑水肿,使颅内压进一步升高,导致病情恶化。因此,对昏迷病人必须及时清除呼吸道分泌物。短期内不能清醒者,宜早作气管切开。呼吸减弱潮气量不足的病人,应用呼吸机辅助治疗。定期作呼吸道分泌物细菌培养和药敏试验,选择有效抗生素,防治呼吸道感染。

(3)营养支持:营养障碍将降低机体的免疫力和修复功能,容易发生并发症。对于血流动力学稳定的病人,早期可采用肠道外营养,经静脉输入脂肪乳剂、复方氨基酸液、维生素等。建立肠内营养通道,如病情允许,尽早使用肠内营养。少数病人由于呕吐、腹泻或消化道出血,长时间处于营养不良状态,可经中心静脉输入高营养液。少数长期昏迷者,可考虑放置空肠管或行胃造瘘术。

(4)躁动和癫痫的处理:对躁动不安者应查明原因,如疼痛、尿潴留、颅内压增高、体位不适、缺氧等,并作相应处理。须特别警惕躁动可能为脑疝发生前的表现。脑挫裂伤后癫痫发作可进一步加重脑缺氧,癫痫呈连续状态者可危及生命,应视为紧急情况,联合应用多种抗痫药物加以控制。

(5)高热的处理:高热可使代谢率增高,加重脑缺氧和脑水肿,必须及时处理。中枢性高热,可取亚低温冬眠治疗。其他原因(如感染)所致的高热,应按原因不同分别处理。

(6)脑保护,促苏醒和功能恢复治疗:巴比妥类药物(戊巴比妥)有清除自由基、降低脑代谢率的作用,可改善脑缺血缺氧,有益于重型脑损伤的治疗。神经节苷脂(GM_1)、胞磷胆碱、乙酰谷酰胺等药物及高压氧治疗,对部分病人的苏醒和功能恢复可能有帮助。

3. 防止脑水肿或脑肿胀 继发性脑水肿或脑肿胀和颅内血肿是导致脑挫裂伤病人早期死亡的主要原因。因此,控制脑水肿或脑肿胀是治疗脑挫裂伤最为重要的环节之一。具体方法见第十七章第二节"颅内压增高"。

4. 手术治疗 下列情况下应考虑手术:①继发性脑水肿严重,脱水治疗无效,病情加重;②颅内血肿清除后,颅内压无明显缓解,伤区脑组织继续水肿或肿胀,并除外颅内其他部位血肿;③脑挫裂伤灶和血肿清除后,病情好转,转而又恶化出现脑疝。手术方法包括脑挫裂伤灶清除、额极或颞极切除、颞肌下减压和去骨瓣减压等。

脑挫裂伤病人的预后与下列因素相关:①脑损伤部位、程度和范围;②有无脑干或下丘脑损伤;③是否合并其他脏器损伤;④年龄;⑤诊治是否及时恰当。

三、弥漫性轴索损伤

脑弥漫性轴索损伤是头部遭受旋转外力作用时,因剪应力而造成的以颅中央区域脑内神经轴索肿胀断裂为主要特征的损伤,在重型颅脑损伤中约占28%~50%,治疗困难,预后差。

【病理】脑弥漫性轴索损伤好发于神经轴索聚集区,如胼胝体、脑干、灰白质交界处、小脑、内囊和基底节。肉眼可见损伤区组织间裂隙和血管撕裂性出血灶,一般不伴明显脑挫裂伤和颅内血肿。显微镜下发现轴缩球(axonal retraction ball)是确认弥漫性轴索损伤的主要依据。轴缩球是轴索断裂后,近断端轴浆溢出膨大的结果,为圆形或卵圆形小体,直径5~20μm,一般在伤后12小时出现,2周内逐渐增多,持续约2个月。

根据病理所见,弥漫性轴索损伤可分为三级:Ⅰ级,显微镜下发现轴缩球,分布于轴索聚集区,以胼胝体旁白质区为主;Ⅱ级,具有Ⅰ级的特点,肉眼还可见胼胝体有撕裂出血灶;Ⅲ级,除具有Ⅱ级特点外,尚可见脑干上端背外侧组织撕裂出血灶。

【临床表现】

1. 意识障碍 伤后即刻发生的长时间的严重意识障碍是弥漫性轴索损伤的典型临床表现。损伤级别愈高,意识障碍愈重,特别严重者数小时内即死亡,即使幸存下来,也多呈昏迷或植物状态。弥漫性轴索损伤病人无伤后清醒期。但近年来的研究发现,轻型损伤者伤后可有中间清醒期,甚至能言语。

2. 瞳孔和眼球运动改变 部分病人可有单侧或双侧瞳孔散大,广泛损伤者可有双眼同向偏斜、向下凝视或双侧眼球分离等眼征。但此种改变缺乏特异性。

【诊断】伤后即刻发生的意识障碍是弥漫性轴索损伤的典型表现,CT或MRI检查示颅内中线区脑组织撕裂出血作为诊断的依据。CT检查表现为胼胝体、脑干上端、内囊和基底节区、白质等部位的小灶状高密度影,一般不伴周围水肿或其他损害。但无出血的组织撕裂,CT很难发现,而MRI优于CT。在弥漫性轴索损伤急性期,组织撕裂出血灶在T_1加权像中呈高信号,在T_2加权像中呈低信号;非出血性组织撕裂在T_1加权像中呈低信号,T_2加权像中呈高信号。3.0T MRI高分辨率磁敏感加权成像(susceptibility weighted imaging,SWI)对诊断颅内微小损伤的敏感性更高,结合临床表现可提高诊断率。

目前较为公认的诊断标准为:①伤后持续昏迷(>6小时);②CT示脑组织撕裂出血或正常;③颅内压正常但临床状况差;④无明确脑结构异常的伤后持续植物状态;⑤创伤后期弥漫性脑萎缩;⑥尸检见脑组织特征性病理改变。

关于弥漫性轴索损伤与原发性脑干损伤和脑震荡的关系,有学者认为,原发性脑干损伤是最重的(Ⅲ级)弥漫性轴索损伤,而脑震荡是较轻的一类。

【治疗和预后】弥漫性轴索损伤的基础研究取得了不少进展,但在临床治疗方面仍无突破,还是采用传统的方法,包括呼吸道管理、过度换气和吸氧、低温、钙拮抗剂、脱水、巴比妥类药物等。治疗过程中若病情恶化,应及时复查 CT,如发现迟发颅内血肿或严重脑水肿,需立即手术,清除血肿或行去骨瓣减压术。

弥漫性轴索损伤的致死率和致残率很高。据报告,几乎所有植物生存的脑外伤病人及 1/3 的脑外伤死亡病例,都由弥漫性轴索损伤所引起。国内资料显示,弥漫性轴索损伤的死亡率高达 64%。究其原因,除因脑干受损引起中枢性功能衰竭外,还与严重持久的意识障碍所致的多系统并发症相关。

第五节　颅 内 血 肿

颅内血肿是颅脑损伤中最常见最严重的继发性病变,发生率约占闭合性颅脑损伤的 10% 和重型颅脑损伤的 40% ~ 50%。如不能及时诊断和治疗,可出现血肿周边的脑组织水肿加重或进行性颅内压增高,形成脑疝而危及生命。

颅内血肿按症状出现时间分为急性血肿(3 日内)、亚急性血肿(3 日以后到 3 周内)和慢性血肿(超过三周)。按部位则分为硬脑膜外血肿、硬脑膜下血肿和脑内血肿。

一、硬脑膜外血肿

硬脑膜外血肿(epidural hematoma)约占外伤性颅内血肿的 30%,大多属于急性型。可发生于任何年龄,儿童少见。

【发生机制】硬脑膜外血肿主要源于脑膜中动脉和静脉窦破裂以及颅骨骨折出血。脑膜中动脉经颅中窝底的棘孔入颅后,沿颞骨脑膜中动脉沟走行,在近翼点处分为前后两支,主干及分支均可因颞骨骨折而撕破,于颞叶硬脑膜外形成血肿。颅内静脉窦(上矢状窦,横窦)、脑膜中静脉、板障静脉或导血管损伤也可形成硬脑膜外血肿。少数病人并无骨折,其血肿可能是头部受到暴力后,造成硬脑膜与颅骨分离,硬脑膜表面的小血管被撕裂有关。

硬脑膜外血肿最多见于颞部、额顶部和颞顶部。因脑膜中动脉主干撕裂所致的血肿,多在颞部,可向额部或顶部扩展;前支出血,血肿多在额顶部;后支出血,多在颞顶部。由上矢状窦破裂形成的血肿位于其一侧大脑半球或两侧。横窦出血形成的血肿多在颅后窝或骑跨于颅后窝和枕部。

【临床表现】

1. **意识障碍**　进行性意识障碍为硬脑膜外血肿的主要症状,其变化过程与原发性脑损伤的轻重和血肿形成的速度密切相关。临床上常见三种情况:①原发脑损伤轻,伤后无原发昏迷,待血肿形成后出现意识障碍(清醒→昏迷);②原发脑损伤略重,伤后一度昏迷,随后完全清醒或好转,但不久又陷入昏迷(昏迷→中间清醒或好转→昏迷);③原发脑损伤较重,伤后昏迷进行性加重或持续昏迷。因为硬脑膜外血肿病人的原发脑损伤一般较轻,所以大多表现为①、②种情况。

2. **颅内压增高**　病人在昏迷前或中间清醒(好转)期常有头痛、恶心、呕吐等颅压增高症状,伴有血压升高、呼吸和脉搏变慢等生命体征改变。

3. **瞳孔改变**　硬脑膜外血肿所致的颅压增高达到一定程度,可形成脑疝。小脑幕上血肿大多先形成小脑幕切迹疝,出现意识障碍加重和瞳孔改变:早期因动眼神经受到刺激,病侧瞳孔缩小,但时间短暂,甚至不被发现;随即由于动眼神经受压,病侧瞳孔散大;若脑疝继续发展,脑干严重受压,中脑动眼神经核受损,则双侧瞳孔散大。与小脑幕上血肿相比,小脑幕下血肿较晚出现瞳孔改变,而先出现呼吸紊乱甚至骤停。

4. 神经系统体征　伤后立即出现的局灶神经功能障碍的症状和体征,系原发性脑损伤的表现。单纯硬脑膜外血肿,除非压迫脑功能区,早期较少出现体征。但当血肿增大引起小脑幕切迹疝时,则可出现对侧锥体束征。脑疝进一步发展,脑干受压可导致去脑强直。

【诊断】　根据头部受伤史,伤后当时清醒,随后昏迷,或出现有中间清醒(好转)期的意识障碍过程,结合 CT 检查显示骨折线经过脑膜中动脉或静脉窦沟,一般可以早期诊断。

CT 扫描不仅可以直接显示硬脑膜外血肿,表现为颅骨内板与硬脑膜之间的双凸镜形或弓形高密度影(图18-4),还可了解脑室受压和中线结构移位的程度及并存的脑挫裂伤、脑水肿等情况,应尽早做 CT 检查,并随时复查 CT。

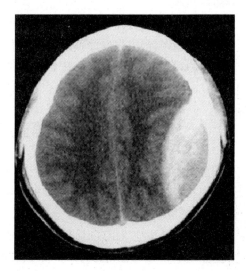

图18-4　硬脑膜外血肿(CT,左顶)

【治疗和预后】

1. 手术治疗　手术适应证:有明显颅内压增高症状和体征;CT 扫描提示明显脑受压的硬脑膜外血肿;小脑幕上血肿量>30ml、颞区血肿量>20ml、幕下血肿量>10ml 以及压迫大静脉窦而引起颅高压的血肿。手术方法可根据 CT 扫描所见采用骨瓣或骨窗开颅,清除血肿,妥善止血。血肿清除后,如硬脑膜张力高或疑有硬脑膜下血肿时,应切开硬脑膜探查。对少数病情危急,未及时作 CT 检查者,应直接手术钻孔探查,再扩大成骨窗清除血肿。钻孔顺序可根据损伤方式和机制、瞳孔散大侧别、头部着力点、头皮挫伤处、颅骨骨折部位等来确定。一般先在瞳孔散大侧颞部骨折线处钻孔,可发现约60%～70%的硬脑膜外血肿位于颞叶。

2. 非手术治疗　凡伤后无明显意识障碍,病情稳定,CT 扫描所示幕上血肿量<30ml,小脑幕下血肿量<10ml,中线结构移位<1.0cm 者,可在密切观察病情的前提下,采用非手术治疗。

硬脑膜外血肿在颅内血肿中疗效相对较好,死亡率低。导致死亡的主要原因有:①诊治延误,脑疝形成已久,脑干发生不可逆损害;②血肿清除不彻底或止血不善,术后再度形成更大血肿;③遗漏其他部位血肿;④并发严重脑损伤或全身其他合并伤。

二、硬脑膜下血肿

硬脑膜下血肿(subdural hematoma)约占外伤性颅内血肿的40%,多属急性或亚急性型。慢性硬脑膜下血肿有其特殊性,在此一并介绍。

【发生机制】　急性和亚急性硬脑膜下血肿的出血主要是因为脑皮质血管破裂,大多由对冲性脑挫裂伤所致,好发于额极、颞极及其底面,可视为脑挫裂伤的一种并发症,称为复合型硬脑膜下血肿。另一种较少见的血肿是由于大脑表面回流到静脉窦的桥静脉或静脉窦本身撕裂所致,范围较广,可不伴有脑挫裂伤,称为单纯型硬脑膜下血肿。

慢性硬脑膜下血肿的出血来源和发病机制尚不完全清楚。多发于老年人,绝大多数有轻微头部外伤史。极少部分病人无外伤,可能与长期服用抗凝药物、营养不良、维生素 C 缺乏、硬脑膜出血性或血管性疾病等相关。此类血肿常有厚薄不一的包膜。

【临床表现】　急性和亚急性硬脑膜下血肿主要表现为:

1. 意识障碍　伴有脑挫裂伤的急性复合型血肿病人多表现为持续昏迷或昏迷进行性加重,亚急性或单纯型血肿则多有中间清醒期。

2. 颅内压增高　血肿及脑挫裂伤继发的脑水肿均可造成颅内压增高,导致头痛、恶心、呕吐及生命体征改变。

　　3. 瞳孔改变　复合型血肿病情进展迅速,容易引起脑疝而出现瞳孔改变,单纯型或亚急性血肿瞳孔变化出现较晚。

　　4. 神经系统体征　伤后立即出现的偏瘫等征象,系脑挫裂伤所致。逐渐出现的体征,则是血肿压迫功能区或脑疝的表现。

　　慢性硬脑膜下血肿进展缓慢,病程较长,多为 1 个月左右,可为数月。临床表现差异很大,大致分为三种类型:①以颅压增高症状为主,缺乏定位症状;②以病灶症状为主,如偏瘫、失语、局限性癫痫等;③以智力和精神症状为主,表现为头昏、耳鸣、记忆力减退、精神迟钝或失常。第①、②种类型易与颅内肿瘤混淆,第③种类型易误诊为阿尔茨海默病或精神病。

　　【诊断】　根据头部外伤史,伤后即有意识障碍并逐渐加重,或出现中间清醒期,伴有颅压增高症状,多表明有急性或亚急性硬脑膜下血肿。CT 检查可以确诊,急性或亚急性硬脑膜下血肿表现为脑表面与颅骨之间有新月形高密度、混杂密度或等密度影(图 18-5),多伴有脑挫裂伤、脑组织受压和中线移位。

　　慢性硬脑膜下血肿容易误诊漏诊。凡老年人出现慢性颅压增高症状、智力和精神异常,或病灶症状,特别近期有过轻度头部受伤史者,应考虑到慢性硬脑膜下血肿的可能,及时行 CT 或 MRI 检查可确诊。CT 显示脑表面新月形或半月形低密度或等密度影(图 18-6),MRI 则为新月形或半月形的短 T_1、长 T_2 信号影。

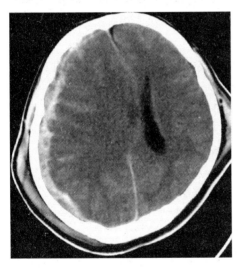
　　图 18-5　急性硬脑膜下血肿(CT,右额顶)

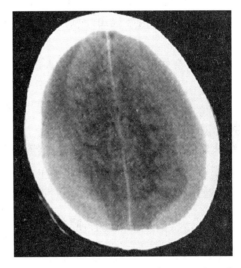
　　图 18-6　慢性硬脑膜下血肿(CT,双额顶)

　　【治疗和预后】　急性和亚急性硬脑膜下血肿的治疗原则与硬脑膜外血肿类似。需要强调的是,硬脑膜外血肿多见于着力部位,而硬脑膜下血肿既可见于着力部位,也可见于对冲部位。所以,如果因病情危急,术前未作 CT 检查确定血肿部位而需要行开颅手术挽救生命时,着力部位和对冲部位均应钻孔,尤其是额极、颞极及其底部,是硬脑膜下血肿的最常见部位。此外,此类血肿大多伴有脑挫裂伤,术后应加强相应的处理。

　　慢性硬脑膜下血肿病人凡有明显症状者,应手术治疗,且首选钻孔置管引流术:血肿较小者于顶结节处钻一孔即可,较大者在额部再钻一孔,切开硬脑膜和血肿的壁层包膜,经骨孔置入导管于血肿腔内,用生理盐水反复冲洗直至流出液清亮为止。保留顶结节钻孔处的导管,引流 2 ~ 3 天,多可治愈。由于存在部分复发,必要时需复查 CT 或 MRI。

　　急性和亚急性硬脑膜下血肿病人的预后差于硬脑膜外血肿,因为前者大多伴有较严重的脑损伤。慢性硬脑膜下血肿病人虽较年长,但经引流后大多数病人可获得满意的疗效。

三、脑内血肿

脑内血肿(intracerebral hematoma)比较少见,在闭合性颅脑损伤中,发生率约为 0.5% ~ 1.0%。常与枕部着力时的额、颞对冲性脑挫裂伤同时存在,少数位于着力部位。

【发生机制】 脑内血肿有两种类型:浅部血肿多由于挫裂的脑皮质血管破裂所致,常与硬脑膜下血肿同时存在,多位于额极、颞极及其底面;深部血肿系脑深部血管破裂所引起,脑表面可有挫裂伤。

【临床表现与诊断】 脑内血肿与伴有脑挫裂伤的复合性硬脑膜下血肿的症状很相似,而且事实上两者常同时存在。及时施行 CT 检查可证实脑内血肿的存在,表现为脑挫裂伤区附近或脑深部白质内类圆形或不规则高密度影(图 18-7)。

【治疗和预后】 脑内血肿的治疗与硬脑膜下血肿相同,多采用骨瓣或骨窗开颅,在清除脑内血肿的同时清除硬脑膜下血肿和明显挫碎糜烂的脑组织。对少数脑深部血肿,如颅压增高显著,病情进行性加重,也应考虑手术,根据具体情况选用开颅血肿清除或钻孔引流术。

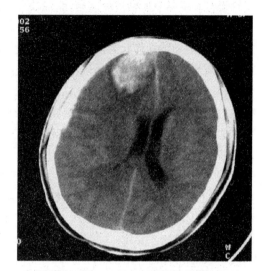

图 18-7 脑内血肿(CT,右额叶)

脑内血肿合并硬脑膜下血肿的病人预后较差,病情发展迅速者死亡率高达 50% 左右。

第六节 开放性颅脑损伤

非火器性或火器性致伤物造成头皮(黏膜)、颅骨、硬脑膜同时破裂,脑脊液流出,脑组织与外界相通的创伤统称为开放性颅脑损伤(open craniocerebral injury)。与闭合性颅脑损伤(closed craniocerebral injury)相比,除损伤原因和机制不同外,诊断和治疗也有特点。

一、非火器性开放颅脑损伤

【致伤原因和机制】 致伤物可分为两类。一类是锐器,如刀、斧、钉、锥、针等;另一类为钝器,如铁棍、石块、木棒等。锐器前端尖锐锋利,容易切开或穿透头皮、颅骨和脑膜,进入脑组织。伤道较整齐光滑,损伤主要限于局部,对周围影响很小。钝器的致伤机制可因致伤物的种类而不同,如铁棍、木棒等穿入颅内,脑损伤情况类似锐器伤;而石块等击中头部造成的开放伤,其损伤机制则类似闭合性颅脑损伤中的加速伤。

【临床表现】

1. **意识障碍** 锐器所致的脑损伤局限于着力点,很少引起脑震荡或弥散性损伤,故伤后很少立即出现意识障碍。钝器所致的开放伤与闭合伤相似,除着力点有局部脑损伤外,也伴有脑的弥散性损害,所以多数病人伤后立即出现意识障碍。如合并颅内血肿,也可出现中间清醒(好转)期的意识变化过程。

2. **脑局灶症状** 因开放伤的脑局部损伤比较严重,故脑局灶症状较多见,如瘫痪、感觉障碍、失语、偏盲等。

3. **生命体征改变** 锐器所致的局限性开放伤,生命体征多无明显变化。但如直接伤及脑干、下丘脑部等重要结构,或钝器引起广泛脑损伤时,生命体征可有明显改变。另外,头部开放伤口大量失血者,可出现失血性休克征象。

4. **脑脊液、脑组织外溢** 有些开放性脑损伤病人的伤口处可见脑脊液和(或)脑组织外溢。

【诊断】开放性颅脑损伤病人头部有伤口,可见到脑脊液和(或)脑组织外溢,诊断不难。但要了解颅内损伤情况及有无继发血肿、异物存留等,还需依靠辅助检查。

CT检查可以确定脑损伤的部位和范围及是否继发颅内血肿、脑水肿或脑肿胀,对存留的骨折片或异物作出精确的定位。

【治疗】开放性颅脑损伤的治疗,与闭合性颅脑损伤有许多相似之处,如严密观察病情,保持呼吸道通畅,防治脑水肿或脑肿胀等,但也有其特点:

1. **防治休克** 开放性颅脑损伤因创伤部出血过多而造成的失血性休克比较常见。因此,需要迅速控制出血,补充血容量,纠正休克。

2. **插入颅腔致伤物的处理** 对插入颅腔的致伤物,不可贸然撼动或拔出,以免引起新的损伤,如突然的颅内大出血。在对致伤物的位置与可能伤及的颅内重要结构(血管等)进行评估并做好充分准备的情况下,才可在手术中尽量显露致伤物周围重要结构后,将其小心取出。

3. **显露脑组织的保护** 有时由于创伤和骨折范围较大,破碎脑组织外溢或脑组织经伤口突出较多见。这对缓解急性颅内压增高有利,但也增加了颅内感染的机会。急救处理时应注意保护显露的脑组织。

4. **清创手术** 开放性颅脑损伤应争取在6~8小时内施行清创术,在无明显污染并应用抗生素的前提下,早期清创的时限可延长到72小时。术前应仔细检查伤口,仔细阅读CT片,充分了解骨折、碎骨片及异物分布、脑挫裂伤和颅内血肿等情况。清创由浅入深,逐层进行,彻底清除头发、碎骨片等异物,吸除血肿和破碎的脑组织,彻底止血。硬脑膜应严密缝合,如有困难,可取自体帽状腱膜或颞肌筋膜修补。术后加强抗感染。

如开放伤累及脑室,术中应尽可能清除脑室中的血块、脑碎屑和异物等。累及静脉窦时,术前需准备充足的血液,以及进行静脉窦修补的器材,才能进行清创。累及鼻旁窦时,清创术中应严密修复硬脑膜,对破损的颅底进行修补与重建。

二、火器性颅脑损伤

火器性颅脑损伤(missile craniocerebral injury)在战时常见,平时亦有发生,发生率仅次于四肢伤,但死亡率居首位。

【分类】火器性颅脑损伤有诸多分类方法,但多较烦琐,下列方法较为简单实用。

1. **头皮软组织伤** 有头皮损伤,颅骨尚完整,少数病人局部脑组织可能有挫伤。

2. **非穿透伤** 有头皮损伤和颅骨骨折,硬脑膜尚完整,脑组织多有挫裂伤,甚至形成颅内血肿。

3. **穿透伤** 有头皮伤和颅骨骨折,硬脑膜破裂,脑组织损伤较严重,常合并血肿。此类损伤根据损伤发生形式分为三种(图18-8):①盲管伤,致伤物由大脑凸面或颜面部射入,停留于颅腔内。一般在入口或伤道近端有许多碎骨片,致伤物位于伤道最远端。有时致伤物穿过颅腔,冲击对侧的颅骨内板后弹回,折转一段距离,停留在脑内,称反跳伤。脑组织的损伤严重。②贯通伤,致伤物贯通颅腔,有入口和出口,入口脑组织内有许多碎骨片等异物,出口骨缺损较大。由于伤道长,脑的重要结构和脑室常被累及,损伤严重。③切线伤,致伤物与颅骨和脑呈切线性擦过,脑内无致伤物。颅骨和脑组织呈沟槽状损伤,常有许多碎骨片等异物散在浅部脑组织中。

【损伤机制和病理】颅脑火器伤的损伤情况与致伤物的性状、速度、大小密切相关。现代枪弹速度高,弹头尖且圆滑,穿透力强,容易造成贯通伤。弹片不规则,穿透力较弱,容易引起盲管伤。致伤物射入颅腔内,造成的脑组织损伤可分为:

1. **管道性损伤** 任何致伤物进入颅腔后,均可造成长短不一的一段脑组织损伤道,损伤程度与致伤物种类、速度、大小有关。小弹片、低速子弹等进入颅腔后,脑损伤一般比较局限。但若伤及脑干、下丘脑等重要结构和大血管,则后果严重。脑组织伤道按损伤程度和性质分为三层:①脑破坏区,

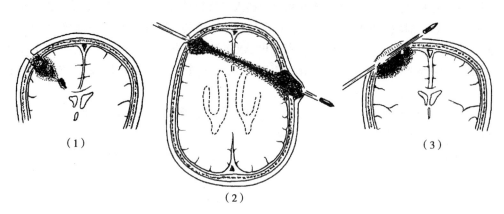

图18-8　颅脑穿透伤
（1）盲管伤　（2）贯通伤　（3）切线伤

系伤道的中心部分,脑组织损伤严重,坏死液化的脑碎屑与血凝块混杂在一起,有时经伤口外溢。②脑挫伤区,在破坏区周围,脑组织有点状出血和水肿,不易完全恢复。③脑震荡区,在挫伤区周围,为伤道的外层,肉眼观察无明显变化,伤后短期内可逐渐恢复。

2. 膨胀性损伤　高速致伤物进入颅腔内,除造成管道性损伤外,还可因其穿过脑组织瞬间产生的膨胀而造成全脑的弥散性损害。严重时,脑和脑干功能衰竭,病人多在伤后短期内死亡。

【临床表现】

1. 意识障碍　低速致伤物(如弹片)造成的脑损伤较局限,伤后立即出现的意识障碍较少。但高速致伤物(如枪弹)容易引起弥漫性脑损伤,伤后意识丧失的发生率较高。如伤后出现进行性意识障碍加重,应考虑颅内血肿形成的可能。

2. 生命体征变化　重型火器性颅脑伤病人,伤后多有生命体征变化,伤及脑干生命中枢者,可迅即出现中枢性呼吸、循环衰竭。伤后出现呼吸深慢、脉缓有力、血压升高等,是颅内压增高的表现,提示有颅内血肿或严重脑水肿。

3. 瞳孔变化　伤后逐步出现的一侧瞳孔散大、对光反应消失的小脑幕切迹疝的征象时,应考虑颅内血肿形成。双侧瞳孔散大固定,提示脑干受累严重,已处濒危阶段。

4. 脑局灶症状　伤后立即出现的肢体瘫痪,是皮质运动区或其传导束直接损伤的结果。如出现瘫痪程度加重,多表示有伤道内血肿形成。顶部切线或穿透伤,损伤矢状窦及其附近运动区,可引起截瘫、三肢瘫或四肢瘫。

【诊断】火器性颅脑损伤的检查、诊断与其他颅脑损伤类似,需特别强调头面部伤口和合并伤的检查。射入口虽小,病人负伤后甚至可行走,但仍可能是颅脑穿透伤;伤口有脑脊液或脑组织碎屑外溢者,即可确诊为穿透伤;既有入口,又有出口,即为贯通伤。

颅脑火器伤病人应常规行 CT 检查,以了解伤道,脑挫裂伤部位和范围,颅骨骨折情况,明确异物的种类、数目、大小和位置,以及有无颅内血肿、脑脓肿等。如金属异物滞留在颅内,则要禁止行头部 MRI 检查。

【治疗】

1. 急救　火器性颅脑损伤发病急,病情重,变化快,应尽力抢救。危重病人在现场、转送途中或急诊入院时,应同时实施紧急救治:①包扎伤口,减少出血,有脑膨出时,注意保护。②昏迷病人应取侧俯卧位,及时清除口、鼻、气管内的血液、呕吐物或分泌物,必要时作气管插管,以确保呼吸道通畅。③对休克病人,在抗休克治疗的同时,迅速查明引起休克的原因(头部伤口失血过多、胸腹脏器伤、肢体骨折等),并作相应的处理。

2. 早期清创　目的是将污染、出血、内有破碎脑组织和异物的开放性损伤,变成洁净、无活动性出血、无异物的闭合性损伤。早期清创应力争在伤后数小时到24小时内进行，在应用抗生素的情况下，也可延长到48小时或72小时。清创的基本原则是彻底，手术方法与非火器性开放伤相似。头发、碎骨片、泥沙、帽子碎片、碎化脑组织和血肿应彻底清除，在不增加脑损伤的情况下，摘除或用磁性导针吸出伤道内或其附近的金属异物。清创结束后，严密修复硬脑膜和缝合伤口。术后加强抗感染和抗癫痫治疗。

3. **其他治疗** 与闭合性颅脑损伤相同。

（刘志雄）

第十九章　颅内和椎管内肿瘤

第一节　颅 内 肿 瘤

原发中枢神经系统肿瘤的年发病率为 16.5/10 万,其中近半数为恶性肿瘤,约占全身恶性肿瘤的 1.5%,以胶质瘤最为常见,约占中枢神经系统肿瘤的 40%。

【病因学】已知病因包括某些遗传综合病症临床表现的一部分和继发于放射治疗。潜在危险因素包括电磁辐射、神经系统致癌物、过敏性疾病和病毒感染等。胚胎发育中一些残留细胞或组织也可分化生长成肿瘤,如颅咽管瘤、脊索瘤和畸胎瘤等。

【病理学分类】2016 年 WHO 中枢神经系统肿瘤分类打破了完全基于组织形态学分类的百年诊断原则,参照血液/淋巴系统诊断体系,革新性地将肿瘤分子遗传学特征纳入病理学分类,建立了组织学病理诊断+基因特征的"综合诊断"(integrated diagnosis)新模式,标准化的诊断术语如"弥漫星形细胞瘤-IDH 突变型"、"髓母细胞瘤-WNT 激活型"等。

【临床表现】因肿瘤的组织生物学特性、原发部位不同而异,以颅内压增高和神经功能定位症状为其共性。

1. **颅内压增高**　原因包括肿瘤占位效应、瘤周脑水肿和脑脊液循环受阻所致脑积水。①头痛:肿瘤压迫、牵拉颅内疼痛敏感结构如硬脑膜、血管和脑神经等引起头痛。多表现为晨醒、咳嗽和大便时加重,呕吐后可暂时缓解。②呕吐:颅后窝肿瘤、尤其在儿童更常见,多清晨呈喷射状发作,系颅压增高或因肿瘤直接压迫呕吐中枢或前庭神经核引起。③视神经乳头水肿:可导致视力减退,最终可失明。瘤内出血可表现为急性颅内压增高,甚至发生脑疝。

2. **定位症状**　神经功能缺损是肿瘤直接刺激、压迫和破坏脑神经的结果。①破坏性症状:因肿瘤侵及脑组织所致。中央前后回肿瘤可发生一侧肢体运动和感觉障碍;额叶肿瘤常有精神障碍;枕叶肿瘤可引起视野障碍;顶叶下部角回和缘上回可导致失算、失读、失用及命名性失语等;语言运动中枢受损可出现运动性失语。肿瘤侵及下丘脑时表现为内分泌障碍;四叠体肿瘤出现眼球上视障碍。小脑蚓部受累时肌张力减退及躯干和下肢共济运动失调,小脑半球肿瘤出现同侧肢体共济失调。脑干肿瘤表现为交叉性麻痹。②压迫症状:鞍区肿瘤可引起视力、视野障碍。海绵窦区肿瘤压迫Ⅲ、Ⅳ、Ⅵ和Ⅴ脑神经,病人出现眼睑下垂、眼球运动障碍、面部感觉减退等海绵窦综合征。病人早期出现的脑神经症状有定位价值。

3. **癫痫**　脑肿瘤病人的癫痫(瘤性癫痫)发病率高达 30%～50%,缓慢生长的脑肿瘤(如低级别胶质瘤、脑膜瘤、胚胎发育不良性神经上皮肿瘤等)其癫痫发生率明显高于迅速生长的恶性脑肿瘤(如胶质母细胞瘤、转移瘤等)。瘤性癫痫的发生及发作类型与肿瘤部位有关,例如运动功能区胶质瘤癫痫发生率高达 90%,多为局灶性发作。长程视频脑电图监测到癫痫发作期的棘波、棘尖波具有诊断价值。

4. **老年和儿童颅内肿瘤特点**　老年人脑萎缩,颅内空间相对增大,发生颅脑肿瘤时颅内压增高不明显易误诊。老年以幕上脑膜瘤和转移瘤多见。儿童以发生于中线区肿瘤多见,幕下以髓母细胞瘤和室管膜瘤常见,幕上以颅咽管瘤为多;常出现脑积水症状而掩盖肿瘤定位体征,易误诊为胃肠道疾病。

【诊断】包括定位诊断:肿瘤部位和周围结构关系;定性诊断:肿瘤性质及其生物学特性。需要与脑部炎症、变性或脑血管病等鉴别。

1. 头部 CT 和 MRI 扫描　颅骨 X 线平片检查已基本被 CT 和 MRI 扫描替代。根据颅脑肿瘤 CT 异常密度和 MRI 信号变化、脑室受压和脑组织移位、瘤周脑水肿范围,瘤组织及其继发改变,如坏死、出血、囊变和钙化等,可以确定肿瘤部位、大小、数目、血供、与周围结构解剖关系,对绝大部分肿瘤可做出定性诊断。功能 MRI 技术临床应用已日渐成熟,可揭示肿瘤与大脑皮层功能区以及皮质下传导纤维束的关系,但需注意,当肿瘤侵袭至邻近运动区(<4mm)时,基于功能 MRI 的定位结果可能不可靠。

2. 正电子发射体层摄影术(PET)　利用能发射正电子核素,测量组织代谢活性蛋白质的合成率、受体的密度和分布等,反映人体代谢和功能,可早期发现肿瘤,判断脑肿瘤恶性程度,尤其可诊断脑转移瘤并提示原发灶,鉴别原发中枢神经系统淋巴瘤与体部淋巴瘤脑转移。

3. 活检　立体定向或神经导航技术获取标本,行组织学检查,确定肿瘤性质,选择治疗方法。

【治疗】

1. 药物抗癫痫治疗　①降低颅内压。②术前有癫痫病史者术后一般常规应用抗癫痫药物 3 个月,若无癫痫发作,且复查脑电图结果阴性可逐渐减量停药。对于术前无癫痫发作病史的幕上肿瘤病人无需预防性使用抗癫痫药物,术后一般应用抗癫痫药物 2 周,若无癫痫发作即可逐渐减量停药。

2. 手术治疗　切除肿瘤,降低颅内压和解除对脑神经的压迫。微骨窗入路(key-hole approach)、神经导航(neuronavigation)、术中磁共振、唤醒手术、术中电生理监测等微创神经外科(minimally invasive neurosurgery)技术,可实现病人脑功能最小损伤前提下切除肿瘤。

3. 放射治疗　是多数恶性肿瘤切除术后的辅助治疗或少数特殊肿瘤的主要治疗手段。生殖细胞瘤和淋巴瘤对放射线高度敏感,垂体腺瘤、颅咽管瘤、脊索瘤、星形细胞瘤对放射线低度敏感。方法:①全脑、全脊髓照射,用于容易种植的髓母细胞瘤、生殖细胞肿瘤、胚胎性肿瘤。②瘤内放射治疗,将放射范围小的液体核素(^{32}P、^{198}Au 等)注入瘤腔,或将颗粒状核素植入瘤体内,依靠 γ 或 β 射线电离辐射作用杀伤肿瘤细胞,适用于部分囊性颅咽管瘤。③立体定向放射治疗(γ-刀,X-刀)。

4. 化学药物治疗　替莫唑胺(temozolomide)是治疗胶质母细胞瘤和间变性星形细胞瘤的一线化疗药物,替莫唑胺同步放射治疗联合 6 周期辅助化疗是胶质母细胞瘤术后的标准化治疗方案。卡氮芥(BCNU)或环己亚硝脲(CCNU)、VP16、VM26 及铂类药物等常作为恶性胶质瘤的二线化疗药物。

一、弥漫性胶质瘤

2016 WHO 中枢神经系统肿瘤分类将星形细胞瘤和少突胶质细胞瘤统称为弥漫性胶质瘤(diffuse gliomas)。在所有脑肿瘤中,发病率最高、治疗最为复杂和难以治愈的是胶质瘤,年发病率为(5~8)/10 万,包括星形细胞瘤(WHO Ⅱ/Ⅲ级)、少突胶质细胞肿瘤(WHO Ⅱ/Ⅲ级)、胶质母细胞瘤(WHO Ⅳ级)和儿童相关弥漫性胶质瘤。临床上习惯将 WHO Ⅱ级胶质瘤称为低级别胶质瘤,将 WHO Ⅲ/Ⅳ级称为高级别胶质瘤。

目前依据肿瘤特定遗传学特点对肿瘤进行分类,将 IDH(isocitrate dehydrogenase)突变和染色体 1p/19q 缺失状态作为胶质瘤临床病理分型的重要构成部分。

肿瘤分子遗传学标志物与病人的生存预后和治疗反应关系密切。IDH 突变的胶质瘤生长相对缓慢,有更长的生存期;IDH 野生型的较低级别星形细胞瘤更容易进展为继发性 GBM,预后差。脑胶质瘤复发过程中 PTPRZ1-MET 融合基因发挥着重要作用,是继发性 GBM 的一类特殊基因亚型,提示预后不良。O^6-甲基鸟嘌呤-DNA 甲基转移酶(MGMT)启动子甲基化预示烷化剂(替莫唑胺等)化疗敏感。某些具有内源性调控功能的非编码 RNA 的临床预后与预测价值逐渐引起重视,研究发现胶质瘤中微小 RNA 家族 microRNA-181 是预测预后的可靠分子标志物,提示替莫唑胺化疗敏感。

弥漫性胶质瘤都会复发,肿瘤复发后的治疗仍是医学难题。再手术仍然是最主要的治疗手段。

(一) 低级别星形细胞瘤(WHO Ⅱ级)　主要发生于中青年,发病高峰是 25~45 岁。多位于大脑半球,以额叶、颞叶多见,顶叶次之,枕叶少见。星型细胞瘤生长缓慢,平均病史 2～3 年,病情呈缓慢进行性发展。癫痫常为首发症状,超过 50% 以癫痫起病,75% 病人有头痛。

【诊断】 在 CT 上常表现为低密度脑内病灶,较均匀一致,占位效应不明显,瘤周无明显水肿;在 MRI 上,多呈长 T_1、长 T_2 信号,增强扫描后肿瘤一般不强化,与脑实质分界不清,少数可表现为囊性。

【治疗】 手术是低级别星型细胞瘤的主要治疗措施,目前主张早期手术治疗。手术治疗目的是:①明确组织学和分子病理诊断;②缓解占位效应,改善症状;③降低瘤负荷,延缓生长;④预防肿瘤恶变。对于肿瘤未能完整切除或年龄大于 40 岁病人,术后应辅助性放疗。

（二）高级别星形细胞瘤（WHO Ⅲ/Ⅳ级）   包括间变性星形细胞瘤和胶质母细胞瘤（glioblastoma,GBM）,好发于中老年,前者中位发病年龄为 46 岁,后者为 56 岁。高级别胶质瘤肿瘤生长迅速,病程短,间变肿瘤平均病程 15.7 个月,GBM 为 5.4 个月。病人主要表现为颅高压症状与局灶性神经症状,常见头痛、精神改变、肢体无力、呕吐等,癫痫发作相对少见。

GBM 是恶性程度最高的星形细胞瘤,根据发生学与临床过程不同可分为原发性与继发性。大多数 GBM 为原发性,主要的分子遗传学特征包括 PTEN 突变、EGFR 扩增和（或）超表达等。继发性 GBM 由 Ⅱ 级或 Ⅲ 级星形细胞瘤发生恶变而来,90% 以上存在低度恶性前体肿瘤的临床过程,病人常较年轻（平均 40 岁）,最主要的分子遗传学特征是 IDH 突变和 TP53 突变。

【诊断】 在 CT 上呈低密度或不均一密度的混杂病灶,占位效应明显,伴有瘤周水肿;在 MRI 上 90%～95% 呈明显不均匀强化,可伴囊变、出血,肿瘤形态不规则(图 19-1)。

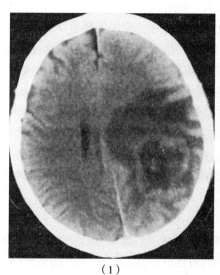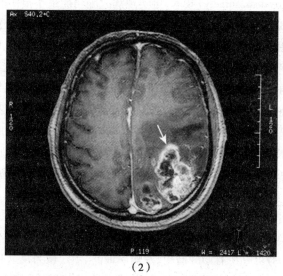

(1)   (2)

图 19-1   左侧顶枕胶质母细胞瘤
(1)CT   (2)MRI

【治疗】 高级别星形细胞瘤的治疗模式是手术联合术后辅助放疗（和）化疗的综合治疗。手术原则是保留重要神经功能前提下最大程度切除肿瘤。手术目的在于瘤细胞减容、缓解占位效应和明确组织学和分子病理诊断。新诊断的间变性胶质瘤标准化的治疗方案是手术切除加放疗,可根据肿瘤 MGMT 甲基化的状态考虑是否给予替莫唑胺化疗。GBM 的标准化的治疗方案是手术切除加放疗和替莫唑胺同步化疗。

（三）少突胶质细胞肿瘤（WHO Ⅱ/Ⅲ级）   少突胶质细胞肿瘤（oligodendroglial tumors）占神经上皮肿瘤的约 25%～33%,根据 2016 WHO 分类,少突胶质细胞瘤的确诊需要 IDH 突变和 1p/19q 联合缺失同时存在。发病高峰 30～40 岁,男性多于女性为 3∶2。肿瘤生长较缓慢,平均病程 4 年,常以癫痫为首发症状,病程中 85% 的病人有癫痫发作。

少突胶质细胞瘤最显著的影像学特征是钙化,见于约 90% 的病例。肿瘤有浸润性生长倾向,呈灰红色,质地柔韧,与正常脑组织界限较清楚。

少突胶质细胞肿瘤对化疗敏感,因此推荐的治疗方案是手术切除加化疗的联合治疗。如果肿瘤发生间变可给予放疗。常用的化疗方案有①PCV(丙卡巴肼+洛莫司汀+长春新碱);②替莫唑胺单药化疗。

二、脑膜瘤

脑膜瘤(meningioma)占颅内原发肿瘤14.4%~19.0%,系脑外肿瘤,通常为良性,起源于蛛网膜。平均高发年龄45岁,男女比为1:1.8,儿童少见,60%~70%位于矢状窦旁、大脑凸面、蝶骨和鞍结节。多发脑膜瘤占8%,常见于神经纤维瘤病人。恶性脑膜瘤较少见,呈浸润性生长,与脑组织界限不清,脑水肿严重,可转移至肺。CT显示肿瘤密度均匀一致,可伴有钙化,有或无脑水肿,基底较宽,常附着在硬脑膜,增强扫描后肿瘤明显强化。MRI T_2 加权像可显示肿瘤和硬脑膜窦通畅情况,增强后可见"硬脑膜尾征"。脑血管造影(DSA)可了解肿瘤供血,术前栓塞供血血管可减少术中切除肿瘤时出血。

有症状脑膜瘤者应手术切除,完全切除肿瘤后大多数肿瘤可治愈,但有时难以全切。偶然发现无症状小脑膜瘤,尤其是高龄病人可定期MRI随访,不急于手术,某些肿瘤可能会逐渐停止生长。对于恶性脑膜瘤(WHO Ⅲ级)和复发的不典型脑膜瘤(WHO Ⅱ级)建议行放疗。

三、蝶鞍区肿瘤

(一) 垂体腺瘤 (pituitary adenoma) 　为来源于腺垂体的良性肿瘤,约占颅内肿瘤10%~15%,尸检发现率高达10%。起病年龄多为30~50岁,女性多于男性。垂体腺瘤绝大多数为良性,垂体腺癌罕见(约占0.1%~0.2%)。按照肿瘤体积可将垂体腺瘤分为垂体微腺瘤(直径<1cm)、大腺瘤(直径≥1cm)和巨大腺瘤(>4cm)。根据肿瘤是否侵犯海绵窦、神经、脑组织和鞍区骨质,可分为侵袭性垂体腺瘤和非侵袭性垂体腺瘤。

【临床分类】根据临床症状通常将垂体瘤分为两类:功能性(或分泌性,65%~85%)和无功能性(20%~35%)。根据分泌激素的不同,功能性腺瘤可分为:①催乳素细胞瘤(PRL细胞腺瘤):为最常见类型,常出现女性停经溢乳综合征(Forbers-Albright syndrome),男性性功能障碍;②生长激素细胞瘤(GH细胞腺瘤):成人肢端肥大症,儿童或青春期巨人症;③肾上腺皮质激素细胞腺瘤(ACTH细胞腺瘤):可导致库欣病;④促甲状腺激素细胞腺瘤(TSH细胞腺瘤),可导致甲亢,较为罕见。无功能性垂体腺瘤常无内分泌功能亢进的症状,包括促性腺激素细胞腺瘤和裸细胞细胞瘤等。

【临床表现】垂体腺瘤常因垂体或靶腺功能亢进或减退导致相应内分泌症状。垂体腺瘤体积较大时可产生占位症状,包括压迫视神经,可引起视力下降、视野缺损,膨胀性生长推挤硬膜引起头痛等。肿瘤内出血、坏死导致垂体卒中,病人出现突然头痛,视力急剧下降。

【影像学检查】MRI是诊断垂体腺瘤的首要方式,鞍区动态增强扫描有助于发现垂体微腺瘤。CT扫描可见蝶鞍扩大。

【垂体腺及靶腺功能检查】垂体功能检查包括PRL、GH、IGF1、TSH、FSH/LH和ACTH等;靶腺功能检查包括甲状腺功能、肾上腺皮质功能和性腺功能等。结合影像学检查可临床诊断垂体腺瘤。

【治疗】

1. **多数垂体腺瘤首选手术治疗,手术指征包括**　①非分泌性肿瘤体积较大引起占位症状;②垂体卒中;③溴隐亭治疗无效或药物副作用不能耐受的PRL细胞腺瘤;④GH细胞腺瘤;⑤ACTH细胞腺瘤;⑥伴脑脊液漏的垂体瘤。绝大部分垂体腺瘤可采用经鼻腔-蝶窦入路手术切除。

2. **药物治疗**　PRL细胞腺瘤首选药物治疗。溴隐亭(bromocriptine)治疗可使90%的肿瘤体积缩小和PRL水平下降。垂体靶腺功能低下治疗原则是缺什么补什么,常用泼尼松、甲状腺素、睾酮类和女性激素等。

3. **放射治疗**　因有引起垂体功能低下的风险,放射治疗常用于对不能手术切除的肿瘤,包括伽马刀、普通放疗和质子刀等。

（二）颅咽管瘤（craniopharyngioma）   占颅脑肿瘤的 2.5% ~ 4%，一半发生在儿童，发病高峰 5 ~ 10 岁。颅咽管瘤发自颅咽管残余在垂体结节部即垂体茎鳞状上皮细胞，为良性肿瘤，多位于蝶鞍隔上。

肿瘤阻塞脑脊液通路常导致脑积水、颅内压增高；肿瘤影响垂体腺及下丘脑功能，表现为性发育迟缓、性功能减退；鞍上肿瘤多引起双颞偏盲，可有视神经乳头萎缩或水肿。CT 扫描可发现肿瘤钙化和囊性变，钙化可见于几乎所有儿童病例和半数成人病例。MRI 扫描显示肿瘤与下丘脑、终板、垂体和颈内动脉关系。实验室检查见垂体腺、肾上腺皮质和甲状腺功能减退。

【治疗和预后】手术治疗的目的是通过切除肿瘤达到解除肿瘤对视交叉及其他神经组织的压迫，解除颅内高压，但对下丘脑-垂体功能障碍则难以恢复。目前颅咽管瘤仍是手术死亡率较高的肿瘤，达 5% ~ 10%，多因下丘脑损伤所致。术后多需激素补充与替代治疗。放射治疗目前仍存在争议。虽然颅咽管瘤为良性肿瘤，不会发生恶性变，但治愈困难的特点使得它们表现为恶性肿瘤的生物学行为。

四、前庭神经施万细胞瘤

前庭神经施万细胞瘤（vestibule Schwannoma）源于前庭神经的 Schwann 细胞，发生在内听道段，临床习惯称为听神经瘤（acoustic neuroma），为良性，占颅内肿瘤 8% ~ 10%，年发病率约 1.5/10 万。40 岁以下听神经瘤病人应注意排除神经纤维瘤病。

多以单侧高频耳鸣隐匿性起病，逐渐丧失听力。大多数肿瘤早期表现为同侧神经性听力下降、耳鸣和平衡障碍三联征。大型听神经瘤压迫脑干和小脑，堵塞脑脊液循环出现颅内压增高。薄层轴位MRI 扫描显示内听道圆形或卵圆形强化肿瘤（图 19-2），大型肿瘤可囊变。CT 扫描呈现内听道扩大呈喇叭口状，伴骨质破坏。

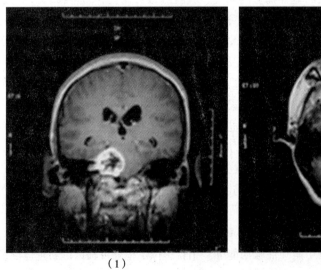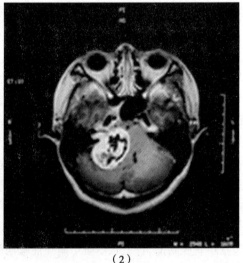

（1）   （2）

图 19-2   右听神经瘤 MRI 扫描显示内听道圆形肿瘤
（1）冠状位   （2）轴位

根据病人年龄、肿瘤大小、术前听力和脑神经受损情况制订治疗方案。病人高龄、肿瘤<1.5cm，可密切观察听力变化，定期行影像学检查及听力检查，如肿瘤生长较快应手术。肿瘤>2.5cm 应力争全切。术中电生理监测有助于面神经的功能保护。高龄、全身状况差、肿瘤<3.0cm 或瘤内部分切除后，可考虑行立体放射治疗。

五、髓母细胞瘤

髓母细胞瘤(medulloblastoma)属胚胎性肿瘤,是儿童常见恶性肿瘤,占儿童颅内肿瘤 15% ~ 20%,多在 10 岁前发病,男女比为 2∶1。肿瘤多起自小脑蚓部,位于Ⅳ脑室顶,易引起梗阻性脑积水。5% 的病人发生颅外、骨、淋巴结核肺转移。临床表现颅内压增高和共济失调。CT 和 MRI 扫描可见颅后窝中线实性肿瘤,MRI T₂ 像为轻度高信号,肿瘤增强明显。手术尽量切除肿瘤,术后辅以放疗和化疗。根据肿瘤分子遗传学特征分为 4 型:WNT 激活型、SHH 激活型和数字命名的 3 型、4 型,不同亚型预后不同。WNT 激活型预后最好,3 型预后最差。

六、室管膜瘤

室管膜瘤(ependymoma)占颅内肿瘤的 1.2% ~ 7.8%,近 70% 发生于儿童。60% ~ 70% 位于幕下,肿瘤常起源于Ⅳ脑室侵犯闩部,灰色似有边界,恶性程度较髓母细胞瘤低,但可通过脑脊液"种植"散播,预后差。病人多伴有颅内压增高,眩晕,共济失调。幕上肿瘤可能发生癫痫。如肿瘤起源于Ⅳ脑室底,常伴脑积水。MRI T₁ 加权像为混杂信号,T₂ 加权像为显著高信号,有时 CT 可见钙化。室管膜瘤呈 RELA 融合基因阳性是一类特殊基因型肿瘤,见于 70% 的儿童幕上室管膜瘤,提示预后不良。室管膜下瘤(subependymoma)常发生脑室室管膜下胶质细胞,分化好,生长缓慢,预后较好。手术切除肿瘤,术后放射治疗。如脊髓转移应行全脊髓小剂量照射,5 年生存率 41%,儿童预后差仅为 30%。

七、原发中枢神经系统淋巴瘤

原发中枢神经系统淋巴瘤(primary CNS lymphoma,PCNSL),占原发颅内肿瘤 0.85% ~ 2%,男性多于女性。好发于 50 ~ 60 岁左右的老年人,主要病理类型为弥漫大 B 细胞淋巴瘤(DLBCL),约占 90%。由于部分颅内淋巴瘤的发生与免疫缺陷有关,随着近年来进行器官移植后使用抗免疫治疗的增加和艾滋病病人的增多,原发颅内淋巴瘤的病人逐年增加,平均年龄也有降低的趋势。肿瘤主要位于深部脑白质、胼胝体、基底节及丘脑,可多发,易出现脑内播散。症状上以颅内压增高引起的头痛、呕吐和神经功能缺失较为常见,另外还可出现精神症状或者癫痫等。典型的 CT/MRI 表现常为均匀一致的增强病灶伴瘤周严重水肿。若考虑该诊断应采用活检明确肿瘤性质,首选甲氨蝶呤(MTX)为基础的联合化疗,不能耐受化疗或化疗后进展者需要及时采用放疗控制肿瘤的进展。

八、生殖细胞肿瘤

生殖细胞肿瘤(germ cell tumors,GCT)包括生殖细胞瘤(germinoma)和非生殖细胞瘤的生殖细胞肿瘤(NGGCT)两类,后者包括胚胎癌、绒毛膜癌、内胚窦瘤和成熟/未成熟畸胎瘤,除成熟畸胎瘤外均为恶性。该类肿瘤主要见于儿童,占儿童颅内肿瘤的 0.3% ~ 15%,男性明显多于女性,为 3∶1。多发生在间脑中线部位,松果体区和鞍上区分别占 51% 和 30%,8.5% 为多发,男性以松果体区多见,女性以鞍上多见。

肿瘤压迫中脑顶盖可引起眼球上视不能,肿瘤位于鞍上出现视力视野障碍、尿崩和垂体腺功能减退,导水管受压或阻塞侧脑室 Monro 孔可引起梗阻性脑积水、颅内压增高和共济失调。肿瘤位于基底节区,病人出现偏瘫、偏身感觉障碍等症状。与生殖细胞肿瘤相关的分子标志物主要有人绒毛膜促性腺激素(β-hCG)、甲胎蛋白(AFP)和胎盘碱性磷酸酶(PLAP)。

生殖细胞瘤的治疗模式为静脉化疗与中等剂量放疗的联合,而 NGGCT 类恶性肿瘤需手术、放疗与化疗的综合治疗,成熟畸胎瘤手术完整切除后无需放化疗。单纯生殖细胞瘤的 10 年生存率在 90% 以上,胚胎癌、内胚窦瘤、绒癌的预后极差。

九、表皮样囊肿和皮样囊肿

表皮样囊肿(epidermoid cyst)和皮样囊肿(dermoid cyst)是先天性良性肿瘤,起源于椎管内外胚层的异位组织。表皮样囊肿占颅脑肿瘤0.5%~1.5%,好发于桥脑小脑角、鞍上,由鳞状上皮层状排列,内含角蛋白、细胞碎片和胆固醇,囊肿破裂会出现无菌性脑膜炎。皮样囊肿占颅内肿瘤0.3%,内含皮肤附属器官如毛发和皮脂腺,有些可见成熟骨,多发生在儿童,肿瘤多位于中线如囟门、Ⅳ脑室、鞍上和椎管,出现相应临床症状。CT表现肿瘤低密度,略高于脑脊液,不被强化,无脑水肿。MRI扫描T_1加权像为不均匀低信号,T_2加权像为与脑脊液相似的高信号。肿瘤全切可治愈,少数复发。表皮样囊肿刺激性强,会导致化学性脑膜炎,应尽量全切除,但不勉强切除囊壁以防损伤脑神经。

十、脊索瘤

脊索瘤(chordoma)占颅内肿瘤0.1%~0.5%,来源胚胎残留结构脊索组织,浸润性缓慢生长,好发于中枢神经中线骨性结构,50%位于骶尾部,35%在颅底如斜坡、蝶鞍和岩骨尖,15%在椎体。以20~40岁多见,男性为女性2~3倍。肿瘤有或无包膜,切面呈半透明、灰白色胶冻状,浸润破坏颅底骨及其附近的脑神经和脑实质。

大多数病人仅有头痛而无定位体征。肿瘤位于斜坡有后组脑神经功能障碍和脑干受压症状。CT呈等密度或略高密度影,伴骨质破坏,瘤内可有残留骨片。MRI可见骨组织为软组织所取代,呈不均匀信号可增强。斜坡脊索瘤全切除困难,对放射治疗不敏感。手术加放射治疗可抑制肿瘤生长,大多数病人可生存4~8年。

十一、脑转移瘤

脑转移瘤(brain metastasis)入颅途径为血液,可单发或多发,80%位于大脑中动脉分布区。肺癌、乳腺癌和黑色素瘤是脑转移瘤最常见的原发肿瘤类型,肉瘤脑转移少见。黑色素瘤、绒毛膜癌和支气管肺癌所致脑转移瘤常伴瘤内出血。15%既往无肿瘤病史,以脑转移灶为首发症状。75%脑转移瘤因肿瘤压迫出现肢体运动障碍或癌性脑膜炎。一半病人颅内压增高,表现嗜睡、淡漠。15%病人发生癫痫。确定为脑转移瘤后要寻找原发病灶。伴颅内压增高单发病灶可手术切除。多发转移灶可采用全脑放射治疗或立体定向放射治疗。激素可减轻脑水肿。

十二、血管网织细胞瘤

血管网织细胞瘤(angioreticuloma)多见于后颅窝,占颅内肿瘤1.0%~2.5%。肿瘤为良性,边界清楚。70%小脑病变为囊性合并瘤结节,结节富于血管呈红色,囊壁为小脑而非肿瘤组织。本病有家族聚集倾向,合并视网膜血管瘤,为Von Hipple-Lindau病一部分,可伴红细胞增多症。临床表现为颅内压增高和小脑体征。CT扫描为低密度囊性或实性占位病变,增强扫描后肿瘤实质部分显著强化。MRI可见瘤内实质部分流空,周围脑组织因含铁血黄素沉积而形成的低信号区。脑血管造影可显示密集的血管团。实性肿瘤手术切除困难。术前栓塞肿瘤血管有助于手术切除。放射治疗可延缓肿瘤生长。

第二节　椎管内肿瘤

椎管内肿瘤包括发生于脊髓、神经根、脊膜和椎管壁组织的原发和继发性肿瘤,约占原发性中枢神经系统肿瘤的15%。

【分类和病理】根据肿瘤与脊髓、硬脊膜的关系分为髓内肿瘤(intramedullary spinal cord tumors)、髓外硬脊膜下肿瘤(intradural extramedullary spinal cord tumors)和硬脊膜外肿瘤(extradural spinal cord tumors) 三个部位(图 19-3),有的可呈哑铃形生长。

1. 髓内肿瘤占 24%,星形细胞瘤和室管膜瘤各占 1/3,其他为海绵状血管畸形、皮样或表皮样囊肿、脂肪瘤、畸胎瘤等。

2. 髓外硬脊膜下肿瘤占 51%,绝大部分为良性肿瘤,最常见为脊膜瘤、神经鞘瘤、神经纤维瘤,少见为皮样囊肿、表皮样囊肿、畸胎瘤和由髓外向髓内侵入的脂肪瘤。

3. 硬脊膜外肿瘤占 25%,多为恶性肿瘤,起源于椎体或硬脊膜外组织,包括肉瘤、转移癌、侵入瘤和脂肪瘤,其他还有软骨瘤和椎体血管瘤。

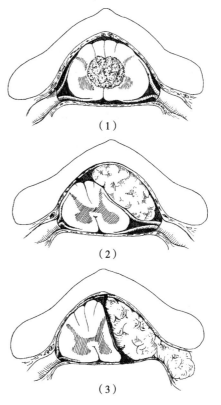

图 19-3 椎管内肿瘤三种部位
(1)髓内肿瘤 (2)髓外硬脊膜下肿瘤
(3)硬脊膜外肿瘤

【临床表现】椎管内肿瘤的病程可分为根性痛期、脊髓半侧损害期、不全截瘫期和截瘫期四个期。临床表现与肿瘤所在脊髓节段,肿瘤位于髓内或髓外,以及肿瘤性质相关。

1. **根性痛** 脊髓肿瘤早期最常见症状,原因是脊神经后根或脊髓后角细胞受刺激;脊髓感觉传导束受到刺激;硬脊膜受压或受牵张;体位改变牵拉脊髓。疼痛部位与肿瘤所在平面的神经分布一致,对定位诊断有重要意义。神经根痛常为髓外占位病变的首发症状,其中颈段和马尾部肿瘤更多见。硬脊膜外转移瘤疼痛最严重。

2. **感觉障碍** 感觉纤维受压时表现为感觉减退和感觉错乱,被破坏后则感觉丧失。髓外肿瘤从一侧挤压脊髓移位,构成脊髓半侧损害综合征(Brown-Séquard's syndrome),表现为肿瘤平面以下同侧肢体瘫痪和深感觉消失,对侧痛温觉缺失。髓内肿瘤沿脊髓前、后中线生长对称压迫脊髓,一般不出现脊髓半侧损害综合征。

3. **肢体运动障碍及反射异常** 肿瘤压迫神经前根或脊髓前角,出现支配区肌群下位运动元瘫痪,即肌张力低,腱反射减弱或消失,肌萎缩,病理征阴性。肿瘤压迫脊髓,使肿瘤平面以下的锥体束向下传导受阻,表现为上位运动神经元瘫痪,即肌张力高,腱反射亢进,无肌萎缩,病理征阳性。圆锥及马尾部肿瘤因只压迫神经根,故也出现下位运动神经元瘫痪。

4. **自主神经功能障碍** 最常见膀胱和直肠功能障碍。肿瘤平面以下躯体少汗或无汗,胸 2 以上因睫状脊髓中枢受损还可以引起同侧霍纳综合征(Horner syndrome)。膀胱反射中枢位于腰骶节脊髓内,故腰骶节段以上肿瘤压迫脊髓时,膀胱反射中枢仍存在,膀胱充盈时可有反射性排尿;腰骶节段的肿瘤使反射中枢受损产生尿潴留,但当膀胱过度充盈后尿失禁。骶节以上脊髓受压时产生便秘,骶节以下脊髓受压时肛门括约肌松弛,发生稀粪不能控制流出。

5. **其他** 髓外硬脊膜下肿瘤出血导致脊髓蛛网膜下腔出血。高颈段或腰骶段以下肿瘤,阻碍脑脊液循环和吸收,导致颅内压增高。

【诊断】详尽询问病史,全身和神经系统查体,初步定位椎管内肿瘤所在脊髓节段。MR 扫描可清楚地显示肿瘤、脑脊液和神经组织,但对脊柱骨质显示不如 CT 和 X 线平片。CT 扫描见病变部位椎管扩大,椎体后缘受压破坏,椎管内软组织填充。脊髓血管造影可除外脊髓动静脉畸形。

【治疗】除病人全身状况差或已有广泛转移外,应及早手术治疗。髓外良性肿瘤全切除,神经功能恢复满意;分界清晰的髓内肿瘤如室管膜瘤、星形细胞瘤也可能全切肿瘤而保存脊髓功能;浸润性髓内肿瘤难以彻底手术切除,宜采取脊髓背束切开及椎管减压改善脊髓受压症状。放射治疗对某些恶性肿瘤有效,可以作为术后辅助治疗。

一、神经鞘瘤

神经鞘瘤最常见,占椎管内良性肿瘤一半,起源于神经根鞘膜。神经鞘瘤以胸段最常见。大部分起源于脊神经后根,呈纺锤状。本病发展缓慢,瘤内囊变或出血可呈急性发病。首发症状多为神经根性疼痛;从远端开始肢体运动障碍;肿瘤水平附近有皮肤过敏区和括约肌功能障碍。

脊柱 X 线平片可见椎弓破坏,椎弓根间距加宽,椎间孔扩大。CT 可显示瘤内钙化影,增强扫描瘤体强化。MRI 肿瘤呈长 T_1 长 T_2 信号,T_1 加权像肿瘤呈低信号,T_2 加权像肿瘤呈高信号,瘤体与脊髓分界清楚。一旦确诊均应手术治疗,手术效果好。

二、脊膜瘤

脊膜瘤占椎管内肿瘤 10%～30%,85% 位于髓外硬脊膜下,胸段好发。瘤体小而质地硬,具有完整的包膜,基底在硬脊膜,瘤体血运丰富,通常单发,少数可多发或恶性变。发病年龄 20～50 岁,女性多于男性。

临床表现与神经鞘瘤相似,神经根性痛或束性疼痛、从足部逐渐向上发展肢体麻木及锥体束征阳性。脊椎 X 线平片可见局限性椎弓根变形和骨质变薄,椎体后缘凹陷,椎弓根距离增宽和椎间孔扩大,CT 扫描瘤体呈等或稍高密度,可被均匀增强。MRI 扫描肿瘤 T_1 加权像等信号,T_2 加权像高信号。手术切除效果好。马尾区脊膜瘤少见,易恶变,应广泛切除受侵硬脊膜。

三、室管膜瘤

脊髓内室管膜瘤好发于 30～60 岁,男性多见。肿瘤起源于脊髓中央管的室管膜细胞,好发于颈段脊髓和圆锥终丝部。肿瘤有假包膜,质地柔软,巨大肿瘤可突破脊髓表面。瘤体上下两极的中央管常膨大形成囊肿或脊髓空洞。

室管膜瘤生长缓慢,病史长,首发症状以单侧或双侧肢体疼痛最多见,可为灼痛、刺痛等;以后出现感觉异常、运动障碍及括约肌功能障碍。MRI 扫描 T_1 加权像肿瘤边界清楚,信号高于正常脊髓。包膜完整的肿瘤可以手术全切。手术切除后可辅助放射治疗。相较颅内室管膜瘤,预后良好。

四、星形细胞瘤

星形细胞瘤常见发病年龄 30～60 岁,男:女为 1.5:1。肿瘤可发生于脊髓各个节段,胸段最多见,其次为颈段;75% 恶性程度较低。瘤体无包膜,分界不清,可发生囊变。MRI 扫描可见肿瘤部位脊髓增粗,肿瘤信号高于邻近脊髓。肿瘤呈浸润性生长,难以全切。手术切除高颈段肿瘤应慎重。一般不宜缝合硬脊膜,以充分减压。对高级别星形细胞瘤术后应放射治疗。

五、转移瘤

大多数椎管内转移瘤位于硬脊膜外,10% 癌症病人可发生椎管内转移。原发灶多为肺、前列腺、乳腺和肾的癌肿。以胸段多见,其次为腰段。转移途径为血管或淋巴系统;椎旁肿瘤可经椎间孔侵入椎管,也可直接转移至脊柱。95% 病人以局部根性痛或牵扯痛为首发症状,疼痛剧烈,卧床时背痛是此类肿瘤典型表现。

脊柱 X 线平片显示椎弓破坏,椎间孔扩大。CT 扫描可见硬脊膜外软组织低密度影向内压迫脊髓,向外累及椎管壁;邻近椎体溶骨性骨破坏和椎间孔狭窄。MRI 扫描肿瘤为长 T_1,长 T_2 信号。应积极寻找原发灶。治疗目的是缓解疼痛,维持脊柱稳定性,保护括约肌和行走功能。放射治疗可单独或术后应用,照射范围应包括肿瘤上下两个节段。双膦酸盐是治疗骨转移的有效药物。此外,根据肿瘤性质可选择化学药物治疗。

六、表皮样囊肿和皮样囊肿

表皮样囊肿和皮样囊肿可发生在椎管的任何节段,绝大部分肿瘤位于 T_9 以下,多发生在髓外硬脊膜下,约 1/3 发生在硬脊膜外。病人常合并有脊柱裂和皮肤窦道。MRI 显示表皮样囊肿为稍短 T_1 的较均匀高信号影;皮样囊肿为等 T_1 信号且较均匀,常伴有脊柱裂、脊柱椎体异常等。手术应尽可能全切囊壁及囊内容物。不宜勉强全切与脊髓或神经根粘连过紧囊壁,以免损伤神经组织。

七、畸胎瘤

畸胎瘤(teratoma)多见于骶尾部,有包膜,表面不规整,与周围组织粘连,肿瘤内可见三个胚叶组织,可囊变、出血及坏死。一般为良性,少数恶性畸胎瘤可转移至身体其他部位。采取手术治疗。

(江　涛)

第二十章 颅内和椎管内血管性疾病

脑血管疾病发病率和死亡率都很高,与心血管疾病和恶性肿瘤构成严重威胁人类健康的三大疾病。颅内和椎管内血管疾病,如血管畸形和颅内动脉瘤等需要外科治疗。

第一节 自发性蛛网膜下腔出血

蛛网膜下腔出血(subarachnoid hemorrhage,SAH)是由各种病因引起颅内和椎管内病变血管突然破裂,血液流至蛛网膜下腔的统称,分为自发性和外伤性两类,本节仅述自发性蛛网膜下腔出血。

【病因】 颅内动脉瘤和脑(脊髓)血管畸形,占自发性蛛网膜下腔出血的70%,前者较后者多见,其他原因有动脉硬化、烟雾病(Moyamoya disease)、脑肿瘤卒中、血液病、动脉炎、脑炎、脑膜炎及抗凝治疗的并发症等。

【临床表现】

1. **剧烈头痛** 多数病人动脉瘤破裂前有情绪激动、便秘、咳嗽等诱因。病人突发头痛如"头要炸开",伴有恶心呕吐、面色苍白、全身冷汗、眩晕、项背痛或下肢疼痛。出血后1~2天内脑膜刺激征阳性。动脉瘤破裂后未得到及时治疗,可能会在首次出血后1~2周内再次出血,约1/3病人死于再出血。

2. 半数病人出现一过性意识障碍,严重者昏迷。

3. 20%病人出血后抽搐发作。

4. **脑神经损害** 颈内动脉-后交通动脉、基底动脉顶端和大脑后动脉动脉瘤可造成同侧动眼神经麻痹。

5. **视力视野障碍** 蛛网膜下腔出血沿视神经鞘延伸,眼底检查可见视网膜下片状出血。出血量过多血液浸入玻璃体内,引起视力障碍。巨大动脉瘤压迫视神经或视放射时,病人可出现双颞偏盲或同向偏盲。

6. 约1%的颅内动静脉畸形和动脉瘤可出现颅内杂音。部分病人蛛网膜下腔出血发病后数日可有低热。

7. 视网膜(内)出血和(或)玻璃体内出血(Terson综合征),可能与高死亡率相关。

自发性蛛网膜下腔出血鉴别诊断见表20-1。

表20-1 自发性蛛网膜下腔出血鉴别诊断

	动脉瘤	动静脉畸形	动脉硬化	烟雾病	脑瘤卒中
发病年龄	多见于40~60岁	多见于35岁以下	多见于50岁以上	多见于儿童或中年	多见于30~60岁
出血前症状	无症状或脑神经麻痹	癫痫发作	高血压史	肢体麻木	颅压高和病灶症状
血压	正常或增高	正常	增高	正常	正常
复发出血	常见且有规律	年出血率2%	可见	可见	少见
意识障碍	较严重	较重	较重	有轻有重	较重
脑神经麻痹	Ⅱ~Ⅵ脑神经	无	少见	少见	颅底肿瘤可见

续表

	动脉瘤	动静脉畸形	动脉硬化	烟雾病	脑瘤卒中
偏瘫	少见	较常见	多见	常见	常见
眼症状	可见玻璃体出血	可有同向偏盲	眼底动脉硬化	少见	可有视神经乳头水肿
CT 检查	蛛网膜下腔高密度	增强可见 AVM 影	脑萎缩或脑梗死灶	脑室出血铸型或脑梗死灶	增强可见脑肿瘤影
脑血管造影或 CTA	动脉瘤和血管痉挛	AVM	脑动脉粗细不均	脑底动脉异常血管网形成	有时可见肿瘤染色

为便于判断病情,选择造影和手术时机,评价疗效,常采用 Hunt-Hess 蛛网膜下腔出血分级(表 20-2)。

【诊断】

1. CT　蛛网膜下腔出血后 48 小时内,非强化高分辨率 CT 可发现≥95% 的 SAH。第一周内 CT 显示最清晰。显示脑沟与脑池密度增高。颈内动脉瘤破裂出血以环池最多,大脑中动脉瘤破裂血液积聚病侧外侧裂,大脑前动脉瘤出血集中在前纵裂池。基底动脉瘤破裂后,血液主要聚积于脚间池与环池附近(图 20-1)。

表 20-2　Hunt-Hess 蛛网膜下腔出血分级

分级	病　情
0	动脉瘤未破裂
1	无症状,或轻度头痛,轻度颈项强直
1a	无急性脑膜/脑反应,但有固定的神经功能缺失
2	中至重度头痛,颈项强直,或脑神经麻痹(如Ⅲ、Ⅳ)
3	嗜睡或意识模糊,轻度局灶性神经功能缺失
4	昏迷,中等至重度偏瘫,早期去大脑强直
5	深昏迷,去大脑强直,濒死状态

合并严重全身性疾病(如高血压,糖尿病,严重动脉硬化,慢性阻塞性肺疾病)或血管造影发现严重血管痉挛者,加 1 级

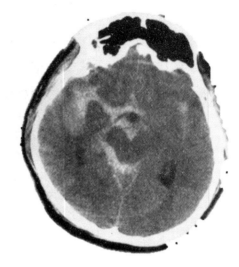

图 20-1　头部 CT 平扫示环池及右侧外侧裂蛛网膜下腔出血

CT 血管造影(CT angiography,CTA)是诊断动脉瘤和血管畸形的首选无创检查,对 SAH 的鉴别很有帮助。

2. MRI　蛛网膜下腔出血后 24~48 小时内不敏感(高铁血红蛋白过少),4~7 天后敏感性增加(对亚急性 SAH,10~20 天效果佳)。磁共振 FLAIR 像是检查蛛网膜下腔出血最敏感的影像学检查。

3. **数字减影血管造影(digital subtraction angiography,DSA)**　可明确动脉瘤尺寸、部位、单发或多发,有无血管痉挛(图 20-2),动静脉畸形的供应动脉和引流静脉,以及侧支循环情况,有利于 SAH 病因诊断。对怀疑脊髓动静脉畸形者应行脊髓动脉造影。

4. **腰椎穿刺**　已确诊的 SAH 不需再作腰椎穿刺。腰椎穿刺获取脑脊液化验检查在 SAH 伴有颅内压增高时可能诱发脑疝。

【治疗】

1. 出血急性期,病人应绝对卧床休息,可用止血剂。头痛剧烈者给止痛、镇静剂,保持大便通畅

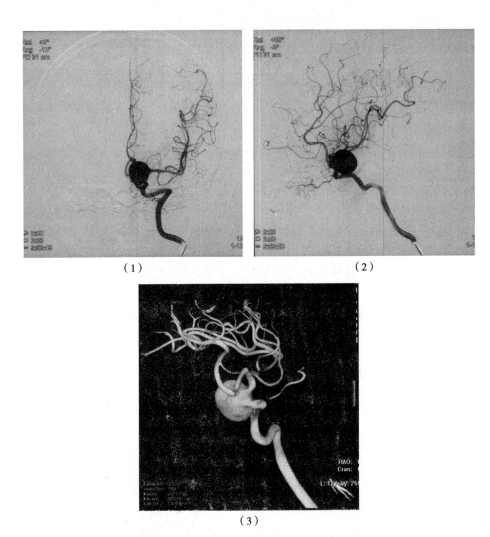

图 20-2　左侧颈内动脉 DSA，示左颈内动脉后交通段巨大动脉瘤
(1)左颈内动脉正位　(2)左颈内动脉侧位　(3)三维血管造影

等。伴颅内压增高应用 20% 甘露醇溶液脱水治疗。

2. 尽早病因治疗,如开颅动脉瘤夹闭或介入栓塞,动静脉畸形或脑肿瘤切除等。

第二节　颅内动脉瘤

颅内动脉瘤(intracranial aneurysm)系颅内动脉局限性异常扩大造成动脉壁的囊性膨出,占蛛网膜下腔出血 75% ~80%。本病好发于 40 ~60 岁中老年人。

【病因】动脉瘤病因尚不完全清楚。动脉壁先天缺陷学说认为 Willis 环动脉分叉处动脉壁先天性平滑肌层缺乏。动脉壁后天性退变学说则认为,颅内动脉粥样硬化和高血压,使动脉内弹力板破坏,渐渐膨出形成囊性动脉瘤。炎性反应引起蛋白水解酶增多,在动脉瘤形成过程中的作用有待进一步研究。感染病灶如细菌性心内膜炎、肺部感染等,感染性栓子脱落侵蚀脑动脉壁形成感染性动脉瘤,头部外伤也可导致发生动脉瘤,但临床均少见。遗传也可能与动脉瘤形成相关。

【病理和分类】动脉瘤多为囊性,呈球形或浆果状,外观紫红色,瘤壁极薄,瘤顶部最薄弱多为出血点。动脉瘤破裂口周围被凝血块包裹,瘤顶破口处与周围组织粘连。组织学检查可见动脉瘤壁仅存一层内膜,缺乏中层平滑肌组织,弹性纤维断裂或消失。瘤壁内有炎性细胞浸润。电镜下可见瘤壁弹力板消失。巨大动脉瘤内常有血栓甚至钙化,血栓呈"洋葱"状分层。

依动脉瘤位置分为：①颈内动脉系统动脉瘤，约占颅内动脉瘤90%，包括颈内动脉-后交通动脉瘤，前动脉-前交通动脉瘤，大脑中动脉动脉瘤；②椎基底动脉系统动脉瘤，约占颅内动脉瘤10%，包括椎动脉-小脑后下动脉瘤、基底动脉瘤和大脑后动脉瘤等。

动脉瘤直径<0.5cm属于小型动脉瘤，0.6~1.5cm的动脉瘤为一般型，1.6~2.5cm动脉瘤属大型，>2.5cm动脉瘤为巨型动脉瘤。一般型动脉瘤出血几率大。多发动脉瘤在SAH的病例中占15%~33.5%。

【临床表现】

1. **未破裂出血的中、小型动脉瘤**　病人无症状，多为偶然发现。动脉瘤一旦破裂表现为SAH，部分病人出血前有劳累，情绪激动等诱因，也可无明显诱因或睡眠中发病。

多数动脉瘤破口会被凝血封闭停止出血，病情逐渐稳定。随着动脉瘤破口周围血块溶解，动脉瘤可能再次破溃出血，多发生在第一次出血后2周内。

SAH后脑脊液中红细胞破坏产生5-羟色胺、儿茶酚胺等多种血管活性物质使脑血管痉挛（vasospasm），多发生在出血后3~15天。局部血管痉挛脑血管造影显示动脉瘤附近动脉纤细，病人症状不明显，广泛脑血管痉挛会导致脑梗死，病人意识障碍加重，出现偏瘫，甚至死亡。

2. **局灶症状**　取决于动脉瘤部位、毗邻解剖结构及动脉瘤大小。动眼神经麻痹常见于颈内动脉-后交通动脉瘤和大脑后动脉动脉瘤，病侧眼睑下垂、瞳孔散大、内收、上、下视不能，直接、间接光反应消失。有时局灶症状出现在SAH前，如头痛、眼眶痛，继之动眼神经麻痹，此时应警惕随之而来动脉瘤破裂出血。大脑中动脉瘤出血形成血肿，病人可出现偏瘫和（或）失语。巨型动脉瘤压迫视路时，病人可有视力视野障碍。

【诊断】

1. 出血急性期动脉瘤诊断见本章第一节自发性蛛网膜下腔出血。

2. 经股动脉插管全脑血管造影，对判明动脉瘤位置、数目、形态、尺寸、血管痉挛和确定手术方案都十分重要。

Hunt-Hess 3级以下病人，应及早行脑血管造影，3级及其以上病人待病情稳定后再行造影检查。及早造影明确诊断，尽快手术夹闭或介入闭塞动脉瘤，防止动脉瘤再次破裂出血。SAH病人首次造影阴性，可能因脑血管痉挛动脉瘤未显影，应在1个月后重复血管造影。

【治疗】

1. **手术时机**　应尽快对破裂动脉瘤进行夹闭或栓塞，以避免再出血。Hunt-Hess≤3级病人应争取急诊手术（出血后3日内），Hunt-Hess>3级病人可能存在脑血管痉挛和脑积水，急诊手术危险性较大，需待病情好转后再进行手术。

2. **围术期治疗**　病人置ICU监护，绝对卧床，适当镇静治疗，减少不良声、光刺激。维持正常血压。便秘者应给缓泻剂。合并脑血管痉挛时经颅多普勒超声监测脑血流变化，观察病情进展。

蛛网膜下腔出血后的脑血管痉挛采用尼莫地平治疗。为预防动脉瘤再次出血，采用抗纤维蛋白溶解剂（氨基己酸），但肾功能障碍者慎用，副作用有血栓形成可能。

3. **手术方法**　动脉瘤颈夹闭术可彻底消除动脉瘤，保持动脉瘤的载瘤动脉（parent artery）通畅。孤立术（trapping of aneurysm）是在动脉瘤的两端夹闭载瘤动脉，在未能证明脑的侧支供血良好情况下应慎用。动脉瘤包裹术（wrapping aneurysm）疗效不肯定。吲哚氰绿血管造影（ICG）可评估显微手术中动脉瘤夹闭状态，及时调整动脉瘤夹不当位置，保持载瘤动脉通畅和动脉瘤夹闭完全。显微手术夹闭动脉瘤死亡率低于2%。

高龄、病情危重或不接受手术夹闭动脉瘤的病人，椎-基底动脉瘤可选血管内治疗（endovascular treatment）。复杂性动脉瘤可在多功能手术室（hybrid operating room）实施一站式手术（one-stop operation）治疗。动脉瘤术后均应复查脑血管造影证实动脉瘤是否闭塞。

4. **未破裂动脉瘤**　CTA和MRA发现的未破裂动脉瘤的治疗仍在临床研究中，尚无高等级的临床指南。目前治疗未破裂动脉瘤策略主要考虑病人年龄、有无 SAH 史、动脉瘤尺寸和位置。巨大和（或）症状性动脉瘤、动脉瘤增大或形态改变者建议治疗，特别是年轻病人。

未经治疗的偶发动脉瘤推荐每年进行一次 MRA/CTA 检查，如显示动脉瘤增大应进行治疗；动脉瘤未见增大可继续随访观察。

第三节　颅内和椎管内血管畸形

颅内和椎管内血管畸形（vascular malformations）属先天性中枢神经系统血管发育异常，分为四种类型：①动静脉畸形（arteriovenous malformation，AVM）；②海绵状血管畸形（cavernous malformation，CM）；③毛细血管扩张（telangiectasia）；④静脉畸形（venous malformations，VM），以 AVM 最常见，占血管畸形 44% ~ 60%，其次是 CM 占血管畸形 19% ~ 31%。

一、动静脉畸形

（一）颅内动静脉畸形　颅内动静脉畸形是由一支或几支发育异常的供血动脉、引流静脉形成的病理脑血管团，可随人体发育增长。小型 AVM 不及 1cm，巨大 AVM 可达 10cm。畸形血管团周围脑组织因缺血而萎缩，呈胶质增生。畸形血管表面的蛛网膜色白且厚。颅内 AVM 可位于脑组织任何部位，大脑半球 AVM 多呈楔形，其尖端指向侧脑室。

【临床表现】

1. 出血　畸形血管破裂出血多发生在脑内，也可导致脑室内或蛛网膜下腔出血。30% ~ 65% 的 AVM 首发症状是出血，出血好发年龄 20 ~ 40 岁。出血后病人出现意识障碍、头痛、呕吐等症状。单支动脉供血、体积小、部位深在，以及颅后窝 AVM 容易急性破裂出血。妇女妊娠期 AVM 出血风险较高。

2. 额、颞部 AVM 的病人多以癫痫为首发症状，与病灶周围脑缺血、胶质增生，以及出血后含铁血黄素刺激大脑皮层有关。长期顽固性癫痫发作脑组织缺氧，会造成病人智力减退。

3. 间断性局部或全头痛，可能与供血动脉、引流静脉以及静脉窦扩张，或因 AVM 小量出血、脑积水和颅内压增高有关。

4. 由于 AVM 盗血、脑内出血或合并脑积水，病人出现肢体运动、感觉、视野以及语言进行性功能障碍。个别病人可有头部杂音或三叉神经痛。

5. 儿童大脑大静脉畸形也称大脑大静脉动脉瘤（aneurysm of vein of Galen），可以导致心力衰竭和脑积水。

【诊断】

1. CT　增强扫描 AVM 表现为混杂密度区，大脑半球中线结构无移位。出血急性期 CT 可以确定出血量、部位以及脑积水。

2. MRI　因病灶内高速血流，MRI 扫描 AVM 表现为流空现象，显示畸形血管团与脑的解剖关系，为切除 AVM 选择手术入路提供依据。

CTA 和 MRA 可供筛查或 AVM 病人随访。

3. 全脑血管造影　可了解畸形血管团大小、范围、供血动脉、引流静脉以及血流速度（图 20-3）。

4. 脑电图　大脑半球 AVM 可见慢波或棘波。手术中根据脑电图监测提示切除癫痫病灶可减少术后抽搐发作。

【治疗】

1. 手术切除是根治 AVM 最佳方法，可以去除病灶出血危险，恢复正常脑的血液供应。开颅前完成脑血管造影，以明确畸形血管。病人已发生脑疝，无条件行脑血管造影可紧急开颅手术清除血肿，待二期手术再切除畸形血管，未行血管造影贸然切除畸形血管是危险的。

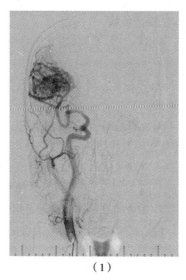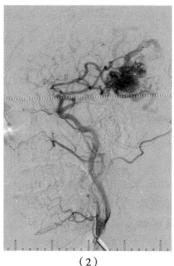

（1）　　　　　　　　　　　（2）

图20-3　右侧颈总动脉 DSA，示右顶枕动静脉畸形
（1）右颈总动脉正位　（2）右颈总动脉侧位

在多功能手术室实施一站式手术，清除血肿并切除 AVM 是急诊治疗病人的最佳选择。

切除巨大 AVM 手术中或手术后会发生急性脑膨出或脑出血，称为正常灌注压突破（normal perfusion pressure breakthrough，NPPB），危险性极高。目前采用手术中栓塞后切除巨大 AVM，并利用激光多普勒血流仪监测脑动静脉畸形切除前后病灶周围皮层局部血流变化，发现切除 AVM 后周围脑皮层血流量增加，持续时间超过24～48小时，因此保持病人血压低水平是克服 NPPB 措施之一。切除前分次栓塞 AVM，可避免发生 NPPB，但在栓塞间隔期 AVM 仍有出血风险。

2. 位于脑深部重要功能区如脑干、间脑等部位的 AVM，不适宜手术切除。

3. 各种治疗后都应复查脑血管造影，了解畸形血管是否消失。对残存的畸形血管团还需辅以其他治疗，避免再出血。手术后残存或尺寸<3cm 的 AVM 可考虑血管内治疗或立体放射治疗（γ 刀），但在治疗期间仍有出血可能。

（二）脊髓动静脉畸形　脊髓 AVM 少见，男多于女，80% 病人在20～40岁发病。

脊髓 AVM 发展缓慢，可多年保持稳定。脊髓 AVM 位于髓内和（或）髓外，亦可在硬脊膜外形成动静脉瘘。由于脊髓各节段供血来源不同，按 AVM 部位可分为三段：颈段、上胸段和下胸-腰-骶段，以后者常见。

【临床表现】

1. AVM 压迫脊髓或神经根出现病灶所在阶段肢体麻木和肌力下降。

2. 病灶血管破裂引起蛛网膜下腔出血或脊髓内血肿。病人以畸形所在脊髓节段相符合的急性疼痛发病，改变体位可诱发疼痛；间歇性跛行，肢体力弱甚至瘫痪，括约肌障碍等症状临床也常见。

MRI 扫描 AVM 为流空的血管影，有时为异常条索状等 T_2 信号。合并出血时病灶混有不规则点片状短 T_1 高强度信号。MRI 也可鉴别髓内 CM。脊髓血管造影可显示 AVM 位置和范围。

【治疗】显微外科手术切除表浅局限的脊髓 AVM 效果满意。范围广泛脊髓 AVM 可血管内治疗。

二、海绵状血管畸形

海绵状血管畸形又称为海绵状血管瘤（cavernous hemangioma）。

（一）脑海绵状血管畸形　脑 CM 发生率为 0.02%～0.13%，占中枢神经系统血管畸形5%～13%，48%～86%位于幕上，4%～35%位于脑干。脊髓 CM 少见。

CM 分为散发型和遗传型。后者多见于孟德尔染色体显性遗传。遗传学至少有 3 个基因位点（7q11-q22、7p15-13 和 3q25.2-q27），是一种常染色体显性遗传病。

从新生儿到 84 岁各年龄段均可发病，男女发病率相等。多发病灶占 23% ～50%，多见于家族性 CM。

【病理学】CM 发生在脑或脊髓实质，少见于脑神经，体积从几毫米到几厘米。CM 可伴发静脉畸形、动静脉畸形和毛细血管畸形，身体其他部位也可伴发小型 CM。

CM 大体标本呈桑椹状，黑红色或是紫色。光镜下 von Willebrand 因子染色阳性，平滑肌缺失。电镜下内皮细胞出现不正常裂隙，内皮下平滑肌缺失和分化不良。

【临床表现】

1. **脑内出血**　出血发生率较低，约 2.6% ～3.1%/年（女性 4.2%，高于男性 0.9%）。妊娠期和分娩时是否增加出血危险尚未知。CM 可反复少量出血，显著出血风险明显小于动静脉畸形。除非脑干 CM 很少危及病人生命。

2. 癫痫是最常见症状占 35% ～55%。新出现癫痫发生率为 2.4%/年。

3. CM 逐渐增大，病灶占位效应可以引起进行性神经功能障碍。

【影像学特点】

1. CT　典型表现是脑实质中毛糙环形或不规则形状病灶。CT 平扫表现为高密度，强化扫描轻度强化或不强化，或有钙化。

2. MRI　病灶边界清楚，病灶中心形状不规则混杂信号，周边为低信号区。病灶中央或者周围可见不同时期出血。T2 像显示病灶周边脑组织因脑水肿呈现高密度。造影剂强化后病灶可轻微强化或不强化。部分病例可见伴发静脉畸形。

3. 脑血管造影主要用于鉴别诊断。

【手术适应证】

1. CM 影像学表现具有特征性，活检或手术切除只用于明确诊断。

2. 无症状、偶然发现的 CM，病人可能长期保持无症状，可以 MRI 随访观察。首次诊断后前 2 年内复查 MRI，病灶稳定者每年复查 1 次。家庭成员有 CM 的一级亲属，应做增强 MRI 扫描及遗传学调查。

3. 手术治疗取决于病人年龄、临床症状、医疗条件和病人愿望。不管采用手术治疗还是观察，都要认真权衡给病人所带来的风险。

4. CM 反复出血、进行性神经功能障碍或难治性癫痫，可采用微创神经外科技术切除。手术前功能 MRI 位于病灶与大脑皮层肢体运动、语言功能区，手术中采用电生理监测利于保护病人肢体和语言功能。

5. 伴有癫痫的 CM 病人，病灶切除后皮层电灼消除癫痫灶。手术后应口服抗癫痫药物 3 个月，停止发作后可以逐步减药。

6. 手术治疗 CM，必须注意术后神经功能恶化，特别是脑干 CM。立体定向放射外科治疗 CM 效果不确定，并发症较多，目前仍处于临床研究阶段。

（二）脊髓海绵状血管畸形　脊髓 CM 罕见，出血后可出现脊髓功能障碍，如神经根痛和间隙性跛行等。

CM 在 MRI 特征性表现，T_1 和 T_2 加权像上显示为一个混合信号强度的中心。T_1 加权像可看到此中心被一个低密度（含铁血黄素）环包绕。脊髓血管造影仅供与其他脊髓疾病鉴别。

无症状脊髓 CM 无需治疗。因出血造成神经功能障碍病例，可行手术治疗。大多数脊髓 CM 可以安全地切除，效果较好。

第四节　脑底异常血管网症

脑底异常血管网症又称烟雾病（Moyamoya disease，MMD），因颈内动脉颅内起始段狭窄或闭塞，脑底出现异常血管网,因病理性血管网在脑血管造影时形似烟雾状而得名。本病亚洲较北美发病率高。两个发病高峰:<10岁和30~39岁,女性轻度易感。有证据说明有家族倾向,但遗传学尚未证实。

【病因】　原发烟雾病病因尚不清楚,有研究发现病人的硬脑膜和皮瓣动脉中碱性成纤维细胞生长因子的水平升高。受累血管的内弹力膜可能变薄或者增厚。

继发性烟雾病也称为烟雾综合征,合并如下疾病:动脉粥样硬化,纤维肌发育不良,弹性假黄瘤,脑动脉炎和放射治疗后,钩端螺旋体脑动脉炎等。烟雾病的病人动脉壁中存在先天性缺陷,易合并动脉瘤,可引起SAH,常被误以为是Moyamoya血管本身引起。

【临床表现】　儿童和青壮年多见,可表现为缺血或出血性脑卒中。

1. **脑缺血**　儿童更常见,可反复发作。包括TIA、脑梗死。用力使劲或过度换气(如吹奏乐器,哭喊)可诱发神经症状,可能产生低碳酸血症合并反应性血管收缩。两侧肢体交替出现偏瘫和(或)失语,智力减退等。有些病人反复头痛或癫痫发作。

2. **脑出血**　发病年龄晚于缺血型。由于异常血管网的粟粒性囊状动脉瘤破裂引起SAH、脑出血以及脑室出血(脑室铸型)。病人急性发病,突然头痛、呕吐、意识障碍或伴偏瘫。

【诊断】

1. **头部CT和MRI扫描**　可显见脑梗死、脑萎缩或脑(室)内出血铸型。CTA和MRA可见烟雾状的脑底异常血管网征象。

2. **脑血管造影(DSA)**　显示颈内动脉床突上段狭窄或闭塞;基底节部位出现纤细的异常血管网呈烟雾状;广泛血管吻合,如大脑后动脉与胼周动脉吻合网,颈外动脉与颞动脉吻合(图20-4)。血管造影不仅可用于疾病的诊断,还可帮助明确用于血运重建术的血管及发现合并的动脉瘤,MMD血管造影6个时期见表20-3。

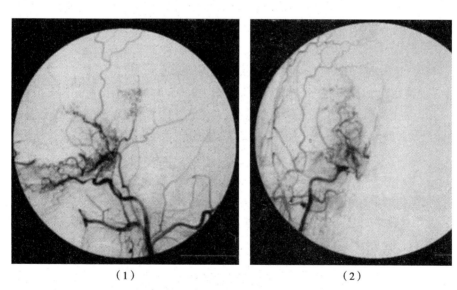

（1）　　　　　　　　　　　（2）

图20-4　脑底异常血管网综合征（烟雾病）的右颈总动脉DSA,示右侧大脑中动脉闭塞伴颈内动脉末段烟雾样血管生成
（1）右颈总动脉侧位　（2）右颈总动脉正位

【治疗】

1. **药物治疗**　常用血小板抑制剂、抗凝药、钙通道拮抗剂、激素、甘露醇等。

2. **手术治疗**　脑血运重建术对于降低缺血性卒中和TIA发生率有明显作用,包括STA-MAC搭桥术,脑-颞肌贴敷术(encephalomyosynangiosis,EMS)和脑-硬脑膜血管贴敷术(encephaloduroarteiosyn-angiosis,EDAS)等。

急性脑内出血造成脑压迫者应紧急手术清除血肿。单纯脑室内出血可行侧脑室额角穿刺引流。

表20-3　MMD血管造影6个时期影像学显示

时期	影像学表现
1	鞍上 ICA 狭窄,通常为双侧
2	在颅底产生烟雾血管 ACA、MCA、PCA 扩张
3	ICA 狭窄进展,烟雾血管突出(大多数病例在此期诊断),颅底烟雾血管最多
4	整个 Willis 环和 PCA 闭塞,颅外侧支循环开始出现,Moyamoya 血管开始减少
5	4 期的进一步发展
6	烟雾血管和主要的脑动脉完全消失

血肿吸收后继发脑积水行侧脑室-腹腔分流术。脑缺血病人给予扩张血管治疗。

3. 病因治疗　针对继发性脑底异常血管网。

第五节　颈动脉海绵窦瘘

颈动脉海绵窦瘘(carotid-cavernous fistula,CCF)多因头部外伤引起,常合并颅底骨折;少数继发于硬脑膜动静脉畸形(dural arteriovenous malformation,DAVM)或破裂的海绵窦动脉瘤。

【临床表现】头部外伤后立即或几周后发生外伤性颈动脉海绵窦,男性多见。

1. 颅内杂音　为连续如机器轰鸣般的声音,心脏收缩时加重,常影响睡眠,可在额部和眶部听到,用手指压迫病侧颈总动脉,杂音减弱或消失。

2. 突眼　病侧眼球突出,结膜充血水肿,眼睑充血、肿胀,下睑结膜因水肿外翻。有时眶部及额部静脉怒张并有搏动。如不及时治疗,一侧海绵窦瘘经海绵间静脉窦使对侧海绵窦扩张引起双侧突眼。

3. 眼球搏动　与心脏搏动一致,用手指压病侧颈总动脉,眼球搏动减弱或消失。

4. 眼球运动障碍　第Ⅲ、Ⅳ、Ⅵ脑神经麻痹,眼球运动障碍,甚至眼球固定。

5. 三叉神经　第一支受侵,额部、眼部疼痛和角膜感觉减退。

6. 眼底　视神经乳头水肿,视网膜血管扩张,静脉尤甚,有时视网膜出血。病史长者视神经进行性萎缩,视力下降甚至失明。

自发性颈内动脉海绵窦瘘,以中年女性多见,妊娠及分娩常为诱因,临床表现较外伤性颈动脉海绵窦瘘轻。

【诊断】应与眶内、鞍旁肿瘤及海绵窦动脉瘤鉴别。全脑血管造影(DSA)显示颈内动脉与海绵窦出现短路,海绵窦、蝶顶窦和眼静脉在动脉期显影并扩张,当压迫病侧颈内动脉时可发现瘘口。

【治疗】大约半数的低流量CCF可自行血栓形成,所以对无视力障碍的病人尽量观察较长时间。高流量或合并进行行视力恶化的病人需要治疗,为保护视力,消除颅内杂音,防止发生脑梗死和鼻出血。

介入治疗。选用可脱行乳胶球囊或弹簧圈等栓塞材料封闭瘘口。

第六节　脑血管疾病一站式手术

将诊断性血管病造影、介入和(或)手术治疗、治疗后复查血管造影在多功能手术室一次完成称为一站式手术。多功能手术室具备微创神经外科手术和脑血管造影两套设备,可同时满足开颅手术和介入治疗之需,将逐渐成为治疗脑血管疾病的标准设施。

一站式手术治疗脑血管疾病可以避免病人多次辗转于手术室和放射治疗室之间,治疗后立即复查 DSA,发现问题即时弥补,可提高手术效果,减少病人痛苦和负担,是现代脑、心血管病治疗的新模式。

1. **动脉瘤治疗**　动脉瘤夹闭术后血管造影发现,19% 由于动脉瘤残留和(或)母血管闭塞,需要二次手术调整动脉瘤夹。动脉瘤介入治疗后也会由于动脉瘤夹闭不全而造成出血需要病人二次手术。一站式手术可以避免上述情况发生。

手术夹闭大型床突旁和基底动脉顶端动脉瘤,很难显露载瘤动脉近端,术中动脉瘤破裂控制出血困难。一站式手术可以先在床旁动脉瘤球囊导管推到海绵窦段,椎-基底动脉动脉瘤,用辅助血管内球囊放在动脉瘤颈部近端和远端,显露动脉瘤颈前临时阻断血流,降低动脉瘤内压力,避免动脉瘤瘤体过大,导致动脉瘤夹打滑,便于夹闭。一旦动脉瘤破裂,可以及时控制破裂动脉瘤出血。

2. **手术切除巨大 AVM 前栓塞**　巨大 AVM 在术前反复分次栓塞治疗,待 AVM 体积缩小后再行手术切除。这种操作模式不仅病人需要反复接受介入治疗,而且栓塞期间 AVM 仍有再次出血的风险。

手术切除前栓塞巨大 AVM,包括动脉瘤和瘘,缩小畸形尺寸,减少术中出血和缩短手术时间,降低手术难度和改善预后。手术栓塞物还可以作为"地标",帮助手术切除时识别深部 AVM 位置,减少正常组织损伤。

切除 AVM 后,术中复查造影发现 AVM 残余可以继续切除,避免二次手术。

3. **出血性动脉瘤和 AVM 合并血肿紧急手术**　在多功能手术室对出血性动脉瘤经急诊 DSA 造影,明确动脉瘤位置和尺寸,立即采用介入治疗或开颅夹闭动脉瘤,抑或介入与手术夹闭动脉瘤联合治疗,可以防止等待治疗过程中动脉瘤再次破裂危及病人生命。

伴有脑内血肿或脑疝 AVM 急诊开颅血肿清除术。术中首先经血管造影确定 AVM 位置和体积,必要时进行部分栓塞,然后开颅清除血肿并显微手术切除 AVM,最终复查造影,确定是否完整切除AVM,为抢救病人赢得时间。

第七节　缺血性脑卒中外科治疗

脑供血动脉狭窄或闭塞可引起缺血性脑卒中,占脑卒中60% ~70%,严重者可致病人死亡,颈内动脉和椎动脉均可发生。

缺血性脑卒中主要原因是动脉粥样硬化,临床可表现为暂时缺血性发作(TIA)、可逆缺血性神经功能缺陷(RIND)、进展性卒中(PS)或完全卒中(CS)。有些病人无症状,经超声波检查发现颈内动脉狭窄或动脉粥样硬化,是早期干预缺血性脑卒中发作的有效手段。

【影像学诊断】

1. **超声**　用于诊断颈内动脉起始段和颅内动脉狭窄、闭塞的筛选手段。可显示动脉横切面、血液流速等信息。敏感度88%,特异度76%。

2. **CT**　脑卒中后24 ~48 小时可发现脑梗死区。CTA 只需数秒就可获得从主动脉弓到颈内/颈外血管及周围软组织的高分辨率的图像。CTA 还可用于发现不稳定斑块。同时可以获得 CT 灌注成像(CTP)。CTA 需要引入电离放射线(X 线)及静脉注射碘造影剂,对造影剂过敏及肾功能障碍病人禁忌。

3. **MRI 弥散加权像(DWI)**　可在卒中发生后数小时内显示脑缺血区。高分辨磁共振成像有助于分析颈内动脉粥样硬化斑块病理成分。有 TIA/卒中病人,MRA 可与 MRI 同时检查,还可以发现有无血栓或动脉夹层。高分辨率 MRI 还可用于发现动脉不稳定型斑块。

4. **DSA**　显示不同部位脑动脉狭窄、闭塞或扭曲。用于除外动脉瘤,血管炎或准备同时行血管内治疗。需要诊断颈内动脉起始段狭窄时,血管造影时应将颈部包含在内。

【手术治疗】

1. **颈动脉内膜切除术(carotid endarterectomy,CEA)**　采用手术切开颈内动脉壁,直接取出动脉管腔内的动脉硬化斑块,重塑颈内动脉,预防脑卒中发作,适用颅外段颈内动脉严重狭窄(狭窄超过50%），狭窄部位在下颌骨角以下，手术可及者。

（1）手术适应证：120天之内大脑半球性或视网膜TIA或轻度无残疾卒中、同侧颈动脉重度狭窄（>70%）病人。90%~99%狭窄病人的获益程度是70%~79%狭窄的病人两倍。

1）暂时缺血性发作（TIA）：①多发TIAs，相关颈动脉狭窄；②单次TIA，相关颈动脉狭窄≥50%；③颈动脉软性粥样硬化斑或有溃疡形成；④抗血小板治疗无效。

2）轻、中度脑卒中：相关颈动脉狭窄。

3）无症状颈动脉狭窄：①狭窄≥70%；②软性粥样硬化斑或有溃疡形成；③术者以往对此类病人手术的严重并发症率<3%。

4）斑块严重钙化或血栓形成，狭窄在颈内动脉 C_2 段以下。

5）颈内动脉严重偏心型狭窄。

6）颈内动脉迂曲严重。

（2）手术禁忌证：①重度脑卒中，伴意识改变和（或）严重功能障碍；②3个月内有颅内出血，2周内有新发脑梗死；③颈动脉闭塞，且闭塞远端颈内动脉不显影；④有应用肝素、阿司匹林或其他抗血小板凝聚药的禁忌证；⑤手术难以抵达的狭窄；⑥6个月内心肌梗死，或有难以控制的严重高血压、心力衰竭，严重肺、肝、肾功能不全。

（3）手术时机

1）择期手术：①暂时性缺血发作；②无症状狭窄；③卒中后稳定期。

2）延期手术：①轻、中度急性卒中；②症状波动的卒中。

3）急诊（或尽早）手术：①颈动脉高度狭窄、伴血流延迟；②颈动脉狭窄伴血栓形成；③TIA频繁发作；④颈部杂音突然消失。

颈内动脉完全性闭塞24小时以内亦可考虑手术，闭塞超过24~48小时，已发生脑软化者不宜手术。

2. 颈动脉支架成形术（carotid artery stent，CAS）　手术适应证为严重血管和心脏并发症：充血性心力衰竭（NYHA分级Ⅲ/Ⅳ级）和（或）已知的重度左心衰竭者；6周内需要行开胸心脏手术者；近期心肌梗死者（24小时~4周）；不稳定性心绞痛（CCS分级Ⅲ/Ⅳ级）；对侧颈动脉闭塞；既往CEA治疗过再狭窄复发；颈内动脉颈段位置较高/颈总动脉的病变低于锁骨；重度的串联病灶；年龄大于80岁。

颈动脉支架成形术需在技术条件纯熟的情况下进行。

第八节　脑出血外科治疗

脑内出血（intracerebral hemorrhage，ICH）是指发生在脑实质内的出血，占脑卒中的15%~30%，致死率高。脑出血多发于50岁以上高血压动脉硬化病人，男多于女，通常是在活动时发病（睡眠时很少发病），这可能与血压的升高有关。50%出血位于基底节部，可向内扩延至内囊。随着出血量增多形成血肿破坏脑组织，血肿及其周围脑组织水肿压迫，直至发生脑疝。脑干内出血，出血破入脑室者病情严重。脑内出血手术治疗的价值仍然存在争议。

【病因】55岁以上发病率明显上升。与高血压、饮酒、吸烟和肝功能障碍有关。

近年经手术证实，脑淀粉样血管病变（cerebral amyloid angiopathy，CAA）脑出血，约占脑出血10%。CAA是由于β-淀粉样蛋白的病理性沉积引起，常沉积于脑膜或皮层小血管的中膜内（特别是白质的血管中），而无全身系统性血管淀粉样变性的证据，CAA中淀粉样蛋白与阿尔茨海默病的老年斑中发现的淀粉样蛋白相同。CAA不会造成基底神经节或脑干出血。

长期服用阿司匹林或补充维生素E增加ICH风险。抗凝治疗引起的ICH。10%华法林治疗的病人可出现明显ICH。出血性并发症的风险随着凝血酶原时间（PT）延长和变化程度而增高，且易发生于抗凝治疗的前 3 个月。有脑淀粉样血管病变者使用抗血小板或抗凝药物后 ICH 的发生率升高。

【诊断】　既往有高血压动脉硬化史,病人突然剧烈头痛、呕吐及不同程度意识障碍,同时可伴有偏瘫失语等神经功能障碍,应及时行头部 CT 检查,以鉴别脑出血或脑梗死。头部 CT 扫描可快速准确定位急性脑出血,出血表现为高密度影区,可破入脑室或合并脑积水。MRI 扫描不作为首选检查,后期可帮助诊断脑血管淀粉样变。

病人年龄≥60 岁、限于脑叶皮层或皮质-皮层下多发出血、缺乏其他出血原因,应怀疑 CAA 脑出血。确诊淀粉样变需对脑组织进行病理检查。

【治疗】　目的是清除血肿、终止出血、缓解血肿和脑水肿占位效应。但是不能通过手术清除血肿改善神经功能损伤症状。

1. 手术治疗

(1)手术适应证:根据病人年龄、神经功能、出血部位和出血量,以及病人家属对治疗结果的期盼而定。手术清除血肿适宜:①年轻病人。②血肿和脑水肿占位效应明显,由此引发肢体偏瘫、失语,精神混乱或躁动等症状。CT 扫描脑中线结构移位,有早期脑疝迹象。③大脑半球的脑叶皮层(非深部)出血、非优势半球,血肿体积中等(10～30ml)适于手术。<10ml 的血肿通常不需要手术。>30ml 大血肿预后差,>60ml 大量出血、伴 GCS≤8,30 天死亡率为 91%。小脑出血 GCS≤13 分、血肿直径≥4cm 应手术清除。④出血后出现症状早期或恶化后 4 小时内手术较好效果。⑤脑积水可行侧脑室-腹腔分流术。

(2)手术禁忌证:下列情况,手术或保守两种治疗预后不良:①高龄,糖尿病、心、肺、肝、肾功能严重不全的病人不宜手术;②优势半球深部出血、血肿量大;深昏迷(GCS≤5 分);神经功能损害严重;脑干功能消失(眼球固定,强直)。

(3)手术注意事项:①可采用显微手术,微骨窗入路、神经内镜手术和 CT 引导穿刺、吸出血肿,血肿腔内注射尿激酶有助于溶解血凝块。②手术中应采集标本(包括血肿块、存在的异常缠结的血管,若可能再留取一些血肿腔壁)行病理分析以排除肿瘤、动静脉畸形和脑淀粉样血管病等。③脑疝是导致死亡的主要原因,绝大多数是在出血后第一周的 GCS≤7 分的病人。死亡率差异很大,取决于血肿的大小和位置、病人年龄和基础疾病状况,以及出血病因。脑叶出血者预后好于深部(如基底节和脑干)出血。

2. 保守治疗　症状轻微,病人清醒,GCS 评分>10 分,轻微偏瘫,可观察治疗。小脑出血 GCS 评分≥14 分和血肿直径<4cm。

(赵继宗)

第二十一章 颅脑和脊髓先天畸形

第一节 先天性脑积水

先天性脑积水（congenital hydrocephalus）又称婴幼儿脑积水（infantile hydrocephalus），是指发生于胚胎期或婴幼儿期，因脑脊液产生、吸收间的失衡和（或）脑脊液循环受阻所致的病理状态。脑室系统内脑脊液过多，导致脑室扩大，颅腔因颅缝未闭而代偿性扩大，形成典型的颅脑及眼部病理体征，并造成脑功能损害。先天性脑积水发生率为 2‰ ~ 5‰。

【分类】

1. **梗阻性脑积水（obstructive hydrocephalus）** 系脑室系统存在梗阻因素所致。梗阻常发生在脑室狭窄部位，如室间孔、中脑导水管、Ⅳ脑室开口等处。梗阻部位以上的脑室系统可显著扩大。

2. **交通性脑积水（communicating hydrocephalus）** 第四脑室出口以远的正常脑脊液通路梗阻或脑脊液不能被蛛网膜颗粒吸收所产生的脑积水。

根据脑积水发展速度、脑室扩张程度和临床表现，将脑积水分为急性进展性脑积水、慢性脑积水、正常颅压脑积水和静止性脑积水。

【病因】 病因尚不明，只有少数病例确定与遗传有关，而更多的则归因于发育异常、肿瘤性梗阻、出血、感染、创伤等。当这一过程发生在胚胎期和婴幼儿期时（图 21-1），对脑发育的影响更为严重。

1. **脑脊液产生过多** 真正意义上，只有较大的脉络丛肿瘤，才可能造成脑脊液过度分泌。

2. **脑脊液吸收障碍** 脑膜炎、蛛网膜下腔出血后发生蛛网膜下腔粘连、静脉窦血栓形成、上腔静脉综合征等是常见原因。

3. **脑脊液循环受阻** 脑室系统存在梗阻因素，如中脑导水管狭窄、脑室内肿瘤或血凝块阻塞等。

【临床表现】 不同类型脑积水在不同年龄的病人群体中呈现多种多样的表现。新生儿由于特有的解剖生理特点，缺乏表达能力，其临床表现有别于成人，需要细致地观察和对比。

1. **颅压增高引起的症状** 儿童和成人脑积水进展期，颅缝已闭使颅腔的代偿作用丧失，因此头痛、呕吐、视神经乳头水肿的症状更为突出。而婴幼儿多表现为喂养困难、易激惹和头围增长过快等。

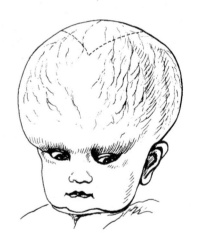

图 21-1 先天性脑积水的外貌
（虚线表示扩大的前囟）

2. **头围和头部形态异常** 婴幼儿头围增长超过每月 2cm，尤其伴随着前囟膨隆、前囟增大、颅缝开裂等，应引起高度关注。头皮菲薄、头皮静脉怒张、"落日征"等均提示脑积水的可能。头部叩诊可听到破壶音（Macewen 征）。

3. **神经功能障碍** 展神经麻痹造成的斜眼、复视，常以"斜视"就诊于眼科，此症候无定位价值。侧脑室扩张使放射冠受到牵张、压迫，引起步态异常和排便控制障碍。Ⅲ脑室后部扩张，压迫中脑被盖部，造成 Parinaud 综合征。颅压继续增高必然导致意识状态恶化，病儿陷入昏睡、直至昏迷。如高颅压被逐渐代偿，脑室进行性扩张、皮质萎缩，病况似乎趋于稳定，而实质上神经功能的损害仍在加剧。病儿神经功能发育明显延迟。

4. 静止期脑积水　又称之为"代偿性脑积水",指脑积水进展到一定程度后趋于平衡,无头围进行增大和临床症候加重的表现。

【辅助检查】

1. **腰椎穿刺**　腰椎穿刺可以测定颅内压力,但存在诱发脑疝的风险。通过腰椎穿刺注入核素或造影剂,可以完成核素脑池扫描或 CT 脑池扫描,有助于明确梗阻部位。

2. **X 线检查**　典型表现为颅骨变薄、骨缝增宽、脑回压迹加深等,常需数周至数月方能显现。

3. **CT**　安全快捷,可以显示脑室扩张部位和程度,寻找病因。计算额角最宽径与两侧颅骨内板之间最宽径的比值(Evan's index),可以评估脑室扩张的程度。

4. **MRI**　能准确地显示脑室和蛛网膜下腔各部位的形态、大小和狭窄部位,揭示梗阻原因和其他合并异常情况较 CT 敏感,还可进行脑脊液动力学检查(脑脊液电影),动态了解脑脊液循环状况。

5. **超声**　对于胎儿和新生儿,床旁超声检查可以动态监测脑室形态和脑室内出血。

【治疗】除极少数经利尿、脱水等治疗或未经治疗可缓解症状,停止发展外,绝大多数脑积水病儿需行手术治疗。目前常采用的治疗方式如下:

1. **非手术治疗**　通常都是暂时性的措施。对于静脉窦的闭塞、脑膜炎、新生儿脑室内出血等可能有效。药物治疗包括乙酰唑胺、脱水剂等。对于新生儿脑室内出血,多次腰椎穿刺可以缓解部分病儿的脑积水。

2. **手术治疗**　目前采用的手术有脑室腹腔分流术、腰大池腹腔分流术、脑室右心房分流术、神经内镜下Ⅲ脑室造瘘术等。

(1)脑室-腹腔分流术(ventriculo-peritoneal shunt,V-P shunt):是目前应用最广的术式。通过颅骨钻孔,穿刺脑室置入分流管的脑室端;连接控制阀门;远端导管经皮下隧道,置入腹腔内。

(2)脑室-右心房分流术(ventriculo-atrial shunt,V-A shunt):脑室右心房分流术主要适用于无法实施 V-P 分流术病人。导管通过面总静脉或经右侧颈内静脉,置入右心房。远期并发症较多。

(3)腰大池腹腔分流术(lumbo-peritoneal shunt,L-P shunt):脑室系统至腰大池蛛网膜下腔无梗阻的脑积水病人,可选用腰大池-腹腔分流术。该方法实施简便,无需穿刺神经组织。L-P 分流后容易发生过度引流并发症,建议采用可调压分流装置。

(4)神经内镜下Ⅲ脑室造瘘术(neuroendoscopic third ventriculostomy,NETV):使用神经内镜在第Ⅲ脑室底部开孔,沟通三脑室和脑底池,达到治疗梗阻性脑积水目的。

3. **手术后并发症**

(1)穿刺并发症:穿刺道出血、脑内血肿。快速引流高压的脑脊液容易诱发急性硬膜下出血、脑室内出血或硬膜外血肿。

(2)分流管梗阻:梗阻部位可以发生于脑室端和(或)腹腔端。常见的堵管原因有:①脑脊液蛋白含量过高;②脉络丛或血凝块堵塞脑室端;③大网膜粘连包裹腹腔端。

(3)感染:一旦怀疑分流感染,应立即采集标本,尽快明确病原学,使用强力药物控制感染。感染迁延不愈者应拔除分流装置,改行腰池持续引流或脑室外引流。如果发生脑室炎,则病死、病残率激增。腹腔感染可并发腹膜炎、腹腔脓肿。

(4)分流管移位:分流管穿透皮肤、肠管、腹壁脱出时,应及时处理,防止感染逆行入体腔、颅腔,并兼顾脑积水的治疗。

(5)过度引流:临床出现颅内低压症状,严重者可导致硬膜下积液/积血、脑室内出血或硬脑外血肿。分流装置的选择和压力的调节至关重要。

(6)裂隙脑室综合征:脑脊液引流过度、脑室狭小、脑室壁间歇性阻塞引流管导致颅内压力的增高,脑室顺应性下降。处理较为棘手。

第二节   颅裂和脊柱裂

颅裂(cranium bifidum)和脊柱裂(spina bifida)都属于神经管闭合畸形,是胚胎发育障碍所致,其好发部位见图 21-2。颅裂和脊柱裂均可分为显性和隐性两类。隐性颅裂只有颅骨缺损而无颅腔内容物的膨出,隐性脊柱裂只有椎管的缺损而无椎管内容物的膨出,隐性颅裂和脊柱裂大多无需特殊治疗。下面仅讨论显性颅裂和脊柱裂。

一、颅裂

显性颅裂又称囊性颅裂或囊性脑膜膨出,根据膨出物的内容可分为:①脑膜膨出,内容物为脑膜和脑脊液;②脑膨出,内容物为脑膜和脑实质,不含脑脊液;③囊状脑膜脑膨出,内容物为脑膜、脑实质和部分脑室,脑实质与脑膜之间有脑脊液(图 21-3);④囊状脑膨出,内容物为脑膜、脑实质和部分脑室,但在脑实质和脑膜之间无脑脊液存在。

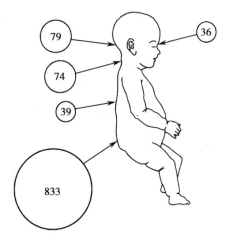

图 21-2   1061 例颅裂和脊柱裂发生部位的分布

【临床表现和诊断】颅裂多发于颅骨的中线部位,好发于枕部(约 75%)及鼻根部(约 15%),亦可发生于蝶骨、筛骨、眼眶等部位。穹隆部的颅裂畸形表现为出生时即可发现的局部肿块,并逐渐增大;根据膨出内容物的不同,质感、透光性、随体位和胸腹压力变化的趋势而有所不同。触诊可扪及颅骨缺损。合并脑发育不全、脑积水等其他脑畸形者,可有肢体瘫痪、挛缩或抽搐等脑损害征象。颅底的囊性颅裂常在鼻根部,表现为眼距增宽,眼眶变小,可堵塞鼻腔引起呼吸困难,并可引起泪囊炎;还可影响相应的脑神经,出现脑神经损害的症状和体征。

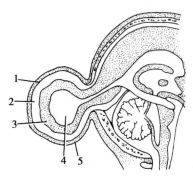

图 21-3   囊状脑膜脑膨出示意图
1. 脑膜   2. 脑脊液   3. 脑组织
4. 部分脑室   5. 头皮

【辅助检查】CT 能清楚地显示颅裂的部位、大小、膨出的内容以及是否合并脑发育不全、脑积水等。头部 MRI 可更清晰地显示脑部畸形和膨出物的各种内容。

【治疗】尽早手术,目的是关闭颅裂处的缺损,切除膨出的肿块,将膨出的脑组织复位,整复皮肤、兼顾外观。位于颅盖的颅裂,颅骨缺损可暂不修补,只需修补硬脑膜和缝合头皮。颅裂位于颅底部者,常需开颅修补颅骨裂孔及硬脑膜。有脑积水者,需先作脑脊液分流术。

二、脊柱裂

脊柱裂最常见的形式是棘突及椎板缺如,椎管向背侧开放,好发于腰骶部。显性脊柱裂可分为:①脊膜膨出,脊膜连同包裹的脑脊液,囊性突出于皮下,脊髓、脊神经的位置形态正常。此型症候最轻,预后良好。②脊髓脊膜膨出,此型临床最为常见。脊髓和(或)脊神经伴随脊膜由骨质缺损处囊状膨出,并与邻近结构形成粘连(图 21-4)。③脊髓膨出(myelocele),即脊髓外露,脊髓和脊膜通过椎板缺失处向椎管外膨出。

【临床表现】可以归纳为以下 3 个方面:

1. 局部表现

(1)皮肤异常:皮肤表面的浅凹、多毛、毛细血管瘤样皮损、窦道等,都提示可能存在神经管闭合畸形。

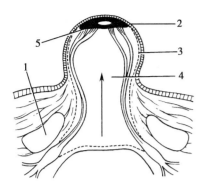

图 21-4　脊髓脊膜膨出（横断面观）
1. 椎弓　2. 皮肤　3. 脊膜　4. 脊髓腔　5. 脊髓及其扩张的中央管

（2）局部肿块：生后即可发现腰骶部、下胸段、颈段、上胸段中线附近有隆起的肿块。80% 的病损位于腰骶段。哭闹时肿块增大；内容物以液体成分为主者，透光试验阳性。合并椎管内外脂肪瘤者，肿块呈实性。

2. 脊髓、神经受损表现

（1）下肢运动感觉障碍：新生儿下肢自发运动的不对称，穿衣困难（肌力、肌张力异常），关节位置形态异常（如足内翻）等都提示神经损害的存在。运动障碍以迟缓性瘫痪为主。细致查体发现的感觉障碍平面和运动受损的肌群，对于判断膨出神经的节段和评估预后，有重要的价值。

（2）括约肌功能障碍：小便次数减少、肛门括约肌皱褶减少、张力降低、粪便溢流都是具有提示价值的临床征象。

（3）合并畸形产生的临床症状：可合并脑积水、Chiari 畸形、脊柱侧弯、后凸畸形、皮毛窦等畸形，呈现相应症状。

3. 囊状脊柱裂溃破的表现　内容物外露、脑脊液外溢，临床识别不难。

【诊断】结合上述临床表现，脊柱三维 CT 可显示骨缺损的形式，MRI 显示脊柱裂的细节（脊髓低位、终丝增粗、合并的脂肪瘤和膨出物的组成等），诊断即可成立。

【治疗】

1. 非手术治疗　合并重度脑积水、严重脊柱畸形、其他脏器先天畸形、截瘫、胸腰段囊性脊柱裂等疾病的脊柱裂病儿，新生儿期病死率较高。病儿状况逐步稳定度过了生命危险期可考虑延期手术。

2. 手术治疗　显性脊柱裂均需手术治疗，手术时机在出生后 1~3 个月；如囊壁已极薄须提前手术。脊髓外露、脊髓脊膜膨出溃破的病儿需要急诊手术。手术治疗的关键技术：松解粘连和栓系，处理伴发病损，恢复脊髓的包被，分层修复硬脊膜、筋膜层和皮下层，无张力缝合皮肤。需要长期随访。脊柱关节矫形、神经源性膀胱等的治疗需要多团队协作。

第三节　狭　颅　症

狭颅症（craniostenosis）亦称颅缝早闭（craniosynostosis）或颅缝骨化症。由于颅缝过早骨化，导致颅腔容积减小、形态异常，不能适应脑的正常发育，临床上以单个或多个颅骨骨缝早闭为特征。狭小的颅腔压迫和限制了正在迅速发育中的脑组织，引起颅内压增高和各种神经功能障碍。临床上可分为综合征型颅缝早闭和非综合征型颅缝早闭。根据遗传异常辨析颅缝早闭的分类和临床转归越发受到重视。

【临床表现】

1. 头部畸形（图 21-5）　矢状缝过早闭合，形成舟状头或长头畸形；两侧冠状缝过早闭合，形成短头或扁头畸形；一侧冠状缝过早闭合，形成斜头畸形；额缝过早闭合，形成三角颅；所有颅缝均过早闭合，形成尖头畸形或塔状头，需要与头小畸形鉴别。

2. 神经功能障碍和颅内压增高　部分病儿可有智能低下。视力障碍较为常见，晚期发生视神经萎缩、视野缺损甚至失明。颅内高压症候多不典型。

3. 眼部症状和合并畸形　眼部征象包括眼球突出、眼球内陷、眼距异常、斜视等。常合并身体其他部位畸形，如并指（趾）、腭裂、唇裂及脊柱裂等。

【诊断】依据上述头部特征，一般不难诊断。颅骨 X 线平片发现骨缝过早消失，代之以融合处骨密度增加，并有脑回压迹增多、鞍背变薄等颅内压增高征象。三维 CT 可以多角度显示颅骨形态。

【治疗】手术越早效果越好。生后 3~6 个月以内手术，可选择内镜辅以头盔矫形。根据受累骨

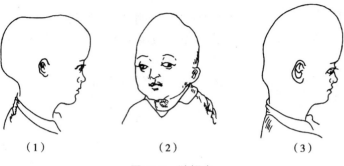

图 21-5   狭颅症

（1）舟状头   （2）塔状头   （3）扁头

缝、病儿年龄，选择不同的手术方式。总的原则是兼顾外形和神经发育的双重需要。

第四节   颅底陷入症

颅底陷入症（basilar invagination）的主要特点是枕骨大孔周围的颅底骨结构向颅内陷入，枢椎齿状突高出正常水平，甚至突入枕骨大孔；枕骨大孔的前后径缩短和颅后窝狭小，因而使延髓受压和局部神经受牵拉。病因以先天性发育畸形为常见，可与扁平颅底（platybasia）、寰枢椎畸形、小脑扁桃体下疝等合并存在。

【临床表现】 婴幼儿颅底和颈椎骨化尚未完成，组织结构松而富于弹性，故此期多不出现临床症状；成年以后可出现颈神经根、脊髓、后组脑神经受损症状。严重者可出现颅内压增高，并可因小脑扁桃体疝而危及生命。颈项粗短、枕后发际较低、头部歪斜、面颊和耳廓不对称等特殊外观，也提示本病的可能。

【诊断】 在 X 线颅骨侧位片上，测量 Chamberlain 线（硬腭后缘与枕骨大孔后上缘连线，正常者枢椎齿突低于此线，若齿突高出此线 3mm 以上，即为颅底陷入）和 Boogaard 角（颅前窝底与斜坡构成的颅底角，正常为 115°～145°，大于

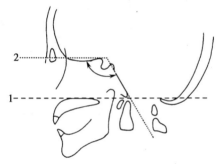

图 21-6   颅骨 X 线侧位片
1. Chamberlain 线   2. Boogaard 角

145°即为扁平颅底）（图 21-6）。头部 CT 颅底薄层和三维重建可以很好地显示骨畸形。MRI 能清楚地显示延髓、颈髓的受压部位和有无小脑扁桃体疝。

【治疗】 无明显临床症状者，可暂不手术。若出现明显临床症状，需及时进行手术治疗。根据是否存在寰枢关节脱位，手术包括枕下减压术和后路固定术。

（游   潮）

第二十二章 颈部疾病

第一节 甲状腺疾病

一、解剖生理概要

甲状腺由左、右两个侧叶和峡部构成,峡部时有锥状叶与舌骨相连。侧叶位于喉与气管的两侧,下极多数位于第 5~6 气管软骨环之间,峡部多数位于第 2~4 气管软骨环的前面(图 22-1)。甲状腺侧叶的背面有甲状旁腺,内侧毗邻喉、咽、食管。

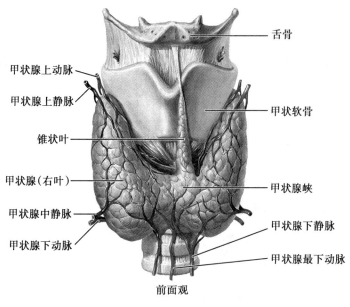

图 22-1　甲状腺解剖

甲状腺由内、外两层被膜包裹,内层被膜很薄、紧贴腺体称为甲状腺固有被膜;外被膜为气管前筋膜的延续,包绕并固定甲状腺于气管和环状软骨上,又称为甲状腺外科被膜。在内、外被膜之间有疏松的结缔组织、甲状旁腺和喉返神经经过,甲状腺手术时应在此两层被膜之间进行,为保护甲状旁腺和喉返神经应紧贴固有被膜逐一分离。

甲状腺的血供非常丰富,主要源于甲状腺上动脉(颈外动脉的分支)和甲状腺下动脉(锁骨下动脉的分支),偶有甲状腺最下动脉。甲状腺上、下动脉的分支之间,以及甲状腺上、下动脉分支与咽喉部、气管、食管的动脉分支之间,都有广泛的吻合支相互交通,故在手术时,虽将甲状腺上、下动脉全部结扎,甲状腺残留部分仍有血液供应。甲状腺的静脉在腺体形成网状,然后汇合成甲状腺上静脉、中静脉和下静脉。上、中静脉沿汇入颈内静脉,甲状腺下静脉一般注入无名静脉。

甲状腺内淋巴管网极为丰富,逐渐向甲状腺包膜下集中,形成集合管,然后伴行或不伴行周边静脉引出甲状腺,汇入颈部淋巴结。颈部淋巴结分七区(图 22-2):第Ⅰ区,颏下区和颌下区淋巴结,下以二腹肌前腹为界,上以下颌骨为界;第Ⅱ区,颈内静脉淋巴结上组,上以二腹肌后腹为界,下以舌骨为界,前界为胸骨舌骨肌侧缘,后界为胸锁乳突肌后缘;第Ⅲ区,颈内静脉淋巴结中组,从舌骨水平至

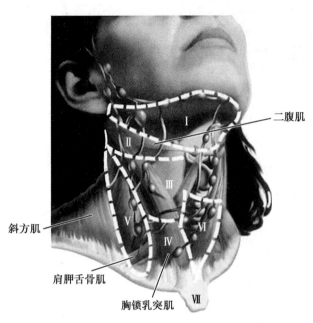

图 22-2　颈部淋巴结分区

肩胛舌骨肌下腹与颈内静脉交叉处;第Ⅳ区,颈内静脉淋巴结下组,从肩胛舌骨肌下腹到锁骨上;第Ⅴ区,颈后三角区,后界为斜方肌,前界为胸锁乳突肌后缘,下界为锁骨;第Ⅵ区(中央组),气管周围淋巴结,包括环甲膜淋巴结,气管、甲状腺周围淋巴结,咽后淋巴结等。第Ⅶ区,胸骨上凹下至前上纵隔淋巴结。

喉返神经来自迷走神经,行走在气管、食管之间的沟内,多在甲状腺下动脉的分支间穿过(图 22-3)。喉上神经亦来自迷走神经,分为:内支(感觉支)分布在喉黏膜上;外支(运动支)与甲状腺上动脉贴近、同行,支配环甲肌,使声带紧张(图 22-4)。

甲状腺的主要功能是合成、贮存和分泌甲状腺素。甲状腺功能与人体各器官系统

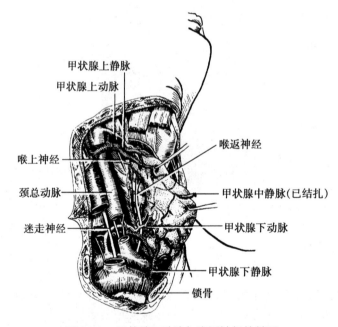

图 22-3　甲状腺下动脉与喉返神经的关系

的活动和外部环境互相联系。主要调节的机制包括下丘脑-垂体-甲状腺轴控制系统和甲状腺腺体内的自身调节系统。

二、单纯性甲状腺肿

【病因】单纯性甲状腺肿的病因可分为三类:

1. 甲状腺素原料（碘）缺乏　环境缺碘是引起单纯性甲状腺肿(simple goiter)的主要因素。高原、山区土壤中的碘盐被冲洗流失,以致饮水和食物中含碘量不足,因此,这部分区域的居民患此病的较多,故又称"地方性甲状腺肿"(endemic goiter)。由于碘的摄入不足,无法合成足够量的甲状腺素,便反馈性地引起垂体 TSH 分泌增高并刺激甲状腺增生和代偿性肿大。初期,因缺碘时间较短,增生、扩张的滤泡较为均匀地散布在腺体各部,形成弥漫性甲状腺肿,随着缺碘时间延长,病变继续发展,扩

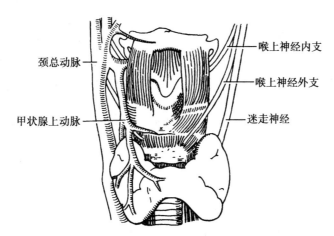

颈总动脉　　　　　　　　　　　　　　喉上神经内支

　　　　　　　　　　　　　　　　　　喉上神经外支

甲状腺上动脉　　　　　　　　　　　　迷走神经

图 22-4　甲状腺上动脉与喉上神经的关系

张的滤泡便聚集成多个大小不等的结节,形成结节性甲状腺肿(nodular goiter)。有的结节因血液供应不良发生退行性变时,还可引起囊肿或纤维化、钙化等改变。

2. **甲状腺素需要量增高**　青春发育期、妊娠期或绝经期的妇女,由于对甲状腺素的需要量暂时性增高,有时也可发生轻度弥漫性甲状腺肿,叫做生理性甲状腺肿。这种甲状腺肿大常在成年或妊娠以后自行缩小。

3. 甲状腺素合成和分泌的障碍。

【临床表现】女性多见,一般无全身症状。甲状腺不同程度的肿大,能随吞咽上下活动。病程早期,甲状腺呈对称、弥漫性肿大,腺体表面光滑,质地柔软,随吞咽上下移动。随后,在肿大腺体的一侧或两侧可扪及多个(或单个)结节;通常存在多年,增长缓慢。当发生囊肿样变的结节内并发囊内出血时,可引起结节迅速增大。甲状腺不同程度的肿大和肿大结节对周围器官引起的压迫症状是本病主要的临床表现。单纯性甲状腺肿体积较大时可压迫气管、食管和喉返神经,出现气管弯曲、移位和气道狭窄影响呼吸。开始只在剧烈活动时感觉气促,发展严重时,甚至休息睡觉也有呼吸困难。受压过久还可使气管软骨变性、软化。少数喉返神经或食管受压的病人可出现声音嘶哑或吞咽困难。

病程长久、体积巨大的甲状腺肿,可下垂于颈下胸骨前方。甲状腺肿向胸骨后延伸生长形成胸骨后甲状腺肿,易压迫气管和食管,还可能压迫颈深部大静脉,引起头颈部静脉回流障碍,出现面部青紫、肿胀及颈胸部表浅静脉怒张。

此外,结节性甲状腺肿可继发甲亢,也可发生恶变。

【诊断】检查发现甲状腺肿大或结节比较容易,但临床上更需要判断甲状腺肿及结节的性质,这就需要仔细收集病史,认真检查,对于居住于高原山区缺碘地带的甲状腺肿病人或家属中有类似病情者常能及时作出地方性甲状腺肿的诊断。

【预防】全国各地已普遍进行了甲状腺肿的普查和防治工作,发病率已大大降低。在流行地区,甲状腺肿的集体预防极为重要,一般补充加碘盐。

【治疗】

1. 生理性甲状腺肿,可不给予药物治疗,宜多食含碘丰富的海带、紫菜等食物。

2. 对 20 岁以下的弥漫性单纯甲状腺肿病人可给予小量甲状腺素或优甲乐,以抑制腺垂体 TSH 分泌,缓解甲状腺的增生和肿大。

3. 有以下情况时,应及时施行甲状腺大部切除术:①因气管、食管或喉返神经受压引起临床症状者;②胸骨后甲状腺肿;③巨大甲状腺肿影响生活和工作者;④结节性甲状腺肿继发功能亢进者;⑤结节性甲状腺肿疑有恶变者。

4. **手术方式**　多采用甲状腺次全切除术。

三、甲状腺功能亢进的外科治疗

甲状腺功能亢进(甲亢,hyperthyroidism)是由各种原因引起循环中甲状腺素异常增多而出现以全身代谢亢进为主要特征的疾病总称,分为:原发性、继发性和高功能腺瘤三类。①原发性甲亢最常见,是指在甲状腺肿大的同时,出现功能亢进症状。病人年龄多在 20～40 岁之间。表现为腺体弥漫性、两侧对称肿大,常伴有眼球突出,故又称"突眼性甲状腺肿"(exophthalmic goiter)。②继发性甲亢较少见,如继发于结节性甲状腺肿的甲亢,病人先有结节性甲状腺肿多年,以后才出现功能亢进症状。发病年龄多在 40 岁以上。腺体呈结节状肿大,两侧多不对称,无突眼,容易发生心肌损害。③高功能腺瘤,少见,甲状腺内有单或多个自主性高功能结节,无突眼,结节周围的甲状腺组织呈萎缩改变。

【临床表现】包括甲状腺肿大、性情急躁、容易激动、失眠、两手颤动、怕热、多汗、皮肤潮湿、食欲亢进但却消瘦、体重减轻、心悸、脉快有力(脉率常在每分钟 100 次以上,休息及睡眠时仍快)、脉压增大(主要由于收缩压升高)、内分泌紊乱(如月经失调)以及无力、易疲劳、出现肢体近端肌萎缩等。其中脉率增快及脉压增大尤为重要,常可作为判断病情程度和治疗效果的重要标志。

【诊断】主要依靠临床表现,结合辅助检查。常用的辅助检查方法如下:

1. **基础代谢率测定** 可根据脉压和脉率计算,或用基础代谢率测定器测定。后者较可靠,但前者简便。测定基础代谢率要在完全安静、空腹时进行。常用计算公式为:基础代谢率=(脉率+脉压)-111。正常值为±10%;增高至+20%～30% 为轻度甲亢,+30%～60% 为中度,+60% 以上为重度。

2. **甲状腺摄^{131}I率的测定** 正常甲状腺 24 小时内摄取的^{131}I量为人体总量的 30%～40%。如果在 2 小时内甲状腺摄取^{131}I量超过人体总量的 25%,或在 24 小时内超过人体总量的 50%,且吸^{131}I高峰提前出现,均可诊断甲亢。

3. **血清中T_3和T_4含量的测定** 甲亢时,血清T_3可高于正常 4 倍左右,而T_4仅为正常的 2 倍半,因此,T_3测定对甲亢的诊断具有较高的敏感性。

【手术治疗】是治疗甲亢主要方法之一。优点:手术的痊愈率达 90%～95%,手术死亡率低于1%。缺点:有一定的并发症和约 4%～5% 的病人术后甲亢复发,也有少数病人术后发生甲状腺功能减退。

1. **手术指征** ①继发性甲亢或高功能腺瘤;②中度以上的原发性甲亢;③腺体较大,伴有压迫症状,或胸骨后甲状腺肿等类型甲亢;④抗甲状腺药物或^{131}I治疗后复发者或坚持长期用药有困难者;⑤妊娠早、中期的甲亢病人凡具有上述指征者,应考虑手术治疗,并可以不终止妊娠。

2. **手术禁忌证** ①青少年病人;②症状较轻者;③老年病人或有严重器质性疾病不能耐受手术者。

手术行双侧甲状腺次全切除术,手术可选择常规或腔镜方式。切除腺体量,应根据腺体大小或甲亢程度决定。通常需切除腺体的 80%～90%,并同时切除峡部;每侧残留腺体以如成人拇指末节大小为恰当(约 3～4g)。腺体切除过少容易引起复发,过多又易发生甲状腺功能低下。保留两叶腺体背面部分,有助于保护喉返神经和甲状旁腺。

3. **术前准备** 为了避免甲亢病人在基础代谢率高亢的情况下进行手术的危险,术前应采取充分而完善的准备以保证手术顺利进行和预防术后并发症的发生。

(1) 一般准备:对精神过度紧张或失眠者可适当应用镇静和安眠药以消除病人的恐惧心情。心率过快者,可口服普萘洛尔(心得安)10mg,每日 3 次。发生心力衰竭者,应予以洋地黄制剂。

(2) 术前检查:除全面体格检查和必要的化验检查外,还应包括:①颈部摄片,了解有无气管受压或移位;②心电图检查;③喉镜检查,确定声带功能;④测定基础代谢率,了解甲亢程度。

(3) 药物准备:是术前准备的重要环节。

1) 抗甲状腺药物加碘剂:可先用硫脲类药物,待甲亢症状得到基本控制后,即改服 2 周碘剂,再进行手术。由于硫脲类药物能使甲状腺肿大和动脉性充血,手术时极易发生出血,增加了手术的困难和危险,因此,服用硫脲类药物后必须加用碘剂2周待甲状腺缩小变硬,血管数减少后手术。此法安全可靠,但准备时间较长。

2)单用碘剂:适合症状不重,以及继发性甲亢和高功能腺瘤病人。开始即用碘剂,2~3周后甲亢症状得到基本控制(病人情绪稳定,睡眠良好,体重增加,脉率<90次/分以下,基础代谢率<+20%),便可进行手术。但少数病人,服用碘剂2周后,症状减轻不明显,此时,可在继续服用碘剂的同时,加用硫氧嘧啶类药物,直至症状基本控制,停用硫氧嘧啶药物后,继续单独服用碘剂1~2周,再进行手术。碘剂的作用在于抑制蛋白水解酶,减少甲状腺球蛋白的分解,从而抑制甲状腺素的释放,碘剂还能减少甲状腺的血流量,使腺体充血减少,因而缩小变硬。常用的碘剂是复方碘化钾溶液,每日3次;从3滴开始,以后逐日每次增加一滴,至每次16滴为止,然后维持此剂量,以两周为宜。但由于碘剂只抑制甲状腺素释放,而不抑制其合成,因此一旦停服碘剂后,贮存于甲状腺滤泡内的甲状腺球蛋白大量分解,甲亢症状可重新出现,甚至比原来更为严重。因此,凡不准备施行手术者,不要服用碘剂。

3)普萘洛尔:对于常规应用碘剂或合并应用硫氧嘧啶类药物不能耐受或无效者,有主张单用普萘洛尔或与碘剂合用作术前准备。此外,术前不用阿托品,以免引起心动过速。

4. 手术和手术后注意事项

(1)麻醉:通常采用气管插管全身麻醉。

(2)手术:操作应轻柔、细致,认真止血、注意保护甲状旁腺和喉返神经。

(3)术后观察和护理:术后当日应密切注意病人呼吸、体温、脉搏、血压的变化,预防甲亢危象发生。如脉率过快、体温升高应充分注意,可肌注苯巴比妥钠或冬眠合剂Ⅱ号。病人采用半卧位,以利呼吸和引流切口内积血;帮助病人及时排出痰液,保持呼吸道通畅。此外病人术后要继续服用复方碘化钾溶液,每日3次,每次10滴,共1周左右;或由每日三次,每次16滴开始,逐日每次减少1滴。

5. 手术的主要并发症

(1)术后呼吸困难和窒息:是术后最严重的并发症,多发生在术后48小时内,如不及时发现、处理,则可危及病人生命。常见原因为:①出血及血肿压迫气管,多因手术时止血(特别是腺体断面止血)不完善,偶尔为血管结扎线滑脱所引起。②喉头水肿,主要是手术创伤所致,也可因气管插管引起。③气管塌陷,是气管壁长期受肿大甲状腺压迫,发生软化,切除甲状腺体的大部分后软化的气管壁失去支撑的结果。④双侧喉返神经损伤。

以呼吸困难为主要临床表现。轻者呼吸困难有时临床不易发现,中度者往往坐立不安,烦躁,重者可有端坐呼吸、吸气性三凹征,甚至口唇、指端发绀和窒息。

手术后近期出现呼吸困难,如还有颈部肿胀,切口渗出鲜血时,多为切口内出血所引起。发现上述情况时,必须立即行床旁抢救,及时剪开缝线,敞开切口,迅速除去血肿;如此时病人呼吸仍无改善,则应立即施行气管插管;情况好转后,再送手术室作进一步的检查、止血和其他处理。因此,术后应常规在病人床旁放置无菌的气管插管和手套,以备急用。

(2)喉返神经损伤:发生率约0.5%。大多数是因手术处理甲状腺下极时,不慎将喉返神经切断、缝扎或挫夹、牵拉造成永久性或暂时性损伤所致。少数也可由血肿或瘢痕组织压迫或牵拉而发生。损伤的后果与损伤的性质(永久性或暂时性)和范围(单侧或双侧)密切相关。喉返神经含支配声带的运动神经纤维,一侧喉返神经损伤,大都引起声嘶,术后虽可由健侧声带代偿性地向病侧过度内收而恢复发音,但喉镜检查显示病侧声带依然不能内收,因此不能恢复其原有的音色。双侧喉返神经损伤,视其损伤全支、前支或后支等不同的平面,可导致失音或严重的呼吸困难,甚至窒息,需立即作气管切开。由于手术切断、缝扎、挫夹、牵拉等直接损伤喉返神经者,术中或术后立即出现症状。而因血肿压迫、瘢痕组织牵拉等所致者,则可在术后数日才出现症状。切断、缝扎引起者属永久性损伤,挫夹、牵拉、血肿压迫所致则多为暂时性,经理疗等及时处理后,一般可能在3~6个月内逐渐恢复。

(3)喉上神经损伤:多发生于处理甲状腺上极时,离腺体太远,分离不仔细和将神经与周围组织一同大束结扎所引起。喉上神经分内(感觉)、外(运动)两支。若损伤外支会使环甲肌瘫痪,引起声带松弛、音调降低。内支损伤,则喉部黏膜感觉丧失,进食特别是饮水时,容易误咽发生呛咳。一般经理疗后可自行恢复。

(4)甲状旁腺功能减退:因手术时误伤甲状旁腺或其血液供给受累所致,血钙浓度下降至2.0mmol/L以下,严重者可降至1.0~1.5mmol/L,神经肌肉的应激性显著增高,多在术后1~3天出现症状,起初多数病人只有面部、唇部或手足部的针刺样麻木感或强直感,严重者可出现面肌和手足伴有疼痛的持续性痉挛,每天发作多次,每次持续10~20分钟或更长,严重者可发生喉和膈肌痉挛,引起窒息死亡。经过2~3周后,未受损伤的甲状旁腺增大或血供恢复,起到代偿作用,症状便可消失。切除甲状腺时,注意保留腺体背面部分的完整。切下甲状腺标本时要立即仔细检查其背面甲状旁腺有无误切,发现时设法移植到胸锁乳突肌中等,均是避免此并发症发生的关键。

发生手足抽搐后,应限制肉类、乳品和蛋类等食品(因含磷较高,影响钙的吸收)。抽搐发作时,立即静脉注射10%葡萄糖酸钙或氯化钙10~20ml。症状轻者可口服葡萄糖酸钙或乳酸钙2~4g,每日3次;症状较重或长期不能恢复者,可加服维生素D_3,每日5万~10万U,以促进钙在肠道内的吸收。口服双氢速甾醇(双氢速变固醇)(DT10)油剂能明显提高血中钙含量,降低神经肌肉的应激性。定期检测血钙,以调整钙剂的用量。永久性甲状旁腺功能减退者,可用同种异体甲状旁腺移植。

(5)甲状腺危象:是甲亢的严重并发症,是因甲状腺素过量释放引起的暴发性肾上腺素能兴奋现象。临床观察发现,危象发生与术前准备不够、甲亢症状未能很好控制及手术应激有关,充分的术前准备和轻柔的手术操作是预防的关键。病人主要表现为:高热(>39℃)、脉快(>120次/分),同时合并神经、循环及消化系统严重功能紊乱如烦躁、谵妄、大汗、呕吐、水泻等。若不及时处理,可迅速发展至昏迷、虚脱、休克甚至死亡,死亡率约20%~30%。

治疗包括:

1)一般治疗:应用镇静剂、降温、充分供氧、补充能量、维持水、电解质及酸碱平衡等。镇静剂常用苯巴比妥钠100mg,或冬眠合剂Ⅱ号半量,肌内注射6~8小时1次。降温可用退热剂、冬眠药物和物理降温等综合方法,保持病人体温在37℃左右;静脉输入大量葡萄糖溶液补充能量,吸氧,以减轻组织的缺氧。

2)碘剂:口服复方碘化钾溶液,首次为3~5ml,或紧急时用10%碘化钠5~10ml加入10%葡萄糖溶液500ml中静脉滴注,以降低血液中甲状腺素水平。

3)肾上腺素能阻滞剂:可选用利血平1~2mg肌注或胍乙啶10~20mg口服。前者用药4~8小时后危象可有所减轻,后者在12小时后起效。还可用普萘洛尔5mg加5%~10%葡萄糖溶液100ml静脉滴注。

4)氢化可的松:每日200~400mg,分次静脉滴注,以拮抗过多甲状腺素的反应。

四、甲状腺炎

(一)亚急性甲状腺炎(subacute thyroiditis)　又称 De Quervain 甲状腺炎或巨细胞性甲状腺炎。常继发于病毒性上呼吸道感染,是颈前肿块和甲状腺疼痛的常见原因。病毒感染可能使部分甲状腺滤泡破坏和上皮脱落引起甲状腺异物反应和多形核白细胞、淋巴细胞及异物巨细胞浸润,并在病变滤泡周围出现巨细胞性肉芽肿是其特征。多见于30~40岁女性。

【临床表现】多数表现为甲状腺突然肿胀、发硬、吞咽困难及疼痛,并向病侧耳颞处放射。常始于甲状腺的一侧,很快向腺体其他部位扩展。病人可有发热,血沉增快。病程约为3个月,愈后甲状腺功能多不减退。

【诊断】病前1~2周有上呼吸道感染史。病后1周内因部分滤泡破坏可表现基础代谢率略高,血清T_3、T_4浓度升高,但甲状腺摄取[131]I量显著降低(分离现象)和泼尼松试验治疗有效有助于诊断。

【治疗】泼尼松每日4次,每次5mg,2周后减量,全程1~2个月;同时加用甲状腺干制剂,效果较好。停药后如果复发,则予放射治疗,效果较持久。抗生素无效。

（二）慢性淋巴细胞性甲状腺炎　又称桥本(Hashimoto)甲状腺炎,是一种自身免疫性疾病,也是甲状腺功能减退最常见的原因。由于自身抗体的损害,病变甲状腺组织被大量淋巴细胞、浆细胞和纤维化所取代。血清中可检出甲状腺过氧化物酶抗体(TPOAb)和甲状腺球蛋白抗体(TgAb)等多种抗体。组织学显示甲状腺滤泡广泛被淋巴细胞和浆细胞浸润,并形成淋巴滤泡及生发中心,本病多为30～50岁女性。

【临床表现】多为无痛性弥漫性甲状腺肿,对称,质硬,表面光滑,多伴甲状腺功能减退,较大腺肿可有压迫症状。

【诊断】甲状腺肿大、基础代谢率低、甲状腺摄^{131}I量减少,结合血清TPOAb和TgAb显著增高可帮助诊断。疑难时,可行穿刺活检以确诊。

【治疗】可长期用优甲乐或甲状腺素片治疗。有压迫症状者、疑有恶变者可考虑手术。

五、甲状腺腺瘤

甲状腺腺瘤(thyroid adenoma)是最常见的甲状腺良性肿瘤。按形态学可分为滤泡状和乳头状囊性腺瘤两种,滤泡状腺瘤多见。多见于40岁以下的妇女。

【临床表现】颈部出现圆形或椭圆形结节,多为单发。稍硬,表面光滑,无压痛,随吞咽上下移动。大部分病人无任何症状。腺瘤生长缓慢。当乳头状囊性腺瘤因囊壁血管破裂发生囊内出血时,肿瘤可在短期内迅速增大,局部出现胀痛。

甲状腺腺瘤与结节性甲状腺肿的单发结节在临床上较难区别。病理组织学上区别较为明显:腺瘤有完整包膜,周围组织正常,分界明显;结节性甲状腺肿的单发结节包膜常不完整。

【治疗】因甲状腺腺瘤有引起甲亢和恶变的可能,故应早期行包括腺瘤的病侧甲状腺腺叶或部分(腺瘤小)切除。切除标本必须立即行冰冻切片检查,以判定有无恶变。

六、甲状腺癌

甲状腺癌(thyroid carcinoma)是最常见的甲状腺恶性肿瘤,约占全身恶性肿瘤的1%,近年来呈上升趋势。

【病理】

1. **乳头状癌**　是成人甲状腺癌的最主要类型和儿童甲状腺癌的全部。多见于30～45岁女性。此型分化好,恶性程度较低。虽常有多中心病灶,约1/3累及双侧甲状腺,且较早便出现颈淋巴结转移,但预后较好。

2. **滤泡状腺癌**　常见于50岁左右中年人,肿瘤生长较快属中度恶性,且有侵犯血管倾向,可经血运转移到肺、肝和骨及中枢神经系统。颈淋巴结转移仅占10%,因此病人预后不如乳头状癌。

乳头状癌和滤泡状腺癌统称为分化型甲状腺癌,约占成人甲状腺癌的90%以上。

3. **髓样癌**　来源于滤泡旁降钙素(calcitonin)分泌细胞(C细胞),细胞排列呈巢状或囊状,无乳头或滤泡结构,呈未分化状;间质内有淀粉样物沉积。恶性程度中等,可有颈淋巴结侵犯和血行转移,预后不如乳头状癌,但较未分化癌好。

4. **未分化癌**　多见于70岁左右老年人。发展迅速,高度恶性,且约50%早期便有颈淋巴结转移,或侵犯气管、喉返神经或食管,常经血运向肺、骨等远处转移。预后很差,平均存活3～6个月,一年存活率仅5%～15%。

总之,不同病理类型的甲状腺癌,其生物学特性、临床表现、诊断、治疗及预后均有所不同。

【临床表现】甲状腺内发现肿块是最常见的的表现。随着病程进展,肿块增大常可压迫气管,使气管移位,并有不同程度的呼吸障碍症状。当肿瘤侵犯气管时,可产生呼吸困难或咯血;当肿瘤压迫或浸润食管,可引起吞咽障碍;当肿瘤侵犯喉返神经可出现声音嘶哑;交感神经受压引起Horner综合征及侵犯颈丛出现耳、枕、肩等处疼痛。未分化癌常以浸润表现为主。

局部淋巴结转移可出现颈淋巴结肿大,有的病人以颈淋巴结肿大为首要表现。

晚期常转移到肺、骨等器官,出现相应临床表现。有少部分病人甲状腺肿块不明显,而转移灶就医时,应想到甲状腺癌的可能。

髓样癌除有颈部肿块外,因其能产生降钙素(CT)、前列腺素(PG)、5-羟色胺(5-HT)、肠血管活性(VIP)等,病人可有腹泻、面部潮红和多汗等类癌综合征或其他内分泌失调的表现。

【诊断】 主要根据临床表现,若甲状腺肿块质硬、固定,颈淋巴结肿大,或有压迫症状者,或存在多年的甲状腺肿块,在短期内迅速增大者,均应怀疑为甲状腺癌。超声等辅助检查有助于诊断。应注意与慢性淋巴细胞性甲状腺炎鉴别,细针穿刺细胞学检查可帮助诊断。此外,血清降钙素测定可协助诊断髓样癌。

【临床分期】 2017 美国癌症联合会(AJCC)在甲状腺癌 TNM 分期中,更注重肿瘤浸润程度、病理组织学类型及年龄(表 22-1)。

表 22-1　甲状腺癌的临床分期

分期	分化型甲状腺癌		髓样癌(所有年龄)	未分化癌(所有年龄)
	55 岁以下	55 岁及以上		
I 期	任何 TNM_0	$T_{1\sim2}N_{0\sim X}M_0$	$T_1N_0M_0$	
II 期	任何 TNM_1	$T_{1\sim2}N_1M_0$ $T_{3a}/T_{3b}NM_0$	$T_{2\sim3}N_0M_0$	
III		$T_{4a}NM_0$	$T_{1\sim3}N_{1a}M_0$	
IVA		$T_{4b}NM_0$	$T_{1\sim3}N_{1b}M_0$ $T_{4a}NM_0$	$T_{1\text{-}3a}$
IVB		TNM_1	$T_{4b}NM_0$	$T_{1\sim3a}N_1M_0$ $T_{3b\sim4}NM_0$
IVC			TNM_1	TNM_1

T:原发肿瘤

所有的分级可再分为:(a)孤立性肿瘤,(b)多灶性肿瘤(其中最大者决定分级)

注:未分化癌 T 分期与分化型甲状腺癌 T 分期相同

T_X　　原发肿瘤不能评估

T_0　　没有原发肿瘤证据

T_1　　肿瘤最大径≤2cm,且在甲状腺内

　T_{1a}　肿瘤最大径≤1cm,且在甲状腺内

　T_{1b}　肿瘤最大径>1cm,≤2cm;且在甲状腺内

T_2　　肿瘤最大径>2cm,≤4cm;且在甲状腺内

T_3　　肿瘤最大径>4cm,且在甲状腺内,或任何肿瘤伴甲状腺外浸润(如累及胸骨甲状肌或甲状腺周围软组织)

　T_{3a}　肿瘤最大直径>4cm,局限在甲状腺腺体内的肿瘤

　T_{3b}　任何大小的肿瘤伴有明显的侵袭带状肌的腺外侵袭(包括胸骨舌骨肌、胸骨甲状肌、甲状舌骨肌、肩胛舌骨肌)

T_{4a}　适度进展性疾病

　　　任何肿瘤浸润超过包膜浸润皮下软组织、喉、气管、食管、喉返神经

T_{4b}　远处转移

　　　肿瘤浸润椎前筋膜或包绕颈动脉或纵隔血管

N:区域淋巴结

区域淋巴结包括颈中央区、颈侧区和纵隔上淋巴结

N_X　　区域淋巴结不能评估

N_0　　无证据表明存在区域淋巴结转移

　N_{0a}　发现 1 个或多个经细胞学或组织学证实为良性的淋巴结

　N_{0b}　无放射学或临床证据表明存在区域淋巴结转移

N_1　　区域淋巴结转移

　N_{1a}　VI区转移(气管前、气管旁、喉前/Delphian 淋巴结)或纵隔上淋巴结(VII区),包括单侧或双侧转移

　N_{1b}　转移至 I、II、III、IV 或 V 区淋巴结单侧、双侧或对侧,或咽后淋巴结

M:远处转移

　M_0　无远处转移

　M_1　有远处转移

【治疗】 除未分化癌以外,手术是各型甲状腺癌的基本治疗方法,并辅助应用放射性核素、TSH抑制及外放射等治疗。

1. **手术治疗** 手术是治疗甲状腺癌的重要手段之一。根据肿瘤的病理类型和侵犯范围的不同,其方法也不同。甲状腺癌的手术治疗包括甲状腺本身的切除,以及颈淋巴结清扫。

分化型甲状腺癌甲状腺的切除范围目前虽有分歧,但最小范围为腺叶加峡部切除已达共识。近来国内不少学者也接受甲状腺全切或近全切的观点,诊断明确的甲状腺癌,有以下任何一条指征者建议行甲状腺全切或近全切:①颈部有放射史;②已有远处转移;③双侧癌结节;④甲状腺外侵犯;⑤肿块直径大于4cm;⑥不良病理类型:高细胞型、柱状细胞型、弥漫硬化型、岛状细胞或分化程度低的变型;⑦双侧颈部多发淋巴结转移。仅对满足以下所有条件者建议行腺叶切除:①无颈部放射史;②无远处转移;③无甲状腺外侵犯;④无其他不良病理类型;⑤肿块直径小于1cm。因良性病变行腺叶切除术后病理证实为分化型甲状腺癌者,若切缘阴性、对侧正常、肿块直径小于1cm,可观察;否则,须再行手术。手术是治疗髓样癌最有效手段,多主张甲状腺全切或近全切。

颈淋巴结清扫的范围目前乃有分歧,但最小范围清扫,既中央区颈淋巴结(Ⅵ)清扫已基本达到共识。Ⅵ区清扫既清扫了甲状腺癌最易转移的区域,又有助于临床分期、指导治疗、预测颈侧区淋巴结转移的可能性和减少再次手术的并发症。目前多不主张对临床淋巴结阴性(CN$_0$)病人作预防性颈淋巴结清扫。临床淋巴结阳性(CN$_+$)病人可选择根治性颈淋巴结清扫术、扩大根治性颈淋巴结清扫术及改良根治性颈淋巴结清扫术。主要依据器官受累程度和淋巴结转移范围。没有器官受累时一般选择改良根治性颈淋巴结清扫术,即指保留胸锁乳突肌、颈内静脉及副神经的Ⅱ~Ⅵ区颈淋巴结清扫。理想的手术方式应是依据每一病人具体病况不同,充分评估淋巴结转移范围,行择区性颈淋巴结清扫术,即个体化手术原则。

2. **放射性核素治疗** 甲状腺组织和分化型甲状腺癌细胞具有摄^{131}I的功能,利用^{131}I发射出的β射线的电离辐射生物效应的作用可破坏残余甲状腺组织和癌细胞,从而达到治疗目的。对分化型甲状腺癌病人,术后有残留甲状腺组织存在、其吸^{131}I率>1%,甲状腺组织显像甲状腺床有残留甲状腺组织显影者,均应进行^{131}I治疗。^{131}I治疗包括清除甲状腺癌术后残留甲状腺组织和治疗甲状腺癌转移病灶。清除残留甲状腺组织可降低复发及转移的可能性;残留甲状腺组织完全清除后,由于TSH升高可促使转移灶摄碘能力增强,有利于^{131}I显像发现及治疗转移灶。

3. **TSH抑制治疗** 甲状腺癌作近全或全切除者应终身服用甲状腺素片或左甲状腺素,以预防甲状腺功能减退及抑制TSH。分化型甲癌细胞均有TSH受体,TSH通过其受体能影响甲状腺癌的生长。对于不同复发危险度的病人,采取不同水平的TSH抑制治疗,并结合病人的体质和对甲状腺药物的耐受度来调整药物使用的剂量和疗程的长短,即双风险评估。一般来说,高危复发病人TSH需抑制在0.1以下,中危病人TSH抑制在0.1~0.5,低危病人TSH抑制在0.5~2之间即可。再根据病人的年龄、心脏功能情况、对甲状腺药物的耐受度等也为低危和中高危人群,进行微调。建议中高危病人终生抑制,低危病人抑制治疗时间5~10年,之后改为替代治疗。

4. **放射外照射治疗** 主要用于未分化型甲状腺癌。

七、甲状腺结节的诊断和处理原则

甲状腺结节是外科医师经常碰到的一个问题,成人发病率约4%。流行病学研究在富碘地区人群中约5%的女性和1%的男性可扪及甲状腺结节,经高分辨率超声可在19%~67%随机人群中探及甲状腺结节。在众多良性结节中约5%~15%为甲状腺癌,如何鉴别至关重要,避免漏诊恶性结节。

【诊断】 病史和体格检查是十分重要的环节。

1. **病史** 不少病人并无症状,而在体格检查时偶然发现。有些病人可有症状,如短期内突然发生的甲状腺结节增大,则可能是腺瘤囊性变出血所致;若过去存在甲状腺结节,近日突然快速、无痛地增大,应考虑癌肿可能。

一般来讲,对于甲状腺结节,男性更应得到重视。有分化型甲状腺癌家族史者,发生癌肿的可能性较大。双侧甲状腺髓样癌较少见,但有此家族史者应十分重视,因该病为自主显性遗传型。

2. **体格检查** 明显的孤立结节是最重要的体征。约 4/5 分化型甲状腺癌及 2/3 未分化癌表现为单一结节,有一部分甲状腺癌表现为多发结节。检查甲状腺务必要全面、仔细,以便明确是否是弥漫性肿大或还存在其他结节。癌肿病人常于颈部下 1/3 处触及大而硬的淋巴结,特别是儿童及年轻甲状腺乳头状癌病人。

3. **血清学检查** 甲状腺球蛋白水平似乎与腺肿大小有关,但对鉴别甲状腺结节的良恶性并无价值,一般用于曾作手术或核素治疗的分化型癌病人,检测是否存在早期复发。TSH 水平与甲状腺结节的良恶性相关。降钙素水平>100pg/ml 提示髓样癌。

4. **超声检查** 超声检查因无创、方便、费用低廉、无放射性损伤、重复性强,目前已经成为甲状腺结节的主要影像学检查。超声检查在甲状腺结节的检出上有很高的敏感性,可发现 2mm 的结节,除可提供结节的解剖信息(数目、位置及与周围组织的关系)及二维图像特征(大小、形态、边界及回声情况)外,还可提供结节的血供情况,有助于结节良恶性的鉴别。此外,甲状腺淋巴引流区的超声检查,还可对恶性病灶淋巴节转移情况进行评估。

5. **核素显像** 甲状腺核素显像可显示甲状腺的位置、大小、形态,也能提供甲状腺结节的功能和血供情况。结节的功能和血供状态与病变的良恶性相关,功能越低下,血供越丰富,结节为恶性的几率越大。但应了解核素显像的局限性,适应于直径>1cm 且伴血清 TSH 降低的甲状腺结节判断其是否有自主摄取功能,有无功能一般不能作为鉴别良性或恶性的依据。

6. **针吸涂片细胞学检查** 目前细针抽吸细胞学检查应用广泛。操作时病人仰卧,肩部垫枕,颈部过伸,但老年人颈部过伸应有限度,以免椎动脉血流受阻。采用 7 号针头或甲状腺细针穿刺专用针,宜用局部麻醉。强调多方向穿刺的重要性,以保证取得足够的标本。注意针吸细胞学检查有一定假阳性及假阴性。

【治疗】若能恰当应用细针抽吸细胞学检查,则可更精确地选择治疗方法。细胞学阳性结果一般表示甲状腺恶性病变,而细胞学阴性结果则 90% 为良性。若针吸细胞学诊断为可疑或恶性病变,则需早期手术以取得病理诊断。若细胞学检查为良性,仍有 10% 机会可能是恶性,需作甲状腺核素扫描及甲状腺功能试验。如是冷结节,以及甲状腺功能正常或减低,可给以左甲状腺素片,以阻断促甲状腺素(TSH)生成,并嘱病人在 3 个月后复查。3 个月后如结节增大,则不管 TSH 受抑是否足够,均有手术指征。但若结节变小或无变化,可仍予以 TSH 抑制治疗,隔 3 个月后再次复查,如总计 6 个月结节不变小,则有手术指征。

对甲状腺可疑结节的手术,一般选择腺叶及峡部切除,并作快速病理检查。

第二节 甲状旁腺功能亢进的外科治疗

原发性甲状旁腺功能亢进(primary hyperparathyroidism)是一种可经手术治愈的疾病,国内并不常见,但欧美等国家并不少见。

【解剖及生理概要】甲状旁腺紧密附于甲状腺左右甲状腺叶背面,数目不定,一般为 4 枚,每侧上下各 1 个(图 22-5)。呈卵圆形或扁平形,外观呈黄、红或棕红色,平均重量每枚 35～40mg。上甲状旁腺相对固定,多数位于以喉返神经与甲状腺下动脉交叉上方 1cm 处为中心、直径 2cm 的一个圆形区域内(约占 80%)。下甲状旁腺有 60% 位于甲状腺下、后、侧方,其余可位于甲状腺前面,或与胸腺紧密联系,或位于纵隔。

甲状旁腺分泌甲状旁腺素(parathyroid hormone,PTH),其主要靶器官为骨和肾。PTH 的生理功能是调节体内钙的代谢并维持钙和磷的平衡,它促进破骨细胞的作用,使骨钙(磷酸钙)溶解释放入血,致血钙和血磷浓度升高。当其血中浓度超过肾阈时,便经尿排出,导致高尿钙和高尿磷。PTH 同时能

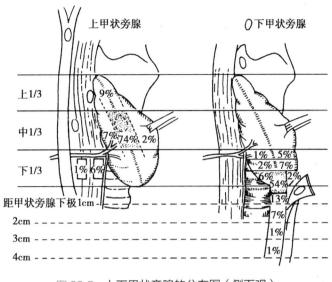

图 22-5 上下甲状旁腺的分布图（侧面观）

抑制肾小管对磷的回收,使尿磷增加、血磷降低。因此当发生甲状旁腺功能亢进时,可出现高血钙、高尿钙和低血磷。PTH 不受垂体控制,而与血钙离子浓度之间存在反馈关系,血钙过低可刺激 PTH 释放;反之,血钙过高则抑制 PTH 释放。

【病理】原发性甲状旁腺功能亢进包括腺瘤、增生及腺癌。甲状旁腺腺瘤(parathyroid adenoma)中单发腺瘤约占 80% ,多发性约 1% ~5% ;甲状旁腺增生(parathyroid hyperplasia)约占 12% ,4 枚腺体均受累;腺癌仅占 1% ~2% 。

【临床表现】原发性甲状旁腺功能亢进包括无症状型及症状型两类。无症状型病例可仅有骨质疏松等非特异性症状,常在普查时因血钙增高而被确诊。我国目前以症状型原发性甲状旁腺功能亢进多见。按其症状可分为三型:

Ⅰ型:最为多见,以骨病为主,也称骨型。病人可诉骨痛,易于发生骨折。骨膜下骨质吸收是本病特点,最常见于中指桡侧或锁骨外 1/3 处。

Ⅱ型:以肾结石为主,故称肾型。在尿路结石病病人中,约有 3% 是甲状旁腺腺瘤,病人在长期高血钙后,逐渐发生氮质血症。

Ⅲ型:为兼有上述两型的特点,表现有骨骼改变及尿路结石。

其他症状可有消化性溃疡、腹痛、神经精神症状、虚弱及关节痛。

【诊断】主要根据临床表现,结合实验室检查、定位检查来确定诊断。

1. 实验室检查

(1)血钙测定:是发现甲状旁腺功能亢进的首要指标,正常人的血钙值一般为 2.1 ~2.5mmol/L,甲状旁腺功能亢进可>3.0mmol/L。

(2)血磷测定:血磷的诊断价值较血钙小,血磷值<0.65 ~0.97mmol/L。

(3)PTH 测定:PTH 测定值升高是诊断甲状旁腺功能亢进最可靠的直接证据,可高达正常值的数倍。

(4)尿中环腺苷酸(cAMP)的测定:原发性甲状旁腺功能亢进时,尿中环腺苷酸(cAMP)排出量明显增高,可反映甲状旁腺的活性,有助于诊断甲状旁腺功能亢进。

2. 定位检查

(1)超声检查:是常用的检查方法。正常甲状旁腺呈圆形或卵圆形,直径 2 ~4mm,腺体回声较低。前方为甲状腺,侧方为颈总动脉。

(2)核素显像目前普遍采用 ^{99m}Tc-MIBI 双时相法,效果满意,定位准确率可达 90% 以上。对于异位甲状旁腺的定位尤为有用。

【治疗】　主要采用手术治疗,手术方式可选择常规或腔镜。术中超声可帮助定位,术中冰冻切片检查、病灶切除后血钙和甲状旁腺激素降低有助于定性诊断。

1. **甲状旁腺腺瘤**　原则是切除腺瘤,对早期病例效果良好。病程长并有肾功能损害的病例,切除腺瘤后可终止甲状旁腺功能亢进的继续损害,但对已有肾功能损害,若属严重者,疗效较差。

2. **甲状旁腺增生**　有两种手术方法,一是作甲状旁腺次全切除,即切除 3 枚腺体,保留 1/2 枚腺体。另一种方法是切除所有 4 枚甲状旁腺,同时作甲状旁腺自体移植,并冻存部分腺体,以备必要时应用。

3. **甲状旁腺癌**　应作整块切除,且应包括一定范围的周围正常组织。

手术并发症及术后处理:并发症很少,偶尔可发生胰腺炎,原因尚不清楚。探查广泛,且操作不慎时可损伤喉返神经。术后 24 ~ 48 小时内血清钙会明显下降,病人会感到面部、口周或肢端发麻,严重者可发生手足抽搐。静脉注射 10% 葡萄糖酸钙溶液,剂量视低血钙症状而定。一般在术后 3 ~ 4 天后恢复正常。术后出现血清钙下降,往往表示手术成功,病变腺体已经切除。

(任国胜)

第三节　颈淋巴结结核

颈淋巴结结核(tuberculosis of cervical lymphnodes)多见于儿童和青年人。常为结核杆菌经扁桃体、龋齿侵入所致,约 5% 继发于肺和支气管结核病变。

【临床表现】　颈部一侧或两侧有多个大小不等的肿大淋巴结,一般位于胸锁乳突肌的前、后缘。初期,肿大的淋巴结较硬,无痛,可推动。病变继续发展,发生淋巴结周围炎,使淋巴结与皮肤和周围组织发生粘连;各个淋巴结也可相互融合成团,形成不易推动的结节性肿块。随着病情进展,淋巴结发生干酪样坏死、液化,形成寒性脓肿,脓肿破溃后形成经久不愈的窦道或慢性溃疡。上述不同阶段的病变,可同时出现于同一病人的不同淋巴结。随着生活水平提高,病人多在初期就诊。

少部分病人还可有低热、盗汗、食欲缺乏、消瘦等全身症状。

【诊断】　根据结核病接触史及局部体征,特别是已形成寒性脓肿,或已溃破形成经久不愈的窦道或溃疡时,多可明确诊断。如果鉴别困难,可以行穿刺活检和其他影像学检查。

【治疗】

1. **全身治疗**　适当注意营养和休息。口服异烟肼 6 ~ 12 个月;伴有全身症状或身体他处有结核病变者,应接受正规抗结核治疗。

2. **局部治疗**　①少数局限的、较大的、能推动的淋巴结,可考虑手术切除,手术时注意勿损伤副神经;②寒性脓肿尚未穿破者,可行穿刺抽吸治疗,应从脓肿周围的正常皮肤处进针,尽量抽尽脓液,然后向脓腔内注入 5% 异烟肼溶液作冲洗,并留适量于脓腔内,每周 2 次;③对溃疡或窦道,如继发感染不明显,可行刮除术,伤口不加缝合,开放引流;④寒性脓肿继发化脓性感染者,需先行切开引流,待感染控制后,必要时再行刮除术。

第四节　颈部肿块

一、概述

颈部肿块可以是颈部或非颈部疾病的共同表现,临床常见。据统计,恶性肿瘤、甲状腺疾病及炎性病变、先天性疾病和良性肿瘤各占颈部肿块的 1/3。因为恶性肿瘤占有相当比例,所以颈部肿块的鉴别诊断有重要意义。

（一）肿瘤

1. **原发性肿瘤**　良性肿瘤有甲状腺瘤、口外型舌下腺囊肿、血管瘤等。恶性肿瘤有甲状腺癌、恶性淋巴瘤、涎腺癌等。

2. **转移性肿瘤**　原发病灶多在口腔、鼻咽部、甲状腺、肺、纵隔、乳房、胃肠道、胰腺等处。

（二）**炎症**　急性、慢性淋巴结炎、淋巴结结核、涎腺炎、软组织感染等。

（三）**先天性畸形**　甲状舌管囊肿或瘘、胸腺咽管囊肿或瘘、囊状淋巴管瘤（囊状水瘤）、皮样囊肿等。

根据肿块的部位（表22-2，图22-6），结合病史和检查发现，综合分析，才能明确诊断。详细询问病史，全面体格检查，根据以上线索，选择适当的辅助检查，必要时可肿块穿刺或切取活检。

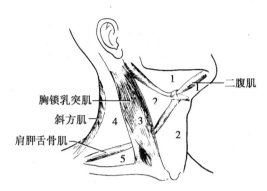

图 22-6　颈部解剖分区

颈前区：1. 颌下颏下区　2. 颈前正中区
颈侧区：3. 胸锁乳突肌区　4. 肩胛舌骨肌斜
方肌区　5. 锁骨上窝

表22-2　颈部各区常见肿块

部位	单发性肿块	多发性肿块
颌下颏下区	颌下腺炎、颏下皮样囊肿	急、慢性淋巴结炎
颈前正中区	甲状舌管囊肿、各种甲状腺疾病	
颈侧区	胸腺咽管囊肿、囊状淋巴管瘤、颈动脉体瘤、血管瘤	急、慢性淋巴结炎、淋巴结结核、转移性肿瘤、恶性淋巴瘤
锁骨上窝		转移性肿瘤、淋巴结结核
颈后区	纤维瘤、脂肪瘤	急、慢性淋巴结炎
腮腺区	腮腺炎、腮腺多行性腺瘤或癌	

二、几种常见的颈部肿块

（一）**慢性淋巴结炎**　多继发于头、面、颈部和口腔的炎症病灶。肿大的淋巴结散见于颈侧区或颌下、颏下。在寻找原发病灶时，应特别注意肿大淋巴结的淋巴接纳区域。常需与恶性病变鉴别，必要时应切除肿大的淋巴结做病理检查。

（二）**转移性肿瘤**　约占颈部恶性肿瘤的3/4，在颈部肿块中，发病率仅次于慢性淋巴结炎和甲状腺疾病。原发癌灶绝大部分（85%）在头颈部，尤以鼻咽癌和甲状腺癌转移最为多见。锁骨上窝转移性淋巴结的原发灶，多在胸腹部；胃肠道、胰腺癌肿多经胸导管转移至左锁骨上淋巴结。另有少数原发病灶隐匿的转移癌。

（三）**恶性淋巴瘤**　包括霍奇金淋巴瘤和非霍奇金淋巴瘤，来源于淋巴组织恶性增生的实体瘤，多见于男性青壮年。肿大的淋巴结常先出现于一侧或两侧颈侧区，生长迅速，相互粘连成团。确诊需要淋巴结的病理检查。

（四）**甲状舌管囊肿**　是与甲状腺发育有关的先天性畸形。胚胎期，甲状腺是由口底向颈部伸展的甲状腺舌管下端发生的。甲状腺舌管通常在胎儿6周左右自行闭锁，若甲状腺舌管退化不全，即可形成先天性囊肿，感染破溃后成为甲状舌管瘘。本病多见于15岁以下儿童，男性为女性的2倍。表现为在颈前区中线、舌骨下方有直径1～2cm的圆形肿块。境界清楚，表面光滑，有囊性感，并能随吞咽或伸、缩舌而上下移动。治疗需完整切除囊肿或瘘管，应切除部分舌骨以彻底清除囊壁或窦道，以免复发，术中冰冻切片检查有无恶变。

（苗　毅）

第二十三章 乳房疾病

乳房疾病是妇女常见病。其中,乳腺癌的发病率占女性恶性肿瘤的第一位。

第一节 解剖生理概要

成年妇女乳房是两个半球形的性征器官,位于胸大肌浅面,约在第2至第6肋骨水平的浅筋膜浅、深层之间。外上方形成乳腺腋尾部伸向腋窝。乳头位于乳房的中心,周围的色素沉着区称为乳晕。

乳腺有15~20个腺叶,每一腺叶分成很多腺小叶,腺小叶由小乳管和腺泡组成。每一腺叶有其单独的导管(乳管),腺叶和乳管均以乳头为中心呈放射状排列。小乳管汇至乳管,乳管开口于乳头,乳管靠近开口的1/3段略为膨大,称为"壶腹部",是乳管内乳头状瘤的好发部位。腺叶、小叶和腺泡间有结缔组织间隔,腺叶间还有与皮肤垂直的纤维束,上连浅筋膜浅层,下连浅筋膜深层,称 Cooper 韧带。

乳腺是许多内分泌腺的靶器官,其生理活动受腺垂体、卵巢及肾上腺皮质等分泌的激素影响。在不同的年龄阶段,乳腺的生理状态在各激素影响下表现不同。

乳房的淋巴网甚为丰富,其淋巴液输出有四个途径(图23-1):①乳房大部分淋巴液流至腋窝淋巴结,部分乳房上部淋巴液可直接流向锁骨下淋巴结;②部分乳房内侧的淋巴液通过肋间淋巴管流向胸骨旁淋巴结;③两侧乳房间皮下有交通淋巴管;④乳房深部淋巴网可沿腹直肌鞘和肝镰状韧带通向肝。

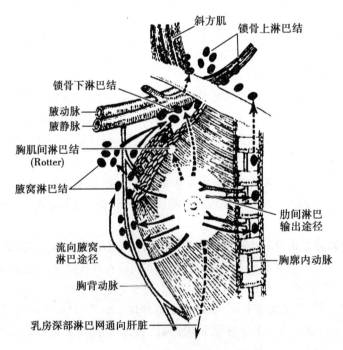

图23-1 乳房淋巴输出途径

目前,通常以胸小肌为标志将腋区淋巴结分为三组(图23-2):

Ⅰ组:胸小肌外侧腋窝淋巴结。

Ⅱ组:胸小肌后方的腋窝淋巴结和胸大、小肌间淋巴结(Rotter淋巴结)。

Ⅲ组:胸小肌内侧锁骨下淋巴结。

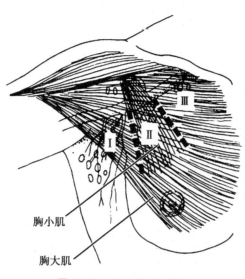

胸小肌

胸大肌

图23-2 腋区淋巴结分组

第二节 乳房检查

最好采用端坐和仰卧位检查,两侧乳房充分显露,以利对比。

(一)视诊 观察两侧乳房的形状、大小是否对称,有无局限性隆起或凹陷,皮肤有无红、肿及"橘皮样"改变,浅表静脉是否扩张。两侧乳头是否在同一水平,如乳头上方有癌肿,可将乳头牵向上方,使两侧乳头高低不同。乳头内陷可为发育不良所致,若是一侧乳头近期出现内陷,则有临床意义。还应注意乳头、乳晕有无糜烂。

(二)扪诊 检查者采用手指掌面而不是指尖作扪诊,不要用手指捏乳房组织。应循序对乳房外上(包括腋尾部)、外下、内下、内上各象限及中央区作全面检查。先查健侧,后查病侧。

发现乳房肿块后,应注意肿块大小、硬度、表面是否光滑、边界是否清楚以及活动度。轻轻捻起肿块表面皮肤明确肿块是否与皮肤粘连。如有粘连而无炎症表现,应警惕乳腺癌的可能。一般说,良性肿瘤的边界清楚,活动度大。恶性肿瘤的边界不清,质地硬,表面不光滑,活动度小。肿块较大者,还应检查肿块与深部组织的关系。可让病人两手叉腰,使胸肌保持紧张状态,若肿块活动度受限,表示肿瘤侵及深部组织。最后轻挤乳头,若有溢液,依次挤压乳晕四周,明确并标记溢液来自哪一乳管。

腋窝淋巴结检查:最好采用直立位。检查者面对病人,以右手扪其左腋窝,左手扪其右腋窝。先让病人上肢外展,以手伸入其腋顶部,手指掌面压向病人的胸壁,然后嘱病人放松上肢,搁置在检查者的前臂上,用轻柔的动作自腋顶部从上而下扪查腋顶部淋巴结,然后将手指掌面转向腋窝前壁,扪查胸大肌深面淋巴结。站在病人背后,扪查背阔肌前内侧淋巴结。最后检查锁骨下及锁骨上淋巴结。当发现有肿大淋巴结时,应注意其大小,质地,有无压痛,有无融合,活动度或者是否固定。

(三)影像学检查

1. 乳房X线摄影(mammography) 是常用的影像学检查方法,广泛用于乳腺癌的普查。乳腺癌的X线表现为密度增高的肿块影,边界不规则,或呈毛刺征。有时可见钙化点,颗粒细小、密集(图23-3)。

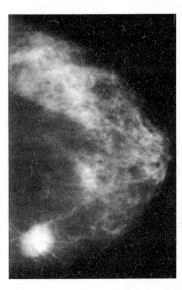

图 23-3　乳房 X 线摄影检查，癌肿显示为毛刺状肿块

2. 超声　对囊性病变有检出优势，可以进行血供情况观察，可提高其判断的敏感性，且对肿瘤的定性诊断可提供有价值的依据。适用于致密型乳腺病变的评价，是乳房 X 线摄影检查的有效补充。

3. MRI　是乳腺 X 线摄影和超声检查的重要补充，对微小病灶、多中心、多病灶的发现及评价病变范围有优势。

（四）活组织病理检查　常用的活检方法有空芯针穿刺活检术（core needle biopsy，CNB）、真空辅助旋切活检系统（vacuum assisted biopsy system，VAB）、细针针吸细胞学（fine needle aspiration cytology，FNAC），前两者病理诊断准确率高，可达 90%～97%；FNAC 的确诊率为 70%～90%。

对疑为乳腺癌者，上述方法不能明确，可将肿块连同周围乳腺组织一并切除，作术中冰冻活检或快速病理检查，一般不宜作切取活检。

乳头溢液未扪及肿块者，可作乳腺导管内视镜检查，乳头溢液涂片细胞学检查。乳头糜烂疑为湿疹样乳腺癌时，可作乳头糜烂部刮片、印片细胞学检查或乳头区切取活检术。

第三节　多乳头、多乳房畸形

约占总人口 1%～5% 会出现多乳头畸形，一般沿乳头垂直线分布，可为单侧或双侧。副乳腺畸形的发生率为 1%～2%，多见于腋窝。副乳腺可以发生与正常乳房一样的乳腺疾病。

第四节　急性乳腺炎

急性乳腺炎（acute mastitis）是乳腺的急性化脓性感染，多为产后哺乳的妇女，尤以初产妇更为多见，往往发生在产后 3～4 周。因乳房血管丰富，早期就可出现寒战、高热及脉搏快速等脓毒血症表现。

【病因】

1. 乳汁淤积　乳汁是理想的培养基，乳汁淤积将有利于入侵细菌的生长繁殖。

2. 细菌入侵　乳头破损或皲裂，使细菌沿淋巴管入侵是感染的主要途径。细菌也可直接侵入乳管，上行至腺小叶而致感染。多数发生于初产妇。也可发生于断奶时，因 6 个月以后的婴儿已长牙，易致乳头损伤。致病菌主要为金黄色葡萄球菌。

【临床表现】病人感觉乳房疼痛、局部红肿、发热。随着炎症发展，可有寒战、高热、脉搏加快，常有病侧淋巴结肿大、压痛，白细胞计数明显增高。

局部表现可有个体差异（图 23-4）。一般起初呈蜂窝织炎样表现，数天后可形成脓肿，脓肿可以是单房或多房性。脓肿可向外溃破，深部脓肿还可穿至乳房与胸肌间的疏松组织中，形成乳房后脓肿（retromammary abscess）。感染严重者，可并发脓毒症。当局部有波动感或超声证明有脓肿形成时，应在压痛最明显的炎症区或超声定位下进行穿刺，抽到脓液表示脓肿已形成，脓液应作细菌培养及药物敏感试验。

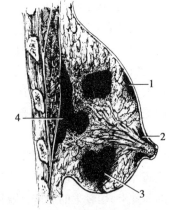

图 23-4　乳房脓肿的不同部位
1. 表浅脓肿　2. 乳晕下脓肿
3. 深部脓肿　4. 乳房后脓肿

【治疗】原则是消除感染、排空乳汁。

早期呈蜂窝织炎表现而未形成脓肿之前,应用抗生素可获得良好的效果。因主要病原菌为金黄色葡萄球菌,可不必等待细菌培养的结果,应用青霉素治疗,或用耐青霉素酶的苯唑西林钠(新青霉素Ⅱ),或头孢一代抗生素如头孢拉啶。对青霉素过敏者,则应用红霉素。抗生素通过乳汁而影响婴儿的健康,因此如四环素、氨基糖苷类、喹诺酮类、磺胺药和甲硝唑等药物应避免使用。

脓肿形成后,主要治疗措施是及时作脓肿切开引流。手术时要有良好的麻醉,为避免损伤乳管而形成乳瘘,应作放射状切开,乳晕下脓肿应沿乳晕边缘作弧形切口(图23-5)。深部脓肿或乳房后脓肿可沿乳房下缘作弧形切口,经乳房后间隙引流。切开后以手指轻轻分离脓肿的分隔,以利引流。脓腔较大时,可在脓腔的最低部位另加切口作对口引流(图23-6)。

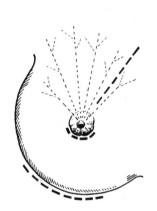

图23-5　乳房脓肿的切口

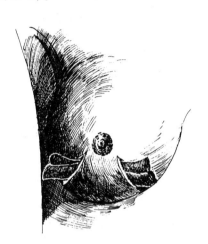

图23-6　乳房脓肿对口引流

一般不停止哺乳,因停止哺乳不仅影响婴儿喂养,且提供了乳汁淤积的机会。但病侧乳房应停止哺乳,并以吸乳器吸尽乳汁,促使乳汁通畅排出。若感染严重或脓肿引流后并发乳瘘,应停止哺乳。可口服溴隐亭1.25mg,每日2次,服用7～14天,或己烯雌酚1～2mg,每日3次,共2～3日,或肌内注射苯甲酸雌二醇,每次2mg,每日1次,至乳汁停止分泌为止。

【预防】关键在于避免乳汁淤积,防止乳头损伤,并保持其清洁。应加强孕期卫生宣教,指导产妇经常用温水、肥皂洗净两侧乳头。如有乳头内陷,可经常挤捏、提拉矫正之。要养成定时哺乳、婴儿不含乳头而睡等良好习惯。每次哺乳应将乳汁吸空,如有淤积,可按摩或用吸乳器排尽乳汁。哺乳后应清洗乳头。乳头有破损或皲裂要及时治疗。注意婴儿口腔卫生。

第五节　乳腺囊性增生病

乳腺囊性增生病(breast cystic hyperplasia)亦称乳腺病,是妇女的多发病,常见于中年妇女。由于对本病的不同认识,有多种命名,如乳腺小叶增生症、乳腺结构不良症、纤维囊性病等。其病理形态呈多样性表现,增生可发生于腺管周围并伴有大小不等的囊肿形成,囊内含淡黄色或棕褐色液体;或腺管内表现为不同程度的乳头状增生,伴乳管囊性扩张,也有发生于小叶实质者,主要为乳管及腺泡上皮增生。由于本病的临床表现有时与乳腺癌混淆,因此正确认识本病十分重要。

【病因】本病系雌、孕激素比例失调,使乳腺实质增生过度和复旧不全。部分乳腺实质成分中女性激素受体的质和量异常,使乳房各部分的增生程度参差不齐。

【临床表现】一侧或双侧乳房胀痛和肿块是本病的主要表现,部分病人具有周期性。乳房胀痛一般于月经前明显,月经后减轻,严重者整个月经周期都有疼痛。体检发现一侧或双侧乳房内可有大小不一,质韧的单个或为多个的结节,可有触痛,与周围分界不清,亦可表现为弥漫性增厚。少数病人可有乳头溢液,多为浆液性或浆液血性液体。本病病程较长,发展缓慢。

【诊断】 根据以上临床表现,本病的诊断并不困难。但要特别注意乳腺癌与本病有同时存在的可能,应嘱病人每隔3~6个月复查。当局限性乳腺增生肿块明显时,要与乳腺癌相区别。后者肿块更明确,质地偏硬,与周围乳腺有较明显区别,有时伴腋窝淋巴结肿大,钼靶和超声检查有助于两者的鉴别。

【治疗】 本病的治疗主要是对症治疗,可用中药如口服中药逍遥散3~9g,每日3次。对症状较重者,可用他莫昔芬治疗,于月经干净后5天开始口服,每天两次,每次10mg,连用15天后停药。该药治疗效果较好,但因对子宫内膜及卵巢有影响而不宜长期服用。

对局限性乳腺囊性增生病,应在月经干净后5天内复查,若肿块变软、缩小或消退,则可予以观察并继续中药治疗。若肿块无明显消退者,或在观察过程中,对局部病灶有恶性病变可疑时,应予切除并作快速病理检查。如有不典型上皮增生,同时有对侧乳腺癌或有乳腺癌家族史等高危因素者,以及年龄大,肿块周围乳腺组织增生也较明显者,可作单纯乳房切除术。

(任国胜)

第六节 乳 房 肿 瘤

女性乳房肿瘤的发病率甚高,良性肿瘤中以纤维腺瘤(fibroadenoma)最多,约占良性肿瘤的75%,其次为乳管内乳头状瘤(intraductal papilloma),约占良性肿瘤的20%。恶性肿瘤的绝大多数(98%)是乳腺癌(breast cancer),肉瘤少见(2%)。男性乳腺癌极少见,发病率约为女性的1%。

一、乳房纤维腺瘤

本病产生的原因是小叶内纤维细胞对雌激素的敏感性异常增高,可能与纤维细胞所含雌激素受体的量或质的异常有关,是青年女性常见的乳房肿瘤,高发年龄是20~25岁,其次为15~20岁和25~30岁,约75%为单发,少数属多发。除肿块外,病人常无明显自觉症状。肿块增长缓慢,质似硬橡皮球的弹性感,表面光滑,易于推动。月经周期对肿块的大小无明显影响。手术切除是目前治疗纤维腺瘤唯一有效的方法,应将肿瘤连同其包膜整块切除,以周围包裹少量正常乳腺组织为宜,肿块必须常规做病理检查。

二、乳管内乳头状瘤

乳管内乳头状瘤多见于经产妇,40~50岁为多。75%病例发生在大乳管近乳头的壶腹部,瘤体很小,带蒂而有绒毛,且有很多壁薄的血管,故易出血。发生于中小乳管的乳头状瘤常位于乳房周围区域。

临床特点一般无自觉症状,常因乳头溢液污染内衣而引起注意,溢液可为血性、暗棕色或黄色液体。肿瘤小,常不能触及肿块。大乳管乳头状瘤,可在乳晕区扪及直径为数毫米的小结节,多呈圆形、质软、可推动,轻压此肿块,常可从乳头溢出液体。

治疗以手术为主,对单发的乳管内乳头状瘤应切除病变的乳管系统。术前需正确定位,可行乳管镜检查明确瘤体位置及方向,术中沿确定溢液的乳管口,插入钝头细针注射亚甲蓝,沿亚甲蓝显色部位做放射状切口,切除该乳管及周围的乳腺组织。常规做病理检查,乳管内乳头状瘤一般属良性,恶变率为6%~8%,起源于小乳管的乳头状瘤恶变率高,应注意。术后病理如有恶变,应酌情施行相应手术。

三、乳房肉瘤

乳房肉瘤(breast sarcoma)是较少见的恶性肿瘤,包括中胚叶结缔组织来源的间质肉瘤、纤维肉瘤、血管肉瘤和淋巴肉瘤等。其中叶状肿瘤(phyllode tumor)较为常见,是一种以良性上皮成分和富于细胞的间质成分组成,其大体标本上常表现为分叶状。按其间质成分、间质细胞分化的程度可分为良性、交界性及恶性。

临床上常见于 50 岁以上的妇女,表现为乳房肿块,体积可较大,但有明显边界,活动度较好,皮肤表面可见扩张静脉。腋淋巴结转移或远处转移很少见,可出现血运转移。治疗上一般采用局部肿物扩大切除术,多次复发或恶性叶状肿瘤可考虑单纯乳房切除。放疗或化疗的效果尚难评价。

四、乳腺癌

乳腺癌是女性最常见的恶性肿瘤之一。在我国占全身各种恶性肿瘤的 7% ~ 10%,呈逐年上升趋势。部分大城市报告乳腺癌占女性恶性肿瘤之首位。

【病因和流行病学特点】乳腺癌的病因尚不清楚。乳腺是多种内分泌激素的靶器官,其中雌酮及雌二醇与乳腺癌的发病有直接关系,20 岁以后发病率逐渐上升,45 ~ 50 岁较高。与西方国家相比,我国乳腺癌的高发年龄更年轻。月经初潮年龄早、绝经年龄晚、不孕及初次足月产的年龄晚与乳腺癌发病均有关。一级亲属中有乳腺癌病史者,发病风险是普通人群的 2 ~ 3 倍。乳腺良性疾病与乳腺癌的关系尚有争论。另外,营养过剩、肥胖、脂肪饮食,可加强或延长雌激素对乳腺上皮细胞的刺激,从而增加发病机会。环境因素及生活方式与乳腺癌的发病有一定关系。

【病理类型】乳腺癌有多种分型方法,目前国内多采用以下病理分型。

1. **非浸润性癌**　包括导管内癌(癌细胞未突破导管壁基底膜)、小叶原位癌(癌细胞未突破末梢乳管或腺泡基底膜)及乳头湿疹样乳腺癌(伴发浸润性癌者,不在此列)。此型属早期,预后较好。

2. **浸润性特殊癌**　包括乳头状癌、髓样癌(伴大量淋巴细胞浸润)、小管癌(高分化腺癌)、腺样囊性癌、黏液腺癌、大汗腺样癌、鳞状细胞癌等。

3. **浸润性非特殊癌**　包括浸润性小叶癌、浸润性导管癌、硬癌、髓样癌(无大量淋巴细胞浸润)、单纯癌、腺癌等。此型是乳腺癌中最常见的类型,约占 80%,但判断预后尚需结合其他因素。

4. 其他罕见癌。

【转移途径】

1. **局部扩展**　癌细胞沿导管或筋膜间隙蔓延,继而侵及 Cooper 韧带和皮肤。

2. **淋巴转移**　主要途径有:①癌细胞经胸大肌外侧缘淋巴管侵入同侧腋窝淋巴结,然后侵入锁骨下淋巴结以至锁骨上淋巴结,进而可经胸导管(左)或右淋巴管侵入静脉血流而向远处转移;②癌细胞向内侧淋巴管,沿着乳内淋巴管的肋间穿支引流到胸骨旁淋巴结,继而达到锁骨上淋巴结,并可通过同样途径侵入血流。

3. **血运转移**　乳腺癌是一全身性疾病已得到共识。早期乳腺癌已有血运转移,癌细胞可直接侵入血液循环而致远处转移。最常见的远处转移依次为骨、肺、肝。

【临床表现】早期表现是病侧乳房出现无痛、单发的小肿块,常是病人无意中发现。肿块质硬,表面不光滑,与周围组织分界不很清楚,在乳房内不易被推动。随着肿瘤增大,可引起乳房局部隆起。若累及 Cooper 韧带,可使其缩短而致肿瘤表面皮肤凹陷,即"酒窝征"。邻近乳头或乳晕的癌肿因侵入乳管使之缩短,可把乳头牵向癌肿一侧,进而可使乳头扁平、回缩、凹陷。肿瘤继续增大,如皮下淋巴管被癌细胞堵塞,引起淋巴回流障碍,出现真皮水肿,皮肤呈"橘皮样"改变。

乳腺癌发展至晚期,可侵入胸肌筋膜、胸肌,以致肿瘤固定于胸壁而不易推动。如癌细胞侵入大片皮肤,可出现多个小结节,甚至彼此融合。有时皮肤可溃破而形成溃疡,这种溃疡常有恶臭,容易出血。

乳腺癌淋巴转移最初多见于腋窝。肿大淋巴结质硬、无痛、可被推动;以后数目增多,并融合成团,甚至与皮肤或深部组织粘连。乳腺癌转移至肺、骨、肝时,可出现相应的症状。

某些类型乳腺癌的临床表现与一般乳腺癌不同。例如炎性乳腺癌(inflammatory breast carcinoma)

和乳头湿疹样乳腺癌(Paget's carcinoma of the breast)。炎性乳腺癌并不多见,特点是发展迅速、预后差。局部皮肤可呈炎症样表现,包括发红、水肿、增厚、粗糙、表面温度升高。

乳头湿疹样乳腺癌少见,恶性程度低、发展慢。乳头有瘙痒、烧灼感,以后出现乳头和乳晕的皮肤变粗糙、糜烂如湿疹样,进而形成溃疡,有时覆盖黄褐色鳞屑样痂皮。部分病例于乳晕区可扪及肿块。

【诊断】 病史、体格检查以及乳腺超声、钼靶检查或 MRI 是临床诊断的重要依据。确诊乳腺癌,要通过组织活检进行病理检查。诊断时应与下列疾病鉴别:

纤维腺瘤常见于青年妇女,肿瘤大多为圆形或椭圆形,边界清楚,活动度大,发展缓慢,一般易于诊断。

乳腺囊性增生病,特点是乳房胀痛,肿块大小与质地可随月经周期变化。肿块或局部乳腺腺体增厚与周围乳腺组织分界不明显。若经过影像学检查未发现可疑肿物,且月经来潮后“肿块”缩小、变软,则可继续观察。

浆细胞性乳腺炎是乳腺的无菌性炎症,炎性细胞中以浆细胞为主。临床上 60% 呈急性炎症表现,肿块大时皮肤可呈橘皮样改变。40% 病人开始即为慢性炎症,表现为乳腺肿块,边界不清,可有皮肤粘连和乳头凹陷。急性期应予抗炎治疗,炎症消退后若肿块仍存在,可考虑手术切除。

完善的诊断除确定乳腺癌的病理类型外,还需记录疾病发展程度及范围,以便制定术后辅助治疗方案,评价治疗效果以及判断预后,因此需有统一的分期方法。分期方法很多,现多数采用国际抗癌协会建议的 T(原发癌瘤)、N(区域淋巴结)、M(远处转移)分期法。内容如下:

T_0:原发癌瘤未查出。

Tis:原位癌(非浸润性癌及未查到肿块的乳头湿疹样乳腺癌)。

T_1:癌瘤长径≤2cm。

T_2:癌瘤长径>2cm,≤5cm。

T_3:癌瘤长径>5cm。

T_4:癌瘤大小不计,但侵及皮肤或胸壁(肋骨、肋间肌、前锯肌),炎性乳腺癌亦属之。

N_0:同侧腋窝无肿大淋巴结。

N_1:同侧腋窝有肿大淋巴结,尚可推动。

N_2:同侧腋窝肿大淋巴结彼此融合,或与周围组织粘连。

N_3:有同侧胸骨旁淋巴结转移,有同侧锁骨上淋巴结转移。

M_0:无远处转移。

M_1:有远处转移。

根据以上情况进行组合,可把乳腺癌分为以下各期:

0 期:$TisN_0M_0$

Ⅰ期:$T_1N_0M_0$

Ⅱ期:$T_{0-1}N_1M_0$,$T_2N_{0-1}M_0$,$T_3N_0M_0$

Ⅲ期:$T_{0-2}N_2M_0$,$T_3N_{1-2}M_0$,T_4 任何 NM_0,任何 TN_3M_0

Ⅳ期:包括 M_1 的任何 TN

分子生物学研究表明乳腺癌是异质性疾病,存在不同的分子亚型,且分子分型与临床预后密切相关。目前国际上采用 4 种标志物(ER、PR、HER2 和 Ki-67)进行乳腺癌分子分型。

【预防】 乳腺癌病因尚不清楚,目前尚难以提出确切的病因学预防(一级预防)。但重视乳腺癌的早期发现(二级预防),经普查检出病例,将提高乳腺癌病人的生存率。在我国一般推荐乳腺超声联合钼靶作为筛查方法。对于有 BRCA 基因突变的女性可考虑行预防性乳房全切术。

【治疗】 乳腺癌的治疗采用的是以手术治疗为主的综合治疗策略。

对早期乳腺癌病人,手术治疗是首选。全身情况差、主要脏器有严重疾病、年老体弱不能耐受手术者属手术禁忌。

1. **手术治疗**　近年来对乳腺癌的生物学行为进行的研究证实乳腺癌自发病开始即是一个全身性疾病。因而缩小手术范围、加强术后综合辅助治疗越来越重要。

（1）保留乳房的乳腺癌切除术（conservative surgery）：手术目的是完整切除肿块。适合于临床 I 期、II 期的乳腺癌病人，且乳房有适当体积，术后能保持外观效果者。无法获得切缘阴性者禁忌施行该手术。原发灶切除范围应包括肿瘤、肿瘤周围 1~2cm 的组织。确保标本的边缘无肿瘤细胞浸润。术后必须辅以放疗等。近年来随着技术的发展和病人对美容效果要求的提高，保乳手术在我国的开展逐渐增加。

（2）乳腺癌改良根治术（modified radical mastectomy）：有两种术式，一是保留胸大肌，切除胸小肌；一是保留胸大、小肌。前者淋巴结清除范围与根治术相仿，后者不易清除腋上组淋巴结。根据大量病例观察，认为 I、II 期乳腺癌应用根治术及改良根治术的生存率无明显差异，且该术式保留了胸肌，术后外观效果较好，是目前常用的手术方式。

（3）乳腺癌根治术（radical mastectomy）和乳腺癌扩大根治术（extensive radical mastectomy）：乳腺癌根治术应包括整个乳房、胸大肌、胸小肌、腋窝 I、II、III 组淋巴结的整块切除。扩大根治术还需同时切除胸廓内动、静脉及其周围的淋巴结（即胸骨旁淋巴结）。此两种术式现已较少使用。

（4）全乳房切除术（total mastectomy）：手术范围必须切除整个乳房，包括腋尾部及胸大肌筋膜。该术式适宜于原位癌、微小癌及年迈体弱不宜作根治术者。

（5）前哨淋巴结活检术及腋淋巴结清扫术（sentinel lymph node biopsy and axillary lymph node dissection）：对临床腋淋巴结阳性的乳腺癌病人常规行腋淋巴结清扫术，范围包括 I、II 组腋淋巴结。对临床腋淋巴结阴性的乳腺癌病人，可先行前哨淋巴结活检术。前哨淋巴结是指接受乳腺癌病灶引流的第一站淋巴结，可采用示踪剂显示后切除活检。根据前哨淋巴结的病理结果判断腋淋巴结是否有肿瘤转移，对前哨淋巴结阴性的乳腺癌病人可不常规作腋淋巴结清扫。

手术方式的选择应结合病人本人意愿，根据病理分型、疾病分期及辅助治疗的条件而定。对可切除的乳腺癌病人，手术应达到局部及区域淋巴结最大程度的清除，以提高生存率，然后再考虑外观及功能。

2. **化学治疗（chemotherapy）**　乳腺癌是实体瘤中应用化疗最有效的肿瘤之一，化疗在整个治疗中占有重要地位。由于手术尽量去除了肿瘤负荷，残存的肿瘤细胞易被化学抗癌药物杀灭。

浸润性乳腺癌伴腋淋巴结转移者是应用辅助化疗的指征。对腋淋巴结阴性者是否应用辅助化疗尚有不同意见。一般认为腋淋巴结阴性而有高危复发因素者，诸如原发肿瘤直径大于 2cm，组织学分级差，雌、孕激素受体阴性，癌基因表皮生长因子受体 2（HER2）有过度表达者，适宜应用术后辅助化疗。

对肿瘤分化差、分期晚的病例常用蒽环类联合紫杉类联合化疗方案，如 EC（表柔比星、环磷酰胺）-T（多西他赛或紫杉醇）方案等。对于肿瘤分化较好、分期较早的病例可考虑基于紫杉类的方案如 TC 方案（多西他赛或紫杉醇、环磷酰胺）等。另有 CMF 方案（环磷酰胺、甲氨蝶呤、氟尿嘧啶）现已很少使用。化疗前病人应无明显骨髓抑制及肝功能异常。化疗期间应定期检查血常规及肝、肾功能。应用阿霉素者要注意心脏毒性。表柔比星的心脏毒性和骨髓抑制作用较阿霉素低，因而其应用更较广泛。其他效果较好的化疗药有长春瑞滨、铂类等。

术前化疗又称新辅助化疗，多用于局部晚期的病例，目的在于缩小肿瘤，提高手术成功机会及探测肿瘤对药物的敏感性。药物可采用蒽环类联合紫杉类方案，一般用 4~6 个疗程。

3. **内分泌治疗（endocrinotherapy）**　乳腺癌细胞中雌激素受体（ER）含量高者，称激素依赖性肿瘤，这些病例对内分泌治疗有效。而 ER 含量低者，称激素非依赖性肿瘤，这些病例对内分泌治疗反应差。因此，对激素受体阳性的病例应使用内分泌治疗。

内分泌治疗的一个重要进展就是他莫昔芬（tamoxifen）的应用。他莫昔芬系非甾体激素的抗雌激素药物，其结构式与雌激素相似，可在靶器官内与雌二醇争夺 ER，他莫昔芬、ER 复合物能影响基因转录,从而抑制肿瘤细胞生长。临床应用表明,该药可降低乳腺癌术后复发及转移,减少对侧乳腺癌的发生率。该药安全有效,副作用有潮热、恶心、呕吐、静脉血栓形成、眼部副作用、阴道干燥或分泌物多。有资料证明芳香化酶抑制剂如阿那曲唑、来曲唑、依西美坦等对绝经后病人其效果优于他莫昔芬,这类药物能抑制肾上腺分泌的雄激素转变为雌激素过程中的芳香化环节,从而降低雌二醇,达到治疗乳腺癌的目的。但服用芳香化酶抑制剂的病人骨相关事件发生率较他莫昔芬增加。

4. 放射治疗（radiotherapy）　是乳腺癌局部治疗的手段之一。在保留乳房的乳腺癌手术后,放射治疗是一重要组成部分,应于肿块局部广泛切除后给予适当剂量放射治疗。单纯乳房切除术后可根据病人年龄、疾病分期分类等情况,决定是否应用放疗。

5. 靶向治疗　通过转基因技术制备的曲妥珠单抗对 HER2 过度表达的乳腺癌病人有良好效果,可降低乳腺癌病人术后的复发转移风险,提高无病生存期。

近 10 余年,乳腺癌的 5 年生存率有所改善,归功于早期发现、早期诊断以及术后综合辅助治疗的不断完善。医务人员应重视卫生宣教及普查。根据乳腺癌是全身性疾病的概念,应重视对乳腺癌生物学行为的研究,目前基于多个风险基因(包括编码基因和非编码小分子 RNA)所建立的预测模型,通过个体化预测乳腺癌病人的复发风险和治疗敏感性,能进一步完善综合治疗方案,以进一步改善生存率。

（宋尔卫）

第二十四章　胸部损伤

第一节　概　论

胸部的基本结构是骨性胸廓支撑保护胸内肺和心脏大血管等脏器,是维持呼吸和循环功能的重要部位。胸部创伤严重性不仅取决于骨性胸廓和胸内脏器的损伤范围与程度,还取决于损伤所导致的呼吸和循环功能的紊乱程度。

正常胸膜腔双侧均衡的负压维持纵隔位置居中。一侧胸腔积气或积液,直接压迫伤侧肺,还会导致纵隔移位,使健侧肺受压,并使腔静脉扭曲影响血液回流,导致呼吸循环功能障碍。

【分类】根据暴力性质不同和是否造成胸膜腔与外界沟通,胸部损伤(chest trauma or thoracic trauma)可分为钝性伤(blunt injury)和穿透伤(penetrating injury)。

钝性胸部损伤多由减速性、挤压性、撞击性或冲击性暴力所致,损伤机制复杂,钝性暴力可破坏骨性胸廓的完整性,并使胸腔内的心、肺发生碰撞、挤压、旋转和扭曲,造成组织广泛挫伤,继发于挫伤的组织水肿可能导致器官功能障碍或衰竭。伤员多有肋骨或胸骨骨折,并且常合并其他部位损伤;器官组织损伤以钝挫伤与裂伤为多见,继发于心肺组织广泛钝挫伤的组织水肿常导致急性肺损伤、心力衰竭和心律失常;伤后早期临床表现隐匿,容易误诊或漏诊,大多数钝性伤病人不需要开胸手术治疗。

穿透性胸部损伤多由火器或锐器暴力所伤,损伤机制较清楚,损伤范围直接与伤道有关,早期诊断较容易;器官组织裂伤所致的进行性出血是伤情进展快、病人死亡的主要原因,相当部分穿透性胸部损伤病人需要开胸手术治疗。

依据危及生命的严重程度和可能发生的时限,胸伤可分为快速致命性胸伤(immediately life-threatening chest injuries),多数导致伤员在现场死亡,包括主动脉破裂、心脏破裂、心搏骤停、气道梗阻;早发致命性胸伤(early life-threatening chest injury),可能在伤后短时间(1~2小时内)危及伤员生命,包括张力性气胸、开放性气胸、进行性或大量血胸、心脏压塞、主动脉挫伤或夹层形成等;潜在迟发致命性胸伤(potentially late life-threatening chest injuries),包括连枷胸、食管破裂、膈肌破裂、肺挫伤、心脏钝挫伤等。对于快速致命性胸伤应在院前急救和医院急诊时给予快速有效的处理,并警惕和搜寻是否存在潜在致命性胸伤的证据。

【紧急处理】胸部损伤的紧急处理包括院前急救处理和院内急诊处理两部分。

1. 院前急救处理　包括基本生命支持与快速致命性胸伤的现场紧急处理。原则为维持呼吸道通畅、给氧,控制外出血、补充血容量,镇痛、固定长骨骨折、保护脊柱(尤其是颈椎),并迅速转运。对快速致命性胸伤病人,需在现场施行紧急处理,气道梗阻需立即清理呼吸道,必要时人工辅助呼吸;张力性气胸需放置具有单向活瓣作用的胸腔穿刺针或闭式胸腔引流;开放性气胸需迅速包扎和封闭胸部吸吮性伤口,安置穿刺针或引流管;对大面积胸壁软化的连枷胸有呼吸困难者,需要有效镇痛给予正压人工辅助呼吸。

2. 院内急诊处理　正确及时地诊治快速和早发致命性胸伤并排查潜在致命性胸伤至关重要。有下列情况时应行急诊开胸探查手术:①进行性血胸;②心脏大血管损伤;③严重肺裂伤或气管、支气管损伤;④食管破裂;⑤胸腹或腹胸联合伤;⑥胸壁大块缺损;⑦胸内存留较大的异物。

【急诊室开胸手术】院前急救的进步使更多危重的胸部创伤病人能送达医院急诊室。送入急诊室时,濒死病人意识丧失、叹息呼吸、脉搏细弱甚至血压消失,但尚有心电活动;重度休克病人尚有意识,动脉收缩压<10.7kPa(80mmHg)。濒死与重度休克胸伤病人需要最紧急的手术处理,方能争取挽救病人生命的机会。为了避免转运延误救治,可以采用急诊室开胸手术(emergency room thoracotomy)的急救模式。急诊室开胸探查手术指征:①穿透性胸伤重度休克者;②穿透性胸伤濒死者,且高度怀疑存在急性心脏压塞。手术在气管插管下经前外侧第4或第5肋间开胸切口快速施行。手术抢救成功的关键是迅速缓解心脏压塞,控制出血,快速补充血容量和及时回输胸腔或心包内失血。胸部穿透伤病人急诊室开胸手术的预后较好,而钝性伤病人的生存率极低。

第二节　肋　骨　骨　折

　　暴力直接作用于肋骨,可使受力处肋骨向内弯曲折断,前后挤压暴力使肋骨体段向外弯曲折断,发生肋骨骨折(rib fracture)。第1~3肋骨粗短,且有锁骨、肩胛骨保护,不易发生骨折。但致伤暴力巨大时,也可能发生骨折,常常同时合并锁骨、肩胛骨骨折和颈部、腋部血管神经损伤。第4~7肋骨较长而纤薄,易发生骨折。第8~10肋前端肋软骨形成肋弓与胸骨相连,第11~12肋前端游离,弹性都较大,不易骨折;若发生骨折,应警惕合并腹内脏器和膈肌损伤。肋骨骨折处胸壁皮肤软组织完整,不与外界相通称为闭合性肋骨骨折;肋骨断端与外界相通称为开放性肋骨骨折。老年人肋骨骨质疏松,脆性较大,容易发生骨折。已有恶性肿瘤转移灶的肋骨,也容易发生病理性骨折。

　　多根多处肋骨骨折是指在两根以上相邻肋骨各自发生2处或以上骨折,使局部胸壁失去完整肋骨支撑而软化,在自主呼吸时出现反常运动,即吸气时软化区胸壁内陷,呼气时相对外突,导致伤员出现低通气状态,甚至诱发呼吸衰竭,称为连枷胸(flail chest)(图24-1)。

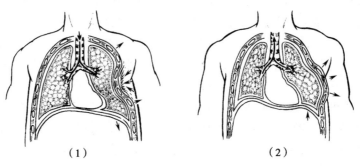

（1）　　　　　　　　　　　（2）

图24-1　连枷胸,胸壁软化区的反常呼吸运动
（1）吸气　（2）呼气

　　【临床表现】肋骨骨折断端可刺激肋间神经产生局部疼痛,在深呼吸、咳嗽或转动体位时加剧。胸痛使呼吸变浅、咳嗽无力,呼吸道分泌物增多、潴留,易致肺不张和肺部感染。胸壁可见畸形,局部明显压痛;间接挤压骨折处疼痛加重,甚至产生骨摩擦音,即可与软组织挫伤鉴别。骨折断端向内移位可刺破胸膜、肋间血管和肺组织,产生血胸、气胸、皮下气肿或咯血。伤后晚期骨折断端移位发生的损伤可能造成迟发性血胸或血气胸。连枷胸的反常呼吸运动可使伤侧肺受到塌陷胸壁的压迫,呼吸时两侧胸腔压力的不均衡造成纵隔扑动,影响肺通气,导致缺氧和二氧化碳滞留,严重时可发生呼吸和循环衰竭。连枷胸病人常伴有广泛肺挫伤、挫伤区域的肺间质或肺泡水肿导致氧弥散障碍,出现低氧血症。胸部X线照片可显示肋骨骨折断裂线和断端错位,但不能显示前胸肋软骨骨折。

　　【治疗】肋骨骨折处理原则为有效控制疼痛、肺部物理治疗和早期活动。有效镇痛能增加钝性胸伤连枷胸病人的肺活量、潮气量、功能残气量、肺顺应性和血氧分压,降低气道阻力和浮动胸壁的反常运动,有效改善肺功能。理想的镇痛治疗能够降低肺部并发症,减少机械通气,避免肋骨固定手术,缩短ICU停留和住院时间,促进病人早日下床活动并降低相关治疗费用。一般肋骨骨折可采用口服或肌内注射镇痛剂,多根多处肋骨骨折则需要持久有效的镇痛治疗。方法包括硬膜外镇痛、静脉镇痛、肋间神经阻滞和胸膜腔内镇痛。硬膜外镇痛可将局麻药和镇痛药持续分次地注入相应脊神经分布所在平面的硬脊膜外腔，具有区域神经阻滞的优点，镇痛效果更为完善，并可借助装置实现病人自控镇痛，也明显减少全身性静脉镇痛导致伤员嗜睡、咳嗽和自主呼吸受抑制的副作用。肋间神经阻滞镇痛时限较短，胸膜腔内镇痛效果不稳定、可能导致膈神经功能抑制。

1. 闭合性单处肋骨骨折　骨折两断端因有相邻完整的肋骨和肋间肌支撑，较少有肋骨断端错位、活动和重叠。采用多头胸带或弹性胸带固定胸廓，能减少肋骨断端活动、减轻疼痛。这种方法也适用于胸背部、胸侧壁多根多处肋骨骨折、胸壁软化范围小而反常呼吸运动不严重的病人。

2. 闭合性多根多处肋骨骨折　有效镇痛和呼吸管理是主要治疗原则。咳嗽无力、呼吸道分泌物滞留的伤员，应施行纤支镜吸痰和肺部物理治疗，出现呼吸功能不全的伤员，需要气管插管呼吸机正压通气，正压通气对浮动胸壁可起到"内固定"作用。长期胸壁浮动且不能脱离呼吸机者，可施行常规手术或电视胸腔镜下固定肋骨，术中采用 Judet 夹板，克氏针或不锈钢丝等固定肋骨断端。因其他指征需要开胸手术时，也可同时施行肋骨固定手术。

3. 开放性肋骨骨折　胸壁伤口需彻底清创，选用上述方法固定肋骨断端。

第三节　气　　胸

胸膜腔内积气称为气胸（pneumothorax）。气胸的形成多由于肺组织、气管、支气管、食管破裂，空气逸入胸膜腔，或因胸壁伤口穿破胸膜，胸膜腔与外界沟通，外界空气进入所致。气胸可以分为闭合性气胸、开放性气胸和张力性气胸三类。游离胸膜腔内积气都位于不同体位时的胸腔上部。当胸膜腔因炎症、手术等原因发生粘连，胸腔积气则会局限于某些区域，出现局限性气胸。

一、闭合性气胸

闭合性气胸（closed pneumothorax）的胸内压仍低于大气压。胸膜腔积气量决定伤侧肺萎陷的程度。随着胸腔内积气与肺萎陷程度增加，肺表面裂口缩小，直至吸气时也不开放，气胸则趋于稳定并可缓慢吸收。伤侧肺萎陷使肺呼吸面积减少，通气血流比失衡，影响肺通气和换气功能。伤侧胸内压增加引起纵隔向健侧移位。根据胸膜腔内积气的量与速度，轻者病人可无症状，重者有明显呼吸困难。体检可能发现伤侧胸廓饱满，呼吸活动度降低，气管向健侧移位，伤侧胸部叩诊呈鼓音，呼吸音降低。胸部 X 线检查可显示不同程度的肺萎陷和胸膜腔积气，有时可伴有少量胸腔积液。

气胸发生缓慢且积气量少的病人，勿需特殊处理，胸腔内的积气一般可在 1～2 周内自行吸收。大量气胸需进行胸膜腔穿刺，或行闭式胸腔引流术，排除积气，促使肺尽早膨胀。

二、开放性气胸

开放性气胸（open pneumothorax）是指外界空气经胸壁伤口或软组织缺损处，随呼吸自由进出胸膜腔。空气出入量与胸壁伤口大小有密切关系，伤口大于气管口径时，空气出入量多，胸内压几乎等于大气压，伤侧肺将完全萎陷，丧失呼吸功能。伤侧胸内压显著高于健侧，纵隔向健侧移位，进一步使健侧肺扩张受限。呼、吸气时，出现两侧胸膜腔压力不均衡的周期性变化，使纵隔在吸气时移向健侧，呼气时移向伤侧，称为纵隔扑动（mediastinal flutter）。纵隔扑动和移位影响腔静脉回心血流，可引起严重循环功能障碍（图 24-2）。

伤员出现明显呼吸困难、鼻翼扇动、口唇发绀、颈静脉怒张。伤侧胸壁可见伴有气体进出胸腔发出吸吮样声音的伤口，称为胸部吸吮性伤口（sucking wound）。气管向健侧移位，伤侧胸部叩诊鼓音，呼吸音消失，严重者可发生休克。胸部 X 线检查可见伤侧胸腔大量积气，肺萎陷，纵隔移向健侧。

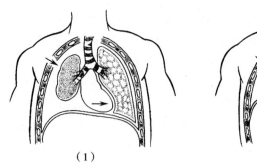
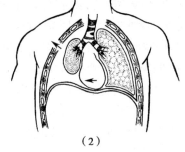

图 24-2　开放性气胸的纵隔扑动
(1)吸气　(2)呼气

　　开放性气胸急救处理要点为:立即将开放性气胸变为闭合性气胸,赢得挽救生命的时间,并迅速转送至医院。使用无菌敷料如凡士林纱布、纱布、棉垫或清洁器材如塑料袋、衣物、碗杯等制作不透气敷料和压迫物,在伤员用力呼气末封盖吸吮性伤口,并加压包扎。转运途中如伤员呼吸困难加重或有张力性气胸表现,应在伤员呼气时开放密闭敷料,排出高压气体。送达医院进一步处理为:给氧,补充血容量,纠正休克;清创、缝合胸壁伤口,并作闭式胸腔引流;给予抗生素,鼓励病人咳嗽排痰,预防感染。如疑有胸腔内脏器损伤或进行性出血,则需行开胸探查手术。

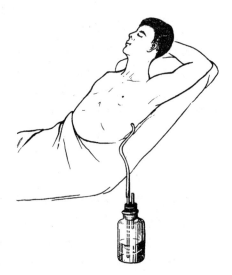

图 24-3　闭式胸腔引流术

　　闭式胸腔引流术的适应证为:①中、大量气胸、开放性气胸、张力性气胸;②经胸腔穿刺术治疗,伤员下肺无法复张者;③需使用机械通气或人工通气的气胸或血气胸者;④拔除胸腔引流管后气胸或血胸复发者;⑤剖胸手术。方法为:根据临床诊断确定安置引流管的部位,气胸引流一般在前胸壁锁骨中线第2肋间隙,血胸引流则在腋中线与腋后线间第6或第7肋间隙。消毒后在局部胸壁全层作局部浸润麻醉,切开皮肤,钝性分离肌层,经肋骨上缘置入带侧孔的胸腔引流管。引流管的侧孔应深入胸腔内 2～3cm。引流管外接闭式引流装置,保证胸腔内气、液体克服0.3～0.4kPa(3～4cmH$_2$O)的压力能通畅引流出胸腔,而外界空气、液体不会吸入胸腔(图24-3)。术后经常挤压引流管以保持管腔通畅,密切观察气体和液体引流情况,记录每小时或 24 小时引流量。引流后肺膨胀良好,已无气体和液体排出,可在病人深吸气屏气时拔除引流管,并封闭伤口。

三、张力性气胸

　　张力性气胸(tension pneumothorax)为气管、支气管或肺损伤处形成活瓣,气体随每次吸气进入胸膜腔并积累增多,导致胸膜腔压力高于大气压,又称为高压性气胸。伤侧肺严重萎陷,纵隔显著向健侧移位,健侧肺受压,腔静脉回流障碍。高于大气压的胸内压,驱使气体经支气管、气管周围疏松结缔组织或壁层胸膜裂伤处,进入纵隔或胸壁软组织,形成纵隔气肿(mediastinal emphysema)或面、颈、胸部的皮下气肿(subcutaneous emphysema)。

　　张力性气胸病人表现为严重或极度呼吸困难、烦躁、意识障碍、大汗淋漓、发绀。气管明显移向健侧,颈静脉怒张,多有皮下气肿。伤侧胸部饱满,叩诊呈鼓音,呼吸音消失。胸部 X 线检查显示胸腔严重积气,肺完全萎陷、纵隔移位,并可能有纵隔和皮下气肿。胸腔穿刺有高压气体外推针筒芯。不少病人有脉搏细快,血压降低等循环障碍表现。

张力性气胸是可迅速致死的危急重症。入院前或院内急救需迅速使用粗针头穿刺胸膜腔减压，并外接单向活瓣装置；在紧急时可在针柄部外接剪有小口的外科手套、柔软塑料袋或气球等，使胸腔内高压气体易于排出，而外界空气不能进入胸腔。进一步处理应安置闭式胸腔引流，使用抗生素预防感染。闭式引流装置可连接负压引流瓶，以利加快气体排除，促使肺膨胀。待漏气停止24小时后，X线检查证实肺已膨胀，方可拔除引流管。持续漏气而肺难以膨胀时需考虑开胸或电视胸腔镜探查手术。

第四节　血　　胸

胸膜腔积血称为血胸(hemothorax)，与气胸同时存在称为血气胸(hemopneumothorax)。胸腔积血主要来源于心脏、胸内大血管及其分支、胸壁、肺组织、膈肌和心包血管出血。血胸发生后不但因血容量丢失影响循环功能，还可压迫肺，减少呼吸面积。血胸推移纵隔，使健侧肺受压，并影响腔静脉回流。当胸腔内迅速积聚大量血液，超过肺、心包和膈肌运动所起的去纤维蛋白作用时，胸腔内积血发生凝固，形成凝固性血胸(coagulating hemothorax)。凝血块机化后形成纤维板，限制肺与胸廓活动，损害呼吸功能。经伤口或肺破裂口侵入的细菌，会在积血中迅速繁殖，引起感染性血胸(infective hemothorax)，最终导致脓血胸(pyohemothorax)。持续大量出血所致胸膜腔积血称为进行性血胸(progressive hemothorax)。少数伤员因肋骨断端活动刺破肋间血管或血管破裂处血凝块脱落，发生延迟出现的胸腔内积血，称为迟发性血胸(delayed hemothorax)。

【临床表现】血胸的临床表现与出血量、速度和个人体质有关。在成人伤员，血胸量≤500ml为少量血胸，500~1000ml为中量，>1000ml为大量血胸。伤员会出现不同程度的面色苍白、脉搏细速、血压下降和末梢血管充盈不良等低血容量休克表现；并有呼吸急促、肋间隙饱满、气管向健侧移位、伤侧叩诊浊音和呼吸音减低等胸腔积液的临床表现，胸部X线检查表现为胸腔积液征象。胸膜腔穿刺抽出血液可明确诊断。

具备以下征象则提示存在进行性血胸：①持续脉搏加快、血压降低，或虽经补充血容量血压仍不稳定；②闭式胸腔引流量每小时超过200ml，持续3小时；③血红蛋白量、红细胞计数和血细胞比容进行性降低，引流胸腔积血的血红蛋白量和红细胞计数与周围血相接近，且迅速凝固。

血胸病人出现以下情况时，应考虑感染性血胸：①有畏寒、高热等感染的全身表现；②抽出胸腔积血1ml，加入5ml蒸馏水，无感染呈淡红透明状，出现混浊或絮状物提示感染；③胸腔积血无感染时，红细胞白细胞计数比例应与周围血相似，即500∶1。感染时白细胞计数明显增加，比例达100∶1可确定为感染性血胸；④积血涂片和细菌培养发现致病菌有助于诊断，并可依此选择有效的抗生素。

【治疗】病人为非进行性血胸，胸腔积血量少，可采用胸腔穿刺及时排出积血。中等量以上血胸、血胸持续存在会增加发生凝固性或感染性血胸的可能者，应该积极安置闭式胸腔引流，促使肺膨胀，改善呼吸功能，并使用抗生素预防感染。进行性血胸应及时开胸探查手术。凝固性血胸应待伤员情况稳定后尽早手术，清除血块，并剥除胸膜表面血凝块和机化形成的纤维包膜；开胸手术可提早到伤后2~3天，更为积极地开胸引流则无益，但明显推迟手术时间可能使清除肺表面纤维蛋白膜变得困难，从而使手术复杂化。感染性血胸应及时改善胸腔引流，排尽感染性积血积脓；若效果不佳或肺复张不良，应尽早手术清除感染性积血，剥离脓性纤维膜。电视胸腔镜用于凝固性血胸、感染性血胸的处理，具有创伤小、疗效好、住院时间短、费用低等优点。

第五节　创伤性窒息

创伤性窒息(traumatic asphyxia)是钝性暴力作用于胸部所致的上半身广泛皮肤、黏膜、末梢毛细血管淤血及出血性损害。当胸部与上腹部受到暴力挤压时，病人声门紧闭，胸内压骤然剧增，右心房血液经无静脉瓣的上腔静脉系统逆流,造成上半身末梢静脉及毛细血管过度充盈扩张并破裂出血。

【临床表现】 伤员面、颈、上胸部皮肤出现针尖大小的紫蓝色瘀斑,以面部与眼眶部为明显。口腔、球结膜、鼻腔黏膜瘀斑,甚至出血。视网膜或视神经出血可产生暂时性或永久性视力障碍。鼓膜破裂可致外耳道出血、耳鸣,甚至听力障碍。伤后多数病人有暂时性意识障碍、烦躁不安、头昏、谵妄,甚至四肢痉挛性抽搐,瞳孔可扩大或极度缩小,上述表现可能与脑内轻微点状出血和脑水肿有关。若有颅内静脉破裂,病人可发生昏迷或死亡。

【治疗】 创伤性窒息病人预后取决于承受压力大小、持续时间长短和有无合并伤。病人在严密观察下对症处理,皮肤黏膜的出血点及瘀斑多数于 2 ~ 3 周后自行吸收消退。少数伤员在压力移除后可发生心跳呼吸停止,应做好充分抢救准备。有合并伤者应针对具体伤情给予积极处理。

第六节　肺 损 伤

根据致伤原因和损伤的特点,肺损伤可表现为肺裂伤、肺挫伤和肺爆震(冲击)伤。肺裂伤伴有脏层胸膜裂伤者可发生血气胸,而脏层胸膜完整者则多形成肺内血肿。肺挫伤大多为钝性暴力致伤,在伤后炎症反应致毛细血管通透性增加,炎性细胞浸润和炎性介质释放,使损伤区域发生水肿,大面积肺间质和肺泡水肿则引起换气障碍,导致低氧血症。肺爆震伤(blast injury of lung)由爆炸产生的高压气浪或水波浪冲击损伤肺组织,详见第十二章"创伤"。

肺裂伤所致血气胸的诊断与处理如前所述。肺内血肿大多在胸部 X 线检查时发现,表现为肺内圆形或椭圆形、边缘清楚、密度增高的团块状阴影,常在 2 周至数月自行吸收。肺挫伤病人表现为呼吸困难、咯血、血性泡沫痰及肺部啰音,重者出现低氧血症,并常伴有连枷胸。X 线胸片出现斑片状浸润影,一般伤后 24 ~ 48 小时变得更明显,CT 检查对于肺挫伤的范围和严重程度判断准确率高于常规 X 线胸片检查。治疗原则为:①及时处理合并伤;②保持呼吸道通畅;③氧气吸入;④限制晶体液过量输入;⑤早期合理使用肾上腺皮质激素;⑥低氧血症使用机械通气支持;⑦预防和治疗感染。

第七节　心 脏 损 伤

心脏损伤(cardiac injury)可分为钝性心脏损伤与穿透性心脏损伤。钝性损伤多由胸前区撞击、减速、挤压、高处坠落、冲击等暴力所致,心脏在等容收缩期遭受钝性暴力损伤的后果最为严重。穿透伤多由锐器、刃器或火器所致。

一、钝性心脏损伤

钝性心脏损伤(blunt cardiac injury)的严重程度与钝性暴力的撞击速度、质量、作用时间、心脏舒缩时相和心脏受力面积有关。轻者为无症状的心肌挫伤,重者甚至可发生心脏破裂。钝性心脏破裂伤员绝大多数死于事故现场,极少数有可能通过有效的现场急救而成功地送达医院。临床上最常见的是心肌挫伤,轻者仅引起心外膜至心内膜下心肌出血、少量心肌纤维断裂;重者可发生心肌广泛挫伤、大面积心肌出血坏死,甚至心内结构,如瓣膜、腱索和室间隔等损伤。心肌挫伤后的修复可能遗留瘢痕,甚至日后发生室壁瘤。严重心肌挫伤的致死原因多为严重心律失常或心力衰竭。

【临床表现及诊断】 轻度心肌挫伤可能无明显症状,中、重度挫伤可能出现胸痛、心悸、气促,甚至心绞痛等症状。病人可能存在胸前壁软组织损伤和胸骨骨折。心肌挫伤(myocardial contusion)的诊断主要依赖临床医师对这一伤情的认识和警惕性,重视辅助检查的综合分析。常用的辅助检查为:①心电图:可出现 ST 段抬高、T 波低平或倒置,房性、室性期前收缩或心动过速等心律失常;②超声心动图:可显示心脏结构和挫伤心肌节段功能异常,经食管超声心动图能提高心肌挫伤的检出率;③心肌酶学检测:动态检测血液磷酸肌酸激酶及其同工酶(CK、CK-MB、CK-MB-mass)和乳酸脱氢酶及其同工酶(LDH、LDH1、LDH2)的活性有意义,心肌肌钙蛋白(cardiac troponin,cTn)I 或 T(cTn I or cTnT)测定特异性更高。

【治疗】 对于心肌挫伤的病人早期应该严密监护,充分休息、吸氧、镇痛等。积极预防可能致死的并发症,如心律失常和心力衰竭,这些严重并发症一般在伤后早期出现,但也有迟发者。如果病人的血流动力学不稳定、心电图异常或上述心肌标志物异常,应转入 ICU 监护治疗。

二、穿透性心脏损伤

穿透性心脏损伤(penetrating cardiac injury)多由火器、刃器或锐器致伤。火器致伤多导致心脏贯通伤,多数伤员死于受伤现场,异物留存心脏也较多见。刃器锐器致伤多为盲管伤。心脏介入诊断治疗心导管操作可导致医源性心脏穿透伤。穿透性心脏损伤好发的部位依次为右心室、左心室、右心房和左心房,心室间隔和瓣膜结构也可能损伤。心导管所致的心脏损伤以冠状动脉和心房穿透伤多见。

【临床表现及诊断】 穿透性心脏损伤的病理生理及临床表现取决于心包、心脏损伤程度和心包破口引流情况。致伤物和致伤动能较小时,心包与心脏裂口较小,心包裂口易被血凝块阻塞而引流不畅,导致心脏压塞。临床表现为静脉压升高、颈静脉怒张、心音遥远、心搏微弱,脉压窄、动脉压降低的贝克三联征(Beck's triad)。迅速解除心脏压塞并控制心脏出血,可以成功地挽救病人生命。致伤物和致伤动能较大时,心包和心脏裂口较大,心包裂口不易被血凝块阻塞,大部分出血流入胸腔,主要表现为失血性休克。即使解除心脏压塞,控制出血,也难以迅速纠正失血性休克,抢救相对困难。少数病人由于伤后院前时间短,就诊早期生命体征尚平稳,仅有胸部损伤史与胸部较小伤口,易延误诊断和抢救时机。

【诊断要点】 ①胸部伤口位于心脏体表投影区域或其附近;②伤后短时间出现与失血量不相符的循环不稳定;③贝克三联征或失血性休克和大量血胸的征象。穿透性心脏伤的病情进展迅速,依赖胸部 X 线、心电图、超声心动图,甚至心包穿刺术明确诊断都是耗时、准确性不高的方法。对于伤后时间短、生命体征尚平稳、不能排除心脏伤者,应尽快转运伤员到具备全身麻醉和开胸手术条件的手术室,扩探伤道明确诊断,迅速开胸,以避免延误抢救的黄金时机。

【治疗】 伤员已有心脏压塞或失血性休克表现,应立即在急诊手术室施行开胸手术。在气管插管全身麻醉下,切开心包缓解压塞,控制出血,迅速补充血容量。大量失血者需回收胸腔内积血,经大口径输液通道回输。情况稳定后,缝合修补心脏裂口。心脏介入诊治过程中发生的医源性心脏损伤,多为导丝尖端所致,因破口较小,发现后应立即终止操作、拔除导丝,给予鱼精蛋白中和肝素抗凝作用,进行心包穿刺抽吸治疗。经上述处理,心包有持续出血,病人循环不稳定,甚至有心脏压塞表现者,应积极开胸手术修复。在有条件的医院,对于心脏裂口复杂、病人循环难以维持、需要同时处理基础心脏疾病者,可以建立体外循环,完成心脏裂口修补。

穿透性心脏损伤经抢救存活者,应注意心腔内和心包内有无遗留的异物及其他病变,如创伤性室间隔缺损、瓣膜损伤、创伤性室壁瘤、心律失常、假性动脉瘤或反复发作的心包炎等。重视对出院后的病人进行随访,积极处理心脏的残余病变。

第八节 膈 肌 损 伤

膈肌分隔两个压力不同的体腔,胸腔压力低于腹腔。膈肌破裂时,腹内脏器和腹腔积液会疝入或流入胸腔。根据致伤暴力不同,膈肌损伤(diaphragmatic injury)可分为穿透性或钝性膈肌伤。穿透性损伤多由火器或刃器致伤,伤道的深度与方向直接与受累的胸腹脏器有关,多伴有失血性休克。钝性损伤的致伤暴力大,损伤机制复杂,常伴有多部位损伤。早期膈肌损伤的临床表现较轻,往往被其他重要脏器损伤所掩盖而漏诊,至数年后发生膈疝才被发现。

一、穿透性膈肌损伤

下胸部或上腹部穿透性损伤都可累及膈肌,造成穿透性膈肌损伤(penetrating diaphragmatic injury)。穿透性暴力同时伤及胸部、腹部内脏和膈肌,致伤物入口位于胸部,称为胸腹联合伤(thoracoabdominal injuries);致伤物入口位于腹部,称为腹胸联合伤(abdominothoracic injuries)。受损胸部脏器多为肺与心脏,受损腹部脏器右侧多为肝、左侧常为脾,其他依次为胃、结肠、小肠等。火器伤动能大、穿透力强,多造成贯通伤,甚至造成穹隆状膈肌多处贯通伤;刃器则多为盲管伤。穿透性暴力所致单纯膈肌伤较为少见。胸腹或腹胸联合伤除了伤口处大量外出血、有失血性休克等临床表现外,多数伤员可能同时存在血胸、血气胸、心包积血,腹腔积血、积气和空腔脏器穿孔所致的腹膜炎等体征。床旁超声检查可快速、准确地判断胸腹腔积血情况。胸腔穿刺术和腹腔穿刺术,是判断胸腹腔积血的简单而有效的措施。病人情况稳定时,胸腹部 X 线检查和 CT 检查有助于明确金属异物存留、血气胸、腹内脏器疝入胸腔、膈下游离气体和腹腔积血。但检查耗费时间和搬动病人,对伤情危重者应慎重。

穿透性膈肌损伤应急诊手术治疗。首先处理胸部吸吮伤口和张力性气胸,积极纠正休克,并迅速手术。根据伤情与临床表现选择经胸或经腹切口,控制胸腹腔内出血,仔细探查胸腹腔器官,并对损伤的器官与膈肌予以修补。

二、钝性膈肌损伤

钝性膈肌损伤(blunt diaphragmatic injury)多由于膈肌附着的胸廓下部骤然变形和胸腹腔之间压力梯度骤增引起膈肌破裂。交通事故和高处坠落是导致钝性膈肌伤的最常见原因。约90%的钝性膈肌损伤发生在左侧,可能与位于右上腹的肝减缓暴力作用和汽车坐椅安全带的作用方向有关。钝性伤所致膈肌裂口较大,有时达10cm以上,常位于膈肌中心腱和膈肌周边附着处。腹内脏器很容易通过膈肌裂口疝入胸腔,常见疝入胸腔的腹内脏器依次为胃、脾、结肠、小肠和肝。严重钝性暴力致膈肌损伤的伤员,常伴有胸腹腔内脏器挫裂伤,以及颅脑、脊柱、骨盆和四肢等多部位损伤。

血气胸和疝入胸腔的腹腔脏器引起肺受压和纵隔移位,导致呼吸困难、伤侧胸部呼吸音降低,叩诊呈浊音或鼓音等。疝入胸腔的腹内脏器发生嵌顿与绞窄,可出现腹痛、呕吐、腹胀和腹膜刺激征等消化道梗阻或腹膜炎表现。值得注意的是,膈肌破裂后初期可能不易诊断,临床体征和胸部 X 线检查结果均缺乏特异性,CT 检查有助于明确诊断。由于进入肠道的气体和造影剂可将疝入肠袢的部分梗阻转变为完全梗阻,故禁行肠道气钡双重造影检查。膈疝病人应谨慎作胸腔穿刺或闭式胸腔引流术,因为可能伤及疝入胸腔的腹内脏器。对于怀疑有创伤性膈疝者,禁用充气的军用抗休克裤,以免增加腹内压。

一旦高度怀疑或确诊为创伤性膈破裂或膈疝,应尽早进行手术探查和膈肌修补术。视具体伤情选择经胸、经腹或胸腹复合手术径路。外科医师应准备不同径路的手术方案,仔细探查胸腹腔内脏器,并予以相应处理。使用不吸收缝线修补膈肌裂口,清除胸腹腔内积液,并置闭式胸腔引流和腹腔引流。

(肖颖彬)

第二十五章　胸壁、胸膜疾病

第一节　先天性胸壁畸形

一、漏斗胸

漏斗胸(funnel chest)是胸骨连同肋骨向内、向后凹陷形成舟状或漏斗状畸形,通常胸骨体与剑突交界处凹陷最深,是最常见的胸壁畸形。部分病人有家族遗传倾向或同时伴有先天性心脏病。漏斗胸的发病机制仍不明确,有学者认为是由于肋骨生长不协调,下部生长较上部更快,从而向后方挤压胸骨形成畸形;亦有学者认为是当膈肌中心腱过短时,附着于胸骨体下端和剑突部位的膈肌纤维将胸骨和剑突向后牵拉所致。

【临床表现】婴儿期漏斗胸压迫症状较轻者常被忽略。有些病儿虽有吸气性喘鸣和胸骨吸入性凹陷,但常未能检查出呼吸道阻塞的原因。病儿常体形瘦弱,易患上呼吸道感染,活动能力受限。活动时可出现心慌、气短和呼吸困难。阳性体征除胸廓畸形外,常有轻度驼背、腹部凸出等特殊体型。青少年或成年病人的肺功能检查常表现为用力呼气量和最大通气量明显降低。心电图常提示顺时针方向旋转。侧位胸片可见下段胸骨向后凹陷,与脊柱间距离缩短。胸部CT扫描不仅能确诊漏斗胸,而且能评估其严重程度,常作为手术治疗的依据。

【治疗】畸形程度较轻者勿需特殊处理,随年龄增长多可自行矫正。畸形严重者不仅会影响生长发育和呼吸、循环功能,还可造成病儿心理负担,应进行手术治疗。手术时机以2~5岁最佳,早期手术效果较好。常用的传统手术方式包括:①胸骨抬举术(Ravitch手术):手术原则是切断膈肌与胸骨、剑突的附着部分,充分游离胸骨和肋软骨;将下陷肋软骨与肋骨、胸骨的连接处切断;在胸骨柄处横断胸骨,从而将下陷的胸骨体上抬固定矫正整个胸廓畸形。②胸骨翻转术(Wada手术):将畸形凹陷区域的胸骨体连同两侧肋软骨整块切下,翻转后重新固定于原部位,使向下后方凹陷的胸骨转变为向前上方凸起,从而纠正畸形。③带蒂胸骨翻转术:主要手术操作与Wada手术相同,但不切断胸廓内动静脉及腹直肌附着处,从而保留胸骨体血供以有利于术后胸骨继续发育。近年来微创漏斗胸矫正术(Nuss手术)已广泛应用于临床,并基本取代了以上三种创伤较大的手术方式。Nuss手术采用双侧胸壁腋前线小切口,在胸腔镜辅助下于畸形胸骨后方、心脏前方置入特殊材质的矫形钢板,而无需切断胸骨及肋骨,手术效果较满意且创伤小,术后2~3年时根据病儿胸壁畸形矫正状况再次手术取出矫形钢板。

二、鸡胸

鸡胸(pectus carinatum)是一种表现为胸骨前凸的畸形,常伴有两侧肋软骨和肋骨凹陷,是仅次于漏斗胸的第二种常见胸壁畸形。其病因尚未明确,可能与遗传有关,约20%~25%病人具有家族遗传史。一般认为鸡胸是因肋骨和肋软骨过度生长造成的,胸骨畸形继发于肋骨畸形,也可继发于胸腔内疾病。

【临床表现】多数鸡胸不像漏斗胸那样在出生后即能发现,往往在病儿五六岁以后才逐渐被注意到。畸形轻者对心肺功能无影响,亦无临床症状。重症者因胸廓前后径加长,导致呼吸幅度减弱,肺组织弹性减退,产生气促、乏力症状,病儿常反复出现上呼吸道感染和哮喘,活动耐力较差、易疲劳。大部分病儿因胸壁畸形而在精神上负担较重,常有自卑感。主要体征是前胸壁前凸畸形、胸廓前后径增大以及驼背。严重的鸡胸畸形明显,临床上很容易确诊,侧位胸片能清楚显示胸骨的畸形状况,胸部 CT 有助于诊断胸部及心血管等系统有无合并畸形。

【治疗】鸡胸的治疗包括锻炼身体塑形矫形、胸廓动力按压装置矫形和手术矫形等方法。对于畸形程度较轻的病人,健身活动特别是游泳对畸形矫正有帮助。对中、重度畸形病人可采用胸廓动力按压装置,同时结合锻炼矫正。早期矫形治疗对鸡胸病儿效果明显,但有复发可能,多需要长时间佩戴。对于保守治疗效果不佳或严重畸形病人则需要手术治疗。传统矫正手术方法有胸骨翻转法和胸骨沉降法两种。近年来逐步开展的鸡胸微创手术(即反 Nuss 手术)取得了较好的治疗效果。

第二节　脓　　胸

脓胸(empyema)是指脓性渗出液积聚于胸膜腔内的化脓性感染。脓胸按病理发展过程可分为急性和慢性;按致病菌种类可分为化脓性、结核性和特异病原性脓胸;按波及范围可分为全脓胸和局限性脓胸(图 25-1)。脓胸也可因支气管胸膜瘘等手术并发症所引起。

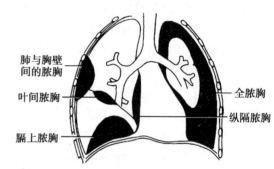

图 25-1　脓胸分类(示意图)

肺与胸壁间的脓胸
叶间脓胸
膈上脓胸
全脓胸
纵隔脓胸

【病因和病理】脓胸的致病菌多来自肺内感染灶,也有少数来自胸腔内和纵隔内其他脏器或身体其他部位病灶直接侵入或经淋巴管侵入胸膜腔而引起化脓感染。继发于脓毒血症或败血症的脓胸,则多通过血行播散引起,致病菌种类以肺炎球菌、链球菌多见,但由于抗生素的应用,这些细菌所致肺炎和脓胸已较前减少;而葡萄球菌特别是耐药性金黄色葡萄球菌引起的脓胸则明显增多,尤以小儿病儿更为多见,且感染不易控制。此外常见致病菌还包括大肠埃希菌、铜绿假单胞菌、真菌等,虽较少见,但发病率也逐步增高。厌氧菌感染则会导致腐败性脓胸。

致病菌进入胸膜腔的途径包括:①直接由化脓病灶侵入或破入胸膜腔,或因外伤、手术污染胸膜腔;②经淋巴途径,如膈下脓肿、肝脓肿、纵隔脓肿、化脓性心包炎等,通过淋巴管侵犯胸膜腔;③血源性播散:在全身败血症或脓毒血症时,致病菌可经血液循环进入胸膜腔。

脓胸的病程进展是一个渐进性的过程,可分成三个阶段,其中 1 期和 2 期临床上统称为急性脓胸,3 期称为慢性脓胸:

1 期(肺炎旁积液期):感染侵犯胸膜后,引起胸液大量渗出。早期脓液稀薄,在胸膜腔内可自由流动,其胸液特点是呈浆液性,白细胞计数低,乳酸脱氢酶(LDH)水平低于血清的 1/2,pH 和葡萄糖水平正常,无病原微生物生长。在此期内若能有效引流胸液,肺组织容易复张。

2 期(脓性纤维蛋白期):随着病程进展,渗出液逐渐由浆液性转为脓性,胸液中脓细胞及纤维蛋白增多,纤维蛋白逐步沉积于脏、壁胸膜表面形成纤维素层,可将胸液分隔成多个小腔。胸液特点是 pH<7.20,葡萄糖含量小于 2.2mmol/L,LDH>1000IU/L。初期纤维素膜附着不牢固,质软而易脱落。

3 期(慢性机化期):随着纤维素层不断增厚,在壁层和脏层胸膜表面形成瘢痕组织。晚期毛细血管及炎性细胞增生形成肉芽组织,纤维蛋白沉着机化形成韧厚致密的纤维板,构成脓腔壁。纤维板可嵌入肺组织中,使肺膨胀受到限制,损害肺功能并形成一个可能持续感染的脓腔。

脓胸上述病理改变虽有不同阶段之分,但并无明确时间界限,临床表现也不一致。因此,综合判断脓胸的不同阶段有利于确定治疗方案。

一、急性脓胸

【临床表现】常有高热、脉快、呼吸急促、食欲缺乏、胸痛、全身乏力、白细胞增高等征象。积脓较多者还有胸闷、咳嗽、咳痰症状。体格检查病侧语颤减弱,叩诊呈浊音,听诊呼吸音减弱或消失。严重者可伴有发绀和休克。

【诊断】联合胸部 X 线、超声、CT 及胸腔穿刺有助于诊断脓胸。

胸部 X 线检查病侧存在积液所致的致密阴影。若有大量积液,病侧可呈现大片浓密阴影,纵隔向健侧移位。如脓液在下胸部,可见由外上向内下的斜行弧线形阴影。脓液不多者,有时可同时发现肺内病灶。同时伴有气胸时则可见气液平面。尤其是未经胸腔穿刺而出现气液平面者,应高度怀疑有支气管瘘或食管瘘的可能。

胸部超声检查是目前最常用的检查方法,能够快速、安全的明确脓胸范围和准确定位,有助于胸腔积液穿刺定位和实时干预治疗。

胸部 CT 常不但能够评估胸膜腔受累情况,还能评估胸管放置位置;能发现是否存在脓腔分隔,是否存在肺实质改变和支气管病灶,并有助于区分脓胸和肺脓肿。

胸腔穿刺术可抽出脓液送检,是确诊的主要方法。首先观察脓液外观性状、质地稀稠、有无臭味,其次作涂片镜检、细菌培养及药物敏感试验,以指导临床用药。

支气管镜检查有助于明确是否存在支气管胸膜瘘,对脓胸诊断没有帮助。

【治疗】急性脓胸的治疗原则是:①控制原发感染,根据致病菌对药物的敏感性,选用有效抗生素;②彻底排净脓液,促使肺组织尽快复张。

排净脓液的方法有胸腔穿刺抽脓和胸腔闭式引流两种。局限性脓胸或胸腔积液较少的脓胸可采用胸腔穿刺抽脓,并向胸膜腔内注入抗生素。若脓液稠厚不易抽出,或经过治疗脓量未减少、病人症状无明显改善,或发现有大量气体,疑似伴有气管-食管瘘或腐败性脓胸等,均应及早施行胸腔闭式引流术。闭式引流术的方法有经肋间插管和经肋床插管两种方法。经肋间插管通常在床旁进行,将引流管通过穿刺套管针置入胸腔并连接引流装置。经肋床插管常需要在手术室完成,通常用于多房性脓胸或经肋间引流仍不畅的病人,是在脓腔相应部位切开皮肤肌肉,并切除长约 3~4cm 的一段肋骨,将肋间神经血管前后端予以结扎;然后经肋床切开胸膜,并剪取部分胸膜行病理检查;继而以手指探查脓腔,如有多房应将纤维间隔穿通以利引流。吸净脓液后置入粗大(>20F)有侧孔的引流管,以缝线妥善固定后并连接引流装置。亦可在脓腔顶部置管行抗生素冲洗。脓液排出后肺逐渐膨胀,两层胸膜靠拢致脓腔逐渐闭合。若空腔闭合缓慢或不满意,可早行胸腔扩清及纤维膜剥除术。若脓腔长期不能闭合,则将发展成为慢性脓胸。

近年来胸腔镜手术被应用于急性脓胸的治疗,并取得了满意效果。其优点是可以在直视下清除所有脓液及坏死胸膜组织,消除分隔,加速肺复张和脓腔闭合。

急性脓胸的治疗效果是通过肺复张和症状的消退程度以及引流量来评估的。

二、慢性脓胸

【病因】①急性脓胸未及时治疗;②急性脓胸处理不当,如引流太迟、引流管拔除过早、引流管过细或引流位置不当致排脓不畅;③脓腔内有异物存留使胸膜腔内感染难以控制;④存在其他并发症,如支气管瘘或食管瘘而未及时处理,或毗邻胸膜腔的慢性感染病灶(如膈下脓肿、肝脓肿、肋骨骨髓炎)等反复侵入感染,导致脓腔不能闭合;⑤存在特殊病原菌,如结核菌、真菌感染。

【病理】慢性脓胸的特征是胸膜脏层和壁层纤维性增厚,形成致密坚韧的脓腔厚壁,使肺膨胀受限,脓腔无法缩小,感染难以控制;壁层胸膜增厚还可使肋间隙变窄,胸廓塌陷;脓腔壁收缩使纵隔向病侧移位。这些改变会严重影响呼吸功能,部分病人还可出现杵状指(趾)。

【临床表现和诊断】病人常有长期低热、食欲减退、消瘦、贫血、低蛋白血症等慢性全身中毒症状;有时还有气促、咳嗽、咳脓痰等症状。体格检查及胸部影像学检查均可见前述改变。曾作胸腔闭式引流术者胸壁可见引流管口瘢痕或瘘管形成。慢性脓胸根据病史、体征和胸部 CT 扫描可明确诊断。

【治疗】 慢性脓胸的治疗原则是通过手术方法消灭致病原因和脓腔,使受压的肺复张,恢复肺通气功能。

常用手术方法有以下几种:①胸膜纤维板剥脱术;②胸廓成形术;③胸膜肺切除术。

1. **胸膜纤维板剥脱术** 此方法通过剥除脓腔壁胸膜和脏胸膜表面的纤维板,使肺得以复张从而消灭脓腔,改善肺功能和胸廓呼吸运动,是治疗慢性脓胸的主要方法之一(图25-2)。以往多采用开胸手术,目前常用胸腔镜手术,创伤小,对于大部分病例与开胸手术同等有效,但对于病史太长、纤维板过厚的病人不适合。

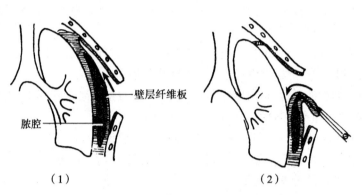

壁层纤维板

脓腔

（1）　　　　　　　　　（2）

图 25-2　胸膜纤维板剥除术（示意图）
（1）剥除壁层纤维板　（2）剥除脏层纤维板

对于肺萎陷时间过久,肺组织已纤维化不能复张;或肺内存在广泛炎症、结核性空洞或支气管扩张等病变者,均不宜行胸膜纤维板剥脱术,应采取胸膜肺切除术。

2. **胸廓成形术** 手术目的是去除胸廓局部的坚硬组织,使胸壁内陷以消灭两层胸膜间的死腔。术中不仅要切除覆盖在脓腔上的肋骨,而且还要切除增厚的壁层胸膜纤维板,但需保留肋间神经血管、肋间肌和肋骨骨膜。这些保留的胸壁软组织可制成带蒂组织瓣用来充填脓腔和堵塞支气管胸膜瘘。若脓腔较大,还可利用背阔肌、前锯肌等带蒂肌瓣或带蒂大网膜用于移植填充脓腔。如病人体质虚弱不能耐受一次广泛手术,可自上而下分期进行,间隔期3周左右。此术式创伤大,目前已很少使用。

3. **胸膜全肺切除术** 当慢性脓胸合并肺内严重病变,如广泛支气管扩张、结核性空洞、纤维化实变毁损或伴有不易修补成功的支气管胸膜瘘等,可将纤维板剥除术连同病肺切除术同期完成。但手术技术要求高、难度大、出血多、创伤重,必须严格掌握手术适应证。

第三节　胸 壁 结 核

胸壁结核(tuberculosis of the chest wall)是继发于肺或胸膜结核感染的肋骨、胸骨、胸壁软组织结核病变,多表现为结核性寒性脓肿或慢性胸壁窦道。

【病理】 胸内结核经淋巴系统、血行播散或直接侵犯胸壁淋巴结及胸壁各层组织,包括骨骼系统和软组织部分;胸壁结核脓肿起源于胸壁深处淋巴结者较多,穿透肋间肌蔓延至胸壁浅部皮下层,往往在肋间肌层里外各存在一个脓腔,中间则有孔道相通,从而形成哑铃状脓肿。有的脓肿穿通肋间肌之后,因重力坠积作用,逐渐向外、向下沉降至胸壁侧面或上腹壁。

【临床表现和诊断】 胸壁结核全身症状多不明显。若原发结核病灶尚处于活动期,病人则有疲倦、盗汗、低热、虚弱等症状。多数病人除存在局部不红、不热、无痛的脓肿外,几乎没有症状,故称为寒性脓肿。若脓肿穿破皮肤,常排出无臭的混浊脓液,伴有干酪样物质排出,经久不愈,形成溃疡或窦道,且其边缘往往有悬空现象。若寒性脓肿继发化脓性感染,可出现急性炎症症状。

胸壁无痛软块,按之有波动,首先应考虑胸壁结核的可能性。穿刺若抽得脓液,涂片及细菌培养阴性,多可确定诊断。穿刺部位应选在脓肿上方,避免垂直刺入而致脓液沿针道流出形成瘘管。胸部X线检查有时可发现肺、胸膜或肋骨结核病变,但X线检查阴性并不能排除胸壁结核的可能。若有慢性瘘管或溃疡,可行病变部位活检有助于明确诊断。鉴别诊断应与化脓性肋骨、胸骨骨髓炎及胸壁放线菌病相鉴别。

【治疗】　由于胸壁结核是全身结核的局部表现,故首先应采用全身抗结核药物治疗。有活动性结核时不可进行手术治疗。在上述全身治疗基础上,对于胸壁结核脓肿可行穿刺排脓并注入抗结核药物。手术治疗胸壁结核的原则要求彻底切除病变组织,包括受累的肋骨、淋巴结和有病变的肋间肌、胸膜等,切开所有窦道,彻底刮除坏死组织和肉芽组织,反复冲洗后用健康带蒂肌瓣充填以消除残腔。有时胸壁结核病变可能通向胸膜腔或肺组织,因此应作好开胸手术的准备。术毕胸壁需加压包扎以防止残腔积液;必要时留置引流,24 小时后拔除引流再加压包扎。

结核脓肿合并化脓性感染时,应先切开引流,待局部感染控制后再按上述原则进行处理。

第四节　胸壁、胸膜肿瘤

一、胸壁肿瘤

胸壁肿瘤(tumor of the chest wall)是指起源于胸壁深部软组织、肌肉、骨骼的肿瘤,可分为原发性和转移性两类。原发性胸壁肿瘤又可分为良性和恶性。原发于骨组织者,20% 起源于胸骨,80% 起源于肋骨。发生于前胸壁及侧胸壁者多于后胸壁。常见的骨骼良性肿瘤包括骨纤维瘤、骨瘤、软骨瘤、骨软骨瘤等;恶性肿瘤则多为各种肉瘤,其中软骨肉瘤约占30% ~40%。起源于深部软组织者包括神经类肿瘤、脂肪瘤、纤维瘤、血管瘤及各类肉瘤等。转移性胸壁肿瘤是自他处恶性肿瘤转移而来,以转移至肋骨最为多见,常造成肋骨局部骨质破坏或病理性骨折,引起疼痛,但肿块多不明显。

【诊断】　主要根据病史、症状和肿块的性质。生长比较迅速、边缘不清、表面有扩张血管、疼痛等,往往是恶性肿瘤的表现。肿块坚硬如骨、边缘清楚、增大缓慢者,多属良性骨或软骨肿瘤。胸部CT 扫描有助于诊断及鉴别诊断。必要时可作肿瘤的针刺活检或切取活检明确诊断。活检与手术可同期进行。

【治疗】　诊断明确的良性原发性胸壁肿瘤如无症状且肿瘤较小者可以暂不处理,定期随访观察。无法确定性质的原发性胸壁肿瘤均应行手术切除以明确诊断。转移性胸壁肿瘤若原发病变已经切除,亦可采用手术治疗。对于恶性肿瘤应进行包括受累的肌肉、骨骼、肋间组织、壁层胸膜和局部淋巴结在内的胸壁组织整块切除,切除后胸壁缺损面积大者应同期进行胸廓重建术。放疗和化疗对某些不能手术的恶性肿瘤有一定缓解作用,一般多作为综合治疗的一部分。

二、胸膜肿瘤

胸膜肿瘤包括原发性和继发性胸膜肿瘤两类,后者即其他部位原发肿瘤转移至胸膜形成。几乎任何部位的原发癌瘤均可形成胸膜转移,其中乳腺癌和肺癌是最常见的原发肿瘤。胸膜转移瘤可以没有症状,或因胸腔积液出现胸闷、气短、呼吸困难等症状。胸膜转移瘤可通过胸腔穿刺抽液行脱落细胞学检查或胸腔镜胸膜活检得到确诊。其治疗应主要针对原发肿瘤,但在大量胸腔积液引起呼吸困难时应行胸腔穿刺抽液或闭式引流术,以减轻肺组织受压,同时可向胸腔内注射药物或生物制品以减少胸液渗出。

原发性胸膜肿瘤较少见。以胸膜间皮瘤为例,国外报告其发生率为 0.02% ~0.4%,国内报告为0.04%。起源于胸膜下结缔组织的原发肿瘤更为少见,包括平滑肌、血管、淋巴管、神经和脂肪组织肿瘤,而且每种组织均存在相应的良性和恶性肿瘤。

胸膜间皮瘤是一种来源于中胚层的罕见肿瘤,绝大多数为恶性,其病因与长期吸入石棉粉尘有密切关系。临床上将其分为局限型及弥漫型两类。

弥漫型恶性胸膜间皮瘤（diffuse malignant pleural mesothelioma）是起源于间皮细胞的原发性胸膜肿瘤，其恶性程度高，病变广泛，部分病人进展极快，预后差。弥漫型恶性胸膜间皮瘤可发生于任何年龄，大多数介于 40～70 岁之间，男性多于女性。起病症状不明显，常见症状包括呼吸困难、持续性剧烈胸痛、干咳等；常伴有大量血性胸腔积液。当肿瘤侵犯肺或支气管时，可继发少量咯血。偶尔可见同侧 Horner 综合征或上腔静脉阻塞综合征。晚期病人出现厌食、消瘦、全身衰竭等症状。胸部 CT 扫描能显示病变范围、程度和胸内脏器受累情况。胸液脱落细胞学检查、经皮胸膜穿刺活检、胸腔镜直视下胸膜活检及开胸胸膜活检等方法有助于明确诊断。弥漫性胸膜间皮瘤的治疗较困难，全胸膜肺切除术因创伤大、并发症多、死亡率高而效果不确切，现已很少应用。近年来药物治疗方面取得了一定效果。

局限型胸膜间皮瘤（localized pleural mesothelioma）生长缓慢，临床上比弥漫型恶性间皮瘤多见。绝大多数呈良性表现，约 50% 病人可没有症状。咳嗽、胸痛和发热为有症状者最常见的表现，偶尔伴有胸腔积液。胸部 CT 扫描常显示胸膜局限性隆起。局限型纤维间皮瘤常采用手术切除治疗，预后相对较好。

（李　辉）

第二十六章　肺　疾　病

第一节　肺　大　疱

各种原因导致肺泡腔内压力升高,肺泡壁破裂,互相融合,在肺组织内形成直径大于1cm的含气囊腔称为肺大疱(pulmonary bulla)。肺泡破裂后空气进入脏层胸膜下间隙,形成的胸膜下小泡(bleb),并非严格意义上的肺大疱。

【病因及病理】肺大疱一般继发于小支气管的炎性病变,如肺炎、肺结核或肺气肿。有些肺大疱是由先天基因异常引起的。临床上也有不少病因不清的特发性肺大疱。小支气管发生炎性病变后出现水肿、狭窄,管腔部分阻塞,产生活瓣作用,使空气能进入肺泡而不易排出,致肺泡腔内压力升高,同时炎症使肺组织损坏,肺泡壁及间隔逐渐因泡内压力升高而破裂,肺泡互相融合形成大的含气囊腔。显微镜下可见大疱壁为肺泡扁平上皮细胞,也可仅有纤维膜或纤维结缔组织存在。

肺大疱有单发也有多发。继发于肺炎或肺结核者常为单发;继发于肺气肿者常为多发,且大疱与周边呈气肿样改变的肺组织常界限不清。肺大疱以位于肺尖部及肺上叶边缘多见,依据其形态及与正常肺组织的关系,常将其分为三型。

Ⅰ型:窄基底肺大疱。突出于肺表面,并有狭窄的蒂部与肺实质相连。常单发,也可见多个大疱呈簇状集中构成。常见于肺上叶,壁薄,易破裂形成自发性气胸。

Ⅱ型:宽基底表浅肺大疱。位于肺实质表层,在脏层胸膜与肺组织之间。肺大疱腔内可见结缔组织间隔,可见于任何肺叶。

Ⅲ型:宽基底深部肺大疱。结构与Ⅱ型相似,但部位较深,周围为肺组织,肺大疱可伸展至肺门,可见于任何肺叶。

【临床表现】病人的症状与大疱的数目、大小以及是否伴有其他肺部疾病密切相关。较小的、数目少的单纯肺大疱可无任何症状,有时只是在胸片或胸部CT检查时偶然被发现。体积大或多发性肺大疱可有胸闷、气短,少数肺大疱病人有咯血和胸痛。

【并发症】肺大疱主要并发症是自发性气胸或血气胸,少数可继发感染。

1. **自发性气胸(spontaneous pneumothorax)**　是肺大疱最常出现的并发症。临床表现为突发胸痛、喘憋、咳嗽及呼吸困难,体格检查病侧胸部叩诊呈鼓音,听诊呼吸音减弱或消失,严重时可见气管向健侧移位。病人症状的严重程度取决于气胸量的多少,发病时间长短,以及是否伴有其他肺部疾病。

2. **自发性血气胸(spontaneous hemopneumothorax)**　少见。一般缘于气胸发生时胸膜腔粘连带撕裂所致的小血管断裂。病人除了气胸症状外,还可有头晕、心悸、面色苍白等失血症状。胸片检查可见胸膜腔积气、积液。部分病人表现为进行性血胸,需急诊手术治疗。

3. **继发感染**　肺大疱继发感染时大疱腔被炎性物质填充,可使空腔消失,或形成液气平。病人出现咳嗽、咳痰、发热,原有的喘憋症状加重。

【诊断与鉴别诊断】X线平片及CT是诊断肺大疱的主要方法。

X线平片表现为肺野内的薄壁空腔。腔内肺纹理稀少或仅有条索状阴影,大的肺大疱周围可有因受压而膨胀不好的肺组织。CT可进一步明确大疱的数目、大小以及是否伴有其他肺部疾病。

体积大的肺大疱需要与气胸进行鉴别。两者胸片均显示局部肺野透亮度增高,但气胸病人胸片透亮度更高,局部完全无肺纹理,且肺组织向肺门方向压缩,弧度与肺大疱相反。气胸常为突发起病,病情变化快,而肺大疱病情发展较慢。胸部 CT 是有效的鉴别诊断方法。巨大肺大疱与气胸鉴别困难时,作胸穿应慎重,以免刺破大疱,造成医源性气胸,甚至成为张力性气胸。

【治疗】肺大疱是一种不可逆转的肺部病损,无有效的药物治疗。检查发现的无症状的肺大疱一般无需治疗。

1. **手术适应证**　①肺大疱破裂引起自发性气胸或血气胸者;②肺大疱体积大、压迫邻近肺组织,症状明显者;③肺大疱反复感染者。

2. **手术方法**　①绝大多数的肺大疱均可在胸腔镜下通过肺楔形切除,完整切除肺大疱;②难以完整切除的肺大疱,可切开大疱,仔细缝合漏气部位,部分切除多余的大疱壁,缝合切缘;③位于深部肺组织内的肺大疱,除非巨大或合并感染,否则可不用处理;④较小的或靠近肺门的肺大疱,难以楔形切除,可行结扎或缝扎等处理;⑤如受累肺叶除肺大疱外几无正常肺组织,也可行肺叶切除。

合并复发性气胸的肺大疱病人,建议同期行胸膜固定术,以期产生胸膜腔粘连,减少自发性气胸的复发几率。

第二节　肺感染性疾病的外科治疗

一、支气管扩张的外科治疗

支气管扩张(bronchiectasis)是由于支气管壁及其周围肺组织的炎症性破坏所造成。青壮年发病主要继发于感染,如幼儿时期的百日咳、支气管肺炎等;儿童发病主要是继发于先天畸形。感染与支气管阻塞两种互为因果的因素在支气管扩张形成与发展中起到重要作用。支气管壁及其周围肺组织的反复感染导致支气管壁破坏、纤维化,进而出现支气管扩张;同时炎症引起的淋巴结肿大、稠厚分泌物脓块和异物等造成支气管阻塞,阻塞又加重感染,进一步加重支气管扩张。支气管扩张常位于 3 ~ 4 级支气管,根据扩张的形态通常分为柱状、囊状和混合型三型,以双肺下叶、舌叶及中叶多见。

【临床表现】主要为咳痰、咯血,反复发作呼吸道和肺部感染。病人排痰量较多,呈黄绿色脓性黏液,甚至有恶臭。体位改变,尤其是清晨起床时可能诱发剧烈咳嗽、咳痰,这可能是由于扩张支气管内积存的脓液引流入近端气道,引起刺激所致。部分病人痰中带血或大量咯血。病程久者可能有贫血、营养不良或杵状指(趾)。

【诊断】影像学检查主要包括:①X 线平片:显示轻度支气管扩张可无明显异常,随着病情发展可出现肺纹理增多、紊乱或呈网格、蜂窝状改变。②CT:表现为局限性炎症浸润,肺容积减小,支气管远端呈现柱状或囊状扩张。高分辨 CT 薄层扫描对支气管扩张诊断的敏感性与特异性均很高,三维重建图像可以精确显示病变范围与程度,是目前支气管扩张最重要的检查手段。

【外科治疗】目前支气管扩张的治疗措施包括内科治疗、外科治疗和支气管动脉栓塞治疗。内科治疗主要包括消除潜在的病因、治疗并存的疾病、控制感染、促进排痰、解除气道痉挛。支气管动脉栓塞可用于治疗支气管扩张引起的大咯血,尤其是针对不能耐受手术、或病变广泛不适合手术者;通过支气管动脉造影能明确出血来自支气管动脉的病人,支气管动脉栓塞疗效更佳。

外科治疗是治疗支气管扩张的主要手段,其原则是切除病变组织,消除肺部感染和出血病灶。

1. **手术适应证**　①一般情况较好,心、肝、肾等重要器官功能可以耐受手术;②经规范内科治疗,但症状无明显减轻,存在大量脓痰、反复或大量咯血等症状;③病变相对局限。

2. **手术禁忌证**　①一般情况差,心、肺、肝、肾功能不全,合并肺气肿、哮喘或肺源性心脏病等不能耐受手术者;②双肺弥漫性病变。

3. **术前准备**　①心、肺、肝、肾功能检查,评估病人手术耐受性;②近期高分辨 CT 检查,确定病变范围,决定手术方式;③纤维支气管镜检查,用以排除支气管内异物或肿瘤,同时对咯血病人,可协助判断出血部位,指导手术切除范围;④控制感染和减少痰量,超声雾化吸入、体位引流排痰、呼吸训练等治疗,争取每日排痰量在50ml以下;⑤痰细菌培养和药物敏感试验,以指导临床用药;⑥支持治疗,给予高蛋白、高维生素饮食,纠正营养不良和贫血。

4. 手术方法 为防止手术中支气管扩张囊腔中的痰液流入健侧肺,造成窒息或健侧肺感染,需采用双腔气管插管,术中加强吸痰。根据病人一般情况和病变情况,可按下列情况选择不同手术方式:

(1)一侧病变,病变局限于一叶肺、一段或多段者,可作肺叶或肺段切除术。病变累及多叶甚至全肺,而对侧肺的功能良好者,可作多叶甚至一侧全肺切除术。

(2)双侧病变,若一侧肺的肺段或肺叶病变显著,估计痰或血主要来自病重的一侧,可作病重一侧的肺段或肺叶切除术,也可根据情况同期或分期作双侧手术。

(3)双侧病变,范围广泛,一般不宜作手术治疗。但若反复大咯血不止,积极内科治疗无效,能明确出血部位,可考虑切除出血的病肺以抢救生命。此外,弥散性病变和多肺段切除病人,可考虑肺移植手术。

二、肺结核的外科治疗

肺结核(pulmonary tuberculosis)的外科治疗开始于19世纪晚期。20世纪中期出现有效抗结核药物(如链霉素、异烟肼等)后,外科手术对肺结核的治疗适应证逐渐减少。即便如此,外科治疗仍是目前肺结核综合疗法的一个组成部分,尤其是近年来多重耐药肺结核在肺结核中的比例逐渐增多,手术治疗成为多重耐药肺结核的药物治疗失败后的重要治疗方法。

肺结核外科治疗的原理主要是手术切除病灶或用萎陷疗法促进愈合,目前仍在使用的手术方式包括肺切除术和胸廓成形术。

(一)肺切除术

1. 手术适应证 ①肺结核空洞:如厚壁空洞、张力空洞、巨大空洞和下叶空洞。②结核性球形病灶(结核球):直径大于2cm的结核球或干酪样病灶不易愈合者,结核球难以与肺癌鉴别,或并发肺泡癌或瘢痕组织发生癌变者,也应早作手术切除。③毁损肺:肺叶或一侧全肺毁损,有广泛的干酪病变、空洞、纤维化和支气管狭窄或扩张,肺功能已基本丧失,药物治疗难以奏效,且成为感染源,引起反复的化脓菌或霉菌感染者。④结核性支气管狭窄或支气管扩张:瘢痕狭窄可造成肺段或肺叶不张,结核病灶及肺组织纤维化可造成支气管扩张,继发感染,引起反复咳痰、咯血者。⑤其他适应证:包括久治不愈的慢性纤维干酪型肺结核,胸廓成形术后仍有排菌,诊断不确定的肺部可疑块状阴影或原因不明的肺不张等。

2. 手术禁忌证 ①肺结核正在扩展或处于活动期,全身症状重,血沉等基本指标不正常,或肺内其他部位出现新的浸润性病灶者。②肺外其他脏器结核病未得到有效控制者。③严重的心、肝、肾疾病未得到控制,代偿能力差;肺功能测定提示病肺切除后将严重影响病人呼吸功能;糖尿病未得到良好控制者。

3. 术前准备及术后处理 ①心、肺、肝、肾功能检查,评估病人手术耐受性。②详细询问病人抗结核药物使用情况,评价疗效。对有耐药性的病人,应采用新的抗结核药物,必要时静脉滴注。③痰菌阳性者应作支气管镜检,观察有无支气管内膜结核。有支气管内膜结核者应继续抗结核治疗,直到病情稳定。④术后继续抗结核治疗至少6～12个月。若肺切除后有胸内残腔,余肺内尚有残留病灶,应考虑同期或分期加作胸廓成形术。

(二)胸廓成形术 是将不同数目的肋骨节段行骨膜下切除,使该部分胸壁软组织下陷,并使其下面的肺得到萎陷,是一种萎陷疗法。手术可一期或分期完成,自上而下切除肋骨,每次切除肋骨不超过3～4根,手术应加压包扎胸部,避免胸廓反常呼吸运动。

该手术主要适用于病人一般情况差不能耐受肺切除术,或病变广泛而不能耐受一侧全肺切除术者。该手术近 30 年来已很少采用,原因是其疗效有限,术后并发脊柱畸形,以及疗效更佳的肺切除术得到普及。

三、肺棘球蚴病的外科治疗

棘球蚴病是我国西北牧区较常见的寄生虫病,大多数病例是细粒棘球绦虫的蚴体侵入人体所致,在肝、肺等脏器中形成囊肿,并造成各种并发症,也称包虫病(hydatid disease)。肺棘球蚴病(pulmonary echinococcosis)约占棘球蚴病的 10% ~ 15%,多为单发,右肺比左肺多见、下叶比上叶多见。

【临床表现】 肺棘球蚴囊肿由于生长缓慢,如无并发症,可多年无症状。囊肿逐渐长大后,可产生咳嗽、胸痛、咯血、气急等症状。囊肿穿破入支气管后,病人先有阵发性咳嗽,继而咳出大量透明黏液。内囊亦可随之分离,如被咳出,痰液中可找到头节。并发感染者症状类似肺脓肿,出现发热、咳脓痰和咯血等。囊肿穿破入胸膜腔,则形成液气胸,继而成为脓胸。有些病例还可出现皮疹、发热、恶心、呕吐、腹痛、支气管痉挛和休克等过敏反应症状,严重者可以致死。巨大囊肿可压迫纵隔,使气管及心脏移位。

【诊断】 肺棘球蚴病的诊断依据以下四点:

1. 病人居住在或到过棘球蚴病流行区,有犬、羊、牛、马等家畜接触史。

2. **X 线胸片或 CT 表现** 单纯肺棘球蚴囊肿典型 X 线征象为密度均匀、边界清楚、边缘整齐的圆形或椭圆形单发或多发孤立阴影。如囊肿破裂分离后可有如下征象:①外囊破裂,少量空气进入外囊与内囊之间,在囊肿顶部呈现新月形透亮区[图 26-1(1)];②外囊、内囊都破裂,囊液部分排出,空气同时进入外囊及内囊,则囊内呈现液平面,其上方有两层弧形透亮带[图 26-1(2)];③内囊、外囊都破裂,且内囊陷落漂浮于囊液表层,则在液平面上呈现不规则的内囊阴影,犹如水上浮莲[图 26-1(3)];④囊壁破裂,内容物全部排空,则呈现囊状透亮影,类似肺大疱[图 26-1(4)]。

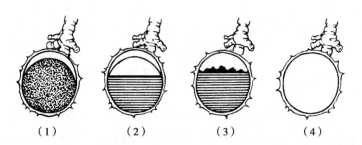

图 26-1 肺棘球蚴囊肿破裂后的各种 X 线征象
(1)外囊破裂,顶部有新月形透亮区 (2)内、外囊破裂,内有液平面,顶部有两层弧形透亮带 (3)内、外囊破裂,内囊陷落,呈现水上浮莲征 (4)囊壁破裂,内容排空,呈囊状透亮影

3. **超声检查** 显示肺内有囊性病变。

4. **实验室检查** 血常规显示嗜酸性粒细胞比例增高,有时可达 25% ~ 30%,棘球蚴补体结合试验阳性;棘球蚴液皮内试验(Casoni 试验)阳性(阳性反应率可达 70% ~ 90%)。

怀疑肺棘球蚴病时,禁忌用穿刺术作为诊断方法,以避免发生囊液外渗产生过敏反应和棘球蚴播散等严重并发症。

【预防】 在棘球蚴病流行区进行宣传教育注意饮食卫生、饭前洗手和保护水源,调查掌握病变流行情况,对牧犬投驱虫药,加强对屠宰场管理等措施可以降低发病率。

【治疗】 棘球蚴病目前尚无特效治疗药物,外科手术是治疗肺棘球蚴囊肿唯一有效的治疗方法。手术要求全部摘除内囊,并防止囊液外溢,以免引起过敏反应或棘球蚴头节播散。手术方法有下列三种:

1. **内囊摘除术**　适用于无并发症的肺棘球蚴囊肿。术中需注意避免囊液外溢进入周围组织引起过敏。可用穿刺针抽出部分囊液,注入少量 10% 氯化钠溶液以杀灭头节,15 分钟后切开外囊,将内囊完整全部取出。也可以不穿刺囊肿,在沿外囊与内囊间隙扩大分离面,此时于气管内加压吹气使肺膨胀,内囊即可完整逸出。然后剥离切除外囊壁,用细丝线缝合囊壁的细小支气管开口。

2. **囊肿摘除术**　适用于较小的无并发症位于肺组织深部的肺棘球蚴囊肿。将外囊与内囊一并摘除,然后缝合肺组织创面。

3. **肺叶或肺段切除术**　适用于并发感染,造成周围肺组织病变者。

四、侵袭性肺真菌感染的外科治疗

侵袭性肺真菌感染(invasive pulmonary fungal infection,IPFI)是指由真菌引起的支气管肺感染,即真菌对气管、支气管和肺的侵犯,引起气道黏膜炎症和肺炎性肉芽肿,严重者引起坏死性肺炎。不包括真菌寄生和过敏所致的支气管肺部改变。

按真菌的致病性 IPFI 可以分为致病性真菌和条件致病性真菌。致病性真菌包括组织胞浆菌、球孢子菌、副球孢子菌、孢子丝菌等,主要引起外源性感染,有明显的地域分布,可侵袭免疫功能正常的宿主。条件致病性真菌包括念珠菌、曲霉菌、隐球菌和毛霉菌等,多为内源性感染,对人无致病性或致病力较弱,当宿主免疫功能降低时,可导致肺部真菌感染。临床上常见的 IPFI 多为条件致病性真菌感染,病人多有明显基础疾病,如慢性阻塞性肺疾病(COPD)、肺结核、恶性肿瘤、人类免疫缺陷病毒(HIV)感染和艾滋病(AIDS)、器官移植、糖尿病以及长时间入住重症监护病房等。

近年来,由于临床上广谱抗生素的长期使用,抗肿瘤药物、糖皮质激素、免疫抑制剂的广泛应用,器官移植的大量开展,以及免疫缺陷病如艾滋病等的流行,导致 IPFI 在临床上的发生率逐渐增加,并日益成为器官移植受体、恶性肿瘤及免疫缺陷病病人以及其他危重病病人的重要死亡原因之一。虽然新型广谱抗真菌药物的应用使得治疗有效率有所提高,但部分局限性 IPFI 在标准的药物治疗过程中,仍需要联合手术治疗。

1. **手术适应证**　①病变局限,经抗真菌药物正规治疗 3～6 个月无明显好转者,或病变进展,形成肺脓肿、空洞等。②肺内病变无法明确诊断,与肺内肿瘤以及结核等不能鉴别。③病变累及胸膜、胸壁,形成脓胸、胸壁脓肿或瘘道等,需外科引流或扩创术。④有反复呼吸道症状如咯血、血痰,经药物治疗不能控制者。⑤肺内病变邻近大血管,为防止大咯血,需手术切除。⑥血液系统恶性肿瘤化疗前预防肺内病变复发。

2. **手术方式**　此类病人病程较长或合并其他疾病,如糖尿病、血液病等。病人免疫功能低下,术前对病人的全身情况需做充分评估,并给予相应的术前治疗准备。根据病变部位及范围,手术方式包括肺楔形切除、肺段切除、肺叶切除甚至全肺切除。胸膜胸壁受累者应行引流或扩大切除术,胸壁有瘘道者应行扩创术。

3. **手术并发症及处理**　IPFI 术后并发症主要为脓胸、支气管胸膜瘘、复发、肺感染以及切口感染等,其发生率及死亡率较一般的肺切除手术高。术前、术后正规应用抗真菌药物,合理使用抗生素;术中严格无菌操作,妥善处理支气管残端;术后保持呼吸道以及胸腔引流管通畅,使余肺尽早充分膨胀;严格注意口腔卫生等,对防止及减少术后并发症有重要作用。

第三节　肺　肿　瘤

肺肿瘤包括原发性和转移性肿瘤,原发性肿瘤中良性肿瘤少见,多数为恶性肿瘤,最常见的是肺癌。肺的转移瘤绝大多数为其他器官组织的恶性肿瘤经血行播散到肺部。

一、肺癌

肺癌(lung cancer)又称原发性支气管肺癌。指的是源于支气管黏膜上皮或肺泡上皮的恶性肿瘤。近年来,全世界肺癌的发病率明显增高,在工业发达国家和我国大城市中,肺癌的发病率已居男性肿瘤发病的首位。20世纪末,肺癌已成为恶性肿瘤死因中的首位。肺癌的发病年龄大多在40岁以上,男性居多,但女性肺癌的发病率近年明显增加。

【病因】肺癌的病因至今不完全明确,肺癌危险因素包括吸烟、大气污染、烹饪油烟、职业接触(包括砷、镉、铬、镍、石棉、煤炼焦过程、氡、电离辐射等)、饮食因素、遗传易感性、基因变异等。长期大量吸烟是肺癌的最重要风险因素,吸烟量越大、开始年龄越早、吸烟年限越长则患肺癌的危险性越高。

【病理】肺癌起源于支气管黏膜上皮或肺泡上皮。肺癌的分布,右肺多于左肺,上叶多于下叶。传统上把起源肺段支气管开口以近,位置靠近肺门的肺癌称为中心型肺癌;起源于肺段支气管开口以远,位于肺周围部分的肺癌称为周围型肺癌。

肺癌通常分为小细胞肺癌和非小细胞肺癌两大类。由于小细胞肺癌在生物学行为、治疗、预后等方面与其他类型差别巨大,因此将小细胞肺癌以外的肺癌统称为非小细胞肺癌(non-small cell lung cancer,NSCLC)。目前肺癌病理学分类采用的是2015年世界卫生组织(WHO)修订的病理分型标准,其中较为常见的肺癌病理类型有以下几种:

1. **鳞状细胞癌**　与吸烟关系密切,男性占多数。大多起源于较大的支气管,常为中心型肺癌。鳞癌的分化程度不一,生长速度较缓慢,病程较长,肿块较大时可以发生中心坏死,形成厚壁空洞。通常先经淋巴转移,血行转移发生相对较晚。

2. **腺癌**　近年来发病率上升明显,已超越鳞癌成为最常见的肺癌。发病年龄普遍低于鳞癌和小细胞肺癌,多为周围型,一般生长较慢,但有时在早期即发生血行转移,淋巴转移相对较晚。

3. **小细胞癌**　与吸烟关系密切。老年男性、中心型多见。小细胞癌为神经内分泌起源,恶性程度高,生长快,很早可出现淋巴和血行转移。其对放射和化学治疗虽较敏感,但可迅速耐药,预后差。

部分肺癌病例可同时存在不同类型的癌肿组织,如腺癌和鳞癌混合,非小细胞癌与小细胞癌并存等。

【扩散及转移】

1. **直接扩散**　癌肿沿支气管壁并向支气管腔内生长,造成支气管腔部分或全部阻塞;癌肿可穿越肺叶间裂侵入相邻的肺叶;肺癌可突破脏层胸膜,造成胸膜腔种植转移;癌肿可直接侵犯胸壁、纵隔内其他组织和器官。

2. **淋巴转移**　淋巴转移是常见的扩散途径,小细胞癌和鳞癌较多见。癌细胞经支气管和肺血管周围的淋巴管道,先侵入邻近的肺段或肺叶支气管周围的淋巴结,然后到达肺门或隆突下淋巴结,或经气管旁淋巴结,最后累及锁骨上前斜角肌淋巴结和颈部淋巴结。纵隔和锁骨上以及颈部淋巴结转移一般发生在原发灶同侧,但也可以在对侧,即交叉转移。肺癌也可以在肺内、肺门淋巴结无转移情况下发生纵隔淋巴结转移,为跳跃转移。

3. **血行转移**　小细胞癌和腺癌的血行转移,较鳞癌常见。肺癌最常见的远处转移部位是肺、骨、脑、肝、肾上腺。

【临床表现】肺癌的临床表现与癌肿的部位、大小、是否压迫侵犯邻近器官以及有无转移等情况密切相关。

1. 早期肺癌特别是周围型肺癌往往无任何症状,大多在行胸片或胸部CT检查时发现。随着肿瘤的进展,出现不同的症状。临床常见症状包括:咳嗽、血痰、胸痛、发热、气促。其中最常见的症状为咳嗽,癌肿在较大的支气管内长大后,常出现刺激性咳嗽。当癌肿继续长大阻塞支气管,继发肺部感染,痰量增多,伴有脓性痰液。血痰常见于中心型肺癌,通常为痰中带血点、血丝或断续地少量咯血;大量咯血则很少见。

肺癌的症状没有特异性,凡超过两周经治不愈的呼吸道症状,尤其是血痰、干咳,或原有的呼吸道症状发生改变,要警惕肺癌的可能性。

2. 局部晚期肺癌压迫或侵犯邻近器官时可产生下列症状和体征　①压迫或侵犯膈神经,引起同侧膈肌麻痹;②压迫或侵犯喉返神经,引起声带麻痹,声音嘶哑;③压迫上腔静脉,引起上腔静脉梗阻综合征,表现为面部、颈部、上肢和上胸部静脉怒张,皮下组织水肿;④胸膜腔种植,可引起胸膜腔积液,常为血性积液,导致气促;癌肿侵犯胸膜及胸壁,还可引起持续性剧烈胸痛;⑤癌肿侵入纵隔,压迫食管,可引起吞咽困难;⑥肺上沟瘤,亦称 Pancoast 瘤(Pancoast tumor),侵入纵隔和压迫位于胸廓入口的器官或组织,如第 1 肋骨、锁骨下动脉和静脉、臂丛神经、颈交感神经等,产生剧烈胸肩痛、上肢静脉怒张、水肿、臂痛和上肢运动障碍,也可引起同侧上眼睑下垂、瞳孔缩小、眼球内陷、面部无汗等颈交感神经综合征(Horner 综合征)。

3. 远处转移的临床表现　按侵入的器官不同产生不同症状,脑转移可引起头痛、恶心或其他的神经系统症状和体征;骨转移可引起骨痛、血液碱性磷酸酶或血钙升高;肝转移可导致肝大、碱性磷酸酶、谷草转氨酶、乳酸脱氢酶或胆红素升高等;皮下转移时可在皮下触及结节。

4. 副瘤综合征　少数肺癌病例,由于肿瘤产生内分泌物质,临床上呈现非转移性的全身症状,如骨关节病综合征(杵状指、骨关节痛、骨膜增生等)、Cushing 综合征、Lambert-Eaton 综合征、男性乳腺增大、多发性肌肉神经痛等。这些症状在切除肺癌后有可能会消失。

【诊断】早期诊断具有重要意义,肺癌只有在病变早期得到诊断、治疗,才能获得较好的疗效。

1. 影像学检查方法

(1)胸部正侧位片:是临床常用的检查手段,可发现较典型的肺内病灶。中心型肺癌早期 X 线胸片可无异常征象。当癌肿阻塞支气管,受累的肺段或肺叶出现肺炎征象。支气管管腔被癌肿完全阻塞,可产生相应的肺叶或一侧全肺不张。癌肿转移到肺门及纵隔淋巴结可出现肺门阴影或纵隔阴影增宽,不张的上叶肺与肺门肿块联合可形成"反 S 征"影像。纵隔转移淋巴结压迫膈神经时,可见膈肌抬高,透视可见膈肌反常运动。气管隆突下肿大的转移淋巴结,可使气管分叉角度增大。晚期病例还可看到胸膜腔积液或肋骨破坏。

(2)CT:胸部 CT 图像避免了病变与正常组织互相重叠,可发现一般 X 线检查隐藏区的病变(如肺尖、脊柱旁、心脏后、纵隔等处)。因其薄层扫描,密度分辨率很高,可以显示直径更小,密度更低的病变。CT 不但可以显示病灶的局部影像特征,还可以评估肿瘤范围、肿瘤与邻近器官关系、淋巴结转移状况,为制定肺癌的治疗方案提供重要依据。低剂量胸部 CT 是目前肺癌筛查最有效的手段,可以发现肺内的早期病变。通过早发现、早诊断、早治疗,从而降低肺癌病人的死亡率。

肺癌常见的 CT 征象有:分叶征、毛刺征、空泡征、空气支气管像、肿瘤滋养动脉、血管切迹和集束征、胸膜凹陷或牵拉征、偏心空洞等征象。部分早期肺腺癌在 CT 中可表现为磨玻璃样病灶(ground-glass opacity,GGO)。中心型肺癌 CT 表现为肺门肿块,还可表现支气管内占位、管腔狭窄、阻塞、管壁增厚,同时伴有肺门增大,及阻塞性肺炎或肺不张等改变。

(3)PET:是利用正常细胞和肿瘤细胞对放射性核素标记的脱氧葡萄糖的摄取不同而显像,恶性肿瘤的糖代谢高于正常细胞,表现为局部放射性浓聚。PET 检查可用于肺结节的鉴别诊断、肺癌分期、转移灶检测、疗效评价、肿瘤复发转移监测等。近年来发展的 PET-CT,结合了 PET 与 CT 的优点,弥补了 PET 对病灶精确定位的困难,提高了诊断的效能及准确性。

(4)MRI:并非肺癌诊断的常用检查手段,但对肺上沟瘤(Pancoast 肺癌)需显示胸壁侵犯及锁骨下血管和臂丛神经受累情况,MRI 可提供更准确的诊断信息。此外对碘过敏不能行增强 CT 扫描的病例可考虑行 MRI 检查。

(5)超声:对于肺癌分期具有重要意义,除腹部超声(主要是肝和肾上腺)外,对胸腔积液定位、锁骨上区淋巴结等也是重要的辅助检查手段。

(6)骨扫描:采用^{99m}Tc 标记的二膦酸盐进行骨代谢显像是肺癌骨转移筛查的重要手段。

2. 有助于明确病理的检查方法

(1)痰细胞学检查:肺癌脱落的癌细胞可随痰液咳出,痰细胞学检查找到癌细胞,可以明确诊断。

中央型肺癌,特别是伴有血痰的病例,痰中找到癌细胞的机会较高。临床可疑肺癌者,应连续送检痰液3次或3次以上做细胞学检查。

（2）支气管镜检查:临床怀疑的肺癌病例应常规进行支气管镜检查,其主要目的是:①观察气管和支气管中的病变,并取得病理证据(包括在直视下钳取、刷检、肺泡灌洗);②病灶准确定位,对制定手术切除范围、方式有重要意义;③发现可能同时存在的气管内原发癌。近年新出现的自发荧光电子支气管镜技术能进一步提高对肉眼未能观察到的原位癌或隐性肺癌的诊断。

（3）支气管内超声引导针吸活检术(endobronchial ultrasound-guided transbronchial needle aspiration,EBUS-TBNA):通过气管镜,在超声引导下,对纵隔或肺门淋巴结进行细针穿刺针吸活检,用于肺癌病理获取和淋巴结分期。与纵隔镜检查相比,它具有更加微创的优势。

（4）纵隔镜检查:全麻下经颈部或胸骨旁局部切口,直视下对气管周围、隆突下区域淋巴结做组织活检,明确有无淋巴结转移。纵隔镜取材量大,诊断准确率高,如临床需要,应积极采用。

（5）经胸壁针吸细胞学或组织学检查(transthoracic needle aspiration,TTNA):对于肺部的病变,尤其是靠近周边的肿块,常规的痰细胞学或支气管镜等检查难以确诊的病例,可考虑行TTNA。这项检查在CT或B超引导下进行经胸壁穿刺针吸活检,有引起气胸、出血的可能,少数可能会引起针道种植转移,故通常只用于无手术指征的肺癌病人病理取材,以协助指导放、化疗方案的制订。

（6）胸水检查:对于怀疑肺癌转移所致胸水,可抽取胸水做涂片检查,寻找癌细胞。

（7）转移病灶活检:怀疑转移的体表淋巴结(如锁骨上淋巴结),或皮下结节,可切取病灶组织作病理切片检查,或穿刺抽取组织作涂片检查,以明确诊断。

（8）胸腔镜检查:在其他检查未能取得病理诊断且临床高度怀疑肺癌时可考虑电视胸腔镜手术(video-assisted thoracic surgery,VATS)全面探查胸腔内情况,针对胸膜病变、肺的弥漫性病变、肺外周小结节、肺门纵隔淋巴结等进行活检,明确病理诊断及分期,并可同时完成治疗性切除手术。

【TNM分期】肺癌的分期对临床治疗方案的选择具有重要指导意义。国际抗癌联盟按照肿瘤(T),淋巴结转移(N)和远处转移(M)情况将肺癌加以TNM分期。目前各国采用的是第八版国际肺癌TNM分期(表26-1)。该分期适用于非小细胞肺癌和小细胞肺癌,以前小细胞肺癌所用的"局限期"和"广泛期"两分法已不适用。不同分期的预后差别较大,非小细胞肺癌ⅠA期5年生存率为80%～90%,而Ⅳ期肺癌的5年生存率则不到10%。

表26-1　2016年第8版国际肺癌分期标准

分期		T	N	M
隐匿性癌		T_x	N_0	M_0
0期		Tis	N_0	M_0
Ⅰ期	ⅠA	T_1	N_0	M_0
	ⅠB	T_{2a}	N_0	M_0
Ⅱ期	ⅡA	T_{2b}	N_0	M_0
		T_1	N_1	M_0
	ⅡB	T_{2a}	N_1	M_0
		T_{2b}	N_1	M_0
		T_3	N_0	M_0
Ⅲ期	ⅢA	T_1,T_2	N_2	M_0
		T_3	$N_{1,2}$	M_0
	ⅢB	T_4	$N_{0,1}$	M_0
		T_4	N_2	M_0
		任何T	N_3	M_0
Ⅳ期		任何T	任何N	M_1

【鉴别诊断】 肺癌按肿瘤发生部位、病理类型和不同分期,在临床上可以有多种表现,常需要和下列疾病鉴别。

1. 肺结核

(1) 肺结核球:易与周围型肺癌混淆。肺结核球多见于青年,一般病程较长,发展缓慢。病变常位于上叶尖后段或下叶背段。X 线平片上块影密度不均匀,可见到稀疏透光区和钙化点,肺内常另有散在性结核病灶。

(2) 粟粒性肺结核:易与某些肺腺癌混淆。粟粒性肺结核常见于青年,全身毒性症状明显,抗结核药物治疗可改善症状,病灶逐渐吸收。

(3) 肺门淋巴结结核:在 X 线平片上表现为肺门块影,可误诊为中心型肺癌。肺门淋巴结结核多见于青少年,常有结核感染症状,很少有咯血。

肺癌可以与肺结核合并存在。二者的临床症状和 X 线征象相似,易被误诊,以致延误肺癌的早期诊断与治疗。对于中年以上肺结核病人,在原有肺结核病灶附近或其他肺内出现密度较浓的块状阴影、肺叶不张、一侧肺门阴影增宽,以及在抗结核药物治疗过程中肺部病灶未见好转反而逐渐增大等情况,应引起高度怀疑,考虑肺癌的可能,需进一步作检查以鉴别。

2. 肺炎症

(1) 支气管肺炎:肺癌产生的阻塞性肺炎,易被误诊为支气管肺炎。支气管肺炎发病较急,感染症状比较明显。X 线平片上表现为边界模糊的片状或斑点状阴影,密度不均匀,且不局限于一个肺段或肺叶。经抗菌药物治疗后,症状迅速消失,肺病变吸收也较快。

(2) 肺脓肿:肺癌中央部分坏死液化形成时,X 线平片表现易与肺脓肿混淆。肺脓肿在急性期有明显感染症状,痰量多,呈脓性,X 线平片上空洞壁较薄,内壁光滑,常有液平面,脓肿周围的肺组织或胸膜常有炎性变。支气管造影空洞多可充盈,并常伴有支气管扩张。癌性空洞常表现为偏心,厚壁,内壁不规则。

3. 肺其他肿瘤

(1) 肺良性肿瘤:如错构瘤、纤维瘤、软骨瘤等有时需与周围型肺癌鉴别。一般肺良胜肿瘤病程较长,生长缓慢,临床上大多没有症状。在 X 线平片上呈现接近圆形的块影,密度均匀,可以有钙化点,轮廓整齐,多无分叶状。

(2) 支气管腺瘤:是一种低度恶性的肿瘤。发病年龄比肺癌早,女性发病率较高。临床表现可以与肺癌相似,常反复咯血。X 线平片上的表现,有时也与肺癌相似。经支气管镜检查,诊断未能明确者宜尽早行胸腔镜或剖胸探查术。

(3) 炎性假瘤:慢性非特异性炎症疾病引起的类瘤样病变,青壮年居多,病人多无症状,X 线平片表现为边界清楚的结节状影,阴影近侧可伴有指向肺门的粗大肺纹理,为炎症吸收不全所致。

【治疗】 肺癌的治疗方法主要有外科手术治疗、放射治疗、化学药物治疗、靶向治疗、免疫治疗等。小细胞肺癌和非小细胞肺癌在治疗原则有很大的不同。小细胞肺癌远处转移早,除早期($T_{1-2}N_0M_0$)的病人适于手术治疗外,其他应以非手术治疗为主。而非小细胞肺癌则依据确诊时的 TNM 分期治疗(表 26-2)。

表 26-2　非小细胞肺癌分期治疗原则

TNM 分期	一般治疗原则
ⅠA	手术治疗
ⅠB	手术治疗±术后化疗
Ⅱ	手术治疗+术后化疗
ⅢA	多学科综合治疗:化疗、放疗±手术治疗
ⅢB	多学科综合治疗:化疗、放疗
Ⅳ	综合治疗,根据基因突变情况考虑靶向治疗、化疗或免疫治疗

1. **手术治疗**   早期肺癌外科手术治疗通常能达到治愈效果。手术治疗的适应证是Ⅰ、Ⅱ期和部分经过选择的ⅢA期(如 $T_3N_1M_0$)的非小细胞肺癌。已明确纵隔淋巴结转移(N_2)的病人,手术可考虑在(新辅助)化疗/放化疗后进行。ⅢB、Ⅳ期肺癌,除个别情况外,手术不应列为主要的治疗手段。除考虑肿瘤因素外,病人心肺等重要器官需有足够的功能储备以耐受手术。

肺癌手术方式首选解剖性肺叶切除和淋巴结清扫。但由于肿瘤或病人耐受性因素,又有扩大切除和局部切除。扩大切除,指需切除范围不仅局限于一个肺叶的术式,如双肺叶切除、支气管袖状肺叶切除术、肺动脉袖状肺叶切除术、一侧肺切除(全肺切除)、心包内处理肺血管和(或)合并部分左心房切除的全肺切除等。扩大切除的风险远高于标准肺叶切除,因此手术适应证的筛选宜谨慎。局部切除术,指切除范围小于一个肺叶的术式,包括肺段切除术和楔形切除术。其优点是手术风险低,但与标准的肺叶切除相比局部复发率增加,主要用于非常早期的肺癌和耐受不良的老年病人。

目前常用的手术方法包括传统的开胸直视手术(经后外侧切口,胸部小切口等切口入胸)和胸腔镜手术(VATS)。VATS仅用1~3个1~3cm长切口,替代传统开胸直视手术的20~30cm切口,创伤小,恢复快,且效果好,已成为我国肺癌外科治疗的主要手术方法。

2. **放射治疗**   是肺癌局部治疗手段之一。对有纵隔淋巴结转移的肺癌,全剂量放射治疗联合化疗是主要的治疗模式;对有远处转移的肺癌,放射治疗一般用于对症治疗,是姑息治疗方法。一些早期肺癌病人,因高龄或心肺等重要器官不能耐受手术者,放射治疗也可作为一种局部治疗手段。手术后放射治疗用于处理术后的切缘残留或局部晚期的病例。在各种类型的肺癌中,小细胞癌对放射疗法敏感性较高,鳞癌次之。

3. **化学治疗**   肺癌的化学治疗分为新辅助化疗(术前化疗)、辅助化疗(术后化疗)和系统性化疗。肺癌的标准化疗方案是包含铂类药(顺铂或卡铂)的两药联合方案。方案的选择取决于病理类型和病人情况。身体耐受差也可选择单药化疗。辅助化疗疗程一般是4个周期。

4. **靶向治疗**   针对肿瘤特有的和依赖的驱动基因异常进行的治疗称为靶向治疗。它具有针对性强、对该肿瘤具有较好的疗效,且副作用轻。目前,在肺癌领域的得到应用的靶点主要有表皮生长因子受体(EGFR)、血管内皮生长因子(VEGF)和间变淋巴瘤激酶(ALK)等。包括中国在内的东亚肺腺癌病人群中,特别是女性、非吸烟者,EGFR基因突变比例超过50%,是最重要的治疗靶点。

携带驱动基因异常的晚期肺癌病人接受靶向治疗的有效率和疾病控制时间远高于传统化疗,部分病人可长期生存。新一代靶向药物也在不断研发,覆盖更多的驱动基因,克服旧有药物的耐药,使病人获得更长的生存。

5. **免疫治疗**   主要针对抑制T细胞的程序性细胞死亡分子1(PD-1)及其受体(PD-L1)通路的单克隆抗体药物,可以纠正被肺癌细胞表达的PD-L1分子抑制的免疫反应,从而特异性杀伤肿瘤。可使少数晚期病人可获得远期生存。

其他治疗还有中医中药治疗。目前所有的各种治疗肺癌的方法效果均不令人满意,具体的治疗方案应根据肺癌病理类型、TNM分期和病人的心肺功能和全身情况以及其他有关因素等,进行认真详细的综合分析后再作决定,采用多学科综合治疗。

二、肺良性肿瘤

肺或支气管良性肿瘤比较少见,临床上相对较为常见的有错构瘤、软骨瘤、纤维瘤、平滑肌瘤、血管瘤和脂肪瘤、支气管囊腺瘤或乳头状瘤等。

肺错构瘤是较为常见的肺良性肿瘤,由支气管壁各种正常组织错乱组合而形成的良性肿瘤,一般以软骨为主,也可以有腺体、纤维组织、平滑肌和脂肪等。具有完整的包膜,生长缓慢。大多发生在肺的边缘部分,靠近胸膜或肺间裂处。多见于男性青壮年。一般不出现症状,往往在胸部X线检查时发现。肿瘤呈圆形、椭圆形或分叶状块影,边界清楚,可以有钙化点,典型的表现为爆米花样钙化。

治疗方法是肺楔形切除术或肺叶切除术。位置在肺表浅部分,而肿瘤又较小者,也可作肿瘤摘除术。

三、肺转移性肿瘤

肺是恶性肿瘤常见的转移部位,据统计死亡于恶性肿瘤的20%～30%的病例有肺转移。常见的原发恶性肿瘤有胃肠道、泌尿生殖系统、肝、甲状腺、乳腺、骨、软组织、皮肤的癌肿和肉瘤等。恶性肿瘤发生肺转移的时间早晚不一,大多数病例在原发癌肿出现后3年内转移。有的病例可以在原发肿瘤治疗后5年以上才发生肺转移。少数病例,则在查出原发癌肿之前,先发现肺转移病变。随着恶性肿瘤治疗后生存时间的延长及定期复查,肺转移瘤的发生率和发现率在逐渐增加。

【临床表现】除原发肿瘤症状外大多数没有明显的特殊临床症状,一般在随访原发肿瘤的病人中,进行胸部X线平片检查时始被发现。少数病例可以有咳嗽、血痰、发热和呼吸困难等症状。

【诊断】肺转移瘤的影像学特点为:多发、大小不一、密度均匀、轮廓清楚的圆形周围病灶。少数病例,肺内只有单个转移病灶,X线平片表现与周围型原发肺癌相似。根据胸部X线平片和胸部CT表现,结合原发癌症的诊断或病史,一般可对肺转移性肿瘤做出初步诊断,但确诊还需病理证实。

【治疗】肺转移癌手术需要具备以下四项条件:①原发肿瘤已得到比较彻底的治疗或控制;②身体其他部位没有转移;③肺部转移瘤能被全部切除;④病人可耐受相应的手术。

手术方法:肺转移瘤手术常用的方法是肺楔形切除术。在肿瘤较大,或靠近肺门时可以考虑肺段切除术或肺叶切除术,但全肺切除术应特别慎重。双侧病变可考虑同期或分期手术。

【预后】肺转移瘤手术疗效受多种因素影响,不能完全切除预后较差;原发瘤切除到转移瘤出现的间隔时间越长,预后越好;转移灶的数目越多预后越差;机体免疫状态、原发瘤的生物学行为对术后疗效也有很大影响,其中结肠癌的肺转移瘤切除后预后相对较好。

第四节 气 管 肿 瘤

气管肿瘤(trachea tumor)分为良性气管肿瘤和恶性气管肿瘤。恶性气管肿瘤又分为原发性和继发性气管肿瘤。儿童气管肿瘤中良性多见,成人气管肿瘤中恶性多见,男女发病率相当,常见于30～50岁。

【病理】气管良性肿瘤组织学上包括:乳头状瘤、软骨瘤和纤维瘤等。

气管恶性肿瘤组织学上分为三类:①上皮来源的肿瘤,主要包括鳞状细胞癌、腺样囊性癌、类癌、腺癌和黏液表皮样癌等;②间叶来源的肿瘤,包括软骨肉瘤、纤维肉瘤和平滑肌肉瘤等;③淋巴瘤,包括非霍奇金淋巴瘤和霍奇金淋巴瘤。

气管恶性肿瘤中鳞状细胞癌最常见,吸烟者多见,约占气管恶性肿瘤的50%,可在气管的各段发生,膜部多见,多呈菜花样生长,易溃烂及阻塞管腔,病情发展较快,易外侵。腺样囊性癌次之,约占30%,多见于气管的上1/3,低度恶性,生长较慢,预后相对较好。

气管恶性肿瘤的转移途径主要是淋巴转移,血行转移发生率较低。

【临床表现】气管肿瘤的症状主要取决于肿瘤的大小、生长速度、活动度、是否破溃以及气管狭窄的程度。临床表现主要包括:①咳嗽、咯血;②呼吸困难、喘憋和喘鸣;③反复发作的肺炎;④晚期可有声音嘶哑和吞咽困难等;⑤远处转移症状。

【诊断】气管肿瘤早期临床症状和体征不典型。长期慢性刺激性干咳伴进行性呼吸困难,或反复发生肺炎或哮喘,药物治疗无效时,应警惕气管肿瘤。

胸部CT是气管肿瘤最好的影像学检查方法,表现为气管腔内的软组织密度肿块,多为偏心性,伴气管壁增厚,管腔不规则狭窄。有时可见气管旁淋巴结肿大,提示肿瘤转移可能。CT三维重建可更清晰的显示肿瘤的形态。支气管镜检查是气管肿瘤的另一项常用重要的检查方法,可明确肿瘤的部位、大小、形态和管腔阻塞的程度,初步判断良恶性,并取活检,明确病理。如气管肿瘤较大,则术前还应进行食管造影或食管镜检查,以明确食管是否受侵,评价手术切除的可行性,并与来源于食管的肿瘤鉴别。

【治疗】气管肿瘤原则上首选以切除重建为主的手术治疗,其他治疗手段包括支气管内镜下的肿瘤切除、腔内支架置入、放疗等。

1. **手术治疗** 对于气管恶性肿瘤,或内镜下难以完整切除的良性肿瘤,应争取行气管的切除重建术。气管袖式切除端端吻合术是最常见的手术方式,早期手术预后良好。气管隆突部位的肿瘤或支气管肿瘤累及隆突的,可行气管隆突切除重建术。

术前准确评估病变的范围及气管可切除的长度非常重要。气管切除长度5cm以内的可以一期吻合重建。病变过于广泛者,术后气管吻合口张力过大会影响愈合,可考虑人工气管置换、气管切开肿瘤切除术或气管侧壁切除成形术,再辅以放疗。气管肿瘤合并喉返神经麻痹或上腔静脉阻塞综合征,或合并远处转移的,为相对手术禁忌。

2. **内镜治疗** 对于窄基底的较小的气管良性肿瘤,可考虑内镜下切除,达到治疗目的。对于范围较大无法根治性切除的气管恶性肿瘤,在硬质气管镜或纤维支气管镜下,通过激光电灼、冷冻、氩氦刀、放射性粒子置入、气管内支架置入等手段,能对肿瘤引起的气道梗阻和出血起到治疗作用,达到减轻症状的目的。

3. **放射治疗** 可用于不适合手术切除的气管恶性肿瘤或术后辅助治疗,肿瘤过大或外侵严重无法完整切除者,可先行放射治疗,再评估手术的可行性。

(王 俊)

第二十七章 食 管 疾 病

第一节 食 管 癌

食管癌（esophageal carcinoma 或 carcinoma of the esophagus）是一种常见的上消化道恶性肿瘤，目前被列为全球第八大癌症，每年新发食管癌病例 180 万例，因食管癌死亡约 46 万。我国是世界上食管癌高发地区之一，每年新发病例约 70 万例，占全球新发病例的 39%，而死亡病例更高达 27 万例，占全球的 58%，无论是新发病例还是死亡病例均居世界之首。

【流行病学及病因学】 食管癌的发病率和死亡率各国差异很大。欧、美等国发病率很低，约为 2～5/10 万，病理类型也以食管腺癌为主。亚洲国家的发病率为 1.2～32/10 万。在我国，食管癌的发病率有其独特的地理分布特点，以太行山南段的河南、河北、山西三省交界地区的发病率最高，可达 32/10 万。此外，山东、江苏、福建、安徽、湖北、陕西、新疆等地尚有相对集中的高发区。我国的食管癌病理类型是以鳞癌占绝大多数。

食管癌的发病男性高于女性，男女比例约 1.3∶1～2.7∶1。发病年龄多在 40 岁以上，以 60～64 岁年龄组发病率最高。

食管癌的确切病因尚不清楚，但吸烟和重度饮酒已证明是食管鳞癌重要致病原因。研究显示，吸烟者食管癌的发生率增加 3～8 倍，而饮酒者增加 7～50 倍。在我国食管癌高发区，主要致癌危险因素还有亚硝胺和某些霉菌及其毒素。其他可能的病因包括：①缺乏某些微量元素及维生素；②不良饮食习惯：食物过硬、过热、进食过快；③食管癌遗传易感因素。

总之，食管癌的病因是复杂的、多方面的。有些可能是主因，有些可能是诱因，有些或许只是一些相关现象。因此有待继续深入研究。

【病理】 临床上采用美国癌症联合会（AJCC）和国际抗癌联盟（UICC）食管分段标准（第 8 版）：以原发肿瘤中心所在部位进行判定（图 27-1）：①颈段：自食管入口（环状软骨水平）至胸骨切迹，距门齿约 20cm。②胸段：从胸骨切迹至食管裂孔上缘，长度约 25cm，又被分为上、中、下三段。胸上段从胸骨切迹至奇静脉弓下缘，距门齿约 25cm；胸中段从奇静脉弓下缘至下肺静脉下缘，距门齿约 30cm；胸下段从下肺静脉下缘至食管裂孔上缘，距门齿约 40cm。③腹段：为食管裂孔上缘至胃食管交界处，距门齿约 42cm。

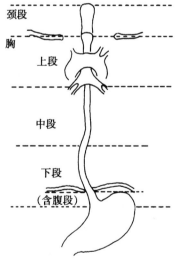

图 27-1　食管的分段

胸中段食管癌较多见，下段次之，上段较少。高发区（例如中国）以鳞癌为主，占 80% 以上，非高发区（美国和欧洲）的腺癌已超过鳞癌，占 70% 以上。胃食管交界部癌可向上延伸累及食管下段，当肿瘤中点距离贲门 ≤2cm 时，依据食管癌分期；当肿瘤中点距离贲门远端 >2cm 时，依据胃癌分期。

早期病变多限于黏膜（原位癌），表现为黏膜充血、糜烂、斑块或乳头状，少见肿块。至中、晚期癌肿长大，逐渐累及食管全周，肿块突入腔内，还可穿透食管壁全层，侵入纵隔和心包。

按病理形态，临床上食管癌可分为四型：①髓质型：管壁明显增厚并向腔内外扩展，使癌瘤的上下端边缘呈坡状隆起。多数累及食管周径的全部或绝大部分。切面呈灰白色均匀致密的实体肿块。

②蕈伞型:瘤体呈卵圆形扁平肿块状,向腔内呈蘑菇样突起。隆起的边缘与其周围的黏膜境界清楚,瘤体表面多有浅表溃疡,其底部凹凸不平。③溃疡型:瘤体的黏膜面呈深陷而边缘清楚的溃疡。溃疡的大小和外形不一,深入肌层,阻塞程度较轻。④缩窄型:瘤体形成明显的环行狭窄,累及食管全部周径,较早出现阻塞症状。

扩散及转移:癌肿最先向黏膜下层扩散,继而向上、下及全层浸润,很易穿透疏松的外膜侵入邻近器官。癌转移主要经淋巴途径:首先进入黏膜下淋巴管,通过肌层到达与肿瘤部位相应的区域淋巴结。颈段癌可转移至喉后、颈深和锁骨上淋巴结;胸段癌转移至食管旁淋巴结后,可向上转移至胸顶纵隔淋巴结,向下累及贲门周围的膈下及胃周淋巴结,或沿着气管、支气管至气管分叉及肺门。血行转移发生较晚。

AJCC 和 UICC 食管癌 TNM 分期标准(第 8 版)见表 27-1。

表 27-1　食管癌和胃食管交界癌国际 TNM 分期标准第 8 版(AJCC/UICC)

分类	标　　准
T 分期	原发肿瘤
T_x	肿瘤不能确定
T_0	无原发肿瘤证据
Tis	重度不典型增生(定义为恶性细胞未突破基底膜)
T_1	肿瘤侵及黏膜固有层、黏膜肌层或黏膜下层
T_{1a}	肿瘤侵及黏膜固有层或黏膜肌层
T_{1b}	肿瘤侵及黏膜下层
T_2	肿瘤侵及食管肌层
T_3	肿瘤侵及食管外膜
T_4	肿瘤侵及食管周围结构
T_{4a}	肿瘤侵及胸膜、心包、奇静脉、膈肌或腹膜
T_{4b}	肿瘤侵及其他邻近器官,如主动脉、椎体或气管
N 分期	区域淋巴结
N_x	区域淋巴结转移不能确定
N_0	无区域淋巴结转移
N_1	1~2 枚区域淋巴结转移
N_2	3~6 枚区域淋巴结转移
N_3	≥7 枚区域淋巴结
M 分期	远处转移
M_0	无远处转移
M_1	有远处转移
腺癌 G 分期	
G_x	分化程度不能确定
G_1	高分化癌,>95% 的肿瘤组织由分化好的腺体组成
G_2	中分化癌,50%~95% 的肿瘤组织显示腺体形成
G_3	低分化癌,肿瘤组织由片状和巢状细胞组成,其中形成腺体结构的细胞成分<50%
鳞癌 G 分期	
G_x	分化程度不能确定
G_1	高分化癌,有明显的角化珠结构及较少量的非角化基底样细胞成分,肿瘤细胞呈片状分布,有丝分裂少
G_2	中分化癌,呈现出各种不同的组织学表现,从角化不全到角化程度很低再到角化珠基本不可见
G_3	低分化癌,主要由基底样细胞组成的大小不一的巢状结构,内有大量中心性坏死;由片状或铺路石样肿瘤细胞组成的巢状结构,其中偶见少量的角化不全细胞或角化的细胞

【临床表现】早期食管癌症状不明显，吞咽粗硬食物时可能偶有不适，如胸骨后烧灼样、针刺样或牵拉摩擦样疼痛。食物通过缓慢，并有停滞感或异物感。哽噎停滞感常通过吞咽水后缓解消失。症状时轻时重，进展缓慢。

中晚期食管癌的典型症状为进行性吞咽困难，即先是难咽固体食物，继而半流质食物，最后液体也不能咽下。病人逐渐消瘦、脱水、无力。持续胸痛或背痛表示癌已侵犯食管外组织。当癌肿梗阻所引起的炎症水肿暂时消退，或部分癌肿脱落后，梗阻症状可暂时减轻，常误认为病情好转。食管癌还可外侵周围器官和组织出现不同临床症状，例如侵犯喉返神经可出现声音嘶哑；压迫颈交感神经节可产生 Horner 综合征；侵入气管、支气管，可形成食管-气管瘘，出现吞咽水或食物时剧烈呛咳，并发生呼吸系统感染。由于长期不能正常进食最终出现恶病质状态。若有肝、脑等脏器转移，可出现相应症状。

体格检查时应特别注意锁骨上有无肿大淋巴结、肝有无肿块和有无腹水、胸水等远处转移体征。

【诊断】对可疑病例应行食管气钡双重造影。早期可见：①食管黏膜皱襞紊乱、粗糙或有中断现象；②小的充盈缺损；③局限性管壁僵硬，蠕动中断；④小龛影。中、晚期有明显的不规则狭窄和充盈缺损，管壁僵硬。有时狭窄上方食管管有不同程度的扩张。

纤维胃镜检查可见食管腔内肿物，多呈菜花样改变，病变活检可以确诊。对于食管黏膜浅表性病变可行碘染色检查法鉴别良恶性病变，即将碘溶液喷布于食管黏膜上。正常食管鳞状上皮因含糖元，与碘反应呈棕黑色，而肿瘤组织因癌细胞内的糖原消耗殆尽，故仍呈碘本身的黄色。

采用食管超声内镜检查（EUS）可以通过确定食管癌的浸润深度以及有无纵隔淋巴结转移进行术前 T 分期及 N 分期。胸、腹部 CT 扫描、头颅核磁以及骨扫描可以帮助确定食管癌外侵及远处转移，多用于 N 分期和 M 分期。

【鉴别诊断】食管癌应与食管良性肿瘤、贲门失弛缓症和食管良性狭窄相鉴别。临床表现可参考有关章节。诊断方法主要依靠食管吞钡造影、纤维胃镜检查和食管测压。

【预防】具体措施有：①病因学预防：改变不良生活习惯；②发病学预防：积极治疗食管上皮增生、处理癌前病变，如食管炎、息肉、憩室等；③大力开展防癌宣传教育，普及抗癌知识，在高发区人群中作普查、筛检。

【治疗】食管癌的治疗原则是多学科综合治疗，即包括手术、放射治疗和化学治疗。

1. 早期食管癌及癌前病变可以采用内镜下治疗，包括射频消融、冷冻治疗、内镜黏膜切除术（EMR）或内镜黏膜下剥离术（ESD）治疗，但应严格掌握手术适应证。

2. **手术治疗**　是可切除食管癌的首选治疗方法。术前应进行准确的 TNM 分期。手术方式是肿瘤完全性切除（切除的长度应在距癌瘤上、下缘 5～8cm 以上）、消化道重建和胸、腹两野或颈、胸、腹三野淋巴结清扫。

手术适应证：①Ⅰ、Ⅱ期和部分Ⅲ期食管癌（$T_3N_1M_0$ 和部分 $T_4N_1M_0$）；②放疗后复发，无远处转移，一般情况能耐受手术者；③全身情况良好，有较好的心肺功能储备；④对较长的鳞癌估计切除可能性不大而病人全身情况良好者，可先采用术前放化疗，待瘤体缩小后再做手术。

手术禁忌证：①Ⅳ期及部分Ⅲ期食管癌（侵及主动脉及气管的 T_4 病变）。②心肺功能差或合并其他重要器官系统严重疾病，不能耐受手术者。

食管癌切除的手术入路包括单纯左胸切口、右胸和腹部两切口、颈-胸-腹三切口、胸腹联合切口，以及不开胸经食管裂孔钝性食管拔脱术等不同术式。目前临床常用经右胸的两切口或三切口入路，因其更符合肿瘤学原则。消化道重建的部位也因为食管癌的位置而有所不同，食管下段癌的吻合口部位通常在主动脉弓上，而食管中段或上段癌则吻合口多选择颈部（图 27-2）。消化道重建中最常用的食管替代物是胃，也可根据病人个体情况选择结肠和空肠（图 27-3）。目前以胸（腹）腔镜为代表的微创技术广泛应用于食管癌外科。各种术式的选择取决于病人的病情和肿瘤的部位。吻合口瘘是较严重的术后并发症之一，其他并发症包括吻合口狭窄、乳糜胸、喉返神经损伤等。

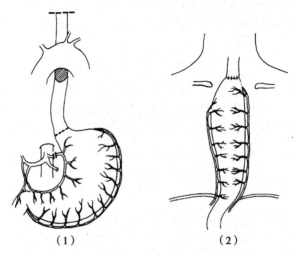

图27-2　食管癌切除术后胃代食管术

（1）上、中段食管癌的食管切除范围　（2）胃代食管、颈部吻合术

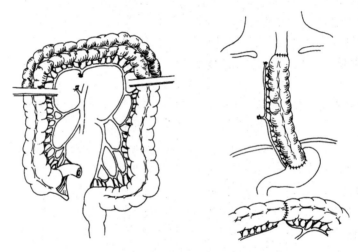

图27-3　横结肠代食管术

对晚期食管癌无法手术者,为改善生活质量,可行姑息性减状手术,如食管腔内置管术、胃造瘘术等。

近年来,食管癌术前放化疗(新辅助放化疗)取得了较好的效果,不但提高了手术切除率,也改善了远期生存,适合于部分局部晚期食管癌。

目前食管癌的切除率为58%～92%,手术并发症发生率为6.3%～20.5%;切除术后5年和10年生存率分别为8%～30%和5.2%～24%。

3. 放射疗法　①术前放疗:可增加手术切除率,提高远期生存率。一般放疗结束2～3周后再作手术。②术后放疗:对术中切除不完全的残留癌组织在术后3～6周开始术后放疗。③根治性放疗:多用于颈段或胸上段食管癌;也可用于有手术禁忌证且病人尚可耐受放疗者。三维适形放疗是目前较先进的放疗技术。

4. 化学治疗　食管癌化疗分为姑息性化疗、新辅助化疗(术前)、辅助化疗(术后)。化学治疗必须强调治疗方案的规范化和个体化。采用化疗与手术治疗相结合或与放疗相结合的综合治疗,有时可提高疗效,或使食管癌病人症状缓解,存活期延长。但要定期检查血象,并注意药物不良反应。

5. 放化疗联合 局部晚期食管癌但无全身远处转移可以进行新辅助同步或序贯放化疗,然后重新评估疗效以决定是否外科手术治疗或继续根治性放化疗。

【随访】食管癌的总体五年生存率约20%左右。对于新发食管癌病人应建立完整病案和相关资料档案,治疗后定期随访。

第二节　食管良性肿瘤

食管良性肿瘤(benign esophageal tumors)少见,按其组织发生来源可分为腔内型(息肉及乳头状瘤)、黏膜下型(血管瘤及颗粒细胞成肌细胞瘤)及壁间型(食管平滑肌瘤或食管间质瘤)。后者约占食管良性肿瘤的3/4。

食管良性肿瘤病人的症状和体征主要取决于肿瘤的部位和大小。较大的肿瘤可以不同程度地堵塞食管腔,出现吞咽困难、呕吐和消瘦等症状。很多病人伴有吸入性肺炎、胸骨后压迫感或疼痛感。血管瘤病人可发生出血。

食管良性肿瘤病人,不论有无症状,通过影像学检查(钡餐造影和胸部CT扫描)和内镜检查可以作出诊断。发病最多的有食管平滑肌瘤和食管间质瘤,因发生于肌层,故黏膜完整,肿瘤大小不一,呈椭圆形、生姜形或螺旋形。食管钡餐检查可出现"半月状"压迹。食管镜检查可见肿瘤表面黏膜光滑、正常。这时,切勿进行食管黏膜活检致黏膜破损。

一般而言,食管良性肿瘤均可通过外科手术治疗。对腔内型小而长蒂的肿瘤可经内镜摘除。对壁内型和黏膜下型肿瘤,一般可行胸腔镜或开胸手术切除。术中小心保护食管黏膜防止破损。

食管良性肿瘤的手术效果满意,预后良好,恶变者罕见。

第三节　腐蚀性食管灼伤

腐蚀性食管灼伤(erosive burn of esophagus)多为误吞强酸或强碱等化学腐蚀剂引起食管化学性灼伤。强碱产生较严重的溶解性坏死;强酸则产生蛋白凝固性坏死。

【病理】食管化学灼伤的严重程度,决定于吞服化学腐蚀剂的类型、浓度、剂量、食管的解剖特点、伴随的呕吐情况以及腐蚀剂与组织接触的时间。

吞服化学腐蚀剂后,灼伤的部位常不止限于食管,还包括口咽、喉、胃或十二指肠。通常腐蚀剂与食管三个生理狭窄段接触的时间最长,因此常在这些部位发生较广泛的灼伤。

根据灼伤的病理程度可分为以下几类:①Ⅰ度:食管黏膜表浅充血水肿,经过脱屑期后7~8天而痊愈,不遗留瘢痕。②Ⅱ度:灼伤累及食管肌层。在急性期组织充血、水肿、渗出,组织坏死脱落后形成溃疡。3~6周内发生肉芽组织增生。以后纤维组织形成瘢痕而导致狭窄。③Ⅲ度:食管全层及其周围组织凝固坏死,可导致食管穿孔和纵隔炎。

灼伤后病理过程大致可分为三个阶段。第一阶段即在伤后最初几天内发生炎症、水肿或坏死。常出现早期食管梗阻症状。第二阶段约在伤后1~2周,坏死组织开始脱落,出现软的、红润的肉芽组织。梗阻症状常可减轻。这时食管壁最为薄弱,约持续3~4周。第三阶段瘢痕及狭窄形成,并逐渐加重。病理演变过程可持续数周至数月,但超过1年后再发生狭窄者少见。瘢痕狭窄的好发部位常在食管的生理狭窄处。

【临床表现】误服腐蚀剂后,立即引起唇、口腔、咽、胸骨后以及上腹部剧烈疼痛,随即有反射性呕吐,呕出物常带血性。若灼伤涉及会厌、喉及呼吸道,可出现咳嗽、声音嘶哑、呼吸困难。严重者可出现昏迷、虚脱、发热等中毒症状。瘢痕狭窄形成后可导致食管部分或完全梗阻。因不能进食,后期常出现营养不良、脱水、消瘦、贫血等。如为小儿,其生长发育也会受到影响。

【诊断】　依据有吞服腐蚀剂病史以及上述有关临床表现,体检发现口咽部有灼伤表现,即可确立诊断。但有时口咽部有无灼伤表现不一定能证明食管有无灼伤,故必要时要通过食管造影确诊。胸骨后疼痛、背或腹痛应排除食管或胃穿孔。晚期行食管造影能明确狭窄的部位和程度。

【治疗】

1. **急诊处理程序如下**　①采集病史,明确所服腐蚀剂的种类、时间、浓度和量。②迅速判断病人一般情况,特别是呼吸系统和循环系统状况。保持呼吸道通畅,必要时气管切开。尽快建立静脉通道。③尽早吞服植物油或蛋白水,以保护食管和胃黏膜。无条件时可吞服生理盐水或清水稀释。慎用酸碱中和的方法,因化学反应产生的热可造成二次损伤。④积极处理并发症,包括喉头水肿、休克、胃穿孔、纵隔炎等。⑤防止食管狭窄,早期使用糖皮质激素和抗生素,可减轻炎症反应、预防感染、减缓纤维组织增生及瘢痕形成。对疑有食管、胃穿孔者禁用激素。是否放置食管支架或食管加压法防止狭窄,目前尚有争议。

2. **扩张疗法**　宜在伤后 2~3 周后食管急性炎症、水肿开始消退后进行。食管扩张应定期重复进行。

3. **手术疗法**　对严重长段狭窄及扩张疗法失败者,可采用手术治疗。将狭窄段食管旷置或切除,以胃、空肠或结肠代食管。替代物上提途径可经胸腔、胸骨后或皮下。

(李　辉)

第四节　食管运动功能障碍

一、贲门失弛缓症

贲门失弛缓症(achalasia)是指吞咽时食管体部无蠕动,食管下括约肌松弛不良,临床表现为间断性吞咽困难。多见于 20~50 岁,女性稍多。

【病因和病理】　病因至今未明。一般认为本病系食管肌层内神经节的变性、减少或缺如,食管失去正常的推动力。食管下括约肌不能松弛,致食物滞留于食管内。久之食管扩张、肥厚、伸长、屈曲、失去肌张力。食物淤滞,慢性刺激食管黏膜,致充血、发炎甚至发生溃疡。时间久后,极少数病人可发生癌变。

【临床表现】　主要症状为间断性咽下困难、胸骨后沉重感或阻塞感。多数病程较长,症状时轻时重,发作常与精神因素有关。热食较冷食易于通过,有时咽固体食物因可形成一定压力,反而可以通过。食管扩大明显时,可容纳大量液体及食物。在夜间可发生气管误吸,并发肺炎。

【诊断】　食管吞钡造影特征为食管体部蠕动消失,食管下端及贲门部呈鸟嘴状,边缘整齐光滑,上端食管明显扩张,可有液面。钡剂不能通过贲门。食管腔内压力测定可以确诊。食管纤维镜检查可帮助排除癌肿。

【治疗】

1. **非手术疗法**　改变饮食习惯,如少吃多餐,细嚼慢咽,避免吃过热或过冷食物。部分轻症早期病人可先试行食管扩张术。

2. **手术疗法**　食管下段贲门肌层切开术(Heller 手术)方法简单,是治疗贲门失弛症的有效方法,效果良好。肌层切开应彻底,直至黏膜膨出。肌层剥离范围约至食管周径的一半。但需注意防止切破黏膜或损伤迷走神经。也有在此手术基础上加作抗反流手术,如胃底固定术、幽门成形术等。传统开放手术通常采用经腹或经左胸入路,目前多采用经腹腔镜或胸腔镜微创方法,创伤小、恢复快。近年来,随着内镜技术的进步,部分贲门失弛症也可以通过内镜治疗。

(李　辉)

二、胃食管反流病

胃食管反流病(gastroesophageal reflux disease,GERD)是胃内容物反流至食管、口腔、咽喉、气管和(或)肺导致的一系列症状,又称胃食管气道反流综合征。我国胃食管反流病发病率在10%以上,在欧美可达20%以上,多见于中老年人群。

【症状表现】　胃食管反流病的临床表现非常多样。消化系统症状较典型,包括反酸、反食、胃灼热、嗳气、胸痛和吞咽困难等;但食管外症状易被误诊为呼吸或耳鼻喉等疾病,包括咽炎、鼻炎、中耳炎、声音嘶哑、鼾症、牙腐蚀、口腔异味,尤其是咳嗽、哮喘、胸闷气短、憋气、喉痉挛以至窒息等。并发症包括食管炎、食管狭窄、出血、Barrett食管、食管腺癌以及某些气道炎性病变和肿瘤。

该综合征可分为4期:胃食管期(A期)、咽喉期(B期)、口鼻腔期(C期)和喉气管期(D期)(图27-4)。

【诊断】　较轻症状每周出现2天或以上,中、重度症状每周出现1天以上。胃镜显示贲门松弛、食管裂孔疝(上消化道造影或CT)或有明确的胃食管反流病并发症(反流性食管炎、消化性狭窄、Barrett食管等),和(或)反流监测阳性,和(或)质子泵抑制剂诊断性治疗有效,则可诊断胃食管反流病。

【治疗】　约50%的胃食管反流病应考虑以慢性病管理,70%以上的病人抑酸等内科治疗可取得满意的疗效,约30%～35%的胃食管反流病可视为外科疾病。

手术适应证:①内科治疗失败:症状控制不理想、抑酸药不能控制的严重症状或存在药物副作用;②药物治疗有效但需要长期维持治疗:包括要求改善生活质量、不愿长期服药或认为药物治疗代价较大的;③有胃食管反流病并发症(如Barrett食管、LA-B以上食管炎、消化性狭窄等);④存在明显反流相关症状和疝相关症状的食管裂孔疝;⑤有慢性或复发性食管外症状和并发症:包括反流性哮喘、咳嗽、耳鼻咽喉症状、喉痉挛和误吸等。

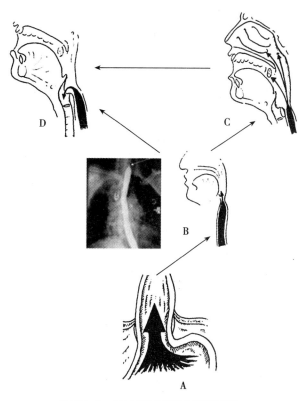

图27-4　胃食管反流病分期示意图

(汪忠镐)

第五节　食管憩室

食管壁的一层或全层局限性膨出,形成与食管腔相通的囊袋,称为食管憩室(diverticulum of the esophagus)。按其发病机制,可分为牵引型和膨出型两种。牵引型因系食管全层向外牵拉,也称真性憩室;膨出型因只有黏膜膨出,也称假性憩室。还可按憩室发生部位分为咽食管憩室、食管中段憩室和膈上憩室(图27-5)。

一、咽食管憩室

【病因和病理】　因咽下缩肌与环咽肌之间有一薄弱的三角区,加上肌活动的不协调,即在咽下缩

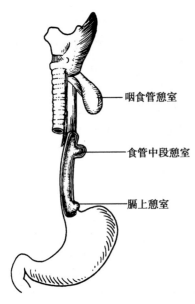

图 27-5　食管憩室的类型

肌收缩将食物下推时,环咽肌不松弛或过早收缩,致食管黏膜自薄弱区膨出,属膨出型假性憩室。

【临床表现和诊断】早期无症状。当憩室增大,可在吞咽时有咕噜声。若憩室内有食物潴留,可引起颈部压迫感。淤积的食物分解腐败后可发生恶臭味,并致黏膜炎症水肿,引起咽下困难。体检有时颈部可扪到质软肿块,压迫时有咕噜声。巨大憩室可压迫喉返神经而出现声音嘶哑。如反流食物吸入肺内,可并发肺部感染。

【诊断】食管钡餐造影或胸部 CT 扫描可以确诊。可显示憩室的部位、大小、连接部等。

【治疗】有症状的病人可行手术切除憩室,分层缝合食管壁切口或采用器械闭合切口。若一般情况不宜手术者,可每次进食时推压憩室,减少食物淤积,并于进食后喝温开水冲净憩室内食物残渣。

二、食管中段憩室

【病因和病理】气管分叉或肺门附近淋巴结炎症,形成瘢痕,牵拉食管全层。大小一般 1～2cm,可单发,也可多发。憩室颈口多较大,不易淤积食物。

【临床表现和诊断】常无症状。若发生炎症水肿时,可有咽下哽噎感或胸骨后、背部疼痛感。长期感染可导致食管憩室与肺相通,形成憩室-支气管瘘,病人可以出现肺部同一部位反复感染,还可以出现呛咳等相应症状。

【诊断】主要依靠食管钡餐造影确诊。有时作胃镜检查排除癌变。

【治疗】临床上无症状者无需手术。如果并发出血、穿孔或有明显症状者,可考虑手术治疗。游离被外牵的食管壁,予以复位或切除憩室。

三、膈上憩室

【病因和病理】食管下段近膈上处,从平滑肌层的某一薄弱处,因某种原因像贲门失弛症、食管裂孔疝等,引起食管内压力增高,致黏膜膨出。好发于食管下段后右方。少数为食管全层膨出形成真性憩室。

【临床表现和诊断】主要症状为胸骨后或上腹部疼痛。有时出现咽下困难或食物反流。诊断主要依靠食管吞钡 X 线检查,可显示憩室囊、憩室颈及其位置方向。

【治疗】有明显症状或食物淤积者,可考虑切除憩室,同时处理食管、膈肌的其他疾病。

（李　辉）

第二十八章 原发性纵隔肿瘤

纵隔实际上是一间隙,前为胸骨,后为胸椎(包括两侧脊柱旁肋脊区),两侧为纵隔胸膜,上连颈部,下止于膈肌。纵隔内有心脏、大血管、食管、气管、神经、胸腺、胸导管、丰富的淋巴组织和结缔脂肪组织。为了便于纵隔病变的解剖定位,通常将纵隔划分为若干部分。临床最常见的分区法是"四分法",即以胸骨角与第4胸椎下缘的水平连线为界,把纵隔分成上、下两部。下纵隔再以心包前后界分为前、中、后三部分(图28-1)。

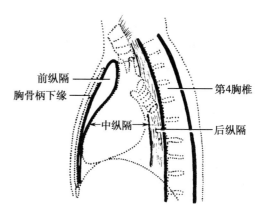

图 28-1 纵隔临床解剖分区

【纵隔肿瘤分类】 由于纵隔内组织和器官较多,胎生结构来源复杂,所以纵隔区肿瘤种类繁多。既有原发,也有继发。原发性肿瘤中以良性多见,但也有相当一部分为恶性。

常见的纵隔肿瘤(mediastinal tumors)(图28-2):

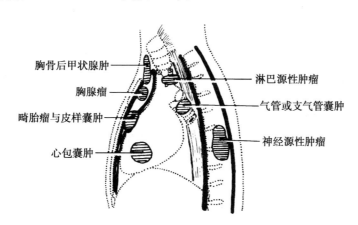

图 28-2 纵隔肿瘤好发部位

1. **神经源性肿瘤(neurogenic tumor)** 多起源于交感神经,少数起源于外围神经。这类肿瘤多位于后纵隔脊柱旁肋脊区内。以单侧多见。肿瘤较小时无明显症状,较大可压迫神经干或恶变侵蚀时可发生疼痛。纵隔神经源性肿瘤可分成两大类:①自主神经系统肿瘤:大多起源于交感神经。恶性的有神经母细胞瘤及节细胞神经母细胞瘤,良性的有神经节细胞瘤。尚有少数发生于迷走神经的神经纤维瘤。②起源于外围神经的肿瘤:良性的有神经鞘瘤和神经纤维瘤。临床上这两类肿瘤表现相似,故有人统称为神经纤维瘤。多发生于脊神经根或其近侧段,亦有少数来自肋间神经。恶性者有恶性神经鞘瘤及神经纤维肉瘤。

2. **畸胎瘤与皮样囊肿(teratoma,dermoid cyst)** 多位于前纵隔,接近心底部的心脏大血管前方。根据胚层来源虽可分成表皮样囊肿、皮样囊肿和畸胎瘤(含外、中、内三种胚层组织)三种类型,但其发生学相同。畸胎瘤多为实质性,内含大小不同、数目不等的囊肿。囊壁常有钙化片,内除有结缔组织外还有表皮、真皮及皮脂腺等。囊内多为褐黄色液体,混有皮脂及胆固醇结节,并有毛发。

实体部分有骨、软骨、肌肉、支气管、肠壁及淋巴样组织等。10%的畸胎类瘤为恶性。

3. 胸腺瘤（thymoma）　多位于前上纵隔。分皮质型、髓质型和混合型三类。呈椭圆形阴影或分叶状，边缘界限清楚。多为良性，包膜完整。但临床上常视为有潜在恶性，易浸润附近组织器官。其中约15%的病人合并重症肌无力。反之，重症肌无力病人中约有半数以上有胸腺瘤或胸腺增生异常。有些退化的残余胸腺内含有活跃的生发中心，常迷走异位于气管前、甲状腺下极、肺门、心包、膈肌等处的脂肪组织内。胸腺因涉及人体免疫功能，有些病症可能与自身免疫机制改变有关。

4. 纵隔囊肿（mediastinal cyst）　较常见的有支气管囊肿、食管囊肿（或称前肠囊肠或肠源性囊肿）和心包囊肿，均因胚胎发育过程中部分胚细胞异位而引起。三种囊肿均属良性。多呈圆形或椭圆形，壁薄，边缘界限清楚。

5. 胸内异位组织肿瘤和淋巴源性肿瘤　前者有胸骨后甲状腺肿、甲状旁腺瘤等；后者多为恶性，如淋巴瘤等。肿块常呈双侧性且不规则。淋巴源性肿瘤不宜手术，多采用放射治疗或化学药物治疗。

6. 其他肿瘤　一般有血管源性、脂肪组织性、结缔组织性、来自肌组织等间叶组织肿瘤。较为少见。

【临床表现】　一般而言，纵隔肿瘤的症状与肿瘤大小、部位、生长方向和速度、质地、性质等有关。良性肿瘤由于生长缓慢，向胸腔方向生长，可生长到相当大的程度尚无症状或很轻微。相反，恶性肿瘤侵蚀程度高，进展迅速，故肿瘤较小时已经出现症状。

常见症状有胸痛、胸闷、刺激或压迫呼吸系统、神经系统、大血管、食管的症状。此外，还可出现一些与肿瘤性质相关的特异性症状。

压迫神经系统：如压迫交感神经干时，出现 Horner 综合征；压迫喉返神经出现声音嘶哑；压迫臂丛神经出现上臂麻木、肩胛区疼痛及向上肢放射性疼痛。哑铃状的神经源性肿瘤有时可压迫脊髓引起截瘫。

刺激或压迫呼吸系统：可引起剧烈咳嗽、呼吸困难甚至发绀。破入呼吸系统可出现发热、咳脓痰甚至咯血。

压迫大血管：压迫无名静脉可致单侧上肢及颈静脉压增高。压迫上腔静脉可出现包括有面部上肢肿胀发绀、颈浅静脉怒张、前胸静脉迂曲等征象的上腔静脉综合征。

压迫食管：可引起吞咽困难。

特异性症状：对确诊意义较大，如随吞咽运动上下为胸骨后甲状腺肿；咳出头发样细毛或豆腐渣样皮脂为破入肺内的畸胎瘤；伴重症肌无力为胸腺瘤等。

【诊断】　除了上述临床表现对诊断有重要参考意义外，下列检查有助于诊断。

1. 胸部影像学检查　是诊断纵隔肿瘤的重要手段。胸部 CT 或磁共振除了能显示肿瘤的部位、密度、外形、边缘清晰光滑度、有无钙化等特点外，还可显示肿瘤与邻近组织器官的关系。必要时行心血管造影可进一步鉴别肿瘤的相通部位以及与心脏大血管或支气管、肺等的关系，提高确诊率。

2. 超声扫描有助于鉴别实质性、血管性或囊性肿瘤。

3. 颈部肿大淋巴结活检有助于鉴别淋巴源性肿瘤或其他恶性肿瘤。

4. 气管镜、食管镜、纵隔镜等检查有助于鉴别诊断，必要时可采用。

【治疗】　除恶性淋巴源性肿瘤适用放射治疗外，绝大多数原发性纵隔肿瘤只要无其他禁忌证，均应外科治疗。即使良性肿瘤或囊肿毫无症状，由于会逐渐长大，压迫毗邻器官，甚至出现恶变或继发感染，因而均以采取手术为宜。手术方式根据肿瘤部位和大小可采用传统开胸手术或微创胸腔镜手术。恶性纵隔肿瘤若已侵入邻近器官无法切除或已有远处转移，则禁忌手术而可根据病理性质给予放射或化学药物治疗。

（李　辉）

第二十九章 心脏疾病

第一节 心内直视手术基础措施

一、体外循环

体外循环(extracorporeal circulation or cardiopulmonary bypass, CPB)是利用特殊装置将回心静脉血引出体外,进行气体交换、调节温度和过滤后,输回体内动脉的生命支持技术。由于特殊人工装置替代了人体心肺功能,又称为心肺转流术(cardiopulmonary bypass)。体外循环的目的是暂时取代心肺功能,维持全身组织器官的血液供应和气体交换,为施行心内直视手术提供无血或少血的手术野。

（一）**体外循环的基本装置** 主要由人工心肺机和配件组成,包括血泵(人工心)、氧合器(人工肺)、变温器、变温水箱、回收血贮血器、滤器、管道和动静脉插管等(图29-1)。人工心肺机有下列主要部件:

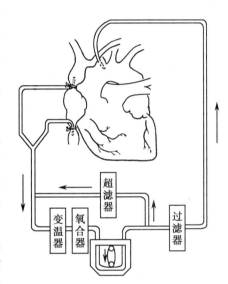

图 29-1 体外循环装置示意图

1. **血泵（blood pump）** 为驱使体外氧合血单向流动,回输体内动脉,代替心脏排血功能的主要部件。常用的是转压泵和离心泵。转压泵利用泵头转子交替转压弹性泵管,驱使泵管内血液单向流动。所用管道的直径决定每转的血流量,调节转速可控制每分钟流量。离心泵利用驱动马达和磁性连接带动泵内多层旋转椎体或叶轮高速旋转,产生离心力驱动单向血流,具有减少血液成分破坏的优点。

2. **氧合器（oxygenator）** 能氧合静脉血,排出二氧化碳,替代人体肺进行气体交换的部件。常用的有鼓泡式氧合器和膜式氧合器。鼓泡式氧合器将氧气和静脉血混合成血气泡,直接由红细胞膜进行气体交换,再经过除泡过滤后成为氧合血。膜式氧合器利用聚丙烯中空纤维高分子薄膜材料分隔氧气与红细胞,氧合过程中血液与氧气不直接接触,能明显减少血液成分破坏和微气栓产生,尤其适用于复杂重症和婴幼儿手术。

3. **变温器** 利用循环水温与导热薄金属隔离板,降低或升高血液温度的装置。

4. **滤器** 由 $20 \sim 40 \mu m$ 微孔的高分子材料滤网组成的装置,放置于动脉供血管路,用于有效滤除血液成分或气体等形成的微栓。滤除各种栓子,如微气栓、血栓、脂肪栓及微小组织块等。

5. **附属装置** 包括各种血管插管、连接管道、贮血器以及检测系统等。

（二）**体外循环的准备** 根据病情和手术方案制订个体化的体外循环方案。选择合适的体外循环插管、连接管路与材料,确保人工心肺机的良好工作状态。

体外循环的预充和血液稀释:连接好静脉引流管、氧合器、血泵和动脉管道,转流前先充满液体,并充分排尽动脉管道内空气的过程称为预充。预充液应根据病人情况选择晶体溶液、胶体溶液、血浆、白蛋白或血液等,维持水、电解质和酸碱平衡,并适当的血液稀释。转流后预充液对血液有稀释作用,现多采取中度稀释,血细胞比容为 22% ~ 25%。如果用晶体溶液预充,需加肝素 10mg/L;而用血制品预充,应加肝素 40mg/L。

（三） 体外循环的实施

1. 建立体外循环　由中心静脉注射肝素300~350U/kg,维持全血活化凝血时间（ACT）≥480~600秒。顺序插入升主动脉导管、上-下腔静脉引流管（或腔静脉-右心房引流管）,并与预充好的人工心肺机管道连接。

2. 体外循环与低温　根据手术需要实施低温技术。临床上分为:①浅低温（32~35℃）;②中低温（26~31℃）;③深低温（20~25℃）;④超深低温（15~20℃）。一般以浅中低温常用,深低温多用于需暂时停循环手术病人。

3. 体外循环转流　人工心肺机的灌注流量应根据病人体重或体表面积计算。成人常温灌注流量一般为2.2~2.8L/（m² · min）。由于儿童基础代谢率高,如体重10~15kg的病儿灌注流量可为2.6~3.2L/（m² · min）或100~150ml/（kg · min）,低于10kg的病儿可高达150~200ml/（kg · min）。心肺转流开始,心内直视术常需束紧腔静脉阻断带,钳闭升主动脉并在心脏停搏下进行。从转流开始到心内直视术前,从开放升主动脉到停止转流这两段时间,主动脉的血来自于心脏射血及血泵泵血,这种转流方式称为并体循环。在此期间通过体外循环装置调节血温与体温。

4. 体外循环撤除　停止转流的指标:心电图基本恢复正常,心脏充盈适度,心肌收缩有力,平均动脉压60~80mmHg,鼻咽温度36~37℃,血红蛋白浓度成人≥80g/L,儿童≥90g/L,婴幼儿≥110g/L,血气、电解质结果正常。转流结束后,静脉注射适量鱼精蛋白中和肝素的抗凝作用,鱼精蛋白与肝素用量为1.5:1,按顺序拔除上腔、下腔静脉和主动脉插管。

5. 体外循环中的监测　为保证体外循环期间安全,常规检测MAP并维持于50~70mmHg;通过检测CVP,评估血容量高低和腔静脉引流的通畅程度;而血泵的泵压可反映主动脉插管端的阻力和通畅程度;此外,还应严密监测ACT、体温与血温、灌注流量与压力、尿量与尿色、血气分析和电解质等指标。

近年来,体外膜肺氧合（extracorporeal membrane oxygenation,ECMO）与体外生命支持（extracorporeal life support,ECLS）已应用于临床,是指针对一些呼吸或循环衰竭病人,通过特殊体外循环设备,较长时间辅助或替代心肺功能的技术。目的是为心、肺疾病治疗与功能恢复争取时间。

二、心肌保护

体外循环心内直视手术,为保证手术视野无血、清楚,必须暂时钳闭升主动脉,阻断冠状动脉血液循环,将造成心脏缺血缺氧及再灌注损伤。为了既能获得无血手术野的条件,又能减轻心肌缺血再灌注损伤,所采用的预防措施和方法称为心肌保护（myocardial protection）。缺血缺氧时心肌仅靠无氧酵解提供少量能量,氧化产能发生障碍,导致心肌细胞质膜功能障碍,细胞内电解质动态失调,大量钙离子细胞内流,致使心肌发生持续性收缩,严重时大量细胞内酶释放,心肌细胞死亡。缺血后恢复氧合血灌注,心肌损害进一步加重,主要表现为氧利用障碍,高能磷酸盐缺乏,心肌水肿和顺应性降低,称为缺血再灌注损伤（ischemia reperfusion injury）。其机制主要包括:能量耗竭、钙离子超负荷和氧自由基损伤。因此,心肌保护措施应为加强心肌高能磷酸盐贮存与供应,减少高能磷酸盐及其前体的消耗和流失,防止细胞内钙离子超负荷,消除氧自由基毒性作用。心肌保护的关键环节是防止高能磷酸盐耗竭。

（一） 心脏停搏液的组成　心脏停搏液是心肌保护的重要措施。按照所含离子成分及浓度不同,可将心脏停搏液分为"细胞外液型"和"细胞内液型"两类。细胞外液型心脏停搏液临床应用主要包括:①St. Thomas 医院为代表的晶体停搏液（表29-1）;②稀释冷血停搏液,血:晶体=4:1,通过加入适宜的电解质,维持钾浓度20~24mmol/L。采用双泵灌注法,通过控制泵管管径及双泵转速,血与晶体的比例为4:1。再经变温管道将温度降至4℃,灌注至心脏。组氨酸-色氨酸-酮戊二酸盐液（histidine tryptophan ketoglutarate solution,HTK 液）是一种低钠、稍高钾离子浓度及组氨酸为缓冲剂的细胞内液型心脏停搏液。它在较大的温度范围内（5~35℃）缓冲细胞内酸中毒。同高钾停搏液相比,单次灌注心肌保护安全时间可达2~3小时,适用于复杂心脏手术。

表 29-1　St. Thomas 医院停搏液成分表

成分	No. 1	No. 2
氯化钠（mmol/L）	144.0	110.0
氯化钾（mmol/L）	20.0	16.0
氯化镁（mmol/L）	16.0	16.0
氯化钙（mmol/L）	2.4	1.2
碳酸氢钠（mmol/L）	—	10.0
盐酸普鲁卡因（mmol/L）	1.0	—
pH	5.5 ~ 7.0	7.8
渗透压（mOsm/L）	300 ~ 320	285 ~ 300

无论何种心脏停搏液，其心肌保护的作用机制包括：①使用高钾化学诱导方法，使心脏迅速停搏，避免电机械活动，减少能量消耗；②降低心脏温度，减缓心肌代谢率，保存能量储备。常用 4℃心脏停搏液灌注，成人予冰屑、儿童予冰水心包腔局部降温；③提供氧和能量底物，维持心脏缺血期间和恢复灌注后所需的能量物质；④心脏停搏液还必须是偏碱性（pH 7.6 ~ 8.0）、高渗（320 ~ 380mOsm/L）和细胞膜剂（利多卡因或普鲁卡因），以保护缺血心肌适宜的代谢环境、完整的细胞结构和细胞膜质子泵功能。

（二）心脏停搏液的灌注方法　主要有以下三种灌注方法：①经升主动脉或冠状动脉开口顺行灌注，此法临床使用最为广泛；②将特殊装置置入冠状静脉窦逆行灌注，适用于不能顺行灌注和冠状动脉严重狭窄或堵塞的病人；③顺行-逆行联合灌注，可减少反复灌注影响手术操作。主要用于主动脉根部手术或手术时间较长的病人。

第二节　先天性心脏病的外科治疗

根据是否存在体循环与肺循环之间的分流，先天性心脏病分为三大类：①左向右分流型，在心房、心室或大动脉之间存在异常通道，早期由于体循环（左心系统）压力高于肺循环（右心系统），血液左向右分流，病人无发绀，病情发展到晚期，肺动脉压力持续升高成为不可逆性改变，血液右向左分流，病人出现发绀、咯血。如房间隔缺损、室间隔缺损、动脉导管未闭、主动脉窦动脉瘤破裂等；②右向左分流型（发绀型），由于心脏解剖结构异常，大量右心系统静脉血进入左心系统，病人出现持续性发绀。如法洛四联症、完全性肺静脉异位连接、完全性大动脉转位等；③无分流型（非发绀型），体循环与肺循环之间无分流，病人一般无发绀。如主动脉缩窄、先天性主动脉瓣狭窄、先天性二尖瓣狭窄等。

一、动脉导管未闭

动脉导管是胎儿期连接主动脉峡部与左肺动脉根部之间的生理性血流通道。出生后由于肺动脉阻力下降、前列腺素 E_1 及 E_2 含量显著减少和血液氧分压增高，约 85% 婴儿在生后 2 个月内动脉导管闭合，成为动脉韧带，逾期不闭合者即为动脉导管未闭（patent ductus arteriosus，PDA）（图 29-2）。根据未闭动脉导管的粗细、长短和形态，分为管型、漏斗型和窗型三种类型。

【病理生理】正常主动脉压力超过肺动脉压，由于未闭动脉导管的存在，血液从主动脉持续流向肺动脉，形成左向右分流。分流量大小取决于导管直径和主动脉、肺动脉之间的压力阶差。左向右分流导致肺循环血流增加，左心室容量负荷加重，左心室肥大；同时，肺

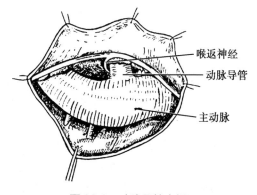

喉返神经
动脉导管
主动脉

图 29-2　动脉导管未闭

循环血流增加使肺动脉压力升高,引起肺小动脉反应性痉挛,早期出现动力性肺动脉高压,如果分流量大或时间长,则肺小动脉内膜增厚、中层平滑肌和纤维增生及管腔狭窄,终至不可逆性病理改变,形成阻力性肺动脉高压。此时肺血管阻力和压力明显升高,右心后负荷加重,右心室肥厚。当肺动脉压力接近或超过主动脉压时,血液呈现双向或右向左分流,病人出现发绀、杵状指/趾,即艾森门格综合征(Eisenmenger syndrome),可致右心衰竭死亡。

【临床表现】导管直径细、分流量小者常无明显症状。直径粗、分流量大者常并发充血性心力衰竭,表现为易激惹、气促、乏力、多汗以及喂养困难、发育不良等。当病情发展为严重肺动脉高压且出现右向左分流时,表现为下半身发绀和杵状指/趾,称为"差异性发绀"。

听诊可在胸骨左缘第2肋间闻及粗糙的连续性机器样杂音,以收缩末期最为响亮,向颈背部传导,常扪及连续性震颤。肺动脉高压时,表现为收缩期杂音或杂音消失,肺动脉瓣第二心音亢进。左向右分流量大者,可因相对性二尖瓣狭窄而闻及心尖部舒张中期隆隆样杂音。由于舒张压降低,脉压增大,有甲床毛细血管搏动、水冲脉、股动脉枪击音等周围血管征。

【辅助检查】

心电图:正常或左心室肥大,肺动脉高压时则左、右心室肥大。X线检查:心影增大,主动脉结突出,左心室扩大,肺血增多,透视下可见肺门区动脉搏动增强,称为"肺门舞蹈征"。如发现心影较原来缩小,肺门血管增粗,肺野外带血管变细,即"残根征",表明肺动脉高压严重。

超声:左心房、左心室增大。超声可显示未闭动脉导管及血流信号异常。

【诊断】根据杂音性质、部位、周围血管征,结合超声心动图、X线检查和心电图改变,一般不难诊断。不典型病例需作右心导管或升主动脉造影检查。如肺动脉血氧含量比右心室血氧含量高出0.5vol%,右心导管经动脉导管进入降主动脉,或升主动脉造影显示动脉导管及肺动脉,可明确诊断。动脉导管未闭需与主-肺动脉间隔缺损、主动脉窦动脉瘤破裂、冠状动脉静脉瘘、室间隔缺损合并主动脉瓣关闭不全相鉴别。

【治疗】

1. 手术适应证　早产儿、婴幼儿反复发生肺炎、呼吸窘迫、心力衰竭、喂养困难或发育不良者,应及时手术。无明显症状者若伴有肺充血、心影增大,宜择期手术。

2. 手术禁忌证　艾森门格综合征是手术禁忌。

在某些复杂先天性心脏病中,动脉导管未闭是病人赖以生存的代偿通道,如主动脉弓离断、完全性大动脉转位、肺动脉闭锁等,在此情况下,不可单独结扎动脉导管,需同期进行心脏畸形矫治。

3. 手术方法

(1)结扎/钳闭、切断缝合术:经左后外侧第4肋间切口或电视胸腔镜技术进入左侧胸腔,解剖动脉导管三角区纵隔胸膜,保护迷走神经、喉返神经,游离动脉导管,控制性降压后粗丝线双重结扎或钽钉钳闭动脉导管,此法最常用。如导管粗大、术中损伤出血,可用两把导管钳或Pott-Smith钳钳闭导管,在两钳之间边切边用Prolene线缝合,此法不常用。常见并发症为动脉导管或附近主动脉及肺动脉破裂出血、喉返神经损伤、导管再通、假性动脉瘤形成。

(2)导管封堵术:介入封堵是经皮穿刺股动脉和股静脉,在X线或食管超声引导下,右心导管经肺动脉和动脉导管,进入降主动脉,确定位置后释放Amplatzer封堵器或弹簧圈封闭动脉导管,适用于年龄稍大的病例;外科经胸封堵是采用胸骨左缘第2肋间小切口,在食管超声引导下穿刺肺动脉到达动脉导管及主动脉,释放封堵器,适用于全部年龄段病例。外科经胸封堵术避免了X线辐射,若封堵失败,外科补救措施更加及时、有效。

(3)体外循环下结扎导管或内口缝闭术:经胸骨正中切口,建立体外循环,在心包腔内游离并结扎动脉导管,或者切开肺动脉,浅低温下短暂降低流量或停止体外循环,直接缝闭或补片修补导管内口。适用于合并其他心脏畸形需同期手术,导管粗短、钙化、瘤样变伴有严重肺动脉高压、感染性心内膜炎,或结扎术后再通的病例。

二、肺动脉口狭窄

右心室和肺动脉之间存在先天性狭窄的畸形,称为肺动脉口狭窄(pulmonary stenosis)。可单独存在或者是复杂心脏疾病的一部分。病理解剖:右心室漏斗部狭窄、肺动脉瓣膜狭窄和肺动脉瓣环、肺动脉主干及分支狭窄。其中肺动脉瓣膜狭窄最常见,表现为瓣叶增厚、交界融合,瓣膜开口呈鱼嘴状突入肺动脉内,肺动脉主干多有狭窄后扩张。右心室漏斗部狭窄表现为隔膜性狭窄或管状狭窄,前者由纤维肌性隔膜样组织在右心室漏斗部形成局限性狭窄环,将右心室分为两个腔,其中位于狭窄环和肺动脉瓣之间的薄壁心腔称为第三心室;后者右心室前壁、室上嵴隔束及壁束肌肉广泛肥厚,导致弥漫性右心室流出道狭窄,易缺氧发作。肺动脉主干及其分支狭窄可为单处或多处肺动脉发育不良。

【病理生理】　肺动脉口狭窄导致右心室向肺动脉排血受阻,右心室必须增强收缩,提高右心室腔内压才能完成泵血。长期压力超负荷引起右心室肥厚,右心室腔变小,加重右心室流出道狭窄,同时部分病人因右心室压力高、乳头肌移位引起三尖瓣反流。晚期右心室心肌收缩力下降、三尖瓣关闭不全可致心力衰竭。静脉回心血流受阻和血液淤滞,可出现周围性发绀。严重肺动脉口狭窄若合并心房或心室间隔水平的缺损,可因右向左分流出现中央性发绀。右心室与肺动脉的压力阶差反映肺动脉口狭窄程度,正常压差不超过5mmHg,压差<40mmHg为轻度狭窄,40~100mmHg为中度狭窄,>100mmHg为重度狭窄。

【临床表现】　轻度狭窄者可长期无症状。中重度狭窄者表现为活动后胸闷、气短、心悸甚至晕厥,活动耐量差,易疲劳。症状随年龄增长而加重,晚期出现肝大、下肢水肿、腹水等右心衰竭表现。

听诊可在胸骨左缘第2肋间闻及响亮的喷射性收缩期杂音,伴收缩期震颤,肺动脉第二心音减弱或消失。漏斗部狭窄者杂音位置一般在胸骨左缘第3~4肋间。严重狭窄者心脏杂音较轻,口唇、肢端发绀。

【辅助检查】

心电图:电轴右偏,右心室肥大劳损,T波倒置和P波高尖。胸部X线检查:肺血减少,右心房、右心室增大,心尖圆钝。瓣膜狭窄者因狭窄后扩张,肺动脉段突出。

超声:对肺动脉口狭窄诊断准确性高,能明确狭窄部位和程度,并初步估算跨瓣压差。

【诊断】　根据症状体征,结合心电图、X线和超声检查一般能作诊断。必要时行右心导管测压和右心室造影等检查。心导管从肺动脉退至右心室作连续测压记录,瓣膜狭窄者收缩压突然升高,舒张压下降至零点;漏斗部狭窄者另有一收缩压高于肺动脉压,舒张压与右心室压相等的移行压力曲线(图29-3)。肺动脉口狭窄需与房间隔缺损、室间隔缺损、动脉导管未闭和法洛四联症相鉴别。

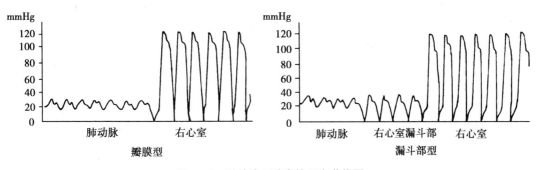

图29-3　肺动脉口狭窄的压力曲线图

【治疗】

1. 手术适应证　轻度狭窄者不需手术。中度以上狭窄,有明显临床症状、心电图显示右心室肥厚、右心室与肺动脉压力阶差>50mmHg时,应择期手术。重度狭窄者出现晕厥或继发性右心室流出道狭窄,应尽早手术。

2. 手术方法　经胸骨正中切口建立体外循环,心脏停搏或跳动下实施心内直视手术。瓣膜狭窄者通过肺动脉切口,进行交界切开术;漏斗部狭窄者则切开右心室流出道,剪除纤维肌环以及肥厚的壁束和隔束心肌,疏通右心室流出道,如狭窄解除仍不满意,可用自体心包或人工材料补片加宽右心室流出道;瓣环狭窄者应切开瓣环,作右心室流出道至肺动脉的跨瓣环补片加宽;肺动脉主干及其分支狭窄者需根据狭窄部位分别采用心包或人工材料补片加宽。

经皮肺动脉瓣球囊扩张术是经股静脉插入导管至肺动脉瓣口,通过球囊充气扩大狭窄的瓣膜开口,适用于单纯瓣膜狭窄且瓣叶病变较轻者。外科经胸肺动脉瓣球囊扩张术是在食管超声引导下经左胸第2肋间小切口,穿刺右室流出道,球囊扩大狭窄肺动脉瓣口,主要适用于年龄小、体重轻、狭窄严重病儿。此法创伤小、恢复快。但部分病例扩张效果不确切,可因瓣叶撕裂发生肺动脉瓣关闭不全。

三、房间隔缺损

房间隔缺损(atrial septal defect,ASD)是心房间隔先天性发育不全导致的左、右心房间异常交通,可分为原发孔型和继发孔型。根据最新的命名分类,原发孔型房间隔缺损被归入房室间隔缺损(心内膜垫缺损)。原发孔型房间隔缺损位于冠状静脉窦前下方,常伴二尖瓣大瓣裂缺。继发孔型房间隔缺损位于冠状静脉窦后上方。房间隔缺损分为中央型(卵圆孔型)、上腔型(静脉窦型)、下腔型和混合型。多数为单孔缺损,少数为筛孔状多孔缺损。较小的中央型房间隔缺损容易与卵圆孔未闭混淆。

【病理生理】　正常左心房压力(8~10mmHg)略高于右心房(3~5mmHg)。经房间隔缺损血液左向右分流,分流量多少取决于缺损大小、两侧心房压力差、两侧心室充盈压和肺血管阻力。原发孔型房间隔缺损的分流量还与二尖瓣反流程度有关。分流所致容量负荷增加造成右心房、右心室增大和肺动脉扩张。早期肺小动脉痉挛,随时间延长,逐渐出现肺小动脉管壁细胞增生、管壁增厚,形成阻力性肺动脉高压。当右心房压力高于左心房时,血液右向左分流,引起发绀,即艾森门格综合征(Eisenmenger syndrome)。

【临床表现】　继发孔型儿童期多无明显症状,少数分流量大者出现发育迟缓、活动耐量差,青年期逐渐出现易疲劳、活动后气短等症状。原发孔型症状出现早,病情进展快。

【体格检查】　因肺循环血流增加、肺动脉瓣相对狭窄,胸骨左缘第2~3肋间闻及Ⅱ~Ⅲ级吹风样收缩期杂音,肺动脉瓣第二心音亢进伴固定分裂。原发孔型房间隔缺损伴二尖瓣裂缺者在心尖部闻及Ⅱ~Ⅲ级收缩期杂音。病程晚期出现心房纤颤和肝大、腹水、下肢水肿等表现。

【辅助检查】

心电图:继发孔型电轴右偏,不完全性或完全性右束支传导阻滞,右心室肥大;原发孔型电轴左偏,P-R间期延长,左心室肥大。房间隔缺损晚期常出现心房纤颤、心房扑动。

X线检查:右心房、右心室增大,肺动脉段突出,主动脉结小,呈典型"梨形心";肺血增多,透视下可见"肺门舞蹈征"。原发孔型显示左心室扩大。

超声:准确显示缺损位置、大小和房间隔水平分流信号,以及缺损与上腔静脉、下腔静脉及二尖瓣、三尖瓣的位置关系。原发孔型可有右心、左心扩大和二尖瓣裂缺、反流。

右心导管:主要用于测定肺动脉压力并计算肺血管阻力,当右心房血氧含量超过上腔静脉、下腔静脉血氧含量1.9vol%,或者右心导管进入左心房,提示存在房间隔缺损。

【诊断】　根据症状体征和超声检查,结合心电图和X线检查,可明确诊断。

【治疗】

1. 手术适应证　无症状但存在右心房、右心室扩大的病人应手术治疗。年龄不是决定手术的主要因素,合并肺动脉高压时应尽早手术,50岁以上成人、合并心房纤颤或内科治疗能控制的心力衰竭病人也应考虑手术。艾森门格综合征是手术禁忌。

2. 手术方法　建立体外循环,切开右心房,根据缺损大小选择直接缝合或使用补片材料修补。

如合并部分性肺静脉异位连接,应使用补片将异位肺静脉开口隔入左心房。原发孔型应先修复二尖瓣裂缺,再用补片修补房间隔缺损。常见手术并发症有气栓栓塞和三度房室传导阻滞。

介入封堵和经胸封堵在 X 线或食管超声引导下植入封堵器封闭房间隔缺损。该方法无需体外循环,创伤小,可适用于继发孔型且房间隔缺损大小、位置适宜的病人。对于卵圆孔未闭病人,如合并不明原因脑卒中、短暂性脑缺血发作(transient ischemic attack,TIA)或 Valsalva 实验阳性,也适合介入封堵治疗。

四、室间隔缺损

室间隔缺损(ventricular septal defect,VSD)是胎儿期室间隔发育不全所致的心室间异常交通。可单独存在,也可合并其他复杂心血管畸形。根据缺损位置不同,分为膜部缺损、漏斗部缺损和肌部缺损三大类型以及若干亚型(图 29-4),其中膜部缺损最为常见,其次为漏斗部缺损,肌部缺损较少见。绝大多数室间隔缺损为单个,肌部缺损有时为多个。

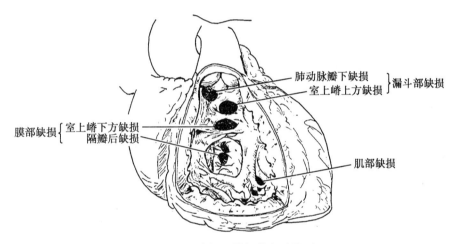

图 29-4 室间隔缺损的各种类型

【病理生理】室间隔缺损血流动力学改变主要取决于缺损大小、左心室与右心室压力阶差和肺血管阻力高低。小缺损分流量少,对心功能影响小,但感染性心内膜炎发病率明显增加;大缺损分流量多,肺循环血流增加,左心室容量负荷加重,左心房、左心室扩大。因肺循环血流增加早期引起肺小动脉痉挛和肺动脉压力升高,右心室后负荷增加,右心室肥厚,随病程进展终至阻力性肺动脉高压,出现右向左分流,即艾森门格综合征。

【临床表现】缺损小、分流量少者,一般无明显症状。分流量大者出生后即反复呼吸道感染、充血性心力衰竭、喂养困难和发育迟缓。能度过婴幼儿期的较大缺损者,表现为活动耐量差、劳累后心悸、气促,逐渐出现发绀和右心衰竭。室间隔缺损病人易并发感染性心内膜炎。

听诊可在胸骨左缘第 2 ~ 4 肋间闻及Ⅲ级以上粗糙、响亮的全收缩期杂音,常伴收缩期震颤。心脏杂音部位与室间隔缺损的解剖位置有关。分流量大者因二尖瓣相对性狭窄在心尖部可闻及柔和的、舒张期杂音。肺动脉高压时心前区杂音柔和、短促且强度降低,肺动脉瓣第二心音亢进,可伴有肺动脉瓣关闭不全的舒张期杂音。

【辅助检查】

心电图:缺损小者心电图多正常;缺损大者常有左心室高电压。肺动脉高压时表现为双心室肥大、右心室肥大伴劳损。

X 线检查:缺损小者肺充血及心影改变轻。缺损较大者左心室增大,肺动脉段突出,肺血增多。阻力性肺动脉高压时,左、右心室扩张程度反而减轻,伴肺血管影“残根征”。

超声:不仅显示缺损大小、位置和分流方向、合并畸形,同时初步了解肺动脉压力。室间隔缺损时左心房、左心室扩大或双室扩大。

【诊断】　根据杂音部位、性质,结合超声和 X 线检查,一般可作出诊断。严重肺动脉高压有时需行右心导管检查,测定肺动脉压力和计算肺血管阻力,以明确手术适应证。

【治疗】

1. 手术适应证　根据症状体征、心功能、缺损大小和位置、肺动脉高压程度、房室扩大等情况综合判断。年龄和体重不是手术的决定因素。

(1) 大室间隔缺损(缺损直径大于主动脉瓣环直径的 2/3):新生儿或婴幼儿出现喂养困难、反复肺部感染、充血性心力衰竭时,应尽早手术。大龄儿童和成人出现肺/体循环血流量>2、心脏杂音明显、X 线检查显示肺充血、超声显示左向右分流为主时,应积极手术。

(2) 中等室间隔缺损(缺损直径为主动脉瓣环直径的 1/3~2/3):出现反复肺部感染、发育迟缓等症状,且伴心脏扩大、肺充血、肺动脉高压时,应尽早手术。

(3) 小室间隔缺损(缺损直径小于主动脉瓣环直径的 1/3):随访观察,约半数室间隔缺损在 3 岁以前自然闭合,以膜部缺损最为多见。一旦超声心动图、X 线检查或心电图显示心脏扩大、肺充血,尤其合并感染性心内膜炎时,应积极手术。

(4) 特殊情况:肺动脉瓣下(干下型)缺损易并发主动脉瓣脱垂导致主动脉瓣关闭不全,宜尽早手术。艾森门格综合征是手术禁忌证。

2. 手术方法　心内直视手术仍然是治疗室间隔缺损的主要方法。经胸骨正中切口,建立体外循环,根据缺损位置选择右心房、右心室或肺动脉切口显露室间隔缺损。缺损小者可直接缝合,缺损大者用自体心包片或人工补片材料修补。术中避免损伤主动脉瓣和房室传导束。

介入封堵和经胸封堵是在 X 线或食管超声引导下治疗室间隔缺损的方法,具有创伤小、恢复快等优点,但仅适用于室间隔缺损大小、位置适宜病人,其并发症主要为心脏瓣膜关闭不全与三度房室传导阻滞。

五、主动脉缩窄

主动脉缩窄(coarctation of aorta)是指降主动脉起始段先天性狭窄。根据缩窄部位与动脉导管或动脉韧带的关系分为(图 29-5):①导管前型(婴儿型):缩窄位于动脉导管开口的近心端,动脉导管呈未闭状态,并供应降主动脉血液;缩窄范围较广泛,多累及弓部;常合并室间隔缺损、主动脉瓣二瓣化畸形和二尖瓣狭窄等。②导管后型或近导管型(成人型):缩窄位于动脉导管远心端或邻近动脉导管,动脉导管多已闭合,较少合并心脏畸形。缩窄段以下第 3~7 对肋间动脉常与锁骨下动脉分支建立广泛侧支循环。

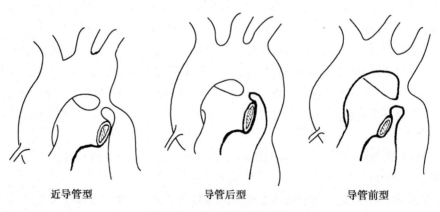

近导管型　　　　　　　导管后型　　　　　　　导管前型

图 29-5　主动脉缩窄的分型

【病理生理】　主动脉缩窄近端血压升高,引起左心室后负荷加重,左心室肥大和劳损,甚至心力衰竭或诱发脑卒中。缩窄远端血压降低,血流量减少,严重者出现肾脏缺血和下半身供血不足,造成低氧、尿少和酸中毒。导管前型侧支循环建立不充分,肺动脉部分血流经动脉导管流入降主动脉,引起下半身发绀。导管后型广泛侧支循环形成,粗大肋间动脉可形成动脉瘤。

【临床表现】

1. 症状　症状轻重、出现早晚与缩窄程度、是否合并心血管畸形有关。若缩窄较轻,不合并其他心血管畸形,多无明显症状,常在体检时发现上肢高血压。缩窄较重者出现头痛、头晕、耳鸣、眼花、气促、心悸、面部潮红等高血压症状,并有下肢易麻木、发冷或间歇性跛行等缺血症状。严重主动脉缩窄合并心脏畸形者,症状出现早,婴幼儿期即有充血性心力衰竭、喂养困难和发育迟缓。

2. 体征　上肢血压高,桡动脉、颈动脉搏动增强。下肢血压低,股动脉足背动脉搏动弱甚至不能扪及。胸骨左缘第2～3肋间和背部肩胛区可闻及喷射性、收缩期杂音,合并心脏畸形者在心前区闻及相应杂音。部分病人有差异性发绀。

【辅助检查】　心电图:正常或左心室肥大劳损。X线检查:左心室增大,主动脉峡部凹陷,其上、下方左侧纵隔影增宽,呈“3”字形影像。7岁以上病人可在第3～9肋骨下缘发现增粗肋间动脉所致压迹。

超声:锁骨上窝探查有助诊断,显示主动脉缩窄部位、缩窄近、远侧压力阶差和加速的血流信号。胸前区探查能发现合并心脏畸形。

【诊断】　根据上述特征,典型病例不难诊断。CTA、MRI或主动脉造影可明确缩窄部位、范围、程度、与周围血管关系和侧支血管分布情况,有助制定个体化治疗方案。

【治疗】

1. 手术适应证　当上、下肢动脉收缩压差>50mmHg、缩窄处管径小于主动脉正常段内径50%,单纯主动脉缩窄者,若上肢动脉收缩压>150mmHg,即具备手术指征。婴幼儿期反复肺部感染、心力衰竭或合并其他心脏畸形(如主动脉弓发育不良、动脉导管未闭、室间隔缺损),应尽早手术和一期矫治。无症状单纯主动脉缩窄者,目前认为4～6岁择期手术为宜。年龄过小者易发生术后远期再狭窄,年龄过大者主动脉分支易出现血管硬化等继发改变。

2. 手术方法　侧支循环发育不良时,应用低温、临时血管桥、左心转流等方法保护脊髓、肾和腹腔脏器,以免阻断胸降主动脉时发生缺血性损害。低温麻醉(32℃)可使阻断主动脉血流的安全时限延长至30分钟。手术采用右侧卧位,左侧第4肋间进胸,根据病人年龄、缩窄部位和程度以及局部解剖情况选择手术方式。婴幼儿合并心脏畸形,经胸骨正中切口建立体外循环,行心内畸形和主动脉缩窄的一期矫治。主要手术方式:

(1)缩窄段切除及端端吻合术:适合于缩窄段局限,切除后能无张力地吻合切缘者。

(2)左锁骨下动脉蒂片成形术:结扎、切断足够长度的左锁骨下动脉,纵行剖开左锁骨下动脉形成带蒂瓣,作扩大主动脉缩窄段的补片。适用于左锁骨下动脉较粗、缩窄段较长的婴幼儿。其优点是采用自体血管,有潜在生长能力,术后再狭窄发生率低。

(3)补片成形术:纵切缩窄血管段,使用人工补片加宽缝合。近年有应用自体肺动脉片代替人工材料。适用于缩窄段较长、端端吻合困难者。主要缺点是易致动脉瘤形成。

(4)缩窄段切除及人工血管移植术:适用于缩窄段较长病人。因管道不能生长,该方法在儿童期应尽量少用。

(5)人工血管旁路移植术:经左侧第4肋间切口或联合正中切口,选用适宜大小的人工血管连接缩窄段的近远端。适用于缩窄部位不易显露、切除有困难以及再缩窄需再次手术者。

(6)球囊扩张术及血管内支架植入术:经皮穿刺置入球囊扩张导管,扩大缩窄主动脉管腔。在球囊扩张术的基础上,可植入血管内支架,支架的支撑作用可以防止扩张后管壁的弹性回缩,降低再狭窄发生率,同时避免使用扩张后引发管壁撕裂出血,亦可减少动脉瘤的发生。适用于成人及年长儿。

六、主动脉窦动脉瘤破裂

主动脉窦动脉瘤破裂(rupture of aortic sinus aneurysm)是一种少见的先天性心脏病,亚洲人发病率较高,男性多于女性。由于胚胎期主动脉窦部组织发育不良,缺乏正常的中层弹力纤维,长期承受高压血流冲击,逐渐向外膨出,形成主动脉窦动脉瘤。动脉瘤呈囊袋状,一般长0.5~3.5cm,直径0.5~1.2cm,顶端薄弱,一旦破裂可形成一个或多个破口。主动脉窦动脉瘤破裂好发于右冠状动脉窦,多破入右心室腔,其次为无冠状动脉窦,多破入右心房。常见合并心脏畸形包括室间隔缺损、主动脉瓣关闭不全等。

【病理生理】 主动脉窦动脉瘤可突入右心室流出道,阻碍右心室血流。一旦瘤体破裂,主动脉血液流入右心室或右心房,形成持续性左向右分流,增加右心室、左心室容量负荷和肺血流,引起心力衰竭、肺动脉高压。其严重程度与动脉瘤破口大小和破入心腔压力有关。由于右心房压力更低,破入右心房者病情程度重,进展快;因主动脉舒张压降低还可引起冠状动脉供血不足。

【临床表现】 主动脉窦动脉瘤未破裂时多无明显症状,少数情况下较大瘤体突入右心室流出道引起梗阻表现。瘤体破裂常有明确病史和诱因,如剧烈活动、创伤等。约40%病人突发胸痛、气促等症状,可因急性右心衰竭死亡。多数病人发病隐匿,呈渐进性劳力性心慌、气短。

体格检查:破入右心室者,胸骨左缘第3~4肋间可闻及Ⅲ~Ⅳ级收缩中期增强的连续性机器样杂音,向心尖传导并伴收缩期震颤。破入右心房者震颤和杂音位置偏向胸骨中线或右缘。多有脉压增宽、水冲脉和毛细血管搏动等周围血管征,并有颈静脉充盈、肝大、双下肢水肿等右心衰竭表现。

【辅助检查】 心电图:电轴左偏,左心室或双心室肥大。

X线检查:肺血增多,心影增大,肺动脉段突出。

超声:病变主动脉窦明显隆起,舒张期脱入右心室流出道或右心房间隔下缘。可发现窦瘤破裂口及存在分流。

【诊断】 根据病史、心脏杂音特点,结合超声、心电图和X线检查可明确诊断。主动脉窦动脉瘤破裂需与动脉导管未闭、高位室间隔缺损伴主动脉瓣关闭不全、冠状动静脉瘘和主-肺动脉间隔缺损相鉴别。逆行主动脉造影可发现右冠窦或无冠窦瘤样畸形,以及右心房、右心室流出道或肺动脉早期显影。

【治疗】

1. **手术适应证** 一经确诊,应尽早手术,尤其是主动脉窦瘤破裂合并急性心力衰竭不能控制时应急诊或限期手术。主动脉窦动脉瘤未破裂但合并室间隔缺损、主动脉瓣关闭不全或右心室流出道梗阻时,需同期手术修复。未破裂的较小主动脉窦动脉瘤可暂不手术,定期随访。

2. **手术方法** 体外循环下实施心内直视手术,根据主动脉窦动脉瘤破入的心腔与合并畸形,选择右心房、右心室或升主动脉切口显露主动脉窦动脉瘤。在窦瘤颈部环形剪除瘤壁,较小窦瘤内口可直接缝合,较大的窦瘤口需用人工材料补片修补。室间隔缺损和主动脉瓣关闭不全应同期处理。

七、法洛四联症

法洛四联症(tetralogy of Fallot)是右心室漏斗部或圆锥发育不良所致的一种具有特征性肺动脉口狭窄和室间隔缺损的心脏畸形,主要包括四种病理解剖:肺动脉口狭窄、室间隔缺损、主动脉骑跨和右心室肥厚。肺动脉口狭窄可发生在右心室体部及漏斗部、肺动脉瓣及瓣环、主肺动脉及左、右肺动脉等部位,狭窄可以是单处或多处。随年龄增长,右心室肌束进行性肥大、纤维化和内膜增厚,加重右心室流出道梗阻。右心室肥厚继发于肺动脉口狭窄。法洛四联症常见合并畸形有房间隔缺损、右位主动脉弓、动脉导管未闭和左位上腔静脉等。

【病理生理】肺动脉口狭窄和室间隔缺损是引起法洛四联症病理生理改变的基础。主要表现在四个方面:①左、右心室收缩压峰值相等。右心室压只能等于而不超过体循环压力,右心室功能得到保护,避免承担进行性加重的压力超负荷,临床很少出现充血性心力衰竭。成人法洛四联症因左心室高压导致右心室压力超负荷,右心室心肌肥厚,常伴三尖瓣关闭不全。②心内分流方向主要取决于右心室流出道梗阻严重程度和体循环阻力。法洛四联症一般是右向左分流,体循环阻力骤然下降或右心室漏斗部肌肉强烈收缩时,可致肺循环血流突然减少,引起缺氧发作;蹲踞时体循环阻力上升,右向左分流减少,发绀减轻,缺氧症状缓解。③肺部血流减少主要取决于肺动脉口狭窄严重程度,与狭窄部位无关。④慢性缺氧导致红细胞增多症和体-肺循环侧支血管增多。

【临床表现】 大多数病人出生即有呼吸困难,生后3~6个月出现发绀,并随年龄增长逐渐加重。由于组织缺氧,体力和活动耐量均较同龄人差,伴喂养困难、发育迟缓。蹲踞是特征性姿态,多见于儿童期。蹲踞时发绀和呼吸困难有所减轻。缺氧发作多见于单纯漏斗部狭窄的婴幼儿,常发生在清晨和活动后,表现为骤然呼吸困难,发绀加重,甚至晕厥、抽搐死亡。

体格检查:生长发育迟缓,口唇、眼结膜和肢端发绀,杵状指/趾。胸骨左缘第2~4肋间可闻及Ⅱ~Ⅲ级喷射性收缩期杂音,肺动脉瓣区第二心音减弱或消失。严重肺动脉口狭窄者,杂音很轻或无杂音。

【辅助检查】

心电图:电轴右偏,右心室肥大。

X线检查:心影正常或稍大,肺血减少,肺血管纹理纤细;肺动脉段凹陷,心尖圆钝,呈"靴状心",升主动脉增宽。

超声:右心室流出道、肺动脉瓣或肺动脉主干狭窄;右心室增大,右心室壁肥厚;室间隔连续性中断;升主动脉内径增宽,骑跨于室间隔上方;室间隔水平右向左分流信号。

实验室检查:血红细胞计数、血细胞比容与血红蛋白含量升高,且与发绀程度成正比。动脉血氧饱和度降低。重度发绀病人血小板计数和全血纤维蛋白原含量明显减少,血小板功能差,凝血时间和凝血酶原时间延长。

【诊断】 根据症状和体征,结合上述检查,不难诊断。CTA能准确反映左右肺动脉发育。右心导管检查可发现右心室压升高,肺动脉压力低,右心室、左心室和主动脉收缩压基本相同。心血管造影能明确主动脉与肺动脉的位置关系、肺动脉狭窄部位和程度、肺动脉分支和右心室发育及体肺侧支情况。法洛四联症常并发脑血栓、脑脓肿、细菌性心内膜炎和高血压。

【治疗】

1. **手术适应证** 根治手术的两个必备条件:①左心室发育正常,左心室舒张末期容量指数≥30ml/m²;②肺动脉发育良好,McGoon比值≥1.2或Nakata指数≥150mm²/m²。(McGoon比值指心包返折处两侧肺动脉直径之和除以膈肌平面降主动脉直径,正常值>2.0;Nakata指数指心包返折处两侧肺动脉横截面积之和除以体表面积,正常值≥330mm²/m²)。对不具备上述条件,或者冠状动脉畸形影响右心室流出道疏通的病人,应先行姑息手术。有症状的新生儿和婴儿应早期手术,符合条件者应实施一期根治。对无症状或症状轻者,目前倾向于1岁左右行择期根治术,以减少继发性心肌损害。无论根治还是姑息手术,禁忌证均为顽固性心力衰竭、严重肝肾功能损害。

2. **手术方法** 姑息手术:目的是增加肺血流量,改善动脉血氧饱和度,促进左心室和肺血管发育,为根治手术创造条件。手术方式较多,最常用有两种:①体循环-肺循环分流术,经典术式为改良Blalock-Taussig分流术,即在非体外循环下用直径4~5mm的人工血管连接无名动脉和右肺动脉(图29-6)。②右心室流出道疏通术,体外循环下纵行切开右心室和肺动脉,不修补室间隔缺损,切除肥厚的右心室漏斗部肌肉,用自体心包或人工材料补片拓宽右心室流出道及肺动脉(图29-7)。姑息手术后需密切随访,一旦条件具备,应考虑实施根治手术。姑息手术常见并发症为乳糜胸、Horner综合征、肺水肿、感染性心内膜炎和发绀复发。

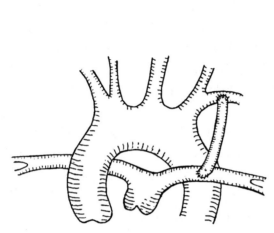

图29-6　改良的 Blalock-Taussig 手术

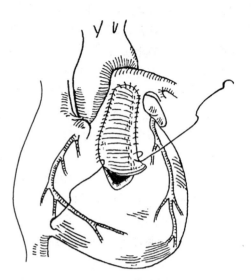

图29-7　跨瓣环的右心室流出道补片

　　根治手术:经胸骨正中切口,建立体外循环,经右心房或右心室切口,剪除肥厚的壁束和隔束肌肉,疏通右心室流出道,用补片修补室间隔缺损,将骑跨的主动脉隔入左心室,自体心包片或人工血管片加宽右心室流出道、肺动脉瓣环或肺动脉主干及分支。根治手术常见并发症为低心排血量综合征、灌注肺、残余室间隔缺损和三度房室传导阻滞。

(董念国)

第三节　后天性心脏病的外科治疗

一、冠状动脉粥样硬化性心脏病

　　冠状动脉粥样硬化性心脏病(atherosclerotic coronary artery disease)简称冠心病,是成人因心脏病死亡的主要原因。我国近30年来冠心病发病率呈明显上升趋势。冠心病多在中老年发病,男性发病率与死亡率明显高于女性。主要病变是冠状动脉内膜脂质沉着、局部结缔组织增生、纤维化或钙化,形成粥样硬化斑块,造成管壁增厚、管腔狭窄或阻塞。

　　【病理生理】正常人在静息时冠状动脉血流量每分钟为250ml,占心排血量的5%。心肌摄氧量比较恒定,从每1000ml冠状动脉血流量中摄氧约150ml。心肌细胞氧分压是调节冠状动脉血流量的主要因素。当体力活动或情绪激动时,心脏搏动次数增多,收缩力增强,以及心室壁张力增高,致心肌需氧量增大,动脉血氧分压降低,冠状动脉血流量就相应增多,以满足心肌氧的需要。如冠状动脉管腔狭窄则心肌需氧量增大时,冠状动脉供血量不能相应增多,临床上呈现心肌缺血的症状。长时间心肌严重缺血可引致心肌细胞坏死。

　　【临床表现】管腔狭窄轻者可不出现心肌缺血的症状。病变严重者冠状动脉血流量可减低到仅能满足静息时心肌需要的氧量;但当体力劳动、情绪激动等情况下,心肌需氧量增加就可引起或加重心肌血氧供给不足,出现心绞痛等症状。

　　冠状动脉发生长时间痉挛或急性阻塞,血管腔内形成血栓,使部分心肌发生严重、持久的缺血,可以造成局部心肌梗死。急性心肌梗死可引起严重心律失常、心源性休克、心力衰竭或心室壁破裂。

　　发生过大面积心肌梗死后仍存活的病人,由于坏死的心肌被瘢痕组织替代,病变的心室壁薄弱,日后可形成室壁瘤。病变波及乳头肌,或腱索断裂,即产生二尖瓣关闭不全。病变波及心室间隔,可以穿孔,成为室间隔缺损。

　　心肌长期缺血缺氧,引起心肌广泛变性和纤维化,导致心脏扩张。临床表现为一种以心功能不全为主的综合征,称为缺血性心肌病,预后较差。

【治疗】冠心病的治疗可分为内科药物治疗、介入治疗和外科治疗三类。应根据病人的具体情况选择,以达到缓解症状、提高生活质量及延长寿命的目的。

冠心病外科治疗主要是应用冠状动脉旁路移植手术(简称"搭桥")为缺血心肌重建血运通道,改善心肌的供血和供氧。手术治疗的主要适应证为心绞痛经内科治疗不能缓解,影响工作和生活,经冠状动脉造影发现冠状动脉主干或主要分支明显狭窄,其狭窄的远端血流通畅的病例。左冠状动脉主干狭窄和前降支狭窄应及早手术,因这些病例容易发生猝死。冠状动脉如前降支近端狭窄,同时合并有回旋支和右冠状动脉有两支以上明显狭窄者,功能性检查显示有心肌缺血征象,或者左心功能不全、合并有糖尿病等都是"搭桥"的首选适应证。术前进行选择性冠状动脉造影时,除了要准确地了解冠状动脉粥样硬化病变的部位、狭窄程度和病变远端冠状动脉血流通畅情况,还应测定左室功能。冠状动脉狭窄远段的冠状动脉血流通畅,供作吻合处的冠状动脉分支直径在 1.5mm 以上,适宜施行手术治疗。

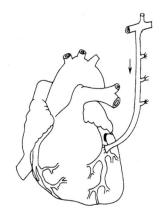

图 29-8 胸廓内动脉远端与左冠状动脉吻合术

冠状动脉旁路移植术通常需要重建多根狭窄冠状动脉的血运,较多采用胸廓内动脉与狭窄段远端的冠状动脉分支行端侧吻合(图 29-8);或采取一段自体的大隐静脉,将静脉的近心端和远心端分别与狭窄段远端的冠状动脉分支和升主动脉作端侧吻合(图 29-9);亦可用单根大隐静脉或桡动脉等与邻近的数处狭窄血管作序贯或蛇形端侧与侧侧吻合(图 29-10)。

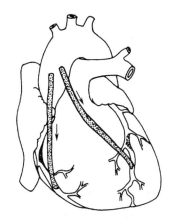

图 29-9 升主动脉-冠状动脉的大隐静脉旁路移植术

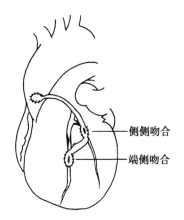

侧侧吻合
端侧吻合

图 29-10 序贯吻合术

不用体外循环,借助特殊的心脏表面固定器等装置,在心脏跳动下进行冠状动脉旁路移植术也得到较广泛的应用,由于避免应用体外循环,减少对血液系统、肺脏和肾脏等器官的影响,可以减少围术期的输血,但是心脏跳动下手术增加搭桥手术难度,可能导致再血管化不全,并影响远期疗效。

旁路移植物以胸廓内动脉远期通畅率最高,桡动脉、大隐静脉次之。近年来由于经皮冠状动脉内植入支架材料的改进,支架植入的远期通畅率已接近静脉桥。因此,选择小切口下胸廓内动脉至前降支搭桥联合支架植入治疗非前降支病变的复合技术(Hybrid)在临床应运而生,可能成为未来发展的一个方向。

心肌梗死引起的室壁瘤、心室间隔穿孔、乳头肌或腱索断裂所致的二尖瓣关闭不全等并发症也可行手术治疗,如室壁瘤切除术、室间隔穿孔修补术和二尖瓣替换术等,并根据情况同时做冠状动脉旁路移植术。手术后冠状动脉再狭窄还可再次或三次手术。对于晚期缺血性心肌病、心脏扩张、心力衰竭者可根据情况采用心室辅助或者心脏移植手术等治疗,以挽救病人生命。

二、二尖瓣狭窄

后天性心脏瓣膜病是最常见的心脏病之一,瓣膜病约占我国心脏外科病人的30%左右。近年来由于加强了对风湿热的防治,风湿性瓣膜病的发病率有所下降。

在风湿性心脏瓣膜病中,最常累及二尖瓣,主动脉瓣次之,三尖瓣大多为继发性病变,风湿性病变直接累及三尖瓣较少见。风湿性病变可以单独损害一个瓣膜区,也可以同时累及几个瓣膜区,常见的是二尖瓣合并主动脉瓣病变。

风湿性二尖瓣狭窄(mitral stenosis)发病率女性较高。在儿童和青年期发作风湿热,往往在20～30岁以后才出现二尖瓣狭窄的临床症状。

【病理】 二尖瓣两个瓣叶在交界处互相粘着融合,造成瓣口狭窄。瓣叶增厚、挛缩、变硬和钙化,限制了瓣叶活动,致使瓣口面积减小。如果瓣膜下方的腱索和乳头肌纤维硬化融合缩短,可将瓣叶向下牵拉,形成漏斗状。僵硬的瓣叶将失去开启、闭合功能。

风湿性二尖瓣狭窄可分为下列两种类型:

1. **隔膜型狭窄** 前瓣病变较轻,活动限制较少,主要是交界增厚粘连。

2. **漏斗型狭窄** 前瓣和后瓣均增厚、挛缩或有钙化,病变波及腱索和乳头肌,将瓣叶向下牵拉,瓣口狭窄呈鱼口状,常伴有关闭不全。

【病理生理】 正常成年人二尖瓣瓣口面积为4～5cm²,每分钟约有4～5L血液在舒张期从左心房通过二尖瓣瓣口流入左心室。若瓣口面积小于1.5cm²时,即可产生血流障碍,在运动后血流量增大时更为明显。瓣口面积缩小至1cm²以下时,血流障碍更加严重,左心房压力升高,呈现显著的左心房-左心室舒张压力阶差。左心房逐渐扩大,肺静脉和肺毛细血管扩张、淤血,造成肺部慢性梗阻性淤血,影响肺泡换气功能。运动时肺毛细血管压力升高更为明显。压力升高超过正常血浆渗透压30mmHg,即可产生急性肺水肿。早期病例较易发生急性肺水肿,晚期一方面由于肺泡与毛细血管之间的组织增厚,毛细血管渗液不易进入肺泡内;另一方面,由于肺静脉和肺毛细血管压力升高,可引起肺小动脉痉挛,血管壁增厚,管腔狭窄,可以阻止大量血液进入肺毛细血管床,并限制肺毛细血管压力的过度升高,从而减低肺水肿发生率。但是由于肺小动脉阻力增高,肺动脉压力也显著增高。重度二尖瓣狭窄病例,肺动脉收缩压可明显升高,使右心室排血负担加重,逐渐肥厚、扩大,最终发生右心衰竭。

【临床表现】 临床症状主要取决于瓣口狭窄的程度。当瓣口面积缩小至2.5cm²左右,心脏听诊虽有二尖瓣狭窄的杂音,静息时可无症状。瓣口面积小于1.5cm²时,左心房排血困难,肺部慢性阻性淤血,肺顺应性减低,临床上可出现气促、咳嗽、咯血、发绀等症状。气促通常在活动时出现,其轻重程度与活动量大小有密切关系。在剧烈体力活动、情绪激动、呼吸道感染、妊娠、心房颤动等情况下,可以诱发端坐呼吸或急性肺水肿。咳嗽多在活动后和夜间入睡后,肺淤血加重时出现。肺淤血引起的咯血,为痰中带血;急性肺水肿引起的咯血,为血性泡沫痰液。有的病例由于支气管黏膜下曲张静脉破裂,可引起大量咯血。此外,还常有心悸、心前区闷痛、乏力等症状。

体格检查:肺部慢性淤血的病例,常有面颊与口唇轻度发绀,即所谓二尖瓣面容。并发心房颤动者,则脉律不齐。右心室肥大者心前区可扪到收缩期抬举性搏动。多数病例在心尖区能扪到舒张期震颤。心尖区可听到第一心音亢进和舒张中期隆隆样杂音,这是二尖瓣狭窄的典型杂音。在胸骨左缘第3、第4肋间,常可听到二尖瓣开瓣音。但在瓣叶高度硬化,尤其并有关闭不全的病例,心尖区第一音则不脆,二尖瓣开瓣音常消失,肺动脉瓣区第二心音常增强,有时轻度分裂。重度肺动脉高压伴有肺动脉瓣功能性关闭不全的病例,在胸骨左缘第2、第3或第4肋间,可能听到舒张早期高音调吹风样杂音,在吸气末增强,呼气末减弱。右心衰竭病人可呈现肝大、腹水、颈静脉怒张、踝部水肿等。

【辅助检查】

心电图检查:轻度狭窄病例,心电图可以正常。中度以上狭窄可呈现电轴右偏、P波增宽,呈双峰或电压增高。肺动脉高压病例,可示右束支传导阻滞,或右心室肥大。病程长的病例,常示心房颤动。

X线检查:轻度狭窄病例,X线平片可无明显异常。中度或重度狭窄,常见到左心房扩大;食管吞钡检查可发现左心房向后压迫食管,心影右缘呈现左、右心房重叠的双心房阴影。主动脉结缩小、肺动脉段隆出、左心房隆起、肺门区血管影纹增粗。肺间质性水肿的病例,在肺野下部可见横向线条状阴影,称为 Kerley B线。长期肺淤血的病例,由于肺组织含铁血黄素沉着,可呈现致密的粟粒形或网形阴影。

超声检查:M型超声心动图显示瓣叶活动受限制,前瓣叶正常活动波形消失,代之以城墙垛样的长方波,前瓣叶与后瓣叶呈同向活动。左心房前后径增大。二维或切面超声心动图可直接显现二尖瓣瓣叶增厚和变形、活动异常、瓣口狭小、左房增大,并可检查左房内有无血栓、瓣膜有无钙化以及估算肺动脉压力增高的程度等情况。

【诊断】　根据病史、体征、X线、心电图和超声检查即可确诊。怀疑同时有冠心病者应行冠状动脉造影。

【治疗】　外科治疗的目的是扩大二尖瓣瓣口面积,解除左心房排血障碍,缓解症状,改善心功能。

1. 手术适应证　无症状或心脏功能属于Ⅰ级者,不主张施行手术。有症状且心功能Ⅱ级以上者均应手术治疗。对隔膜型二尖瓣狭窄,特别是瓣叶活动好,没有钙化,听诊心尖部第一心音较脆,有开瓣音的病人,同时没有房颤、左房内无血栓时,可进行经皮穿刺球囊导管二尖瓣交界扩张分离术,或在全身麻醉下开胸闭式二尖瓣交界分离术。二尖瓣狭窄伴有关闭不全或明显的主动脉瓣病变,或有心房纤颤、漏斗型狭窄、瓣叶病变严重,有钙化或左房内有血栓的病例,则不宜行球囊扩张术和闭式二尖瓣交界分离术。应在体外循环直视下行人工瓣膜二尖瓣替换术。如合并心房纤颤,可以在瓣膜手术同时加行房颤迷宫手术。

2. 术前准备　重度二尖瓣狭窄伴有心力衰竭或心房颤动者,术前应给予适量洋地黄、利尿剂和少量β受体阻滞剂,纠正电解质失衡,待全身情况和心脏功能改善后进行手术。术前可给予镇静剂,防止情绪紧张诱发急性肺水肿。

3. 手术方法　经皮球囊导管二尖瓣交界扩张分离术已在内科学中介绍,以下介绍闭式和直视二尖瓣手术。

(1)闭式二尖瓣交界分离术:通常经左胸后外侧第5肋间或左前胸第4肋间切口进胸。在膈神经前方纵行切开心包。术者右示指经左心耳切口检查二尖瓣瓣叶和瓣口等情况。在左心房内示指的引导下,将二尖瓣扩张器由左心室心尖部插入,通过瓣口,分次扩张,从2.5cm起,到3.0~3.5cm左右。由于经皮球囊扩张术的广泛应用,闭式二尖瓣交界分离术已很少实施。

(2)直视手术:需在体外循环下进行。通常采用正中胸骨切口。经房间沟切开左心房,或者经右房,切开房间隔进入左房,显露二尖瓣,如瓣叶病变较轻,切开融合交界,扩大瓣口和切开、分离粘着融合的腱索和乳头肌,以改善瓣叶活动度。如瓣膜病变严重,已有重度纤维化、硬化、挛缩或钙化,则需切除全部或部分瓣膜,作人工瓣膜替换术。

三、二尖瓣关闭不全

二尖瓣关闭不全(mitral regurgitation or mitral insufficiency)可由风湿性病变、退行性变、细菌性心内膜炎、缺血性心脏病等病因导致,风湿性二尖瓣关闭不全多数合并狭窄,主要病理改变是瓣叶和腱索增厚、挛缩、瓣膜面积缩小、瓣叶活动度受限制以及二尖瓣瓣环扩大等。近年随着老年病人增多,瓣膜退行性变病例增多,主要病理改变是部分腱索断裂、瓣叶脱垂,细菌性心内膜炎可造成二尖瓣叶赘生物或穿孔;缺血性心脏病导致的乳头肌功能不全也可造成二尖瓣关闭不全。

【病理生理】　左心室收缩时,由于两个瓣叶不能对拢闭合,一部分血液反流入左心房,使排入体循环的血流量减少。由于左心房血量增多,压力升高,左室前负荷增加,逐渐产生左心房代偿性扩大,二尖瓣瓣环也相应扩大,使二尖瓣关闭不全加重,左心室长时期负荷加重,终于产生左心衰竭。同时导致肺静脉淤血,肺循环压力升高,最后可引起右心衰竭。

【临床表现】 病变轻、心脏功能代偿良好者可无明显症状。病变较重或历时较久者可出现乏力、心悸,劳累后气促等症状。急性肺水肿和咯血的发生率远较二尖瓣狭窄少。临床上出现症状后,病情可在较短时间内迅速恶化。

体格检查:主要体征是心尖搏动增强并向左向下移位。心尖区可听到全收缩期杂音,常向左侧腋中线传导。肺动脉瓣区第二心音亢进,第一心音减弱或消失。晚期可呈现右心衰竭以及肝大、腹水等体征。

【辅助检查】

心电图检查:较轻的病例心电图可以正常。较重者则常显示电轴左偏、二尖瓣型 P 波、左心室肥大和劳损。

X 线检查:左心房及左心室明显扩大。吞钡 X 线检查见食管受压向后移位。

超声检查:M 型检查显示二尖瓣大瓣曲线呈双峰或单峰型,上升及下降速率均增快。左心室和左心房前后径明显增大。左房后壁出现明显凹陷波。合并狭窄的病例则仍可显示城墙垛样长方波。二维或切面超声心动图可直接显示心脏收缩时二尖瓣瓣口未能完全闭合。超声多普勒检测示舒张期血液湍流,可估计关闭不全的轻重程度。

合并冠心病危险因素或年龄 50 以上者应行冠状动脉造影排除冠心病。

【治疗】 二尖瓣关闭不全症状明显,心功能受影响,心脏扩大时即应及时在体外循环下进行直视手术。手术方法可分为两种:

1. **二尖瓣修复成形术** 利用病人自身的组织和部分人工代用品修复二尖瓣装置,使其恢复功能,包括瓣环的重建和缩小,乳头肌和腱索的缩短或延长,人工瓣环和人工腱索的植入,瓣叶的修复等。手术的技巧比较复杂,术中应检验修复效果,看关闭不全是否纠正;在心脏复跳后通过经食管心脏超声心动图评估效果,如仍有明显关闭不全,则应重新进行修复或二尖瓣替换术。

2. **二尖瓣替换术** 二尖瓣严重损坏,不适于施行瓣膜修复术的病例需作二尖瓣替换术。切除二尖瓣瓣叶和腱索,将人工瓣膜缝合固定于瓣环上(图 29-11)。

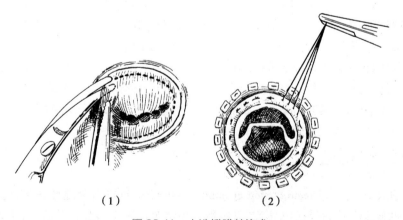

（1）　　　　　　　　　　（2）

图 29-11　人造瓣膜替换术
（1）沿瓣环保留少量瓣叶组织,切除病变的二尖瓣　（2）人造机械瓣膜缝合,固定于瓣环上

临床上使用的人工瓣膜有机械瓣膜、生物瓣膜两大类(图 29-12、图 29-13)。各有其优缺点,应根据情况选用。心脏瓣膜替换术疗效较好,自 20 世纪 60 年代以来,挽救了数百万病人。但正确的术后处理十分重要,如心功能的维护、机械瓣替换后的抗凝治疗、病人的远期随访和治疗等。

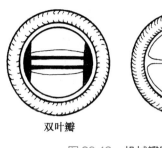
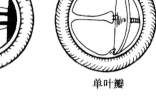

双叶瓣　　　　单叶瓣

图 29-12　机械瓣膜

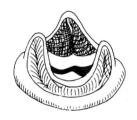

图 29-13　生物瓣膜

四、主动脉瓣狭窄

主动脉瓣狭窄(aortic stenosis)是由于先天性瓣叶发育畸形或者风湿性病变侵害主动脉瓣致瓣叶增厚粘连,瓣口狭窄。病程长久者可发生钙化或合并细菌性心内膜炎等。风湿性心脏病常合并主动脉瓣关闭不全及二尖瓣病变等。

先天性主动脉瓣二瓣化畸形或瓣叶发育不对称的病人,在成年或老年时发生瓣叶钙化,瓣口狭窄。这类情况在临床上也常见到。

【病理生理】正常主动脉瓣瓣口面积为 $3cm^2$。由于左心室收缩力强,代偿功能好,轻度狭窄并不产生明显的血流动力学改变。但当瓣口面积减小到 $1cm^2$ 以下时,左心室排血就遇到阻碍,左心室收缩压升高,左心室排血时间延长,主动脉瓣闭合时间延迟。静息时排血量尚可接近正常水平,但运动时不能相应地增加。左心室与主动脉出现收缩压力阶差。压力阶差的大小,反映主动脉瓣狭窄的程度。中度狭窄压力阶差常为 30～50mmHg,重度狭窄则可达 50～100mmHg 或更高。左心室壁逐渐高度肥厚,终于导致左心衰竭。重度狭窄病例,由于左心室高度肥厚,心肌氧耗量增加,主动脉舒张压又低于正常,进入冠状动脉的血流量减少,常出现心肌血液供应不足的症状。

【临床表现】轻度狭窄病例没有明显的症状。中度和重度狭窄者可有乏力、眩晕或昏厥、心绞痛、劳累后气促、端坐呼吸、急性肺水肿等症状,并可并发细菌性心内膜炎或猝死。

体格检查:胸骨右缘第二肋间能扪到收缩期震颤。主动脉瓣区有粗糙喷射性收缩期杂音,向颈部传导,主动脉瓣区第二音延迟并减弱。重度狭窄病例常呈现脉搏细小、血压偏低和脉压小。

【辅助检查】

心电图检查:显示电轴左偏、左心室肥大、劳损、T 波倒置,一部分病例尚可呈现左束支传导阻滞、房室传导阻滞或心房颤动。

X 线检查:早期病例心影可无改变。病变加重后示左心室增大,心脏左缘向左向下延长,升主动脉可显示狭窄后扩大。

超声检查:M 型检查显示主动脉瓣叶开放振幅减小,瓣叶曲线增宽,舒张期可呈多线。在二维或切面超声图像上可见到主动脉瓣叶增厚、变形或钙化,活动度减小和瓣口缩小等征象。

心导管检查:通常不需行心导管检查。怀疑冠心病的病人需要行冠状动脉造影排除冠状动脉病变,可同时行左心导管检查测定左心室与主动脉之间收缩压差。

【治疗】临床上呈现心绞痛、昏厥或心力衰竭者,一旦出现症状,病情往往迅速恶化,在 2～3 年内有较高的猝死发生率,故应争取尽早施行手术治疗,切除病变的瓣膜,进行人工瓣主动脉瓣膜替换术。经心尖或经皮支架瓣膜植入术在近年得到应用,但仅在不适合手术的病人才考虑选用。

五、主动脉瓣关闭不全

主动脉瓣关闭不全(aortic regurgitation or aortic insufficiency)是主动脉瓣叶结构异常,导致瓣叶不能严密对合。病因包括风湿性心脏病、老年退行性病变、细菌性心内膜炎、马方综合征(Marfan's syndrome）、先天性主动脉瓣畸形、主动脉夹层等。

【病理生理】 主要的血流动力学改变是舒张期血液自主动脉反流入左心室。由于主动脉与左心室之间舒张压力阶差较大，瓣口关闭不全的面积即使仅为 0.5cm²，每分钟反流量也可达 2~5L。左心室在舒张期同时接受来自左心房和主动脉反流的血液，因而充盈过度，肌纤维伸长，左心室逐渐扩大。在心脏功能代偿期，左心室排血量可以高于正常。左心室功能失代偿时，出现心排血量减少，左心房和肺动脉压力升高，可导致左心衰竭。由于舒张压低，冠状动脉灌注量减少和左心室高度肥厚，氧耗量加大，因而造成心肌供血不足。

【临床表现】 轻度关闭不全病例，心脏代偿功能较好，没有明显症状。早期症状为心悸、心前区不适、头部强烈搏动感。重度关闭不全者常有心绞痛发作、气促，并可出现阵发性呼吸困难、端坐呼吸或急性肺水肿。

体格检查：心界向左下方增大，心尖部可见抬举性搏动。在胸骨左缘第 3、4 肋间和主动脉瓣区有叹息样舒张早、中期或全舒张期杂音，向心尖区传导。重度关闭不全者呈现水冲脉、动脉枪击音、毛细血管搏动等征象。

【辅助检查】

心电图检查：显示电轴左偏和左心室肥大、劳损。

X 线检查：左心室明显增大，向左下方延长。主动脉结隆起，升主动脉和弓部增宽，左心室和主动脉搏动幅度增大。逆行升主动脉造影，可见造影剂在舒张期从主动脉反流入左心室。按反流量的多少，可以估计关闭不全的程度。

超声检查：主动脉瓣开放与关闭的速度均增快，舒张期呈多线。由于舒张期血液反流入左心室，冲击二尖瓣，可呈现二尖瓣前瓣叶高速颤动。左心室内径增大，流出道增宽。二维或切面超声心动图常可显示主动脉瓣叶在舒张期未能对拢闭合。超声多普勒检测可估计反流程度。

【治疗】 临床上出现症状，如呈现心绞痛或左心室衰竭症状，则可在数年内病情恶化或发生猝死，故应争取尽早施行人工瓣膜替换或者瓣膜修复术。

六、心脏黏液瘤

心脏原发性肿瘤和继发性肿瘤，除黏液瘤外均较少见。心脏原发性肿瘤中良性肿瘤占 75%，如心脏黏液瘤（cardiac myxoma）（50%）、横纹肌瘤（20%）以及纤维瘤、血管瘤、畸胎瘤等；恶性肿瘤占 25%，如各种肉瘤（20%）、淋巴瘤、间皮瘤等。由于心脏黏液瘤占原发性心脏肿瘤的 50%，有其独特的临床过程，在心脏外科中比较重要。

我国统计资料显示，心脏黏液瘤病人年龄大多数在 30~50 岁之间，心脏各房室均可发生黏液瘤，但以位于左心房者最常见，其次为右心房，心室黏液瘤较少见。少数病人可有多发性心脏黏液瘤，并有再发倾向及家族史。

【病理】 黏液瘤起源于心内膜下具有多向分化潜能的间叶细胞。心房间隔卵圆窝区富含此类细胞，因而是好发部位。肿瘤长大后呈息肉样肿块突入心脏，常有瘤蒂附着于房间隔或心房壁，瘤体能随心动周期而活动。肿瘤多呈椭圆形或圆形，有时有分叶或形似一串葡萄。外观呈半透明、晶莹的胶冻，色彩多样：淡黄、浅绿或暗紫，夹杂红色出血区。质脆易碎，碎屑进入血液循环可引致体动脉或肺动脉栓塞。

黏液瘤多属良性，但少数病例可能发生恶变，成为黏液肉瘤或出现远处转移。

心脏黏液瘤的主要病理生理改变是突入心腔内的瘤体妨碍正常血流。左心房黏液瘤常造成二尖瓣瓣口梗阻，影响瓣膜的开放和闭合。

【临床表现与诊断】 心脏黏液瘤的临床表现复杂多样，主要取决于瘤体的位置、大小、生长速度、瘤蒂的长短，以及是否发生脱落、出血、坏死等。

1. **血流阻塞现象** 左心房黏液瘤最常见的临床症状是由于房室瓣血流受阻引起心悸、气急等，与二尖瓣病变相似。体格检查在心尖区可听到舒张期或收缩期杂音，肺动脉瓣区第二心音增强。瘤体活动度较大的病例,在病人变动体位时,杂音的响度和性质可随之改变。右心房黏液瘤造成三尖瓣瓣口阻塞时可呈现颈静脉怒张、肝大、腹水、下肢水肿等与三尖瓣狭窄或缩窄性心包炎相类似的症状。体格检查在胸骨左缘第4、5肋间可听到舒张期杂音。

移动度较大的黏液瘤如突然阻塞房室瓣瓣孔,病人可发作昏厥、抽搐,甚或引致猝死。

2. 全身反应 由于黏液瘤出血、变性、坏死,引起全身免疫反应,常有发热、消瘦、贫血、食欲缺乏、关节痛、荨麻疹、无力、血沉增快,血清蛋白的电泳改变等表现。

3. 动脉栓塞 少数病例出现栓塞现象,如偏瘫、失语、昏迷;急性腹痛(肠系膜动脉栓塞);肢体疼痛、缺血(肢体动脉栓塞)等。有的病例摘除栓子经病理检查后才明确诊断。

4. 其他表现 左心房黏液瘤在胸部X线检查常显示左心房、右心室增大、肺部淤血等与二尖瓣病变相类似的征象。心电图表现亦与二尖瓣病变相似,但黏液瘤病例很少出现心房颤动。

左心房黏液瘤的临床诊断易与风湿性二尖瓣病变相混淆。黏液瘤病例多无风湿热病史,病程较短,症状和体征可能随体位变动而改变。心电图大多显示窦性心律。超声检查诊断准确率极高,可以看到黏液瘤呈现的能移动的云雾状光团回声波,左心房黏液瘤在左室收缩期时光团位于心房腔内,舒张期时移位至二尖瓣瓣口。

【治疗】黏液瘤病例明确诊断后应尽早施行手术摘除肿瘤,恢复心脏功能,避免肿瘤发生恶变以及突然堵塞房室瓣瓣口引致猝死,或肿瘤碎屑脱落并发栓塞。

施行黏液瘤摘除术需应用体外循环,目前常用经右房-房间隔切口对摘除肿瘤最为有利,必要时亦可采用左右房联合切口,将瘤体连同蒂部附着的部分房间隔组织一并切除,然后直接缝合或补片修补房间隔切口。手术过程中应注意阻断循环前不要搬动心脏、挤捏心脏或用手指作心内探查,以免瘤体脱落造成栓塞。注意避免损破肿瘤组织,切除肿瘤后应详细检查各个心腔,以防遗漏多发性黏液瘤或残留肿瘤碎屑。

本病手术治疗效果良好,手术死亡率低。少数病例可以再发,故术后需定期随诊。

七、慢性缩窄性心包炎

慢性缩窄性心包炎(chronic constrictive pericarditis)是由于心包的慢性炎症性病变所致心包增厚、粘连,甚至钙化,使心脏的舒张功能受限,造成全身血液循环障碍的疾病。

【病因】慢性缩窄性心包炎过去多数由结核性心包炎所导致,现在结核性缩窄性心包炎病例明显减少,大多数病人病因不明。

【病理生理】脏层心包和壁层心包因慢性炎变增厚,形成坚硬的纤维瘢痕组织,部分病例瘢痕组织内有钙质沉积,钙质斑块嵌入心肌或形成钙质硬壳包裹心脏。由于心脏受到增厚坚硬的心包所束缚,明显地限制了心脏的舒张,使心脏的充盈血量减少,静脉血液回流受阻,体静脉系统压力增高,使身体各脏器淤血;同时,由于心脏充盈血量减少,心脏长期受瘢痕组织束缚使心肌萎缩,心肌收缩力降低,心排血量减少,引起各脏器动脉供血不足;由于肾血流量减少,造成肾对钠和水的潴留,使血容量增加,导致静脉压进一步增加,出现肝大、腹水、胸水、下肢水肿等一系列体征。左侧心脏受束缚,使肺静脉血液回流受阻,呈现肺淤血、肺静脉及肺动脉压力升高。

【临床表现】主要是右心功能不全的表现。常见的症状为易倦、乏力、咳嗽、气促、腹部饱胀和胃纳不佳等。气促常发生于劳累后,但如有大量胸水或因腹水使膈肌抬高,则静息时亦感气促。肺部明显淤血者,可出现端坐呼吸。

体格检查:颈静脉怒张、肝大、腹水、下肢水肿,心搏动减弱或消失,心浊音界一般不增大。心音遥远。一般心律正常,脉搏细速,有奇脉。收缩压较低,脉压小,静脉压常升高达 $1.9 \sim 3.9kPa(20 \sim 40cmH_2O)$。胸部检查可有一侧或双侧胸膜腔积液征。

【辅助检查】

实验室检查:可有轻度贫血。红细胞沉降率正常或稍增快。肝功能轻度降低,血清白蛋白减少。

心电图检查:各导联 QRS 波低电压,T 波平坦或倒置。部分病人可有心房颤动。

X 线检查:心影大小接近正常,左右心缘变直,主动脉弓缩小。心脏搏动减弱或消失。在斜位或侧位片上显示心包钙化较为清晰。胸片上还可显示胸膜腔积液。

CT 和 MRI:可以清楚地显示心包增厚及钙化的程度和部位,亦有助于鉴别诊断。

超声:可显示心包增厚、粘连或积液,心房扩大、心室缩小和心功能减退。

【诊断】 根据病史和临床体征,以及超声检查,大多数病人的诊断并无困难。缩窄性心包炎需与肝硬化、充血性心力衰竭和限制性心肌病等相鉴别。CT 可显示心包的增厚钙化程度和范围。

【治疗】 缩窄性心包炎明确诊断后,应行手术治疗。手术前需改善病人的营养状况,纠治电解质紊乱、低蛋白血症和贫血,给予低盐饮食和利尿药物。

通常采用胸骨正中切口,先切开左心前区增厚的心包纤维组织,切开脏心包显露心肌后,即可见到心肌向外膨出,搏动有力。然后,沿分界面细心地继续剥离左心室前壁和心尖部的心包,再游离右心室。心包切除的范围,两侧达膈神经,上方超越大血管基部,下方到达心包膈面。有些病例的上、下腔静脉入口处形成瘢痕组织环,亦应予以剥离切除。剥离心包时,应避免损破心肌和冠状血管。如钙斑嵌入心肌,难于剥离时,可留下局部钙斑。

心包剥离后,心脏舒张及收缩功能大多立即改善,静脉压下降,静脉血液回流量增多,淤滞在组织内的体液回纳入血液循环;动脉压升高,脉压增大。心脏的负担加重,应即时根据情况给予强心、利尿药物。术后要加强对病人的心、肺、肾功能的监测,输液量不宜过多,注意保持水电解质平衡。

(胡盛寿)

第三十章 胸主动脉疾病

第一节 胸主动脉瘤

胸主动脉瘤是指由于各种原因造成胸主动脉壁正常结构的损害,在血流压力的作用下,胸主动脉局部或弥漫性扩张或膨出,达到正常胸主动脉直径的 1.5 倍以上,即成为胸主动脉瘤(thoracic aortic aneurysm)。胸主动脉壁的中层由 45~55 层弹性膜构成,维持主动脉的正常弹力与张力。左心室收缩期产生的部分动能转化为主动脉壁势能,舒张期又将势能转变为前向血流的动能,有效维持左心室与主动脉的联动。胸主动脉内血压及血流剪切力极高,成瘤以后若出现破裂,则出血速度和出血量非常大,死亡率极高。

【病因与分类】病因可大致分为局部性和全身性两大类。局部病因主要有:机制不明的特发性囊性中层退化、或继发于主动脉夹层、主动脉瓣膜病变和局部创伤病变。全身性病因有:遗传性疾病,如马方综合征、埃-当综合征(Ehlers-Danlos syndrome)、家族性动脉瘤;自身免疫疾病,如白塞病(Behcet's disease);病原微生物感染,如细菌(黄色葡萄球菌是最常见的致病菌)、真菌、梅毒等;其他如动脉粥样硬化,动脉炎等。

胸主动脉瘤按发生部位不同,可分为升主动脉瘤(约占45%),弓部动脉瘤(10%),降主动脉瘤(35%),胸-腹主动脉瘤(10%);按瘤体形态不同,可分为囊性、梭形、混合性和夹层动脉瘤;按病理形态学,可分为真性和假性动脉瘤,前者的瘤壁具备全层动脉结构,后者的瘤壁仅由动脉外膜、周围粘连组织和附壁血栓构成。

【病理生理】胸主动脉瘤常见于中老年人,遗传性、感染性或创伤性病因所致的动脉瘤好发于青壮年。根据 Laplace 定律,T=P·r(T:张力;P:压力;r:半径),主动脉瘤壁承受的张力与动脉血压和瘤体半径成正比。动脉瘤形成后不可逆转的持续增大,增加左心室容量负荷并压迫周围组织结构。

【临床表现】由瘤体压迫、牵拉、侵蚀周围组织所引起,视动脉瘤的大小和部位而定。病程早期多无症状、体征,常在影像学检查时偶尔发现。升主动脉瘤可侵蚀胸骨及肋软骨而凸出于前胸,呈搏动性肿块;可能使主动脉瓣环变形,瓣叶分离而致主动脉瓣关闭不全,出现相应的杂音和症状;压迫上腔静脉时导致上腔静脉梗阻综合征,出现面部、颈部和肩部静脉怒张;压迫气管和支气管时引起咳嗽和气急。主动脉弓动脉瘤压迫气管、支气管,出现咳嗽、呼吸困难、肺不张;压迫交感神经出现 Horner 综合征。而降主动脉瘤压迫食管可引起吞咽困难,压迫喉返神经出现声音嘶哑(部分病人可以此为首发症状就医)。瘤腔贴壁血流缓慢与涡流可引起瘤腔内血栓形成,附壁血栓脱落会导致脑、内脏、四肢动脉栓塞。

本病自然病程进展较快,瘤体扩大到一定程度常引起疼痛,如果疼痛突然加剧则预示破裂可能。预后多不良,死亡原因主要为动脉瘤破裂,主动脉-食管/气管瘘等。一般而言,病程进展与病因、瘤体大小、是否合并主动脉夹层有关;已确诊胸主动脉瘤未经治疗者破裂时间平均为 2 年,生存时间少于 3 年。病因为马方综合征和白塞病等遗传性疾病和自身免疫疾病者预后不佳,往往出现治疗后反复发生动脉瘤或假性动脉瘤。

【诊断与鉴别诊断】主要依赖影像学检查确诊。X 线检查:发现纵隔影增宽,主动脉明显钙化影。升主动脉瘤体位于纵隔右前方,弓部与降主动脉瘤体位于左后方。CTA:能够准确、直观地提供瘤体立体影像,对选择制定手术方案具有指导意义。MRA:能更精细地刻画管壁结构对比度,冠状和矢状面扫描能提供瘤体及管腔纵切面的影像信息,但费用高、检查时间长,血流动力学不稳定者应用时存在危险。超声:能够观察主动脉瘤及血管腔内病变,并了解心脏内结构,适宜于血流动力学不稳定者的快速检查及围术期监测。随着无创影像诊断技术发展,胸主动脉造影已很少单独用于胸主动脉瘤的诊断。胸主动脉瘤需与主动脉夹层(尤其是慢性夹层假腔扩大成瘤)、纵隔肿瘤、中央型肺癌等疾病相鉴别。

【治疗与预后】胸主动脉瘤明确诊断后应积极地施行治疗,包括外科开胸手术、血管腔内修复术和复合手术三大类。

手术指征:①胸主动脉瘤出现压迫症状,破裂和(或)破裂包裹症状;②瘤体直径>5cm;③瘤体直径增长>1cm/年;④假性动脉瘤与夹层动脉瘤应尽早治疗。

手术禁忌证:①重要器官(心、脑、肝、肾)功能损害;②全身情况不能耐受治疗。

外科开胸手术治疗使用人工血管替换病变的胸主动脉段,手术方式和术后近远期结果因胸主动脉瘤解剖部位而异,且需不同的心肺转流、深低温停循环或选择性脑灌注等技术支持。手术死亡率约为5%~10%。主要并发症为出血、严重心律失常、冠状动脉供血不足,中枢神经系统并发症,乳糜胸和心、肺、肾功能不全。手术后1年生存率约为80%~90%,5年生存率60%~80%。

血管腔内修复不需开胸以及体外循环辅助,在胸主动脉腔内置入带膜支架,隔绝胸主动脉瘤瘤腔。此方法具有创伤小、康复快,较少并发症和禁忌证的优点,主要适于降主动脉瘤、降主段假性动脉瘤以及部分累及弓部的动脉瘤治疗。随着腔内器械的发展,部分累及主动脉弓上分支动脉的胸主动脉瘤亦可进行血管腔内修复,这其中包括开窗支架、分支支架和平行支架技术的应用。胸主动脉瘤腔内治疗的适应证与开胸动脉瘤切除、人工血管置换术一致。除临床适应证外,胸主动脉瘤腔内修复术还有其自身的影像学适应证,包括:①支架锚定区正常主动脉直径≤40mm;②入路动脉(髂-股动脉)无高度扭曲或弥漫性狭窄,股动脉直径必须大于选用的支架输送系统直径。胸主动脉瘤腔内修复术无绝对的禁忌证,但在制定腔内重建弓上分支动脉手术方案,尤其需进行弓上双分支,甚至三分支动脉腔内重建时,应充分评估术者经验及血管外科团队协作能力。对于不具备腔内重建主动脉弓部分支动脉条件的团队,主张采用传统开放手术。术后并发症主要为内漏、带膜支架移位等,手术死亡率约4.1%~6.2%。应该强调的是,随着血管腔内技术的成熟、发展和日益普及,国内外越来越多的中心逐渐开始采取全腔内胸主动脉覆膜支架修复手术(complete thoracic endovascular aortic repair,cTE-VAR)。

复合手术(hybrid operation)是将外科手术技术与血管腔内修复术相结合,使用人工血管和带膜支架共同矫治胸主动脉瘤病变。"一站式"复合手术需要具备体外循环装置和数字减影血管造影设备的多功能手术室。复合手术治疗未破裂的复杂胸主动脉瘤的围术期死亡率约为4%,其远期效果仍需进一步观察。

第二节   主动脉夹层

主动脉夹层(aortic dissection)是一种致命性疾病,未经治疗的急性夹层6小时内病死率将超过22.7%,24小时内将超过50%,一周内将超过68%。本病发生率为0.5~2.95/(10万人·年),男性高于女性。中老年人居多,但近年来发病年龄有年轻化趋势。

【病因与病理生理】主动脉夹层的确切病因尚不明确,常与以下情况有关:高血压、遗传性结缔组织病(如马方综合征、Turner综合征、Ehlers-Danlos综合征)、主动脉炎性疾病、动脉粥样硬化及其溃疡、动脉瘤、主动脉缩窄、先天性主动脉瓣膜病、多囊肾、高龄、妊娠、钝性或医源性创伤等。

发病机制:各种病因引起含有弹力纤维的主动脉中层破坏或坏死,由血压波动引起血管壁横向切应力(剪切力)的增大导致内膜撕裂,血流逆行或顺行冲击导致壁间血肿蔓延,形成动脉壁间假腔,并通过一个或数个破口与主动脉真腔(原有的主动脉腔)相交通,形成"夹层"。主动脉中层的结构异常为发病基础,内膜撕裂形成"内膜片",代表真腔与假腔间内、中层隔膜,是急性主动脉夹层最典型的病理特点。内膜片/撕裂起于升主动脉(承受应力最大处)者占65%,起于降主动脉者占25%,起于主动脉弓和腹主动脉的占10%,其中降主动脉的内膜撕裂典型者起源于左锁骨下动脉数厘米内,因为这一段的主动脉承受着最大的压力波动。随之是血流顺行(典型者)或逆行冲击以及主动脉壁内层和中层间沿长轴不同程度的裂开,血液进入形成假腔,假腔顺行或逆行蔓延可累及刂弓部、主动脉全段,引起主动脉破裂、重要脏器供血障碍、夹层累及主动脉瓣结构与冠状动脉开口可致主动脉瓣脱垂、关闭不全和缺血性心肌损伤。临床研究发现急性主动脉夹层伴有血白细胞、炎症介质、C反应蛋白升高等全身炎症反应,甚至导致多器官功能障碍综合征。主动脉夹层破裂可造成急性心脏压塞,胸腹腔积血,纵隔和腹膜后血肿。

按照时间分类,从出现症状到诊断在2周以内的夹层称为急性夹层,2周至2月的亚急性期夹层和2月以后的慢性期夹层。慢性主动脉夹层纤维增生,外膜增厚粘连,腔内多有附壁血栓和血栓机化,往往形成夹层动脉瘤。

主动脉夹层的解剖分类是依据内膜撕裂的位置和夹层沿主动脉延展的范围。最初由DeBakey等提出的分类如下:Ⅰ型:夹层起于升主动脉,并累及主动脉弓,延伸至胸降主动脉或腹主动脉(或二者均被累及);Ⅱ型:夹层起于并局限于升主动脉;Ⅲa型:夹层起于并局限于胸降主动脉;Ⅲb型:夹层累及胸降主动脉和不同程度的腹主动脉。Stanford分型简化了解剖分类标准,只依据第一破口的起始部位来分类:Stanford A型夹层起于升主动脉,因此包括DeBakey Ⅰ型和Ⅱ型夹层;Stanford B型夹层起于左锁骨下以远的降主动脉,包括DeBakey Ⅲa型和Ⅲb型。

【临床表现与诊断】 急性主动脉夹层发病突然,90%以上表现为前胸、后背或腹部突发性剧烈的撕裂样或刀割样锐痛,疼痛可沿大动脉走行方向传导和转移至腹部或下腹部,80%病人伴有高血压和心动过速。病人多烦躁不安、大汗淋漓,需与心绞痛、肺栓塞、心肌梗死相鉴别。随病程进展,主动脉夹层病人可能出现与主动脉破裂、主动脉瓣关闭不全或(和)重要脏器组织供血障碍相关的症状和体征。主动脉破裂的症状:升主动脉破裂时,由于血液进入心包腔而产生急性心脏压塞,多数病人在几分钟内猝死;胸主动脉破裂可造成胸腔积血;腹主动脉破裂后血液进入腹膜后间隙,出现腹痛、腹胀等症状。上述病人均有失血,甚至休克的表现。其中重要脏器供血障碍的症状和体征复杂多样,包括冠状动脉供血障碍引起心绞痛、心肌梗死;头臂干受累引起脑供血障碍时可出现晕厥、昏迷、偏瘫等;腹腔实质器官或肠道缺血导致的腹痛;肾脏缺血导致的急性肾衰竭;下肢缺血引起"5P"征;脊髓缺血引起的截瘫等。合并轻度主动脉瓣关闭不全病人可无症状,或被疼痛症状掩盖,中度以上主动脉瓣关闭不全时,病人可出现心悸、气短等症状,严重者可有咳粉红色泡沫痰、不能平卧等急性左心衰竭的表现。

一旦疑诊主动脉夹层,需尽快通过影像学检查,了解夹层类型、受累范围、破口位置、假腔内血栓、分支血管和主动脉瓣受累情况以及是否有心包积液等,在此基础上决定治疗措施。全主动脉CTA是主动脉夹层的诊断首选和治疗后随访评价的主要技术。MRA也可作为诊断主动脉夹层的有效手段,但对于不能耐受较长检查时间的急性期病例,其应用受到一定限制。超声对近端主动脉夹层诊断率较高,探查降主动脉明显受限。DSA属于有创性检查,不再作为主动脉夹层的初始检查,是实施覆膜支架腔内修复术的重要技术。

【治疗】 主动脉夹层急性期应迅速给予镇静、止痛、持续心电监护和支持治疗。使用药物控制血压、心率,以减少对主动脉壁的压力,防止夹层继续扩展和主动脉破裂。Stanford A型主动脉夹层,一旦确诊,原则上应按急诊手术治疗,开胸,在体外循环支持下行病损段血管的置换。急性Stanford B型主动脉夹层,应在药物控制血压、心率稳定后,限期行血管腔内修复术。如果内科治疗下高血压难以控制,疼痛无法缓解,出现主动脉破裂征象或急性下肢、肾脏缺血等情况,应急诊行血管腔内修复术。累及弓部的 Stanford B 型主动脉夹层在有经验的心血管/血管外科,可考虑分支支架、开窗技术、平行支架等辅助技术下行血管腔内修复术。血管腔内修复术的临床成功的标准为完全封闭破口,无明显内漏和严重并发症,假腔消失或假腔内血栓形成,较之外科手术具有创伤小、成功率高、恢复快,并发症少等优点。

(舒　畅)

第三十一章 腹 外 疝

第一节 概 论

体内脏器或组织离开其正常解剖部位,通过先天或后天形成的薄弱点、缺损或孔隙进入另一部位,称为疝(hernia)。疝多发生于腹部,以腹外疝为多见。腹外疝是由腹腔内的脏器或组织连同腹膜壁层,经腹壁薄弱点或孔隙,向体表突出而致。腹内疝是由脏器或组织进入腹腔内的间隙囊内而形成,如网膜孔疝。

【病因】 腹壁强度降低和腹内压力增高是腹外疝发生的两个主要原因。

1. **腹壁强度降低** 引起腹壁强度降低的潜在因素很多,最常见的因素有:①某些组织穿过腹壁的部位,如精索或子宫圆韧带穿过腹股沟管、股动静脉穿过股管、脐血管穿过脐环等处;②腹白线因发育不全也可成为腹壁的薄弱点;③手术切口愈合不良、腹壁外伤及感染,腹壁神经损伤、老年、久病、肥胖所致肌萎缩等也常是腹壁强度降低的原因。生物学研究发现,腹股沟疝病人体内腱膜中胶原代谢紊乱,其主要氨基酸成分之一的羟脯氨酸含量减少,腹直肌前鞘中的成纤维细胞增生异常,超微结构中含有不规则的微纤维,因而影响腹壁的强度。另外,遗传因素、长期吸烟等可能与腹外疝的发生有关。研究发现,吸烟的直疝病人血浆中促弹性组织离解活性显著高于正常人。

2. **腹内压力增高** 慢性咳嗽、慢性便秘、排尿困难(如包茎、良性前列腺增生、膀胱结石)、搬运重物、举重、腹水、妊娠、婴儿经常啼哭等是引起腹内压力增高的常见原因。腹内压持续或瞬时的增高是产生腹外疝的诱因。正常人虽时有腹内压增高情况,但如腹壁强度正常,则不致发生疝。

【病理解剖】 典型的腹外疝由疝环、疝囊、疝内容物和疝外被盖等组成。疝囊是壁腹膜的憩室样突出部,由疝囊颈和疝囊体组成。疝囊颈是疝囊比较狭窄的部分,是疝环所在的部位,也是疝突向体表的门户,又称疝门,亦即腹壁薄弱区或缺损所在。各种疝通常以疝门部位作为命名依据,例如腹股沟疝、股疝、脐疝、切口疝等。疝内容物是进入疝囊的腹腔脏器或组织,以小肠为最多见,大网膜次之。此外如盲肠、阑尾、乙状结肠、横结肠、膀胱等均可作为疝内容物进入疝囊,但较少见。疝外被盖是指疝囊以外的各层组织。

【临床类型】 腹外疝有易复性、难复性、嵌顿性、绞窄性等类型。

1. **易复性疝(reducible hernia)** 疝内容物很容易回纳入腹腔的疝,称易复性疝。

2. **难复性疝(irreducible hernia)** 疝内容物不能回纳或不能完全回纳入腹腔内,但并不引起严重症状者,称难复性疝。疝内容物反复突出,致疝囊颈受摩擦而损伤,并产生粘连是导致疝内容物不能回纳的常见原因。这种疝的内容物多数是大网膜。此外,有些病程长、腹壁缺损大的巨大疝,因内容物较多,腹壁已完全丧失抵挡内容物突出的作用,也常难以回纳。另有少数病程较长的疝,因内容物不断进入疝囊时产生的下坠力量将囊颈上方的腹膜逐渐推向疝囊,尤其是髂窝区后腹膜与后腹壁结合得极为松弛,更易被推移,以至盲肠(包括阑尾)、乙状结肠或膀胱随之下移而成为疝囊壁的一部分(图31-1)。这种疝称为

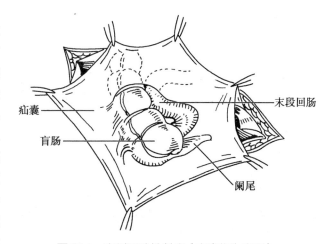

图 31-1 右侧滑动性斜疝(内容物为盲肠)

末段回肠

疝囊

盲肠

阑尾

滑动疝,也属难复性疝。与易复性疝一样,难复性疝的内容物并无血运障碍,也无严重的临床症状。

3. **嵌顿性疝(incarcerated hernia)** 疝囊颈较小而腹内压突然增高时,疝内容物可强行扩张囊颈而进入疝囊,随后因囊颈的弹性收缩,又将内容物卡住,使其不能回纳,这种情况称为嵌顿性疝。疝发生嵌顿后,如其内容物为肠管,肠壁及其系膜可在疝囊颈处受压,先使静脉回流受阻,导致肠壁淤血和水肿,疝囊内肠壁及其系膜渐增厚,颜色由正常的淡红逐渐转为深红,囊内可有淡黄色渗液积聚。于是肠管受压情况加重而更难回纳。肠管嵌顿时肠系膜内动脉的搏动可扪及,嵌顿如能及时解除,病变肠管可恢复正常。

4. **绞窄性疝(strangulated hernia)** 肠管嵌顿如不及时解除,肠壁及其系膜受压情况不断加重可使动脉血流减少,最后导致完全阻断,即为绞窄性疝。此时肠系膜动脉搏动消失,肠壁逐渐失去其光泽、弹性和蠕动能力,最终变黑坏死。疝囊内渗液变为淡红色或暗红色。如继发感染,疝囊内的渗液则为脓性。感染严重时,可引起疝外被盖组织的蜂窝织炎。积脓的疝囊可自行穿破或误被切开引流而发生粪瘘(肠瘘)。

嵌顿性疝和绞窄性疝实际上是一个病理过程的两个阶段,临床上很难截然区分。肠管嵌顿或绞窄时,可导致急性机械性肠梗阻。但有时嵌顿的内容物仅为部分肠壁,系膜侧肠壁及其系膜并未进入疝囊,肠腔并未完全梗阻,这种疝称为肠管壁疝或 Richter 疝(图 31-2)。如嵌顿的小肠是小肠憩室(通常是 Meckel 憩室),则称为 Littre 疝。嵌顿的内容物通常多为一段肠管,有时嵌顿肠管可包括几个肠袢,或呈 W 形,疝囊内各嵌顿肠袢之间的肠管可隐藏在腹腔内,这种情况称为 Maydl 疝,是一种逆行性嵌顿疝(图 31-3)。因为逆行性嵌顿一旦发生绞窄,不仅疝囊内的肠管可坏死,腹腔内的中间肠袢也可坏死;甚至有时疝囊内的肠管尚存活,而腹腔内的肠袢已坏死。所以,在手术处理嵌顿或绞窄性疝时,应特别警惕有无逆行性嵌顿,必须把腹腔内有关肠袢牵出检查,仔细判断肠管活力,以防隐匿于腹腔内的中间坏死肠袢被遗漏。如果疝内容物为阑尾,则称为 Amyand 疝。因阑尾常可并发炎症、坏死和化脓而影响修补。

儿童腹外疝,因疝环组织一般比较柔软,嵌顿后很少发生绞窄。

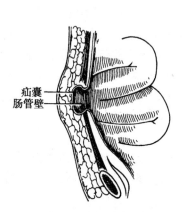

图 31-2 肠管壁疝

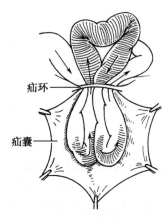

图 31-3 逆行性嵌顿疝

第二节 腹 股 沟 疝

腹股沟区是前外下腹壁一个三角形区域,其下界为腹股沟韧带,内界为腹直肌外侧缘,上界为髂前上棘至腹直肌外侧缘的一条水平线。腹股沟疝是指发生在这个区域的腹外疝。

腹股沟疝分为斜疝和直疝两种。疝囊经过腹壁下动脉外侧的腹股沟管深环(内环)突出,向内、向下、向前斜行经过腹股沟管,再穿出腹股沟管浅环(皮下环),并可进入阴囊,称为腹股沟斜疝(indirect inguinal hernia)。疝囊经腹壁下动脉内侧的直疝三角区直接由后向前突出,不经过内环,也不进入阴囊,称为腹股沟直疝(direct inguinal hernia)。

斜疝是最多见的腹外疝,发病率约占全部腹外疝的 75%～90%;或占腹股沟疝的 85%～95%。

腹股沟疝发生于男性者占大多数,男女发病率之比约为 15∶1;右侧比左侧多见。

【腹股沟区解剖概要】

1. 腹股沟区的解剖层次 由浅而深,有以下各层:

(1)皮肤、皮下组织和浅筋膜。

(2)腹外斜肌:其在髂前上棘与脐之间连线以下移行为腱膜,即腹外斜肌腱膜。该腱膜下缘在髂前上棘至耻骨结节之间向后、向上反折并增厚形成腹股沟韧带。韧带内侧端一小部分纤维又向后、向下转折而形成腔隙韧带,又称陷窝韧带(Gimbernat韧带),它填充着腹股沟韧带和耻骨梳之间的交角,其边缘呈弧形,为股环的内侧缘。腔隙韧带向外侧延续的部分附着于耻骨梳,为耻骨梳韧带(Cooper 韧带)。这些韧带在腹股沟疝传统的修补手术中极为重要(图 31-4)。腹外斜肌腱膜纤维在耻骨结节上外方形成一三角形的裂隙,即腹股沟管浅环(外环或皮下环)。腱膜深面与腹内斜肌之间有髂腹下神经及髂腹股沟神经通过,在施行疝手术时应避免其损伤。

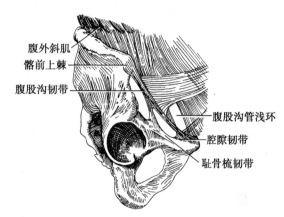

图 31-4 腹股沟区的韧带

(3)腹内斜肌和腹横肌:腹内斜肌在此区起自腹股沟韧带的外侧 1/2。肌纤维向内下走行,其下缘呈弓状越过精索前方、上方,在精索内后侧止于耻骨结节。腹横肌在此区起自腹股沟韧带外侧 1/3,其下缘也呈弓状越过精索上方,在精索内后侧与腹内斜肌融合而形成腹股沟镰(或称联合腱),也止于耻骨结节。

(4)腹横筋膜:位于腹横肌深面。其下面部分的外侧 1/2 附着于腹股沟韧带,内侧 1/2 附着于耻骨梳韧带。腹横筋膜与包裹腹横肌和腹内斜肌的筋膜在弓状下缘融合,形成弓状腱膜结构,称为腹横肌腱膜弓(transversus abdominis aponeurotic arch);腹横筋膜至腹股沟韧带向后的游离缘处加厚形成髂耻束(图 31-5),在腹腔镜疝修补术中特别重视腹横肌腱膜弓和髂耻束。在腹股沟中点上方 2cm、腹壁下动脉外侧处,男性精索和女性子宫圆韧带穿过腹横筋膜而造成一个卵圆形裂隙,即为腹股沟管深环(内环或腹环)。腹横筋膜由此向下包绕精索,成为精索内筋膜。深环内侧的腹横筋膜组织增厚,称凹间韧带(interfoveolar 韧带)(图 31-6、图 31-7)。在腹股沟韧带内侧 1/2,腹横筋膜还覆盖着股动、静脉,并在腹股沟韧带后方伴随这些血管下行至股部。

(5)腹膜外脂肪和腹膜壁层。

从上述解剖层次可见,在腹股沟内侧 1/2 部分,腹壁强度较为薄弱,因为该部位在腹内斜肌和腹横肌的弓状下缘与腹股沟韧带之间有一空隙,这就是腹外疝好发于腹股沟区的重要原因。

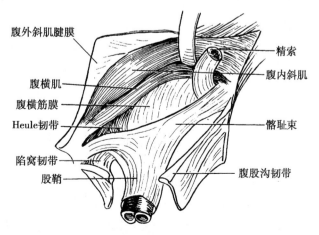

图 31-5 髂耻束的解剖部位

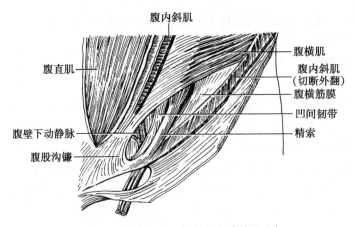

图 31-6　左腹股沟区解剖层次（前面观）

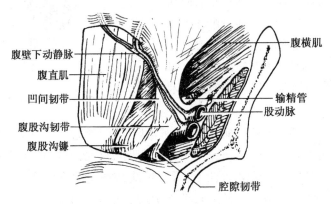

图 31-7　右腹股沟区解剖层次（后面观）

2. 腹股沟管解剖　腹股沟管位于腹前壁、腹股沟韧带内上方，大体相当于腹内斜肌、腹横肌弓状下缘与腹股沟韧带之间的空隙。成年人腹股沟管的长度为 4～5cm。腹股沟管的内口即深环，外口即浅环。它们的大小一般可容纳一指尖。以内环为起点，腹股沟管的走向由外向内、由上向下、由深向浅斜行。腹股沟管的前壁有皮肤、皮下组织和腹外斜肌腱膜，但外侧 1/3 部分尚有腹内斜肌覆盖；后壁为腹横筋膜和腹膜，其内侧 1/3 尚有腹股沟镰；上壁为腹内斜肌、腹横肌的弓状下缘；下壁为腹股沟韧带和腔隙韧带。女性腹股沟管内有子宫圆韧带通过，男性则有精索通过。

3. 直疝三角（Hesselbach 三角，海氏三角）　直疝三角的外侧边是腹壁下动脉，内侧边为腹直肌外侧缘，底边为腹股沟韧带。此处腹壁缺乏完整的腹肌覆盖，且腹横筋膜又比周围部分薄，故易发生疝。腹股沟直疝即在此由后向前突出，故称直疝三角（图 31-8）。直疝三角与腹股沟深环之间有腹壁下动脉和凹间韧带相隔。

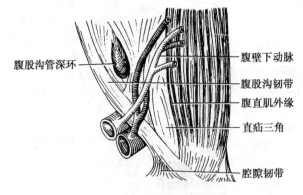

图 31-8　直疝三角（后面观）

【发病机制】腹股沟斜疝有先天性和后天性之分。

先天性解剖异常:胚胎早期,睾丸位于腹膜后第 2~3 腰椎旁,以后逐渐下降,同时在未来的腹股沟管深环处带动腹膜、腹横筋膜以及各肌经腹股沟管逐渐下移,并推动皮肤而形成阴囊。随之下移的腹膜形成一鞘突,睾丸则紧贴在其后壁。鞘突下段在婴儿出生后不久成为睾丸固有鞘膜,其余部分即自行萎缩闭锁而遗留一纤维索带。如鞘突不闭锁或闭锁不完全,就成为先天性斜疝的疝囊(图 31-9)。右侧睾丸下降比左侧略晚,鞘突闭锁也较迟,故右侧腹股沟疝较多。

后天性腹壁薄弱或缺损:任何腹外疝,都存在腹横筋膜不同程度的薄弱或缺损。此外,腹横肌和腹内斜肌发育不全对发病也起着重要作用。腹横筋膜和腹横肌的收缩可把凹间韧带牵向上外方,而在腹内斜肌深面关闭了腹股沟深环。如腹横筋膜或腹横肌发育不全,这一保护作用就不能发挥而容易发生疝(图 31-10)。已知腹肌松弛时弓状下缘与腹股沟韧带是分离的。但在腹内斜肌收缩时,弓状下缘即被拉直而向腹股沟韧带靠拢,有利于覆盖精索并加强腹股沟管前壁。因此,腹内斜肌弓状下缘发育不全或位置偏高者,易发生腹股沟疝(特别是直疝)。

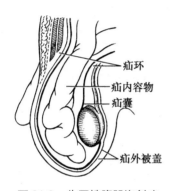

图 31-9　先天性腹股沟斜疝

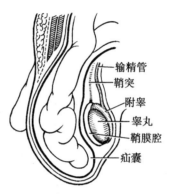

图 31-10　后天性腹股沟斜疝

【临床表现和诊断】腹股沟斜疝的基本临床表现是腹股沟区有一突出的肿块。有的病人开始时肿块较小,仅仅通过深环刚进入腹股沟管,疝环处仅有轻度坠胀感,此时诊断较为困难;一旦肿块明显,并穿过浅环甚或进入阴囊,诊断就较容易。典型的腹股沟疝可依据病史、症状和体格检查明确诊断。诊断不明确或有困难时可辅以超声、MRI/CT 等影像学检查,协助诊断。影像学中的疝囊重建技术常可使腹股沟疝获得更明确的诊断。

易复性斜疝除腹股沟区有肿块和偶有胀痛外,并无其他症状。肿块常在站立、行走、咳嗽或劳动时出现,多呈带蒂柄的梨形,并可降至阴囊或大阴唇。用手按肿块并嘱病人咳嗽,可有膨胀性冲击感。如病人平卧休息或用手将肿块向腹腔推送,肿块可向腹腔回纳而消失。回纳后,以手指通过阴囊皮肤伸入浅环,可感浅环扩大、腹壁软弱;此时如嘱病人咳嗽,指尖有冲击感。用手指紧压腹股沟管深环,让病人起立并咳嗽,斜疝疝块并不出现;但一旦移去手指,则可见疝块由外上向内下鼓出。疝内容物如为肠袢,则肿块柔软、光滑,叩之呈鼓音。回纳时常先有阻力;一旦回纳,肿块即较快消失,并常在肠袢进入腹腔时发出咕噜声。若疝内容物为大网膜,则肿块坚韧,叩之呈浊音,回纳缓慢。

难复性斜疝在临床表现方面除胀痛稍重外,其主要特点是疝块不能完全回纳,但疝内容物未发生器质性病理改变。滑动性斜疝除了疝块不能完全回纳外,尚有消化不良和便秘等症状。滑动性疝多见于右侧,左右发病率之比约为 1:6。滑动疝虽不多见,但滑入疝囊的盲肠或乙状结肠可能在疝修补手术时被误认为疝囊的一部分而被切开,应特别注意。

嵌顿性疝通常发生在斜疝,强力劳动或排便等腹内压骤增是其主要原因。临床上表现为疝块突然增大,并伴有明显疼痛。平卧或用手推送不能使疝块回纳。肿块紧张发硬,且有明显触痛。嵌顿内容物如为大网膜,局部疼痛常较轻微;如为肠袢,不但局部疼痛明显,还可伴有腹部绞痛、恶心、呕吐、停止排便排气、腹胀等机械性肠梗阻的临床表现。疝一旦嵌顿,自行回纳的机会较少;多数病人的症状逐步加重。如不及时处理,将会发展成为绞窄性疝,可因肠穿孔、腹膜炎等严重并发症而危及生命。肠管壁疝(Richter疝)嵌顿时,由于局部肿块不明显,又不一定有肠梗阻表现,容易被忽略。

绞窄性疝的临床症状多较严重。但在肠袢坏死穿孔时,疼痛可因疝块压力骤降而暂时有所缓解。因此,疼痛减轻而疝块仍存在者,不可认为是病情好转。绞窄时间较长者,由于疝内容物发生感染,侵及周围组织,引起疝外被盖组织的急性炎症。严重者可发生脓毒症。

腹股沟直疝常见于年老体弱者,其主要临床表现是当病人直立时,在腹股沟内侧端、耻骨结节上外方出现一半球形肿块,并不伴有疼痛或其他症状。直疝囊颈宽大,疝内容物又直接从后向前突出,故平卧后疝块多能自行消失,不需用手推送复位。直疝很少进入阴囊,极少发生嵌顿。疝内容物常为小肠或大网膜。膀胱有时可进入疝囊,成为滑动性直疝,此时膀胱即成为疝囊的一部分,手术时应予以注意。

腹股沟疝的诊断一般不难,但确定是腹股沟斜疝还是直疝,有时并不容易(表31-1)。

表 31-1　斜疝和直疝的鉴别

	斜疝	直疝
发病年龄	多见于儿童及青壮年	多见于老年
突出途径	经腹股沟管突出,可进阴囊	由直疝三角突出,很少进入阴囊
疝块外形	椭圆或梨形,上部呈蒂柄状	半球形,基底较宽
回纳疝块后压住深环	疝块不再突出	疝块仍可突出
精索与疝囊的关系	精索在疝囊后方	精索在疝囊前外方
疝囊颈与腹壁下动脉的关系	疝囊颈在腹壁下动脉外侧	疝囊颈在腹壁下动脉内侧
嵌顿机会	较多	极少

【鉴别诊断】腹股沟疝的诊断虽较容易,但需与如下常见疾病相鉴别。

1. **睾丸鞘膜积液**　鞘膜积液所呈现的肿块完全局限在阴囊内,可清楚扪及上界;用透光试验检查肿块,鞘膜积液多为透光(阳性),而疝块则不能透光。应该注意的是,幼儿的疝块,因组织菲薄,常能透光,勿与鞘膜积液混淆。腹股沟斜疝时,可在肿块后方扪及实质感的睾丸;鞘膜积液时,睾丸在积液中间,故肿块各方均呈囊性而不能扪及实质感的睾丸。

2. **交通性鞘膜积液**　肿块的外形与睾丸鞘膜积液相似。于每日起床后或站立活动时肿块缓慢地出现并增大。平卧或睡觉后肿块逐渐缩小,挤压肿块,其体积也可逐渐缩小。透光试验为阳性。

3. **精索鞘膜积液**　肿块较小,在腹股沟管内,牵拉同侧睾丸可见肿块移动。

4. **隐睾**　腹股沟管内下降不全的睾丸可被误诊为斜疝或精索鞘膜积液。隐睾肿块较小,挤压时可出现特有的胀痛感觉。如病侧阴囊内睾丸缺如,则诊断更为明确。

5. **急性肠梗阻**　肠管被嵌顿的疝可伴发急性肠梗阻,但不应仅满足于肠梗阻的诊断而忽略疝的存在;尤其是病人比较肥胖或疝块较小时,更易发生这类问题而导致治疗上的错误。

6. 此外,还应注意与以下疾病鉴别:肿大的淋巴结、动(静)脉瘤、软组织肿瘤、脓肿、圆韧带囊肿、子宫内膜异位症等。

【治疗】腹股沟疝如不及时处理,疝块可逐渐增大,终将加重腹壁的损伤而影响日常生活和工作;斜疝又常可发生嵌顿或绞窄而威胁病人的生命。因此,除少数特殊情况外,腹股沟疝一般均应尽早施行手术治疗。

1. **非手术治疗**　一岁以下婴幼儿可暂不手术。因为婴幼儿腹肌可随躯体生长逐渐强壮,疝有自行消失的可能。可采用棉线束带或绷带压住腹股沟管深环(图31-11),防止疝块突出并给发育中的腹肌以加强腹壁的机会。

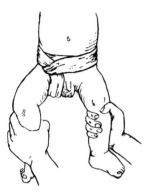

图31-11　棉线束带使用法

年老体弱或伴有其他严重疾病而禁忌手术者,白天可在回纳疝内容物后,将医用疝带一端的软压垫对着疝环顶住,阻止疝块突出。长期使用疝带可使疝囊颈经常受到摩擦变得肥厚坚韧而增加疝嵌顿的发病率,并有促使疝囊与疝内容物发生粘连的可能。

2. 手术治疗　腹股沟疝最有效的治疗方法是手术修补。如有慢性咳嗽、排尿困难、严重便秘、腹水等腹内压力增高情况,或合并糖尿病,手术前应先予处理,以避免和减少术后复发。手术方法可归纳为下述三种。

(1) 传统的疝修补术:手术的基本原则是疝囊高位结扎、加强或修补腹股沟管管壁。

疝囊高位结扎术:显露疝囊颈,予以高位结扎、贯穿缝扎或荷包缝合,然后切去疝囊。所谓高位,解剖上应达内环口,术中以腹膜外脂肪为标志。结扎偏低只是把一个较大的疝囊转化为一个较小的疝囊,达不到治疗目的。婴幼儿的腹肌在发育中可逐渐强壮而使腹壁加强,单纯疝囊高位结扎常能获得满意的疗效,不需施行修补术。绞窄性斜疝因肠坏死而局部有严重感染,通常也采取单纯疝囊高位结扎、避免施行修补术,因感染常使修补失败;腹壁的缺损应在以后另作择期手术加强之。

加强或修补腹股沟管管壁:成年腹股沟疝病人都存在不同程度的腹股沟管前壁或后壁薄弱或缺损,单纯疝囊高位结扎不足以预防腹股沟疝的复发,只有在疝囊高位结扎后,加强或修补薄弱的腹股沟管前壁或后壁,才有可能得到彻底的治疗。

加强或修补腹股沟管前壁的方法:以 Ferguson 法最常用。它是在精索前方将腹内斜肌下缘和联合腱缝至腹股沟韧带上,目的是消灭腹内斜肌弓状下缘与腹股沟韧带之间的空隙。适用于腹横筋膜无显著缺损、腹股沟管后壁尚健全的病例。

加强或修补腹股沟管后壁的方法:常用的有四种:①Bassini 法,提起精索,在其后方把腹内斜肌下缘和联合腱缝至腹股沟韧带上,置精索于腹内斜肌与腹外斜肌腱膜之间。临床应用最广泛。②Halsted 法,与上法很相似,但把腹外斜肌腱膜也在精索后方缝合,从而把精索移至腹壁皮下层与腹外斜肌腱膜之间。③McVay 法,是在精索后方把腹内斜肌下缘和联合腱缝至耻骨梳韧带上。适用于后壁薄弱严重病例,还可用于股疝修补。④Shouldice 法,将腹横筋膜自耻骨结节处向上切开,直至内环,然后将切开的两叶予以重叠缝合,先将外下叶缝于内上叶的深面,再将内上叶的边缘缝于髂耻束上,以再造合适的内环,发挥其括约肌作用,然后按 Bassini 法将腹内斜肌下缘和联合腱缝于腹股沟韧带深面。这样既加强了内环,又修补了腹股沟管薄弱的后壁,其术后复发率低于其他方法。适用于较大的成人腹股沟斜疝和直疝。

浅环在修补术中显露疝囊前切开,缝合切口时可再塑,使其缩小仅容精索通过。

(2) 无张力疝修补术(tension-free hernioplasty):传统的疝修补术存在缝合张力大、术后手术部位有牵扯感、疼痛等缺点。无张力疝修补术是在无张力情况下,利用人工高分子材料网片进行修补,具有术后疼痛轻、恢复快、复发率低等优点。使用修补材料进行无张力疝修补是目前外科治疗的主要方法。疝修补材料分为可吸收材料、部分可吸收材料和不吸收材料等多种。修补材料的植入需严格执行无菌原则。对嵌顿疝行急诊手术不推荐使用材料,对有污染可能的手术,不推荐使用不吸收材料进行修补。常用的无张力疝修补术有三种:①平片无张力疝修补术(Lichtenstein 手术),使用一适当大小的补片材料置于腹股沟管后壁。②疝环充填式无张力疝修补术(Rutkow 手术),使用一个锥形网塞入已还纳疝囊的疝环中并加以固定,再用一成型补片置于精索后以加强腹股沟管后壁。③巨大补片加强内脏囊手术(giant prosthetic reinforcement of the visceral sac,GPRVS),又称 Stoppa 手术,是在腹股沟处置入一块较大的补片以加强腹横筋膜,通过巨大补片挡住内脏囊,后经结缔组织长入,补片与腹膜发生粘连实现修补目的,多用于复杂疝和复发疝。人工高分子修补材料毕竟属异物,有潜在的排异和感染的危险,故临床上应选择适应证应用。

（3）经腹腔镜疝修补术（laparoscopic inguinal herniorrhaphy，LIHR）：方法有四种：①经腹腔的腹膜前修补（transabdominal preperitoneal approach，TAPP）：因进入腹腔，更易发现双侧疝、复合疝和隐匿疝。对于嵌顿疝及疝内容物不易还纳的病例，也便于观察与处理。②完全经腹膜外路径的修补（totally extraperitoneal approach，TEP）：因不进入腹膜腔，对腹腔内器官干扰较轻是其优点。③腹腔内的补片修补（intraperitoneal onlay mesh technique，IPOM）：在以上两种方法实施有困难时使用，暂不推荐作为腹腔镜手术的首选方法。行该方法修补时，修补材料须用具有防粘连作用的材料。④单纯疝环缝合法。前三种方法的基本原理是从后方用网片加强腹壁的缺损；最后一种方法是用钉或缝线使内环缩小，只用于较小儿童斜疝。经腹腔镜疝修补术具有创伤小、术后疼痛轻、恢复快、复发率低、无局部牵扯感等优点，目前临床应用越来越多。对于双侧腹股沟疝的修补，尤其是多次复发或隐匿性疝，经腹腔镜疝修补更具优势。

3. 嵌顿性和绞窄性疝的处理原则   嵌顿性疝具备下列情况者可先试行手法复位：①嵌顿时间在3～4小时以内，局部压痛不明显，也无腹部压痛或腹肌紧张等腹膜刺激征者；②年老体弱或伴有其他较严重疾病而估计肠祥尚未绞窄坏死者。复位方法是让病人取头低足高卧位，注射吗啡或哌替啶，以止痛和镇静，并松弛腹肌。然后托起阴囊，持续缓慢地将疝块推向腹腔，同时用左手轻轻按摩浅环和深环以协助疝内容物回纳。此法虽有可能使早期嵌顿性斜疝复位，暂时避免了手术，但有挤破肠管、把已坏死的肠管送回腹腔、或疝块虽消失而实际仍有一部分肠管未回纳等可能。因此，手法必须轻柔，切忌粗暴；复位后还需严密观察腹部情况，注意有无腹膜炎或肠梗阻的表现，如有这些表现，应尽早手术探查。由于嵌顿性疝复位后，疝并未得到根治，大部分病人迟早仍需手术修补，而手法复位本身又带有一定危险性，所以要严格掌握手法复位的指征。

除上述情况外，嵌顿性疝原则上需要紧急手术治疗，以防止疝内容物坏死并解除伴发的肠梗阻。绞窄性疝原则上应立即手术治疗。术前应做好必要的准备，如有脱水和电解质紊乱，应迅速补液加以纠正。这些准备工作极为重要，可直接影响手术效果。手术的关键在于正确判断疝内容物的活力，然后根据病情确定处理方法。在扩张或切开疝环、解除疝环压迫的前提下，凡肠管呈紫黑色，失去光泽和弹性，刺激后无蠕动和相应肠系膜内无动脉搏动者，即可判定为肠坏死。如肠管尚未坏死，则可将其送回腹腔，按一般复性疝处理。不能肯定是否坏死时，可在其系膜根部注射0.25%～0.5%普鲁卡因60～80ml，再用温热等渗盐水纱布覆盖该段肠管或将其暂时送回腹腔，10～20分钟后再行观察。如果肠壁转为红色，肠蠕动和肠系膜内动脉搏动恢复，则证明肠管尚具有活力，可回纳腹腔。如肠管确已坏死，或经上述处理后病理改变未见好转，或一时不能肯定肠管是否已失去活力时，则应在病人全身情况允许的前提下，切除该段肠管并进行一期吻合。病人情况不允许肠切除吻合时，可将坏死或活力可疑的肠管外置于腹外，并在其近侧段切一小口，插入一肛管，以期解除梗阻；7～14日后，全身情况好转，再施行肠切除吻合术。绞窄的内容物如系大网膜，可予切除。

手术处理中应注意：①如嵌顿的肠祥较多，应特别警惕逆行性嵌顿的可能。不仅要检查疝囊内肠祥的活力，还应检查位于腹腔内的中间肠祥是否坏死。②切勿把活力可疑的肠管送回腹腔，以图侥幸。③少数嵌顿性或绞窄性疝，临手术时因麻醉的作用疝内容物自行回纳腹内，以致在术中切开疝囊时无肠祥可见。遇此情况，必须仔细探查肠管，以免遗漏坏死肠祥于腹腔内。必要时另作腹部切口探查之。④凡施行肠切除吻合术的病人，因手术区污染，在高位结扎疝囊后，一般不宜作疝修补术，以免因感染而致修补失败。

4. 复发性腹股沟疝的处理原则   腹股沟疝修补术后发生的疝称复发性腹股沟疝（简称复发疝）。实际上，包括如下三种情况：

（1）真性复发疝：由于技术上的问题或病人本身的原因，在疝手术的部位再次发生疝。再发生的疝在解剖部位及疝类型上，与初次手术的疝相同。

（2）遗留疝：初次疝手术时，除了手术处理的疝外，还有另外的疝，也称伴发疝，如右侧腹股沟斜疝伴发右侧腹股沟直疝等。由于伴发疝较小，临床上未发现，术中又未进行彻底的探查，成为遗留的疝。

（3）新发疝:初次疝手术时,经彻底探查并排除了伴发疝,疝修补手术也是成功的。手术若干时间后再发生疝,疝的类型与初次手术的疝相同或不相同,但解剖部位不同,为新发疝。

后两种情况,又称假性复发疝。从解剖学、病因及发病时间等方面来看,上述三种情况并不完全相同,分析处理也应有所区别。但在临床实际工作中,再次手术前有时很难确定复发疝的类型。再次手术中,由于前次手术的分离、瘢痕形成,局部解剖层次发生不同程度的改变,要区分复发疝的类型有时也不容易。疝再次修补手术的基本要求是:①由具有丰富经验的、能够作不同类型疝手术的医师施行;②所采用的手术步骤及修补方式只能根据每个病例术中所见来决定,而辨别其复发类型并非必要。

第三节　股　　疝

疝囊通过股环、经股管向卵圆窝突出的疝,称为股疝(femoral hernia)。股疝的发病率约占腹外疝的3%～5%,多见于40岁以上妇女。女性骨盆较宽大、联合肌腱和腔隙韧带较薄弱,以致股管上口宽大松弛而易发病。妊娠是腹内压增高的主要原因。

【股管解剖概要】股管是一个狭长的漏斗形间隙,长约1～1.5cm,内含脂肪、疏松结缔组织和淋巴结。股管有上下两口。上口称股环,直径约1.5cm,有股环隔膜覆盖;其前缘为腹股沟韧带,后缘为耻骨梳韧带,内缘为腔隙韧带,外缘为股静脉。股管下口为卵圆窝。卵圆窝是股部深筋膜(阔筋膜)上的一个薄弱部分,覆有一层薄膜,称筛状板。它位于腹股沟韧带内侧端的下方,下肢大隐静脉在此处穿过筛状板进入股静脉。

【病理解剖】在腹内压增高的情况下,对着股管上口的腹膜,被下坠的腹内脏器推向下方,经股环向股管突出而形成股疝。疝块进一步发展,即由股管下口顶出筛状板而至皮下层。疝内容物常为大网膜或小肠。由于股管几乎是垂直的,疝块在卵圆窝处向前转折时形成一锐角,且股环本身较小,周围又多坚韧的韧带,因此股疝容易嵌顿。在腹外疝中,股疝嵌顿者最多,高达60%。股疝一旦嵌顿,可迅速发展为绞窄性疝,应特别注意。

【临床表现】疝块往往不大,常在腹股沟韧带下方卵圆窝处表现为一半球形的突起。平卧回纳内容物后,疝块有时不能完全消失,这是因为疝囊外有很多脂肪堆积的缘故。由于疝囊颈较小,咳嗽冲击感也不明显。易复性股疝的症状较轻,常不为病人所注意,尤其在肥胖者更易疏忽。一部分病人可在久站或咳嗽时感到患处胀痛,并有可复性肿块。

股疝如发生嵌顿,除引起局部明显疼痛外,也常伴有较明显的急性机械性肠梗阻,严重者甚至可以掩盖股疝的局部症状。

【鉴别诊断】股疝的诊断有时并不容易,特别应与下列疾病进行鉴别:

1. **腹股沟斜疝**　腹股沟斜疝位于腹股沟韧带上内方,股疝则位于腹股沟韧带下外方,一般不难鉴别诊断。应注意的是,较大的股疝除疝块的一部分位于腹股沟韧带下方以外,一部分有可能在皮下伸展至腹股沟韧带上方。用手指探查腹股沟管外环(浅环)是否扩大,有助于两者的鉴别。

2. **脂肪瘤**　股疝疝囊外常有一增厚的脂肪组织层,在疝内容物回纳后,局部肿块不一定完全消失。这种脂肪组织有被误诊为脂肪瘤的可能。两者的不同在于脂肪瘤基底不固定而活动度较大,股疝基底固定而不能被推动。

3. **肿大的淋巴结**　嵌顿性股疝常误诊为腹股沟区淋巴结炎。

4. **大隐静脉曲张结节样膨大**　卵圆窝处结节样膨大的大隐静脉在站立或咳嗽时增大,平卧时消失,可能被误诊为易复性股疝。压迫股静脉近心端可使结节样膨大增大;此外,下肢其他部分同时有静脉曲张对鉴别诊断有重要意义。

5. **髂腰部结核性脓肿**　脊柱或骶髂关节结核所致寒性脓肿可沿腰大肌流至腹股沟区,并表现为一肿块。这一肿块也可有咳嗽冲击感,且平卧时也可暂时缩小,可与股疝混淆。仔细检查可见这种脓肿多位于腹股沟的外侧部、偏髂窝处,且有波动感。检查脊柱常可发现腰椎有病征。

【治疗】股疝容易嵌顿,一旦嵌顿又可迅速发展为绞窄性疝。因此,股疝诊断确定后,应及时手术治疗。对于嵌顿性或绞窄性股疝,更应紧急手术。

最常用的手术是 McVay 修补法。此法不仅能加强腹股沟管后壁而用于修补腹股沟疝,同时还能堵住股环而用于修补股疝。另一方法是在处理疝囊后,在腹股沟韧带下方把腹股沟韧带、腔隙韧带和耻骨肌筋膜缝合在一起,借以关闭股环。也可采用无张力疝修补法或经腹腔镜疝修补术。

嵌顿性或绞窄性股疝手术时,因疝环狭小,回纳疝内容物常有一定困难。遇此情况时,可切断腹股沟韧带以扩大股环。但在疝内容物回纳后,应仔细修复被切断的韧带。

第四节　其他腹外疝

(一) 切口疝 (incisional hernia)　是发生于腹壁手术切口处的疝。临床上比较常见,占腹外疝的第三位。腹部手术后切口获得一期愈合者,切口疝的发病率通常在 1% 以下;如切口发生感染,则发病率可达 10%;伤口哆开者甚至可高达 30%。

在各种常用的腹部切口中,最常发生切口疝的是经腹直肌切口;下腹部因腹直肌后鞘不完整,切口疝更多见。其次为正中切口和旁正中切口。

腹部切口疝多见于腹部纵行切口,原因是:除腹直肌外,腹壁各肌层及筋膜、鞘膜等组织的纤维大体上都是横行的,纵行切口势必切断这些纤维;在缝合这些组织时,缝线容易在纤维间滑脱;已缝合的组织又经常受到肌的横向牵引力而容易发生切口哆裂。此外,纵行切口虽不至于切断强有力的腹直肌,但因肋间神经可被切断,其强度可能因此而降低。除上述解剖因素外,手术操作不当是导致切口疝的重要原因。其中最主要的是切口感染所致腹壁组织破坏,由此引起的腹部切口疝占 50% 左右。其他如留置引流物过久,切口过长以至切断肋间神经过多,腹壁切口缝合不严密,手术中因麻醉效果不佳、缝合时强行拉拢创缘而致组织撕裂等情况均可导致切口疝的发生。手术后腹部明显胀气或肺部并发症导致剧烈咳嗽而致腹内压骤增,也可使切口内层哆裂而发生切口疝。此外,创口愈合不良也是一个重要因素。发生切口愈合不良的原因很多,如切口内血肿形成、肥胖、老龄、糖尿病、营养不良或某些药物(如皮质激素)。

腹部切口疝的主要症状是腹壁切口处逐渐膨隆,有肿块出现。肿块通常在站立或用力时更为明显,平卧休息则缩小或消失。较大的切口疝有腹部牵拉感,伴食欲减退、恶心、便秘、腹部隐痛等表现。多数切口疝无完整疝囊,疝内容物常可与腹膜外腹壁组织粘连而成为难复性疝,有时还伴有不完全性肠梗阻。

检查时可见切口瘢痕处肿块,小者直径数厘米,大者可达 10~20cm,甚至更大。有时疝内容物可达皮下。此时常可见到肠型和肠蠕动波,扪之则可闻及肠管的咕噜声。肿块复位后,多数能扪到腹肌裂开所形成的疝环边缘。腹壁肋间神经损伤后腹肌薄弱所致切口疝,虽有局部膨隆,但无边缘清楚的肿块,也无明确疝环可扪及。切口疝的疝环一般比较宽大,很少发生嵌顿。

治疗原则是手术修补。手术步骤:①切除疝表面原手术切口瘢痕;②显露疝环,沿其边缘清楚地解剖出腹壁各层组织;③回纳疝内容物后,在无张力的条件下拉拢疝环边缘,逐层细致地缝合健康的腹壁组织,必要时可用重叠缝合法加强之。以上要求对于较小的切口疝是容易做到的。对于较大的切口疝,因腹壁组织萎缩的范围过大,要求在无张力前提下拉拢健康组织有一定困难。对这种病例,可用人工高分子修补材料或自体筋膜组织进行修补。如在张力较大的情况下强行拉拢,即使勉强完成了缝合修补,术后难免不再复发。近年来,腹腔镜切口疝修补术逐渐在临床上开展应用。腹腔镜切口疝修补术最大的优势在于:补片的放置更方便且有效,同时对腹腔粘连程度、隐匿性缺损等的判断更直观,能及时发现多发性缺损。相比传统的开放手术,腹腔镜切口疝修补术后病人恢复改善显著,手术伤口并发症发生率、补片感染发生率和复发率均更低。但腹腔镜切口疝修补术时,手术适应证的把握比开放手术更加严格,术者操作经验不足时可能会出现肠管损伤等较严重的并发症,增加发生腹腔感染和死亡的风险。

（二）**脐疝**　疝囊通过脐环突出的疝称脐疝(umbilical hernia)。脐疝有小儿脐疝和成人脐疝之分,两者发病原因及处理原则不尽相同。小儿脐疝的发病原因是脐环闭锁不全或脐部瘢痕组织不够坚强,在腹内压增加的情况下发生。小儿腹内压增高的主要原因有经常啼哭和便秘。小儿脐疝多属易复性,临床上表现为啼哭时脐疝脱出,安静时肿块消失。疝囊颈一般不大,但极少发生嵌顿和绞窄。有时,小儿脐疝覆盖组织可以穿破,尤其是在受到外伤后。

临床发现未闭锁的脐环迟至 2 岁时多能自行闭锁。因此,除了嵌顿或穿破等紧急情况外,在小儿 2 岁之前可采取非手术疗法。满 2 岁后,如脐环直径还大于 1.5cm,则可手术治疗。原则上,5 岁以上儿童的脐疝均应采取手术治疗。

非手术疗法的原则是在回纳疝块后,用一大于脐环的、外包纱布的硬币或小木片抵住脐环,然后用胶布或绷带加以固定勿使移动。6 个月以内的婴儿采用此法治疗,疗效较好。

成人脐疝为后天性疝,较为少见,多数是中年经产妇女。由于疝环狭小,成人脐疝发生嵌顿或绞窄者较多,故应采取手术疗法。孕妇或肝硬化腹水者,如伴发脐疝,有时会发生自发性或外伤性穿破。

脐疝手术修补的原则是切除疝囊,缝合疝环;必要时可重叠缝合疝环两旁的组织。手术时应注意保留脐眼,以免对病人(特别是小儿)产生心理上的影响。

（三）**白线疝（hernia of linea alba）**　是指发生于腹壁正中线(白线)处的疝,绝大多数在脐上,故也称上腹疝。白线的腱纤维均为斜行交叉,这一结构可使白线作出形态和大小的改变,以适应在躯体活动或腹壁呼吸活动时的变化,如在伸长时白线变窄,缩短时变宽。但当腹胀时又需同时伸长和展宽,就有可能撕破交叉的腱纤维,从而逐渐形成白线疝。上腹部白线深面是镰状韧带,它所包含的腹膜外脂肪常是早期白线疝的内容物。白线疝进一步发展,突出的腹膜外脂肪可把腹膜向外牵出形成一疝囊,于是腹内组织(多为大网膜)可通过囊颈而进入疝囊。下腹部两侧腹直肌靠得较紧密,白线部腹壁强度较高,故很少发生白线疝。

早期白线疝肿块小而无症状,不易被发现。以后可因腹膜受牵拉而出现明显的上腹疼痛,以及消化不良、恶心、呕吐等症状。嘱病人平卧,回纳疝块后,常可在白线区扣及缺损的空隙。

疝块较小而无明显症状者,可不必治疗。症状明显者可行手术。一般只需切除突出的脂肪,缝合白线的缺损。如果有疝囊存在,则应结扎疝囊颈,切除疝囊,并缝合腹白线的缺损。白线缺损较大者,可用人工高分子修补材料进行修补。

（黄志勇）

第三十二章 腹部损伤

腹部损伤(abdominal injury)在平时和战时均常见,其发生率在平时约占人体各种损伤的0.4% ~ 1.8%。随着损伤救治的总体水平提高,腹部损伤的死亡率已显著下降,但仍是威胁伤者生命的重要原因。由于腹部脏器较多,解剖及生理功能各异,受到损伤后的伤情复杂多样。腹腔内大量出血和严重感染是致死的主要原因。及时、准确地判断有无内脏损伤,有无腹腔内大出血,是实质性抑或空腔性脏器损伤,哪个脏器损伤,并给以及时和恰当的治疗,是降低腹部损伤死亡率的关键。

第一节 概 论

【分类】根据损伤是否穿透腹壁以及腹腔是否与外界相通,腹部损伤可分为开放性和闭合性两大类。开放性损伤有腹膜破损者为穿透伤(多伴内脏损伤),无腹膜破损者为非穿透伤(可伴内脏损伤);其中投射物有入口、出口者为贯通伤,有入口无出口者为盲管伤。闭合性损伤可能仅局限于腹壁,也可同时兼有内脏损伤。此外,穿刺、内镜、灌肠、刮宫、腹部手术等各种诊疗措施导致的腹部损伤称医源性损伤。开放性损伤即使涉及内脏,其诊断常较明确;但闭合性损伤体表无伤口,要确定有无内脏损伤,有时很困难,故其临床意义更为重要。

【病因】开放性损伤常由刀刃、枪弹、弹片等利器所引起,闭合性损伤常系坠落、碰撞、冲击、挤压、拳打脚踢、棍棒等钝性暴力所致。无论开放或闭合伤,都可导致腹部内脏损伤。开放性损伤中常见的受损内脏依次是肝脏、小肠、胃、结肠、大血管等;闭合性损伤中依次是脾脏、肾脏、小肠、肝脏、肠系膜等。胰腺、十二指肠、膈、直肠等由于解剖位置较深,损伤发生率较低。

腹部损伤的严重程度,是否有内脏伤,以及涉及什么内脏等情况,在很大程度上取决于暴力的强度、速度、着力部位和作用方向等因素,还受解剖特点和内脏原有病理情况和功能状态等内在因素的影响。例如,肝和脾组织结构脆弱,血供丰富,位置比较固定,受到暴力打击容易导致破裂;上腹受挤压时,胃窦、十二指肠第三部或胰腺可因被压在脊柱上而导致断裂;肠道的固定部分(上段空肠、末段回肠、粘连的肠管等)比活动部分更易受损;充盈的空腔脏器(饱餐后的胃、未排空的膀胱等)比空虚时更易破裂。

【临床表现】由于致伤原因及伤情的不同,腹部损伤后的临床表现差异极大,从无明显症状和体征到出现重度休克甚至濒死状态。一般单纯腹壁损伤的症状和体征较轻,可表现为受伤部位疼痛,局限性腹壁肿胀和压痛,有时可见皮下瘀斑。如为内脏挫伤,可有腹痛或无明显症状,严重者主要的病理变化是腹腔内出血或腹膜炎。

实质性脏器如肝、脾、胰、肾等或大血管损伤主要临床表现为腹腔内或腹膜后出血,严重者可发生休克。腹痛呈持续性,一般并不很剧烈,腹膜刺激征也不明显。如果肝破裂伴有较大肝内胆管断裂时,因有胆汁沾染腹膜或胰腺损伤若伴有胰管断裂,胰液溢入腹腔,可出现明显的腹痛和腹膜刺激征,体征最明显处一般是损伤所在部位。肩部放射痛提示膈肌受刺激,多为肝或脾的损伤。肝、脾包膜下破裂或肠系膜、网膜内出血可表现为腹部肿块。移动性浊音虽然是腹腔内出血的有力证据,但出血量较大时才会出现,对早期诊断帮助不大。肾脏损伤时可出现血尿。

空腔性脏器如胃肠道、胆道、膀胱等破裂的主要临床表现是局限性或弥漫性腹膜炎。除胃肠道症状(恶心、呕吐、便血、呕血等)及稍后出现的全身性感染的表现外,最为突出的是腹膜刺激征,其程度因空腔器官内容物不同而异。通常,胃液、胆汁、胰液的刺激最强,肠液次之,血液最轻。伤者可因肠麻痹而出现腹胀,严重时可发生感染性休克。腹膜后十二指肠破裂的病人有时可出现睾丸疼痛,阴囊血肿和阴茎异常勃起等症状和体征。空腔脏器破裂处也可有程度不同的出血,但出血量一般不大,除非有合并邻近大血管损伤。

【诊断】详细询问外伤史和细致的体格检查,是诊断腹部损伤的主要依据;但有时因伤情紧急,了解病史和体检常需和一些必要的急救措施(如止血、输液、抗休克、维护呼吸道通畅等)同时进行。腹部损伤不论是开放伤或闭合伤,应在排除身体其他部位的合并伤(如颅脑损伤、胸部损伤、肋骨骨折、脊柱骨折、四肢骨折等)后,首先确定有无内脏损伤,再分析脏器损伤的性质、部位和严重程度,确定有无剖腹探查的指征。

开放性损伤的诊断要慎重考虑是否为穿透伤。有腹膜刺激征或腹内组织、内脏自腹壁伤口显露者显然腹膜已穿透,且绝大多数都有内脏损伤。穿透伤诊断还应注意:①穿透伤的入口或出口可能不在腹部,而可能在胸、肩、腰、臀或会阴等处;②有些腹壁切线伤虽未穿透腹膜,但并不能排除内脏损伤的可能;③穿透伤的入、出口与伤道不一定呈直线,因受伤时的姿势与检查时可能不同,低速或已减速投射物可能遇到阻力大的组织而转向;④伤口大小与伤情的严重程度不一定成正比。

闭合性损伤诊断中需要仔细判断是否有内脏损伤,如不能及时确诊,可能贻误手术时机而导致严重后果。腹部闭合性损伤的诊断思路如下。

1. 有无内脏损伤 多数伤者根据临床表现即可确定内脏是否受损,但仍有不少伤者早期腹内脏器损伤体征并不明显,或虽然为单纯腹壁损伤,由于局部疼痛明显,这些都会影响正确判断。因此,需进行严密观察,直至明确诊断。值得注意的是,有些伤者常有较严重的合并损伤,可能掩盖腹部内脏损伤的表现。例如,在合并颅脑损伤时,伤者可因意识障碍而无法反映腹部损伤的症状;合并胸部损伤时有严重的胸痛和呼吸困难,合并长骨骨折时骨折部的剧痛和运动障碍,这些都会影响腹部损伤的症状和体征而导致漏诊。为此,必须做到:

(1)详细了解受伤史:包括受伤时间、受伤地点、致伤条件、伤情、伤情变化和就诊前的急救处理。伤者有意识障碍或因其他情况不能回答问话时,应询问现场目击者和护送人。

(2)重视观察生命体征:包括血压、脉率、呼吸和体温的测定,注意有无休克征象。

(3)全面而有重点的体格检查:包括腹部压痛、肌紧张和反跳痛的程度和范围,是否有肝浊音界改变或移动性浊音,肠蠕动是否受抑制,直肠指检是否有阳性发现等。还应注意腹部以外部位有无损伤,尤其是有些火器伤或利器伤的入口虽不在腹部,但伤道却通向腹腔而导致腹部内脏损伤。

(4)必要的实验室检查:红细胞、血红蛋白与血细胞比容下降明显,表明有大量失血。白细胞总数及中性粒细胞升高不但见于腹内脏器损伤时,同时也是机体对创伤的一种应激反应,诊断意义并不大。血、尿淀粉酶升高提示胰腺损伤或胃肠道穿孔,但胰腺或胃肠道损伤未必均伴有淀粉酶升高。血尿是泌尿系损伤的重要标志,但其程度与伤情可能不成正比。

通过检查如发现下列情况之一者,应考虑有腹内脏器损伤:①早期出现休克,尤其是出血性休克征象;②有持续性甚至进行性加重的腹部疼痛,伴恶心、呕吐等消化道症状;③明显腹膜刺激征;④气腹表现;⑤腹部出现移动性浊音;⑥便血、呕血或尿血;⑦直肠指诊发现前壁有压痛或波动感,或指套染血。腹部损伤病人如发生顽固性休克,首先考虑腹部内脏伤所致,其次考虑是否有其他部位的合并伤。

2. 何种脏器受到损伤 首先确定是哪一类脏器受损,然后考虑具体脏器和损伤程度。单纯实质性器官损伤时,腹痛一般不重,压痛和肌紧张也不明显,出血量多时可有腹胀和移动性浊音。但肝、脾破裂后,因局部积血凝固,可出现固定性浊音。单纯空腔脏器破裂以腹膜炎为主要临床表现,上消化道器官破裂穿孔腹膜刺激尤为严重。但空腔器官破裂早期,有时没有腹膜炎表现,而在48小时或72小时后才出现,尤其是下消化道器官破裂。原因可能是肠壁的破裂很小,可因黏膜外翻或肠内容残渣堵塞暂时封闭了破口。结肠破裂造成的腹膜炎虽出现晚,但由于细菌较多,感染性休克往往较重,应特别注意。

以下各项对于判断何种脏器损伤有一定价值:①有恶心、呕吐、便血、气腹者多为胃肠道损伤,再结合暴力打击部位,腹膜刺激征最明显的部位和程度,可确定损伤在胃、上段小肠、下段小肠或结肠;②有排尿困难、血尿、外阴或会阴部牵涉痛者,提示泌尿系脏器损伤;③有肩部牵涉痛者,多提示上腹部脏器损伤,其中以肝和脾破裂为多见;④有下位肋骨骨折者,注意肝或脾破裂的可能;⑤有骨盆骨折者,提示直肠、膀胱、尿道损伤的可能。

3. **是否存在多发性损伤**　多发性损伤可能有以下几种情况:①腹内某一脏器有多处损伤;②腹内有一个以上脏器受到损伤;③除腹部损伤外,尚有腹部以外的合并损伤;④腹部以外损伤累及腹内脏器。不论哪种情况,在诊断和治疗中都应提高警惕,避免漏诊而产生严重后果。追问病史、详细体检、严密观察和诊治中的全局观点是避免误诊漏诊的关键。例如,对血压偏低或不稳的颅脑损伤者,经颅脑伤处理后未能及时纠正休克,应考虑到腹腔内出血的可能,而且在没有脑干受压或呼吸抑制的情况下,应该优先处理腹腔内出血。

4. **诊断有困难怎么办**　以上检查和分析未能明确诊断时,可采取以下措施:

(1) 辅助检查

1) 诊断性腹腔穿刺术和腹腔灌洗术:阳性率可达90%以上,对于判断腹腔内脏有无损伤和哪类脏器损伤有很大帮助。腹腔穿刺术的穿刺点最多选于脐和髂前上棘连线的中、外1/3交界处或经脐水平线与腋前线相交处(图32-1)。把有多个侧孔的细塑料管经针管送入腹腔深处,进行抽吸(图32-2)。抽到液体后,应观察其性状(血液、胃肠内容物、混浊腹水、胆汁或尿液),以判断哪类脏器受损。必要时可作抽出液体的涂片检查。疑有胰腺损伤时可测定其淀粉酶含量。如果抽到不凝血,提示实质性器官破裂所致内出血,因腹膜的去纤维作用而使血液不凝固。抽不到液体并不完全排除内脏损伤的可能性,应继续严密观察,必要时可重复穿刺,或改行腹腔灌洗术。

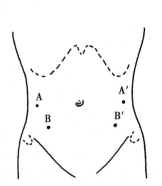

图32-1　诊断腹腔穿刺术的进针点
A、A′经脐水平线与腋前线交点
B、B′髂前上棘与脐连线中、外1/3交点

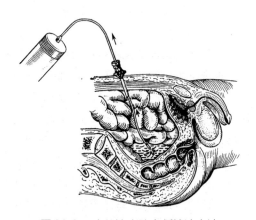

图32-2　诊断性腹腔穿刺抽液方法

诊断性腹腔灌洗术是经上述诊断性腹腔穿刺置入的塑料管,向腹内缓慢灌入500～1000ml无菌生理盐水,然后借虹吸作用使腹内灌洗液流回输液瓶中。取瓶中液体进行肉眼或显微镜下检查,必要时涂片、培养或测定淀粉酶含量。此法对腹内少量出血者比诊断性穿刺术更为可靠,有利于早期诊断并提高确诊率。检查结果符合以下任何一项即属阳性:①灌洗液含有肉眼可见的血液、胆汁、胃肠内容物或证明是尿液;②显微镜下红细胞计数超过$100×10^9/L$或白细胞计数超过$0.5×10^9/L$;③淀粉酶超过100 Somogyi单位;④灌洗液中发现细菌。

如能在超声引导下进行穿刺,可以避开重要脏器避免损伤,可以提高诊断的可靠性。诊断性腹腔灌洗术虽较敏感,但仍有少数假阳性及假阴性者,因此如决定是否剖腹探查,仍应根据全面检查的结果慎重考虑。

2）X线检查：凡腹内脏器损伤诊断已确定，尤其是伴有休克者，应抓紧时间处理，不必再行X线检查以免病情加重，延误治疗。但如伤情允许，有选择的X线检查还是有帮助的。最常用的是胸片及平卧位腹部平片，必要时可拍骨盆片。骨盆骨折，应注意有无盆腔内器官损伤。腹腔游离气体为胃肠道（主要是胃、十二指肠和结肠，少见于小肠）破裂的证据，立位腹部平片可表现为膈下新月形阴影。腹膜后积气提示腹膜后十二指肠或结直肠穿孔。腹腔内有大量积血时，小肠多浮动到腹部中央（仰卧位），肠间隙增大，充气的左、右结肠可与腹膜脂肪线分离。腹膜后血肿时，腰大肌影消失。胃右移、横结肠下移，胃大弯有锯齿形压迹（脾胃韧带内血肿）是脾破裂的征象。右膈升高、肝正常轮廓消失及右下胸肋骨骨折，提示有肝破裂的可能。左侧膈疝时多能见到胃泡或肠管突入胸腔。右侧膈疝诊断较难，必要时可行人工气腹以做鉴别。静脉或逆行肾盂造影可诊断泌尿系损伤。

3）超声检查：主要用于诊断肝、脾、胰、肾等实质脏器的损伤，能根据脏器的形态和包膜连续性，以及周围积液情况，提示损伤的有无、部位和程度。超声检查可以动态观察伤情，但是对空腔脏器损伤的因腔内气体干扰而难以判断，如果空腔脏器周围有积液，可以在超声引导下腹腔穿刺，有助于诊断。

4）CT检查：需搬动病人，因此仅适用于伤情稳定而又需明确诊断者。CT能够清晰地显示实质器官损伤的部位及范围，为选择治疗方案提供重要依据。CT对空腔器官损伤的诊断也有一定价值。血管造影剂增强的CT能鉴别有无活动性出血及其部位。

5）诊断性腹腔镜检查：可应用于一般状况良好而不能明确有无或何种腹内脏器伤的病人。腹腔镜可直接窥视而确诊损伤，且可明确受伤的部位和程度，特别是可以确认损伤的器官有无活动性出血，使部分出血已停止者避免不必要的剖腹术。有些损伤可在腹腔镜下进行治疗。但二氧化碳气腹可引起高碳酸血症和因抬高膈肌而影响呼吸，大静脉损伤时更有发生气体栓塞的危险。现有应用无气腹腔镜检查的方法。

6）其他检查：可疑肝、脾、胰、肾、十二指肠等脏器损伤，经上述检查方法未能证实者，选择性血管造影可有一定诊断价值。实质性器官破裂时，可见动脉像的造影剂外漏，实质像的血管缺如及静脉像的早期充盈。MRI检查对血管损伤和某些特殊部位的血肿如十二指肠壁间血肿有较高的诊断价值，而MRCP适用于胆道损伤的诊断。

（2）进行严密观察：对于暂时不能明确有无腹部内脏损伤而生命体征尚平稳的病人，严密观察也是诊断的一个重要措施。观察期间要反复检查伤情，并根据伤情变化不断综合分析，尽早作出诊断而不致贻误治疗。观察的内容一般包括：①每15～30分钟测定一次血压、脉率和呼吸；②每30分钟检查一次腹部体征，注意腹膜刺激征程度和范围的改变；③每30～60分钟测定一次红细胞数、血红蛋白和血细胞比容，了解是否有所下降，并复查白细胞数是否上升；④必要时可重复进行诊断性腹腔穿刺或灌洗术、超声等。除了随时掌握伤情变化外，观察期间应做到：①不随便搬动伤者，以免加重伤情；②禁用或慎用止痛剂，以免掩盖伤情；③暂禁食水，以免有胃肠道穿孔而加重腹腔污染。为了给可能需要进行的手术治疗创造条件，观察期间还应进行以下处理：①积极补充血容量，并防治休克；②应用广谱抗生素以预防或治疗可能存在的腹内感染；③疑有空腔脏器破裂或有明显腹胀时，应进行胃肠减压。

（3）剖腹探查：以上方法未能排除腹内脏器损伤或在观察期间出现以下情况时，应考虑有内脏损伤，及时手术探查。①全身情况有恶化趋势，出现口渴、烦躁、脉率增快，或体温及白细胞计数上升，或红细胞计数进行性下降；②腹痛和腹膜刺激征进行性加重或范围扩大；③肠鸣音逐渐减弱、消失或腹部逐渐膨隆；④膈下有游离气体，肝浊音界缩小或消失，或者出现移动性浊音；⑤积极抗休克后病情未见好转或继续恶化；⑥消化道出血；⑦腹腔穿刺抽出气体、不凝血、胆汁、胃肠内容物等；⑧直肠指诊有明显触痛。尽管剖腹探查结果可能为阴性，但如果腹内脏器损伤被漏诊，有导致病人死亡的可能，因此只要严格掌握指征,剖腹探查是值得施行的。

【处理】腹壁闭合性损伤和盲管伤的处理原则与其他软组织的相应损伤是一致的,不再赘述。穿透性开放损伤和闭合性腹内损伤多需手术。穿透性损伤如伴腹内脏器或组织自腹壁伤口突出,可用消毒碗覆盖保护,勿予强行回纳,以免加重腹腔污染。回纳应在手术室经麻醉后进行。

对于已确诊或高度怀疑腹内脏器损伤者,处理的原则是做好紧急术前准备,力争尽早手术。如腹部以外另有伴发损伤,应全面权衡轻重缓急,首先处理对生命威胁最大的损伤,如进展迅速的颅脑外伤。对危重的病例,心肺复苏是压倒一切的任务,解除气道梗阻是首要一环;其次要迅速控制大出血、消除开放性气胸或张力性气胸,同时尽快恢复循环血容量、纠正休克等。如无上述情况,腹部创伤的救治就应当放在优先的地位。腹腔内实质性脏器损伤常可发生威胁生命的大出血,故比空腔脏器损伤更为紧急,因腹膜炎一般不致在短时间内导致伤者死亡。

腹腔脏器损伤的伤者很容易发生休克,故防治休克是救治中的重要环节。休克诊断已明确者,可给予镇静剂或止痛药;已发生休克的腹腔内出血者,要积极抗休克,力争在收缩压回升至90mmHg 以上后进行手术;若在积极治疗下休克仍未能纠正,提示腹内可能有活动性大出血,应当机立断,在抗休克的同时迅速剖腹止血。空腔脏器破裂者,休克发生较晚,多数属低血容量性休克,应在纠正休克的前提下进行手术治疗;少数因同时伴有感染性休克导致休克不易纠正者,也可在抗休克的同时进行手术治疗;对于空腔脏器破裂者应当使用足量广谱抗生素。

麻醉选择以气管内插管麻醉比较理想,既能保证麻醉和肌松效果,又能根据需要供氧,并防止手术中发生误吸。胸部有穿透伤者,无论是否有血胸或气胸,麻醉前都应先做病侧胸腔闭式引流,以免在正压呼吸时发生危险的张力性气胸。

手术切口选择常用腹部正中切口,进腹迅速,创伤和出血较少,能满足彻底探查腹腔内所有部位的需要;根据需要还可向上、向下延长切口,或向侧方添加切口甚至联合开胸。腹部有开放伤时,不宜通过扩大伤口去探查腹腔,以免伤口感染和愈合不良。

有腹腔内出血时,开腹后应立即吸出积血,清除凝血块,迅速查明出血来源进行相应处理。肝、脾、肠系膜和腹膜后的胰、肾是常见的出血来源。决定腹腔探查顺序时可以参考两点:①根据术前诊断或判断,首先探查受伤的脏器;②凝血块集中处一般即是出血部位。若出血猛烈,危及生命,一时又无法判明来源时,可用手指压迫腹主动脉穿过膈肌处,暂时控制出血,争得时间补充血容量,查明原因再作处理。

如果没有腹腔内大出血,则应对腹腔脏器进行系统、有序的探查,做到既不遗漏伤情,又避免不必要的重复探查。探查次序原则上应先探查肝、脾等实质性器官,同时探查膈肌、胆囊等有无损伤;接着从胃开始,逐段探查十二指肠第一段、空肠、回肠、大肠以及其系膜,然后探查盆腔脏器,再后则切开胃结肠韧带显露网膜囊,检查胃后壁和胰腺;如有必要,最后还应切开后腹膜探查十二指肠二、三、四段。探查过程中发现的出血性损伤或脏器破裂,应随时进行止血或夹闭破口。探查次序也可根据切开腹膜时所见决定探查顺序,如有气体逸出,提示胃肠道破裂,如见到食物残渣应先探查上消化道,见到粪便先探查下消化道,见到胆汁先探查肝外胆道及十二指肠等。纤维蛋白沉积最多或网膜包裹处往往是穿孔所在部位。探查结束应对伤情作全面估计,然后按轻重缓急逐一予以处理。原则上应先处理出血性损伤,后处理空腔器官破裂伤;对于空腔器官破裂伤,应先处理污染重的损伤,后处理污染轻的损伤。

关腹前应彻底清除腹腔内残留的液体和异物,恢复腹腔内脏器的正常解剖关系;用生理盐水冲洗腹腔,污染严重的部位应反复冲洗;根据需要选用乳胶管引流或双套管负压吸引;腹壁切口污染不重者,可以分层缝合,污染较重者,可在皮下可放置乳胶片引流,或暂不缝合皮肤和皮下组织,留作延期处理。

第二节　常见内脏损伤的特征和处理

一、脾损伤

脾是腹腔脏器中最容易受损的器官之一。脾损伤(splenic injury)的发生率在腹部创伤中可高达40%~50%;在腹部闭合性损伤中,脾破裂(splenic rupture)占20%~40%,在腹部开放性损伤中,脾破裂约占10%左右。有慢性病变(如血吸虫病、疟疾、淋巴瘤等)的脾更易破裂。按病理解剖,脾破裂可分为中央型破裂(破裂位于脾实质深部)、被膜下破裂(破裂位于脾实质周边部分)和真性破裂(破裂累及被膜)三种。前两种破裂因被膜完整,出血量受到限制,故临床上可无明显的腹内出血征象,不易被发现。脾内血肿最终可被吸收,脾被膜下血肿有时在某些微弱外力的作用下,就可能引起被膜破裂而发生大出血,转为真性脾破裂,导致病情突然加重。

临床上所见的脾破裂,约85%为真性破裂。破裂部位较多见于脾上极及膈面,有时在裂口对应部位有肋骨骨折。破裂如发生在脏面,尤其是邻近脾门者,有脾蒂撕裂的可能,若出现此种情况,出血量很大,病人可迅速发生休克,抢救不及时可致死亡。

脾脏损伤分型和分级迄今尚未达成统一标准。我国制订的Ⅳ级分级法(天津,2000年):Ⅰ级:脾被膜下破裂或被膜及实质轻度损伤,手术所见脾裂伤长度≤5.0cm,深度≤1.0cm;Ⅱ级:脾裂伤长度>5.0cm,深度>1.0cm,但脾门未累及,或脾段血管受累;Ⅲ级:脾破裂伤及脾门部或脾部分离断,或脾叶血管受损;Ⅳ级:脾广泛破裂,或脾蒂、脾动静脉主干受损。

【处理】脾破裂的处理原则是"抢救生命第一,保脾第二"。国外有报道,脾切除术后的病人,主要是婴幼儿,对感染的抵抗力减弱,甚至可发生以肺炎球菌为主要病原菌的脾切除术后凶险性感染(overwhelming postsplenectomy infection,OPSI),严重者可导致死亡。因此,如条件允许应尽量保留脾或脾组织。

具体处理方法:①无休克或容易纠正的一过性休克,超声或CT等影像检查证实脾裂伤比较局限、表浅,无其他腹腔脏器合并伤,可在严密观察血压、脉搏、腹部体征、血细胞比容及影像学变化的前提下行非手术治疗。若病例选择得当,救治成功率较高。主要措施为绝对卧床休息至少1周,禁食、水,输血补液,应用止血药物和抗生素等。②观察中如发现继续出血,或发现有其他脏器损伤,应立即手术;不符合非手术治疗条件的伤者,应尽快手术探查,以免延误治疗。③手术探查时,要彻底查明伤情,如果损伤轻(Ⅰ、Ⅱ级损伤),可保留脾,根据伤情采用不同的处理方法,如生物胶粘合止血、物理凝固止血、单纯缝合修补、脾动脉结扎及部分脾切除等。如果损伤严重,如脾中心部碎裂,脾门撕裂,缝合修补不能有效止血或有大量失活组织,或伴有多发伤,伤情严重,需迅速施行全脾切除术。④在野战条件下,或病理性脾发生的破裂,应行全脾切除术。⑤脾被膜下破裂形成的较大血肿,或少数脾真性破裂后被网膜等周围组织包裹形成的局限性血肿,可因轻微外力作用,导致被膜或包裹组织胀破而发生大出血,称延迟性脾破裂(delayed splenic rupture)。一般发生在伤后两周,也有迟至数月以后,临床上应特别注意。一旦发生,应立即手术。

二、肝损伤

肝损伤(liver injury)在腹部损伤中约占20%~30%,右半肝破裂较左半肝为多见。肝外伤的致伤因素、病理类型和临床表现与脾外伤相似,主要危险是失血性休克、胆汁性腹膜炎和继发性感染。因肝外伤后可能有胆汁溢出,故腹痛和腹膜刺激征常较脾破裂伤者更为明显。肝破裂后,血液有时可通过受伤的胆管进入十二指肠而出现黑便或呕血,称外伤性胆道出血(traumatic hematobilia),诊断中应予注意。肝被膜下破裂也有转为真性破裂的可能,而中央型肝破裂形成的血肿,可以被吸收,但有继发感染形成肝脓肿的可能。

肝外伤的分级方法,目前尚无统一标准。1994年美国创伤外科协会提出如下肝外伤分级法:Ⅰ

级——血肿:位于被膜下,<10%肝表面面积;裂伤:包膜撕裂,肝实质裂伤深度<1cm。Ⅱ级——血肿:位于被膜下,10% ~50%肝表面面积,或肝实质内血肿直径<10cm;裂伤:肝实质裂伤深度 1 ~3cm,长度<10cm。Ⅲ级——血肿:位于被膜下,>50%肝表面面积或仍在继续扩大,或被膜下或实质内血肿破裂,或实质内血肿>10cm并仍在继续扩大;裂伤:深度>3cm。Ⅳ级——裂伤:肝实质破裂累及 25% ~75%的肝叶,或单一肝叶内有 1 ~3 个 Couinaud 肝段受累。Ⅴ级——裂伤:肝实质破裂超过75%肝叶或单一肝叶超过 3 个 Couinaud 肝段受累;血管破裂:肝后下腔静脉/主肝静脉损伤。Ⅵ级——血管破裂:肝撕脱。Ⅲ级或以下者如为多处损伤,其损伤程度则增加一级。

【处理】手术治疗的基本要求是确切止血,彻底清创,消除胆汁溢漏,建立通畅的引流。肝火器伤和累及空腔脏器的非火器伤都应手术治疗,其他的刺伤和钝性伤则主要根据伤者全身情况决定治疗方案。轻度肝实质裂伤,血流动力学指标稳定,或经补充血容量后保持稳定的伤员,可在严密观察下进行非手术治疗。生命体征经补充血容量后仍不稳定或需大量输血才能维持血压者,表明仍有活动性出血,应尽早手术。

手术治疗:

(1) 暂时控制出血,尽快查明伤情:开腹后发现肝破裂并有大量活动性出血时,立即用手指或橡皮管阻断肝十二指肠韧带暂时控制出血,同时用纱布压迫创面暂时止血,以利探查和处理。正常情况下,常温下每次阻断肝十二指肠韧带的安全时间为 20 ~30 分钟,肝硬化等病理情况时,每次不宜超过 15 分钟。若需阻断更长时间,应分次进行。在迅速吸除腹腔积血后,剪开肝圆韧带和镰状韧带,直视下探查左、右半肝的膈面和脏面,不要过分牵拉,避免加深、撕裂肝伤口。阻断入肝血流后,如肝裂口仍有大量出血,说明有肝静脉和(或)腔静脉损伤,应联合阻断肝下下腔静脉;如出血量仍然很大,还要阻断肝上下腔静脉。迅速剪开伤侧肝的三角韧带和冠状韧带,判明伤情,决定手术术式。

(2) 清创缝合术:探明肝破裂伤情后,应对损伤的肝进行清创。具体方法是清除裂口内的血块、异物以及离断、粉碎或失去活力的肝组织。清创后应对出血点和断裂的胆管逐一结扎。主肝静脉、门静脉和腔静脉等大血管的破口,要用无损伤针线缝合修补。对于裂口不深、出血不多、创缘比较整齐者,在清创后可将裂口直接予以缝合,缝合时应注意避免裂口内留有死腔,否则有继发出血或继发感染形成脓肿的可能。用大网膜、明胶海绵等填塞后缝合裂口,可以消除死腔,提高止血效果,减少继发脓肿的机会。

肝被膜下破裂,小的血肿可不予处理,张力高的大血肿应切开被膜,进行清创,彻底止血和结扎断裂的胆管。

(3) 肝动脉结扎术:如果裂口内有不易控制的动脉性出血,可考虑行肝动脉结扎。最好是解剖出肝固有动脉及左、右肝动脉,根据外伤来自哪个肝叶而进行左或右肝动脉结扎,尽量不结扎肝固有动脉和肝总动脉。

(4) 肝切除术:对于有大块肝组织破损,特别是粉碎性肝破裂,或肝组织挫伤严重的病人应施行肝切除术。但不宜采用创伤大的规则性肝切除术,而是在充分考虑肝解剖特点的基础上,作清创式肝切除术,即将损伤和失活的肝组织整块切除,尽量多保留健康肝组织,创面的血管和胆管均应予结扎。

(5) 纱布填塞法:对于裂口较深或肝组织已有大块缺损,止血不满意但又无条件进行较大手术的病人,仍有一定应用价值。可用大网膜、明胶海绵、止血粉等填入裂口,再用长而宽的纱条按顺序填入裂口,以达到压迫止血,挽救病人生命的目的。纱条尾端自腹壁切口或另作腹壁戳孔引出作为引流。手术后第 3 ~5 日起,每日抽出纱条一段,7 ~10 日取完。此法有并发感染或在抽出纱条的最后部分时引起再次出血的可能,故非至不得已,应避免采用。

Ⅲ级以下不严重的肝外伤,已有应用腹腔镜手术治疗成功的报道。不论采用何种手术方式,肝外伤手术后,在创面和肝周应留置多根引流管,或采用负压引流,防止渗出的血液和胆汁积聚导致继发感染。

三、胰腺损伤

胰腺损伤(pancreatic injury)约占腹部损伤的1% ~2%,多因上腹部外力冲击,强力挤压胰腺于脊柱所致。因此,损伤多发生在胰的颈、体部。胰腺损伤后发生胰漏或胰瘘,胰液腐蚀性强,又影响消化功能,故胰腺损伤的病情较重,死亡率高达20%左右。

【临床表现及诊断】 胰腺破损或断裂后,胰液可积聚于网膜囊内而表现为上腹明显压痛和肌紧张,还可因膈肌受刺激而出现肩部疼痛。外渗的胰液经网膜孔或破裂的小网膜进入腹腔,可很快引起弥漫性腹膜炎伴剧烈腹痛。结合致伤原因、受伤部位和临床表现,应考虑胰腺损伤的可能。但单纯的胰腺钝性伤,无或仅有少量胰液外漏,临床表现可不明显,往往容易延误诊断。部分病例渗液局限于网膜囊内,直至形成胰腺假性囊肿才被发现。

血淀粉酶和腹腔穿刺液的淀粉酶升高,对诊断有参考价值。上消化道穿孔时血淀粉酶和腹腔液淀粉酶也会升高,应加以鉴别。应注意的是,有些胰腺损伤者可无淀粉酶升高。因此,凡上腹部创伤,都应考虑到胰腺损伤的可能。超声可发现胰腺回声不均和周围积血、积液。诊断不明而病情稳定者可作 CT 或 MRI 检查,能显示胰腺轮廓是否整齐及周围有无积血、积液。

【处理】 上腹部创伤,高度怀疑或诊断为胰腺损伤,特别有明显腹膜刺激征者,应立即手术探查胰腺。胰腺严重挫裂伤或断裂者,手术时较易确诊;而损伤范围不大者可能漏诊。凡在手术探查时发现胰腺附近后腹膜有血肿、积气、积液、胆汁者,应将此处切开,包括切断胃结肠韧带或按 Kocher 方法掀起十二指肠,探查胰腺的腹侧和背侧,以查清是否存在胰腺损伤。手术原则是彻底止血,控制胰液外漏和充分引流。如有合并伤,同时予以处理。被膜完整的胰腺挫伤,仅作局部引流便可;胰体部分破裂但主胰管未断裂者,可用丝线作褥式缝合修补;胰颈、体、尾部的严重挫裂伤或横断伤,宜作胰腺近端缝合、远端切除术。胰腺有足够的功能储备,部分切除后一般不会发生内、外分泌功能不足。胰腺头部严重挫裂或断裂时,为了部分保留胰腺功能,可结扎头端主胰管、缝闭头端腺体断端处,并行远端与空肠 Roux-en-Y 吻合术;胰头损伤合并十二指肠破裂者,必要时可将十二指肠旷置。只有在胰头严重毁损确实无法修复时才施行胰头十二指肠切除。

充分而有效的腹腔及胰周引流是保证手术效果和预防术后并发症(腹腔积液、继发出血、感染和胰瘘)的重要措施。通常在胰周放置2~4 根较粗的引流管,或置放双套管行负压引流,务必保持引流管通畅,引流管应保留 10 天左右,不能过早拔出,因为有些胰瘘可能在受伤 1 周后才逐渐出现。

如发现胰瘘,应保证引流通畅,一般可在 4~6 周内自愈,有时可能需维持数月之久,但较少需再次手术。生长抑素八肽及生长抑素十四肽可用于防治外伤性胰瘘。另外,宜禁食并给予全胃肠外营养治疗。

四、胃和十二指肠损伤

腹部闭合性损伤时胃很少受累,约占腹部创伤的3.16%,只在饱腹时偶可发生。上腹或下胸部的穿透伤则常导致胃损伤(gastric injury),且多伴有肝、脾、横膈及胰腺等损伤。胃镜检查及吞入锐利异物也可引起穿孔,但很少见。若损伤未波及胃壁全层(如浆膜或浆肌层裂伤、黏膜裂伤),可无明显症状;若全层破裂,立即出现剧烈腹痛及腹膜刺激征,肝浊音界消失,膈下有游离气体,胃管引流出血性液体。单纯胃后壁破裂时症状体征不典型,有时不易诊断。

【处理】 空腹时发生小的胃损伤,腹腔污染程度轻,无明显腹膜炎表现者,可以采取非手术处理,包括禁食、胃肠减压等,同时密切观察病情变化。损伤较重者,应立即手术探查,包括切开胃结肠韧带探查胃后壁,还应特别注意检查大小网膜附着处,以防遗漏小的破损。穿透伤者,胃的前后壁可能都有破口。边缘整齐的裂口,止血后可直接缝合;边缘有挫伤或失活组织者,需修整后缝合;广泛损伤者,可行胃部分切除术,需要做全胃切除者罕见。

十二指肠的大部分位于腹膜后,损伤的发生率比胃低,约占腹部创伤的1.16%。损伤较多见于十二指肠的二、三部(50%以上)。十二指肠损伤的诊断和处理存在不少困难,死亡率和并发症发生率都相当高。据统计,十二指肠战伤的死亡率在40%左右,平时伤的死亡率约12%~30%,若同时伴有胰腺、大血管等相邻器官损伤,死亡率则更高。伤后早期死亡原因主要是严重合并伤,尤其是腹部大血管伤;后期死亡则多因诊断不及时和处理不当引起十二指肠瘘致感染、出血和全身衰竭。

十二指肠损伤(duodenal injury)如发生在腹腔内部分,胰液和胆汁经破口流入腹腔,在早期就有腹膜炎症状。术前诊断虽不易明确损伤部位,但因症状明显,一般不致耽误手术时机。闭合伤所致的腹膜后十二指肠破裂,早期症状体征多不明显,及时识别较困难,如有下述情况应提高警惕:右上腹或腰部持续性疼痛且进行性加重,可向右肩及右睾丸放散;右上腹及右腰部有明显的固定压痛;腹部体征相对轻微而全身情况不断恶化;有时可有血性呕吐物;血清淀粉酶升高;X线腹部平片可见腰大肌轮廓模糊,有时可见腹膜后呈花斑状改变(积气)并逐渐扩展;胃管内注入水溶性碘剂可见外溢;CT或MRI显示腹膜后及右肾前间隙有气泡;直肠指检有时可在骶前扪及捻发音,提示气体已达到盆腔腹膜后间隙。

【处理】关键是抗休克和及时得当的手术处理。十二指肠腹腔内部分的损伤常易于在术中发现。手术探查时如发现十二指肠附近腹膜后有血肿,组织被胆汁染黄,或在横结肠系膜根部有捻发音,应高度怀疑十二指肠腹膜后破裂的可能,此时应切开十二指肠外侧后腹膜或横结肠系膜根部后腹膜,以便探查十二指肠降部与横部。

手术方法主要有下列几种:①单纯修补术:适用于裂口不大,边缘整齐,血运良好且无张力者;②带蒂肠片修补术:裂口较大,不能直接缝合者,可游离一小段带蒂空肠管,将其剖开修剪后镶嵌缝合于缺损处;③十二指肠空肠Roux-en-Y吻合术:十二指肠第三、四段严重损伤不宜缝合修补时,可将该肠段切除,近端与空肠行端侧吻合(或缝闭两个断端,做十二指肠空肠侧侧吻合);④十二指肠憩室化手术:指十二指肠损伤的修补、十二指肠造口减压、胃部分切除毕Ⅱ式胃空肠吻合。一般用于十二指肠、胰腺严重损伤者,但较为复杂。另可采用上述修补、补片或切除吻合方法修复损伤后,通过胃窦部切口以可吸收缝线将幽门作荷包式缝闭,3周后幽门可再通。此法能达到与十二指肠憩室化相同的效果,但更简便、创伤小,亦称暂时性十二指肠憩室化手术;⑤浆膜切开血肿清除术:十二指肠壁内血肿,除上腹不适、隐痛外,主要表现为高位肠梗阻,若非手术治疗2周梗阻仍不解除,可手术切开血肿清除血凝块,修补肠壁,或行胃空肠吻合术;⑥胰十二指肠切除:手术创伤大、死亡率高;⑦95%十二指肠切除:对十二指肠毁损严重但是乳头周围尚完整者,可行空肠胃端端吻合、乳头移植至该段空肠。

治疗十二指肠破裂的任何手术方式,都应附加胃肠道减压,如置胃管、胃造口、空肠造口等行伤口近、远侧十二指肠减压,以及胆总管置T管引流等。腹腔内常规放置2~4根引流管,保证充分引流;积极营养支持,以保证十二指肠创伤愈合,减少术后并发症。

五、小肠损伤

小肠占据着中、下腹的大部分空间,故受伤的机会比较多。小肠损伤(small intestine injury)后可在早期即出现明显的腹膜炎,故诊断一般并不困难。小肠穿孔仅少数病人有气腹,所以如无气腹表现不能否定小肠穿孔的诊断。一部分病人的小肠裂口不大,或穿破后被食物残渣、纤维蛋白素甚至突出的黏膜所堵塞,可能无弥漫性腹膜炎的表现。

小肠损伤一经诊断,除非条件限制,均需手术治疗。手术时要对整个小肠和系膜进行系统细致的探查,系膜血肿即使不大也应切开检查以免遗漏小的穿孔。手术方式以简单修补为主,一般采用间断横向缝合以防修补后肠腔发生狭窄。有以下情况时,应施行小肠部分切除吻合术:①裂口较大或裂口边缘部肠壁组织挫伤严重;②小段肠管有多处破裂;③肠管大部分或完全断裂;④肠管严重挫伤、血运障碍;⑤肠壁内或系膜缘有大血肿;⑥肠系膜损伤影响肠壁血液循环。

六、结肠损伤

结肠损伤发生率仅次于小肠,但因结肠内容物液体成分少而细菌含量多,故腹膜炎出现得较晚,但较严重。一部分结肠位于腹膜后,受伤后容易漏诊,常常导致严重的腹膜后感染。

由于结肠壁薄、血液供应差、含菌量大,故结肠损伤(colon injury)的治疗不同于小肠损伤。除少数裂口小,腹腔污染轻,全身情况良好的病人,可以考虑一期修补或一期切除吻合(尤其是右半结肠)外,大部分病人先采用肠造口术或肠外置术处理,待3~4周后病人情况好转时,再行关闭瘘口。近年来随着急救措施、感染控制等条件的进步,施行一期修补或切除吻合的病例有增多趋势。对比较严重的损伤一期修复后,可加做近端结肠造口术,确保肠内容物不再进入远端。一期修复手术的主要禁忌证为:①腹腔严重污染;②全身严重多发伤或腹腔内其他脏器合并伤,须尽快结束手术;③全身情况差或伴有肝硬化、糖尿病等;④失血性休克需大量输血(>2000ml)者、高龄病人、高速火器伤者、手术时间已延误者。

七、直肠损伤

直肠上段在盆底腹膜反折之上,下段则在反折之下,它们损伤后的表现有所不同。如损伤在腹膜反折之上,其临床表现与结肠破裂基本相同;如发生在反折之下,则将引起严重的直肠周围间隙感染,无腹膜炎症状,容易延误诊断。腹膜外直肠损伤的临床表现为:①血液从肛门排出;②会阴部、骶尾部、臀部、大腿部的开放伤口有粪便溢出;③尿液中有粪便残渣;④尿液从肛门排出。直肠损伤(rectal injury)后,直肠指检可发现直肠内有出血,有时还可摸到直肠破裂口。怀疑直肠损伤而指诊阴性者,必要时行结肠镜检查。

直肠会阴部损伤应按损伤的部位和程度选择不同的术式。直肠损伤的处理原则是早期彻底清创,修补直肠破损,行转流性结肠造瘘和直肠周围间隙彻底引流。直肠上段破裂,应剖腹进行修补,如属毁损性严重损伤,可切除后端端吻合,同时行乙状结肠双腔造瘘术,2~3个月后闭合造口。直肠下段破裂时,应充分引流直肠周围间隙以防感染扩散,并施行乙状结肠造口术,使粪便改道直至直肠伤口愈合。

八、腹膜后血肿

外伤性腹膜后血肿(retroperitoneal hematoma)多系高处坠落、挤压、车祸等所致腹膜后脏器(胰、肾、十二指肠)损伤,或骨盆或下段脊柱骨折和腹膜后血管损伤所引起。出血后,血液可在腹膜后间隙广泛扩散形成巨大血肿,还可渗入肠系膜间。

腹膜后血肿因出血程度与范围各异,临床表现并不恒定,并常因有合并损伤而被掩盖。一般说来,除部分伤者可有髂腰部瘀斑(Grey-Turner征)外,突出的表现是内出血征象、腰背痛和肠麻痹;伴尿路损伤者则常有血尿;血肿进入盆腔者可有里急后重感,并可借直肠指诊触及骶前区伴有波动感的隆起;有时因后腹膜破损而使血液流至腹腔内,故腹腔穿刺或灌洗具有一定诊断价值。超声或CT检查可帮助诊断。

在治疗方面,除积极防治休克和感染外,多数需行剖腹探查,因腹膜后血肿常伴大血管或内脏损伤。手术中如见后腹膜并未破损,可先估计血肿范围和大小,在全面探查腹内脏器并对其损伤作相应处理后,再对血肿的范围和大小进行一次估计。如血肿有所扩展,则应切开后腹膜,寻找破损血管,予以结扎或修补;如无扩展,可不予切开后腹膜,因完整的后腹膜对血肿可起压迫作用,使出血得以控制,特别是盆腔内腹膜后血肿,出血多来自压力较低的盆腔静脉丛,出血自控的可能性较大。如血肿位置主要在两侧腰大肌外缘、膈脚和骶岬之间,血肿可来自腹主动脉、腹腔动脉、下腔静脉、肝静脉以及肝的裸区部分、胰腺或腹膜后十二指肠的损伤,此范围内的腹膜后血肿,不论是否扩展,原则上均应切开后腹膜,予以探查,以便对受损血管或脏器作必要的处理。剖腹探查时如见后腹膜已破损,则应探查血肿。探查时,应尽力找到并控制出血点;无法控制时,可用纱条填塞,静脉出血常可因此停止。填塞的纱条应在术后4~7日内逐渐取出,以免引起感染。感染是腹膜后血肿最重要的并发症。

(沈　锋)

第三节　损伤控制的外科理念

损伤控制外科(damage control surgery, DCS)理念是基于对严重损伤后机体病理生理改变的认识而发展起来的。根据伤者全身状况,手术者的技术、后续治疗条件等,为伤者设计包括手术在内的最佳治疗方案,将伤者的存活率放在首位,而不仅仅是追求手术成功率。包括三个阶段:简短的剖腹手术;ICU科综合治疗;确定性手术。

【病理生理】 严重腹部损伤的病人的病理生理特征是低体温、代谢性酸中毒和凝血障碍三联症。伤者因大量失血、腹腔感染以及腹腔高压等,均可导致全身组织低灌注,细胞缺氧产生大量的酸性代谢产物,引起代谢性酸中毒;腹部损伤开腹后大量热能逸散,大量输血、输液等抢救性治疗中忽视升温、保温措施,故腹部损伤病人普遍存在低体温;低温对机体凝血过程的各个环节都有不良影响,大量输血、输液的稀释反应引起血小板和凝血因子减少,与低体温和酸中毒呈协同作用,加剧凝血障碍。这一恶性循环呈螺旋式恶化,最终导致机体生理耗竭,难以耐受手术创伤的二次打击。此时如施行创伤大的复杂手术,虽然手术可能获得成功,但将加重机体的生理紊乱,增加复苏的难度。

【治疗】 损伤控制外科的治疗主要包括三个阶段。

第一阶段:简短的剖腹手术。手术目的是解决危及生命的损伤,如控制出血、充分引流、通过肠造口解除梗阻等,尽量缩短手术及麻醉时间,减少手术过程对病人内环境的干扰及影响,以抢救生命为最高目标。

第二阶段:ICU科综合治疗。现代ICU科综合治疗的能力越来越强,对危重病人的生命支持、重症监护、安全转运、急症抢救技术已日趋完善,包括微量泵、血滤、重症监护、无创通气等技术,最大限度纠正病人内环境紊乱。

第三阶段:确定性手术。经过ICU科综合治疗,病人各项生命体征稳定,内环境稳定,营养状况良好,可以耐受较大型手术时可考虑施行确定性手术,如清除填塞物、消化道重建、恢复胃肠道的连续性和腹壁完整性等。

(房学东)

第三十三章 急性化脓性腹膜炎

急性化脓性腹膜炎是由细菌感染、化学性刺激或物理性损伤等引起的腹膜和腹膜腔的炎症,是外科最为常见的急腹症。按病因可分为细菌性和非细菌性;按发病机制可分为原发性和继发性;按累及范围可分为局限性和弥漫性;按临床经过可分为急性、亚急性和慢性。

【解剖生理概要】腹膜分为相互连续的壁腹膜和脏腹膜两部分。壁腹膜贴附于腹壁、横膈脏面和盆壁的内面;脏腹膜覆盖于内脏表面,构成内脏的浆膜层。脏腹膜将内脏器官悬垂或固定于膈肌、腹后壁或盆腔壁,形成网膜、肠系膜及韧带等解剖结构。

腹膜腔是壁腹膜和脏腹膜之间的潜在间隙,是人体最大的体腔。其在男性是封闭的,在女性经输卵管、子宫、阴道与体外相通。正常情况下,腹腔内有 75~100ml 黄色澄清液体,起润滑作用。病变时,腹膜腔可容纳数升液体或气体。腹膜腔分为大、小腹腔两部分,即腹腔和网膜囊,经由网膜孔(epiploic foramen,又称 Winslow 孔)相通。

大网膜是连接胃大弯至横结肠的腹膜,呈围裙状遮被小肠。大网膜富含血供和脂肪组织,活动度大,能够移动至病灶处并将其包裹,使炎症局限,有修复病变和损伤的作用。

壁腹膜主要受体神经(肋间神经和腰神经的分支)支配,对各种刺激敏感,痛觉定位准确。腹前壁腹膜在炎症时,可引起局部压痛、反跳痛及肌紧张,是诊断腹膜炎的主要临床依据。膈肌中心部分的腹膜受到刺激时,通过膈神经的反射可引起肩部放射性痛或呃逆。脏腹膜受自主神经(来自交感神经和迷走神经末梢)支配,对牵拉、胃肠腔内压力增加或炎症、压迫等刺激较为敏感,常表现为钝痛且定位不准确,多感觉局限于脐周和腹中部;重刺激时常引起心率变慢、血压下降和肠麻痹。

腹膜表面是一层排列规则的扁平间皮细胞。深面依次为基底膜、浆膜下层,含有血管丰富的结缔组织、脂肪细胞、巨噬细胞、胶原和弹力纤维。腹膜有很多皱襞,其面积几乎与全身皮肤面积相等,约为 1.5m² 。腹膜是双向的半透性膜,水、电解质、尿素及一些小分子物质能透过腹膜。腹膜能向腹腔内渗出少量液体,内含淋巴细胞、巨噬细胞和脱落的上皮细胞。在急性炎症时,腹膜分泌大量渗出液,以稀释毒素和减轻刺激。渗出液中的巨噬细胞能吞噬细菌、异物及破碎组织。渗出液中的纤维蛋白沉积在病变周围,产生粘连,可防止感染扩散并修复受损组织,因此形成腹腔内的广泛纤维性粘连,若导致肠管成角、扭曲或成团块,则可引起肠梗阻。腹膜具有很强的吸收功能,可吸收腹腔内的积液、血液、空气及毒素等。腹膜炎严重时,可因吸收大量毒性物质,而引起感染性休克。

第一节 急性弥漫性腹膜炎

急性化脓性腹膜炎累及整个腹腔称为急性弥漫性腹膜炎,临床上分为原发性腹膜炎和继发性腹膜炎。
【病因】

1. **继发性腹膜炎(secondary peritonitis)** 继发性化脓性腹膜炎是最常见的腹膜炎。腹腔空腔脏器穿孔、外伤引起的腹壁或内脏破裂,是急性继发性化脓性腹膜炎最常见的原因。如胃十二指肠溃疡急性穿孔,胃肠内容物流入腹腔产生化学性刺激,诱发化学性腹膜炎,继发感染后成为化脓性腹膜炎;急性胆囊炎,胆囊壁坏死穿孔,造成严重的胆汁性腹膜炎;外伤造成的肠管、膀胱破裂,腹腔污染及经腹壁伤口进入细菌,也可很快形成腹膜炎。腹腔内脏器炎症扩散也是急性继发性腹膜炎的常见原因,如急性阑尾炎、急性胰腺炎、女性生殖器官化脓性感染等,含有细菌的渗出液在腹腔内扩散引起腹膜炎。其他如腹部手术中的腹腔污染,胃肠道、胆管、胰腺吻合口渗漏;腹前、后壁的严重感染也可引起腹膜炎。引起继发性腹膜炎的细菌主要是胃肠道内的常驻菌群,以大肠埃希菌最为多见,其次为厌氧拟杆菌、链球菌、变形杆菌等。一般都是混合性感染,故毒性较强。

2. **原发性腹膜炎(primary peritonitis)** 又称自发性腹膜炎,即腹腔内无原发病灶。致病菌多为溶血性链球菌、肺炎双球菌或大肠埃希菌。细菌进入腹腔的途径为:①血行播散,致病菌如肺炎双球菌和链球菌从呼吸道或泌尿系的感染灶,通过血行播散至腹膜。婴幼儿的原发性腹膜炎多属此类。②上行性感染,来自女性生殖道的细菌,通过输卵管直接向上扩散至腹腔,如淋菌性腹膜炎。③直接扩散,如泌尿系感染时,细菌可通过腹膜层直接扩散至腹膜腔。④透壁性感染,正常情况下,肠腔内细菌是不能通过肠壁的。但在某些情况下,如肝硬化并发腹水、肾病、猩红热或营养不良等机体抵抗力低下时,肠腔内细菌即有可能通过肠壁进入腹膜腔,发生细菌移位导致腹膜炎。原发性腹膜炎感染范围很大,与脓液的性质及细菌种类有关。常见的溶血性链球菌的脓液稀薄,无臭味。

【病理生理】胃肠内容物和细菌进入腹腔后,机体立即发生反应,腹膜充血、水肿并失去光泽。相继产生大量清亮浆液性渗出液,以稀释腹腔内的毒素,并出现大量的巨噬细胞、中性粒细胞,加以坏死组织、细菌和凝固的纤维蛋白,使渗出液变混浊而成为脓液。以大肠埃希菌为主的脓液呈黄绿色,常与其他致病菌混合感染而变得稠厚,并有粪便的特殊臭味。

腹膜炎的结局取决于两方面,一方面是病人全身的和腹膜局部的防御能力,另一方面是污染细菌的性质、数量和时间。细菌及其产物(内毒素)刺激病人的细胞防御机制,激活许多炎性介质,例如血中肿瘤坏死因子α(TNFα)、白介素-1(IL-1)、IL-6 和弹性蛋白酶等可升高,其在腹腔渗出液中的浓度更高。这些细胞因子多来自巨噬细胞,另一些是直接通过肠屏障逸入腹腔,或由于损伤的腹膜组织所生成。腹膜渗出液中细胞因子的浓度更能反映腹膜炎的严重程度。在病程后期,腹腔内细胞因子具有损害器官的作用。除了细菌因素以外,这些毒性介质不被清除,其终末介质一氧化氮(NO)将阻断三羧酸循环而导致细胞缺氧窒息,造成多器官衰竭和死亡。此外,腹内脏器浸泡在脓性液体中,腹膜严重充血、水肿并渗出大量液体,引起脱水和电解质紊乱,血浆蛋白减低和贫血,加之发热、呕吐,肠管麻痹,肠腔内大量积液使血容量明显减少,导致低血容量性休克,同时细菌毒素入血而引发感染性休克。肠管因麻痹而扩张、胀气,可使膈肌抬高而影响心肺功能,使血液循环和气体交换受到影响,加重休克导致死亡。

年轻体壮、抗病能力强者,可使病菌毒力下降。病变损害轻的能与邻近的肠管和其他脏器以及移过来的大网膜发生粘连,将病灶包裹,使病变局限于腹腔内的某个部位成为局限性腹膜炎。渗出物逐渐被吸收,炎症消散,自行修复而痊愈。若局限部位化脓,积聚于膈下、髂窝、肠袢间、盆腔,则可形成局限性脓肿。

腹膜炎治愈后,腹腔内多留有不同程度的粘连,大多数粘连无不良后果。部分粘连可造成肠管扭曲或形成锐角,使肠管不通发生机械性肠梗阻,即粘连性肠梗阻。

【临床表现】由于病因不同,腹膜炎的症状可以是突然发生,也可能是逐渐出现的。如空腔脏器损伤破裂或穿孔引起的腹膜炎发病较突然。而阑尾炎、胆囊炎等引起的腹膜炎多先有原发病症状,后逐渐出现腹膜炎表现。

1. **腹痛** 是最主要的临床表现。疼痛的程度与发病的原因、炎症的轻重、年龄及身体素质等有关。疼痛多很剧烈,难以忍受,呈持续性。深呼吸、咳嗽及转动身体时疼痛加剧。病人多呈强迫体位。疼痛先从原发病变部位开始,随炎症扩散而延及全腹。

2. **恶心、呕吐** 腹膜受到刺激,可引起反射性恶心、呕吐,吐出物多是胃内容物。发生麻痹性肠梗阻时可吐出黄绿色胆汁,甚至棕褐色粪水样内容物。

3. **体温、脉搏** 其变化与炎症的轻重有关。开始时正常,以后体温逐渐升高、脉搏逐渐加快。原发病变如为炎症性,如阑尾炎,发生腹膜炎之前则体温已升高,发生腹膜炎后更加增高。年老体弱的病人体温可不升高。脉搏多加快,如脉搏快体温反而下降,这是病情恶化的征象之一。

4. **感染中毒症状** 病人可出现高热、脉速、呼吸浅快、大汗、口干。病情进一步发展,可出现面色苍白、虚弱、眼窝凹陷、皮肤干燥、四肢发凉、呼吸急促、口唇发绀、舌干苔厚、脉细微弱、体温骤升或下降、血压下降、神志恍惚或不清，表明已有重度缺水、代谢性酸中毒及休克。

5. **腹部体征**　腹胀，腹式呼吸减弱或消失。腹部压痛(tenderness)、腹肌紧张(rigidity)和反跳痛(rebound tenderness)(即腹膜刺激征, signs of peritoneal irritation)是腹膜炎的典型体征，尤以原发病灶所在部位最为明显。腹肌紧张的程度随病因和病人的全身状况不同而异。腹胀加重是病情恶化的重要标志。胃肠或胆囊穿孔可引起强烈的腹肌紧张，甚至呈"木板样"强直。幼儿、老人或极度衰弱的病人腹肌紧张可不明显，易被忽视。腹部叩诊因胃肠胀气而呈鼓音。胃十二指肠穿孔时，肝浊音界缩小或消失。腹腔内积液较多时可叩出移动性浊音。听诊肠鸣音减弱，肠麻痹时肠鸣音可能完全消失。

直肠指检：直肠前窝饱满及触痛，表明盆腔已有感染或形成盆腔脓肿。

【**辅助检查**】白细胞计数及中性粒细胞比例增高。病情险恶或机体反应能力低下的病人，白细胞计数不增高，仅中性粒细胞比例增高，甚至有中毒颗粒出现。

立位腹部平片：小肠普遍胀气并有多个小液平面是肠麻痹征象。胃肠穿孔时多可见膈下游离气体。

超声检查：可显出腹腔内有不等量的液体，但不能鉴别液体的性质。超声引导下腹腔穿刺抽液或腹腔灌洗可帮助诊断。腹腔穿刺的方法是：根据叩诊或超声检查进行定位，一般在两侧下腹部髂前上棘内下方进行诊断性腹腔穿刺抽液，根据抽出液的性质来判断病因。抽出液可为透明、浑浊、脓性、血性、含食物残渣或粪便等几种情况。结核性腹膜炎为草绿色透明腹水。胃十二指肠急性穿孔时抽出液呈黄色、浑浊、含胆汁、无臭味。饱食后穿孔时抽出液可含食物残渣。急性重症胰腺炎时抽出液为血性、胰淀粉酶含量高。急性阑尾炎穿孔时抽出为稀薄脓性略有臭味。绞窄性肠梗阻时抽出液为血性、臭味重。如抽出液为不凝血，应想到有腹腔内出血；如抽出液为全血且放置后凝固，需排除是否刺入血管。抽出液还可作涂片镜检及细菌培养。腹腔内液体少于100ml时，腹腔穿刺往往抽不出液体，可注入一定量生理盐水后再行抽液检查。

CT检查：腹膜炎时腹腔胀气明显，有时超声难以明确诊断，选择CT尤为重要。CT对腹腔内实质性脏器病变(如急性胰腺炎)的诊断帮助较大，并有助于确定腹腔内液体量，诊断准确率可达95%。

如直肠指检发现直肠前壁饱满、触痛，提示已形成盆腔脓肿，可经肛门直肠前穿刺抽液有助诊断。已婚女性病人可作经阴道(超声)检查或经后穹隆穿刺检查。

【**诊断**】根据病史及典型体征，白细胞计数及分类，X线检查，超声或CT结果等，综合分析，腹膜炎的诊断一般是比较容易的，但有时确定原发病灶较为困难，应用腹腔镜探查术则有助于明确原发病。儿童在上呼吸道感染期间突然腹痛、呕吐，出现明显的腹部体征时，应仔细分析是原发性腹膜炎，还是由于肺部炎症刺激肋间神经所致。

【**治疗**】分为非手术治疗和手术治疗。

1. **非手术治疗**　对病情较轻，或病程较长超过24小时，且腹部体征逐渐减轻者，或伴有严重心肺等脏器疾病不能耐受手术者，可行非手术治疗。非手术治疗也是手术前的准备。

(1) 体位：一般取半卧位，以促使腹腔渗出液流向盆腔，减少吸收并减轻中毒症状，有利于局限和引流；且可促使腹内脏器下移，腹肌松弛，减轻因腹胀挤压膈肌而影响呼吸和循环。要鼓励病人经常活动双腿，以防止下肢静脉血栓形成。休克病人取平卧位或头、躯干和下肢各抬高约20°的体位。

(2) 禁食、胃肠减压：胃肠道穿孔的病人必须禁食，留置胃管，持续胃肠减压，抽出胃肠道内容和气体，以减少消化道内容物继续流入腹腔，减轻胃肠内积气，改善胃壁的血运，有利于炎症的局限和吸收，促进胃肠道恢复蠕动。

(3) 纠正水、电解质紊乱：由于禁食、胃肠减压及腹腔内大量渗液，因而易造成体内水和电解质紊乱。根据病人的出入量及应补充的水量计算需补充的液体总量(晶体、胶体)，以纠正缺水和酸碱失衡。病情严重的应输血浆及白蛋白，以纠正因腹腔内大量渗出而引起的低蛋白血症；贫血可输血。注意监测脉搏、血压、尿量、中心静脉压、血常规、血气分析等，以调整输液的成分和速度，维持尿量每小时30～50ml。急性腹膜炎中毒症状重并有休克时,如补液、输血仍未能改善病人状况,可以用一定剂量的激素,以减轻中毒症状、缓解病情。也可以根据病人的脉搏、血压、中心静脉压等情况应用血管收缩剂或扩张剂,以多巴胺较为安全有效。

（4）抗生素:继发性腹膜炎大多为混合感染,致病菌主要为大肠埃希菌、肠球菌和厌氧菌（拟杆菌为主）。抗生素的选择应考虑致病菌的种类。第三代头孢菌素足以杀死大肠埃希菌而无耐药性。经大宗病例观察发现,2g剂量的第三代头孢菌素在腹腔内的浓度足以对抗所测试的10 478株大肠埃希菌。以往多主张大剂量联合应用抗生素,现在认为单一广谱抗生素治疗大肠埃希菌的效果可能更好。严格地说,应根据细菌培养及药敏选用抗生素是科学合理的。

要强调的是,抗生素治疗不能替代手术,有些病例只有手术才可治愈。

（5）补充热量和营养支持:急性腹膜炎的代谢率约为正常人的140%,每日需要的热量达12 550～16 740kJ（3000～4000kcal）。当热量补充不足时,体内大量蛋白首先被消耗,使病人的抵抗力及愈合能力下降。在输入葡萄糖供给一部分热量的同时应补充白蛋白、氨基酸等。静脉输入脂肪乳可获较高热量。长期不能进食的病人应尽早给予肠外营养;手术时已作空肠造口者,肠管功能恢复后可给予肠内营养。

（6）镇静、止痛、吸氧:可减轻病人的痛苦与恐惧心理。已经确诊、治疗方案已确定及手术后的病人,可用哌替啶类止痛剂。但诊断不清或需进行观察的病人,暂不能用止痛剂,以免掩盖病情。

2. 手术治疗　绝大多数的继发性腹膜炎需要及时手术治疗。

（1）手术适应证:①经上述非手术治疗6～8小时后（一般不超过12小时）,腹膜炎症状及体征不缓解反而加重者。②腹腔内原发病严重,如胃肠道穿孔或胆囊坏疽、绞窄性肠梗阻、腹腔内脏器损伤破裂、胃肠道手术后短期内吻合口漏所致的腹膜炎。③腹腔内炎症较重,有大量积液,出现严重的肠麻痹或中毒症状,尤其是有休克表现者。④腹膜炎病因不明确,且无局限趋势者。

（2）麻醉方法:多选用全身麻醉或硬膜外麻醉,个别休克危重病人也可用局部麻醉。

（3）原发病的处理:手术切口应根据原发病变的脏器所在的部位而定。如不能确定原发病变源于哪个脏器,则以右旁正中切口为好,开腹后可向上下延长。如曾作过腹部手术,可经原切口或在其附近作切口。开腹时要小心肠管,剥离粘连时要尽量避免分破肠管。探查时要细致轻柔,明确腹膜炎的病因后,决定处理方法。例如胃十二指肠溃疡穿孔可行修补或胃大部切除术。但穿孔时间较长,腹腔污染严重或病人全身状况不好,则只能行穿孔修补术。化脓坏疽的阑尾或胆囊应及时切除;如胆囊炎症重,解剖层次不清,全身情况不能耐受手术,只宜行胆囊造口术和腹腔引流,有条件的可行超声引导下的胆囊造瘘术。坏死的肠管应尽早切除。坏死的结肠如不能一期切除吻合,应行坏死肠段外置或结肠造口术。

（4）彻底清洁腹腔:开腹后立即用吸引器吸净腹腔内的脓液及渗出液,清除食物残渣、粪便和异物等。脓液多积聚在原发病灶附近、膈下、两侧结肠旁沟及盆腔内。可用甲硝唑及生理盐水冲洗腹腔至清洁。腹腔内有脓苔、假膜和纤维蛋白分隔时,应予清除以利引流。关腹前一般不在腹腔内应用抗生素,以免造成严重粘连。

（5）充分引流:目的将腹腔内的残留液和继续产生的渗液通过引流管排出体外,以减轻腹腔感染和防止术后发生腹腔脓肿。常用的引流管有硅胶管、乳胶管或双腔引流管等;引流管的腹腔内段应剪多个侧孔,其大小应与引流管内径接近。将引流管放在病灶附近最低位,注意防止引流管折曲,保证引流顺畅。严重的感染,要放两根以上引流管,术后可作腹腔灌洗。留置腹腔引流管的指征:①坏死病灶未能彻底清除或有大量坏死组织无法清除;②为预防胃肠道穿孔修补等术后发生渗漏;③手术部位有较多的渗液或渗血;④已形成局限性脓肿。

（6）术后处理:继续禁食、胃肠减压、补液、应用抗生素和营养支持治疗,保证引流管通畅。及时根据手术时脓液的细菌培养和药物敏感试验结果,选用有效的抗生素。待病人全身情况改善,临床感染消失后,可停用抗生素。一般待引流液清亮、量小于每日10ml,无发热、腹胀等,表示腹膜炎已控制,可拔除腹腔引流管。密切观察病情变化,注意心、肺、肝、肾、脑等重要脏器的功能及 DIC 的发生,并进行及时有效的处理。

近年来随着腹腔镜手术技术的日益成熟,其在弥漫性腹膜炎诊治方面的应用更加广泛,尤其对原因不明的腹膜炎更显优势。

（王广义）

第二节　腹腔脓肿

脓液在腹腔内积聚,由肠管、网膜或肠系膜等内脏器官粘连包裹,与游离腹腔隔离,形成腹腔脓肿。腹腔脓肿可分为膈下脓肿、盆腔脓肿和肠间脓肿(图 33-1)。一般均继发于急性腹膜炎或腹腔内手术,原发性感染少见。

一、膈下脓肿

【解剖概要】横结肠及其系膜将大腹腔分成结肠上区和结肠下区。结肠上区亦称膈下区,肝将其分隔为肝上间隙和肝下间隙。肝上间隙又被肝镰状韧带分成左、右间隙,肝下间隙被肝圆韧带分成右下和左下间隙。左肝下间隙又被肝胃韧带和胃分为左前下间隙和左后下间隙。肝左后下间隙即为网膜囊。由于肝左外叶很小,左肝下前间隙与左肝上间隙实际上相连而成为一个左膈下间隙。此外,在冠状韧带两层之间,存在着一个腹膜外间隙。脓液积聚在一侧或两侧的膈肌下与横结肠及其系膜的间隙内者,通称为膈下脓肿(subphrenic abscess)。膈下脓肿可发生在一个或两个以上的间隙。

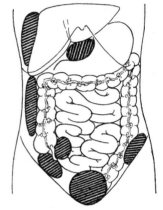

图 33-1　腹腔脓肿好发部位

【病理】病人平卧时膈下部位最低,急性腹膜炎时腹腔内的脓液易积聚此处。细菌亦可由门静脉和淋巴系统到达膈下。约 2/3 的急性腹膜炎病人经手术或药物治疗后腹腔内的脓液可被完全吸收;约 1/3 的病人发生局限性脓肿。脓肿的位置与原发病有关。十二指肠溃疡穿孔、胆囊及胆管化脓性感染、阑尾炎穿孔,其脓液常积聚在右膈下;胃穿孔、脾切除术后感染,脓肿常发生在左膈下。

小的膈下脓肿经非手术治疗可被吸收。较大的脓肿,因长期感染可使身体消耗以至衰竭。膈下感染可引起反应性胸腔积液,或经淋巴途径蔓延到胸腔引起胸膜炎,也可穿入胸腔引起脓胸。个别的可穿透结肠形成内瘘而“自家”引流。脓肿腐蚀消化道管壁可引起消化道反复出血、肠瘘或胃瘘。如病人的机体抵抗力低下可发生脓毒症。

【临床表现】膈下脓肿一旦形成,可出现明显的全身及局部症状。

1. **全身症状**　发热,初为弛张热,脓肿形成以后呈持续高热,也可为中等程度的持续发热。脉率增快,舌苔厚腻。逐渐出现乏力、衰弱、盗汗、厌食及消瘦。

2. **局部症状**　脓肿部位可有持续的钝痛,深呼吸时加重。疼痛常位于近中线的肋缘下或剑突下。脓肿刺激膈肌可引起呃逆。膈下感染可引起胸膜反应,出现胸水,重者可累及肺而发生盘状肺不张,病人可有咳嗽、胸痛等症状。有季肋区叩痛,严重时出现局部皮肤凹陷性水肿,皮温升高。右膈下脓肿可使肝浊音界扩大。病侧胸部下方呼吸音减弱或消失。经大量应用抗生素治疗者,局部症状和体征多不典型。

【诊断和鉴别诊断】急性腹膜炎或腹腔内脏器的感染性病变治疗过程中,或腹部手术数日后出现发热、腹痛者,均应想到本病,并作进一步检查。血常规检查可见白细胞计数升高,中性粒细胞比例增高。X 线透视可见病侧膈肌升高,随呼吸活动受限或消失,肋膈角模糊、积液。X 线平片显示胸膜反应、胸腔积液、肺下叶部分不张等;膈下可见占位阴影。左膈下脓肿,胃底可受压移位。约有 10% ~ 25% 的脓肿腔内含有气体,可有液气平面。超声或 CT 检查对膈下脓肿的诊断及鉴别诊断帮助较大。特别是在超声指引下穿刺,不仅可帮助诊断,还可同时抽脓、冲洗脓腔、并注入有效的抗生素进行治疗。需要提出的是,穿刺阴性者不能排除脓肿存在的可能。

【治疗】 既往,膈下脓肿主要采用手术治疗。近年来,采用经皮穿刺置管引流术,取得了较好的治疗效果。同时要加强支持治疗,包括补液、输血、营养支持和抗生素的应用。

1. **经皮穿刺置管引流术**　优点是创伤小,可在局部麻醉下施行,一般不会污染游离腹腔,引流效果较好。适应证:与体壁靠近的、局限性单房脓肿。穿刺置管须由外科医师和超声医师或放射科医师合作进行。一旦穿刺失败或发生并发症,便于及时中转手术。

操作方法:根据超声或 CT 所显示的脓肿位置,确定穿刺的部位、方向和深度。选择距脓肿最近处,其间无内脏器官。选定穿刺部位后,常规消毒、铺巾。局部麻醉并超声引导下,先用套管针向脓肿刺入,进入脓腔,拔出针芯,抽取脓液约 5～10ml,送细菌培养和药物敏感试验。再从套管插入导丝,退出套管针,用尖刀将皮肤刺口扩大,再用扩张器循导丝将针道扩大,然后循导丝置入一根较粗的多孔导管,拔出导丝,吸尽脓液,固定导管。导管接引流袋。可用无菌盐水或抗生素溶液定期冲洗。待临床症状消失,超声检查显示脓腔明显缩小甚至消失,脓液减少至每日 10ml 以内,即可拔管。如脓肿小,也可穿刺吸尽脓液后,用抗生素溶液多次冲洗,不留置导管。有的病人经一次抽脓后,临床症状即可消失,残留的少量脓液可慢慢被吸收,脓腔也随之消失。如穿刺抽脓后残留脓肿,可再次行穿刺抽脓处理。经此种方法治疗,约有 80% 的膈下脓肿可以治愈。此方法已成为膈下脓肿治疗的主要方法。

2. **切开引流术**　目前已很少应用。术前借助超声和 CT 检查确定脓肿的部位,根据脓肿所在的部位选择适当的切口。膈下脓肿可以通过多种切口和途径进行切开引流,较常采用经前腹壁肋缘下切口,适用于肝右叶上、肝右叶下间隙位置靠前及左膈下间隙靠前的脓肿。在局麻或硬膜外麻醉下沿前肋缘下切口,切开腹壁各层至腹膜外,沿腹膜外层向上分离,接近脓肿,用注射器试穿,抽取脓液留作细菌培养和药敏试验。沿穿刺方向和途径进入脓腔,用手指探查脓腔分开间隔,吸净脓液,置入多孔引流管或双套管引流管,并用负压吸引,或低压灌洗。脓肿周围一般都有粘连,只要不分破粘连,脓液不会流入其余腹腔或扩散。

二、盆腔脓肿

盆腔处于腹腔的最低位,腹腔内的炎性渗出物或脓液易积聚于此而形成脓肿。盆腔腹膜面积小,吸收毒素能力较低,盆腔脓肿(pelvic abscess)时全身中毒症状亦较轻。

【临床表现和诊断】 急性腹膜炎治疗过程中,如阑尾穿孔或结直肠手术后,出现体温升高、典型的直肠或膀胱刺激症状,如里急后重、大便频而量少、有黏液便、尿频、排尿困难等,应想到本病的可能。腹部检查多无阳性发现。直肠指检可发现肛管括约肌松弛,在直肠前壁可触及向直肠腔内膨出、有触痛、有时有波动感的肿物。已婚女病人可进行阴道检查,以协助诊断。如是盆腔炎性肿块或脓肿,还可经后穹隆穿刺,有助于诊断和治疗。下腹部超声及经直肠或阴道超声检查均有助于明确诊断。必要时可作 CT 帮助诊断。

【治疗】 盆腔脓肿较小或尚未形成时,可以采用非手术治疗。应用抗生素,辅以腹部热敷、温热盐水灌肠及物理透热等疗法。有些病人经过上述治疗,脓液可自行完全吸收。脓肿较大者须手术治疗。在骶管或硬膜外麻醉下,取截石位,用肛门镜显露直肠前壁,清洁消毒后,在波动处用长针穿刺,抽出脓液后循穿刺针作一小切口,再用血管钳插入扩大切口,排出脓液,然后放橡皮管引流 3～4 天。已婚女病人可经后穹隆穿刺后切开引流。

三、肠间脓肿

肠间脓肿(interloop abscess)是指脓液被包裹在肠管、肠系膜与网膜之间的脓肿。脓肿可能是单发的,也可能是多个大小不等的脓肿。如脓肿周围广泛粘连,可发生不同程度的粘连性肠梗阻。病人出现化脓感染的症状,并有腹胀、腹痛、腹部压痛或扪及肿块。腹部立位 X 线平片可见肠壁间距增宽及局部肠管积气,也可见小肠液气平面。如脓肿自行穿破入肠腔或膀胱则形成内瘘,脓液随大、小便排出。肠间脓肿可应用抗生素、物理透热及全身支持治疗。非手术治疗无效或发生肠梗阻者,应考虑剖腹探查解除梗阻,清除脓液并行引流术。此病进行手术时,容易分破肠管造成肠瘘,故手术必须小心、仔细。如超声或 CT 检查提示脓肿较局限且为单房,并与腹壁贴靠,也可采用超声引导下经皮穿刺置管引流术。

(黄志勇)

第三节　腹腔间隔室综合征

正常人腹内压接近大气压,为 5～7mmHg,或受生理因素如咳嗽、肥胖等影响有所波动。腹内压 ≥12mmHg 为腹腔高压,腹内压 ≥20mmHg 伴有与腹腔高压有关的器官功能衰竭为腹腔间隔室综合征(abdominal compartment syndrome, ACS)。任何引起腹腔内容量增加或腹腔容积相对减小的因素都可导致腹内压增加,可分为两大类:①腹壁因素:腹部深度烧伤焦痂对腹腔的缩迫、腹壁的缺血和水肿、巨大腹壁疝修补术后勉强关腹等所导致腹壁顺应性降低;②腹腔因素:主要是腹腔内容量的增加,如腹腔内大出血、器官严重水肿、胃肠扩张、肠系膜静脉栓塞、腹腔积液或积脓、腹腔内大量纱布填塞止血等。需要大量液体复苏如大面积烧伤、重症胰腺炎、出血性休克等病人,均可能出现腹内压增高。

【病理生理】腹腔内压力进行性增高,下腔静脉受压,回心血流减少,血压下降;血液循环阻力增大,心排血量减少;腹腔压力向胸腔传递,膈肌抬高,呼吸道和肺血管阻力增加,出现低氧血症和高碳酸血症;胸腔压力增高也可升高颈静脉压力,影响脑静脉回流;肠系膜血流减少,门静脉回流减少,导致肠道和肝脏缺血;心排血量减少和血压下降导致肾血流量减少,同时肾静脉受压,肾静脉压升高,肾小球滤过率降低,出现少尿或无尿(图 33-2)。

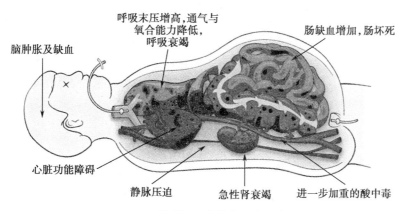

图 33-2　腹腔间隔室综合征病理生理

【临床表现】病人胸闷气短,呼吸困难,心率加快。腹部膨隆,张力高可伴有腹痛、肠鸣音减弱或消失等。ACS 早期即可有高碳酸血症($PaCO_2$>50mmHg)和少尿(每小时尿量<0.5ml/kg)。后期出现无尿、氮质血症、呼吸功能衰竭及低心排血量综合征。

【诊断】临床怀疑 ACS 者应常规监测腹腔压力。膀胱测压是诊断 ACS 最常用的方法,易于操作,可重复进行,能够间接反应腹内压的水平。测量时经尿道插入 Foley 导尿管,排空尿液后注入 100ml 生理盐水,连接测压器。以仰卧位耻骨联合处为零点,呼气时测压。测压时暂停呼吸机的使用。

影像学检查在 ACS 诊断中有重要意义,表现为腹腔大量积液,圆腹征;肠壁增厚,肠系膜广泛肿胀、模糊;腹腔器官间隙闭合;肾脏受压或移位,肾动、静脉及下腔静脉狭窄。

当腹内压大于 20mmHg 伴随器官功能障碍时,即出现腹腔间隔室综合征。此时可见伴发的难治性酸中毒和多器官功能障碍。在疾病的最开始,神经阻滞剂和其他药物可以用来缓解腹壁的紧张,减少腹腔内容物。若随后病情仍加重,可适当停止肠内营养等,甚至直接开腹,减轻腹内压,避免由于腹内压增高引起的序贯性的器官功能衰竭。

【治疗】非手术治疗:应给予积极的综合治疗,包括科学的液体复苏,利尿脱水,机械辅助正压通气,减轻全身炎症反应,改善器官功能状态,促进胃肠道排空,合理的营养支持等。经皮穿刺引流腹腔积液是创伤小且有效的治疗方法,可在超声或 CT 引导下多点穿刺,并置管持续引流。非手术治疗期应严密监测,不要错失手术时机。

手术治疗:非手术治疗无效,腹内压持续>25mmHg 且威胁生命时,应施行腹腔开放术。即剖腹后不将腹壁肌层和腱膜缝合对拢,通常选择正中线纵切口,或打开先前的腹部切口。清除血块、积液及填塞物,达到腹腔减压目的后,采用非粘连性合成网片覆盖切口下脏器。虽然腹腔开放术挽救了一些危重病人,但其并发症也是显而易见的。因此在有效降低腹内压的同时,采用操作简便的手段保护腹腔脏器,避免器官尤其是肠管损伤。在腹腔高压诱因得到消除的基础上,尽早施行决定性手术,减少或避免并发症的发生。

（任建安）

第三十四章 胃十二指肠疾病

第一节 解剖生理概要

【胃的解剖】

1. **胃的位置与分区** 胃位于上腹部,介于食管和十二指肠之间。胃与食管结合部称为贲门,与十二指肠结合部称为幽门,皆有括约肌控制内容物流向。介于贲门与幽门间的胃右侧称为胃小弯,左侧为胃大弯。胃小弯和胃大弯平均分成三等份的连线将胃分成三个区:自上而下依次为贲门胃底区、胃体区和胃窦幽门区(图34-1)。

幽门区环形肌增厚,在浆膜面可见环形凹陷形成浅沟,其表面有幽门前静脉通过,是为区分幽门与十二指肠的标志。

2. **胃的韧带** 胃借与周围脏器连接的韧带被固定在上腹部,这些韧带包括:胃膈韧带、肝胃韧带、脾胃韧带、胰胃韧带和胃结肠韧带。

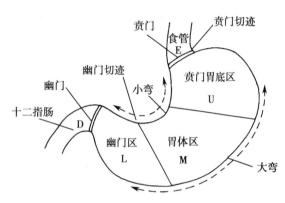

图34-1 胃的解剖分区

3. **胃的血管** 胃的动脉血供由腹腔动脉及其分支供应(图34-2)。胃左动脉起源于腹腔动脉主干,胃右动脉来自肝固有动脉,两者在胃小弯形成动脉弓,供血于胃。来源于胃十二指肠动脉的胃网膜右动脉和来源于脾动脉的胃网膜左动脉形成血管弓从大弯侧供血于胃。另外来源于脾动脉的数支胃短动脉和1~2支胃后动脉供血于胃底和近端胃体。胃的黏膜下层有丰富的血管网,胃的静脉汇入

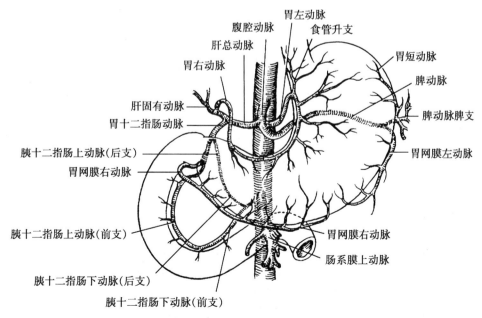

图34-2 胃和十二指肠的血液供应

门静脉系统,与同名动脉伴行。胃左静脉(即冠状静脉)汇入门静脉或脾静脉。胃右静脉汇入门静脉。胃网膜右静脉经胃结肠共干汇入肠系膜上静脉。胃网膜左静脉和胃短静脉汇入脾静脉。

4. **胃的淋巴引流**   胃黏膜下层淋巴管网丰富,在胃近端它与食管淋巴管网连接,在远端它与十二指肠淋巴管网连接。胃的淋巴回流沿主要动脉分布,与动脉血流逆向引流淋巴液。胃周淋巴结分成16组,主要有4群(图34-3):①腹腔淋巴结群,主要引流胃小弯上部淋巴液。②幽门上淋巴结群,主要引流小弯下部淋巴液。③幽门下淋巴结群,主要引流大弯下部淋巴液。④胰脾淋巴结群,主要引流胃大弯上部淋巴液。

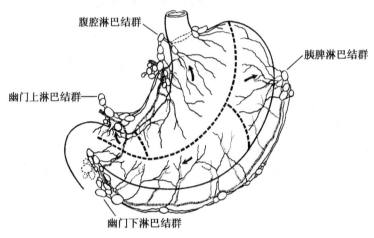

图34-3   胃的淋巴引流

5. **胃的神经**   胃受中枢神经和内在的自主神经双重支配,中枢神经通过自主神经系统的交感神经和副交感神经支配胃肠道。内在的自主神经也被称为"肠脑"(gut brain),它存在于胃肠道的黏膜下层(黏膜下神经丛或 Meissner 神经丛)和环形肌与纵行肌之间(肌间神经丛或 Auerbach 神经丛)。胃的运动和分泌主要受交感神经和副交感神经支配。胃的交感神经来源于腹腔神经丛节后纤维,交感神经兴奋时抑制胃的运动和分泌。胃的副交感神经来源于迷走神经,它兴奋时增强胃的运动和分泌。左、右两支迷走神经沿食管右侧下行,左支在贲门腹侧面分出肝胆支和胃前支(Latarjet 前神经)。右支在贲门背侧分出腹腔支和胃后支(Latarjet 后神经)。胃前支和后支沿小弯下行,并发出分支,进入胃的前、后壁。至胃窦处的最后 3~4 支终末支进入胃窦,呈"鸦爪"状,控制胃窦的运动和幽门的排空(图34-4)。

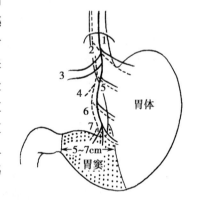

图34-4   胃的迷走神经
1. 左迷走神经   2. 右迷走神经
3. 肝支   4. 腹腔支   5. 胃前支
(Latarjet 前神经)   6. 胃后支
(Latarjet 后神经)   7. "鸦爪"

6. **胃壁结构**   胃壁由外向内依次为浆膜层、肌层、黏膜下层和黏膜层。胃壁的肌层属平滑肌,由外层的沿胃长轴走行的纵行肌和内层的环形肌组成。环形肌在贲门和幽门处增厚,形成贲门和幽门括约肌。黏膜下层结构疏松,血管、淋巴管和神经丛丰富。黏膜下层是内镜下黏膜剥离术和手术剥离黏膜的操作界面。

胃黏膜由黏膜上皮、固有膜和黏膜肌层组成。黏膜层含有大量胃腺,主要分布在胃底和胃体。胃腺有以下主要分泌细胞:①壁细胞:主要分泌盐酸和抗贫血因子,是维持胃 pH 的主要分泌细胞。②主细胞:分泌胃蛋白酶原和凝乳酶原。③黏液细胞:主要分泌含碱性因子的黏液。贲门腺分布在贲门,主要分泌黏液。幽门腺主要分布在胃窦和幽门区,除了含有主细胞外,还含有:G 细胞分泌胃泌素;D 细胞分泌生长抑素;嗜银细胞和其他内分泌细胞可分泌组胺、5-羟色胺和其他多肽类激素。

【胃的生理】胃具有运动和分泌两大功能。

1. **胃的运动**　胃的运动包括容纳、研磨和输送功能。当食物抵达胃后,近端胃,主要是胃底和胃体产生容纳性舒张来接纳食物,以避免胃的压力急剧升高。空腹胃的容量约 50ml,而其容纳性舒张时,容量可达 1000ml,胃内压却无明显上升。当近端胃收缩时,可挤压部分食物进入胃窦与胃液搅拌并研磨,直至食糜颗粒直径约 1mm 时,幽门括约肌开放,约 2～10ml 的食糜进入十二指肠,如此反复直至胃排空。胃排空的速度与食物的性质和量有关,也受神经和内分泌激素的调节。

胃的平滑肌收缩由胃电驱动。胃电有两种基本波形:①慢波(slow waves)频率 3 次/分,起源于胃大弯中上 1/3 交界处,该处称为起搏点(pacemaker)。②快波(spikes or fast waves)负载于慢波上,是一种周期性发生并由近端消化道向远端移行的肌电综合波,称为传导性肌电复合波(migrating myoelectrical complex,MMC)。MMC 不完全受中枢神经控制,去中枢神经支配时,MMC 依然存在。在空腹状态下每 90～120 分钟为一个 MMC 周期。

2. **胃液分泌**　正常成人每天分泌 1500～2500ml 胃液。胃液的主要成分为胃酸、酶、黏液、电解质和水。壁细胞分泌盐酸,非壁细胞分泌的成分略偏碱性,钠是主要的阳离子。

胃液分为基础分泌(消化间期分泌)和餐后分泌(消化期分泌)。基础分泌系自然分泌,不受食物刺激,量少。餐后分泌分为三相:①迷走相(头相):食物经视觉、味觉、嗅觉刺激神经中枢,兴奋信号经迷走神经下传到胃的壁细胞、主细胞和黏液细胞分泌胃酸、胃蛋白酶和黏液。迷走神经还刺激兴奋 G 细胞和其他内分泌细胞分泌胃泌素、组胺,后者进一步刺激胃酸分泌。迷走相持续时间短,分泌的占胃液量占 20%～30%。②胃相:食物进入胃后,胃扩张引起的物理性刺激形成迷走长反射和食物接触胃黏膜的化学性刺激形成胃壁的胆碱反射短通路均导致胃液分泌。在胃相的胃酸分泌中 G 细胞分泌的胃泌素占主导作用,当胃窦部 pH<2.5 时,胃泌素释放受到抑制,pH<1.2 时,胃泌素释放停止。③肠相:食物进入小肠后刺激十二指肠和近端空肠分泌肠促胃泌素导致胃液分泌。此作用较弱,仅占胃液分泌量的 5%～10%。

【十二指肠的解剖和生理】十二指肠介于胃和空肠之间,起于胃幽门,止于十二指肠悬韧带,长约 25cm,呈 C 型环绕胰腺头部,是小肠中最为固定的部分。十二指肠由近至远分为四部分:①球部:长约 4～5cm,属腹膜间位组织,较活动,是十二指肠溃疡的好发部位。②降部:长约 7～9cm,垂直下行,系腹膜外位,位置固定。距幽门约 8～10cm 的降部内侧有胆总管和胰管开口于此;局部黏膜皱褶突起,称为十二指肠乳头,是寻找胆、胰管开口的标志。③水平部:长约 10cm,向左呈水平走向,属腹膜外位,位置固定。肠系膜上动脉和静脉在其前方跨行,如动脉血管下行夹角过小,可形成对十二指肠水平部的压迫,引起梗阻,称为“肠系膜上动脉综合征”。④升部:长约 3～5cm,先向上行,然后急转向下、向前,连接空肠起始部,其向上部分由固定于腹膜后的 Treitz 韧带牵吊,位置固定,是十二指肠和空肠分界标志。十二指肠围绕胰头和部分胰体,血供来源于胰十二指肠上动脉和胰十二指肠下动脉。前者由胃十二指肠动脉发出,后者始于肠系膜上动脉。脾动脉紧贴胰腺上缘行走,并分出若干走向胰腺的分支。上述血管在胰腺前后形成血管弓。

胆汁和胰液经乳头进入十二指肠,同时十二指肠黏膜的 Brunner 腺分泌富含如蛋白酶、脂肪酶、蔗糖酶等消化酶的消化液,与十二指肠内的食物混合。十二指肠黏膜的内分泌细胞则分泌胃泌素、胆囊收缩素、肠抑肽等内分泌激素。

第二节　胃十二指肠溃疡的外科治疗

一、概述

胃溃疡和十二指肠溃疡因与胃酸-蛋白酶的消化有关,故统称为“消化性溃疡”。消化性溃疡的药物治疗取得了非常显著的疗效,因此外科干预主要是针对溃疡产生的并发症。

【病理】溃疡一般呈圆形或椭圆形,深达黏膜肌层。溃疡由于反复发作和修复,边缘增厚,形成瘢痕,一般壁较硬。中央凹陷,呈漏斗状。常覆盖脓苔或纤维膜,呈灰白或黄色。胃溃疡多发生在小弯,常见于胃角处;也见于胃窦和胃体,大弯侧溃疡较为少见。十二指肠溃疡多见于球部。球部以远部位发生的溃疡称为"球后溃疡"。

【发病机制】胃十二指肠溃疡发病与多种因素有关,包括胃酸分泌过多、幽门螺杆菌感染和黏膜防御机制减弱。

胃溃疡和十二指肠溃疡的发病机制、临床表现和各自的特点在《内科学》教材已有详细描述。

胃溃疡发病年龄高峰在 40~60 岁。癌变几率高。十二指肠溃疡多见于青壮年,高峰在 20~40 岁,很少癌变。

根据胃溃疡的部位和酸分泌量分为四型,详见表 34-1。

表 34-1   **胃十二指肠溃疡分型**

分型	发生率	部位	胃酸分泌
I	50%~60%	胃小弯角切迹附近	低
II	20%	胃溃疡合并十二指肠溃疡	高
III	20%	幽门管或幽门前	高
IV	5%	胃上 1/3 或贲门周围	低

由于药物治疗可以治愈消化性溃疡,外科手术仅适用于发生并发症的病人,而且手术方式也发生改变。如急性十二指肠溃疡穿孔,多采用穿孔缝合术,较少采用胃大部切除术。而胃溃疡有癌变可能,外科处理相对积极。

二、急性胃十二指肠溃疡穿孔

急性穿孔是胃十二指肠溃疡的常见并发症。它起病急,变化快,病情重,需要紧急处理。

【病因和病理】十二指肠溃疡穿孔多发生在球部前壁。而胃溃疡穿孔多见于胃小弯。溃疡穿孔后酸性的胃内容物流入腹腔,引起化学性腹膜炎。腹膜受到刺激产生剧烈腹痛和渗出。约 6~8 小时后细菌开始繁殖,逐渐形成化脓性腹膜炎。常见病菌为大肠埃希菌、链球菌。大量液体丢失加上细菌毒素吸收,可以造成休克。胃十二指肠后壁溃疡穿孔,可在局部导致粘连包裹,形成慢性穿透性溃疡。

【临床表现】病人多有溃疡病史,部分病人有服用阿司匹林等非甾体抗炎药或皮质激素病史。病人在穿孔发生前常有溃疡症状加重或有过度疲劳、精神紧张等诱发因素。病人突发上腹部剧痛,呈"刀割样",腹痛迅速波及全腹。病人面色苍白、出冷汗。常伴有恶心、呕吐。严重时可伴有血压下降。病人的临床表现与其穿孔的大小、时间、部位,是否空腹以及年龄和全身状况密切相关。

体检见病人表情痛苦,取屈曲体位,不敢移动。腹式呼吸减弱或消失,全腹压痛,但以穿孔处最重。腹肌紧张呈"板状腹",反跳痛明显。肠鸣音减弱或消失。叩诊肝浊音界缩小或消失,可闻移动性浊音。实验室检查白细胞计数升高,立位 X 线检查膈下可见新月状游离气体影。

【诊断与鉴别诊断】既往有溃疡病史,突发上腹部刀割样剧痛,加上典型的"板状腹"腹部体征和 X 线检查的膈下游离气体,可以确定诊断。高龄、体弱以及空腹小穿孔病人的临床表现和腹部体征可以表现不典型,需要详细询问病史和仔细体格检查进行鉴别。

鉴别诊断需要除外下列疾病:

1. **急性胆囊炎**   表现为右上腹绞痛或持续性疼痛伴阵发加剧,疼痛向右肩放射,伴畏寒发热。右上腹局部压痛、反跳痛,可触及肿大的胆囊,Murphy 征阳性。胆囊坏疽穿孔时有弥漫性腹膜炎表现,但 X 线检查膈下无游离气体。超声检查提示胆囊炎或胆囊结石。

2. 急性胰腺炎　急性胰腺炎的腹痛发作一般不如溃疡急性穿孔者急骤,腹痛多位于上腹部偏左并向背部放射。腹痛有一个由轻转重的过程,肌紧张程度相对较轻。血清、尿液和腹腔穿刺液淀粉酶明显升高。X 线检查膈下无游离气体,CT、超声检查提示胰腺肿胀,周围渗出。

3. 急性阑尾炎　溃疡穿孔后消化液沿右结肠旁沟流到右下腹,引起右下腹痛和腹膜炎体征,可与急性阑尾炎相混。但阑尾炎一般症状比较轻,体征局限于右下腹,无腹壁板样强直,X 线检查无膈下游离气体。

【外科治疗】急性胃十二指肠溃疡穿孔以穿孔缝合术为主要术式,穿孔缝合术后仍需正规的抗溃疡药物治疗。彻底性的手术可以选择胃大部切除术,它可以一次性解决穿孔和溃疡两个问题。迷走神经切断术已很少应用。穿孔时间短,估计腹腔污染轻微者可选择腹腔镜方式;穿孔时间长,估计腹腔污染重者应选择开腹方式。行胃溃疡穿孔缝合术时,如操作无困难可先楔形切除溃疡,然后再行贯穿缝合,以期望对合缘为正常胃组织。但十二指肠溃疡穿孔因肠腔窄小,为避免造成流出道狭窄,则不宜采取此方式。

三、胃十二指肠溃疡大出血

因胃或十二指肠溃疡引起呕血、大量柏油样黑便,导致红细胞计数、血红蛋白和血细胞比容下降,病人心率加快、血压下降,甚至出现休克症状称为胃十二指肠溃疡大出血。

【病因与病理】溃疡基底因炎症腐蚀到血管,导致破裂出血。通常多为动脉性出血。十二指肠溃疡出血多位于球部后壁,胃溃疡出血多位于小弯。

【临床表现】临床表现与出血量及速度相关。出血量少者可仅有黑便。出血量大且速度快者可伴呕血,且色泽红。便血色泽可由黑色转呈紫色,便血前有头晕,眼前发黑,心慌、乏力。如出血更甚者可出现晕厥和休克症状。短期内出血超过 800ml,病人可表现为烦躁不安、脉搏细速、呼吸急促、四肢湿冷。出血时病人通常无明显腹部体征。由于肠腔内积血,刺激肠蠕动增加,肠鸣音增强。红细胞计数、血红蛋白值和血细胞比容的连续检测可帮助评估出血量和速度。

【诊断与鉴别诊断】溃疡性出血主要需与胃底食管静脉曲张破裂、胃癌和应激性溃疡引起的出血鉴别。溃疡性出血病人通常有溃疡病史。胃底食管静脉曲张破裂出血病人有肝硬化病史,此类病人通常面色灰暗,腹壁浅静脉显露,腹壁皮肤可见蜘蛛痣。应激性溃疡病人多有重度感染、创伤、使用激素、非甾体抗炎药等引起应激的病因。胃镜检查可明确出血部位和原因。选择性动脉造影也可用于明确出血部位。

【治疗】

1. 补充血容量　快速输入平衡盐溶液补充容量,同时进行输血配型试验。观察生命体征,包括心率、血压、尿量、周围循环等。有条件时可放置中心静脉导管测定中心静脉压,指导补液量和速度。监测生命体征,维持良好的呼吸和肾脏功能。具体可参考第五章"外科休克"。

2. 放置胃管　吸出残血,冲洗胃腔,直至胃液变清,以便观察后续出血情况。也可经胃管注入200ml 含 8mg 去甲肾上腺素的生理盐水溶液,并夹管约 30 分钟。每 4~6 小时可重复。

3. 药物治疗　静脉或肌注血凝酶。静脉输注 H_2 受体阻断剂或质子泵抑制剂以抑制胃酸。静脉应用生长抑素类制剂。

4. 胃镜治疗　在胃镜下明确出血部位后,可通过电凝、喷洒止血粉、上血管夹等措施止血。

5. 手术治疗　约 10% 胃十二指肠溃疡出血病人保守治疗无效需行手术。手术治疗的指征:①经积极保守治疗无效者。②出血速度快,短期内出现休克症状者。③高龄病人伴有动脉硬化,出血自行停止可能性小。④经过保守治疗出血已停止,但短期内可能再次出血者。

手术方式:①出血部位的贯穿缝扎术。十二指肠球部后壁溃疡出血,可以切开球部前壁,贯穿缝扎溃疡止血。高龄体弱难于耐受长时间手术者,可采用此法。②胃大部切除术。若行溃疡旷置的胃大部切除,需贯穿缝扎溃疡及处理周围血管。

四、胃十二指肠溃疡瘢痕性幽门梗阻

胃十二指肠溃疡瘢痕性幽门梗阻见于胃幽门、幽门管或十二指肠球部溃疡反复发作,形成瘢痕狭窄。通常伴有幽门痉挛和水肿。

【病因和病理】溃疡引起幽门梗阻的原因有痉挛、水肿和瘢痕,通常三者同时存在。在溃疡瘢痕尚未狭窄到足以影响胃的流出道时,待痉挛和炎症水肿消退后,症状是可逆的。但当瘢痕引致严重狭窄时,则需手术介入。幽门梗阻初期,胃蠕动增加,胃壁肌肉增厚,以克服远端梗阻。后期胃壁张力减弱,胃腔扩张,胃酸分泌增加,胃壁水肿,胃黏膜炎症、糜烂,形成溃疡。由于幽门梗阻时需要放置胃管,它可以使胃液和电解质丢失,如不及时补充,会造成病人脱水、水电解质和酸碱失衡及营养障碍。

【临床表现】主要表现为腹痛和反复呕吐。病人初期症状表现为上腹部胀和不适,阵发性上腹部痛,同时伴有嗳气、恶心。随着症状加重,出现腹痛和呕吐,呕吐物为宿食,有腐败酸臭味,不含胆汁。当出现脱水时,可见皮肤干燥、皱缩、弹性降低,眼眶凹陷;尿量减少,尿液浓缩,色泽变深。上腹部可见胃型,晃动上腹部可闻"振水声"。

【诊断和鉴别诊断】根据病人长期的溃疡病史和典型的症状和临床表现,多可确定诊断。放置胃管可以吸出大量胃液,含宿食和腐败酸臭味。但有时胃内宿食堵塞胃管,很难吸出胃内容物,也不能据此否定诊断。

需区分是水肿性还是瘢痕性幽门梗阻,前者可以在水肿消退后通过正规的消化性溃疡药物治疗,避免手术。主要鉴别方法就是行胃肠减压,高渗盐水洗胃,补充水和电解质,维持酸碱平衡和营养等保守措施,观察病人症状能否缓解。其次要鉴别是否为胃、十二指肠降部或胰头部的肿瘤压迫所致。通过内镜或CT、磁共振可以明确这类肿块性病变。如果选用胃肠造影检查,一般不选用钡剂,宜选用水性造影剂,因为钡剂很难通过胃管吸出体外。

【治疗】先行保守治疗,放置胃管,进行胃减压和引流。高渗温盐水洗胃,以减轻胃壁水肿。同时补充液体、电解质,维持酸碱平衡和营养。如保守治疗症状未能缓解,可考虑手术治疗。术前需进行准备,全身情况如脱水、贫血需要纠正。胃壁水肿需要改善。手术目的是解除梗阻、消除病因,因此首选胃大部切除术。

五、手术方式与注意事项

针对胃十二指肠溃疡的手术方式有以下三种,各有不同适应证。

(一) 穿孔缝合术　手术适应证:胃或十二指肠溃疡急性穿孔。近年来,胃十二指肠溃疡穿孔缝合术多采用腹腔镜方式进行,仅部分合并出血或腹腔污染严重的病人仍需开放手术。

在溃疡穿孔处一侧沿胃或十二指肠纵轴进针,贯穿全层,从穿孔处的另一侧出针。缝合的针数视溃疡穿孔的大小决定,一般为3针左右。

溃疡的穿孔缝合术要注意:①对溃疡有怀疑恶变者要取穿孔处组织做病理检查;②缝针贯穿全层胃壁时,不要缝到对面胃壁;③穿孔处胃壁水肿明显,打结时要松紧适度,以免缝线切割组织。缝合结扎后可将大网膜游离部分覆盖于修补部位,并再次结扎缝线。

(二) 胃大部切除术　胃十二指肠溃疡的主要术式是远端胃大部切除术,也即通常所称的胃大部切除术。

手术适应证:胃十二指肠溃疡保守治疗无效或者并发穿孔、出血、幽门梗阻、癌变者。

胃大部切除术主要包括胃组织的切除和重建胃肠连续性。

1. **胃切除的范围**　应切除远端 2/3 ～ 3/4 胃组织并包括幽门、近胃侧部分十二指肠球部(图 34-5)。此手术切除了含有大量壁细胞和主细胞的远端胃体,降低了胃酸和胃蛋白酶的分泌;切除了胃窦就减少了 G 细胞分泌的胃泌素,从而降低了胃酸分泌;好发溃疡的部位也一并切除。胃大部切除术的胃切断线的解剖标志是小弯侧胃左动脉第一降支至大弯侧胃网膜左动脉的最下第一个垂直分支的连线,按此连线可以切除 60% 的远端胃组织。

2. **重建胃肠连续性**　可根据术中情况选择毕(Billroth)Ⅰ式(图 34-6)或毕(Billroth)Ⅱ式(图 34-7)。也可采用胃空肠 Roux-en-Y 术式(图 34-8)。

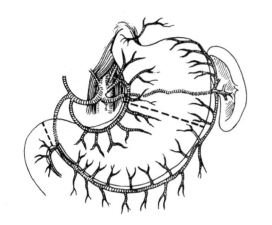

图 34-5　胃大部切除范围

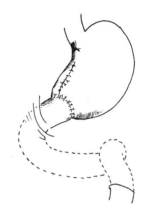

图 34-6　毕Ⅰ式胃大部切除术

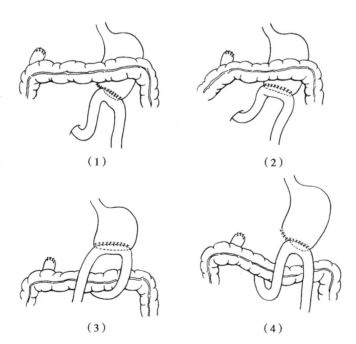

（1）　　　　　　　　　　　（2）

（3）　　　　　　　　　　　（4）

图 34-7　几种常用的 Billroth Ⅱ式胃大部切除术

（1）霍氏(Hoffmeister)法:结肠后,部分胃断端与空肠吻合,输入段对小弯侧
（2）波氏(Polya)法:结肠后,全部胃断端与空肠吻合,输入段对小弯侧
（3）莫氏(Moynihan)法:结肠前,全部胃断端与空肠吻合,输入段对大弯侧
（4）艾氏(v. Eiselsberg)法:结肠前,部分胃断端与空肠吻合,输入段对小弯侧

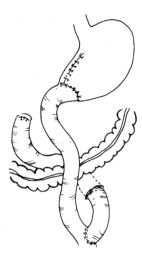

图34-8　胃空肠 Roux-en-Y 式吻合术

毕 I 式是胃与十二指肠吻合,它比较符合原来的生理状况,但要注意吻合口不得有张力。如果吻合前判断有张力,应选择毕 II 式或 Roux-en-Y 术式。毕 II 式为十二指肠断端缝闭,胃和空肠吻合,又分为结肠前和结肠后方式。结肠前方式将空肠袢直接于结肠前方提到胃断端做吻合。结肠后方式即在横结肠系膜打孔,将空肠袢经此孔从结肠后提到胃断端做吻合。

吻合口径一般为 3~4cm,过大易发生倾倒综合征,过小影响胃排空。Treitz 韧带到吻合口的空肠袢长度,一般结肠前方式为 8~10cm。结肠后方式为 6~8cm。胃和空肠吻合时,近端空肠置于胃小弯侧抑或大弯侧可根据术中情况和习惯决定,但应高于远端空肠,这样有利于排空。

胃空肠 Roux-en-Y 术式是胃大部切除后,十二指肠断端关闭,取 Treitz 韧带以远 10~15cm 空肠横断,远断端与残胃吻合,近断端与距前胃吻合口 45~60cm 的远断端空肠行端侧吻合。此术式可防止胆胰液流入残胃招致的反流性胃炎。

（三）迷走神经切断术　分为迷走神经干切断术、选择性迷走神经切断术和高选择性(壁细胞)迷走神经切断术。这类手术现在临床上已经很少应用。迷走神经干切断的水平是在迷走神经右支分出腹腔支,左支分出肝胆支前切断迷走神经干。选择性迷走神经切断的水平是在上述分支分出后切断迷走神经。高选择性迷走神经切断术是沿着胃小弯切断迷走神经到胃的各个分支,但是保留胃窦部的分支(鸦爪支)。

（四）手术疗效评定　可参照 Visick 标准分为四级:I 级:术后恢复良好,无明显症状。II 级:偶有腹部不适或腹泻等消化道症状,通过饮食调整可以改善,不影响日常生活。III 级:有轻到中度倾倒综合征或反流性胃炎症状,需要药物治疗。可坚持工作,能正常生活。IV 级:有明显并发症或溃疡复发,无法正常工作和生活。胃大部切除术后溃疡复发率为 2%~5%。

六、术后并发症

胃十二指肠溃疡手术后早期并发症多与术中操作不当或术前准备不足有关;术后远期并发症多因手术导致的解剖、生理改变造成对机体的扰乱所致。

（一）术后早期并发症

1. 术后出血　包括胃肠道腔内出血和腹腔内出血。前者包括胃或十二指肠残端出血、吻合口出血等。腹腔内出血多为胃周围结扎血管或网膜血管结扎线松脱出血。胃肠道腔内出血可以通过内镜检查明确出血部位,通过喷洒止血粉,上血管夹等保守措施止血。如果出血无明显缓解应再次手术止血。腹腔内出血可以通过腹腔穿刺抽得不凝血或腹腔引流管引流液性状明确诊断。

2. 术后胃瘫　术后胃瘫是胃手术后以胃排空障碍为主的综合征。也见于胰腺手术和其他腹部手术,包括妇科手术。胃瘫通常发生在术后 2~3 天,多发生在饮食由禁食改为流质或流质改为半流质时。病人出现恶心、呕吐,呕吐物多呈绿色。需放置胃管进行引流、胃减压。一般胃管需要放置 1~2 周,时间长者可达月余。由于长期禁食和胃肠液丢失,如不及时补充调整,可导致脱水、水电解质与酸碱紊乱和营养障碍。胃管引流量减少,引流液由绿转黄、转清是胃瘫缓解的标志。可选用促进胃动力药物,如胃复安和红霉素等。

3. 术后胃肠壁缺血坏死、吻合口破裂或漏　胃大部切除术需注意适当保留残胃大弯的胃短血管。十二指肠残端或空肠袢的血供不足也会引起肠壁缺血坏死,造成吻合口破裂或肠瘘。发现胃肠壁坏死应立即禁食,放置胃管进行胃肠减压,并严密观察。一旦发生坏死穿孔,出现腹膜炎体征应立即手术探查并进行相应处理。

4. 十二指肠残端破裂　见于十二指肠残端处理不当或毕 II 式输入袢梗阻。病人上腹部剧烈疼痛,伴发热。腹部检查有腹膜刺激体征,腹腔穿刺可得腹腔液含胆汁。一旦确诊立即手术。术中应尽量关闭十二指肠残端,并行十二指肠造瘘和腹腔引流。如因输入袢梗阻所致需同时解除输入袢梗阻。

5. 术后肠梗阻

（1）术后肠梗阻：多见毕Ⅱ式吻合。又分为输入袢梗阻和输出袢梗阻。急性输入袢梗阻由于梗阻近端为十二指肠残端，因此是一种闭袢性梗阻，易发生肠绞窄。病人表现为上腹部剧烈腹痛伴呕吐。呕吐物不含胆汁。上腹部常可扪及肿块。

（2）输出袢梗阻：多见于术后肠粘连或结肠后方式系膜压迫肠管所致。病人表现为上腹部饱胀不适，严重时有呕吐，呕吐物含胆汁。

（3）吻合口梗阻：多见于吻合口过小或吻合时内翻过多，加上术后吻合口水肿所致。处理方法是胃肠减压，消除水肿。经保守治疗后症状通常可以缓解，如保守方法失败，需要再次手术。

（二）术后远期并发症

1. 倾倒综合征（dumping syndrome）　胃大部切除术后，由于失去了幽门的节制功能，导致胃内容物排空过快，产生一系列临床症状，称为倾倒综合征，多见于毕Ⅱ式吻合。根据进食后出现症状的时间，分为早期和晚期两种类型。①早期倾倒综合征：进食后半小时出现心悸、出冷汗、乏力、面色苍白等短暂血容量不足的相应表现。并伴有恶心和呕吐、腹部绞痛和腹泻。病理机制可能与高渗性胃内容物快速进入肠道导致肠道内分泌细胞大量分泌血管活性物质有关。保守治疗为调整饮食，少食多餐，避免过甜的高渗食品。症状重者可采用生长抑素治疗。手术宜慎重。②晚期倾倒综合征：发生在进食后2~4小时。主要表现为头晕、面色苍白、出冷汗、乏力、脉搏细数。发生机制为食物进入肠道后刺激胰岛素大量分泌，继而导致反应性低血糖。故又称为低血糖综合征。治疗应采用饮食调整，减缓碳水化合物的吸收，严重病例可采用皮下注射生长抑素。

2. 碱性反流性胃炎　碱性肠液反流至残胃，导致胃黏膜充血、水肿、糜烂，破坏了胃黏膜屏障。临床表现为胸骨后或上腹部烧灼痛，呕吐物含胆汁，体重下降。一般抑酸剂无效。多采用保护胃黏膜、抑酸、调节胃动力等综合措施。

3. 溃疡复发　胃大部切除术未能切除足够胃组织或迷走神经切断不完全均可造成溃疡复发。应先进行溃疡的正规保守治疗。如出现并发症则选用适当的处置方法。

4. 营养性并发症　胃大部切除术后由于残胃容量减少，消化吸收功能受影响，病人常出现上腹部饱胀、贫血、消瘦等症状。治疗应采取调节饮食，少食多餐，选用高蛋白、低脂肪饮食，补充维生素、铁剂和微量元素。

5. 残胃癌　因良性疾病行胃大部切除术后5年以上，残胃出现原发癌称为残胃癌，发生率约2%。多数病人残胃癌发生在前次因良性病变行胃大部切除术后10年以上。发生原因可能与残胃黏膜萎缩有关。临床症状为进食后饱胀伴贫血、体重下降。胃镜检查可以确定诊断。

（秦新裕）

第三节　胃癌及其他胃肿瘤

一、胃癌

胃癌（gastric carcinoma）是最常见的恶性肿瘤之一，在我国消化道恶性肿瘤中居第二位，好发年龄在50岁以上，男女发病率之比约为2∶1。

【病因】　胃癌的确切病因不十分明确，但以下因素与发病有关：

1. 地域环境　胃癌发病有明显的地域性差别，在我国的西北与东部沿海地区胃癌发病率明显高于南方地区。在世界范围内，日本发病率最高，而美国则很低。生活在美国的第二三代日裔移民的发病率逐渐降低，表明地域生活环境对胃癌的发生有较大的影响。

2. 饮食生活因素　长期食用熏烤、盐腌食品的人群胃癌发病率较高，与食品中亚硝酸盐、真菌毒素、多环芳烃化合物等致癌物含量高有关；食物中缺乏新鲜蔬菜与水果与发病也有一定关系；吸烟者的胃癌发病危险性较不吸烟者高50%。

3. 幽门螺杆菌（Helicobacter Pylori，HP）感染　幽门螺杆菌感染也是引发胃癌的主要因素之一。HP感染率高的国家和地区，胃癌发病率也增高。HP阳性者胃癌发生的危险性是HP阴性者的 3 ~ 6 倍。HP 可通过多种途径引起胃黏膜炎症和损伤,具有致癌作用。控制 HP 感染在胃癌防治中的作用已受到高度重视。

4. **慢性疾病和癌前病变**　易发生胃癌的胃疾病包括胃息肉、慢性萎缩性胃炎及胃部分切除后的残胃。胃息肉可分为炎性息肉、增生性息肉和腺瘤,前两者恶变的可能性很小,胃腺瘤的癌变率在 10% ~ 20% 左右,直径超过 2cm 时癌变几率加大。萎缩性胃炎以胃黏膜腺体萎缩、减少为主要特征,常伴有肠上皮化生或黏膜上皮异型增生,可发生癌变。胃大部切除术后残胃黏膜发生慢性炎症改变,可能在术后 15 ~ 25 年发展为残胃癌(gastric remnant cancer)。癌前病变系指容易发生癌变的胃黏膜病理组织学改变,本身尚不具备恶性特征,是从良性上皮组织转变成癌过程中的病理变化。胃黏膜上皮的异型增生根据细胞的异型程度,可分为轻、中、重三度,重度异型增生与分化较好的早期胃癌有时很难区分。

5. **遗传和基因**　胃癌病人有血缘关系的亲属其胃癌发病率较对照组高 4 倍,其一级亲属患胃癌的比例显著高于二、三级亲属,说明遗传因素起一定的作用。近年来的分子生物学研究表明,胃黏膜的癌变是一个多因素、多步骤、多阶段发展过程,涉及多种癌基因、抑癌基因、凋亡相关基因与转移相关基因等的改变。例如已发现人类表皮生长因子受体 2(HER2)、血管内皮生长因子(VEGF)在胃癌细胞中有异常表达,为胃癌的靶向治疗提供了理论基础。

【病理】

1. **大体类型**

(1)早期胃癌(early gastric cancer):指病变仅限于黏膜或黏膜下层,不论病灶大小或有无淋巴结转移。癌灶直径在 10mm 以下称小胃癌,5mm 以下为微小胃癌;早期胃癌根据病灶形态可分三型:Ⅰ型为隆起型,癌灶突向胃腔;Ⅱ型为表浅型,癌灶比较平坦没有明显的隆起与凹陷;Ⅲ型为凹陷型,表现为较深的溃疡。其中Ⅱ型还可以分为三个亚型,即Ⅱa 浅表隆起型、Ⅱb 浅表平坦型和Ⅱc 浅表凹陷型。

(2)进展期胃癌(advanced gastric cancer):指癌组织浸润深度超过黏膜下层的胃癌。按 Borrmann 分型法分四型:Ⅰ型(息肉型,也叫肿块型):为边界清楚突入胃腔的块状癌灶;Ⅱ型(溃疡局限型):为边界清楚并略隆起的溃疡状癌灶;Ⅲ型(溃疡浸润型):为边界模糊不清的溃疡,癌灶向周围浸润;Ⅳ型(弥漫浸润型):癌肿沿胃壁各层全周性浸润生长,边界不清。若全胃受累胃腔缩窄、胃壁僵硬如革囊状,称皮革胃,恶性度极高,发生转移早。

胃癌好发部位以胃窦部为主,约占一半,其次是胃底贲门部约占 1/3,胃体较少。

2. **组织类型**　世界卫生组织(WHO)2000 年将胃癌分为:①腺癌(肠型和弥漫型);②乳头状腺癌;③管状腺癌;④黏液腺癌;⑤印戒细胞癌;⑥腺鳞癌;⑦鳞状细胞癌;⑧小细胞癌;⑨未分化癌;⑩其他。胃癌绝大部分为腺癌。

3. **胃癌的扩散与转移**

(1)直接浸润:浸润性生长的胃癌突破浆膜后,易扩散至网膜、结肠、肝、脾、胰腺等邻近器官。当胃癌组织侵及黏膜下层后,可沿组织间隙与淋巴网蔓延,贲门胃底癌易侵及食管下端;胃窦癌可向十二指肠浸润,通常浸润在幽门下 3cm 以内。

(2)淋巴转移:是胃癌的主要转移途径,进展期胃癌的淋巴转移率高达 70% 左右,侵及黏膜下层的早期胃癌淋巴转移率近 20%。通常将引流胃的淋巴结分为 16 组,有的组还可以进一步分为若干亚组(图 34-9)。第 1 组,贲门右;第 2 组,贲门左;第 3 组,胃小弯;第 4 组,胃大弯;第 5 组,幽门上;第 6 组,幽门下;第 7 组,胃左动脉旁;第 8 组,肝总动脉旁(动脉前方表示为 8a,动脉后方表示为 8p);第 9 组,腹腔动脉旁;第 10 组,脾门;第 11 组,脾动脉旁(脾动脉近侧为 11p,脾动脉远侧为 11d);第 12 组,肝十二指肠韧带(沿肝动脉为 12a,沿门静脉为 12p);第 13 组,胰头后;第 14 组,肠系膜上血管旁(肠系膜上静脉旁为 14v,肠系膜上动脉旁为 14a);第 15 组,结肠中血管旁;第 16 组,腹主动脉旁。胃癌的淋巴结转移通常是循序渐进,即先由原发部位经淋巴网向胃周淋巴结转移(1 ~ 6 组),继之癌细胞随支配胃的血管,沿血管周围淋巴结向心性转移,并可向更远重要血管周围转移(7~16组);但有时也可发生跳跃式淋巴转移,终末期胃癌可经胸导管向左锁骨上淋巴结转移,或经肝圆韧带转移至脐部。

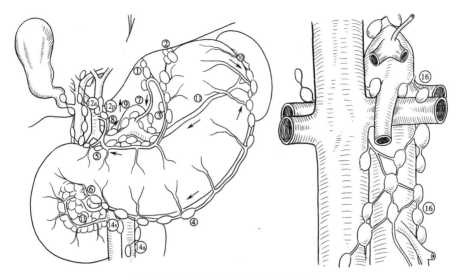

图34-9　胃的淋巴结分组示意图

(3) 血行转移:胃癌细胞进入门静脉或体循环向身体其他部位播散,形成转移灶。常见转移的器官有肝、肺、胰、骨骼等,以肝转移为多。

(4) 腹膜种植转移:当胃癌组织浸润至浆膜外后,肿瘤细胞脱落并种植在腹膜和脏器浆膜上,形成转移结节。直肠前凹的转移癌,直肠指检可以发现。女性病人胃癌可形成卵巢转移性肿瘤,称Krukenberg瘤。癌细胞腹膜广泛播散时,可出现大量癌性腹水。

4. 临床病理分期　国际抗癌联盟(UICC)和美国癌症联合会(AJCC)2010年共同公布的胃癌TNM分期法,分期的病理依据主要是肿瘤浸润深度、淋巴结以及远处转移情况。以T代表原发肿瘤浸润胃壁的深度。T_1:肿瘤侵及黏膜固有层、黏膜肌层或黏膜下层;T_2:肿瘤浸润至固有肌层;T_3:肿瘤穿透浆膜下结缔组织而未侵犯脏腹膜或邻近结构;T_{4a}:肿瘤侵犯浆膜;T_{4b}:肿瘤侵犯邻近组织或脏器。N表示局部淋巴结的转移情况。N_0:无淋巴结转移;N_1:1~2个区域淋巴结转移;N_2:3~6个区域淋巴结转移;N_3:7个以上区域淋巴结转移。M则代表肿瘤远处转移的情况。M_0:无远处转移;M_1:有远处转移。根据TNM的不同组合可将胃癌划分为Ⅰ~Ⅳ临床病理分期(表34-2)。

表34-2　胃癌的临床病理分期

	N_0	N_1	N_2	N_3
T_1	ⅠA	ⅠB	ⅡA	ⅡB
T_2	ⅠB	ⅡA	ⅡB	ⅢA
T_3	ⅡA	ⅡB	ⅢA	ⅢB
T_{4a}	ⅡB	ⅢA	ⅢB	ⅢC
T_{4b}	ⅢB	ⅢA	ⅢC	ⅢC
M_1	Ⅳ			

【临床表现】　早期胃癌多数病人无明显症状,有时出现上腹部不适,进食后饱胀恶心等非特异性的上消化道症状,胃窦癌常出现类似十二指肠溃疡的症状,按慢性胃炎和十二指肠溃疡治疗,症状可暂时缓解,易被忽视。随着病情发展,病人出现上腹疼痛加重、食欲下降、乏力、消瘦,体重减轻。根据肿瘤的部位不同,也有其特殊表现。贲门胃底癌可有胸骨后疼痛和进食梗阻感;幽门附近的胃癌生长到一定程度,可导致幽门部分或完全性梗阻而发生呕吐,呕吐物多为隔夜宿食和胃液;肿瘤破溃或侵

犯胃壁血管后可有呕血、黑便等消化道出血症状;也有可能发生急性穿孔。早期病人多无明显体征,晚期病人可触及上腹部质硬、固定的肿块,锁骨上淋巴结肿大(Virchow's sentinel node)、直肠前凹扪及肿块、贫血、腹水、黄疸、营养不良甚至恶病质等表现。

【诊断】 早期胃癌术后5年生存率可达90.9%~100%,明显优于进展期胃癌。因此,早期诊断是提高治愈率的关键。但由于早期胃癌无特异性症状,容易被忽视,国内早期胃癌的比例仅为10%左右。为提高早期胃癌诊断率,应对以下人群定期检查:①40岁以上,既往无胃病史而出现上述消化道症状者,或已有溃疡病史但症状及疼痛规律明显改变者;②有胃癌家族病史者;③有胃癌前期病变者,如萎缩性胃炎、胃溃疡、胃息肉、胃大部切除病史者;④有原因不明的消化道慢性失血或短期内体重明显减轻者。

通过各种检查方法,可以对胃癌进行明确诊断,并且进行临床分期。临床分期对制订治疗方案及判断预后非常重要。

1. **电子胃镜检查(gastroscopy)** 能够直接观察胃黏膜病变的部位和范围,并可以对可疑病灶钳取小块组织作病理学检查,是诊断胃癌的最有效方法。为提高诊断率,应在可疑病变组织四周活检4~6处,不应集中一点取材。通过使用染色内镜和放大内镜,可显著提高小胃癌和微小胃癌的检出率。采用带超声探头的电子胃镜,对病变区域进行超声探测成像,可了解肿瘤在胃壁内的浸润深度以及向壁外浸润的情况,是判断肿瘤T分期的最佳方法,同时也可以探及胃周淋巴结转移情况,有助于胃癌的术前临床分期,以及决定病变是否适合进行内镜下切除。

2. **X线钡餐检查** 仍为诊断胃癌的常用方法。目前多采用气钡双重造影,通过黏膜相和充盈相的观察作出诊断,优点是痛苦小易被病人所接受;缺点是不如胃镜直观且不能取活检进行组织学检查。X线征象主要有龛影、充盈缺损、胃壁僵硬胃腔狭窄、黏膜皱襞的改变等。同时,钡餐检查对胃上部癌是否侵犯食管有诊断价值。

3. **CT检查** 螺旋增强CT检查在评价胃癌病变范围、局部淋巴结转移和远处转移(如肝、卵巢)方面具有较高的价值,是手术前判断肿瘤N分期和M分期的首选方法。

4. **其他影像学检查** MRI的作用与CT相似。正电子发射成像技术(PET),利用胃癌组织对于[18F]氟-2-脱氧-D-葡萄糖(FDG)的亲和性,对胃癌的诊断,判断淋巴结和远处转移病灶情况,准确性也比较高。

5. **其他检查** 胃液脱落细胞学检查现已较少应用;部分胃癌病人的粪潜血可持续阳性。肿瘤标志物癌胚抗原(CEA)、CA19-9和CA125在部分胃癌病人中可见升高,但目前认为仅作为判断肿瘤预后和治疗效果的指标,无助于胃癌的诊断。

通过临床表现、电子胃镜或X线钡餐检查,多数胃癌可获得正确诊断。少数情况下,需要与胃良性溃疡、胃间质瘤、胃淋巴瘤和胃良性肿瘤等进行鉴别诊断。

【治疗】 胃癌的治疗策略是以外科手术为主要方式的综合治疗。部分早期胃癌可内镜下切除,进展期胃癌强调足够的胃切除和淋巴结清扫术。化学治疗适用于不可切除或术后复发的病人,也可用于胃癌根治术后的辅助治疗。

1. **早期胃癌的内镜下治疗** 直径小于2cm的无溃疡表现的分化型黏膜内癌,可在内镜下行胃黏膜切除术(EMR)或内镜下黏膜下剥离术(ESD)。目前临床上更推荐使用ESD,即将病灶周围黏膜用高频电刀环周切开,在黏膜下层和肌层间剥离。对于肿瘤浸润深度达到黏膜下层、无法完整切除和可能存在淋巴结转移的早期胃癌,不应盲目内镜下治疗,原则上应采用标准的外科根治性手术。

2. **手术治疗** 外科手术是胃癌的主要治疗手段,分为根治性手术和姑息性手术两类。

(1)根治性手术(radical surgery):原则为彻底切除胃癌原发灶,按临床分期标准清除胃周围的淋巴结,重建消化道。目前公认的胃癌根治手术的标准术式是D_2淋巴结清扫的胃切除术。

1)常用的胃切除术和胃切除范围:全胃切除术(total gastrectomy):包括贲门和幽门的全胃切除;远端胃切除术(distal gastrectomy):包括幽门的胃切除术,保留贲门,标准手术为切除胃的2/3以上;近端胃切除术(proximal gastrectomy):包括贲门的胃切除术,保留幽门。

切除范围:胃切断线要求距肿瘤边缘至少5cm;远侧部癌应切除十二指肠第一部3~4cm,近侧部癌应切除食管下端3~4cm。保证切缘无肿瘤残留。

2)淋巴结清扫:淋巴结清扫范围以D(dissection)表示,依据不同的胃切除术式系统地规定了淋巴结清扫的范围(表34-3)。D级标准可分为D_1和D_2手术。

表34-3　胃癌D_2根治术淋巴结清扫范围

	全胃切除术	远端胃切除术
D_0手术	淋巴结清扫未达到D_1手术	
D_1手术	第1~7组	第1、3、4、5、6、7组
D_2手术	D_1+第8a、9、10、11p、11d、12a组	D_1+第8a、9、11p、12a组

D_1手术仅适用于临床分期为T_1N_0,并且肿瘤不适合内镜下切除的早期胃癌;进展期胃癌,即临床分期为T_2~T_4期或临床发现淋巴结转移的肿瘤,均应行D_2淋巴结清扫。由于术前和术中的淋巴结转移无法做到完全准确诊断,所以如果怀疑淋巴结存在转移就应该进行D_2淋巴结清扫。

3)手术方式举例

A. 根治性远端胃切除术:切除胃的3/4~4/5,幽门下3~4cm切断十二指肠,距癌边缘5cm切断胃,按照D_2标准清扫淋巴结,切除大网膜、网膜囊;消化道重建可选Billroth I式胃十二指肠吻合或Billroth II式胃空肠吻合(图34-10)。

B. 根治性全胃切除术(total gastrectomy):多适用于胃体与胃近端癌。切除全部胃,幽门下3~4cm切断十二指肠,食管胃交界部以上3~4cm切断食管,按照D_2标准清扫淋巴结,切除大网膜、网膜囊,根据情况切除脾脏,消化道重建常行食管空肠Roux-en-Y吻合(图34-11)。

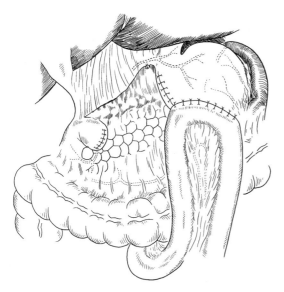

图34-10　根治性远端胃切除术,Billroth II式胃空肠吻合

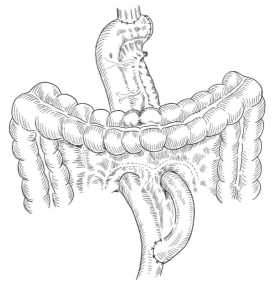

图34-11　根治性全胃切除术,食管空肠Roux-en-Y吻合

C. 腹腔镜胃癌根治术:腹腔镜胃癌根治术近年来在临床上得到逐步开展。根据前瞻性随机对照试验结果,对于临床 I 期的胃癌,腹腔镜手术与开腹手术相比,在安全性和治疗效果上没有显著差异,可以作为标准治疗方式。而对于 I 期以上的进展期胃癌,腹腔镜手术在安全性上不劣于开腹手术,而远期效果有待进一步证明。

（2）姑息性手术（palliative surgery）：是指原发灶无法切除，针对由于胃癌导致的梗阻、穿孔、出血等并发症状而作的手术，如胃切除术、胃空肠吻合术、空肠造口、穿孔修补术等。

3. 胃癌的化学治疗　对于不可切除性、复发性或姑息手术后等胃癌晚期病人，化疗可能有减缓肿瘤的发展速度，改善症状等效果。根治性手术后辅助化疗的目的是控制残存的肿瘤细胞以减少复发的机会。早期胃癌根治术后原则上不必辅助化疗；而进展期胃癌根治术后无论有无淋巴结转移均需化疗。施行化疗的胃癌病人应当有明确病理诊断，一般情况良好，心、肝、肾与造血功能正常，无严重并发症。

常用的胃癌化疗给药途径有口服给药、静脉、腹膜腔给药、动脉插管区域灌注给药等。为提高化疗效果、减轻化疗的毒副作用，常选用多种化疗药联合应用。胃癌的化疗方案有多种，近年来研发的新型口服氟尿嘧啶类抗肿瘤药物 S-1，含有细胞毒性药物替加氟及另外两种酶抑制剂 CDHP 和 OXO，化疗有效率较高。S-1 单药使用和 S-1 联合顺铂使用已被推荐为胃癌化疗的一线方案。

4. 胃癌的其他治疗　胃癌对放疗的敏感度较低，较少采用，可用于缓解癌肿引起的局部疼痛症状。胃癌的免疫治疗包括非特异生物反应调节剂、细胞因子以及过继性免疫治疗等的临床应用。靶向治疗包括曲妥珠单抗（抗 HER2 抗体）、贝伐珠单抗（抗 VEGFR 抗体）和西妥昔单抗（抗 EGFR 抗体），在晚期胃癌的治疗有一定的效果。

二、胃淋巴瘤

原发性胃淋巴瘤是结外型淋巴瘤中最常见者，占胃恶性肿瘤的 3%～5%，仅次于胃癌而居第二位。发病年龄以 45～60 岁居多。男性发病率较高。病因尚不清楚，近年发现幽门螺杆菌感染与胃的黏膜相关淋巴样组织（mucosa-associated lymphoid tissue，MALT）淋巴瘤发病密切相关，几乎所有胃淋巴瘤病人的胃黏膜上均发现 HP 存在。

【病理】95% 以上的胃原发性恶性淋巴瘤为非霍奇金淋巴瘤，组织学类型以 B 淋巴细胞为主；病变源于黏膜相关淋巴组织，黏膜下层出现淋巴滤泡，逐渐向周边蔓延并侵及全层。大体所见黏膜肥厚、隆起但外观完整，病变进展黏膜可形成溃疡、胃壁节段性浸润或皮革胃样改变，严重者可发生出血、穿孔。病变可以发生在胃的各个部分，但以胃远端 2/3 后壁和小弯侧多发。恶性淋巴瘤以淋巴转移为主。

【临床表现】早期症状无特异性，常误诊为胃溃疡和胃癌。最常见的症状为上腹痛，可伴有恶心、呕吐、体重下降、消化道出血、贫血等表现。部分病人上腹部可触及肿块，少数病人可有不规则发热。

【诊断】X 线钡餐检查可见胃窦后壁或小弯侧面积较大的浅表溃疡，胃黏膜可见多个大小不等的充盈缺损，胃壁不规则增厚，肿块虽大仍可见蠕动通过病变处是其特征。胃镜检查可见黏膜隆起、溃疡、粗大肥厚的皱襞呈卵石样改变、黏膜下多发结节或肿块等；胃恶性淋巴瘤多向黏膜下层浸润生长，故活检时取材太浅，常难作出正确诊断。内镜超声（EUS）可判断淋巴瘤浸润胃壁深度与淋巴结转移情况，结合胃镜下多部位较深取材活组织检查可显著提高诊断率。CT 检查可见胃壁增厚，并了解肝脾有无侵犯、纵隔与腹腔淋巴结的情况，有助于排除继发性胃淋巴瘤。

【治疗】早期低度恶性胃黏膜相关淋巴瘤的可采用抗幽门螺杆菌治疗，清除幽门螺杆菌后，肿瘤一般 4～6 个月消退，有效率可达到 60%～70%。抗生素治疗无效的病例可能存在潜在的高度恶性的病灶，可以选择放、化疗。常用化疗方案为 CHOP 方案，胃淋巴瘤对化疗反应较好，可明显提高 5 年生存率。手术治疗胃淋巴瘤有助于准确判断临床病理分期，病变局限的早期病人可获根治机会。姑息性切除也可减瘤，结合术后化疗而提高疗效、改善愈后。可防止病程中可能出现的出血和穿孔等并发症。

三、胃肠道间质瘤

胃肠道间质瘤（gastrointestinal stromal tumors，GIST）是消化道最常见的间叶源性肿瘤，占消化道肿瘤的 1%～3%,其中 60%～70% 发生在胃,20%～30% 发生在小肠,10% 发生在结直肠,也可发生在食管、网膜和肠系膜等部位。以往因缺少诊断标志,多与平滑肌(肉)瘤、神经源性肿瘤等胃肠道间叶来源肿瘤相混淆。研究表明,这类肿瘤起源于胃肠道未定向分化的间质细胞,其分子生物学特点是 c-kit 基因发生突变,导致酪氨酸激酶受体持续活化,刺激肿瘤细胞持续增殖。c-kit 基因编码 KIT 蛋白(CD117),是重要的诊断标志物。

【病理】呈膨胀性生长,可向黏膜下或浆膜下浸润形成球形或分叶状的肿块。肿瘤可单发或多发,直径从 1cm 到 20cm 以上不等,质地坚韧,境界清楚,表面呈结节状。瘤体生长较大可造成瘤体内出血、坏死及囊性变,并在黏膜表面形成溃疡导致消化道出血。

【临床表现】症状与肿瘤的部位、大小和生长方式有关。瘤体小时症状不明显,可有上腹部不适或类似溃疡病的消化道症状;瘤体较大可扪及腹部肿块。肿瘤浸润到胃肠道腔内常有消化道出血表现;小肠的间质瘤易发生肠梗阻;十二指肠间质瘤可压迫胆总管引起梗阻性黄疸。

【诊断】钡餐造影胃局部黏膜隆起,呈凸向腔内的类圆形充盈缺损。胃镜下可见黏膜下肿块,顶端可有中心溃疡。胃肠道间质瘤主要位于肌层内,由于黏膜相对完整,黏膜活检检出率低,超声内镜可明确肿物的来源。CT、MRI 扫描有助于发现胃腔外生长的结节状肿块以及有无肿瘤转移。组织标本镜下可见多数梭形细胞,并且免疫组织化学检测显示 CD117 和(或)DOG-1 过度表达,有助于病理学最终确诊。GIST 应视为具有恶性潜能的肿瘤,肿瘤危险程度与肿瘤部位、大小、细胞有丝分裂指数(核分裂象)、肿瘤浸润深度和有无转移相关(表 34-4)。

表 34-4　胃肠道间质瘤危险度分级

肿瘤大小(cm)	核分裂/50HPF	原发肿瘤部位	危险度分级
<2.0	≤5	任意	极低
	6～10	任意	中
2.1～5.0	≤5	任意	低
	6～10	胃	中
		非胃	高
5.1～10.0	≤5	胃	中
		非胃	高
	6～10	任意	高
>10	>10	任意	高
任意	任意	肿瘤破裂	高

【治疗】首选手术治疗,手术争取彻底完整切除,术中应避免肿瘤破裂。胃肠道间质瘤极少发生淋巴结转移,因此不必常规进行淋巴结清扫。完全切除的存活期明显高于不完全切除的病例。甲磺酸伊马替尼是一种酪氨酸激酶抑制剂,可以针对性地抑制 c-kit 活性,治疗不能切除或术后复发转移的 GIST 有效率在 50% 左右。中高危险度的 GIST 术后予甲磺酸伊马替尼可以控制术后复发,改善预后,也可以用于术前辅助治疗,以提高手术切除率。

四、胃的良性肿瘤

良性肿瘤约占全部胃肿瘤的 2% 左右。按其组织来源可分为黏膜上皮细胞良性肿瘤和间叶组织良性肿瘤。前者常见的有胃腺瘤和腺瘤性息肉,占良性肿瘤的 40% 左右,多见于胃窦部,外观呈息肉状,单发或多发,有一定的恶变率,尤其是直径大于 2cm 的广基底腺瘤;胃间叶源组织良性肿瘤主要有平滑肌瘤、纤维瘤、脂肪瘤、血管瘤、神经纤维瘤等。最常见的为平滑肌瘤,多见于胃体和胃窦部。

胃良性肿瘤一般体积小,发展较慢,常见的临床表现有:①上腹部不适、饱胀感或腹痛;②上消化道出血;③腹部肿块,较大的良性肿瘤上腹部可扪及肿块;④位于贲门或幽门的肿瘤可引起不全梗阻等。X 线钡餐检查、胃镜、超声及 CT 检查等有助于诊断。电子胃镜检查大大提高了胃良性肿瘤的发现率,对于黏膜起源瘤活检有助确诊;黏膜下的间叶组织瘤超声胃镜更具诊断价值。

【治疗】手术切除是胃良性肿瘤的主要治疗方法。由于临床上难以除外恶性肿瘤,且部分良性胃肿瘤还有恶变倾向以及可能出现严重并发症,故主张确诊后积极地手术治疗。根据肿瘤的大小、部位以及有无恶变倾向选择手术方式,小的腺瘤或腺瘤样息肉可行内镜下套切术,较大肿瘤可行胃部分切除术、胃大部切除术,术中应行冰冻病理检查,以及时发现恶变者。

第四节　先天性肥厚性幽门狭窄

先天性肥厚性幽门狭窄(congenital hypertrophic pyloric stenosis)是新生儿期幽门肥大增厚而致的幽门机械性梗阻,是新生儿器质性呕吐最常见的原因之一,男女之比为4∶1。其确切病因不明,可能与幽门肌层中肌间神经丛缺如、血中胃泌素水平增高以及幽门肌持续处于紧张状态有关。

【病理】肉眼观幽门部形似橄榄状,长约2.0~2.5cm,直径约0.5~1.0cm,质地硬如软骨,表面光滑呈粉红或苍白色,有弹性。幽门环形肌肥厚增大,达0.4~0.6cm,幽门管因肌层压迫而延长,狭细,与十二指肠界限明显,镜下见黏膜充血、水肿,肌纤维层厚,平滑肌增生,排列紊乱。

【临床表现】此病多在出生后1~3周内出现典型的表现。吸乳后几分钟发生呕吐,呕吐物为不含胆汁的胃内容物,最初是回奶,接着发展为喷射状呕吐,呕吐的频率和强度呈进行性加重。上腹部见有胃蠕动波,剑突与脐之间触到橄榄状的肥厚幽门,是本病的典型体征。病儿可有脱水、低钾性碱中毒,体重减轻,最终导致营养不良。

【诊断与鉴别诊断】根据病儿典型的喷射状呕吐,见有胃蠕动波,以及扪及幽门肿块,即可确诊。超声检查探测幽门肌层厚度≥4mm、幽门管长度≥16mm、幽门管直径≥14mm,提示本病;X线钡餐示胃扩张、蠕动增强、幽门管腔细长、幽门口呈"鸟喙状",通过受阻、胃排空延缓。

应与可以导致婴儿呕吐的其他疾病相区别,如喂养不当、感染、颅内压增高、胃肠炎等。幽门痉挛的新生儿也可出现间隙性喷射状呕吐,但腹部不能触及幽门肿块;钡餐检查有助于区别肠旋转不良、肠梗阻、食管裂孔疝等。

【治疗】幽门环肌切开术是治疗本病的主要方法,手术可开腹施行也可经腹腔镜施行。手术前需纠正脱水及电解质紊乱,营养不良者给予静脉营养,改善全身情况。手术在幽门前上方血管稀少区沿纵轴切开浆膜与幽门环肌层,切口远端不超过十二指肠,近侧应超过胃端,使黏膜自由向切开处膨出。术中应注意保护黏膜、避免损伤,必要时予以修补。术后当日禁食,术后12小时可进糖水,24~48小时恢复喂奶。术后早期呕吐与黏膜水肿有关,数日后可逐渐好转。

第五节　十二指肠憩室

十二指肠憩室(duodenal diverticulum)是部分肠壁向腔外凸出所形成的袋状突起。直径从数毫米至数厘米,多数发生于十二指肠降部,可单发也可多发。75%的憩室位于十二指肠乳头周围2cm范围之内,故有乳头旁憩室之称。十二指肠憩室发病率随年龄而增加,上消化道钡餐检查发现率为6%,尸检检出率可达10%~20%。

【病理】绝大部分十二指肠憩室是由于先天性十二指肠局部肠壁肌层缺陷所致,憩室壁由黏膜、黏膜下层与结缔组织构成,肌纤维成分很少,称为原发性或假性憩室。由于十二指肠乳头附近是血管、胆管、胰管穿透肠壁的部位,肌层薄弱,肠腔内压力增高,黏膜可通过薄弱处向外突出形成憩室。憩室壁有肠壁全层构成,因周围组织炎症粘连,瘢痕牵拉十二指肠壁而形成的憩室称为继发性或真性憩室,临床上少见。当憩室颈部狭小时,食物一旦进入,不易排出,憩室内可形成肠石;因引流不畅、细菌繁殖可引起憩室炎,形成溃疡,导致出血甚至穿孔。壶腹周围憩室病人胆道结石发生率高,也可能压迫胆总管和胰管,致胆管炎、胰腺炎发作。

【临床表现】绝大多数十二指肠憩室无临床症状,仅5%的病人出现症状。表现为上腹疼痛、恶心、嗳气、在饱食后加重等。并发憩室炎时有中上腹或脐部疼痛,可放射至右上腹或后背,伴恶心、发热、白细胞计数增加,体检有时可有上腹压痛。十二指肠降部憩室穿孔至腹膜后可引起腹膜后严重感染。乳头附近的憩室可并发胆道感染、胆石症、梗阻性黄疸和胰腺炎而出现相应的症状。

【诊断】多数十二指肠憩室无特异性症状,仅靠临床表现很难作出诊断。X线钡餐检查特别是低张性十二指肠造影,可见圆形或椭圆形腔外光滑的充盈区,立位可见憩室内呈气体、液体及钡剂三层影。电子十二指肠镜检查诊断率比较高,可对憩室的部位、大小作出判断。超声与CT可发现位于胰腺实质内的十二指肠憩室,因憩室内常含气体、液体与食物碎屑,有时会误诊为胰腺假性囊肿或脓肿。

【治疗】无症状的憩室不须治疗。如确认症状由憩室引起,可采用调节饮食、抗炎、抗酸、解痉等治疗。十二指肠憩室的手术并非简单,手术适应证应严格掌握:憩室穿孔合并腹膜炎;憩室大出血、憩室内异物形成;因憩室引发胆管炎、胰腺炎;内科治疗无效,确有憩室症状者。常用的术式有憩室切除术、憩室较小者可行憩室内翻缝合术,乳头旁憩室或多个憩室切除困难时可行消化道转流手术,常用毕Ⅱ式胃部分切除术旷置十二指肠。

第六节　十二指肠淤滞症

十二指肠淤滞症是十二指肠水平部受肠系膜上动脉压迫导致的肠腔梗阻,也称为良性十二指肠淤滞症,或肠系膜上动脉综合征(superior mesenteric artery syndrome)。

【病因与病理】十二指肠水平部在第三腰椎水平自右向左横行跨越脊柱和腹主动脉。肠系膜上动脉恰在胰腺颈下缘从腹主动脉发出,自十二指肠水平部前面从上而下越过,该动脉与腹主动脉形成夹角,若此夹角变小,肠系膜上动脉将十二指肠水平部压向椎体或腹主动脉造成肠腔狭窄和梗阻(图34-12)。发生淤滞症的原因主要有:肠系膜上动脉起始点位置过低,十二指肠悬韧带过短牵拉,腹腔内粘连或内脏下垂牵拉肠系膜以及环状胰腺等。平均发病年龄30岁左右,多见于体重偏轻、体形瘦长,或存在高分解状态,如大面积烧伤或大手术后的病人。

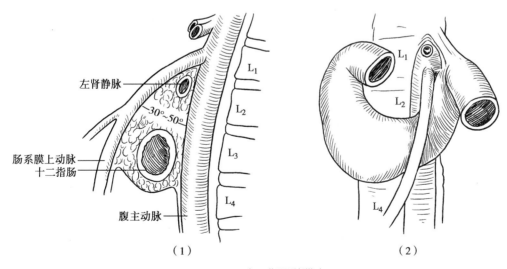

左肾静脉　肠系膜上动脉　十二指肠　腹主动脉

图34-12　十二指肠淤滞症
(1)侧面观　(2)正面观

【临床表现】十二指肠淤滞症多呈间歇性反复发作,表现为十二指肠通过障碍。呕吐是主要症状,常在餐后2~3小时或夜间出现,呕吐物为含胆汁的胃内容物,常伴有上腹饱胀不适、腹痛等。症状可以通过改变体位而减轻,如取左侧卧位、俯卧位、胸膝位,是该综合征的特征。体检见上腹饱满,可有胃型和蠕动波,无明显腹部压痛,肠鸣音正常,胃肠减压可引出大量胃液。缓解期仅有食欲缺乏、进食后饱胀等非特异性消化道症状。长期反复发作者可出现消瘦、营养不良、贫血和水电解质代谢紊乱。

【诊断】　有反复发作呕吐胆汁与胃内容物的病人,特别是体位改变症状减轻的病人,应考虑本病的可能。X 线钡餐为首选诊断方法,特征性表现有:①近端十二指肠及胃扩张,有明显的十二指肠逆蠕动;②钡剂在十二指肠水平部脊柱中线处中断,有整齐的类似笔杆压迫的斜行切迹("笔杆征"),钡剂通过受阻;③钡剂在 2~4 小时内不能从十二指肠排空;④侧卧或俯卧时钡剂可迅速通过十二指肠水平部进入空肠。

超声检查测量肠系膜上动脉与腹主动脉之间夹角的度数,正常为 30°~50°,有淤滞症者<13°;夹角内肠系膜上动脉压迫处十二指水平部前后径<1.0cm,而近端十二指肠降部前后径>3.0cm;改变体位后以上测量发生变化。CT 结合动脉造影可以显露肠系膜上动脉与十二指肠之间的关系以及在这一水平上的梗阻。

【治疗】　一般先采用非手术治疗。发作期间休息、禁食、胃肠减压、维持水电解质平衡和营养支持。缓解期宜少量多餐,以易消化食物为主,餐后侧卧或俯卧位可预防发作。非手术治疗无效可采用手术治疗,常用的术式是十二指肠空肠吻合术,将梗阻近端的十二指肠水平部与空肠第一部行侧侧吻合,或行 Roux-en-Y 吻合;如压迫系十二指肠悬韧带过短造成时,可行十二指肠悬韧带切断松解术。

（刘玉村）

第三十五章 小 肠 疾 病

第一节 解剖和生理概要

【小肠的解剖】 小肠起自胃幽门十二指肠球部,止于回盲瓣,分为十二指肠、空肠和回肠三部分。一般成人小肠全长约 3~5m,但个体间差异较大。十二指肠起自胃幽门,止于十二指肠空肠曲,全长约 20~25cm,是小肠中管腔最粗且位置最为固定的部分。十二指肠和空肠交界处毗邻横结肠系膜根部,被十二指肠空肠悬韧带(Treitz 韧带)所固定。空肠和回肠盘曲于横结肠系膜下区的腹腔内,呈游离的肠袢,仅通过小肠系膜附着于腹后壁。空肠和回肠间并无明确的解剖标志,但通常认为小肠上段 2/5 为空肠,下段 3/5 为回肠。空肠肠腔较宽,壁较厚,黏膜有许多高而密的环状皱襞,隔着肠壁即可摸到这些皱襞,肠道愈向下则皱襞愈低而稀,至回肠远端消失。回肠末端接续盲肠。

小肠具有丰富的血管、淋巴和神经组织,它们均穿行于小肠系膜内以供应或支配小肠。小肠系膜根部附着于腹后壁第 2 腰椎左侧,斜向右下方跨越脊柱、十二指肠水平部、腹主动脉、下腔静脉、右输尿管和右腰大肌等,止于右骶髂关节前方。

除十二指肠近端的血液供应来自腹腔干的分支外,其余小肠的血液供应都来自肠系膜上动脉,该动脉从腹主动脉分出,向下前行于胰腺钩突和十二指肠水平部的前方,并经过脾静脉和胰体的后方,进入小肠系膜根部;它分出胰十二指肠下动脉、中结肠动脉、右结肠动脉、回结肠动脉和 12~16 支空肠、回肠动脉;各支相互吻合形成动脉弓,最后分出直动脉到达肠壁,直动脉间缺乏吻合。近端小肠的动脉仅有 1~2 级动脉弓,直支较长,系膜血管稠密,远端增多为 3~4 级动脉弓,故分出的直支较短,而至回肠末端则动脉弓数减少。空肠静脉(jejunal vein)和回肠静脉(ileal vein)与同名动脉伴行,最后汇合成肠系膜上静脉,其与肠系膜上动脉并行,在胰颈的后方与脾静脉汇合形成门静脉。

空肠黏膜下有散在性孤立淋巴小结,至回肠则有许多淋巴集结(Peyer 集结)。小肠淋巴管起始于黏膜绒毛中央的乳糜管,淋巴液汇集于肠系膜根部的淋巴结,再经肠系膜上动脉周围淋巴结,腹主动脉前的淋巴结而至乳糜池。小肠的淋巴引流是将肠道消化吸收的脂肪转运至血液循环的重要途径,同时发挥重要的免疫防御作用。

小肠接受自主神经系统的副交感神经支和交感神经支的支配,交感神经的内脏神经以及部分迷走神经纤维在腹腔动脉周围及肠系膜动脉根部组成腹腔神经丛和肠系膜上神经丛,然后发出神经纤维至肠壁。交感神经兴奋使小肠蠕动减弱,肠腺分泌减少,血管收缩;迷走神经兴奋使肠蠕动增强,肠腺分泌增加。小肠的痛觉由交感神经系统的内脏神经传入纤维传导。

【小肠的生理】 小肠是食物消化和吸收的主要部位。除胰液、胆汁和胃液可继续在小肠内起消化作用外,小肠黏膜腺体也分泌含有多种酶的碱性肠液,其中最主要的是多肽酶(肠肽酶),能将多肽分解为可被肠黏膜吸收的氨基酸。食糜在小肠内分解为葡萄糖、氨基酸、脂肪酸后,即被小肠黏膜吸收。除食物外,小肠还吸收水、电解质、各种维生素,以及脱落的消化道上皮细胞所构成的大量内源性物质。成人这些内源性物质的液体量估计每天达 8000ml 左右,因此在小肠疾病如肠梗阻或肠瘘发生时,可引起严重的营养障碍和水、电解质平衡失调。

小肠本身是一个重要的内分泌器官,可以分泌大量的胃肠激素,已知的有生长抑素、促胃液素、缩胆素、胰液素、胃动素、抑胃多肽、神经降压素、胰高血糖素等,它们对消化腺及小肠的上皮、内分泌功能及运动功能具有重要的调节作用。

小肠还具有重要的屏障功能。生理情况下,肠道内有很多细菌,肠屏障能够阻止肠道内细菌及毒素移位至肠道外;但在肠梗阻缺血或炎症时,可引起屏障功能破坏,导致细菌和毒素乃至肠内容物移位进入血液循环或腹腔。

第二节 肠感染性疾病

一、肠结核

肠结核(intestinal tuberculosis)是结核分枝杆菌侵犯肠管所引起的慢性特异性感染。

【病因和病理】肠结核分为原发性和继发性。原发性肠结核较少见,为结核分枝杆菌直接感染肠道引起原发性病变。临床以继发性肠结核多见,其最常见的原发病变是肺结核,开放性肺结核病人常咽下含有结核分枝杆菌的痰液而引起继发性肠结核。在粟粒性结核的病人,结核分枝杆菌可通过血行播散而引起包括肠结核在内的全身性结核感染。盆腔结核、肾结核等结核病灶亦可直接蔓延至肠道。肠结核病变主要发生在回盲部及远端回肠,在病理形态上表现为溃疡型和增生型两类,也可以两种病变并存。

溃疡型肠结核较多见,其特点是溃疡多呈环形,其长轴与肠腔长轴垂直,病变开始于肠壁淋巴集结,继而融合并发生干酪样坏死,破溃后形成溃疡,溃疡修复时由于瘢痕形成和纤维收缩而致肠腔狭窄。增生型肠结核的特点是在黏膜下层大量结核性肉芽肿形成和纤维组织增生,黏膜隆起呈假性息肉样变,也可有浅小的溃疡。由于肠壁增厚和变硬,以及与周围组织粘连,容易导致肠腔狭窄和梗阻。

【临床表现】肠结核可能是全身性结核的一部分,因此,病人多呈低热、盗汗、乏力、消瘦、食欲减退等结核病的全身症状,腹部症状则因病变类型有所不同。溃疡型肠结核的主要症状为慢性腹部隐痛,偶有阵发性绞痛,以右下腹及脐周围为著,常有进食后加剧,排便后减轻。腹泻,也有腹泻和便秘交替出现。除非病变侵犯结肠,一般粪便不带黏液和脓液。检查右下腹有轻度压痛。增生型肠结核病人,以及病变发展到肠管环形瘢痕狭窄的溃疡型肠结核,主要表现为低位不完全性肠梗阻,腹部可见肠型,肠鸣音高亢,右下腹常可触及固定、较硬且有压痛的肿块。发生慢性肠穿孔时常形成腹腔局限脓肿,脓肿穿破腹壁便形成肠外瘘。

【诊断】除了应做血象、红细胞沉降率、胸部X线平片等一般检查外,需做X线钡餐或钡剂灌肠检查,纤维结肠镜检查可发现结肠乃至回肠末端的病变,并可做活组织检查。

【治疗】肠结核应以内科治疗为主,当伴有外科并发症时才考虑手术治疗。除急诊情况外,手术前原则上应先进行一段抗结核治疗和支持疗法,特别是有活动性肺结核或其他肠外结核的病人,需经治疗并待病情稳定后再行外科治疗。

肠结核的手术适应证为:①病变穿孔形成局限性脓肿或肠瘘;②溃疡型病变伴有瘢痕形成或增生型病变导致肠梗阻;③不能控制的肠道出血;④病变游离穿孔合并急性腹膜炎。后两种情况较为少见。

手术方式应根据并发症而定:①急性肠穿孔应行病变肠段切除术,因修补是在有急性炎症、活动性结核病灶上进行,失败率甚高。②小肠因瘢痕狭窄导致梗阻者做肠段切除吻合,多发性病变可作分段切除吻合,应避免作广泛切除。③回盲部增生型病变可行回盲部或右半结肠切除,如病变浸润固定而不能一期切除,可在病变的近侧切断回肠,缝闭后行短路手术或造口,待病变控制后再行二期手术切除病变肠袢。

二、肠伤寒穿孔

肠穿孔是伤寒病的严重并发症之一,死亡率较高。

【病因和病理】伤寒病由沙门菌属伤寒杆菌所引起,经口进入肠道,侵入回肠末段的淋巴滤泡和淋巴集结,引起炎性水肿,在发病的第2周开始发生坏死,形成溃疡。溃疡的长轴与肠的长轴平行,深及黏膜下层,坏死严重者可深达肌层及浆膜层,当肠腔压力增高时可急性穿孔。由于肠伤寒极少引起腹腔反应与粘连,因此穿孔后立即形成急性弥漫性腹膜炎。80%的穿孔发生在距回盲瓣50cm以内,多为单发,多发穿孔约占10%～25%。

【临床表现和诊断】 已经确诊为伤寒病的病人,突然发生右下腹痛,短时间内扩散至全腹,伴有呕吐、腹胀;检查有明显腹部压痛、肠鸣音消失等腹膜炎征象,X线检查发现腹腔游离气体;伤寒病人本应是脉缓、白细胞计数下降、体温高,穿孔后反有脉搏增快,白细胞计数增加,体温下降;腹腔穿刺可抽到脓液。取血做伤寒菌培养和肥达试验(Widal test)可进一步明确诊断。

需要注意的是,有少数伤寒病人症状轻微,仅有轻度发热、头痛、全身不适等,未引起病人重视,其发生穿孔时,多表现为右下腹痛伴呕吐,腹部有急性腹膜炎的体征,常误诊为急性阑尾炎穿孔,手术时可发现回肠穿孔,而阑尾仅有周围炎。在伤寒流行的地区与季节,应警惕伤寒肠穿孔的可能。手术时应取腹腔渗液做伤寒杆菌培养。

【治疗】 伤寒肠穿孔确诊后应及时手术治疗。由于病人一般都很虚弱,故原则是施行穿孔缝合术,手术应简单、快速。除非肠穿孔过多,以及并发不易控制的肠道大量出血,而病人全身状况尚许可,才考虑做肠切除。对术中发现肠壁很薄接近穿孔的其他病变处,也应予以内翻缝合,预防术后发生新的穿孔。手术结束应清洗腹腔,放置有效的引流。术后对伤寒病和腹膜炎应采用积极抗感染治疗,并给予肠外营养支持。目前,针对伤寒的药物主要为氟喹诺酮类和第三代头孢菌素类药物,均有可靠的疗效,术后加强药物治疗能控制病变的发展,减少再穿孔的发生。

(王振军)

第三节　肠炎性疾病

一、急性出血性肠炎

急性出血性肠炎(acute hemorrhagic enteritis)为一种原因尚不明确的肠管急性炎症病变,由于血便是本病最主要的症状,故称为急性出血性肠炎。

【病因和病理】 病因尚未确定,部分病人发病前,可有不洁饮食史或上呼吸道感染史,曾认为本病与细菌感染或过敏有关。近年来认为本病的发生与C型魏氏杆菌产生的β毒素有关,肠道内缺乏足够破坏β毒素的胰蛋白酶亦促使本病发生。长期进食低蛋白饮食可使肠道内胰蛋白酶处于低水平。

病变主要在空肠或回肠,常呈节段性,严重时可融合成片。肠管扩张,肠腔内充满暗红色血性液体和坏死物质,肠壁充血水肿、炎性细胞浸润、广泛出血、坏死和溃疡形成,甚至穿孔。腹腔内可有混浊或血性渗液。

【临床表现】 急性腹痛、腹胀、呕吐、腹泻、便血及全身中毒症状为主要临床表现。腹痛呈阵发性绞痛或持续性疼痛伴阵发性加剧,随之有腹泻,多为血水样便或果酱样腥臭便。有发热、恶心、呕吐,少数病人腹痛不明显而以血便为主要症状。当肠坏死或穿孔时,可有明显的腹膜炎征象,严重时出现中毒性休克。

诊断上需与肠套叠、克罗恩病、中毒性菌痢或急性肠梗阻等相鉴别。

【治疗】 一般采用非手术治疗,包括:①禁食,胃肠减压;②维持内环境平衡,纠正水、电解质与酸碱紊乱,必要时可少量多次输血;③应用广谱抗生素和甲硝唑以控制肠道细菌特别是厌氧菌的生长;④防治脓毒血症和中毒性休克;⑤应用静脉营养,既可提供营养又可使肠道休息。

手术适应证:①有明显腹膜炎表现,或腹腔穿刺有脓性或血性渗液,怀疑有肠坏死或穿孔;②不能控制的肠道大出血;③有肠梗阻表现经非手术治疗不能缓解。

对肠管坏死、穿孔或伴大量出血且病变局限者可行肠管部分切除吻合。如病变广泛或病人全身情况严重,可将穿孔、坏死肠段切除,远近两端外置造口,以后再行二期吻合。急性出血性肠炎严重时可累及大部分肠管,手术时必须仔细判断肠管生机,不可因炎症水肿、片状或点状出血而贸然行广泛肠切除,导致术后发生短肠综合征。手术后仍应给予积极的药物及支持疗法。

（胡俊波）

二、克罗恩病

克罗恩病(Crohn's disease)的病因以及发病机制迄今尚未完全明确。此病多见于欧美发达国家,在我国发病率亦呈上升趋势,尤其在经济发达地区上升明显。发病以年轻者居多,在我国男性发病率略高于女性。

【病理】克罗恩病可侵及胃肠道的任何部位,最多见于回肠末段,可同时累及小肠和结肠,病变局限在结肠者较少见,直肠受累者则不及半数。病变可局限于肠管的一处或多处,呈节段性分布。炎症波及肠壁各层,浆膜面充血水肿、纤维素渗出;病变黏膜增厚,可见裂隙状深溃疡,黏膜水肿突出表面呈鹅卵石样改变;肠壁增厚,肉芽肿形成,可使肠腔变窄;受累肠系膜水肿、增厚和淋巴结炎性肿大,系膜缩短,肠管常有脂肪包裹;病变肠祥间及与周围组织、器官常粘连,或因溃疡穿透而形成内瘘、外瘘。

【临床表现】与发病急缓、病变部位、范围以及有无并发症有关。起病常较缓慢,病史较长。腹泻、腹痛、体重下降是其常见症状,可见黏液血便。腹痛常位于右下腹或脐周,一般为痉挛性痛,多不严重,常伴局部轻压痛。当有慢性溃疡穿透、肠内瘘和粘连形成时,可出现腹内肿块。部分病人出现肠梗阻症状,但多为不完全性。部分病人以肛周病变为首诊症状。

【诊断与鉴别诊断】克罗恩病诊断需要结合临床表现、内镜、病理组织学、影像学和临床生化检查等来综合判断。其中,结肠镜检查与活检病理,影像学检查包括 CT 肠道显像(CTE)和磁共振肠道显像(MRE),有助于临床明确诊断,必要时可行胶囊内镜、小肠镜等检查。

克罗恩病应与肠结核、白塞病、肠道淋巴瘤和溃疡性结肠炎等鉴别。少数克罗恩病病人发病较急,易误诊为急性阑尾炎;但是急性阑尾炎一般既往无反复低热、腹泻病史,右下腹压痛较局限、固定,白细胞计数增加较显著。

【治疗】一般采用内科治疗,约70%病人在一生中需要接受外科手术治疗,手术目的主要是处理由该疾病导致的并发症。克罗恩病手术适应证为:肠狭窄梗阻、腹腔脓肿、肠内瘘或肠外瘘、游离性肠穿孔、不可控制的肠道出血、癌肿形成、肛周病变,内科治疗无效,儿童生长发育迟缓者亦应考虑手术干预。

手术应切除病变部位包括近远侧肉眼观正常肠管 2cm,肠管吻合推荐侧侧吻合方式。一般不宜作单纯的病变近远侧肠侧侧吻合的短路手术。多次肠切除术后复发,有单个或多个短的小肠纤维性狭窄,可行狭窄成形术。术前诊断为阑尾炎而在手术中怀疑为此病时,单纯切除阑尾后容易发生残端瘘;若急性阑尾炎手术后出现瘘应注意克罗恩病的可能性。因病人大多存在营养不良、长期使用激素或免疫抑制剂,围术期处理显得尤为重要。

本病手术治疗后复发率可达50%以上,复发部位多在肠吻合口附近。

（兰　平）

第四节　肠　梗　阻

任何原因引起的肠内容物通过障碍统称肠梗阻(intestinal obstruction),肠梗阻是常见的外科急腹症之一。肠梗阻不但可引起在肠管形态和功能上的改变,还可导致一系列全身性病理生理改变,严重时可危及病人的生命。

【病因和分类】

1. 按梗阻原因分类

（1）机械性肠梗阻：系各种原因引起肠腔狭小或不通,致使肠内容物不能通过,是临床上最为常见的类型。常见的原因包括：①肠外因素,如粘连带压迫、疝嵌顿、肿瘤压迫等；②肠壁因素,如肠套叠、炎症性狭窄、肿瘤、先天性畸形等；③肠腔内因素,如蛔虫梗阻、异物、粪块或胆石堵塞等。

（2）动力性肠梗阻：又分为麻痹性与痉挛性两类,是由于神经抑制或毒素刺激以致肠壁肌运动紊乱,使肠蠕动丧失或肠管痉挛,以致肠内容物不能正常运行,但无器质性肠腔狭小。麻痹性肠梗阻较为常见,多发生在腹腔手术后、腹部创伤或弥漫性腹膜炎病人。痉挛性肠梗阻较为少见,可发生于急性肠炎、肠道功能紊乱或慢性铅中毒病人。

（3）血运性肠梗阻：由于肠系膜血管栓塞或血栓形成,使肠管血运障碍,肠失去蠕动能力,肠腔虽无阻塞,但肠内容物停止运行,故亦可归纳入动力性肠梗阻之中。但是它可迅速继发肠坏死,在处理上截然不同。

2. 按肠壁血运有无障碍分类

（1）单纯性肠梗阻：仅有肠内容物通过受阻,而无肠管血运障碍。

（2）绞窄性肠梗阻：因肠系膜血管或肠壁小血管受压、血管腔栓塞或血栓形成而使相应肠段血运障碍,继而可引起肠坏死、穿孔。

3. 按梗阻部位分类　可分为高位(空肠)梗阻、低位小肠(回肠)和结肠梗阻,后者因有回盲瓣的作用,肠内容物只能从小肠进入结肠,而不能反流,故又称"闭袢性梗阻"。只要肠袢两端完全阻塞,如肠扭转,均属闭袢性梗阻。

4. 按梗阻程度分类　可分为完全性和不完全性肠梗阻。根据病程发展快慢,又分为急性和慢性肠梗阻。慢性不完全性是单纯性肠梗阻,急性完全性肠梗阻多为绞窄性。

上述分类在不断变化的病理过程中是可以互相转化的。例如单纯性肠梗阻如治疗不及时可发展为绞窄性；机械性肠梗阻如时间过久,梗阻以上的肠管由于过度扩张,可出现麻痹性肠梗阻的临床表现；慢性不完全性肠梗阻可因炎性水肿而变为急性完全性。

【病理和病理生理】

1. 局部变化　机械性肠梗阻一旦发生,梗阻以上肠蠕动增加,肠腔内因气体和液体的积聚而膨胀。肠梗阻部位愈低,时间愈长,肠膨胀愈明显。梗阻以下肠管则瘪陷、空虚或仅存积少量粪便。扩张肠管和塌陷肠管交界处即为梗阻所在,这对手术中寻找梗阻部位至为重要。肠腔压力不断升高,可使肠壁静脉回流受阻,肠壁充血水肿,液体外渗。同时肠壁及毛细血管通透性增加,肠壁上有出血点,并有血性渗出液渗入肠腔和腹腔。在闭袢型肠梗阻,肠内压可增加至更高点。肠内容物和大量细菌渗入腹腔,引起腹膜炎。最后,肠管可因缺血坏死而溃破穿孔。

2. 全身变化

（1）水、电解质和酸碱失衡：肠梗阻时,胃肠道分泌的液体不能被吸收返回全身循环而积存在肠腔,同时肠壁继续有液体向肠腔内渗出,导致体液在第三间隙的丢失。高位肠梗阻由于不能进食同时出现的大量呕吐更易出现脱水。同时丢失大量的胃酸和氯离子,故有代谢性碱中毒；低位小肠梗阻丢失大量的碱性消化液加之组织灌注不良,酸性代谢产物剧增,可引起严重的代谢性酸中毒。

（2）血容量下降：肠膨胀可影响肠壁静脉回流,大量血浆渗出至肠腔和腹腔内,如有肠绞窄则更易丢失大量血浆和血液。此外,肠梗阻时蛋白质分解增多,肝合成蛋白的能力下降等,都可加剧血浆蛋白的减少和血容量下降。

（3）休克：严重的缺水、血容量减少、电解质紊乱、酸碱平衡失调、细菌感染、中毒等,可引起休克。当肠坏死、穿孔,发生腹膜炎时,全身中毒尤为严重。最后可引起严重的低血容量性休克和中毒性休克。

（4）呼吸和心脏功能障碍：肠膨胀时腹压增高,横膈上升,影响肺内气体交换；腹痛和腹胀可使腹式呼吸减弱；腹压增高和血容量不足可使下腔静脉回流量减少,心排血量减少,而致呼吸、循环功能障碍。

【临床表现】不同原因引起肠梗阻的临床表现虽不同,但肠内容物不能顺利通过肠腔则是一致的,其共同的表现即腹痛、呕吐、腹胀及停止自肛门排气排便。

1. 症状

(1)腹痛:机械性肠梗阻发生时,梗阻部位以上强烈肠蠕动,即发生腹痛。之后由于肠管肌过度疲劳而呈暂时性弛缓状态,腹痛也随之消失,故机械性肠梗阻的腹痛是阵发性绞痛性质。在腹痛的同时伴有高亢的肠鸣音,当肠腔有积气积液时,肠鸣音呈气过水声或高调金属音。病人常自觉有气体在肠内窜行,并受阻于某一部位,有时能见到肠型和肠蠕动波。如果腹痛的间歇期不断缩短,以致成为剧烈的持续性腹痛,则应该警惕可能是绞窄性肠梗阻的表现。

麻痹性肠梗阻的肠壁肌呈瘫痪状态,没有收缩蠕动,因此无阵发性腹痛,只有持续性胀痛或不适。听诊时肠鸣音减弱或消失。

(2)呕吐:高位梗阻的呕吐出现较早,呕吐较频繁,吐出物主要为胃及十二指肠内容。低位小肠梗阻的呕吐出现较晚,初为胃内容物,后期的呕吐物为积蓄在肠内并经发酵、腐败呈粪样的肠内容物。若呕吐物呈棕褐色或血性,是肠管血运障碍的表现。麻痹性肠梗阻时,呕吐多呈溢出性。

(3)腹胀:发生在腹痛之后,其程度与梗阻部位有关。高位肠梗阻腹胀不明显,但有时可见胃型。低位肠梗阻及麻痹性肠梗阻腹胀显著,遍及全腹。在腹壁较薄的病人,常可见肠管膨胀,出现肠型。结肠梗阻时,如果回盲瓣关闭良好,梗阻以上肠祥可成闭祥,则腹周膨胀显著。腹部隆起不均匀对称,是肠扭转等闭祥性肠梗阻的特点。

(4)排气排便停止:完全性肠梗阻发生后,肠内容物不能通过梗阻部位,梗阻以下的肠管处于空虚状态,临床表现为停止排气排便。但在梗阻的初期,尤其是高位其下面积存的气体和粪便仍可排出,不能误诊为不是肠梗阻或是不完全性肠梗阻。某些绞窄性肠梗阻,如肠套叠、肠系膜血管栓塞或血栓形成,则可排出血性黏液样粪便。

2. 体征　单纯性肠梗阻早期全身情况无明显变化。晚期因呕吐、脱水及电解质紊乱可出现唇干舌燥、眼窝内陷、皮肤弹性减退、脉搏细弱等。绞窄性肠梗阻病人可出现全身中毒症状及休克。

腹部视诊:机械性肠梗阻常可见肠型和蠕动波。肠扭转时腹胀多不对称;麻痹性肠梗阻则腹胀均匀。触诊:单纯性肠梗阻因肠管膨胀,可有轻度压痛,但无腹膜刺激征;绞窄性肠梗阻时,可有固定压痛和腹膜刺激征,压痛的肿块常为有绞窄的肠祥。叩诊:绞窄性肠梗阻时,腹腔有渗液,移动性浊音可呈阳性。听诊:肠鸣音亢进,有气过水声或金属音,为机械性肠梗阻表现。麻痹性肠梗阻时,则肠鸣音减弱或消失。

3. 辅助检查

(1)化验检查:单纯性肠梗阻早期变化不明显,随着病情发展,由于失水和血液浓缩,白细胞计数、血红蛋白和血细胞比容都可增高。尿比重也增高。查血气分析和血清 Na^+、K^+、Cl^-、尿素氮、肌酐的变化,可了解酸碱失衡、电解质紊乱和肾功能的状况。呕吐物和粪便检查,有大量红细胞或隐血阳性,应考虑肠管有血运障碍。

(2)X线检查:一般在肠梗阻发生 4~6 小时,X线检查即显示出肠腔内气体;摄片可见气胀肠祥和液平面。肠梗阻的部位不同,X线表现也各有其特点:空肠黏膜的环状皱襞在肠腔充气时呈鱼骨刺状;回肠扩张的肠祥多,可见阶梯状的液平面;结肠胀气位于腹部周边,显示结肠袋形。当疑有肠套叠、肠扭转或结肠肿瘤时,可做钡灌肠或 CT 检查以协助诊断。

【诊断】首先根据肠梗阻临床表现的共同特点,确定是否为肠梗阻,进一步确定梗阻的类型和性质,最后明确梗阻的部位和原因。这是诊断肠梗阻不可缺少的步骤。

1. 是否肠梗阻　根据腹痛、呕吐、腹胀、停止自肛门排气排便四大症状和腹部可见肠型或蠕动波,肠鸣音亢进等,一般可作出诊断。但有时病人可不完全具备这些典型表现,特别是某些绞窄性肠梗阻的早期,可能与急性胃肠炎、急性胰腺炎、输尿管结石等混淆。除病史与详细的腹部检查外,化验检查与 X 线检查可有助于诊断。

2. **是机械性还是动力性梗阻** 机械性肠梗阻具有上述典型临床表现,早期腹胀可不显著。麻痹性肠梗阻无阵发性绞痛等肠蠕动亢进的表现,相反是肠蠕动减弱或消失,腹胀显著,肠鸣音微弱或消失。腹部 X 线平片和 CT 检查对鉴别诊断甚有价值,麻痹性肠梗阻显示大、小肠全部充气扩张;而机械性肠梗阻胀气限于梗阻以上的部分肠管,即使晚期并发肠绞窄和麻痹,结肠也不会全部胀气。

3. **是单纯性还是绞窄性梗阻** 这点极为重要,关系到治疗方法的选择和病人的预后。有下列表现者,应考虑绞窄性肠梗阻的可能,必须尽早进行手术治疗:

(1)腹痛发作急骤,初始即为持续性剧烈疼痛,或在阵发性加重之间仍有持续性疼痛。有时出现腰背部痛。

(2)病情发展迅速,早期出现休克,抗休克治疗后改善不明显。

(3)有腹膜炎的表现,体温上升、脉率增快、白细胞计数增高。

(4)腹胀不对称,腹部有局部隆起或触及有压痛的肿块(孤立胀大的肠袢)。

(5)呕吐出现早而频繁,呕吐物、胃肠减压抽出液、肛门排出物为血性。腹腔穿刺抽出血性液体。

(6)腹部 X 线检查见孤立扩大的肠袢。

(7)经积极的非手术治疗症状体征无明显改善。

4. **是高位还是低位梗阻** 高位小肠梗阻的呕吐发生早而频繁,腹胀不明显;低位小肠梗阻的腹胀明显,呕吐出现晚而次数少,并可吐粪样物;结肠梗阻与低位小肠梗阻的临床表现很相似。X 线检查有助于鉴别,低位小肠梗阻,扩张的肠袢在腹中部,呈"阶梯状"排列,结肠梗阻时扩大的肠袢分布在腹部周围,可见结肠袋,胀气的结肠阴影在梗阻部位突然中断,盲肠胀气最显著。

5. **是完全性还是不完全性梗阻** 完全性梗阻呕吐频繁,如为低位梗阻则腹胀明显,完全停止排便排气。X 线检查见梗阻以上肠袢明显充气扩张,梗阻以下结肠内无气体。不完全性梗阻呕吐与腹胀都均较轻,X 线所见肠袢充气扩张都较不明显,结肠内可见气体存在。

6. **是什么原因引起梗阻** 根据肠梗阻不同类型的临床表现,参考年龄、病史、体征、X 线检查等几方面进行分析。临床上粘连性肠梗阻最为常见,多发生于以往有过腹部手术、损伤或炎症史的病人。嵌顿性或绞窄性腹外疝也是常见的肠梗阻原因。新生儿以肠道先天性畸形为多见,2 岁以内的小儿多为肠套叠。蛔虫团所致的肠梗阻常发生于儿童。老年人则以肿瘤及粪块堵塞为常见。

【治疗】肠梗阻的治疗原则是纠正因肠梗阻所引起的全身生理紊乱和解除梗阻。治疗方法的选择要根据肠梗阻的原因、性质、部位以及全身情况和病情严重程度而定。

1. **非手术治疗**

(1)胃肠减压:是治疗肠梗阻的主要措施之一,目的是减少胃肠道积留的气体、液体,减轻肠腔膨胀,有利于肠壁血液循环的恢复,减少肠壁水肿。使某些部分梗阻的肠袢因肠壁肿胀而继发的完全性梗阻得以缓解,也可使某些扭曲不重的肠袢得以复位。还可以减轻腹内压,改善因膈肌抬高而导致的呼吸与循环障碍。对低位肠梗阻,可应用较长的小肠减压管。

(2)纠正水、电解质紊乱和酸碱失衡:这是肠梗阻最突出的生理紊乱,应及早给予纠正。当血液生化检查结果尚未获得前,要先给予平衡盐液。待有测定结果后再添加电解质与纠正酸碱失衡。在无心、肺、肾功能障碍的情况下,最初输入液体的速度可稍快,但需作尿量监测,必要时作中心静脉压监测。在单纯性肠梗阻的晚期或绞窄性肠梗阻,常有大量血浆和血液渗出至肠腔或腹腔,需要补充血浆和全血。

(3)防治感染:肠梗阻后,肠壁血液循环有障碍,肠黏膜屏障功能受损而有肠道细菌移位,或是肠腔内细菌直接穿透肠壁至腹腔内产生感染。同时,膈肌升高影响肺部气体交换与分泌物排出,易发生肺部感染。

(4)其他治疗:腹胀可影响肺的功能,病人宜吸氧。为减轻胃肠道的膨胀可给予生长抑素(somatostatin)以减少胃肠液的分泌量。止痛剂的应用应遵循急腹症治疗的原则。

2. **手术治疗** 手术是治疗肠梗阻的一个重要措施,手术目的是解除梗阻、去除病因,手术的方式可根据病人的全身情况与梗阻的病因、性质、部位等加以选择。

（1）单纯解除梗阻的手术：如粘连松解术，肠切开取除肠石、蛔虫等，肠套叠或肠扭转复位术等。

（2）肠切除肠吻合术：对肠管因肿瘤、炎症性狭窄，或局部肠袢已经失活坏死，则应作肠切除肠吻合术。

对于绞窄性肠梗阻，应争取在肠坏死以前解除梗阻，恢复肠管血液循环。有下列表现则表明肠管已无生机：①肠壁已呈紫黑色并已塌陷；②肠壁已失去张力和蠕动能力，对刺激无收缩反应；③相应的肠系膜终末小动脉无搏动。手术中肠袢生机的判断常有困难，小段肠袢当不能肯定有无血运障碍时，以切除为安全。但当有较长段肠袢尤其全小肠扭转，贸然切除将影响病人将来的生存。可在纠正血容量不足与缺氧的同时，可用盐水纱布热敷，或在肠系膜血管根部注射1%普鲁卡因或苄胺唑啉以缓解血管痉挛，观察15～30分钟后，如仍不能判断有无生机，可将肠管回纳腹腔后暂时关腹，严密观察，24小时内再次进腹探查，最后确认无生机后始可考虑切除。

（3）肠短路吻合术：当梗阻的部位切除有困难，为解除梗阻，可分离梗阻部远近端肠管作短路吻合，旷置梗阻部。但应注意旷置的肠管尤其是梗阻部的近端肠管不宜过长，以免引起盲袢综合征（blind loop syndrome）。

（4）肠造口或肠外置术：肠梗阻部位的病变复杂或病人情况很差，不允许行复杂的手术，可用这类术式解除梗阻，即在梗阻近端肠管作肠造口术以减压，解除因肠管高度膨胀而带来的生理紊乱。主要适用于低位肠梗阻，如急性结肠梗阻，如已有肠坏死或肠肿瘤，可切除坏死或肿瘤肠段，将两断端外置作造口术，以后再行二期手术重建肠道的连续性。

一、粘连性肠梗阻

粘连性肠梗阻是肠梗阻最常见的一种类型，其发生率约占肠梗阻的40%～60%。

【病因和病理】肠粘连和腹腔内粘连带可分先天性和后天性两种。先天性者较少见，可因发育异常或胎粪性腹膜炎所致；后天性者多见，常由于腹腔内手术、炎症、创伤、出血、异物等引起。临床上以手术后所致的粘连性肠梗阻为最多。

粘连性肠梗阻一般都发生在小肠，引起结肠梗阻者少见。粘连引起的肠梗阻有多种类型（图35-1）。肠粘连必须在一定条件下才会引起肠梗阻，例如：①肠腔已变窄，在有腹泻炎症时，肠壁水肿使变窄的肠腔完全阻塞不通；②肠腔内容物过多，致肠膨胀，肠袢下垂加剧粘着部的锐角而使肠管不通；③肠蠕动增加或体位的剧烈变动，产生扭转。因此，有些病人粘连性肠梗阻的症状可反复发作，经非手术治疗后又多可缓解。而另一些病人以往并无症状，初次发作即为绞窄性肠梗阻。

【诊断】急性粘连性肠梗阻主要是小肠机械性梗阻的表现，病人多有腹腔手术、创伤或感染的病史。以往有慢性肠梗阻症状或多次急性发作者多为广泛粘连引起的梗阻；长期无症状，突然出现急性梗阻症状，腹痛较重，出现腹膜刺激征，应考虑粘连带、内疝或扭转等引起的绞窄性肠梗阻。手术后早期（5～7天）发生梗阻的症状，应与手术后肠麻痹恢复期的肠蠕动功能失调相鉴别。除有肠粘连外，与术后早期肠管的炎性反应有关，既有肠腔梗阻又有炎症引起的局部肠动力性障碍。

【预防】腹部手术时减少组织损伤，减轻组织炎症反应，预防腹腔内粘连是外科医师应重视的问题。腹腔内粘连的产生除一些不可避免的因素外，尚有一些可避免的因素，如：①清除手套上的淀粉、滑石粉，不遗留线头、棉花纤维等异物于腹腔内，减少肉芽组织的产生；②减少缺血的组织，不作大块组织结扎；③注意无菌操作技术，减少炎性渗出；④保护肠浆膜面，防止损伤与干燥；⑤冲洗清除腹腔内积血、积液，必要时放置引流；⑥及时治疗腹腔内炎性病变，防止炎症扩散。此外，术后早期活动和促进肠蠕动及早恢复，均有利于防止粘连的形成。

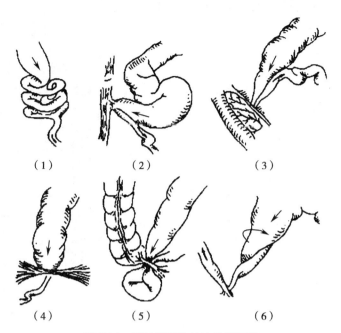

图 35-1　各种类型的粘连性肠梗阻
（1）肠袢粘连成团　（2）腹壁粘着扭折　（3）系膜粘着扭折
（4）粘连系带　（5）粘连内疝　（6）粘连成角,扭转

【治疗】肠梗阻的治疗原则适用于粘连性肠梗阻。治疗粘连性肠梗阻要点是区别是单纯性还是绞窄性,是完全性还是不完全性。单纯性肠梗阻可先行非手术治疗,绞窄性和完全性则应手术治疗。反复发作者可根据病情行即期或择期手术治疗。虽然手术后仍可形成粘连,仍可发生肠梗阻,但在非手术治疗难以消除梗阻粘连的情况下,手术仍是有效的方法。

手术方法应按粘连的具体情况而定:粘连带和小片粘连可施行简单的切断和粘连松解;如一组肠袢紧密粘连成团难以分离,可切除此段肠袢作一期吻合;在特殊情况下,如放射性肠炎引起的粘连性肠梗阻,可将梗阻近、远端肠侧侧吻合作短路手术;为了防止粘连性肠梗阻在手术治疗后再发,特别是腹腔内广泛粘连分离后,可采取肠排列(intestinal splinting)的方法,使肠袢呈有序的排列粘着,而不致有梗阻。

二、肠扭转

肠扭转(volvulus)是一段肠袢及其系膜沿其系膜长轴扭转 360°～720° 而造成的闭袢型肠梗阻。既有肠管的梗阻,更有肠系膜血液循环受阻,是肠梗阻中病情凶险,发展迅速的一类。

【病因】引起肠扭转的主要原因有如下三种。

1. **解剖因素**　如手术后粘连,乙状结肠冗长,先天性中肠旋转不全等。

2. **物理因素**　在上述解剖因素基础上,肠袢本身有一定的重量,如饱餐后肠腔内有较多不易消化的食物、肠管肿瘤、乙状结肠内存积干结粪便等,都是造成肠扭转的潜在因素。

3. **动力因素**　强烈的肠蠕动或体位的突然改变,肠袢产生不同步的运动,使已有轴心固定位置且有一定重量的肠袢发生扭转。

【临床表现】肠扭转是闭袢型肠梗阻加绞窄性肠梗阻,发病急骤,发展迅速。起病时腹痛剧烈且无间歇期,早期即可出现休克。肠扭转的好发部位是小肠和乙状结肠,临床表现各有特点。

小肠扭转表现为突然发作剧烈腹部绞痛,常为持续性疼痛阵发性加剧;由于肠系膜受到牵拉,疼痛可放射至腰背部。呕吐频繁,腹胀以某一部位特别明显,腹部有时可扪及压痛的扩张肠袢。肠鸣音减弱,可闻及气过水声。腹部 X 线检查符合绞窄性肠梗阻的表现,有时可见空肠和回肠换位,或排列成多种形态的小跨度蜷曲肠袢等特有的征象。CT 检查有助于明确诊断。

乙状结肠扭转（sigmoid volvulus）多见于乙状结肠冗长、有便秘的老年人，以往可有多次腹痛发作经排气、排便后缓解的病史。病人有腹部持续胀痛，左腹部明显膨胀，可见肠型。腹部压痛及肌紧张不明显。腹部 X 线平片显示马蹄状巨大的双腔充气肠袢，圆顶向上；立位可见两个液平面（图35-2）。钡剂灌肠 X 线检查见扭转部位钡剂受阻，钡影尖端呈"鸟嘴"形。

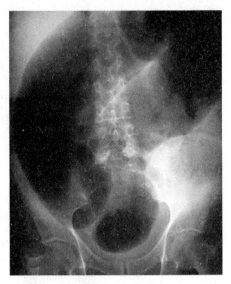

图 35-2　乙状结肠扭转 X 平片，提示巨大的乙状结肠袢几乎充满整个腹腔

【治疗】肠扭转是一种较严重的机械性肠梗阻，可在短时期内发生肠绞窄、坏死。若不能得到及时正确的处理，将有较高的死亡率。及时的手术治疗，将扭转的肠袢回转复位可降低死亡率，更可减少小肠大量切除后的短肠综合征。复位后应细致观察血液循环恢复的情况。对有怀疑的长段肠袢应设法解除血管痉挛，观察其生机，争取保留较长的小肠。明确有坏死的肠段应切除，小肠应作一期吻合，坏死的乙状结肠一般切除后，将断端外置造口，以后作二期手术。乙状结肠扭转病人多有乙状结肠冗长而引起的便秘，复位后可择期行冗长结肠切除。

早期乙状结肠扭转，可在结肠镜的直视下，将肛管通过扭转部进行减压，并将肛管保留 2 ~ 3 日。但这些治疗必须在严密观察下进行，一旦怀疑有肠绞窄，必须及时改行手术治疗。

三、肠套叠

肠的一段套入其相连的肠管腔内称为肠套叠（intestinal intussusception），多见于幼儿，成人肠套叠较为少见，但有其特点。

【病因与类型】原发性肠套叠绝大部分发生于婴幼儿，主要由于肠蠕动正常节律紊乱，而肠蠕动节律的失调可能由于食物性质的改变所致。继发性肠套叠多见于成年人，有解剖性因素（如盲肠活动度大），另外物理性因素如肠腔内或肠壁部器质性病变（如肠息肉、肿瘤等）使肠蠕动节律失调，近段肠管的强力蠕动将病变连同肠管同时送入远段肠管中。

根据套入肠与被套肠部位，肠套叠分为小肠-小肠型，小肠-结肠型，结肠-结肠型，在小儿多为回结肠套叠。套叠的结构可分为三层，外层为鞘部，中层为回返层，内层为进入层，后两者合称套入部。套入部的肠系膜也随肠管进入，结果不仅发生肠腔梗阻，由于肠系膜血管受压，肠管可以发生绞窄而坏死（图 35-3）。

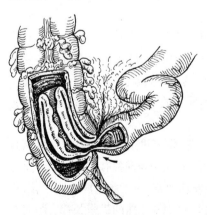

图 35-3　回结肠套叠

【临床表现】肠套叠的三大典型症状是腹痛、血便和腹部肿块。表现为突然发作剧烈的阵发性腹痛，病儿阵发哭闹不安，有安静如常的间歇期。伴有呕吐和果酱样血便。腹部触诊常可扪及腊肠形、表面光滑、稍可活动、具有压痛的肿块，常位于脐右上方，而右下腹扪诊有空虚感。随着病程的进展逐步出现腹胀等肠梗阻症状。钡剂灌肠 X 线检查对诊断肠套叠有较高的价值。

除急性肠套叠外，尚有慢性复发性肠套叠，多见于成人，其发生原因常与肠息肉、肿瘤、憩室等病变有关。多呈不完全梗阻，故症状较轻，可表现为阵发性腹痛发作，而发生便血的不多见。由于套叠常可自行复位，所以发作过后检查可为阴性。

【治疗】应用空气或钡剂灌肠,不仅是诊断方法,也是一种有效的治疗方法,适用于回盲型或结肠型的早期。一般空气压力先用 60mmHg,经肛管注入结肠内,在 X 线透视下明确诊断后,继续注气加压至 80mmHg 左右,直至套叠复位。如果套叠不能复位,或病期已超过 48 小时,或怀疑有肠坏死,或灌肠复位后出现腹膜刺激征及全身情况恶化,都应行手术治疗。术前应纠正脱水或休克。术中若肠无坏死,可轻柔地挤压复位;如果肠壁损伤严重或已有肠坏死者,可行肠段切除吻合术;如果病儿全身情况严重,可将坏死肠管切除后两断端外置造口,以后再行二期肠吻合术。成人肠套叠多有引起套叠的病理因素,一般主张手术。

(胡俊波)

第五节　肠系膜血管缺血性疾病

随人口老龄化,此病发病率增加。主要发生于肠系膜动脉缺血。因肠系膜血管急性血液循环障碍导致肠管短时间内缺血坏死形成肠梗阻,临床上表现为血运性肠梗阻。可由下列原因引起:①肠系膜上动脉栓塞(superior mesenteric arterial embolism),栓子多来自心脏,如心肌梗死后的附壁血栓、心瓣膜病、心房纤颤、心内膜炎等,也可来自主动脉壁上粥样斑块;栓塞可发生在肠系膜上动脉自然狭窄处,常见部位在结肠中动脉出口以下。②肠系膜上动脉血栓形成(superior mesenteric arterial thrombosis),大多在动脉硬化性阻塞或狭窄的基础上发生,常涉及整个肠系膜上动脉,也有较局限者。③肠系膜上静脉血栓形成(superior mesenteric venous thrombosis),可继发于腹腔感染、肝硬化门静脉高压致血流淤滞、真性红细胞增多症、高凝状态和外伤或手术造成血管损伤等。

【临床表现和诊断】根据肠系膜血管阻塞的病因、部位、范围和发生的缓急,临床表现各有差别。一般阻塞发生过程越急,范围越广,表现就越严重。动脉阻塞的临床表现又较静脉阻塞急而严重。

肠系膜上动脉栓塞和血栓形成的临床表现大致相仿。一般发病急骤,早期表现为突然发生剧烈的腹部绞痛,难以用一般药物所缓解,可以是全腹性或局限性。其后出现肠坏死,疼痛转为持续,多数伴有频繁呕吐,呕吐物多为血性。部分病人有腹泻,并排出暗红色血便。病人的早期症状明显且严重,其特点是严重的症状与轻微的体征不相称。起初腹软不胀,可有轻度压痛,肠鸣音存在;全身改变也不明显,但如血管闭塞范围广泛,也可较早出现休克。随着肠坏死和腹膜炎的发展,腹胀渐趋明显,肠鸣音消失,出现腹部压痛、腹肌紧张等腹膜刺激征。呕出暗红色血性液体,或出现血便;腹腔穿刺抽出液也为血性。血象多表现为血液浓缩,白细胞计数在病程早期便可明显升高,常达 $20\times10^9/L$ 以上。

肠系膜上动脉血栓形成的病人,常先有慢性肠系膜上动脉缺血的征象。表现为饱餐后腹痛,以致病人不敢进食而日渐消瘦,和伴有慢性腹泻等肠道吸收不良的症状。当血栓形成突然引起急性完全性血管阻塞时,则表现与肠系膜上动脉栓塞相似。

肠系膜上静脉血栓形成的症状发展较慢,表现多不典型,有腹部不适、便秘或腹泻等前驱症状。数日至数周后可突然剧烈腹痛、持续性呕吐,但呕血和便血更为多见,腹胀和腹部压痛,肠鸣音减少;腹腔穿刺可抽出血性液体,常有发热和白细胞计数增高。腹部手术,如腹腔镜右半结肠切除术后肠系膜上静脉血栓形成,临床常有不全性肠梗阻及引流量增多的表现。

本病的诊断主要依靠病史和临床表现,腹部 X 线平片早期显示受累小肠、结肠轻度或中度扩张胀气,晚期由于肠腔和腹腔内大量积液,平片显示腹部普遍密度增高。选择性动脉造影对诊断有重要意义,早期可有助于鉴别血管栓塞、血栓形成或痉挛,并可同时给予血管扩张剂等治疗。

【治疗】应及早诊断,及早治疗,包括支持疗法和手术治疗。血管造影明确病变的性质和部位后,动脉导管可保留在原位以给予血管扩张剂,并维持至手术后或栓塞病变治疗后,可有利于提高缺血肠管的成活率。肠系膜上动脉栓塞可行取栓术。血栓形成则可行血栓内膜切除或肠系膜上动脉-腹主动脉"搭桥"手术。如果病人出现腹膜刺激症状,则不宜等待,条件许可时尽早行剖腹探查,已有肠坏死应做肠切除术,根据肠管切除的范围及切除缘的血运情况施行一期肠吻合或肠断端外置造口术。肠系膜上静脉血栓形成者需施行肠切除术,切除范围应包括全部有静脉血栓形成的肠系膜,否则术后静脉血栓有继续蔓延的可能,术后应继续行抗凝治疗。

急性肠系膜血管缺血性疾病,临床常因认识不足而误诊,一旦发生广泛的肠缺血坏死,预后凶险,死亡率很高。短肠综合征、再栓塞、肠外瘘、胃肠道出血、局限性肠纤维化狭窄等是术后可能发生的并发症。

肠系膜血管缺血性疾病中还有一类非肠系膜血管闭塞性缺血(nonocclusive mesenteric ischemia),其肠系膜动、静脉并无阻塞。临床诱因如充血性心力衰竭、急性心肌梗死、休克、心脏等大手术后,以及应用麦角等药物、大量利尿剂和洋地黄中毒等,与低血容量、低心排血量、低血压或肠系膜血管收缩所致肠系膜血液循环低灌注状态有关。尤易发生于已有肠系膜上动脉硬化性狭窄病变者。

临床表现与急性肠系膜上动脉阻塞极相似,但发病较缓慢,剧烈腹痛逐渐加重。待发展到肠梗死阶段,则出现严重腹痛、呕血或血便,并出现腹膜炎体征。

选择性肠系膜上动脉造影最具诊断价值,显示其动脉近端正常,而远侧分支变细而光滑。

治疗首先应纠正诱发因素。血细胞比容增高时应补给晶体、胶体溶液或输注低分子右旋糖酐。经选择性肠系膜上动脉插管灌注罂粟碱等血管扩张药物。发生肠坏死应手术治疗。术后可继续保留肠系膜上动脉插管给药。

由于本病伴有致病诱因的严重器质性疾病,且病人常年龄较大,故死亡率甚高。

(兰　平)

第六节　短肠综合征

短肠综合征(short bowel syndrome,SBS)是指小肠被广泛切除后,残存的功能性肠管不能维持病人营养需要的吸收不良综合征。本病常见病因有肠扭转、腹内外疝绞窄、肠系膜血管栓塞或血栓形成、外伤累及肠系膜上血管,以及 Crohn 病行多段肠管切除等。此外,较长肠段的功能损害如放射性肠炎,或不适当的外科手术如空肠结肠吻合或胃回肠吻合,也可产生类似的临床综合征。

【病理生理】 正常小肠黏膜的吸收面积大大超过维持正常营养所必需的面积,有充足的功能储备,因而病人能够耐受部分小肠切除,而不发生症状。一般来讲,切除小肠达 50% ~70% 后可引起吸收不良。若残存小肠少于 75cm(有完整结肠),或丧失回盲瓣、残存小肠少于 100cm 者可产生严重症状,导致短肠综合征。切除部位和切除长度均可影响临床症状,如切除回肠远端 2/3 和回盲瓣会严重影响胆盐和维生素 B_{12} 的吸收,并导致腹泻和贫血;回盲瓣和结肠在减慢肠内容运行方面起着重要作用,且右侧结肠有重吸收水与电解质的功能,因此,这段肠道的切除可加重水、电解质的失衡。一般来讲,近端小肠切除的耐受性要大于远端小肠。

【临床表现】 短肠综合征病人早期最主要的临床表现为腹泻、水和电解质失衡,以及营养不良,其中腹泻一般最早出现,其严重程度与残留肠管的长度密切相关。腹泻导致进行性脱水、血容量降低,水、电解质紊乱和酸碱失衡。后期腹泻渐趋减少,根据残留肠管的长度与代偿情况,病人的营养状况可得到维持或逐渐出现营养不良的症状,如体重下降、肌萎缩、贫血、低蛋白血症,各种维生素与电解质缺乏的症状,及胆结石和肾结石发生率升高。

【治疗】 短肠综合征首在预防,在处理小肠疾病时,应尽量避免不必要的扩大切除。

治疗目的是补充营养和纠正水、电解质紊乱和酸碱失衡及防止营养支持的并发症,供给肠内营养以获得残留小肠的最佳代偿,肠外营养主要是补充肠内营养的不足。一般分为三个阶段:

第一阶段——急性期:一般为术后 2 个月,治疗目标是控制腹泻,维持水、电解质和酸碱平衡,并主要通过全胃肠外营养(TPN)进行营养支持。由于病人有大量腹泻,每日肠液排泄量可达 5 ~10L,易发生电解质紊乱,因此应监测病人出入量,在严密监护下静脉补充液体与电解质。病人生命体征稳定后尽早开始 TPN,同时给予抑制肠蠕动药物,减少腹泻次数。针对高胃酸分泌可给予 H_2 受体拮抗剂或质子泵抑制剂。腹泻量降至2L/d以下时,可给予少量等渗肠内营养促进肠管代偿。

第二阶段——代偿期:此期一般为术后2个月至术后2年。病人逐渐出现肠道适应和代偿,腹泻次数和量减少,应尽早开始循序渐进的肠内营养,应从少量、等渗食物开始,随着肠道适应能力增加,食物的量、渗透压及所含热量可适当增加。营养和液体量不足的部分仍需经肠外途径加以补充,逐渐将所需热量、蛋白质、必需氨基酸、维生素、电解质、微量元素与液体量由肠外供给改为肠内供给。有些特殊物质对小肠功能的代偿具有促进作用,如胰高血糖素样肽2(GLP-2)及其类似物可以预防TPN相关的肠黏膜萎缩,谷氨酰胺(glutamine)、生长激素以及胰岛素样生长因子等,亦可能使短肠综合征的代偿过程缩短。

第三阶段——维持期:术后2年以后。此时病人肠道已完成适应,腹泻基本控制,代谢和营养状况趋于稳定。幼儿、青少年病人的代偿能力较年龄大者为好。超过2年以上,残存肠管的功能改善不会超过第二期的5%~10%。此期内病人若仍不能达到维持正常代谢的要求,则将考虑长期甚至终身应用肠外营养支持或特殊的肠内营养。

治疗短肠综合征的外科手术方法可分为两大类:①减肠道运行的技术,如建立小肠瓣和括约肌,逆蠕动肠段,结肠间置等,以增加食物与小肠的接触时间;②增加肠表面积,包括肠变细增长术、小肠移植等。以上方法整体疗效并不满意,且存在并发症风险,仅对少部分病人考虑选用。

(王振军)

第七节　小肠肿瘤

小肠肿瘤(small intestinal tumor)的发病率远较胃肠道其他部位者低,约占胃肠道肿瘤的5%,其中恶性肿瘤占3/4。由于小肠肿瘤诊断比较困难,容易延误治疗。

小肠良性肿瘤较常见的有腺瘤、平滑肌瘤,其他如脂肪瘤、纤维瘤、血管瘤等。恶性肿瘤以腺癌、类癌、恶性淋巴瘤、平滑肌肉瘤等比较多见。小肠间质瘤也较常见。

【临床表现】　很不典型,常表现下列一种或几种症状。

1. **腹痛**　是最常见的症状,可为隐痛、胀痛乃至剧烈绞痛。当并发肠梗阻时,疼痛尤为剧烈。

2. **肠道出血**　常为间歇性排柏油样便或血便,或大出血。有的因长期反复小量出血未被察觉,而表现为慢性贫血。

3. **肠梗阻**　引起急性肠梗阻最常见的原因是肠套叠,但极大多数为慢性复发性。肿瘤引起的肠腔狭窄和压迫邻近肠管也是发生肠梗阻的原因,亦可诱发肠扭转。

4. **腹内肿块**　一般肿块活动度较大,位置多不固定。

5. **肠穿孔**　多见于小肠恶性肿瘤,急性穿孔导致腹膜炎,慢性穿孔则形成肠瘘。

6. **类癌综合征**　类癌大多无症状,小部分病人出现类癌综合征,大多见于伴有肝转移的类癌病人。

【诊断】　小肠肿瘤的诊断主要依靠临床表现和X线钡餐检查,由于小肠肿瘤的临床症状不典型,又缺少早期体征和有效的诊断方法,因此容易延误诊断。对具有上述一种或数种表现者,应考虑小肠肿瘤的可能,需作进一步的检查。

1. 影像学检查中X线钡餐检查、腹部CT、CT肠道显像(CTE)均为常用检查手段。必要时可行PET-CT检查。

2. 纤维十二指肠镜、纤维小肠镜、胶囊内镜检查及选择性动脉造影术,可提高诊断率。

3. 由于类癌病人血中5-羟色胺升高,故对怀疑类癌的病例,测定病人尿中的5-羟色胺的降解物5-羟吲哚乙酸(5-HIAA),有助于确定肿瘤的性质。

4. 必要时可行腹腔镜或剖腹探查。

【治疗】　小的或带蒂的良性肿瘤可连同周围肠壁组织一并作局部切除。较大的或局部多发的肿瘤做肠段切除吻合术。恶性肿瘤则需连同肠系膜及区域淋巴结做根治性切除术;术后根据分期情况,选用化疗等治疗。如肿瘤已与周围组织浸润固定,无法切除,并有梗阻者,则可做短路手术,以缓解梗阻。抗组胺类药物及氢化可的松可改善类癌综合征。

第八节 先天性肠疾病

一、先天性肠闭锁和肠狭窄

肠闭锁(intestinal atresia)和肠狭窄(intestinal stenosis)是肠道的先天性发育畸形,为新生儿时期肠梗阻的常见原因之一。发生部位以空回肠多见,十二指肠次之,结直肠最少见。

【病因和病理】一般认为是由于胚胎时期肠道再度管腔化阶段发育障碍。

肠闭锁一般分三种类型:①肠腔内存在隔膜,使肠腔完全阻塞;②肠管中断,两肠段间仅为一索状纤维带相连;③肠管闭锁两端呈盲袋状完全中断,肠系膜也有 V 形缺损。单一闭锁为多,也可有多处闭锁,犹如一连串香肠形。

肠狭窄以膜式狭窄为多见,程度较轻者仅为一狭窄环,短段形狭窄则少见。

【临床表现】无论肠闭锁的高低,均为完全性肠梗阻,主要表现为:①呕吐:高位肠闭锁病儿,出生后首次喂奶即有呕吐,逐渐加重且频繁。呕吐物含哺喂的水、奶和胆汁,很快出现脱水、电解质紊乱及酸中毒。回肠和结肠闭锁则呕吐多在生后 2 ~ 3 天出现,呕吐物含有胆汁和粪汁,呕吐次数不如高位闭锁频繁。②腹胀:高位闭锁者上腹膨隆,可见胃型,剧烈呕吐后膨隆消失。低位闭锁则表现全腹膨胀、肠鸣音亢进,或可见肠型,后期可伴发穿孔引起腹膜炎。③排便情况:病儿生后不排胎粪或仅排出少量灰绿色黏液样物。

肠狭窄病儿呕吐出现的早晚和腹胀程度,视狭窄的程度而不同,可表现为慢性不全肠梗阻。狭窄严重者表现与肠闭锁相似。

【诊断】除根据上述临床表现外,高位肠闭锁在腹部 X 线平片上,可见上腹部有数个液平面,而其他肠腔内无空气。低位肠闭锁则可见多数扩大肠袢与液平面,钡灌肠可见结肠瘪细。肠狭窄则可借助钡餐检查,并确定其狭窄部位。

【治疗】肠闭锁确诊后,应在纠正水、电解质紊乱及酸碱失衡后尽早手术治疗。十二指肠闭锁可行十二指肠、十二指肠吻合术或十二指肠、空肠吻合术。空、回肠闭锁则在切除两侧盲端后行端端吻合。术中应切除闭锁近端扩大肥厚、血供差的肠管,以防止发生术后吻合口通过障碍。结肠闭锁多先作结肠造瘘,二期行关瘘、吻合术。

肠狭窄以切除狭窄肠段后行肠端端吻合效果为好。

二、先天性肠旋转不良

先天性肠旋转不良(congenital malrotation of the intestine)是由于胚胎发育中肠旋转及固定发生障碍,形成异常索带或小肠系膜根部缩短,从而引起肠梗阻或肠扭转。

【病因和病理】在胚胎期肠发育过程中,肠管以肠系膜上动脉为轴心按逆时针方向从左向右旋转。正常旋转完成后,升、降结肠由结肠系膜附着于后腹壁,盲肠降至右髂窝,小肠系膜从 Treitz 韧带开始,由左上方斜向右下方,附着于后腹壁。如果肠旋转异常或终止于任何阶段均可造成肠旋转不良。当肠管旋转不全,盲肠位于上腹或左腹,附着于右后腹壁至盲肠的索带可压迫十二指肠引起梗阻。另外,由于小肠系膜不是从左上至右下附着于后腹壁,而是凭借狭窄的肠系膜上动脉根部悬挂于后腹壁,小肠活动度大,易以肠系膜上动脉为轴心,发生扭转(图35-4)。剧烈扭转造成肠系膜血

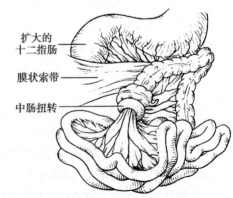

扩大的
十二指肠

膜状索带

中肠扭转

图 35-4 中肠扭转(沿顺时针的方向扭转)

运障碍,可引起小肠的广泛坏死。

【临床表现】 发病年龄不定,临床表现也有较大差别。但多数发病于新生儿期的典型症状是:出生后有正常胎粪排出,生后 3～5 天出现间歇性呕吐,呕吐物含有胆汁。十二指肠梗阻多为不完全性,发生时上腹膨隆,有时可见胃蠕动波,剧烈呕吐后即平坦萎陷。梗阻常反复发生,时轻时重。病儿可出现消瘦、脱水、体重下降。

发生肠扭转时,突出症状为阵发性腹痛和频繁呕吐。轻度扭转可因改变体位等自动复位缓解,如不能复位而扭转加重,肠管坏死后出现全腹膨隆,满腹压痛,腹肌紧张,血便及严重中毒、休克等症状。

【诊断】 新生儿有上述高位肠梗阻症状,应怀疑肠旋转不良的可能,特别对症状间歇性出现者更应考虑。腹部 X 线平片可见胃和十二指肠第一段扩张并有液平面,小肠内仅有少量气体。钡剂灌肠显示大部分结肠位于左腹部,盲肠位于上腹部或左侧。

【治疗】 有明显肠梗阻症状时,应在补充液体、纠正水、电解质紊乱、放置鼻胃管减压后,尽早施行手术治疗。手术原则是解除梗阻恢复肠道的通畅,根据不同情况采用切断压迫十二指肠的腹膜索带,游离粘连的十二指肠或松解盲肠;肠扭转时行肠管复位。有肠坏死者,作受累肠段切除吻合术。

(兰　平)

第三十六章 阑尾疾病

第一节 解剖生理概要

阑尾（appendix）位于右髂窝部，外形呈蚯蚓状，长度从2~20cm不等，一般为6~8cm，直径0.5~0.7cm。阑尾起于盲肠末端，附于三条结肠带的会合点。因此，沿三条结肠带向盲肠末端追踪，是手术中寻找阑尾根部的常用方法。阑尾体表投影约在脐与右髂前上棘连线中外1/3交界处，称为麦氏点（McBurney点）。麦氏点是选择阑尾手术切口的标记点。绝大多数阑尾属腹膜内位器官，其位置多变，由于阑尾根部与盲肠的关系恒定，因此阑尾的位置也随盲肠的位置而变异，一般在右下腹部，但也可高到肝下方，低至盆腔内，甚而越过中线至左侧。阑尾的解剖位置可以其根部为中心，尤如时针在360°范围内的任何位置。此位置决定了病人临床症状及压痛部位的不同。阑尾尖端方位有六种类型（图36-1）：①回肠前位，相当于0~3点位，尖端指向左上。②盆位，相当于3~6点位，尖端指向盆腔。③盲肠后位，相当于9~12点位，在盲肠后方、髂肌前，尖端向上，位于腹膜后。此种阑尾炎的临床体征轻，易误诊，手术显露及切除有一定难度。④盲肠下位，相当于6~9点，尖端向右下。⑤盲肠外侧位，相当于9~10点，位于腹腔内，盲肠外侧。⑥回肠后位，相当于0~3点，但在回肠后方。

阑尾为一管状器官，远端为盲端，近端开口于盲肠，位于回盲瓣下方2~3cm处（图36-2）。阑尾系膜呈三角形或扇形，其内含有血管、淋巴管和神经。阑尾系膜短于阑尾长度，这使阑尾蜷曲。阑尾系膜内的血管，主要由阑尾动、静脉组成，经由回肠末端后方行于阑尾系膜的游离缘。阑尾动脉系回结肠动脉的分支，是一种无侧支的终末动脉，当血运障碍时，易导致阑尾坏死。阑尾静脉与阑尾动脉伴行，最终回流入门静脉。当阑尾发生炎症时，菌栓脱落可引起门静脉炎和细菌性肝脓肿。阑尾的淋巴管与系膜内血管伴行，可以引流到右结肠动脉、十二指肠前和肝曲前的结肠系膜淋巴结及肠系膜上动脉周围淋巴结。阑尾的神经由交感神经纤维经腹腔丛和内脏小神经传入，由于其传入的脊髓节段在第10、11胸节，所以当急性阑尾炎发病开始时，常表现为脐周的牵涉痛，属内脏性疼痛。

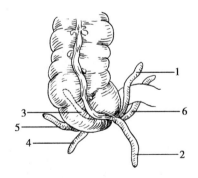

图36-1 阑尾的解剖位置
1. 回肠前位 2. 盆位 3. 盲肠后位
4. 盲肠下位 5. 盲肠外侧位 6. 回肠后位

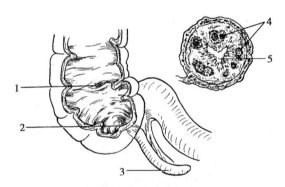

图36-2 阑尾的解剖
1. 回盲瓣 2. 阑尾开口 3. 阑尾
4. 淋巴组织 5. 阑尾腔

阑尾壁组织结构与结肠相似，阑尾黏膜上皮细胞能分泌少量黏液。阑尾是一个淋巴器官，参与B淋巴细胞的产生和成熟，具有一定的免疫功能。阑尾壁内有丰富的淋巴组织，被认为与回肠末端Peyer淋巴滤泡一起可产生淋巴细胞和抗体，对防止病毒等感染有一定的作用。阑尾的淋巴组织在出生后就开始出现,12~20 岁时达高峰期,有 200 多个淋巴滤泡。以后逐渐减少,30 岁后滤泡明显减少,60 岁后完全消失。

第二节　急性阑尾炎

急性阑尾炎(acute appendicitis)是外科常见病,是最多见的急腹症。Fitz(1886)首先正确地描述本病的病史、临床表现和病理所见,并提出阑尾切除术是本病的合理治疗方式。目前,由于外科技术、麻醉、抗生素的应用及护理等方面的进步,绝大多数病人能够早期确诊、恰当处置,收到良好的治疗效果。然而,部分病例的诊断或处理情况复杂,临床医生在诊治中要认真对待每一个具体的病例,不可忽视。

【病因】阑尾易发生炎症是由其自身解剖特点决定的,其解剖结构为一细长盲管,腔内富含微生物,肠壁内有丰富的淋巴组织,容易发生感染。一般认为阑尾炎有以下因素综合造成。

1. **阑尾管腔阻塞**　是急性阑尾炎最常见的病因。阑尾管腔阻塞的最常见原因是淋巴滤泡的明显增生,约占 60%,多见于年轻人。肠石也是阻塞的原因之一,约占 35%。异物、炎性狭窄、食物残渣、蛔虫、肿瘤等则是较少见的病因。阑尾管腔细,开口狭小,系膜短使阑尾蜷曲,这些都是造成阑尾管腔易于阻塞的因素。阑尾管腔阻塞后阑尾黏膜仍继续分泌黏液,腔内压力上升,血运发生障碍,使阑尾炎症加剧。

2. **细菌入侵**　由于阑尾管腔阻塞,细菌繁殖,分泌内毒素和外毒素,损伤黏膜上皮并使黏膜形成溃疡,细菌穿过溃疡的黏膜进入阑尾肌层。阑尾壁间压力升高,妨碍动脉血流,造成阑尾缺血,最终造成梗死和坏疽。致病菌多为肠道内的各种革兰阴性杆菌和厌氧菌。

3. **其他**　阑尾先天畸形,如阑尾过长、过度扭曲、管腔细小、血运不佳等都是急性炎症的病因,胃肠道功能障碍引起内脏神经反射,导致肠管肌肉和血管痉挛,黏膜受损,细菌入侵而致急性炎症。

【临床病理分型】根据急性阑尾炎的临床过程和病理解剖学变化,可分为四种病理类型。

1. **急性单纯性阑尾炎**　属轻型阑尾炎或病变早期。病变多只限于黏膜和黏膜下层。阑尾外观轻度肿胀,浆膜充血并失去正常光泽,表面有少量纤维素性渗出物。镜下,阑尾各层均有水肿和中性粒细胞浸润,黏膜表面有小溃疡和出血点。临床症状和体征均较轻。

2. **急性化脓性阑尾炎**　亦称急性蜂窝织炎性阑尾炎,常由单纯性阑尾炎发展而来。阑尾肿胀明显,浆膜高度充血,表面覆以纤维素性(脓性)渗出物。镜下,阑尾黏膜的溃疡面加大并深达肌层和浆膜层,管壁各层有小脓肿形成,腔内亦有积脓。阑尾周围的腹腔内有稀薄脓液,形成局限性腹膜炎。临床症状和体征较重。

3. **坏疽性及穿孔性阑尾炎**　是一种重型的阑尾炎。阑尾管壁坏死或部分坏死,呈暗紫色或黑色。阑尾腔内积脓,压力升高,阑尾壁血液循环障碍。穿孔部位多在阑尾根部和尖端。穿孔如未被包裹,感染继续扩散,则可引起急性弥漫性腹膜炎。

4. **阑尾周围脓肿**　急性阑尾炎化脓坏疽或穿孔,如果此过程进展较慢,大网膜可移至右下腹部,将阑尾包裹并形成粘连,形成炎性肿块或阑尾周围脓肿(periappendicular abscess)。

急性阑尾炎的转归有以下几种:①炎症消退:一部分单纯性阑尾炎经及时药物治疗后炎症消退。大部分将转为慢性阑尾炎,易复发;②炎症局限化:化脓、坏疽或穿孔性阑尾炎被大网膜包裹粘连,炎症局限,形成阑尾周围脓肿。需用大量抗生素、中药,或两者联合治疗,治愈缓慢;③炎症扩散:阑尾炎症重,发展快,未予及时手术切除,又未能被大网包裹局限,炎症扩散,发展为弥漫性腹膜炎、化脓性门静脉炎、感染性休克等。

【临床诊断】主要依靠病史、临床症状、体检所见和实验室检查。

1. **症状**

(1)腹痛:典型的腹痛发作始于上腹,逐渐移向脐部,数小时(6~8 小时)后转移并局限在右下腹。此过程的时间长短取决于病变发展的程度和阑尾位置。约70%～80%的病人具有这种典型的转移性腹痛的特点。部分病例发病开始即出现右下腹痛。不同类型的阑尾炎其腹痛也有差异,如单纯性阑尾炎表现为轻度隐痛;化脓性阑尾炎呈阵发性胀痛和剧痛;坏疽性阑尾炎呈持续性剧烈腹痛;穿孔性阑尾炎因阑尾腔压力骤减,腹痛可暂时减轻,但出现腹膜炎后,腹痛又会持续加剧。

不同位置的阑尾炎,其腹痛部位也有区别,如盲肠后位阑尾炎疼痛在右侧腰部,盆位阑尾炎腹痛在耻骨上区,肝下区阑尾炎可引起右上腹痛,极少数左下腹部阑尾炎呈左下腹痛。

(2)胃肠道症状:发病早期可能有厌食,恶心、呕吐也可发生,但程度较轻。有的病例可能发生腹泻。盆腔位阑尾炎,炎症刺激直肠和膀胱,引起排便、里急后重症状。弥漫性腹膜炎时可致麻痹性肠梗阻,腹胀、排气排便减少。

(3)全身症状:早期乏力。炎症重时出现中毒症状,心率增快,发热,达38℃左右。阑尾穿孔时体温会更高,达39℃或40℃。如发生门静脉炎时可出现寒战、高热和轻度黄疸。当阑尾化脓坏疽穿孔并腹腔广泛感染时,并发弥漫性腹膜炎,可同时出现血容量不足及败血症表现,甚至合并其他脏器功能障碍。

2. 体征

(1)右下腹压痛:是急性阑尾炎最常见的重要体征。压痛点通常位于麦氏点(图36-3),可随阑尾位置的变异而改变,但压痛点始终在一个固定的位置上。发病早期腹痛尚未转移至右下腹时,右下腹便可出现固定压痛。压痛的程度与病变的程度相关。老年人对压痛的反应较轻。当炎症加重,压痛的范围也随之扩大。当阑尾穿孔时,疼痛和压痛的范围可波及全腹。但此时,仍以阑尾所在位置的压痛最明显。可用叩诊来检查,更为准确。也可嘱病人左侧卧位,体检效果会更好。

(2)腹膜刺激征象:反跳痛(Blumberg征),腹肌紧张,肠鸣音减弱或消失等。这是壁腹膜受炎症刺激出现的防卫性反应。提示阑尾炎症加重,出现化脓、坏疽或穿孔等病理改变。腹膜炎范围扩大,说明局部腹腔内有渗出或阑尾穿孔。但是,在小儿、老人、孕妇、肥胖、虚弱者或盲肠后位阑尾炎时,腹膜刺激征象可不明显。

(3)右下腹肿块:如体检发现右下腹饱满,扪及一压痛性肿块,边界不清,固定,应考虑阑尾周围脓肿的诊断。

(4)可作为辅助诊断的其他体征

1)结肠充气试验(Rovsing征):病人仰卧位,用右手压迫左下腹,再用左手挤压近侧结肠,结肠内气体可传至盲肠和阑尾,引起右下腹疼痛者为阳性。

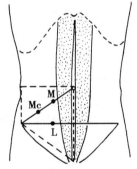

图36-3　阑尾炎压痛点

M:Morris点　Mc:Mc-Burney点　L:Lenz点
点点线围成四边形为Rapp压痛区

2)腰大肌试验(Psoas征):病人左侧卧,使右大腿后伸,引起右下腹疼痛者为阳性。说明阑尾位于腰大肌前方,盲肠后位或腹膜后位。

3)闭孔内肌试验(Obturator征):病人仰卧位,使右髋和右大腿屈曲,然后被动向内旋转,引起右下腹疼痛者为阳性。提示阑尾靠近闭孔内肌。

4)经肛门直肠指检:引起炎症阑尾所在位置压痛。压痛常在直肠右前方。当阑尾穿孔时直肠前壁压痛广泛。当形成阑尾周围脓肿时,有时可触及痛性肿块。

3. 实验室检查

大多数急性阑尾炎病人的白细胞计数和中性粒细胞比例增高。白细胞计数升高到$(10～20)\times10^9/L$,可发生核左移。部分病人白细胞可无明显升高,多见于单纯性阑尾炎或老年病人。尿检查一般无阳性发现,如尿中出现少数红细胞,说明炎性阑尾与输尿管或膀胱相靠近。明显血尿说明存在泌尿系统的原发病变。在生育期有闭经史的女病人,应检查血清β-hCG,以除外产科情况。血清淀粉酶和脂肪酶检查有助于除外急性胰腺炎。

4. 影像学检查　①腹部平片可见盲肠扩张和液气平面,偶尔可见钙化的肠石和异物影,可帮助诊断。②超声可发现肿大的阑尾或脓肿。③CT 的敏感性优于超声,尤其有助于阑尾周围脓肿的诊断。必须强调,这些特殊检查在急性阑尾炎的诊断中不是必需的,当诊断不肯定时才选择应用。

5. 腹腔镜检查　可以直观观察阑尾情况,也能分辨与阑尾炎有相似症状的其他脏器疾病,对明确诊断具有决定性作用。明确诊断后,同时可经腹腔镜做阑尾切除术。对于难于鉴别诊断的阑尾炎,采用腹腔镜检查具有明显的优点。

【鉴别诊断】有许多急腹症的症状和体征与急性阑尾炎很相似,并且20% 阑尾炎表现不典型,需认真鉴别。急性阑尾炎诊断不但要防止延误,也要避免误诊。尤其当阑尾穿孔发生弥漫性腹膜炎时鉴别诊断则更难。有时需在腹腔镜探查或剖腹探查术中才能鉴别清楚。

需要与急性阑尾炎鉴别的常见疾病如下:

1. 胃十二指肠溃疡穿孔　穿孔溢出的胃内容物可沿升结肠旁沟流至右下腹部,容易误认为是急性阑尾炎的转移性腹痛。病人多有溃疡病史,表现为突然发作的剧烈腹痛。体征除右下腹压痛外,上腹仍具疼痛和压痛,腹壁板状强直等腹膜刺激症状也较明显。胸腹部 X 线检查或 CT 发现膈下游离气体,则有助于鉴别诊断。

2. 右侧输尿管结石　多呈突然发生的右下腹阵发性剧烈绞痛,疼痛向会阴部、外生殖器放射。右下腹无明显压痛,或仅有沿右侧输尿管径路的轻度深压痛。尿中查到多量红细胞。超声或 X 线平片在输尿管走行部位可呈现结石阴影。

3. 妇产科疾病　在育龄妇女中特别要注意。异位妊娠破裂表现为突然下腹痛,常有急性失血症状和腹腔内出血的体征,有停经史及阴道不规则出血史;检查时宫颈举痛、附件肿块、阴道后穹隆穿刺有血等。卵巢滤泡或黄体囊肿破裂的临床表现与异位妊娠相似,但病情较轻,多发病于排卵期或月经中期以后。急性输卵管炎和急性盆腔炎,下腹痛逐渐发生,可伴有腰痛;腹部压痛点较低,直肠指诊盆腔有对称性压痛;伴发热及白细胞计数升高,常有脓性白带,阴道后穹隆穿刺可获脓液,涂片检查细菌阳性。卵巢囊肿蒂扭转有明显而剧烈腹痛,腹部或盆腔检查中可扪及有压痛性的肿块。超声检查有助于诊断和鉴别诊断。

4. 急性肠系膜淋巴结炎　多见于儿童。往往先有上呼吸道感染史,腹部压痛部位偏内侧,范围不太固定且较广,并可随体位变更。超声或 CT 检查发现腹腔淋巴结肿大,有助于鉴别诊断。

5. 其他　急性胃肠炎时,恶心、呕吐和腹泻等消化道症状较重,无右下腹固定压痛和腹膜刺激体征。胆道系统感染性疾病,易与高位阑尾炎相混淆,但有明显绞痛、高热,甚至出现黄疸,常有反复右上腹痛史。右侧肺炎、胸膜炎时可出现反射性右下腹痛,但有呼吸系统的症状和体征。此外,回盲部肿瘤、Crohn 病、Meckel 憩室或穿孔、小儿肠套叠等,亦需进行临床鉴别。

上述疾病有其各自特点,应仔细鉴别。如病人有持续性右下腹痛,不能用其他诊断解释以排除急性阑尾炎时,应密切观察或根据病情及时手术探查。

【治疗】

1. 手术治疗　绝大多数急性阑尾炎一旦确诊,应早期施行阑尾切除术(appendectomy)(图 36-4)。早期手术系指阑尾炎症还处于管腔阻塞或仅有充血水肿时就手术切除,此时手术操作较简易,术后并发症少。如化脓坏疽或穿孔后再手术,不但操作困难且术后并发症会明显增加。术前即应用抗生素,有助于防止术后感染的发生。

(1)不同临床类型急性阑尾炎的手术方法选择亦不相同。

1)急性单纯性阑尾炎:行阑尾切除术,切口一期缝合。有条件的单位,也可采用经腹腔镜阑尾切除术。

2)急性化脓性或坏疽性阑尾炎:行阑尾切除术。腹腔如有脓液,应冲洗腹腔,吸净脓液后关腹。注意保护切口,一期缝合。也可采用腹腔镜阑尾切除术。

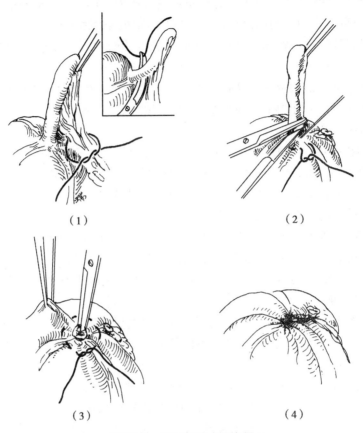

图36-4 阑尾切除术示意图
(1)阑尾系膜结扎 (2)切断系膜,作荷包缝合
(3)阑尾切除,残端内翻 (4)收紧荷包线结扎

3)穿孔性阑尾炎:宜采用右下腹经腹直肌切口,利于术中探查和确诊,切除阑尾,清除腹腔脓液,并彻底冲洗腹腔,根据情况放置腹腔引流。术中注意保护切口,冲洗切口,一期缝合。术后注意观察切口,有感染时及时引流。也可采用腹腔镜阑尾切除术。

4)阑尾周围脓肿:阑尾脓肿尚未破溃穿孔时应按急性化脓性阑尾炎处理。如阑尾穿孔已被包裹形成阑尾周围脓肿,病情较稳定,宜应用抗生素治疗或同时联合中药治疗促进脓肿吸收消退,也可在超声引导下穿刺抽脓或置管引流。如脓肿扩大,无局限趋势,宜先行超声检查,确定切口部位后行手术切开引流。手术目的以引流为主。如阑尾显露方便,也应切除阑尾,阑尾根部完整者施单纯结扎。如阑尾根部坏疽穿孔,可行 U 字缝合关闭阑尾开口的盲肠壁。术后加强支持治疗,合理使用抗生素。

(2)阑尾切除术的技术要点

1)麻醉:可选用硬脊膜外麻醉、静脉复合麻醉,也可采用局部浸润麻醉。

2)切口选择:一般情况下宜采用右下腹麦氏切口(McBurney 切口)或横切口。如诊断不明确或腹膜炎较广泛应采用右下腹经腹直肌探查切口,以便术中进一步探查和清除脓液。切口应加以保护,防止被污染。

3)寻找阑尾:部分病人阑尾就在切口下,容易显露。沿结肠带向盲肠会集点追踪,即能找到阑尾。如仍未找到阑尾,应考虑可能为盲肠后位阑尾,用手指探查盲肠后方,或者剪开盲肠外侧腹膜,将盲肠向内翻即可显露盲肠后方的阑尾。

4)处理阑尾系膜:用阑尾钳钳夹阑尾系膜,不要直接钳夹阑尾,将阑尾提起显露系膜。如系膜菲薄,可用血管钳贴阑尾根部戳孔带线一次集束结扎阑尾系膜,包括阑尾血管在内,再剪断系膜;如阑尾系膜肥厚或较宽,一般应分次钳夹、切断结扎或缝扎系膜。阑尾系膜结扎要确实。

5）处理阑尾根部：在距盲肠0.5cm处用钳轻轻钳夹阑尾后用丝线或肠线结扎阑尾，再于结扎线远侧0.5cm处切断阑尾，残端用碘酒、酒精涂擦处理。于盲肠壁上缝荷包线将阑尾残端埋入。荷包线缝合要点：距阑尾根部结扎线1cm左右，勿将阑尾系膜缝入在内，针距约2~3mm，缝在结肠带上。荷包缝合不宜过大，防止肠壁内翻过多，形成死腔。也可做8字缝合，将阑尾残端埋入同时结扎。最后，在无张力下再将系膜绑扎在盲肠端缝线下覆盖加固。近年来也有主张阑尾根部单纯结扎，不作荷包埋入缝合。

（3）腹腔镜阑尾切除术的技术要点

1）麻醉：采用静脉复合麻醉。

2）体位与穿刺点：自脐上导入腹腔镜后，于左右侧腹根据习惯分别选取穿刺点导入器械。气腹压力维持在12mmHg左右，采取头低足高，左侧倾斜位，便于显露阑尾。

3）探查腹腔并寻找阑尾：常规探查腹腔，按照肝胆、胃、十二指肠、结肠、脾、膈肌、小肠、阑尾、腹股沟内环区、女性应探查子宫及附件。寻找阑尾方法可沿结肠带寻找。当术中发现阑尾正常时，应着重探查寻找引起腹痛的其他原因。

4）处理阑尾系膜：腹腔镜下处理阑尾系膜有多种方法，应根据自身情况选择。大致有：①于阑尾根部紧贴阑尾系膜处打孔，用丝线或血管夹结扎或钳夹阑尾系膜根部后切断。②用超声刀直接切断阑尾系膜及阑尾动脉，分离至阑尾根部。③运用直线切割缝合器切断阑尾系膜。④运用双极电凝于阑尾尖部紧贴阑尾分离阑尾系膜。

5）处理阑尾根部：处理好阑尾系膜后，提起阑尾于阑尾根部使用血管夹夹闭阑尾，距血管夹上1cm上钛夹。于二者之间切断阑尾，阑尾残端用电凝灼烧黏膜，残端无需包埋。也可用可吸收线荷包缝合或"8"字缝合包埋残端，但对技术要求较高。也可以使用丝线套扎阑尾根部2道处理阑尾根部，或者使用直线切割缝合器切断闭合阑尾根部。

6）腹腔镜阑尾切除有下列优点：损伤小；术后疼痛轻，恢复快；腹腔干扰小，胃肠功能恢复快；容易探查阑尾以外脏器情况；容易鉴别阑尾炎诊断不明确者，并且可以在腹腔镜下完成治疗；切口小，感染率低，美观；术后肠粘连机会减少。缺点：对设备要求高；术者需经过训练有一定经验；费用昂贵；对于阑尾周围脓肿、腹腔严重粘连、内脏损伤及大出血常需中转开腹行常规手术。

（4）特殊情况下阑尾切除术

1）阑尾尖端粘连固定，不能按常规方法切除阑尾，可先将阑尾于根部结扎切断，残端处理后再分段切断阑尾系膜，最后切除整个阑尾。此为阑尾逆行切除法。

2）盲肠后位阑尾，宜剪开侧腹膜，将盲肠向内翻，显露阑尾，直视下切除。再将侧腹膜缝合。

3）盲肠水肿不宜用荷包埋入缝合时，宜用8字或U字缝合，缝在结肠带上，将系膜一并结扎在缝线上。

4）局部渗出或脓液不多，用纱布多次蘸净，不要用盐水冲洗，以防炎症扩散。如已穿孔，腹膜炎范围大，术中腹腔渗出多，应彻底清除腹腔脓液或冲洗腹腔并放置引流。

5）如合并移动盲肠，阑尾切除后，应同时将盲肠皱襞折叠紧缩缝合。

2. 急性阑尾炎的非手术治疗　仅适用于单纯性阑尾炎及急性阑尾炎的早期阶段，适当药物治疗可恢复正常；病人不接受手术治疗，全身情况差或客观条件不允许，或伴存其他严重器质性疾病有手术禁忌证者。主要措施包括选择有效的抗生素和补液治疗。抗生素选择需覆盖肠道需氧和厌氧菌群。

【并发症及其处理】

1. 急性阑尾炎的并发症

（1）腹腔脓肿：是阑尾炎未经及时治疗的后果。在阑尾周围形成的阑尾周围脓肿最常见，也可在腹腔其他部位形成脓肿，常见部位有盆腔、膈下或肠间隙等处。临床表现有麻痹性肠梗阻的腹胀症状、压痛性肿块和全身感染中毒症状等。超声和CT扫描可协助定位。一经诊断即应在超声引导下穿刺抽脓冲洗或置管引流,或必要时手术切开引流。由于炎症粘连较重,切开引流时应小心防止副损伤,尤其注意肠管损伤。中药治疗阑尾周围脓肿有较好效果,可选择应用。阑尾脓肿非手术疗法治愈后其复发率很高。因此应在治愈后3个月左右择期手术切除阑尾,相比急诊手术效果好。

(2)内、外瘘形成:阑尾周围脓肿如未及时引流,少数病例脓肿可向小肠或大肠内穿破,亦可向膀胱、阴道或腹壁穿破,形成各种内瘘或外瘘,此时脓液可经瘘管排出。X线钡剂检查或者经外瘘置管造影可协助了解瘘管走行,有助于选择相应的治疗方法。

(3)化脓性门静脉炎(pylephlebitis):急性阑尾炎时阑尾静脉中的感染性血栓,可沿肠系膜上静脉至门静脉,导致化脓性门静脉炎症。临床表现为寒战、高热、肝大、剑突下压痛、轻度黄疸等。虽属少见,如病情加重会产生感染性休克和脓毒症,治疗延误可发展为细菌性肝脓肿。行阑尾切除并大剂量抗生素治疗有效。

2. 阑尾切除术后并发症

(1)出血:阑尾系膜的结扎松脱,引起系膜血管出血。表现为腹痛、腹胀和失血性休克等症状。关键在于预防,阑尾系膜结扎确切,系膜肥厚者应分束结扎,结扎线距切断的系膜缘要有一定距离,系膜结扎线及时剪除不要再次牵拉以免松脱。一旦发生出血表现,应立即输血补液,紧急再次手术止血。腹腔镜阑尾切除术结扎阑尾动脉应确切,使用血管夹时也应遵循牢固结扎原则,系膜水肿或较厚者应分束结扎。同时结扎可靠,避免夹子脱落。

(2)切口感染:是最常见的术后并发症。在急性化脓性或穿孔性阑尾炎中多见。近年来,由于外科技术的提高和有效抗生素的应用,此并发症已较少见。术中加强切口保护,切口冲洗,彻底止血,消灭死腔等措施可预防切口感染。切口感染的临床表现包括,术后2~3日体温升高,切口胀痛或跳痛,局部红肿、压痛等。处理原则:可先行试穿抽出脓液,或于波动处拆除缝线,排出脓液,放置引流,定期换药。短期可治愈。

(3)粘连性肠梗阻:也是阑尾切除术后的较常见并发症,与局部炎症重、手术损伤、切口异物、术后卧床等多种原因有关。一旦诊断为急性阑尾炎,应早期手术,术后早期离床活动可适当预防此并发症。粘连性肠梗阻病情重者须手术治疗。

(4)阑尾残株炎:阑尾残端保留过长超过1cm时,或者肠石残留,术后残株可炎症复发,仍表现为阑尾炎的症状。也偶见术中未能切除病变阑尾,而将其遗留,术后炎症复发。应行钡剂灌肠透视检查以明确诊断。症状较重时应再次手术切除阑尾残株。

(5)粪瘘:很少见。产生术后粪瘘的原因有多种,阑尾残端单纯结扎,其结扎线脱落;盲肠原为结核、癌症等;盲肠组织水肿脆弱术中缝合时裂伤。粪瘘发生时如已局限化,不至发生弥漫性腹膜炎,类似阑尾周围脓肿的临床表现。如为非结核或肿瘤病变等,一般经非手术治疗粪瘘可闭合自愈。

第三节　特殊类型阑尾炎

一般成年人急性阑尾炎诊断多无困难,早期治疗的效果非常好。如遇到婴幼儿、老年人及妊娠妇女患急性阑尾炎时,诊断和治疗均较困难,值得格外重视。

1. **新生儿急性阑尾炎**　新生儿阑尾呈漏斗状,不易发生由淋巴滤泡增生或者肠石所致阑尾管腔阻塞。因此,新生儿急性阑尾炎很少见。又由于新生儿不能提供病史,其早期临床表现又无特殊性,仅有厌食、恶心、呕吐、腹泻和脱水等,发热和白细胞升高均不明显,因此术前难以早期确诊,穿孔率可高达80%,死亡率也很高。诊断时应仔细检查右下腹部压痛和腹胀等体征,并应早期手术治疗。

2. **小儿急性阑尾炎**　小儿大网膜发育不全,不能起到足够的保护作用。病儿也不能清楚地提供病史。其临床特点:①病情发展较快且较重,早期即出现高热、呕吐等症状;②右下腹体征不明显、不典型,但有局部压痛和肌紧张,是小儿阑尾炎的重要体征;③穿孔率较高,并发症和死亡率也较高。诊断小儿急性阑尾炎须仔细耐心,取得病儿的信赖和配合,再经轻柔的检查,左、右下腹对比检查,仔细观察病儿对检查的反应,作出判断。治疗原则是早期手术,并配合输液、纠正脱水,应用广谱抗生素等。

3. **妊娠期急性阑尾炎**　较常见。尤其妊娠中期子宫的增大较快,盲肠和阑尾被增大的子宫推挤向右上腹移位,压痛部位也随之上移。腹壁被抬高,炎症阑尾刺激不到壁腹膜,所以使压痛、肌紧张和反跳痛均不明显;大网膜难以包裹炎症阑尾,腹膜炎不易被局限而易在腹腔内扩散。这些因素致使妊娠中期急性阑尾炎难以诊断,炎症发展易致流产或早产,威胁母子生命安全。

治疗以早期阑尾切除术为主。妊娠后期的腹腔感染难以控制,更应早期手术。围术期应加用黄体酮。手术切口需偏高,操作要轻柔,以减少对子宫的刺激。尽量不用腹腔引流。术后使用广谱抗生素。加强术后护理。临产期的急性阑尾炎如并发阑尾穿孔或全身感染症状严重时,可考虑经腹剖宫产术,同时切除病变阑尾。

4. **老年人急性阑尾炎**　随着社会老龄人口增多,老年人急性阑尾炎的发病率也相应升高。因老年人对疼痛感觉迟钝,腹肌薄弱,防御功能减退,所以主诉不强烈,体征不典型,临床表现轻而病理改变却很重,体温和白细胞升高均不明显,容易延误诊断和治疗。又由于老年人动脉硬化,阑尾动脉也会发生改变,易导致阑尾缺血坏死。加之老年人常伴发心血管病、糖尿病、肾功能不全等,使病情更趋复杂严重。一旦诊断应及时手术,同时注意处理伴发的内科疾病。

5. **AIDS/HIV 感染病人的阑尾炎**　其临床症状及体征与免疫功能正常者相似,但不典型,此类病人 WBC 不高,常被延误诊断和治疗。超声或 CT 检查有助于诊断。阑尾切除术是主要的治疗方法,强调早期诊断并手术治疗,可获较好的短期生存,否则穿孔率较高(占 40%)。因此,不应将 AIDS 和 HIV 感染者视为阑尾切除的手术禁忌证。

第四节　慢性阑尾炎

【病因和病理】大多数慢性阑尾炎(chronic appendicitis)由急性阑尾炎转变而来,少数也可开始即呈慢性过程。主要病变为阑尾壁不同程度的纤维化及慢性炎性细胞浸润。黏膜层和浆肌层可见以淋巴细胞和嗜酸性粒细胞浸润为主,替代了急性炎症时的多形核白细胞,还可见到阑尾管壁中有异物巨细胞。此外,阑尾因纤维组织增生,脂肪增多,管壁增厚,管腔狭窄,不规则,甚而闭塞。这些病变妨碍了阑尾的排空,压迫阑尾壁内神经而产生疼痛症状。多数慢性阑尾炎病人的阑尾腔内有肠石,或者阑尾粘连,淋巴滤泡过度增生,使管腔变窄。

【临床表现和诊断】既往常有急性阑尾炎发作病史,也可能症状不重亦不典型。经常有右下腹疼痛,有的病人仅有隐痛或不适,剧烈活动或饮食不节可诱发急性发作。有的病人有反复急性发作的病史。

主要的体征是阑尾部位的局限性压痛,这种压痛经常存在,位置也较固定。左侧卧位体检时,少数病人在右下腹可扪及条索状肿物。钡剂灌肠 X 线检查,如果出现阑尾变形、形态扭曲、边缘毛糙以及分节状改变,单个或多个充盈缺损等征象,可确诊为慢性阑尾炎。薄层 CT 扫描可发现阑尾内肠石,管径不规则增粗、粘连等表现,可作为辅助诊断。

【治疗】诊断明确后需手术切除阑尾,并行病理检查证实此诊断。

第五节　阑尾肿瘤

阑尾肿瘤非常少见,多在阑尾切除术中或尸体解剖中被诊断。主要包括类癌、腺癌和囊性肿瘤三种。

(一) **阑尾类癌(carcinoid tumors)**　起源于阑尾的嗜银细胞。阑尾类癌约占胃肠道类癌的45%,占阑尾肿瘤的90%,阑尾是消化道类癌的最常见部位。部分肿瘤伴黏液囊肿形成。其组织学恶性表现常不明显。阑尾类癌的典型肉眼所见为一种小的(1～2cm)、坚硬的、边界清楚的黄褐色肿物,约 3/4 发生在阑尾远端,少数发生在阑尾根部。临床表现与急性阑尾炎相似,大多是阑尾切除术中偶然发现。如肿物小,无转移,单纯阑尾切除手术可达到治疗目的。其中 2.9% 的病例(>2cm)发生转移而表现恶性肿瘤的生物学特性,这些病例肿瘤浸润或有淋巴结转移,应采用右半结肠切除术。远处转移者可用化疗。5 年生存率可大于 50%。

（二）**阑尾腺癌**（adenocarcinoma）　起源于阑尾黏膜的腺上皮,被分为结肠型和黏液型两种亚型。结肠型,由于其临床表现,肉眼及显微镜下所见与右结肠癌相似,常被称为阑尾的结肠型癌,其术前最常见的表现与急性阑尾炎或右结肠癌相似。术前钡灌肠常显示盲肠外肿物。常需术中病理确诊。治疗原则为右半结肠切除术。预后与盲肠癌相近。黏液性腺癌的治疗同结肠型,其预后优于结肠型。

（三）**阑尾囊性肿瘤**（cystic neoplasms）　包括阑尾黏液囊肿和假性黏液瘤。阑尾病变为囊状结构,或含有黏液的阑尾呈囊状扩张,称为阑尾黏液囊肿(mucocele)。其中 75%～85% 为良性囊腺瘤,少数为囊性腺癌。病人可有无痛性肿块,或者腹部 CT 中偶然发现。囊壁可有钙化。当囊肿破裂时,良性者经阑尾切除可治愈。如为恶性可发生腹腔内播散种植转移。

假性黏液瘤是阑尾分泌黏液的细胞在腹腔内种植而形成,可造成肠粘连梗阻和内瘘。主张彻底切除或需反复多次手术处理。5 年生存率可达 50%。

（吕　毅）

第三十七章 结、直肠与肛管疾病

第一节 解剖生理概要

【结、直肠与肛管解剖】

1. 结肠　结肠包括升结肠、横结肠、降结肠和乙状结肠,下接直肠。成人结肠全长平均约150cm(120～200cm)。结肠各部直径不一,自盲肠端的7.5cm逐渐缩小为乙状结肠末端的2.5cm,这是降结肠、乙状结肠肿瘤导致结肠梗阻症状早于盲肠肿瘤的原因之一。结肠有三个解剖标志,即结肠袋、肠脂垂和结肠带,对于术中寻找结肠及沿着结肠带寻找阑尾有重要的临床意义。盲肠以回盲瓣为界与回肠相连接。回盲瓣具有单向括约功能,能控制小肠内容物流入大肠的速度,以便食物在小肠内充分消化吸收,并可防止盲肠内容物逆流回小肠。在回盲瓣远侧约2cm处,有阑尾的开口。由于回盲瓣的存在,结肠梗阻易发展为闭袢性肠梗阻。另一方面,保留回盲瓣的短肠综合征较已切除回盲瓣的相同长度的短肠综合征的预后好。盲肠为腹膜内位器官,有一定的活动度,其长度在成人约为6～8cm。升结肠与横结肠延续段称为结肠肝曲,横结肠与降结肠延续段称为结肠脾曲,肝曲和脾曲是结肠相对固定的部位。升结肠和降结肠为腹膜间位器官,前面及两侧有腹膜覆盖,后面以Toldt筋膜与腹后壁相贴,是由胚胎期肠系膜与后腹膜融合形成,故其后壁穿孔时可引起严重的腹膜后感染。侧面的腹膜返折表现为白色Toldt线,可作为游离升结肠、降结肠、乙状结肠的标志。横结肠和乙状结肠为腹膜内位器官,完全为腹膜包裹,是结肠活动度较大的部分,乙状结肠若系膜过长易发生扭转或排便困难。结肠的肠壁分为浆膜层、肌层、黏膜下层和黏膜层。

2. 直肠　直肠位于盆腔的后部,平第三骶椎处上接乙状结肠,沿骶骨、尾骨前面下行,至尾骨平面穿过盆膈移行于肛管。上部直肠与乙状结肠粗细相同,下部扩大成直肠壶腹,是暂存粪便的部位。直肠长度约12～15cm,以腹膜返折为界分为上段直肠和下段直肠。上段直肠的前面和两侧有腹膜覆盖,前面的腹膜返折形成直肠膀胱陷凹或直肠子宫陷凹。如该陷凹有炎性液体或腹腔肿瘤在此种植转移时,直肠指诊可以帮助诊断;部分盆腔脓肿可在此凹陷处穿刺或切开直肠前壁进行引流。下段直肠全部位于腹膜外。男性直肠下段的前方借直肠膀胱隔与膀胱底、输尿管盆段、输精管壶腹、精囊腺及前列腺相邻。女性直肠下段借直肠阴道隔与阴道后壁相邻。直肠后方是骶骨、尾骨和梨状肌。外科临床工作中,亦有将直肠分为上、中、下段直肠:齿状线上5cm、10cm、15cm,分别称为下段直肠、中段直肠、上段直肠。上段直肠癌与中下段直肠癌,治疗方案上有所不同。

直肠的肌层与结肠相同。直肠环肌在直肠下端增厚而成为肛管内括约肌,属不随意肌,受自主神经支配,可协助排便,其主要功能为维持直肠静息压及保持肛管呈闭锁状态,无括约肛门的功能。直肠纵肌下端与肛提肌和内、外括约肌相连。直肠黏膜紧贴肠壁,黏膜在直肠壶腹部有上、中、下三条半月形的直肠横襞,内含环肌纤维,称为直肠瓣。直肠下端由于与口径较小且呈闭缩状态的肛管相接,其黏膜呈现8～10个隆起的纵形皱襞,称为肛柱。肛柱基底之间有半月形皱襞,称为肛瓣。肛瓣与肛柱下端共同围成的小隐窝,称肛窦。窦口向上,肛门腺开口于此。窦内容易积存粪屑,易于感染而发生肛窦炎,严重者可形成肛瘘或坐骨直肠窝脓肿等。肛管与肛柱连接的部位,有三角形的乳头状隆起,称为肛乳头。肛瓣边缘和肛柱下端共同在直肠和肛管交界处形成一锯齿状的环形线,称齿状线(图37-1)。

直肠系膜:直肠系膜指的是在中下段直肠的后方和两侧包裹着直肠的半圈1.5～2.0cm厚的结缔

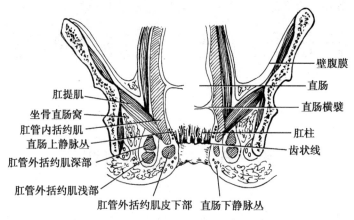

图中标注（左侧自上而下）：肛提肌、坐骨直肠窝、肛管内括约肌、直肠上静脉丛、肛管外括约肌深部、肛管外括约肌浅部；下方：肛管外括约肌皮下部　直肠下静脉丛；右侧自上而下：壁腹膜、直肠、直肠横襞、肛柱、齿状线

图 37-1　直肠肛管纵剖面图

组织,内含动脉、静脉、淋巴组织及大量脂肪组织,上自第 3 骶椎前方,下达盆膈。

肛垫:位于直肠、肛管结合处,亦称直肠肛管移行区(痔区)。该区为一环状、约 1.5cm 宽的海绵状组织带,富含血管、结缔组织及与平滑肌纤维相混合的纤维肌性组织(Treitz 肌)。Treitz 肌呈网络状结构缠绕直肠静脉丛,构成一个支持性框架,将肛垫固定于内括约肌上。肛垫似一胶垫协助括约肌封闭肛门。现在认为肛垫松弛下移是痔形成的基础。

3. **肛管**　肛管上自齿状线,下至肛门缘,长约 1.5 ~ 2cm。肛管内上部为移行上皮,下部为角化的复层扁平上皮。肛管为肛管内、外括约肌所环绕,平时呈环状收缩封闭肛门。肛管可分为解剖学肛管和外科学肛管。肛门部疾病主要发生在齿状线上下 1.5 ~ 2cm 范围内,长约 3 ~ 4cm,故称外科学肛管。

齿状线是直肠与肛管的交界线。胚胎时期,齿状线是内、外胚层的交界处。故齿状线上、下的血管、神经及淋巴来源都不同,是重要的解剖学标志,并在临床上有其重要性。

括约肌间沟位于齿状线与肛缘之间,是内括约肌下缘与外括约肌皮下部的交界处,外观不甚明显,直肠指诊时可触到一浅沟,亦称白线。

4. **直肠肛管肌**　内括约肌属不随意肌;外括约肌是围绕肛管的环形横纹肌,属随意肌,按其纤维所在位置分为皮下部、浅部和深部。皮下部位于肛管下端的皮下,肛管内括约肌的下方;浅部位于皮下部的外侧深层,而深部又位于浅部的深面,它们之间有纤维束分隔。肛管外括约肌组成三个肌环:深部为上环,与耻骨直肠肌合并,附着于耻骨联合,收缩时将肛管向上提举;浅部为中环,附着于尾骨,收缩时向后牵拉;皮下部为下环,与肛门前皮下相连,收缩时前下牵拉。三个环同时收缩将肛管向不同方向牵拉,加强肛管括约肌的功能,使肛管紧闭。

肛提肌是位于直肠周围并与尾骨肌共同形成盆膈的一层宽薄的肌肉,左右各一。根据肌纤维的不同排布分别称为耻骨直肠肌、耻骨尾骨肌和髂骨尾骨肌。肛提肌起自骨盆两侧壁、斜行向下止于直肠壁下部两侧,左右连合呈向下的漏斗状,对于承托盆腔脏器、帮助排粪、括约肛管有重要作用。

肛管直肠环是由肛管内括约肌、直肠壁纵肌的下部、肛管外括约肌的浅、深部和邻近的部分肛提肌(耻骨直肠肌)纤维组成的强大肌环,共同环绕直肠与肛管移行处的外围,在直肠指诊时可清楚扪及。此环是括约肛管的重要结构,如手术时不慎完全切断,可引起大便失禁。

5. **直肠肛管周围间隙**　在直肠与肛管周围有数个间隙,是感染的常见部位。间隙内充满脂肪结缔组织,由于神经分布很少,感觉迟钝,故发生感染时一般无剧烈疼痛,往往在形成脓肿后才就医。由于解剖位置与结构上的关系,肛周脓肿容易引起肛瘘,故有重要的临床意义。在肛提肌以上的间隙有:①骨盆直肠间隙,在直肠两侧,左右各一,位于肛提肌之上,盆腔腹膜之下;②直肠后间隙,在直肠与骶骨间,与两侧骨盆直肠间隙相通。在肛提肌以下的间隙有:①坐骨肛管间隙(亦称坐骨直肠间隙),位于肛提肌以下,坐骨肛管横隔以上,相互经肛管后相通(此处亦称深部肛管后间隙);②肛门周围间隙,位于坐骨肛管横隔以下至皮肤之间,左右两侧也于肛管后相通(亦称浅部肛管后间隙)(图37-2)。

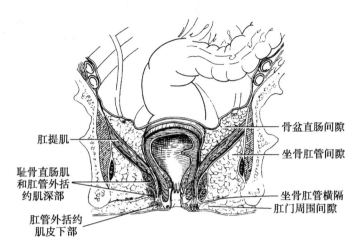

图 37-2　直肠肛管周围间隙

6. **结肠的血管、淋巴管和神经**　盲肠至降结肠的中远段由肠系膜上动脉所供应,分出回结肠动脉、右结肠和中结肠动脉;降结肠远段是由肠系膜下动脉所供应,分出左结肠动脉和数支乙状结肠动脉。静脉和动脉同名,经肠系膜上静脉和肠系膜下静脉而汇入门静脉。结肠的淋巴结分为结肠上淋巴结、结肠旁淋巴结、中间淋巴结和中央淋巴结四组,中央淋巴结位于结肠动脉根部及肠系膜上、下动脉的周围,再引流至腹主动脉周围淋巴结。

支配结肠的副交感神经左右侧不同,迷走神经随动脉分布支配近侧大部分结肠,盆腔神经支配远侧结肠和直肠。交感神经纤维则分别来自肠系膜上和肠系膜下神经丛。

7. **直肠肛管的血管、淋巴和神经**

(1)动脉:齿状线以上的动脉主要来自肠系膜下动脉的终末支——直肠上动脉(痔上动脉),其次为来自髂内动脉的直肠下动脉和骶正中动脉。齿状线以下的血液供应来自肛管动脉。它们之间有丰富的吻合。

(2)静脉:直肠肛管有两个静脉丛。直肠上静脉丛位于齿状线上方的黏膜下层,汇集成数支小静脉,穿过直肠肌层汇成为直肠上静脉(痔上静脉),经肠系膜下静脉回流入门静脉。直肠下静脉丛位于齿状线下方,在直肠、肛管的外侧汇集成直肠下静脉和肛管静脉,分别通过髂内静脉和阴部内静脉回流到下腔静脉。

(3)淋巴:直肠肛管的淋巴引流亦是以齿状线为界,分上、下两组(图37-3)。上组在齿状线以上,有三个引流方向。向上沿直肠上动脉到肠系膜下动脉旁淋巴结,这是直肠最主要的淋巴引流途径;向两侧经直肠下动脉旁淋巴结引流到盆腔侧壁的髂内淋巴结;向下穿过肛提肌至坐骨肛管间隙,沿肛管动脉、阴部内动脉旁淋巴结到达髂内淋巴结。下组在齿状线以下,有两个引流方向:向下外经会阴及大腿内侧皮下注入腹股沟淋巴结,然后到髂外淋巴结;向周围穿过坐骨直肠间隙沿闭孔动脉旁引流到髂内淋巴结。上、下组

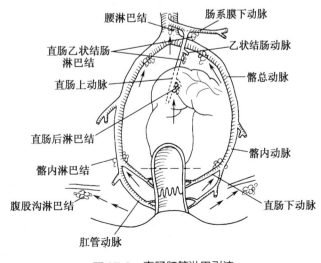

图 37-3　直肠肛管淋巴引流

淋巴网有吻合支,因此,直肠癌有时可转移到腹股沟淋巴结。

(4)神经:以齿状线为界,齿状线以上由交感神经和副交感神经支配(图37-4),故齿状线以上的直肠黏膜无疼痛感。交感神经主要来自骶前(上腹下)神经丛。该丛位于骶前,腹主动脉分叉下方。在直肠固有筋膜外组成左右两支,称之为骶前神经或射精神经(男),向下走行至直肠侧韧带两旁,与来自骶交感干的节后纤维和第2~4骶神经的副交感神经形成盆(下腹下)神经丛。骶前神经损伤可使精囊、前列腺失去收缩能力,不能射精。直肠的副交感神经来自盆神经,含有连接直肠壁便意感受器,对直肠功能的调节起主要作用。直肠壁内的感受器在直肠上部较少,愈往下部愈多,直肠手术时应予以注意。第2~4骶神经的副交感神经(图37-4)形成盆神经丛后分布于直肠、膀胱和海绵体,是支配排尿和阴茎勃起的主要神经,亦称勃起神经。在盆腔手术时,要注意避免损伤。

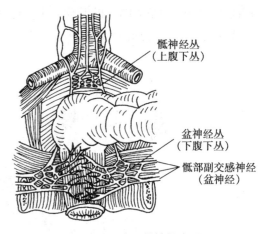

图37-4　直肠的神经支配

齿状线以下的肛管及其周围结构主要由阴部神经的分支支配(图37-5)。肛直肠下神经的感觉纤维异常敏锐,故肛管的皮肤为"疼痛敏感区"。肛周浸润麻醉时,特别是在肛管的两侧及后方要浸润完全。

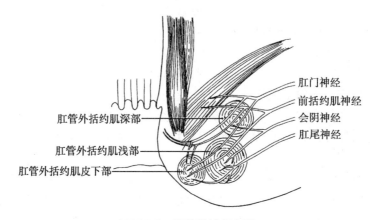

图37-5　肛管的神经支配

【结、直肠肛管的生理功能】结肠的主要功能是吸收水分,储存和转运粪便,也能吸收葡萄糖、电解质和部分胆汁酸。吸收功能主要发生于右侧结肠。此外,结肠能分泌碱性黏液以润滑黏膜,也分泌数种胃肠激素。

直肠有排便、吸收和分泌功能。可吸收少量的水、盐、葡萄糖和一部分药物;也能分泌黏液以利排便。肛管的主要功能是排泄粪便。排便过程有着非常复杂的神经反射。直肠下端是排便反射的主要发生部位,是排便功能中的重要环节,在直肠手术时应予以足够的重视。

第二节　结、直肠及肛管检查方法

【常见检查体位】病人的体位对直肠、肛管疾病的检查很重要,体位不当可能引起疼痛或遗漏疾病,应根据病人的身体情况和检查目的,选择不同的体位。①左侧卧位:病人左侧卧位[图37-6(1)],直肠指检常采用该体位。②膝胸位:是检查直肠肛管的常用体位[图37-6(2)],亦是前列腺按摩的常规体位。由于此体位不能持久,因此对于年老体弱及重病员,应酌情采用。③截石位:双合诊检查常选择该体位[图37-6(3)]。④蹲位:适用于检查直肠脱垂、三期内痔和下段息肉[图37-6(4)]。蹲位时直肠肛管承受压力最大,可使直肠下降1～2cm,可见到内痔或脱肛最严重的情况。

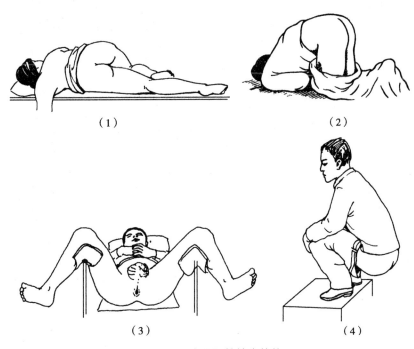

图37-6 直肠肛管检查体位
(1)左侧卧位 (2)膝胸位 (3)截石位 (4)蹲位

【肛门视诊】 常用体位有左侧卧位、膝胸位和截石位。用双手拇指或示、中、环三指分开臀沟(图37-7),观察肛门处有无红肿、血、脓、粪便、黏液、瘘口、外痔、疣状物、溃疡、肿块及脱垂等,以便分析判断病变性质。视诊有时可发现很有诊断价值的佐证:肛瘘可见瘘管外口或肛周沾有粪便或脓性分泌物;肛门失禁可观察到肛门松弛;血栓性外痔可见暗紫色的圆形肿块;疣状物或溃疡常为性病或特殊感染;肛裂在肛管后正中处可见条形溃疡;肛周脓肿可见到炎性肿块。分开肛门后,嘱病人用力屏气或取蹲位,有时可使内痔、息肉或脱垂的直肠从肛门脱出。尤其是蹲位并用力做排便样动作,对诊断环状内痔很有价值。

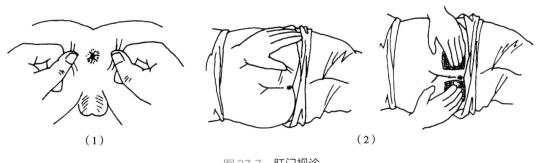

图37-7 肛门视诊
(1)膝胸位 (2)侧卧位

【触诊】 首先触诊肛周皮温、弹性是否正常。肛周脓肿可触及皮温升高、肿胀等。肛瘘往往可触及到条索状硬结。

【直肠指诊】 是简单而重要的临床检查方法,对及早发现肛管、直肠癌意义重大。据统计70%左右的直肠癌可在直肠指诊时被发现。

直肠指诊时应注意几个步骤:①右手戴手套涂以润滑液,首先进行肛门周围指诊,肛管有无肿块、压痛,皮肤有无疣状物,有无外痔等。②测试肛管括约肌的松紧度,正常时直肠仅能伸入一指并感到肛门环缩。在肛管后方可触到肛管直肠环。③检查肛管直肠壁有无触痛、波动感、肿块及狭窄,触及肿块时要确定大小、形状、位置、硬度及能否推动。④直肠前壁距肛缘4~5cm,男性可扪及直肠壁外的前列腺,女性可扪及子宫颈,不要误诊为病理性肿块。⑤根据检查的具体要求,必要时作双合诊检查。⑥抽出手指后,观察指套有无血迹或黏液,若有血迹而未触及病变,应行乙状结肠镜检查。

经肛直肠指诊可发现以下一些常见的病变。

1. **痔**　内痔多较柔软不易扪及,如有血栓形成,可扪及硬结,有时有触痛、出血。

2. **肛瘘**　沿瘘外口向肛门方向延伸,双指合诊常可扪及条索状物或瘘内口处小硬结。

3. **直肠息肉**　可扪及质软可推动的圆形肿块,多发息肉则可扪及大小不等的质软肿块,移动度大的息肉多可扪及蒂部。

4. **肛管、直肠癌**　在肛管或示指可及的直肠内可扪及高低不平的硬结、溃疡、菜花状肿物,肠腔可有狭窄,指套上常有脓血和黏液。

5. **直肠脱垂**　触诊直肠腔内是否空虚,初步判定有无直肠黏膜脱垂。

直肠指诊还可发现直肠肛管外的一些常见疾病,如:前列腺炎、盆腔脓肿、急性附件炎、骶前肿瘤等;如在直肠膀胱陷凹或直肠子宫陷凹触及硬结,应考虑腹腔内肿瘤的种植转移。

【内镜检查】

1. **肛门镜检查**　肛门镜(亦称肛窥),长度一般为7cm,内径大小不一(图37-8)。用于低位直肠病变和肛门疾病的检查。肛门镜检查时多选膝胸位或其他体位。肛门镜检查之前应先作肛门视诊和直肠指诊,如有局部炎症、肛裂、妇女月经期或指诊时病人已感到剧烈疼痛,应暂缓肛门镜检查。肛门镜检查的同时还可进行简单的治疗,如取活组织检查等。

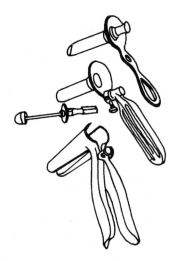

图37-8　常用肛门镜

检查方法:右手持镜,拇指顶住芯子,肛门镜尖端涂以润滑剂。左手分开臀沟,用肛门镜头轻压肛门片刻再缓慢推入。先朝脐孔方向,通过肛管后改向骶凹,将肛门镜全部推进后退出芯子。拔出芯子后要注意芯子有无血迹。调好灯光,缓慢退镜,边退边观察,观察黏膜颜色,有无溃疡、出血、息肉、肿瘤及异物等。在齿状线处注意有无内痔、肛瘘内口;肛乳头,肛隐窝有无炎症等。

肛门周围病变的记录方法:视诊、直肠指诊和肛门镜检查发现的病变部位,一般用时钟定位记录,并标明体位。如检查时取膝胸位,则以肛门后方中点为12点,前方中点为6点;截石位则记录方法相反(图37-9)。

2. **结肠镜检查**　是目前诊断大肠疾病最直接和最准确的方法,显著提高结直肠疾病,包括回肠末端和盲肠疾病的检出率和诊断率,并可进行息肉切除、下消化道出血的止血、结肠扭转复位、结直肠吻合口良性狭窄的扩张等治疗,但有一定的并发症发生风险,如出血、穿孔等。结肠镜检查前通常需要清洁肠道。目前已有不少单位开展了无痛肠镜、放大内镜等新技术。

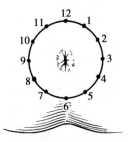

图37-9　肛门检查的时钟定位记录法(截石位)

【影像学检查】

1. **X线检查**　钡剂灌肠是结肠疾病常用的检查方法,尤其是气钡双重造影检查,有利于结直肠微小病变的显示,对结直肠肿瘤、憩室、炎性肠病、先天性异常、直肠黏膜脱垂等病变有重要诊断价值。

2. **MRI**　可清晰地显示肛门括约肌及盆腔脏器的结构,在肛瘘的诊断及分型、直肠癌术前分期以及术后复发的鉴别诊断方面很有价值,较 CT 优越。

3. CT　对结肠癌的分期、有无淋巴转移以及肠外侵犯的判断较 MRI 优越。近年来,CT 模拟结肠镜(computed tomographic virtual colonoscopy,CTVC)作为一种全结直肠显像的诊断技术已在临床上得到应用,可产生类似结肠镜所见的三维仿真影像,其优点有检查快速、无创等。

4. **直肠腔内超声**　可以清楚地显示肛门括约肌及直肠壁的各个层次。适用于肛管直肠肿瘤的术前分期,可以明确肿瘤浸润深度和有无淋巴结受累,也适用于肛门失禁、复杂肛瘘、直肠肛管周围脓肿、未确诊的肛门疼痛的检查。

5. **结直肠超声内镜**　结合了内镜和超声两种检查,对结直肠癌的分期、肠壁肿瘤及肠外受压状态的检查有重要意义。

【结直肠肛管功能检查】直肠、肛管功能在排便过程中占有重要地位,功能检查方法主要有直肠肛管压力测定、直肠感觉试验、模拟排便试验(球囊逼出试验和球囊保留试验)、盆底肌电图检查、排粪造影和结肠传输试验。

第三节　乙状结肠扭转

乙状结肠扭转(sigmoid volvulus)是乙状结肠以其系膜为中轴发生扭转,导致肠管部分或完全梗阻。乙状结肠是肠扭转最常见的发生部位,约占 90%,其次为盲肠,偶见横结肠及脾区。60 岁以上老人的发生率是青年人的 20 倍。

第四节　溃疡性结肠炎的外科治疗

溃疡性结肠炎(ulcerative colitis,UC)是发生在结、直肠的一种弥漫性的炎症性病变。它可发生在结、直肠的任何部位,其中以直肠和乙状结肠最为常见,少数情况下可累及回肠末端,称为倒流性回肠炎。病变多局限在黏膜层和黏膜下层,肠壁增厚不明显,表现为黏膜的大片水肿、充血、糜烂和溃疡形成。临床上以血性腹泻为最常见的早期症状,多为脓血便,腹痛表现为轻到中度的痉挛性疼痛,少数病人因直肠受累而引起里急后重。

【外科治疗的适应证】溃疡性结肠炎的外科指征包括中毒性巨结肠、穿孔、出血、难以忍受的结肠外症状(坏疽性脓皮病、结节性红斑、肝功能损害、眼并发症和关节炎)及癌变。另外,因结、直肠切除是治愈性的治疗,当病人出现顽固性的症状而内科治疗无效时可考虑手术治疗。

【手术方式】外科手术主要包括以下三种手术方式。

1. **全结、直肠切除及回肠造口术**　早在 20 世纪 30 年代便已采用,此手术不但彻底切除了病变可能复发的部位,也解除了癌变的危险,但病人永久性的回肠造口对生活质量有一定的影响。

2. **结肠切除、回直肠吻合术**　该手术是 20 世纪 60 年代初期以保留直肠、肛管功能,使病人避免回肠造口而采用的,但该手术没有彻底切除疾病复发的部位而存在复发和癌变的危险,已被逐渐摒弃。

3. **结直肠切除、回肠储袋肛管吻合术(ileal pouch-anal anastomosis,IPAA)**　1947 年,Ravitch 和 Sabiston 推荐了经腹结肠切除、直肠上中段切除、直肠下段黏膜剥除,回肠经直肠肌鞘拖出与肛管吻合术。该术式的优点是切除了所有患病或可能患病的黏膜,保留了膀胱和生殖器的副交感神经,避免永久性回肠造口,保留肛管括约肌。20 世纪 70 年代后期又进行重要的手术改进,即制作回肠储袋与肛管吻合。常见的回肠储袋有 J 形、S 形、W 形、H 形(图 37-10)。该术式目前已成为治疗绝大多数溃疡性结肠炎病人的标准术式。

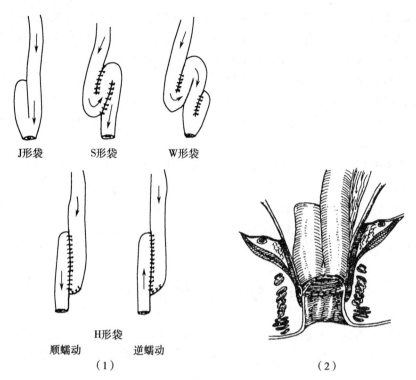

J形袋　　S形袋　　W形袋

H形袋
顺蠕动　　逆蠕动
（1）　　　　　　　　　（2）
图 37-10　回肠储袋肛管吻合术
（1）各种类型的回肠储袋　（2）J 形储袋肛管吻合术

第五节　肠息肉及肠息肉病

　　肠息肉（intestinal polyps）及肠息肉病（intestinal polyposis）是一类从黏膜表面突出到肠腔内的隆起状病变的临床诊断。从病理上可分为：①腺瘤性息肉；②炎性息肉；③错构瘤性息肉：幼年性息肉及色素沉着息肉综合征（Peutz-Jeghers syndrome）；④其他：化生性息肉及黏膜肥大赘生物。息肉数目在100 枚以上称为息肉病，反之则称为散发性息肉。

一、肠息肉

　　肠息肉可发生在肠道的任何部位。小肠息肉的症状常不明显，可表现为反复发作的腹痛和肠道出血。不少病人往往因并发肠套叠等始引起注意，或在手术中才被发现。结直肠息肉多见于乙状结肠及直肠，成人大多为腺瘤，腺瘤直径大于 2cm 者，约半数癌变。绒毛状腺瘤癌变率更高。

　　炎性息肉是由炎症反应刺激肠上皮引起，可继发于任何一种炎症反应或感染性疾病（如阿米巴性结肠炎、慢性血吸虫病或细菌性痢疾），一般没有恶变倾向，以治疗原发肠道疾病为主。

　　增生性息肉是结直肠中最常见的非肿瘤性息肉，常常多发，且直径多小于 5mm。一般不需要特殊治疗。然而由于它们从外表无法与肿瘤性息肉相鉴别，因此常常在肠镜下将其切除并活检。

　　儿童息肉大多发生于 10 岁以下，以错构瘤性幼年性息肉多见，有时可脱出肛门外。

　　结直肠息肉的治疗：有蒂或直径<2cm 的广基腺瘤性息肉可内镜下切除。

二、肠息肉病

　　在肠道广泛出现数目多于 100 颗的息肉，并具有其特殊临床表现，称为息肉病，目前进行 *APC*、*MUTYH* 和错配修复基因检测，大多可作出遗传性诊断。常见有：

　　1. 色素沉着息肉综合征（Peutz-Jeghers syndrome）　以青少年多见，常有家族史，可癌变，属于错构瘤一类。多发性息肉可出现在全部消化道,以小肠为最多见,占64%。在口唇及其周围、口腔黏膜、手掌、足趾或手指上有色素沉着,呈黑斑,也可为棕黄色斑。此病由于范围广泛,无法手术根治,当并发肠道大出血、肠梗阻或肠套叠时,可作部分肠切除术。

2. 家族性肠息肉病(familial intestinal polyposis) 又称家族性腺瘤性息肉病(familial adeno-matous polyposis,FAP),与遗传因素有关,由5号染色体长臂上的 *APC* 基因突变致病。其特点是婴幼儿期并无息肉,常开始出现于青年时期,癌变的倾向性很大。直肠及结肠常布满腺瘤,极少累及小肠。如不治疗,几乎所有 FAP 病人都将发展为结直肠癌,平均癌变年龄约39岁。

3. 肠息肉病合并多发性骨瘤和多发性软组织瘤(Gardner syndrome) 和 FAP 属于同一类型疾病,也和遗传因素有关,但其可有肠外表现。此病多在30~40岁出现,癌变倾向明显。治疗原则与家族性肠息肉病相同;对肠道外伴发的肿瘤,其处理原则与同脏器肿瘤相同。

第六节 结 肠 癌

结肠癌(colon cancer)是胃肠道中常见的恶性肿瘤,我国以41~65岁人群发病率高。近20年来尤其在大城市,发病率明显上升,且有结肠癌多于直肠癌的趋势。大约70%的结肠癌是由腺瘤性息肉演变而来,从形态学上可见到增生、腺瘤及癌变各阶段以及相应的染色体改变(图37-11),耗时10~15年,但也有约30%的癌不经腺瘤演变直接以癌巢的形式出现。随分子生物学技术的发展,结肠癌癌变过程中的基因改变逐渐被认识,已知结肠癌的发生发展是一个多步骤、多阶段及多基因参与的细胞遗传性疾病。

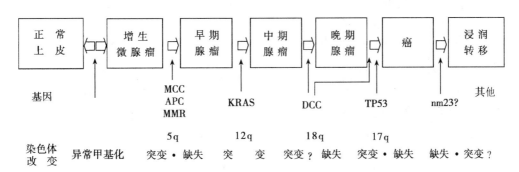

图37-11 大肠癌变过程模式图
MMR(错配修复基因):*MLH1*、*MSH2*、*PMS1*、*PMS2*

从腺瘤到癌的演变过程约经历10~15年,在此癌变过程中,遗传突变包括癌基因激活(*KRAS*、*MYC*、*EGFR*)、抑癌基因失活(*APC*、*DCC*、*TP53*)错配修复基因突变(*MLH1*、*MSH2*、*PMS1*、*PMS2*)及基因过度表达(*PTGS2*、*CD44*)。*APC* 基因失活致杂合性缺失,*APC*/β-catenin 通路启动促成腺瘤进程;错配修复基因突变致基因不稳定,可出现遗传性非息肉病结肠癌,称之为林奇综合征(Lynch syndrome)。

结肠癌病因虽未明确,但其相关的高危因素逐渐被认识,比如腺瘤性息肉、炎症性肠病、家族史、过多脂肪蛋白质的摄入、缺乏膳食纤维、年龄、肥胖、人种、吸烟等。遗传易感性在结肠癌的发病中也具有重要地位,如遗传性非息肉性结肠癌的错配修复基因突变携带者的家族成员,应视为结肠癌的高危人群。有些病如家族性肠息肉病,已被公认为癌前期病变;结肠腺瘤、溃疡性结肠炎以及结肠血吸虫病肉芽肿,与结肠癌的发生有较密切的关系。

【病理与分型】根据肿瘤的大体形态可区分为:

1. 大体分型 分为溃疡型、隆起型、浸润型三型。

(1)溃疡型(图37-12):多见,占50%以上。肿瘤形成深达或贯穿肌层之溃疡,形状为圆形或卵圆形,中心凹陷,边缘凸起,向肠壁深层生长并向周围浸润。早期即可有溃疡,易出血,此型分化程度较低,转移较早。

（2）隆起型（图37-13）：肿瘤的主体向肠腔内突出,肿块增大时表面可产生溃疡,向周围浸润少,预后较好。

（3）浸润型（图37-14）：癌肿沿肠壁各层弥漫浸润,使局部肠壁增厚、肠腔狭窄,但表面常无明显溃疡或隆起。此型分化程度低,转移早而预后差。

2. 组织学分类

（1）腺癌：结、直肠腺癌细胞主要是柱状细胞、黏液分泌细胞和未分化细胞。主要为管状腺癌和乳头状腺癌,占75%～85%,其次为黏液腺癌,占10%～20%。①管状腺癌：癌细胞排列呈腺管或腺泡状排列。根据其分化程度可分为高分化腺癌、中分化腺癌和低分化腺癌。②乳头状腺癌：癌细胞排列组成粗细不等的乳头状结构,乳头中心索为少量血管间质。③黏液腺癌：由分泌黏液的癌细胞构成,癌组织内有大量黏液为其特征,恶性度较高。④印戒细胞癌：肿瘤由弥漫成片的印戒细胞构成,胞核深染,偏于胞质一侧,似戒指样,恶性程度高,预后差。

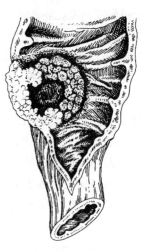

图37-12　溃疡型结肠癌

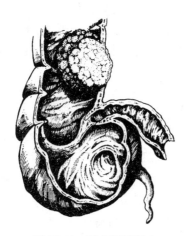

图37-13　隆起型结肠癌

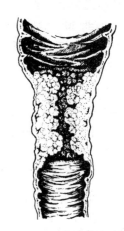

图37-14　浸润型结肠癌

（2）腺鳞癌：亦称腺棘细胞癌,肿瘤由腺癌细胞和鳞癌细胞构成。其分化多为中分化至低分化。腺鳞癌较少见,主要位于直肠下段和肛管。

（3）未分化癌：癌细胞弥漫呈片或呈团状,不形成腺管状结构,细胞排列无规律,癌细胞较小,形态较一致,预后差。

结、直肠癌可以在一个肿瘤中出现两种或两种以上的组织类型,且分化程度并非完全一致。

【临床病理分期】 分期目的在于了解肿瘤发展过程,拟定有效的治疗方案及估计预后。

国际抗癌联盟（UICC）结直肠癌2017年第八版TNM分期法：

T代表原发肿瘤,T_x为原发肿瘤无法评价。无原发肿瘤证据为T_0;原位癌为Tis;肿瘤侵及黏膜下层为T_1;侵及固有肌层为T_2;穿透固有肌层至浆膜下或侵犯无腹膜覆盖的结直肠旁组织为T_3;穿透脏腹膜为T_{4a},侵犯或粘连于其他器官或结构为T_{4b}。

N为区域淋巴结,N_x代表区域淋巴结无法评价;无区域淋巴结转移为N_0;1～3个区域淋巴结转移为N_1;4个及4个以上区域淋巴结转移为N_2。

M为远处转移,无法估计远处转移为M_x;无远处转移为M_0;凡有远处转移为M_1。

TNM分期与结直肠癌预后的关系：结直肠癌的TNM分期基本能够客观反映其预后。国外资料显示：Ⅰ期病人的5年生存率超过90%,Ⅱ～Ⅲ期约为70%,Ⅳ期可根治性切除约为30%,姑息治疗为

8%。中国的地域医疗水平有一定差距,因而预后差别也较大。

结肠癌主要经淋巴转移,首先到结肠壁和结肠旁淋巴结,再到肠系膜血管周围和肠系膜血管根部淋巴结。血行转移多见于肝,其次为肺、骨等。结肠癌也可直接浸润到邻近器官。如乙状结肠癌常侵犯膀胱、子宫、输尿管。横结肠癌可侵犯胃壁,甚至形成内瘘。脱落的癌细胞也可在腹膜种植转移。

【临床表现】 结肠癌早期常无特殊症状,发展后主要有下列症状:

1. **排便习惯与粪便性状的改变** 常为最早出现的症状。多表现为排便次数增加、腹泻、便秘、粪便中带血、脓液或黏液。

2. **腹痛** 常为定位不确切的持续性隐痛,或仅为腹部不适或腹胀感,出现肠梗阻时则腹痛加重或为阵发性绞痛。

3. **腹部肿块** 多为瘤体本身,有时可能为梗阻近侧肠腔内的积粪。肿块大多坚硬,呈结节状。如为横结肠和乙状结肠癌可有一定活动度。如癌肿穿透并发感染,肿块固定,且可有明显压痛。

4. **肠梗阻症状** 一般属结肠癌的中晚期症状,多表现为慢性低位不完全肠梗阻,主要表现是腹胀和便秘,腹部胀痛或阵发性绞痛。当发生完全梗阻时,症状加剧。左侧结肠癌有时可以急性完全性结肠梗阻为首发症状。

5. **全身症状** 由于慢性失血、癌肿溃烂、感染、毒素吸收等,病人可出现贫血、消瘦、乏力、低热等。病程晚期可出现肝大、黄疸、水肿、腹水、直肠前凹肿块、锁骨上淋巴结肿大及恶病质等。

由于癌肿病理类型和部位的不同,临床表现也有区别。一般右半结肠肠腔大,右侧结肠癌隆起型多见,易坏死出血及感染,因此以腹痛、腹部肿块和全身症状为主;降结肠肠腔小,左侧结肠癌浸润型多见,易引起肠腔狭窄梗阻,因此以梗阻症状、排便习惯与粪便性状改变等症状为主。左右半结肠癌的分子生物学差异大,药物敏感性不同,预后也不同。

【诊断】 结肠癌早期症状多不明显,易被忽视。凡40岁以上有以下任一表现者应列为高危人群:①Ⅰ级亲属有结直肠癌史者;②有癌症史或肠道腺瘤或息肉史;③大便隐血试验阳性者。对高危人群,推荐行结肠镜检查,镜下发现病灶取病理活检不难明确诊断。此外,X线钡剂灌肠或气钡双重对比造影检查可见肠腔内肿块、管腔狭窄或龛影,对诊断结肠癌有很大的价值。超声和CT检查对了解腹部肿块和肿大淋巴结及肝内有无转移等均有帮助。血清癌胚抗原(CEA)和糖类抗原19-9(CA19-9)分别在约45%和30%的结肠癌病人中升高,对结肠癌的特异性诊断意义不大,用于术后判断预后和复发更有价值。此外,多种分子标志物应用于粪便DNA检查以早期筛查结直肠癌正在逐渐推广。

【鉴别诊断】 结肠癌的鉴别诊断主要是结肠息肉、溃疡性结肠炎、克罗恩病、肠结核、慢性细菌性痢疾、血吸虫病、阿米巴肠病等。最可靠的鉴别是通过结肠镜取活组织检查。

【治疗】 原则是以手术切除为主的综合治疗。

1. **结肠癌根治性手术** 要求整块切除,肿瘤及其远、近两端10cm以上的肠管,并包括系膜和区域淋巴结。常用术式包括:

(1)右半结肠切除术:适用于盲肠、升结肠、结肠肝曲的癌肿。切除范围包括右半横结肠以近及回肠末段和相应系膜、胃第6组淋巴结(图37-15),回肠与横结肠端端或端侧吻合。

(2)横结肠切除术:适用于横结肠癌。切除包括肝曲或脾曲的整个横结肠、大网膜及其相应系膜及胃第6组淋巴结(图37-16),行升结肠和降结肠端端吻合。

(3)左半结肠切除术:适用于结肠脾曲和降结肠癌。切除范围包括横结肠左半以远及部分或全部乙状结肠(图37-17),然后做结肠间或结肠与直肠端端吻合术。

(4)乙状结肠切除术:适用于乙状结肠癌(图37-18)。

2. **结肠癌并发急性梗阻的手术** 应当在进行胃肠减压、纠正水和电解质紊乱以及酸碱失衡等适当的准备后,早期施行手术。右侧结肠癌做右半结肠切除一期回肠结肠吻合术。如癌肿不能切除,可行回肠横结肠侧侧吻合。左侧结肠癌并发急性梗阻时,可置入支架缓解梗阻,限期行根治性手术。若开腹手术见粪便较多可行术中灌洗后予以吻合。若肠管扩张、水肿明显,可行近端造口、远端封闭,将

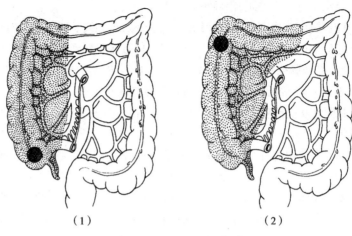

图 37-15　右半结肠切除范围

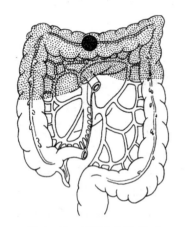

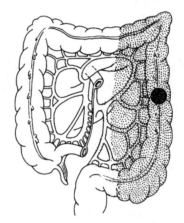

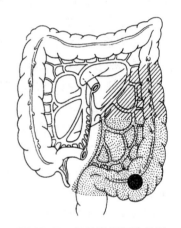

图 37-16　横结肠切除范围　　　图 37-17　左半结肠切除范围　　　图 37-18　乙状结肠切除范围

封闭的断端固定在造口周围并做好记录,以便在回纳造口时容易寻找。如肿物不能切除,可在梗阻部位的近侧作横结肠造口。术后行辅助治疗,待肿瘤缩小降期后,再评估能否行二期根治性切除。

3. 化学治疗　见本章第七节。

4. 其他辅助治疗　大肠癌由于存在腺瘤—腺癌的演进序列,历时长,因而为预防提供了可能。结直肠癌筛查显得意义重大,不仅使早期癌发现率升高,且能阻断结直肠癌的发生与发展。

第七节　直　肠　癌

直肠癌(carcinoma of the rectum)以腹膜返折为界分为上段直肠癌和下段直肠癌,也可分为低位直肠癌(距肛缘 5cm 以内)、中位直肠癌(距肛缘 5～10cm)和高位直肠癌(距肛缘 10cm 以上),以肿瘤下缘确定位置。中国人直肠癌与西方人比较,有两个流行病学特点:①直肠癌比结肠癌发生率高,大约占 60%;最近的资料显示结肠癌和直肠癌发生率逐渐靠近,有些地区已接近 1:1,主要是结肠癌发生率增高所致;②低位直肠癌所占的比例高,约占直肠癌的 60%～70%,绝大多数癌肿可在直肠指诊时触及。上段直肠癌的细胞生物学行为与结肠癌相似,根治性切除术后 5 年总生存率与结肠癌也相近,中低位直肠癌在 50% 左右。

【病因、病理与分期】大体分型、组织学分类和临床病理分期与结肠癌相同,参见本章第六节。

【扩散与转移】

1. 直接浸润　癌肿首先直接向肠壁深层浸润性生长,向肠壁纵轴浸润发生较晚。癌肿浸润肠壁一圈约需 1.5~2 年。直接浸润可穿透浆膜层侵入邻近脏器如子宫、膀胱等,下段直肠癌由于缺乏浆膜层的屏障作用,易向四周浸润,侵入附近脏器如前列腺、精囊腺、阴道、输尿管等。

2. **淋巴转移** 是主要的扩散途径。上段直肠癌向上沿直肠上动脉、肠系膜下动脉及腹主动脉周围淋巴结转移。发生逆行性转移的现象非常少见。如淋巴液正常流向的淋巴结发生转移且流出受阻时,可逆行向下转移。下段直肠癌(以腹膜返折为界)向上方和侧方转移为主。大宗病例报道(1500 例)发现肿瘤下缘平面以下的淋巴结阳性者 98 例(6.5%);平面以下 2cm 仍有淋巴结阳性者仅 30 例(2%)。齿状线周围的癌肿可向上、侧、下方转移。向下方转移可表现为腹股沟淋巴结肿大。

3. **血行转移** 癌肿侵入静脉后沿门静脉转移至肝;也可由髂静脉转移至肺、骨和脑等。直肠癌手术时约有 10%~15% 的病例已发生肝转移;直肠癌致肠梗阻和手术时的挤压,易造成血行转移。

4. **种植转移** 直肠癌种植转移的机会较小,上段直肠癌可发生种植转移。

【症状】直肠癌早期无明显症状,癌肿影响排便或破溃出血时才出现症状。

1. **直肠刺激症状** 便意频繁,排便习惯改变;便前肛门有下坠感、里急后重、排便不尽感,晚期有下腹痛。

2. **癌肿破溃出血症状** 大便表面带血及黏液,甚至有脓血便。

3. **肠腔狭窄症状** 癌肿侵犯致肠管狭窄,初时大便进行性变细,当造成肠管部分梗阻后,有腹痛、腹胀、肠鸣音亢进等不全性肠梗阻表现。

4. **癌肿侵犯周围组织或转移远处器官引起相应症状** 侵犯前列腺、膀胱,可出现尿频、尿痛、血尿。侵犯阴道,可出现阴道异常分泌物。侵犯骶前神经可出现骶尾部剧烈持续性疼痛。

局部症状出现的频率依次为:便血 80%~90%、便频 60%~70%、便细 40%、黏液便 35%、肛门痛 20%、里急后重 20%、便秘 10%。

【体征】

1. **直肠指诊触及肿物** 60%~70% 能在直肠指诊时触及;因此,直肠指诊是诊断低位直肠癌最重要的体格检查,凡遇直肠刺激症状、便血、大便变细等均应采用。

指诊应记录肿物的方位、大小、硬度、形状与肛缘的距离以及指套染血情况。有经验的外科医师能从肿物的固定程度判断其深度:容易和黏膜一起被推动的提示未浸润至肌层;尚能与肠壁一起被推动的提示已浸润肌层、但未穿透肠壁;固定于盆腔的提示已累及肠壁外周围结构。如果肿瘤位于前壁,男性病人应注意肿物与前列腺的关系,女性病人应注意与阴道的关系,必要时经阴道指诊明确。

2. **腹股沟淋巴结肿大** 由于齿状线上下淋巴引流的不同特点,直肠癌罕见转移到腹股沟淋巴结。腹股沟淋巴结肿大多见于累及齿状线以下的直肠癌,提示肿瘤可能含有鳞癌成分。

3. **并发症或晚期体征** 肠梗阻可表现为腹部膨隆、肠鸣音亢进;肝转移可表现为肝大、黄疸、移动性浊音;晚期可表现为营养不良或恶病质。

【辅助检查】

1. **实验室检查** 与结肠癌类似,直肠癌没有敏感而且特异的实验室检查。

大便潜血:由于其经济性可作为结、直肠癌的初筛手段,阳性者再作进一步检查。

肿瘤标记物:癌胚抗原(carcinoembryonic antigen,CEA)缺乏对早期结、直肠癌的诊断价值,仅 45% 的结、直肠癌病人初诊时升高。大量研究表明结、直肠癌病人的血清 CEA 水平与肿瘤分期呈正相关,Ⅰ、Ⅱ、Ⅲ、Ⅳ期的血清 CEA 阳性率分别约为 25%、45%、75% 和 85%,因此 CEA 主要用于评估肿瘤负荷和监测术后复发。CA19-9 的临床意义与 CEA 相似。

2. **内镜检查** 根据检查范围不同分为肛门镜、乙状结肠镜和结肠镜。门诊常规检查时可用肛门镜检查,操作方便、不需肠道准备,乙状结肠镜在中国使用较少。结肠镜在肠道准备充分的情况下可以观察自肛门至回盲部的全部大肠,并可早期处理癌前病变(如腺瘤)和定期筛查结直肠癌,大约使肠癌的发病率降低 56%,死亡率降低 66%,这种保护作用至少持续 17~22 年。由于多数肠癌在 50 岁以后发生,推荐 50 岁接受第一次结肠镜,有肠癌家族史的提前到 40 岁。

结肠镜通过活检取得病理学诊断,是制订治疗方案的依据。已诊断的直肠癌在手术治疗前也必须行结肠镜检查,因为结、直肠癌有 5% ~10% 为多发癌。术前梗阻无法行结肠镜的,术后 6 个月内应检查梗阻近端以排除多源癌。

3. **影像学检查**　直肠癌获得病理诊断以后需要进一步评估临床分期,用于评估预后和制订治疗方案。

(1) 直肠腔内超声:通过将超声探头置入直肠,可以清晰分辨五层回声信号。对 5000 多例直肠癌的荟萃分析显示,腔内超声对 T 分期的敏感性为 81% ~96%,特异性为 91% ~98%。

(2) 盆腔增强 MRI:不但能评估肿瘤浸润肠壁深度、淋巴结是否转移,更重要的是能准确分辨直肠系膜筋膜是否受累。

(3) 胸腹盆增强 CT:主要用于评估多发于肝、肺的远处转移。肝、肺多数大于 1cm 的病变可以通过 CT 准确判定是否转移。盆腔 CT 对软组织的分辨能力不如 MRI。

(4) 全身 PET-CT:主要被推荐用于 2 种情况:①已有淋巴结转移的结直肠癌;②术后检查怀疑复发转移。

【诊断】　直肠癌根据病史、体检、内镜和影像学检查不难作出临床诊断。

【治疗】　直肠癌主要治疗手段包括手术、放疗和化疗。高位直肠癌的治疗与结肠癌基本相同。手术是直肠癌的主要治愈方法。术前(新辅助)和术后(辅助)的放疗和化疗可一定程度上提高治愈机会。肿瘤分期指导治疗方案:Ⅰ期不建议新辅助或辅助治疗;Ⅱ~Ⅳ期中低位直肠癌建议新辅助放化疗;Ⅲ~Ⅳ期直肠癌建议辅助化疗,高危Ⅱ期也可获益。姑息治疗适用于无法进行治愈性手术的晚期直肠癌,原则是尽量解除痛苦、改善生活质量、延长生命。

1. **手术**　通过精细的手术操作锐性切除肿瘤,是效果最确切的局部治疗。手术方式根据肿瘤位置、分期、细胞分级、体型以及控便能力等因素综合选择。大量的临床病理学研究提示,直肠癌向远端肠壁浸润的范围较结肠癌小,只有 2% 的直肠癌向远端浸润超过 2cm。这是选择手术方式的重要依据。

(1) 局部切除术:适用于 T_1 以内的直肠癌,并保证至少 3mm 切缘。手术方式主要有:①经肛局部切除术(图 37-19);②骶后入路局部切除术。

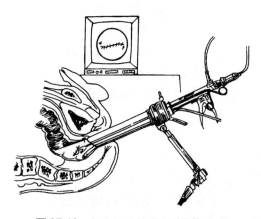

图 37-19　经肛门内镜直肠肿物切除术

(2) 根治性切除术:整块切除癌肿和足够的切缘、区域淋巴结和伴行血管以及完整的直肠系膜。主要手术方式包括 Miles 手术、Dixon 手术及其衍生式和 Hartmann 手术。施行直肠癌根治术的同时,要充分考虑病人的生活质量,术中尽量保护排尿功能和性功能。

直肠癌侵犯子宫时,可一并切除子宫,称为后盆腔脏器清扫;直肠癌侵犯膀胱,行直肠和膀胱(男性)或直肠、子宫和膀胱(女性)切除时,称为全盆腔清扫。如伴发能切除的肝、肺或腹股沟淋巴结转移,可同时切除及清扫。腹腔镜下的直肠癌根治术具有创伤小、恢复快的优点。

1) 腹会阴切除术(Miles 手术):Miles 于 1908 年提出的直肠癌根治术,同时经腹部、会阴两个入路进行整块肿瘤切除和淋巴结清扫。会阴部需切除部分肛提肌、坐骨肛门窝内脂肪、肛管及肛门周围约 3~5cm 的皮肤、皮下组织及全部肛管括约肌(图 37-20),于左下腹行永久性乙状结肠单腔造口。

2) 低位前切除术(Dixon 手术):Dixon 在 1948 年提出的直肠癌保肛手术,切除肿瘤后一期吻合、恢复肠管连续性,是目前应用最多的直肠癌根治术(图 37-21)。根治原则要求肿瘤远端距切缘至少 2cm;低位直肠癌至少 1cm。只要肛门外括约肌和肛提肌未受累,保证环周切缘阴性的前提下,均可行结肠-直肠低位吻合(Dixon 手术)或结肠-肛管超低位吻合[如 Parks 手术或括约肌间切除术(inter-sphincteric resection,ISR)],其长期生存率和无复发生存率不劣于腹会阴切除。

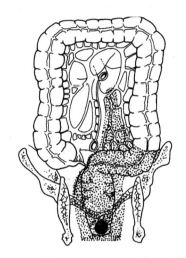
图 37-20　Miles 手术

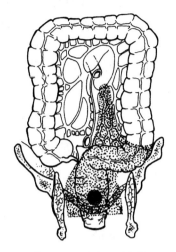
图 37-21　Dixon 手术

低位直肠癌术后吻合口漏的发生率较高,推荐低位吻合、超低位吻合后行临时性回肠造口。

3)经腹直肠癌切除、近端造口、远端封闭手术(Hartmann 手术):Hartmann 早在 1879 年提出的直肠癌术式,切除肿瘤后近端结肠造口,远端残腔封闭。由于避免了肛门部操作,手术时间缩短,适用于一般情况很差,不能耐受 Miles 手术或急性梗阻不宜行 Dixon 手术的病人(图 37-22)。

(3)姑息手术:晚期直肠癌的姑息手术以解除痛苦和处理并发症为主要目的。例如:排便困难或肠梗阻可行乙状结肠双腔造口;肿瘤出血无法控制可行肿瘤姑息性切除。应充分评估手术获益和风险。

2. **放疗**　通过放射线的聚焦杀灭照射野的肿瘤细胞,属于局部治疗。围术期的放疗可提高治愈的机会;姑息放疗可缓解症状。

(1)术前放疗:大规模随机临床试验显示,若影像学评估存在肿瘤浸润较深、直肠系膜筋膜受累等高危因素,术前新辅助放疗可缩小肿瘤并降低分期,提高手术切除率和降低局部复发率。

(2)术后放疗:效果不如术前放疗,仅适用术前未经放疗,且术后病理提示局部复发风险高的情况,如环周切缘阳性、盆侧壁淋巴结转移等情况。

(3)姑息放疗:对于无法根治的晚期或复发病人,放疗可用于缓解局部症状。

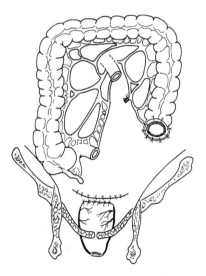
图 37-22　Hartmann 手术

3. **化疗**　利用肿瘤细胞对化学药品的高敏感性,选择性杀灭肿瘤。给药途径有全身静脉给药、术后腹腔热灌注化疗等。结直肠癌的化疗均以氟尿嘧啶为基础用药,以全身静脉化疗为主。

(1)辅助化疗:大规模随机临床研究显示,根治术后全身(辅助)化疗能提高Ⅲ期和部分Ⅱ期结、直肠癌的 5 年生存率。目前辅助化疗主要有两个方案,持续 3 ~ 6 个月:①FOLFOX 方案:奥沙利铂、亚叶酸钙于首日静脉滴注,随后氟尿嘧啶持续 48 小时滴注,每两周重复。②CAPEOX 方案:奥沙利铂于首日静脉滴注,随后连续口服两周氟尿嘧啶的前体卡培他滨,每三周重复,疗效与 FOL-FOX 方案类似。

(2)新辅助化疗:如前所述,目前直肠癌标准的新辅助方案是氟尿嘧啶单药增敏的放疗。最近研究显示,新辅助化疗也可使肿瘤降期,提高手术切除率,尽管远期生存数据有限。对目前尚无条件行放射治疗的地区,可审慎使用。方案为 FOLFOX 或 CAPEOX。

（3）姑息化疗:对于晚期无法行根治的直肠癌,姑息化疗可控制肿瘤进展和延长生存时间。

（4）局部化疗:尽管没有高级别证据支持,腹腔化疗药物植入、腹腔热灌注化疗和经肝动脉化疗等局部化疗已在临床开展,有待临床研究明确其在直肠癌治疗中的地位。

4. **其他治疗**　直肠癌形成梗阻且不能手术者,可采用烧灼、激光或冷冻等局部疗法,或放置金属支架或肠梗阻导管以减轻梗阻。手术无法切除的多发肝转移,可采用超声或 CT 引导的介入消融尽量减少病灶。晚期病人应注意支持治疗,以改善生活质量为原则。

第八节　直肠肛管先天性疾病

一、先天性直肠肛管畸形

先天性直肠肛管畸形(congenital anorectal malformation)是胚胎时期后肠发育障碍所致的消化道畸形,占先天性消化道畸形的首位。中国的调查资料表明发病率约为 1:4000,男女性别的发病率大致相等。约有 50% 以上的先天性直肠肛管畸形伴有直肠与泌尿生殖系之间的瘘管形成。

【分类】1984 年世界小儿外科医师会议制定了直肠肛管畸形分类法。依据直肠盲端与肛提肌的相互关系来分类:直肠盲端在肛提肌以上为高位畸形;位于肛提肌中间或稍下方为中间位畸形;位于肛提肌以下为低位畸形。按性别分男、女两组。男孩直肠肛管畸形 50% 为高位畸形,女孩高位畸形占 20% ,低位畸形男女均为 40% ,其余为中间位畸形(图 37-23,图 37-24)。

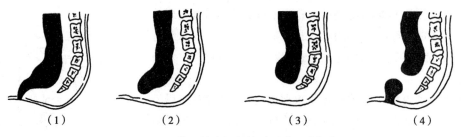

（1）　　　　　（2）　　　　　（3）　　　　　（4）

图 37-23　先天性直肠肛管畸形（无瘘组）
（1）肛管狭窄　　（2）肛管低位闭锁　　（3）肛管直肠高位闭锁　　（4）直肠闭锁（肛门正常）

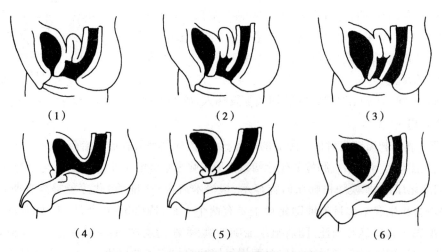

（1）　　　　　　　　　（2）　　　　　　　　　（3）

（4）　　　　　　　　　（5）　　　　　　　　　（6）

图 37-24　先天性直肠肛管畸形（有瘘组）
女孩:（1）直肠阴道瘘　（2）直肠前庭瘘　（3）直肠会阴瘘
男孩:（4）直肠膀胱瘘　（5）直肠尿道瘘　（6）直肠会阴瘘

2005 年 5 月在德国举行的肛门直肠畸形诊疗分型国际会议上,提出了新的分型标准(表 37-1),该分类取消了原有的高、中、低位分型,根据瘘管不同进行分类,并增加少见畸形,其目的是使其进一步实用化,为临床术式选择提供指导。

表 37-1　肛门直肠畸形国际诊断分型标准(2005)

主要临床分型	罕见畸形
会阴(皮肤)瘘	球形结肠
直肠尿道瘘	直肠闭锁/狭窄
前庭腺部瘘	直肠阴道瘘
尿道球部瘘	"H"瘘
直肠膀胱瘘	其他畸形
直肠前庭(舟状窝)瘘	
一穴肛(共同管长度<3cm,>3cm)	
肛门闭锁(无瘘)	
肛门狭窄	

与之前的分类法相对应,上述分型中的会阴瘘、前庭瘘和肛门狭窄属于低位畸形,尿道球部瘘、肛门闭锁(无瘘)和多数直肠阴道瘘属于中位畸形,前列腺部瘘和膀胱颈部瘘为高位畸形。

【伴发畸形】肛门直肠畸形往往伴发其他畸形,其伴发率为 28% ~ 72%,伴发畸形最多见的为泌尿生殖系畸形,其次为脊柱,特别是骶椎畸形,再次为消化道其他部位和心脏。

【临床表现】绝大多数直肠肛管畸形病儿,在正常位置没有肛门,易于发现。不伴有瘘管的直肠肛管畸形在出生后不久即表现为无胎粪排出,腹胀,呕吐;瘘口狭小不能排出胎粪或仅能排出少量胎粪时,病儿喂奶后呕吐,以后可吐粪样物,逐渐腹胀;若瘘口较大,出生后一段时间可不出现肠梗阻症状,而在几周至数年逐渐出现排便困难。

高位直肠闭锁,肛门、肛管正常的病儿表现为无胎粪排出,或从尿道排出混浊液体,直肠指诊可以发现直肠闭锁。女孩往往伴有阴道瘘。泌尿系瘘几乎都见于男孩。从尿道口排气和胎粪是直肠泌尿系瘘的主要症状。

【诊断】诊断多无困难。生后无胎粪排出,检查无肛门,诊断即可成立。直肠闭锁肛管正常时,直肠指诊亦可确定。阴道流粪,表明有阴道瘘;尿道口伴随排尿动作而排气、排粪为尿道瘘;全程排尿均有胎粪,尿液呈绿色为膀胱瘘。辅以影像学检查多可明确直肠肛管畸形的类型。

影像学检查:先天性直肠肛管畸形的诊断并无困难,但要注意是准确判定直肠闭锁的高度,直肠盲端有无瘘管及瘘管的性质,还要注意有无伴发畸形等等,以便采取更合理的治疗措施。

X 线倒置位摄片法可以了解直肠气体阴影位置,以判断直肠盲端的位置,至今仍被广泛采用。倒置侧位片上耻骨与骶尾关节的连线称 PC 线,相当于耻骨直肠肌平面,以此区分高位、中位与低位畸形。由于倒立时间、合并瘘的影响,倒置位摄片有时不能反映直肠盲端的位置。瘘管造影可显示瘘管的方向、长短与粗细。直肠盲端穿刺造影可显示直肠盲端的形态及与会阴皮肤间的距离。

尿道膀胱造影和瘘管造影,可见造影剂充满瘘管或进入直肠,对确定诊断有重要价值。对有外瘘的病儿,采用瘘管造影,可以确定瘘管的方向、长度和直肠末端的水平。

超声检查对直肠盲端的定位较 X 线更为准确。可以显示直肠盲端与肛门皮肤之间的距离,观察瘘管走向、长度。

CT 与 MRI 可以显示肛提肌的状况及直肠位置,能诊断骶椎畸形及观察骶神经、肛提肌、肛门外括约肌的发育情况,准确可靠,也可作为术后随访的手段。

【治疗】根据直肠肛管畸形的类型不同,治疗方法亦不同,但都必须手术治疗。肛管直肠闭锁则应在出生后立即手术。

低位畸形手术较为简单,多经会阴入路可完成手术。单纯肛膜闭锁,仅需切除肛膜,直肠黏膜与肛门皮肤缝合。肛管闭锁可游离直肠盲端,经肛门拖出,与肛门皮肤缝合,行肛管成形术。

高位畸形需经腹、会阴部或后矢状切口入路行肛管直肠成形术。手术原则是:①游离直肠盲端;②合并瘘管者,切除瘘管并修补;③肛门直肠成形。一般情况下,先行结肠造口,6~12个月后再行二期手术。

二、先天性巨结肠

先天性巨结肠(congenital megacolon)是临床表现以便秘为主,病变肠管神经节细胞缺如的一种消化道发育畸形。国内教科书及文章中广泛应用先天性巨结肠的名称,国际上惯用 Hirschsprung 病(Hirschsprung disease,HD)或无神经节细胞症。

本病是消化道发育畸形中比较常见的一种,其发病率仅次于先天性直肠肛管畸形,有家族性发生倾向。发病率为 1:5000,以男性多见,男:女为 4:1。先天性巨结肠的发生是由于外胚层神经嵴细胞迁移发育过程停顿,使远端肠道(直肠、乙状结肠)肠壁肌间神经丛中神经节细胞缺如,导致肠管持续痉挛,造成功能性肠梗阻,其近端结肠继发扩张。所以,先天性巨结肠的原发病变不在扩张与肥厚的肠段,而在远端狭窄肠段(图 37-25)。无神经节细胞肠段范围长短不一,因而先天性巨结肠有长段型和短段型之分。

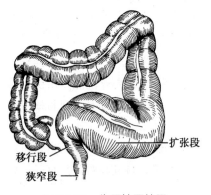

图 37-25　先天性巨结肠

【临床表现】大多数新生儿巨结肠病例在出生后 1 周内发生急性肠梗阻,临床表现为 90% 病儿有胎粪性便秘,24~48 小时没有胎粪排出,或只有少量,必须灌肠或用其他方法处理才有较多胎粪排出。除胎粪不排或排出延迟外,病儿还会有顽固性便秘、腹胀、呕吐等症状。直肠指诊对诊断颇有帮助,可发现直肠壶腹空虚,粪便停留在扩张的结肠内,指诊可激发排便反射,手指拔出后,大量粪便和气体随之排出,腹胀可有一定程度缓解。婴儿期大便秘结,需要灌肠、使用开塞露等,而且便秘越来越顽固。随着年龄增长,病儿表现为营养不良、发育迟缓。多需灌肠或其他方法帮助排便。体检最突出的体征为腹胀,部分病例可在左下腹触及肿块。

【诊断】根据病史及临床表现诊断并不困难。婴儿和儿童巨结肠多有典型病史及顽固性便秘和逐渐加重的腹胀。表现为慢性不全性结肠梗阻。

为明确诊断并了解病变部位和范围,应作以下检查。

(1)X 线检查:可见在病变肠段以上肠管扩张,内含有气体和液性粪便——气液平面,而在病变肠段中不含气体,呈现一个典型的低位肠梗阻征象。

(2)钡灌肠:不仅作为诊断,还可以了解病变肠段的长度。少量钡剂灌肠,可了解痉挛段的长度和排钡功能;钡剂 24 小时后仍有残留是巨结肠的佐证。

(3)肛管直肠测压:是检查先天性巨结肠有效的方法,安全简便,以了解内括约肌松弛反射和肛管各部分压力。

(4)活体组织检查:诊断可靠,尤其为对一些诊断困难的病例仍是一种十分有效的诊断方法。取黏膜下及肌层病理检查以确定有无神经节细胞存在以及神经节细胞的发育程度。神经节细胞缺如是病理组织学诊断的主要标准。

(5)直肠黏膜乙酰胆碱酯酶组织化学检查:直肠黏膜下层进行组化染色可见乙酰胆碱酯酶强阳性染色;存在大量染色的无髓鞘样神经纤维,而缺乏神经节细胞。

【并发症】出生后初 2 个月是危险期阶段,各种并发症多发生在此阶段,主要有肠梗阻、小肠结肠炎、肠穿孔、腹膜炎等。其中小肠结肠炎是最常见和最严重的并发症,占先天性巨结肠死亡原因中的

60%。小肠结肠炎的临床表现为高热、腹泻、迅速出现严重脱水征象、高度腹胀、小肠结肠极度充气扩张引起呼吸窘迫、中毒症状等,此并发症称为巨结肠危象。直肠指诊时有大量恶臭粪液或气体溢出。小肠结肠炎的病死率很高。

【治疗】以手术治疗为主。对诊断尚不肯定或虽已肯定但暂不行手术或术前准备者,需接受非手术治疗。主要包括扩肛、盐水灌肠、开塞露塞肛、补充营养等,以缓解腹胀,维持营养。对诊断已肯定,能耐受手术的病儿应行手术治疗。手术要求切除缺乏神经节细胞的肠段和明显扩张肥厚、神经节细胞变性的近端结肠,解除功能性肠梗阻。对必须手术而病情过重者,应先行结肠造口,以后再施行根治手术。

新生儿巨结肠宜先行非手术治疗或结肠造口手术,待半岁左右施行根治术。近年来在新生儿期亦有采用一期根治手术者。

常见的有三种手术:

1. 病变肠段切除,拖出型结肠、直肠端端吻合术(Swenson 术式)。近端结肠翻出肛门外作吻合,保留直肠前壁 2cm,后壁 1cm 斜行吻合[图 37-26(1)]。

2. 直肠后结肠拖出,侧侧吻合术(Duhamel 术式)[图 37-26(2)]。

3. 直肠黏膜剥除,结肠经直肠肌鞘拖出与肛管吻合术(Soave 术式)[图 37-26(3)]。

先天性巨结肠手术治疗的效果基本满意,为了减少先天性巨结肠的并发症,应早期诊断、早期手术治疗。

腹腔镜加会阴部入路巨结肠根治术:腔镜下分离切除需切除肠段,将正常肠段拖出与肛管吻合。切口小,恢复快,效果好。

目前在手术治疗新生儿及婴幼儿巨结肠时,比较提倡一期经肛拖出术,经肛门齿状线上 0.5cm 黏膜下剥离,直至过膀胱腹膜返折处,再切开肌鞘,经肛门拖出结肠,逐一分离结肠段系膜血管,在病理证实(一般为冰冻切片报道)有正常神经节细胞存在时即可切断拖出结肠,其近端与近肛缘黏膜、肌层等分层吻合。注意在吻合前把肌鞘后壁切开或切除,以减少肛门出口处狭窄发生。此种手术方式,术中出血量少,手术时间和住院天数短,且住院费用低,与经腹腔镜手术和经腹经典手术相比也有显著优势。

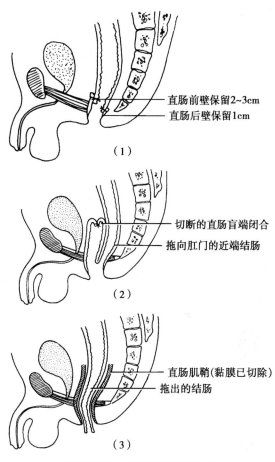

图 37-26 先天性巨结肠手术
(1)Swenson 术 (2)Duhamel 术 (3)Soave 术

直肠前壁保留 2~3cm
直肠后壁保留 1cm

切断的直肠盲端闭合
拖向肛门的近端结肠

直肠肌鞘(黏膜已切除)
拖出的结肠

(汪建平)

第九节 肛 裂

肛裂(anal fissure)是齿状线下肛管皮肤层裂伤后形成的小溃疡。方向与肛管纵轴平行,呈梭形或椭圆形,常引起肛周剧烈疼痛。多见于青中年人,绝大多数肛裂位于肛管的后正中线上,也可在前正中线上,侧方出现肛裂者极少。若侧方出现肛裂应想到肠道炎症性疾病(如结核、溃疡性结肠炎及克罗恩病等)或肿瘤等其他疾病的可能。

【病因及病理】肛裂的病因尚不清楚,可能与多种因素有关。长期便秘、粪便干结引起的排便时机械性创伤是大多数肛裂形成的直接原因,另外腹泻也是肛裂形成的重要原因之一。肛门外括约肌浅部在肛管后方形成的肛尾韧带伸缩性差、较坚硬,此区域血供亦差,一旦损伤,愈合较慢;肛管与直肠成角相延续,排便时,肛管后壁承受压力最大,故后正中线处易受损伤。

慢性裂口上端的肛门瓣和肛乳头水肿,形成肥大乳头;下端皮肤因炎症、水肿及静脉、淋巴回流受阻,形成袋状皮垂向下突出于肛门外,称为前哨痔(图37-27)。因肛裂、前哨痔、肛乳头肥大常同时存在,故称为肛裂"三联症",是肛裂的典型临床表现之一。

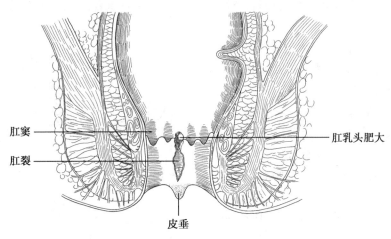

肛窦

肛裂

肛乳头肥大

皮垂

图37-27　肛裂

【临床表现】　肛裂病人有典型的临床表现,即疼痛、便秘和出血。疼痛多剧烈,有典型的周期性:排便时由于肛裂病灶内神经末梢受刺激,立刻感到肛管烧灼样或刀割样疼痛,称为排便时疼痛;便后数分钟可缓解,称为间歇期;随后因肛门括约肌收缩痉挛,再次剧痛,此期可持续半小时到数小时,临床称为括约肌挛缩痛。直至括约肌疲劳、松弛后疼痛缓解,但再次排便时又发生疼痛。以上称为肛裂周期性疼痛。因害怕疼痛不愿排便,久而久之引起便秘,粪便更为干硬,便秘又加重肛裂,形成恶性循环。排便时常在粪便表面或便纸上见到少量血迹,或滴鲜血,大量出血少见。

【诊断与鉴别诊断】　急性肛裂可见裂口边缘整齐,底浅,呈红色并有弹性,无瘢痕形成。慢性肛裂因反复发作,底深不整齐,质硬,边缘增厚纤维化、肉芽灰白。若发现肛裂"三联症",更不难作出诊断。应注意与其他疾病引起的肛管溃疡相鉴别,如克罗恩病、溃疡性结肠炎、结核、肛周肿瘤、梅毒、软下疳等引起的肛周溃疡相鉴别,可以取活组织做病理检查以明确诊断。肛裂行肛门检查时,常会引起剧烈疼痛,有时需在局麻下进行。

【治疗】　急性或初发的肛裂可用坐浴和润便的方法治疗;慢性肛裂可用坐浴、润肠通便加以扩肛的方法;经久不愈、非手术治疗无效、且症状较重者可采用手术治疗。

1. 非手术治疗　原则是解除括约肌痉挛,止痛,帮助排便,中断恶性循环,促使局部愈合。具体措施如下:①排便后用1:5000高锰酸钾温水坐浴,保持局部清洁。②口服缓泻剂或液体石蜡,使大便松软、润滑;保持大便通畅。③肛裂局部麻醉后,病人侧卧位,先用示指扩肛后,逐渐伸入两中指,维持扩张5分钟。扩张后可解除括约肌痉挛,扩大创面,促进裂口愈合。但此法复发率高,可并发出血、肛周脓肿、大便失禁等。

2. 手术疗法

(1)肛裂切除术[图37-28(1)]:即切除全部增生变硬的裂缘、前哨痔、肥大的肛乳头、发炎的隐窝和深部不健康的组织直至暴露肛管括约肌,可同时切断部分外括约肌皮下部或内括约肌,创面敞开引流。缺点为愈合较慢。

(2)肛管内括约肌切断术[图37-28(2)]:肛管内括约肌为环形的不随意肌,它的痉挛收缩是引起肛裂疼痛的主要原因。手术方法是在肛管一侧距肛缘1~1.5cm作小切口达内括约肌下缘,确定

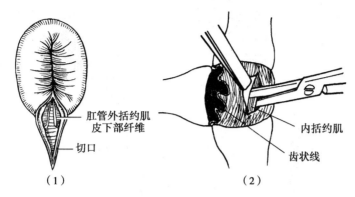

图 37-28　肛裂的手术疗法
（1）肛裂切除术（切断肛管外括约肌皮下部纤维）　（2）肛管内括约肌切断术

括约肌间沟后分离内括约肌至齿状线,剪断内括约肌,然后扩张至 4 指,电灼或压迫止血后缝合切口,可一并切除肥大乳头、前哨痔,肛裂在数周后自行愈合。该方法治愈率高,但手术不当可导致肛门失禁。

第十节　直肠肛管周围脓肿

直肠肛管周围脓肿(perianorectal abscess)是指直肠肛管周围软组织或其周围间隙发生的急性化脓性感染,并形成脓肿。脓肿破溃或切开引流后常形成肛瘘。脓肿是直肠肛管周围炎症的急性期表现,而肛瘘则为其慢性期表现。

【病因和病理】绝大部分直肠肛管周围脓肿由肛腺感染引起。肛腺开口于肛窦,部分肛腺位于内外括约肌之间。因肛窦开口向上,呈口袋状,存留粪渣易引发肛窦炎,感染延及位于括约肌间隙的肛腺后导致括约肌间感染(图 37-29)。感染蔓延至直肠肛管周围间隙的疏松脂肪结缔组织后可形成不同类型的直肠肛管周围脓肿,向上可达直肠周围形成高位肌间脓肿或骨盆直肠间隙脓肿;向下达肛周皮下,形成肛周脓肿;向外穿过外括约肌,形成坐骨肛管间隙脓肿;向后可形成肛管后间隙脓肿或直肠后间隙脓肿。以肛提肌为界将直肠肛管周围脓肿分为肛提肌下部脓肿和肛提肌上部脓肿:前者包括肛周脓肿、坐骨直肠间隙脓肿、肛管后间隙脓肿;后者包括骨盆直肠间隙脓肿、直肠后间隙脓肿、高位肌间脓肿(图 37-30)。

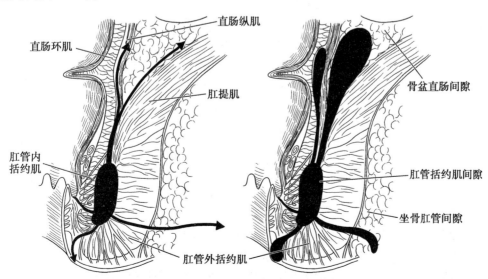

图 37-29　直肠肛管周围间隙的感染途径

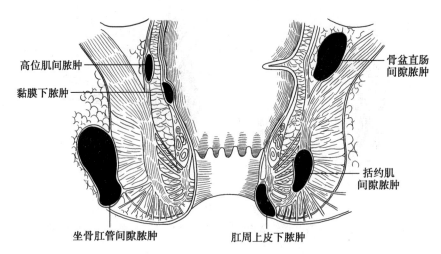

高位肌间脓肿
黏膜下脓肿
骨盆直肠间隙脓肿
括约肌间隙脓肿
坐骨肛管间隙脓肿
肛周上皮下脓肿

图 37-30　直肠肛管周围脓肿的位置

直肠肛管周围脓肿也可继发于肛周皮肤感染、损伤、肛裂、内痔、药物注射、骶尾骨骨髓炎等。克罗恩病、溃疡性结肠炎及血液病病人易并发直肠肛管周围脓肿。

【临床表现】

1. **肛周脓肿**　肛门周围脓肿最常见。常位于肛门后方或侧方皮下间隙,因此又称肛周皮下间隙脓肿。脓肿范围一般不大。主要症状为肛周持续性跳动性疼痛,全身感染性症状不明显。病变处明显红肿,有硬结和压痛,脓肿形成可有波动感,穿刺易抽出脓液。

2. **坐骨肛管间隙脓肿**　又称坐骨肛管窝脓肿,也比较常见。多由肛腺感染穿过外括约肌向外扩散到坐骨肛管间隙而形成。也可由肛周脓肿向深部扩散而成。由于坐骨肛管间隙较大,形成的脓肿亦较大而深,单侧容量约为 60～90ml。发病时病侧出现持续性胀痛,逐渐加重,继而为持续性跳痛,排便或行走时疼痛加剧,可有排尿困难和里急后重;脓肿范围较大时全身感染症状明显,如头痛、乏力、发热、食欲缺乏、恶心、寒战等。早期局部体征不明显,以后出现肛门病侧红肿,双臀不对称;局部触诊或直肠指检时病侧有深压痛,甚至波动感。如不及时切开,脓肿多向下穿入肛管周围皮下间隙,再由皮肤穿出,形成肛瘘。

3. **骨盆直肠间隙脓肿**　又称骨盆直肠窝脓肿,较为少见,但很重要。多由肛腺脓肿或坐骨肛管间隙脓肿向上穿破肛提肌进入骨盆直肠间隙引起,也可由直肠炎、直肠溃疡、直肠外伤所引起。由于此间隙位置较深,空间较大,引起的全身症状较重而局部症状不明显。早期就有全身中毒症状,如发热、寒战、全身疲倦不适。局部表现为直肠坠胀感,便意不尽,排便时尤感不适,常伴排尿困难。会阴部检查多无异常,直肠指诊可在直肠壁上触及肿胀隆起,有压痛和波动感。诊断主要靠穿刺抽脓,经直肠以手指定位,从肛门周围皮肤进针。肛管超声检查或 CT 及 MRI 检查对骨盆直肠间隙脓肿诊断有重要意义。

4. **其他**　有肛管括约肌间脓肿、直肠后间隙脓肿、高位直肠肌间脓肿、直肠壁内脓肿(黏膜下脓肿)。由于位置较深,局部症状大多不明显,主要表现为会阴、直肠部坠胀感,排便时疼痛加重;病人可伴有不同程度的全身感染症状。直肠指诊可触及痛性肿块。肛管超声检查或 CT 及 MRI 检查对这些一般检查不能明确诊断的病例有重要的诊断和鉴别诊断意义。

【治疗】

1. **非手术治疗**　①抗生素治疗:选用对革兰阴性杆菌有效的抗生素;②温水坐浴;③局部理疗;④口服缓泻剂或液体石蜡以减轻排便时疼痛。

2. **手术治疗**　脓肿切开引流是治疗直肠肛管周围脓肿的主要方法,一旦诊断明确,即应切开引流。手术方式因脓肿的部位不同而异。①肛门周围脓肿切开引流术在局麻下就可进行,在波动最明显处作与肛门呈放射状切口,不需要填塞以保证引流通畅。②坐骨肛管间隙脓肿要在腰麻或骶管麻醉下进行,在压痛明显处用粗针头先作穿刺,抽出脓液后,在该处作一平行于肛缘的弧形切口,切口要够引流通畅,可用手指探查脓腔。切口应距离肛缘 3～5cm,以免损伤括约肌。可置管或放置油纱布条引流。③骨盆直肠间隙脓肿切开引流术要在腰麻或全麻下进行,切开部位因脓肿来源不同而不同,脓肿向肠腔突出,手指在直肠内可触及波动,应在肛门镜下行相应部位直肠壁切开引流,切缘应彻底止血;若经坐骨直肠间隙引流,日后易出现括约肌上型肛瘘。源于经括约肌肛瘘感染者,引流方式与坐骨肛管间隙脓肿相同,只是手术切口稍偏肛门后外侧,示指在直肠内作引导,穿刺抽出脓液后,切开皮肤、皮下组织,改用止血钳分离,当止血钳触及肛提肌时,则遇到阻力,在示指引导下,稍用力即可穿破肛提肌达脓腔。若经直肠壁切开引流,易导致难以治疗的括约肌外型肛瘘。其他部位的脓肿,若位置较低,在肛周皮肤上直接切开引流;若位置较高,则应在肛镜下切开直肠壁引流。

肛周脓肿切开引流后,绝大多数(70%左右)会形成肛瘘。

近些年来,文献报道采用脓肿切开引流+一期挂线术,可避免肛瘘的形成,方法是:脓肿切开后找到内口,切开皮肤后挂线,致使脓肿完全敞开,引流更通畅,且避免二次的肛瘘手术治疗。以 MRI 确定脓肿部位及内口位置,一次性挂线引流治疗肛管直肠周围脓肿多能取得较好的临床效果。

第十一节　肛　　瘘

肛瘘(anal fistula)是指肛管直肠周围的肉芽肿性管道,由内口、瘘管、外口三部分组成。内口常位于肛窦,多为一个;外口在肛周皮肤上,可为一个或多个,经久不愈或间歇性反复发作为其特点。任何年龄都可发病,多见于青壮年男性。复杂性肛瘘是肛肠外科难治性疾病之一。

【病因和病理】大部分肛瘘由直肠肛管周围脓肿引起,脓肿自行破溃处或切开引流处形成外口,位于肛周皮肤。由于外口生长较快,瘘管常假性愈合,导致脓肿反复发作破溃形成多个瘘管和外口,使单纯性肛瘘成为复杂性肛瘘。瘘管由反应性的致密纤维组织包绕,近管腔处为炎性肉芽组织,后期部分管腔可上皮化。

结核、溃疡性结肠炎、克罗恩病等特异性炎症、恶性肿瘤、肛管外伤感染也可引起肛瘘,但较为少见,约占肛瘘的10%左右。

【分类】肛瘘的分类方法很多,临床上常用的有如下两种。

1. **按瘘管位置高低分类**　①低位肛瘘:瘘管位于外括约肌深部以下。可分为低位单纯性肛瘘(只有一个瘘管)和低位复杂性肛瘘(有多个瘘口和瘘管)。②高位肛瘘:瘘管位于外括约肌深部以上。可分为高位单纯性肛瘘(只有一个瘘管)和高位复杂性肛瘘(有多个瘘口和瘘管)。此种分类方法,临床较为常用。

2. **按瘘管与括约肌的关系分类,亦称 Parks 分类**　①肛管括约肌间型:约占肛瘘的70%,多因肛管周围脓肿破溃或切开后形成。原发瘘管位于内外括约肌之间的括约肌间隙,内口在齿状线附近肛窦开口处,外口大多在肛缘附近,多为低位肛瘘。②经肛管括约肌型:约占25%,多因坐骨肛管间隙脓肿破溃或切开后形成,可为低位或高位肛瘘。瘘管穿过外括约肌、坐骨肛管间隙,开口于肛周皮肤上。③肛管括约肌上型:为高位肛瘘,较为少见,约占4%,瘘管在括约肌间隙向上延伸,越过耻骨直肠肌,向下经坐骨肛管间隙穿透肛周皮肤。④肛管括约肌外型:最少见,仅占0.5%。多为骨盆直肠间隙脓肿合并坐骨肛管间隙脓肿的结果。瘘管自肛周皮肤向上经坐骨直肠间隙和肛提肌,然后穿入骨盆直肠间隙,最终在直肠形成内口,也可同时伴有开口于肛管的内口。这类肛瘘也可因外伤、肠道恶性肿瘤、克罗恩病引起,治疗较为困难(图 37-31)。

【临床表现】肛瘘外口持续或间断流出少量脓性、血性、黏液性分泌物为主要症状。较大的高位肛瘘,因瘘管位于括约肌外,不受括约肌控制,可有粪便及气体从此排出。由于分泌物的刺激,使肛门部皮肤潮湿、瘙痒,有时形成湿疹。当外口愈合,瘘管中有脓肿形成时,可感到明显疼痛,同时可伴有发热、寒战、乏力等全身感染症状。脓肿穿破或切开引流后,症状缓解。上述症状的反复发作是肛瘘的临床特点。

检查时在肛周皮肤上可见到单个或多个外口,挤压时有脓液或脓血性分泌物排出。外口的数目

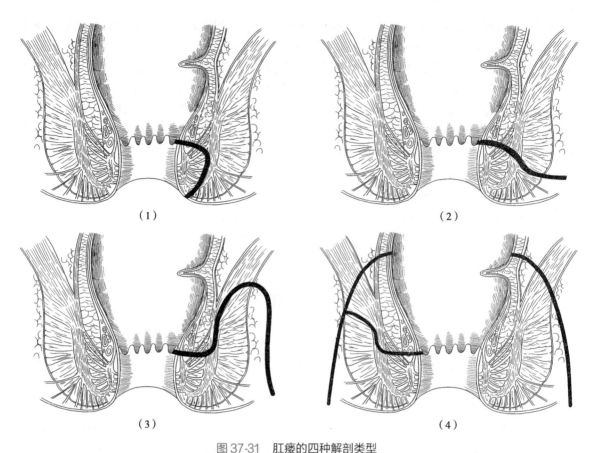

图 37-31   肛瘘的四种解剖类型
（1）肛管括约肌间型   （2）经肛管括约肌型   （3）肛管括约肌上型   （4）肛管括约肌外型

及与肛门的位置关系对判断肛瘘的复杂程度有一定的帮助：外口数目越多,距离肛缘越远,肛瘘越复杂。根据 Goodsall 规律(图 37-32),在肛门中间划一横线,若外口在线后方,瘘管常是弯型,且内口常在肛管后正中处;若外口在此线前方,瘘管常是直型,内口常在肛门相应的放射状方向的肛窦上。外口在肛缘附近,一般为括约肌间瘘;距离肛缘较远,则多为经括约肌瘘。若瘘管位置较低,自外口向肛门方向可触及条索样瘘管。

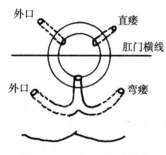

图 37-32   Goodsall 规律

Goodsall 规律对确定内口位置,明确肛瘘复杂程度的判断有重要意义。肛门指诊时在内口处有轻度压痛,有时可扪到硬结样内口及条索样瘘管。肛镜下有时可发现内口,自外口探查肛瘘时有造成假性通道的可能,宜用软质探针。

以上方法不能肯定内口时,还可自外口注入亚甲蓝溶液 1～2ml,观察填入肛管及直肠下端的白湿纱布条的染色部位,以判断内口位置;碘油瘘管造影也是临床有用检查方法。

MRI 扫描多能清晰显示瘘管位置及与括约肌之间的关系,部分病人可显示内口所在位置。建议肛瘘在术前行 MRI 检查,以确定瘘管内口位置及数目,了解瘘管与括约肌的关系。

对于复杂、多次手术的、病因不明的肛瘘病人,应作钡灌肠或结肠镜检查,以排除 Crohn 病、溃疡性结肠炎等疾病的存在。

【治疗】肛瘘极少自愈,不治疗会反复发作直肠肛管周围脓肿甚至癌变。治疗方法主要有两种。

1. **堵塞法**   0.5% 甲硝唑、生理盐水冲洗瘘管后,用生物蛋白胶自外口注入。该方法无创伤无痛苦,对单纯性肛瘘可采用,但治愈率较低。最近亦有用动物源的生物栓填充在瘘管内,疗效亦接近于生物蛋白胶封堵。

2. 手术治疗 原则是将瘘管切开或切除,形成敞开的创面,促使愈合。手术的关键是明确瘘管行程和内口位置,尽量减少肛门括约肌的损伤,防止肛门失禁,同时避免瘘的复发。

(1)瘘管切开术(fistulotomy):是将瘘管全程切开,显露管腔,靠肉芽组织生长使伤口二期愈合的方法。适用于低位肛瘘,因瘘管在外括约肌深部以下,切开后只损伤外括约肌皮下部和浅部,一般不会出现术后严重肛门失禁。

手术在骶管麻醉或局麻下进行,病人俯卧位或截石位,首先由外口注入亚甲蓝溶液,确定内口位置,再用探针从外口插入瘘管内,了解瘘管的走行情况及与括约肌的关系。在探针的引导下,切开探针上的表层组织,直到内口。刮去瘘管内的肉芽组织及坏死组织,修剪皮缘,以保证创面由底向外生长。

(2)挂线疗法(seton therapy):是利用橡皮筋或有腐蚀作用的药线的机械性压迫作用,缓慢切开肛瘘的方法。适用于距肛门3～5cm,有内外口的低位或高位单纯性肛瘘,或作为复杂性肛瘘切开、切除的辅助治疗。它的最大优点是不会造成严重肛门失禁。被结扎的肌组织发生血运障碍,逐渐坏死、断开,但因为炎症反应引起的纤维化使切断的肌肉与周围组织粘连,肌肉断端不会回缩过多,且逐渐愈合,从而可防止被切断的肛管直肠环回缩引起的肛门失禁。挂线同时亦能引流瘘管,排除瘘管内的渗液。此法还具有操作简单、出血少、换药痛苦相对较小,在橡皮筋脱落前不会发生皮肤切口假性愈合等优点。

手术在骶管麻醉或局麻下进行,将探针自外口插入后,循瘘管走向由内口穿出,在内口处探针上缚一消毒的橡皮筋或粗丝线,引导穿过整个瘘管(图37-33),将内外口之间的皮肤及皮下组织切开后挂线。术后要每日坐浴及便后坐浴使局部清洁。若挂线引流组织较多,在适当的时机应再次扎紧挂

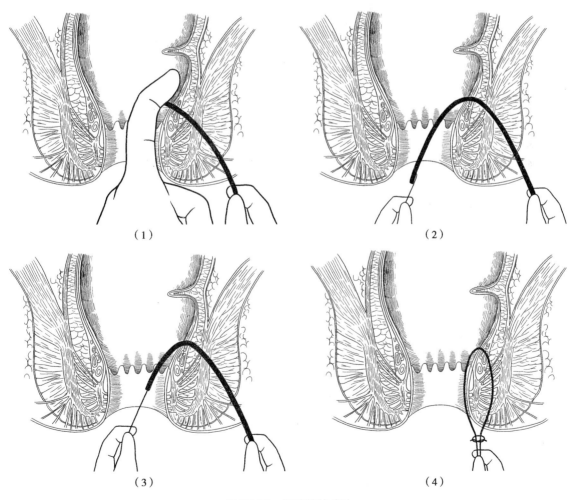

图37-33 肛瘘挂线疗法
(1)用探针由瘘管外口探入内口,同时手指插入直肠或肛管内 (2)弯曲探针前端,将其拉到肛门口外 (3)探针前端缚一丝线,并接上一橡皮筋 (4)退出探针,把橡皮筋经瘘管拉出,再根据需要行切割或引流挂线

线。一般术后 10～14 天挂线组织自行切开断裂。

（3）肛瘘切除术（fistulectomy）：切开瘘管并将瘘管壁全部切除至健康组织，创面不予缝合；若创面较大，可部分缝合，部分敞开。适用于低位单纯性肛瘘或高位肛瘘结构中瘘管成熟的较低部分或括约肌外侧部分。

（4）复杂性肛瘘的手术治疗要充分、慎重预评估手术后的肛门功能及复发的几率。若难以达到预期效果，瘘管挂线引流，带瘘生活也是一种安全的选择。复杂性肛瘘的手术复杂，难度大，复发率高，易损伤肛门功能，请参阅相关的结直肠外科专业书籍。

第十二节　痔

痔（hemorrhoids）是最常见的肛肠疾病。婴幼儿痔病罕见，但随年龄增长，发病率逐渐增加。内痔（internal hemorrhoid）是由肛垫的支持结构、静脉丛及动静脉吻合支发生病理性改变、导致肛垫充血增生肥大移位而形成。外痔（external hemorrhoid）是齿状线远侧皮下静脉丛的病理性扩张或结缔组织增生形成。内痔通过丰富的静脉丛吻合支和相应部位的外痔相互融合为混合痔（mixed hemorrhoid）。

【病因】　病因尚未完全明确，可能与多种因素有关，目前主要有以下学说。

1. **肛垫下移学说**　在肛管的黏膜下有一层环状的由静脉（或称静脉窦）、平滑肌和结缔组织组成的肛管血管垫，简称肛垫。起闭合肛管、节制排便作用。正常情况下，肛垫借 Treitz 肌及一些纤维组织疏松地附着在肛管肌壁上，排便时主要受到向下的压力被推向下，排便后借其自身的收缩作用，缩回到肛管内。弹性回缩作用减弱后，肛垫则充血、下移并增生肥大形成痔。

2. **静脉曲张学说**　认为痔的形成与静脉扩张淤血相关。从解剖学上讲，门静脉系统及其分支直肠静脉都无静脉瓣；直肠上下静脉丛管壁薄、位置浅，位于腹盆腔的最低位；末端直肠黏膜下组织松弛，以上因素都容易出现血液淤积和静脉扩张。静脉丛是形成肛垫的主要结构，痔的形成与静脉丛的病理性扩张、血流淤滞有必然的联系。直肠肛管位于腹腔最下部，可引起直肠静脉回流受阻的因素很多，如长期的坐立、便秘、妊娠、前列腺肥大、盆腔巨大肿瘤等。

另外，长期饮酒和进食大量刺激性食物可使局部充血；肛周感染可引起静脉周围炎，使静脉失去弹性而扩张；营养不良可使局部组织萎缩无力。以上因素都可诱发痔的发生。

【分类和临床表现】　痔根据其所在部位不同分为三类（图 37-34）。

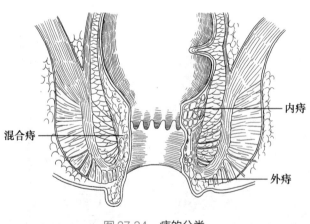

图 37-34　痔的分类

1. **内痔**　内痔的主要临床表现是出血和脱出。间歇性便后出鲜血是内痔的常见症状。未发生血栓、嵌顿、感染时内痔无疼痛，部分病人可伴发排便困难。内痔的好发部位为截石位 3、7、11 钟点位。

内痔的分度：Ⅰ度：便时带血、滴血或手纸带血，便后出血可自行停止，无痔脱出；Ⅱ度：排便时有痔脱出，便后可自行还纳，可伴出血；Ⅲ度：排便或久站、咳嗽、劳累、负重时痔脱出肛门外，需用手辅助还纳，可伴出血；Ⅳ度：痔脱出不能还纳或还纳后又脱出，可伴出血。内痔严重时，可表现为喷射状出血。

2. **外痔**　主要临床表现是肛门不适、潮湿不洁，有时有瘙痒。结缔组织外痔（皮赘）及炎性外痔常见。如发生急性血栓形成时，可伴有肛门剧痛，称之为血栓性外痔，疼痛的程度与血栓大小及与肛门括约肌的关系相关。

3. **混合痔**　表现为内痔和外痔的症状可同时存在。内痔发展到Ⅲ度以上时多形成混合痔。混合痔逐渐加重,呈环状脱出肛门外,脱出的痔块在肛周呈梅花或环状,称为环状痔。脱出痔块若被痉挛的括约肌嵌顿,不能有效还纳于肛门内,以至水肿、淤血甚至坏死,临床上称为嵌顿性痔或绞窄性痔。

【诊断】　主要靠肛门直肠检查。首先做肛门视诊,内痔除Ⅰ度外,其他三度都可在肛门视诊下见到。对有脱垂者,最好在蹲位排便后立即观察,可清晰见到痔块大小、数目、部位及痔核黏膜糜烂情况。直肠指诊可了解直肠内有无其他病变,如直肠癌、直肠息肉、肥大肛乳头等。最后作肛门镜检查,不仅可见到痔核黏膜的情况,还可观察到直肠黏膜有无充血、水肿、溃疡、肿块等。血栓性外痔表现为肛周暗紫色卵圆形肿物,表面皮肤水肿、质硬、急性期触痛压痛明显。

痔的诊断不难,但应与下列疾病鉴别。

1. **直肠癌**　临床上常有将直肠癌误诊为痔而延误治疗的病例,主要原因是仅凭症状及大便化验而诊断,未进行肛门指诊和直肠镜检查。直肠癌在直肠指检时可扪到高低不平的肿块;而痔为暗红色圆形柔软的血管团。

2. **直肠息肉**　低位带蒂息肉脱出肛门外易误诊为痔脱出。但息肉为圆形、实质性、有蒂、可活动,这种情况多见于儿童。

3. **肥大肛乳头**　来源于齿状线区域有蒂的固定肿块多为肥大肛乳头。

4. **直肠脱垂**　内痔的脱出与不完全性直肠脱垂有时难以鉴别,直肠脱垂黏膜皱襞多呈同心圆排列,多伴括约肌松弛;而内痔多为分隔脱出,常见放射状沟。

【治疗】　应遵循三个原则:①无症状的痔无需治疗;②有症状的痔重在减轻或消除症状,而非根治;③以非手术治疗为主。

1. **一般治疗**　在痔的初期和无症状的痔,只需增加纤维性食物,改变不良的大便习惯,保持大便通畅,防治便秘和腹泻。热水坐浴可改善局部血液循环。血栓性外痔有时经局部热敷,外敷消肿止痛药物后,疼痛可缓解而不需手术。嵌顿痔初期也可采用一般治疗,用手轻轻将脱出的痔块推回肛门内复位,可用纱布垫局部固定阻止再脱出。

2. **注射疗法**　治疗Ⅰ、Ⅱ度出血性内痔的效果较好。注射硬化剂的作用是使痔和痔块周围产生无菌性炎症反应,黏膜下组织纤维化,致使痔块萎缩。用于注射的硬化剂很多,常用的硬化剂有5%苯酚植物油、5%鱼肝油酸钠、5%盐酸奎宁尿素水溶液、4%明矾水溶液及一些有合格认证的中药制剂等,忌用腐蚀性药物。

注射方法为肛周局麻下使肛门括约肌松弛,插入喇叭形肛门镜,观察痔核部位,主要在齿状线上直肠壁左侧、右前和右后,向痔核上方处黏膜下层内注入硬化剂2~3ml,注射后轻轻按摩注射部位(图37-35)。避免将硬化剂仅注入到黏膜层,而导致黏膜坏死。当硬化剂注入到黏膜层时,黏膜立即变白,应将针进一步插深,但应避免进入肌层,回抽无血后注入硬化剂。如果一次注射效果不够理想,可在1个月后重复一次。如果痔块较多,也可分2~3次注射。

3. **胶圈套扎疗法**　可用于治疗Ⅰ、Ⅱ、Ⅲ度内痔。原理是将特制的胶圈套扎到内痔的根部,利用胶圈的弹性阻断痔的血运,使痔慢性缺血、坏死、脱落而愈合。胶圈套扎器种类很多,可分为牵拉套扎器和吸引套扎器两大类。如无胶圈套扎器,可用两把血管钳替代(图37-36)。先将胶圈套在第一把血管钳上,然后用这把血管钳夹在痔的基底部,再用第二把血管钳牵拉套圈绕过痔核上端,套落在痔的根部。术后应注意痔块脱落时有出血的可能,因此应注意术后的排便管理,防止大便硬结。套扎不能套在齿状线及皮肤,否则引起剧烈疼痛。

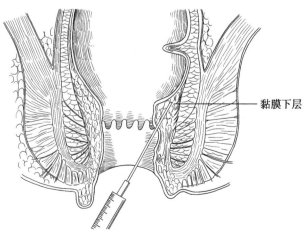

黏膜下层

图37-35　内痔注射法

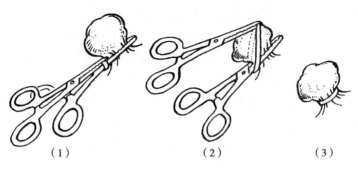

图 37-36　内痔胶圈套扎术

4. **多普勒超声引导下痔动脉结扎术**　多普勒超声引导下痔动脉结扎术（doppler-guided hemorrhoidal artery ligation）适用于Ⅱ～Ⅳ度的内痔。采用一种特制的带有多普勒超声探头的直肠镜，于齿状线上方 2～3cm 探测到痔上方的动脉，然后进行准确的缝合结扎，通过阻断痔的血液供应以达到治疗缓解症状的目的。

5. **手术疗法**

（1）痔单纯切除术：主要用于Ⅱ～Ⅳ度内痔和混合痔的治疗。可取侧卧位、截石位或俯卧位，骶管麻醉或局麻后，括约肌松弛后适度扩肛，显露痔块，在痔块基底部两侧肛缘皮肤上作 V 形切口，分离曲张静脉团，直至显露肛管内括约肌。用止血钳于痔块基底根部钳夹，贯穿缝扎后，切除结扎线远端痔核。齿状线以上黏膜用可吸收线予以缝合；齿状线以下的皮肤切口可不予缝合，创面用凡士林油纱布填塞（图 37-37）。嵌顿痔也可用同样方法急诊切除。

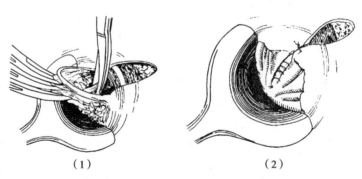

图 37-37　痔单纯切除术

（2）吻合器痔上黏膜环切钉合术（stapled hemorrhoidopexy），也称吻合器痔上黏膜环切术。主要适用于Ⅲ、Ⅳ度内痔、非手术疗法治疗失败的Ⅱ度内痔和环状痔，直肠黏膜脱垂也可采用。主要方法是通过专门设计的管状圆形吻合器环行切除距离齿状线 2cm 以上的直肠黏膜及黏膜下层 2～4cm，使下移的肛垫上提固定（图 37-38），该术式在临床上通用名称为 PPH（procedure for prolapse and hemorrhoids）。与传统手术比较具有疼痛轻微、手术时间短、病人恢复快等优点。

（3）血栓外痔剥离术：用于治疗血栓性外痔。在局麻下将痔表面的皮肤梭形切开，摘除血栓，伤口内填入油纱布，不缝合创面。

痔的治疗方法很多，由于注射疗法和胶圈套扎疗法对大部分痔的治疗效果良好，是痔的主要

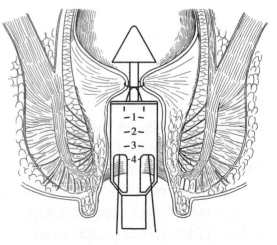

图 37-38　吻合器痔上黏膜环切术（PPH）

治疗方法。手术治疗只限于非手术治疗失败或不适宜非手术治疗病人。

第十三节 直 肠 脱 垂

直肠壁部分或全层向下移位,称为直肠脱垂(rectal prolapse)。直肠壁部分下移,即直肠黏膜下移,称黏膜脱垂或不完全脱垂;直肠壁全层下移称完全脱垂。若下移的直肠壁在肛管直肠腔内称内脱垂,下移脱出到肛门外则称为直肠外脱垂。临床上直肠脱垂通常是指直肠外脱垂。

【病因与病理】直肠脱垂的病因尚不完全明了,认为与多种因素有关。

1. **解剖因素** 幼儿发育不良、营养不良者、年老衰弱者,易出现肛提肌和盆底筋膜薄弱无力;小儿骶骨弯曲度小、过直;手术、外伤损伤肛门直肠周围肌肉或神经等因素都可减弱直肠周围组织对直肠的固定、支持作用,从而使直肠易于向下移位脱出。

2. **腹压增加** 如便秘、腹泻、前列腺肥大、慢性咳嗽、排尿困难、多次分娩等,经常致使腹压升高,推动直肠向下脱出。

3. **其他** 内痔、直肠息肉经常脱出,向下牵拉直肠黏膜,诱发黏膜脱垂。

直肠黏膜脱垂病理改变为直肠下段黏膜层与肌层之间结缔组织松弛,黏膜层下移;完全脱垂则是固定直肠的周围结缔组织松弛,以致直肠壁全层下移。脱出的直肠黏膜可发生炎症、糜烂、溃疡、出血,甚至嵌顿坏死。肛门括约肌因持续性地伸展、被动松弛,可发生肛门失禁,失禁后更加重了脱垂。幼儿直肠脱垂多与生长发育及营养状态有关,多可在5岁左右自愈;成年型直肠脱垂只要产生脱垂的因素仍存在,自愈的机会甚微,且会日益加重。

【临床表现】主要症状为直肠黏膜自肛门脱出。初发时较小,排便时脱出,便后自行复位。以后肿物脱出渐频,体积增大,便后需用手托回肛门内,伴有排便不尽和下坠感。最后在咳嗽、用力甚至站立时亦可脱出。随着脱垂加重,可引起不同程度的肛门失禁,常有黏液流出,致使肛周皮肤湿疹、瘙痒。因直肠排空困难,也可出现便秘症状。黏膜糜烂、破溃后有血液流出。内脱垂可无明显症状,病人可有排便不尽感或排便困难,偶尔在行钡剂灌肠检查时发现。

体格检查时嘱病人下蹲后用力屏气做排便动作,使直肠脱出。部分脱垂可见圆形、粉红色、表面光滑的肿物,黏膜皱襞呈现不规则的圆环形[图37-39(1)];脱出长度一般不超过3cm;黏膜内脱垂时,指诊感觉直肠内充满黏膜,无正常空虚感。直肠指诊时感到肛门括约肌收缩无力,嘱病人用力收缩时,仅略有收缩感觉。若为完全性直肠脱垂,表面黏膜有同心环皱襞[图37-39(2)];脱出较长,脱出部分为两层肠壁折叠,触诊较厚,尤其是在直肠的系膜侧。个别病例因腹腔内容物(如小肠)可脱入低位的腹膜返折区域,因此可表现为不对称的肿物;直肠指诊时见肛门口扩大,肛门括约肌松弛无力;当肛管并未返折脱垂时,肛门与脱出肠管之间有环状深沟。排粪造影检查时可见到近端肠道套入远端直肠内。

【治疗】婴幼儿直肠脱垂以非手术治疗为主;成人的黏膜脱垂可采用硬化剂注射治疗及黏膜切除术。成人的完全性直肠脱垂原则上以手术治疗为主,同时尽量消除直肠脱垂的诱发因素。

1. **一般治疗** 婴幼儿直肠脱垂有自愈的可能。非手术治疗主要是便后立即将脱出直肠复位,取俯卧或侧卧位,复位后用胶布固定双臀等。成人也应积极治疗便秘、咳嗽等引起腹压增高的疾病,以避免加重脱垂程度和手术治疗后复发。

2. **注射治疗** 将硬化剂注射到脱垂部位的黏膜下层内,使黏膜与肌层产生无菌性炎症,粘连固定。主要适用于直肠黏膜内脱垂。常用硬化剂为5%苯酚植物油、5%盐酸奎宁尿素水溶液及一些中药制剂。注射治疗后近期疗效尚好,远期容易复发。

3. **手术治疗** 成人完全性直肠脱垂的手术方法很多,各有优缺点,均有一定的复发率。手术途

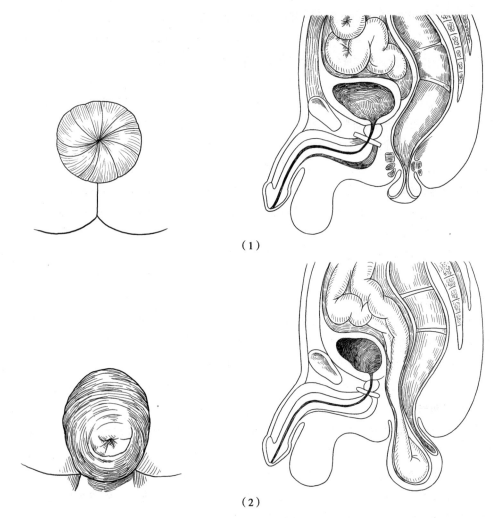

图 37-39　直肠脱垂
(1)直肠黏膜脱垂　(2)直肠完全脱垂

径有四种:经腹部、经会阴、经腹会阴和经骶部。前两种途径应用较多。

直肠悬吊固定术治疗直肠脱垂疗效较肯定。术中游离直肠后,可通过多种方法将直肠固定在周围组织上,主要为骶骨前及骶骨岬及两侧的组织上,注意勿损伤周围神经及骶前静脉丛;可同时缝合松弛的盆底筋膜、肛提肌。合并有便秘的病人可同时切除冗长的部分乙状结肠。

直肠黏膜脱垂可采用经肛门吻合器环行切除术切除冗余的脱垂黏膜。年老、体质虚弱者可简单地行肛门环缩术、乙状结肠造口术等。

经会阴手术操作较安全。经典的手术有 Delorme 手术和 Altemeier 手术两类,前者切除冗余的黏膜,保留并折叠缝合直肠肌肉层,然后完成黏膜吻合。后者可将脱出的直肠甚至乙状结肠自肛门直接切除缝合,肛提肌裂隙增宽者尚可行修补成形。

第十四节　便秘的外科治疗

便秘(constipation)不仅是临床上一种疾病,而且还是一种临床上十分常见的消化道症状。表现为便质干结、坚硬,排出困难,排便时间明显延长。慢性便秘(chronic constipation)在自然人群中的发病率约为 4% ~6%,男女之比为 1:3,发病率随年龄增长而升高。

【病因与分类】便秘原因十分复杂,众多的消化道疾病,神经、内分泌或代谢系统的异常及一些特殊的药物均可引起慢性便秘。可以是结肠的功能(包括消化吸收、运动失调等)受到损害,也可因直肠肛管出口处病变包括括约肌功能失调等引起。另外,肛肠外科将需要临床特殊处理的慢性便秘归纳为结肠慢传输型便秘和出口梗阻型便秘,当个别病例两种原因常同时存在时,则称之为混合性便秘。引起出口梗阻型便秘的主要疾病有直肠前突、直肠黏膜脱垂、耻骨直肠肌综合征、盆底痉挛综合征。

结肠慢传输型便秘和出口梗阻型便秘的临床症状是慢性便秘及排出困难,往往需手术治疗,本文做重点阐述。

【诊断】

1. **结肠慢传输型便秘**　即结肠运输能力减弱减慢引起的便秘。以老年和年轻女性多见,排便次数减少,每2~3天或更长时间排便一次。常伴有腹部膨胀和不适感。作结肠传输时间测定时可发现全结肠传输慢或节段性结肠传输延迟。

2. **直肠前突**　多见于女性,因直肠阴道隔薄弱,或会阴下降,长期在排便时粪便的压迫下向阴道突出引起粪便排出困难。排便困难是本病的突出症状。病人常有手法辅助排便的经历或用拇指从阴道侧向后推压以协助排便的经验。直肠指检是主要临床诊断手段,可触及直肠前壁有明显薄弱松弛区域,排便造影可直接显示直肠前突宽度和深度。

3. **直肠黏膜脱垂**　因直肠黏膜松弛、脱垂,排便时形成套叠,堵塞肛管上口,引起排便困难。用力越大,梗阻感越重。排便造影可见在直肠侧位片上用力排便时的漏斗状影像或黏膜一层或多层套叠征象。直肠指检可发现直肠下端黏膜松弛或肠腔内黏膜堆积。

4. **耻骨直肠肌综合征**　耻骨直肠肌痉挛、肥厚或纤维化致使排便时肌肉松弛困难,盆底出口处梗阻,引起便秘。本病特征为进行性、长期、严重的排便困难。直肠指检时可感到肛管紧张度增加,肛管测压时可见到静息压及收缩压均增高;肛管肌电图检查发现耻骨直肠肌、外括约肌反常电活动;结肠传输功能检查时可发现明显的直肠滞留现象。排便造影检查可见明显的耻骨直肠肌肥厚或搁架征。

5. **盆底痉挛综合征**　正常排便时,耻骨直肠肌和肛管外括约肌松弛,使肛管直肠角变大,肛管松弛,便于粪便排出。若排便时以上两肌不能松弛,甚至收缩,则会阻塞肠道出口,引起排便困难。直肠指检是本病的重要检查方法,可触及肥厚的呈痉挛状的内括约肌,肛管张力明显增加。直肠测压时肛管静息压升高。排便造影时发现肛管直肠角在用力排便时不变大甚至变小。

【治疗】

1. **非手术治疗**　慢性便秘宜先行非手术治疗,如多食富含膳食纤维素食物,养成良好的排便习惯等,必要时可辅用促排便药物、栓剂或灌肠等治疗。生物反馈治疗对各型便秘均有一定的效果。经非手术治疗无效时,有明确的解剖异常或手术指征,排除手术禁忌证,可考虑手术治疗。

2. **手术治疗**　手术治疗的目的主要针对粪便在传输和排出过程中的两种缺陷:出口梗阻型便秘需依据出口梗阻的原因作出相应处理,结肠慢传输型便秘则需切除无传输力的结肠。有时两种病因同时存在,因此应慎重合理选择手术治疗方案。

(1) 结肠切除术:主要有两种术式:全结肠切除、回肠直肠吻合术和结肠次全切除、盲肠直肠吻合术。主要用于结肠慢传输型便秘的治疗,手术效果肯定。

(2) 直肠前突修补术:用于直肠前突的治疗。分闭合式修补和切开修补两种,手术目的都是修补缺损的直肠阴道隔薄弱区。临床上以经直肠切开修补的Sehapayah术较为常用,方法是在齿状线上方的直肠前正中作纵切口,深度达黏膜下层,向两侧游离黏膜瓣后,间断缝合两侧肛提肌边缘3~5针,加强直肠阴道隔,然后缝合黏膜切口。

(3) 用特殊的痔治疗吻合器或直线切割闭合器,环形或纵形切除部分直肠黏膜,并使直肠黏膜固定,对直肠前突、直肠黏膜脱垂有一定疗效。

（4）耻骨直肠肌切断或部分切除术：用于耻骨直肠肌综合征的治疗，经骶尾部入路，明确为耻骨直肠肌后，可切断，或通过挂线方式达到慢性切断耻骨直肠肌的目的。

慢性便秘原因复杂，不同的病因应采用不同的手术方式。结肠慢传输型便秘与出口梗阻型便秘或两种以上原因的便秘有时可以同时存在，术前诊断不完全是术后便秘复发及手术效果不佳的原因之一。

（任东林）

第三十八章 肝疾病

第一节 解剖生理概要

　　肝是人体内最大的实质性脏器,大部分隐匿在右侧膈下和季肋深面,小部分横过腹中线达左上腹。肝的右下缘齐右肋缘,左下缘可在剑突下扪及,但一般在腹中线处不超过剑突与脐连线的中点。肝的膈面和前面分别有左、右三角韧带、冠状韧带、镰状韧带和肝圆韧带,使其与膈肌及前腹壁固定(图38-1);脏面有肝胃韧带和肝十二指肠韧带,后者包含有门静脉、肝动脉、淋巴管、淋巴结和神经,又称肝蒂。门静脉、肝动脉和肝总管在肝脏面的横沟处各自分出左、右干进入肝实质内,国内学者称之为第一肝门。在肝实质内,门静脉、肝动脉和肝内胆管的走向和分布大体上相一致,共同被包裹在Glisson鞘内。肝静脉是肝血液的流出管道,三条主要的肝静脉在肝后上方的静脉窝进入下腔静脉,被称为第二肝门;此外还有小部分肝血液经数支肝短静脉汇入肝后方的下腔静脉,被称为第三肝门。

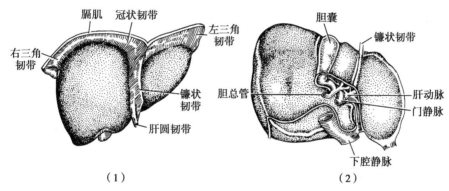

图38-1 肝外观
(1)膈面 (2)脏面

　　根据肝内血管、胆管的分布规律,肝被分为左、右半肝。左、右半肝又分成左外叶、左内叶、右前叶、右后叶和尾状叶;左外叶和右后叶又分成上、下二段,尾状叶也分成左、右二段(图38-2)。临床上,以肝静脉及门静脉在肝内分布为基础的Couinaud分段法较为常用,它将肝分为八段(图38-3)。

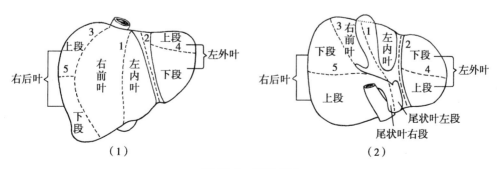

图38-2 肝的分区
(1)膈面 (2)脏面
1. 正中裂　2. 左叶间裂　3. 右叶间裂　4. 左段间裂　5. 右段间裂

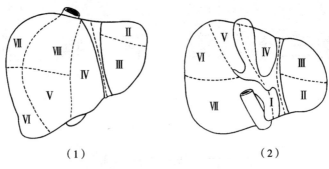

图 38-3　Couinaud 分段法
（1）膈面　（2）脏面

国际肝胆胰学会（IHPBA）于 2000 年发布了肝解剖和手术名称的命名方法。该方法结合了肝传统分区法和 Couinaud 的八段法，将肝进行三级划分：第一级划分以"半肝"来表示，即肝分为右半肝和左半肝；第二级划分以"区"来表示，即右后区、右前区、左内区、左外区；第三级划分以"段"来表示，与 Couinaud 的八段法稍有不同的是将 Couinaud 的 I 段划分为 1 段和 9 段。

肝的基本结构为肝小叶，肝小叶中央是中央静脉，围绕该静脉为放射状排列的单层肝细胞索，肝细胞索之间为肝窦（窦状隙），肝窦的壁上附有 Kupffer 细胞，它有吞噬能力，属于单核-吞噬细胞系统。在几个肝小叶之间是由结缔组织组成的汇管区，其中有肝动脉、门静脉和胆管的小分支。肝窦实际上是肝的毛细血管网，它一端与肝动脉和门静脉的小分支相通，另一端和中央静脉连接。肝窦一面的肝细胞膜上具有很多微绒毛，伸向肝细胞膜与肝窦壁之间存在的狄（Disse）氏间隙内，主要起到与肝窦内血液之间进行物质交换的作用。胆小管位于肝细胞之间，是由相邻的肝细胞胞膜向各自胞质内凹陷而形成的微细小管，其壁由肝细胞膜构成。

肝的血液供应 25%～30% 来自肝动脉，70%～75% 来自门静脉。但由于肝动脉压力大，其血流含氧量高，所以它供给肝所需氧量的 40%～60%。门静脉汇集来自肠道的血液，供给肝营养。肝的总血流量约占心排血量的 1/4，可达到 1500ml/min。

肝担负着重要而复杂的生理功能，其中已明确的包括：

1. 分泌胆汁　每日分泌胆汁约 800～1000ml，经胆管流入十二指肠，帮助脂肪消化以及脂溶性维生素 A、维生素 D、维生素 E、维生素 K 的吸收。

2. 代谢功能　食物消化后由肠道吸收的营养物质经门静脉系统进入肝。肝能将碳水化合物、蛋白质和脂肪转化为糖原，储存于肝内。当血糖减少时，又将糖原分解为葡萄糖，释入血液。

在蛋白质代谢过程中，肝主要起合成、脱氨和转氨作用。蛋白质经消化分解为氨基酸而被吸收，在肝内再重新合成人体所需要的各种重要的蛋白质，如白蛋白、纤维蛋白原和凝血酶原等。肝损害严重时，就可出现低蛋白血症和凝血功能障碍。体内代谢产生的氨是对人体有毒的物质，肝能将大部分的氨合成尿素，经肾脏排出。肝细胞严重受损时，脱氨作用减退，血氨因此增高，是发生肝性脑病的主要原因。肝细胞内有多种转氨酶，能将一种氨基酸转化为另一种氨基酸，以增加人体对不同食物的适应性。肝细胞受损并伴有细胞膜破坏时，转氨酶被释出于血液中，血内转氨酶就可升高。

肝在脂肪代谢中起重要作用，并能维持体内各种脂质（包括磷脂和胆固醇）的恒定性，使之保持一定浓度和比例。

肝也参与多种维生素代谢。肝内胡萝卜素酶能将胡萝卜素转化为维生素 A，并加以储存。肝还储存维生素 B 族、维生素 C、维生素 D、维生素 E 和维生素 K。

在激素代谢方面，肝对雌激素、神经垂体分泌的抗利尿激素具有灭活作用；肾上腺皮质酮和醛固酮的中间代谢大部在肝内进行。肝硬化时灭活作用减退，体内的雌激素增多，引起蜘蛛痣、肝掌及男性乳房发育等现象；抗利尿激素和醛固酮的增多，促使体内水和钠的潴留，引起水肿和腹水形成。

3. 凝血功能　肝除合成纤维蛋白原、凝血酶原外，还产生凝血因子 V、Ⅶ、Ⅷ、Ⅸ、Ⅹ、Ⅺ 和 Ⅻ。另外,储存在肝内的维生素 K 对凝血酶原和凝血因子Ⅶ、Ⅸ、Ⅹ 的合成是不可缺少的。

4. 解毒作用 代谢过程中产生的毒物或外来的毒物,在肝内主要通过单核-吞噬细胞系统进行吞噬或通过分解、氧化和结合等方式而转化为无毒物质。

5. 吞噬或免疫作用 肝通过单核-吞噬细胞系统的 Kupffer 细胞的吞噬作用,将细菌、抗原抗体复合物、色素和其他碎屑从血液中清除。

此外,肝内有铁、铜、维生素 B$_{12}$、叶酸等造血因子,能间接参与造血。肝储藏大量血液,当急性失血时,有一定调节血液循环的作用。

肝的储备功能和再生能力均很强大。动物实验证明,切除70%～80%的正常肝实质,肝仍可维持正常的生理功能,且能在约6周后再生至接近原来的肝重量。但对人体肝,这一修复过程一般认为需约1年时间。因此,当正常肝有局限性病变时,可施行肝段、半肝乃至更大范围(如右三叶)肝切除术。肝对缺氧非常敏感,在常温下阻断入肝的血流超过一定的时限,将可能引起肝细胞缺氧坏死。虽然正常肝可耐受常温下持续肝门阻断时间约60分钟,但伴有肝硬化者耐受时间明显缩短,此类病人实施肝切除手术时,常温下肝门阻断的时间不宜超过15～20分钟。

(沈 锋)

第二节 偶然发现的肝肿块

肝肿块(liver mass)为首发临床表现的病例少见,除非肿块较大或位于肝的边缘。偶然发现的肝肿块是指在例行健康体检,或因其他脏器(如肾脏、胆囊等)疾病进行影像学检查时所发现的肿块,影像学称为肝占位性病变(space-occupying lesion)。这种情况在临床上非常多见。偶然发现的肝肿块往往较小,有良性病变,也有恶性肿瘤(表38-1),必须采取规范的诊疗程序明确肿块的性质,拟定治疗方案(图38-4)。

表38-1 肝脏常见良性和恶性病变

良性病变	恶性病变
1. 肝囊肿	1. 肝细胞癌
2. 肝血管瘤	2. 肝内胆管癌
3. 局灶性结节性增生	3. 胆囊癌
4. 肝腺瘤	4. 转移性肝癌
5. 肝囊腺瘤	5. 肝肉瘤
6. 慢性炎性肉芽肿	
7. 血管平滑肌脂肪瘤	
8. 炎性假瘤	

发现肝肿块后,应首先询问病史和进行体格检查。询问病人有无腹痛、体重减轻、既往肝病史、饮酒史、输血史、有无口服避孕药(女性)以及个人或家庭癌症史。体格检查时应注意有无巩膜黄染、肝大、脾大、门脉高压症相关体征;血液检查包括血常规、肝功能、肝炎相关指标、肿瘤标志物(甲胎蛋白、癌胚抗原、CA19-9)等。

偶然发现的肝肿块大多是超声检查首先发现的,如不能明确病变性质,可进一步做 CT、MRI 或肝动脉造影等检查。如果提示为典型的血管瘤或局灶性结节性增生(FNH),一定不要做经皮穿刺肝活检,因为这两种肿瘤血管丰富,有并发大出血的风险。

如果所有影像学检查都不能明确诊断,应考虑经皮肝穿刺活检。病变太小不能活检或不能很好定位的病人,应定期(2～3个月)超声检查,观察肿块大小变化,结合肿瘤标志物检验结果,判断病变性质。如有必要,也可经腹腔镜将肿块切除进行病理学检查,起到明确诊断和治疗的双重效果。如果

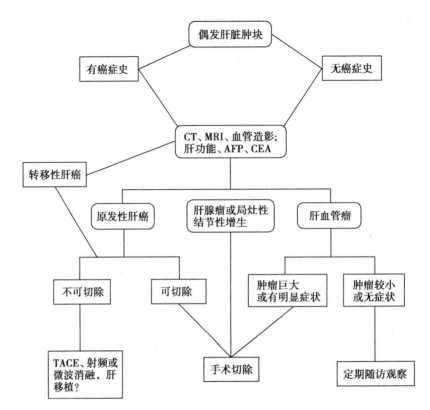

图 38-4　规范的诊疗程序
转移性肝癌需辅助化疗

病理检查结果是转移性癌,还要进一步查找原发癌的部位,包括结肠镜、食管胃十二指肠内镜(EGD)、胸部 CT、胰腺 CT、前列腺(男性)、乳房和妇科(女性)检查等。

(陈孝平)

第三节　肝　脓　肿

常见的肝脓肿(liver abscess)有细菌性和阿米巴性两种。阿米巴性肝脓肿主要在《内科学》中讲授,本节着重讨论其外科治疗问题。

一、细菌性肝脓肿

【病因病理】 全身细菌性感染,特别是腹腔内感染时,细菌可侵入肝,如病人抵抗力弱,可发生肝脓肿。有基础性疾病,特别是糖尿病病人,是高发人群。细菌可经下列途径侵入肝:①胆道:良性或恶性病变导致胆道梗阻并发生化脓性胆管炎时,细菌沿着胆管上行,是引起细菌性肝脓肿的主要原因;②门静脉:如坏疽性阑尾炎、胃肠道憩室炎等,细菌可突破肠道屏障经门静脉入肝;③肝动脉:体内任何部位的化脓性病变,如细菌性心内膜炎、化脓性骨髓炎等,当并发菌血症时,细菌可经肝动脉侵入肝;④肝毗邻器官或组织存在感染病灶,细菌可循淋巴系统侵入或直接扩散感染至肝;⑤开放性肝损伤时细菌可直接经伤口侵入肝引起感染,形成脓肿。此外,肝其他疾病的有创性治疗方法,如经肝动脉化疗栓塞、消融等肿瘤治疗措施,也可能导致肝脓肿。还有一些肝脓肿的病因难以确定,称为隐源性感染。

细菌性肝脓肿(bacterial liver abscess)的致病菌多为肺炎克雷伯菌、大肠埃希菌、厌氧链球菌、葡萄球菌等。单发的肝脓肿容积有时可以很大,多发肝脓肿的直径则可在数毫米至数厘米之间,数个脓肿也可融合成一个大脓肿。

【临床表现】 典型症状是寒战、高热、肝区疼痛和肝大。体温常可高达 39 ~ 40℃,伴恶心、呕吐、食欲缺乏和周身乏力。肝区钝痛或胀痛多属持续性,有的可伴右肩牵涉痛,右下胸及肝区叩击痛,肿大的肝有压痛;如脓肿在肝前下缘比较表浅部位时,可伴有右上腹肌紧张和局部明显触痛;巨大的肝脓肿可使右季肋呈现饱满状态,有时甚至可见局限性隆起,局部皮肤可出现红肿。严重时或并发胆道梗阻者,可出现黄疸。

肝右叶脓肿可穿破肝包膜形成膈下脓肿,也可突破入右侧胸腔,左叶脓肿则偶可穿入心包。脓肿如向腹腔穿破,则发生急性腹膜炎。少数情况下,肝脓肿可穿破血管和胆管壁,引起大量出血并从胆道排出,临床表现为上消化道出血。

实验室检查可见白细胞计数和中性粒性细胞百分比增高,转氨酶和碱性磷酸酶增高,CRP 增高,ESR 延长,慢性病程病人可有贫血和低蛋白血症。超声可明确其部位和大小,阳性诊断率可达96%以上,为首选的检查方法;CT 更易显示多发小脓肿;MRI 对存在可疑胆道疾病时帮助较大;X 线胸腹部检查:右叶脓肿可使右膈肌升高,肝阴影增大或有局限性隆起,有时出现右侧反应性胸膜炎或胸腔积液。

【诊断】 根据病史,临床表现、实验室和超声检查,即可诊断本病。必要时可在肝区压痛最剧处或超声引导下施行诊断性穿刺予以确诊。

【鉴别诊断】 主要应与阿米巴性肝脓肿(amebic liver abscess)鉴别,见表38-2。此外,还需与右膈下脓肿、胆道感染及肝癌特别是肝内胆管癌等鉴别,可参考有关章节。

表 38-2 细菌性肝脓肿与阿米巴性肝脓肿的鉴别

	细菌性肝脓肿	阿米巴性肝脓肿
年龄(岁)	>50	20 ~ 40
男女比例	1.5:1	>10:1
病史	继发于胆道感染或其他化脓性疾病,多有糖尿病病史	继发于阿米巴痢疾后,少见糖尿病病史
症状	病情急骤严重,全身中毒症状明显,有寒战、高热,部分病人可有黄疸	起病较缓慢,病程较长,可有高热,或不规则发热、盗汗,黄疸少见
血液化验	白细胞计数及中性粒细胞可明显增加,可见胆红素升高,血液细菌培养可阳性	白细胞计数可增加,如无继发细菌感染,血液细菌培养阴性,血清学阿米巴抗体检测阳性
粪便检查	无特殊表现	部分病人可找到阿米巴滋养体或包囊
脓液	多为黄白色脓液,涂片和培养可发现细菌	大多为棕褐色脓液,无臭味,镜检有时可找到阿米巴滋养体。若无混合感染,涂片和培养无细菌
诊断性治疗	抗阿米巴药物治疗无效	抗阿米巴药物治疗有效
脓肿	较小,常为多发性	较大,多为单发,多见于肝右叶

【治疗】 细菌性肝脓肿必须早期诊断,积极治疗。

1. **全身支持治疗** 给予充分营养支持,必要时多次小量输血和血浆、纠正低蛋白血症,增强机体抵抗能力,并纠正水和电解质平衡失调等。

2. **抗生素治疗** 未确定病原菌以前,应经验性选用广谱抗生素,通常为三代头孢联合应用甲硝唑,或者氨苄西林、氨基糖苷类联合应用甲硝唑,待脓腔脓液或血液细菌培养和药敏结果回报后选用敏感抗生素。抗生素应用应大剂量、足疗程。

3. **经皮肝穿刺脓肿置管引流术** 对于直径在 3 ~ 5cm 的单个脓肿,如在超声或 CT 下可见到液化区域,可在其引导下行穿刺抽尽脓液并冲洗,也可置管引流。置管引流术后第二或数日起,即可用等渗盐水缓慢冲洗脓腔和注入抗菌药物。待引流管无脓液引出,病人一般情况好转,冲洗液变清亮,脓腔明显缩小,即可拔管。多数肝脓肿可经抗生素联合穿刺抽液或置管引流治愈。

4. 手术治疗　适用于脓肿较大、分隔较多;已穿破胸腔或腹腔;胆源性肝脓肿;慢性肝脓肿。手术方式为切开引流,适用于多数病人。经腹腔镜切开引流在很多医院已成为常规手术,开腹肝脓肿切开引流已很少应用。手术中应注意用纱布妥善隔离保护腹腔和周围脏器,避免脓液污染,脓腔内安置多孔橡胶管引流。手术治疗中必须注意:①脓肿已向胸腔穿破者,应同时引流胸腔;②胆道感染引起的肝脓肿,应同时引流胆道;③血源性肝脓肿,应积极治疗原发感染灶。慢性肝脓肿,往往需施行肝切除治疗。

二、阿米巴性肝脓肿

阿米巴性肝脓肿(amebic liver abscess)是肠道阿米巴感染的并发症,绝大多数单发,治疗上首先考虑非手术治疗,以抗阿米巴药物(甲硝唑、氯喹、依米丁),以及必要时反复穿刺吸脓和支持疗法为主。大多数病人可获得良好疗效。

【治疗】

1. 经皮肝穿刺置管引流术　适用于病情较重,脓肿较大,有穿破危险者,或经抗阿米巴治疗及多次穿刺吸脓,而脓腔未见缩小者。

2. 手术切开引流　适用于:①经抗阿米巴治疗及穿刺引流后仍高热不退者;②脓肿伴继发细菌感染,经穿刺引流及药物治疗不能控制者;③脓肿已穿破入胸腹腔并发脓胸和腹膜炎。切开后采用持续胸腔闭式引流。

(沈　锋)

第四节　肝棘球蚴病

肝棘球蚴病(echinococcosis of the liver)又称肝包虫病(hydatid disease of the liver),系棘球绦虫的蚴感染所致的人畜共患病。

【病因与病理】　公认的致病绦虫有四种:细粒棘球绦虫、泡状棘球绦虫或多房棘球绦虫、伏氏棘球绦虫和少节棘球绦虫。其形态、宿主和分布地区略有不同,包虫病主要流行于西部畜牧地区和半农半牧区,其余各地报道,以细粒棘球病最多见,局部地区泡状棘球病的患病率也较高。

细粒棘球绦虫的终宿主有犬、狐、狼等,以犬最常见,中间宿主是羊、猪、马、牛和人等,以羊最多见。人与人之间不传染。肝包虫病是临床上最常见的一种棘球蚴病,约占75%,其次是肺包虫病,约占15%。

侵入体内的六钩蚴在肝内先发育成小的囊体,囊体长大并挤压肝实质,在肝内形成一个具有多层壁结构和多种内容物的囊性肿块(肝包虫囊肿)。肝包虫囊肿的囊壁分为内囊和外囊两层。内囊属于虫体结构呈白色粉皮状,内囊的壁又分为角质层和生发层。角质层位于生发层外面,对生发层细胞有保护、支持、吸收营养物质等作用。生发层由一排具有繁殖能力的细胞组成,可产生生育囊(生发囊)、头节和子囊。外囊是由宿主对寄生虫免疫排斥反应而形成的以巨噬细胞性肉芽肿病变和纤维化为特征的致密纤维层结构。随着囊肿的膨胀性生长,周围肝实质受压,肝细胞变性、萎缩、消失,囊肿周围的管道系统纤维化,在外囊与肝实质之间形成一层纤维膜状结构。纤维膜与外囊之间有潜在的可分离间隙,沿此间隙可将外囊与肝实质分离(图38-5)。

包虫囊肿在机体内经历定植、生长发育和衰亡的病理过程,是机体与包虫相互作用的结果。多数包虫囊肿生长缓慢,不同阶段其病理改变各异:包虫囊肿大小不一;内囊可呈单囊、多子囊、内囊塌陷甚至坏死;囊液可由清亮变浑浊,水分吸收致囊内容物干结成为固体;外囊壁逐渐增厚、钙化;部分破裂入胆道、腹腔甚至胸腔,形成瘘。

【临床表现和并发症】　囊肿增大缓慢,初期无明显症状,常在体格检查时偶然被发现,亦有因腹部肿块或因囊肿导致压迫症状或引起并发症而就医者。由于包虫寄生部位、囊肿体积及数量、机体反

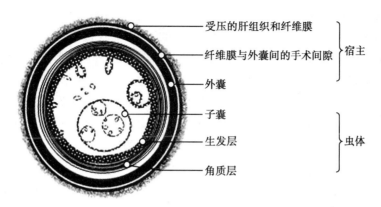

图 38-5　肝包虫囊肿示意图

应性及并发症(破裂、压迫、感染等)的不同,临床表现各异。

1. **包虫囊破裂**　①包虫囊内容溢入腹腔,可导致严重过敏反应;子囊种植产生多发囊肿,出现腹胀或导致肠梗阻;②囊内容破溃入胆道,可引起梗阻性黄疸或反复发作的胆管炎;③经横膈,破裂入胸腔,甚至肺,导致反复肺部感染,可能咳出子囊。

2. **包虫囊肿压迫**　①压迫胆管出现黄疸;②压迫肝静脉引起巴德-吉亚利综合征(见第三十九章"门静脉高压症")

3. **感染**　继发细菌感染较为常见,多由胆瘘引起。表现类似细菌性肝脓肿,但全身和局部症状较轻。

4. **过敏反应**　虫体抗原进入血液循环,会引起荨麻疹,量大时可造成过敏性休克。

5. **膜性肾小球肾炎**(membranous glomerulonephritis)　因虫体抗原沉积肾小球而引起。

其他器官(如肺)亦可发生包虫病。

【诊断】 询问病史时应了解病人是否有流行地区居住史,及犬、羊等接触史。辅助诊断方法:①超声检查:诊断准确率高,是筛选和初步诊断的首选检查方法。超声可帮助确定包虫的发育阶段和分型。包虫囊肿的超声影像学表现为:囊型病灶(CL 型)、单囊型(Ⅰ型)、多子囊型(Ⅱ型)、内囊塌陷型(Ⅲ型)、实变型(Ⅳ型)、钙化型(Ⅴ型),包虫破入胆道时可见肝内外胆管扩张。②X 线检查:外囊钙化时,可显示环形或弧形钙化影。含气的囊肿可显示气液面。③CT 和 MRI 检查:能显示囊肿与肝内结构的解剖关系,疑有胆道受累时,可行 MRCP 检查。④免疫学检查:常用于流行病学筛查。包虫囊液皮内试验(Casoni skin test)阳性率可达 90% ~ 95%;补体结合试验阳性率可达 70% ~ 90%,检测结果有助于诊断。

【治疗】

1. **手术治疗**　手术原则是:尽量完整摘除外囊,清除内囊,避免囊液外溢,防止复发;合理处理残腔及胆瘘,减少术后并发症。

(1)外囊完整剥(切)除术:沿包虫外囊与周围纤维膜之间的潜在间隙,可将外囊完整剥(切)除。完整剥(切)除有困难时,可先行内囊摘除,再行外囊次全切除或部分切除。该术式较好地解决了术后复发和残腔并发症的问题,可作为根治性手术的首选方式。

术中要仔细结扎通向囊腔的胆管支;部分外囊切除时,应仔细缝扎残留外囊壁上每个小的胆管开口;肝门部胆管瘘口较大者,可行瘘口空肠 Roux-en-Y 吻合术;囊内容物破入胆道时,需行胆总管探查术。

(2)内囊摘除术:是经典的手术方式,关键是避免囊液外溢和头节的灭活。用封闭法尽量抽吸囊液,囊内注入 20% 的氯化钠溶液灌洗。浸泡 5 分钟后抽吸,重复 2 ~ 3 次,以灭活头节。切开外囊壁,摘除内囊。切除凸出肝外的外囊壁,清理残腔内的坏死组织,仔细缝合残腔内的胆管漏口。如残腔较大,可用大网膜填塞。

（3）肝切除术：适用于局限的单发或多发囊肿，或囊腔引流后残腔难以闭合者。

2. 药物治疗 通常难以达到治愈的效果，适用于早期囊肿小、外囊壁薄、有广泛播散和手术危险性大的病人。常用药物是阿苯达唑（albendazole），用药疗程半年以上，部分病人治疗有效。

3. 超声引导下经皮肝穿刺抽吸术 穿刺针或导管进入囊肿吸尽囊液后，注射95%的乙醇或20%的氯化钠溶液，保留10~15分钟后将其抽吸出。此方法适用于体积较小、位于肝组织内的Ⅰ型囊肿，可多次使用，达到杀灭虫体的目的；不适用于囊肿和胆管相通的病人。

此外，囊肿小于5cm，已实变或钙化（Ⅳ、Ⅴ型）且无症状者，可随访观察。

由泡状棘球绦虫幼虫引起的肝泡球蚴病较少见，狐狸是主要终宿主。泡球蚴呈浸润性生长导致肝坏死和肉芽肿反应，其生物学行为酷似恶性肿瘤，常累及胆管、肝静脉、下腔静脉和膈肌，并可发生淋巴或血行播散。早期手术切除病变可获痊愈，病变范围广不能手术者，预后差。阿苯达唑治疗有效，却不能根治。

（彭心宇）

第五节 原发性肝恶性肿瘤

原发性肝恶性肿瘤（primary malignant tumor of the liver）包括肝细胞癌、肝内胆管癌和肝肉瘤，但肝肉瘤罕见。

一、肝细胞癌

肝细胞癌（hepatocellular carcinoma，hepatoma），简称肝癌（liver cancer），是肝最常见的恶性肿瘤，约占90%。在我国，东南沿海地区发病较其他地区高。

【病因和病理】 目前认为，肝细胞癌发病与肝硬化、病毒性肝炎、黄曲霉素以及某些化学致癌物质和水土等因素有关。

肝癌大体病理形态分为三型：结节型、巨块型和弥漫型。传统上以5cm为界，将肝细胞癌分为小肝癌（≤5cm）和大肝癌（>5cm）两类。中华医学会外科学分会肝脏外科学组的分类：微小肝癌（直径≤2cm），小肝癌（>2cm，≤5cm），大肝癌（>5cm，≤10cm）和巨大肝癌（>10cm）。

肝癌细胞极易经门静脉系统在肝内播散，形成癌栓后阻塞门静脉主干可引起门静脉高压的临床表现；血行肝外转移最多见于肺，其次为骨、脑等。肝癌经淋巴转移者相对少见，可转移至肝门淋巴结以及胰周、腹膜后、主动脉旁及锁骨上淋巴结。在中晚期病例，肿瘤可直接侵犯邻近脏器及横膈，或发生腹腔种植性转移。

【临床表现】 病人的年龄大多为40~50岁，男性比女性多见。肝癌早期缺乏典型临床表现，一旦出现症状和体征，疾病多已进入中、晚期。临床表现可能有肝区疼痛、肝大或右上腹肿块，乏力、消瘦、食欲减退、黄疸、腹胀等全身及消化道症状。

发生肺、骨、脑等脏器转移者，可产生相应症状。少数病人可有低血糖症、红细胞增多症、高血钙和高胆固醇血症等特殊表现。

【诊断与鉴别诊断】 病人有乙或丙型肝炎等肝病病史，甲胎蛋白（AFP）≥400ng/ml，超声、CT或MRI检查发现肝实质性肿块，且具有肝细胞癌典型影像学表现者，即可做出临床诊断。

需要强调的是，妊娠、活动性肝病、生殖腺胎胚源性肿瘤等病人血清AFP可以持续性升高，应予以排除。AFP轻度升高者，应作动态观察，并结合肝功能变化及影像学检查加以综合分析判断。临床上约30%肝癌病人AFP完全正常，此时应检测AFP异质体，如为阳性，有助于诊断。肝功能相关的酶可能升高，但缺乏特异性。

诊断困难者,可以做肝动脉造影,必要者同时做 TACE 进行诊断性治疗。超声引导下肝穿刺针吸细胞学检查,找到肿瘤细胞有确定诊断意义;但可能出现假阴性,偶尔会引起肿瘤破裂、穿刺针道出血和癌细胞沿针道扩散,临床上存在争论。肿瘤位于肝表面,经过各种检查仍不能确诊者,可行腹腔镜探查。

肝细胞癌主要应与肝硬化、继发性肝癌、肝良性肿瘤、肝脓肿、肝包虫病,以及与肝毗邻器官,如右肾、结肠肝曲、胃、胰腺等处的肿瘤相鉴别。

【治疗】 早期诊断、早期采用以手术切除为主的综合治疗,是提高肝癌长期治疗效果的关键。

1. **部分肝切除**　是治疗肝癌首选和最有效的方法。肝切除可以通过开腹施行,也可有选择地采用经腹腔镜或机器人辅助下施行。总体上,肝癌切除术后 5 年生存率为 30% ~ 50%。影响手术治疗效果的主要因素是肿瘤数目、血管侵犯、肿瘤分化程度和 AFP 水平等。

手术安全性评估:

病人一般情况:①较好,无明显心、肺、肾等重要脏器器质性病变;②Child-Pugh 肝功能分级属 A 级;或 B 级,经短期护肝治疗后肝功能恢复到 A 级(肝功能分级见表 39-1);③有条件的医院,术前可以做 ICG 检测;④评估肝切除后残肝体积,手术后足够维持肝功能。

肿瘤可切除性评估:没有肝外多处转移。①单发的微小肝癌和小肝癌;②单发的向肝外生长的大肝癌或巨大肝癌,受肿瘤破坏的肝组织少于 30%,肿瘤包膜完整,周围界限清楚;③多发肿瘤,但肿瘤结节少于 3 个,且局限在肝的一段或一叶内。

如技术条件允许,下述情况也可以行肝切除:①3 ~ 5 个多发性肿瘤,局限于相邻 2 ~ 3 个肝段或半肝内,影像学显示无瘤肝组织明显代偿性增大,达全肝的 50% 以上;如肿瘤分散,可分别作局限性切除。②左半肝或右半肝的大肝癌或巨大肝癌,边界较清楚,第一、二肝门未受侵犯,影像学显示无瘤侧肝代偿性增大明显,达全肝组织的 50% 以上。③位于肝中央区(肝中叶,或Ⅳ、Ⅴ、Ⅵ、Ⅷ段)的大或巨大肝癌,无瘤肝组织明显代偿性增大,达全肝的 50% 以上。④Ⅰ段大肝癌或巨大肝癌。⑤肝门部有淋巴结转移者,如原发肝肿瘤可切除,应作肿瘤切除,同时进行肝门部淋巴结清扫;淋巴结难以清扫者,术后可进行放射治疗。⑥周围脏器(结肠、胃、膈肌或右肾上腺等)受侵犯,如原发肿瘤可切除,应连同受侵犯脏器一并切除;远处脏器单发转移性肿瘤(如单发肺转移),可同时切除原发癌和转移癌。

肝癌合并胆管癌栓、门静脉癌栓和(或)腔静脉癌栓时,如癌栓形成时间不长,病人一般情况允许,原发肿瘤可切除,应施行肝切除和癌栓取出术。

伴有中、重度脾功能亢进和食管静脉曲张的小肝癌病人,应同时做肝、脾切除和断流术。

2. **肝移植**　由于同时切除肿瘤和硬化的肝,因此可以获得较好的长期治疗效果。鉴于供肝匮乏和治疗费用昂贵,原则上选择肝功能 C 级的小肝癌病例行肝移植。国际上大多按照米兰标准选择肝癌病人行肝移植(米兰标准:单个肿瘤<5cm;2 个或 3 个肿瘤,直径均<3cm,无血管侵犯或肝外转移)。

3. **肿瘤消融(ablation)**　通常在超声引导下经皮穿刺行微波、射频、冷冻、无水酒精(PEI)注射等消融治疗,适应证是不宜手术的原发肝细胞癌,或术后复发、转移性肝癌,其优点是简便、创伤小,有些病人可获得较好的治疗效果。这些方法也可用于术中。

4. **经肝动脉和(或)门静脉区域化疗或经肝动脉化疗栓塞(TACE)**　用于治疗不可切除的肝癌或作为肝癌切除术后的辅助治疗。常用药物为氟尿嘧啶、卡铂、表阿霉素等;常用栓塞剂为碘化油。有些不适应一期手术切除的大或巨大肝癌,经此方法治疗后肿瘤缩小,部分病人可获得手术切除机会。

5. **其他治疗方法**　体内或体外放射,全身化疗、靶向治疗(如索拉菲尼)和中药(如槐耳颗粒)治疗等。

复发性肝癌的治疗:随着早期诊断、早期治疗和手术技术改进,肝癌手术切除率已大大提高,手术死亡率降到 3% 以下,总体疗效显著提高。然而,肝癌即使获得根治性切除,5 年内仍有 60% ~70% 的病人出现转移、复发,故病人手术后应坚持随诊,定期行超声检查及检测 AFP,早期发现转移复发,及时积极治疗。治疗方法包括 TACE、微波、射频、冷冻和无水乙醇注射等;如一般情况良好、肝功能正常,病灶局限,也可行再次手术切除。有资料表明,复发性肝癌再切除术后 5 年生存率可达 53.2%。

肝癌破裂出血的治疗:如出血量不大,全身情况较好,可以急诊做 TAE 或 TACE 治疗;如技术条件具备,也可行急诊肝切除术。如肿瘤巨大或范围广,出血多,术中无法控制,可以只作纱布填塞止血,尽快结束手术,待病人情况稳定后再做进一步治疗。

二、肝内胆管癌

肝内胆管癌(intrahepatic cholangiocarcinoma,ICC)多源于肝内胆管上皮细胞,多为腺癌。在原发性肝恶性肿瘤中约占 10%。同时起源于肝内胆管和肝细胞的恶性肿瘤,称为混合型癌,该型较为少见。

流行病学证据表明 ICC 与 HCV 感染、HIV 感染、肝硬化和糖尿病相关。

ICC 的临床表现与 HCC 相似,最常见的症状是右上腹疼痛和体重减轻,大约 25% 的病人出现黄疸。ICC 病人的 AFP 水平正常,某些病例 CEA 或 CA19-9 的水平可以升高。ICC 在 CT 和 MRI 上表现为局灶性肝肿块,肿块周围的胆管可能扩张,增强扫描的典型表现是肿块有周边或中心强化。本病往往沿胆道浸润生长,确诊时可能已发生肝内转移、淋巴结转移。

治疗 ICC 的有效方法是肝切除,手术后 3 年生存率为 16% ~61%,5 年生存率为 24% ~44%。预后不良的因素包括肝内转移、淋巴结转移、血管侵犯和切缘阳性。放疗和化疗对本病的治疗效果有限。

第六节　转移性肝肿瘤

本病又称继发性肝肿瘤(secondary tumor of the liver),包括转移性肝癌(metastatic cancer of the liver)和转移性肝肉瘤(metastatic sarcoma of the liver)。原发肿瘤主要(57%)为结、直肠癌,胃癌,胰腺癌和胃、肠平滑肌肉瘤等;肺癌、乳腺癌、肾癌、宫颈癌、卵巢癌、前列腺癌和头颈部肿瘤等也可发生肝转移。

【分类】根据原发肿瘤与转移性肝肿瘤发生的时间关系,将转移性肝肿瘤分为 3 类:①早发类,病人先有转移性肝肿瘤的临床表现,或转移性肝肿瘤先被发现,之后才找到原发肿瘤;②同步类,同时发现原发肿瘤和转移性肝肿瘤;③迟发类,发现原发肿瘤或原发肿瘤手术切除数月至数年后才发生肝转移。

【临床表现及诊断】转移性肝肿瘤较小时,一般无症状,常在影像学检查时被发现。随着转移瘤增大,可出现上腹或肝区不适或隐痛;病情加重时,可出现乏力、发热、体重下降等;晚期病人可出现贫血、黄疸、腹水等。体检发现肝大,有时可触及坚硬的癌结节。超声、CT、MRI 和 PET 等影像学检查有重要诊断价值。肿瘤标志物:AFP 升高者较少;CEA、CA19-9、CA125 等对消化系统、肺、卵巢等器官癌肿的肝转移具有诊断价值。

【治疗】对于单发的转移性肝肿瘤,最有效的治疗方法是肝切除。多发的转移性肝肿瘤是否行肝切除,存在争论。文献中有报告一次手术切除肝 5 个转移肿瘤,取得了较好的效果。手术原则:完全切除肿瘤(切缘距肿瘤>1cm),最大限度保留健康肝组织。

如为同步类,且原发癌和转移癌均可切除,可行同期手术切除,但术前要认真评估病人耐受手术的能力。对不适应手术切除的肝转移癌或术中发现不能手术切除者,根据病人全身及原发肿瘤情况,选用区域灌注化疗、微波固化、射频消融、冷冻及放射等局部治疗,部分病人治疗后转移癌缩小,肿瘤数目减少,可延长生存时间。

【预后】病人预后与原发癌的性质、发生肝转移的时间、原发和转移癌发现时的严重程度,肿瘤对药物治疗的敏感度,以及个体因素等有关。总体上,转移性肝癌手术切除后 5 年生存率为25% ~46%。

第七节　肝良性肿瘤

肝海绵状血管瘤(cavernous hemangioma of liver)常见于中年女性,多为单发,也可多发;左、右肝的发生率大致相等。肿瘤生长缓慢,病程长达数年以上。瘤体较小时无任何临床症状,增大后主要表现为肝大或压迫胃、十二指肠等邻近器官,引起上腹部不适、腹胀、嗳气、腹痛等症状。体格检查:腹部肿块与肝相连,表现光滑,质地柔软,有囊性感及不同程度的压缩感,有时可呈分叶状。根据临床表现,超声、CT、MRI 或肝动脉造影等检查,不难诊断。

手术切除是治疗肝海绵状血管瘤的最有效的方法。但小的、无症状的肝海绵状血管瘤不需治疗,可每隔 6 ~12 个月作超声检查,以动态观察其变化。如病人临床症状明显且影响正常生活和工作,或肿瘤直径>10cm,特别是位于肝缘,有发生外伤性破裂危险者,可行手术切除。通常沿肿瘤包膜外分离,完整地切除肿瘤,尽量不损伤正常的肝组织;如有必要,也可以做肝部分切除或解剖性肝切除术。病变广泛分布在左右半肝而不能切除者,可行肝动脉结扎术。我国手术切除的最大一例肝海绵状血管瘤的体积为 63cm×48.5cm×40cm,重达 18kg。肝海绵状血管瘤最危险的并发症是肿瘤破裂引起的大出血,但极少发生。

其他良性肿瘤,如肝腺瘤、血管内皮瘤、胆管囊腺瘤、脂肪瘤、神经纤维瘤等,均少见。有效的治疗方法是手术切除。

(陈孝平)

第八节　肝　囊　肿

肝囊肿(cyst of liver)是较常见的肝良性疾病,分为寄生虫性(如肝棘球蚴病)和非寄生虫性肝囊肿;后者又可分为先天性、创伤性、炎症性和肿瘤性囊肿。临床多见的是先天性肝囊肿,它又可分为单发性和多发性两种。

单发性肝囊肿以 20 ~50 岁年龄组多见,男女发生率之比为 1:4;囊肿发生于肝右叶居多;囊肿小者直径仅数毫米,大者含液量>500ml,甚至可占据整个肝叶。多发性肝囊肿以 40 ~60 岁女性多见,囊肿大小不等,可分布于全肝,或局限于一段或一叶。囊壁内层上皮细胞可因肝囊肿大小而不同,呈现为柱状、立方形、扁平状或缺如,外层为胶原样组织;囊液澄清透明,多不含胆汁。

先天性肝囊肿生长缓慢,小的囊肿常无任何症状,多系超声、CT 等影像学检查或其他腹部手术中发现。囊肿增大到一定程度,则可因压迫邻近脏器而出现食后饱胀、恶心、呕吐、右上腹隐痛不适等症状。体格检查可能触及右上腹肿块和肝大,肿块与肝相连,表面光滑,带囊性感,无明显压痛而可随呼吸上下移动。

除上述临床表现外,超声检查是诊断肝囊肿的首选方法。CT、MRI 检查可明确囊肿的大小、部位、形态和数目。大的肝囊肿可因其所在部位不同,X 线检查可显示膈肌抬高或胃肠受压移位等征象。多发性肝囊肿病人还应检查肾、肺、胰以及其他脏器有无囊肿(多囊病)或先天性畸形,并注意与先天性肝内胆管扩张症(Caroli's disease)相鉴别。

一般而言,无症状的肝囊肿病人,不需特殊处理。巨大而又出现症状者,可予以适当治疗。常用的方法是囊肿"开窗术"或"去顶术",多在腹腔镜下完成该手术。即经腹腔镜切除部分囊壁,吸净囊液后使囊腔向腹腔开放。需行剖腹囊肿切除术或肝切除术的先天性肝囊肿病例现已极少。

对并发感染、囊内出血者,可在"开窗术"后放置引流,待引流液清亮、正常后拔除引流管。对囊液含有胆汁者,应寻找胆管漏口予以缝合,置管。必要时可行肝切除术。

多发性肝囊肿一般仅限于处理其中可能引起症状的大囊肿,可行囊肿"开窗术",以缓解症状。对病变局限于肝的一段或一叶,且伴有症状,或开窗术效果不佳者,也可行病变肝段或肝叶切除术。

(沈　锋)

第三十九章 门静脉高压症

门静脉高压症(portal hypertension)是指各种原因导致门静脉血流受阻和(或)血流量增加所引起的门静脉系统压力增高,继而引起脾大和脾功能亢进,食管-胃底静脉曲张、呕血或黑便和腹水等。它不是一种单独的疾病,是一个综合征。门静脉正常压力 13 ~ 24cmH$_2$O,平均值 18cmH$_2$O,比肝静脉压力高 5 ~ 9cmH$_2$O。门静脉压力大于 25cmH$_2$O 时即定义为门静脉高压,多数病例的门静脉压力可上升至 30 ~ 50cmH$_2$O。

【解剖概要】门静脉有别于体静脉的两大特点:门静脉系统位于两个毛细血管网之间,门静脉系统内没有瓣膜。门静脉主干是由肠系膜上、下静脉和脾静脉汇合而成,肠系膜上、下静脉和脾静脉由来自胃、肠、脾、胰的毛细血管网逐渐汇合而成。门静脉主干在近肝门处分为左、右两支分别进入左、右半肝后逐级分支,其小分支最终与肝动脉小分支的血流汇合于肝小叶内的肝窦(肝的毛细血管网),然后汇入肝小叶的中央静脉,再汇入小叶下静脉、肝静脉,最后汇入下腔静脉。

门静脉和肝动脉的小分支血流除了汇合于肝小叶内的肝窦,还在肝小叶间汇管区借着无数的动静脉间的交通支相互沟通。这种动静脉交通支一般仅在肝内血流量增加时才开放。正常人全肝血流量每分钟约为 1500ml,其中门静脉血流量每分钟约为 1125ml,占全肝血流量的 60% ~ 80%(平均75%);肝动脉血流量约为 375ml,占 20% ~ 40%(平均25%)。肝动脉的压力大,血的含氧量高,故门静脉和肝动脉对肝的供氧比例则几乎相等。

门静脉系与腔静脉系之间有四个交通支(图 39-1),正常情况下都很细小、血流量都很少。

1. **胃底、食管下段交通支** 门静脉血流经胃冠状静脉、胃短静脉,通过食管胃底静脉丛与奇静脉、半奇静脉的分支吻合,汇入上腔静脉。

2. **直肠下端、肛管交通支** 门静脉血流经肠系膜下静脉、直肠上静脉与肛管静脉吻合、直肠下静脉吻合,流入下腔静脉。

3. **前腹壁交通支** 门静脉(左支)的血流经脐旁静脉与腹上深静脉、腹下深静脉,分别汇入上、下腔静脉。

4. **腹膜后交通支** 许多肠系膜上、下静脉分支与下腔静脉分支在腹膜后相互吻合。

【病理生理】门静脉压力通过流入血流和流出阻力形成并维持。门静脉血流阻力增加,常是门静脉高压症的始动因素。按阻力增加的部位,可将门静脉高压症分为肝前、肝内和肝后三型。肝内型门静脉高压症又可分为窦前、窦后和窦型。

肝前型门静脉高压症的常见病因有肝外门静脉血栓形成(脐炎、腹腔感染如急性阑尾炎和胰腺炎、创伤等)、先天性畸形(闭锁、狭窄或海绵样变等)和外在压迫

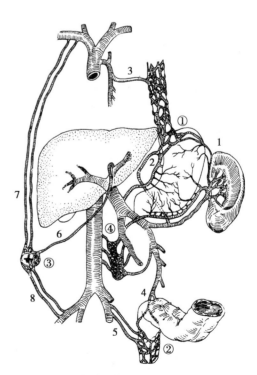

图 39-1 门静脉与腔静脉之间的交通支
1. 胃短静脉 2. 胃冠状静脉 3. 奇静脉 4. 直肠上静脉 5. 直肠下静脉、肛管静脉 6. 脐旁静脉 7. 腹上深静脉 8. 腹下深静脉 ①胃底、食管下段交通支 ②直肠下端、肛管交通支 ③前腹壁交通支 ④腹膜后交通支

（转移癌、胰腺炎等）。肝外门静脉阻塞的病人，肝功能多正常或轻度损害，预后较肝内型好。

在我国，肝炎肝硬化是引起肝窦和窦后阻塞性门静脉高压症的常见病因。由于增生的纤维束和再生的肝细胞结节挤压肝小叶内的肝窦，使其变窄或闭塞，导致门静脉血流受阻，门静脉压力也就随之增高。其次是由于位于肝小叶间汇管区的肝动脉小分支和门静脉小分支之间的许多动静脉交通支，在肝窦受压和阻塞时大量开放，约为门静脉压力 8～10 倍的肝动脉血直接流入压力较低的门静脉小分支，使门静脉压力更加增高（图 39-2）。肝内窦前阻塞性门静脉高压症的常见病因是血吸虫病。

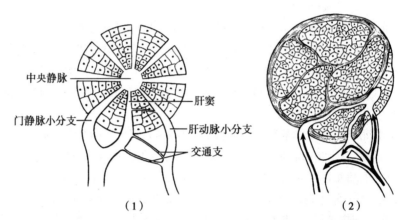

中央静脉
肝窦
门静脉小分支
肝动脉小分支
交通支

（1）　　　　　　　　　　　　（2）

图 39-2　门静脉、肝动脉小分支之间的交通支在门静脉高压症发病中的作用
（1）正常时，门静脉、肝动脉小分支分别流入肝窦，它们之间的交通支细而不开放
（2）肝硬化时，交通支开放，压力高的肝动脉血流注入压力低的门静脉，从而使门静脉高压进一步增高

肝后型门静脉高压症的常见病因包括巴德-吉亚利综合征（Budd-Chiari syndrome）、缩窄性心包炎、严重右心衰竭等。

上述各种情况引起门静脉高压持续存在后，可发生下列病理变化：

1. **脾大（splenomegaly）、脾功能亢进（hypersplenism）**　门静脉压力升高后，脾静脉血回流受阻，脾窦扩张，脾髓组织增生，脾脏肿大。脾内血流在脾脏内的驻留时间延长，遭到脾脏吞噬细胞吞噬的机会增大。脾亢脾巨噬细胞吞噬功能增强，吞噬大量血细胞，导致外周血白细胞、血小板和红细胞减少，称为脾功能亢进。

2. **交通支扩张**　由于正常的肝内门静脉通路受阻，上述的四个交通支大量开放，并扩张、扭曲形成静脉曲张。其中最有临床意义的是在食管下段、胃底形成的曲张静脉。它离门静脉主干和腔静脉最近，压力差最大，因而经受门静脉高压的影响也最早、最显著。肝硬化病人常有胃酸反流，腐蚀食管下段黏膜引起反流性食管炎，或因坚硬粗糙食物的机械性损伤，以及咳嗽、呕吐、用力排便、重负等使腹腔内压突然升高，可引起曲张静脉破裂，导致致命性的大出血。其他交通支也可发生扩张，如直肠上、下静脉丛扩张可以引起继发性痔；脐旁静脉与腹上、下深静脉交通支扩张，可以引起前腹壁静脉曲张，典型的可形成"海蛇头"体征；腹膜后交通支的临床意义相对较小，但偶尔也有曲张破裂引起腹膜后血肿的报道。

3. **腹水**　门静脉压力升高，使门静脉系统毛细血管床的滤过压增加，同时肝硬化引起的低蛋白血症，血浆胶体渗透压下降及淋巴液生成增加，促使液体从肝表面、肠浆膜面漏入腹腔而形成腹水。门静脉高压症时门静脉内血流量增加，有效循环血量减少，继发刺激醛固酮分泌过多，加上慢性肝病时醛固酮、抗利尿激素等在肝内的灭活减少，导致钠、水潴留而加剧腹水形成。

在门静脉高压症时，胃壁淤血、水肿，胃黏膜下层的动-静脉交通支广泛开放，胃黏膜微循环发生障碍，导致胃黏膜防御屏障的破坏，形成门静脉高压性胃病（portal hypertensive gastropathy），发生率约 20%，占门静脉高压症上消化道出血病例的 5%～20%。此外，门静脉高压症时由于自身门体血流短路或手术分流,造成大量门静脉血流绕过肝细胞或因肝实质细胞功能严重受损,致使有毒物质(如氨、硫醇和γ-氨基丁酸)进入体循环,从而对脑产生毒性作用并出现精神神经综合征,称为肝性脑病(hepatic encephalopathy)。常因胃肠道出血、感染、过量摄入蛋白质、镇静药、利尿剂而诱发。

【临床表现】 主要是脾大和脾功能亢进、呕血或黑便、腹水及非特异性全身表现(主要是肝功能不良的表现如疲乏、嗜睡、厌食、肝病面容、蜘蛛痣、肝掌、男性乳房发育、睾丸萎缩等)。曲张的食管、胃底静脉一旦破裂,立刻发生急性大出血,呕吐鲜红色血液。由于肝功能损害引起凝血功能障碍,又因脾功能亢进引起血小板减少,因此出血不易自止。由于大出血引起肝组织严重缺氧,容易导致肝性脑病。

体检时如能触及脾,提示可能有门静脉高压症。如有黄疸、腹水和前腹壁静脉曲张等体征,表示门静脉高压症严重。如肝病属于早期,可以触到质地较硬、边缘较钝而不规整的肝,但临床更多见的是肝硬化致肝缩小而难以触到。

门静脉高压症病人常需要做以下辅助检查:

1. **血常规**　脾功能亢进时,血细胞计数减少,以白细胞计数降至$3×10^9$/L以下和血小板计数减少至$(70\sim80)×10^9$/L以下最为多见。出血、营养不良、溶血或骨髓抑制都可以引起贫血。

2. **肝功能检查**　常见血浆白蛋白降低而球蛋白增高,白、球蛋白比例倒置。由于许多凝血因子在肝合成,加上慢性肝病病人有原发性纤维蛋白溶解亢进,所以凝血酶原时间常有延长。还应作肝炎病原免疫学和甲胎蛋白检查。肝功能分级见表39-1。CT肝脏体积检测和吲哚菁绿排泄试验对肝功尤其是肝储备功能的评价有临床指导意义。

3. **腹部超声**　可以显示腹水、肝密度及质地异常、门静脉扩张、血管开放情况、门静脉与肝动脉血流量,门静脉系统有无血栓等。门静脉高压症时门静脉内径≥1.3cm。

表 39-1　**Child-Pugh 分级**

项目	异常程度得分		
	1	2	3
血清胆红素(μmol/L)	<34.2	34.2~51.3	>51.3
血浆清蛋白(g/L)	>35	28~35	<28
凝血酶原延长时间(s)	1~3	4~6	>6
腹水	无	少量,易控制	中等量,难控制
肝性脑病	无	轻度	中度以上

总分5~6分者肝功能良好(A级),7~9分者中等(B级),10分以上肝功能差(C级)

4. **骨髓检查**　可以排除骨髓纤维化病人髓外造血引起的脾大,避免误切脾脏。还可评价脾切术后病人三系细胞的恢复情况。

5. **X线钡餐和内镜检查**　食管在钡剂充盈时,曲张的静脉使食管的轮廓呈虫蚀状改变;排空时,曲张的静脉表现为蚯蚓样或串珠状负影;钡剂进入胃、十二指肠中还可显示有无胃底静脉曲张、鉴别有无溃疡形成。但这些在内镜检查时更为明显。

6. **CT、CT血管造影(CTA)或磁共振门静脉血管成像(MRPVG)**　可以了解肝硬化程度(包括肝体积)、肝动脉和脾动脉直径、门静脉和脾静脉直径、入肝血流,以及了解侧支血管的部位、大小及其范围。有助于指导手术方式的选择。手术切口和穿刺口需规避腹壁曲张静脉,尽可能保留天然分流通道。

【诊断与鉴别诊断】 主要根据肝炎、自身免疫性肝炎和血吸虫病等肝病病史和脾大、脾功能亢进、呕血或黑便、腹水等临床表现,结合辅助检查,诊断并不困难。当急性大出血时,应与其他原因的出血鉴别(详见第四十三章"消化道大出血的鉴别诊断和外科处理原则"),脾脏增大有时还需要与血液病脾大鉴别。

【治疗】 主要是针对食管胃底曲张静脉破裂出血,脾大、脾功能亢进,顽固性腹水和原发肝病的治疗。

1. 食管胃底曲张静脉破裂出血

(1) 非手术治疗:适用于一般状况不良,肝功能较差,难以耐受手术的病人;手术前准备。

1) 补液、输血:发生急性出血时,应尽快建立有效的静脉通道进行补液,监测病人生命体征。如出血量较大、血红蛋白小于 70g/L 时应同时输血,扩充有效血容量。维持血流动力学稳定并使血红蛋白水平维持在 80g/L 左右后,输血补液应缓慢进行,避免过量,防止门静脉压力反跳性增加而引起再出血。

2) 药物治疗:①止血:急性出血时首选血管收缩药。三甘氨酰赖氨酸加压素(特利加压素 terlipressin,glypressin):首剂 2mg 静脉输注,然后 2mg,每 4 小时 1 次。若出血控制可逐渐减量至 1mg,每 4 小时 1 次。生长抑素(somatostatin)和它的八肽衍生物奥曲肽(octreotide):生长抑素首次剂量 250μg 静注,以后 250μg/h 静脉持续点滴。奥曲肽首次剂量 50μg 静注,以后 25～50μg/h 静滴,推荐使用 5 天。药物治疗的早期再出血率较高,必须采取进一步的措施防止再出血。β 受体阻滞剂如普萘洛尔长期口服可预防出血。②预防感染:使用头孢类广谱抗生素。③其他:包括使用质子泵抑制剂抑制胃酸分泌、利尿、预防肝性脑病以及护肝治疗等。

3) 内镜治疗:有两种方法:①内镜下硬化治疗(endoscopic injection sclerotherapy,EIS):经内镜将硬化剂(如鱼肝油酸钠)直接注射到曲张静脉腔内或曲张静脉旁的黏膜下组织,使曲张静脉闭塞,以治疗食管静脉曲张出血和预防再出血。主要并发症是食管溃疡、狭窄或穿孔,食管穿孔发生率虽然仅 1%。但死亡率却高达 50%。②内镜下食管静脉曲张套扎术(endoscopic esophageal varix ligation,EVL):是经内镜将要结扎的曲张静脉吸入到结扎器中,用橡皮圈套扎在曲张静脉基底部。此方法与硬化治疗比,简单而且安全,公认是控制急性出血的首选方法。与药物治疗联合应用更为有效,成功率可达 80%～100%。两种方法均需要反复多次进行,EIS 间隔时间一般为 7 天,EVL 间隔时间一般为 10～14 天。

4) 三腔管压迫止血:三腔管(图 39-3)一腔通胃囊,充气后压胃底;一腔通食管囊,充气后压迫食管下段;一腔通胃腔,经此腔可行吸引、冲洗和注入止血药。Minnesota 管还有第四个腔,用以吸引充气气囊以上口咽部的分泌物。原理是利用充气的气囊分别压迫胃底和食管下段的曲张静脉,以达止血目的。是紧急情况下暂时控制出血的有效方法。

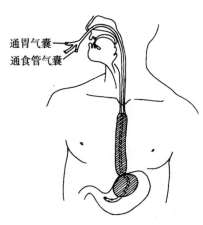

通胃气囊
通食管气囊

图 39-3　三腔管压迫止血法

三腔管放置充气压迫一般不超过 24 小时,可使 80% 食管胃底曲张静脉出血得到控制,但约 50% 的病人排空气囊后会发生再次出血。并发症有吸入性肺炎、食管破裂及窒息等,应注意预防。

5) 经颈静脉肝内门体分流术(transjugular intrahepatic portosystemic shunt,TIPS):是采用介入放射方法,经颈静脉途径在肝内肝静脉与门静脉主要分支间建立通道,置入支架以实现门体分流,TIPS 的内支撑管的直径为 8～12mm。TIPS 可明显降低门静脉压力,用于治疗急性出血和预防再出血。适用于经药物和内镜治疗无效、外科手术后再出血以及等待肝移植的病人。应注意的是,TIPS 后肝衰竭发生率为 5%～10%,肝性脑病发生率高达 20%～40%。还有,支撑管血栓形成而逐渐狭窄闭塞,影响分流效果,使用覆膜支架可降低栓塞率。

(2) 手术治疗:适用于曾经或现在发生消化道出血,或静脉曲张明显和"红色征"出血风险较大,及一般情况尚可、肝功能较好(Child A 级、B 级),估计能耐受手术者。肝功能 Child C 级病人一般不主张手术,尽量采取非手术治疗。

1) 手术时机的选择:手术时机可以分为急诊手术、择期手术、预防手术。出血来势凶猛,出血量大;经过严格的内科治疗 48 小时内仍不能控制出血,或止血后 24 小时内再出血者,应急诊手术。但此时病情往往严重、多合并休克,急诊手术病死率较高。食管胃底曲张静脉一旦破裂引起出血,很有可能反复出血,而每次出血必将给肝带来损害,所以对于有过出血病史的病人应在充分术前准备下择期手术,不但可以防止再出血,也可减少肝性脑病的发生。对没有发生过出血者进行的手术,称为预防性手术。食管胃底静脉曲张不明显者,不主张做预防性手术;但如果同时伴有明显脾大、脾功能亢进者,为了消除脾亢同时有助于治疗肝病,可行预防性手术。食管胃底静脉重度曲张,特别是镜下见曲张静脉表面有"红色征"者,发生急性大出血的可能性较大,可考虑做预防性手术。

2)手术方式的选择:门脉高压症手术方式较多,手术方式不外乎分为分流术、断流术及复合手术、肝移植[见后(四)肝脏原发病治疗]四大类。

A. 分流术(portosystemic shunts):通过在门静脉系统与腔静脉系统间建立分流通道、降低门静脉压力、达到止血效果的一类手术。优点:降压效果好、再出血率低。缺点:术后肝脏更加缺少门静脉血供,对肝功不利,不适用于肝功能较差的病人;术后肝性脑病的发生率较高。因此对于有食管胃曲张静脉破裂出血(史)伴随有明显门静脉高压性胃病出血及断流术后再次出血者更为适用。分流术可再分为非选择性分流、选择性分流(包括限制性分流)两类:

a. 非选择性门体分流术:是将入肝的门静脉血完全转流入体循环,代表术式是门静脉与下腔静脉端侧分流术[图39-4(1)]:将门静脉肝端结扎,防止肝内门静脉血倒流;门静脉与下腔静脉侧侧分流术[图39-4(2)]:离肝门静脉血流一并转流入下腔静脉,减低肝窦压力,有利于控制腹水形成。肠系膜上静脉与下腔静脉"桥式"(H形)分流术[图39-4(3)]和近端脾-肾静脉分流术:切除脾,将脾静脉近端与左肾静脉端侧吻合[图39-4(4)]。非选择性门体分流术治疗食管胃底曲张静脉破裂出血效果好,但肝性脑病发生率高达30%~50%,易引起肝衰竭。如破坏了第一肝门的结构,为日后肝移植造成了困难。

b. 选择性门体分流术:旨在保存门静脉的入肝血流,同时降低食管胃底曲张静脉的压力。代表

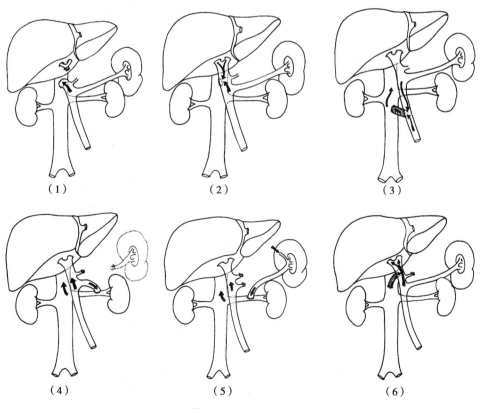

（1）　　　　　　　　（2）　　　　　　　　（3）

（4）　　　　　　　　（5）　　　　　　　　（6）

图39-4　分流手术
（1）门-腔静脉端侧分流术　（2）门-腔静脉侧侧分流术　（3）肠系膜上-下腔静脉"桥式"分流术
（4）中心性脾-肾静脉分流术　（5）远端脾-肾静脉分流术　（6）限制性门-腔静脉"桥式"分流术

术式是远端脾-肾静脉分流术[图 39-4(5)],即将脾静脉远端与左肾静脉进行端侧吻合,同时离断门-奇静脉侧支,包括胃冠状静脉和胃网膜静脉。该术式的优点是肝性脑病发生率低。但有大量腹水及脾静脉口径较小的病人,一般不选择这一术式。

限制性门体分流的目的是充分降低门静脉压力,制止食管胃底曲张静脉出血,同时保证部分入肝血流。代表术式是限制性门-腔静脉分流(侧侧吻合口控制在 10mm)和门-腔静脉"桥式"(H 形)分流(桥式人造血管口径为 8 ~ 10mm)[图 39-4(6)]。前者随着时间的延长,吻合口径可扩大,如同非选择性门体分流术;后者,近期可能形成血栓,需要取栓或溶栓治疗。

B. 断流手术:断流术是指通过阻断门奇静脉间的反常血流,达到止血目的。缺点:术后门静脉高压仍较明显、再出血率高。优点:手术操作相对简单、创伤小,对肝脏门静脉血供影响较少,适应证宽,甚至肝功能 Child C 级的病人也能耐受,手术死亡率及并发症发生率低,术后生存质量高,易于在基层医院推广,在国内的临床应用最为广泛(85%)。断流手术的具体方式也很多,应用较多的有贲门周围血管离断术、胃周围血管缝扎术、食管下端横断术、胃底横断术以及食管下端胃底切除术等。在这些断流手术中,以脾切除加贲门周围血管离断术(splenectomy with paraesophagogastric devascularization)最为常用,不仅离断了食管胃底的静脉侧支,还保存了门静脉入肝血流。此术式适合于门静脉循环中没有可供与体静脉吻合的通畅静脉,既往分流手术和其他非手术疗法失败而又不适合分流手术、及需要行预防性手术的病人。在施行此手术时,了解贲门周围血管的局部解剖十分重要[图 39-5(1)]。贲门周围血管可分成四组:①冠状静脉:包括胃支、食管支及高位食管支。胃支较细,沿着胃小弯走行,伴行着胃右动脉。食管支较粗,伴行着胃左动脉,在腹膜后注入脾静脉;其另一端在贲门下方和胃支汇合而进入胃底和食管下段。高位食管支源自冠状静脉食管支的凸起部,距贲门右侧 3 ~ 4cm 处,沿食管下段右后侧向上行走,于贲门上方 3 ~ 4cm 或更高位处进入食管肌层。特别需要提出的是,有时还出现"异位高位食管支"[图 39-5(1)],它与高位食管支同时存在,起源于冠状静脉主干,也可直接起源于门静脉左干,距贲门右侧更远,在贲门以上 5cm 或更高位才进入食管肌层。②胃短静脉:一般为 3 ~ 4 支,伴行着胃短动脉,分布于胃底的前后壁,注入脾静脉。③胃后静脉:起始于胃底后壁,伴着同名动脉下行,注入脾静脉。④左膈下静脉:可单支或分支进入胃底或食管下段左侧肌层。

门静脉高压症时,上述静脉都显著扩张,高位食管支的直径常达 0.6 ~ 1.0cm。彻底切断上述静脉,包括高位食管支或同时存在的异位高位食管支,同时结扎、切断与静脉伴行的同名动脉,才能彻底阻断门奇静脉间的反常血流,这种断流术称为"贲门周围血管离断术"[图 39-5(2)]。腹腔镜下门奇静脉断流术除具有传统开腹的治疗效果外,尚可进一步减少出血和创伤。临床应用逐渐增多。

C. 复合手术:复合手术结合选择性分流和断流手术特点,既保持一定的门静脉压力及门静脉向

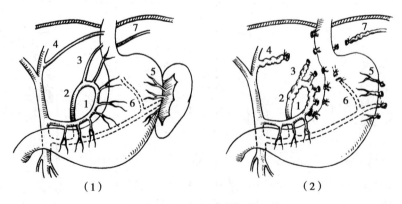

图 39-5   贲门周围血管离断术
(1)贲门周围血管局部解剖示意图   (2)贲门周围血管离断术示意图
1. 胃支   2. 食管支   3. 高位食管支   4. 异位高位食管支   5. 胃短静脉   6. 胃后静脉   7. 左膈下静脉

肝血流,又疏通门静脉系统的高血流状态,起到"断、疏、灌"的作用,初衷是达到相互取长补短的效果。但复合手术创伤和技术难度较大,且对病人肝功能要求高。

2. **脾大、脾功能亢进**　门静脉高压症时脾功能处于紊乱状态,会促进肝病的进展。脾切除是治疗脾功能亢进最有效的方法,而且能够降低门静脉压力,延缓肝病进展。几乎全部断流术及部分分流术均包含有脾切除术。脾射频消融术、脾动脉栓塞术治疗脾亢效果不确切,并发症多,主要适用于不愿手术或不能耐受手术的病人。

3. **顽固性腹水**　是指腹水量较大、持续时间较长,经过正规的利尿、补充白蛋白等消腹水治疗无效的腹水。可采用腹腔穿刺外引流、TIPS、腹腔-上腔静脉转流术或腹水皮下转流术等治疗。如存在原发性腹膜炎加用抗生素则会起到更好效果。

4. **原发肝病**　我国绝大多数门静脉高压症是病毒性肝炎肝硬化所致,肝功能损害多较严重,所以抗病毒及护肝治疗应贯彻于整个治疗过程。如果肝硬化严重,肝功能差而药物治疗不能改善者,应做肝移植,既替换了病肝,又使门静脉系统血流动力学恢复到正常,目前认为是最根本的治疗方法。缺点是供肝短缺、终生服用免疫抑制剂、费用昂贵。

由上可见,门静脉高压症病人病因多样、病变复杂、治疗方法繁多、各有优缺点。为了提高治疗效果、改善病人预后,应根据具体情况选择科学合理的个体化治疗方案。

附：巴德-吉亚利综合征

巴德-吉亚利综合征也名布-加综合征。它指的是由肝静脉或其开口以上的下腔静脉阻塞引起的以门静脉高压或门静脉和下腔静脉高压为特征的一组疾病。

【病因】中国、日本、印度和南非大多由肝静脉以上的下腔静脉隔膜(大多属先天性)引起,少数由肝静脉隔膜引起。欧美则多由肝静脉血栓形成所致,与高凝状态,如真性红细胞增多症、抗凝血酶Ⅲ缺乏、高磷脂综合征等有关。

【分型】按病变部位的不同分为三型:A 型为局限性下腔静脉阻塞;B 型为下腔静脉长段狭窄或阻塞;C 型为肝静脉阻塞(图 39-6)。

【诊断】病人早期有劳累后右上腹胀痛、肝脾大,发展期有腹水、双下肢水肿、胸腹壁乃至腰背部静脉曲张及食管静脉曲张以至破裂出血。晚期病人腹大如鼓,骨瘦如柴,如"蜘蛛人"。凡双下肢水肿、腹胀或肝脾大者要高度怀疑此征。超声检查可发现肝静脉或其开口以上的下腔静脉阻塞。下腔和(或)肝静脉造影可帮助确诊。此外,尚需明确该病的原发病因,如某种高凝状态。

【治疗】由急性肝、腔静脉血栓引起者,可用纤溶疗法,将诊断时所插入下腔静脉或肝静脉导管保留,经其进行纤溶疗法疗效显著。对 A 型病变首选球囊扩张和支架疗法(图 39-7);失败时可取经右心房和经股静脉病变穿破和球囊扩张或行根治性矫正术。对 B 型病变可酌情选用下腔静脉-右心房、肠系膜上静脉-右心房、脾静脉-右心房和肠系膜上-颈内静脉转流术(图 39-8)。C 型病变可采用多种门体分流术。肝移植术只用于晚期病例。

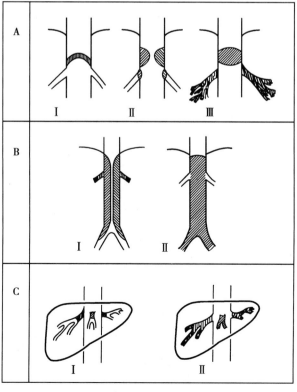

图 39-6　巴德-吉亚利综合征分类

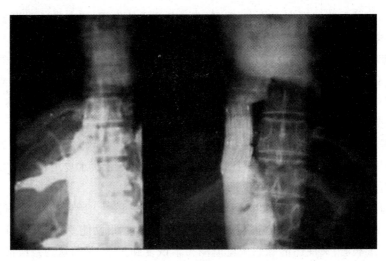

图 39-7   球囊扩张和支架疗法前后

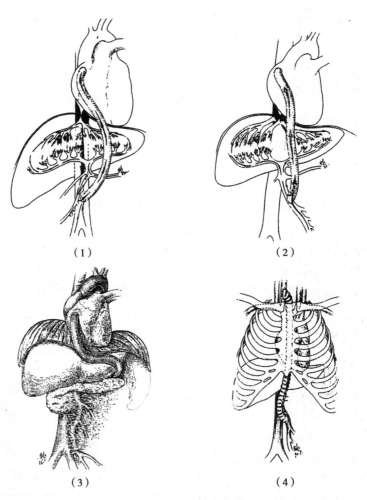

（1）   （2）

（3）   （4）

图 39-8   各种转流术式
（1）下腔静脉-右心房人工血管转流术   （2）肠系膜上静脉-右心房人工血管转流术   （3）脾静脉-右心房人工血管转流术   （4）肠系膜上静脉-颈内静脉人工血管转流术

【预后】随着有关知识的推广和各种介入方法的涌现,大多数病例可获早期诊治,疗效较好,但复发仍难避免。

（李宗芳）

第四十章 胆道疾病

第一节 解剖生理概要

一、胆道系统的应用解剖

胆道分为肝内胆管和肝外胆道。

（一）**肝内胆管** 起自毛细胆管,汇集成小叶间胆管、肝段胆管、肝叶胆管及肝内部分的左右肝管。肝内胆管、肝动脉和门静脉各级分支的分布和走行大体一致,三者同为一结缔组织鞘(Glisson鞘)所包绕。通常,左肝管由左内叶和左外叶胆管汇合而成,右肝管由右前叶和右后叶胆管汇合而成。左、右肝管为一级支,左内叶、左外叶、右前叶、右后叶胆管为二级支,各肝段胆管为三级支。

（二）**肝外胆道** 肝外胆道由左肝管和右肝管、肝总管、胆囊、胆囊管以及胆总管组成。

1. **左、右肝管和肝总管** 左肝管细长,长约2.5~4cm;右肝管短粗,长约1~3cm。左、右肝管出肝后,在肝门部汇合形成肝总管。左、右肝管,门静脉左、右支,肝动脉左、右支,淋巴管及神经等出入肝门的结构称为肝蒂,走行于肝十二指肠韧带内。肝门处,一般左、右肝管及肝总管在前偏右,肝动脉左、右支及主干居中偏左,门静脉左、右支及主干在两者后方;左、右肝管的汇合点位置最高,门静脉左、右支的分叉点稍低;肝固有动脉左、右支的分叉点最低(图40-1)。

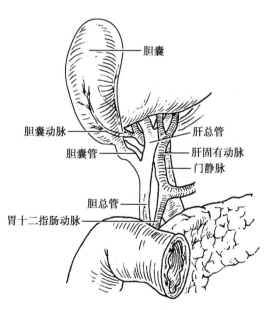

图40-1 肝十二指肠韧带内重要结构

胆囊
胆囊动脉
胆囊管
胆总管
胃十二指肠动脉
肝总管
肝固有动脉
门静脉

肝总管直径通常为0.4~0.6cm,长约3cm,最长可达7cm,其下端与胆囊管汇合形成胆总管。有时肝总管前方有肝固有动脉发出的肝右动脉或胆囊动脉越过,6%~10%的人有副肝管,1.4%的人可无肝总管,胆道手术时应注意解剖变异。

2. **胆总管** 肝总管与胆囊管汇合形成胆总管,长约4~8cm,直径0.6~0.8cm。胆总管分为四段:①十二指肠上段:长约1.4cm,经肝十二指肠韧带右缘下行,是临床上胆总管探查、引流的常用部位。②十二指肠后段:长约2cm,行经十二指肠第一段后方,其后方为下腔静脉,左侧有门静脉和胃十二指肠动脉。③胰腺段:长约1~2cm,在胰头后方的胆管沟内或胰腺实质内下行。因其与胰头部关系密切,胰头肿块常压迫或侵及此处造成梗阻性黄疸。④十二指肠壁内段:长约1cm,行至十二指肠降部中段,斜行进入肠管后内侧壁。胆总管与主胰管在肠壁内汇合,膨大呈壶状,亦称Vater壶腹。壶腹周围有Oddi括约肌包绕,末端通常开口于十二指肠乳头。胆总管和主胰管的汇合常发生解剖变异:胆总管与主胰管汇合后形成一个管道开口于十二指肠(约占70%);胆总管与主胰管没有汇合形成一个管道,而是在十二指肠有一个共同的开口(约占20%);胆总管与主胰管分别开口于十二指肠(约占10%)(图40-2)。Oddi括约肌主要包括胆管括约肌、胰管括约肌和壶腹括约肌,它具有控制和调节胆总管和胰管的开放,以及防止十二指肠内容物反流的作用。

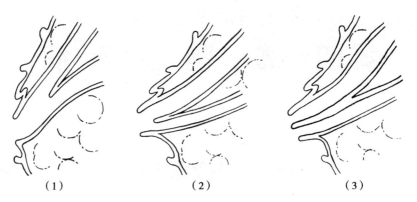

图 40-2　胆总管和主胰管汇合处的解剖变异

(1)胆总管和主胰管汇合后形成一个管道开口于十二指肠　(2)胆总管和主胰管在十二指肠仅有一个共同的开口(没有汇合形成共同管道)　(3)胆总管和主胰管分别开口于十二指肠

3. **胆囊**　为腹膜间位器官,呈梨形,游离的一侧被脏腹膜覆盖,另一侧位于肝脏面胆囊窝内,借结缔组织与肝相连。胆囊长 5~8cm,宽 3~5cm,容积 30~60ml;分为底、体、颈三部。底部为盲端,是胆囊穿孔的好发部位;底部向左后上方延伸为体部,体部向前上弯曲变窄形成胆囊颈,三者间无明显界线。胆囊颈上部呈囊状扩大,称 Hartmann 袋,胆囊结石常滞留于此处。

4. **胆囊管**　由胆囊颈延伸而成,长 1~5cm,直径 0.2~0.4cm。胆囊管内壁黏膜形成螺旋状皱襞,称 Heister 瓣,对于防止胆结石进入胆总管有重要作用。胆囊管可能存在多种解剖变异(图 40-3),其中胆囊管过长且低位汇入胆总管是发生 Mirizzi 综合征的解剖基础。

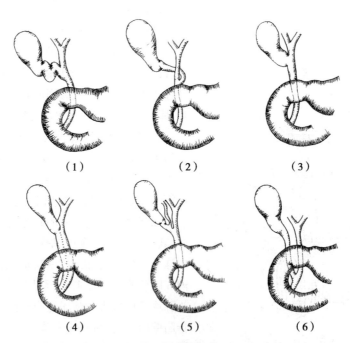

图 40-3　胆囊管解剖变异

(1)胆囊管长而扭曲　(2)胆囊管从肝总管左侧与其汇合　(3)胆囊管过短　(4)胆囊管与肝总管共壁　(5)胆囊管与肝右前或右后段肝胆管异常汇合后再汇入胆总管　(6)胆囊管过长且低位汇入胆总管

胆囊管、肝总管、肝下缘所构成的三角区称为胆囊三角(Calot 三角)。胆囊动脉、肝右动脉、副右肝管常在此区穿过,胆道手术时应特别注意避免损伤。胆囊淋巴结位于胆囊管与肝总管相汇处夹角的上方,可作为手术寻找胆囊动脉和胆管的解剖标志。

（三）**胆道的血管、淋巴和神经**　　胆道有丰富的血液供应,主要来自胃十二指肠动脉、肝总动脉和肝右动脉,这些动脉的分支在胆管壁周围相互吻合成丛状。胆囊、胆囊管、胆总管上部由胆囊动脉供血;胆总管下部的血供来自胰十二指肠动脉及十二指肠后动脉的分支。胆囊静脉和肝外胆道静脉直接汇入门静脉。

胆囊的淋巴引流入胆囊淋巴结和肝淋巴结,并与肝内的淋巴管有吻合。肝外胆管的淋巴引流入肝总管和胆总管后方的淋巴结。

胆道系统分布着丰富的神经纤维,主要来自腹腔丛发出的迷走神经和交感神经。术中过度牵拉胆囊致迷走神经受激惹,可诱发胆心反射,产生胆心综合征,甚至发生心搏骤停,需高度重视。

（四）**胆道的结构**　　肝内胆管起源于毛细胆管。毛细胆管是相邻肝细胞膜局部凹陷形成的微细小管,在肝板内连接成网状管道,逐渐由中央向外周汇集,于小叶边缘处形成若干由单层立方上皮构成的短小闰管。闰管出肝小叶后,汇入小叶间胆管,再进一步汇合成肝段、肝叶胆管,肝管管径逐渐增大,于肝门处汇合形成左、右肝管。胆管壁由单层立方上皮渐变成单层柱状上皮。

肝外胆管黏膜层由单层柱状上皮构成,含杯状细胞和其他含黏液的细胞;肌层含平滑肌和弹力纤维层,受刺激时肌纤维可痉挛性收缩引起绞痛;浆膜层由结缔组织组成,含神经纤维和血管分支。

胆囊黏膜层由高柱状细胞组成,具吸收作用;底部含小管泡状腺体,可分泌黏液。胆囊内的众多黏膜皱襞,能增加浓缩胆汁的能力。肌层内层呈纵行,外层呈环行,夹以弹力纤维。外膜层由结缔组织及肝包膜延续而来的浆膜形成。

二、胆道系统的生理功能

胆道系统具有分泌、贮存、浓缩与输送胆汁的功能。

（一）**胆汁的生成、分泌和代谢**

1. **胆汁的分泌和功能**　　成人每日分泌胆汁约800~1200ml,胆汁主要由肝细胞分泌,约占胆汁分泌量的3/4,胆管细胞分泌的黏液约占1/4。胆汁中97%是水,其他成分主要有胆汁酸与胆汁酸盐（胆盐）、胆固醇、磷脂、胆红素、脂肪酸和无机盐等。胆固醇在肝内代谢后合成的胆汁酸称为初级胆汁酸,即胆酸和鹅脱氧胆酸。初级胆汁酸在小肠内被细菌降解而成为次级胆汁酸,即脱氧胆酸和石胆酸。胆酸、脱氧胆酸、鹅脱氧胆酸和石胆酸称为游离型胆汁酸;游离型胆汁酸与甘氨酸或牛磺酸结合后形成以钠盐或钾盐形式存在的结合型胆汁酸,即胆汁酸盐。

胆汁呈中性或弱碱性,其主要生理功能是:①乳化脂肪:胆盐随胆汁进入肠道后与食物中的脂肪结合形成能溶于水的脂肪微粒而被肠黏膜吸收,刺激胰脂肪酶的分泌并使之激活,水解脂类,促使脂肪、胆固醇和脂溶性维生素的吸收;②清除毒素及代谢产物:胆汁参与胆固醇和胆红素的代谢及清除;③抑制肠内致病菌生长繁殖和内毒素形成;④刺激肠蠕动;⑤中和胃酸。

2. **胆汁分泌的调节**　　胆汁分泌受神经及体液因素的调节。迷走神经兴奋,胆汁分泌增加,交感神经兴奋,胆汁分泌减少。促胰液素、胃泌素、胆囊收缩素（cholecystokinin,CCK）等可促进胆汁分泌,其中促胰液素的作用最强;生长抑素则抑制胆汁分泌。胃酸、脂肪和蛋白质的分解产物由胃进入十二指肠后,刺激十二指肠黏膜分泌促胰液素和CCK,两者均可引起胆囊平滑肌收缩和Oddi括约肌松弛。

3. **胆汁的代谢**　　胆固醇不溶于水而溶于胆汁,胆汁中的胆盐和磷脂形成的微胶粒将胆固醇包裹于其中,使其溶解,当胆盐与磷脂的比例为（2~3）:1时,胆固醇的溶解度最大。在胆汁中还有一种磷脂和胆固醇按同等比例组成的球泡,其中无胆盐。球泡溶解胆固醇的能力比微胶粒大10~20倍,可溶解胆汁内70%~80%的胆固醇。当胆汁中胆盐的浓度较高时,胆固醇主要以微胶粒的形式存在。随着胆固醇浓度增加,微胶粒饱和,球泡的数量增加。球泡中胆固醇过饱和时,胆固醇从球泡中析出结晶,形成胆固醇结石。胆盐由胆固醇在肝内合成后随胆汁分泌至胆囊内储存并浓缩。进食时,胆盐随胆汁排至肠道,其中95%的胆盐被肠道（主要在回肠）吸收入肝,称为肠肝循环;5%随粪便和尿液排出体外。因此,肝每天只需产生少量的胆盐（0.2~0.6g/d）即可保持胆盐池的稳定。胆盐的肠肝循环被破坏时,胆汁中胆盐减少、胆固醇增加,胆固醇易于析出形成结石。

非结合胆红素在肝内与葡萄糖醛酸结合,形成可溶性结合胆红素并随胆汁排入肠道,经回肠下段及结肠内细菌作用转变为胆素原,小部分被肠道吸收,形成胆色素的肠肝循环。如胆色素在肝内未与葡萄糖醛酸相结合,或当胆道感染时,大肠埃希菌所产生的 β-葡萄糖醛酸酶将结合性胆红素水解成为非结合性胆红素,易聚结析出与钙结合形成胆红素钙,促发胆色素结石形成。

（二）胆管的生理功能　胆管主要生理功能是输送胆汁至胆囊和十二指肠,由胆囊和 Oddi 括约肌协调完成。空腹时,Oddi 括约肌收缩,胆管内的压力升高,胆汁流向压力较低的胆囊并在胆囊内浓缩和储存。进餐后,迷走神经兴奋,食物中的脂肪、蛋白质和胃酸促进十二指肠释放 CCK,致使胆囊收缩、Oddi 括约肌松弛,胆汁排入十二指肠。另外,胆管分泌的黏液参与胆汁的形成。

（三）胆囊的生理功能

1. 浓缩储存胆汁　胆囊容积仅为 30～60ml,但 24 小时内能接纳约 500ml 胆汁。胆囊黏膜吸收水和电解质的功能很强,可将胆汁浓缩 5～10 倍而储存于胆囊内。

2. 排出胆汁　胆汁的分泌是持续的,而胆汁的排放则随进食而断续进行,这一过程可通过胆囊平滑肌收缩和 Oddi 括约肌松弛来实现,受神经系统和体液因素(胃肠道激素、代谢产物、药物等)的调节。每次排胆时相长短与食物的种类和量有关。CCK 是餐后胆囊收缩的主要生理性刺激因子。餐后40 分钟,胆囊排空 50%～70% 内容物;餐后 60～90 分钟,CCK 浓度下降,胆汁重新贮存至胆囊并进一步浓缩。

3. 分泌功能　胆囊黏膜每天分泌约 20ml 黏液性物质,主要是黏蛋白,有润滑和保护胆囊黏膜的作用。胆囊管梗阻时,胆汁中胆红素被吸收,胆囊黏膜分泌黏液增加,胆囊内积存的液体呈无色透明,称"白胆汁"。

第二节　影像学检查

影像学检查是诊断胆道系统疾病的主要手段,常用的检查方法主要有:

1. 超声检查　超声是诊断胆道疾病的首选方法。超声对胆囊结石及肝内胆管结石诊断准确率高达 90% 以上。胆囊结石典型表现为强回声光团其后伴声影,可随体位移动。肝外胆管结石因胃肠道气体干扰,影响超声诊断正确率,仅 80% 左右。超声可以根据胆管有无扩张、扩张部位和程度,判断黄疸的性质以及胆道阻塞的部位。例如,肝内胆管直径>4mm,肝外胆管直径>10mm,提示胆管扩张;胆总管及以上胆管扩张,提示胆总管下端或壶腹部梗阻;肝内外胆管均不扩张,提示胆道没有梗阻。另外,超声对于急慢性胆囊炎、胆囊及胆管肿瘤、先天性胆道畸形等其他胆道疾病也有较高的诊断准确率。有些检查和治疗还可以在超声引导下进行,如胆囊穿刺置管术,经皮肝胆管穿刺造影、引流和取石等。手术中超声检查在胆道疾病的诊断及治疗中也发挥重要作用。

2. X 线检查　单纯腹部平片对胆道疾病的诊断价值有限,但腹部平片对鉴别胆道和其他腹内脏器疾病如胃肠道穿孔、肠梗阻等有一定意义。

3. 经皮肝穿刺胆管造影（percutaneous transhepatic cholangiography，PTC）和经皮肝穿刺胆管引流（percutaneous transhepatic biliary drainage，PTBD；percutaneous transhepatic cholangial drainage，PTCD）　PTC 是在 X 线或超声引导下,经皮穿刺将导管置入肝内胆管,注射造影剂后使肝内外胆管迅速显影的方法。可显示肝内外胆管病变部位、范围和程度等,有助于黄疸的诊断和鉴别诊断以及胆道疾病定性。常见并发症有胆汁漏、出血及胆道感染。另外,可通过 PTCD 进行术前减黄或置放胆管内支架用作治疗。

4. 内镜逆行胰胆管造影术（endoscopic retrograde cholangiopancreatography，ERCP）ERCP 是纤维十二指肠镜直视下通过十二指肠乳头将导管插入胆管和(或)胰管内进行造影的方法。经纤维十二指肠镜可直接观察十二指肠及乳头部的情况,发现病变后可取材活检;ERCP 可显示胆管和胰管,帮助了解有无解剖变异、病变,必要时可收集十二指肠液、胆汁及胰液。通过这项技术,还可以对有些疾病进行治疗,如肝外胆管及胆总管结石可行内镜下 Oddi 括约肌切开术取石;对不明原因梗阻性黄疸可经内镜行鼻胆管引流术等。ERCP 并发症包括胰腺炎、出血、穿孔和胆道感染等。

5. **术中及术后胆管造影**　手术时可经胆囊管插管、胆总管穿刺或置管行胆道造影,了解有无胆道系统解剖变异、残留结石及胆管狭窄和通畅情况,帮助确定手术方式。对肝内、外胆管置放导管(包括 T 管)引流者,拔管前应常规经导管或 T 管行胆道造影。

6. **核素扫描检查**

(1) 单光子发射计算机断层显像(single-photon emission computed tomography,SPECT):静脉注射^{99m}Tc 标记的二乙基亚氨二醋酸,利用 γ 相机或 SPECT 定时记录,对胆道系统动态观察。正常时,3 ~ 5 分钟肝影清晰,10 分钟左右胆管、十二指肠相继显影,胆囊多在 15 ~ 30 分钟内显影,且均不应迟于 60 分钟。胆道梗阻时显像时间的延迟,有助于黄疸的鉴别诊断及术后胆漏的识别。

(2) 正电子发射断层显像(positron emission tomography,PET):PET 通常用 FDG(^{18}F 脱氧葡萄糖)作为标记物,根据局部组织代谢的改变发现疾病。葡萄糖高代谢状态是恶性肿瘤的生化特征,肿瘤增生加快与葡萄糖分解代谢加速呈正相关。因此,PET 可用于鉴别良恶性病变、检测恶性肿瘤复发及转移。

7. **胆道镜检查**　手术中胆道镜检查用于辅助诊断或(和)治疗,如观察胆管内有无狭窄、肿瘤、结石,经胆道镜取活组织检查,利用网篮取石等。术后可经 T 管瘘管或皮下空肠盲襻行胆道镜检查,施行碎石、取石、冲洗、球囊扩张及止血等治疗。

8. **CT**　能够显示胆道系统不同层面的图像,确定胆道梗阻的原因及部位,对肝内外胆管结石的诊断效果优于超声。增强 CT 对于胆道系统肿瘤诊断、术前和术后评估及分期有重要作用。

9. **MRI 和磁共振胆胰管成像(magnetic resonance cholangiopancreatography,MRCP)**　MRI 无创且无辐射,可用于胆道肿瘤可切除性评估及复杂胆道系统疾病的鉴别诊断。由于胆汁中自由水在 T_2 序列上的信号显著高于周围组织,因此 MRCP 能直观显示胆管分支形态,对胆管狭窄、胆管损伤、肝内外胆管结石、胆道系统变异以及胆道梗阻的定位均有重要价值。

10. **内镜超声(endoscopic ultrasonography,EUS)**　可显示胆管及十二指肠肠壁的层次结构,对判断壶腹周围病变的性质和累及范围有重要价值。判断困难时,可在超声引导下行穿刺活检,明确病理诊断。

(张学文)

第三节　胆道畸形

胚胎发育的第 4 周,原始前肠的腹侧出现一突起,以后发育为肝、胆管和胆囊。如果发育异常,可能形成胆管、胆囊的先天性畸形,如缺如、狭窄和扩张等。

一、胆道闭锁

胆道闭锁(biliary atresia)是新生儿持续性黄疸的最常见病因,以前称为先天性胆道闭锁,但其病因是先天还是获得性尚有争议。病变可累及整个胆道,但以肝外胆管闭锁常见,占 85% ~ 90%,发病率女性稍高于男性。

【病因】胆道闭锁是一种进展性的胆管硬化性病变,很多病儿出生时能排泄胆汁,以后发展成为胆管闭锁。其病因有多种学说:先天性发育畸形学说认为,胚胎早期原始胆管已形成,并为增殖上皮细胞填塞,随后上皮细胞发生空泡化并相互融合贯通而形成胆道系统。若胚胎期 2 ~ 3 个月时发育障碍,胆管无空泡化或空泡化不完全,则形成胆道全部或部分闭锁。胆道闭锁可能与染色体异常有关,可合并下腔静脉缺如、门静脉异位、脾脏发育异常或内脏易位等畸形。此外,还有学说认为其发病与病毒感染、炎症反应、自身免疫或胆管缺血有关,并发现胆道闭锁与硬化性胆管炎有相似的疾病过程。

【病理】 胆道缩窄性发育畸形大多为胆道闭锁,仅极少数呈狭窄改变。胆管闭锁所致梗阻性黄疸,造成肝淤胆肿大、变硬,呈暗绿或褐绿色,肝细胞损害致肝功能异常。若胆道梗阻不能及时解除,则可发展为胆汁性肝硬化,晚期为不可逆性改变。

肝外胆道闭锁主要分为三型:Ⅰ型,只涉及胆总管;Ⅱ型,肝胆管闭锁;Ⅲ型,肝门部胆管闭锁(图40-4)。以Ⅲ型最为常见。

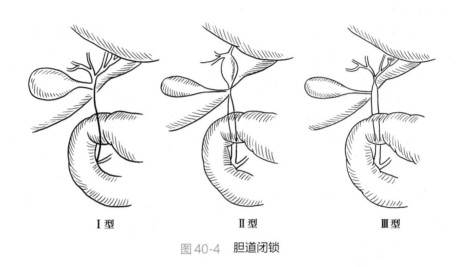

Ⅰ型　　　　　　　Ⅱ型　　　　　　　Ⅲ型

图40-4　胆道闭锁

【临床表现】

1. **黄疸** 本病突出的表现是梗阻性黄疸。出生1~2周后的新生儿,本该逐步消退的生理性黄疸反而更加明显,呈进行性加重,巩膜和皮肤由金黄色变为绿褐色或暗绿色。大便渐为陶土色,尿色加深呈浓茶样,尿布染黄。皮肤有瘙痒抓痕。

2. **营养及发育不良** 初期病儿情况良好,营养发育正常,临床表现与黄疸程度不相符。随后一般情况逐渐恶化,至3~4个月时出现营养不良、贫血、发育迟缓、反应迟钝等。

3. **肝脾大** 出生时肝脏正常,随病情发展而呈进行性肿大,2~3个月即可发展为胆汁性肝硬化及门静脉高压症,发生出血倾向及凝血功能障碍。最终出现感染、出血、肝衰竭,严重时死亡。

【诊断】 出生后1~2个月出现持续性黄疸,陶土色大便、深茶色尿,伴肝大者均应怀疑本病。以下有助于确诊:①黄疸超过3~4周仍呈进行性加重,对利胆药物治疗无效;对苯巴比妥和激素治疗无反应;以直接胆红素升高为主的血清胆红素动态观测呈持续上升。②十二指肠引流液内无胆汁。③超声检查显示肝外胆管和胆囊发育不良或缺如。④^{99m}Tc-EHIDA扫描肠内无核素显示。⑤ERCP和MRCP显示胆管闭锁。

本病需与新生儿肝炎、溶血病、药物(如维生素K)和严重脱水等引起胆汁浓缩、排出不畅而致暂时性黄疸相鉴别,上述疾病经1~2个月利胆或激素治疗后黄疸逐渐减轻至消退。超声检查、MRCP或ERCP检查对鉴别诊断有帮助。

【治疗】 手术是唯一有效的治疗方法,宜在出生后2个月内进行,此时尚未发生不可逆性肝损伤。若手术过晚,病儿已发生胆汁性肝硬化,则预后极差。

1. **手术方式选择** ①尚有部分肝外胆管通畅,胆囊大小正常者,可用胆囊或肝外胆管与空肠行Roux-en-Y型吻合。②肝门部胆管闭锁,肝内仍有胆管腔者可采用Kasai肝门-空肠吻合术。方法是在肝十二指肠韧带做横切口,分离非血管的纤维组织束达肝门,将空肠与肝门有胆汁流出的纤维束行Roux-en-Y吻合。为防止术后胆道并发症、观察胆汁排出情况,可用空肠襻在腹壁造口(图40-5)。③肝移植:适于肝内外胆道完全闭锁、已发生肝硬化和施行Kasai手术后无效的病儿。

2. **围术期处理** 术前准备要充分,重点是改善营养状态和肝功能,控制感染和纠正出血倾向,宜

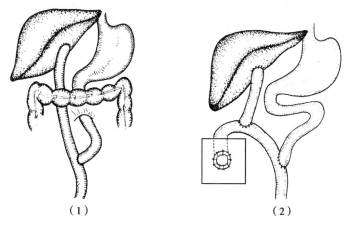

（1）　　　　　　　　　　　（2）

图40-5　胆道闭锁Kasai手术示意图

3~5天内完成。术后应密切观察生命体征,防治水、电解质和酸碱平衡紊乱,营养支持,使用广谱抗生素防治感染,及时发现和治疗各种并发症。

二、先天性胆管扩张症

先天性胆管扩张症(congenital biliary dilatation)可发生于肝内、肝外胆管的任何部分,因好发于胆总管,曾称之为先天性胆总管囊状扩张,现在认为应称为胆管扩张症。本病女性多于男性,男女比约为1:(3~4),约80%病例在儿童期发病。

【病因】胆管壁先天性发育不良及胆管末端狭窄或闭锁是发病的基本因素,可能原因有:①先天性胰胆管合流异常:胚胎期胆总管和胰管是分开的,如果胆总管以直角进入胰管,或胰管在壶腹上方汇入胆管,胰液反流入胆管致内膜受损并发生纤维性变,导致胆总管囊性扩张;②先天性胆道发育不良:胚胎期,原始胆管增殖为索状,以后再空泡化贯通,如胆管上皮过度空泡化,可致胆管壁薄弱而发生囊性扩张;③遗传因素:本病女性发病率明显高于男性,有人认为与性染色体有关。

【病理】根据胆管扩张的部位、范围和形态,分为五种类型(图40-6)。

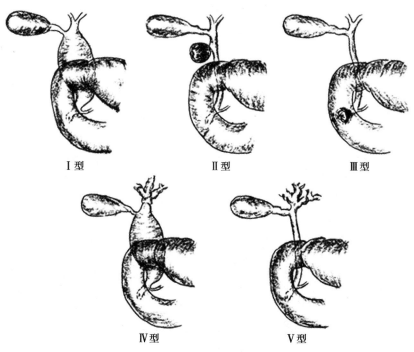

Ⅰ型　　　　　　Ⅱ型　　　　　　Ⅲ型

Ⅳ型　　　　　　Ⅴ型

图40-6　先天性胆管扩张症的分型

　　Ⅰ型:囊性扩张。最常见,约占 90%。可累及肝总管、胆总管的全部或部分,胆管呈球状或葫芦状扩张,直径最大者达 25cm,扩张部远端胆管严重狭窄。胆囊管一般与囊状扩张汇合,其左右肝管及肝内胆管正常。

　　Ⅱ型:憩室样扩张。为胆总管侧壁局限性扩张呈憩室样膨出,少见。

　　Ⅲ型:胆总管十二指肠开口部囊性突出。胆总管末端十二指肠开口附近囊性扩张,囊状扩张进入十二指肠腔内致胆管部分梗阻。

　　Ⅳ型:肝内外胆管扩张。肝内胆管有大小不一的多发性囊性扩张,肝外胆管亦呈囊性扩张。

　　Ⅴ型:肝内胆管扩张(Caroli 病)。肝内胆管多发性囊性扩张伴肝纤维化,肝外胆管无扩张。

　　扩张囊壁常因炎症、胆汁潴留而引起溃疡,甚至癌变,其癌变率为 10%,成人接近 20%,较正常人群高出 10～20 倍。囊性扩张的胆管腔内也可有胆石形成,成年人中合并胆石者可高达 50%。

　　【临床表现】 典型临床表现为腹痛、腹部肿块和黄疸三联症。腹痛位于右上腹部,可为持续性钝痛;黄疸呈间歇性;80% 以上病人右上腹部可扪及表面光滑的囊性肿块。合并感染时,可有黄疸加深、腹痛加重、肿块触痛,并有畏寒、发热等表现。晚期可出现胆汁性肝硬化和门静脉高压症的临床表现。扩张囊壁破裂可导致胆汁性腹膜炎。

　　【诊断】 对于有典型“三联症”及反复发作胆管炎者诊断不难。但“三联症”俱全者仅占 20%～30%,多数病人仅有其中 1～2 个症状,故对怀疑本病者需借助其他检查方法确诊。超声检查、CT 扫描或 MRI 可以诊断绝大多数先天性胆管扩张症,PTC、ERCP、MRCP 等检查对确诊有帮助。

　　【治疗】 本病一经确诊应尽早手术,否则可因反复发作胆管炎导致肝硬化、癌变或囊状扩张胆管破裂等严重并发症。完全切除扩张胆管和胆肠 Roux-en-Y 吻合是本病的主要治疗手段,疗效良好。完全切除扩张胆管困难时,可仅将扩张胆管黏膜完整剥离切除。对于并发严重感染或穿孔等病情危重者,可先采用胆汁引流术,待症状控制、黄疸消退、一般情况改善后,再行二期扩张胆管切除和胆肠内引流术。对于合并局限性肝内胆管扩张者,可同时行病变段肝切除术。如肝内胆管扩张病变累及全肝或已并发肝硬化,可考虑施行肝移植手术。

(刘　彤)

第四节　胆　石　病

一、概述

　　胆石病(cholelithiasis)包括发生在胆管和胆囊的结石,是常见病和多发病。随着人民生活水平的提高,我国胆囊结石的发病率逐渐增加,而原发性胆管结石的发病率逐渐下降。

　　红外光谱分析发现,胆石中包含的化学成分是有差异的,据此将其分为 3 类(图 40-7):

　　(1) 胆固醇类结石:包括混合性结石和纯胆固醇结石,胆固醇含量超过 70%,在纯胆固醇结石中

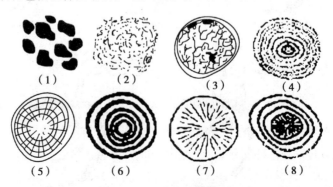

图 40-7　胆石剖面分类图
(1)黑色石　(2)～(4)胆色素类结石　(5)～(8)胆固醇类结石

超过90%，其他成分有胆红素、钙盐等，80%以上胆囊结石属于此类。呈白黄、灰黄或黄色，形状和大小不一，小者如砂粒、大者直径达数厘米，呈多面体、圆形或椭圆形。质硬表面多光滑，剖面呈放射性条纹状。X线检查多不显影。

（2）胆色素类结石：胆固醇含量应低于40%，分为胆色素钙结石和黑色素石。前者为游离胆色素与钙等金属离子结合而成，并含有脂肪酸、胆汁酸、细菌、黏蛋白等成分，其质软易碎呈棕色或褐色，故又称棕色石。主要发生在肝内外各级胆管。结石形状大小不一，呈粒状、长条状，甚至呈铸管形，一般为多发。黑色素石不含细菌、质较硬，由不溶性的黑色胆色素多聚体、各种钙盐和黏液糖蛋白组成，几乎均发生在胆囊内。常见于溶血性贫血、肝硬化、心脏瓣膜置换术后病人。

（3）其他结石：此外，还有碳酸钙、磷酸钙或棕榈酸钙为主要成分的少见结石。如果结石钙盐含量较多，X线检查常可显影。

胆石可发生在胆管系统的任何部位，胆囊内的结石为胆囊结石，左右肝管汇合部以下的肝总管和胆总管内为肝外胆管结石，汇合部以上的为肝内胆管结石。

二、胆囊结石

胆囊结石（cholecystolithiasis）主要为胆固醇结石或以胆固醇为主的混合性结石和黑色素结石。主要见于成年人，发病率在40岁后随年龄增长而增加，女性多于男性。

胆囊结石的成因非常复杂，与多种因素有关。任何影响胆固醇与胆汁酸磷脂浓度比例和造成胆汁淤积的因素都能导致结石形成。如某些地区和种族的居民、女性激素、肥胖、妊娠、高脂肪饮食、长期肠外营养、糖尿病，高脂血症、胃切除或胃肠吻合术后、回肠末端疾病和回肠切除术后、肝硬化、溶血性贫血等。在我国经济发达城市及西北地区的胆囊结石发病率相对较高，可能与饮食习惯有关。

【临床表现】 大多数病人无症状，称为无症状胆囊结石。随着健康检查的普及，无症状胆囊结石的发现明显增多。胆囊结石的典型症状为胆绞痛，只有少数病人出现，其他常表现为急性或慢性胆囊炎。主要临床表现包括：

1. **胆绞痛** 典型的发作是在饱餐、进食油腻食物后或睡眠中体位改变时，由于胆囊收缩或胆石移位加上迷走神经兴奋，结石嵌顿在胆囊壶腹部或颈部，胆囊排空受阻，胆囊内压力升高，胆囊强力收缩而发生绞痛。疼痛位于右上腹或上腹部，呈阵发性，或持续疼痛阵发性加剧，可向右肩胛部和背部放射，部分病人因剧痛而不能准确说出疼痛部位，可伴有恶心、呕吐。首次胆绞痛出现后，约70%的病人一年内会再发作，随后发作频率会增加。

2. **上腹隐痛** 多数病人仅在进食过多、吃肥腻食物、工作紧张或休息不好时感到上腹部或右上腹隐痛，或者有饱胀不适、嗳气、呃逆等，常被误诊为"胃病"。

3. **胆囊积液** 胆囊结石长期嵌顿或阻塞胆囊管但未合并感染时，胆囊黏膜吸收胆汁中的胆色素，并分泌黏液性物质，导致胆囊积液。积液呈透明无色，称为白胆汁。

4. **其他** ①极少引起黄疸，即使黄疸也较轻；②小结石可通过胆囊管进入并停留于胆总管内成为胆总管结石；③进入胆总管的结石通过Oddi括约肌可引起损伤或嵌顿于壶腹部导致胰腺炎，称为胆源性胰腺炎；④因结石压迫引起胆囊炎症慢性穿孔，可造成胆囊十二指肠瘘或胆囊结肠瘘，大的结石通过瘘管进入肠道偶尔可引起肠梗阻称为胆石性肠梗阻；⑤结石及炎症的长期刺激可诱发胆囊癌。

5. **Mirizzi综合征** 是特殊类型的胆囊结石，形成的解剖因素是胆囊管与肝总管伴行过长或者胆囊管与肝总管汇合位置过低，持续嵌顿于胆囊颈部的和较大的胆囊管结石压迫肝总管，引起肝总管狭窄；反复的炎症发作导致胆囊肝总管瘘，胆囊管消失，结石部分或全部堵塞肝总管（图40-8）。临床特点是胆囊炎及胆管炎反复发作及黄疸。胆道影像检查可见胆囊增大、肝总管扩张、胆总管正常。

【诊断】 临床典型的绞痛病史是诊断的重要依据，影像学检查可帮助确诊。首选超声检查，其诊

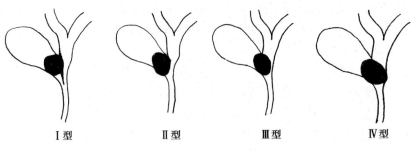

Ⅰ型　　　　Ⅱ型　　　　Ⅲ型　　　　Ⅳ型

图 40-8　Mirizzi 综合征

断准确率接近 100%。超声显示胆囊内强回声团、随体位改变而移动、其后有声影即可确诊为胆囊结石。约有 10%～15% 的病人结石含钙超过 10%,这时腹部 X 线也可看到,但要注意与右肾结石区别。CT、MRI 也可显示胆囊结石,不作为常规检查。

【治疗】对于有症状和(或)并发症的胆囊结石,首选胆囊切除术治疗。腹腔镜胆囊切除(laparoscopic cholecystectomy)已是常规手术,具有损伤小、恢复快、疼痛轻、瘢痕不易发现等优点。对于病情复杂或没有腹腔镜设备的医院,也可作开腹胆囊切除。要强调的是,儿童胆囊结石以及无症状的成人胆囊结石,一般不做预防性胆囊切除术,可观察和随诊。长期观察发现,约 30% 的病人会出现症状及并发症而需要手术。故下列情况应考虑手术治疗:①结石数量多及结石直径≥2～3cm;②胆囊壁钙化或瓷性胆囊(porcelain gallbladder);③伴有胆囊息肉≥1cm;④胆囊壁增厚(>3mm)即伴有慢性胆囊炎。

行胆囊切除时,有下列情况应同时行胆总管探查术:①术前病史、临床表现或影像检查提示胆总管有梗阻,包括梗阻性黄疸,胆总管结石(choledocholithiasis),反复发作胆绞痛、胆管炎、胰腺炎;②术中证实胆总管有病变,如术中胆道造影证实或扪及胆总管内有结石、蛔虫、肿块;③胆总管扩张直径超过 1cm,胆囊壁明显增厚,发现胰腺炎或胰头肿物,胆管穿刺抽出脓性、血性胆汁或泥沙样胆色素颗粒;④胆囊结石小,有可能通过胆囊管进入胆总管。术中应争取行胆道造影或胆道镜检查,避免使用金属胆道探子盲目的胆道探查造成不必要的并发症。胆总管探查后一般需置 T 管引流。

三、肝外胆管结石

【病因病理】肝外胆管结石分为原发性结石和继发性结石。原发性结石多为棕色胆色素类结石。其形成诱因有:胆道感染、胆道梗阻、胆管节段性扩张、胆道异物如蛔虫残体、虫卵、华支睾吸虫、缝线线结等。继发性结石主要是胆囊结石排进胆管并停留在胆管内,故多为胆固醇类结石或黑色素结石。少数可能来源于肝内胆管结石。结石停留于胆管内主要导致:①急性和慢性胆管炎:结石引起胆汁淤滞,容易引起感染,感染造成胆管壁黏膜充血、水肿,加重胆管梗阻;反复的胆管炎症使管壁纤维化并增厚、狭窄,近端胆管扩张。②全身感染:胆管梗阻后,胆道内压增加,感染胆汁可逆向经毛细胆管进入血液循环,引起毒血症甚至脓毒症。③肝损害:梗阻并感染可引起肝细胞损害,甚至可发生肝细胞坏死及形成胆源性肝脓肿;反复感染和肝损害可导致胆汁性肝硬化。④胆源性胰腺炎:结石嵌顿于壶腹部时可引起胰腺的急性和(或)慢性炎症。

【临床表现】一般无症状或仅有上腹部不适,当结石造成胆管梗阻时可出现反复腹痛或黄疸;如继发胆管炎,可出现典型的 Charcot 三联征:腹痛、寒战高热和黄疸。

1. **腹痛**　发生在剑突下或右上腹,多为绞痛,呈阵发性发作,或为持续性疼痛阵发性加剧,可向右肩或背部放射,常伴恶心、呕吐。这是结石下移嵌顿于胆总管下端或壶腹部,胆总管平滑肌或 Oddi 括约肌痉挛所致。若由于胆管扩张或平滑肌松弛而导致结石上浮,嵌顿解除,腹痛等症状缓解。

2. **寒战高热**　胆管梗阻继发感染导致胆管炎,胆管壁炎症水肿,加重梗阻致胆管内压升高,细菌及毒素逆行经毛细胆管入肝窦至肝静脉,再进入体循环引起全身感染。约 2/3 的病人可在病程中出现寒战高热,一般表现为弛张热,体温可高达 39～40℃。

3. 黄疸 胆管梗阻后可出现黄疸,其轻重程度、发生和持续时间取决于胆管梗阻的程度、部位和有无并发感染。胆管部分梗阻者,黄疸程度较轻;胆管完全梗阻者,黄疸较深;结石嵌顿在 Oddi 括约肌部位常导致胆管完全梗阻,黄疸呈进行性加深。合并胆管炎时,胆管黏膜与结石的间隙由于水肿而缩小甚至消失,黄疸逐渐明显,随着炎症的发作及控制,黄疸呈间歇性和波动性。出现黄疸时常伴有尿色加深,粪色变浅,完全梗阻时大便呈陶土样,病人可出现皮肤瘙痒。

体格检查:半日无发作时无阳性体征,或仅有剑突下和右上腹深压痛。如合并胆管炎时,可有不同程度的腹膜炎征象,主要在右上腹。如有广泛渗出或穿孔,也可出现弥漫性腹膜炎体征。胆囊或可触及,有触痛。

实验室检查:血清总胆红素及结合胆红素升高,血清转氨酶和碱性磷酸酶升高,尿中胆红素升高,尿胆原降低或消失,粪中尿胆原减少。当合并胆管炎时,外周血白细胞及中性粒细胞升高。

影像学检查:除含钙的结石外,X 线平片难以观察到结石。超声可作为首选的检查方法,能发现结石并明确大小和部位,如合并梗阻可见肝内、外胆管扩张,但胆总管远端结石可因肥胖或肠气干扰而观察不清。内镜超声(EUS)检查可不受影响,对胆总管远端结石的诊断有重要价值。PTC 及 ERCP 为有创性检查,能清楚地显示结石及部位,但可诱发胆管炎及急性胰腺炎和导致出血、胆漏等并发症。ERCP 有时需作 Oddi 括约肌切开,会损伤括约肌功能。CT 扫描能发现胆管扩张和结石的部位,但由于 CT 图像中胆道为负影,影响不含钙结石的观察。MRCP 是无损伤的检查方法,尽管观察结石不一定满意,但可以发现胆管梗阻的部位,有助于诊断。

【诊断和鉴别诊断】 根据临床表现及影像学检查,一般不难诊断。腹痛应与下列疾病鉴别:①右肾绞痛:始发于右腰或胁腹部,可向右股内侧或外生殖器放射,伴肉眼或镜下血尿,无发热,腹软,无腹膜刺激征,右肾区叩击痛或脐旁输尿管行程压痛。腹部平片可显示肾、输尿管区结石。②肠绞痛:以脐周为主。如为机械性肠梗阻,则伴恶心、呕吐、腹胀,无肛门排气排便。腹部可见肠型,肠鸣音亢进,或可闻气过水声;可有不同程度和范围的腹部压痛和(或)腹膜刺激征。腹部平片显示有肠胀气和气液平面。③壶腹癌或胰头癌:黄疸者需作鉴别,该病起病缓慢,黄疸呈进行性加深;可无腹痛或腹痛较轻、或仅有上腹不适,一般不伴寒战高热。体检时腹软、无腹膜刺激征,肝大、常可触及肿大胆囊;晚期有腹水或恶病质表现。ERCP 或 MRCP 和 CT 检查有助于诊断。EUS 检查对鉴别诊断有较大帮助。

【治疗】 肝外胆管结石仍以手术治疗为主。术中应尽量取尽结石,解除胆道梗阻,术后保持胆汁引流通畅。近年对单发或少发(2～3 枚)且直径小于 15mm 的肝外胆管结石可采用经十二指肠内镜取石,获得良好的治疗效果,但需要严格掌握治疗的适应证,对取石过程中行 Oddi 括约肌切开(EST)的利弊仍有争议。

1. 非手术治疗 也可作为术前准备。治疗措施包括:①应用抗生素应根据敏感细菌选择用药,经验治疗可选用在胆汁中浓度较高的,主要针对革兰阴性细菌的抗生素;②解痉;③利胆,包括一些中药或中成药;④纠正水、电解质及酸碱平衡紊乱;⑤加强营养支持和补充维生素,禁食病人应使用肠外营养;⑥护肝及纠正凝血功能异常。争取在胆道感染控制后才行择期手术治疗。

2. 手术治疗 方法主要有:

(1)胆总管切开取石、T 管引流术:可采用腹腔镜或开腹手术。适用于单纯胆总管结石,胆管上下端通畅,无狭窄或其他病变者。若伴有胆囊结石和胆囊炎,应同时行胆囊切除术。为防止和减少结石遗留,术中应做胆道镜、胆道造影或超声检查。术中应尽量取尽结石,如条件不允许,也可在胆管内留置橡胶 T 管(不提倡应用硅胶管),术后行造影或胆道镜检查、取石。术中应细致缝合胆总管壁和妥善固定 T 管,防止 T 管扭曲、松脱、受压。放置 T 管后应注意:①观察胆汁引流的量和性状,术后 T 管引流胆汁约 200～300ml/d,较澄清,如 T 管无胆汁引出,应检查 T 管有无脱出或扭曲;如胆汁过多,应检查 T 管下端有无梗阻;如胆汁浑浊,应注意有无结石遗留或胆管炎症未控制。②术后 10～14 天可行 T 管造影,造影后应继续引流 24 小时以上,再试行闭管。如病人无明显不适,即可关闭 T 管。③如胆道通畅无结石和其他病变,开腹手术可予手术后 4 周左右拔管,腹腔镜手术可适当延长拔管时间。推荐在拔管前行胆道镜检查,确认无结石残留。④如造影发现有结石遗留,应在手术 4~8 周后待纤维窦道形成再施行胆道镜检查和取石。

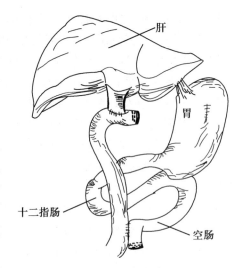

图 40-9　胆管空肠 Roux-en-Y 吻合

(2)胆肠吻合术:亦称胆汁内引流术。适应证为:①胆总管远端炎症狭窄造成的梗阻无法解除,胆总管扩张;②胆胰管汇合部异常,胰液直接流入胆管;③胆管因病变而部分切除无法再吻合。常用的吻合方式为胆管空肠 Roux-en-Y 吻合(图 40-9),为防止胆道逆行感染,Y 形吻合的引流襻应超过 40cm。胆管十二指肠吻合虽手术较简单,但食物容易进入胆管,吻合口远端胆道可形成"盲袋综合征",现已废用。胆肠吻合术后,①胆囊已不能发挥其功能,故应同时将其切除;②吻合口无类似 Oddi 括约肌的功能,因此应严格把握手术适应证。嵌顿在胆总管开口的结石不能取出时,可通过内镜或手术行 Oddi 括约肌切开取石。

四、肝内胆管结石

【病因病理】 肝内胆管结石又称肝胆管结石(hepatolithiasis),是我国常见而难治的胆道疾病。其病因复杂,主要与胆道感染、胆道寄生虫(蛔虫、华支睾吸虫)、胆汁淤滞、胆管解剖变异、营养不良等有关。结石绝大多数为含有细菌的棕色胆色素结石,常呈肝段、肝叶分布,但也有多肝段、肝叶结石,多见于肝左外叶及右后叶,与此两肝叶的肝管与肝总管汇合的解剖关系致胆汁引流不畅有关。肝内胆管结石易进入胆总管,成为继发的肝外胆管结石。其病理改变有:①肝胆管梗阻:可由结石的阻塞或反复胆管感染引起的炎症性狭窄造成,阻塞近端的胆管扩张、充满结石,长时间的梗阻导致梗阻以上的肝段或肝叶纤维化或萎缩,如大面积的胆管梗阻最终引起胆汁性肝硬化及门脉高压症。②肝内胆管炎:结石导致胆汁引流不畅,容易引起胆管内感染,反复感染加重胆管的炎症狭窄;急性感染可发生化脓性胆管炎、肝脓肿、全身脓毒症、胆道出血。③肝内胆管癌:肝胆管长期受结石、炎症及胆汁中致癌物质的刺激,可发生癌变。

【临床表现】 可多年无症状或仅有上腹和胸背部胀痛不适。多数病人因体检或其他疾病做超声等影像检查而偶然发现。此病常见的临床表现是急性胆管炎引起的寒战、高热和腹痛,除合并肝外胆管结石或双侧肝胆管结石外,局限于某肝段、肝叶者可无黄疸。严重者出现急性梗阻性化脓性胆管炎、全身脓毒血症或感染性休克。反复胆管炎可导致多发的肝脓肿,如形成较大的脓肿可穿破膈肌和肺形成胆管支气管瘘,咳出胆砂或胆汁样痰;长期梗阻甚至导致肝硬化,表现为黄疸、腹水、门静脉高压和上消化道出血、肝衰竭。如果出现持续性腹痛,进行性消瘦,难以控制的感染,腹部出现肿物或腹壁瘘管流出黏液样液,应考虑肝胆管癌的可能。体格检查肝区有压痛和叩击痛,少数病例可触及肿大或不对称的肝。如有其他并发症,则出现相应的体征。

【实验室检查】 急性胆管炎时白细胞升高、分类中性粒细胞增高并左移,肝功能酶学检查异常。糖链抗原(CA19-9)或 CEA 明显升高应高度怀疑恶变。

【诊断】 对反复腹痛、寒战高热者应进行影像学检查。超声检查可显示肝内胆管结石及部位,根据肝胆管扩张范围可判断狭窄的部位,但需与肝内钙化灶鉴别,后者常无相应的胆管扩张。PTC、ERCP、MRCP 均能直接观察胆管树,可观察到胆管内结石负影、胆管狭窄及近端胆管扩张,或胆管树显示不全、某部分胆管不显影、左右胆管影呈不对称等。CT 或 MRI 对肝硬化或癌变者有重要诊断价值。

【治疗】　无症状的胆管结石可不治疗,仅定期观察、随访即可。临床症状反复出现者应手术治疗,原则为尽可能取净结石、解除胆道狭窄及梗阻、去除结石部位和感染病灶、恢复和建立通畅的胆汁引流、防止结石的复发。手术方法包括:

1. **胆管切开取石**　是最基本的方法,应争取切开狭窄的部位,沿胆总管向上切开甚至可达 2 级胆管,直视下或通过术中胆道镜取出结石,直至取净。

2. **胆肠吻合术**　不能作为替代对胆管狭窄、结石病灶的处理方法。当 Oddi 括约肌仍有功能时,应尽量避免行胆肠吻合手术。手术多采用肝管空肠 Roux-en-Y 吻合。适应证为:①胆管狭窄充分切开后整形、肝内胆管扩张并肝内胆管结石不能取净者;②Oddi 括约肌功能丧失,肝内胆管结石伴扩张、无狭窄者;③为建立皮下空肠盲襻,术后再反复治疗胆管结石及其他胆道病变者;对胆肠吻合后可能出现吻合口狭窄者,应在吻合口置放支架管支撑引流,支架管可采用经肠腔或肝面引出;或采用 U 管,其两端分别经肠腔和肝面引出,为防止拔管后再狭窄,支撑时间应维持 1 年。

3. **肝切除术**　肝内胆管结石反复并发感染,可引起局部肝的萎缩、纤维化和功能丧失。切除病变部分的肝,包括结石和感染的病灶、不能切开的狭窄胆管,去除了结石的再发源地,并可防止病变肝段、肝叶的癌变,是治疗肝内胆管结石的积极的方法。适应证:①肝区域性的结石合并纤维化、萎缩、脓肿、胆瘘;②难以取净的肝段、肝叶结石并胆管扩张;③不易手术的高位胆管狭窄伴有近端胆管结石;④局限性的结石合并胆管出血;⑤结石合并胆管癌变。

4. **术中的辅助措施**　术中胆道造影、超声等检查可帮助确定结石的数量和部位。胆道镜可用于术中诊断、碎石和取石。

5. **残留结石的处理**　肝胆管结石手术后结石残留较常见,约有 20% ~ 40%。因此,后续治疗对结石残留有重要的作用。治疗措施包括术后经引流管窦道胆道镜取石;激光、超声、等离子碎石等。

(吴硕东)

第五节　胆道感染

　　胆道感染主要是胆囊炎和不同部位的胆管炎,分为急性、亚急性和慢性炎症。胆道感染主要因胆道梗阻、胆汁淤滞造成,胆道结石是导致梗阻的最主要原因,而反复感染可促进结石形成并进一步加重胆道梗阻。

一、急性胆囊炎

(一)急性结石性胆囊炎

【病因】　急性结石性胆囊炎(acute calculous cholecystitis)初期的炎症可能是结石直接损伤受压部位的胆囊黏膜引起,细菌感染是在胆汁淤滞的情况下出现。主要原因有:①胆囊管梗阻:胆囊结石移动至胆囊管附近时,可堵塞胆囊管或嵌顿于胆囊颈,嵌顿的结石直接损伤黏膜,以致胆汁排出受阻,胆汁滞留、浓缩。高浓度的胆汁酸盐具有细胞毒性,引起细胞损害,加重黏膜的炎症,引起水肿甚至坏死。②细菌感染:致病菌多从胆道逆行进入胆囊、或经血液循环或经淋巴途径进入胆囊,在胆汁流出不畅时造成感染。致病菌主要是革兰阴性杆菌,以大肠埃希菌最常见,其他有克雷伯菌、粪肠球菌、铜绿假单胞菌等。常合并厌氧菌感染。

【病理】　病变开始时胆囊管梗阻,黏膜充血、水肿、胆囊内渗出液增加,胆囊肿大。如果此阶段采取措施解除梗阻,炎症消退,大部分组织可恢复原来结构,不遗留瘢痕,此为急性单纯性胆囊炎。如病情进一步加重,病变波及胆囊壁全层,血管扩张,胆囊壁增厚,甚至浆膜炎症,有纤维素或脓性渗出,发展至化脓性胆囊炎。此时治愈后也产生纤维组织增生、瘢痕化,容易再发生胆囊炎症。胆囊炎反复发作则呈现慢性炎症过程,胆囊可完全瘢痕化而萎缩。如果胆囊管梗阻未解除,胆囊内压继续升高,胆囊壁血管受压导致血供障碍,继而缺血坏疽,则为坏疽性胆囊炎。坏疽性胆囊炎常并发胆囊穿孔,多发生在底部和颈部;如胆囊整体坏疽,则胆囊功能消失。急性胆囊炎的炎症可累及邻近器官,甚至穿破至十二指肠、结肠等形成胆囊胃肠道内瘘,可因内瘘减压反而使急性炎症迅速消退。

【临床表现】女性多见,50 岁前为男性的 3 倍,50 岁后为 1.5 倍。急性发作主要是上腹部疼痛。开始时仅有上腹胀痛不适,逐渐发展至呈阵发性绞痛;夜间发作常见,饱餐、进食肥腻食物常诱发发作。疼痛放射到右肩、肩胛和背部。伴恶心、呕吐、厌食、便秘等消化道症状。如病情发展,疼痛可为持续性、阵发性加剧。病人常有轻至中度发热,通常无寒战,可有畏寒,如出现寒战高热,表明病情严重,如胆囊坏疽、穿孔或胆囊积脓,或合并急性胆管炎。10% ~ 20% 的病人可出现轻度黄疸,可能是胆色素通过受损的胆囊黏膜进入血液循环,或邻近炎症引起 Oddi 括约肌痉挛所致。约 10% ~ 15% 的病人因合并胆总管结石导致黄疸。

体格检查:右上腹胆囊区域可有压痛,程度个体间有差异,炎症波及浆膜时可有腹肌紧张及反跳痛,Murphy 征阳性。有些病人可触及肿大胆囊并有触痛。如胆囊被大网膜包裹,则形成边界不清、固定压痛的肿块;如发生坏疽、穿孔则出现弥漫性腹膜炎表现。

辅助检查:血液学检查,病人可出现白细胞升高,老年人可不升高。血清丙氨酸转移酶、碱性磷酸酶常升高,约 1/2 的病人血清胆红素升高,1/3 的病人血清淀粉酶升高。超声检查可见胆囊增大、胆囊壁增厚(>4mm),明显水肿时见"双边征",胆囊结石显示强回声,其后有声影;对急性胆囊炎的诊断准确率为 85% ~ 95%。必要时可做 CT、MRI 检查。

【诊断和鉴别诊断】典型的临床表现结合实验室和影像学检查,诊断一般无困难。需要作出鉴别的疾病包括:消化性溃疡穿孔、急性胰腺炎、高位阑尾炎、肝脓肿、胆囊癌、结肠肝曲癌或小肠憩室穿孔以及右侧肺炎、胸膜炎和肝炎等疾病。

【治疗】急性结石性胆囊炎最终需手术治疗,原则上应争取择期手术。

1. **非手术治疗** 也可作为术前的准备。方法包括禁食、输液、营养支持、补充维生素、纠正水电解质及酸碱代谢失衡。抗感染可选用对革兰阴性细菌及厌氧菌有效的抗生素,同时用解痉止痛、消炎利胆药物。对老年病人,应监测血糖及心、肺、肾等器官功能,治疗并存疾病。治疗期间应密切注意病情变化,随时调整治疗方案,如病情加重,应及时决定手术治疗。大多数病人经非手术治疗能够控制病情发展,待日后行择期手术。

2. **手术治疗** 急性期手术力求安全、简单、有效,对年老体弱、合并多个重要脏器疾病者,选择手术方法应慎重。

(1)急诊手术的适应证:①发病在 48 ~ 72 小时内者;②经非手术治疗无效或病情恶化者;③有胆囊穿孔、弥漫性腹膜炎、并发急性化脓性胆管炎、急性坏死性胰腺炎等并发症者。

(2)手术方法:①胆囊切除术:首选腹腔镜胆囊切除,也可应用传统的或小切口的胆囊切除;②部分胆囊切除术:如估计分离胆囊床困难或可能出血者,可保留胆囊床部分胆囊壁,用物理或化学方法破坏该处的黏膜,胆囊其余部分切除;③胆囊造口术:对高危病人或局部粘连解剖不清者,可先行造口术减压引流,3 个月后再行胆囊切除术;④超声引导下经皮经肝胆囊穿刺引流术(percutaneous transhepatic gallbladder drainage,PTGD):可减低胆囊内内压,急性期过后再择期手术。适用于病情危重又不宜手术的化脓性胆囊炎病人。

(二)急性非结石性胆囊炎

【病因及病理】急性非结石性胆囊炎(acute acalculous cholecystitis)发生率约占急性胆囊炎的 5%。病因仍不清楚,通常在严重创伤、烧伤、腹部非胆道手术后如腹主动脉瘤手术、脓毒症等危重病人中发生,约 70% 的病人伴有动脉粥样硬化;也有学者认为是长期肠外营养、艾滋病的并发症。本病病理变化与急性结石性胆囊炎相似,但病情发展更迅速。致病因素主要是胆汁淤滞和缺血,导致细菌的繁殖且血供减少,更容易出现胆囊坏疽、穿孔。

【临床表现】本病多见于男性、老年病人。临床表现与急性胆囊炎相似。腹痛症状常因病人伴有其他严重疾病而被掩盖,易误诊和延误治疗。

对危重的、严重创伤及长期应用肠外营养的病人,出现右上腹疼痛并伴有发热时应警惕本病的发生。若右上腹压痛及腹膜刺激征阳性,或触及肿大胆囊、Murphy 征阳性时,应及时作进一步检查。发病早期超声检查不易诊断,CT 检查有帮助,而肝胆系统核素扫描后约 97% 的病人可获得诊断。

【治疗】 因本病易坏疽穿孔,一经诊断,应及早手术治疗。可选用胆囊切除、胆囊造口术或 PTGD 治疗(图 40-10)。未能确诊或病情较轻者,应在严密观察下行积极的非手术治疗,一旦病情恶化,及时实施手术。

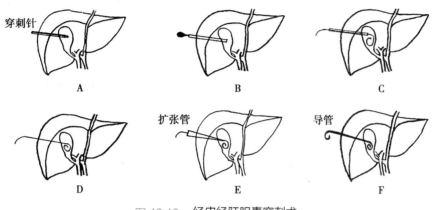

图 40-10　经皮经肝胆囊穿刺术

二、慢性胆囊炎

慢性胆囊炎(chronic cholecystitis)是胆囊持续的、反复发作的炎症过程,超过 90% 的病人有胆囊结石。

【病理】 特点是黏膜下和浆膜下的纤维组织增生及单核细胞浸润,随着炎症反复发作,可使胆囊与周围组织粘连,囊壁增厚并逐渐瘢痕化,最终导致胆囊萎缩,完全失去功能。

【临床表现】 常不典型,多数病人有胆绞痛病史。病人常在饱餐、进食油腻食物后出现腹胀、腹痛,疼痛程度不一,多在上腹部,可牵涉到右肩背部,较少出现畏寒、高热或黄疸,可伴有恶心、呕吐。腹部检查可无阳性体征,或仅有上腹部轻压痛,Murphy 征或呈阳性。

【诊断】 右上或中上腹腹痛反复发作合并胆囊结石者,应考虑慢性胆囊炎的诊断。超声检查可显示胆囊壁增厚,胆囊排空障碍或胆囊内结石。需要鉴别的疾病有:胃炎、反流性食管炎、消化性溃疡、急性胰腺炎、消化道肿瘤、右肾及输尿管疾病等。

【治疗】 确诊为慢性胆囊炎者应行胆囊切除术。不能耐受手术者可选择非手术治疗,方法包括应用抗生素等。

三、急性梗阻性化脓性胆管炎

急性梗阻性化脓性胆管炎(acute obstructive suppurative cholangitis, AOSC)是急性胆管炎的严重阶段,也称急性重症胆管炎(acute cholangitis of severe type, ACST)。本病的发病基础是胆道梗阻及细菌感染。急性胆管炎时,如胆道梗阻未解除,胆管内细菌引起的感染没有得到控制,逐渐发展至 AOSC 并威胁病人生命。

【病因】 在我国,最常见的病因是肝内外胆管结石,其次为胆道寄生虫和胆管狭窄。在欧美等发达国家常见的原因是恶性肿瘤、胆道良性病变引起的狭窄。近年随着手术及介入治疗的增加,由胆肠吻合口狭窄、PTC、ERCP 置放内支架等引起者逐渐增多。

【病理】 实验证明,当胆道因梗阻压力 >15cmH$_2$O 时,放射性核素标记的细菌即可在外周血中出现;而胆汁及淋巴液培养在胆道压力 <20cmH$_2$O 时为阴性,但 >25cmH$_2$O 时则迅速变为阳性。在梗阻的情况下经胆汁进入肝内的细菌大部分被单核-吞噬细胞系统吞噬,约10%的细菌可逆行入血,形成菌血症。

门静脉血及淋巴管内发现胆砂说明,带有细菌的胆汁也可直接反流进入血液,称为胆血反流。其途径包括经毛细胆管-肝窦瘘进入肝静脉,胆源性肝脓肿穿破到血管,经胆小管黏膜炎症溃烂至相邻的门静脉分支,经肝内淋巴管等。细菌或感染胆汁进入循环,引起全身化脓性感染,大量的细菌毒素引起全身炎症反应、血流动力学改变和MODS。

【临床表现】男女发病比例接近,青壮年多见。多数病人有反复胆道感染病史和(或)胆道手术史。本病除有急性胆管炎的Charcot三联征外,还有休克、神经中枢系统受抑制表现,称为Reynolds五联征。

本病发病急骤,病情进展迅速。可分为肝外梗阻和肝内梗阻两种,肝外梗阻腹痛、寒战高热、黄疸均较明显,肝内梗阻主要表现为寒战高热,可有腹痛,黄疸较轻。常伴有恶心、呕吐等消化道症状。神经系统症状主要表现为神情淡漠、嗜睡、神志不清,甚至昏迷;合并休克可表现为烦躁不安、谵妄等。体格检查体温常呈弛张热或持续升高达39~40℃以上,脉搏快而弱,血压降低。嘴唇发绀,指甲床青紫,全身皮肤可能有出血点和皮下瘀斑。剑突下或右上腹有压痛,可有腹膜刺激征。肝常肿大并有压痛和叩击痛。胆总管梗阻者胆囊肿大。

实验室检查:白细胞计数升高,可超过$20×10^9/L$,中性粒细胞比例升高,胞浆内可出现中毒颗粒。肝功能有不同程度的损害,凝血酶原时间延长。动脉血气分析可有PaO_2下降、饱和度降低。常见有代谢性酸中毒及缺水、低钠血症等电解质紊乱。

影像学检查:应根据病情选择简单、实用、方便的检查方法。超声可在床边进行,能及时了解胆道梗阻部位、肝内外胆管扩张情况及病变性质,对诊断很有帮助。如病情稳定,可行CT或MRCP检查。对需要同时行经皮经肝胆管引流(percutaneous transhepatic cholangio-drainage,PTCD)或经内镜鼻胆管引流术(endoscopic naso-biliary drainage,ENBD)减压者可行PTC或ERCP检查。

【治疗】原则是立即解除胆道梗阻并引流。当胆管内压降低后,病人情况常能暂时改善,有利于争取时间继续进一步治疗。

1. **非手术治疗** 既是治疗手段,又可作为术前准备。主要包括:①维持有效的输液通道,尽快恢复血容量,除用晶体液扩容外,应加入胶体液;②联合应用足量抗生素,经验治疗证明,应先选用针对革兰阴性杆菌及厌氧菌的抗生素,根据该抗生素的半衰期来确定使用次数和间隔时间;③纠正水、电解质紊乱和酸碱失衡,常见为等渗或低渗性缺水及代谢性酸中毒;④对症治疗如降温、使用维生素和支持治疗;⑤如经短时间治疗后病人仍不好转,应考虑应用血管活性药物以提高血压、肾上腺皮质激素保护细胞膜和对抗细菌毒素,应用抑制炎症反应药物,吸氧纠正低氧状态;⑥经以上治疗病情仍未改善,应在抗休克的同时紧急行胆道引流治疗。

2. **紧急胆管减压引流** 只有使胆道压力降低,才有可能中止胆汁或细菌向血液的反流,阻断病情的恶化。胆道减压主要为抢救病人生命,方法力求简单有效,包括:①胆总管切开减压、T管引流。紧急减压后,病情有可能立即趋于稳定,但对较高位置的肝内胆管梗阻,胆总管切开往往不能有效减压。如手术中发现有较大的脓肿,可一并处理;如为多发小脓肿,则只能行胆管引流。胆囊造口术常难以达到有效的引流,一般不宜采用。②ENBD:此手术创伤小,能有效的减低胆道内压,并能根据需要放置2周或更长时间。但对高位胆管梗阻引起的胆管炎引流效果不肯定。③PTCD:操作简单,能及时减压,对较高位胆管或非结石性阻塞效果较好,但引流管容易脱落和被结石堵塞,且需注意凝血功能。

3. **后续治疗** 急诊胆管减压引流一般不可能完全去除病因,如不作后续治疗,可能会反复发作。如病人一般情况恢复,宜在1~3个月后根据病因选择彻底的手术治疗。

(吴硕东)

第六节　原发性硬化性胆管炎

原发性硬化性胆管炎(primary sclerosing cholangitis,PSC)是以肝内和肝外胆管进行性纤维化狭窄为特点的疾病。病变可累及胰管,但一般不侵犯胆囊。主要表现为肝内胆汁淤滞。其病因不明,目前认为与感染和遗传及自身免疫因素有关。约60%~72%的病人伴有溃疡性结肠炎,结肠炎症导致黏膜屏障作用的缺失使得大肠埃希菌经门静脉进入胆道导致感染。病人的人白细胞抗原(HLA)单倍体B8/DR3增高,提示为自身免疫性疾病。近年已注意到肝动脉灌注化疗后也可引起此病。另外,此病还可合并慢性胰腺炎、腹膜后纤维化、克罗恩病、类风湿性关节炎等疾病。

【临床表现】约70%的病人为男性,起病缓慢,多在50多岁左右出现症状,但无症状期可长达10多年。临床表现无特异性,主要为不明原因黄疸,间歇加重;右上腹隐痛,可伴有皮肤瘙痒。部分病人有疲乏无力、食欲下降、体重减轻,或伴有恶心、呕吐。胆管炎发作时可有体温升高。病情逐渐发展,可出现持续性梗阻性黄疸,胆汁性肝硬化,门静脉高压,上消化道出血,甚至肝衰竭。

【诊断】本病早期不易诊断。实验室检查总胆红素及直接胆红素、ALP升高,ALT可轻度升高。诊断主要依据影像学检查,常用者为ERCP及PTC,显影良好的MRCP也可协助诊断。影像显示胆管普遍性或局限性狭窄,以肝管分叉部明显,胆管分支减少并僵硬变细,或呈节段性狭窄。

本病需与下列疾病鉴别:①继发性硬化性胆管炎:常有引起胆管炎的病因,在中国最多见为胆管结石;多为局限性的胆管狭窄,且多按肝段、肝叶分布,伴有近端胆管扩张。超声检查可显示胆石。②胆管癌:即使影像学检查也不易鉴别。因PSC行肝移植的病人中,发现23%为手术前未发现的胆管癌。因此,有学者认为本病是胆管癌的癌前病变。

【治疗】目前无理想的治疗方法,无论药物或手术均为缓解症状性治疗。①药物治疗:中等剂量(17~23mg/kg·d)的熊去氧胆酸(UDCA)可改善病人的症状和肝功能,大剂量(超过28mg/kg·d)的UDCA不但不能令临床获益,而且还增加了不良事件发生的几率,如静脉曲张和需要进行肝移植的比例增加,临床预后更加不良,不建议使用。其他已进行临床试验,证实没有明显临床效果或无法改善肝脏生化指标的治疗药物还包括:硫唑嘌呤、甲氨蝶呤、泼尼松龙、环孢素A等。因此上述药物已不推荐使用。②胆汁引流:如为节段性病变,可通过ENBD、PTCD在胆管内置放支撑引流管或导管;也可手术置放U形管引流胆汁,以降低胆管压力、改善黄疸。③胆肠吻合:对弥漫性狭窄者,可手术切开左右肝管,再行胆管空肠吻合并于吻合口置放支撑管引流。④肝移植:对合并肝硬化,或难以与弥漫性胆管癌鉴别的病人可行肝移植。病人移植后5年生存率高达85%,效果良好。

(吴硕东)

第七节　胆道蛔虫病

蛔虫是人体内最常见的肠道寄生虫,由于饥饿、胃酸降低或驱虫不当等因素,蛔虫可钻入胆道引起一系列临床症状,称为胆道蛔虫病(biliary ascariasis)。随着饮食习惯和卫生设施的改善,肠道蛔虫病的减少,使本病的发病率明显下降。

【病因和病理】肠道蛔虫有钻孔习性,喜碱性环境。当胃肠功能紊乱、饥饿、发热、妊娠、驱虫不当等导致肠道内环境发生改变时,蛔虫可上窜至十二指肠。如遇Oddi括约肌功能失调,蛔虫可钻入胆道,机械刺激引起括约肌痉挛,导致胆绞痛和诱发急性胰腺炎。蛔虫将肠道的细菌带入胆道,造成胆道感染,严重者可引起急性化脓性胆管炎、肝脓肿;如经胆囊管钻至胆囊,甚至引起胆囊穿孔。进入胆道的蛔虫可为一条至数十条不等,括约肌长时间痉挛致蛔虫死亡,其尸骸日后可成为结石的核心。

【临床表现】特点是剧烈的腹痛与较轻的腹部体征不相称,所谓"症征不符"。

常突发剑突下钻顶样剧烈绞痛,阵发性加剧。痛时辗转不安、呻吟不止、大汗淋漓,可伴有恶心、呕吐或吐出蛔虫。常放射至右肩胛或背部。腹痛可骤然缓解,间歇期可全无症状。疼痛可反复发作,持续时间不一。如合并胆道感染,症状同急性胆管炎,如有黄疸出现一般均较轻。严重者表现同梗阻性化脓性胆管炎。

体检仅有右上腹或剑突下轻度深压痛。如合并胆管炎、胰腺炎、肝脓肿则有相应的体征。

首选超声检查,多能确诊,可显示胆道内有平行强回声光带。CT 显示胆囊或胆管内长条状边缘光滑呈弯曲的透亮阴影,ERCP 检查在胆总管开口处偶可见蛔虫,并可在镜下钳夹取出。

【诊断】 根据症状、体征和检查,诊断一般不困难。但须与胆石症相鉴别。

【治疗】 以非手术治疗为主,仅在出现并发症才考虑手术治疗。

1. 非手术治疗 ①解痉止痛:口服 33% 硫酸镁及解痉药可缓解 Oddi 括约肌痉挛。剧痛时可注射抗胆碱类药如阿托品、山莨菪碱(654-2)等,必要时可加用哌替啶。②利胆驱虫:酸性环境不利于蛔虫活动,发作时可用食醋、乌梅汤使虫静止,通过减轻刺激达到止痛;经胃管注入氧气也有驱虫和镇痛作用。当症状缓解后再行驱虫治疗,常用驱虫净、哌嗪(驱蛔灵)或左旋咪唑。驱虫后继续服用利胆药物可能有利于虫体残骸排出。③抗感染:可选用对肠道细菌及厌氧菌敏感的抗生素,预防和控制感染。④十二指肠镜取虫:ERCP 检查时如发现虫体在十二指肠乳头外,可钳夹取出,但对于儿童尤其需要保护 Oddi 括约肌功能,如需作括约肌切开宜慎重。

2. 手术治疗 经积极非手术治疗未能缓解、或者合并胆管结石、或有急性重症胆管炎、肝脓肿、重症胰腺炎等合并症者,可行胆总管切开探查、T 形管引流术。术中应用胆道镜检查,以去除蛔虫残骸。术后仍需要服药驱除肠道蛔虫,防止胆道蛔虫复发。

(王广义)

第八节　胆道疾病常见并发症

胆石病、胆道感染、胆道蛔虫病等胆道疾病,在发病过程中,若不及时诊治,可致病情加剧而发生胆囊穿孔、胆道出血、胆管炎性狭窄、胆源性肝脓肿、胆源性胰腺炎等严重并发症。

一、胆囊穿孔

3% ~10% 的急性胆囊炎可并发胆囊坏疽和胆囊穿孔(gallbladder perforation),多见于胆囊壶腹部或颈部结石嵌顿者,胆囊压力持续升高,导致胆囊壁缺血坏疽,引发胆囊穿孔,伴有动脉硬化和糖尿病的老年病人更易发生。穿孔部位以胆囊底部多见,颈部次之。根据病程长短可分为三种类型:①急性穿孔:由于胆囊炎症发展迅速,周围尚未形成粘连保护,胆囊穿孔感染性胆汁溢入游离腹腔,引起急性弥漫性腹膜炎,病情重,预后差;②亚急性穿孔:穿孔时胆囊周围已有邻近器官和组织粘连,穿孔后被周围粘连组织包裹,形成胆囊周围脓肿;③慢性穿孔:病变的胆囊与邻近器官粘连穿透形成内瘘,以胆囊十二指肠瘘多见(约占 70%),其次为胆囊结肠瘘(约占 15%)。

胆囊穿孔综合病史、体检及超声多可明确诊断。急性穿孔需急诊手术治疗,根据术中发现选择适当术式,并尽可能一期切除胆囊。有条件也可行腹腔镜胆囊切除、腹腔引流术,不能耐受手术者可行超声引导下胆囊造瘘、腹腔引流术。及时正确处理胆囊疾病是预防胆囊穿孔的关键。

二、胆道出血

胆道出血(hemobilia)是胆道疾病和胆道手术后的严重并发症,也是上消化道出血的常见原因。胆道出血可来自肝内胆道和肝外胆道系统,以肝内胆道出血最多见。按出血原因可分为:①感染性胆道出血;②创伤性胆道出血;③肿瘤性胆道出血;④血管性胆道出血。我国以胆道结石感染为最常见原因。肝内胆管与肝动脉和门静脉分支紧密伴行是发生胆道出血的解剖基础。胆管炎症、胆管壁破溃与相邻血管形成内瘘是引起胆道出血的常见病理基础。肝内胆管大量出血主要是胆管动脉瘘所致;少量胆道出血多为胆管和胆囊黏膜糜烂所致。

【临床表现】　胆道出血的临床表现随病因不同和出血量多少而异。出血量少者,仅表现为黑便或大便潜血试验阳性。胆道大量出血的典型临床表现为三联征:①胆绞痛;②黄疸;③上消化道出血(呕血、便血)。胆道出血的临床特征是周期性出血,每隔1~2周发作一次,多反复发作。当大量出血时,胆道压力骤然升高,引起Oddi括约肌痉挛,血凝块堵塞胆管,出现胆绞痛,继之黄疸,随后呕血或便血。出血量大时可出现失血性休克表现。Oddi括约肌功能完整者,胆道出血可自行停止,但可反复发作。

【诊断】　根据病史和具有周期性发作的三联征表现,一般不难作出胆道出血的诊断,但首次发作须与其他原因所致的上消化道出血相鉴别。十二指肠镜检查可直接看到十二指肠乳头有血流出而确诊胆道出血,并可排除胃十二指肠溃疡或胃癌等引起的上消化道出血。超声、CT、MRI检查可发现肝内外胆管结石、肝肿瘤等出血原因。选择性肝动脉造影是诊断胆道出血及确定出血部位的最有价值方法。术中胆道探查是诊断胆道出血的最直接方法,术中借助胆道镜常可清楚观察出血部位,术中超声若发现动脉胆管瘘血流的涡流,可指导结扎病侧肝动脉。

【治疗】　首选非手术治疗,指征:①出血量少;②无寒战发热、黄疸或感染性休克;③不能耐受手术者。措施包括:①输液、输血、补充血容量,防治休克;②使用足量有效抗生素控制感染;③止血药;④对症处理及支持疗法;⑤活动性出血期间,可采用选择性肝动脉造影,明确出血部位后行高选择性肝动脉栓塞止血。出现下述情况者应及时手术治疗:①反复发作大出血,特别是出血周期愈来愈短,出血量愈来愈大者;②合并严重胆道感染需手术引流者;③胆肠内引流术后发生胆道大出血者;④原发疾病需要外科手术治疗者,如肝胆肿瘤、肝血管疾病、肝脓肿等。手术应确定出血部位和原因,根据病情选用胆囊切除、胆总管探查、T管引流,肝动脉结扎,病变肝叶(段)切除术。

三、胆管炎性狭窄

又称为胆管良性狭窄(benign stricture of bile duct),是指在胆道感染基础上发生的胆管炎症、黏膜糜烂、溃疡形成、纤维组织增生、瘢痕组织形成而致的胆管狭窄。胆管炎性狭窄可发生在肝内小胆管至胆总管下端的各个部位,但多见于胆总管下端、左右肝管开口部及左肝管横部;多呈环形或长段形狭窄。常继发于原发性胆管结石、化脓性胆管炎、胆道蛔虫病等。狭窄上方的胆管扩张,重者可呈囊状扩张,内含胆色素结石。长时间的胆管狭窄,可引起肝实质不同程度的损害及纤维化,严重者病变肝叶(段)发生萎缩,其余肝组织代偿性增大。晚期可导致胆汁性肝硬化和门静脉高压症。

【临床表现】　主要是反复发作的胆管炎。超声、CT、ERCP、MRCP等影像学检查有助于术前诊断,有时很难与恶性胆管狭窄鉴别。术中胆道镜检查和胆道造影可明确诊断。

【治疗】　原则是解除狭窄、通畅引流。治疗方法:①十二指肠镜EST是治疗胆总管下端狭窄段长度<1.5cm的首选方法;②胆总管空肠Roux-en-Y吻合术适用于胆总管下端狭窄段较长者,将胆总管横断,实施胆总管与空肠端侧吻合效果较好,引流通畅,又可消除盲端综合征;③对于肝门部胆管狭窄,可行肝门部胆管成形、胆管空肠Roux-en-Y吻合术;④对于一侧肝管狭窄,伴肝内胆管结石及肝萎缩者,可行病侧肝叶切除术。胆道球囊扩张(balloon dilatation)只适用于危重病人,如合并有严重门静脉高压症的重症者,胆道支架(biliary stent)可作为手术治疗和球囊扩张失败后的补救措施。

四、胆源性肝脓肿

肝脓肿是胆道感染的严重并发症,细菌性肝脓肿(bacterial liver abscess)中大多数为胆源性脓肿。有关内容参阅第三十八章第三节肝脓肿。

五、胆源性急性胰腺炎

胆源性急性胰腺炎(acute gallstone pancreatitis)占急性胰腺炎病因构成比的60%,是常见急腹症。其发病机制、临床表现和诊断,参阅第四十一章第二节急性胰腺炎。对胆源性急性胰腺炎的治疗,首先要鉴别有无胆道梗阻病变。凡伴有胆道梗阻者,应急诊手术解除梗阻。首选经十二指肠镜 Oddi 括约肌切开取石(EST)及鼻胆管引流(ENBD),或行腹腔镜联合胆道镜行胆囊切除、胆道探查取石、T 管引流术。如无该条件,可行开腹胆囊切除、胆总管探查、T 管引流术,根据需要可加作网膜囊胰腺区引流。凡无胆道梗阻者,应先行非手术治疗,待病情缓解后,于出院前施行胆石症手术,大多数行腹腔镜胆囊切除,也可行开腹胆囊切除,以免出院后复发。

(王广义)

第九节 胆 管 损 伤

胆管损伤按部位可分为肝内、外胆管损伤;按致伤原因分为创伤性胆管损伤和医源性胆管损伤,后者占绝大多数。

(一) 创伤性胆管损伤(traumatic bile duct injury) 少见,常发生于交通事故、坠落、挤压、利器刺伤等,多为复合伤,如肝内胆管损伤多伴有肝外伤,肝外胆管损伤多伴有十二指肠、胰腺损伤等。有关内容参阅第三十二章腹部损伤。

(二) 医源性胆管损伤(iatrogenic bile duct injury) 因腹部手术、或介入、穿刺治疗等造成的胆管损伤,绝大多数发生于胆囊切除术,少数发生于胆道探查术、胃大部切除术、肝切除术,也可发生于十二指肠手术、胰腺手术;肝动脉栓塞术、肝移植可并发胆管缺血性损伤,肝癌射频消融可导致胆道热损伤等。胆囊切除术导致胆管损伤的最常见部位在胆囊管与肝总管汇合处。

【病因】胆囊切除术引起胆管损伤的常见原因有:①解剖变异:胆管系统的解剖变异,如胆囊管过短或缺如,胆囊管与肝总管汇合的角度异常(两管平行)、位置过高(肝门处)或过低(十二指肠后下方),胆囊管异常汇入左侧或右侧肝管、副肝管、迷走胆管等。②局部病理因素:胆囊三角处炎症重,粘连、瘢痕形成,引起局部解剖结构紊乱;甚至可能有胆囊颈部的结石嵌顿和压迫肝总管,引起肝总管狭窄或胆囊胆管瘘(Mirizzi 综合征);致术中解剖困难或辨认错误,引起胆管损伤。③手术操作失误:误将胆总管或肝总管当作胆囊管结扎并横断,特别是胆囊动脉出血时盲目钳夹止血更易发生;或在结扎胆囊管时过度牵拉胆总管,致使部分胆管壁被结扎;或损伤撕裂胆管壁引起狭窄。④热源性损伤:胆囊三角区、肝门部胆管用电刀解剖或电凝止血;肝癌射频或微波治疗时,因电热传导效应而造成胆管壁的热损伤和炎症反应,产生迟发性胆管狭窄。⑤缺血性损伤:手术时剥离胆管周围的组织过多,肝动脉结扎或栓塞等,引起胆管周围血管丛(peribiliary vascular plexus,PBVP)丢失或闭塞,造成胆管缺血,继发胆管狭窄。

除胆囊切除术外,上腹部其他手术有时也可误伤胆管,如肝叶切除术中,因第一肝门的结构保护不够,引起保留侧肝管损伤;胃大部切除术中,强行切除十二指肠溃疡,十二指肠残端缝合过程中将胆总管下段缝闭,造成胆道梗阻;肝移植术,因供肝缺血时间过长、肝动脉灌注不充分等,可能引起肝内胆管多发狭窄、扩张及胆管黏膜坏死脱落形成管腔树桩铸型。

【诊断】术中及时发现胆管损伤非常重要,其主要征象为:①术中发现胆汁漏出;②剖检切除的胆囊标本,发现胆囊管处有 2 个开口;③术中造影显示胆管连续性中断、局部狭窄或造影剂外溢。术后近期出现如下表现,要考虑胆管损伤:①胆汁性腹膜炎;②腹腔引流管引出胆汁;③术后早期出现梗阻性黄疸。术后数周或数月出现如下表现要意识到迟发性或隐匿性胆管损伤:①稍晚出现的梗阻性黄疸;②反复发作的胆道感染症状;③肝下或肝周积液。对于可疑胆管损伤,应选择超声、CT、MRCP、ERCP 等进一步检查,明确诊断。

【处理】胆管损伤的处理应根据发现的时间、损伤程度、周围组织的炎症情况、病人全身情况尤其肝脏功能而采用恰当手术方式,特别要强调的是,首次合理处理最为重要。

1. 术中发现胆管损伤的处理 ①小裂伤(<3mm)或部分管壁切除,一般可用 5-0 可吸收线或 6-0 无损伤线直接缝合修补,可不必放置内支撑管;②较大裂伤或横断伤,胆管壁缺损长度<2cm,应争取

施行胆管对端吻合术,并通过吻合口放置内支撑管 6 个月以上;③胆管损伤范围大、缺损长度>2cm、对端吻合张力大或组织缺血等情况,应施行胆管空肠 Roux-en-Y 吻合术。

2. 肝外胆管横断损伤并结扎,术中未发现,术后出现梗阻性黄疸,应在手术 3 周后再手术,以使胆管被动扩张,便于再次手术吻合。一般施行肝总管空肠 Roux-en-Y 吻合术,术中应切除不健康的胆管组织及瘢痕,胆管成形,用可吸收线连续或间断缝合。

3. 肝外胆管损伤致胆管狭窄,术后反复发作胆管炎,合并不同程度的黄疸,需手术处理。建立大口、无张力、黏膜对黏膜的近端扩张胆管与空肠 Roux-en-Y 吻合术,同时取出狭窄上方可能存在的结石。少数肝外胆管短段狭窄,可采用经皮经肝穿刺置球囊导管扩张术,并放置支架,支撑时间 3～6 个月。

【预防】医源性胆管损伤是胆道外科的严重问题,可以给病人带来极为严重甚至难以恢复的后果;如反复发作的胆道感染、胆汁性肝硬化、肝衰竭等,甚至需要接受肝脏移植。因此,积极预防医源性胆管损伤极其重要。预防措施有:①术者应加强责任心,要认真对待每一例胆囊切除手术,加强对胆管系统的解剖变异和局部病理因素的警惕;②术中要保持术野的良好显露,结扎切断胆囊管前要确认胆囊管、肝总管和胆总管三者的解剖关系;③结扎胆囊管时,应使胆囊管保持无张力状况,结扎线距胆总管壁应约 0.5cm;④遇有胆囊动脉异常出血时,术者可将左手示指和拇指分别置于小网膜孔和肝十二指肠韧带前方,压迫肝动脉以止血,待吸净积血后,松除指压,直视下看清出血点后,再行钳夹结扎或缝扎止血,切忌在"血池"中盲目钳夹;⑤如顺行法切除胆囊困难,可改用逆行胆囊切除,或采用部分胆囊切除术;⑥接近胆管处禁用电刀作电凝止血或组织分离,以防止胆管热源性损伤;⑦避免过多剥离胆管周围组织,注意保护胆管周围血管丛,以防止胆管缺血性损伤;⑧腹腔镜胆囊切除有困难时,应及时中转开腹手术。

(吕　毅)

第十节　胆囊息肉和良性肿瘤

一、胆囊息肉

胆囊息肉(gallbladder polyps)是形态学的名称,泛指向胆囊腔内突出或隆起的病变,呈球形、半球形或乳头状,有蒂或无蒂,多为良性。病理上可分为:①肿瘤性息肉,包括腺瘤和腺癌,其他少见的还有血管瘤、脂肪瘤、平滑肌瘤、神经纤维瘤等;②非肿瘤性息肉,如胆固醇息肉、炎性息肉、腺肌增生等,尚有很少见的如腺瘤样增生、黄色肉芽肿、异位胃黏膜或胰腺组织等。由于胆囊息肉术前难以确诊性质,故笼统称为"胆囊息肉样病变"(polypoid lesions of gallbladder)或"胆囊隆起性病变"。胆固醇息肉是胆囊黏膜面的胆固醇结晶沉积;炎性息肉是胆囊黏膜的增生,呈多发,直径常小于 1cm,多同时合并胆囊结石和胆囊炎;胆囊腺肌增生是胆囊壁的良性增生性病变,如为局限型则类似肿瘤。

本病一般无症状,多为体检时由超声检查发现。少数病人可有右上腹疼痛,恶心呕吐,食欲减退;极个别病例可引起阻塞性黄疸、无结石性胆囊炎、胆道出血、诱发胰腺炎等;体检时可能有右上腹压痛。临床诊断需借助于如下某项检查:①常规超声;②内镜超声(endoscopic ultrasonography, EUS);③CT 或 MRI;④超声导引下经皮细针穿刺活检,等。

少数病例胆囊息肉可发生癌变,有的可能就是早期胆囊癌,临床上应予以重视。胆囊息肉恶变的危险因素:直径超过 1cm;单发病变且基底部宽大;息肉逐渐增大;合并胆囊结石和胆囊壁增厚等,特别是年龄超过 60 岁、息肉直径大于 2cm 者。

病人如无以上情况,也无临床症状,则不需手术治疗,应每 6～12 月超声检查一次,观察息肉大小变化。如病人存在上述恶变危险因素,而且有明显症状,在排除精神因素、胃十二指肠和其他胆道疾病后,宜行手术。手术方式为腹腔镜胆囊切除,也可行开腹胆囊切除术。术中最好做快速切片病理检查,如发现恶变,应根据术中所见及病理检查情况决定是否做肝切除以及清扫淋巴结的范围,目的是做到根治。要强调的是,术后必须做石蜡切片病理检查,进一步确定诊断,包括疾病分期和病理学分级。

二、胆囊腺瘤

本病是胆囊常见的良性肿瘤,约占胆囊切除标本的 1.1%,多见于中、老年女性。可单发或多发,直径大小不等,最大者可充满胆囊。腺瘤局部可发生缺血坏死,如继发感染,会导致溃破而出血。胆囊腺瘤是胆囊癌的癌前病变,恶变率约为 1.5%,一旦确诊,应行手术治疗。手术处理原则参见上述胆囊息肉。

第十一节 胆道恶性肿瘤

一、胆囊癌

胆囊恶性肿瘤有淋巴肉瘤、横纹肌肉瘤、网状组织细胞肉瘤、纤维肉瘤、类癌、癌肉瘤等,而胆囊癌(carcinoma of gallbladder)是其中最常见的一种。胆囊癌发病年龄绝大多数在 50 岁以上,平均 59.6 岁;女性发病约为男性的 3~4 倍。在胆道疾病中,胆囊癌仅占 0.4%~3.8%,在肝外胆道癌中却占 25%。

【病因】流行病学显示,70% 的病人与胆结石有关。例如,胆囊癌合并胆囊结石是无结石胆囊癌的 13.7 倍,直径 3cm 结石发生胆囊癌的比例是 1cm 结石病人的 10 倍,而胆囊结石至发生胆囊癌的时间为 10~15 年。这说明胆囊结石引起胆囊癌是长期物理刺激的结果,可能还有黏膜的慢性炎症、细菌产物中的致癌物质等综合因素参与。此外,胆囊空肠吻合,完全钙化的"瓷化"胆囊,胆囊腺瘤,胆胰管结合部异常,溃疡性结肠炎等因素与胆囊癌的发生也可能有关。

【病理】胆囊癌多发生在胆囊体和底部,少数在颈部。腺癌最常见,约占 82%,包括胆管型腺癌、胃小凹型腺癌、肠型腺癌、透明细胞腺癌、黏液腺癌和印戒细胞癌;其次为未分化癌,占 7%;鳞状细胞癌占 3%;混合性癌占 1%。胆囊癌可经淋巴、静脉、神经或胆管腔转移,癌细胞脱落可在腹腔内种植转移,也可直接侵犯邻近器官。沿淋巴引流方向转移较多见,途径多由胆囊淋巴结至胆总管周围淋巴结,再向胰上淋巴结、胰头后淋巴结、肠系膜上动脉淋巴结、肝动脉周围淋巴结、腹主动脉旁淋巴结转移。肝脏是最常受胆囊癌直接侵犯的器官。

【分期】国际上目前多采用美国癌症联合委员会(AJCC)联合制定的胆囊癌 TNM 分期,见表 40-1。这种分期对治疗和预后的判断均有帮助。

表 40-1 AJCC 第 8 版胆囊癌 TNM 分期标准

原发肿瘤(T)	分期
T_{is}:原位癌	$0:T_{is}$、N_0、M_0
T_{1a}:侵及固有层	$I:T_1$、N_0、M_0
T_{1b}:侵及肌层	$IIA:T_{2a}$、N_0、M_0
T_{2a}:腹腔侧肿瘤侵及肌周结缔组织,未超出浆膜	$IIB:T_{2b}$、N_0、M_0
T_{2b}:肝脏侧肿瘤侵及肌周结缔组织,未超出浆膜	$IIIA:T_3$、N_0、M_0
T_3:穿透浆膜和(或)直接侵入肝脏和(或)一个邻近器官或结构	$IIIB:T_{1-3}$、N_1、M_0
T_4:侵及门静脉或肝动脉主干,或直接侵入两个或更多肝外器官或结构	$IVA:T_4$、N_{0-1}、M_0
局部淋巴结(N)	$IVB:$
N_0:无区域淋巴结转移	任何 T、N_2、M_0
N_1:1~3 枚区域淋巴结转移	任何 T、任何 N、M_1
N_2:≥4 枚区域淋巴结转移	
远处转移(M)	
M_0:无远处转移	
M_1:有远处转移	

【临床表现】 早期无特异性症状,如有慢性胆囊炎或胆囊结石,发作时可出现腹痛、恶心呕吐、腹部压痛等。病人因胆囊良性疾病行胆囊切除,术后病理检查发现的胆囊癌,称意外发现的胆囊癌(unsuspected/unexpected gallbladder carcinoma,UGC)。当肿瘤侵犯至浆膜或胆囊床,则出现定位症状,如右上腹痛,可放射至肩背部。胆囊管受阻时可触及肿大的胆囊。能触及右上腹肿物时往往已到晚期,常伴有腹胀、食欲差、体重减轻或消瘦、贫血、肝大,甚至出现黄疸、腹水、全身衰竭。少数肿瘤穿透浆膜,发生胆囊急性穿孔、腹膜炎,或慢性穿透至其他脏器形成内瘘;还可引起胆道出血、肝弥漫性转移引起肝衰竭等。

实验室检查:CEA、CA19-9、CA125 等均可以升高,其中以 CA19-9 较为敏感,但无特异性。细针穿刺胆囊取胆汁行肿瘤标志物检查有一定诊断意义。

影像学检查:超声、CT 检查显示胆囊壁增厚不均匀,腔内有位置及形态固定的肿物,应考虑胆囊癌的可能。超声造影、增强 CT 或 MRI 显示胆囊肿块血供丰富,则胆囊癌的可能性更大。

胆囊癌合并坏死、感染需要与胆囊炎或胆囊坏疽形成的脓肿鉴别,但胆囊癌血供丰富,CA19-9 升高。超声导引下细针穿刺活检对诊断有一定帮助。

【治疗】 化学或放射治疗大多无效。首选手术切除,手术切除的范围依据胆囊癌分期确定。

1. 单纯胆囊切除术 适用于 AJCC 0 期和 I 期胆囊癌。这些病例几乎都是因胆囊结石、胆囊炎行胆囊切除后病理检查偶然发现的,癌肿局限于胆囊黏膜层或达固有层,未侵犯肌层,不必再行手术。

2. 胆囊癌根治性切除术 适用于 ⅡA、ⅡB、ⅢA 期胆囊癌。切除范围除胆囊外,还包括肝Ⅳb 段(方叶)和 Ⅴ 段切除或亚肝段切除,并做胆囊引流区域淋巴结的清扫。

3. 胆囊癌扩大根治术 适应证为某些ⅢB、ⅣA 或ⅣB 期胆囊癌。手术范围包括肝右三叶切除,甚至肝+胰十二指肠切除。临床上虽有成功的病例,因手术死亡率高,长期生存率低,争议较大。

4. 姑息性手术 适应于不能切除的胆囊癌,方法包括肝管空肠 Roux-en-Y 吻合内引流术,经皮、肝穿刺或经内镜在胆管狭窄部位放置内支撑管引流术以及胃空肠吻合术等,目的是减轻或解除肿瘤引起的黄疸或十二指肠梗阻。

【预防】 总体上,胆囊癌手术后长期生存率依然很低,故重在预防其发生。对有症状的胆囊结石病人,特别是结石直径>3cm 者;胆囊息肉单发、直径>1cm 或基底宽广者;腺瘤样息肉以及"瓷化"胆囊,应积极行胆囊切除。

二、胆管癌

胆管癌(carcinoma of bile duct)是指发生在肝外胆管,即左、右肝管至胆总管下端的恶性肿瘤。随着诊断水平的提高,本病发现率明显增多。

【病因】 仍不明,多发于 50～70 岁,男女比例约 1.4:1。本病可能与下列因素有关:肝胆管结石,约 1/3 的胆管癌合并胆管结石,而胆管结石 5%～10% 发生胆管癌;原发性硬化性胆管炎;先天性胆管囊性扩张症,胆管囊肿空肠吻合术后;肝吸虫感染,慢性伤寒带菌者,溃疡性结肠炎等。

【部位】 根据肿瘤生长的部位,胆管癌分为上段、中段、下段胆管癌,上段胆管癌又称肝门部胆管癌,位于左右肝管至胆囊管开口以上部位,占 50%～75%,Bismuth-Corlett 将其分为四型(图 40-11),Ⅰ型,肿瘤位于肝总管,未侵犯左右肝管汇合部;Ⅱ型,肿瘤侵犯汇合部,未侵犯左或右肝管;Ⅲa 型,已侵犯右肝管;Ⅲb 型,已侵犯左肝管;Ⅳ型,同时侵犯左、右肝管;中段胆管癌位于胆囊管开口至十二指肠上缘,占 10%～25%;下段胆管癌位于十二指肠上缘至十二指肠乳头,占 10%～20%。

【病理】 大体形态:①乳头状癌:好发于胆管下段,呈息肉样突入腔内,有时为多发且有大量的黏液分泌物;②结节状癌:肿瘤小而且局限,可表现为硬化型或结节型,硬化型多在上段,结节型多在中段向管腔内突出;③弥漫性癌:胆管壁广泛增厚、管腔狭窄,向肝十二指肠韧带浸润,难与硬化性胆管炎鉴别。组织学类型95% 以上为腺癌,其中主要是高分化腺癌,低分化、未分化癌较少见且多发生在上段胆管。癌肿生长缓慢,发生远处转移者少见。其他尚有鳞状上皮癌、腺鳞癌、类癌等。其扩散方

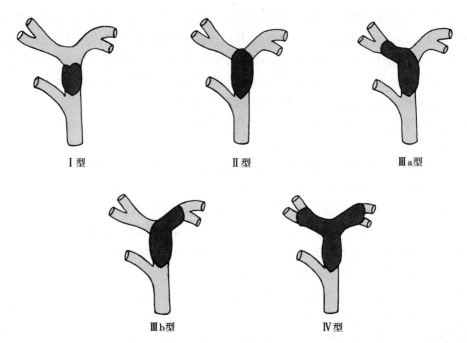

Ⅰ型　　　　　　　　Ⅱ型　　　　　　　　Ⅲa型

Ⅲb型　　　　　　　　　　Ⅳ型

图 40-11　肝门部胆管癌 Bismuth-Corlett 分型

式有局部浸润、淋巴转移以及腹腔种植等。浸润主要沿胆管壁向上、向下以及横向侵犯周围组织、肝、血管、神经束膜,淋巴转移途径是沿肝动脉周围淋巴结分别至肝总动脉、腹腔动脉、胰上缘、十二指肠后及腹膜后淋巴结。

【临床表现和诊断】

1. **黄疸**　90%~98% 病人出现,逐渐加深,大便灰白,可伴有厌食、乏力、贫血。半数病人伴皮肤瘙痒和体重减轻。少数无黄疸者主要有上腹部疼痛,晚期可触及腹部肿块。

2. **胆囊肿大**　病变在中、下段的可触及肿大的胆囊,Murphy 征可能阴性,而上段胆管癌胆囊不肿大,甚至缩小。

3. **肝大**　肋缘下可触及肝脏,黄疸时间较长可出现腹水或双下肢水肿。肿瘤侵犯或压迫门静脉,可造成门静脉高压症而导致上消化道出血;晚期病人可并发肝肾综合征,出现尿少、无尿。

4. **胆道感染**　如发生,可出现典型的胆管炎表现:右上腹疼痛、寒战高热、黄疸,甚至出现休克。感染细菌最常见为大肠埃希菌、粪链球菌及厌氧性细菌。

5. **实验室检查**　血清总胆红素、直接胆红素、ALP 和 γ-GT 均显著升高,而 ALT 和 AST 只轻度异常。胆道梗阻致维生素 K 吸收障碍,肝合成凝血因子受阻,凝血酶原时间延长。血清肿瘤标记物 CA19-9 可能升高,CEA、AFP 可能正常。

6. **影像学检查**　①首选超声检查,可见肝内胆管扩张或见胆管肿物;彩色多普勒超声检查可了解门静脉及肝动脉有无受侵犯;内镜超声探头频率高且能避免肠气的干扰,检查中、下段和肝门部胆管癌浸润深度的准确性分别达到 82.8% 和 85%。在超声导引下还可行 PTC 检查,穿刺抽取胆汁作 CEA、CA19-9、胆汁细胞学检查和直接穿刺肿瘤活检。②ERCP 对下段胆管癌诊断帮助较大,可同时放置内支架引流减轻黄疸,用于术前准备。③CT、MRI 胆道成像能显示胆道梗阻的部位、病变性质等。

【外科治疗】

1. **胆管癌根治性切除手术**　胆管癌化学治疗和放射治疗效果不肯定,原则上应争取作根治性切除,不同部位的胆管癌手术方法有所不同。

(1)上段胆管癌(肝门部胆管癌):Bismuth-Corlett Ⅰ型、部分Ⅱ型肝门部胆管癌切除胆囊和肝外胆管即可,胆管空肠 Roux-en-Y 吻合重建胆道;部分Ⅱ型、Ⅲa 型或Ⅲb 型,除了行胆囊和肝外胆管切除外,需根据不同情况做小范围中央(如Ⅳ段或Ⅳ+Ⅴ段)肝切除,或同侧半肝切除,附加或不加肝尾叶切除。各型手术切除的范围可以不同,但都必须同时清除肝十二指肠韧带内所有淋巴结及结缔组织(肝十二指肠韧带"脉络化")。根据残肝断面胆管的数目、口径大小等情况选择相应的胆肠吻合术式重建胆道。多数Ⅳ型肝门部胆管癌不能手术切除,如可切除,通常需要做半肝或扩大的半肝切除,或Ⅳ+Ⅴ+Ⅷ段联合切除。胆道重建术式选择的原则同上。

(2)中段胆管癌:切除肿瘤及距肿瘤边缘0.5cm以上的胆管,肝十二指肠韧带"脉络化",肝总管-空肠 Roux-en-Y 吻合术。

(3)下段胆管癌:需行胰十二指肠切除术。

2. 扩大根治术　如肝右三叶切除,肝+胰十二指肠联合除切,虽有手术成功的病例,但实际意义存在争论。

3. 姑息性手术　适应于不能切除的胆管癌。

(1)经皮肝穿刺胆道置管引流(PTCD)或放置内支架,经内镜鼻胆管引流或放置内支架,目的是引流胆汁,减轻黄疸。如病人不配合或操作失败,可开腹行左肝部分切除的 Longmire 手术,经圆韧带入路行左肝管-空肠 Roux-en-Y 吻合术。中下段癌可行肝总管空肠吻合术等。胆汁内引流比置管外引流的病人生活质量为高。

(2)胃空肠吻合术:因肿瘤侵犯或压迫十二指肠造成消化道梗阻,可行胃空肠吻合术恢复消化道通畅,改善病人生存质量。

(陈孝平)

第四十一章 胰腺疾病

第一节 解剖生理概要

胰腺(pancreas)是位于腹膜后的一个长条形器官,从右向左横跨第1～2腰椎前方。胰腺分为胰头、颈、体、尾4个部分,各部分无明显解剖界限。胰腺大部分位于腹膜后。胰头较为膨大,被C形十二指肠包绕,其上后部有胆总管穿过,下经肠系膜上静脉后方向左突出至肠系膜上动脉右侧,称钩突(uncinate process)。肠系膜上静脉前方为胰颈。胰颈和胰尾之间为胰体,占胰腺的大部分,其后紧贴腰椎椎体,上腹部受外力冲击时其易被挤压而致伤。胰尾是胰腺左端的部分,有腹膜包绕是其重要解剖标志,其末端毗邻脾门。

主胰管(Wirsung管)直径约2～3mm,横贯胰腺全长,沿途有小叶间导管汇入。约85%主胰管与胆总管汇合形成"共同通道",其膨大部分称Vater壶腹,壶腹周围有Oddi括约肌包绕,末端通常开口于十二指肠乳头;部分人虽有共同开口,但两者之间有分隔;少数人两者分别开口于十二指肠(图41-1)。这种共同通道是胰腺疾病和胆道疾病互相关联的解剖学基础。部分人在胰头部主胰管上方有副胰管(Santorini管),通常与主胰管相连,引流胰头前上部的胰液,开口于十二指肠副乳头。

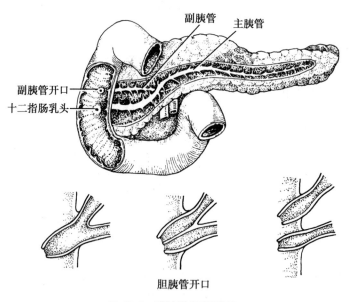

图41-1 胰管的解剖关系

胰头血供来源于胃十二指肠动脉和肠系膜上动脉构成的胰十二指肠前、后动脉弓。胰体尾部血供来自脾动脉的分支胰背动脉和胰大动脉,通过胰横动脉构成胰腺内动脉网(图41-2)。胰腺的静脉多与同名动脉伴行,最后汇入门静脉。

胰腺的淋巴引流起自腺泡周围的毛细淋巴管,在小叶间汇成稍大的淋巴管,沿伴行血管达胰表面,注入胰十二指肠前方、后方、胰腺上缘淋巴结与脾门淋巴结。胰腺的多个淋巴结群与幽门上下、肝门、横结肠系膜及腹主动脉等处淋巴结相连通。胰腺受交感神经和副交感神经的双重支配,支配胰腺的交感神经是疼痛的主要通路,副交感神经传出纤维对胰岛、腺泡和导管起调节作用。

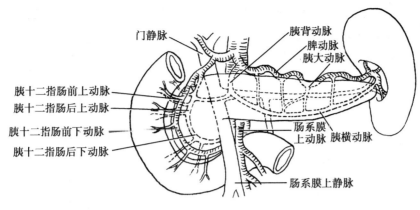

图 41-2　胰腺的血液供应

胰腺具有外分泌和内分泌两种功能。胰腺的外分泌为胰液,是一种透明等渗液体,每日分泌约 750～1500ml,pH 为 7.4～8.4。其主要成分是由腺泡细胞分泌的各种消化酶以及由导管细胞分泌的水和碳酸氢盐。胰消化酶主要包括胰蛋白酶、糜蛋白酶、弹性蛋白酶、胰淀粉酶、胰脂肪酶、胰磷脂酶、胶原酶、羧基肽酶、核糖核酸酶、脱氧核糖核酸酶等。生理状态下,腺泡细胞合成的部分消化酶是以酶原形式存储在细胞内,这些酶如胰蛋白酶,糜蛋白酶,羧基肽酶,弹性蛋白酶等,当受到调控而释放到十二指肠腔内可被肠激酶激活,激活的消化酶在蛋白消化中起到重要作用。

胰液分泌受迷走神经和体液双重控制,以体液调节为主。胰腺的内分泌来源于胰岛。胰岛是大小不等、形状不定的细胞团,散布于腺泡之间。胰腺约有 10^5 到 10^6 个胰岛,胰体尾胰岛细胞密度高于胰头。胰岛有多种细胞,以 β(B)细胞为主,分泌胰岛素;其次是 α(A)细胞分泌胰高糖素,以及 δ(D)细胞分泌生长抑素;还有少数 PP 细胞分泌胰多肽和 D1 细胞分泌血管活性肠肽(VIP)等。

（苗　毅）

第二节　胰　腺　炎

一、急性胰腺炎

急性胰腺炎(acute pancreatitis)是一种常见的急腹症,病情复杂多变,程度轻重不等。轻者仅表现为胰腺水肿,临床多见,常呈自限性(self-limiting),预后良好。重者出现胰腺坏死,并发腹膜炎、休克,继发全身多器官功能衰竭,病死率高。

急性胰腺炎有多种致病危险因素,主要如下:

1. **胆道疾病**　占 50% 以上,称胆源性胰腺炎。结石可阻塞胆总管末端,此时胆汁可经"共同通道"反流入胰管,动物实验显示胆盐可直接导致腺泡细胞质钙离子浓度增高,引起腺泡细胞坏死或胰管内高压,细小胰管破裂,胰液进入腺泡周围组织。此时胰蛋白酶原被胶原酶激活成胰蛋白酶,后者又激活磷脂酶 A、弹力蛋白酶、糜蛋白酶和胰舒血管素等对胰腺进行"自我消化",诱发急性胰腺炎。造成胆总管末端阻塞的原因还有炎症或手术操作引起的十二指肠乳头水肿或狭窄、Oddi 括约肌痉挛、肿瘤和胆道蛔虫等。

2. **饮酒**　是常见病因之一。乙醇能直接损伤胰腺,还可刺激胰液分泌、引起十二指肠乳头水肿和 Oddi 括约肌痉挛,其结果造成胰管内压力增高,胰管破裂。乙醇触发炎症传导通路中核因子 NF-κB,使得 TNF-α、IL-1 和调节细胞凋亡相关的半胱氨酸天冬氨酸蛋白酶生成增加,加之可以增加胰腺微循环障碍等综合因素,结果诱发急性胰腺炎。

3. **代谢性疾病**　高脂血症性胰腺炎(高脂蛋白血症 Ⅰ、Ⅳ 或 Ⅴ 型)和高钙血症(甲状旁腺功能亢进),随着我国人民生活水平的提高,高脂血性胰腺炎发病率较前增加。

4. **十二指肠液反流**　当十二指肠内压力增高,十二指肠液可向胰管内反流。十二指肠液反流的原因有:十二指肠憩室、胆胰管解剖异常、环状胰腺、十二指肠炎性狭窄、胰腺钩突部肿瘤、胃大部切除术后输入袢梗阻、蛔虫性感染和其他梗阻因素。

5. **医源性因素**　内镜逆行胰胆管造影(ERCP)可导致约2%～10%病人发生胰腺炎,胰管空肠吻合口狭窄也可能导致残余胰腺炎。

6. **肿瘤**　胰腺导管内乳头状黏液肿瘤(IPMN)、胰腺癌等可以导致胰管梗阻从而发生急性胰腺炎。

7. **某些药物**　5-氨基水杨酸、硫唑嘌呤、6-巯嘌呤、阿糖胞苷、双脱氧肌苷、利尿药如呋塞米、噻嗪化物;雌激素、甲硝唑、丙戊酸、对乙酰氨基酚等药物可导致急性胰腺炎。

8. **创伤**　上腹部钝器伤、穿通伤、手术创伤等。

9. **胰腺血液循环障碍**　低血压、心肺旁路、动脉栓塞、血管炎以及血液黏滞度增高等因素均可造成胰腺血液循环障碍而发生急性胰腺炎。

10. **其他**发病因素如饮食、感染以及与妊娠有关的代谢、内分泌、遗传和自身免疫性疾病等。少数病因不明者,临床上称之为特发性急性胰腺炎。

【发病机制与病理生理】　急性胰腺炎的发病机制复杂,目前尚未完全阐明。大多数研究者认为急性胰腺炎是腺泡内胰酶异常激活的结果。腺泡内的胰酶激活诱导胰腺实质的自身消化,在此基础上腺泡细胞释放炎性细胞因子,诸如肿瘤坏死因子(TNF-α)、IL-1、IL-2、IL-6 和抗炎介质如 IL-10、IL-1 受体阻断剂,可引起炎症的级联反应。严重时胰腺局部可发生出血和坏死,继而引起全身炎症反应综合征(SIRS),甚至多脏器功能衰竭。

【病理】　基本病理改变是胰腺呈不同程度的水肿、充血、出血和坏死。

1. **急性水肿性胰腺炎**　病变轻,多局限在体尾部。胰腺肿胀变硬,充血,被膜紧张,胰周可有积液。腹腔内的脂肪组织,特别是大网膜可见散在粟粒状或斑块状的黄白色皂化斑(脂肪酸钙),腹水为淡黄色。镜下见间质充血、水肿并有炎性细胞浸润,有时可发生局限性脂肪坏死。

2. **急性出血坏死性胰腺炎**　病变以胰腺实质出血、坏死为特征。胰腺肿胀,呈暗紫色,分叶结构模糊,坏死灶呈灰黑色,严重者整个胰腺变黑。腹腔内可见皂化斑和脂肪坏死灶,腹膜后可出现广泛组织坏死。腹腔内或腹膜后有咖啡色或暗红色血性液体或血性混浊渗液。镜下可见脂肪坏死和腺泡破坏,腺泡小叶结构模糊不清。间质小血管壁也有坏死,呈现片状出血,炎细胞浸润。

【临床表现】　由于病变程度不同,病人的临床表现差异很大。

1. **腹痛**　是本病的主要症状。常于饱餐和饮酒后突然发作,腹痛剧烈,多位于左上腹,向左肩及左腰背部放射。胆源性者腹痛始发于右上腹,逐渐向左侧转移。病变累及全胰时,疼痛范围较宽并呈束带状向腰背部放射。

2. **腹胀**　与腹痛同时存在。是腹腔神经丛受刺激引起肠麻痹的结果,早期为反射性,继发感染后则由腹膜后的炎症刺激所致。腹膜后炎症越严重,腹胀越明显,腹腔积液时可加重腹胀,病人排便、排气停止。腹腔内压增高可导致腹腔间隔室综合征(abdominal compartment syndrome)。

3. **恶心、呕吐**　早期即可出现,呕吐往往剧烈而频繁。呕吐物为胃十二指肠内容物,偶可呈咖啡色。呕吐后腹痛不缓解。

4. **腹膜炎体征**　急性水肿性胰腺炎时压痛多只限于上腹部,常无明显肌紧张。重症急性胰腺炎腹部压痛明显,可伴有肌紧张和反跳痛,范围较广,可累及全腹。肠鸣音减弱或消失,腹腔渗液量大者移动性浊音为阳性。

5. **其他**　轻症急性胰腺炎可不发热或轻度发热。合并胆道感染常伴有寒战、高热。胰腺坏死伴感染时,持续性高热为主要症状之一。若胆道结石嵌顿或肿大胰头压迫胆总管可出现黄疸。重症胰腺炎病人可有脉搏细速、血压下降,乃至休克。早期休克主要是由低血容量所致,后期继发感染使休克原因复杂化且难以纠正。伴急性肺功能衰竭时可有呼吸困难和发绀。胰腺坏死伴感染时,可出现腰部皮肤水肿、发红和压痛。少数严重病人胰腺的出血可经腹膜后途径渗入皮下,在腰部、季肋部和下腹部皮肤出现大片青紫色瘀斑,称 Grey-Turner 征;若出现在脐周,称 Cullen 征。胃肠出血时可有呕血和便血。血钙降低时,可出现手足抽搐。严重者可有 DIC 表现及中枢神经系统症状,如感觉迟钝、意识模糊乃至昏迷。

【诊断】

1. 实验室检查

(1)胰酶测定:血清、尿淀粉酶测定是最常用的诊断方法。血清淀粉酶在发病数小时开始升高,24 小时达高峰,4~5 天后逐渐降至正常;尿淀粉酶在 24 小时才开始升高,48 小时到高峰,下降缓慢,1~2 周后恢复正常。淀粉酶不同检测方法产生的诊断参考值不同,淀粉酶值愈高诊断正确率也越大。但升高的幅度和病变严重程度不成正相关。

消化道穿孔、肠梗阻、胆囊炎、肠系膜缺血、腮腺炎和巨淀粉酶血症等疾病血淀粉酶可也升高,而个别严重的急性胰腺炎淀粉酶水平也可能在正常参考值范围内,应注意鉴别。

血清脂肪酶明显升高(正常值 23~300U/L)具有特异性,也是比较客观的诊断指标。

(2)其他项目:包括白细胞增高、高血糖、肝功能异常、低血钙、血气分析异常等。诊断性腹腔穿刺若抽出血性渗出液,且淀粉酶值升高对诊断很有帮助。

C 反应蛋白(CRP)增高(发病 48 小时>150mg/ml)提示病情较重。

2. 影像学诊断

(1)超声:可发现胰腺肿大和胰周液体积聚。胰腺水肿时显示为均匀低回声,出现粗大的强回声提示有出血、坏死的可能。如发现胆道结石,胆管扩张,胆源性胰腺炎可能性大。超声易受胃肠气体干扰,可影响其诊断的准确性。

(2)CT 扫描:是最具诊断价值的影像学检查。不仅能诊断急性胰腺炎,而且能鉴别是否合并胰腺组织坏死。在胰腺弥漫性肿大的基础上出现质地不均、液化和蜂窝状低密度区,则可诊断为胰腺坏死。

(3)MRI:可提供与 CT 类似的诊断信息。MRCP 能清晰地显示胆管及胰管,对诊断胆道结石、胆胰管解剖异常等引起的胰腺炎有重要作用。

3. 诊断标准
临床上符合以下 3 项特征中的 2 项,即可诊断为急性胰腺炎:①与急性胰腺炎临床表现相符合的腹痛;②血清淀粉酶和(或)脂肪酶活性至少高于正常上限值 3 倍;③符合急性胰腺炎的影像学改变。

4. 病情严重程度分级

(1)轻症急性胰腺炎(mild acute pancreatitis,MAP):为水肿性胰腺炎,占急性胰腺炎的 60%,无器官功能衰竭和局部或全身并发症。主要表现为上腹痛、恶心、呕吐,可有腹膜炎,但多局限于上腹部,体征较轻,经及时的液体治疗,通常在 1~2 周内恢复,病死率极低。

(2)中症急性胰腺炎(moderately severe acute pancreatitis,MSAP):伴有一过性的器官功能衰竭(48 小时内可以自行恢复),约占急性胰腺炎的 30%,伴有局部或全身并发症。早期病死率低,后期如坏死组织合并感染,病死率增高。

(3)重症急性胰腺炎(severe acute pancreatitis,SAP):约占 10%,伴有持续的器官功能衰竭(超过48 小时),且不能自行恢复,涉及的器官包括呼吸系统、心血管和肾脏。器官功能衰竭的评分标准通常采用改良的 Marshall 评分(表 41-1),≥2 分可判断为 SAP 伴器官功能衰竭。SAP 病人多为出血坏死性胰腺炎,除上述症状外,腹膜炎范围大,腹胀明显,肠鸣音减弱或消失;偶见腰肋部或脐周皮下瘀斑征。腹水呈血性或脓性。严重者发生休克,出现多脏器功能障碍,病死率高达 30%。

针对 SAP 国际上有许多评分系统,有 Ranson 评分,≥3 项为阳性,提示 SAP;急性生理学和慢性健康评分(APACHE Ⅱ),≥8 提示 SAP。

5. 临床分期
根据急性胰腺炎的 2 个死亡高峰期,将急性胰腺炎分为早期和后期 2 个可以重叠的时期。

表 41-1　SAP 伴有器官功能衰竭的改良 Marshall 评分系统

	0	1	2	3	4
呼吸（PaO_2/FiO_2）	>400	301~400	201~300	101~200	≤100
肾脏（血肌酐，$\mu mol/L$）	≤134	135~169	170~310	311~439	>439
循环（收缩压，mmHg）	>90	<90 输液可以纠正	<90 输液不能纠正	<90 pH<7.3	<90 pH<7.2

（1）早期：为发病 1 周内，可延长至第 2 周。主要病理生理变化为胰酶的异常激活导致的全身细胞因子瀑布样级联反应，临床表现为全身炎症反应综合征（SIRS），甚至可以发生多脏器功能障碍。早期阶段，胰腺局部形态学改变不能反映病情严重程度。

（2）后期：为发病 1 周后，病程可长达数周甚至数月。仅见于中度重症胰腺炎（MSAP）或重症急性胰腺炎（SAP）。临床表现为持续的 SIRS，器官功能障碍或者衰竭，胰腺或者胰腺周围组织的坏死。

【并发症】

1. **局部并发症**　①急性胰周液体积聚（acute peripancreatic fluid collection，APFC）；②胰腺假性囊肿（pancreatic pseudocyst，PPC）；③急性坏死物积聚（acute necrotic collection，ANC）；④包裹性坏死（walled-off necrosis，WON）。以上每种局部并发症均分为感染性和无菌性两种情况，其中 ANC 和 WON 继发感染又称为感染性坏死；⑤其他，包括胸腔积液、胃流出道梗阻、消化道瘘、腹腔或消化道出血、脾静脉或门静脉血栓形成等。

2. **全身并发症**　包括 SIRS、脓毒症（sepsis）、多器官功能障碍综合征（multiple organ dysfunction syndrome，MODS）及腹腔间隔室综合征等。

【治疗】根据急性胰腺炎的分型、分期和病因选择恰当的治疗方法。

1. **非手术治疗**　适应于轻症胰腺炎及尚无外科干预指征的中度重症和重症急性胰腺炎。重症急性胰腺炎因病情危重和需要器官功能支持，往往需进入重症监护室治疗，必要时予以机械通气和床旁透析。

（1）禁食、胃肠减压：持续胃肠减压可防止呕吐、减轻腹胀、降低腹内压。

（2）补液、防治休克：静脉输液，补充电解质，纠正酸中毒，预防治疗低血压，维持循环稳定，改善微循环。

（3）镇痛解痉：在诊断明确的情况下给予解痉止痛药，常用的解痉药有山莨菪碱、阿托品等，效果不明显的时候可以予以其他镇痛药物，如弱阿片类中枢镇痛药物、非甾体类镇痛药，吗啡虽可引起 Oddi 括约肌张力增高，但对预后并无不良影响。

（4）抑制胰腺分泌：质子泵抑制剂（proton pump inhibitors，PPI）或 H_2 受体阻滞剂，可间接抑制胰腺分泌；生长抑素（如 octreotide）及胰蛋白酶抑制剂也有抑制胰腺分泌的作用。

（5）营养支持：禁食期主要靠完全肠外营养（TPN）。待病情稳定，肠功能恢复后可早期给予肠内营养，酌情恢复饮食。

（6）抗生素的应用：有感染证据时可经验性或针对性使用抗生素。常见致病菌有大肠埃希菌、铜绿假单胞菌、克雷伯菌和鲍曼不动杆菌等。

（7）中药治疗：呕吐基本控制后，经胃管注入中药，常用复方清胰汤加减：银花、连翘、黄连、黄芩、厚朴、枳壳、木香、红花、生大黄（后下）。酌情每天 3~6 次，注入后夹管 2 小时。

2. **手术治疗**

（1）手术适应证：①急性腹膜炎不能排除其他急腹症时；②伴胆总管下端梗阻或胆道感染者；③合并肠穿孔、大出血或胰腺假性囊肿；④胰腺和胰周坏死组织继发感染。

（2）手术方式：最常用的是坏死组织清除加引流术。

可选用开放手术（经腹腔或腹膜后小切口途径）或使用内镜（肾镜，腹腔镜等）行坏死组织清除引流术。开腹手术可经上腹弧形或正中切口开腹,进入网膜囊清除胰周和腹膜后的渗液、脓液以及坏死组织,彻底冲洗后放置多根引流管从腹壁或腰部引出,以便术后灌洗和引流。若坏死组织较多,切口也可敞开填塞,以便术后反复多次清除坏死组织。同时行胃造口、空肠造口(肠内营养通道),必要时可以行胆道引流术。后腹膜途径需术前影像学定位,经腰胁部侧方小切口进入脓腔进行坏死组织清除和引流术。若继发肠瘘,可将瘘口外置或行近端肠管外置造口术。形成假性囊肿者,可择期行内引流或外引流术。

(3)胆源性胰腺炎的手术治疗:目的是解除梗阻,畅通引流,依据是否有胆囊结石及胆管结石处理方法不同。仅有胆囊结石,且症状轻者,可在初次住院期间行胆囊切除。胰腺病情严重需要等待病情稳定择期行胆囊切除。胆管结石合并胆道梗阻,且病情较严重或一般情况差,无法耐受手术者宜急诊或早期内镜下 Oddi 括约肌切开、取石及鼻胆管引流术。

二、慢性胰腺炎

慢性胰腺炎(chronic pancreatitis)是多种原因所致胰实质和胰管的不可逆慢性炎症损害,其特征是反复发作的上腹部疼痛伴进行性胰腺内、外分泌功能减退或丧失。

【病因】长期大量饮酒和吸烟是慢性胰腺炎最常见的危险因素,乙醇和烟草对胰腺具有直接毒性作用。此外,遗传、自身免疫、各种原因造成的胰管梗阻均可能与本病发生有关,有少部分慢性胰腺炎病因不明。

【病理】典型的病变是胰腺腺体萎缩和纤维化,呈不规则结节样硬化。胰管狭窄伴节段性扩张,可有胰石或囊肿形成。显微镜下见大量纤维组织增生,腺泡细胞缺失,胞体皱缩,钙化和导管狭窄,致密的胶原和成纤维细胞增生并将胰岛细胞分隔。少数病人可以在胰腺慢性炎症的基础上发生癌变。

【临床表现】腹痛最常见。疼痛位于上腹部剑突下或偏左,常放射到腰背部,呈束腰带状。疼痛持续的时间较长。可有食欲减退和体重下降。部分病人有胰岛素依赖性糖尿病和脂肪泻。通常将腹痛、体重下降、糖尿病和脂肪泻称之为慢性胰腺炎的四联症。部分病人可因胰头纤维增生压迫胆总管而出现黄疸。

【诊断】依据典型临床表现,应考虑本病的可能。

粪便检查可发现脂肪滴,有脂肪泻(即,每天摄入脂肪 100g 超过 3 天,粪便脂肪含量超过 7g/d)。粪便弹性蛋白酶-1 测定,<200μg/g 粪便提示胰腺外分泌功能不全。

超声可见胰腺局限性结节,胰管扩张,囊肿形成,胰肿大或纤维化;合并胰管结石者可有强回声及伴随的声影。

X 线平片可显示胰腺钙化或胰管结石。CT 扫描可见胰管结石,胰实质散在钙化,胰腺实质密度改变,胰管扩张;还可发现慢性胰腺炎的合并症如胰腺假性囊肿,十二指肠受压和胰源性门脉高压等。MRCP 能显示主胰管、分支胰管和胆总管的影像。EUS-ERCP 除了可显示胰管扩张或呈串珠样改变外,还能发现胆胰管开口异常,并且可以进行穿刺活检、胰管引流。

【治疗】

1. **非手术治疗**　①病因治疗:戒绝烟、酒。②镇痛:应予以非甾体类抗炎药物开始,如有必要,可用曲马多或者丙氧酚类镇痛药物。只有在上述药物仍无法缓解疼痛的情况下,才能使用麻醉镇痛药物,但是要注意药物成瘾。③饮食疗法:少食多餐,高蛋白、高维生素、低脂饮食,控制糖的摄入。④补充胰酶:消化不良,特别对脂肪泻病人,应给予大量外源性胰酶制剂。⑤控制糖尿病:控制饮食,必要时采用胰岛素替代疗法。⑥营养支持:长期慢性胰腺炎多伴有营养不良。除饮食疗法外,可有计划地给予肠外和(或)肠内营养支持。

2. **手术治疗**　主要目的是减轻疼痛,延缓疾病的进展,但不能逆转病理过程。慢性胰腺炎合并胆道梗阻,十二指肠梗阻和怀疑癌变者,应尽早手术。

(1)胰管引流术:①经十二指肠行 Oddi 括约肌切开术,解除壶腹部狭窄,使胰管引流通畅;也可经 ERCP 行此手术。②胰管空肠吻合术：常用术式有 Partington 手术即全程切开胰管，取出结石，胰管与空肠侧侧吻合。

（2）胰腺切除术：有严重胰腺纤维化而无胰管扩张者，根据病变范围选用：①胰体尾部切除术，适用于胰体尾部病变。②胰十二指肠切除术（Whipple 手术），适宜于胰头肿块的病人，可解除胆道和十二指肠梗阻，保留了富有胰岛细胞的胰体尾部。③全胰切除术：适用于病变范围广的顽固性疼痛病人。半数以上病人可解除疼痛，但术后可发生糖尿病、脂肪泻和体重下降，病人需终生注射胰岛素及口服胰酶制剂。

（3）胰腺切除联合胰管引流：可以切除胰头炎性病变部位，解除对周围器官的压迫，缓解疼痛，又可以保证胰管引流，最大限度的保留胰腺内外分泌功能的同时保留了胆总管和十二指肠的完整性。①Frey 手术，局限性胰头切除+胰管全程纵行切开空肠吻合；②Berne 手术，局限性胰头切除+胰头创面空肠吻合术，不做全程胰管纵行切开；③Beger 手术，胰颈横断，胰头次全切除，分别行胰头创面、远端胰腺和空肠吻合。

此外，对顽固性剧烈疼痛，其他方法无效时，可施行内脏神经切断术或内脏神经节周围无水乙醇等药物注射，以控制疼痛。

（苗　毅）

第三节　胰腺囊性疾病

胰腺囊性疾病指由胰腺上皮和（或）间质组织形成的含囊腔的病变。临床上将其分为非肿瘤性和肿瘤性，前者主要包括胰腺假性囊肿、先天性真性囊肿和潴留性囊肿，后者主要包括胰腺囊性肿瘤（Pancreatic cystic neoplasms，PCNs）。

由于影像学检查的普及，本病的检出率明显提高。

（一）**胰腺假性囊肿（pancreatic pseudocyst，PPC）**　是最常见的胰腺囊性病变，多继发于急、慢性胰腺炎，以及外伤和手术等导致的胰液渗漏积聚，被周围组织及器官包裹后形成囊肿，其病理特点是囊内壁无上皮细胞覆盖，故称为假性囊肿。体积大者可产生压迫症状、合并出血，继发感染形成脓肿，也可能自行破溃，进入游离腹腔或空腔脏器，如胃、十二指肠和结肠等。

【临床表现和诊断】胰腺假性囊肿可无症状。胰腺炎或上腹部外伤后，上腹逐渐膨隆，腹胀，压迫胃、十二指肠引起恶心、呕吐，影响进食。体检在上腹部触及半球形、光滑、不移动、囊性感的肿物，应考虑本病的可能。如合并感染，有发热和腹部压痛。超声检查、CT 或 MRI 可确定囊肿的部位和大小。囊肿内存在气体提示合并感染，也可能是囊肿破裂入消化道所致。

【手术治疗】一般认为小于 6cm、无症状的胰腺假性囊肿可动态观察，不做治疗。手术适应证：①出现出血、感染、破裂、压迫等并发症；②出现腹痛、黄疸等；③合并胰管梗阻或与主胰管相通；④多发性囊肿；⑤与胰腺囊性肿瘤鉴别困难；⑥连续随访观察，影像学检查提示囊肿不断增大。常用手术方法有：①内引流术：囊壁成熟后（6 周以上）可作内引流术。常用囊肿空肠 Roux-en-Y 吻合术，若囊肿位于胃后壁，可直接将囊肿与胃后壁吻合，目前可用腹腔镜或胃镜完成此类手术。②外引流术：由于外引流术并发症和复发率较高，现已较少使用，主要用于假性囊肿继发感染经皮穿刺置管引流术失败、囊肿破裂等。③胰腺假性囊肿切除术：适用于有症状的小囊肿或内、外引流效果不佳的多发性假性囊肿。

（二）**胰腺囊性肿瘤**　囊性肿瘤一般生长缓慢，多数无症状。随着肿瘤逐渐增大，可出现压迫症状、上腹部疼痛不适或腹部肿物，少数可有梗阻性黄疸、消化道出血、急性胰腺炎等表现。根据 WHO 组织学分类，将 PCNs 分为浆液性囊腺瘤、黏液性囊腺瘤、导管内乳头状黏液瘤和实性假乳头状肿瘤四类。各类 PCNs 性质、预后及恶变风险均不同。影像学检查是诊断 PCNs 的主要手段。绝大部分为良性，临床上仅需密切观察；对于有症状、有恶变倾向及临床不能鉴别良恶性的 PCNs，需手术治疗。

浆液性囊腺瘤，中老年女性多见，约 50% 发生在胰体尾部，绝大多数为良性，恶变倾向很低，预后良好。通常建议定期检查和随访,当肿瘤最大径超过6cm或出现相关症状、位于胰头、无法除外恶性,则建议手术治疗。

黏液性囊腺瘤,中年女性多见,80%～90%发生在胰体尾部,具有恶变倾向,如明确诊断为黏液性囊腺瘤,应建议手术治疗,尤其存在以下几种情况:有病灶相关症状者;囊壁有结节、实性成分或囊壁蛋壳样钙化者;肿瘤最大径大于3cm者;囊液细胞学检查证明或提示恶性可能者。

导管内乳头状黏液瘤,多见于中老年,男性发病率高于女性,好发于胰头钩突部位,可累及全胰。分为主胰管型和分支胰管型,前者恶变可能大,建议手术治疗;而后者恶变倾向相对低,最大径小于3cm者可定期随访,但具有恶变高危因素时仍需手术治疗。

实性假乳头状肿瘤,青年女性多见,属于低度恶性肿瘤,以局部生长为主,少数病人可发生肝转移,肿瘤破裂出血时可导致腹腔种植播散,一旦确诊建议手术治疗。

(张太平)

第四节　胰腺癌和壶腹周围癌

一、胰腺癌

胰腺癌(pancreatic carcinoma)是一种发病隐匿,进展迅速,治疗效果及预后极差的消化道恶性肿瘤。40岁以上好发,男性略多于女性。目前胰腺癌分别居我国及美国常见癌症死因的第6位与第4位,5年生存率小于8%。发病率和死亡率在全球范围呈明显上升趋势。

【病理】胰腺癌包括胰头癌和胰体尾部癌。90%的胰腺癌为导管腺癌,比较少见的类型有黏液性囊腺癌、腺泡细胞癌和腺鳞癌等。

【危险因素】吸烟是公认的胰腺癌危险因素,近年研究显示,肥胖、酗酒、慢性胰腺炎、糖尿病、苯胺及苯类化合物接触史也是胰腺癌的危险因素,约5%～10%的胰腺癌病人具有遗传背景。

胰腺癌中,胰头癌(carcinoma of the pancreatic head)约占70%～80%,因此本节只介绍胰头癌。

胰头癌

胰头癌早期诊断困难,80%发现时多已属中晚期,手术切除率约为20%,预后很差。

【诊断】主要依据临床表现、肿瘤血清学标记物和影像学检查。

1. **临床表现**　常见的临床症状是上腹部疼痛、饱胀不适,黄疸,食欲降低和消瘦等。

(1)上腹疼痛、不适:常为首发症状。早期因肿块压迫胰管,使胰管不同程度的梗阻、扩张、扭曲及压力增高,出现上腹不适,或隐痛、钝痛、胀痛。少数(约15%)病人可无疼痛。通常因对早期症状的忽视,而延误诊治。中晚期肿瘤侵及腹腔神经丛,出现持续性剧烈腹痛,向腰背部放射,致不能平卧,常呈卷曲坐位,严重影响睡眠和饮食。

(2)黄疸:黄疸的特点是进行性加重,由于癌肿压迫或浸润胆总管所致。黄疸出现的早晚和肿瘤的位置密切相关,癌肿距胆总管越近,黄疸出现越早;胆道梗阻越完全,黄疸越深。小便深黄,大便陶土色,伴皮肤瘙痒,久之可有出血倾向。体格检查可见巩膜及皮肤黄染,肝大,多数病人可触及肿大的胆囊。

(3)消化道症状:如食欲缺乏、腹胀、消化不良、腹泻或便秘。部分病人可有恶心、呕吐。癌肿侵及十二指肠可出现上消化道梗阻或消化道出血。

(4)消瘦和乏力:病人因饮食减少、消化不良、睡眠不足和癌肿消耗等造成消瘦、乏力、体重下降,晚期可出现恶病质。

(5)其他:胰头癌致胆道梗阻一般无胆道感染,若合并胆道感染易与胆石症相混淆。少数病人有轻度糖尿病表现。部分病人表现有抑郁、焦虑、个性狂躁等精神神经障碍,其中以抑郁最为常见。晚期偶可扪及上腹肿块,质硬,固定,腹水征阳性。少数病人可发现左锁骨上淋巴结转移和直肠指诊扪及盆腔转移。

2. **实验室检查**　①血清生化学检查:胰头癌导致胰管梗阻的早期可有血、尿淀粉酶的一过性升高,空腹或餐后血糖升高,糖耐量试验有异常曲线。胆道梗阻时,血清总胆红素和直接胆红素升高,碱性磷酸酶、转氨酶也可轻度升高,尿胆红素阳性。②免疫学检查:目前尚未找到有特异性的胰腺癌标记物,有几种血清学标记物在胰腺癌病人可升高,包括 CA19-9、CEA、CA12-5、CA24-2 等,其中 CA19-9 的临床意义较大,故常用于胰腺癌的辅助诊断和术后随访。

3. 影像学检查　是胰头癌的定位和定性诊断以及确定有无淋巴结转移和远处转移的重要手段。①CT:胰腺动态薄层增强扫描及三维重建是首选的影像学检查,可为胰腺肿瘤的定性、定位诊断提供非常重要的影像学依据,尤其在术前对胰腺肿瘤可切除性评估具有重要意义。②MRI 或磁共振胆胰管造影(MRCP):单纯 MRI 诊断并不优于 CT。MRCP 能显示胰、胆管梗阻的部位和扩张程度。③内镜超声(EUS):为 CT 及 MRI 的重要补充,可发现小于 1cm 的肿瘤,必要时可行 EUS 引导下的穿刺活检,鉴别肿物的良恶性。④B 型超声:主要用于常规检查,对胰胆管扩张比较敏感,但对胰腺常显示不清。⑤正电子发射型计算机断层成像(PET):主要用于鉴别诊断,评估有无转移,以及判断术后肿瘤有无复发。

【分期】采用美国癌症联合委员会(AJCC)第 8 版 TNM 分期系统(表 41-2)。

表 41-2　胰腺癌 TNM 分期系统

T(原发肿瘤)		M(远处转移)			
T_x	无法评估原发肿瘤	M_0	无远处转移		
T_0	无原发肿瘤的证据	M_1	远处转移		
Tis	原位癌*				
T_1	肿瘤最大径≤2cm	分期			
T_{1a}	肿瘤最大径≤0.5cm	0 期	Tis	N_0	M_0
T_{1b}	肿瘤最大径>0.5cm 且≤1cm	ⅠA 期	T_1	N_0	M_0
T_{1c}	肿瘤最大径>1cm 且≤2cm	ⅡB 期	T_1	N_1	M_0
T_2	肿瘤最大径>2cm 且≤4cm	Ⅲ 期	T_1	N_2	M_0
T_3	肿瘤最大径>4cm	ⅠB 期	T_2	N_0	M_0
T_4	肿瘤侵犯腹腔动脉、肠系膜上动脉和或	ⅡB 期	T_2	N_1	M_0
	肝总动脉,无论肿瘤大小	Ⅲ 期	T_2	N_2	M_0
N(区域淋巴结)		ⅡA 期	T_3	N_0	M_0
N_x	无法评估区域淋巴结	ⅡB 期	T_3	N_1	M_0
N_0	无区域淋巴结转移	Ⅲ 期	T_3	N_2	M_0
N_1	区域淋巴结转移数目介于 1~3 个	Ⅲ 期	T_4	任何 N	M_0
N_2	区域淋巴结转移数目≥4 个	Ⅳ 期	任何 T	任何 N	M_1

*包括 PanIN-Ⅲ

【可切除性评估】根据胰腺癌与周围血管的关系及远处转移情况,可分为:可切除胰腺癌(resectable pancreatic carcinoma)、可能切除胰腺癌(borderline resectable pancreatic carcinoma)及不可切除胰腺癌(unresectable pancreatic carcinoma)。

【治疗】胰头十二指肠切除术(Whipple 手术)是治疗本病的外科手段,经典 whipple 手术切除范围包括胰头(含钩突)、远端胃、十二指肠、上段空肠、胆囊和胆总管(图 41-3);需同时清扫相应区域的淋巴结。切除后再将胰腺、肝管和胃与空肠进行吻合,重建消化道。对于合并胆道或十二指肠梗阻的不可切除胰腺癌,可采用介入治疗或胆肠、胃肠吻合解除梗阻。对于可能切除胰腺癌,可先行新辅助治疗,然后再评估可否手术切除。

对于不可切除胰腺癌,可采用化疗、放疗和免疫治疗等综合

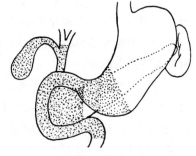

图 41-3　Whipple 手术切除范围

治疗手段,目前常用化疗药物有吉西他滨、氟尿嘧啶类和白蛋白紫杉醇等。对于不能耐受放化疗者,可采用营养支持、缓解疼痛等最佳支持治疗。

二、壶腹周围癌

壶腹周围癌(periampullary carcinoma)主要包括壶腹癌、胆总管下端癌和十二指肠癌。壶腹周围癌的恶性程度低于胰头癌,手术切除率和5年生存率都明显高于胰头癌。

【病理】壶腹周围癌的组织类型主要是腺癌,其次为乳头状癌、黏液癌等。

【诊断】常见临床症状为黄疸、消瘦和腹痛,易与胰头癌的临床表现混淆。术前诊断,包括化验及影像学检查方法与胰头癌基本相同。

壶腹癌:黄疸出现早,可呈波动性,与肿瘤组织坏死脱落有关,大便潜血可为阳性。合并感染时有发热、腹痛和黄疸。十二指肠镜可见十二指肠乳头隆起的菜花样肿物。

胆总管下端癌:恶性程度较高。肿瘤致胆总管狭窄或闭塞,黄疸呈进行性加重,出现陶土色大便。胰管末端受累时可伴胰管扩张。可行胆管内超声和胆管内刷取细胞活检等方法进行诊断。

十二指肠腺癌:位于十二指肠乳头附近,来源于十二指肠黏膜上皮。胆道梗阻不完全,黄疸出现较晚,且不深,进展较慢。肿瘤溃烂出血,大便潜血可为阳性,出血量大时可有柏油样便,病人常有轻度贫血。较大的肿瘤可致十二指肠梗阻。

【治疗】对无手术禁忌和转移的病人可行 Whipple 手术,远期效果较好,5年生存率可达40% ~ 60%。对于高龄、已有肝转移、肿瘤已不能切除或合并明显心肺功能障碍不能耐受较大手术的病人,可行姑息性手术,如胆肠吻合术、胃空肠吻合术,以解除胆道梗阻和十二指肠梗阻。

(张太平)

第五节 胰腺神经内分泌肿瘤

胰腺神经内分泌肿瘤(pancreatic neuroendocrine neoplasms, pNENs)约占原发性胰腺肿瘤的3%。依据激素的分泌状态和临床表现,将 pNENs 分为功能性和无功能性两种类型,其中无功能性 pNENs 约占75% ~ 85%,功能性 pNENs 约占20%。常见的功能性 pNENs 包括胰岛素瘤和胃泌素瘤,胰岛素瘤一般位于胰腺,而胃泌素瘤多见于十二指肠或胰腺;其余的功能性 pNENs 少见,统称为罕见功能性 pNENs,包括生长抑素瘤、胰高糖素瘤、生长激素瘤等。胰腺功能性 pNENs 根据其分泌的主要激素而命名(表41-3)。

表 41-3 功能性胰腺神经内分泌肿瘤的分类

肿瘤名称	细胞类型	分泌激素	临床表现	恶性比例(%)
常见类型				
胰岛素瘤	B	胰岛素	低血糖	<10
胃泌素瘤	G	胃泌素	难治性消化性溃疡和腹泻(Zollinger-Ellison 综合征)	60 ~ 90
罕见类型				
胰高血糖素瘤	A	胰高血糖素	糖尿病,坏死性游走性红斑	50 ~ 80
血管活性肠肽瘤(VIP 瘤)	D₁	VIP	水样性腹泻、低钾、低胃酸(Verner-Morrison 综合征)	>70
生长抑素瘤	D	生长抑素	高血糖、脂肪泻、胆结石	40 ~ 70

随着影像学检查技术的普及和提高,临床上发现的无功能性的 pNENs 越来越多。pNENs 在光镜下的组织形态结构表现相似,常规的组织学检查难以鉴别。病理学免疫组化染色技术能分辨肿瘤细胞内的特殊激素,有利于鉴别诊断。

pNENs 的分期和分级:pNENs 按组织分化程度和细胞增殖活性进行分级,增殖活性分级推荐采用每高倍镜下核分裂象数和(或)Ki-67 阳性指数两项指标(表 41-4);pNENs 的分期推荐采用美国癌症联合委员会(AJCC)第 8 版 TNM 分期(表 41-5)。

表 41-4　pNENs 的分级标准

分级	核分裂指数(10 HPF)[a]	Ki-67 阳性指数(%)[b]
G1,低级别	<2	<3
G2,中级别	2~20	3~20
G3,高级别	>20	>20

a:至少计数 50 个高倍视野;b:使用 MIBl 抗体

表 41-5　AJCC 第 8 版 TNM 分期系统

T(原发肿瘤)			
T_x　无法评估原发肿瘤			
T_1　肿瘤局限于胰腺,最大径<2cm			
T_2　肿瘤局限于胰腺,最大径介于 2~4cm			
T_3　肿瘤局限于胰腺,最大径>4cm;肿瘤侵犯十二指肠或胆管			
T_4　肿瘤侵犯邻近器官(胃、脾、结肠、肾上腺)或大血管壁(腹腔动脉或肠系膜上动脉)			
N(区域淋巴结)			
N_x　无法评估区域淋巴结			
N_0　无区域淋巴结转移			
N_1　区域淋巴结转移			

M(远处转移)			
M_0　无远处转移			
M_1　远处转移			
M_{1a}　转移灶局限于肝脏			
M_{1b}　至少一处肝外转移灶(肺、卵巢、非区域性转移淋巴结、腹膜、骨)			
M_{1c}　既有肝转移也有肝外转移			
分期			
Ⅰ期	T_1	N_0	M_0
Ⅱ期	T_2	N_0	M_0
Ⅱ期	T_3	N_0	M_0
Ⅲ期	T_4	N_0	M_0
Ⅲ期	任何 T	N_1	M_0
Ⅳ期	任何 T	任何 N	M_1

一、胰岛素瘤

胰岛素瘤在功能性胰腺神经内分泌肿瘤中最为常见,女性略多于男性,高发年龄为 40~50 岁,大多为良性、单发,体积小,直径一般为 1~2cm。

【临床表现】 临床症状复杂多样,容易误诊,低血糖是胰岛素瘤的首发症状,主要表现为低血糖对中枢神经系统的影响和低血糖引起的儿茶酚胺过度释放,症状常出现在清晨和运动后。病人常诉头痛、焦虑、饥饿、复视、健忘等,部分病人甚至出现昏睡、昏迷或一过性惊厥、癫痫发作。儿茶酚胺的释放引起出汗、心慌、震颤、脉速和面色苍白等。这种低血糖发作的症状可自行缓解或摄取葡萄糖后迅速缓解,但对发作的情况不能记忆。发作次数常愈来愈频,症状愈来愈重。病人通常为了控制症状的发生而频繁进食,从而导致体重增加。

【诊断】

1. **定性诊断**　病人有典型的 Whipple 三联征表现,应考虑本病的诊断。此三联征包括:空腹或运动后出现低血糖症状;症状发作时血糖低于 2.2mmol/L;进食或静脉推注葡萄糖可迅速缓解症状。如无低血糖症状发作,可进行 72 小时饥饿诱发实验。病人饥饿后诱发出低血糖症状,并满足以下 6 条即可诊断:①血糖≤2.22mmol/L(≤40mg/dl);②胰岛素水平≥6μU/ml(≥36pmol/L);③C 肽水平≥200pmol/L;④胰岛素原水平≥5pmol/L;⑤β-羟丁酸≤2.7mmol/L;⑥血/尿中无磺脲类药物的代谢产物。

2. **定位诊断**　明确肿瘤部位、数目以及转移与否。

(1)影像学诊断:超声或常规 CT 检查的定位诊断准确率较低。动脉造影可发现界限较清楚的圆形浓染图像,即"灯泡征",诊断率可达 80%。因为是有创检查,现已较少应用。

胰腺薄层扫描增强 CT 及三维重建检查可以对绝大多数的胰岛素瘤进行准确定位,可以同时进行胰腺灌注扫描,能够进一步提高胰岛素瘤的定位诊断率。胰腺增强磁共振(MRI)检出率与肿瘤大小相关,肿瘤越大,诊断率越高。

若 CT/MRI 均无法准确定位,可考虑内镜超声(EUS),必要时行内镜超声引导下细针穿刺活检。

(2) 生长抑素受体显像(SRS):不常规推荐,检出率显著低于其他 pNENs。

(3) 镓 68 标记生长抑素类似物的 PET-CT(^{68}Ga-PET-CT):近年的研究表明,[68]Ga-PET-CT 较 SRS 及其他检测手段更为灵敏。对于初诊的 pNENs,建议采用[68]Ga-PET-CT 明确分期。

(4) 术中探查:手术探查结合术中超声,定位准确率达 95%~100%。

【治疗】胰岛素瘤的治疗包括饮食调节,为了尽量减少低血糖的发生,应严格按时加餐。

根治性的治疗方法是手术切除肿瘤,并根据肿瘤所在位置及其和胰管的关系确定手术方式。对于单发胰岛素瘤,单纯行肿瘤摘除术即可治愈。位于胰尾部靠近主胰管的肿瘤,可行远端胰腺切除术。胰头钩部体积较大者可施行 Whipple 手术。大多数胰岛素瘤为良性、单发、体积小、包膜完整,可经腹腔镜在超声定位下行胰岛素瘤摘除术。

对于无法彻底切除转移灶的恶性胰岛素瘤,或不适宜手术的病人,可采用非手术综合治疗,包括应用生长抑素制剂、肝动脉栓塞化疗、链脲霉素联合 5-氟尿嘧啶或阿霉素等药物化疗。

二、胃泌素瘤

胃泌素瘤(gastrinoma),又称佐林格-埃利森综合征(Zollinger-Ellison syndrome,ZES),来源于 G 细胞。发病率仅次于胰岛素瘤,是第二常见的 pNENs。胃泌素瘤可分为散发性(SG)和多发性内分泌肿瘤 I 型(MEN-I)相关型两类。SG 更为常见,约占 75%;MEN-I 约占 25%。60%~70% 的胃泌素瘤为恶性,常伴有淋巴结或肝转移。约 90% 位于胃泌素瘤三角,该三角区上起胆囊管和胆总管交界处,下至十二指肠第三部,内至胰颈体交界处。

【诊断】胃泌素瘤的诊断主要依据临床表现和实验室检查。

1. **临床表现**　主要表现为顽固性消化性溃疡和腹泻。溃疡最常见于十二指肠球部。约 75% 的病人表现为腹痛,其中 2/3 伴有腹泻,与胃酸高分泌有关。60% 的病人伴出血、穿孔或幽门梗阻等并发症。

有下列情况应疑为本病:溃疡病术后复发;溃疡病伴腹泻,大量胃酸分泌;溃疡病伴高钙血症;多发溃疡或远端十二指肠、近端空肠溃疡;有多发性内分泌瘤病家族史等。

2. **实验室检查**　①胃液分析:无胃手术史者基础胃酸分泌量(BAO)>15mmol/h,胃大部切除术后病人 BAO>5mmol/h,或 BAO/最大胃酸分泌量(MAO)>0.6 时支持本病诊断。②胃泌素水平测定:当病人有高胃酸分泌或溃疡病,其空腹血清胃泌素>200pg/ml(正常值 100~200pg/ml)可确定诊断,大约有 1/3 的病人会高于 1000pg/ml,高度提示本病的诊断。③促胰液素刺激试验:当胃泌素水平较试验前增高 200pg/ml 或以上时可确诊本病。

3. **定位诊断**　超声、CT 或 MRI、SRS、超声内镜(EUS)等方法均有助于肿瘤的定位诊断。

【治疗】包括两方面,一要控制胃酸的高分泌,二要切除胃泌素瘤。

1. **药物治疗**　H₂受体阻滞剂和 PPI 均能有效减少胃酸分泌,从而缓解症状。

2. **手术治疗**　约 50% 的病人确诊时已经出现了转移,手术治疗的指征是术前影像学提示可以进行根治性切除,Whipple 手术完全切除了胃泌素瘤的好发部位——胃泌素瘤三角,部分病人可能达到根治效果。由于 PPI 疗效显著,目前已不推荐胃大部切除。

(张太平)

第四十二章 脾 疾 病

脾是体内最大的淋巴器官,约占全身淋巴组织总量25%,内含大量的淋巴细胞和巨噬细胞,其功能与结构又与淋巴结有许多相似之处,故脾又是一个重要的免疫器官。

脾原发性疾病,如脾肿瘤、脾囊肿等较少,多见为继发性病变,如门静脉高压症和某些造血系统疾病的继发性脾功能亢进等,治疗方法主要采用脾切除术。

一、脾切除的适应证及其疗效

脾切除(splenectomy)的主要适应证为外伤性脾破裂(参见第三十二章第二节一、"脾损伤");门静脉高压症脾功能亢进(参见第三十九章"门静脉高压症");其他适应证为脾占位性病变,以及造血系统疾病等。

(一)脾原发性疾病及占位性病变

1. 游走脾(wandering spleen) 又称异位脾。多为脾蒂和脾韧带先天性过长或缺失,脾沿左腹侧向下移动可至盆腔。主要表现为腹部可推动的肿块和压迫邻近脏器所引起的症状。约20%的游走脾并发脾蒂扭转,使脾充血肿大,以致急性梗死。临床表现为急性剧烈腹痛,可伴休克。

2. 脾囊肿(splenic cyst) 可分为真性和假性两种。真性囊肿有皮样囊肿、淋巴管囊肿或寄生虫性囊肿等,其中以包虫病囊肿较为常见。假性囊肿可为损伤后陈旧性血肿或脾梗死后局限性液化而成等,多位于脾被膜下。小的非寄生虫性、非肿瘤性脾囊肿不需治疗。

3. 脾肿瘤(splenic tumor) 较少见。良性肿瘤多为血管瘤、内皮瘤。肿瘤小者多无明显症状,大者表现为脾肿大及压迫邻近器官等相关症状。良性肿瘤行手术切除效果好。恶性肿瘤多为肉瘤。肉瘤发展迅速,如未扩散,首选脾切除加放射治疗或化学疗法。脾也可发生转移性肿瘤,但少见。

4. 脾脓肿(splenic abscess) 多来自血行感染,为全身感染疾病的并发症。脾中央破裂有时可继发感染,形成脾脓肿。临床表现为寒战、发热、左上腹或左胸疼痛,左上腹触痛、脾区叩击痛。超声波、CT检查可确定诊断。脾脓肿除抗生素治疗外,如脾已与腹壁粘连,可在超声或CT监视引导下行穿刺抽脓或置管引流术,也可行脾切除治疗。

5. 其他 副脾、脾结核、脾梗死等疾病,必要时可行脾切除治疗。

(二)造血系统疾病

1. 遗传性球形红细胞增多症(hereditary spherocytosis) 由于球形红细胞胞膜的内在缺陷,易在脾内滞留、破坏。临床表现贫血、黄疸和脾大,多于幼年时即出现,病情缓慢,但急性发作时,可出现溶血危象。脾切除术后黄疸和贫血多在短期内消失,贫血可获完全、持久纠正,但血液中球形红细胞仍然存在。由于幼儿脾切除后易发生感染,4岁以下的儿童一般不宜施行脾切除。

2. 遗传性椭圆形红细胞增多症(hereditary elliptocytosis) 为少见疾病,有家族遗传性。血液中出现大量以椭圆形细胞为主的异形红细胞,有溶血性贫血和黄疸者,脾切除对消除贫血和黄疸有效,但血液中椭圆形红细胞依然增多。4岁以下儿童一般不宜行脾切除。

3. 丙酮酸激酶缺乏(pyruvate kinase deficiency) 由于红细胞内缺乏丙酮酸激酶,其在脾中破坏增多,生存期缩短。此病在新生儿期即出现症状,黄疸和贫血都较重。脾切除虽不能纠正贫血,但有助于减少输血量。

4. 珠蛋白生成障碍性贫血　又称"地中海贫血（thalassemia）"，本病多见于儿童。病情重者出现黄疸，肝脾肿大。脾切除主要是减少红细胞在脾中的破坏，对减轻溶血或减少输血量有帮助。一般适用于贫血严重需长期反复输血，或巨脾（massive splenomegaly）并有脾功能亢进（hypersplenism）的重症病人。但多数主张也应在4岁以后手术为宜。

5. 自身免疫性溶血性贫血（autoimmune hemolytic anemia）　为自身抗体吸附于红细胞表面造成其被免疫破坏，可分为温抗体型和冷抗体型两种。脾切除对温抗体型有效，但不作为首选，仅适用于肾上腺皮质激素治疗无效，或须长期应用较大剂量激素才能控制溶血时。

6. 免疫性血小板减少性紫癜（immune thrombocytopenic purpura）　是免疫介导的血小板过度破坏，以广泛皮肤黏膜及内脏出血为主要表现的一组疾病。出血明显者应输新鲜血，并应用肾上腺皮质激素。脾切除适用于：①严重出血不能控制，危及生命，特别是有发生颅内出血可能者。②经肾上腺皮质激素治疗6个月以上无效；或治疗后缓解期较短，仍多次反复发作者。③大剂量激素治疗能暂时缓解症状，但出现了激素引起的副作用，而剂量又不能减少者。④激素应用禁忌者。脾切除后约80%病人获得满意效果，出血迅速停止，血小板计数在几天内即迅速上升。

7. 慢性粒细胞白血病（chronic granulocytic leukemia）　病情缓慢，但约有70%可发生急变。约90%病人脾大。脾切除对有明显脾功能亢进，尤其是伴有血小板减少者，或巨脾引起明显症状或因脾梗死引起脾区剧痛者，能缓解病情，但不能延缓其急变发生和延长生存。

8. 慢性淋巴细胞白血病（chronic lymphocytic leukemia）　部分病人并发进行性血小板减少或溶血性贫血，脾大显著。采用肾上腺皮质激素治疗效果不明显者，可行脾切除术。术后血红蛋白和血小板计数常能上升，在一定程度上缓解病情。

9. 多毛细胞白血病（hairy cell leukemia）　是一种少见的慢性白血病，有明显脾肿大，大多数病人全血细胞减少。α-干扰素和去氧助间型霉素治疗最有效。若全血细胞减少，反复出血或感染，伴有巨脾，应施行脾切除，可使血象迅速改善，生存期延长。

10. 霍奇金淋巴瘤（Hodgkin's lymphoma）　诊断性剖腹探查及脾切除，可确切地决定霍奇金病分期和治疗方案。近年来，由于CT、腹腔镜等无创和微创诊断手段的发展；放疗、联合化疗显著提高了疗效，因而剖腹探查进行分期及脾切除已较少应用。

二、脾切除术后常见并发症

脾切除术后可出现脾热、胰瘘、血小板增多症及胸腔积液、肺不张、肺炎等呼吸系统并发症，此外，下列并发症也应重视：

1. 腹腔内大出血　一般发生在术后24～48小时内。常见原因是脾窝创面严重渗血，脾蒂结扎线脱落，或术中遗漏结扎的血管出血。短时间内大量出血并出现低血压甚至休克者，应迅速再次剖腹止血。术前注意纠正可能存在的凝血障碍，术中彻底止血是防止此类并发症的关键。

2. 膈下感染　术中彻底止血，避免损伤胰尾发生胰瘘，术后膈下置管有效引流，是重要的预防措施。诊断、治疗见第三十三章第二节"一、膈下脓肿"。

3. 血栓-栓塞性并发症　并不多见。但如发生在视网膜动脉、肠系膜静脉、门静脉主干等，会造成严重后果。一般认为其发生与脾切除术后血小板骤升有关，故多主张术后早期应用低分子肝素等抗凝剂预防治疗。

4. 脾切除术后凶险性感染（overwhelming postsplenectomy infection，OPSI）　是脾切除术后远期的一个特殊问题。脾切除后机体免疫功能削弱和抗感染能力下降，不仅对感染的易感性增高，而且可发生OPSI，尤其是婴幼儿。OPSI临床特点是起病隐匿，开始可能有轻度感冒样症状。发病突然,来势凶猛,骤起寒战高热、头痛、恶心、呕吐、腹泻,乃至昏迷、休克,常并发弥散性血管内凝血等。OPSI 发病率虽不高,但死亡率高。50% 病人的致病菌为肺炎球菌。根本的预防方法是避免不必要的脾切除,争取施行脾保留性手术,而对已行脾切除者,可预防性应用抗生素,接种多效价肺炎球菌疫苗,并加强无脾病人的预防教育。

（姜洪池）

第四十三章　消化道大出血的诊断与外科处理原则

　　消化道出血是外科常见的临床表现,病因多且复杂。本章消化道大出血的定义是,如果一次失血超过全身总血量的20%(约800~1200ml以上),并引起休克症状和体征,即为消化道大出血(massive hemorrhage of the gastrointestinal tract)。

　　对消化道出血量的估计主要根据血容量减少所致周围循环变化的临床表现,特别是血压、脉搏的动态观察,并结合病人的血红细胞计数、血红蛋白及血细胞比容检测结果等估计失血的程度。成人全身总血量约为体重的8%。出血量低于总血容量10%(400ml)以下,血容量变化较小,经由体液与脾脏储存血代偿性补充,循环血量可逐步恢复,脉搏与血压波动不大,一般不产生明显临床症状;出血量超过总血容量10%(400ml),且在短期内发生时,病人可有头晕、乏力、口干、脉搏或心动过速,每分钟可增至90~100次、收缩压尚可正常,但脉压差常缩小;出血量达总血容量的25%(1000ml)以上时,病人可出现晕厥、四肢冰凉、尿少、烦躁不安等,脉搏每分钟超过120次,收缩压降至70~80mmHg;若出血持续,出血量可达2000ml或以上,病人收缩压可降至50mmHg或更低,出现严重的失血性休克症状,如气促、少尿或无尿,脉搏细速,甚至扪不清。

　　临床上可用休克指数(shock index)来帮助估计失血量,休克指数=脉率/收缩压,正常值为0.5,指数=1,大约失血量为800~1000ml(约占总血量20%~30%),指数>1.5,失血量1200~2000ml(约占总血量30%~50%)。

　　消化道大出血依据解剖部位,可分为上消化道大出血与下消化道大出血,其病因与诊疗措施不尽相同,现分别介绍如下。

一、上消化道大出血的诊断与处理

　　上消化道包括食管、胃、十二指肠、空肠上段和胆道。上消化道大出血(massive hemorrhage of the upper gastrointestinal tract)在临床上很常见,主要临床表现是呕血和便血,或仅有便血。至今,其病因误诊率与病人的病死率仍较高,分别为20%与10%左右,必须予以充分重视。上消化道出血的病因多达几十种,而引起大出血并急需外科处理的,通常以下列五种疾病为多见。

　　(一)胃、十二指肠溃疡(gastric and duodenal ulcer)　约占40%~50%,其中3/4是十二指肠溃疡。大出血的溃疡一般位于十二指肠球部后壁或胃小弯,大多系由于溃疡基底血管被侵蚀破裂所致,多数为动脉出血。特别在慢性溃疡,伴有大量瘢痕组织,动脉裂口缺乏收缩能力,常呈搏动喷射性出血,静脉输注和经口给予止血药物难以奏效,特别年龄在50岁以上的病人,常因伴有小动脉壁硬化,出血更不易自止。

　　在胃、十二指肠溃疡中,有两种情况需予以注意:一种是药物损伤引起的溃疡,如长期服用阿司匹林和吲哚美辛等有促进胃酸分泌增加或导致胃黏膜屏障损害(抑制黏液分泌,加重胃局部血管痉挛)作用的药物,可诱发急性溃疡形成,或使已有的溃疡趋向活动化,导致大出血。

　　另一种是吻合口溃疡(anastomotic ulcer),多发生于胃部分切除作胃空肠吻合术(gastrojejunostomy)或单纯胃空肠转流术后的病人,在胃和空肠吻合口附近可发生溃疡。在前者发生率为1%~3%,在后者可高达15%~30%。发生时间多在术后2年内,也可在手术后十余日。50%吻合口溃疡会出血,少数病人可发生大出血而需外科或介入治疗。

（二）门静脉高压症（portal hypertension）   约占20%~25%。肝硬化引起门静脉高压症多伴有食管下段和胃底黏膜下层的静脉曲张。黏膜因曲张静脉而变薄，易被粗糙食物所损伤；或由于胃液反流入食管，腐蚀已变薄的黏膜；同时门静脉系统内的压力较高，易导致曲张静脉破裂，发生难以自止的大出血。原发性肝癌伴门静脉主干癌栓时，常引起急性门静脉高压而发生食管、胃底曲张静脉破裂大出血，临床上可表现为大量呕吐鲜血，易导致失血性休克，病情凶险且预后较差。

（三）应激性溃疡（stress ulcer）或急性糜烂性胃炎（acute erosive gastritis）   约占20%。近年来，其发生率有明显上升。多与休克、复合性创伤、严重感染、严重烧伤（Curling溃疡）、严重脑外伤（Cushing溃疡）或大手术有关。在这种情况下，交感神经兴奋，肾上腺髓质分泌儿茶酚胺（catecholamine）增多，使胃黏膜下血管发生痉挛性收缩，组织灌流量骤减，导致胃黏膜缺血、缺氧，以致发生表浅的（不超过黏膜肌层）、边缘平坦的溃疡或多发的大小不等的糜烂灶。这类溃疡或急性糜烂位于胃的较多，位于十二指肠的较少，常导致大出血。

（四）胃癌（gastric cancer）   多发生在进展期胃癌或晚期胃癌，由于癌组织的缺血性坏死，表面发生坏死组织脱落或溃疡，可侵蚀血管而引起大出血。

（五）肝内局限性慢性感染、肝肿瘤、肝外伤   肝内局限性慢性感染可引起肝内毛细胆管或胆小管扩张合并单发性或多发性脓肿，感染灶或脓肿腐蚀肝内血管所导致的出血可经肝外胆管排入肠道，引发呕血或便血，此称胆道出血（hemobilia）。肝癌、肝血管瘤以及外伤引起的肝实质中央破裂也能导致肝内胆道大出血。

其他较为少见的病因有上消化道（血管）畸形、上消化道损伤、贲门黏膜撕裂综合征（Mallory-Weiss syndrome，cardiac mucosal tear syndrome）、急性胃扩张、扭转、内疝等。

【临床分析】对于上消化道大出血的病人，除非已处于休克状态需立即抢救者，其他病人应在较短时间内，有目的、有重点地完成询问病史、体检、化验和影像学检查等步骤，经过分析，初步确定出血的病因和部位，从而采取及时、有效的治疗措施。

一般说来，幽门以上的出血易导致呕血，幽门以下的出血易导致便血。但如果出血量小，血液在胃内未引起恶心、呕吐，则血液通常从肠道排出。反之，如果出血很急、量多，幽门以下的血液也可反流到胃，引起呕血。同样，在呕血颜色方面，如果出血量小，血液在胃内滞留时间较长，经胃酸充分作用而形成正铁血红蛋白（methemoglobin）后，呕的血呈咖啡样或黑褐色。如果出血很急、量大，血液在胃内滞留时间短，呕的血则呈暗红、甚至鲜红色。血经肠道排出过程中，经过肠液的作用，使血红蛋白的铁形成硫化铁，因此排出的血呈柏油样或紫黑色。但在个别病例，突然大量出血，由于肠蠕动亢进，排出的血也可呈暗红，甚至相当鲜红，以至于误诊是下消化道大出血。

概括地说，上消化道出血临床上表现为呕血还是便血以及血的颜色主要取决于出血的速度和出血量的多少，而出血的部位高低是相对次要的。呕血者一般比单纯便血者的出血量大；大便次数增多而黑粪稀薄者，较大便次数正常、黑粪成形者的出血量大。有便血的病人可无呕血，但呕血病人多伴有便血。

不同部位的出血有其不同的特点。抓住这些特点，进而明确出血的部位，这不仅对于诊断出血的病因有一定意义，而且对于手术时寻找出血部位更有帮助。①食管或胃底曲张静脉破裂引起的出血，一般很急，来势很猛，一次出血量常达500~1000ml以上，可引起休克。临床上主要表现是呕血，单纯便血的较少。即使采用积极的非手术疗法止血后，仍可再次发生呕血。②溃疡、糜烂性胃炎、胃癌引起的胃或十二指肠球部的出血，虽也很急，但一次出血量一般不超过500ml，发生休克的较少。临床上可以呕血为主，也可以便血为主。经过积极的非手术疗法多可止血，但若病因未得到及时治疗，日后仍可再次出血。③胆道出血，量一般不多，一次为200~300ml，很少引起休克，临床表现以便血为主，采取积极的非手术治疗后，出血可暂时停止，但常呈周期性的复发，间隔期一般为1~2周。

如果仅从上消化道出血时的情况来判断出血的病因和部位，往往是不充分的，还必须结合病史、体检、实验室与影像学等检查进行综合分析,从而得出正确的诊断。

胃、十二指肠溃疡病人,病史中多有典型的上腹疼痛,用抑酸解痉药物可以缓解;X线钡餐或内镜检查证实有消化性溃疡存在。对做过胃部分切除术的病人,应考虑有吻合口溃疡的可能。门静脉高压症病人一般有肝炎或血吸虫病病史,或过去经X线吞钡或内镜检查证实有食管胃底静脉曲张。这些病人如果发生上消化道大出血,诊断上一般没有困难。然而,有些病人在出血前没有任何自觉症状,例如:10%~15%胃、十二指肠溃疡出血的病人没有典型的溃疡病史,许多胆道出血的病人没有肝外伤或肝内感染的病史。因此,要明确出血的病因和部位,就必须依靠客观的临床检查结果。

全面细致的体检是不可缺少的。体检时发现有蜘蛛痣、肝掌、腹壁皮下静脉曲张、肝脾大、腹水、巩膜黄染等表现,多可诊断为食管或胃底曲张静脉破裂的出血。但在没有腹水、无明显肝脾大的肝硬化病人,尤其在大出血后,门静脉系统内血量减少,脾脏可暂时缩小,甚至不能扪及,常增加诊断上的困难。胆道出血的病人多有类似胆绞痛的剧烈腹痛为先兆,右上腹多有不同程度的压痛,甚至可扪及肿大的胆囊,同时伴有寒战、高热,并出现黄疸,这些症状结合在一起,基本上可明确诊断。但若没有明显的胆绞痛、高热或黄疸,就不易与胃十二指肠溃疡出血作鉴别。

实验室检验:血红蛋白测定、红细胞计数和血细胞比容等在出血的早期并无变化。出血后,组织液回吸收入血管内,使血液稀释,一般需经3~4小时以上才能提示失血的程度。肝功能检验和血氨测定等有助于鉴别胃、十二指肠溃疡与门静脉高压症引起的大出血。前者肝功能正常,血氨不高;而后者肝功能(胆红素、碱性磷酸酶、血清白蛋白、谷草转氨酶、谷丙转氨酶等)常明显异常,血氨升高。凝血功能检查结果也有重要参考价值。

需要指出的是,上述五种常见疾病中的某一种虽已明确诊断,但不一定它就是出血的直接原因,例如,在肝硬化门静脉高压症的病人,20%~30%大出血可能是门静脉高压性胃病引起,10%~15%可能是合并的胃、十二指肠溃疡病所致。另一方面,有些十二指肠溃疡或胃癌病例,临床上常无任何症状,一旦发病就出现上消化道大出血,也应予以注意。经过临床分析,如果仍不能确定出血的病因,应考虑一些少见或罕见的疾病,如食管裂孔疝、胃多发性息肉、胃和十二指肠良性肿瘤、剧烈呕吐所形成的贲门黏膜撕裂综合征(Mallory-Weiss综合征)以及血友病或其他血液疾病等,可作必要的辅助检查加以鉴别。

【辅助检查】

1. **应用三腔二囊管的检查**　三腔二囊管放入胃内后,将胃气囊和食管气囊充气以压迫胃底和食管下段,用等渗盐水经第三管将胃内积血冲洗干净。如果没有再出血,则可证明为食管或胃底曲张静脉的破裂出血;如果吸出的胃液仍含血液,则门静脉高压性胃病或胃、十二指肠溃疡出血的可能较大。对这种病人用三腔二囊管检查来明确出血部位,更有实际意义。该检查简单易行,但需要取得病人的充分合作。

2. **X线钡餐检查**　上消化道急性出血期内进行钡餐检查有促使休克发生,或使原已停止的出血再出血的可能性,因而不宜施行。休克改善后,为明确诊断,可作钡餐检查。采用不按压技术作双重对比造影,约80%的出血部位可被发现,同时也较安全。这种技术现在已较少应用。

3. **内镜检查**　可有助于明确出血的部位和性质,并可同时进行止血(双极电凝、激光、套扎和注射硬化剂等)。内镜检查应早期(出血后24小时内)进行,阳性率高达95%左右。镜检前用冰盐水反复灌洗胃腔,不但能发现表浅的黏膜病变,且能在食管或胃底静脉曲张与胃十二指肠溃疡两种病变同时存在时,明确主要是何种疾病导致的出血;如发现十二指肠壶腹部开口处溢出血性胆汁,即诊断为胆道出血。对胃十二指肠镜检查阴性的病人,若仍有活动性出血,可采用胶囊内镜(capsule endoscopy,CE)或双气囊小肠镜(double-ballon enterscopy,DBE)作进一步检查,以明确小肠内有无出血性病灶存在。

4. **选择性腹腔动脉或肠系膜上动脉造影以及超选择性肝动脉造影**　对确定出血部位尤有帮助。

但每分钟至少要有 0.5ml 含有显影剂的血液自血管裂口溢出,才能显示出血部位。在明确了出血部位后,还可将导管插至出血部位,进行栓塞等介入止血治疗。此项检查比较安全,在有条件时应作为首选的诊断和急诊止血方法。

5. ^{99m}Tc 标记红细胞的腹部 γ-闪烁扫描   可发现出血(5ml 出血量)部位的放射性浓集区,多可在扫描后 1 小时内获得阳性结果,特别对间歇性出血的定位,阳性率可达 90% 以上。

6. 超声、CT 或 MRI   有助于发现肝、胆和胰腺结石、脓肿或肿瘤等病变或鉴别诊断;MRI 门静脉、胆道重建成像,可帮助了解门静脉直径、有无血栓或癌栓以及胆道病变等。

经过上述的临床分析、体检与各项辅助检查,基本上可明确上消化道大出血的病因和部位,从而针对不同情况有目的地采取有效的止血措施。

【处理】

1. 初步处理   首先,建立 1 ~ 2 条足够大的静脉通道,如施行颈内静脉或锁骨下静脉穿刺置管输液,以保证能够迅速补充血容量。先滴注平衡盐溶液或乳酸钠等渗盐水,同时进行血型鉴定、交叉配血和血常规、血细胞比容等检查。要每 15 ~ 30 分钟测定血压、脉率,或使用心电多功能监护仪实施生命体征动态监护,并观察周围循环情况,作为补液、输血的参考指标。一般说来,失血量不超过 400ml,循环血容量的轻度减少可很快地被组织液、脾、肝贮血所补充,血压、脉率的变化不明显。如果收缩压降至 70 ~ 90mmHg,脉率增速至 130 次/分,表示失血量约达全身总血量的 25%,病人黏膜苍白,皮肤湿冷,表浅静脉塌陷。此时即应大量补液、输血,将血压尽可能维持在 (90 ~ 100)/(50 ~ 60)mmHg 及以上,脉率在 100 次/分以下。需要指出,平衡盐溶液的输入量宜为失血量的 2 ~ 3 倍。只要保持血细胞比容不低于 0.30,大量输入平衡盐溶液以补充功能性细胞外液与电解质的丢失,是有利于抗休克的。

已有休克的病人,应留置导尿管,记录每小时尿量。有条件时,作中心静脉压的测定。尿量和中心静脉压可作为指导补液、输血速度和量的重要参考依据。

止血药物中可静脉注射维生素 K_1、纤维蛋白原、血凝酶等。通过胃管应用冰盐水(内加去甲肾上腺素 0.04mg/ml)或 5% Monsel 溶液反复灌洗。适当应用血管加压素能促使内脏小动脉收缩,减少血流量,从而达到止血作用;但对高血压和有冠状血管供血不足的病人不适用。近年来多应用特利加压素(terlipressin),该药是激素原,注射病人体内后以稳定速率释放加压素,产生的副作用较轻。开始剂量为 2mg,缓慢静脉注射(超过 1 分钟),维持剂量为每 4 小时静脉注射 1 ~ 2mg,延续用药 24 ~ 36 小时,至出血停止。

2. 病因处理

(1)胃、十二指肠溃疡大出血,如果病人年龄在 30 岁以下,常是急性溃疡,经过初步处理后,出血多可自止。但如果年龄在 50 岁以上,或病史较长,系慢性溃疡,这种出血很难自止。经过初步处理,待血压、脉率有所恢复后,应即早期手术。手术行胃大部切除术;切除溃疡好发部位和出血的溃疡是防止再出血的最可靠方法。如果十二指肠溃疡位置很低,靠近胆总管或已穿透入胰头,强行切除溃疡会损及胆总管及胰头,则可切开十二指肠前壁,用丝线缝合溃疡面,同时在十二指肠上、下缘结扎胃十二指肠动脉和胰十二指肠动脉,旷置溃疡,再施行胃部分切除术。

吻合口溃疡多发生在胃空肠吻合术后,出血多难自止,应早期施行手术,切除吻合口,再次行胃空肠吻合,并同时行迷走神经切断术。重要的是,在这种情况下,一定要探查原十二指肠残端。如果发现原残端太长,有胃窦黏膜残留的可能,应再次切除原残端,才能收到持久的疗效。

由药物引起的急性溃疡,在停用该药物后,经过初步处理,出血多会自止。

(2)对由于门静脉高压症引起的食管或胃底曲张静脉破裂的病人,应视肝功能的情况来决定处理方法。对肝功能差的病人(有黄疸、腹水或处于肝性脑病前期者),应首先采用三腔二囊管压迫止血,或在纤维内镜下注射硬化剂或套扎止血,必要时可急诊作经颈静脉肝内门体分流术(TIPS)。对肝功能好的病人,应积极采取手术止血,不但可以防止再出血,而且是预防发生肝性脑病的有效措施。

常用的手术方法是贲门周围血管离断术,通过完全离断食管下段和胃底曲张静脉的反常血流,以达到确切止血的目的。

（3）对于应激性溃疡或急性糜烂性胃炎,可静脉注射组织胺 H_2 受体拮抗剂雷尼替丁或质子泵阻滞剂,以抑制胃酸分泌而有利于病变愈合和止血。人工合成生长抑素（sandostatin 或 stilamin）,止血效果显著。生长抑素不但能减少内脏血流量,抑制促胃液素的分泌,且能有效地抑制胃酸分泌;剂量是 $250\mu g/h$,静脉持续滴注。

经过这些措施后,如果仍然不能止血,则可采用胃大部切除术,或选择性胃迷走神经切断术加行幽门成形术。

（4）一旦明确为胃癌引起的大出血,应尽早手术。若肿瘤未发生远处转移,则应实行根治性胃大部或全胃切除术;若为晚期胃癌,为达到止血目的,也应力争施行姑息性胃癌切除术。

（5）胆道出血的量一般不大,多可经非手术疗法,包括抗感染和止血药的应用而自止。但反复大量出血时,可进行超选择性肝动脉造影,以明确病因和部位;同时进行栓塞（常用吸收性明胶海绵）止血。如仍不能止血,则应积极采用手术治疗。在确定肝内局限性病变的性质和部位后,即施行肝叶切除术。结扎病变侧的肝动脉分支或肝固有动脉,有时也可使出血停止;但仅仅结扎肝总动脉常是无效的。困难的是有时不易确定出血部位。切开胆总管分别在左右胆管内插入细导尿管,观察有无血性胆汁流出,以及从哪一侧导管流出,以帮助定位;有条件时,可在术中行胆道造影或胆道镜检,帮助明确出血部位,决定肝切除的范围。

3. 对诊断不明的上消化道大出血,经过积极的初步处理后,血压、脉率仍不稳定,应考虑早期行剖腹探查,以期找到病因,进行止血。

一般行上腹部正中切口或经右腹直肌切口施行剖腹探查。进入腹腔后,首先探查胃和十二指肠。如果初步探查没有发现溃疡或其他病变,第二步即检查有无肝硬化和脾大,同时要注意胆囊和胆总管的情况。胆道出血时,胆囊多肿大,且因含有血性胆汁呈暗蓝色;必要时可行诊断性胆囊或胆总管穿刺。如果肝、脾、胆囊、胆总管都正常,则进一步切开胃结肠韧带,探查胃和十二指肠球部的后壁。另外,切不可忽略了贲门附近和胃底部的探查。随后,提起横结肠和横结肠系膜,自空肠起始端开始,顺序往下探查空肠。临床实践中,已有不少病例由于空肠上段的病变,如良性肿瘤、血管畸形、血管瘤、结核性溃疡等而引起呕血的报道。如果仍未发现病变,而胃或十二指肠内有积血,即可在胃大弯与胃小弯之间、血管较少的部位,纵行切开胃窦前壁,进行探查。切开胃壁时要结扎所有的黏膜下血管,或用超声刀切开胃壁,以免因胃壁切口出血而影响胃内探查。胃壁切口不宜太小,需要时可长达 10cm 或更长些,以便在直视下检查胃内壁的所有部位。浅在而较小的出血性溃疡容易被忽视,多在胃底部,常在胃内壁上黏附着的血凝块下面;或溃疡中含有一动脉瘤样变的小动脉残端（如 Dieulafoy 病）。如果仔细检查胃内壁后仍不能发现任何病变,最后要用手指通过幽门,必要时纵行切开幽门,来检查十二指肠球部后壁靠近胰头的部分有否溃疡存在。经过上述一系列的顺序检查,多能明确出血的原因和部位。

二、下消化道大出血的诊断与处理

下消化道出血（lower gastrointestinal hemorrhage）是指近段空肠以下的小肠、盲肠、阑尾、结肠与直肠内的病变所引发的出血,通常不包括痔疮、肛裂等出血。下消化道出血的原发病灶约 90% 以上位于结肠内,其余发生在小肠;下消化道出血发生率约占整个消化道出血的 15% 左右,下消化道大出血的发生率更低。

便血是最常见的临床表现,便血颜色因出血量、出血部位与出血速度而异,显性出血常表现为果酱样便、暗红色便或鲜红色便;而隐匿性出血的大便颜色可基本正常。

【病因】引起下消化道出血的疾病较多,常见的病因依次为大肠癌、肠息肉、炎性肠病、肠憩室、肠壁血管性疾病等（表 43-1）。

表 43-1　下消化道出血常见病因

肠道肿瘤	小肠腺癌、结肠癌、直肠癌、肠道间质瘤、肠道淋巴瘤
息肉	小肠息肉、结肠或直肠息肉、家族性结肠息肉病、肠黑斑息肉病(Peutz-Jegher syndrome)
炎性肠病	慢性溃疡性结肠炎、克罗恩病(Crohn's disease)、非特异性结肠炎、急性坏死性小肠炎、肠结核、缺血性肠炎、放射性肠炎、结肠阿米巴病、小肠非特异性溃疡、肠白塞病等
憩室	梅克尔憩室(Meckl's diverticulum)、肠道憩室病、结肠憩室炎
肠壁血管性疾病	肠系膜动脉栓塞、肠系膜血管血栓形成、肠壁血管发育畸形(angiodysplasia)、肠壁遗传性出血性毛细血管扩张症(Osler-Weber-Rendu disease)、肠管异位静脉曲张、肠壁海绵状血管瘤、主动脉肠瘘(aortoenteric fistula)等
其他	肠套叠、肠扭转、肠内疝、肠外伤、肠壁寄生虫病、肠管畸形等

【诊断】

1. **病史**　详尽地了解病史是非常重要的,病人的年龄与便血的病因有较大关系,肠套叠、出血性肠炎常见于儿童或少年,结肠肿瘤与血管病变则多见于中老年人;询问遗传性疾病史有助于了解家族性肠结肠息肉、Peutz-Jegher 综合征的可能性等;肠壁血管畸形出血可分为急性大量出血或反复间断性出血,时多时少;血便伴发热、腹痛等应考虑感染性肠炎、肠伤寒、肠结核等;大便习惯改变或不规则形血便,腹部隐痛、贫血或消瘦则提示肠道恶性肿瘤。

2. **体征**　应关注腹部有否胀气、是否扪及肿块、有无压痛、反跳痛,肠鸣音有无异常等。应常规进行直肠指检,约 2/3 的直肠癌通过指检可以触及,并有助于避免将便血者误诊为痔疮出血而延误诊断。

3. **实验室检查**　应动态观察红细胞计数、血红蛋白以评估出血量;白细胞计数与分类协助诊断炎症性肠病;进行血清肿瘤标志物检测,协助诊断肠道内癌肿,如癌胚抗原持续增高对诊断结肠癌有参考价值。

4. **辅助检查**　①纤维结肠镜:引发下消化道出血的各类疾病中约 80% 来自结直肠,行纤维结肠镜检查可以直视病灶,了解病灶的部位、数目、范围,并可以钳取病灶组织进行病理学检查,以明确诊断。②小肠内镜:若怀疑出血来自小肠,则可以应用胶囊内镜进行检查,其操作方便,可观察病灶形态与范围,且不增加病人痛苦;不足之处在于难以对病灶精确定位,并无法进行活检。③结肠钡剂灌肠造影:有助于对结肠内肿瘤的形态、部位、数目、大小及其浸润范围进行评估。④选择性动脉造影:对于严重的急性出血,尤其怀疑来自小肠时,选择肠系膜上动脉造影是较为可靠的诊断方法,有助于发现 Treitz 韧带以下小肠至结肠脾曲的出血灶,而行肠系膜下动脉造影可以发现结肠脾曲至直肠的出血灶。⑤放射性核素显像:临床上常应用的放射性核素 ^{99m}Tc 标记红细胞并腹部闪烁照相术进行小肠部位的检查,多次扫描可以发现出血部位有放射性浓集显像,则可做出出血的定位诊断。

【治疗】下消化道急性大出血导致休克的发生率<10%,大多数病人可通过非手术治疗止血,或明确出血部位与疾病性质后实行择期手术。

1. **非手术治疗**　对于急性大出血病人,应严密观察心率、脉搏、血压、呼吸等生命体征的变化,检测中心静脉压与尿量,纠正水、电解质与酸碱平衡失调,有效补充血容量并维持血液循环,同时静脉注射止血药物,争取时间进行相关检查,以求明确病因和部位。①选择性动脉介入治疗:将导管插至出血病灶的供血动脉,并注入栓塞材料,如吸收性明胶海绵、聚乙烯乙醇等,使血管完全被阻塞达到止血目的。②经纤维结肠镜止血:对于肠道黏膜浅表性糜烂出血灶,可直接喷洒凝血酶、医用黏合胶、去甲肾上腺素等止血药,对于遗传性毛细血管扩张症或小血管瘤等出血,可采用高频电凝或激光治疗;对孤立性的肠壁血管瘤可试用圈套套扎,止血效果均较好。

2. **手术治疗**　①急诊剖腹探查手术:对于出血量较大,出血难以控制,需依赖输血维持血液循环稳定,或经多种方法检查仍未能明确出血部位与病变性质者,应实行急诊剖腹探查手术。由于肠腔内存在大量积血,寻找出血部位非常困难,探查应从空肠起始部由近及远按顺序进行,观察肠壁或肠系膜血管是否增多、密集,触摸肠壁有否隆起型病灶;必要时还可进行术中选择性动脉造影、纤维肠镜检查,以求能明确出血部位,并进行相应手术治疗。在出血部位未明了的情况下,不主张盲目施行肠段切除术,此举既无助于控制出血,且可能增加围术期并发症。②择期手术:对于良性病变,出血部位明确,经非手术治疗效果不满意时,可择期手术。旨在切除原发病灶,消除病因,防止再次出血。而对于肠癌,则应争取实行根治性手术;对于因晚期肿瘤所致的大出血,应争取姑息性切除原发癌灶而控制出血。

（朱正纲）

第四十四章　急腹症的诊断与鉴别诊断

急腹症(acute abdomen)是以急性腹痛为临床表现的腹部病症,特点是起病急、变化多、进展快、病情重,需要紧急处理。

【病因】腹腔内脏器和血管的病变都有可能引起急腹症。

1. **空腔脏器病变**　①穿孔:如胃十二指肠溃疡穿孔、阑尾穿孔、胃癌或结直肠癌穿孔、小肠憩室穿孔等;②梗阻:如幽门梗阻、小肠梗阻、肠扭转、肠套叠、胃肠道肿瘤或炎性肠病引起的梗阻;③炎症感染:如急性阑尾炎、急性胆囊炎等;④出血:胃十二指肠溃疡、胃肠道肿瘤、胃肠道血管畸形等引起的出血。

2. **实质性脏器病变**　①破裂出血:如肝癌破裂出血、肝脾创伤性破裂出血;②炎症感染:如急性胰腺炎、肝脓肿。

3. **血管病变**　①腹主动脉瘤破裂;②肠系膜血管血栓形成或栓塞;③由于其他原因所致的器官血供障碍,如绞窄疝、肠扭转。

【急腹症的临床诊断与分析】关于急腹症的诊断、鉴别诊断及处理,正确把握时机和选择方法十分重要,一旦延误诊断,处理失当可危及生命。科学技术的发展和医疗器械的明显进步,对于急腹症的定位和定性诊断有很大帮助。尽管如此,详细地询问病史、认真细致的体格检查、合理的逻辑推断和分析仍旧是不可替代的。

1. **病史**

(1)现病史

1)腹痛:腹痛依据接受痛觉的神经分为内脏神经痛(visceral pain)、躯体神经痛(somatic pain)和牵涉痛(referred pain)。内脏神经主要感受胃肠道膨胀等机械和化学刺激,通常腹痛定位模糊,范围大,不准确。依据胚胎来源,前肠来源器官引起的疼痛位置通常在上腹部;中肠来源的器官在脐周;后肠来源的器官在下腹部。躯体神经属于体神经,主要感受壁层和脏腹膜的刺激,定位清楚、腹痛点聚焦准确。牵涉痛也称放射痛,是腹痛时牵涉到远处部位的疼痛,如肩部,这是因为两者的痛觉传入同一神经根。

A. 诱因:急腹症发病常有诱因,如急性胆囊炎、胆石症发病常在进油腻食物后。急性胰腺炎多有过量饮酒或暴食史。胃或十二指肠溃疡穿孔常在饱餐后。肠扭转常有剧烈运动史。

B. 部位:腹痛起始和最严重的部位通常即是病变部位。如急性胃或十二指肠溃疡穿孔,腹痛起始于溃疡穿孔部位,很快腹痛可蔓延到全腹,但是穿孔处仍是腹痛最显著部位。

转移性腹痛:是急性阑尾炎腹痛的典型表现。阑尾在炎症未波及浆膜层(内脏神经)时,先表现为脐周或上腹痛。随着病情发展,炎症波及浆膜层(躯体神经)后,疼痛定位于右下腹。有时急性十二指肠溃疡穿孔,肠内容物沿着右结肠旁沟下行也可引起类似腹痛,需要鉴别。

牵涉痛或放射痛:急性胆囊炎、胆石症病人诉右上腹或剑突下痛时,可有右肩或右腰背部的放射痛。急性胰腺炎或十二指肠后壁穿孔多伴有右侧腰背部疼痛。肾或输尿管上段结石腹痛可放射到同侧下腹或腹股沟。输尿管下段结石可伴有会阴部放射痛。

腹腔以外的某些病变,如右侧肺炎、胸膜炎等可刺激肋间神经和腰神经分支(胸6～腰1)引起右上或右下腹痛,易被误诊为急性胆囊炎或急性阑尾炎。

C. 腹痛发生的缓急:空腔脏器疾病穿孔者起病急,如胃或十二指肠溃疡一旦穿孔,立即引起剧烈腹痛。炎症性疾病起病缓,腹痛也随着炎症逐渐加重。如急性胆囊炎、急性阑尾炎。

D. 性质:持续性钝痛或隐痛多为炎症或出血引起,如胰腺炎、肝破裂等。空腔脏器梗阻引起的疼痛初起呈阵发性,疼痛由于肠管痉挛所致,表现为绞痛,间隙期无腹痛,如小肠梗阻、输尿管结石等。持续性疼痛伴阵发性加剧则为炎症与梗阻并存。肠系膜血管栓塞多见于高龄病人,通常腹痛和体征不显著,临床症状与严重的全身状况(如休克症状)不匹配,需要警惕。

E. 程度:炎症初期的腹痛多不剧烈,可表现为隐痛,定位通常不确切。随着炎症发展,疼痛加重,定位也逐渐清晰。空腔脏器穿孔引起的腹痛起病急,一开始即表现为剧烈绞痛。实质性脏器破裂出血对腹膜的刺激不如空腔脏器穿孔的化学刺激强,故腹痛和腹部体征也相对较弱。

2) 消化道症状

A. 厌食:小儿急性阑尾炎病人常先有厌食,其后才有腹痛发作。

B. 恶心、呕吐:腹痛发生后常伴有恶心和呕吐。病变位置高一般发生呕吐早且频繁,如急性胃肠炎、幽门或高位小肠梗阻等。病变位置低则恶心、呕吐出现时间迟或无呕吐。呕吐物的色泽、量和气味可以帮助判断病变部位。呕吐宿食且不含胆汁见于幽门梗阻。呕吐物含胆汁表明病变位于胆总管开口以下。呕吐物呈咖啡色提示伴有消化道出血。呕吐物如粪水状,味臭通常为低位小肠梗阻所致。

C. 排便:胃肠道炎症病人多伴有便频。消化道梗阻病人可表现为便秘。消化道肿瘤及肠系膜血管栓塞病人可伴有血便。上消化道出血粪便呈柏油状黑色。下消化道出血,依据其距肛缘的距离和滞留肠道的时间可呈紫色、暗红或鲜红。

3) 其他伴随症状:腹腔器官炎症性病变通常伴有不同程度的发热。急性胆管炎病人可伴有高热、寒战和黄疸。消化道出血病人可见贫血貌。肝门部肿瘤、胰头癌等慢性梗阻性黄疸病人可伴皮肤瘙痒。有尿频、尿急、尿痛者应考虑泌尿系感染。

(2) 月经史:有助于鉴别妇产科急腹症。育龄期妇女的末次月经时间有助于判断宫外孕。卵巢滤泡或黄体破裂多发生在两次月经之间。

(3) 既往史:既往有消化性溃疡病史者,突发上腹部疼痛,要考虑溃疡穿孔。有胆囊结石病史,出现腹痛、黄疸应怀疑结石落入胆总管。既往有手术史出现阵发性腹痛者,可能为粘连性肠梗阻。

2. 体格检查

(1) 全身情况和体位:病人面容、精神状态、体位可有助于判断病情。腹腔出血病人通常面色苍白,呈贫血貌;腹膜炎病人面容痛苦,体位屈曲,不敢伸展;脱水病人眼眶凹陷,皮肤皱缩、弹性下降;胆道梗阻者伴有巩膜和皮肤黄染,皮肤有抓痕。

(2) 腹部检查:应该充分展露从乳头至腹股沟的整个区域。检查包括视、触、叩、听四个方面,按步骤进行。心、肺等相关检查也不能忽略。

1) 视诊:应注意腹部形态、皮肤色泽与弹性、腹壁浅表静脉和其他异常表现。如,肠梗阻时腹部膨隆,腹壁浅表静脉显现;消化性溃疡穿孔时,腹部凹陷,呈舟状腹;幽门梗阻伴严重脱水时腹壁皮肤皱缩,弹性差。肝硬化病人可见腹壁浅静脉显露,皮肤可见蜘蛛痣,这有助于鉴别上消化道出血病因。腹壁局部隆起伴肠型可见于肠扭转。腹股沟区或阴囊可见囊性肿块应考虑嵌顿疝。

2) 触诊:腹部触诊应取仰卧屈膝体位,以放松腹壁肌肉。必要时也可变更体位,如腰大肌试验。触诊应从无腹痛或腹痛较轻的部位开始,有压痛、肌紧张和反跳痛,为腹膜炎体征。压痛最明显的部位通常就是病变部位,如急性阑尾炎起始阶段,病人主诉为脐周腹痛,但右下腹已有压痛。肌紧张反映腹腔炎症的程度。轻度肌紧张见于腹腔轻度炎症或出血。明显肌紧张显示腹腔内有较严重感染或化脓性炎症,如化脓性阑尾炎、化脓性胆囊炎等。高度肌紧张表现为"板状腹",见于空腔脏器穿孔性疾病,如胃十二指肠溃疡穿孔。值得注意的是老年病人、儿童、肥胖者、经产妇、体弱或休克病人腹部体征可比实际病情表现轻。

腹部触诊还应注意肝脾是否肿大及质地,腹腔是否有肿块以及肿块的形态、大小、质地,有无搏动等。如,肝癌破裂出血常可扪及肝肿块。男性病人需要注意睾丸是否正常,有无睾丸扭转。

3）叩诊:叩诊也应从无痛区或轻痛区开始,叩痛明显区域常是病变所在处。腹部叩诊应注意音质和界限,实质性器官或肿瘤叩诊为实音。鼓音显示该区域下为气体或肠袢。移动性浊音表明伴有腹腔积液或积血。消化道穿孔时肝浊音界可消失。

4）听诊:听诊多选脐部周围或右下腹开始,肠鸣音活跃表明肠蠕动增加,机械性肠梗阻初起时肠鸣音增加,音质高亢,常伴有气过水声。麻痹性肠梗阻、急性腹膜炎、低血钾时肠鸣音减弱或消失。幽门梗阻或胃扩张时上腹部可闻振水音(succussion splash)。

(3) 直肠、阴道指检:急腹症病人均应行直肠指检,检查时需明确直肠腔内、腔外有无肿物。应注意区分肿物和粪块:肿物与肠壁相连,粪块不相连。还应注意直肠壁、子宫直肠凹有无触痛,不要把女性宫颈误认为肿物。观察指套上粪便性质和色泽,有无染血和黏液。已婚妇女疑有妇科疾病时需作腹壁阴道双合诊。卵巢囊肿蒂扭转经双合诊检查附件可发现肿块;异位妊娠内出血时阴道检查宫颈有顶痛。

3. 辅助检查

(1) 实验室检查:白细胞计数和分类提示有无感染。红细胞,血红蛋白和血细胞比容连续测定有助于判断是否失血以及出血速度。尿液白细胞计数升高提示泌尿系感染,出现红细胞显示泌尿系出血,可能源于肿瘤或结石损伤。尿胆红素阳性表明黄疸为梗阻性。血、尿和腹腔穿刺液淀粉酶明显升高有助于胰腺炎的诊断。腹腔穿刺液的涂片镜检见到革兰阴性杆菌常提示继发性腹膜炎,溶血性链球菌提示原发性腹膜炎,革兰阴性双球菌提示淋菌感染。人绒毛膜促性腺激素(HCG)测定有助于判断异位妊娠。

急腹症和外科严重感染性疾病,如腹膜炎、脓毒症、SIRS 和 MODS,降钙素原(procalcitonin,PCT)检测可用来评价疾病进程及预后。

(2) 影像学检查

1）超声:对于腹腔实质性器官破裂、肿块以及结石的诊断有较大帮助。胆囊、胆总管结石病人,必须空腹检查。输尿管、膀胱、子宫及卵巢超声检查需要饮水充盈膀胱。超声可用于腹腔积液和积血的定位和定量,并可协助进行腹腔定位穿刺引流。由于气体影响,胃肠道疾病一般不选择腹部超声检查。

2）X 线平片或透视:胸腹部 X 线平片或透视是最常用的诊断方法。它可协助了解横膈的高低,有无膈下游离气体。腹部立位平片可以显示肠道气液平和肠袢分布,卧位片可以显示肠腔扩张程度,有助于肠梗阻的诊断。腹部 X 线平片也可发现阳性结石,胆囊结石多为阴性结石,泌尿系结石多为阳性结石。

3）选择性动脉造影:对于不能明确出血部位的病变,选择性动脉造影可以协助诊断,同时采用栓塞出血血管而用于治疗。

4）CT 或(和)MRI:已成为急腹症常用的诊断方法,可以帮助了解病变的部位、性质、范围以及与周边脏器的关系,如急性胰腺炎时,可以显示胰腺的肿胀程度,胰腺导管有无扩张,胰管有无结石、胰腺周围有无渗出等。

(3) 内镜检查:是消化道病变常用的诊断和治疗方法。在消化道出血时,它可判断出血的部位,性质。也可以进行注射硬化剂、喷洒止血粉、上血管夹等止血处理。在急性胆管炎时它可以经十二指肠乳头放置经鼻胆管引流管或支架,进行胆管减压,避免急诊手术的风险,是急性胆管炎常用的治疗方法。

(4) 诊断性腹腔穿刺:对于诊断不明者,可进行腹腔诊断性穿刺。穿刺点通常选在左侧或右侧的髂前上棘和脐连线中外 1/3 处。女性病人也可以选择经阴道后穹窿穿刺。如穿刺抽出不凝血可以断定有腹腔内脏器出血。如穿得脓性渗液可以明确腹膜炎诊断。腹腔穿刺液的涂片镜检有助于鉴别原发性或继发性腹膜炎。

（5）腹腔镜检查：对腹膜炎体征不明显、诊断和治疗均有困难者，应选择急诊腹腔镜检查，其最大优点是它不仅具有诊断意义，同时还可以进行及时和必要的治疗。

【常见急腹症的诊断与鉴别诊断要点】　胃十二指肠溃疡急性穿孔"板状腹"和X线检查膈下游离气体是溃疡穿孔的典型表现。病人既往有溃疡病史，突发上腹部刀割样疼痛，迅速蔓延至全腹部，明显腹膜刺激症状，典型的"板状腹"，肝浊音界消失、X线检查膈下游离气体可以确诊。部分病人发病前无溃疡病史。

急性胆囊炎进食油腻食物后发作右上腹绞痛，向右肩和右腰背部放射。体检时右上腹有压痛、反跳痛、肌紧张，Murphy征阳性。胆石症所致腹痛多在午夜发病，不少病人被误诊为"胃病"。超声检查可见胆囊壁炎症、增厚、胆囊内结石有助于诊断。

急性胆管炎上腹疼痛伴高热、寒战、黄疸是急性胆管炎的典型表现。急性胆管炎由于胆管的近端是肝窦这一解剖特殊性，一旦感染，细菌很容易进入血液循环，导致休克和精神症状，宜尽早通过内镜进行经鼻胆管减压引流。如内镜插管失败需立即改行手术进行胆管减压引流。

急性胰腺炎常见于饮酒或暴食后。腹痛多位于左上腹，疼痛剧烈，呈持续性，可向肩背部放射。腹痛时伴有恶心、呕吐。呕吐后腹痛不缓解。血清和尿淀粉酶明显升高。增强CT可见胰腺弥漫性肿胀，胰周积液。胰腺有坏死时可见皂泡征。

急性阑尾炎典型表现是转移性右下腹痛和右下腹固定压痛。疼痛始于脐周或上腹部，待炎症波及阑尾浆膜（脏腹膜），腹痛转移并固定于右下腹。阑尾炎病变加重达到化脓或坏疽时，可出现右下腹局限性腹膜炎体征。阑尾一旦穿孔，腹膜炎体征可扩大到全腹，但压痛仍以右下腹最重。

急性小肠梗阻时通常有腹痛、腹胀，呕吐和肛门排气排便停止四大典型症状，但视梗阻部位的不同有所变化。高位小肠梗阻症状以呕吐为主，腹胀可以不明显。反之，低位小肠梗阻时，腹胀明显，但呕吐出现较晚。小肠梗阻初期肠蠕动活跃，肠鸣音增强，可闻"气过水声"。梗阻后期出现肠坏死时，肠鸣音减弱或消失。X线立卧位平片可见气液平，肠腔扩张。超声检查对肠套叠引起的小肠梗阻有诊断意义，对其他类型小肠梗阻无诊断价值。

腹部钝性损伤：随着交通的发达，腹部钝性损伤明显增加。腹部钝性损伤需鉴别有无合并腹腔：①实质性脏器破裂出血；②空腔脏器破裂穿孔；③血管损伤。有实质性脏器破裂出血或伴有血管损伤者应伴有心率加快，血压下降等血容量降低的相应临床表现。合并空腔脏器破裂穿孔者应伴有腹膜刺激症状和体征。单纯的腹壁挫伤和轻度实质性脏器损伤，全身情况稳定者可以先行非手术治疗，加强观察。合并严重实质性或空腔脏器损伤者都应进行手术探查。

妇产科疾病所致急性腹痛：①急性盆腔炎：多见于年轻人，常由淋球菌感染所致。表现为下腹部疼痛伴发热，腹部有压痛和反跳痛，一般压痛点比阑尾点偏内、偏下。阴道分泌物增多，直肠指检有宫颈提痛，后穹隆触痛，穿刺可抽得脓液，涂片镜检可见白细胞内有革兰阴性双球菌可确诊。②卵巢肿瘤蒂扭转：其中最常见为卵巢囊肿扭转。病人有卵巢囊肿史。疼痛突然发作。出现腹膜炎体征提示有扭转肿瘤缺血、坏死。③异位妊娠：最常见为输卵管妊娠破裂。有停经史，突发下腹疼痛，伴腹膜炎体征，应警惕异位妊娠。有出血征象，如心率快，血压下降，提示内出血。腹部压痛和肌紧张可不明显，但有明显反跳痛。阴道不规则流血，宫颈呈蓝色，后穹隆抽得不凝血可确诊。实验室检查HCG阳性及盆腔超声也可协助确诊。

【急腹症的处理原则】

1. 尽快明确诊断，针对病因采取相应措施。如暂时不能明确诊断，应采取措施维持重要脏器的功能，并严密观察病情变化，采取进一步的措施明确诊断。

2. 诊断尚未明确时，禁用强效镇痛剂，以免掩盖病情发展，延误诊断。

3. 需要进行手术治疗或探查者，必须依据病情进行相应的术前准备。

4. 如诊断不能明确，但有下列情况需要行急诊手术探查：①脏器有血运障碍，如肠坏死；②腹膜炎不能局限有扩散倾向;③腹腔有活动性出血;④非手术治疗病情无改善或恶化。

5. 手术原则是,救命放在首位,其次是根治疾病。手术选择力求简单又解决问题。在全身情况许可情况下,尽可能将病灶一次根治;病情危重者,可先控制病情,待平稳后再行根治性手术。

要说明的是,随着高清腹腔镜和3D腹腔镜的推广应用,急诊腹腔镜手术已经从简单的腹腔镜阑尾切除术、急诊腹腔镜下胆囊切除术扩展至几乎所有急腹症的诊断与治疗。相较开腹手术,腹腔镜手术具有创伤小、恢复快等优势。

（秦新裕）

第四十五章 周围血管与淋巴管疾病

第一节 概 论

周围血管和淋巴管疾病种类较多,主要病理改变是狭窄、闭塞、扩张、破裂及静脉瓣膜关闭不全等。血管疾病的主要临床表现可归纳为感觉异常、形态和色泽改变、结构变化、组织丧失。

（一）**感觉异常** 有疼痛、寒冷或潮热、倦怠沉重感、麻木感等。

1. **肢体疼痛** 主要见于供血不足（急慢性动脉狭窄、闭塞）、回流障碍（急性静脉阻塞、慢性静脉功能不全）或循环异常（动静脉瘘）。通常可分为间歇性和持续性两类。

（1）间歇性疼痛:有下列四种类型。

1）间歇性跛行(claudication):为运动性疼痛,常在步行中出现供血不足部位的沉重、乏力、胀痛、钝痛、痉挛痛或锐痛,或肢端的明显麻木感,迫使病人止步,休息片刻后疼痛缓解,周而复始。从开始行走到出现疼痛的时间,称为跛行时间,其行程称为跛行距离。如行走速度恒定,跛行时间和距离愈短,提示血管阻塞愈严重。下肢间歇性跛行可见于足、小腿或臀部三个平面,可以单独或以不同组合形式出现。间歇性跛行在下肢深静脉阻塞性病变及其他非血管性病变中亦可出现,须鉴别。

2）体位性疼痛:肢体所处体位因与心脏平面不同而影响血流状况,可激发或缓解疼痛。动脉阻塞性疾病时,抬高病肢可加重症状,伴有肢体远端皮肤苍白;病肢下垂则可缓解疼痛,但浅静脉充盈延迟。相反,静脉疾病时,抬高病肢有利于静脉回流而减轻症状;病肢下垂则因加重淤血而诱发或加重胀痛。

3）温差性疼痛:因温度改变而激发或缓解肢体疼痛。动脉阻塞性疾病时,热环境能舒张血管并促进组织代谢,减轻症状;如果后者超过了血管舒张所能提供的血液循环,则疼痛加剧。血管痉挛性疾病,在热环境下血管舒张、疼痛减轻,寒冷刺激则使血管痉挛及疼痛加重;血管扩张性疾病则在热环境下疼痛加重。

4）特发性疼痛:多位于小腿和足部,为肌痉挛性疼痛,好发于夜晚,程度剧烈,可持续数分钟至20分钟,按摩局部痉挛肌肉或起床行走能缓解,可一夜发作数次,但以一至数月发作一次较常见。在血管病变中静脉多于动脉,如静脉曲张、深静脉血栓形成后综合征;动脉闭塞性疾病。在非血管疾病中,如甲状旁腺功能减退伴有血钙过低;妊娠时血磷过高;呕吐腹泻、过度出汗所致血氯过低等均可引起。但通常以功能性居多,与日间体力活动过度或站立时间过久有关。

（2）持续性疼痛:静息状态下仍有持续疼痛,又称静息痛(rest pain)。

1）动脉性静息痛:无论急性或慢性动脉阻塞,都可因组织缺血及缺血性神经炎引起静息痛。急性病变,如动脉栓塞可引起急骤而严重的持续性疼痛。由慢性动脉阻塞引起者,症状常于夜间加重,病人不能入睡,常取抱膝端坐体位以减轻症状。缺血性神经炎的特点为典型的神经刺激征象:持续性钝痛伴有间歇性剧烈刺痛,从肢体近侧向远侧放射,尤以趾（指）最严重,同时伴有感觉异常,如蚁行、烧灼、针刺、麻木和趾（指）厥冷。

2）静脉性静息痛:急性主干静脉阻塞时,肢体远侧因严重淤血而有持续性胀痛,伴有静脉回流障碍的其他表现,如肢体肿胀及静脉曲张等,抬高病肢可减轻症状。

3）炎症及缺血坏死性静息痛:动脉、静脉或淋巴管的急性炎症,局部有持续性疼痛。由动脉阻塞造成组织缺血坏死,或静脉性溃疡周围炎,因激惹邻近的感觉神经引起持续性疼痛。

2. 寒冷或潮热　肢体的冷热,主要取决于通过肢体的血液流量,少者寒冷,多者潮热。寒冷见于各种原因所致的动脉闭塞,闭塞程度愈严重,距离闭塞平面愈向远侧,寒冷愈明显。静脉病变时,潮热多于寒冷。动静脉瘘时,由于动脉血液的分流,局部血液流量增多,因而潮热。周围血管痉挛或舒张也会影响血液流量,使肢体温度发生变化,如雷诺综合征。恒温环境下如肢体双侧对称部位皮肤温度相差≥2℃,或同一肢体相邻部位的皮肤温度有显著改变,则具有临床意义。

3. 倦怠、沉重感　按一般速度行走一段距离后即感到小腿倦怠和沉重,稍事休息后即消失,常提示早期动脉功能不全,易被忽视。静脉病变引起的倦怠见于久站后,平卧或抬高病肢后缓解。需与非血管性疾病如跟腱缩短、平跖足等鉴别。

4. 麻木、麻痹、针刺或蚁行感　当动脉病变影响神经干时,可以出现麻木、麻痹、针刺或蚁行感等感觉异常。小动脉栓塞时,麻木可以是先出现的症状;雷诺综合征时,麻木可与疼痛同时出现;胸廓出口综合征时,往往伴有上肢针刺或麻木感。静脉病变亦可出现针刺、蚁行、抓痒等感觉变化。下肢慢性静脉功能不全已发生营养性变化者,皮肤感觉往往减退。

5. 感觉丧失　严重的动脉狭窄继发血栓形成,或急性动脉阻塞时,缺血肢体远侧浅感觉减退或丧失。如病情进展,深感觉随之丧失,足(上肢为腕)下垂及不能主动活动。

(二) 形态和色泽改变　是血管疾病的另一重要临床表现。

1. 形态改变　主要有肿胀、萎缩、增生和局限性隆起等。

(1)肿胀:肢体肿胀多见于下肢,为组织积液所致。当静脉或淋巴回流障碍时,压力升高,液体成分渗出,在组织和组织间隙积聚。此外,尚有血液中蛋白渗透压、血管壁渗透性和重力作用等因素参与。

1)静脉性肿胀:下肢深静脉回流障碍或有逆流病变时,因下肢静脉高压使血清蛋白渗入并积聚于组织间隙,引起水肿。水肿特点是凹陷性,以踝、小腿最明显,通常不累及足。除浅静脉曲张外,常伴有小腿胀痛、色素沉着或足靴区溃疡等表现。抬高病肢,肿胀可以明显减轻或完全消退。动静脉瘘可致静脉高压引起肿胀,但范围较局限,程度较轻。周围动脉病变本身不会引起肿胀,为了缓解缺血性疼痛,抱膝下垂或起坐时经常不能平卧者,可因为影响静脉回流而引起肢体肿胀。心源性静脉高压引起的下肢肿胀常为双侧,范围涉及整个下肢,包括足部,愈向远侧愈明显,但无静脉淤血的其他症状。麻痹的肢体易发生肿胀是因为腓肠肌不能发挥泵的作用,属坠积性水肿。

2)淋巴水肿:淋巴管发育不全,或因各种因素造成的淋巴系统阻塞,导致富含蛋白质的淋巴液在组织间隙积聚,出现肢体肿胀。淋巴水肿具海绵状特性,即加压后凹陷,解除压迫后恢复原状。下肢淋巴水肿多自足趾开始,以足及踝部明显,逐渐向近侧蔓延,皮肤和皮下组织增生变厚。进展至后期,皮肤增厚、粗糙呈"苔藓"状,形成典型的象皮肿,而色素沉着和溃疡形成者少见。

(2)萎缩:是慢性动脉缺血的体征,表现为肢体或趾(指)因肌萎缩而瘦细、皮肤光薄、汗毛脱落等。

(3)增生:指由于血流动力学的改变(动脉流量增加、静脉压和氧含量增高)使骨骼和软组织增生肥大,肢体增长,一般在2~5cm之间。在血管疾病中,以先天性动静脉瘘多见。

(4)局限性隆起:原因有结节性动脉炎,串珠状静脉曲张,血管瘤,游走性血栓性浅静脉炎等。在主干动脉行径中出现的局限性隆起大多为动脉瘤,表现为圆形或类圆形,伴有明确的与心律一致的搏动,可能有震颤或血管杂音。

2. 色泽改变

(1)正常和异常色泽:正常皮肤温暖,呈淡红色。皮色呈苍白色或发绀,伴有皮温降低,提示动脉供血不足。皮色暗红,伴有皮温轻度升高,是静脉淤血的征象。

(2)指压性色泽改变:手指重压皮肤数秒钟后骤然放开,正常者受压时因血液排入周围和深部组织而呈苍白色,放开后迅速复原。动脉缺血时,复原时间延缓。在发绀区指压后不出现暂时性苍白,提示局部组织已发生不可逆的缺血性改变。

（3）运动性色泽改变：静息时正常，但在运动后肢体远侧皮肤呈苍白色者，提示动脉供血不足。这是由于原已减少的皮肤供血，选择性分流入运动的肌肉，致乳头下静脉丛血液排空。

（4）体位性色泽改变：又称 Buerger 试验：先抬高下肢 70°~80°，或高举上肢过头，持续 60 秒，正常肢体远端皮肤保持淡红或稍发白，如呈苍白或蜡白色，提示动脉供血不足；再将下肢下垂于床沿或上肢下垂于身旁，正常人皮肤色泽可在 10 秒内恢复，如恢复时间超过 45 秒，且色泽不均匀者，进一步提示动脉供血障碍。肢体持续下垂，正常人至多仅有轻度潮红，凡出现明显潮红或发绀者，提示为静脉逆流或回流障碍性疾病。

（5）色素沉着：皮肤色素沉着常见于静脉淤滞的下肢小腿远侧 1/3 的"足靴"区。有色素沉着的皮肤，对创伤和感染的抵抗力削弱，容易形成溃疡。

（三）结构变化 由血管病变造成的解剖结构异常，主要有三方面。

1. 皮肤及其附件

（1）皮肤和皮下组织：正常时坚实而富弹性。有缺血性营养障碍时变软而松弛；抬高肢体时皮肤可出现皱纹；趾（指）的软组织以及趾（指）甲之间有鳞屑状物堆积；趾（指）尖变厚；足底负重部位有胼胝形成。

（2）皮肤附件：在慢性闭塞性动脉疾病时，趾（指）甲生长缓慢，脆而有色素沉着，或增厚并有平行峰形成。在血管痉挛性疾患，如雷诺综合征、战壕足综合征等，最常见的改变为靠近甲皱襞的趾（指）甲变薄并潜入表皮，表皮显著变宽，形成翼状胬肉。趾背或指背汗毛在肢体循环明显障碍时，可完全停止生长或消失；在循环改善后汗毛再行生长。

2. 动脉和静脉 动脉有下列三方面征象：①搏动减弱或消失：见于管腔狭窄或闭塞性改变；②杂音：动脉狭窄或局限性扩张，或在动静脉间存在异常交通，血液流速骤然改变，在体表位置听到杂音，扪到震颤；③形态和质地：正常动脉富有弹性，当动脉有粥样硬化或炎症病变后，动脉可以呈屈曲状、硬化或结节等变化。

静脉主要表现为静脉曲张。浅静脉曲张起因是静脉瓣膜破坏或回流障碍。如为动静脉瘘，常伴有皮肤温度升高，杂音及震颤。曲张静脉炎症时，局部出现硬结、压痛，并与皮肤粘连。急性血栓性浅静脉炎时，局部可扪及伴触痛的索状物，可有表面皮肤红肿。

3. 肿块 ①搏动性肿块：单个、边界清楚的膨胀性搏动性肿块，提示动脉瘤或假性动脉瘤。肿块边界不甚清楚，可能为蔓状血管瘤。与动脉走向一致的管状搏动性肿块，多由动脉扩张所致，最常见于颈动脉。②无搏动性肿块：浅表静脉的局限性扩张，透过皮肤可见蓝色肿块，常见于颈外静脉、肢体浅静脉及浅表的海绵状血管瘤。深部海绵状血管瘤及颈内静脉扩张，肿块部位深，边界不清。静脉性肿块具有质地柔软，压迫后可缩小的特点。淋巴管瘤呈囊性，色白透亮。

（四）组织丧失——溃疡或坏死

1. 溃疡

（1）缺血性溃疡：由于动脉狭窄性病变严重影响肢体末梢血供，因此溃疡好发于肢体远侧即趾（指）和足跟。当动脉病变足以影响皮肤血液循环而形成溃疡时，都同时伴有肌血液供应不足，病人常有间歇性跛行或静息痛，尤其在晚上。溃疡局部由于周围炎症反应刺激感觉神经末梢，以及神经末梢纤维缺氧，因而疼痛剧烈。溃疡边缘起初不规则，后呈锯齿状，底部常有不健康的灰白色肉芽组织。周围组织常有慢性缺血表现。

（2）静脉性溃疡：主要病因是静脉高压、血液淤滞。典型的静脉性溃疡多发于小腿远侧 1/3 的内踝上方，即"足靴"区，面积一般较大，也可点状，单发或多发，呈圆形、类圆形或不规则，底部常有湿润的肉芽组织覆盖，易出血，周围有淤积性皮炎、皮下脂质硬化和色素沉着等改变。

（3）神经性溃疡：脊髓损伤、脊髓痨或脊髓空洞症都可引起神经性溃疡。糖尿病性神经炎病人，典型溃疡都位于受压点胼胝处，溃疡无痛、深而易出血，周围常有慢性炎症反应和胼胝，常有片状感觉减退，及二点定位和震颤感觉削弱的特点。

2. 坏疽　当局部动脉血流量明显减少,已不能维持静息状态下组织的代谢需要时,即出现不可逆性组织坏死。坏疽几乎都以剧烈的持续性疼痛开始,受累区皮色发绀,指压时无改变。如无继发感染,形成"干性坏疽",很少或无臭味,在失活和存活组织之间有明确的分界线。如果并发感染,即形成"湿性坏疽",有恶臭,边缘组织有炎性反应。此时,邻近小血管易有血栓形成,从而加重局部缺氧程度,加速坏疽进展。

第二节　周围血管损伤

周围血管损伤(peripheral vascular trauma)多见于战争时期,但在和平时期也屡有发生。主干血管损伤,可能导致永久性功能障碍或肢体丢失,甚至死亡等严重后果。

【病因】①直接损伤,包括锐性损伤,如刀伤、刺伤、枪弹伤、手术及血管腔内操作等开放性损伤;钝性损伤,如挤压伤、挫伤、外来压迫(止血带、绷带、石膏固定等)、骨折断端与关节脱位等,大多为闭合性损伤。②间接损伤,包括创伤造成的动脉强烈持续痉挛;过度伸展动作引起的血管撕裂伤;快速活动中突然减速造成的血管震荡伤。

【病理】①血管连续性破坏,如血管壁穿孔,部分或完全断裂,甚至部分缺损;②血管壁损伤,但血管连续性未中断,可表现为外膜损伤、血管壁血肿、内膜撕裂或卷曲,最终因继发血栓形成导致管腔阻塞;③由热力造成的血管损伤,多见于枪弹伤,除了直接引起血管破裂外,同时引起血管壁广泛烧灼伤;④继发性病理改变,包括继发性血栓形成,血管损伤部位周围血肿,假性动脉瘤,损伤性动-静脉瘘等。

【临床表现和诊断】发生在主干动、静脉行程中任何部位的严重创伤,均应疑及血管损伤的可能性。创伤部位大量出血、搏动性血肿、肢体明显肿胀、远端动脉搏动消失等,是动脉或静脉损伤的临床征象。

下列检查有助于血管损伤的诊断:

1. 超声多普勒　在创伤以远部位检测,出现单相低抛物线波形,提示近端动脉阻塞;舒张期末呈高流速血流波形或逆向血流波,提示近端存在动-静脉瘘。如果动脉压低于 10~20mmHg,应作动脉造影或 CTA。

2. CTA　能显示血管损伤的部位及范围,对动脉损伤的显示优于静脉。

3. 血管造影　适用于:①诊断性血管造影:血管损伤的临床征象模糊、CTA 显示不清或创伤部位的手术切口不能直接探查可疑的损伤血管;②有明确的血管损伤临床表现,需作血管造影明确损伤部位和范围,为选择术式提供依据。根据伤情,选择在术前或术中施行。

4. 术中检查　术中主要辨认血管壁损伤的程度和范围。钝性挫伤造成的血管损伤,管壁色泽暗淡,失去弹性,或伴有血管壁血肿,外膜出现瘀斑。出现上述情况,即使仍有搏动存在,也应视为严重损伤。

【治疗】血管损伤的处理包括急救止血及手术治疗两个方面。

1. 急救止血　创口垫以纱布后加压包扎止血;创伤近端用止血带或空气止血带压迫止血,必须记录时间;损伤血管显露于创口时可用血管钳或无损伤血管钳钳夹止血。

2. 手术处理　基本原则为:止血清创,处理损伤血管。

(1)止血清创:用无损伤血管钳钳夹,或经血管断端插入 Fogarty 导管并充盈球囊阻断血流。修剪无活力的血管壁,清除血管腔内的血栓、组织碎片及异物。

(2)处理损伤血管:主干动、静脉损伤在病情和技术条件允许时,应积极争取修复。对于非主干动、静脉损伤,或病人处于不可能耐受血管重建术等情况下,可结扎损伤的血管。肢体的浅表静脉,膝或肘远侧动、静脉中某一支,颈外动、静脉和颈内静脉,一侧髂内动、静脉等,结扎后不致造成不良后果。损伤血管修复包括手术重建和腔内治疗,手术修复方法如下:①侧壁缝合术,适用于创缘整齐的血管裂伤;②补片成形术,直接缝合可能造成管腔狭窄的,应取自体静脉或人工血管补片植入裂口扩大管腔;③端端吻合术,适用于经清创后血管缺损在 2cm 以内者;④血管移植术,血管缺损>2cm 者,可植入自体静脉或人工血管。有严重污染者,应尽可能取用自体静脉。合并骨折时,如肢体处于严重缺血,宜先修复损伤血管;如果骨折极不稳定且无明显缺血症状时,则可先作骨骼的整复固定。大、中动脉非断裂性损伤、损伤性动-静脉瘘,可采用腔内技术置入覆膜支架修复血管破裂口。

【术后观察及处理】 术后应严密观察血供情况,超声定期检测,如发现吻合口狭窄或远端血管阻塞,需立即纠正。如出现肢体剧痛、明显肿胀,以及感觉和运动障碍,且有无法解释的发热和心率加快,提示肌间隔高压,应及时作深筋膜切开减压。术中、术后常规应用抗生素预防感染,每隔 24～48 小时观察创面,一旦发现感染,应早期引流,清除坏死组织。

第三节　动脉疾病

动脉的器质性疾病(炎症、狭窄或闭塞),或功能性疾病(动脉痉挛),都将引起缺血性临床表现,病程呈进展性,后果严重。动脉扩张则形成动脉瘤。

一、动脉硬化性闭塞症

动脉硬化性闭塞症(arteriosclerosis obliterans,ASO)是全身性疾患,发生在大、中动脉,涉及腹主动脉及其远侧主干动脉时,引起下肢慢性缺血。男性多见,发病年龄多在 45 岁以上,发生率有增高趋势。往往同时伴有其他部位的动脉硬化性病变。

【病因和病理】 病因尚不完全清楚。高脂血症、高血压、吸烟、糖尿病、肥胖等是高危因素。发病机制主要有以下几种学说:①内膜损伤及平滑肌细胞增殖,细胞生长因子释放,导致内膜增厚及细胞外基质和脂质积聚;②动脉壁脂代谢紊乱,脂质浸润并在动脉壁积聚;③血流冲击在动脉分叉部位造成的剪力,或某些特殊的解剖部位(如股动脉的内收肌管裂口处),可对动脉壁造成慢性机械性损伤。主要病理表现为内膜出现粥样硬化斑块,中膜变性或钙化,腔内有继发血栓形成,最终使管腔狭窄,甚至完全闭塞。血栓或斑块脱落,可造成远侧动脉栓塞。根据病变范围可分为三型:主-髂动脉型、主-髂-股动脉型,以及累及主-髂动脉及其远侧动脉的多节段型,部分病例可伴有腹主动脉瘤。病肢发生缺血性改变,严重时可引起肢端坏死。

【临床表现】 症状的轻重与病程进展、动脉狭窄及侧支代偿的程度相关。早期症状为病肢冷感、苍白,进而出现间歇性跛行。病变局限在主-髂动脉者,疼痛在臀、髋和股部,可伴有阳痿;累及股-腘动脉时,疼痛在小腿肌群。后期,病肢皮温明显降低、色泽苍白或发绀,出现静息痛,肢体远端缺血性坏疽或溃疡。早期慢性缺血引起皮肤及其附件的营养性改变、感觉异常及肌萎缩。病肢的股、腘、胫后及足背动脉搏动减弱或不能扪及。

【检查】 鉴于本症为全身性疾病,应作详细检查,包括血脂测定,心、脑、肾、肺等脏器的功能与血管的检查及眼底检查。下列检查有助于诊断及判断病情。

1. 一般检查　四肢和颈部动脉触诊及听诊,记录间歇性跛行时间与距离,对比测定双侧肢体对应部位皮温差异,肢体抬高试验(Burger 试验)。

2. 特殊检查

(1)超声多普勒:应用多普勒听诊器,根据动脉音的强弱判断血流强弱。超声多普勒血流仪记录动脉血流波形,正常呈三相波,波峰低平或呈直线状,表示动脉血流减少或已闭塞。对比同一肢体不同节段或双侧肢体同一平面的动脉压,如差异超过 20～30mmHg,提示压力降低侧存在动脉阻塞性改变。计算踝/肱指数(ABI,踝部动脉压与同侧肱动脉压比值),正常值为 0.9～1.3,<0.9 提示动脉缺血,<0.4 提示严重缺血。此检查还可显示管壁厚度、狭窄程度、有无附壁血栓及测定流速。

(2)X 线平片与动脉造影:平片可见病变段动脉有不规则钙化影,而动脉造影、DSA、MRA 与 CTA

等,能显示动脉狭窄或闭塞的部位、范围、侧支及阻塞远侧动脉主干的情况,以确定诊断,指导治疗。

【诊断与分期】　年龄>45 岁,出现肢体慢性缺血的临床表现,均应考虑本病。结合前述检查的阳性结果,尤其是大、中动脉为主的狭窄或闭塞,诊断即可确立。病情严重程度,可按 Fontaine 法分为四期。

Ⅰ期:病肢无明显临床症状,或仅有麻木、发凉自觉症状,检查发现病肢皮肤温度较低,色泽较苍白,足背和(或)胫后动脉搏动减弱;踝/肱指数<0.9。但是,病肢已有局限性动脉狭窄病变。

Ⅱ期:以间歇性跛行为主要症状。根据最大间跛距离分为:Ⅱa,>200m;Ⅱb,<200m。病肢皮温降低、苍白更明显,可伴有皮肤干燥、脱屑、趾(指)甲变形、小腿肌萎缩。足背和(或)胫后动脉搏动消失。下肢动脉狭窄的程度与范围较Ⅰ期严重,肢体依靠侧支代偿而保持存活。

Ⅲ期:以静息痛为主要症状。疼痛剧烈且持续,夜间更甚,迫使病人辗转或屈膝护足而坐,或借助肢体下垂以求减轻疼痛。除Ⅱ期所有症状加重外,趾(指)腹色泽暗红,可伴有肢体远侧水肿。动脉狭窄广泛、严重,侧支循环已不能代偿静息时的血供,组织濒临坏死。

Ⅳ期:症状继续加重,病肢除静息痛外,出现趾(指)端发黑、干瘪、坏疽或缺血性溃疡。如果继发感染,干性坏疽转为湿性坏疽,出现发热、烦躁等全身毒血症状。病变动脉完全闭塞,踝/肱指数<0.4。侧支循环所提供的血流,已不能维持组织存活。

本病除了需排除非血管疾病如腰椎管狭窄、椎间盘脱出,坐骨神经痛,多发性神经炎及下肢骨关节疾病等引起的下肢疼痛或跛行外,尚应与下列动脉疾病作鉴别:①血栓闭塞性脉管炎:多见于青壮年,主要为肢体中、小动脉的节段性闭塞,往往有游走性浅静脉炎病史,不常伴有冠心病、高血压、高脂血症与糖尿病。②多发性大动脉炎:多见于青年女性,主要累及主动脉及其分支起始部位,活动期常见红细胞沉降率增高及免疫检测异常。③糖尿病足:以糖尿病及其多脏器血管并发症同时存在为特点,除了因糖尿病动脉硬化引起肢体缺血临床表现外,由感觉神经病变引起肢体疼痛、冷热及振动感觉异常或丧失,运动神经病变引起足部肌无力、萎缩及足畸形,交感神经病变引起足部皮肤潮红、皮温升高与灼热痛。感染后引起糖尿病足溃疡或坏疽,多见于趾腹、足跟及足的负重部位,溃疡常向深部组织(肌腱、骨骼)潜行发展。

【治疗】

1. 非手术治疗　主要目的为降低血脂,稳定动脉斑块,改善高凝状态,扩张血管与促进侧支循环。方法:控制体重、禁烟,适量锻炼。应用抗血小板聚集及扩张血管药物,如阿司匹林、双嘧达莫(潘生丁)、前列腺素 E_1。高压氧舱治疗可提高血氧量和肢体的血氧弥散,改善组织缺氧状况。出现继发血栓形成时,可先溶栓治疗,待进一步检查后决定后续治疗方案。

2. 手术治疗　目的在于通过手术或血管腔内治疗方法,重建动脉通路。

(1) 经皮腔内血管成形术(percutaneous transluminal angioplasty,PTA):可经皮穿刺插入球囊导管至动脉狭窄段,以适当压力使球囊膨胀,扩大病变管腔,恢复血流。结合支架的应用,可以提高远期通畅率。应用腔内治疗处理髂动脉的狭窄、闭塞性病变,疗效肯定。目前也用于治疗股动脉及其远侧动脉单个甚至多处狭窄或闭塞,大部分病例可取得挽救肢体的近期效果,远期疗效尚待观察、验证。

(2) 内膜剥脱术:剥除病变段动脉增厚的内膜、粥样斑块及继发血栓,主要适用于短段的髂-股动脉闭塞病变者。

(3) 旁路转流术:采用自体静脉或人工血管,于闭塞段近、远端之间作搭桥转流。主-髂动脉闭塞,可采用主-髂或股动脉旁路术。对全身情况不良者,则可采用较为安全的解剖外旁路术,如腋-股动脉旁路术。如果病侧髂动脉闭塞,对侧髂动脉通畅时,可作双侧股动脉旁路术。股-腘动脉闭塞者,可用自体大隐静脉或人工血管作股-腘(胫)动脉旁路术,远端吻合口可以作在膝上腘动脉、膝下腘动脉或胫-腓动脉,或在踝部胫前、后动脉,应根据动脉造影提供的依据作选择。施行旁路转流术时,应具备通畅的动脉流入道和流出道,吻合口应足够大,尽可能远离动脉粥样硬化病灶。局限的粥样硬化斑块,可先行内膜剥脱术,为完成吻合创造条件。

(4)腰交感神经节切除术:先施行腰交感神经阻滞试验,如阻滞后皮肤温度升高超过 1～2℃者,提示痉挛因素超过闭塞因素,可考虑施行同侧 2、3、4 腰交感神经节和神经链切除术,解除血管痉挛和促进侧支循环形成。近期效果满意,适用于早期病例,或作为旁路转流术的辅助手术。

(5)大网膜移植术:动脉广泛性闭塞,不适宜作旁路转流术时,可试用带血管蒂大网膜,或整片取下大网膜后裁剪延长,将胃网膜右动、静脉分别与股动脉和大隐静脉作吻合,经皮下隧道拉至小腿与深筋膜固定,借建立侧支循环为缺血组织提供血运。

3. 创面处理　干性坏疽创面,应予消毒包扎,预防继发感染。感染创面可作湿敷处理。组织坏死界限明确者,或严重感染引起毒血症的,需作截肢(趾、指)术。合理选用抗生素。

二、血栓闭塞性脉管炎

血栓闭塞性脉管炎(thromboangitis obliterans,TAO)又称 Buerger 病,是血管的炎性、节段性和反复发作的慢性闭塞性疾病。多侵袭四肢中、小动静脉,以下肢多见,好发于男性青壮年。

【病因和病理】确切病因尚未明确,相关因素可归纳为两方面:①外来因素,主要有吸烟,寒冷与潮湿的生活环境,慢性损伤和感染;②内在因素,自身免疫功能紊乱,性激素和前列腺素失调以及遗传因素。其中,主动或被动吸烟是本病发生和发展的重要因素。烟碱能使血管收缩,烟草浸出液可致实验动物动脉发生炎性病变。在病人的血清中有抗核抗体存在,罹患动脉中发现免疫球蛋白(IgM,IgG,IgA)及 C3 复合物,提示免疫功能紊乱与本病的发生发展相关。

本病的病理过程有如下特征:①通常始于动脉,然后累及静脉,由远端向近端进展,呈节段性分布,两段之间血管比较正常。②活动期为受累动静脉管壁全层非化脓性炎症,有内皮细胞和成纤维细胞增生;淋巴细胞浸润,中性粒细胞浸润较少,偶见巨细胞;管腔被血栓堵塞。③后期,炎症消退,血栓机化,新生毛细血管形成。动脉周围广泛纤维组织形成,常包埋静脉和神经。④虽有侧支循环逐渐建立,但不足以代偿,因而神经、肌和骨骼等均可出现缺血性改变。

【临床表现】本病起病隐匿,进展缓慢,多次发作后症状逐渐明显和加重。主要临床表现:①病肢怕冷,皮肤温度降低,苍白或发绀。②病肢感觉异常及疼痛,早期起因于血管壁炎症刺激末梢神经,后因动脉阻塞造成缺血性疼痛,即间歇性跛行或静息痛。③长期慢性缺血导致组织营养障碍改变。严重缺血者,病肢末端出现缺血性溃疡或坏疽。④病肢的远侧动脉搏动减弱或消失。⑤发病前或发病过程中出现复发性游走性浅静脉炎。

【检查和诊断】临床诊断要点:①大多数病人为青壮年男性,多数有吸烟嗜好;②病肢有不同程度的缺血性症状;③有游走性浅静脉炎病史;④病肢足背动脉或胫后动脉搏动减弱或消失;⑤一般无高血压、高脂血症、糖尿病等易致动脉硬化的因素。

动脉硬化闭塞症的一般检查和特殊检查均适用于本病。动脉造影可以明确病肢动脉阻塞的部位,程度,范围及侧支循环建立情况。病肢中、小动脉多节段狭窄或闭塞是本病的典型 X 线征象。最常累及小腿的 3 支主干动脉(胫前、胫后及腓动脉),或其中 1～2 支,后期可以波及腘动脉和股动脉。动脉滋养血管显影,形如细弹簧状,沿闭塞动脉延伸,是重要的侧支动脉,也是本病的特殊征象。

血管闭塞性脉管炎的临床分期与动脉硬化性闭塞症相同,两者的鉴别诊断要点见表 45-1。同样需与非血管疾病引起的下肢疼痛及其他动脉疾病作鉴别诊断。

【预防和治疗】处理原则应该着重于防止病变进展,改善和增进下肢血液循环。

1. 一般疗法　严格戒烟、防止受冷、受潮和外伤,但不应使用热疗,以免组织需氧量增加而加重症状。疼痛严重者,可用止痛剂及镇静剂,慎用易成瘾的药物。病肢应进行适度锻炼,以利促使侧支循环建立。

2. 非手术治疗　除了选用抗血小板聚集与扩张血管药物、高压氧舱治疗外,可根据中医辨证论治原则予以治疗。

表 45-1　动脉硬化性闭塞症与血栓闭塞性脉管炎的鉴别

	动脉硬化性闭塞症	血栓闭塞性脉管炎
发病年龄	多见于>45 岁	青壮年多见
血栓性浅静脉炎	无	常见
高血压、冠心病、高脂血症、糖尿病	常见	常无
受累血管	大、中动脉	中、小动静脉
其他部位动脉病变	常见	无
受累动脉钙化	可见	无
动脉造影	广泛性不规则狭窄和节段性闭塞，硬化动脉扩张、扭曲	节段性闭塞，病变近、远侧血管壁光滑

3. 手术治疗　目的是重建动脉血流通道，增加肢体血供，改善缺血引起的后果。在闭塞动脉的近侧和远侧仍有通畅的动脉时，可施行旁路转流术。例如仅腘动脉阻塞，可作股-胫动脉旁路转流术；小腿主干动脉阻塞，而远侧尚有开放的管腔时，可选择股、腘-远端胫（腓）动脉旁路转流术。鉴于血栓闭塞性脉管炎主要累及中、小动脉，不能施行上述手术时，尚可选用腰交感神经节切除术或大网膜移植术、动静脉转流术，或腔内血管成形术（PTA），对部分病人有一定疗效。

已有肢体远端缺血性溃疡或坏疽时，应积极处理创面，选用有效抗生素治疗。组织已发生不可逆坏死时，应考虑不同平面的截肢术。

三、动脉栓塞

动脉栓塞（arterial embolism）是指动脉腔被进入血管内的栓子（血栓、空气、脂肪、癌栓及其他异物）堵塞，造成血流阻塞，引起急性缺血的临床表现。特点是起病急骤，症状明显，进展迅速，后果严重，需积极处理。

【病因和病理】栓子的主要来源如下：①心源性，如风湿性心脏病、冠状动脉硬化性心脏病及细菌性心内膜炎时，心室壁或人工心脏瓣膜上的血栓脱落等。②血管源性，如动脉瘤或人工血管腔内的血栓脱落；动脉粥样斑块脱落。③医源性，动脉穿刺插管导管折断成异物，或内膜撕裂继发血栓形成并脱落等。其中以心源性为最常见。栓子可随血流冲入脑部、内脏和肢体动脉，一般停留在动脉分叉处。主要病理变化：早期动脉痉挛，以后发生内皮细胞变性，动脉壁退行性变；动脉腔内继发血栓形成；严重缺血 6～12 小时后，组织可以发生坏死，肌及神经功能丧失。

【临床表现】急性动脉栓塞的临床表现，可以概括为 5P，即疼痛（pain）、感觉异常（paresthesia）、麻痹（paralysis）、无脉（pulselessness）和苍白（pallor）。

1. 疼痛　往往是最早出现的症状，由栓塞部位动脉痉挛和近端动脉内压突然升高引起疼痛。起于阻塞平面处，以后延及远侧，并演变为持续性。轻微的体位改变或被动活动均可致剧烈疼痛，故病肢常处于轻度屈曲的强迫体位。

2. 皮肤色泽和温度改变　由于动脉供血障碍，皮下静脉丛血液排空，因而皮肤呈苍白色。如果皮下静脉丛的某些部位积聚少量血液，则有散在的小岛状紫斑。栓塞远侧肢体的皮肤温度降低并有冰冷感觉。用手指自趾（指）端向近侧顺序检查，常可扪到骤然改变的变温带，其平面约比栓塞平面低一手宽，具有定位诊断意义（图 45-1）。

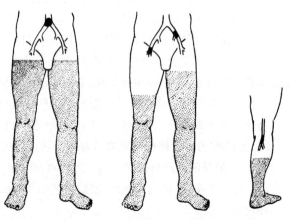

图 45-1　不同位置栓塞后皮肤温度的改变
阴影代表皮肤温度降低区，都较实际栓塞部位低

3. 动脉搏动减弱或消失　由于栓塞及动脉痉挛,导致栓塞平面远侧的动脉搏动明显减弱,以至消失;栓塞的近侧,因血流受阻,动脉搏动反而更为强烈。

4. 感觉和运动障碍　由于周围神经缺血,引起栓塞平面远侧肢体皮肤感觉异常、麻木甚至丧失。然后可以出现深感觉丧失,运动功能障碍以及不同程度的足或腕下垂。

5. 动脉栓塞的全身影响　栓塞动脉的管腔愈大,全身反应也愈重。伴有心脏病者,如果心脏功能不能代偿动脉栓塞后血流动力学的变化,则可出现血压下降、休克和左心衰竭,甚至造成死亡。栓塞发生后,受累肢体可发生组织缺血坏死,引起严重的代谢障碍,表现为高钾血症、肌红蛋白尿和代谢性酸中毒,最终导致肾衰竭。

【检查和诊断】凡有心脏病史伴有心房纤维颤动或前述发病原因者,突然出现 5P 征象,即可作出临床诊断。下列检查可为确定诊断提供客观依据:①皮肤测温试验:能明确变温带的平面;②超声多普勒:探测肢体主干动脉搏动突然消失的部位,可对栓塞平面作出诊断;③动脉造影和 CTA:能了解栓塞部位,远侧动脉是否通畅,侧支循环状况,有否继发性血栓形成等情况(图 45-2)。

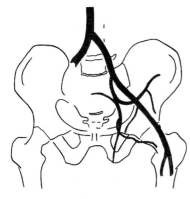

图 45-2　右髂总动脉栓塞

造影剂在栓塞近端骤然中断,终止处在栓子近侧稍有充盈,形似圆顶状

在确定诊断的同时,还应针对引起动脉栓塞的病因作相应的检查,如心电图、心脏 X 线、生化和酶学检查等,以利于制订全身治疗的方案。

【治疗】由于病程进展快,后果严重,诊断明确后,必须采取积极的有效治疗措施。

1. 非手术治疗　由于病人常伴有严重的心血管疾病,因此,即使要施行急症取栓术,亦应重视手术前后处理,以利改善全身情况,减少手术危险性。针对动脉栓塞的非手术疗法适用于:①小动脉栓塞,如胫腓干远端或肱动脉远端的动脉栓塞;②全身情况不能耐受手术者;③肢体已出现明显的坏死征象,手术已不能挽救肢体;④栓塞时间较长,或有良好的侧支建立可以维持肢体的存活者。常用药物有:纤溶、抗凝及扩血管药物。尿激酶等纤溶药物,可经外周静脉或栓塞动脉近端穿刺注射以及经动脉内导管利用输液泵持续给药等三种方法。抗凝治疗可以防止继发血栓蔓延,初以全身肝素化 3~5 天,然后用香豆素类衍化物维持 3~6 个月。治疗期间必须严密观察病人的凝血功能,及时调整用药剂量或中止治疗,防止发生重要脏器出血性并发症。

2. 手术治疗　凡诊断明确,尤其是大、中动脉栓塞,如果病人全身情况允许,应尽早施行切开动脉直接取栓;或利用 Fogarty 球囊导管取栓,不仅简化操作,缩短手术时间,而且创伤小,只要备有球囊导管都应采用该法。术后,应严密观察肢体的血供情况,继续治疗相关的内科疾病。尤其应重视肌病肾病性代谢综合征的防治:高血钾、酸中毒、肌红蛋白尿以及少尿、无尿,是急性肾功能损害表现,若不及时处理,将致不可逆性肾功能损害。术后如病肢出现肿胀,肌组织僵硬、疼痛,并致已恢复血供的远端肢体再缺血时,应及时作肌筋膜间隔切开术;肌组织已有广泛坏死者,需作截肢术。

四、多发性大动脉炎

多发性大动脉炎(Takayasu's arteritis)又称 Takayasu 病、无脉症,是主动脉及其分支的慢性、多发性、非特异性炎症,造成罹患动脉狭窄或闭塞。本病好发于青年,尤以女性多见。

【病因和病理】确切病因尚未明确,可能与下列因素有关:①自身免疫反应:发病初期常有低热,四肢关节及肌肉疼痛,伴有血沉、黏蛋白、γ 球蛋白以及 IgG、IgM 测定值增高,血清中抗主动脉抗体和类风湿因子阳性。可能是感染(如链球菌、结核杆菌、立克次体等)激发了大动脉壁内的抗原,产生抗大动脉抗体,形成免疫复合物沉积于大动脉壁,并发生非特异性炎症。②雌激素的水平过高:本病多见于青年女性,长期应用雌激素后,动脉壁的损害与大动脉炎相似。③遗传因素:已有报告证实:近亲

（母女、姐妹）先后发病,提示本病与某些显性遗传因子相关。主要的病理改变为动脉壁全层炎性反应,呈节段性分布。早期的病理改变为动脉外膜和动脉周围炎;浆细胞及淋巴细胞浸润,肌层及弹性纤维破坏,伴有纤维组织增生,内膜水肿、增生、肉芽肿形成。最后导致动脉壁纤维化,管腔不规则狭窄及继发血栓形成,甚至完全闭塞。

【临床表现】疾病的早期或活动期,常有低热、乏力、肌肉或关节疼痛、病变血管疼痛以及结节红斑等症状,伴有免疫检测指标异常。当病程进入稳定期,病变动脉形成狭窄或阻塞时,即出现特殊的临床表现。根据动脉病变的部位不同,可分为下列4种类型。

1. 头臂型　病变在主动脉弓,可累及一支或几支主动脉弓分支,主要临床表现为:①脑部缺血:一过性黑矇、头晕,严重时可出现失语、抽搐,甚至偏瘫;②眼部缺血:视力模糊、偏盲;③基底动脉缺血:眩晕、耳鸣、吞咽困难、共济失调,或昏睡、意识障碍等;④上肢缺血:病肢无力、麻木,肱动脉和桡动脉搏动微弱或不能扪及,病侧上肢血压下降以至不能测出,故有"无脉症"之称。在锁骨上下区以及颈侧部可闻及粗糙的收缩期杂音。在锁骨下动脉闭塞而椎动脉通畅的情况下,当上肢活动时,可因椎动脉血流逆向供应上肢而出现脑缺血症状,即"窃血综合征"。

2. 胸、腹主动脉型　病变在左锁骨下动脉远端的降主动脉及腹主动脉,呈长段或局限性狭窄或闭塞,以躯干上半身和下半身动脉血压分离为主要特点。在上半身出现高血压,因而有头晕、头胀、头痛和心悸等症状;下半身则因缺血而呈低血压,下肢发凉、无力、间歇性跛行。累及内脏动脉时,出现相应脏器的缺血症状。当肾动脉受累时,以持续性高血压为主要临床症状。

3. 混合型　兼有头臂型与胸腹主动脉型的动脉病变,并出现相应的临床症状。

4. 肺动脉型　部分病人,可同时累及单侧或双侧肺动脉。一般仅在体检时发现肺动脉区收缩期杂音,重者可有活动后气急,阵发性干咳及咯血。

【检查和诊断】年轻病人尤其是女性,曾有低热、乏力、关节酸痛病史,出现下列临床表现之一者即可作出临床诊断:①一侧或双侧上肢无力,肱动脉和桡动脉搏动减弱或消失,上肢血压明显降低或不能测出,而下肢血压和动脉搏动正常;②一侧或双侧颈动脉搏动减弱或消失,伴有一过性脑缺血症状,颈动脉部位闻及血管杂音;③股动脉及其远侧的动脉搏动减弱,上腹部闻及血管杂音;④持续性高血压,在上腹部或背部闻及血管杂音。

辅助检查:①在多发性大动脉炎的活动期,往往有红细胞计数减少,白细胞计数增高,血沉增速以及多项免疫功能检测异常。②超声多普勒,可以检查动脉狭窄的部位和程度,以及流量和流速。③动脉造影,能确定动脉病变的部位、范围、程度和类型,显示侧支建立情况,是术前必不可少的检查。④动脉病变涉及相关脏器时,应作有关的特殊检查,例如:心电图及心脏超声检查;脑血流图或颅脑CT;放射性核素肾图及肾素活性测定;眼底血管检查;放射性核素肺扫描等。

【治疗】疾病的早期或活动期,服用肾上腺皮质激素类药物及免疫抑制剂,可控制炎症,缓解症状。但在停药后,症状易复发。伴有动脉缺血症状者,可服用扩张血管药物;或服用双嘧达莫、肠溶阿司匹林,以降低血小板粘聚,防止继发血栓形成和蔓延。如病变动脉已有明显狭窄或闭塞,出现典型的脑缺血、肢体血供不足以及重度高血压等症状时,应作手术治疗。手术时机应选在大动脉炎活动期已被控制,器官功能尚未丧失前施行。

手术治疗的主要方法为旁路转流术。一侧锁骨下动脉闭塞时可选择同侧颈总动脉-锁骨下动脉旁路转流术,或腋动脉（健侧）-腋动脉（病侧）旁路转流术。同侧颈总动脉和锁骨下动脉闭塞时,可选择锁骨下动脉（健侧）-锁骨下动脉（病侧）-颈动脉（病侧）旁路转流术。主动脉弓及其分支多发性病变时,可作升主动脉-颈动脉-锁骨下动脉旁路转流术。主动脉短段狭窄,可行病变段主动脉切除,人工血管替代术;在长段病变时,应选择主动脉旁路转流术。肾动脉狭窄病例,可行肾动脉狭窄段切除重建术,或腹主动脉-肾动脉旁路转流术;动脉病变广泛者,可行自体肾移植术。合适的病例可行球囊导管和（或）支架成形术治疗。

五、雷诺综合征

雷诺综合征(Raynaud's syndrome)是指小动脉阵发性痉挛,受累部位程序性出现苍白及发冷、青紫及疼痛、潮红后复原的典型症状。常于寒冷刺激或情绪波动时发病。

【病因和病理】通常将单纯由血管痉挛引起,无潜在疾病的称为雷诺病,病程往往稳定;血管痉挛伴随其他系统疾病的称为雷诺现象,病程较为严重,可以发生指(趾)端坏疽,两者统称为雷诺综合征。发病的确切原因虽未完全明确,但与下列因素有关:寒冷刺激、情绪波动、精神紧张、感染、疲劳等。由于多见于女性,而且病情常在月经期加重,因此可能与性腺功能有关。病人常呈交感神经功能亢奋状态,应用交感神经阻滞剂可以缓解症状,因此本征与交感神经功能紊乱有关。病人家族中可有类似发病,提示与遗传因素相关。血清免疫检测多有阳性发现,提示与免疫功能异常有关。病理改变与病期有关:早期因动脉痉挛造成远端组织暂时性缺血;后期出现动脉内膜增厚,弹性纤维断裂以及管腔狭窄和血流量减少。如有继发血栓形成致管腔闭塞时,出现营养障碍性改变,指(趾)端溃疡甚至坏死。

【临床表现】多见于青壮年女性;好发于手指,常为双侧性,偶可累及趾、面颊及外耳。典型症状是顺序出现苍白、青紫和潮红。由于动脉强烈痉挛,以致毛细血管灌注暂时停止而出现苍白。而后,可能因缺氧和代谢产物的积聚,使小静脉和毛细血管扩张,小动脉痉挛略为缓解,少量血液流入毛细血管,但仍处于缺氧状态而出现青紫。潮红则是反应性充血,即流入毛细血管的血量暂时性增多所致。在疾病的早期,多在寒冷季节发病,一次发作的延续时间为数分钟至几十分钟。随着病情进展,不仅发作频繁,症状持续时间延长,即使在气温较高的季节遇冷刺激也可发病,甚至在受到冷风吹拂或用自来水洗手,就可引起症状发作。发作时,往往伴有极不舒适的麻木,但很少剧痛;间歇期,除手指皮温稍低外,无其他症状。指(趾)端溃疡少见,桡动脉(或足背动脉)搏动正常。

【检查和诊断】根据发作时的典型症状即可作出诊断。必要时可作冷激发试验:手浸泡于冰水20秒后测定手指皮温,显示复温时间延长(正常约15分钟左右)。此外,尚应根据病史提供的相关疾病,进行相应的临床和实验室检查,以利作出病因诊断,指导临床正确治疗。

【治疗】保暖措施可预防或减少发作;吸烟者应戒烟。药物治疗方面,首选能够削弱交感神经肌肉接触传导类药物,如胍乙啶,可与酚苄明(氧苯苄胺)合用,也可用利血平作肱动脉直接注射(0.5mg溶于2~5ml等渗盐水中)。尚可应用前列腺素 E_1(PGE$_1$),具有扩张血管并抑制血小板聚集的作用。有自身免疫性疾病或其他系统性疾病,应同时进行治疗。大多数病人经药物治疗后症状缓解或停止发展。长期内科治疗无效的病人,可考虑行交感神经末梢切除术,即将指动脉周围的交感神经纤维连同外膜一并去除一小段,近期效果较好。

六、周围动脉瘤

周围动脉瘤(peripheral arterial aneurysm)通常指主动脉以外的动脉区域发生的局限性异常扩张,可发生于四肢动脉、颈动脉及锁骨下动脉等处,以股动脉瘤和腘动脉瘤最为常见,约占周围动脉瘤的90%。有三类:①真性动脉瘤;②假性动脉瘤;③夹层动脉瘤(图45-3)。

【病因】周围动脉瘤病因复杂,动脉粥样硬化是真性动脉瘤的最常见原因,损伤、感染、炎症引起的动脉瘤以假性动脉瘤居多。

1. **动脉粥样硬化**　多发于50岁以上的老年人群,常伴有高血压、冠状动脉硬化性心脏病及其他部位动脉硬化,可为多发性动脉瘤。

2. **损伤**　锐性损伤如刀刺伤,钝性损伤可以是挫伤、骨折缘损伤,长期拄拐杖反复摩擦挤压腋部也可导致腋动脉瘤,长期吸毒者反复动脉穿刺注射。此外,医源性损伤如因开展介入技术而行动脉穿刺、插管,动脉吻合口等,为假性动脉瘤。

3. **感染**　结核、细菌性心内膜炎或脓毒症时,细菌可经血液循环侵袭动脉管壁,形成滋养血管或

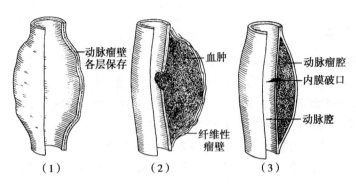

图45-3　动脉瘤分类
（1）真性动脉瘤　（2）假性动脉瘤　（3）夹层动脉瘤

血管壁小脓肿,导致动脉壁溃破形成感染性动脉瘤;梅毒螺旋体侵袭动脉壁发生动脉炎使肌层胶原纤维和弹力纤维变性后囊性或梭形动脉瘤,多为假性动脉瘤,易破裂。

4. 动脉炎性疾病　大动脉炎、川崎病、白塞综合征等动脉非细菌性炎性疾病常累及青年人动脉系统形成动脉瘤。有多发趋势,炎症活动期易破裂出血。

5. 先天性动脉中层缺陷　如马方综合征(Marfan syndrom)及Ehlers-Danlos综合征,常见于青年人。前者与胶原代谢缺陷有关,并伴有躯体多种畸形,如蜘蛛状细长指(趾)、胸廓畸形和晶状体半脱位等;后者与胶原形成异常有关,伴有组织脆性增加而易于断裂,关节过伸及皮肤十分松弛等。

【临床表现】有以下五个方面。

1. 搏动性肿块和杂音　是动脉瘤最典型的临床表现。肿块表面光滑,触诊时具有膨胀性而非传导性搏动,且与心脏搏动一致,可伴有震颤和收缩期杂音。当压迫阻断近端动脉时,肿物可缩小,搏动、震颤及杂音均可明显减轻或消失。

2. 压迫症状　由动脉瘤压迫周围神经和静脉以及邻近器官出现相应症状。颈动脉瘤压迫喉返神经可引起一侧声带麻痹,出现声音嘶哑;压迫颈交感神经可出现霍纳综合征(Horner's syndrome);压迫气管可引起呼吸困难;压迫食管引起吞咽困难等。锁骨下动脉瘤压迫臂丛可引起上肢感觉异常和运动障碍;压迫静脉可引起上肢肿胀。股动脉瘤压迫股神经时可出现下肢的麻木和放射痛;压迫股静脉则出现下肢肿胀和浅静脉怒张。腘动脉瘤压迫神经和静脉时则出现小腿的疼痛和肿胀。

3. 远端肢体、器官缺血　瘤腔内附壁血栓或硬化斑块碎片脱落可造成远端动脉栓塞,出现动脉栓塞的相应临床表现,例如发生在颈动脉瘤时可出现一过性脑缺血、偏瘫或死亡。动脉瘤继发血栓形成时,可引起远端组织急性缺血。

4. 瘤体破裂　动脉瘤在压力作用下不断扩张增大,最终可突然破裂、出血而危及生命。如破入邻近空腔脏器,则引起相应脏器出血症状;如破入伴行静脉导致动静脉瘘。颈动脉周围组织疏松,颈动脉瘤一旦破裂造成的巨大血肿,可迅速压迫气道,后果十分严重。

5. 其他症状　如瘤体增大较快或先兆破裂,局部可有明显疼痛。感染性动脉瘤可有局部疼痛、周围组织红肿,可伴有发热、周身不适等全身症状。

【诊断与鉴别诊断】根据临床表现及体格检查,一般可做出临床诊断。瘤体小且肥胖者,不易检出而漏诊。当动脉瘤伴周围组织炎症或腔内血栓形成时,搏动不明显,切勿误诊为脓肿或良性肿瘤而行穿刺检查或切开引流术。腘动脉瘤如并发血栓形成,需与腘窝囊肿鉴别。

影像学检查有助于明确诊断,可根据情况选用超声多普勒、DSA、CT、3DCTA和MRA。

【治疗】周围动脉瘤一经确诊,应尽早治疗。方法有三类:

1. 手术治疗　原则是切除动脉瘤和动脉重建术。动脉重建包括动脉裂口修补、动脉补片移植和动脉端端吻合术等。缺损较大时可行人工血管或自体静脉移植术。如为感染性动脉瘤并伴周围组织感染,应彻底清除瘤腔内血栓等感染组织,反复清洗,人工血管或自体静脉移植时尽量在感染区域外绕行。

2. 动脉瘤腔内修复术　采用覆膜支架置入瘤体累及动脉段,隔绝动脉瘤同时恢复动脉通路。该法创伤较小,但费用较高,远期效果仍待观察,必须严格掌握适应证。

3. 开放手术和腔内修复相结合的复合手术　即以一个较小的手术先重建受动脉瘤影响的重要分支动脉血流,再采用覆膜支架隔绝瘤体及其重要分支。适用于瘤体位置深、开放手术创伤大或病人不能耐受开放手术者。这种治疗方法可减少手术创伤,降低手术风险。

七、内脏动脉瘤

内脏动脉瘤是指发生在腹主动脉内脏支的动脉瘤,以脾动脉瘤最常见(占60%),其次为肝动脉瘤(占20%)、肠系膜上动脉瘤(占4%),也可见于腹腔干动脉瘤、肾动脉瘤以及网膜动脉和肠系膜下动脉瘤。其主要威胁为瘤体突然破裂,大出血休克而死亡。

(一) 脾动脉瘤　在腹腔动脉瘤中,脾动脉瘤仅次于肾下腹主动脉瘤和髂动脉瘤,居内脏动脉瘤之首。脾动脉瘤多见于脾动脉远侧1/3及近脾门处,单发较多。呈囊状或球状扩张。

【病因】脾动脉瘤的发病与下列因素或疾病相关:①妊娠:以妊娠妇女居多,尤以多产妇常见,且易破裂,破裂率高达20%~50%。与妊娠期激素水平的变化、脾动脉壁弹力层和弹力纤维形成异常、全身血容量增加等因素有关。②门静脉高压:门静脉高压时脾脏肿大、脾动脉血流增加致脾动脉壁薄弱部位瘤样扩大。③胰腺炎:急慢性胰腺炎的胰液自身消化或局部压迫,可诱发假性脾动脉瘤的形成。④损伤:胰腺癌、胃癌、腹膜后肿瘤及淋巴结清除等腹部外科大手术,可直接损伤脾动脉,形成脾动脉瘤。血管腔内治疗直接损伤血管壁,也是导致动脉瘤的原因。

【临床表现】脾动脉瘤的临床表现各异。未破裂时症状不典型,部分病人仅表现为上腹部不适、腹痛等,瘤体较大时可有左肩部或左背部疼痛,压迫神经丛或刺激胃后壁造成间歇性恶心、呕吐等消化道症状。动脉瘤破裂时出现突发性急性腹痛,背部或肩部放射痛以及和急性失血性休克等征象。如破入胆管或胃肠道,可引起胆道或消化道出血,破入胰管可引起胰腺炎等症状。

【诊断】①腹部X线检查:约50%~70%的脾动脉瘤严重钙化,故脾动脉瘤区可见明显的钙化。②CT:可准确地区分脾动脉以及膨大的瘤体(图45-4)。三维成像则能显出不同侧面的立体结构。③MRI:利用其血管流空效应可协助诊断脾动脉瘤,并判断门静脉以及内脏静脉内血流情况。④超声:阳性率不如CT和MRI,但可作为一种初步检测指标。⑤选择性血管造影:最常用数字减影血管造影(DSA),可具体了解瘤体的大小、形态、部位以及与周围的关系,并为腔内治疗提供参考数据。

【治疗】有手术治疗和腔内治疗2种方法。手术治疗适用于瘤体直径≥2cm,有增大趋势者,以及准备妊娠或妊娠期间发现的脾动脉瘤。手术方法有脾动脉瘤切除、脾动脉重建和脾动脉瘤连同脾切除等。腔内治疗可适用动脉栓塞术,或置入覆膜支架隔绝动脉瘤。

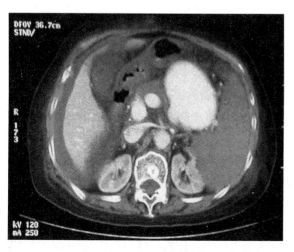

图45-4　CTA脾动脉瘤

(二) 肝动脉瘤　可分为肝内和肝外两型,以后者居多,肝内型多见于右侧肝。主要病因有创伤、感染、动脉硬化、及肝动脉先天性发育异常。经肝动脉插管化疗、造影等也可引起肝动脉瘤。胆管结石和胆总管T管引流偶可导致肝动脉瘤。瘤体较小未造成胆道阻塞者,临床症状不典型,或仅出现上腹部不适。当瘤体增大压迫胆道时,可出现发热、黄疸等症状;瘤体破裂可出现失血性休克的临床表现,破入胆道或消化道则出现胆道出血或消化道出血。结合临床表现和影像学检查,可做出正确的诊断。

　　肝外肝动脉瘤可作动脉瘤切除,亦可行动脉瘤近、远端动脉结扎术。肝内型动脉瘤可行部分肝切除或肝动脉结扎术;也可通过介入法肝动脉栓塞治疗。

　　（三）**肾动脉瘤**　肾动脉瘤可发生在肾动脉主干或其分支,有夹层动脉瘤和非夹层动脉瘤两类,后者又可分为:①囊状动脉瘤,最常见,多位于肾动脉分叉处,囊壁部分钙化,易破裂;②梭形动脉瘤,常伴有肾动脉狭窄,其远端形成梭形扩张;③肾内动脉瘤,见于肾内部多发小动脉瘤。临床表现为高血压和肾功能异常,偶有肾绞痛的发生,肾动脉瘤破裂时可出现失血性休克。结合超声、CT、MRI 检查不难诊断,选择性肾动脉造影显示更明晰。

　　治疗肾动脉瘤的主要方法是动脉瘤切除、自体血管移植或人工血管移植重建肾动脉,近年腔内修复应用较多。部分病人在动脉瘤切除后行自体肾移植术;对无法切除或血管重建者,需行肾切除手术。

　　肾动脉夹层动脉瘤的治疗原则是保留肾和保护肾功能。对原发于胸腹主动脉夹层动脉瘤者,应同时治疗原发病。一般行夹层动脉瘤切除、肾动脉重建或自体肾移植。目前已较多采用腔内修复术治疗本病。

　　（四）**腹腔干和肠系膜动脉瘤**　腹腔干和肠系膜动脉瘤较少见,其中肠系膜上动脉瘤约占内脏动脉瘤的 8%。本病大多无临床症状,也可出现肠缺血、动脉瘤压迫引起的腹部不适和腹痛,消化道出血、腹腔或后腹膜出血等。如发生消化道缺血坏死,后果严重。临床诊断较困难,常需经 CTA 或血管造影来确定诊断(图 45-5)。除了进腹行动脉瘤切除重建术外,近年来,更多采用腔内方法治疗。

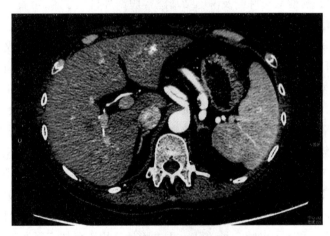

图 45-5　腹腔干动脉夹层的 CTA 显像

八、腹主动脉瘤

　　腹主动脉瘤(abdominal aortic aneurysm,AAA),当腹主动脉的直径扩张至正常直径的 1.5 倍时称之为腹主动脉瘤,是最常见的动脉扩张性疾病,一旦破裂出血可危及生命。临床上,将发生于肾动脉以上的主动脉瘤称为胸腹主动脉瘤,位于肾动脉以下者称为腹主动脉瘤,本节重点介绍腹主动脉瘤。

　　【病因】弹力纤维和胶原纤维是维持动脉弹性和扩张强度的主要成分,两者的降解、损伤,使腹主动脉壁的机械强度显著下降,致动脉壁局限性膨出成瘤。引起弹力纤维和胶原纤维损伤的因素涉及生物化学、免疫炎性反应、遗传、解剖、血流动力学等。传统的观点认为,动脉粥样硬化引起的动脉壁缺血将导致中层坏死,进而损伤弹力纤维。目前的研究则表明,具有降解弹力纤维和胶原纤维的酶类的活性增高;浸润至腹主动脉壁内的慢性炎性细胞,不但分泌这些降解酶类,而且介导了损伤性免疫反应,在部分腹主动脉瘤病人,发现与弹力蛋白和胶原蛋白代谢相关的基因变异;肾下腹主动脉壁的弹力纤维相对匮乏、自身修复能力薄弱、腹主动脉分叉段因血流返折致动脉内压扩大,都是导致腹主动脉瘤形成的重要因素。吸烟、创伤、高血压、高龄和慢性阻塞性肺疾病等,也是腹主动脉瘤的易患因素。

【临床表现】　主要有:①搏动性肿物:多数病人自觉脐周或心窝部有异常搏动感。体格检查为脐部或脐上方偏左可触及类圆形膨胀性搏动性肿物,其搏动与心跳一致,可有震颤或听到收缩期杂音;有时可有一定的横向推移度,但不能被压缩。若肿物上缘与肋弓之间能容两横指,常提示为肾下腹主动脉瘤;若无间隙,可能为肾动脉段腹主动脉瘤或胸腹主动脉瘤。②疼痛:主要为腹部、腰背部疼痛,多为胀痛或刀割样痛等。瘤体巨大可压迫、侵蚀椎体,引起神经根性疼痛。突发性剧烈腹痛为瘤体急剧扩张甚至破裂的先兆。③压迫:以胃肠道受压最为常见,表现为上腹胀满不适,食量下降;压迫肾盂、输尿管,可出现泌尿系统梗阻相关的症状;下腔静脉受压,可引起双下肢深静脉血栓形成;压迫胆管,可导致阻塞性黄疸。④栓塞:瘤腔内的血栓或粥样斑块一旦脱落,可随血流冲至远侧,造成下肢动脉栓塞,导致肢体缺血甚至坏死。⑤破裂:腹主动脉瘤破裂是本病最严重的临床问题和致死原因。主要临床表现为突发性剧烈腹痛、失血性休克及腹部存在搏动性肿物。如直接破入腹腔,迅速出现失血性休克,死亡率极高;若破入腹膜后腔间隙,虽可形成限制性血肿,但多伴有失血性休克、腰背部疼痛和皮下瘀斑,血肿一旦破入腹腔将招致死亡。

几种特殊类型的腹主动脉瘤:①炎性腹主动脉瘤:其病理改变为腹主动脉瘤壁增厚,周围炎症反应与纤维化明显且与毗邻脏器粘连。病人多并存有腹背部慢性疼痛、体重下降、血沉增快,可伴有泌尿系统或消化道梗阻的症状。②感染性腹主动脉瘤:由细菌感染引起,表现为感染中毒症状、腹痛和腹部搏动性肿物。③腹主动脉瘤-下腔静脉瘘:腹主动脉瘤破入下腔静脉形成内瘘,出现腹部搏动性肿物伴杂音与震颤,以及心力衰竭、下腔静脉系统高压等临床表现。④腹主动脉瘤-消化道瘘:主要表现为消化道出血、腹部搏动性肿物、感染。往往首先出现中小量呕血或便血,称为"先兆出血"。因血块堵塞瘘口出血暂止,血块脱落后再次出血,最终可突发喷射性大呕血而死亡。

【诊断】　根据病史和体格检查,发现脐周及左上腹膨胀性搏动性肿物,常可作出临床诊断。

辅助检查:①超声多普勒:直径3cm以上的腹主动脉瘤即可被检出,能显示瘤体大小、有无斑块及血栓,还可提供血流动力学参数。该法无创、方便、经济,可作为筛选检查。②CT:CT平扫及增强扫描能准确显示动脉瘤的形态及其与周围脏器的毗邻关系,判断有无解剖异常,发现有无伴发的其他腹内疾患。螺旋CT三维重建技术(3DCTA)能更准确地显示瘤体的三维形态特征、大小及腹主动脉主要分支受累的情况,并能精确测量瘤体各部位参数,为手术或腔内修复术提供必要参数(图45-6)。③磁共振血管成像:无需造影剂,即可清楚显示病变的部位、形状、大小等,并能提供形象逼真的影像。对于瘤体破裂形成的亚急性、慢性血肿有较高的诊断价值。④DSA:术前怀疑有腹腔内血管异常或马蹄肾者,应行DSA检查。对于胸腹主动脉瘤、多发性动脉瘤和主动脉夹层的诊断

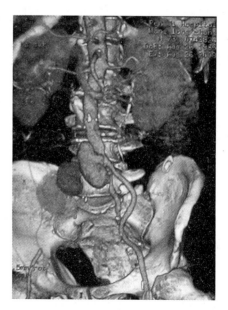

图45-6　腹主动脉瘤破裂的3DCTA图像

有重要价值。当动脉瘤腔内有大量附壁血栓时,不能显示瘤腔的真实影像。

【治疗】　腹主动脉瘤如不治疗不可能自愈,一旦破裂死亡率高达70%~90%,而择期手术死亡率已下降至5%以下,因此应早期诊断、早期治疗。外科手术仍是主要的治疗方法;对于高危病人,可采用腔内修复术。

1. 手术治疗

(1)手术适应证:①瘤体直径≥5cm者,或瘤体直径<5cm,但不对称易于破裂者;②伴有疼痛,特别是突发持续性剧烈腹痛者;③压迫胃肠道、泌尿系引起梗阻或其他症状者;④引起远端动脉栓塞者;

⑤并发感染。瘤体破裂，或与下腔静脉、肠管形成内瘘者，应急诊手术。

（2）术前准备：术前应正确评估并切实改善心、肺、脑、肝、肾功能，纠正凝血机制异常，力求围术期安全。术前一天禁食，充分补液，对于心功能正常者可于手术前12小时再补液2000ml扩充血容量，防止术中血压骤然波动。有自体血回输设备时，可在术前做好准备，对某些稀有血型者尤为有益。术前0.5~1小时给予广谱抗生素，如手术时间超过3小时或失血>1500ml，术中可再应用一次。

（3）手术方法：本节仅介绍肾下腹主动脉瘤的手术方法。

全身麻醉。首先探查动脉瘤形态、范围及双髂总动脉、髂内、外动脉。充分显露瘤体近心端即瘤颈及瘤体，游离双侧髂总动脉，全身肝素化后，如果髂总动脉无病变应先加以阻断，以防止瘤腔内血栓、斑块脱落引起肢体远端动脉栓塞，然后阻断瘤颈。动脉瘤前壁偏右侧纵行切开，在瘤颈部做保留后壁的横行切开，形成T字形切口，清除瘤腔内血栓与粥样斑块，逐一缝扎腰动脉。选择直径为16~22mm的ePTFE人工血管，如髂总动脉未受累，可选用直筒形人工血管；否则，应选用Y形人工血管，分别与瘤体近远端的正常动脉壁吻合完成血管重建。在完成缝合前，务必驱除腔内气体和残存的血块或碎屑。吻合完成后缓慢放松阻断钳，以防发生"松钳性低血压"。用残留的动脉瘤壁包裹人工血管。缝闭后腹膜，逐层关腹。

（4）手术并发症：除了心肺功能不全、急性肾衰竭和多器官功能不全等全身并发症外，可能出现：凝血功能障碍或吻合口渗漏可引起腹腔内出血，下肢血栓或栓塞可引起肢体缺血、坏死。结扎肠系膜下动脉有时引起乙状结肠缺血、坏死。此外，可发生人工血管感染、吻合口假性动脉瘤等。因动脉瘤累及双侧髂内动脉而无法保留时，可引起臀肌、直肠缺血及性功能障碍。

2. **腔内修复术**（endovascular therapy）　DSA监测下，经双侧股总动脉入路，经特制的导入系统将覆膜支架送入腹主动脉，按术前设定的精确定位放至瘤腔内，利用金属支架的自膨性和植入物头端的钩状附件，使支架固定于动脉瘤近远端的动脉壁。利用具有人工血管覆膜的支架在瘤腔内重建新的血流通道，隔绝了腹主动脉高压血流对瘤壁的冲击。同时瘤壁与覆膜支架之间血液继发血栓及机化，从而达到防止动脉瘤增大与破裂的目的。

腔内修复术创伤较小，使许多不能耐受传统手术的高危病人获得了救治机会。但该法受瘤体解剖学条件限制，严重肾功能不全、造影剂过敏者无法应用，也可有内漏等严重并发症。置入的覆膜支架的形态、结构、位置及重塑等远期变化，尚待进一步观察研究。

第四节　静　脉　疾　病

静脉疾病比动脉疾病更为常见，好发于下肢。主要分为两类：下肢静脉逆流性疾病，如下肢慢性静脉功能不全，包括原发性下肢静脉曲张和原发性下肢深静脉瓣膜功能不全；下肢静脉回流障碍性疾病，如下肢深静脉血栓形成。静脉的解剖与血流动力学在静脉疾病的发病机制中起重要作用。

一、解剖结构与血流动力学

【下肢静脉解剖】下肢静脉由浅静脉、深静脉、交通静脉和小腿肌静脉组成。①浅静脉：有大、小隐静脉两条主干。小隐静脉起自足背静脉网的外侧，自外踝后方上行，逐渐转至小腿屈侧中线并穿入深筋膜，注入腘静脉，可有一上行支注入大隐静脉。大隐静脉是人体最长的静脉，起自足背静脉网的内侧，经内踝前方沿小腿和大腿内侧上行，在腹股沟韧带下穿过卵圆窝注入股总静脉。大隐静脉在膝平面下，分别由前外侧和后内侧分支与小隐静脉交通；于注入股总静脉前，主要有五个分支：阴部外静脉、腹壁浅静脉、旋髂浅静脉、股外侧静脉和股内侧静脉（图45-7）。②深静脉：小腿深静脉由胫前、胫后和腓静脉组成。胫后静脉与腓静脉汇合成一短段的胫腓干，后者与胫前静脉组成腘静脉，经腘窝进入内收肌管裂孔上行为股浅静脉，至小粗隆平面，与股深静脉汇合为股总静脉，于腹股沟韧带下缘移行为髂外静脉（图45-8）。③交通静脉：穿过深筋膜连接深、浅静脉。小腿内侧的交通静脉，多数位于距足底(13±1)cm,(18±1)cm 和(24±1)cm 处;小腿外侧的交通静脉大多位于小腿中段(图45-9)。大腿内侧的交通静脉大多位于中、下 1/3。④小腿肌静脉:有腓肠肌静脉和比目鱼肌静脉,直接汇入深静脉。

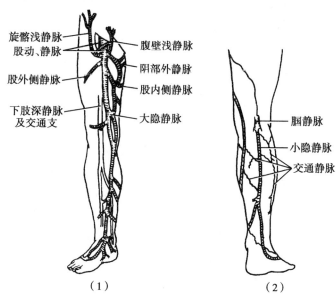

图 45-7　下肢浅静脉
(1)大隐静脉及其分支　(2)小隐静脉及其分支

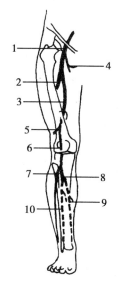

图 45-8　下肢深静脉

1. 股总静脉　2. 股深静脉　3. 股浅静脉　4. 大隐静脉　5. 小隐静脉
6. 腘静脉　7. 胫前静脉　8. 胫腓干静脉　9. 胫后静脉　10. 腓静脉

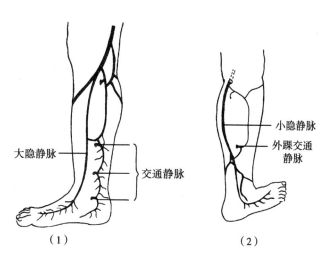

图 45-9　小腿浅静脉和交通静脉
(1)大隐静脉及内踝交通静脉　(2)小隐静脉及外踝交通静脉

　　【静脉壁结构】包括内膜、中膜和外膜。内膜由内皮细胞与内膜下层组成;中膜含有平滑肌细胞及结缔组织网,与静脉壁的强弱及收缩功能相关;外膜主要为结缔组织,内含供应静脉壁的血管、淋巴管与交感神经终端。与动脉相比,静脉壁薄,肌细胞及弹性纤维较少,但富含胶原纤维,对维持静脉壁强度起重要作用。静脉壁结构异常主要是胶原纤维减少、断裂、扭曲,使静脉壁失去应有强度而扩张。

　　静脉瓣膜:瓣膜由两层内皮细胞折叠而成,内有弹力纤维。正常瓣膜为双叶瓣,每一瓣膜包括瓣叶、游离缘、附着缘和交会点,与静脉壁构成的间隙称瓣窦(图45-10)。瓣窦部位的静脉壁较非瓣膜附着部位薄且明显膨出,使静脉外形如竹节状。越是周围静脉瓣膜数量越多、排列越密集。静脉瓣膜具有向心单向开放功能,关闭时可耐受 200mmHg 以上的逆向压力,足以阻止逆向血流。瓣膜结构异常可有:先天性,如小瓣膜、裂孔、缺如等;继发性,如血栓形成使瓣膜遭致破坏;原发性,长期逆向血流冲击,使瓣膜逐渐变薄、伸长、撕裂,最后发生增厚、萎缩。

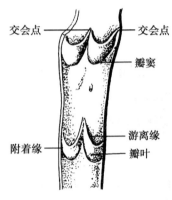

图 45-10 下肢静脉的瓣膜和解剖结构

【血流动力学】 静脉系统占全身血量的 64%,因此又称为容量血管,起着血液向心回流的通路、贮存血量、调节心脏的流出道及皮肤温度等重要生理功能。在下肢,浅静脉占回心血量的 10% ~ 15%,深静脉占 85% ~ 90%。下肢静脉血流能对抗重力向心回流,主要依赖于:①静脉瓣膜向心单向开放功能,起向心导引血流并阻止逆向血流的作用。②肌关节泵(muscle and articular pump)的动力功能,驱使下肢静脉血流向心回流并降低静脉压,因此又称"周围心脏(peripheral heart)"。③其他因素:胸腔吸气期与心脏舒张期产生的负压作用,对周围静脉有向心吸引作用;腹腔内压升高及动脉搏动压力向邻近静脉传递,具有促使静脉回流和瓣膜关闭的作用。下肢静脉压受体位与活动影响。以踝部平均静脉压为例,在静息态仰卧位时仅 12 ~ 18mmHg,坐位时升至 56mmHg,立位时高达 85mmHg。下肢活动时,小腿肌泵每次收缩排血量 30 ~ 40ml,使肌组织血容量降低 50%,足部静脉压下降 60% ~ 80%。因此长时间的静息态坐、立位,下肢远侧的静脉处于高压与淤血状态。

【病理生理】 下肢静脉疾病的血流动力学变化主要是主干静脉及毛细血管压力增高。前者引起浅静脉扩张,后者造成皮肤微循环障碍,引起毛细血管扩大和毛细血管周围炎及通透性增加;纤维蛋白原、红细胞等渗入组织间隙及毛细血管内微血栓形成;由于纤溶活性降低,渗出的纤维蛋白积聚并沉积于毛细血管周围,形成阻碍皮肤和皮下组织摄取氧气和其他营养物质的屏障,造成局部代谢障碍,导致皮肤色素沉着、纤维化、皮下脂质硬化和皮肤萎缩,最后形成静脉性溃疡。由于血清蛋白渗出及毛细血管周围纤维组织沉积,引起再吸收障碍和淋巴超负荷,导致下肢水肿。小腿下内侧的皮肤、皮下组织的静脉血流,除了部分经隐静脉回流外,主要是经交通静脉直接向深静脉回流。这一区域的深静脉血柱重力最大;交通静脉又在肌泵下方,当肌泵收缩时所承受的反向压力最高,容易发生瓣膜关闭不全。因此静脉性溃疡常特征性地出现于该区。当静脉内压力增高、浅静脉开始扩张时,外膜内感觉神经末梢受刺激,可有酸胀不适和疼痛感觉。

二、下肢慢性静脉功能不全

下肢慢性静脉功能不全(chronic venous insufficiency,CVI)是一组由静脉逆流引起的病征,常见症状为下肢沉重、疲劳、胀痛等,临床表现有七类:有自觉症状,但无明显体征;毛细静脉扩张或网状静脉扩张;浅静脉曲张;踝部和(或)小腿水肿;皮肤改变:色素沉着、湿疹、皮下脂质硬化或萎缩;皮肤改变及已愈合的溃疡;皮肤改变及活动期静脉性溃疡。根据病因可分为三类:先天性瓣膜结构及关闭功能异常;原发性浅静脉或深静脉瓣膜功能不全;继发性静脉瓣膜功能不全(深静脉血栓形成后,静脉外来压迫等)。根据病变涉及的范围分为三类:单纯累及浅静脉;同时涉及交通静脉;浅静脉、交通静脉及深静脉均已累及。根据血流动力学改变可以分为:静脉逆流;静脉阻塞引起回流障碍;二者兼有。因此除了有明显下肢水肿的病人需与淋巴水肿鉴别外,对以浅静脉曲张为主症者,均应通过体检及多种特殊检查,从临床表现、病因分类、解剖定位及病理生理改变四个方面作出判断,1994 年美国静脉学会根据四个方面制定了 CEAP 分类系统,2004 年再次修订,是目前各机构间学术交流的依据。本节对原发性下肢静脉曲张和原发性深静脉瓣膜功能不全详述如下。

(一)原发性下肢静脉曲张(primary lower extremity varicose veins) 指仅涉及隐静脉,浅静脉伸长、迂曲而呈曲张状态,持久站立工作、体力活动强度高、久坐者多见。

【病因和病理生理】静脉壁软弱、静脉瓣膜缺陷及浅静脉内压升高,是引起浅静脉曲张的主要原因。静脉壁薄弱和静脉瓣膜缺陷,与遗传因素有关。长期站立、重体力劳动、妊娠、慢性咳嗽、习惯性便秘等后天性因素,使瓣膜承受过度的压力,逐渐松弛,不能紧密关闭。循环血量经常超负荷,亦可造成压力升高,静脉扩张,而形成相对性瓣膜关闭不全。当隐-股或隐-腘静脉连接处的瓣膜遭到破坏而关闭不全后,就可影响远侧和交通静脉的瓣膜。由于离心愈远的静脉承受的静脉压愈高,因此曲张静脉在小腿部远比大腿部明显。而且病情的远期进展比开始阶段迅速。

【临床表现和诊断】原发性下肢静脉曲张以大隐静脉曲张为多见,单独的小隐静脉曲张较少见;以左下肢多见,但双侧下肢可先后发病。主要临床表现为下肢浅静脉扩张、迂曲,下肢沉重、乏力感。可出现踝部轻度肿胀和足靴区皮肤营养性变化:皮肤色素沉着、皮炎、湿疹、皮下脂质硬化和溃疡形成。

根据下肢静脉曲张的临床表现,诊断并不困难。必要时选用超声、容积描记、下肢静脉压测定和静脉造影等辅助检查,以更准确地判断病变性质。

原发性下肢静脉曲张的诊断,必须排除下列几种疾病才能确立:①原发性下肢深静脉瓣膜功能不全:症状相对严重,超声或下肢静脉造影,观察到深静脉瓣膜关闭不全的特殊征象;②下肢深静脉血栓形成后综合征:有深静脉血栓形成病史,浅静脉扩张伴有肢体明显肿胀。如鉴别诊断仍有困难,应作超声或下肢静脉造影;③动静脉瘘:病肢皮肤温度升高,局部有时可扪及震颤或有血管杂音,浅静脉压力明显上升,静脉血的含氧量增高。

【治疗】原发性下肢静脉曲张的治疗可有下列三种方法。

1. 非手术疗法　病肢穿医用弹力袜或用弹力绷带使曲张静脉处于萎瘪状态。避免久站、久坐,间歇抬高病肢。非手术疗法仅能改善症状,适用于:①症状轻微又不愿手术者;②妊娠期发病,鉴于分娩后症状有可能消失,可暂行非手术疗法;③手术耐受力极差者。

2. 硬化剂注射和压迫疗法　利用硬化剂注入排空的曲张静脉后引起的炎症反应使之闭塞。也可作为手术的辅助疗法,处理残留的曲张静脉。硬化剂注入后,局部用纱布卷压迫,自足踝至注射处近侧穿弹力袜或缠绕弹力绷带,立即开始主动活动。大腿部维持压迫1周,小腿部6周左右。应避免硬化剂渗漏造成组织炎症、坏死或进入深静脉并发血栓形成。

3. 手术疗法　诊断明确且无禁忌证者都可施行手术治疗:大隐或小隐静脉高位结扎及主干与曲张静脉剥脱术。已确定交通静脉功能不全的,可选择筋膜外、筋膜下或借助内镜作交通静脉结扎术。近年来应用激光和射频进行静脉闭合手术也开展较多,远期疗效还待观察。

【并发症及其处理】病程进展中可能出现下列并发症:

1. 血栓性浅静脉炎　曲张静脉易引起血栓形成及静脉周围炎,常遗有局部硬结与皮肤粘连,可用抗凝及局部热敷治疗,伴有感染时应用抗生素。炎症消退后,应施行手术治疗。

2. 溃疡形成　踝周及足靴区易在皮肤损伤破溃后引起经久不愈的溃疡,愈合后常复发。处理方法:创面湿敷,抬高病肢以利回流,较浅的溃疡一般都能愈合,接着应采取手术治疗。较大或较深的溃疡,经上述处理后溃疡缩小,周围炎症消退,创面清洁后也应作手术治疗,同时作清创植皮,可以缩短创面愈合期。

3. 曲张静脉破裂出血　大多发生于足靴区及踝部。可以表现为皮下淤血,或皮肤破溃时外出血,因静脉压力高而出血速度快。抬高病肢和局部加压包扎,一般均能止血,必要时可以缝扎止血,以后再作手术治疗。

（二）原发性下肢深静脉瓣膜功能不全（primary lower extremity deep vein valve insufficiency）　指深静脉瓣膜不能紧密关闭,引起血液逆流,但无先天性或继发性原因。

【病因和病理生理】病因至今尚未明确,发病因素有:①瓣膜结构薄弱,在持久的逆向血流及血柱重力作用下,瓣膜游离缘松弛而不能紧密闭合,造成静脉血经瓣叶间的裂隙向远侧逆流;②持久的超负荷回心血量导致静脉管腔扩大、瓣膜相对短小而关闭不全,故又称"相对性下肢深静脉瓣膜关闭不全";③深静脉瓣膜发育异常或缺如,失去正常关闭功能;④小腿肌关节泵软弱,泵血无力,引起静脉血液积聚,导致静脉高压和瓣膜关闭不全。股浅静脉第一对瓣膜直接承受近侧深静脉逆向血流冲击,常最先出现关闭不全。大隐静脉位置较浅而缺乏肌保护,所以当股浅静脉瓣膜破坏时,大隐静脉瓣膜多已失去功能,因而两者常同时存在。股深静脉开口比较斜向外方,受血柱重力的影响较小,受累及可能较迟。

【临床表现和诊断】　除了浅静脉曲张外,根据临床表现的轻重程度可分为:①轻度:久站后下肢沉重不适,踝部轻度水肿。②中度:轻度皮肤色素沉着及皮下组织纤维化,单个小溃疡。下肢沉重感明显,踝部中度肿胀。③重度:短时间活动后即出现小腿胀痛或沉重感,水肿明显并累及小腿,伴有广泛色素沉着、湿疹或多个、复发性溃疡(已愈合或活动期)。

鉴于浅静脉曲张是多种疾病的主要症状,需作深静脉瓣膜功能检查方能明确诊断。

1. **静脉造影**　下肢静脉顺行造影显示下列特点:深静脉全程通畅,明显扩张;瓣膜影模糊或消失,失去正常的竹节状形态而呈直筒状;Valsalva 屏气试验时,可见含有造影剂的静脉血自瓣膜近心端向瓣膜远侧逆流。在下肢静脉逆行造影中,根据造影剂向远侧逆流的范围(图 45-11),分为五级:0 级,无造影剂向远侧泄漏;Ⅰ级,造影剂逆流不超过大腿近端;Ⅱ级,造影剂逆流不超过膝关节平面;Ⅲ级,造影剂逆流超过膝关节平面;Ⅳ级,造影剂向远侧逆流至小腿深静脉,甚至达踝部。0 级,示瓣膜关闭功能正常;Ⅰ～Ⅱ级逆流,应结合临床表现加以判断;Ⅲ～Ⅳ级,表示瓣膜关闭功能明显损害。

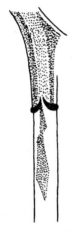

图 45-11　下肢静脉逆行造影深静脉瓣膜功能不全时,显示造影剂自瓣膜近侧向远侧逆流

2. **下肢活动静脉压测定**　可间接地了解瓣膜功能,常作为筛选检查。正常时,站立位活动后足背浅静脉压平均为 10～30mmHg,原发性下肢静脉曲张为 25～40mmHg。深静脉瓣膜关闭不全时,高达 55～85mmHg。

3. **超声检查**　可以观察瓣膜关闭活动及有无逆向血流。

原发性深静脉瓣膜关闭不全应与深静脉血栓形成后综合征相鉴别,二者临床表现相似,但处理方法不尽相同。鉴别要点:前者,无深静脉血栓形成病史,浅静脉曲张局限于下肢,下肢静脉造影示深静脉通畅、扩张、呈直筒状、瓣膜影模糊;深静脉血栓形成后综合征,有深静脉血栓形成病史,浅静脉曲张范围广泛、可涉及下腹壁,下肢静脉造影示深静脉部分或完全再通、形态不规则、侧支开放、瓣膜影消失。

【治疗】　凡诊断明确,瓣膜功能不全Ⅱ级以上者,结合临床表现的严重程度,应考虑施行深静脉瓣膜重建术。主要方法有:①股浅静脉腔内瓣膜成形术:通过缝线,将松弛的瓣膜游离缘予以缩短,使之能合拢关闭;②股浅静脉腔外瓣膜成形术:通过静脉壁的缝线,使两个瓣叶附着线形成的夹角,由钝角回复至正常的锐角,恢复闭合功能;③股静脉壁环形缩窄术:在正常情况下,瓣窦宽径大于非瓣窦部位静脉宽径,因而利用缝线、组织片或人工织物包绕于静脉外,缩小其管径,恢复瓣窦与静脉的管径比例,瓣膜关闭功能随之恢复;④带瓣膜静脉段移植术:在股浅静脉近侧植入一段带有正常瓣膜的静脉,借以阻止血液逆流;⑤半腱肌-股二头肌袢腘静脉瓣膜代替术:构建半腱肌-股二头肌 U 形腱袢,置于腘动静脉之间,利用肌袢间歇收缩与放松,使腘静脉获得瓣膜样功能。由于深静脉瓣膜关闭不全同时伴有浅静脉曲张,目前多主张先作大隐静脉高位结扎、曲张静脉剥脱及交通静脉结扎术,可一期或二期进行深静脉瓣膜重建。

三、深静脉血栓形成

深静脉血栓形成(deep venous thrombosis,DVT)是指血液在深静脉腔内不正常凝结,阻塞静脉腔,导致静脉回流障碍,如未予及时治疗,急性期可并发肺栓塞(致死性或非致死性),后期则因血栓形成后综合征,影响生活和工作能力。全身主干静脉均可发病,尤其多见于下肢。

【病因和病理】 19 世纪中期,Virchow 提出:静脉损伤、血流缓慢和血液高凝状态是造成深静脉血栓形成的三大因素。损伤可造成内皮脱落及内膜下层胶原裸露,或静脉内皮及其功能损害,引起多种具有生物活性物质释放,启动内源性凝血系统,同时静脉壁电荷改变,导致血小板聚集、黏附,形成血栓。造成血流缓慢的外因有:久病卧床,术中、术后以及肢体制动状态及久坐不动等。此时,因静脉血流缓慢,在瓣窦内形成涡流,使瓣膜局部缺氧,引起白细胞黏附分子表达,白细胞黏附及迁移,促成血栓形成。血液高凝状态见于:妊娠、产后或术后、创伤、长期服用避孕药、肿瘤组织裂解产物等,使血小板数增高,凝血因子含量增加而抗凝血因子活性降低,导致血管内异常凝结形成血栓。典型的血栓包括:头部为白血栓,颈部为混合血栓,尾部为红血栓(图 45-12)。血栓形成后可向主干静脉的近端和

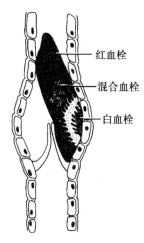

图 45-12　一个典型血栓形成的病理解剖

远端滋长蔓延。其后,在纤维蛋白溶酶(纤溶酶)的作用下,血栓可溶解消散,血栓脱落或裂解的碎片成为栓子,随血流进入肺动脉引起肺栓塞。但血栓形成后常激发静脉壁和静脉周围组织的炎症反应,使血栓与静脉壁粘连,并逐渐纤维机化,最终形成边缘毛糙管径粗细不一的再通静脉。同时,静脉瓣膜被破坏,导致继发性下肢深静脉瓣膜功能不全,即深静脉血栓形成后综合征。

【临床表现和分型】 按照血栓形成的发病部位,主要临床表现分述如下。

1. **上肢深静脉血栓形成** 局限于腋静脉,前臂和手部肿胀、胀痛。发生在腋-锁骨下静脉,整个上肢肿胀,病侧肩部、锁骨上和前胸壁浅静脉扩张。上肢下垂时,肿胀和胀痛加重;抬高后减轻。

2. **上、下腔静脉血栓形成** 上腔静脉血栓形成大多数起因于纵隔器官或肺的恶性肿瘤。除了有上肢静脉回流障碍的临床表现外,并有面颈部肿胀,球结膜充血水肿,眼睑肿胀。颈部、前胸壁、肩部浅静脉扩张,往往呈广泛性并向对侧延伸,胸壁的扩张静脉血流方向向下。常伴有头痛、头胀及其他神经系统症状和原发病的症状。下腔静脉血栓形成,多系下肢深静脉血栓向上蔓延所致。其临床特征为双下肢深静脉回流障碍,躯干的浅静脉扩张,血流方向向头端。当血栓累及下腔静脉肝段,影响肝静脉回流时,则有巴德-吉亚利综合征的临床表现(见第三十九章"门静脉高压症")。

3. 下肢深静脉血栓形成最为常见,根据发病部位及病程,可作如下分型。

(1)根据急性期血栓形成的解剖部位分型:①中央型:即髂-股静脉血栓形成。起病急骤,全下肢明显肿胀,病侧髂窝、股三角区有疼痛和压痛,浅静脉扩张,病肢皮温及体温均升高。左侧发病多于右侧。②周围型:包括股静脉或小腿深静脉血栓形成。局限于股静脉的血栓形成,主要特征为大腿肿痛,由于髂-股静脉通畅,故下肢肿胀往往并不严重。局限在小腿部的深静脉血栓形成,临床特点为:突然出现小腿剧痛,患足不能着地踏平,行走时症状加重;小腿肿胀且有深压痛,作踝关节过度背屈试验可致小腿剧痛(Homans 征阳性)。③混合型:即全下肢深静脉血栓形成。主要临床表现为:全下肢明显肿胀、剧痛,股三角区、腘窝、小腿肌层都可有压痛,常伴有体温升高和脉率加速(股白肿)。如病程继续进展,肢体极度肿胀,对下肢动脉造成压迫以及动脉痉挛,导致下肢动脉血供障碍,出现足背动脉和胫后动脉搏动消失,进而小腿和足背往往出现水疱,皮肤温度明显降低并呈青紫色(股青肿),如不及时处理,可发生静脉性坏疽(图 45-13)。

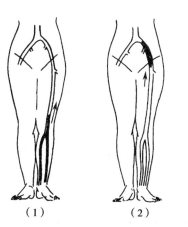

图 45-13　下肢深静脉血栓形成的类型
(1)周围型　(2)中央型　(3)混合型

（2）根据临床病程演变分型:下肢深静脉血栓形成后,随着病程的延长,从急性期逐渐进入慢性期。根据病程可以分成以下四型:①闭塞型:疾病早期,深静脉腔内阻塞,以下肢明显肿胀和胀痛为特点,伴有广泛的浅静脉扩张,一般无小腿营养障碍性改变。②部分再通型:病程中期,深静脉部分再通。此时,肢体肿胀与胀痛减轻,但浅静脉扩张更明显,或呈曲张,可有小腿远端色素沉着出现。③再通型:病程后期,深静脉大部分或完全再通,下肢肿胀减轻但在活动后加重,明显的浅静脉曲张、小腿出现广泛色素沉着和慢性复发性溃疡。④再发型:在已再通的深静脉腔内,再次急性深静脉血栓形成。

【检查和诊断】一侧肢体突然发生的肿胀,伴有胀痛、浅静脉扩张,都应疑及下肢深静脉血栓形成。根据不同部位深静脉血栓形成的临床表现,一般不难作出临床诊断。下列检查有助于确诊和了解病变的范围。

1. 超声多普勒检查　采用超声多普勒检测仪,利用压力袖阻断肢体静脉,放开后记录静脉最大流出率,可以判断下肢主干静脉是否有阻塞。彩色超声可显示静脉腔内强回声、静脉不能压缩,或无血流等血栓形成的征象。如重复检查,可观察病程变化及治疗效果。

2. 下肢静脉顺行造影　主要征象:①闭塞或中断:深静脉主干被血栓完全堵塞而不显影,或出现造影剂在静脉某一平面突然受阻的征象。常见于血栓形成的急性期。②充盈缺损:主干静脉腔内持久的、长短不一的圆柱状或类圆柱状造影剂密度降低区域,边缘可有线状造影剂显示形成"轨道征",是静脉血栓的直接征象,为急性深静脉血栓形成的诊断依据。③再通:静脉管腔呈不规则狭窄或细小多枝状,部分可显示扩张,甚至扩张扭曲状。上述征象见于血栓形成的中、后期。④侧支循环形成:邻近阻塞静脉的周围,有排列不规则的侧支静脉显影。大、小隐静脉是重要的侧支,呈明显扩张。

【预防和治疗】手术、制动、血液高凝状态是发病的高危因素,给予抗凝、祛聚药物,鼓励病人作四肢的主动运动和早期离床活动,是主要的预防措施。治疗方法可分为非手术治疗和手术取栓两类,应根据病变类型和实际病期而定。

1. 非手术治疗　①一般处理:卧床休息、抬高病肢,适当使用利尿剂,以减轻肢体肿胀。病情允许时,着医用弹力袜或弹力绷带后起床活动。②祛聚药物:如阿司匹林、右旋糖酐、双嘧达莫(潘生丁)、丹参等,能扩充血容量、降低血黏度,防治血小板聚集,常作为辅助治疗。③抗凝治疗(anticoagulant therapy):抗凝药物具有降低机体血凝功能,预防血栓形成、防止血栓繁衍,以利静脉再通。通常先用普通肝素或低分子肝素(分子量<6000)静脉或皮下注射,达到低凝状态后改用维生素 K 拮抗剂(如华法林)口服,对于初次、继发于一过性危险因素者,至少服用 3 个月;对于初次原发者,服用 6～12 个月或更长时间。④溶栓治疗(thrombolysis):静脉点滴链激酶(streptokinase,SK)、尿激酶(urokinase,UK)、组织型纤溶酶原激活剂(tissue-type plasminogen activate,t-PA)等,能激活血浆中的纤溶酶原成为纤溶酶,溶解血栓。

出血是抗凝、溶栓治疗的严重并发症,且剂量的个体差异很大,应严密观察凝血功能的变化:凝血时间(CT)不超过正常(8～12 分钟)的 2～3 倍,活化部分凝血时间(APTT)延长 1.5～2.5 倍,凝血酶时间(TT)不超过 60 秒(正常 16～18 秒),凝血酶原时间(PT)不超过对照值 1.3～1.5 倍,INR(international normalized ratio)控制在 2.0～3.0。纤溶治疗时,尚需监测纤维蛋白原,不应低于 1.0g/L(正常 2～4g/L)。一旦出现出血并发症,除了停药外,应采用硫酸鱼精蛋白对抗肝素、维生素 K_1 对抗华法林;使用 10% 6-氨基乙酸、纤维蛋白原制剂或输新鲜血,对抗纤溶治疗引起的出血。

2. 手术疗法　①取栓术(thrombectomy):最常用于下肢深静脉血栓形成,尤其是髂-股静脉血栓形成的早期病例。研究发现:发病后 3 天内,血栓与静脉内腔面尚无明显粘连,超过 5 天则粘连明显,因此取栓术的时机应在发病后 3～5 天内。对于病情继续加重,或已出现股青肿,即使病期较长,也可施以手术取栓力求挽救肢体。手术方法主要是采用 Fogarty 导管取栓术(图 45-14),术后辅用抗凝、祛聚疗法 2 个月,防止再发。②经导管直接溶栓术(catheter-directed thrombolysis,CDT):是腔内治疗技术之一,适用于急性期中央型和混合型血栓形成。在超声或静脉造影监视引导下穿刺相应静脉,顺行或逆行将溶栓导管置入血栓内,通过导管的侧孔,持续脉冲式注入的溶栓药物与血栓充分接触,使溶栓效果更好,同时降低出血并发症发生率,较经周围静脉给药系统溶栓更安全。

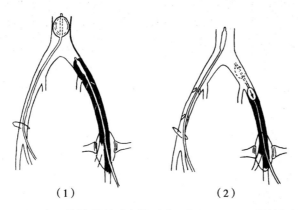

（1）　　　　　　　　　　　　　　（2）

图 45-14　左下肢髂-股静脉血栓形成,应用 Fogarty 导管取栓术
（1）通过右大隐静脉分支插入第一根 Fogarty 导管至下腔静脉,充盈球囊阻断,以防栓子脱落进入肺动脉。从左下肢股静脉切开插入第二根 Fogarty 导管达血栓近侧　（2）充盈左侧第二根导管的球囊后,连同球囊,缓慢拉出血栓。萎瘪第一根导管的球囊后拔除双侧导管,恢复血液回流

【并发症和后遗症】深静脉血栓如脱落进入肺动脉,可引起肺栓塞。大块肺栓塞可以致死,小的局限性肺栓塞的临床表现常缺乏特异性。典型临床表现有呼吸困难、胸痛、咯血、低血压和低氧血症等,严重者发病急骤,可迅速处于晕厥状态,出现寒战、出汗、苍白或发绀,血压明显下降等。肺动脉 CTA 检查可以明确诊断。对已有肺栓塞发生史、血栓头端延伸至下腔静脉及取栓或置管操作可能造成血栓脱落者,应考虑放置下腔静脉滤器,防止肺栓塞的发生。

深静脉血栓形成后,随着血栓机化及再通过程的进展,静脉回流障碍的症状逐渐减轻,而因深静脉瓣膜破坏造成的静脉逆流症状逐渐加重,后遗深静脉血栓形成后综合征,处理方法根据病变类型而异。闭塞为主者,以前述非手术疗法为主。髂、股静脉闭塞而股静脉通畅者,在病情稳定后可作耻骨上大隐静脉交叉转流术,使病肢远侧的高压静脉血,通过转流的大隐静脉向健侧股静脉回流。局限于股静脉阻塞者,可作同侧大隐静脉股-腘(胫)静脉旁路术。已完全再通者,因深静脉瓣膜破坏,静脉逆流已成为主要病变,可采用原发性深静脉瓣膜关闭不全所介绍的手术方法治疗。凡有浅静脉曲张及足靴区溃疡者,应作曲张静脉剥脱和交通静脉结扎术。

第五节　动　静　脉　瘘

动脉与静脉间出现不经过毛细血管网的异常短路通道,即形成动静脉瘘,可分为两类:先天性动静脉瘘(congenital arteriovenous fistula),起因于血管发育异常;后天性,大多数由创伤引起,故又称损伤性动静脉瘘(traumatic arteriovenous fistula)。本病多见于四肢。先天性动静脉瘘常为多发性,瘘口细小;往往影响骨骼及肌,受累肢体出现形态和营养障碍性改变;对全身血液循环的影响较小。损伤性动静脉瘘一般为单发且瘘口较大,高压的动脉血流通过瘘口直接进入静脉向心回流,因而造成:①静脉压升高,管壁增厚、管腔扩大、迂曲,静脉瓣膜关闭不全,导致周围静脉高压的临床表现。②瘘口近侧动脉因代偿性血流量增加而继发性扩大,瘘口远侧动脉则因血流量减少而变细,出现远端组织缺血的临床表现。③对全身血液循环产生明显影响。周围血管阻力降低,中心动脉压随之下降;动脉血流经瘘口分流及远端动脉缺血,促使心率加速,以维持有效的周围循环;回心血流增加,继发心脏扩大,最终导致心力衰竭。

一、先天性动静脉瘘

【病因和分类】在胎儿血管发育的中期,动脉不仅与伴随静脉同行,且与周围的毛细血管间有广泛的吻合。出生后,上述吻合支逐渐闭合,动、静脉各行其道。如果原始的丛状血管结构残存,即成大小、数目和瘘型不一的动、静脉间异常通道。在婴幼儿期呈隐匿状态,至学龄期,尤其是进入发育期后,随着活动量增加而迅速发展和蔓延,可以侵犯邻近的肌肉、骨骼及神经等组织。病理上分为三种类型:①干状动静脉瘘:在动、静脉主干间有一个或多个细小瘘口,伴有浅静脉扩张或曲张、震颤及杂音;②瘤样动静脉瘘:在动、静脉主干的分支间存在瘘口,伴有局部血管瘤样扩大的团块;③混合型:兼有上述两种病理改变。

【临床表现】在婴幼儿期,一般无明显症状,或仅有轻度软组织肥厚。至发育期可出现明显的临床表现,主要有:①由于动、静脉血流量增加,刺激骨骺,致使病肢增长,软组织肥厚,伴有胀痛。因两侧下肢长短不一可以出现跛行、骨盆倾斜及脊柱侧曲。②病肢皮肤温度明显升高,多汗,可以伴有皮肤红色斑块状血管瘤。③静脉高压导致浅静脉曲张,色素沉着,湿疹,甚至形成静脉性溃疡,或因远端动脉缺血致组织坏死。皮肤破损时可以引发严重出血。

【检查和诊断】根据典型的临床症状:出生后或自幼即出现下肢软组织较肥厚,随年龄增长而逐渐加重,并有肢体粗大,增长,皮温升高,多汗等,即可作出临床诊断。下列检查有助于作出诊断:①周围静脉压明显升高,静脉血含氧量增高。②病肢 X 线平片可见骨骼增长,增粗。③动脉造影显示:病肢动脉主干增粗,血流加快;动脉分支增多,紊乱且呈扭曲状;静脉早期显影。

【治疗】局限的先天性动静脉瘘,手术切除或瘘口结扎效果较好。范围广泛的多发性瘘,定位困难,而且可以是多支主干动脉与静脉间存在交通,因此手术难以彻底,术后易复发。当骨骺尚未闭合,双侧下肢长度差异大且有明显跛行者,可考虑作病肢骨骺抑制术。以胀痛为主要症状者,可使用弹性长袜,以减轻症状。并发下肢静脉性溃疡者,可作溃疡周围静脉剥脱和筋膜下交通静脉结扎,以改善局部静脉淤血,促使溃疡愈合。个别病情严重的,可根据造影提示,沿主干动脉解剖并结扎动静脉间吻合支,或经动脉导管栓塞相关的动脉分支,可获得一段时期的症状缓解。

二、损伤性动静脉瘘

【病因和分类】大多数由贯通伤引起,如刺伤、枪弹伤及金属碎片等,毗邻的动静脉同时损伤并形成交通,称直接瘘。如动静脉的创口间存在血肿,在血肿机化后形成囊形或管状的动脉和静脉间的交通,称间接瘘(图45-15)。损伤的动、静脉可形成瘤样扩张。少数见于动脉瘤破入邻近静脉,或因血管壁细菌感染破溃导致动静脉瘘。

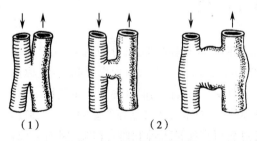

图 45-15   损伤性动静脉瘘
(1)直接瘘   (2)间接瘘

【临床表现】根据病程分为:①急性期:损伤局部出现搏动性肿块,大多有震颤和杂音。多数病人在瘘的远端动脉仍可扪及搏动。②慢性期:由于高压的动脉血经瘘直接灌注静脉,使静脉压力升高,局部症状往往十分典型:沿瘘口的两侧可以听到粗糙连续的血管杂音,邻近瘘的静脉明显扩张,并有血管杂音及震颤,皮肤温度升高。在远离瘘的部位,尤其在足端,因动脉供血量减少和静脉淤血,出现营养性变化,如皮肤光薄、色素沉着、溃疡形成等。瘘口越大,离心脏越近,发生瘘的动脉口径越粗,由于大量血液经瘘孔直接进入静脉,回心血量大增,可引起心脏进行性扩大,导致心力衰竭。

【检查和诊断】创伤后局部出现搏动性肿块,震颤,粗糙而连续的血管杂音,伴有浅静脉扩张,远端组织缺血或静脉淤血性改变,即可作出临床诊断。下列检查有助于作出诊断:①指压瘘口检查

(Branham 征）:指压瘘口阻断分流后,出现血压升高和脉率变慢。②静脉压测定:病肢浅静脉压力升高。③静脉血含氧量测定:自邻近瘘口的浅静脉采血,呈鲜红色,含氧量明显增高。④彩色超声:可观察到动脉血经瘘口向静脉分流。⑤动脉造影:较大口径的动静脉瘘,通常可以直接显示瘘口;与瘘口邻近的静脉明显扩大,几乎与动脉同时显影;瘘口远侧动脉不能全程显示。较小口径的动静脉瘘,常不能直接显示瘘口,但具有邻近瘘口的动静脉几乎同时显影的特点。曾有血肿形成病史者,往往在瘘口的动脉和（或）静脉侧出现瘤样扩大。

【治疗】 最理想的手术方法是切除瘘口,分别修补动、静脉瘘口,或以补片修复血管裂口。当动静脉瘘不能切除时,可在瘘口两端切断动脉,通过端端吻合重建动脉;缺损长度较大时,可用自体静脉或人工血管重建动脉,然后修补静脉裂口。对于长期的慢性动静脉瘘,周围已有广泛的侧支及曲张血管,上述方法难以处理,可施行四头结扎术,即在尽可能靠近瘘口处,分别结扎动脉和静脉的输入端和输出端(图 45-16)。

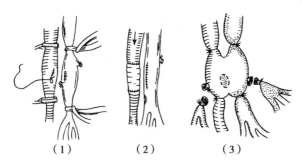

图 45-16　动静脉瘘的几种手术方法
(1)瘘切除,直接修补动脉和静脉　(2)瘘切除,动脉采用血管移植,静脉直接修补　(3)四头结扎术

第六节　淋　巴　水　肿

淋巴水肿(lymphedema)是慢性进展性疾病,由淋巴循环障碍及富含蛋白质的组织间液持续积聚引起。好发于四肢,下肢更为常见。

【解剖和病理生理】 淋巴系统由淋巴管与淋巴结组成。除表皮、中枢神经、角膜、骨骼肌、软骨及韧带等组织外,其他组织器官均存在毛细淋巴管,真皮内尤为丰富。四肢淋巴管分浅、深两组,后者与血管神经束伴行,走向腋窝或腹股沟区,以多支输入淋巴管进入淋巴结,输出淋巴管为单支。淋巴管有完整的外膜,中膜含平滑肌细胞,内膜菲薄,无基底膜,内皮细胞间隙较大,可容细菌、红细胞甚至淋巴细胞透过,具有自主收缩功能,瓣膜则有导向作用。

淋巴管是组织间液回流通道,淋巴结具有过滤与免疫保护功能。平卧位时,动脉端毛细血管压为32mmHg,胶体渗透压 22mmHg,组织间隙压 3mmHg,因而滤过压为 7mmHg;而静脉端毛细血管压为20mmHg,因此滤过压为 5mmHg。上述压力差,使毛细动、静脉与组织间液得以交换、循环。正常情况下自血管渗出的液体量,超过静脉端回吸收量,依靠淋巴回流(2～4L/d)维持平衡,组织间液中的大分子物质(蛋白质),不能通过毛细血管内皮间隙,主要依赖淋巴管重吸收。在病理状态下,如静脉高压、低蛋白血症等,自血管渗出液增加、回吸收减少;淋巴系统本身疾病,直接影响淋巴的吸收与循环功能,两者均可造成组织间液积聚引起水肿。

【病因和分类】 淋巴水肿可按病因学(原发或继发)、遗传学(家族性或单纯性)及病发时间(先天性及迟发性)加以分类。目前较为常用的是将淋巴水肿分为两类。

1. 原发性淋巴水肿 又分为:①先天性,1 岁前即起病,有家族史的称 Milroy 病;②早发性,于1～35 岁间发病,有家族史者称 Meige 病;③迟发性,35 岁后发病。发病原因至今尚未明确,可能与淋巴管纤维性阻塞、扩张及收缩排空功能障碍有关。

2. 继发性淋巴水肿　常见原因有:淋巴结切除术,放疗后纤维化,肿瘤浸润淋巴结或肿瘤细胞阻塞淋巴管及炎症后纤维化等。乳腺癌作腋窝淋巴结广泛切除术、术后腋窝与胸部放疗造成的淋巴系统损害,前列腺癌及盆腔脏器肿瘤致使淋巴管(结)浸润或阻塞,反复发作的感染(β 型溶血性链球菌,少数为葡萄球菌)引起的淋巴管纤维性阻塞,是造成上肢或下肢淋巴水肿的常见原因。丝虫病流行地区与结核病高发区,仍是淋巴水肿的重要病因。

【临床表现】先天性淋巴水肿以男性多见,常为双下肢同时受累;早发性则女性多见,单侧下肢发病,通常不超越膝平面;迟发性,半数病人发病前有感染或创伤史。主要临床表现:①水肿,自肢体远端向近侧扩展的慢性进展性无痛性水肿,可累及生殖器及内脏。②皮肤改变,色泽微红,皮温略高;皮肤日益增厚,苔藓状或橘皮样变;疣状增生;后期呈"象皮腿"。③继发感染,多数为 β 型溶血性链球菌感染引起蜂窝织炎或淋巴管炎,出现局部红肿热痛及全身感染症状。④溃疡,轻微皮肤损伤后出现难以愈合的溃疡。⑤恶变,少数病例可恶变成淋巴管肉瘤。

病程进展分期:潜伏期,组织间液积聚,淋巴管周围纤维化,尚无明显肢体水肿。Ⅰ 期,呈凹陷性水肿,抬高肢体可大部分或完全缓解,无明显皮肤改变。Ⅱ 期,非凹陷性水肿,抬高肢体不能缓解,皮肤明显纤维化。Ⅲ 期,肢体不可逆性水肿,反复感染,皮肤及皮下组织纤维化和硬化,呈典型"象皮腿"外观。

【检查和诊断】根据病史及体检不难作出临床诊断。原发性淋巴水肿以慢性进展性无痛性肢体水肿为特点,依据发病年龄及是否有家族史可予分类;继发性淋巴水肿都有起病原因;晚期病例出现"象皮腿"。进一步检查的目的是确定淋巴阻塞的类型、部位及原因,主要方法:①淋巴核素扫描显像(lymphoscintigraphy):核素标记的胶体如^{99m}Tc、^{198}Au、^{131}I 标记的人血清白蛋白,皮下注入后,应被淋巴系统吸收,循淋巴管向近侧回流,利用 γ 相机追踪摄取淋巴显像。如果出现积聚在注射部位、淋巴管与淋巴结显影缓慢或不显影、淋巴管扩大、由淋巴管向皮肤逆流等征象,可以作为病因及定位诊断的依据。②CT 与 MRI:病肢的皮下组织呈粗糙的蜂窝样改变,尚有可能发现与淋巴水肿相关的其他病变。③淋巴造影,有直接法和间接法:直接法是从趾蹼皮下注入亚甲蓝使淋巴管显示,经皮肤浅表切口显露后直接穿刺注入含碘造影剂;间接法是在水肿区皮内注入可吸收造影剂,然后摄片。

【预防和治疗】原发性淋巴水肿目前尚无预防方法。继发性者可通过预防措施降低发生率,预防和及时治疗肢体蜂窝织炎或丹毒;尽可能减少为诊断或治疗目的施行的淋巴组织切除范围;控制丝虫病、结核等特殊感染性疾病。治疗方法:

1. 非手术治疗　①抬高病肢,护理局部皮肤及避免外伤,适当选用利尿剂,穿着具有压力梯度的弹性长袜;②利用套筒式气体加压装置包裹病肢,自水肿肢体远侧向近侧循序加压,促进淋巴回流;③手法按摩疗法,自水肿的近心端开始,经轻柔手法按摩水肿消退后,顺序向远侧扩展按摩范围;④烘绑压迫疗法,利用电辐射热治疗机(60~80℃)的热效应,促进淋巴回流与淋巴管再生和复通。治疗后用弹性绷带加压包扎。

2. 手术治疗　①切除纤维化皮下组织后植皮术。当皮肤及皮下组织已发生不可逆改变后,切除深筋膜浅面的全部皮下组织,减少肢体皮下组织容积。然后取正常皮肤,或切下的病变皮肤修剪后进行植皮。病变范围广泛者,应作分期手术。②重建淋巴循环,应用显微手术技术作淋巴管-静脉吻合术、淋巴结-静脉吻合术,或取用正常淋巴管、静脉,直接植入或旁路移植,重建淋巴回流通路。③带蒂组织移植术,如大网膜、去表皮组织,移植至病肢深筋膜浅面,建立侧支回流通路。

(张　皓)

第四十六章 泌尿、男生殖系统外科检查和诊断

泌尿外科学(urology)是一门研究和防治泌尿系统、男生殖系统以及肾上腺的外科疾病的专门学科。在临床医学的发展中,泌尿外科自古以来就占有重要地位,早在2000多年以前就有关于膀胱结石取石术和包皮环切术的记载。过去,辅助诊断方法常用的有尿液分析、膀胱镜和X线检查等。现在,超声、CT、MRI、内镜等在临床中的应用越来越普遍,提高了泌尿外科医师诊断疾病的能力。尽管如此,通过接触病人以获得完整的病史,进行认真全面的体格检查,以及仔细分析各项检查结果,仍然是确立诊断、采取治疗措施不可或缺的重要方法。

第一节　泌尿、男生殖系统外科疾病的主要症状

主要症状分为四类:①与泌尿系统或男生殖系统直接有关,如血尿、阴囊肿块等;②与其他器官系统有关,如恶心、呕吐、骨痛等;③全身症状,如发热、体重减轻等;④无明显的症状,但在其他的检查中被发现,如肾结石、肾肿瘤。绝大多数病人的症状源于泌尿、男生殖系统的病变。本节重点叙述的内容,包括疼痛、下尿路症状、尿液异常、性功能障碍等。

(一)**疼痛**　为常见的重要症状,经常是因为泌尿系统的梗阻或感染所致。尿结石阻塞上尿路时,常常会产生非常剧烈的疼痛。而泌尿、男生殖系统的感染使组织水肿,器官被膜受牵张,从而引起疼痛。泌尿系统肿瘤一般不会引起疼痛,除非肿瘤产生梗阻或者侵及周围的神经亦能导致疼痛。放射痛亦为多见。

1. **肾和输尿管痛**　当患肾使肾包膜扩张、炎症或者收集系统扩张时,都会发生肾和输尿管痛。疼痛一般为钝痛,呈持续性,疼痛区域主要在肋脊角;也可以为锐痛,通常在胁腹部,有时会向腹股沟及同侧睾丸或阴囊放射。输尿管痛一般为急性发作,多由尿结石或血块阻塞上尿路引起。由肾盂输尿管连接处或输尿管急性梗阻、扩张引起的疼痛为肾绞痛(renal colic)。其特点是绞痛,呈阵发性,剧烈难忍,辗转不安,大汗,伴恶心、呕吐。因肾及其包膜受脊髓的胸10~腰1的感觉神经支配,上段输尿管的神经支配和肾的神经支配相类似,所以,上段输尿管疾病与肾疾病引起的疼痛发生部位类同。中段输尿管梗阻引起的疼痛,右侧放射到右下腹区,表现类似阑尾炎,左侧则放射到左下腹区,表现如憩室炎。而下段输尿管疾病引起的疼痛通常表现为膀胱刺激症状如尿频、尿急,及耻骨上区不适。疼痛有时向阴囊(阴唇)或阴茎头部放射。

2. **膀胱痛**　由于急性尿潴留所致膀胱过度扩张,疼痛发生于耻骨上区域。但慢性尿潴留即使膀胱平脐,如糖尿病引起的低张力性神经源性膀胱,亦可不引起疼痛。膀胱感染表现为间歇性的耻骨上区不适,膀胱充盈时疼痛加重,而排尿后疼痛明显缓解,疼痛常呈锐痛、烧灼痛。在排尿终末感到明显的耻骨上区刺痛,还会向远端尿道放射,并伴有膀胱刺激症状。

3. **前列腺痛**　由于前列腺炎所致组织水肿和被膜牵张,可引起会阴、直肠、腰骶部疼痛,有时牵涉到耻骨上区、腹股沟区及睾丸,并伴尿频或尿痛。

4. **阴囊痛**　一般由睾丸或附睾病变引起,包括外伤、精索扭转、睾丸或附睾附属物扭转以及感染。睾丸扭转(testicular torsion)和急性睾丸、附睾炎时,可引起睾丸水肿和剧烈疼痛,应予以鉴别。阴

囊疼痛还可能由阴囊壁自身的炎症引起,如毛囊炎、皮脂腺囊肿等;也可见于鞘膜积液(hydrocele)、精索静脉曲张(varicocele)和睾丸肿瘤(testicular tumor)等,疼痛为慢性的疼痛和坠胀感,无放射。腹股沟斜疝引起的钝痛可向阴囊放射。

5. **阴茎痛** 非勃起状态时发生于膀胱或尿道炎症(如淋病),尿道口可有放射痛。还可由包皮嵌顿引起,是阴茎远端包皮和阴茎头回流障碍,局部水肿、淤血所致。勃起状态时发生于阴茎异常勃起的情况。

(二)**下尿路症状**(lower urinary tract symptoms, LUTS) 是所有排尿障碍症状的总称,包括储尿期症状和排尿期症状,前者表现以刺激症状为主,后者以梗阻症状为主。

1. **刺激症状**

(1)尿频(frequency):正常人每天的排尿次数为5~6次,每次尿量约300ml。尿频是指病人感到有尿意的次数明显增加,严重时几分钟排尿一次,每次尿量仅几毫升。泌尿、生殖道炎症、膀胱结石、肿瘤、前列腺增生等都可引起尿频,这是由于炎性水肿或膀胱伸缩力降低引起膀胱容量减少,或者由于膀胱排空障碍导致持续性尿潴留而引起膀胱有效容量减少。若排尿次数增加而每次尿量并不减少,甚至增多,可能为生理性如饮水量多、食用利尿食物,或病理性如糖尿病、尿崩症或肾浓缩功能障碍等所致。有时精神因素(如焦虑)亦可引起尿频。夜间尿频又称夜尿症(nocturia),常因膀胱出口梗阻和(或)膀胱顺应性下降引起。正常人夜间排尿次数不超过2次。良性前列腺增生最常见的早期症状是尿频,以夜尿更明显。

(2)尿急(urgency):当膀胱功能和容量正常时,有尿意时可主观延迟排尿。但膀胱炎症或膀胱容量过小、顺应性降低时,则难以自控。尿急是指一种突发的、强烈的排尿欲望,且很难被主观抑制而延迟排尿。每次尿量很少,常与尿频同时存在。以尿急为特征,伴有尿频和夜尿,可伴有或不伴有急迫性尿失禁,此综合征称为膀胱过度活动症(overactive bladder, OAB)。OAB的病因尚不十分明确,但临床上很多疾病可出现OAB症状,如各种原因引起的膀胱出口梗阻、神经源性排尿功能障碍、泌尿生殖系统感染等。良性前列腺增生的OAB症状,既是继发性的,也可能是原发病并存的症状。

(3)尿痛(dysuria):排尿时感到尿道疼痛,可以发生在排尿初、中、末或排尿后。疼痛呈烧灼感,与膀胱、尿道或前列腺感染有关。在男性多发生于尿道远端,女性发生于整个尿道。尿痛常与尿频、尿急相伴随,三者同时出现,称为膀胱刺激症状。

2. **梗阻症状**

(1)排尿困难(difficulty of urination):包含排尿踌躇(urinary hesitancy)、费力(straining)、不尽感、尿线无力(decreased force of urination)、分叉、变细、滴沥(dribbling)等。由膀胱以下尿路梗阻所致,常见于良性前列腺增生。排尿踌躇是指排尿开始时间延迟。排尿费力是用增加腹内压以启动排尿的过程。排尿不尽感是指排尿后仍感到膀胱内有尿液未排出。尿流分叉为尿流形成双股状或散射状。尿流变细是由于尿流阻力增加所致。排尿滴沥是指排尿终末出现的少量尿液从尿道口滴出。

(2)尿流中断(interruption of urinary stream):是指不自主地出现排尿时尿流中断,然后又可以继续排尿,如此反复出现的症状。常伴疼痛,可放射至远端尿道,大多是由于膀胱结石在膀胱颈部形成球状活塞,阻断排尿过程而引起。也可见于良性前列腺增生,因侧叶增大引起间歇性尿道梗阻。

(3)尿潴留(urinary retention):分急性和慢性两类。急性尿潴留见于膀胱出口以下尿路严重梗阻,突然不能排尿,使尿液滞留于膀胱内。腹部、会阴部手术后不敢用力排尿,常会发生。此外,在男性常见于良性前列腺增生、前列腺肿瘤或者尿道狭窄引起的膀胱出口梗阻。慢性尿潴留见于膀胱颈部以下尿路不完全性梗阻或神经源性膀胱。临床上表现为排尿困难,耻骨上区膨隆、不适或疼痛,严重时出现充溢性尿失禁。

下尿路症状中,鉴别刺激症状和梗阻症状是十分重要的。就良性前列腺增生而言,虽然它可引起尿路梗阻,但它形成继发的膀胱顺应性下降,会产生刺激症状,且更为常见,如夜间尿频。下尿路症状是非特异性的,可能继发于前列腺的增大,也会继发于其他的疾病如脑血管意外、糖尿病和帕金森病等。

3. 尿失禁（incontinence of urine）　为尿液不能自主控制而流出。分为以下四种类型：

（1）持续性尿失禁：又称真性尿失禁，是指尿液持续地昼夜从膀胱或泌尿道瘘中流出，几乎没有正常的排尿，膀胱呈空虚状态。常见的原因为外伤、手术或先天性疾病引起的膀胱颈和尿道括约肌的损伤。多见于妇科手术、产伤所造成的膀胱阴道瘘，输尿管阴道瘘较为少见。也可见于前列腺手术引起的尿道外括约肌损伤，先天性异位输尿管开口于尿道、阴道或外阴前庭等，由于异位输尿管多与发育不良的肾上极相连，大部分女性病人一直有持续的少量漏尿，但仍有正常排尿，所以这种症状易被误诊为慢性的阴道分泌物。

（2）充溢性尿失禁：又称假性尿失禁，是指膀胱功能完全失代偿，膀胱呈慢性扩张，并且从未完全排空，当膀胱过度充盈后，尿液会不断溢出。夜间多见。各种原因所致的慢性尿潴留均可能出现这种症状。

（3）急迫性尿失禁：严重的尿频、尿急而膀胱不受意识控制就开始排尿，通常继发于膀胱炎、神经源性膀胱以及重度膀胱出口梗阻。这类尿失禁可能由膀胱的不随意收缩引起。

（4）压力性尿失禁：当腹内压突然增高（咳嗽、喷嚏、大笑、运动等）时，尿液不随意地流出。这是由于膀胱和尿道之间正常解剖关系改变，使腹内压突然增加时传导至膀胱和尿道的压力不等，膀胱压力增高而没有相应的尿道阻力增加，从而产生漏尿。另外，也与盆底肌肉松弛有关。常见于多次分娩或绝经后的妇女，是阴道前壁和盆底支持组织张力减弱或缺失所致。也见于根治性前列腺切除术的病人，因为此手术可能会损伤尿道外括约肌。这类尿失禁多在直立体位时发生。

4. 遗尿（enuresis）　是指除正常自主性排尿外，睡眠中出现无意识的排尿。新生儿及婴幼儿为生理性，3 岁以后除功能性外，可因神经源性膀胱、感染、后尿道瓣膜等病理性因素引起。遗尿需与持续性尿失禁鉴别，如发生在年轻女性，多数可能存在异位输尿管开口。>6 岁的儿童遗尿者应予泌尿系检查。

（三）尿液改变

1. 尿量　正常人 24 小时尿量为 1000～2000ml。无尿和少尿是由肾排出量减少引起的，而导致尿量减少可有肾前性、肾性和肾后性因素。因此，必须首先了解是否存在输尿管或尿道梗阻。尿量 <100ml/24h 为无尿，持续性无尿见于器质性肾损伤，表现为氮质血症或尿毒症。尿量 <400ml/24h 为少尿，突然尿量减少可能发生急性肾损伤。多尿是指尿量可达 3000～5000ml/24h，急性肾后性肾损伤的多尿期系肾浓缩功能减退和溶质性利尿所致。尿闭是指完全性无尿，多见于孤立肾结石引起的完全性上尿路梗阻，可在肾绞痛后突然发生。须注意，尿闭时膀胱空虚无尿排出，而尿潴留时膀胱充满尿液但无法排出。

2. 尿的观察

（1）血尿（hematuria）：尿液中含有红细胞，分为肉眼血尿和镜下血尿。肉眼血尿（gross hematuria）为肉眼能见到血色的尿，通常在 1000ml 尿中含 1ml 血液即肉眼可见。镜下血尿（microscopic hematuria）为借助于显微镜见到尿液中含红细胞。一般认为新鲜尿离心后尿沉渣每高倍镜视野红细胞 >3 个即有病理意义。任何程度的血尿都不应该被轻易放过，尤其是成年人，都应首先考虑是否有恶性肿瘤的可能。在分析血尿原因的时候，需要注意以下几个方面。血尿是泌尿系统疾病重要的症状之一，往往是疾病的一个危险信号，但血尿程度与疾病严重性并没有肯定的相关性。血尿伴有或无疼痛是区别良恶性泌尿系疾病的重要因素，血尿伴排尿疼痛大多与膀胱炎或尿石症有关，而无痛性血尿除非另有其他的证据，否则提示泌尿系肿瘤，尤其在中老年人。

泌尿道病变部位可以通过排尿过程中血尿出现的时间来判断。血尿可分为初始血尿、终末血尿和全程血尿：①初始血尿（initial hematuria）不常见，提示病变位于尿道，一般继发于炎症；②终末血尿（terminal hematuria）提示病变位于膀胱颈部或尿道前列腺部，多为炎症引起；③全程血尿（total hematuria）最常见，提示病变位于膀胱和上尿路，以肿瘤可能大。

血尿色泽因含血量、尿 pH 及出血部位而异。来自肾、输尿管的血尿或酸性尿,色泽较暗;来自膀胱的血尿或碱性尿,色泽较鲜红。严重的血尿可呈不同形状的血凝块,蚯蚓状血块常来自肾、输尿管的血尿,而来自膀胱的血尿可有大小不等的血凝块。膀胱病变引起的血尿,当血凝块通过尿道时,尿痛不会加重;而上尿路病变引起的血尿,当血凝块通过输尿管时,会产生胁腹部的绞痛,类似于尿结石引起的肾绞痛。

尿液呈红色并不都是血尿。有些药物、食物能使尿液呈红色、橙色或褐色,如大黄、酚酞、利福平、四环素族、酚红、嘌呤类药物等。有些药物能引起血尿,如环磷酰胺、别嘌呤醇、肝素及双香豆素等。由于严重创伤、错误输血等使大量红细胞或组织破坏,导致血红蛋白或肌红蛋白尿。由前尿道病变出血或邻近器官出血,滴入尿液所致,并非血尿。

(2)混浊尿:尿液呈混浊,常见有晶体尿(crystalluria)、磷酸盐尿(phosphaturia)、脓尿(pyuria)、乳糜尿(chyluria)等。晶体尿是尿液中含有机或无机物质沉淀、结晶,见于尿中盐类呈过饱和状态时。磷酸盐尿是由于磷酸盐在碱性尿中沉淀而形成,见于餐后或大量饮用牛奶后,可间歇发生。脓尿是由于尿液中含大量白细胞,是泌尿系感染的表现。一般认为,新鲜尿液离心后,尿沉渣镜检每高倍镜视野白细胞>5 个提示尿路感染或炎症。根据排尿过程中脓尿出现的时间以及伴发症状,可对病变进行初步定位。初始脓尿为尿道炎;全程脓尿伴膀胱刺激症状、腰痛和发热提示肾盂肾炎;脓尿伴膀胱刺激症状而无发热多为膀胱炎。乳糜尿呈乳白色,由于尿液中混有淋巴液,也可混有大量蛋白或血液。乙醚可使浑浊尿液变清,故用乙醚试验可确诊乳糜尿,亦称乳糜试验。乳糜尿的常见病因是丝虫病感染。

(3)气尿(pneumaturia):是指排尿同时有气体与尿液一起排出。提示有泌尿道-胃肠道瘘存在,或有泌尿道的产气细菌感染。常见的原因有憩室炎、乙状结肠癌、肠炎和 Crohn 病等。亦见于泌尿系器械检查或留置导尿管所致肠道损伤。

尿道分泌物(urethral discharge):大量黏稠、黄色的脓性分泌物是淋菌性尿道炎的典型症状。少量无色或白色稀薄分泌物为支原体、衣原体所致非淋菌性尿道炎的表现。慢性前列腺炎病人在晨起排尿前或大便后尿道口可出现少量乳白色、黏稠分泌物。血性分泌物常提示尿道肿瘤的可能。

(四)性功能障碍　男性性功能障碍表现为性欲低下、勃起功能障碍(erectile dysfunction,ED)、射精障碍(早泄、不射精和逆行射精)等。最常见为勃起功能障碍和早泄。勃起功能障碍(ED)是指持续或反复不能达到或维持足够阴茎勃起以完成满意性生活。引起 ED 的因素很多,包括精神心理因素、血管病变、神经病变、内分泌疾病、药物及全身性疾病等。早泄(premature ejaculation)的定义目前尚存争议,通常认为应注意三个要素:射精潜伏期、射精控制力和情绪影响。2014 年国际性医学会将早泄分为原发性早泄和继发性早泄。原发性早泄是指从初次性交开始,常常在插入阴道一分钟左右射精;继发性早泄是指射精潜伏时间显著缩短,通常在三分钟内射精。两者均表现为控制射精的能力差,总是或几乎总是不能延迟射精,并对身心造成消极的影响,如苦恼、忧虑、沮丧和(或)躲避性生活等。

血精(hematospermia)为精液中含有血液,大多是因前列腺和(或)精囊的非特异性炎症引起,一般在几周内症状就可以自行消失。若血精持续数周以上,应排除生殖道结核、前列腺肿瘤等病变。

第二节　泌尿、男生殖系统外科检查

【体格检查】除全面系统的全身状态检查外,泌尿生殖系统的体格检查仍要用到视、触、叩、听这四种基本的检查方法。

1.**肾**　视诊:病人面向前站立或坐直,检查者位于病人的后方,面向需检查的部位。病人脊柱明显侧凸,往往与因炎症引起的腰肌痉挛有关。肋脊角、腰部或上腹部隆起常提示有肿块存在。胁腹部水肿往往提示有潜在的炎症存在。触诊:肾双合诊见图46-1。病人仰卧位,检查者用一只手置于肋脊角并向上托起胁腹部,另一只手在同侧肋缘下进行深部触诊。触诊过程中嘱病人慢慢地深呼吸。肾随呼吸上下移动。正常肾一般不能触及,有时在深呼吸时刚能触及右肾下极。这种方法在小儿和偏瘦的成人中常成功。大的肾肿物也有可能扪及,多数为良性囊肿或恶性肿瘤。疑有肾下垂时,应取立位或坐位检查。叩诊:因肾表面有腹内空腔脏器,叩诊为鼓音。肋脊角的叩击痛阳性提示潜在的炎性肿胀或肿块。听诊:疑为肾动脉狭窄、动脉瘤形成或动静脉畸形的病人,在吸气时行上腹部两侧和肋脊角听诊,有无血管杂音,听到血管收缩杂音有诊断意义。

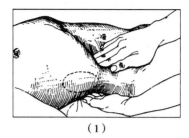

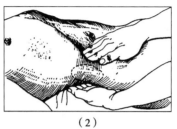

图 46-1　肾双合诊
(1) 正常呼吸时　(2) 深呼吸时

2. **输尿管**　沿输尿管行径进行深部触诊,有无肿块或触痛。

3. **膀胱检查**　视诊:病人仰卧位,如果病人较瘦,当膀胱内尿量达到 500ml 左右时,在下腹部可看到充盈的膀胱轮廓。触诊:当膀胱内尿量达到 150ml 以上时,膀胱可在耻骨联合水平上被触及。需了解膀胱肿瘤或腹内、盆腔内其他肿块的范围及活动度时,可以采用腹部-直肠(男性)或腹部-阴道(女性)双合诊,在膀胱排空后检查,手法要轻柔。叩诊:对检查膀胱是否充盈特别有用,尤其是肥胖或腹肌难以放松的病人。从耻骨联合上方向头侧叩诊,直到叩诊音由浊音变为清音,充盈膀胱呈浊音区。

4. **阴茎和尿道口**　视诊:有无包茎、包皮过长和包皮嵌顿。包茎(phimosis)是指包皮外口过小,紧箍阴茎头部,不能向上外翻者。包皮过长(redundant prepuce)是指不能使阴茎头外露,但包皮可以翻转者。包皮嵌顿(paraphimosis)是指包皮向口太小,一旦包皮向后越过阴茎头后不能恢复到覆盖阴茎头的状态,会导致包皮充血和水肿。包皮过长时应翻转包皮进行检查,注意阴茎头有无肿瘤、溃疡、糜烂及恶臭味。包皮不能向上外翻者,应行包皮背侧切开术或环切术以便仔细检查阴茎头和尿道口。注意阴茎有无皮损、偏斜或屈曲畸形、尿道口是否红肿、有无疣、有无分泌物等。另外,注意尿道口位置。尿道口位于阴茎的腹侧或阴囊、会阴部为尿道下裂,极少数位于背侧为尿道上裂。触诊:阴茎体部有无硬结对判断阴茎海绵体硬结症(Peyronie 病)很重要。尿道有无硬块、结石或压痛。

5. **阴囊及其内容物**　病人站立位。视诊:阴囊是否发育。阴囊皮肤有无红肿、增厚。阴囊肿块或精索静脉曲张也能在视诊中被发现。触诊:首先检查睾丸,然后是附睾,以及索状结构,最后是腹股沟外环。注意大小、质地、形状及有无异常肿块。注意输精管粗细、有无结节。阴囊内睾丸缺如时,应仔细检查同侧腹股沟。阴囊肿块应进行透照试验,即将手电筒光源放置在肿物后方,可在暗室内进行。如透照出红光提示肿块为囊性、充满液体,而不能透照出红光提示为实性肿块。睾丸鞘膜积液时阳性,而睾丸肿瘤时阴性,但是,因有少数的睾丸肿瘤伴鞘膜积液,需要行阴囊超声检查以进一步确诊。

6. **直肠和前列腺**　病人胸膝位或站立弯腰体位。检查者在手指套上涂上足够的润滑剂,并注意缓解病人的紧张情绪,轻柔、缓慢地将示指放入病人肛门、直肠进行直肠指检(digital rectal examination,DRE)。正常前列腺如栗子大小、较平,质地韧、有弹性,后面能触及中央沟,表面光滑。注意前列腺的大小、质地、有无结节、压痛,中央沟是否变浅或消失。不仅要对前列腺进行详细的检查,而且应该仔细触诊整个直肠以发现是否有其他异常。最后还应检查肛门括约肌张力。前列腺按摩方法:检查前病人先排空膀胱,检查者作直肠指检,自前列腺两侧向中央沟,自上而下纵向按摩二、三次,再按摩中央沟一次,将前列腺液挤入尿道,并由尿道口滴出,直接收集前列腺液送验(图 46-2)。急性前列腺炎时禁忌按摩。在正常情况下精囊不能触及,只有当梗阻或感染而精囊变大时可通过直肠指检触及。通过 DRE 可发现良性前列腺增生、前列腺癌等。如 DRE 发现前列腺结节或肿块,应建议行前列腺穿刺活检。

7. **女性尿道、阴道检查**　取截石位。望诊:识别尿道口,注意其大小、位置以及有无肉阜(carun-

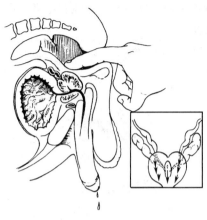

图46-2　前列腺按摩

cle)或肿瘤、有无阴道膨出等。通过增加腹内压如咳嗽,可以诱发压力性尿失禁病人的尿漏。触诊:在检查阴道前壁时,可同时检查尿道、膀胱颈和膀胱三角区。双合诊检查可了解浸润性膀胱癌侵犯周围组织的程度。

【实验室检查】

1. 尿液检查

(1)尿液收集:通常收集新鲜的中段尿为宜。男性包皮过长者,必须翻起包皮,清洗阴茎头。女性应清洁外阴,分开阴唇;月经期间不应收集尿液送验。尿培养以清洁中段尿为佳,女性可采用导尿的尿标本。由耻骨上膀胱穿刺获取的尿标本是无污染的膀胱尿标本。新生儿及婴幼儿尿液收集采用无菌塑料袋。

(2)尿沉渣:新鲜尿离心后,用显微镜技术分析尿沉渣,每高倍镜视野红细胞>3 个为镜下血尿,白细胞>5 个为白细胞尿,亦称脓尿,同时检查有无晶体、管型、细菌、酵母菌、寄生虫等。

(3)尿三杯试验:以排尿最初的 5~10ml 尿为第一杯,以排尿最后 2~3ml 为第三杯,中间部分为第二杯。收集时尿流应连续不断。其检验结果可初步判断镜下血尿或脓尿的来源及病变部位。若第一杯尿液异常,提示病变在尿道;第三杯尿液异常,提示病变在膀胱颈部或后尿道;若三杯尿液均异常,提示病变在膀胱或上尿路。

(4)尿细菌学:革兰染色尿沉渣涂片检查可初步筛选细菌种类,供用药参考。尿沉渣抗酸染色涂片检查或结核菌培养有助于确立肾结核诊断。清洁中段尿培养结果,若菌落数>10^5/ml,提示为尿路感染。对于有尿路症状的病人,致病菌菌落数>10^2/ml 就有意义。

(5)尿细胞学检查(urinary cytology):用于膀胱肿瘤初步筛选或术后随访。检查阳性提示泌尿道任何部位存在尿路上皮肿瘤可能。对诊断早期低分级肿瘤敏感度差,对高分级肿瘤和原位癌阳性率高。冲洗尿路后收集尿液检查可提高阳性率。另外亦可采用荧光显微镜对尿脱落细胞吖啶橙染色检查和尿流式细胞测定(flow cytometry,FCM),有较高的敏感度,尤适用于低级别的膀胱肿瘤。

(6)肿瘤标志物测定:膀胱肿瘤抗原(bladder tumor antigen,BTA)检测方法简单,诊断膀胱癌的正确率在 70% 左右。其他如核基质蛋白(NMP22)、尿纤维蛋白降解产物(FDP)、ABO(H)血型抗原、端粒酶活性、癌胚抗原(CEA)以及荧光原位杂交(FISH)等,均具有一定的临床意义。

2. 肾功能检查

(1)尿比重:反映肾浓缩功能和排泄废物功能。尿比重固定或接近于 1.010,提示肾浓缩功能严重受损。尿液中多种物质如葡萄糖、蛋白及其他大分子物质均使尿比重增高,尿渗透压较尿比重测定更好地反映肾功能。

(2)血尿素氮和血肌酐:血肌酐测定较血尿素氮精确。血尿素氮受分解代谢、饮食和消化道出血等多种因素影响。

(3)内生肌酐清除率:肌酐由肾小球滤过,内生肌酐清除率接近于用菊糖测定的肾小球滤过率。测定公式:内生肌酐清除率=(尿肌酐浓度/血肌酐浓度)×每分钟尿量,正常值为 90~110ml/min。

(4)酚红排泄试验:因为 94% 的酚红(PSP)由肾小管排泄,所以在特定的时间内,尿中酚红的排出量能反映肾小管的排泄功能。

3. 血清前列腺特异性抗原(prostate specific antigen,PSA)检测　PSA 是一种含有 237 个氨基酸的单链糖蛋白,由前列腺腺泡和导管上皮细胞分泌,具有前列腺组织特异性。血清 PSA 检测常采用放射免疫或酶联免疫测定法。血清 PSA 正常值为 0~4ng/ml。如血清 PSA>10ng/ml 应高度怀疑前列腺癌。血清 PSA 是目前前列腺癌的生物学指标,其升高提示前列腺癌的可能性,可用于前列腺癌的筛选、早期诊断、分期、疗效评价和随访观察。经直肠指检、前列腺按摩和穿刺、经尿道超声、前列腺电切以及前列腺炎发作时,血清 PSA 均会不同程度的升高,宜推迟 2 周或以上再检查血清 PSA。血清 PSA 亦与年龄和前列腺体积有关,随年龄、前列腺体积增加而增高。须注意,某些药物如非那雄胺对血清 PSA 的影响。测定 PSA 密度(PSAD)及游离 PSA(fPSA)与总 PSA(tPSA)的比值,有助于鉴别良性前列腺增生和前列腺癌。

4. 前列腺液检查　正常前列腺液呈淡乳白色,较稀薄;涂片镜检可见多量卵磷脂小体,白细胞 <10 个/高倍视野。如果有大量成簇的白细胞出现则提示前列腺炎。若前列腺按摩前作尿常规检查,按摩后再收集 2~3ml 初段尿液送检,比较按摩前后尿白细胞数,对按摩未获前列腺液者为间接检查,而对分析是否因前列腺炎引起的尿路感染具有临床意义。怀疑细菌性前列腺炎时应同时进行前列腺液细菌培养和药敏试验。

5. 精液分析　精液标本收集采用手淫、性交体外排精或取精器获得精液的方法,检查前 5 天应无性交或手淫。常规的精液分析包括颜色、量、pH、稠度、精子状况及精浆生化测定。精液分析正常值范围见第五十六章"男性性功能障碍、不育和节育"。

【器械和内镜检查】

1. 导尿管(urethral catheters)　按材料、形状、大小、用途等有各种类型导尿管,目前最常用的是气囊或 Foley 导尿管,这种类型的导尿管有两个腔,大的腔用充气或水,使导尿管留置在膀胱里。导尿管的大小是以其外周径表示的。以法制(F)为测量单位,21F 表示其周径为 21mm,直径为 7mm。用于引流尿液、解除尿潴留、测定残余尿、注入造影剂确定有无膀胱损伤等。不论是诊断还是治疗,必须严格按无菌术规程进行操作。使用 Foley 导尿管,在气囊充气或水之前,先确认导尿管尖端是否已进入膀胱以及是否有尿液导出。如果尿液不能从导尿管口顺畅地流出,应立即予以调整,否则因气囊位于后尿道,再予以充气或水,常造成后尿道损伤而出血。残余尿(residual urine)测定应在病人排尽尿后立即插入导尿管进行,正常时无残余尿。

2. 尿道探条(urethral sounds)　通常由金属材料制成。主要用于放置膀胱镜前的准备,治疗尿道狭窄和膀胱颈挛缩。一般选用 18~21F 探条扩张狭窄之尿道。进入尿道必须很小心,不能用暴力推进,以防后尿道破裂,应使其平滑地通过尿道进入膀胱。有时还需要使用线形探条和跟随器(filiforms and followers)导引经尿道进入膀胱。

3. 膀胱尿道镜(cystourethroscopy)　有硬镜和软镜,两者各有其优点。硬镜由外鞘、固定器和镜管组成,镜管有 0°、30°、70°的视角。粗细有多种不同规格,8~12F 适用于儿童,16~25F 适用于成年。可在尿道、膀胱内进行全面的检查,用活检钳取活体组织病理学检查标本;通过插管镜经双侧输尿管口插入输尿管导管作逆行肾盂造影或收集肾盂尿送检,亦可进行输尿管套石术或放置输尿管双 J 管作内引流。此外,电切镜还可施行尿道、膀胱、前列腺等比较复杂的操作。尿道狭窄、膀胱炎症或膀胱容量过小不能作此检查。

4. 输尿管镜和肾镜(ureteroscopy and nephroscopy)　有硬性、软性两种类型,一般经尿道、膀胱置入输尿管及肾盂。肾镜通过经皮肾造瘘进入肾盏、肾盂,可直接窥查输尿管、肾盂内有无病变,亦可直视下取石、碎石,切除或电灼肿瘤,取活体组织病理学检查标本。适用于尿石症、原因不明肉眼血尿或细胞学检查阳性、上尿路充盈缺损等。禁忌证为未纠正的全身出血性疾病、严重的心肺功能不全、未控制的泌尿道感染、病变以下输尿管梗阻及其他膀胱镜检查禁忌者等。

5. 前列腺细针穿刺活检(needle biopsy of the prostate)　目前开展的前列腺系统性穿刺活检是诊断前列腺癌最可靠的检查。有经直肠和经会阴两种途径。定位采用经直肠超声引导。前列腺穿刺应在 PSA 和磁共振成像(MRI)检查之后进行,适用于 DRE 发现前列腺结节或 PSA 异常的病人。

6. 尿流动力学(urodynamics)测定　借助流体力学及电生理学方法研究和测定尿路输送、储存、排出尿液的功能,为分析排尿障碍原因、选择治疗方式及评定疗效提供客观依据。目前临床上主要用于诊断下尿路梗阻性疾病(如良性前列腺增生)、神经源性排尿功能异常,尿失禁,以及遗尿症等。

【影像学检查】

1. **超声**　广泛应用于泌尿外科疾病的筛选、诊断和随访,亦用于介入治疗。超声对液体表现为液性暗区,显示效果最佳,可显示均质的实体组织和固体物质,能够显示 X 线透光结石,但对气体的显示效果较差。临床上可用于确定肾肿块性质、结石和肾积水;测定残余尿、测量前列腺体积等。亦用于检查阴囊肿块以判断囊肿或实质性肿块,了解睾丸和附睾的位置关系。特殊的探头经直肠及膀胱内作 360°旋转检查,有助于对膀胱、前列腺肿瘤的诊断和分期。多普勒超声仪可显示血管内血流情况,确定动、静脉走向,用于诊断睾丸扭转和肾移植排异反应;联合实时超声显像可用于检查勃起功能障碍者的阴茎血流。对尿道狭窄及其周围纤维性瘢痕的显示较尿道造影清晰。在超声引导下,可行穿刺、引流及活检等。近年超声造影逐步开展,由于不用有肾毒性的造影剂,可用于肾衰竭病人,亦用于禁忌做静脉尿路造影或不宜接受 X 线照射的病人。但超声检查有时受骨骼、气体等的干扰而影响诊断的正确性。

2. **X 线检查**

(1) 尿路平片(plain film of kidney-ureter-bladder,KUB):可显示肾轮廓、位置、大小,腰大肌阴影,不透光阴影以及骨性改变如脊柱侧弯、脊柱裂、肿瘤骨转移、脱钙等。腰大肌阴影消失,提示腹膜后炎症或肾周围感染。侧位片有助于判断不透光阴影如结石的来源。摄片前应作充分的肠道准备。

(2) 排泄性尿路造影(excretory urogram):即静脉尿路造影(intravenous urogram,IVU),静脉注射有机碘造影剂,肾功能良好者 5 分钟即显影,10 分钟后显示双侧肾、输尿管和部分充盈的膀胱。能显示尿路形态是否规则,有无扩张、推移、压迫和充盈缺损等;同时可了解分侧肾功能。造影前应做碘过敏试验。妊娠及肾功能严重损害为禁忌证。

(3) 逆行肾盂造影(retrograde pyelography,RP):经膀胱尿道镜行输尿管插管注入有机碘造影剂来显示输尿管和肾集合系统。适用于静脉尿路造影显示尿路不清晰或禁忌者,可进一步了解肾盂、输尿管充盈缺损改变的原因;亦可注入空气作为阴性比衬,有助于判断透光结石。ESWL 时,输尿管插管注入造影剂以帮助输尿管结石定位和碎石。

(4) 顺行肾盂造影(anterograde pyelography):在超声指引下经皮穿刺入肾盂,注入造影剂以显示上尿路情况。适用于上述造影方法失败或有禁忌而怀疑梗阻性病变存在者。

(5) 膀胱造影(cystography):采用导尿管置入膀胱后注入造影剂,可显示膀胱形态及其病变如损伤、畸形、瘘管、神经源性膀胱及膀胱肿瘤等。排泄性膀胱尿道造影可显示膀胱输尿管反流及尿道病变。

(6) 血管造影(angiography):血管造影的方法有直接穿刺、经皮动脉穿刺插管、选择性肾动脉、静脉造影以及数字减影血管造影(DSA)。适用于肾血管疾病、肾损伤、肾实质肿瘤等。DSA 能清晰地显示血管包括 1mm 直径的血管,可以发现肾实质内小动脉瘤及动静脉畸形、瘘等血管异常,并即刻进行栓塞治疗。亦可对晚期肾肿瘤进行栓塞治疗。

(7) 淋巴造影:经足背淋巴管注入碘苯酯,显示腹股沟、盆腔、腹膜后淋巴结和淋巴管。可以为膀胱癌、阴茎癌、睾丸肿瘤、前列腺癌的淋巴结转移和淋巴管梗阻提供依据。了解乳糜尿病人的淋巴系统通路。

(8) 精道造影:经输精管穿刺或经尿道射精管插管造影,显示输精管、精囊及射精管。适用于血精症等。

(9) CT:主要的诊断依据是器官和病灶的形态组织密度以及增强前后的组织密度变化,通常用 CT 值表示,如水密度为 0,脂肪为 0 以下(负值),0 ~ 20 一般为实质,而 20 以上,尤其增强后 CT 增加几倍,则可能为恶性病变。适用于鉴别肾囊肿和肾实质性病变,确定肾损伤范围和程度,肾、膀胱、前列腺癌及肾上腺肿瘤的诊断和分期。能显示腹部、盆腔转移的淋巴结。CT 尿路成像(CT urography,CTU)是在静脉内注射对比剂前后,通过多层螺旋 CT 对肾盏、肾盂、输尿管及膀胱进行连续的扫描,从而获得整个泌尿系统立体图像的成像技术。是一种快速、简单、全面的尿路检查方式,可提供明显优于静脉尿路造影的图像。

3. **磁共振成像（MRI）**　能显示被检查器官组织的结构和功能,并可显示脏器血流灌注情况。对分辨肾肿瘤的良、恶性,判定膀胱肿瘤浸润膀胱壁的深度、前列腺癌分期,确诊偶然发现的肾上腺肿块等,可以提供较 CT 更为可靠的依据,有起搏器或金属支架的病人不宜行 MRI。磁共振血管成像（MRA）是一种无创的血管三维成像技术。适用于肾动脉瘤、肾动静脉瘘、肾动脉狭窄、肾静脉血栓形成;肾癌分期,特别是了解侵犯肾血管的情况以及肾移植术后血管通畅情况。磁共振尿路成像（MRU）是一种磁共振水成像。它不依赖于肾功能,无需造影剂和插管而显示肾盏、肾盂、输尿管的形态和结构,是了解上尿路梗阻的无创检查。由于人体内静态液（如尿液）具有较长的 T_2 弛豫时间,当采用加重的 T_2 加权像使水呈高信号,软组织呈低信号,经相关处理后可以显示含尿液的尿路结构,其图像如同静脉尿路造影。适用于尿路造影失败或显影欠佳的病例。

4. **放射性核素显像（radionuclide imaging）**　其特点是核素用量小,几乎无放射损害,能在不影响机体正常生理过程的情况下显示体内器官的形态和功能。①肾图:是在两个肾区测得的放射性核素活度与时间的函数曲线图,可测定肾小管分泌功能和显示上尿路有无梗阻。它是一种分侧肾功能试验,反映尿路通畅及尿排出速率情况。其灵敏度高,而特异性与定量性差。②肾显像:分静态和动态显像。静态显像显示核素在肾内的分布图像,而动态显像显示肾吸收、浓集和排出核素显像剂的全过程。能显示肾形态、大小及有无占位病变,可了解肾功能、测定肾小球滤过率和有效肾血流量。单光子发射计算机断层照相(SPECT)能观察器官功能的动态过程,亦能摄取矢状、冠状及横断面的解剖和功能像。当肾功能不全时,肾显像比尿路造影敏感。对肾移植病人术后观察并发症如梗阻、外溢、动脉吻合口狭窄很有帮助。③肾上腺皮质和髓质核素显像:对肾上腺疾病有诊断价值,尤用于肾上腺占位性病变如嗜铬细胞瘤。④阴囊显像:放射性核素血流检查可判断睾丸的存活及其能力,并可与对侧的血流灌注相比较,常用于怀疑睾丸扭转或精索内静脉曲张等。⑤骨显像:可显示全身骨骼系统有无肿瘤转移,如肾癌、前列腺癌骨转移。利用 SPECT 进行骨显像在敏感性和准确性上高于 X 线检查。

（刘继红）

第四十七章　泌尿、男生殖系统先天性畸形

第一节　概　述

泌尿、男生殖系统先天性畸形是人体最常见的先天性畸形。由于胚胎学上的密切关系,泌尿系统先天性畸形常伴有生殖系统畸形。

泌尿生殖系统器官自体节外侧的中胚层发生,约形成于胚胎第5~12周。前肾在人类完全退化,中肾大部分退化,后肾由生肾组织和输尿管芽两部分组成。由中肾管长出的输尿管芽逐渐演变成输尿管、肾盂、肾盏和集合小管。生肾组织演变成肾被膜、肾小囊和各段肾小管。肾小囊内的毛细血管形成肾小体,组成肾单位。胚胎第6周,后肾由原位上升至第2腰节处(图47-1)。

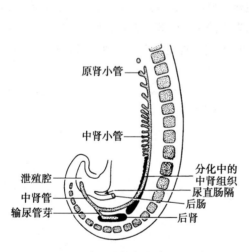

图47-1　泌尿系的发生（侧面观）

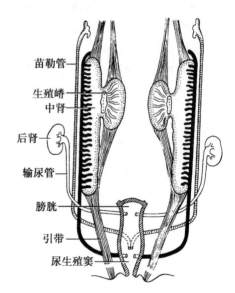

图47-2　生殖器的发育

膀胱、尿道自泄殖腔发生。尿直肠隔将泄殖腔分隔成为背侧的直肠和腹侧的尿生殖窦。

男生殖器官来源不同,睾丸自中肾内侧与之平行纵列的生殖嵴发生。与之相邻的中肾管发育为附睾的输出小管、附睾管、输精管和精囊(图47-2)。

先天性畸形是由遗传或环境因素造成的发育缺陷性疾病,胎儿出生时畸形已存在。种类繁多,表现在数目、大小、形态、结构、位置、旋转和血管畸形等。本章对泌尿男生殖系统常见的先天性畸形作扼要介绍。

第二节　肾和输尿管的先天性畸形

一、多囊肾

多囊肾(polycystic kidney)是一种先天性遗传性疾病,发病机制不明,认为可能与肾小管梗阻,或

肾单位不同部位的局部扩张有关。多为双侧,初期肾内仅有少数几个囊肿,以后发展为全肾布满、大小不等的囊肿,压迫肾实质,使肾单位减少。多囊肾可分为婴儿型和成人型。

婴儿型多囊肾(ARPKD)属常染色体隐性遗传,为 6 号常染色体上的 *PKHD1* 基因突变,常伴有肝、脾或胰腺囊肿。发病率为 1/10 000,儿童期可有肾或肝功能不全的表现,多早期夭折。

成人型多囊肾(ADPKD)属常染色体显性遗传,发病率约 1/1250,占晚期肾病的 10%。成年病人的子女中有 50% 亦患此病。多囊肾疾病基因 *PKD1* 定位于 16 号常染色体短臂,占 85% ~90%;*PKD2* 基因位于 4 号常染色体,占 5% ~10%;还有一部分病人没有发现 *PKD1* 和 *PKD2* 基因突变,推测有 *PKD3* 基因存在。*PKD1* 和 *PKD2* 基因突变的临床表现大致相同,但 *PKD2* 突变者往往起病更晚,疾病进展更慢。ADPKD 大多至 40 岁左右才出现症状,其主要临床表现为疼痛、腹部肿块与肾功能损害。若伴发结石或尿路感染者,可出现血尿、脓尿、发热、肾区疼痛等相应症状。1/3 的病人有肝囊肿,但无肝功能变化。并发症包括尿毒症、高血压、心肌梗死和颅内出血。体检可在两侧肾区扪及巨大囊性患肾,结合超声和 CT 可确诊。

多囊肾应与多发单纯性肾囊肿相鉴别。多囊肾多有遗传性,家庭其他成员有患病,多有肾功能减退,以及合并有多囊肝等表现。单纯性肾囊肿(simple cyst of kidney)较常见,绝大多数为非遗传性疾病,极少数为常染色体显性遗传。儿童少见,成人中发病率随着年龄增加而增加,早期一般无明显症状,常偶然被发现。可有侧腹或背部疼痛及镜下血尿。单纯性肾囊肿多为单个,也可多个,甚至为双侧。超声、CT 均有助于鉴别。

对肾功能正常的病人,采用对症及支持疗法,包括休息、低蛋白饮食、避免劳累,药物治疗重点在于控制血压、预防尿路感染及肾功能进一步损害。伴有结石梗阻者可施行取石术解除梗阻。囊肿去顶术对降低血压、减轻疼痛和改善肾功能的效果尚存争议。晚期出现尿毒症需长期透析治疗。有条件也可作同种异体肾移植术。合并严重高血压或出血、感染者,在施行肾移植前宜切除患肾。

二、蹄铁形肾

蹄铁形肾(horseshoe kidney)是指两肾下极在腹主动脉和下腔静脉前相互融合,形成马蹄形畸形(图 47-3)。发病率约为 25/10 000。95% 的蹄铁形肾是在下极相连,其峡部一般为肾实质组织,较厚,有单独的血供,少数由纤维组织组成。患肾大多旋转不良,使肾盂面向前方,肾盏向后,肾血管多变异。

影像学检查有助于确诊。如无症状及合并症,则无须治疗。如有严重腹痛、腰痛和消化道症状,是由于肾峡部压迫腹腔神经丛所致,或存在合并症,如梗阻、结石、感染等,可采取分离峡部,取石以及解除梗阻等相应手术。

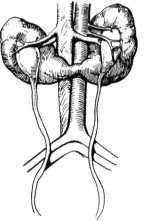

图 47-3 蹄铁形肾

三、重复肾盂、输尿管

重复肾盂、输尿管是指一个肾有两个肾盂和两条输尿管。这种畸形是由于胚胎早期中肾管下端发出两个输尿管芽进入一个后肾胚基所造成的,大多为单侧。表面观是一个完整的肾,有一共同包膜,有一浅沟将肾分成上下两部,每一部分有它本身的肾盂、输尿管和血管。上半肾较小而下半肾较大,两条输尿管分别引流上、下半肾,多数融合后以一个输尿管口通入膀胱。若两条输尿管分别开口于膀胱,则上面输尿管口来自下肾盂,而下面管口来自上肾盂。有时上肾盂延伸的输尿管可向膀胱外器官内开口,称为异位输尿管开口(ectopic ureters)(图 47-4)。在女性可开口于尿道、阴道、外阴前庭等处,这些病人表现为有正常排尿,又有持续漏尿的尿失禁症状。

无症状、无合并症的重复肾不需治疗。若上半肾感染、肾盂积水、结石形成以及异位输尿管开口引起尿失禁者,可作上半病肾及输尿管切除术。若重复肾功能尚好,且无严重肾盂、输尿管积水和

（或）感染、结石等合并症，可采用异位开口的重复输尿管膀胱移植术。

四、肾盂输尿管连接处梗阻

肾盂输尿管连接处梗阻（ureteropelvic junction obstruction，UPJO）可能是先天性缺陷或由于外在因素如迷走血管、纤维束带对肾盂输尿管连接处的压迫造成梗阻，使肾盂蠕动波无法通过，逐渐引起肾盂积水。先天性缺陷的基本病理主要是壁层肌肉内螺旋结构的改变。

该病一般无症状，偶有腰部钝痛或轻微不适或输尿管区有疼痛或压痛，继发感染、结石或肿瘤时，可出现相应症状。在婴儿，腹部肿块可能会是唯一的体征。UPJO 是儿童腹部肿块或肾积水常见的病因，左侧多见。

超声可诊断肾积水，但需与肾囊肿鉴别。静脉尿路造影可显示梗阻部位、范围，也能了解肾积水程度。延迟拍片显示病侧肾盂排空延迟，伴肾盂肾盏不同程度扩张，甚至不显影。放射性核素肾图可了解肾的血供情况及其分泌、排泄功能。

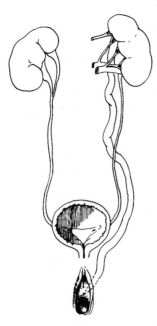

图 47-4　重复肾盂、输尿管

对进行性加重的肾积水，肾功能持续下降，特别合并感染、结石、肿瘤者应考虑手术治疗。凡能保全肾功能的 1/5 以上者，应尽量保肾，施行肾盂输尿管连接狭窄切除，多余肾盂部分切除，输尿管与肾盂整复吻合术，并根据手术时发现的病理情况及手术者的经验选择做肾造瘘及吻合口支撑管放置和肾折叠术。大多数病例需要术后 3 个月及 1 年时随访静脉尿路造影。

五、其他肾和输尿管异常

1. **单侧肾发育不全（dysplasia of kidney）**　是指肾体积小于 50% 以上和先天性孤立肾。肾损伤作肾切除时，必须首先确定对侧肾是否有发育不全或缺如。

2. **异位肾（ectopic kidney）**　根据肾停留部位不同分为盆腔肾、胸内肾及交叉异位肾等。临床需与腹部肿块鉴别，以避免误将异位肾切除。异位肾与肾下垂相区别见第五十四章第一节"肾下垂"。

3. **输尿管狭窄**　狭窄部位大多在肾盂输尿管连接处或在输尿管膀胱连接处，严重的须作整形手术。

4. **先天性巨输尿管**　可为双侧性，病变常在输尿管盆腔段，病因不明。如有症状及感染、结石，并影响肾功能者，可作输尿管裁剪和抗逆流输尿管膀胱再植术。

5. **输尿管膨出（ureterocele）**　是指输尿管末端的囊性扩张，其内层为输尿管黏膜，外层为膀胱黏膜，中层则为少量平滑肌和纤维组织，膨出的输尿管上有小的输尿管开口（图 47-5），治疗可通过膀胱尿道镜切除膨出。

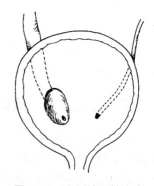

图 47-5　右侧输尿管膨出

6. **下腔静脉后输尿管**　右侧上端输尿管经过下腔静脉之后，再绕过下腔静脉前方下行，由于输尿管受压迫而引起上尿路梗阻，严重的需手术治疗。

第三节　膀胱和尿道先天性畸形

一、膀胱外翻

膀胱外翻（bladder exstrophy）表现为下腹壁和膀胱前壁的完全缺损，膀胱黏膜外露。膀胱后

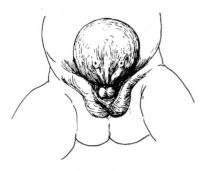

图47-6　膀胱外翻（合并尿道上裂）

壁膨出部分可见输尿管开口及间歇喷尿。男性病人常伴有完全性尿道上裂（图47-6）。膀胱外翻黏膜由于长期慢性炎症和机械性刺激,易发生出血、溃烂、变性,甚至恶变。常伴上尿路感染和肾积水。

膀胱外翻凭外观即可诊断。治疗目的是保护肾功能,控制排尿,修复膀胱、腹壁及外生殖器,手术效果不甚理想。

二、尿道上裂

尿道上裂（epispadias）表现为阴茎体短小,向背侧弯曲,包皮悬垂于阴茎腹侧,阴茎头扁平,尿道口位于阴茎背侧,严重尿道上裂可伴有膀胱外翻和腹部缺陷。尿道上裂根据畸形程度和尿道口位置的不同,分为阴茎头型、阴茎体型及完全性尿道上裂三类。治疗采用整形重建术。

三、尿道下裂

尿道下裂（hypospadias）是比较多见的先天性畸形。由于生殖结节腹侧纵行的尿生殖沟自后向前闭合过程停止所致。它的畸形有四个特征:①尿道开口异常;②阴茎向腹侧屈曲畸形;③阴茎背侧包皮正常而阴茎腹侧包皮缺乏;④尿道海绵体发育不全,从阴茎系带部延伸到异常尿道开口,形成一条粗的纤维带。

根据尿道开口异常可分为四种类型:①阴茎头型;②阴茎型;③阴囊型;④会阴型（图47-7）。后三种类型可影响到性功能和性行为,生活中需取坐位排尿,洗澡时回避别人看见畸形生殖器等而给病人心理上带来障碍。会阴型尿道下裂,阴部外表类似女性,应在婴儿期确定性别,以免被误认而到成年期造成更严重的心理和生理障碍。

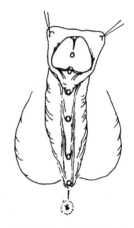

图47-7　尿道下裂者尿道外口可能所在部位

尿道下裂需作整形手术,以恢复正常站立排尿和成年后能进行性生活,睾丸有生精功能者还可获得生育能力。手术宜在学龄前施行,可一期或分期完成。有些病人伴睾丸未降或腹股沟疝,也应作相应手术。

第四节　男性生殖器官先天性畸形

男性生殖器官先天性畸形与性功能及生育能力有着密切关系,不但影响婚姻和生育,而且会由社会、心理的因素引起精神障碍,故应及时处理。

男性生殖器官先天性畸形主要有:①性腺发育异常:无睾症、多睾症、先天性睾丸发育不全综合征（Klinefelter syndrome）、隐睾症（cryptorchidism）、异位睾丸（ectopic testis）、两性畸形等;②输精管附睾精囊发育异常;③外生殖器发育异常:小阴茎、包茎和包皮过长、阴茎阴囊转位等。

一、先天性睾丸发育不全综合征

Klinefelter综合征在胚胎期睾丸分化正常,出生时外生殖器表现为正常男婴。青春期前可无任何症状,或仅有不典型的男性化临床表现如睾丸较其他儿童略小、下肢显得略长。隐睾的比例较正常人群高。青春期后表现:①两侧睾丸小;②雄激素缺乏:身材正常或偏高,下肢较长,骨质疏松和肌肉力量降低,阴茎正常或短小、性功能低下,约97%的病人为不育症;③女性化性征:由于雄激素缺乏,促卵泡生成素（FSH）分泌增高,血中雌、雄激素比例失调,产生各种女性化性征包括乳房女性化、皮肤较细白、无喉结和胡须、阴毛呈女性分布、腋毛稀少或缺如;④约1/4

的病人胆怯、生活不主动、感情不稳定、情绪多变、智力低下或精神异常;⑤可伴肥胖、糖耐量减低(IGT)及糖尿病。

绝大多数病人在青春期后才得到诊断,细胞核型分析可确诊,最常见的核型异常为47,XXY。

可采用雄性激素补充治疗,以促进男性第二性征发育、维持性欲和性功能。

二、隐睾症

隐睾症是指睾丸下降异常,使睾丸不能降至阴囊而停留在腹膜后、腹股沟管或阴囊入口处。阴囊的舒缩能调节温度低于体温1.5~2℃,以维持正常生精功能,而隐睾则受温度影响而导致精子发生障碍。双侧隐睾症引起不育达50%以上,单侧隐睾达30%以上。隐睾易发生恶变,尤其是位于腹膜后者,隐睾恶变的几率较普通人高40倍。

1岁内的睾丸有自行下降可能,若一岁以后睾丸仍未下降,可短期应用绒毛膜促性腺激素每周肌注2次,每次500U,总剂量为5000~10 000U。若2岁以前睾丸仍未下降,应采用睾丸固定术(orchidopexy)将其拉下,若睾丸萎缩,又不能被拉下并置入阴囊,而对侧睾丸正常,则可将未降睾丸切除。双侧腹腔内隐睾不能下降复位者,可采用显微外科技术,作睾丸自体移植术。

三、输精管附睾精囊发育异常

输精管来源于中肾,在胚胎早期,若中肾管停止发育或有缺陷,均可导致输精管发育异常,甚至缺如。由于输精管、附睾、精囊和射精管均同源于中肾管,因此常伴有这些器官的发育不全或缺如,而睾丸发育正常,这是由于睾丸来源于生殖嵴之故。

阴囊检查睾丸体积正常,而输精管扪摸不清。精液检查为无精子,精浆果糖很低或"0",因为精囊缺如而不能分泌果糖。

对部分输精管附睾发育不全,可采用输精管附睾吻合术;对输精管附睾缺损严重者,可采用附睾或睾丸抽取精子作卵胞浆内单精子注射,由体外受精,胚胎移植而获生育。

四、包茎和包皮过长

包茎(phimosis)是指包皮外口过小,紧箍阴茎头部,不能向上外翻者。包皮过长(redundant prepuce)指包皮不能使阴茎头外露,但可以翻转者。

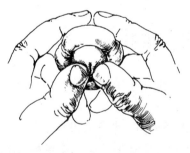

图47-8　嵌顿性包茎手法复位

包茎可造成以下危害:①影响阴茎正常发育;②包皮垢积聚导致阴茎头包皮炎(balanoposthitis),并可引起尿道外口炎症、狭窄,严重者可引起尿路感染,以致肾功能损害;③可引起性交疼痛,由于包皮强行上翻,而又未及时复原,使狭小的包皮口紧箍在阴茎冠状沟上方,引起远端包皮和阴茎头血液回流障碍而发生局部水肿、淤血,此种情况称包皮嵌顿。嵌顿包皮应及时采用手法复位(图47-8)。若局部水肿严重,已不能手法复位者,宜做手术;④包茎内积聚的包皮垢,慢性刺激可诱发阴茎癌的发生,包皮垢的长期刺激也可诱发配偶宫颈癌。

包茎应尽早作包皮环切术(circumcision),在儿童期做手术对预防阴茎癌有利。包皮过长宜经常上翻清洗保持局部清洁。

(刘继红)

第四十八章 泌尿系统外伤

泌尿系统外伤是指在外部力量的作用下造成泌尿系统脏器解剖结构被破坏,继而引发出一系列的临床表现。以男性尿道外伤最多见,肾、膀胱、输尿管次之。泌尿系统外伤大多是胸、腹、腰部或骨盆严重外伤的合并伤。因此,当有上述部位外伤时,应注意有无泌尿系统外伤;确诊泌尿系统外伤时,也要注意有无合并其他脏器外伤。

泌尿系统外伤的主要临床表现为出血和尿外渗。出血可以引起血肿、血尿甚至休克,尿外渗可继发感染,严重时导致脓毒症、周围脓肿、尿瘘或尿道狭窄。尽早确定诊断,正确及时的早期处理对泌尿系统外伤的预后极为重要。

第一节 肾 外 伤

肾外伤(renal injuries)常是严重多发性外伤的一部分。多见于成年男性。

【病因】按外伤病因的不同,可分为开放性外伤和闭合性外伤两类。

1. **开放性外伤** 因弹片、枪弹、刀刃等锐器致伤,外伤复杂而严重,常伴有胸、腹部等其他组织器官外伤,有创口与外界相通。

2. **闭合性外伤** 因直接暴力(如撞击、跌打、挤压、肋骨或横突骨折等)或间接暴力(如对冲伤、突然暴力扭转等)所致,一般没有创口与外界相通。

此外,肾本身病变时,如肾积水、肾肿瘤、肾结核或肾囊性疾病等更易受外伤,有时极轻微的外伤,也可造成严重的"自发性"肾破裂。经皮肾穿刺活检、肾造瘘、经皮肾镜碎石术、体外冲击波碎石等医疗操作有可能造成不同程度的肾外伤。体外冲击波碎石术操作时正常能量冲击波一般不会造成严重后果。肾脏外伤严重程度与冲击次数、频率呈正相关,低冲击次数和频率可有效减轻肾外伤。多次、高频的体外冲击波碎石术可引起较为严重的肾脏外伤。经皮肾镜碎石术及肾造瘘常见并发症是肾脏出血,主要包括静脉性肾出血、动脉性肾出血、肾周血肿。

【病理】肾外伤有多种类型,临床上最多见为闭合性肾外伤,由于外伤的病因和程度不同,有时多种类型的肾外伤同时存在。现根据其外伤的程度将闭合性外伤分为以下病理类型(图48-1)。

1. **肾挫伤** 外伤仅局限于部分肾实质,形成肾瘀斑和(或)包膜下血肿,肾包膜及肾盏肾盂黏膜完整。外伤涉及肾集合系统可有少量血尿。

2. **肾部分裂伤** 肾近包膜部位裂伤伴有肾包膜破裂,可致肾周血肿。若肾近集合系统部位裂伤伴有肾盏肾盂黏膜破裂,则可有明显血尿。

3. **肾全层裂伤** 肾实质深度裂伤,外及肾包膜,内达肾盏肾盂黏膜,常引起广泛的肾周血肿、血尿和尿外渗。肾横断或碎裂时,可导致部分肾组织缺血。

4. **肾蒂血管外伤** 比较少见。肾蒂或肾段血管的部分或全部撕裂,可引起大出血、休克。由于此类外伤引起肾急剧移位,肾动脉突然被牵拉,致血管内膜断裂,形成血栓,易造成肾功能丧失。

晚期病理改变:由于持久尿外渗可形成尿囊肿;血肿、尿外渗引起组织纤维化,压迫肾盂输尿管交界处可导致肾积水;开放性肾外伤偶可发生动静脉瘘或假性肾动脉瘤;部分肾实质缺血或肾蒂周围纤维化压迫肾动脉,可引起肾性高血压。

【临床表现】肾外伤的临床表现与外伤类型和程度有关,常不相同,有时同一肾脏可同时存在多

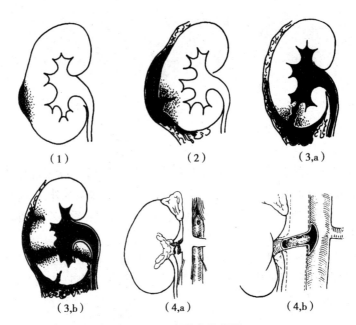

图48-1　肾外伤的类型

（1）肾挫伤:肾瘀斑及包膜下血肿　（2）肾部分裂伤:表浅肾皮质裂伤
及肾周围血肿　（3）肾实质全层裂伤:(3,a)肾周血肿、血尿和尿外渗;
(3,b)肾横断、肾碎裂　（4）肾蒂血管外伤:(4,a)肾蒂血管断裂;
(4,b)肾动脉内膜断裂及血栓形成

种病理类型外伤。在合并其他器官外伤时,肾外伤的症状有时不易被察觉。其主要症状如下。

1. **休克**　严重肾裂伤、肾蒂血管破裂或合并其他脏器外伤时,因外伤和失血常发生休克,可危及生命。

2. **血尿**　大多有血尿,肾挫伤涉及肾集合系统时可出现镜下血尿或轻度肉眼血尿。若肾近集合系统部位裂伤伴有肾盏肾盂黏膜破裂,则可有明显的血尿。肾全层裂伤则呈大量全程肉眼血尿。有时血尿与外伤程度并不一致,如血块阻塞尿路或肾蒂断裂、肾动脉血栓形成、肾盂、输尿管断裂等情况可能只有轻微血尿或无血尿。血尿时间延长常与继发感染或动静脉瘘形成有关。

3. **疼痛**　肾包膜下血肿、肾周围软组织外伤、出血或尿外渗可引起病侧腰、腹部疼痛。血液、尿液进入腹腔或合并腹内脏器外伤时,可出现全腹疼痛和腹膜刺激症状。血块通过输尿管时可发生肾绞痛。

4. **腰腹部肿块**　血液、尿液进入肾周围组织可使局部肿胀,形成肿块,有明显触痛和肌肉强直。开放性肾外伤时应注意伤口位置及深度。

5. **发热**　血肿吸收可致发热,另外肾外伤所致肾周血肿、尿外渗易继发感染,甚至造成肾周脓肿或化脓性腹膜炎,伴全身中毒症状。

【诊断】

1. **病史与体检**　任何腹部、背部、下胸部外伤或受对冲力外伤的病人,无论是否有典型的腰腹部疼痛、肿块、血尿等,均要注意有无肾外伤。有时症状与肾外伤的严重程度并不一致。

2. **化验**　尿中含多量红细胞。血红蛋白和血细胞比容持续降低提示有活动性出血。严重的胸、腹部外伤时,往往容易忽视肾外伤的临床表现,应尽早做尿常规及影像学检查,以免贻误正确诊断。

3. **特殊检查**　根据外伤病史及临床表现,诊断肾外伤并不困难。早期积极的影像学检查可以发现肾外伤部位、程度、有无尿外渗以及对侧肾情况。根据病情轻重,有选择地进行以下检查:

（1）超声:能提示肾外伤的部位和程度,有无包膜下和肾周血肿、尿外渗,其他器官外伤及对侧肾等情况。须注意肾蒂血管情况,如肾动静脉的血流等。

（2）CT:CT平扫及增强可清晰显示肾实质裂伤程度、尿外渗和血肿范围,以及肾组织有无活力,并可了解与其他脏器的关系(图48-2)。CT尿路成像(CTU)可发现患肾造影剂排泄减少,造影剂外渗等,可评价肾外伤的范围和程度。CT血管成像(CTA)可显示肾动脉和肾实质外伤的情况,也可了解有无肾动静脉瘘或创伤性肾动脉瘤,若伤侧肾动脉完全梗阻,提示有外伤性血栓形成。

（3）其他检查:MRI诊断肾外伤的作用与CT类似,但对血肿的显示比CT更具特征性。除上述检查外,传统的IVU、动脉造影等检查也可发现肾有无外伤及肾外伤的范围和程度,但临床上一般不作为首选。

【治疗】肾外伤的处理与外伤程度直接相关。轻微肾挫伤一般症状轻微,经短期休息可以康复,大多数病人属于此类外伤。多数肾部分裂伤可行保守治疗或者介入栓塞治疗,仅少数需手术治疗。

1.　急诊处理　有大出血、休克的病人需迅速给以抢救措施,观察生命体征,进行输血、补液等抗休克治疗,同时明确有无合并其他器官外伤,作好手术探查的准备。

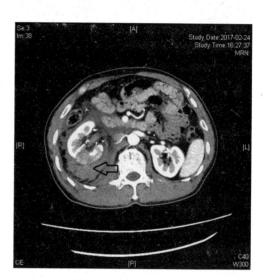

图48-2　肾外伤 CT 图片

2.　保守治疗

（1）绝对卧床休息2~4周,病情稳定、血尿消失后才可以允许病人离床活动。通常外伤后4~6周肾部分裂伤才趋于愈合,过早过多离床活动,有可能再度出血。恢复后2~3个月内不宜参加体力劳动或竞技运动。

（2）密切观察:定时测量血压、脉搏、呼吸、体温,注意腰、腹部肿块范围有无增大。观察每次排出的尿液颜色深浅的变化。定期检测血红蛋白和血细胞比容。

（3）及时补充血容量和能量,维持水、电解质平衡,保持足够尿量,必要时输血。

（4）早期足量合理应用抗生素预防感染。

（5）合理使用止痛、镇静剂和止血药物。

3.　手术治疗

（1）开放性肾外伤:几乎所有这类外伤的病人都要施行手术探查,特别是枪伤或从腹壁进入的锐器伤,需经腹部切口进行手术,包括清创、缝合及引流,并探查腹部脏器有无外伤。

特殊类型:如经皮肾镜穿刺外伤,出血较多时,可改变穿刺部位,或停止手术,或改为其他手术方法。

（2）闭合性肾外伤:一旦确定为严重肾部分裂伤、肾全层裂伤及肾蒂血管外伤需尽早进行手术。若肾外伤病人在保守治疗期间发生以下情况,则需施行手术治疗:①经积极抗休克后生命体征仍未见改善,提示有活动性内出血;②血尿逐渐加重,血红蛋白和血细胞比容继续降低;③腰、腹部肿块明显增大;④怀疑有腹腔其他脏器外伤。

手术方法:经腹或者经腰部切口施行手术,怀疑腹腔脏器外伤时,先探查并处理腹腔其他外伤脏器,再切开后腹膜,显露并阻断肾蒂血管,而后切开肾周筋膜和脂肪囊,探查伤侧肾,快速清除血肿,依具体情况选择作肾修补、肾部分切除术、或肾切除。必须注意,在未控制肾动脉之前切开肾周筋膜,往往难以控制出血。只有在严重肾全层裂伤或肾蒂血管外伤,无法修复,而对侧肾功能良好时,才可施行伤侧肾切除。

4.　并发症处理　由于出血、尿外渗以及继发性感染等情况易导致肾外伤后并发症出现。腹膜后尿囊肿或肾周脓肿需穿刺引流或切开引流;输尿管狭窄、肾积水需施行成形术或肾切除术;恶性高血压要作血管狭窄处扩张或肾切除术;持久性血尿且较严重者可施行选择性肾动脉分支栓塞术。

第二节　输尿管外伤

输尿管位于腹膜后间隙,周围组织对其有良好的保护,因此外界暴力所致的输尿管外伤(ureteral injuries)很少见,多为医源性外伤。输尿管外伤后易被忽视,多在出现症状时才被发现,往往延误诊治。

【病因】

1. 医源性外伤

(1)与输尿管腔内器械操作有关:经膀胱镜逆行输尿管插管、扩张、套石、活检、输尿管镜检查、取(碎)石等操作均可能发生输尿管穿孔、撕裂、断裂、剥脱等情况。当输尿管有狭窄、扭曲、粘连或炎症时上述情况更易发生,务必慎重处理。

(2)与输尿管腔外手术操作有关:常发生在盆腔、腹膜后的开放及腹腔镜手术时,如结肠、直肠、子宫切除术以及周围大血管手术。由于解剖复杂,手术野不清,匆忙止血,大块钳夹、结扎极易累及输尿管;肿瘤将输尿管推移或粘连,后腹膜纤维化等会使手术困难加重,累及输尿管的几率也会增加。术中不一定能发现,术后发生漏尿或无尿时才察觉。

2. 开放性外伤　多见于枪击伤所致,偶见于锐器刺伤。另外,交通事故、从高处坠落也可引起输尿管撕裂。输尿管开放性外伤常伴有大血管或腹腔内脏器外伤。

3. 放射性外伤　见于宫颈癌、膀胱癌、前列腺癌等放疗后,使输尿管管壁水肿、出血、坏死、形成尿瘘或纤维瘢痕组织形成,造成输尿管狭窄或梗阻。

【病理】依外伤类型、处理时间不同而异,可有挫伤、穿孔、结扎、钳夹、切断或切开、撕裂、扭曲、外膜剥离后缺血、坏死等。输尿管轻微的挫伤均能自愈,一般不会造成输尿管狭窄。输尿管被切断或管壁裂伤后可出现腹膜后尿外渗或腹膜炎,感染后有脓毒症的危险。长期尿外渗可导致其输尿管周围纤维化,压迫输尿管管壁,造成其管腔狭窄。输尿管被结扎可致该侧肾积水,若不及早解除梗阻,会造成其肾萎缩。双侧均被结扎,则无尿。输尿管被钳夹、外膜广泛剥离或被缝在阴道残端时,外伤部位输尿管则可发生缺血性坏死,一般在1~2周内形成尿外渗或尿瘘,伴输尿管狭窄者可致病侧肾积水。

【临床表现】根据外伤的性质和类型,其临床表现不尽相同,如有其他重要脏器同时外伤,常可掩盖输尿管外伤的症状。

1. 血尿　常见于器械伤及输尿管黏膜,一般血尿会自行缓解和消失。输尿管完全断离者,不一定有血尿出现。血尿有无或轻重并不与输尿管外伤程度一致。

2. 尿外渗　可发生于外伤时或数日后,尿液由输尿管外伤处渗入后腹膜间隙,引起腰痛、腹痛、腹胀、局部肿胀、肿块及触痛。如腹膜破裂,尿液漏入腹腔,则会产生腹膜刺激症状。一旦继发感染,可出现脓毒症如寒战、高热。

3. 尿瘘　如尿液与腹壁创口或与阴道、肠道创口相通,会形成尿瘘,有时经久不愈。

4. 梗阻症状　输尿管被缝扎、结扎后可引起完全性梗阻,因肾盂压力增高,可有病侧腰部胀痛、腰肌紧张、肾区叩痛及发热等。如孤立肾或双侧输尿管被结扎,则可发生无尿。输尿管狭窄者可致不完全性梗阻,也会产生腰部胀痛及发热等症状。

【诊断和鉴别诊断】输尿管外伤的早期诊断十分重要,在处理外伤或施行腹部、盆腔手术时,应注意检查输尿管行径、手术野有无渗尿,输尿管有无外伤等情况。及时明确诊断并作正确处理,预后多良好。常用的诊断方法如下:①静脉注射靛胭脂检查,手术中怀疑输尿管有外伤时,由静脉注射靛胭脂,如有裂口则可见蓝色尿液从外伤处流出。术中或术后可选择膀胱镜检查,如输尿管被结扎或裂口较大甚至断裂,则伤侧输尿管口无蓝色尿液喷出。②静脉尿路造影可显示输尿管外伤处的尿外渗、尿漏或有无梗阻。③逆行肾盂造影,输尿管插管至外伤部位有受阻感,注射造影剂可显示梗阻或造影剂外溢(图48-3)。④超声可发现尿外渗和梗阻所致的肾积水。⑤放射性核素肾显像可显示伤侧上尿路有无梗阻。⑥CT检查虽不能直接显示输尿管有无外伤,但可显示外伤区域的变化,如尿液囊肿、输尿管周围脓肿、肾积水及尿瘘。而CTU可见外伤部位是否通畅或有无造影剂外渗。

鉴别诊断:输尿管阴道瘘与膀胱阴道瘘鉴别,经导尿管注入亚甲蓝溶液至膀胱,膀胱阴道瘘时,阴道内有蓝色液体流出;输尿管阴道瘘时,阴道内流出液仍为澄清的。结扎双侧输尿管引起无尿应与急性肾小管坏死鉴别,根据病史及体征可作出初步结论,必要时作膀胱镜检查及双侧输尿管插管,以明确有无梗阻存在。

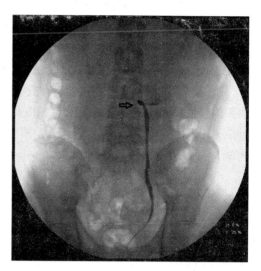

图48-3　输尿管外伤逆行造影图片

【治疗】

1. 早期治疗　开放性输尿管外伤的处理原则如有休克等严重合并症时应先抗休克,处理其他严重的合并外伤,而后再处理输尿管外伤。只要病情允许,输尿管外伤应尽早修复,以利尿液通畅,保护肾功能。尿外渗应彻底引流,避免继发感染,如全身情况差不能耐受手术,可先行伤侧肾穿刺造瘘。

(1)输尿管逆行插管所致的黏膜外伤出血:常不作特殊处理。但是,如输尿管镜检查或治疗时引起输尿管黏膜外伤面积较广或合并黏膜下外伤较深,则宜置入输尿管内双J形输尿管支架引流管,引流10天左右再拔除。在输尿管镜碎石术中如果发现输尿管外伤,此时会有大量冲洗液外渗到腹膜后,故在术中应及时应用利尿剂,以促进渗出液排出,并注意血液中电解质变化。

(2)输尿管钳夹伤或轻度裂伤:宜从输尿管切口置入双J形输尿管支架引流管,留置2周后拔除。

(3)输尿管被误扎:术中发现误扎,应立即松解,如该处缺血坏死,则需切除该处输尿管缺血段,作端端吻合,并留置双J形输尿管支架引流管3~4周。

(4)输尿管断离、部分缺损:若输尿管断离部位较高,两断端对合后无张力者可施行端端吻合术。下1/3段外伤,部分缺损宜作输尿管膀胱吻合术或膀胱壁瓣输尿管下段成形术。若输尿管缺损过多,按具体情况选做输尿管皮肤造口术或自体肾移植术甚至回肠代输尿管术。

2. 晚期并发症治疗

(1)输尿管狭窄:可试行输尿管插管、扩张或留置双J形输尿管支架引流管,依不同情况决定留置时间长短。狭窄严重或置管不成功,应视具体病情决定下一步手术,即进行输尿管周围粘连松解术或狭窄段切除端端吻合术。

(2)尿瘘:输尿管皮肤瘘或输尿管阴道瘘多发生在伤后3个月左右,待伤口水肿、尿外渗及感染所致炎性反应消退后应进行输尿管修复,或与膀胱吻合。

(3)输尿管完全梗阻:对输尿管外伤所致完全性梗阻暂不能解除时,可先行肾造瘘术,3个月后再行输尿管修复。

(4)肾功能重度损害或丧失:对外伤性输尿管狭窄所致严重肾积水或感染,肾功能重度损害或丧失者,若对侧肾正常,可施行病侧肾切除术。

第三节　膀　胱　外　伤

膀胱空虚时位于骨盆深处,受到周围筋膜、肌肉、骨盆及其他软组织的保护,除贯通伤或骨盆骨折外,一般不易发生膀胱外伤(bladder injuries)。膀胱充盈时其壁紧张而薄,高出耻骨联合伸展至下腹部,易遭受外伤。

【病因】

1. **开放性外伤** 由弹片、子弹或锐器贯通所致,常合并其他脏器外伤,如直肠、阴道外伤,形成腹壁尿瘘、膀胱直肠瘘或膀胱阴道瘘。

2. **闭合性外伤** 当膀胱充盈时,若下腹部遭撞击、挤压极易发生膀胱外伤。可见于酒后膀胱过度充盈,受力后膀胱破裂。有时骨盆骨折骨片会直接刺破膀胱壁。产程过长,膀胱壁被压在胎头与耻骨联合之间也易引起缺血性坏死,可致膀胱阴道瘘。

3. **医源性外伤** 见于膀胱镜检查或治疗,如膀胱颈部、前列腺、膀胱癌等电切术以及盆腔手术、腹股沟疝修补术、阴道手术等有时可能伤及膀胱。压力性尿失禁行经阴道无张力尿道中段悬吊(TVT)手术时也有发生膀胱外伤的可能。

4. **自发性破裂** 有病变的膀胱(如膀胱结核、长期接受放射治疗的膀胱)过度膨胀,发生破裂,称为自发性破裂。

【病理】

1. **挫伤** 仅伤及膀胱黏膜或浅肌层,膀胱壁未穿破,无尿外渗,可发生血尿。

2. **膀胱破裂(bladder rupture)** 可分为腹膜外型与腹膜内型两类(图48-4)。

(1)腹膜外型:单纯膀胱壁破裂,而腹膜完整,尿液极易外渗入膀胱周围组织及耻骨后间隙,沿骨盆筋膜到盆底,或沿输尿管周围疏松组织蔓延到肾区。大多由膀胱前壁破裂引起,常伴有骨盆骨折。

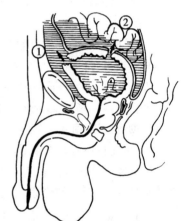

图48-4 膀胱外伤(破裂)
①腹膜外型 ②腹膜内型

(2)腹膜内型:膀胱壁破裂伴腹膜破裂,裂口与腹腔相通,尿液流入腹腔,可引起腹膜炎。多见于膀胱后壁和顶部外伤。

【临床表现】 膀胱壁轻度挫伤仅有下腹部疼痛和少量终末血尿,短期内自行消失。膀胱全层破裂时症状明显,依腹膜外型或腹膜内型的破裂不同而有其特殊的表现。

1. **休克** 骨盆骨折所致剧痛、大出血常发生休克。

2. **腹痛** 腹膜外破裂时,尿外渗及血肿可引起下腹部疼痛,压痛及肌紧张,直肠指检可触及直肠前壁饱满并有触痛。腹膜内破裂时,尿液流入腹腔常引起急性腹膜炎症状;如果腹腔内尿液较多,可有移动性浊音。

3. **排尿困难和血尿** 膀胱破裂后,尿液流入腹腔和膀胱周围时,病人有尿意,但不能排出尿液或仅排出少量血尿。

4. **尿瘘** 开放性外伤可有体表伤口漏尿;如与直肠、阴道相通,则经肛门、阴道漏尿。闭合性外伤在尿外渗感染后破溃,可形成尿瘘。

5. **局部症状** 闭合性外伤时,常有体表皮肤肿胀、血肿和瘀斑。

【诊断】

1. **病史和体检** 病人下腹部或骨盆受外来暴力后,出现腹痛、血尿及排尿困难,体检发现耻骨上区压痛,直肠指检触及直肠前壁有饱满感,提示腹膜外膀胱破裂。全腹剧痛,腹肌紧张,压痛及反跳痛,并有移动性浊音,提示腹膜内膀胱破裂。

2. **导尿试验** 导尿管插入膀胱后,如引流出300ml以上的清亮尿液,基本上可排除膀胱破裂;如无尿液导出或仅导出少量血尿,则膀胱破裂的可能性大。此时可经导尿管向膀胱内注入灭菌生理盐水200~300ml,片刻后再引出。液体外漏时引出量会减少,腹腔液体回流时引出量会增多。若液体出入量差异大,提示膀胱破裂。

3. **X线检查**　如有骨盆骨折,腹部平片可以显示骨折状况。膀胱造影自导尿管向膀胱内注入15%泛影葡胺300ml,摄前后位片,抽出造影剂后再摄片,如膀胱破裂,可发现造影剂漏至膀胱外(图48-5),排液后的照片更能显示遗留于膀胱外的造影剂。腹膜内膀胱破裂时,则显示造影剂衬托的肠袢。

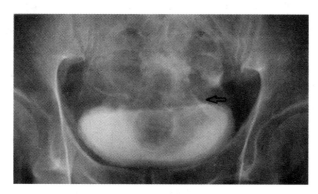

图48-5　膀胱破裂造影图片

【治疗】处理原则:①闭合膀胱壁伤口;②保持通畅的尿液引流,或完全的尿流改道;③充分引流膀胱周围及其他部位的尿外渗。

应根据外伤的类型和程度进行相应处理。

1. **紧急处理**　抗休克治疗如输液、输血、止痛及镇静。尽早合理使用抗生素预防感染。

2. **保守治疗**　膀胱挫伤或膀胱造影显示仅有少量尿外渗且症状较轻者,可从尿道插入导尿管持续引流尿液10天左右,并保持通畅,同时使用抗生素,预防感染,破裂多可自愈。

3. **手术治疗**　膀胱破裂伴有出血和尿外渗,病情严重,须尽早施行手术。如为腹膜外破裂,作下腹部正中切口,腹膜外显露并切开膀胱,清除外渗尿液,修补膀胱裂口。如为腹膜内破裂,应行剖腹探查,了解其他脏器有无外伤,并做相应处理。吸尽腹腔内液体,分层修补腹膜与膀胱壁。也可行腹腔镜膀胱修补术,由于腹腔镜具有创伤小等特点,利用孔道即可观察上腹部其他脏器有无外伤。若发生膀胱颈撕裂,须用可吸收缝线准确修复,以免术后发生尿失禁。膀胱修补术后应留置Foley导尿管或耻骨上膀胱造瘘(suprapubic cystostomy),持续引流尿液2周。

4. **并发症处理**　早期正确的手术治疗以及抗生素的应用可减少并发症的发生。盆腔血肿宜尽量避免切开,以免发生大出血并招致感染。若出血不止,用纱布填塞止血,24小时后再取出。出血难以控制时可行选择性盆腔血管栓塞术。

第四节　尿　道　外　伤

尿道外伤(urethral injuries)是泌尿系统最常见的外伤,分为开放性和闭合性外伤两类。开放性外伤多因弹片、锐器伤所致,常伴有阴囊、阴茎或会阴部贯通伤。闭合性外伤为挫伤、撕裂伤。

尿道外伤多见于男性。在解剖上男性尿道以尿生殖膈为界,分为前、后两段。前尿道包括球部和阴茎部,后尿道包括前列腺部和膜部。球部和膜部的外伤最为多见。

男性尿道外伤是泌尿外科常见的急症,早期处理不当,会产生尿道狭窄、尿瘘等并发症。前、后尿道外伤各有其特点,分别予以叙述。

(一)**前尿道外伤**　男性前尿道外伤多发生于球部,这段尿道固定在会阴部。会阴部骑跨伤时,将尿道挤向耻骨联合下方,引起尿道球部外伤。反复插导尿管、进行膀胱镜尿道检查也可引起前尿道外伤。

【病理】　根据尿道外伤程度可分为挫伤、裂伤和断裂。尿道挫伤时仅有局部水肿和出血,愈合后一般不发生尿道狭窄。尿道裂伤时尚有部分尿道壁完整,但愈合后往往有瘢痕性尿道狭窄。尿道断裂时伤处完全离断,断端退缩、分离;血肿较大时可发生尿潴留,用力排尿则发生尿外渗。

尿道球部裂伤或断裂时,血液及尿液渗入会阴浅筋膜包绕的会阴浅袋,使会阴、阴囊、阴茎肿胀,有时向上扩展至腹壁。因为会阴浅筋膜的远侧附着于腹股沟部,近侧与腹壁浅筋膜深层相连续,后方附着于尿生殖膈,尿液不会外渗到两侧股部(图48-6)。尿道阴茎部外伤时,如阴茎筋膜完整,血液及尿液渗入局限于阴茎筋膜内,表现为阴茎肿胀;如阴茎筋膜亦破裂,尿外渗范围扩大,与尿道球部外伤相同。

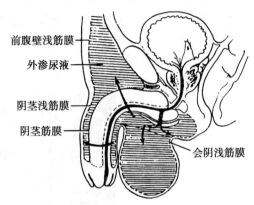

图 48-6　尿道球部破裂的尿外渗范围

【临床表现】

1. **尿道出血**　外伤后即有鲜血自尿道外口滴出或溢出,为前尿道外伤最常见的症状。

2. **疼痛**　局部常有疼痛及压痛,也常见排尿痛,并向阴茎头部及会阴部放射。

3. **局部血肿**　尿道骑跨伤可引起会阴部、阴囊处肿胀、瘀斑及蝶形血肿。

4. **排尿困难**　尿道裂伤或断裂时,可引起排尿困难或尿潴留。因疼痛而致括约肌痉挛也可引起排尿困难。

5. **尿外渗**　尿道裂伤或断裂后,尿液可从裂口处渗入周围组织,如不及时处理或处理不当,可发生广泛皮下组织坏死、感染及脓毒症。开放性外伤,则尿液可从皮肤、肠道或阴道创伤口流出,最终形成尿瘘。

【诊断】

1. **病史和体检**　球部尿道外伤常有会阴部骑跨伤史,尿道器械操作也可不同程度伤及尿道。根据病史、典型症状及血肿、尿外渗分布的区域,可确定诊断。

2. **诊断性导尿**　可了解尿道的完整性和连续性。如一次导尿成功,提示尿道外伤不严重,可保留导尿管引流尿液并支撑尿道,应注意固定导尿管。如果导尿管滑脱,第二次再插有失败的可能。如一次插入困难,说明可能有尿道裂伤或断裂伤,不应勉强反复试插,以免加重外伤,易感染。

3. **逆行尿道造影**　逆行尿道造影可显示尿道外伤部位及程度。尿道挫伤无造影剂外溢;如有外溢则提示部分裂伤;如造影剂未进入后尿道而大量外溢,提示尿道有严重裂伤或断裂。

【治疗】

1. **紧急处理**　尿道球部海绵体严重出血可致休克,应立即压迫会阴部止血,并进行抗休克治疗,宜尽早施行手术。

2. **尿道挫伤**　因尿道连续性尚存在,不需特殊治疗,可止血、止痛,同时应用抗生素预防感染,必要时插入导尿管引流尿液1周。

3. **尿道裂伤**　如导尿管插入顺利,可留置导尿管引流2周左右。如插入失败,可能有尿道部分裂伤,应即行经会阴尿道修补术,并留置导尿管2~3周。

4. **尿道断裂**　球部远端和阴茎部的尿道完全性断裂,会阴、阴茎、阴囊内会形成大血肿,应及时经会阴切口予以清除,然后行尿道端端吻合术,留置导尿管3周。条件不允许时也可仅做耻骨上膀胱造瘘术。

5. **并发症处理**

(1) 尿外渗:应尽早在尿外渗的部位作多处皮肤切开,切口深达浅筋膜以下,置多孔引流管引流。同时作耻骨上膀胱造瘘,3个月后再修补尿道。

（2）尿道狭窄：晚期发生尿道狭窄，可根据狭窄程度及部位不同选择不同的方法治疗。狭窄轻者定期尿道扩张即可。尿道外口狭窄应行尿道外口切开术。如狭窄严重引起排尿困难、尿流变细，可行内镜下尿道内冷刀切开，对瘢痕严重者再辅以电切、激光等手术治疗。如狭窄严重引起尿道闭锁，经会阴切除狭窄段行尿道端端吻合术常可取得满意的疗效。

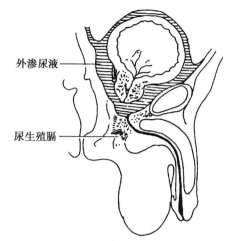

外渗尿液

尿生殖膈

图48-7　后尿道外伤的尿外渗范围

（3）尿瘘：如果尿外渗未及时得到引流，感染后可形成尿道周围脓肿，脓肿破溃可形成尿瘘，狭窄时尿流不畅也可引起尿瘘。前尿道狭窄所致尿瘘多发生于会阴部或阴囊部，应在解除狭窄的同时切除或清理瘘管。

（二）后尿道外伤　膜部尿道穿过尿生殖膈，当骨盆骨折时，附着于耻骨下支的尿生殖膈突然移位，产生剪切样暴力，使薄弱的膜部尿道撕裂，甚至在前列腺尖处撕断。耻骨前列腺韧带撕裂致前列腺向上后方移位。骨折及盆腔血管丛外伤可引起大量出血，在前列腺和膀胱周围形成大的血肿。当后尿道断裂后，尿液沿前列腺尖处可外渗到耻骨后间隙和膀胱周围（图48-7）。

【临床表现】

1. **休克**　骨盆骨折所致后尿道外伤，一般较严重，常因骨盆骨折合并大出血，引起创伤性、失血性休克。

2. **疼痛**　下腹部痛，局部肌紧张，并有压痛。随着病情发展，会出现腹胀及肠鸣音减弱。

3. **排尿困难**　尿道撕裂或断裂后，尿道的连续性被中断或血块堵塞，常引起排尿困难和尿潴留。

4. **尿道出血**　尿道外口无流血或仅有少量血液流出。

5. **尿外渗及血肿**　后尿道外伤尿外渗一般进入到耻骨后间隙和膀胱周围，但是，当尿生殖膈撕裂时，会阴、阴囊部会出现血肿及尿外渗。

【诊断】

1. **病史和体检**　骨盆挤压伤若出现尿潴留，应考虑有后尿道外伤。直肠指检可触及直肠前方有柔软的血肿并有压痛，前列腺尖端可浮动。若指套染有血液，提示合并直肠外伤。

2. **X线检查**　骨盆前后位片可以显示骨盆骨折。

【治疗】

1. **紧急处理**　骨盆骨折病人须平卧，勿随意搬动，以免加重外伤。外伤严重伴大出血可致休克，须抗休克治疗。

2. **早期处理**

（1）插导尿管：对外伤轻，后尿道破口较小或仅有部分破裂的病人可试插导尿管，如顺利进入膀胱，应留置导尿2周左右。尿道不完全性撕裂一般会在3周内愈合，恢复排尿。对外伤较重，一般不宜插入导尿管，避免加重局部外伤及血肿感染。

（2）膀胱造瘘：尿潴留者可行局麻下耻骨上高位膀胱穿刺造瘘。经膀胱尿道造影明确尿道无狭窄及尿外渗后，才可拔除膀胱造瘘管。若不能恢复排尿，造瘘后3个月再行尿道瘢痕切除及尿道端端吻合术。

（3）尿道会师复位术：为早期恢复尿道的连续性，避免尿道断端远离形成瘢痕假道，一部分病人被采用尿道会师复位术，而休克严重者在抢救期间不宜作此手术，只作高位膀胱造瘘，二期再行手术恢复尿道的连续性。

手术方法：下腹部纵行切口，清除耻骨后血肿，切开膀胱，用示指从膀胱颈伸入后尿道［图48-8（1）］，将从尿道外口插入的尿道探子引入膀胱，在尿道探子尖部套上一根普通导尿管，跟随探子引出尿道外口[图48-8(2)],然后用线将它与一根三腔水囊导尿管的尖端连在一起,将其拉入膀胱。再选一根膀胱造瘘管,一端与三腔水囊导尿管顶端缝连在一起,防止术后水囊破裂致导尿管脱落,另一端引出膀胱做膀胱造瘘。然后充起三腔导尿管水囊,向尿道外口方向牵拉使断裂的尿道尽量对接,再将三腔导尿管用胶布固定于股内侧作皮肤牵引[图48-8(3)]。2周左右松开牵引继续留置导尿管1~2周,若经过顺利,病人排尿通畅,则可避免第二期尿道吻合术。

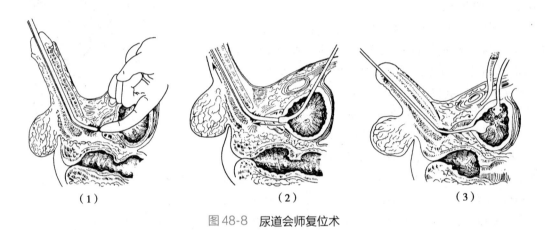

(1)   (2)   (3)

图48-8   尿道会师复位术

3. 并发症处理   后尿道外伤常并发尿道狭窄。为预防尿道狭窄,去除导尿管后先每周1次尿道扩张,持续1个月以后仍需定期施行尿道扩张术。对于膀胱造瘘病人,3个月后若发生尿道狭窄或闭锁,行二期手术治疗,经尿道切开或切除狭窄部的瘢痕组织,或经会阴部切口切除尿道瘢痕组织,作尿道端端吻合术,现在多采用激光尿道狭窄切除术。尿道长度不足者,可切除耻骨联合,缩短尿道断端距离,吻合尿道。后尿道若合并直肠外伤,早期应立即修补,并暂时性结肠造瘘。尿道直肠瘘需要等待3~6个月后再施行修补手术。

(金讯波)

第四十九章　泌尿、男生殖系统感染

第一节　概　　论

泌尿、男生殖系统感染是病原微生物侵入泌尿、男生殖系统内繁殖而引起的炎症。病原微生物大多为革兰阴性杆菌。由于解剖学特点，泌尿道与生殖道关系密切，且尿道外口与外界相通，两者易同时引起感染或相互传播。泌尿系统感染又称尿路感染，通常肾盂肾炎、输尿管炎为上尿路感染；膀胱炎、尿道炎为下尿路感染。上尿路感染常并发下尿路感染，后者可以单独存在。尿路感染的发病率很高，在感染性疾病中的发病率仅次于呼吸道感染，在不同的性别和年龄中均可发病，其临床表现和结局变化很大。

【病原微生物】 病原微生物是引起感染的重要条件，大多数为来自肠道的兼性厌氧菌，最常见的为大肠埃希菌，占社区获得性感染的85%和院内获得性感染的50%；其他为副大肠埃希菌、克雷伯菌、变形杆菌、葡萄球菌、粪链球菌、产碱杆菌、铜绿假单胞菌等。此外，还有结核杆菌、淋球菌、衣原体、支原体、滴虫、厌氧菌、真菌、原虫或病毒等。结核杆菌所致泌尿、男生殖系统感染属特异性感染。

【发病机制】 尿路感染是尿路病原体和宿主相互作用的结果，尿路感染在一定程度上是由细菌的毒力、接种量和宿主的防御机制不完全造成的，这些因素在最终决定细菌定植水平以及对尿路损伤的程度也起到一定作用。正常人的尿道外口皮肤和黏膜有一些细菌停留，如乳酸杆菌、链球菌、葡萄球菌、小棒杆菌等，称为正常菌群。在致病菌未达到一定数量及毒力时，正常菌群能对致病菌起到抑制平衡的作用，且正常人尿液的酸碱度和高渗透压、尿液中所含的尿素和有机酸均不利于细菌的繁殖，而膀胱的排尿活动又可以将细菌排出体外，故正常人尿路对感染具有防御功能。

近年来，有研究认为细菌的毒力也有重要作用。大肠埃希菌表面包裹着一层酸性的多聚糖抗原，称为K抗原。表达特殊的K抗原的大肠埃希菌菌株毒力强，易引起尿路感染。致病菌黏附于尿路上皮的能力是非常重要的环节，这种黏附能力来自致病菌的菌毛，而绝大多数致病菌都有菌毛，能产生黏附素。黏附素能与尿路上皮细胞受体结合，使细菌黏附于尿路黏膜，并开始繁殖。不仅如此，尿路上皮细胞分泌的黏液含黏蛋白、氨基葡萄糖聚糖、糖蛋白、黏多糖等，均有抵制细菌黏附和调节黏附结合力的作用。黏液为一层保护屏障，致病菌如能与黏液结合，损害保护层，就能黏附于尿路上皮细胞表面而引起感染。此外，有研究指出尿路感染的易感性可能与血型抗原、基因型特征、内分泌因素等相关。

【诱发感染的因素】 由于泌尿、生殖系统在解剖、生理方面的特点，使致病菌在正常情况下不易停留、繁殖，故不易引起感染。但是，一旦泌尿、生殖系统发生病理改变，机体的防御功能被破坏，致病菌乘虚而入，从而诱发感染。诱发感染的因素主要有以下四个方面（图49-1）。

1. **机体抗病能力减弱** 如糖尿病、妊娠、贫血、慢性肝病、慢性肾病、营养不良、肿瘤及先天性免疫缺陷或长期应用免疫抑制剂治疗等。

2. **梗阻因素** 如先天性泌尿生殖系异常、结石、肿瘤、狭窄、前列腺增生或神经源性膀胱等导致尿液引流不畅，引起尿液滞留，降低尿路及生殖道上皮防御细菌的能力。

3. **医源性因素** 如留置导尿管、造瘘管、尿道扩张、前列腺穿刺活检、膀胱镜检查等操作，由于黏膜擦伤或忽视无菌观念，易引入致病菌而诱发或扩散感染。

4. **其他因素** 女性尿道较短，容易招致上行感染，特别是经期、更年期、性交时更易发生。妊娠

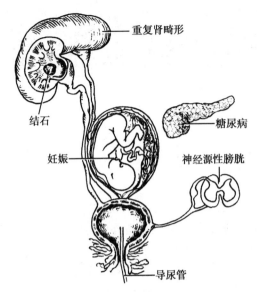

图 49-1　诱发泌尿系统感染的因素，机体抗病能力减弱

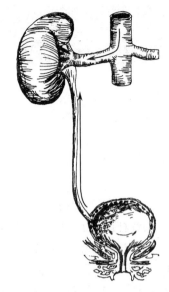

图 49-2　泌尿系统上行感染（血管内箭头示血行感染）

时由于内分泌与机械性原因使输尿管口松弛扩张，尿液排出滞缓，容易上行感染。尿道口畸形或尿道口附近有感染病灶如尿道旁腺炎、阴道炎亦为诱发因素。

【感染途径】主要有四种，最常见为上行感染和血行感染（图 49-2）。

1. 上行感染　致病菌经尿道进入膀胱，还可沿输尿管腔内播散至肾。大约 50% 下尿路感染病例会导致上尿路感染，因为膀胱炎出现相关的黏膜水肿可能使膀胱输尿管连接部抗反流功能改变，导致尿液反流，致病菌可上行直达肾。如果细菌具有特殊的黏附力或输尿管正常蠕动受到阻碍，上行感染更容易发生。此类感染常发生于妇女新婚期、妊娠期、婴幼儿以及尿路有梗阻的病人。致病菌大多为大肠埃希菌。

2. 血行感染　较少见，在机体免疫功能低下或某些因素促发下，皮肤疖、痈、扁桃体炎、中耳炎、龋齿等感染病灶内的细菌直接由血行传播至泌尿生殖系器官，常见为肾皮质感染。致病菌多为金黄色葡萄球菌。

3. 淋巴感染　致病菌从邻近器官的病灶经淋巴管传播至泌尿生殖系器官，如肠道的严重感染或腹膜后脓肿等。

4. 直接感染　由于邻近器官的感染直接蔓延所致，如阑尾脓肿、盆腔化脓性炎症，或外来的感染，致病菌经肾区瘘管和异物的感染等。

【诊断】泌尿、男生殖系统感染一般都有比较典型的临床表现，尤其是急性期，诊断并不困难。但是，诊断中必须注意寻找病灶及其病理基础，对病原和病变程度要有精确的估计。确定泌尿系感染的诊断靠直接或间接的尿液分析，并经尿液培养确诊。由于留取尿标本时往往因污染而混淆诊断，采用正确的方法采集尿标本是诊断中的重要环节。

1. 尿标本的采集　有三种方式：①分段收集尿液，一般采用中段尿；②导尿，常用于女性病人；③耻骨上膀胱穿刺，最适用于新生儿和截瘫病人，用此法留取的尿标本最为可靠。尿培养常采用清洁中段尿或耻骨上膀胱穿刺标本。尿标本采集后应在 2 小时内处理，避免污染和杂菌生长。

2. 尿液镜检　尿标本一般应立即进行涂片检查，最简单的方法是用亚甲蓝染色一滴新鲜尿液，显微镜下观察可以看到革兰阴性杆菌或阳性球菌，另一部分尿标本再送尿细菌培养和药物敏感试验。此外，尿沉渣检查有无白细胞，如每高倍视野白细胞超过 5 个则为脓尿，提示有尿路感染。无菌尿的脓尿要警惕结核等疾病存在。

3. **细菌培养和菌落计数**　这是诊断尿路感染的主要依据。如菌落计数多于 $10^5/ml$ 应认为有感染,少于 $10^4/ml$ 可能为污染,应重复培养, $10^4 \sim 10^5/ml$ 为可疑。此值在急性尿路感染和未曾应用抗菌药物的病例中有意义,在慢性病例和已用过药物者则常常难以判断,必须与临床症状结合起来分析才可决断。

4. **定位检查**　泌尿系感染有上、下尿路感染之分,上尿路感染以肾盂肾炎为代表,下尿路感染以膀胱炎为主,两者的治疗与预防均不同,临床上必须加以区别。其区别方法包括症状的鉴别、尿镜检、尿培养、尿荧光免疫反应、尿酶测定以及膀胱镜检查等,将在以后各节中分别叙述。

5. **影像学检查**　包括超声、尿路平片、排泄性尿路造影、膀胱或尿道造影、CT、放射性核素和磁共振水成像(MRU)等。这些检查的临床意义有:①明确有无泌尿系畸形;②有无梗阻性病变;③是否合并结石、肿瘤、良性前列腺增生;④尿流动力学功能有无减退;⑤两肾功能有无损害并作左右比较;⑥有无膀胱-输尿管反流存在;⑦监测残余尿和肾盂、膀胱的排空时间。以上检查在慢性泌尿系感染和久治不愈的病人中有重要意义。

【治疗原则】

1. **明确感染的性质**　临床上出现泌尿系感染症状时,必须明确其性质和致病菌,依据尿细菌培养和药敏试验结果,有针对性地用药,这是治疗的关键,但尚无尿细菌培养结果时,可先根据尿沉淀涂片革兰染色来初步估计致病菌,选择恰当的药物。

2. **鉴别上尿路感染还是下尿路感染**　在治疗上二者有所不同,前者症状重、预后差、易复发;后者症状轻、预后佳、少复发。

3. **明确血行感染还是上行感染**　血行感染发病急剧,有寒战、高热等全身症状,应用血浓度高的抗菌药物,常静脉给药;而上行感染以膀胱刺激症状为主,应用尿液浓度高的抗菌药物和解痉药物。

4. **查明泌尿系有无梗阻因素**　泌尿系梗阻常为尿路感染的直接诱因,同时感染后若有梗阻存在,则不易治愈,易产生耐药性菌株,且易复发。

5. **检查有无泌尿系感染的诱发因素**(见上述),应加以纠正。

6. **测定尿液 pH**　治疗前应测定尿液 pH。若为酸性,宜用碱性药物,如碳酸氢钠等,使尿液碱性化以抑制病菌生长,并用适合于碱性环境的抗菌药物。反之,尿液为碱性则宜用酸性药物,如维生素C、氯化铵加乌洛托品等,用适应于酸性环境的抗菌药物。

7. **抗菌药物的正确使用**　治疗泌尿系感染的目的,是要达到完全清除在尿路中生长的细菌。由此,治疗时必须注意尿液中要有足够浓度的抗菌药物,而不是单纯地依赖于血液中药物浓度,而且尿液中浓度要比血液浓度高数百倍,才能达到治疗目的。如果抗生素应用得当,细菌可能在数小时就被消灭,这种治疗需维持 7~10 天,再确定尿细菌培养是否转阴;如菌落数被抑制在每毫升几百或更少,停药后会很快复发。因此,抗菌药物的使用原则上应持续到症状消失,尿细菌培养转阴后 2 周。在抗菌药物治疗过程中,细菌会发生变异,由对某一抗生素高度敏感突变为有抗药性的耐药菌株,为避免耐药菌株的产生可以同时应用两种或两种以上的抗菌药物。若有感染史、尿路梗阻等诱因者,必须延长用药时间,同时适时消除诱因,如手术引流或解除梗阻,不能单纯依靠药物。

第二节　上尿路感染

一、急性肾盂肾炎

急性肾盂肾炎(acute pyelonephritis)是肾盂和肾实质的急性细菌性炎症。致病菌主要为大肠埃希菌和其他肠杆菌及革兰阳性细菌,如副大肠埃希菌、变形杆菌、粪链球菌、葡萄球菌等。极少数为真菌、病毒等病原体。多由尿道进入膀胱,上行感染经输尿管达肾,或由血行感染播散到肾。女性的发病率高于男性。女性在儿童期、新婚期、妊娠期和老年时更易发生。尿路梗阻、膀胱输尿管反流及尿潴留等情况可以造成继发性肾盂肾炎。

【病理】 急性肾盂肾炎时肾肿大及水肿,质地较软。表面散在大小不等的脓肿,呈黄色或黄白色,周围有紫红色充血带环绕。切面观见大小不等的小脓灶不规则分布在肾组织各个部分。肾盂黏膜充血水肿,散在小出血点。显微镜下可见多量中性粒细胞浸润,伴出血。早期肾小球多不受影响,病变严重时可见肾小管、肾小球受破坏。化脓灶愈合后可形成微小的纤维化瘢痕,吸收后无损于肾功能。病灶广泛而严重者,可使部分肾单位功能丧失。在致病菌及感染诱因未被彻底清除时,肾盂肾炎可由病变迁延、反复发作成为慢性。

【临床表现】

1. **发热**　突然发生寒战、高热,体温上升至39℃以上,伴有头痛、全身痛以及恶心、呕吐等。热型类似脓毒症,大汗淋漓后体温下降,以后又可上升,持续1周左右。

2. **腰痛**　单侧或双侧腰痛,有明显的肾区压痛、肋脊角叩痛。

3. **膀胱刺激症状**　由上行感染所致的急性肾盂肾炎起病时即出现尿频、尿急、尿痛、血尿,以后出现全身症状。血行感染者常由高热开始,而膀胱刺激症状随后出现,有时不明显。

诊断有典型的临床表现,尿液检查有白细胞、红细胞、蛋白、管型和细菌,尿细菌培养每毫升尿有菌落10^5以上,血常规检查以可能出现以中性粒细胞增多为主的白细胞升高,老年人症状常不典型。

临床上急性肾盂肾炎常伴膀胱炎,膀胱炎亦可出现发热、腰背部疼痛等临床表现;而下尿路感染又可上行感染累及肾,有时不易区别。然而,下尿路感染以膀胱刺激症状为主要临床表现,并常有下腹部不适、酸胀,很少有寒战、发热等全身症状。在急性期症状控制后,应对病人作进一步检查,查明有无泌尿系梗阻、膀胱输尿管反流等解剖异常,以便进一步治疗。

【治疗】

1. 全身治疗卧床休息,输液、退热、多饮水,维持每日尿量达1.5L以上,有利于炎症产物排出。注意饮食易消化、富含热量和维生素。

2. 在培养和敏感性实验结果出来以前,以广谱抗生素治疗为主。抗菌药物治疗可选用药物有:①SMZ-TMP对除铜绿假单胞菌外的革兰阳性及阴性菌有效。②喹诺酮类药物抗菌谱广、作用强、毒性少,除不宜用于儿童及孕妇外,临床已广泛应用。③青霉素类药物。④第一、二代头孢菌素可用于产酶葡萄球菌感染。第二、三代头孢菌素对严重革兰阴性杆菌感染作用显著,与氨基糖苷类合用有协同作用。哌拉西林、头孢哌酮、头孢他啶、阿米卡星、妥布霉素等对铜绿假单胞菌及其他假单胞菌等感染有效。⑤去甲万古霉素适用于耐甲氧西林的葡萄球菌、多重耐药的肠球菌感染及对青霉素过敏病人的革兰阳性球菌感染。亚胺培南-西拉司丁钠(泰能)抗菌谱广,对革兰阴性杆菌杀菌活性好。这两种尤适用于难治性院内感染及免疫缺陷者的肾盂肾炎。以上的治疗宜个体化,疗程7～14日,静脉用药者可在体温正常,临床症状改善,尿细菌培养转阴后改口服维持。

3. 对症治疗应用碱性药物如碳酸氢钠、枸橼酸钾,降低酸性尿液对膀胱的刺激,以缓解膀胱刺激症状。钙离子通道拮抗剂维拉帕米(异搏定)或盐酸黄酮哌酯(泌尿灵)可解除膀胱痉挛和缓解刺激症状。

二、肾积脓

肾实质感染所致广泛的化脓性病变,或尿路梗阻后肾盂肾盏积水、感染而形成一个积聚脓液的囊腔称为肾积脓(pyonephrosis)。多在上尿路结石、肾结核、肾盂肾炎、肾积水、手术史等疾病的基础上,并发化脓性感染而形成。

【临床表现】　主要为全身感染症状,如畏寒、高热,腰部疼痛并有肿块。如尿路为不完全性梗阻、脓液沿输尿管排入膀胱而出现膀胱刺激症状,膀胱镜检查可见病侧输尿管口喷脓尿。超声显示为肾盂积脓,CT 也有助于诊断。排泄性尿路造影或放射性核素肾图提示病侧肾功能减退或丧失。右侧肾积脓需与化脓性胆囊炎鉴别。

治疗应注意加强营养、抗感染、纠正水、电解质紊乱,并施行脓肾造瘘术。感染控制后,针对病因治疗。如患肾功能已丧失,而对侧肾功能正常,可作患肾切除术。

三、肾皮质多发性脓肿

肾皮质形成多发性小脓肿,称为肾疖;小脓肿融合扩大而成大块化脓组织称为肾痈(renal carbuncle)。致病菌大多为金黄色葡萄球菌,亦有大肠埃希菌和变形杆菌等。大多数病人由于疖、痈、龋齿、扁桃体炎、肺部感染、骨髓炎和前列腺炎等远处炎性病灶,经血运播散引起,随着有效抗生素的研究成功及广泛运用,由革兰阳性菌形成的脓肿在逐渐减少,由大肠埃希菌和变形杆菌引起者更为常见。在病理上与典型急性肾盂肾炎不同,病变发展可从肾皮质向外破溃形成肾周围脓肿。

临床表现主要为畏寒、发热、腰部疼痛、肌紧张、肋脊角叩痛,无膀胱刺激症状,病程约 1~2 周。如肾痈破溃侵入肾周围间隙,则全身和局部症状明显加重。血白细胞升高,中性粒细胞增加。尿镜检无脓尿或菌尿。但是,当脓肿与集合系统相通后可出现脓尿和菌尿,尿液涂片革兰染色可找到致病菌,尿细菌培养为阳性。血培养有细菌生长。超声和 CT 均可显示脓肿,在超声引导下针刺抽吸取得脓液则肯定诊断。排泄性尿路造影显示肾盂肾盏有推移受压,病侧肾功能减退。

若肾痈形成或并发肾周围脓肿,需施行切开引流术。早期肾皮质脓肿(cortical abscesses of kidney)应及时应用抗生素。通常推荐广谱抗菌药物,如氨苄西林,或万古霉素与氨基糖苷类合用,或第三代头孢菌素。如果经 48 小时的治疗无效,就应该在 CT 或超声的引导下经皮穿刺或手术切开引流。

四、肾周围炎

肾周围组织的化脓性炎症称肾周围炎(perinephritis),若形成脓肿称肾周围脓肿。肾周围脓肿一般是由急性肾皮质脓肿溃破入肾周间隙或从其他部位的感染经血行播散形成。致病菌以金黄色葡萄球菌及大肠埃希菌多见,病变位于肾固有筋膜与肾周筋膜之间,多由肾痈、肾表面脓肿直接感染所致。由于肾周组织脂肪丰富,且疏松,感染易蔓延。脓液流入髂腰间隙,形成腰大肌脓肿,穿破横膈形成脓胸。

【临床表现】 症状出现往往较隐匿。大部分肾周脓肿病人超过 5 天才出现症状。主要为畏寒、发热、腰部疼痛和肌紧张,局部压痛明显。血白细胞及中性粒细胞上升。由于肾周围炎多伴有肾实质感染,尿常规检查可见脓细胞。单纯肾周围炎尿常规无异常。若脓肿溃破,沿腰大肌扩展,刺激腰大肌使髂关节屈曲不能伸展,脊柱弯向病侧。胸透可见同侧膈肌抬高,活动受限。腹部平片可见脊柱向病侧弯曲,腰大肌阴影消失。排泄性尿路造影肾位置异常,呼吸时移动范围减小,甚至不随呼吸移动。超声和 CT 可显示肾周围脓肿,在超声引导下作肾周围穿刺,可抽得脓液。

未形成脓肿,治疗首选敏感的抗生素和局部热敷,并加强全身支持疗法。如有脓肿形成,应作穿刺或切开引流。

第三节　下尿路感染

一、急性细菌性膀胱炎

急性细菌性膀胱炎(acute bacterial cystitis)女性多见,且 25%~30% 的病人年龄在 20~40 岁。因女性尿道短而直,尿道外口畸形常见(图 49-3),会阴部常有大量细菌存在,只要有感染的诱因存在,如性交、导尿、个人卫生不洁及个体对细菌抵抗力降低,都可导致上行感染。很少由血行感染及淋巴

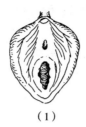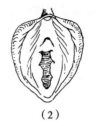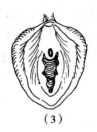
（1）　　　　　（2）　　　　　（3）

图 49-3　女性尿道外口正常解剖及畸形
（1）正常解剖　（2）处女膜伞　（3）尿道口处女膜融合

感染所致,男性常继发于其他病变,如急性前列腺炎、良性前列腺增生、包皮炎、尿道狭窄、尿结石、肾感染等。也可继发于邻近器官感染如阑尾脓肿。致病菌多数为大肠埃希菌。

【病理】浅表膀胱炎症多见,以尿道内口及膀胱三角区最明显。病变仅累及黏膜、黏膜下层,可见黏膜充血、水肿、片状出血斑、浅表溃疡或脓苔覆盖。显微镜下见多数白细胞浸润。炎症有自愈倾向,愈合后不遗留痕迹。若治疗不彻底或有异物、残余尿、上尿路感染等情况,炎症可转为慢性。

【临床表现】发病突然,有尿痛、尿频、尿急,严重者数分钟排尿一次,且不分昼夜。排空后仍有尿不尽感。病人常诉排尿时尿道有烧灼感,甚至不敢排尿。常见终末血尿,有时为全程血尿,甚至有血块排出。可有急迫性尿失禁。

全身症状不明显,体温正常或仅有低热,当并发急性肾盂肾炎或前列腺炎、附睾炎时才有高热。在女性常与经期、性交有关。男性如有慢性前列腺炎,可在性交或饮酒后诱发膀胱炎。

【诊断】耻骨上膀胱区可有压痛,但无腰部压痛。在男性,可发现并发的附睾炎,检查附睾有压痛;如有尿道炎,可有尿道脓性分泌物。男病人还应注意有无前列腺炎或良性前列腺增生。在女性应注意有无阴道炎、尿道炎、膀胱脱垂或憩室,检查有无处女膜及尿道口畸形,尿道旁腺感染积脓。

尿沉渣检查有白细胞增多,也可有红细胞。应作尿细菌培养、菌落计数和药物敏感试验,典型病例常获得阳性结果。肾功能一般不受影响。在急性感染期禁忌作膀胱镜检查及尿道扩张。尿道有分泌物应作涂片细菌学检查。

膀胱炎应与其他以排尿改变为主要症状的疾病鉴别,包括阴道炎、尿道炎等。阴道炎有排尿刺激症状伴阴道刺激症状,常有阴道分泌物排出且恶臭。尿道炎有尿频、尿急,但不如膀胱炎明显,有尿痛,无畏寒、发热,有尿道脓性分泌物;常见致病原为淋球菌、衣原体、支原体、单纯疱疹病毒和滴虫等。

【治疗】多饮水,口服碳酸氢钠碱化尿液,减少对尿路的刺激。并可用颠茄、阿托品、地西泮,膀胱区热敷、热水坐浴等解除膀胱痉挛。

抗菌药物应用,选用复方磺胺甲噁唑、头孢菌素类、喹诺酮类等药物。近年,对于女性无并发症的单纯性膀胱炎,可选择敏感的抗菌药物,首选 3 日疗法,对于症状持续 1 周或更长时间者以及可能具有复杂因素的病人可选用 7 日疗法。

绝经期后妇女经常会发生尿路感染,并易反复感染。雌激素的缺乏引起阴道内乳酸杆菌减少和致病菌的繁殖增加常是感染的重要因素。雌激素替代疗法以维持正常的阴道内环境,增加乳酸杆菌并清除致病菌,可以减少尿路感染的发生。

二、慢性细菌性膀胱炎

慢性细菌性膀胱炎(chronic bacterial cystitis)常是上尿路急性感染的迁移或慢性感染所致,亦可诱发或继发于某些下尿路病变,如良性前列腺增生、慢性前列腺炎、尿道狭窄、膀胱结石或异物、尿道口处女膜融合、处女膜伞、尿道旁腺炎等。

【病理】膀胱黏膜苍白、变薄或肥厚,有时呈颗粒或小囊状,偶见溃疡。显微镜下可见固有膜内有较多浆细胞、淋巴细胞浸润和结缔组织增生。当炎症累及肌层使逼尿肌纤维化,膀胱容量可缩小。

【临床表现】反复发作或持续存在尿频、尿急、尿痛,并有耻骨上膀胱区不适,膀胱充盈时疼痛较明显。尿液混浊。

【诊断】根据病史和临床表现诊断不难,但必须考虑反复发作或持续存在的原因,否则难以彻底治疗。

男性应作直肠指检了解前列腺有无病变,并作阴囊、阴茎、尿道口检查,排除生殖道炎症、尿道炎症或结石。女性应了解尿道外口、处女膜有无畸形,有无宫颈炎、阴道炎或前庭腺炎等。注意有无糖尿病、免疫功能低下等疾病。

尿沉渣检查有少量白细胞,可有红细胞。尿细菌培养可阳性,如多次中段尿细菌培养阴性,应考虑与泌尿系结核鉴别。

超声、CT 扫描、排泄性尿路造影等能帮助了解有无尿路畸形、结石或肿瘤。膀胱镜检查可见脓尿、脓苔、膀胱黏膜充血、水肿或小梁,有时见憩室、结石、异物或肿瘤。由于腺性膀胱炎、间质性膀胱炎、膀胱原位癌都可表现为反复的膀胱刺激症状,有时难以与慢性膀胱炎区别,膀胱镜检查及活体组织病理检查有助于诊断。

【治疗】应用抗菌药物,保持排尿通畅,处理诱发尿路感染的病因,必要时需手术纠正,如处女膜成形术等。病程较长,抵抗力弱者,应全身支持,增进营养。

三、尿道炎

本节叙述的尿道炎(urethritis)主要指通过性接触传播途径,由淋球菌或非淋球菌的病原体所致的急、慢性尿道炎,属性传播疾病。

（一）**淋菌性尿道炎**　由淋球菌引起的尿道感染,常累及泌尿、生殖系的黏膜。淋球菌为革兰阴性的奈瑟双球菌。人是淋球菌唯一天然宿主,有易感性,发病后免疫力极低下,可再度感染。淋菌性尿道炎(gonorrheal urethritis)主要由性接触直接传播,偶尔也通过带淋球菌的衣裤、毛巾、浴盆、便桶和手等间接传播,一次性接触感染源后,男性感染淋病的风险为 10%,女性为 40%。患淋病的孕妇分娩常是新生儿感染的原因。

【临床表现】淋球菌急性感染后,经过 2~5 日潜伏期发病。感染初期病人尿道口黏膜红肿、发痒和轻微刺痛。尿道排出多量脓性分泌物,排尿不适。病情发展可使黏膜红肿延伸到前尿道全部,阴茎肿胀,尿频、尿急、尿痛明显,有时可见血尿。两侧腹股沟淋巴结呈急性炎症反应。及时治疗者大约 1 周后症状逐渐减轻,尿道口红肿消退,尿道分泌物减少而稀薄,排尿正常,1 个月后症状可消失。部分病人可继发急性后尿道炎、前列腺炎、精囊炎及附睾炎;治疗未愈者可形成慢性淋菌性尿道炎;反复发作还可引起炎性尿道狭窄。

【诊断】有典型的临床表现及不洁性交史,尿道分泌物涂片可在多核白细胞内找到成对排列的革兰阴性双球菌。在慢性期,淋球菌潜伏于腺、窦及前列腺等处,因而不易找到。尿三杯试验以第一杯脓尿最明显。

【治疗】治疗以青霉素类药物为主,亦可用头孢曲松、大观霉素等。感染初期可使用头孢曲松1.0g,肌注或静脉注射,单次给药,产生的高浓度药物可治愈 99% 无合并症的淋病病人;若病情较重,合并生殖系感染,可适当延长抗生素疗程,并口服喹诺酮类、头孢菌素类或复方磺胺甲噁唑,一般 7~14 日为一疗程。淋菌性尿道狭窄的处理以定期逐渐扩张尿道为主,同时给予抗菌药物,必要时作尿道口狭窄切开,广泛性前尿道狭窄可用尿道膀胱镜作尿道内切术。配偶应同时治疗。

（二）**非淋菌性尿道炎**　病原体以沙眼衣原体或支原体为主,亦有滴虫、单纯疱疹病毒、肝炎病毒、白色念珠菌、包皮垢杆菌等,通过性接触或同性恋传播,比淋菌性尿道炎发病率高,在性传播性疾病中占首位。

临床表现一般在感染后 1~5 周发病。表现为尿道刺痒、尿痛和分泌少量白色稀薄液体,有时仅为痂膜封口或裤裆污秽,常见于晨间。在男性,感染可侵犯附睾引起急性附睾炎,亦可导致男性不育。

【诊断】 有典型的临床表现及不洁性行为的接触传染。清晨排尿前取尿道分泌物作衣原体、支原体接种培养。非淋菌性尿道炎与淋菌性尿道炎可以在同一病人同一时期中发生双重感染,因症状相似,鉴别诊断应慎重。尿道分泌物涂片每高倍镜视野下见到 10~15 个多核白细胞,找到衣原体或支原体的包涵体,无细胞内革兰阴性双球菌,据此可与淋菌性尿道炎相鉴别。

【治疗】 常用米诺环素(美满霉素)、红霉素等治疗,配偶应同时治疗,以免重复感染。

第四节　男生殖系统感染

男生殖系统感染中常见有前列腺炎(prostatitis)和附睾炎(epididymitis)。前列腺炎是指前列腺受到致病菌感染和(或)某些非感染因素刺激而出现的骨盆区域疼痛或不适、排尿异常、性功能障碍等临床表现。前列腺炎是成年男性的常见疾病,50 岁以下的成年男性患病率较高,高发年龄为 31~40 岁,我国的一项大样本调查显示前列腺炎样症状发生率为 8.4%。有资料显示前列腺炎病人占泌尿外科门诊病人的 8%~25%;尸检中的患病率为 24.3%~44%。目前,前列腺炎的发病机制、病理生理改变尚不十分清楚。最近有许多学者都认为它不是一个单独的疾病,而是前列腺炎综合征(prostatitis syndrome,PS)。这些疾病各有各的病因、临床特点和预后。

根据目前对前列腺炎的基础和临床研究情况,1995 年美国国立卫生研究院(NIH)提出新的分类方法,将前列腺炎分为四型:Ⅰ 型,急性细菌性前列腺炎(acute bacterial prostatitis,ABP);Ⅱ 型,慢性细菌性前列腺炎(chronic bacterial prostatitis,CBP);Ⅲ 型,慢性前列腺炎/慢性骨盆疼痛综合征(chronic prostatitis/chronic pelvic pain Syndrome,CP/CPPS),该型又分为 Ⅲ A(炎症性 CPPS)和 Ⅲ B(非炎症性 CPPS)两种亚型;Ⅳ 型,无症状性前列腺炎(asymptomatic inflammatory prostatitis,AIP)。以上分类方法较传统的分类方法(Drach,1978 年分类)有很大进步,在临床诊治中有一定的指导意义,但仍有待进一步完善。

附睾炎可发生于单侧或双侧,分急性附睾炎(acute epididymitis)和慢性附睾炎(chronic epididymitis)。

一、急性细菌性前列腺炎

急性细菌性前列腺炎大多由尿道上行感染所致,如经尿道器械操作。血行感染来源于疖、痈、扁桃体、龋齿及呼吸道感染灶。也可由急性膀胱炎、急性尿潴留及急性淋菌性后尿道炎等的感染尿液经前列腺管逆流引起。致病菌多为革兰阴性杆菌或假单胞菌,最常见的为大肠埃希菌,也有葡萄球菌、链球菌、淋球菌及衣原体、支原体等。前列腺腺泡有多量白细胞浸润,组织水肿。大部分病人治疗后炎症可以消退,少数治疗不彻底者可变为慢性前列腺炎,严重者变为前列腺脓肿。

【临床表现】 发病突然,为急性疼痛伴随着排尿刺激症状和梗阻症状以及发热全身症状。典型症状为尿频、尿急、排尿痛,梗阻症状为排尿犹豫、尿线间断,甚至急性尿潴留,会阴部及耻骨上疼痛伴随外生殖器不适或疼痛,全身症状有寒战和高热,恶心、呕吐,甚至败血症。临床上往往伴发急性膀胱炎。

【诊断】 有典型的临床表现和急性感染史。直肠指检前列腺肿胀、压痛、局部温度升高,表面光滑,形成脓肿则有饱满或波动感。感染蔓延可引起精囊炎、附睾炎、菌血症,故禁忌作前列腺按摩或穿刺。常见的并发症有急性尿潴留、附睾炎、直肠或会阴瘘,血行感染可同时发生急性肾盂肾炎。尿沉渣检查有白细胞增多,血液和(或)尿细菌培养阳性。

【治疗】积极卧床休息,输液,应用抗菌药物及大量饮水,并使用止痛、解痉、退热等药物,以缓解症状。如有急性尿潴留,避免经尿道导尿引流,应用耻骨上穿刺造瘘。

抗菌药物:常选用喹诺酮类如环丙沙星、氧氟沙星;以及头孢菌素、妥布霉素、氨苄西林等。如衣原体感染可用红霉素、阿奇霉素等。如淋球菌感染可用头孢曲松。如厌氧菌感染则用甲硝唑。一疗程7日,可延长至14日。

预后一般良好,少数并发前列腺脓肿,则应经会阴切开引流。

二、慢性前列腺炎

(一) 慢性细菌性前列腺炎　大多数慢性前列腺炎病人没有急性炎症过程。其致病菌有大肠埃希菌、变形杆菌、克雷伯菌属、葡萄球菌或链球菌等,也可由淋球菌感染,主要是经尿道逆行感染所致。组织学上前列腺分为内层与周围层,内层腺管为顺行性,而周围层腺管呈逆行倒流。射精时,如后尿道有感染,则有致病菌会大量挤向周围层。如排尿不畅,感染的尿液也可经前列腺管逆流至前列腺组织内形成微结石,使感染更难控制。此外,前列腺腺上皮的类脂质膜是多种抗生素进入腺泡的屏障,也是慢性前列腺炎治疗不理想、难以根治的原因。

【临床表现】

1. **排尿改变及尿道分泌物**　尿频、尿急、尿痛,排尿时尿道不适或灼热。排尿后和便后常有白色分泌物自尿道口流出,俗称尿道口"滴白"。合并精囊炎时,可有血精。

2. **疼痛**　会阴部、下腹隐痛不适,有时腰骶部、耻骨上、腹股沟区等也有酸胀感。

3. **性功能减退**　可有勃起功能障碍、早泄、遗精或射精痛。

4. **精神神经症状**　出现头晕、头胀、乏力、疲惫、失眠、情绪低落、疑虑焦急等。

5. **并发症**　可表现变态反应如虹膜炎、关节炎、神经炎、肌炎、不育等。

【诊断】慢性细菌性前列腺炎的诊断依据有:①反复的尿路感染发作;②前列腺按摩液中持续有致病菌存在。但是,临床上常难以明确。

1. **直肠指检**　前列腺呈饱满、增大、质软、轻度压痛。病程长者,前列腺缩小、变硬、不均匀,有小硬结。同时应用前列腺按摩获取前列腺液送检验。

2. **前列腺液检查**　前列腺液白细胞>10个/高倍视野,卵磷脂小体减少,可诊断为前列腺炎。但前列腺炎样症状的程度与前列腺液中白细胞的多少无相关性。

分段尿及前列腺液培养检查:检查前充分饮水,取初尿10ml(voided bladder one,VB$_1$),再排尿200ml后取中段尿10ml,(voided bladder two,VB$_2$)。而后,作前列腺按摩,收集前列腺液(expressed prostatic secretion,EPS),完毕后排尿10ml(voided bladder three,VB$_3$),均送细菌培养及菌落计数。菌落计数前列腺液或VB$_3$>VB$_1$和VB$_2$ 10倍可诊断为细菌性前列腺炎。若VB$_1$及VB$_2$细菌培养阴性,VB$_3$和前列腺液细菌培养阳性,即可确定诊断。此检查方法即Meares-Stamey的"四杯法"。

3. **超声**　显示前列腺组织结构界限不清、混乱,可提示前列腺炎。膀胱镜检查可见后尿道、精阜充血、肿胀。

【治疗】治疗效果往往不理想。首选红霉素、多西环素(强力霉素)等具有较强穿透力的抗菌药物。目前应用于临床的药物还有喹诺酮类、头孢菌素类等,亦可以联合用药或交替用药,以防止耐药性。

综合治疗可采用:①热水坐浴及理疗(如离子透入)可减轻局部炎症,促进吸收;②前列腺按摩,每周1次,以引流炎性分泌物;③忌酒及辛辣食物,避免长时间骑、坐,有规律的性生活;④中医治疗,应用活血化瘀和清热解毒药物。

（二）慢性非细菌性前列腺炎　大多数慢性前列腺炎属此类,对此病的致病原未有统一意见。可能由其他微生物,如沙眼衣原体、支原体、滴虫、真菌、病毒等所致。在性生活无规律、勃起而不射精、性交中断或长途骑车、长时间坐位工作等诱因下致盆腔及前列腺充血。过量饮酒及辛辣食物常可加重前列腺炎症状。发病机制目前尚不完全明确。

【临床表现】类似慢性细菌性前列腺炎,主要表现为长期、反复的会阴、下腹部等区域疼痛或不适,或表现为尿频、尿不尽,可伴有不同程度的性功能障碍、生育能力下降、精神、心理症状等一系列综合征,所不同是没有反复尿路感染发作。体检与临床表现不一定相符。直肠指检前列腺稍饱满,质较软,有轻度压痛。临床上具有慢性前列腺炎的症状,尤其是盆腔、会阴部疼痛明显,而前列腺液检查正常,培养无细菌生长,称为前列腺痛(prostatodynia,PD)。

【治疗】致病原为衣原体、支原体则可用米诺环素、多西环素及碱性药物。其他可用红霉素、甲硝唑等。α受体阻滞剂可以解痉、改善症状。某些植物制剂对改善症状也有一定的疗效。有精神心理障碍者,可用抗抑郁、焦虑等药物。此外,每日1次热水坐浴;每周1次前列腺按摩以及去除易造成盆腔、前列腺充血的因素,往往也可有良好的疗效。生物反馈,针灸等也有一定的效果。

三、急性附睾炎

【病因】急性附睾炎多见于中青年,常由泌尿系感染和前列腺炎、精囊炎、性传播疾病扩散所致。感染多从输精管逆行传播,血行感染少见。致病菌多为大肠埃希菌,也有淋球菌、衣原体、病毒等。在老年人,开放性前列腺切除或经尿道前列腺电切后,射精管口向前列腺窝敞开,排尿时压力增高,可使菌尿经输精管逆流至附睾。无菌尿经输精管逆流到附睾亦会致化学性附睾炎。偶见由于输尿管异位开口引起。

【病理】炎症可使附睾肿胀,炎症开始于附睾尾部,随后通过附睾体扩散至附睾头部,可形成脓肿。累及睾丸形成附睾睾丸炎。睾丸鞘膜可有渗液,形成继发性睾丸鞘膜积液。精索可增粗,炎症反应可波及腹股沟区。

【临床表现】发病突然,全身症状明显,可有畏寒、高热。病侧阴囊明显肿胀、阴囊皮肤发红、发热、疼痛,并沿精索、下腹部以及会阴部放射。附睾睾丸及精索均有增大或增粗,肿大以附睾头、尾部为甚。有时附睾、睾丸界限不清,下坠时疼痛加重。可伴有膀胱刺激症状。血白细胞及中性粒细胞升高。

【诊断】根据典型临床表现,易于诊断,体检易发现局限性附睾触痛。应注意与阴囊内其他疾病鉴别。附睾结核形成寒性脓肿,合并细菌感染时往往出现急性炎症表现。睾丸扭转(testicular torsion)多发于青少年,常在安静状态下发病,起病突然、急,阴囊部疼痛明显。采用钼靶X线睾丸摄片或放射性核素^{99m}Tc作睾丸显像或多普勒超声检查睾丸的血流情况,有助于鉴别诊断。多普勒超声可显示急性炎症为血流增加,睾丸扭转时有缺血,血流减少。

【治疗】卧床休息,并将阴囊托起,采用止痛、热敷。可用0.5%利多卡因作精索封闭,减少疼痛。选用广谱抗生素治疗。病情较重者,宜尽早静脉用药。脓肿形成则切开引流。

四、慢性附睾炎

多由急性附睾炎治疗不彻底而形成。部分病人无急性炎症过程,可伴有慢性前列腺炎。

附睾较硬,呈结节状。显微镜检查可见附睾组织纤维增生,有大量瘢痕组织,附睾小管阻塞,白细胞及浆细胞浸润。

临床表现为阴囊长期有轻度不适,或坠胀痛,休息后好转。附睾局限性增厚及肿大,与睾丸的界限清楚,精索、输精管可增粗,前列腺质地偏硬。需与结核性附睾炎鉴别,后者附睾质地稍硬,常发生于附睾尾部,输精管增粗并触及串珠状结节,前列腺小而有结节,同侧精囊多有病变;尿液镜检有白细胞、红细胞,超声、X 线及膀胱镜检查常可发现肾结核的证据。双侧附睾感染,可影响生育;有慢性前列腺炎者,要同时予以治疗。

　　针对病原菌给予抗感染治疗,托起阴囊,局部热敷、热水坐浴、理疗等亦有助于缓解症状。重视前列腺炎的综合治疗。如局部疼痛剧烈,反复发作,影响生活和工作,可考虑作附睾切除。

（梁朝朝）

第五十章 泌尿、男生殖系统结核

　　泌尿、男生殖系统结核是全身结核病的一部分,其中最主要是肾结核(renal tuberculosis)。肾结核绝大多数起源于肺结核,少数继发于骨关节结核或消化道结核。肾结核是由结核杆菌引起的慢性、进行性、破坏性病变。结核杆菌自原发感染灶经血行播散引起肾结核,如未及时治疗,结核杆菌随尿流下行可播散到输尿管、膀胱、尿道致病。结核杆菌还可以通过前列腺导管、射精管进入男生殖系统,引起前列腺、精囊、输精管、附睾和睾丸结核,男生殖系统结核也可以经血行直接播散引起(图50-1)。泌尿、男生殖系统结核病往往在肺结核发生或愈合后3~10年或更长时间才出现症状。也常常在一些消耗性疾病、创伤、皮质激素使用、免疫抑制性疾病、糖尿病、艾滋病病人中出现。

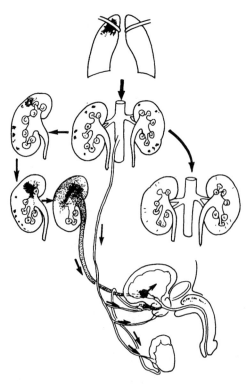

图50-1　泌尿、男生殖系统结核发病原理

第一节　泌尿系统结核

　　【病理】结核杆菌经血行感染进入肾,主要在双侧肾皮质的肾小球周围毛细血管丛内,形成多发性微小结核病灶。由于该处血液循环丰富,修复力较强,如病人免疫状况良好,感染细菌的数量少或毒力较小,这种早期微小结核病变可以全部自行愈合,临床上常不出现症状,称为病理肾结核。但此期肾结核可以在尿中查到结核杆菌。如果病人免疫能力低下,细菌数量大或毒力较强,肾皮质内的病灶不愈合逐渐扩大,结核杆菌经肾小管达到髓质的肾小管袢处,由于该处血流缓慢、血液循环差,易发展为肾髓质结核。病变在肾髓质继续发展,穿破肾乳头到达肾盏、肾盂,发生结核性肾盂肾炎,出现临床症状及影像学改变,称为临床肾结核。绝大多数为单侧病变。

肾结核的早期病变主要是肾皮质内炎性细胞浸润后形成的多发性结核结节,随着病变发展,病灶浸润逐渐扩大,侵入肾髓质后病变不能自愈,进行性发展,结核结节彼此融合,形成干酪样脓肿,从肾乳头处破入肾盏肾盂形成空洞性溃疡,逐渐扩大蔓延累及全肾。肾盏颈或肾盂出口因纤维化发生狭窄,可形成局限的闭合脓肿或结核性脓肾。结核钙化也是肾结核常见的病理改变,可为散在的钙化斑块,也可为弥漫的全肾钙化。少数病人全肾广泛钙化时,其内混有干酪样物质,肾功能完全丧失,输尿管常完全闭塞,含有结核杆菌的尿液不能流入膀胱,膀胱继发性结核病变逐渐好转和愈合,膀胱刺激症状也逐渐缓解甚至消失,尿液检查趋于正常,这种情况称之为"肾自截"(autonephrectomy)。但病灶内仍存有大量活的结核杆菌,仍可作为病源复发,不能因症状不明显而予以忽视。

输尿管结核表现为黏膜和黏膜下层结核结节、溃疡、肉芽肿和纤维化,病变是多发性的。病变修复愈合后,管壁纤维化增粗变硬,管腔呈节段性狭窄,致使尿流下行受阻,引起肾积水,加速肾结核病变发展,肾功能受到进一步损害,甚至发展成为结核性脓肾,肾功能完全丧失。近年来,部分肾结核临床表现不典型,但实验室及影像学的检查对此类肾结核的诊断具有一定价值,此类肾结核称为不典型肾结核。输尿管狭窄多见于输尿管膀胱连接部。

膀胱结核起初为黏膜充血、水肿,散在结核结节形成,病变常从病侧输尿管口周围开始,逐渐扩散至膀胱的其他处。结核结节可互相融合形成溃疡、肉芽肿,有时深达肌层。结核性溃疡较少见,病变愈合致使膀胱壁广泛纤维化和瘢痕收缩,使膀胱壁失去伸张能力,膀胱容量显著减少(不足 50ml),称为挛缩膀胱(contracted bladder)。膀胱结核病变及挛缩膀胱常可致健侧输尿管口狭窄或闭合不全,形成洞穴样输尿管管口,膀胱内压升高,导致肾盂尿液梗阻或膀胱尿液反流,引起对侧肾积水。挛缩膀胱和对侧肾积水都是肾结核常见的晚期并发症。膀胱壁结核溃疡向深层侵及,偶可穿透膀胱壁与邻近器官形成瘘,如结核性膀胱阴道瘘或膀胱直肠瘘。

尿道结核主要发生于男性,常为前列腺、精囊结核形成空洞破坏后尿道所致,少数为膀胱结核蔓延引起。其病理改变主要是结核性溃疡、纤维化导致尿道狭窄,引起排尿困难,加剧肾功能损害。

【临床表现】肾结核常发生于 20~40 岁的青壮年,男性较女性多见。儿童和老人发病较少,儿童发病多在 10 岁以上,婴幼儿罕见。约 90% 为单侧性。

肾结核症状取决于肾病变范围及输尿管、膀胱继发结核病变的严重程度。肾结核早期常无明显症状及影像学改变,只是尿液检查有少量红细胞、白细胞及蛋白,呈酸性,尿中可能发现结核杆菌。随着病情的发展,可出现下列典型的临床表现。

1. 尿频、尿急、尿痛　是肾结核的典型症状之一。尿频往往最早出现,常是病人就诊时的主诉。最初是因含有结核杆菌的脓尿刺激膀胱黏膜引起,以后当结核病变侵及膀胱壁,发生结核性膀胱炎及溃疡,尿频加剧,并伴有尿急、尿痛。晚期膀胱发生挛缩,容量显著缩小,尿频更加严重,每日排尿次数达数十次,甚至出现尿失禁现象。

2. 血尿　是肾结核的重要症状,常为终末血尿。主因是结核性膀胱炎及溃疡,在排尿终末膀胱收缩时出血所致。少数肾结核因病变侵及血管,也可以出现全程肉眼血尿;出血严重时,血块通过输尿管偶可引起肾绞痛。肾结核的血尿常在尿频、尿急、尿痛症状发生以后出现,但也有以血尿为初发症状者。

3. 脓尿(pyuria)　是肾结核的常见症状。肾结核病人均有不同程度的脓尿,严重者尿如洗米水样,内含有干酪样碎屑或絮状物,显微镜下可见大量脓细胞。

4. 腰痛和肿块　仅少数肾结核病变破坏严重和梗阻,发生结核性脓肾或继发肾周感染,或输尿管被血块、干酪样物质堵塞时,可引起腰部钝痛或绞痛。较大肾积脓或对侧巨大肾积水时,腰部可触及肿块。

5. 男生殖系统结核　男性病人中约有 50%~70% 合并生殖系统结核。虽然病变主要从前列腺、精囊开始,但临床上表现最明显是附睾结核,附睾可触及不规则硬块。输精管结核病变时,变得粗硬并呈"串珠"样改变。

6. 全身症状   肾结核病人的全身症状常不明显。晚期肾结核或合并其他器官活动结核时，可以有发热、盗汗、消瘦、贫血、虚弱，食欲缺乏等典型结核症状。严重双肾结核或肾结核对侧肾积水时，可出现贫血、水肿、恶心、呕吐、少尿等慢性肾功能不全的症状，甚至突然发生无尿。

【诊断】   肾结核是慢性膀胱炎的常见原因，因此，凡是无明显原因的慢性膀胱炎，症状持续存在并逐渐加重，伴有终末血尿；尤其青壮年男性有慢性膀胱炎症状，尿培养无细菌生长，经抗菌药物治疗无明显疗效；附睾有硬结或伴阴囊慢性窦道者，应考虑有肾结核的可能。下列检查有助于诊断。

1. 尿液检查   尿呈酸性，尿蛋白阳性，有较多红细胞和白细胞。尿沉淀涂片抗酸染色约 50%～70% 的病例可找到抗酸杆菌，以清晨第一次尿液检查阳性率最高，至少连续检查三次。若找到抗酸杆菌，不应作为诊断肾结核的唯一依据，因包皮垢杆菌、枯草杆菌也是抗酸杆菌，易和结核杆菌混淆。尿结核杆菌培养时间较长(4～8周)但可靠，阳性率可达 90%，这对肾结核的诊断有决定性意义。

2. 影像学诊断   包括超声、X线、CT 及 MRI 等检查。对确诊肾结核，判断病变严重程度，决定治疗方案非常重要。

(1) 超声：简单易行，对于中晚期病例可初步确定病变部位，常显示病肾结构紊乱，有钙化则显示强回声，超声也较容易发现对侧肾积水及膀胱有无挛缩。

(2) X线检查：尿路平片(KUB)可能见到病肾局灶或斑点状钙化影或全肾广泛钙化。静脉尿路造影(IVU)可以了解分侧肾功能、病变程度与范围，对肾结核治疗方案的选择必不可少。早期表现为肾盏边缘不光滑如虫蛀状，随着病变进展，肾盏失去杯形，不规则扩大或模糊变形。若肾盏颈纤维化狭窄或完全闭塞时，可见空洞充盈不全或完全不显影。肾结核广泛破坏肾功能丧失时，病肾表现为"无功能"，不能显示出典型的结核破坏性病变。根据临床表现，如果尿内找见结核杆菌，静脉尿路造影一侧肾正常，另一侧"无功能"未显影，虽造影不能显示典型的结核性破坏病变，也可以确诊肾结核。逆行尿路造影可以显示病肾空洞性破坏，输尿管僵硬，管腔节段性狭窄且边缘不整(图 50-2)。

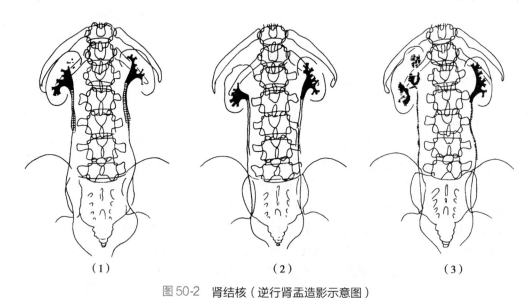

(1)   (2)   (3)

图 50-2   肾结核（逆行肾盂造影示意图）
(1) 右侧上肾盏破坏   (2) 右侧上肾盏未充盈   (3) 右侧肾和输尿管严重破坏

CT 和 MRI：CT 对中晚期肾结核能清楚地显示扩大的肾盏肾盂、皮质空洞及钙化灶，三维成像还可以显示输尿管全长病变。MRI 水成像对诊断肾结核对侧肾积水有独到之处。在双肾结核或肾结核对侧肾积水，静脉尿路造影显影不良时，CT、MRI 有助于确定诊断。

3. 膀胱镜检查   可见膀胱黏膜充血、水肿、浅黄色结核结节、结核性溃疡、肉芽肿及瘢痕等病变，以膀胱三角区和病侧输尿管口周围较为明显。结核性肉芽肿易误诊为肿瘤，必要时取活组织检查明确诊断。病侧输尿管口可呈"洞穴"状，有时可见混浊尿液喷出。膀胱挛缩容量小于 50ml 或有急性膀胱炎时,不宜作膀胱镜检查。

延误肾结核的诊断,临床上常见有下列两种情况:其一是满足于膀胱炎的诊治,长时间使用一般抗感染药物而疗效不佳时,却未进一步追查引起膀胱炎的原因;其二是发现男生殖系统结核,尤其附睾结核,而不了解男生殖系统结核常与肾结核同时存在,未作尿检查和尿找抗酸杆菌检查,有时还应作静脉尿路造影检查及泌尿系 CT、泌尿系 CT 三维重建(CTU)检查。

【鉴别诊断】　肾结核主要需与非特异性膀胱炎和泌尿系统其他引起血尿的疾病进行鉴别。

肾结核引起的结核性膀胱炎,症状常以尿频开始,膀胱刺激症状长期存在并进行性加重,一般抗感染治疗无效。非特异性膀胱炎主要系大肠埃希菌感染,多见于女性,发病突然,开始即有显著的尿频、尿急、尿痛,经抗感染治疗后症状很快缓解或消失,病程短促,但易反复发作。

肾结核的血尿特点是常在膀胱刺激症状存在一段时间后才出现,以终末血尿多见,这和泌尿系统其他疾病引起血尿不同。泌尿系肿瘤引起的血尿常为全程无痛性肉眼血尿。肾输尿管结石引起的血尿常伴有肾绞痛;膀胱结石引起的血尿,排尿有时尿线突然中断,并伴尿道内剧烈疼痛。非特异性膀胱炎的血尿主要在急性阶段出现,血尿常与膀胱刺激症状同时发生。但最主要是肾结核的尿中可以找见抗酸杆菌或尿结核杆菌培养阳性,而其他疾病的尿中不会发现。

【治疗】　肾结核是全身结核病的一部分,治疗时应注意全身治疗,包括营养、休息、环境、避免劳累等。肾结核的治疗应根据病人全身和病肾情况,选择药物治疗或手术治疗。药物治疗原则为早期、适量、联合、规律、全程。

1. **药物治疗**　适用于早期肾结核,如尿中有结核杆菌而影像学上肾盏、肾盂无明显改变,或仅见一、两个肾盏呈不规则虫蚀状,在正确应用抗结核药物治疗后多能治愈。

抗结核药物种类很多,首选药物有吡嗪酰胺、异烟肼、利福平和链霉素等杀菌药物,其他如乙胺丁醇、环丝氨酸、乙硫异烟胺等抑菌药为二线药物。

目前常用抗结核药物治疗方法:吡嗪酰胺 1.0 ~ 1.5g/d(2 个月为限,避免肝毒性),异烟肼 300mg/d(可引起末梢神经炎),利福平 600mg/d,维生素 C 1.0g/d,维生素 B$_6$ 60mg/d 顿服。如果膀胱病变广泛,膀胱刺激症状严重,头 2 个月可加用肌注链霉素(需作皮试)1.0g/d,服用吡嗪酰胺 2 个月后改用乙胺丁醇 1.0g/d。因抗结核药物多数有肝毒性,服药期间应同时服用保肝药物,并定期检查肝功能。链霉素对第八对脑神经有损害,影响听力,一旦发现应立即停药。

药物治疗最好用三种药物联合服用的方法,降低治疗过程中耐药的发生可能性,并且药量要充分,疗程要足够长,早期病例用药 6 ~ 9 个月,有可能治愈。实践证明,药物治疗失败的主要原因是治疗不彻底。治疗中应每月检查尿常规和尿找抗酸杆菌,必要时行静脉尿路造影,以观察治疗效果。连续半年尿中未找见结核杆菌为稳定阴转。5 年不复发即可认为治愈,但如果有明显膀胱结核或伴有其他器官结核,随诊时间需延长至 10 ~ 20 年或更长。

2. **手术治疗**　凡药物治疗 6 ~ 9 个月无效,肾结核破坏严重者,应在药物治疗的配合下行手术治疗。肾切除术前抗结核治疗不应少于 2 周。

(1) 肾切除术:肾结核破坏严重,而对侧肾正常,应切除患肾。双侧肾结核一侧广泛破坏呈"无功能"状态,另一侧病变较轻,在抗结核药物治疗一段时间后,择期切除严重的一侧患肾。肾结核对侧肾积水,如果积水肾功能代偿不良,应先引流肾积水,保护肾功能,待肾功能好转后再切除无功能的患肾。近年来腹腔镜下结核肾切除术已经被广泛的开展,并且已经取得了较好的效果。

(2) 保留肾组织的肾结核手术:如肾部分切除术,适用病灶局限于肾的一极;结核病灶清除术,适用局限于肾实质表面闭合性的结核性脓肿,与肾集合系统不相通。上述结核病变经抗结核药物治疗 3 ~ 6 个月无好转,可考虑做此类手术。近年这类手术已很少采用。

(3) 解除输尿管狭窄的手术:输尿管结核病变致使管腔狭窄引起肾积水,如肾结核病变较轻,功能良好,狭窄较局限,狭窄位于中上段者,可以切除狭窄段,行输尿管端端吻合术;狭窄靠近膀胱者,则施行狭窄段切除,输尿管膀胱再植术,放置双 J 形输尿管支架引流管,术后 1 ~ 2 个月拔除。

（4）挛缩膀胱的手术治疗：肾结核并发挛缩膀胱，在患肾切除及抗结核治疗 3～6 个月，待膀胱结核完全愈合后，对侧肾正常、无结核性尿道狭窄的病人，可行肠膀胱扩大术。挛缩膀胱的男性病人往往有前列腺、精囊结核引起后尿道狭窄，不宜行肠膀胱扩大术，尤其并发对侧输尿管扩张肾积水明显者，为了改善和保护积水肾仅有的功能，应施行输尿管皮肤造口、回肠膀胱或肾造瘘等尿流改道术（图 50-3）。

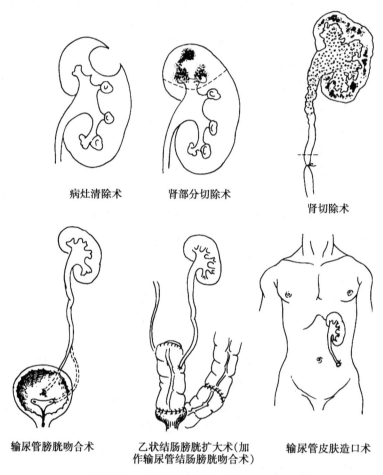

病灶清除术　　　　　肾部分切除术

肾切除术

输尿管膀胱吻合术　　乙状结肠膀胱扩大术（加　　输尿管皮肤造口术
　　　　　　　　　　作输尿管结肠膀胱吻合术）

图 50-3　肾结核及其并发症的手术方法

第二节　男生殖系统结核

男生殖系统结核大多数继发于肾结核，一般来自后尿道感染，少数由血行直接播散所致。首先在前列腺、精囊中引起病变，以后再经输精管蔓延到附睾和睾丸。单纯前列腺、精囊结核，因部位隐蔽，临床症状常不明显，不易发现。附睾结核（epididymal tuberculosis）临床症状较明显，容易被病人和临床医生发现。

【病理】男生殖系统结核的病理改变和一般结核病相同，主要也为结核结节、干酪坏死、空洞形成和纤维化等，钙化极少见。前列腺结核脓肿向尿道破溃，可使后尿道呈空洞状，边缘不规则。前列腺、精囊纤维化以后则形成坚硬肿块。输精管结核常致管腔堵塞，输精管变粗变硬，呈"串珠"状改变。附睾结核病变常从附睾尾开始，呈干酪样变、脓肿及纤维化，可累及整个附睾。血行感染引起的附睾结核，70% 的病人有肺结核病史。附睾结核常侵及鞘膜和阴囊壁，脓肿破溃后可形成经久不愈的窦道。睾丸结核常是附睾结核直接扩展蔓延所致。

【临床表现】男生殖系统结核与肾结核病人的发病年龄相同，绝大多数为 20～40 岁。结核性附睾炎可以是泌尿生殖系结核的首发和唯一症状。前列腺、精囊结核的临床症状多不明显,偶感直肠内和会阴部不适,严重者可出现血精、精液量减少、性功能障碍和不育、及肛周窦道形成等。直肠指诊可触及前列腺、精囊硬结,一般无压痛。附睾结核一般发病缓慢,表现为阴囊部肿胀不适或下坠感,附睾尾或整个附睾呈硬结状,疼痛不明显。形成寒性脓肿如继发感染,阴囊局部出现红肿、疼痛。脓肿破溃后可形成经久不愈的窦道。双侧病变则失去生育能力。

【诊断】 有上述临床表现,直肠指检扪及前列腺、精囊硬结或触及附睾硬结,疑有男生殖系统结核时,需全面检查泌尿系统有无结核病变,应作尿常规、尿找抗酸杆菌、尿结核杆菌培养和静脉尿路造影等检查以除外肾结核。前列腺液或精液中有时可发现结核杆菌;尿道造影可显示前列腺部尿道变形或扩大,造影剂可进入前列腺空洞内。精囊造影极少应用。

【鉴别诊断】 前列腺结核需与非特异性前列腺炎及前列腺癌鉴别。慢性前列腺炎病人症状一般较为明显,有结节形成者,范围较局限,常有压痛,经抗感染治疗后,结节可缩小甚至消失。前列腺癌发病多为老年人,前列腺特异性抗原(PSA)测定、直肠指检及影像学检查有助于诊断,必要时需作前列腺穿刺活组织检查。附睾结核需与非特异性慢性附睾炎鉴别,附睾结核硬块常不规则,病程缓慢,常可触及“串珠”样、粗硬的输精管,如附睾病变与皮肤粘连或形成阴囊皮肤窦道,附睾结核诊断不太困难。非特异性慢性附睾炎很少形成局限性硬结,一般与阴囊皮肤无粘连,常有急性炎症发作史或伴有慢性前列腺炎病史。超声有助于鉴别附睾结核和睾丸肿瘤。

【治疗】 前列腺、精囊结核一般用抗结核药物治疗,不需要用手术方法,但应清除泌尿系统可能存在的其他结核病灶,如肾结核、附睾结核等。

早期附睾结核应用抗结核药物治疗,多数可以治愈。如果病变较重,疗效不好,已有脓肿或有阴囊皮肤窦道形成,应在药物治疗配合下作附睾及睾丸切除术。手术应尽可能保留附睾、睾丸组织。

(梁朝朝)

第五十一章 尿路梗阻

第一节 概　述

尿液在肾内形成后,经过肾盏、肾盂、输尿管、膀胱和尿道排出体外。尿液的正常排出,有赖于尿路管腔通畅和输尿管壁肌肉蠕动功能、膀胱逼尿肌收缩功能以及尿道括约肌功能正常。尿路梗阻(obstruction of urinary tract)也称泌尿系统梗阻,是由于泌尿系统本身及其周围组织器官的疾病导致尿路管腔不通畅或者尿路肌肉收缩功能异常,引起梗阻近端尿路扩张积水和肾功能损害。泌尿系统有些疾病与尿路梗阻常互为因果,如感染和结石可引起梗阻,而梗阻又可以继发感染和结石。因此,在治疗感染和结石的同时,必须解决尿路梗阻的问题。

针对尿路梗阻,我们需要明确几个问题:①机械性还是动力性? 机械性梗阻是指尿路管腔被病变阻塞或压迫,如结石、肿瘤、狭窄等。动力性梗阻是指中枢、周围神经疾病或尿路肌肉结构先天性发育异常造成某部分尿路肌肉收缩功能障碍,影响尿液排出,如神经源性膀胱功能障碍。②上尿路还是下尿路? 前者指的是肾、输尿管梗阻,后者指的是膀胱和尿道梗阻。③先天性还是后天性? 先天性是由于胚胎发育异常造成的,如肾盂输尿管连接部狭窄、腔静脉后输尿管、后尿道瓣膜等,后天性是指出生后发生各种疾病引起的梗阻,如结石、结核、肿瘤等。④完全性还是部分性? 完全性是尿液完全不能通过尿路,部分性是指管腔变窄但仍能通过部分尿液。⑤急性还是慢性? 突然发生的梗阻称急性梗阻,缓慢而逐渐加重的梗阻称为慢性梗阻。

【病因】引起尿路梗阻的病因很多,常见梗阻原因包括(图 51-1):

1. **尿路结石**　结石可发生在肾盏、肾盂、输尿管、膀胱、尿道,造成尿路梗阻。

2. **泌尿生殖系统肿瘤**　包括肾癌、肾盂癌、输尿管癌、膀胱癌、尿道癌、阴茎癌、前列腺癌等。

3. **前列腺增生症**　前列腺病理性增大,压迫尿道造成梗阻。

4. **先天发育异常**　如肾盂输尿管连接部狭窄,输尿管异位开口、输尿管口囊肿、腔静脉后输尿管等,以及儿童期输尿管口括约肌发育不健全,造成的尿液反流。

5. **邻近器官病变的压迫或侵犯**　结直肠癌、子宫颈癌、卵巢癌、腹膜后纤维化、盆腔脓肿等病变可压迫输尿管、膀胱或尿道造成梗阻。

6. **创伤或炎症引起的瘢痕狭窄**　输尿管炎症后的瘢痕狭窄,尿道骑跨伤可继发前尿道狭窄、骨盆骨折尿道膜部断裂可引起后尿道狭窄。

7. **中枢或周围神经受到损害**　脑出

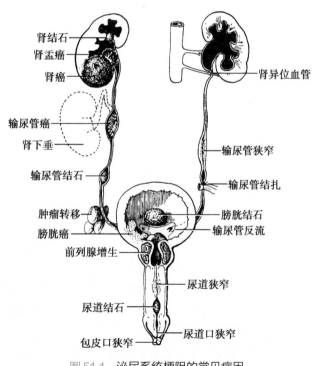

图 51-1　泌尿系统梗阻的常见病因

血、脑梗死、脊髓损伤、脊髓肿瘤、糖尿病引起的神经病变均可引起膀胱神经功能障碍,发生尿潴留。

8. **结核**　结核可继发肾盏颈口狭窄、输尿管狭窄、膀胱挛缩造成梗阻,膀胱结核还可破坏输尿管口的抗反流机制,造成尿液反流,其结果也是导致尿路梗阻。

9. **医源性输尿管梗阻**　多见于盆腔手术或输尿管镜检查、治疗时意外损伤输尿管,盆腔恶性肿瘤术后放射治疗损伤等,均可引起输尿管管腔狭窄或闭塞。

【病理生理】尿路梗阻后,由于梗阻的部位及程度不同,尿路各器官的病理改变亦各有异,但基本病理改变是梗阻部位以上压力增高,尿路扩张积水,长时间梗阻将导致肾积水和肾功能损害。

上尿路梗阻时,为克服阻力,输尿管需增加收缩力,管壁平滑肌代偿性增生、管壁增厚。如梗阻不解除,后期失去代偿能力,平滑肌逐渐萎缩,管壁变薄,蠕动减弱乃至消失,输尿管扩张积水。梗阻可导致肾积水,肾盂肾盏内压升高,压力经集合管传至肾小管和肾小球;压力增高到一定程度时,可使肾小球滤过压降低,滤过率减少。但肾内血液循环仍保持正常,肾的泌尿功能仍能持续一段时间,主要是因为部分尿液通过肾盂静脉、淋巴、肾小管回流以及经肾窦向肾盂周围外渗(图51-2),使肾盂和肾小管的压力有所下降,肾小球泌尿功能得以暂时维持。如果尿路梗阻不解除,当尿液的回流无法缓冲不断分泌的尿液时,肾盂内压力将持续增高,压迫肾小管、肾小球及其附近的血管,造成肾组织缺血缺氧,肾实质逐渐萎缩变薄,肾盂肾盏积水逐渐增多。因此,慢性部分性梗阻常可致巨大肾积水。急性完全性梗阻,如输尿管被结扎时,肾盏、肾盂内压力急剧上升,上述回流机制难于缓冲,可导致肾功能快速丧失,尿液停止分泌。因此,急性完全性梗阻,肾盂扩张积水常不明显。

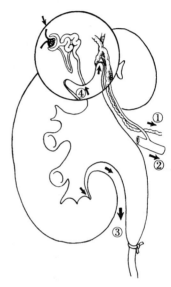

图 51-2　输尿管梗阻后尿液的反流
①肾盂淋巴反流　②肾盂静脉反流
③肾盂肾窦反流　④肾盂肾小管反流

下尿路梗阻时,为了克服排尿阻力,膀胱逼尿肌逐渐代偿增生,肌束纵横交错形成小梁。长期膀胱内压增高,造成肌束间薄弱部分向壁外膨出,形成小室或假性憩室。后期膀胱失去代偿能力时,肌肉萎缩变薄,容积增大,输尿管口括约功能被破坏,尿液可反流到输尿管、肾盂,引起双侧肾积水和肾功能损害。

尿路梗阻后常见的并发症是结石和感染。梗阻后因尿液停滞,肾组织受损及尿外渗等,有利于细菌侵入、繁殖和生长,引起感染,例如肾盂肾炎、肾周围炎和膀胱炎等。梗阻造成尿流停滞与感染,又可促进结石形成。

第二节　肾　积　水

尿液从肾盂排出受阻,蓄积后肾内压力增高,肾盂肾盏扩张,肾实质萎缩,功能减退,称为肾积水(hydronephrosis)。肾积水容量超过 1000ml 或小儿超过 24 小时尿液总量时,称为巨大肾积水。

【临床表现】尿路梗阻由于原发病因、梗阻部位、程度和时间长短不同,肾积水的临床表现也不相同,甚至可全无症状。

上尿路急性梗阻时,常常出现肾绞痛、恶心、呕吐、血尿及肾区压痛等。上尿路慢性梗阻由于发展常较缓慢,症状不明显或仅有腰部隐痛不适,当发展成巨大肾积水时,腹部可出现肿块;如先天性肾盂输尿管连接处狭窄引起的肾积水。

下尿路梗阻时,主要表现为排尿困难和膀胱排空障碍,甚至出现尿潴留,而引起肾积水出现的症状常较晚,临床多表现为不同程度的肾功能损害。

肾积水如并发感染,则表现为急性肾盂肾炎症状,出现寒战、高热、腰痛及膀胱刺激症状等。如梗阻不解除,感染的肾积水很难治愈,或可发展成为脓肾,腹部有可能扪及肿块,病人常有发热及消瘦等。

尿路梗阻长时间得不到解除,将导致梗阻侧肾功能减退甚至丧失。孤立肾或双侧上尿路完全梗阻时可出现无尿、肾衰竭。

【诊断】肾积水的诊断应包括积水程度、梗阻部位、积水的病因、有无感染及肾功能损害情况。常用的诊断方法有:

1. **影像学检查**　包括超声、尿路平片、尿路造影、MRI 及 CT 检查等。超声检查简便易行无创,应作为首选的检查方法,可以确定肾积水的程度和肾皮质萎缩情况,还可以鉴别增大的肾是实性肿块还是肾积水。但是,对肾外壶腹型肾盂、肾盂旁囊肿和多发性肾囊肿,有时不易与肾积水鉴别。X 线检查对肾积水的诊断有重要价值。如肾积水是结石所致,尿路平片可见到尿路结石影及积水增大的肾轮廓。静脉尿路造影早期可见肾盏、肾盂扩张,肾盏杯口消失或呈囊状显影;当肾功能减退时,肾实质显影时间延长,显影不清楚,此时,采用大剂量延迟造影才能显影。静脉尿路造影患肾显影不清晰时,可行逆行肾盂造影,经膀胱镜将输尿管导管插入输尿管后,注入造影剂可清晰显示输尿管及肾盂肾盏影像。但采用此方法检查有引起感染的危险,逆行插管时必须严格无菌操作及应用抗生素。如逆行插管失败,可采用超声引导下经皮肾穿刺造影。磁共振水成像(MRU)可以清楚显示肾积水、输尿管积水,但不能显示结石、无法判断肾功能情况。CT 平扫可显示结石及肾的形态,静脉注入造影剂行增强 CT 能清楚地显示肾积水程度和肾实质萎缩情况,有助于判断肾功能,CT 三维成像可以发现梗阻的部位及病因。

2. **内镜检查**　输尿管镜及膀胱镜可用于部分尿路梗阻病人的检查、对腔内病变引起的梗阻如结石、肿瘤、狭窄等可明确诊断,而且还可以同时进行治疗,输尿管逆行插管可立即解除梗阻,输尿管镜下可行碎石、肿瘤切除、狭窄内切开等治疗。

3. **肾功能检查**　除检验血肌酐、尿素氮、肌酐清除率等总肾功能外,放射性核素肾显像可以了解肾实质损害程度及分侧肾功能。肾图检查,尤其是利尿肾图,对判定上尿路有无机械性梗阻及梗阻的程度有一定帮助。

【治疗】肾积水的治疗应根据梗阻病因、发病缓急、梗阻严重程度、有无合并症以及肾功能损害情况等综合考虑。肾积水是尿路梗阻所致,梗阻时间长短对肾功能的影响起到关键性的作用,应尽快解除梗阻。治疗方法取决于梗阻病因,如为先天性肾盂输尿管狭窄应行离断成形术,尿路结石应行体外碎石或者内镜下的碎石取石术。

如果病人病情较危重,不允许作较大手术或梗阻暂时不能除去时,可在超声引导下经皮肾穿刺造瘘,引流尿液,以利于控制感染和改善肾功能;待病人身体条件许可时,再治疗梗阻的病因。如梗阻病因不能除去,肾造瘘则作为永久性的治疗措施。对于输尿管难以修复的炎性狭窄、晚期肿瘤压迫或侵及等梗阻引起的肾积水,经膀胱镜放置双 J 管长期内引流肾盂尿液,既可保护肾功能,又可显著改善病人的生活质量。

双侧上尿路梗阻导致氮质血症或尿毒症,如病人没有生命危险,应优先选择解除梗阻、引流尿液,不应先作血液透析,如引流尿液后肌酐不下降或有明显高血钾等情况,则行血液透析。

重度肾积水,肾实质显著破坏、萎缩、引起肾性高血压或合并严重感染,肾功能严重丧失,而对侧肾功能正常时可切除患肾。

第三节　尿　潴　留

尿潴留(urinary retention)是指膀胱内充满尿液而不能排出,常常由排尿困难发展到一定程度引起。尿潴留分为急性与慢性两种。前者发病突然,膀胱内胀满尿液不能排出,十分痛苦,临床上常需急诊处理;后者起病缓慢,病程较长,下腹部可触及充满尿液的膀胱,但病人可无明显症状。

【病因】引起尿潴留的病因很多,可分为机械性和动力性梗阻。其中以机械性梗阻病变最多见,如前列腺增生症、前列腺肿瘤、膀胱颈部肿瘤、尿道肿瘤、膀胱颈挛缩、先天性后尿道瓣膜、尿道狭窄、尿道异物和尿道结石等;此外,盆腔肿瘤、处女膜闭锁的阴道积血、妊娠的子宫等均可压迫尿道引起尿潴留。动力性梗阻是指膀胱出口、尿道无器质性梗阻病变,尿潴留系排尿动力障碍所致。最常见的原因为中枢和周围神经系统病变,如脊髓或马尾损伤、肿瘤、糖尿病等,造成神经源性膀胱功能障碍引起。直肠或妇科盆腔根治性手术损伤副交感神经丛;痔疮或肛瘘手术以及腰椎麻醉术后可出现排尿困难甚至尿潴留。此外,各种松弛平滑肌的药物如阿托品、山莨菪碱(654-2)等,可导致膀胱逼尿肌收缩无力而引起尿潴留。

【临床表现】急性尿潴留发病突然,膀胱内充满尿液不能排出,胀痛难忍,辗转不安。慢性尿潴留多表现为排尿不畅、尿频,常有排尿不尽感。膀胱过度充盈至达到膀胱容量极限时,使少量尿液从尿道口溢出,称为充溢性尿失禁(overflow urinary incontinence)。少数病人虽无明显慢性尿潴留症状,但已有明显上尿路扩张、肾积水,甚至出现尿毒症症状,如全身衰弱、食欲缺乏、恶心、呕吐、贫血、血清肌酐和尿素氮显著升高等。

【诊断】根据病史及典型的临床表现,尿潴留诊断并不困难。体检时耻骨上区常可见到半球形膨隆,用手按压有明显尿意,叩诊为浊音。超声检查可以明确诊断。

尿潴留应与无尿鉴别,后者是指肾衰竭或上尿路完全梗阻,膀胱内空虚无尿,两者含义不同,不能混淆。

【治疗】

1. **急性尿潴留**　治疗原则是解除梗阻,恢复排尿。导尿术(urethral catheterization)是解除急性尿潴留最简便的方法,即会阴部消毒后,经尿道插入无菌导尿管。尿潴留的病因短时间内不能解除者,应留置导尿管持续引流。急性尿潴留病人在不能插入导尿管时,可采用粗针头耻骨上膀胱穿刺的方法吸出尿液,可暂时缓解病人的痛苦。如需持续引流尿液,可在局麻下行耻骨上膀胱穿刺造瘘。若无膀胱穿刺造瘘器械,可行耻骨上膀胱切开造瘘术。如梗阻病因不能解除,可以永久引流尿液。急性尿潴留放置导尿管或膀胱穿刺造瘘引流尿液时,应间歇缓慢地放出尿液,即放出200ml尿液后,夹闭尿管或造瘘管,20~30分钟后再次放出200ml,反复多次直至排空膀胱,避免膀胱快速排空、内压骤降而引起膀胱出血。如前列腺增生症引起的急性尿潴留,应留置导尿管一周后再试行拔除导尿管。

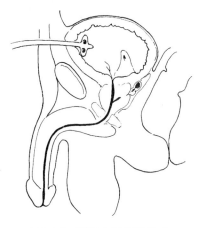

图51-3　耻骨上膀胱造瘘术

2. **慢性尿潴留**　若为机械性梗阻病变引起,有上尿路扩张肾积水、肾功能损害者,应先行膀胱尿液引流,待肾积水缓解、肾功能改善,经检查病因明确后,针对病因择期手术或采取其他方法治疗,解除梗阻。如系动力性梗阻引起,多数病人需间歇清洁自我导尿;自我导尿困难或上尿路积水严重者,可作耻骨上膀胱造瘘术(图51-3)或其他尿流改道术。

第四节　良性前列腺增生

良性前列腺增生(benign prostatic hyperplasia,BPH),也称前列腺增生症,是引起男性老年人排尿障碍原因中最为常见的一种良性疾病,主要表现为组织学上的前列腺间质和腺体成分的增生、解剖学上的前列腺增大、尿动力学上的膀胱出口梗阻,临床表现为下尿路症状(lower urinary tract symptoms,LUTS)及相关并发症。

【病因】　有关良性前列腺增生发病机制的研究很多,但至今病因仍不完全清楚。目前一致公认老龄和有功能的睾丸是前列腺增生发病的两个重要因素,二者缺一不可。BPH 的发病率随年龄的增大而增加。男性在 45 岁以后前列腺可有不同程度的增生,多在 50 岁以后出现临床症状。前列腺的正常发育有赖于雄激素,青春期前切除睾丸,前列腺即不发育,老年后也不会发生前列腺增生。前列腺增生的病人在切除睾丸后,增生的上皮细胞会发生凋亡(apoptosis),腺体萎缩。受性激素的调控,前列腺间质细胞和腺上皮细胞相互影响,各种生长因子的作用,随着年龄增大体内性激素平衡失调以及雌、雄激素的协同效应等,可能是前列腺增生的重要病因。

【病理】　前列腺腺体增生开始于围绕尿道的腺体,这部分腺体称为移行带,未增生之前仅占前列腺组织的 5%。前列腺其余腺体由中央带(占 25%)和外周带(占 70%)组成。中央带似楔形并包绕射精管。外周带组成前列腺的背侧及外侧部分,是前列腺癌最常发生的部位(图 51-4)。前列腺增生主要发生于前列腺尿道周围移行带,增生组织呈多发结节,并逐渐增大。增生的腺体将外周的腺体挤压萎缩形成前列腺外科包膜,与增生腺体有明显界限,手术中易于分离。增生腺体突向后尿道,使前列腺部尿道伸长、弯曲、受压变窄,尿道阻力增加,引起排尿困难(图 51-5)。此外,前列腺内尤其是围绕膀胱颈部的平滑肌内含有丰富的 α 肾上腺素能受体,这些受体的激活使该处平滑肌收缩,可明显增加前列腺尿道的阻力。

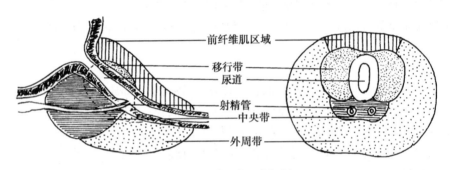

图 51-4　前列腺正常解剖

前列纤维肌区域
移行带
尿道
射精管
中央带
外周带

前列腺增生及 α 肾上腺素能受体兴奋致后尿道平滑肌收缩,造成膀胱出口梗阻,为了克服排尿阻力,逼尿肌增强其收缩能力,逐渐代偿性肥大,肌束形成粗糙的网状结构,加上长期膀胱内高压,膀胱壁出现小梁小室或假性憩室(图 51-6)。由于逼尿肌退变,顺应性差,出现逼尿肌不稳定收缩,病人有明显尿频、尿急和急迫性尿失禁,可造成输尿管尿液排出阻力增大,引起上尿路扩张积水。如梗阻长期未能解除,逼尿肌萎缩,失去代偿能力,收缩力减弱,导致膀胱不能完全排空而出现残余尿。随着残余尿量增加,膀胱壁变薄,膀胱腔扩大,可出现慢性尿潴留及充溢性尿失禁,尿液反流引起上尿路积水及肾功能损害。梗阻引起膀胱尿潴留,还可继发感染和结石形成。

【临床表现】　前列腺增生多在 50 岁以后出现症状,60 岁左右症状更加明显。症状与前列腺体积大小之间并不一致,而取决于引起梗阻的程度、病变发展速度以及是否合并感染等,症状可时轻时重。

尿频是前列腺增生最常见的早期症状,夜间更为明显。尿频的原因,早期是因增生的前列腺充血刺激引起。随着病情发展,梗阻加重,残余尿量增多,膀胱有效容量减少,尿频逐渐加重。此外,梗阻诱发逼尿肌功能改变,膀胱顺应性降低或逼尿肌不稳定,尿频更为明显,并出现急迫性尿失禁等症状。

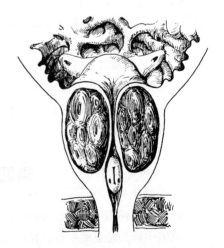

图 51-5　前列腺增生时,腺体突向后尿道和膀胱颈,后尿道延长

排尿困难是前列腺增生最重要的症状,病情发展缓慢。典型表现是排尿迟缓、断续、尿流细而无力、射程短、终末滴沥、排尿时间延长。如梗阻严重,残余尿量较多时,常需要用力并增加腹压以帮助排尿,排尿终末常有尿不尽感。

当梗阻加重达一定程度时,残余尿逐渐增加,继而发生慢性尿潴留及充溢性尿失禁。前列腺增生的任何阶段中,可因气候变化、劳累、饮酒、便秘、久坐等因素,使前列腺突然充血、水肿导致急性尿潴留,病人不能排尿,膀胱胀满,下腹疼痛难忍,常需急诊导尿处理。

前列腺增生合并感染或结石时,可出现明显尿频、尿急、尿痛症状。增生腺体表面黏膜较大的血管破裂时,亦可发生不同程度的无痛性肉眼血尿,应与泌尿系肿瘤引起的血尿鉴别。梗阻引起严重肾积水、肾功能损害时,可出现慢性肾功能不全,如食欲缺乏、恶心、呕吐、贫血、乏力等症状。长期排尿困难导致腹压增高,还可引起腹股沟疝、内痔与脱肛等。

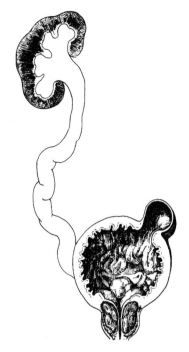

图 51-6　前列腺增生引起的病理改变
肾积水:肾实质萎缩,肾盂扩大;输尿管积水:输尿管扩张、伸长、曲折;膀胱壁肥厚,肌肉形成小梁,出现膀胱憩室

【诊断】50 岁以上男性出现尿频、排尿不畅等临床表现,须考虑有前列腺增生症的可能。通常需作下列检查:

国际前列腺症状评分(International Prostate Symptom Score,IPSS):IPSS 评分是量化 BPH 下尿路症状的方法,是目前国际公认的判断 BPH 病人症状严重程度的最佳手段(表 51-1)。

表 51-1　国际前列腺症状(IPSS)评分表

在最近的一个月,您是否有以下症状?	无	在五次中					症状评分
		少于 1 次	少于 半数	大约 半数	多于 半数	几乎 每次	
1. 是否经常有尿不尽感?	0	1	2	3	4	5	
2. 两次排尿间隔是否经常小于两小时?	0	1	2	3	4	5	
3. 是否曾经有间断性排尿?	0	1	2	3	4	5	
4. 是否有排尿不能等待现象?	0	1	2	3	4	5	
5. 是否有尿线变细现象?	0	1	2	3	4	5	
6. 是否需要用力及使劲才能开始排尿?	0	1	2	3	4	5	
7. 从入睡到早起一般需要起来排尿几次?	没有	1 次	2 次	3 次	4 次	5 次	
	0	1	2	3	4	5	
症状评分 =							

总分 0~35 分;轻度症状 0~7 分;中度症状 8~19 分,重度症状 20~35 分

1. **直肠指检**　是重要的检查方法,前列腺增生症病人均需作此项检查。多数病人可触到增大的前列腺,表面光滑,质韧、有弹性,边缘清楚,中间沟变浅或消失。指检时应注意肛门括约肌张力是否正常,前列腺有无硬结,这些是鉴别神经源性膀胱功能障碍及前列腺癌的重要体征。

2. **超声**　采用经腹壁或直肠途径进行。经腹壁超声检查时膀胱需要充盈,扫描可清晰显示前列腺体积大小,增生腺体是否突入膀胱,了解有无膀胱结石以及上尿路继发水等病变。嘱病人排尿后检查,还可以测定膀胱残余尿量。经直肠超声检查对前列腺内部结构显示更为清晰。

3. **尿流率检查**　一般认为排尿量在 150~400ml 时,如最大尿流率<15ml/s 表明排尿不畅;如<10ml/s 则表明梗阻较为严重。如需进一步了解逼尿肌功能,明确排尿困难是否由于膀胱神经源性病

变所致,应行尿流动力学检查。

4. **血清前列腺特异性抗原**（prostate specific antigen,PSA）**测定**　对排除前列腺癌,尤其前列腺有结节时十分必要。但许多因素都可影响 PSA 值,如年龄、前列腺增生、炎症、前列腺按摩以及经尿道的操作等因素均可使 PSA 增高。

此外,IVU、CT、MRI 和膀胱镜检查等,可以除外合并有泌尿系统结石、肿瘤等病变。放射性核素肾图有助于了解上尿路有无梗阻及肾功能损害。

【鉴别诊断】　前列腺增生症引起排尿困难,应与下列疾病鉴别:

1. **前列腺癌**　若前列腺有结节,质地硬,或血清 PSA 升高,应行 MRI 和前列腺穿刺活检等检查。

2. **膀胱颈挛缩**　亦称膀胱颈纤维化。多为慢性炎症、结核或手术后瘢痕形成所致,发病年龄较轻,多在 40~50 岁出现排尿不畅症状,但前列腺体积不增大,膀胱镜检查可以确诊。

3. **尿道狭窄**　多有尿道损伤及感染病史,行尿道膀胱造影与尿道镜检查,不难确诊。

4. **神经源性膀胱功能障碍**　临床表现与前列腺增生症相似,可有排尿困难、残余尿量较多、肾积水和肾功能不全,但前列腺不增大,为动力性梗阻。病人常有中枢或周围神经系统损害的病史和体征,如有下肢感觉和运动障碍,会阴皮肤感觉减退、肛门括约肌松弛或反射消失等。静脉尿路造影常显示上尿路有扩张积水,膀胱常呈"圣诞树"形。尿流动力学检查可以明确诊断。

【治疗】　前列腺增生症应根据病人的症状、梗阻程度及并发症情况选择治疗方案。主要有如下治疗方法:

1. **观察等待**　若症状较轻,不影响生活与睡眠,一般无须治疗可观察等待。但需密切随访,一旦症状加重,应开始治疗。

2. **药物治疗**　治疗前列腺增生的药物很多,常用的药物有 α 肾上腺素能受体阻滞剂（α 受体阻滞剂）、5α 还原酶抑制剂和植物类药等。

α 受体分为 1、2 两型,其中 α1 受体主要分布在前列腺基质平滑肌中,对排尿影响较大,阻滞 α1 受体能有效地降低膀胱颈及前列腺的平滑肌张力,减少尿道阻力,改善排尿功能。常用药物有特拉唑嗪（terazosin）、阿夫唑嗪（alfuzosin）、多沙唑嗪（doxazosin）及坦索罗辛（tamsulosin）等,对症状较轻、前列腺增生体积较小的病人有良好的疗效。副作用多较轻微,主要有头晕、鼻塞、体位性低血压等。

5α 还原酶抑制剂是通过在前列腺内阻止睾酮转变为有活性的双氢睾酮,进而使前列腺体积部分缩小,改善排尿症状。一般在服药 3 个月左右见效,停药后症状易复发,需长期服药,对体积较大的前列腺效果较明显,与 α 受体阻滞剂联合治疗效果更佳。常用药物有非那雄胺（finasteride）和度他雄胺（dutasteride）。

3. **手术治疗**　对症状严重、存在明显梗阻或有并发症者应选择手术治疗。经尿道前列腺切除术（TURP）适用于大多数良性前列腺增生病人,是目前最常用的手术方式。近年以来,经尿道前列腺剜除手术和经尿道前列腺激光手术也得到越来越多的应用。开放手术仅在巨大的前列腺或有合并巨大膀胱结石者选用,多采用耻骨上经膀胱或耻骨后前列腺切除术。手术疗效肯定,但有一定痛苦与并发症。如有尿路感染、残余尿量较多或有肾积水、肾功能不全时,宜先留置导尿管或膀胱造瘘引流尿液,并抗感染治疗,待上述情况明显改善后再择期手术。

4. **其他疗法**　经尿道球囊扩张术、前列腺尿道支架以及经直肠高强度聚焦超声（HIFU）等对缓解前列腺增生引起的梗阻症状均有一定疗效,适用于不能耐受手术的病人。

（黄　健）

第五十二章　尿路结石

第一节　概　　述

　　尿路结石(urolithiasis)又称为尿石症,为最常见的泌尿外科疾病之一。尿路结石可分为上尿路结石和下尿路结石,前者指肾结石(renal calculi)和输尿管结石(ureteral calculi),后者指膀胱结石(vesical calculi)和尿道结石(urethral calculi)。流行病学资料显示,5%～10%的人在其一生中至少发生过1次尿路结石。欧洲尿路结石的新发病率为(100～400)/10万人。我国尿路结石的发病率为1%～5%,南方地区高达5%～10%,新发病率约为(150～200)/10万人。男:女为3:1,上尿路结石男女比例相近,下尿路结石男性明显多于女性。好发年龄在25～40岁。

　　尿路结石在我国古代医书《黄帝内经》和华佗的《中藏经》中已有记载,被称为"淋""石淋"和"砂淋",表示经尿道排出砂石,其辨证施治方剂至今仍用于临床。19世纪中叶,德国Simon首次成功地实施了肾切除术治疗肾结石。19世纪末,由于膀胱镜和X线诊断技术的发明和应用,尿路结石的手术从此能在诊断明确的基础上实施,随之出现了各种尿路取石的手术方法。在20世纪70年代末、80年代初,尿路结石的治疗有了重大的突破。1976年瑞典Fernstrom和Johansson首次采用经皮肾镜取石术(percutaneous nephrolithotomy,PCNL)去除肾结石;1980年德国Chaussy开始采用体外冲击波碎石(extracorporeal shock wave lithotripsy,ESWL)治疗尿路结石获得成功。输尿管硬镜及软镜迅猛发展也始于20世纪80年代,其设计、制造工艺及其附属碎石设备得到不断改进,且更趋合理。不久,这些微创碎石技术在我国北京、上海、广州等地相继开展,并在全国各地迅速推广和发展。目前90%以上的尿路结石可不再采用开放手术治疗,一些复杂难治的肾结石也可以通过微创技术治疗。

　　尿路结石的形成机制尚未完全清楚,有多种学说,肾钙化斑、过饱和结晶、结石基质、晶体抑制物质、异质促进成核学说是结石形成的基本学说。许多资料显示,尿路结石可能是多种影响因素所致。

　　【结石形成的危险因素】影响结石形成的因素很多,年龄、性别、种族、遗传、环境因素、饮食习惯和职业对结石的形成影响很大。身体的代谢异常、尿路的梗阻、感染、异物和药物的使用是结石形成的常见病因。重视和解决这些问题,能够减少结石的形成和复发。

　　1. **代谢异常**　①形成尿结石的物质排出增加:尿液中钙、草酸、尿酸或胱氨酸排出量增加。长期卧床、甲状旁腺功能亢进者尿钙增加;痛风病人尿酸排出增多;内源性合成草酸增加或肠道吸收草酸增加引起高草酸尿症;胱氨酸排出量增加常见于家族性胱氨酸尿症病人。②尿pH改变:在碱性尿中易形成磷酸镁铵及磷酸盐沉淀;在酸性尿中易形成尿酸和胱氨酸结晶。③尿中抑制晶体形成和聚集的物质减少,如枸橼酸、焦磷酸盐、酸性黏多糖、镁等。④尿量减少,使盐类和有机物质的浓度增高。

　　2. **局部病因**　尿路梗阻、感染和尿路存在异物均是诱发结石形成的局部因素,梗阻可以导致感染和结石形成,而结石本身也是尿路异物,后者会加重梗阻与感染的程度。临床上易引起尿路结石形成的梗阻性疾病包括机械性梗阻和动力性梗阻。其中,肾盂输尿管连接部狭窄、膀胱颈部狭窄、肾输尿管畸形、输尿管口膨出、肾盏憩室和马蹄肾等是常见的机械梗阻性疾病。此外,肾内型肾盂及肾盏颈狭窄可以引起尿液滞留,从而诱发肾结石形成。神经源性膀胱功能障碍和先天性巨输尿管则属于动力梗阻性疾病,同样可以引起尿液的滞留,促进结石形成。

　　3. **药物相关因素**　药物引起的肾结石占1%～2%。相关的药物分两类:一类为尿液的浓度高而溶解度比较低的药物,如氨苯蝶啶(triamterene)、治疗HIV感染的药物(茚地那韦,indinavir)、硅酸镁和磺胺类药物等,这些药物本身就是结石的成分。另一类为能够诱发结石形成的药物,如乙酰唑胺,Vit D、Vit C 和皮质激素等,这些药物在代谢过程中可引起其他成分结石的形成。

【成分及特性】草酸钙结石最常见,磷酸盐、尿酸盐、碳酸盐次之,胱氨酸结石罕见。通常尿路结石以多种盐类混合形成。草酸钙结石质硬,不易碎,粗糙,不规则,呈桑葚样,棕褐色,尿路平片易显影。磷酸钙、磷酸镁铵结石与尿路感染和梗阻有关,易碎,表面粗糙,不规则,常呈鹿角形,灰白色、黄色或棕色,尿路平片可见分层现象。尿酸结石与尿酸代谢异常有关,其质硬,光滑,多呈颗粒状,黄色或红棕色,纯尿酸结石不被尿路平片所显影。胱氨酸结石是罕见的家族性遗传性疾病所致,质坚,光滑,呈蜡样,淡黄至黄棕色,X 光平片亦不显影。

【病理生理】尿路结石在肾和膀胱内形成,绝大多数输尿管结石和尿道结石是结石排出过程中停留该处所致。输尿管有三个生理狭窄处,即肾盂输尿管连接处、输尿管跨过髂血管处及输尿管膀胱壁段(图 52-1)。结石沿输尿管行径移动,常停留或嵌顿于三个生理狭窄处,并以输尿管下 1/3 处最多见。尿路结石可引起尿路直接损伤、梗阻、感染或恶性变,所有这些病理生理改变与结石部位、大小、数目、继发炎症和梗阻程度等有关。

肾结石常先发生在肾盏,增大后向肾盂延伸。由于结石使肾盏颈部梗阻,会引起肾盏积液或积脓,进一步导致肾实质萎缩、瘢痕形成,甚至发展为肾周围感染。由于肾盏结石进入肾盂或输尿管,结石可自然排出,或停留在尿路的任何部位。一旦结石堵塞肾盂输尿管连接处或输尿管,可引起急性完全性尿路梗阻或慢性不完全性尿路梗阻。前者在及时解除梗阻后,不影响肾功能;后者往往导致渐进性肾积水,使肾实质受损、肾功能不全。结石在肾盏内慢慢长大,充满肾盂及部分或全部肾盏,形成鹿角形结石(图 52-2)。结石可合并感染,亦可无任何症状,少数继发恶性变。

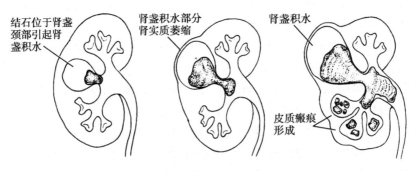
图 52-1　输尿管生理狭窄

图 52-2　肾盏结石的发展

第二节　上尿路结石

【临床表现】肾和输尿管结石(renal and ureteral calculi)为上尿路结石,主要症状是疼痛和血尿。其程度与结石部位、大小、活动与否及有无损伤、感染、梗阻等有关。

1. **疼痛**　肾结石可引起肾区疼痛伴肋脊角叩击痛。肾盂内大结石及肾盏结石可无明显临床症状,或活动后出现上腹或腰部钝痛。输尿管结石可引起肾绞痛(renal colic)或输尿管绞痛,典型的表现为疼痛剧烈难忍,阵发性发作,位于腰部或上腹部,并沿输尿管行径放射至同侧腹股沟,还可放射到同侧睾丸或阴唇。结石处于输尿管膀胱壁段,可伴有膀胱刺激症状及尿道和阴茎头部放射痛。肾绞痛常见于结石活动并引起输尿管梗阻的情况。

2. 血尿 通常为镜下血尿,少数病人可见肉眼血尿。有时活动后出现镜下血尿是上尿路结石的唯一临床表现。血尿的多少与结石对尿路黏膜损伤程度有关。如果结石引起尿路完全性梗阻或固定不动(如肾盏小结石),则可能没有血尿。

3. 恶心、呕吐 输尿管结石引起尿路梗阻时,使输尿管管腔内压力增高,管壁局部扩张、痉挛和缺血。由于输尿管与肠有共同的神经支配而导致恶心、呕吐,常与肾绞痛伴发。

4. 膀胱刺激症状 结石伴感染或输尿管膀胱壁段结石时,可有尿频、尿急、尿痛。

【并发症及表现】 结石并发急性肾盂肾炎或肾积脓时,可有畏寒、发热、寒战等全身症状。结石所致肾积水,可在上腹部扣及增大的肾。双侧上尿路结石引起双侧尿路完全性梗阻或孤立肾上尿路完全性梗阻时,可导致无尿,出现尿毒症。小儿上尿路结石以尿路感染为重要的表现,应予以注意。

【诊断】

1. 病史和体检 与活动有关的疼痛和血尿,有助于此病的诊断,尤其是典型的肾绞痛。询问病史中,要问清楚第一次发作的情况,确认疼痛发作及其放射的部位,以往有无结石史或家族史,既往病史包括泌尿生殖系统疾病或解剖异常,或结石形成的影响因素等。疼痛发作时常有肾区叩击痛。体检主要是排除其他可引起腹部疼痛的疾病如急性阑尾炎、异位妊娠、卵巢囊肿扭转、急性胆囊炎、胆石症、肾盂肾炎等。

2. 实验室检查

(1)血液分析:应检测血钙、尿酸、肌酐。

(2)尿液分析:常能见到肉眼或镜下血尿;伴感染时有脓尿,感染性尿路结石病人应行尿液细菌及真菌培养;尿液分析还可测定尿液 pH、钙、磷、尿酸、草酸等;发现晶体尿及行尿胱氨酸检查等。

(3)结石成分分析:是确定结石性质的方法,也是制定结石预防措施和选用溶石疗法的重要依据。结石分析方法包括物理方法和化学方法两种。物理分析法比化学分析法精确,常用的物理分析法是红外光谱法等。

3. 影像学检查

(1)超声:属于无创检查,应作为首选影像学检查,能显示结石的高回声及其后方的声影,亦能显示结石梗阻引起的肾积水及肾实质萎缩等,可发现尿路平片不能显示的小结石和 X 线阴性结石。超声适合于所有病人包括孕妇、儿童、肾功能不全和对造影剂过敏者。

(2)X 线检查:①尿路平片:能发现90%以上的 X 线阳性结石。正侧位摄片可以除外腹内其他钙化阴影如胆囊结石、肠系膜淋巴结钙化、静脉石等。侧位片显示上尿路结石位于椎体前缘之后,腹腔内钙化阴影位于椎体之前(图 52-3)。结石过小或钙化程度不高,纯尿酸结石及胱氨酸结石,则不显示。②静脉尿路造影:可以评价结石所致的肾结构和功能改变,有无引起结石的尿路异常如先天性畸形等。若有充盈缺损,则提示有 X 线阴性结石或合并息肉、肾盂癌等可能。若查明肾盂、肾盂输尿管连接处和输尿管的解剖结构异常有助于确定治疗方案。③逆行或经皮肾穿刺造影:属于有创检查,一般不作为初始诊断手段,往往在其他方法不能确定结石的部位或结石以下尿路系统病情不明需要鉴别诊断时采用。④平扫 CT 能发现以上检查不能显示的或较小的输尿管中、下段结石。有助于鉴别不透光的结石、肿瘤、血凝块等,以及了解有无肾畸形。增强 CT 能够显示肾脏积水的程度和肾实质的厚度,从而反映了肾功能的改变情况。另外,疑有甲状旁腺功能亢进时,应作骨摄片。

(3)磁共振水成像(MRU):MR 不能显示尿路结石,因而一般不用于结石的检查。但是,MRU 能够了解结石梗阻后肾输尿管积水的情况,而且不需要造影剂即可获得与静脉尿路造影相似的

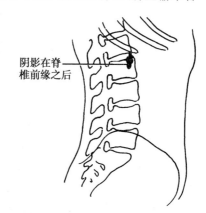

阴影在脊椎前缘之后

图 52-3 肾结石 X 线侧位平片示意图

影像,不受肾功能改变的影响。因此,对于不适合做静脉尿路造影的病人(如造影剂过敏、严重肾功能损害、儿童和孕妇等)可考虑采用。

(4)放射性核素肾显像:放射性核素检查不能直接显示泌尿系结石,主要用于确定分侧肾功能,评价治疗前肾功能情况和治疗后肾功能恢复状况。

(5)内镜检查:包括经皮肾镜、输尿管硬、软镜和膀胱镜检查。通常在尿路平片未显示结石,静脉尿路造影有充盈缺损而不能确诊时,借助于内镜可以明确诊断和进行治疗。

【治疗】　由于尿路结石复杂多变,结石的性质、形态、大小、部位不同,病人个体差异等因素,治疗方法的选择及疗效也大不相同,有的仅多饮水就自行排出结石,有的却采用多种方法也未必能取尽结石。因此,对尿路结石的治疗必须实施病人个体化治疗,有时需要综合各种治疗方法。

1. 病因治疗　少数病人能找到形成结石的病因,如甲状旁腺功能亢进(主要是甲状旁腺瘤),只有切除腺瘤才能防止尿路结石复发;尿路梗阻者,只有解除梗阻,才能避免结石复发。

2. 药物治疗　结石<0.6cm、表面光滑、结石以下尿路无梗阻时可采用药物排石治疗。纯尿酸结石及胱氨酸结石可采用药物溶石治疗,如尿酸结石用枸橼酸氢钾钠、碳酸氢钠碱化尿液,口服别嘌呤醇及饮食调节等方法治疗,效果较好;胱氨酸结石治疗需碱化尿液,使 pH>7.8,摄入大量液体。α-巯丙酰甘氨酸(α-MPG)和乙酰半胱氨酸有溶石作用。卡托普利(captopril)有预防胱氨酸结石形成的作用。感染性结石需控制感染,口服氯化铵酸化尿液,应用脲酶抑制剂,有控制结石长大作用;限制食物中磷酸的摄入,应用氢氧化铝凝胶限制肠道对磷酸的吸收,有预防作用。在药物治疗过程中,还需增加液体摄入量,包括大量饮水,以增加尿量。中药和针灸对结石排出有促进作用,常用单味中药有金钱草或车前子等;常用针刺穴位是肾俞、膀胱俞、三阴交、阿是穴等。

肾绞痛是泌尿外科的常见急症,需紧急处理,应用药物前注意与其他急腹症鉴别。肾绞痛的治疗以解痉止痛为主,常用的止痛药物包括非甾体类镇痛抗炎药物如双氯芬酸钠、吲哚美辛及阿片类镇痛药如哌替啶、曲马多等,解痉药如 M 型胆碱受体阻断剂、钙通道阻滞剂、黄体酮等。

3. 体外冲击波碎石(extracorporeal shock wave lithotripsy, ESWL)　通过 X 线或超声对结石进行定位,利用高能冲击波聚焦后作用于结石,使结石裂解,直至粉碎成细砂,随尿液排出体外。20 世纪 80 年代初应用于临床,实践证明它是一种安全而有效的非侵入性治疗,且大多数的上尿路结石可采用此方法治疗。

适应证:适用于直径≤2cm 的肾结石及输尿管上段结石。输尿管中下段结石治疗的成功率比输尿管镜取石低。

禁忌证:结石远端尿路梗阻、妊娠、出血性疾病、严重心脑血管病、主动脉或肾动脉瘤、尚未控制的泌尿系感染等。过于肥胖、肾位置过高、骨关节严重畸形、结石定位不清等,由于技术性原因而不适宜采用此法。

碎石效果:与结石部位、大小、性质、是否嵌顿等因素有关。结石体积较大且无肾积水的肾结石,由于碎石没有扩散空间,效果较差,常需多次碎石。胱氨酸、草酸钙结石质硬,不易粉碎。输尿管结石如停留时间长合并息肉或发生结石嵌顿时也难以粉碎。

并发症:碎石后多数病人出现一过性肉眼血尿,一般无须特殊处理。肾周围血肿形成较为少见,可保守治疗。感染性结石或结石合并感染者,由于结石内细菌播散、碎石梗阻引起肾盂内高压、冲击波引起的肾组织损伤等因素,可发生尿源性败血症,往往病程进展很快,可继发感染性休克甚至死亡,需高度重视积极治疗。碎石排出过程中,由于结石碎片或颗粒排出可引起肾绞痛。若碎石过多地积聚于输尿管内,可引起"石街",病人腰痛或不适,有时可合并继发感染等。

为了减少并发症应采用低能量治疗、限制每次冲击次数。若需再次治疗,间隔时间 10～14 天以上为宜,推荐 ESWL 治疗次数不超过 3～5 次。

4. 经皮肾镜碎石取石术(percutaneous nephrolithotomy, PCNL)　在超声或 X 光定位下,经腰背部细针穿刺直达肾盏或肾盂,扩张并建立皮肤至肾内的通道,在肾镜下取石或碎石。较小的结石通过肾镜用抓石钳取出,较大的结石将结石粉碎后用水冲出。碎石选用超声、激光或气压弹道等方法。取石后放置双J管和肾造瘘管较为安全。PCNL适用于所有需手术干预的肾结石,包括完全性和不完全性鹿角结石、≥2cm的肾结石、有症状的肾盏或憩室内结石、体外冲击波难以粉碎及治疗失败的结石,以及部分L_4以上较大的输尿管上段结石。凝血机制障碍、过于肥胖穿刺针不能达到肾,或脊柱畸形者不宜采用此法。PCNL并发症有肾实质撕裂或穿破、出血、漏尿、感染、动静脉瘘、损伤周围脏器等。对于复杂性肾结石,单一采用PCNL或ESWL都有困难,可以联合应用,互为补充。术中术后出血是PCNL最常见及最危险的并发症,术中如出血明显应中止手术置入肾造瘘管压迫止血。术后出血常发生在拔出肾造瘘管后,如出血凶猛应立即行经血管介入止血。确实无法止血时应切除患肾以保存病人生命。

5. **输尿管镜碎石取石术(ureteroscope lithotripsy, URL)**　经尿道置入输尿管镜,在膀胱内找到输尿管口,在安全导丝引导下进入输尿管,用套石篮、取石钳将结石取出,若结石较大可采用超声、激光或气压弹道等方法碎石。适用于中、下段输尿管结石,ESWL失败的输尿管上段结石,X线阴性的输尿管结石,停留时间长的嵌顿性结石,亦用于ESWL治疗所致的"石街"。输尿管严重狭窄或扭曲、合并全身出血性疾病、未控制的尿路感染等不宜采用此法。结石过大或嵌顿紧密,亦使手术困难。并发症有感染、黏膜下损伤、假道、穿孔、撕裂等。输尿管撕脱或断裂是最严重并发症,与术中采用高压灌注、进镜出镜时操作不当有关,应注意防范。如发生该并发症应马上中转开放手术。远期并发症主要是输尿管狭窄或闭塞等。

输尿管软镜主要用于肾结石(<2cm)的治疗。采用逆行途径,向输尿管置入安全导丝后,在安全导丝引导下放置软镜镜鞘,直视下置入输尿管软镜,随导丝进入肾盂或盏并找到结石。使用$200\mu m$光纤导入钬激光,将结石粉碎成易排出的细小碎石,较大结石可用套石篮取出。

6. **腹腔镜输尿管切开取石(laparoscopic ureterolithotomy, LUL)**　适用于>2cm输尿管结石;或经ESWL、输尿管镜手术治疗失败者。一般不作为首选方案。手术入路有经腹腔和经腹膜后两种,后者只适用于输尿管上段结石。

7. **开放手术治疗**　由于ESWL及内镜技术的普遍开展,现在上尿路结石大多数已不再用开放手术。开放手术的术式主要有以下几种:①肾盂切开取石术:主要适用于肾盂输尿管处梗阻合并肾盂结石,可在取石的同时解除梗阻;②肾实质切开取石术:根据结石所在部位,沿肾前后段段间线切开或于肾后侧作放射状切口取石,目前应用较少;③肾部分切除术:适用于结石在肾一极或结石所在肾盏有明显扩张、实质萎缩和有明显复发因素者;④肾切除术:因结石导致肾结构严重破坏,功能丧失,或合并肾积脓,而对侧肾功能良好,可将患肾切除;⑤输尿管切开取石术:适用于嵌顿较久或其他的方法治疗失败的结石。手术径路需根据结石部位选定。

双侧上尿路同时存在结石约占病人15%,其手术治疗原则:①双侧输尿管结石,应尽可能同时解除梗阻,可采用双侧输尿管镜碎石取石术,如不能成功,可行输尿管逆行插管或行经皮肾穿刺造瘘术,条件许可也可行经皮肾镜碎石取石术。②一侧肾结石,另一侧输尿管结石时,先处理输尿管结石。③双侧肾结石时,在尽可能保留肾的前提下,先处理容易取出且安全的一侧。若肾功能极差,梗阻严重,全身情况不良,宜先行经皮肾造瘘。待病人情况改善后再处理结石。④孤立肾上尿路结石或双侧上尿路结石引起急性完全性梗阻无尿时,一旦诊断明确,只要病人全身情况许可,应及时施行手术。若病情严重不能耐受手术,亦应试行输尿管插管,通过结石后留置导管引流;不能通过结石时,则改行经皮肾造瘘。所有这些措施目的是引流尿液,改善肾功能。待病情好转后再选择适当的治疗方法。

【预防】尿路结石形成的影响因素很多,其发病率和复发率高,肾结石治疗后在5年内约1/3病人会复发。因而采用合适的预防措施有重要意义。

1. **大量饮水**　以增加尿量,稀释尿中形成结石物质的浓度,减少晶体沉积。亦有利于结石排出。除日间多饮水外,每夜加饮水1次,保持夜间尿液呈稀释状态,可以减少晶体形成。成人24小时尿量在2000ml以上,这对任何类型的结石病人都是一项很重要的预防措施。

2. 调节饮食 维持饮食营养的综合平衡,强调避免其中某一种营养成分的过度摄入。根据结石成分、代谢状态等调节食物构成。推荐吸收性高钙尿症病人摄入低钙饮食,不推荐其他含钙尿路结石病人进行限钙饮食。草酸盐结石的病人应限制浓茶、菠菜、番茄、芦笋、花生等摄入。高尿酸的病人应避免高嘌呤食物如动物内脏。经常检查尿 pH,预防尿酸和胱氨酸结石时尿 pH 保持在 6.5 以上。此外,还应限制钠盐、蛋白质的过量摄入,增加水果、蔬菜、粗粮及纤维素摄入。

3. 特殊性预防 在进行了完整的代谢状态检查后可采用以下预防方法。①草酸盐结石病人可口服维生素 B_6,以减少草酸盐排出;口服氧化镁可增加尿中草酸溶解度。②尿酸结石病人可口服别嘌呤醇和碳酸氢钠,以抑制结石形成。③有尿路梗阻、尿路异物、尿路感染或长期卧床等,应及时去除这些结石诱因。

第三节　下尿路结石

下尿路结石包括膀胱结石和尿道结石。原发性膀胱结石(primary vesical calculi)多发于男孩,与营养不良和低蛋白饮食有关,其发生率在我国已明显降低。继发性膀胱结石(secondary vesical calculi)常见于良性前列腺增生、膀胱憩室、神经源性膀胱、异物或肾、输尿管结石排入膀胱。尿道结石(urethral calculi)见于男性,绝大多数来自肾和膀胱。有尿道狭窄、尿道憩室及异物存在时亦可致尿道结石。多数尿道结石位于前尿道。

【临床表现】 膀胱结石的典型症状为排尿突然中断,疼痛放射至远端尿道及阴茎头部,伴排尿困难和膀胱刺激症状。小儿常用手搓拉阴茎,跑跳或改变排尿姿势后,能使疼痛缓解,继续排尿。尿道结石典型症状为排尿困难,点滴状排尿,伴尿痛,重者可发生急性尿潴留及会阴部剧痛。除典型症状外,下尿路结石常伴发血尿和感染。憩室内结石可仅表现为尿路感染。

【诊断】 根据典型症状和影像学检查可作出诊断,但需注意引起结石的病因如 BPH、尿道狭窄等。前尿道结石可沿尿道扪及,后尿道结石经直肠指检可触及,较大的膀胱结石可经直肠-腹壁双合诊被扪及。

常用辅助诊断方法:①超声检查,能发现膀胱及后尿道强光团及声影,还可同时发现膀胱憩室、良性前列腺增生等;②X 线检查,能显示绝大多数结石,怀疑有尿路结石可能时,还需作尿路平片及排泄性尿路造影;③膀胱尿道镜检查,能直接见到结石,并可发现膀胱及尿道病变。

【治疗】 膀胱结石采用手术治疗,并应同时治疗病因。膀胱感染严重时,应用抗菌药物;若有排尿困难,则应先留置导尿,以利于引流尿液及控制感染。

1. 经尿道膀胱镜取石或碎石 大多数结石可应用碎石钳机械碎石,并将碎石取出,适用于结石 <2~3cm 者。较大的结石需采用超声、激光或气压弹道碎石。结石过大、过硬或膀胱憩室病变时,应施行耻骨上膀胱切开取石。

2. 耻骨上膀胱切开取石术 为传统的开放手术方式。合并严重尿路感染者,应待感染控制后再行取石手术。

尿道结石的治疗应根据结石的位置选择适当的方法,如结石位于尿道舟状窝,可向尿道内注入无菌液体石蜡,然后将结石推挤出尿道口,或用血管钳经尿道口伸入将结石取出。前尿道结石采用阴茎根阻滞麻醉下,压迫结石近端尿道,阻止结石后退,注入无菌液体石蜡,再轻轻地向尿道远端推挤,钩取或钳出,取出有困难者可选择内镜下碎石后取出。处理切忌粗暴,尽量不作尿道切开取石,以免尿道狭窄。后尿道结石可用尿道探条将结石轻轻地推入膀胱,再按膀胱结石处理。

(黄　健)

第五十三章　泌尿、男生殖系统肿瘤

根据 2015 年中国癌症统计数据分析,我国泌尿、男生殖系统发病率前三位的恶性肿瘤是:膀胱癌、肾癌、前列腺癌。而欧美国家第一位的是前列腺癌。

第一节　肾　肿　瘤

肾肿瘤(renal tumor)是泌尿系统常见的肿瘤之一,多为恶性,且发病率正逐年上升。临床上常见的肾恶性肿瘤包括肾细胞癌、肾母细胞瘤、尿路上皮来源的肾盂癌、淋巴瘤和转移瘤;良性肿瘤包括血管平滑肌脂肪瘤、肾嗜酸性细胞瘤等。

一、肾细胞癌

肾细胞癌(renal cell carcinoma,RCC)又称肾腺癌,简称为肾癌,在成人恶性肿瘤中的发病率为 2%~3%,占肾恶性肿瘤的 85%。引起肾癌的病因至今尚未明确,其发病与吸烟、肥胖、高血压、饮食、职业接触(如芳香族类化合物等)、遗传因素(如 VHL 抑癌基因突变或缺失)等有关。

【病理】肾癌常为单发,双侧先后或同时发病者占 2% 左右。瘤体多数为类圆形的实性肿瘤,肿瘤大小不等,以 4~8cm 多见,有假包膜,切面以黄色、黄褐色和棕色为主,其中约 20% 左右病例合并囊性变及钙化。肾癌起源于肾小管上皮细胞,病理类型包括透明细胞癌、乳头状细胞癌、嫌色细胞癌、未分类肾细胞癌、集合管癌、肾髓质癌和基因相关性肾癌。其中透明细胞癌占 70%~80%。肿瘤细胞为圆形或多边形,胞浆内含大量糖原、胆固醇脂和磷脂类物质,在切片制作过程中这些物质被溶质溶解,细胞质在镜下呈透明状。

【临床表现】肾癌高发年龄为 50~70 岁。男女比例为 3:2。早期常无明显临床症状,其中 60% 的肾癌在健康体检或其他疾病检查时被发现。常见的临床表现有:

1. **血尿、疼痛和肿块**　间歇无痛肉眼血尿为常见症状,表明肿瘤已侵入肾盏、肾盂。疼痛常为腰部钝痛或隐痛,多由于肿瘤生长牵张肾包膜或侵犯腰大肌、邻近器官所致;出血形成的血块通过输尿管引起梗阻可发生肾绞痛。肿瘤较大时在腹部或腰部可被触及。肉眼血尿、腰痛和腹部肿块被称为肾癌的"三联征"。由于超声、CT 技术的普及,早期肾癌检出率明显提高,肾癌出现典型的"三联征"现在已经少见,约为 10%。

2. **副瘤综合征**　见于 10%~20% 的肾癌病人,常有发热、高血压、血沉增快等。发热可能因肿瘤坏死、出血、肿瘤物质吸收入血引起。高血压可能因瘤体内动-静脉瘘或肿瘤压迫动脉及其分支,引起肾素分泌过多所致。其他表现有高钙血症、高血糖、红细胞增多症、肝功能异常、贫血、体重减轻、消瘦及恶病质等。

3. **转移性肿瘤症状**　约有 30% 的病人因转移性肿瘤症状,如骨等转移部位出现的疼痛、持续性咳嗽、咯血、神经麻痹等而初次就诊。男性病人,如发现同侧阴囊内精索静脉曲张且平卧位不消失,提示肾静脉或下腔静脉内癌栓形成可能。

【诊断】血尿、肾区疼痛和腹部肿块是肾癌的典型表现,出现任一症状,皆应考虑肾癌可能。约有半数病人在体检时由超声或 CT 偶然发现,称之为偶发肾癌或无症状肾癌。影像学能为肾癌的诊断提供最直接的诊断依据。

1. **超声**　无创伤,价格便宜,可作为肾癌的常规筛查,典型的肾癌常表现为不均质的中低回声实性肿块。部分囊性肾癌可表现为无回声的囊性肿块,合并钙化时可伴局部强回声。

2. **X线**　尿路平片可见肾外形增大,偶见肿瘤散在钙化。静脉尿路造影可见肾盏、肾盂因肿瘤挤压或侵犯出现不规则变形、拉长、移位、狭窄或充盈缺损,甚至患肾不显影。肾动脉造影,可以显示肿瘤内有病理性新生血管、动-静脉瘘、造影剂池样聚集与包膜血管增多等。必要时可注入肾上腺素进行鉴别,正常肾实质血管可出现收缩而肿瘤内血管无反应。

3. **CT**　对肾癌的确诊率高,可发现0.5cm以上的病变,同时显示肿瘤部位、大小、有无累及邻近器官等,是目前诊断肾癌最可靠的影像学方法。肾癌的CT表现为肾实质内不均质肿块,平扫CT值大多略低于或与肾实质相仿,少数高于肾实质;增强扫描后,肿瘤出现明显强化(图53-1,图53-2)。CT增强血管造影及三维重建可以见到增粗、增多和紊乱的肿瘤血管,可替代传统的肾动脉造影。

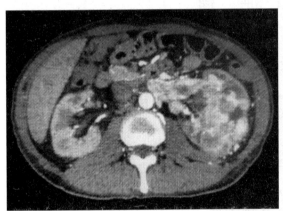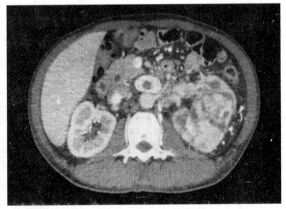

图53-1　肾脏增强CT

左肾实质肿块大小11.3cm×7.2cm,癌栓侵入肾静脉,局部淋巴结转移

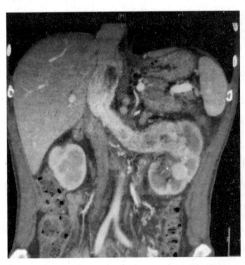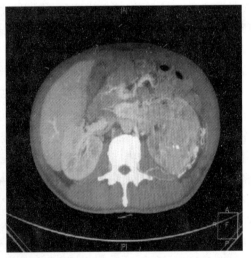

图53-2　左肾癌CT

癌已侵入左肾静脉、下腔静脉内,右肾正常

4. **MRI**　对肾癌诊断的准确性与CT相仿。绝大多数肾癌在T_1加权像上呈低信号或等信号;T_2加权像上为高信号;少数肾癌的信号强度恰好相反。在显示邻近器官有无受侵犯,肾静脉或下腔静脉内有无癌栓方面MRI则优于CT。

【治疗】　应根据临床分期初步制订治疗方案。肾癌的治疗已经由单一外科手术治疗向综合治疗转变。

1. **外科手术**　主要的手术方式有根治性肾切除术(radical nephrectomy,RN)和保留肾单位手术(nephron sparing surgery,NSS)。

根治性肾切除术的手术适应证:不适合行保留肾单位手术的 T_1 期肾癌,以及 $T_2 \sim T_4$ 期肾癌。

经典的根治性肾切除术范围:病侧肾周筋膜、肾周脂肪、病肾、同侧肾上腺、从膈肌脚到腹主动脉分叉处腹主动脉或下腔静脉旁淋巴结及髂血管分叉处以上输尿管,如合并肾静脉或下腔静脉内癌栓应同时取出。

保留肾单位手术的适应证: T_1 期肾癌、肾癌发生于解剖性或功能性的孤立肾,根治性肾切除术将会导致肾功能不全或尿毒症的病人。

保留肾单位手术范围:完整切除肿瘤及肿瘤周围肾周脂肪组织。

近10年来,肾癌手术已由开放手术向微创(腹腔镜,机器人辅助腹腔镜)手术转变。

除了以上两种手术治疗,肾癌也可选择以下治疗方式:射频消融(radio-frequency ablation,RFA)、冷冻消融(cryoablation)、高能聚焦超声(high-intensity focused ultrasound,HIFU)、肾动脉栓塞等。

2. **辅助治疗**　肾癌对放疗和化疗均不敏感,20世纪90年代起,以中高剂量的干扰素或(和)白介素为代表的免疫治疗是晚期肾癌的重要辅助治疗方式,但疗效欠佳。

目前已有用于肾癌的靶向治疗药物包括舒尼替尼等酪氨酸激酶抑制剂(TKI)和替西罗莫司等mTOR抑制剂两大类;免疫治疗有免疫检测点抑制剂,可显著提高晚期病人的客观反应率及总体生存期。

二、肾母细胞瘤

肾母细胞瘤(nephroblastoma)又称肾胚胎瘤或Wilms瘤,是儿童最常见的肾脏恶性肿瘤,约占所有儿童期恶性肿瘤的6%~7%。

【病理】肾母细胞瘤常常压迫周围正常肾实质形成假包膜,其切面均匀呈灰白色,常有出血与梗死,间有囊腔形成。肾母细胞瘤是从胚胎性肾组织发生,典型的组织学特征为由胚芽、上皮和间质三种成分组成的恶性混合瘤。在分子病理上,肾母细胞瘤主要有 *WT1* 基因突变、*WTX* 基因缺失以及染色体11p15位点基因变异等。

【扩散和转移】晚期肿瘤突破肾包膜后,可广泛侵犯周围组织和器官。转移途径同肾癌,经淋巴转移至肾蒂及主动脉旁淋巴结,经血行转移可播散至全身多个部位,以肺最常见,其次为肝、脑等。

【临床表现】80%以上在5岁以前发病,平均年龄3.5岁。男女比例相当,双侧约占5%。

无症状的腹部肿块是最常见也是最重要的症状,见于90%以上病儿,通常是家长和医生偶然发现。肿块常位于上腹一侧季肋部,表面光滑,中等硬度,无压痛,有一定活动度。少数肿瘤巨大,超越腹中线则较为固定。约20%病儿有血尿,25%病儿初次诊断时有高血压。其他常见症状有发热、厌食、体重减轻等。偶有肿瘤破裂出血以急腹症就诊者。晚期可出现恶心、呕吐、贫血等症状。此外,少数病儿伴有虹膜缺失、泌尿生殖系统异常和偏侧肥大等。

【诊断与鉴别诊断】发现小儿上腹部肿块,即应考虑肾母细胞瘤的可能。影像学检查对诊断有决定性意义。超声有助于确定实性占位的性质。CT和MRI可显示肿瘤范围及邻近淋巴结、器官、肾静脉和下腔静脉有无受累及。胸部X片及CT可了解有无肺转移。

肾母细胞瘤须与巨大肾积水、神经母细胞瘤鉴别。巨大肾积水柔软、囊性感,超声检查易与肿瘤鉴别。神经母细胞瘤可以直接广泛侵入肾脏,此瘤一般表面有结节,比较靠近腹中线,儿茶酚胺代谢产物[香草扁桃酸(VMA)和高香草酸(HVA)]的测定可助于确定诊断。

【治疗】采用手术联合化疗和放疗的综合治疗可显著提高术后生存率。经腹根治性肾切除应作为大多数病人的初始治疗。手术治疗不仅能够完整切除肿瘤,还能更准确地对肿瘤进行分期,为后续的化疗和放疗提供依据。对于拟行保留肾单位手术、无法一期切除以及癌栓达肝静脉以上的病人,推荐术前行新辅助化疗。首选化疗药物为放线菌素D(AMD)、长春新碱(VCR),两药联合应用疗效更好。术前放疗适用于曾用化疗而肿瘤缩小不明显的巨大肾母细胞瘤。术后放疗应不晚于10天,否则局部肿瘤复发机会增多。目前,随着综合治疗的应用,肾母细胞瘤的5年生存率已显著提高至90%以上。双侧肾母细胞瘤可给予上述辅助治疗后再行双侧肿瘤切除。单侧肾母细胞瘤在进行肾切除之前应确认对侧肾功能。成人肾母细胞瘤预后极差,早期诊断并行积极的手术治疗,术后根据病理分型和分期辅以放疗和化疗等,可明显提高治愈率并改善其预后。

三、肾血管平滑肌脂肪瘤

肾血管平滑肌脂肪瘤(angiomyolipoma,AML)又称肾错构瘤,是一种由血管、平滑肌和脂肪组织组成的肾脏良性肿瘤,以中年女性多见,发病年龄多为30~60岁。约有20%~30%的肾血管平滑肌脂肪瘤合并结节性硬化症(tuberous sclerosis complex,TSC)。约50%的结节性硬化症病人会伴发AML,但在我国肾血管平滑肌脂肪瘤病人绝大多数并不伴有结节性硬化症。

【病理】肾血管平滑肌脂肪瘤在肾皮质和髓质内均可发生。肿瘤大小不一,切面呈灰白、灰黄或混杂黄色,有些可见出血灶,向肾脏外或集合系统生长,缺乏完整包膜,但界限清楚。肿瘤由血管、平滑肌和成熟的脂肪组织以不同比例构成,也可混有纤维组织。肿瘤出血的病理基础是因为肿瘤富含血管,且血管壁厚薄不一缺乏弹性,血管迂曲形成动脉瘤样改变,在外力作用下容易破裂。

【临床表现】

1. 泌尿系统表现　肾血管平滑肌脂肪瘤缺乏特异性表现,肿瘤较小可无任何症状,大部分病人常因体检或其他原因就诊时行超声或CT意外发现。如肿瘤内部出血可出现突发局部疼痛;如大体积的肿瘤突发破裂出血,可出现急性腰腹痛、低血容量性休克、血尿、腹部肿块等表现。

2. 肾外表现　伴发结节硬化症者可伴有面部蝶形分布的皮脂腺腺瘤、癫痫、智力减退等。

【诊断】肾血管平滑肌脂肪瘤的诊断一般可以通过超声、CT或MRI明确诊断,主要需要与肾恶性肿瘤和TSC-AML相鉴别。

1. 超声　肾血管平滑肌脂肪瘤内含有脂肪组织,脂肪与周围组织声阻差大,所以超声表现为强回声;肾癌因不含脂肪组织,超声检查则多表现为低回声。

2. CT　表现为单侧或双侧的肾脏增大或局部突出,内见类圆形或分叶状不均匀肿块,其中可见斑片状或多灶性低密度脂肪影(CT值<-20HU),境界一般较清楚(图53-3)。增强扫描中脂肪病灶无明显强化,脂肪间隔的平滑肌、血管部分的病灶可有不同程度的强化(CT值升高约20~30HU),强化程度低于正常肾实质,与正常肾脏分界清楚。

3. MRI　肾血管平滑肌脂肪瘤的脂肪组织在T_1WI、T_2WI上表现出中、高信号灶,T_2WI抑脂像呈现低信号或信号明显下降,这是与肾癌鉴别最具特征性的征象(图53-4)。

上述特征性改变在富含脂肪组织的肾血管平滑肌脂肪瘤中具备较为特征性的改变,但在乏脂型的肾血管平滑肌脂肪瘤中超声、CT或MRI都可能与肾癌具有类似表现,导致误诊。

4. 肾动脉造影　可见瘤体内血管壁厚薄不一、缺乏弹性、血管迂曲形成动脉瘤样改变等,约50%的肾血管平滑肌脂肪瘤病人通过造影可以发现动脉瘤样扩张。

【治疗】肾血管平滑肌脂肪瘤的治疗需要考虑疾病的自然病程,尤其是出血的风险。无论采取何种治疗方式,均应把保留肾功能放在首要位置。具体包括:

1. 观察等待　对于<4cm的肿瘤建议密切观察,每6~12个月监测肿瘤变化。

2. 手术治疗　肿瘤>4cm,发生破裂出血的风险上升,可考虑行保留肾单位手术。肿瘤破裂出血无条件行肾动脉栓塞止血时选择行手术治疗,手术应尽可能在止血、切除肿瘤的基础上保留正常肾组织。

3. 介入治疗　肾错构瘤破裂出血,常可保守治疗。但对急性、可能危及生命的出血采用手术探查时,常常需要切除肾脏。因此,对于破裂大出血,应当考虑行选择性肾动脉栓塞。而对于合并结节性硬化症、双侧病变、肾功能不全病人也可行选择性肾动脉栓塞。

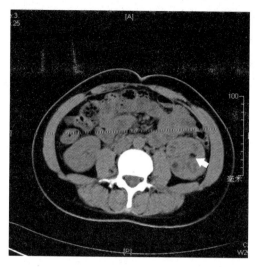

图 53-3　肾脏 CT 平扫示左肾下极肿瘤，内部含有负值信号（脂肪成分）

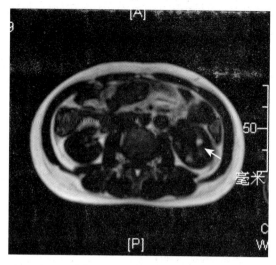

图 53-4　磁共振 T_1WI 脂像示左肾肿瘤内部高信号（脂肪成分）

第二节　尿路上皮肿瘤

一、膀胱肿瘤

膀胱肿瘤（tumor of bladder）是泌尿系统最常见的肿瘤，绝大多数来自上皮组织，其中 90% 以上为尿路上皮癌，鳞癌和腺癌各占 2%～3%；1%～5% 来自间叶组织，多数为肉瘤如横纹肌肉瘤，多见于儿童。本节主要介绍来自上皮的膀胱癌（bladder cancer）。

【病因】　引起膀胱癌的病因很多，并且其发生具有时间和空间的多中心性，危险因素包括：

1. 吸烟　是最重要的致癌因素，约 1/3 膀胱癌与吸烟有关。吸烟可使膀胱癌发病风险增加 2～4 倍。可能与香烟含有多种芳香胺的衍生物致癌物质有关。戒烟后膀胱癌的发病率会有所下降。

2. 长期接触工业化学产品　如染料、皮革、橡胶、塑料、油漆等，发生膀胱癌的风险显著增加。现已肯定主要致癌物质是联苯胺、β-萘胺、4-氨基双联苯等。可在 30～50 年后发病。

3. 膀胱慢性感染与异物长期刺激　如膀胱结石、膀胱憩室、血吸虫感染或长期留置导尿管等，会增加膀胱癌的发生风险，其中以鳞癌多见。

4. 其他　长期大量服用含非那西丁的镇痛药、食物中或由肠道菌作用产生的亚硝酸盐以及盆腔放射治疗等，均可成为膀胱癌的病因。多数膀胱癌是由于癌基因的激活和抑癌基因的失活导致的，这些基因的改变不仅增加了膀胱癌的患病风险，且与膀胱癌侵袭力及预后密切相关。

【病理】　膀胱癌的病理主要涉及肿瘤的组织学分级、生长方式和浸润深度，其中组织学分级和浸润深度对预后的影响最大。

1. 组织学分级　目前针对膀胱尿路上皮肿瘤普遍采用 WHO 分级法，包括 WHO 1973 和 WHO 2004。WHO 1973 分级法根据肿瘤细胞的分化程度将其分为乳头状瘤；尿路上皮癌 I 级，分化良好；尿路上皮癌 II 级，中度分化；尿路上皮癌 III 级，分化不良。WHO 2004 分级法调整为乳头状瘤、低度恶性潜能的乳头状尿路上皮肿瘤、低级别乳头状尿路上皮癌和高级别乳头状尿路上皮癌。

2. 生长方式　分为原位癌（carcinoma in situ，CIS）、乳头状癌及浸润性癌。原位癌局限在黏膜内，无乳头亦无浸润基底膜现象，但与肌层浸润性直接相关。尿路上皮癌多为乳头状，高级别者常有浸润。不同生长方式可单独或同时存在。

3. 浸润深度　根据癌浸润膀胱壁的深度，目前采用的是 2009 TNM 分期标准（表 53-1），是判断预后的最有价值指标之一。临床上将 Tis、T_a 和 T_1 期肿瘤称为非肌层浸润性膀胱癌（non-muscle-invasive

bladder cancer，NMIBC），T_2 及以上则称为肌层浸润性膀胱癌（muscle-invasive bladder cancer，MIBC）。原位癌属于非肌层浸润性膀胱癌，但一般分化不良，高度恶性，易向肌层浸润性进展（图 53-5）。

表 53-1   膀胱癌 2009 TNM 分期

T（原发肿瘤）	
T_x	原发肿瘤无法评估
T_0	无原发肿瘤证据
T_a	非浸润性乳头状癌
Tis	原位癌（扁平癌）
T_1	肿瘤侵及上皮下结缔组织
T_2	肿瘤侵犯肌层
T_{2a}	肿瘤侵犯浅肌层（内 1/2）
T_{2b}	肿瘤侵犯深肌层（外 1/2）
T_3	肿瘤侵犯膀胱周围组织
T_{3a}	显微镜下发现肿瘤侵犯膀胱周围组织
T_{3b}	肉眼可见肿瘤侵犯膀胱周围组织（膀胱外肿块）
T_4	肿瘤侵犯以下任一器官或组织，如前列腺、精囊、子宫、阴道、盆壁和腹壁
T_{4a}	肿瘤侵犯前列腺、精囊、子宫或阴道
T_{4b}	肿瘤侵犯盆壁或腹壁

N（区域淋巴结）	
N_x	区域淋巴结无法评估
N_0	无区域淋巴结转移
N_1	真骨盆区（髂内、闭孔、髂外、骶前）单个淋巴结转移
N_2	真骨盆区（髂内、闭孔、髂外、骶前）多个淋巴结转移
N_3	髂总淋巴结转移

M（远处转移）	
M_x	远处转移无法评估
M_0	无远处转移
M_1	远处转移

4. **复发、进展与转移**   膀胱癌易复发，非肌层浸润性膀胱癌的复发率高达 50% ~ 70% ，少部分病人复发后可进展为肌层浸润性膀胱癌。肿瘤的扩散主要向膀胱壁浸润，可突破浆膜层侵及邻近器官。淋巴转移是最主要的转移途径，主要转移到闭孔及髂血管等处盆腔淋巴结。血行转移多在晚期，主要转移至肝、肺、肾上腺等。种植转移可见于尿道上皮、腹部切口、切除的前列腺窝和腹腔。

【临床表现】发病年龄大多数为 50 ~ 70 岁。男：女约为4：1。血尿是膀胱癌最常见的症状。约85%的病人表现为间歇性无痛全程肉眼血尿，可自行减轻或停止，易给病人造成"好转"或"治愈"的错觉而贻误治疗。有时可仅为镜下血尿。出血量与肿瘤大小、数目及恶性程度并不一致。尿频、尿急、尿痛多为膀胱癌的晚期表现，常因肿瘤坏死、溃疡或并发感染所致。少数广泛原位癌或浸润性癌最初可仅表现为膀胱刺激症状，其预后不良。三角区及膀胱颈部肿瘤可造成膀胱出口梗阻，导致排尿困难和尿潴留。

肿瘤侵及输尿管可致肾积水、肾功能不全。广泛浸润盆腔或转移时，出现腰骶部疼痛、下肢水肿、贫血、体重下降等症状。

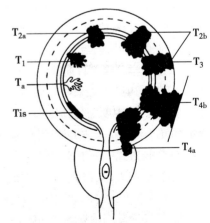

图 53-5   膀胱癌局部浸润深度

骨转移时可出现骨痛。

鳞癌多为结石或感染长期刺激所致,可伴有膀胱结石。

【诊断】　中老年出现无痛性肉眼血尿,应首先想到泌尿系尿路上皮肿瘤的可能,尤以膀胱癌多见。下列检查方法有助于确诊。

1. **尿液检查**　尿常规检查时反复尿沉渣中红细胞计数>5 个/高倍镜视野应警惕膀胱癌可能。在新鲜尿液中易发现脱落的肿瘤细胞,故尿细胞学检查是膀胱癌诊断和术后随诊的主要方法之一。然而,低级别肿瘤细胞不易与正常尿路上皮细胞以及因炎症或结石引起的变异细胞鉴别。近年采用尿液膀胱肿瘤抗原(BTA)、核基质蛋白(NMP22)、ImmunoCyt 以及尿液荧光原位杂交(FISH)检查等有助于膀胱癌的早期诊断。

2. **影像学检查**　超声简便易行,能发现直径>0.5cm 的肿瘤,可作为病人的最初筛查。静脉肾盂造影(IVU)和尿路 CT 重建(CTU)对较大的肿瘤可显示为充盈缺损(图 53-6),并可了解肾盂、输尿管有无肿瘤以及膀胱肿瘤对上尿路影响,如有肾积水或肾显影不良,提示膀胱肿瘤侵犯同侧输尿管口。CT 和 MRI 可以判断肿瘤浸润膀胱壁深度、淋巴结以及内脏转移的情况(图 53-7,图 53-8)。放射性核素骨扫描检查可了解有无骨转移。

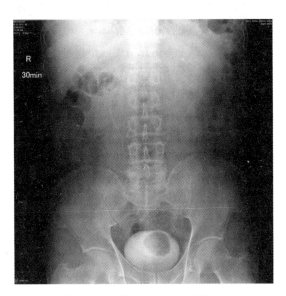

图 53-6　膀胱癌在 IVU 的表现

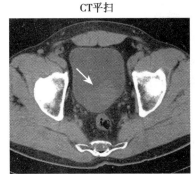 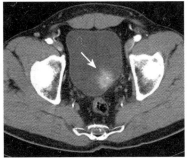 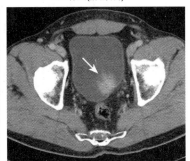

CT平扫　　　　　CT增强(动脉期)　　　　　CT增强(静脉期)

图 53-7　膀胱癌 CT 表现

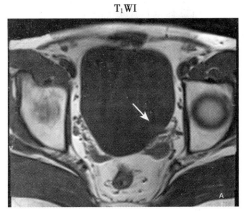 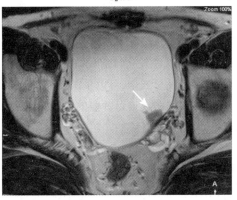

T₁WI　　　　　T₂WI

图 53-8　膀胱癌 MRI 表现

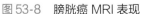

3. 膀胱镜检查 膀胱镜下可以直接观察到肿瘤的部位、大小、数目、形态,初步估计浸润程度等,并可对肿瘤和可疑病变进行活检。原位癌(Tis)局部黏膜呈红色点状改变,与充血的黏膜相似。低级别乳头状癌多浅红色,蒂细长,肿瘤有绒毛状分支。高级别浸润性癌呈深红色或褐色的团块状结节,基底部较宽,可有坏死或钙化。检查中需注意肿瘤与输尿管口及膀胱颈的关系以及有无憩室内肿瘤。此外,窄带光谱膀胱镜等新技术的应用有助于提高膀胱癌的诊断率。

4. 膀胱双合诊 可了解肿瘤大小、浸润的范围、深度以及与盆壁的关系。常用于术前对于肿瘤浸润范围和深度的评估。

【治疗】以手术治疗为主。根据肿瘤的分化程度、临床分期并结合病人全身状况,选择合适的手术方式。非肌层浸润性膀胱癌采用经尿道膀胱肿瘤电切术(transurethral resection of bladder tumor, TURBT),术后辅助腔内化疗或免疫治疗;肌层浸润性膀胱癌及膀胱非尿路上皮癌采用根治性膀胱切除术(radical cystectomy),必要时术后辅助化疗或放疗。

1. 非肌层浸润性膀胱癌（Tis、T_a、T_1） TURBT 既是膀胱癌的重要诊断方法,同时也是主要的治疗手段。TURBT 应将肿瘤完全切除直至正常的膀胱壁肌层。此外,经尿道激光手术可准确汽化切割膀胱壁各层,疗效与 TURBT 相近。而光动力学治疗、膀胱部分切除术和根治性膀胱切除术等治疗方式仅适用于特殊条件的病人。

尽管 TURBT 可以完全切除 Tis、T_a、T_1 期肿瘤,但术后存在复发或进展为肌层浸润性膀胱癌的风险,因此,术后应行辅助膀胱灌注化疗药物或免疫制剂。应在术后 24 小时内即刻膀胱灌注化疗药物。对于中高危病人还应进行维持膀胱腔内化疗或免疫治疗。常用药物有丝裂霉素、表柔比星和吉西他滨等。卡介苗(bacillus Calmette-Guérin,BCG)是最有效的膀胱内免疫治疗制剂,疗效优于膀胱腔内化疗药物,一般在术后 2 周使用。

膀胱原位癌 TURBT 术后联合卡介苗膀胱灌注发生肿瘤复发、进展,应行根治性膀胱切除术。

2. 肌层浸润性膀胱癌（T_2~T_4） 根治性膀胱切除术联合盆腔淋巴结清扫术是其标准治疗方式,能减少局部复发和远处转移,提高病人生存率。手术范围包括:膀胱及周围脂肪组织、输尿管远端,男性应包括前列腺、精囊(必要时全尿道),女性应包括子宫、附件及阴道前壁,以及盆腔淋巴结。术后需行尿流改道和重建术,主要包括原位新膀胱术、回肠通道术、输尿管皮肤造口术和利用肛门控尿术式等。目前,越来越多的根治性膀胱切除术是通过腹腔镜或机器人辅助腹腔镜下完成。

对于身体条件不能耐受或不愿接受根治性膀胱切除术,可以考虑行保留膀胱的综合治疗。在接受合适的保留膀胱手术后,应辅以化疗和放疗,并密切随访,必要时行挽救性膀胱切除术。

化疗是根治性膀胱切除术的重要辅助治疗手段,主要包括术前新辅助化疗和术后辅助化疗。化疗以铂类为主的联合方案,主要包括顺铂、吉西他滨、紫杉醇和阿霉素等。放疗可单独或联合化疗一起应用。

对于无法手术治愈的转移性膀胱癌的首选治疗方法是全身化疗,但这类病人常伴有严重血尿、排尿困难和泌尿系统梗阻等,因此,姑息性膀胱切除及尿流改道也是较常用的治疗方法。

3. 膀胱鳞癌和腺癌 鳞癌和腺癌为浸润性膀胱上皮肿瘤,分化差、侵袭性强,在明确诊断时往往已是晚期,根治性膀胱切除术联合盆腔淋巴结清扫术是其主要治疗方式。

【预防】对膀胱癌发病目前尚缺乏有效的预防措施,但对密切接触致癌物质的职业人员应加强劳动保护,嗜烟者及早戒烟,可以预防或减少肿瘤的发生。对保留膀胱手术后病人,膀胱灌注化疗药物或卡介苗,可以预防或推迟肿瘤的复发和进展。同时,进一步研究膀胱癌的复发转移机制,开发预测和干预的手段,对膀胱癌的防治十分重要。

二、肾盂、输尿管癌

肾盂、输尿管癌统称为上尿路上皮恶性肿瘤,60% 的肾盂、输尿管癌在诊断时已经发生肌层或周围组织的浸润。

【流行病学和危险因素】　其发病率较低,约占泌尿系尿路上皮肿瘤5%～10%,高发年龄段为70～90岁,男:女比3:1。下段输尿管肿瘤较上段输尿管肿瘤更常见。

致病因素主要有吸烟,长期服用镇痛药、咖啡,应用环磷酰胺、含马兜铃酸药物等,慢性感染、结石长期刺激等也可能是致病危险因素。职业因素(如接触苯胺、砷等)可增加上尿路肿瘤的发生危险。

【病理类型及临床分期】　多数为尿路上皮癌(约占90%),其次为鳞癌、腺癌,也有少量的微乳头样肉瘤样和淋巴上皮瘤样癌等。尿路上皮癌可单发或多发,肿瘤细胞分化和基底的浸润程度有很大差别,需区分非浸润性乳头状肿瘤(包括低度恶性潜能的乳头状尿路上皮肿瘤、低级别乳头状尿路上皮癌和高级别乳头状尿路上皮癌)、原位癌和浸润性癌。

国际抗癌联盟的2017年TNM分期见表53-2。肿瘤沿肾盂黏膜上皮蔓延扩散,可逆行侵犯肾集合管,甚至浸润肾实质或周围组织,亦可顺行侵及肿瘤远端输尿管。肾盂、输尿管肌层较薄,早期可浸润肌层,且外膜组织内含丰富的血管和淋巴管,故常有早期淋巴结转移,包括肾蒂、主动脉、下腔静脉、同侧髂总血管和盆腔淋巴结等。血行转移常见于肝、肺和骨骼等。

表53-2　肾盂、输尿管尿路上皮癌的TNM分期

T(原发肿瘤)	
T_x	原发肿瘤无法评估
T_0	无原发肿瘤证据
T_a	非浸润性乳头状癌
Tis	原位癌
T_1	肿瘤侵入上皮下结缔组织
T_2	肿瘤侵犯肌层
T_3	肿瘤侵犯肌层外围组织或者肾实质(肾盂),或者输尿管突破肌层侵及输尿管周围脂肪(输尿管)
T_4	肿瘤侵犯临近器官或者通过肾脏侵入肾周脂肪
N(淋巴结)	
N_x	区域淋巴结无法评估
N_0	无区域淋巴结转移
N_1	单个淋巴结转移,最大径≤2cm
N_2	单个淋巴结转移,最大径>2cm,或者多发淋巴结转移
M(远处转移)	
M_0	无远处转移
M_1	远处转移

【临床表现】　最常见的症状主要是间歇无痛肉眼血尿或镜下血尿,偶可见条状血块。20%病人有腰部钝痛,主要是肿瘤侵犯引起上尿路梗阻造成肾积水所致。部分病人可因血块堵塞输尿管,引起肾绞痛。晚期可出现腰部或腹部肿物、消瘦、体重下降、贫血、下肢水肿和骨痛等症状。肾盂、输尿管癌体征常不明显。少数病人可因体检或影像学检查偶然发现。

【诊断】　中老年无痛性间歇性血尿,除怀疑膀胱肿瘤外,尚应考虑肾盂、输尿管癌可能,结合超声、静脉尿路造影、CT等影像学检查,多可准确诊断。

1.影像学检查　超声检查是血尿的筛选性检查方法,可发现肾盂或输尿管腔内占位性病变及病变部位以上扩张或积水。

静脉尿路造影是诊断肾盂、输尿管癌的传统方法,它可发现肾盂、输尿管癌部位的充盈缺损、梗阻和肾积水,梗阻严重造成肾功能明显减退可致集合系统未显影(图53-9)。

CT增强+三维重建(CTU)是诊断肾盂、输尿管癌的首要手段,主要表现为肾盏、肾盂及输尿管某一部位充盈缺损、增厚或梗阻等,但是对于扁平病灶,CTU也难以诊断;肾积水是另外一个征象,出现肾积水一般预示疾病进展且预后较差;可同时发现肿大的淋巴结,说明其可能合并远处转移。

对于不能接受CT检查的病人,磁共振水成像(MRU)诊断效能与CTU相当。

2.膀胱镜和尿路细胞学检查　膀胱镜检查有时可见病侧输尿管口喷血,也可发现同时存在的膀

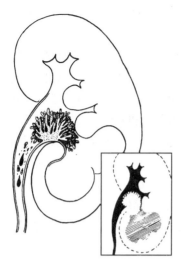

图 53-9　肾盂肿瘤及其肾盂造影所见

胱肿瘤,约17%的肾盂、输尿管癌可同时伴发膀胱癌。对于尿脱落细胞学或 FISH 检查为阳性,而膀胱镜检查正常者,一般提示存在肾盂、输尿管癌。膀胱镜下逆行肾盂输尿管造影检查是诊断肾盂、输尿管癌可选手段,可收集病侧肾盂尿及冲洗液行尿细胞学检查,肾盂输尿管造影可明确肿瘤的部位和肾积水的程度。

3. **诊断性输尿管镜检查**　输尿管镜可直接观察到输尿管、肾盂及肾盏,对可疑病灶进行活检,活检病理能对90%的肿瘤做出准确的分级,并且假阴性率低,但不能排除浸润性生长的肿瘤。

【鉴别诊断】

1. **肾细胞癌**　当肾盂癌侵犯肾实质时常需与肾癌相鉴别。肾癌 CT 表现常为外生性生长的圆形或类圆形、具有假包膜、注射造影剂为"快进快退"影像学表现的富血供肿瘤。

2. **肾盂内血块和坏死组织**　平扫容易与肾盂癌混淆,但是 CT 或 MRI 增强扫描缺乏强化。

3. **输尿管狭窄或结石**　常有结石、感染或手术等病史,表现为上尿路不同程度的梗阻和肾积水,一般通过静脉肾盂造影、CTU、逆行造影或输尿管镜诊断性检查等可以进行鉴别。

4. **输尿管息肉**　是一种较少见的良性肿瘤,常继发于结石;原发性输尿管息肉常表现为长段息肉,常不伴肾积水,输尿管镜检查及活检可明确病变部位、数目及性质。

【治疗】

1. **根治性肾、输尿管切除术**　适用于多发、体积较大、高级别或影像学怀疑浸润性生长的肿瘤。标准的手术方法是切除病肾及全长输尿管,包括输尿管开口部位的膀胱壁。可采用开放性、腹腔镜、机器人辅助腹腔镜完成。术后膀胱灌注化疗药物有助于降低膀胱肿瘤的复发率。

2. **保留肾脏手术**　肿瘤细胞体积小、分化良好、无浸润的带蒂乳头状肿瘤,尤其是对于孤立肾或对侧肾功能已受损的肾盂癌或输尿管上段癌,可通过输尿管镜、经皮肾镜等内镜切除或激光切除,而对于输尿管中下段肿瘤可作局部切除,尤其是对于远端输尿管肿瘤,可行肿瘤及其远端输尿管切除后输尿管再植。

3. **综合治疗**　对于进展期的肾盂、输尿管癌需采用综合治疗,手术切除后给予系统的化疗或放疗,晚期病人则以系统化疗为主。

【预后】肾盂、输尿管癌病理分级分期差异大,具有肿瘤多中心和易复发转移倾向,预后相差悬殊。肾盂、输尿管尿路上皮癌侵犯肌层预后差,pT_2/pT_3 期术后5年生存率<50%,pT_4 期则<10%。此外,肾盂、输尿管癌术后5年内膀胱癌发生率为15%~75%。

第三节　前列腺癌

前列腺癌(prostate cancer)是老年男性的常见恶性肿瘤,其发病率有明显的地区和种族差异。全球范围内,欧美国家前列腺癌发病率最高,居男性实体恶性肿瘤首位,亚洲前列腺癌发病率远低于欧美。我国前列腺癌发病率近年来呈显著上升态势,这与人均寿命的延长、饮食结构的改变以及诊断技术的提高有关。

【病因】前列腺癌的致病因素尚未完全阐明,可能与种族、遗传、环境、食物、肥胖和性激素等有关。单个一级亲属患前列腺癌,本人患前列腺癌风险增加1倍以上,阳性家族史病人确诊年龄提前6~7年。过多的动物脂肪摄入有可能促进前列腺癌的发生、发展。研究显示,双氢睾酮等雄激素在前列腺癌发生过程中起到重要作用。此外,单核苷酸多态性(single nucleotide polymorphism,SNP)与前列腺癌的发病相关,针对中国人群前列腺癌病人全基因组关联研究发现了中国人群前列腺癌特异性的 SNP,表明中国人群与欧美人群存在遗传易感性差异。

【病理】95% 以上的前列腺癌为腺泡腺癌,起源于腺上皮细胞,其他少见类型包括鳞癌、导管腺癌、黏液腺癌、小细胞癌等。前列腺癌好发于前列腺外周带,常为多病灶起源。前列腺癌分化程度差异较大,组织结构多表现为癌腺泡结构紊乱、核间变及浸润生长等现象,其中核间变是病理诊断前列腺癌的重要标准。高级别前列腺上皮内瘤(high-grade prostatic intraepithelial neoplasia,HGPIN)可能是前列腺癌的癌前病变。

前列腺癌的组织学分级,是根据腺体分化程度和肿瘤的生长形态来评估其恶性程度的工具,其中以 Gleason 分级系统应用最为普遍,并与肿瘤的治疗预后相关性最佳。在 Gleason 分级系统中,根据不同形态结构的肿瘤成分占比多少,将肿瘤分成主要分级区和次要分级区,各区的 Gleason 分级为 1 ~ 5 级。Gleason 评分(gleason score,GS)为主要及次要肿瘤区分级之和,范围为 2 ~ 10 分。根据 Gleason 评分 6、7、≥8 将病人分为低危、中危、高危组,评分越高,预后越差。

前列腺癌临床分期多采用 TNM 分期系统,该系统是病情评估的有效工具,对治疗方案的选择提供重要依据(表 53-3)。

表 53-3 前列腺癌 TNM 分期(AJCC,2009 年)

T(原发肿瘤)
T_x 原发肿瘤不能评价
T_0 无原发肿瘤证据
T_1 不能被扪及和影像学难以发现的临床隐匿肿瘤
T_{1a} 偶发肿瘤体积<所切除组织体积的 5%
T_{1b} 偶发肿瘤体积>所切除组织体积的 5%
T_{1c} 穿刺活检发现的肿瘤(如由于 PSA 升高)
T_2 局限于前列腺内的肿瘤
T_{2a} 肿瘤限于单叶的 1/2
T_{2b} 肿瘤超过单叶的 1/2 但限于该单叶
T_{2c} 肿瘤侵犯两叶
T_3 肿瘤突破前列腺包膜*
T_{3a} 肿瘤侵犯包膜外(单侧或双侧)
T_{3b} 肿瘤侵犯精囊
T_4 肿瘤固定或侵犯除精囊外的其他临近组织结构,如尿道外括约肌、直肠、肛提肌和(或)盆壁
区域淋巴结(N)
N_x 区域淋巴结不能评价
N_0 无区域淋巴结转移
N_1 区域淋巴结转移
远处转移(M)**
M_x 远处转移无法评估
M_0 无远处转移
M_1
M_{1a} 有区域淋巴结以外的淋巴结转移
M_{1b} 骨转移
M_{1c} 其他器官组织转移

*:侵犯前列腺尖部或前列腺包膜但未突破包膜的定为 T_2,非 T_3;**:当转移多于一处,为最晚的分期

【临床表现】前列腺癌病人好发于老年男性。早期前列腺癌多数无明显临床症状,常因体检或者在其他非前列腺癌手术后通过病理检查发现(如良性前列腺增生的手术)。随着肿瘤生长,前列腺癌可表现为下尿路梗阻症状,如尿频、尿急、尿流缓慢、排尿费力,甚至尿潴留或尿失禁等。前列腺癌可经血行、淋巴扩散或直接侵及邻近器官(如精囊、膀胱等)。最常见的转移部位是淋巴结和骨骼,其他部位包括肺、肝、脑和肾上腺等。前列腺癌出现骨骼转移时可以引起骨痛、脊髓压迫症状及病理性骨折等。其他晚期前列腺癌的症状包括:贫血、衰弱、下肢水肿、排便困难等。少数病人以转移症状为

主就医,局部症状不明显,易导致误诊。

【诊断】 前列腺癌的常用诊断模式为:通过体格检查、实验室检查、影像学检查筛选可疑病人,并通过后续的前列腺穿刺病理活检加以确认。

体格检查:直肠指检可发现前列腺癌结节,质地多较正常腺体坚硬,但当肿瘤处于早期,或者原发于前列腺移行带等区域时,直肠指检常无异常发现。

实验室检查:前列腺特异性抗原(prostate-specific antigen,PSA)是前列腺癌重要的血清标志物,正常参考值为 0~4ng/ml。当发生前列腺癌时 PSA 常有升高,并往往与体内肿瘤负荷的多少成正比。

影像学检查:经直肠超声检查以往常被用作前列腺癌的诊断,但多数早期前列腺癌病人常无异常发现。多参数 MRI 在诊断前列腺癌方面有着较高的敏感性和特异性,并可对肿瘤局部侵犯程度及有无盆腔淋巴结转移做出初步评估,其缺点为检查费用较贵,且耗时较长。当前列腺癌发生骨转移时,多数为成骨性转移病灶,可通过 X 线平片或全身放射性核素扫描得以发现。影像学检查还可用于晚期前列腺癌引起的一些并发症评估,如静脉尿路造影(intra-venous urography,IVU)或 CTU 可发现晚期前列腺癌浸润膀胱、压迫输尿管引起肾积水。

前列腺穿刺活检是病理确诊前列腺癌的主要方法,多在经直肠超声的引导下进行。

【治疗】 早期(器官局限性,意即肿瘤仅位于前列腺内部)前列腺癌可以通过根治性手术或者根治性放疗等方式达到良好的治疗效果,甚至得以治愈。由于肿瘤本身生长缓慢,部分低危、高龄病人也可根据具体情况选择主动监测(active surveillance,AS),待病情进展再进一步治疗。

局部进展期(肿瘤突破前列腺包膜但未发生转移)和转移性前列腺癌一般选择雄激素去除治疗为主的姑息性治疗,以期延长病人生存期,改善生活质量。部分局部进展期的前列腺癌病人可选择手术切除或放疗基础上的多手段综合性治疗。

1. **手术治疗** 根治性前列腺切除术是治疗前列腺癌最有效的方法,手术要点是切除前列腺和精囊,而后进行排尿通路重建,并根据病人危险分层和淋巴结转移情况决定是否行淋巴结清扫。手术可通过传统开放手术、腹腔镜、机器人辅助腹腔镜等进行。

2. **放射治疗** 前列腺癌的放疗分为根治性放疗和姑息性放疗。对于器官局限性肿瘤,根治性放疗能达到近似治愈的效果,其 5~10 年内的无瘤存活率可与根治性前列腺切除术相似。姑息性放疗主要用于前列腺癌骨转移病灶的治疗,达到缓解疼痛症状。

3. **雄激素去除治疗** 雄激素与前列腺癌的发生、发展密切相关,绝大多数的前列腺癌通过去除体内雄激素作用后,肿瘤的生长将在一定时间内得到有效抑制。雄激素去除治疗(androgen deprivation therapy,ADT)是通过去除体内雄激素对前列腺癌的"营养"作用而达到治疗目的的方法。

去势治疗是主要的 ADT 方法,包括外科去势和药物去势,前者即双侧睾丸切除,后者则为通过药物干扰下丘脑-垂体-睾丸内分泌轴,从而抑制睾丸分泌睾酮。抗雄激素药物可阻断体内雄激素与受体结合,也是 ADT 的方法之一,可与去势治疗联合(combined androgen blockade,CAB),但 CAB 与单纯去势治疗的疗效比较尚无定论。

前列腺癌在 ADT 治疗初期,多数会表现出理想疗效,但最终仍会出现病情的进一步发展,此时前列腺癌将进入"去势抵抗"阶段,即去势抵抗性前列腺癌(castrate-resistant prostate cancer,CRPC)。

4. **其他治疗** 冷冻治疗、高聚能超声等新兴物理能量治疗对前列腺癌病灶具有一定控制效果,其远期治疗效果及适合人群尚无定论。

晚期前列腺癌局部压迫尿道引起的排尿梗阻,以及侵犯输尿管开口引起的肾脏积水可通过经尿道前列腺电切术得以缓解。

化疗、免疫治疗、靶向药物治疗等在晚期前列腺癌,尤其是 CRPC 的治疗中具有一定价值。

第四节 睾 丸 肿 瘤

睾丸肿瘤(tumor of the testis)比较少见,仅占男性恶性肿瘤的 1%~1.5%,然而在 15~34 岁的年轻男性中其发病率列所有肿瘤之首,且几乎都属于恶性。

【病因】　睾丸肿瘤的病因不清,但与隐睾有密切关系。隐睾发生睾丸肿瘤的概率是正常人群的3~14倍,即使早期行睾丸下降固定术也不能完全防止恶变的发生。其他引起睾丸肿瘤的因素可能与种族、遗传、化学致癌物质、感染、内分泌等有关。

【病理】　睾丸肿瘤是泌尿男生殖系肿瘤中成分最复杂、组织学表现最多样、肿瘤成分与治疗关系最为密切的肿瘤,分原发性和继发性两大类。原发性睾丸肿瘤又分为生殖细胞肿瘤和非生殖细胞肿瘤。睾丸生殖细胞肿瘤占90%~95%,根据组织学的不同可分为5种细胞基本类型,即精原细胞瘤(seminoma)、胚胎癌、畸胎瘤、绒毛膜癌和卵黄囊瘤等。睾丸生殖细胞肿瘤可以由多种成分组成。非生殖细胞肿瘤占5%~10%,包括间质细胞(Leydig cell)瘤和支持细胞(Sertoli cell)瘤等。睾丸肿瘤早期即可发生淋巴转移,最先转移到肾门水平的腹主动脉及下腔静脉旁淋巴结。经血行转移可扩散至肺、骨或肝。继发性睾丸肿瘤主要来自淋巴瘤及白血病等恶性肿瘤。

【临床表现】　睾丸肿瘤多发于青壮年男性,但卵黄囊瘤则是婴幼儿易发生的睾丸肿瘤,睾丸淋巴瘤常发生在50岁以上男性中。睾丸肿瘤右侧略多于左侧。1%~2%的睾丸肿瘤是双侧性的,可同时或相继发生,但其组织学类型多是相同的,多为精原细胞瘤。

睾丸肿瘤的典型表现多为病侧阴囊内单发无痛性肿块。睾丸肿瘤较小时,临床症状不明显,随着肿瘤逐渐增大,可表现为病侧睾丸质硬而沉重,有轻微坠胀或钝痛。附睾、输精管多无异常。极少数病人起病较急,突然出现疼痛性肿块,局部红肿伴发热,多因肿瘤出血、梗死、坏死所致,易误诊为急性附睾炎或睾丸炎。隐睾病人在腹部或腹股沟部发现肿块并逐渐增大,常是隐睾发生恶变的表现。少数分泌绒毛膜促性腺激素(HCG)的睾丸肿瘤病人可引起男性乳房女性化。约10%的病人因睾丸肿瘤转移病灶引起症状,如背痛(腹膜后转移激惹神经根)、咳嗽、咯血、呼吸困难(肺转移)、恶心、呕吐(十二指肠后转移)、下肢末梢水肿(下腔静脉梗阻)、骨痛等。

【诊断】　体检时应做阴囊内容物的双手触诊,病侧睾丸增大或扪及肿块,质地较硬,与睾丸界限不清,用手托起较正常侧沉重感,透光试验阴性。体检还应包括腹部触诊,以了解淋巴结是否有转移,或内脏受侵犯。锁骨上淋巴结检查可发现晚期病人的淋巴结转移灶。胸部检查可发现男性乳房女性化或肺部转移。在诊断睾丸肿瘤时,推荐血甲胎蛋白(AFP)、人绒毛膜促性腺激素-β亚基(β-HCG)、乳酸脱氢酶(LDH)为必查肿瘤标志物,有助于了解肿瘤组织学性质、临床分期、术后有无复发及预后。精原细胞瘤出现血清肿瘤标志物升高者约占30%,非精原生殖细胞肿瘤AFP升高者占50%~70%,HCG升高者占40%~60%,绒毛膜癌HCG几乎100%升高。超声和CT有助于睾丸肿瘤的诊断及与阴囊内其他肿物的鉴别,确定腹膜后淋巴结有无转移及转移的范围非常重要。MRI并不比CT更有优势。胸部X片可了解肺部和纵隔有无转移病变。睾丸肿瘤需要与睾丸扭转、附睾炎以及鞘膜积液、腹股沟斜疝、阴囊血肿、精索囊肿等相鉴别。

【治疗】　睾丸肿瘤病人应先经腹股沟入路行根治性睾丸切除术,根据睾丸肿瘤组织类型和临床分期再选择后续的治疗方法。精原细胞瘤对放射治疗比较敏感,术后可配合放射治疗,亦可配合以铂类为基础的化学治疗,病人预后总体较好。非精原细胞瘤行睾丸根治术后,根据具体情况可选择行密切监测、腹膜后淋巴结清扫术、化疗等,5年生存率可达30%~90%。

第五节　阴　茎　癌

阴茎癌(penile cancer)指原发于阴茎头、冠状沟、包皮内板上皮细胞的恶性肿瘤,总体发病率低,且因国家、宗教信仰、社会经济发展水平与卫生条件的不同而存在明显的地域性差异,在北美和欧洲发病率仅(0.1~0.9)/10万,但在亚、非、拉等部分经济欠发达地区,发病率可达19/10万。有幼年行包皮环切术习俗的民族与宗教信仰人群,如犹太裔与伊斯兰教徒,患阴茎癌极少。

【病因】　阴茎癌目前较明确的发病风险因素包括包皮过长、包茎、慢性包皮龟头炎、吸烟、人乳头瘤病毒(HPV)感染、射线暴露等。阴茎皮角、Bowen 样丘疹病、阴茎黏膜白斑、高级别上皮内瘤变、巨大尖锐湿疣、Queyrat 增殖样红斑、苔藓样硬化等癌前病变亦可转变为阴茎癌。

【病理】阴茎恶性肿瘤绝大部分为鳞癌,亦存在黑色素瘤、肉瘤、淋巴瘤、转移瘤等罕见类型。阴茎鳞癌按与 HPV 的相关性可进一步分为 HPV 非相关的鳞状细胞癌、疣状癌、乳头状癌、腺鳞癌、肉瘤样癌与混合性癌,以及 HPV 相关的基底样癌、湿疣样癌与淋巴上皮瘤样癌等亚型。阴茎癌根据大体类型可分为乳头型和结节型两种。乳头型癌以向外生长为主,可穿破包皮,癌肿高低不平,常伴溃疡,有奇臭脓样分泌物,并逐渐发展为典型的菜花样外观,瘤体虽大,但可活动。结节型癌呈浸润性生长,质较硬,亦可有溃疡,瘤体不大,向深部浸润可深入阴茎海绵体。由于尿道海绵体周围白膜坚韧,除晚期病人外,阴茎癌很少浸润至尿道引起排尿困难。阴茎癌主要通过淋巴转移至腹股沟及髂血管淋巴结等处,亦可经血行播散转移至肺、肝、骨、脑等脏器。

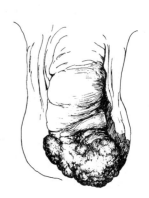

图 53-10　阴茎鳞癌

【临床表现】阴茎癌多见于 40~60 岁有包茎或包皮过长的病人。肿瘤因在包皮内生长,且常由小病灶逐渐侵犯至阴茎头部、体部和海绵体,早期不易发现。若包皮可上翻显露阴茎头部,早期可有类丘疹、疣状红斑或经久不愈的溃疡等病变。若包茎或包皮过紧不能显露阴茎头部,病人可有包皮内刺痒、灼痛等症状,或触及包皮内硬块,并有血性或脓性分泌物流出。随着病变发展,疼痛加剧,肿瘤突出包皮口或穿破包皮,晚期呈菜花样外观,表面坏死形成溃疡,渗出物恶臭(图 53-10)。肿瘤继续发展可侵犯全部阴茎和尿道海绵体,造成排尿困难、尿潴留或尿瘘。查体常可触及腹股沟肿大、质硬的淋巴结。

【诊断】阴茎癌诊断并不困难,但常因病人忽视、尴尬等原因而延迟就诊。对于 40 岁以上有包茎或包皮过长的男性,当发现阴茎头部肿块、红肿、慢性溃疡、湿疹、恶臭血性或脓性分泌物者,应高度怀疑阴茎癌,必要时行活组织检查加以确诊。触及腹股沟质硬、无压痛、活动性差的肿大淋巴结时应怀疑有淋巴结转移。超声、CT 和 MRI 等影像学检查有助于判断盆腔淋巴结与脏器转移情况,评价肿瘤的临床分期(表 53-4)。

表 53-4　阴茎癌 TNM 分期(2009 版)

T:肿瘤原发灶		N$_0$	未触及或无肉眼可见的腹股沟淋巴结肿大
T$_x$	原发灶无法评估	N$_1$	触及单侧可推动的单个腹股沟淋巴结肿大
T$_0$	无原发肿瘤证据	N$_2$	触及单侧或双侧可推动的多个腹股沟淋巴结肿大
Tis	原位癌		
T$_a$	非浸润性癌	N$_3$	触及单侧或双侧不可推动的腹股沟肿块或盆腔淋巴结肿大
T$_1$	肿瘤浸润上皮下结缔组织		
T$_{1a}$	肿瘤浸润上皮下结缔组织,无淋巴血管浸润	M:远处转移	
		M$_x$	远处转移无法评估
T$_{1b}$	肿瘤浸润上皮下结缔组织,伴淋巴血管浸润	M$_0$	无远处转移
		M$_1$	有远处转移
T$_2$	肿瘤浸润尿道海绵体和(或)阴茎海绵体	G:组织学分级	
T$_3$	肿瘤浸润尿道	G$_x$	组织学分级无法评估
T$_4$	肿瘤浸润其他邻近结构	G$_1$	高分化
N:区域淋巴结		G$_2$	中等分化
N$_x$	区域淋巴结无法评估	G$_3$	低分化/未分化

【治疗】

1. 手术治疗　原则是肿瘤病灶的根治性切除与局部器官的最大程度保留。根据不同的分期可采用局部病灶切除、阴茎部分切除或阴茎全切除等。区域淋巴结转移是影响病人生存期的重要因素，对分化程度较差或伴区域淋巴结肿大的病人应加行髂腹股沟淋巴结清扫。对不适于行根治手术的病人可行姑息性病灶切除，辅以术后放化疗。

2. **放射治疗**　对于 T_2 期与分化较差的 T_1 期肿瘤，单纯根治性放疗可作为手术的替代方案。T_2 期以上肿瘤单纯放疗通常疗效不佳，应作为术后辅助治疗手段。对于原发灶直径>5cm、浸润至阴茎根部的肿瘤或 N_3 期肿瘤，可行姑息性放疗。

3. **化学治疗**　对于无法手术切除、多发腹股沟或盆腔淋巴结转移的病人应行术后辅助化疗，常用含顺铂的 BMP 方案(顺铂+甲氨蝶呤+博来霉素)或 TPF 方案(顺铂+氟尿嘧啶+紫杉醇)；对于伴有肺、肝、骨、脑转移的晚期病人常用 PF(顺铂+氟尿嘧啶)方案或 BMP 方案进行姑息性化疗。

【预防】　对于有包茎、包皮过长且不易上翻，或既往反复包皮龟头炎的病人应尽早行包皮环切术，特别是儿童。包皮过长但可上翻显露龟头者，应保持外生殖器清洁干燥。对发现癌前病变者应密切随诊。其他预防措施包括避免高危性生活(如减少性伙伴数量，正确使用避孕套等)、避免紫外线暴露以及控制吸烟等。

第六节　阴囊 Paget 病

阴囊 Paget 病(Paget's disease)是一种皮肤恶性肿瘤，又称阴囊湿疹样癌、阴囊炎性癌。1874 年，Paget 首次描述了乳腺 Paget 病。乳腺外 Paget 病则多见于大汗腺分布区，如腋下、肛周、外阴、眼睑、腘窝等处。1889 年，Crocker 首次报道发生于阴囊的 Paget 病。

【病理】　病理组织学上以见到 Paget 细胞巢为诊断依据。Paget 细胞大而圆、核大、胞浆丰富而淡染。细胞角蛋白 7、癌胚抗原等免疫组化染色对诊断具有重要意义，细胞角蛋白 7 还可用于评估肿瘤切缘是否阳性。

【临床表现】　阴囊 Paget 病多发生于 50 岁以上的老年人，病情进展缓慢，易被误诊为阴囊湿疹或皮炎。早期主要表现为阴囊皮肤瘙痒、红斑、脱屑或结痂，逐渐发展成糜烂、溃疡伴浆液性渗出物，数月或数年后，病变逐渐扩大，可累及阴茎及会阴等处，早期病灶边界往往较清楚。如出现深部溃疡、凸起的边界，以及斑块状肿瘤，提示肿瘤呈浸润性生长。肿瘤发生转移较晚，主要经淋巴转移，通常先有腹股沟淋巴结转移，血性转移较少。

【诊断和鉴别诊断】　诊断主要根据临床表现，因本病极易误诊为皮肤慢性炎症或湿疹，对反复发作的阴囊湿疹经久不愈者，如怀疑 Paget 病应尽早行组织活检。主要应和湿疹样黑色素瘤和上皮内瘤变等相鉴别。阴囊 Paget 病组织中的细胞角蛋白 7、癌胚抗原、PAS 反应常表达阳性，S100 表达阴性；而湿疹样黑色素瘤除 S100 呈阳性表达外，细胞角蛋白 7、癌胚抗原、PAS 反应常呈阴性；上皮内瘤变的 S100 表达、PAS 反应呈均阴性。MRI 对评估肿瘤浸润深度可能有一定的作用。

【治疗】　病灶切除术是首选和有效的治疗方法，手术切除范围应距皮损边缘 2cm 以上，深度达深筋膜。伴有腹股沟盆腔淋巴结转移者应行腹股沟盆腔淋巴结清扫术。本病对放疗、化疗均不敏感，仅作为姑息性治疗。

(胡志全)

第五十四章 泌尿、男生殖系统的其他疾病

第一节 肾 下 垂

肾脏的正常位置是肾门位于第1或第2腰椎横突水平,右侧略低于左侧。一般认为,肾脏在立位较卧位下降超过5cm或一个椎体,称为肾下垂(nephroptosis)。少数肾脏被腹膜包裹而肾蒂松弛,能在腹部较大范围移动,甚至降到下腹部或盆腔,或跨过中线到对侧腹部,此类肾下垂又称游走肾(floating kidney)。

【病因】 正常肾位于腹膜后,脊柱两旁的浅窝中。肾依靠脂肪囊、肾筋膜、肾蒂、膈肾韧带、脾肾韧带和腹内压力维持其正常位置。肾下垂的发生可能与肾窝浅,肾周围脂肪减少,肾蒂长,分娩后腹壁松弛使腹内压降低等多种因素相关。

【病理】 肾下垂一般因尿流不畅或肾蒂血管发生扭转与牵拉时出现病理改变。输尿管扭曲,尿流受阻可引起肾盂积水、肾盂感染、肾结石等。肾移动过大可引起肾血管扭转,导致肾淤血,甚至肾萎缩。肾下垂常伴有其他内脏下垂。

【临床表现】 多发生于20~40岁瘦高体型的女性,男:女约为3:100,右侧明显多于左侧。病人症状的轻重与肾移动的幅度不完全一致。

腰痛是主要症状,呈钝痛或牵扯痛,站立时加剧,平卧后消失。肾蒂血管或输尿管扭转时,可发生Dietl危象,表现为肾绞痛、恶心、呕吐、脉搏增快等症状。肾静脉的机械牵拉和受压可发生血尿;输尿管扭曲可导致肾积水或上尿路感染。对腹腔神经丛的牵拉常会引起消化不良、腹胀、嗳气、恶心、呕吐等消化道症状。部分病人可伴有失眠、眩晕、心悸、乏力等症状。

【诊断和鉴别诊断】 根据病史、临床表现和影像学检查,诊断并不困难。体检依次在平卧、侧卧及直立位时触诊肾,确定肾的位置及移动度。超声在平卧位、立位时测量肾的位置,并作对比。静脉尿路造影先后在平卧位和立位摄片,如肾盂较正常下降超过一个椎体可诊断为肾下垂。肾下垂分为四度:下降到第3腰椎水平为Ⅰ度,降至第4腰椎水平为Ⅱ度,降至第5腰椎水平为Ⅲ度,降至第5腰椎以下者为Ⅳ度。同时,影像学检查可显示有无肾盂、输尿管积水。

鉴别诊断:①先天性异位肾,多位于下腹部或盆腔,位置固定,平卧后肾不能复位;②肾上极或肾外肿瘤压迫推移使肾位置下降。超声、静脉尿路造影、CT或MRI检查均可鉴别。

【治疗】 偶然被发现肾下垂,症状不明显者,一般无须进行治疗。有腰痛、血尿者,应加强腹肌锻炼,增加营养,强壮身体,使用紧束弹性宽腰带或肾托。如症状较重,平卧或托肾后症状无明显好转,并有肾积水或伴发感染者,可施行开放或腹腔镜下肾悬吊固定术(nephropexy),其远期疗效:约71%的病人生活质量明显改善,约80%~91%的病人疼痛减轻。

第二节 肾血管性高血压

肾血管性高血压(renovascular hypertension,RVH)是单侧或双侧肾动脉主干或分支狭窄导致的高血压,约占所有高血压病例的1%~5%。

【病因及病理】引起肾动脉狭窄的主要原因有:动脉粥样硬化、纤维肌性发育异常和多发性大动脉炎。在欧美国家,动脉粥样硬化很常见,约70%的肾血管性高血压与之有关;纤维肌性发育异常是第二位常见的病因,约占所有肾血管性高血压的1/4～1/3。而在我国多发性大动脉炎比纤维肌性发育异常更为常见。先天性肾动脉异常、急性肾梗死、肾动脉瘤、肾动-静脉瘘、移植肾排异、放射性动脉炎等也可导致肾血管性高血压,但比较少见。

动脉粥样硬化多发于50岁以上男性,肾动脉粥样硬化是全身性动脉粥样硬化的一部分。动脉内膜的粥样斑块所致狭窄多位于肾动脉近端2cm处。病变可为单侧或双侧,并可累及第2和第3级肾血管;动脉内膜可见偏心性斑块,有的可见血管环状受累、管腔狭窄和内膜破损。纤维肌性发育异常好发于儿童或青年,病变为平滑肌和纤维组织真性增生。内膜纤维组织增生以内弹性层被胶原沉积为特征。中层及外膜下纤维增生常见于青年,以女性为多,中层纤维增生常累及双肾动脉,并可达远端2/3及其分支,呈串珠状,可有微小动脉瘤。外膜下纤维增生为外膜内致密胶原形成使血管狭窄。纤维肌性增生罕见,大量增生的平滑肌和纤维组织使肾动脉血管壁增厚。多发性大动脉炎多见于女青年,病变主要在主动脉,累及一侧或双侧肾动脉,位于肾动脉开口处。以动脉中层呈弥散性肉芽肿样增生、弹力纤维破坏或断裂为其主要病理变化。

以上原因引起的肾动脉狭窄均使肾供血不足,导致肾体积变小,显微镜下可见肾小管萎缩和间质纤维化、入球动脉和叶间动脉等发生硬化,小血管腔狭窄或闭塞,肾小球旁体结构增生或其细胞内颗粒增多。由于肾缺血可以刺激肾小球旁体结构的近球细胞和致密斑,促进肾素的合成和释放,通过肾素-血管紧张素-醛固酮系统导致血压增高。

【临床表现】常见症状有头痛、头晕、心悸、胸闷、视力减退、恶心、呕吐等高血压表现。发病特点:①青年发病常<30岁,以女性为多;老年发病常>50岁,以男性为多。②长期高血压骤然加剧或高血压突然发作,病程短或发展快。③使用2～3种降压药后血压仍然难以控制。④腰背部及肋腹部可有疼痛,约半数以上病例可听到上腹部血管杂音。⑤多发性大动脉炎病人一般无高血压家族史。⑥吸烟是动脉粥样硬化的危险因素。

【诊断】

1. 首先应了解有无肾外性疾病、肾实质性高血压和原发性高血压病史;其次,在体检时注意有无严重的高血压、上腹部杂音(包括收缩期和舒张期的双相杂音)、严重的高血压视网膜病(Ⅲ～Ⅳ级)和全身性动脉粥样硬化等情况。疑为肾血管性高血压的病人应进一步检查,确立诊断。

2. 影像学检查

(1) 多普勒超声检查:可显示患肾体积小于健肾,患肾血管狭窄段血流流道变细,血流高速,阻力指数较高。但是,在肾内小动脉则阻力指数往往降低;若发生闭锁,则患肾的肾内血流明显减少或消失。

(2) 静脉尿路造影:采用快速注射连续静脉尿路造影法,注射造影剂后最初5分钟内以分钟间隔连续摄片,以后按常规摄片。肾动脉狭窄可显示四项主要变化:①患肾集合系统延迟显影(最重要表现);②两肾大小差异超过1.5cm(最常见表现);③患肾显像期延长;④病侧肾盂肾盏系统有侧支循环的血管压迹。

(3) 放射性核素肾图:肾血管性高血压影响肾功能,肾图可出现异常,表现为功能减退或无功能,曲线的血管段、分泌段减低,排泄段延长。有时侧支循环形成,肾图可完全正常。此外,核素示踪双肾动态摄影显示患肾灌注相和放射性高峰延迟,放射性核素分布低于健肾。

(4) 腹主-肾动脉造影:是目前确诊肾血管性高血压的常规方法和手术治疗的必要依据。主要显示腹主动脉、肾动脉及其分支和实质期的影像形态。不同的病变性质,可有不同改变。如腹主动脉异常变化,累及一侧或双侧肾动脉开口,肾动脉及其分支呈狭窄或闭锁。肾动脉狭窄时,可观察狭窄的部位、范围、程度以及有无狭窄后扩张征象。在部分病例还需进行选择性或超选择性动脉造影。

(5) 螺旋CT血管成像和磁共振血管成像:螺旋CT血管成像适用于肾动脉近端的狭窄。磁共振血管成像诊断肾动脉狭窄的敏感性和特异性均高;由于不用碘造影剂,对碘过敏者有特殊意义。

3. 血液检查

(1)血浆肾素活性测定:外周血血浆肾素活性明显增高者约80%为肾血管性高血压。也可经皮穿刺股静脉插入导管,分别抽取两侧肾静脉及肾静脉开口上、下方的腔静脉血,患肾静脉血的肾素活性较健侧为高,并可测定两侧肾静脉血的肾素活性比值,评价手术后效果和预后。

(2)血管紧张素阻滞试验:口服血管紧张素转化酶抑制剂卡托普利25mg,30分钟后血浆肾素活性增高,血压下降,可作为肾血管性高血压的佐证。

【治疗】肾血管性高血压治疗目的在于控制或降低血压,恢复足够的肾血流量,改善肾功能。根据不同的病情选择不同的治疗方式,主要包括介入治疗和手术治疗,但有全身血管病变者疗效不佳。

1. 介入治疗

(1)经皮腔内血管成形术(percutaneous transluminal angioplasty,PTA):最适于纤维肌性发育异常。单侧肾动脉粥样硬化(非钙化、非闭塞性)的肾动脉狭窄、大动脉炎、PTA术后复发性狭窄以及手术后的吻合口狭窄均是其适应证。

(2)经皮血管内支架置放术。

2. 手术治疗

(1)血管重建术:肾血管重建术的方法很多,各有特点,在治疗时应结合具体病情选用最合适的方法。常见的手术方式有肾动脉病变内膜剥除术、肾动脉狭窄段切除吻合术、血管壁成形术、搭桥(或旁路)手术。

(2)自体肾移植:主要适用于大动脉炎引起的腹主动脉-肾动脉开口处狭窄,但不适合腹主动脉有严重变异者。对肾动脉全程狭窄、萎缩或发育不全者应视为禁忌。

(3)肾切除术:患肾萎缩小于健肾1/2以上或功能严重丧失,而对侧肾大小正常,功能良好,可切除患肾。肾动脉狭窄可导致患肾功能受损,在严重高血压时可对两肾都有影响,切除患肾要慎重。

第三节　精索静脉曲张

精索静脉曲张(varicocele)是指精索内静脉蔓状静脉丛的异常伸长、扩张和迂曲。精索静脉曲张可分原发性和继发性,临床上以原发性精索静脉曲张为多见。原发性精索静脉曲张多见于青壮年,发病率约占男性人群的10%~15%。以左侧发病为多。

【病因】原发性精索静脉曲张是由于精索内静脉静脉瓣发育不全,静脉丛壁的平滑肌或弹力纤维薄弱等原因所致。原发性精索静脉曲张左侧明显高于右侧的原因包括:左侧精索静脉比右侧长8~10cm;左侧精索静脉压大于右侧;左精索内静脉呈直角注入左肾静脉;左肾静脉通过主动脉和肠系膜上动脉之间;左精索内静脉下段位于乙状结肠后面等(图54-1)。这些解剖结构使左精索内静脉容易受压,并增加静脉回流阻力。继发性精索静脉曲张则多因为腹膜后肿瘤、肾肿瘤等压迫精索内静脉,或下腔静脉、肾静脉癌栓,使静脉回流受阻所致等。

【病理生理】通常认为精索静脉曲张会影响生育,是导致男性不育的主要原因之一,精索静脉曲张并发男性不育率文献报道不一致,约15%~40%,但其引起男性不育的原因至今未完全阐明。原发性精索静脉曲张导致精液质量下降的机制包括:静脉扩张淤血,局部温度升高,睾丸组织内CO_2蓄积,血液内儿茶酚胺、皮质醇、前列腺素的浓度增加等,进而影响睾丸的生精功能。同时由于双侧睾丸的静脉系统间有丰富的吻合支,也会使健侧的睾丸生精功能受到影响,从而导致男性精液质量下降。

【临床表现】原发性精索静脉曲张如病变轻,一般多无症状,易被忽视,仅在体检时发现。症状严重时,可表现为病侧阴囊胀大,有坠胀、隐痛感,步行或站立过久则症状加重,平卧后症状可缓解或消失。

【诊断】立位检查,轻者局部体征不明显,严重者可见病侧较健侧阴囊明显松弛下垂,视诊和触

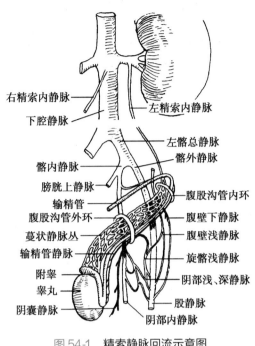

图 54-1 精索静脉回流示意图

右精索内静脉
下腔静脉
左精索内静脉
左髂总静脉
髂内静脉
髂外静脉
膀胱上静脉
输精管
腹股沟管内环
腹股沟管外环
腹壁下静脉
蔓状静脉丛
腹壁浅静脉
输精管静脉
旋髂浅静脉
附睾
阴部浅、深静脉
睾丸
阴囊静脉
股静脉
阴部内静脉

诊时可见曲张的精索内静脉似蚯蚓团状。可作 Valsalva 试验,病人用力屏气增加腹压,血液回流受阻,可显现曲张静脉。平卧后,曲张静脉随即缩小或消失。超声检查、放射性核素 ^{99m}Tc 阴囊显像等可以帮助明确诊断。并建议病人进行精液分析检查。若平卧位后,曲张静脉仍不消失,应怀疑静脉曲张属继发性病变,须仔细检查同侧腰腹部,并作超声、静脉尿路造影或 CT、MRI 检查,明确本病是否为腹膜后肿瘤、肾肿瘤或其他病变压迫所致。

临床上按精索静脉曲张的程度可分为四级。亚临床型:在休息或行 Valsalva 动作时,无症状或者无法看见静脉曲张,但可通过超声检查发现;Ⅰ度:触诊不明显,但 Valsalva 试验可触及曲张静脉;Ⅱ度:外观无明显异常,触诊可及曲张的静脉;Ⅲ度:曲张静脉如蚯蚓团状,视诊和触诊均明显。

【治疗】 无症状或症状轻者,可仅用阴囊托带或穿紧身内裤,轻度病人如精液分析正常应定期随访,每 1～2 年进行一次精液常规分析及睾丸超声检查。

症状较重,伴有精子异常者,以及青少年期精索静脉曲张伴有睾丸体积缩小者,应行手术治疗,手术治疗后部分病人可以改善精液质量,恢复生育能力。可采用开放手术(经腹股沟管精索内静脉高位结扎术及经腹膜后精索内静脉高位结扎术)、腹腔镜精索静脉高位结扎术或显微镜下精索静脉结扎手术,目前认为显微镜下精索静脉结扎术是首选治疗方法。

第四节 鞘膜积液

鞘膜囊内积聚的液体增多而形成囊性肿块者,称为鞘膜积液(hydrocele),分为睾丸鞘膜积液(testicular hydrocele)、精索鞘膜积液(funicular hydrocele)和睾丸、精索鞘膜积液(testicular and funicular hydrocele)和交通性鞘膜积液(communicating hydrocele)。

【病因】 在胚胎早期,睾丸位于腹膜后第 2～3 腰椎旁,以后逐渐下降,7～9 个月时睾丸经腹股沟管下降至阴囊。在睾丸下降的同时附于睾丸的腹膜也一并下降而形成鞘状突。出生前后与腹腔相通的鞘状突部分闭合,仅睾丸周围的鞘状突最终形成一鞘膜囊,其紧贴睾丸表面的囊壁称脏层,而靠近阴囊组织的称壁层。正常时鞘膜囊仅有少量浆液,当鞘膜的分泌与吸收功能失去平衡,分泌多过或吸收过少,都可形成鞘膜积液。

【类型】 鞘状突在不同部位闭合或闭合不全,可形成各种类型的鞘膜积液(图 54-2)。

1. 睾丸鞘膜积液 鞘状突闭合正常,但睾丸鞘膜囊内有较多积液,呈球形或卵圆形。可分为原发性和继发性,前者原因不明,后者由炎症、外伤、肿瘤和丝虫病等引起,积液可为混浊、血性或乳糜状,精索静脉曲张术后也可出现继发性睾丸鞘膜积液,术中保留淋巴管可有效预防术后睾丸鞘膜积液的发生。

2. 精索鞘膜积液 鞘状突的两端闭合,而中间的精索鞘膜囊未闭合且有积液,积液与腹腔、睾丸鞘膜囊都不相通,又称精索囊肿。

3. 睾丸、精索鞘膜积液(婴儿型) 出生前鞘状突在内环处闭合,而精索处未闭合,并与睾丸鞘膜囊连通。外观呈梨形,外环口虽受积液压迫而扩大,但与腹腔不相通。

4. 交通性鞘膜积液(先天性) 鞘状突完全未闭合,鞘膜囊的积液可经一小管与腹腔相通,又称先天性鞘膜积液。有时可有肠管或大网膜进入鞘膜囊,导致先天性腹股沟疝。有时睾丸鞘膜积液与精索鞘膜积液同时存在,但两者互不相通,并可并发疝或睾丸未降等异常。

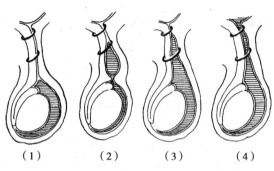

图 54-2　各类鞘膜积液
（1）睾丸鞘膜积液　（2）精索鞘膜积液　（3）睾丸、精索鞘膜积液（婴儿型）　（4）交通性鞘膜积液（先天性）

【临床表现】一侧鞘膜积液多见,表现为阴囊或腹股沟囊性肿块,呈慢性、无痛性逐渐增大。积液量少时无不适,积液量多时才感到阴囊下坠、胀痛和牵扯感。巨大睾丸鞘膜积液时,阴茎缩入包皮内,影响排尿、行走和劳动。

【诊断和鉴别诊断】有典型的临床表现和体征者,诊断较为容易。睾丸鞘膜积液呈球形或卵圆形,表面光滑,有弹性和囊样感,无压痛,一般触不到睾丸和附睾。透光试验阳性。若积液为脓性、血性或乳糜性,则透光试验为阴性。精索鞘膜积液可表现为一个或多个囊肿,呈椭圆形、梭形或哑铃形,沿精索而生长,其下方可扪及正常睾丸、附睾,若牵拉同侧睾丸,可见囊肿随之上下移动。超声检查呈液性暗区,如为睾丸鞘膜积液,则与睾丸有明显分界。睾丸、精索鞘膜积液时阴囊有梨形肿物,睾丸亦摸不清。交通性鞘膜积液,立位时阴囊肿大,卧位时积液流入腹腔,鞘膜囊缩小或消失,睾丸可触及。超声检查对于鞘膜积液具有良好的诊断作用。

睾丸鞘膜积液应与睾丸肿瘤和腹股沟斜疝相鉴别,睾丸肿瘤为实性肿块,质地坚硬,病侧睾丸有沉重感,掂量时如秤砣,透光试验呈阴性。腹股沟斜疝的病侧阴囊,有时可见肠型、闻及肠鸣音,平卧位时阴囊内容物可回纳,咳嗽时内环处有冲击感,透光试验亦呈阴性。

【治疗】成人的睾丸鞘膜积液,如积液量少,无任何症状,不需要手术治疗。积液量多,体积大伴明显的症状,可行睾丸鞘膜切除+翻转术。精索囊肿需将鞘膜囊全部切除。交通性鞘膜积液应切断通道,在内环处高位结扎鞘状突。

婴儿先天性鞘膜积液常可自行吸收消退,可不急于手术治疗,1 岁以后仍存在的建议手术治疗。

继发性睾丸鞘膜积液,若为损伤性积血,可采用保守治疗,如积血较多则需手术清除血块,并严密止血。若乳糜状积液中找到微丝蚴者,则需口服乙胺嗪(海群生)治疗,并行睾丸鞘膜翻转术。

第五节　女性压力性尿失禁

压力性尿失禁(stess urinary incontinence,SUI)指打喷嚏、咳嗽或运动等腹压增高时出现不自主的尿液自尿道外口漏出。多见于女性。尿失禁是女性常见疾病,23% ~45% 女性有不同程度的尿失禁,其中约 50% 为压力性尿失禁,其次为急迫性尿失禁和混合性尿失禁。

【病因】目前已明确的危险因素:年龄、产次及分娩方式、盆腔脏器脱垂、肥胖、种族遗传因素。可能相关的危险因素:雌激素低下、子宫切除等盆底手术、吸烟、糖尿病、慢性咳嗽、长期便秘和抑郁症等。

【病理生理】正常的控尿主要涉及良好的神经调控、有效的括约肌调节和尿道黏膜闭合等。压力性尿失禁的病理生理机制主要包括:膀胱颈及近端尿道过度下移、尿道支持丧失、尿道固有括约肌缺陷、尿道黏膜封闭功能减退和支配控尿组织的神经功能障碍。

【临床表现】主要症状是咳嗽、打喷嚏、大笑、跳跃、行走等各种腹压增加时尿液不自主漏出,停止加压动作后漏尿停止。一般不伴膀胱刺激症状、血尿和排尿困难等。

【诊断】主要的依据是典型症状、结合体格检查和相应的辅助检查可明确诊断。

1. **病史**　典型症状是增加腹压出现尿液自尿道外口不自主漏出。同时应注意:①有无服用引起尿失禁药物,如可乐定、酚苄明、特拉唑嗪等;②有无引起膀胱和括约肌功能障碍疾病,如多发性硬化、脊髓损伤、糖尿病、脊髓发育不良、脑卒中及帕金森病;③有无妇科手术史、放疗史等。

2. 查体

(1)观察阴道有无萎缩、盆底肌自主收缩力、是否存在盆底器官脱垂、有无膀胱阴道瘘和尿道阴道瘘等。

(2)压力诱发试验:仰卧或站立位,咳嗽时可见尿道口尿液漏出,停止咳嗽时消失则为阳性。

(3)直肠指诊了解括约肌张力、盆底肌收缩力。

(4)膀胱抬举试验、棉签试验目前临床上应用较少。

3. 排尿日记　连续记录72小时排尿情况,包括每次排尿时间、尿量、尿失禁次数和量及其他伴随症状等。

4. 其他检查

(1)尿常规:可排除尿路感染引起的急迫性尿失禁。

(2)超声残余尿量测定:可排除充盈性尿失禁。

(3)尿动力学检查或影像尿动力学检查:可了解膀胱和括约肌功能。

【鉴别诊断】主要为以下几种:

1. 真性尿失禁　主要是尿道括约肌损伤引起尿液持续从尿道流出,膀胱常呈空虚状态。常见于外伤、手术或先天性疾病引起的尿道括约肌功能障碍。

2. 急迫性尿失禁　由突发的、不可抑制的逼尿肌收缩导致强烈的排尿欲望并发生漏尿。常见于急性膀胱炎。

3. 充溢性尿失禁　指膀胱功能完全失代偿,膀胱过度充盈而造成尿液溢出,常见于各种原因所致的慢性尿潴留。

【治疗】

1. 非手术治疗　①减少刺激性食物,控制体重;②盆底肌训练、盆底肌生物反馈电刺激治疗;③药物治疗:包括托特罗定和索利那新等胆碱能受体拮抗剂、米多君等肾上腺素受体激动剂和雌激素等。

2. 手术治疗　压力性尿失禁的手术方式众多,目前最为常见且有效的方法有无张力尿道中段悬吊术和腹腔镜下Burch术。其中无张力尿道中段悬吊术为首选手术方式,其包括经耻骨后路径阴道无张力尿道中段悬吊术(tension-free vaginal tape,TVT)和经闭孔路径阴道无张力尿道中段悬吊术(tension-free vaginal tape obturator,TVT-O)。

(胡志全)

第五十五章　肾上腺疾病的外科治疗

肾上腺位于双侧肾上极内侧,左侧呈新月形,右侧呈三角形,每侧重约 4～6g,其组织学结构分为皮质和髓质两部分。皮质占 90%,由中胚层发育而来,按细胞排列,从外向内由球状带、束状带和网状带三层功能不同的细胞组成。皮质分泌类固醇激素,其中球状带分泌盐皮质激素,主要是醛固酮,调节水盐代谢;束状带分泌糖皮质激素,主要是皮质醇,调节糖、蛋白质和脂肪代谢;网状带分泌性激素,主要是雄激素。髓质占 10%,来自神经外胚层,主要分泌肾上腺素、去甲肾上腺素和多巴胺。肾上腺各部分病变导致其分泌异常皆可引起不同的疾病。在外科治疗的肾上腺疾病中,以原发性醛固酮增多症、皮质醇增多症和儿茶酚胺症最为常见。转移性肾上腺癌也受到关注,它比原发性皮质癌更为多见,具有临床重要性。

第一节　原发性醛固酮增多症

原发性醛固酮增多症(primary hyperaldosteronism,PHA)简称原醛症,主要是由于肾上腺皮质球状带分泌过量的醛固酮所致,典型的表现为高血压、低血钾、高血钠、低血肾素、碱中毒及肌无力或周期性瘫痪。1953 年由 Conn 首次描述本病,故亦称 Conn 综合征。高血压病人中 PHA 占 0.5%～16%,而在顽固性高血压中占 17%～20%。随着检查技术的提高,PHA 的检出率逐年上升。

【病因和病理】

1. **分泌醛固酮的肾上腺皮质腺瘤**　最常见,约占原醛症 80%,以单侧肾上腺单个肿瘤多见,多数直径<3cm。因腺瘤发生在球状带,称醛固酮瘤(aldosterone-producing adenomas,APA),其醛固酮分泌不受肾素及血管紧张素 II 的影响。

2. **单侧肾上腺皮质球状带增生**(unilateral adrenal hyperplasia,UNAH)　少见,为单侧或以一侧肾上腺球状带结节状增生为主,其内分泌生化测定结果类似 APA,具有典型的 PHA 表现。

3. **双侧肾上腺皮质球状带增生**　又称特发性醛固酮增多症(idiopathic hyperaldosteronism,IHA),为双侧球状带增生,临床症状多不典型。该型与垂体产生的醛固酮刺激因子有关,对血管紧张素敏感。站立位时,肾素活性和醛固酮分泌升高。

4. **分泌醛固酮的肾上腺皮质腺癌**　瘤体直径常>3cm,包膜常被浸润,由于其癌细胞分泌糖皮质激素和性激素,从而出现相应的临床表现。

5. **分泌醛固酮的异位肿瘤**　极罕见,仅见于少数肾癌和卵巢癌的报告。其癌细胞具有分泌醛固酮的功能,但对 ACTH 和血管紧张素无反应。

6. **家族性醛固酮增多症**(familial hyperaldosteronism,FH)　病因未明,一般有家族史,可出现高血醛固酮及类似 PHA 表现,测定血浆 17-去氧皮质酮升高。

【临床表现】30～50 岁多见,主要表现为高血压和低血钾。①高血压,几乎所有 PHA 病人均有高血压,以舒张压升高为主,一般降血压药物效果不佳。②肌无力,70% 病人呈持续性低血钾,30% 为间歇性,病人表现为肌无力,甚至周期性瘫痪,首先累及四肢,重者发生软瘫,并影响呼吸和吞咽。可出现低血钾心电图改变。③烦渴、多饮、多尿,以夜尿增多为主,主要是由肾浓缩功能下降引起。

【辅助检查】临床常用的检查项目包括:

1. **实验室检查**　由于体内分泌过多醛固酮、水钠潴留,肾排钾增多,体液容量过多,而抑制了肾素-血管紧张素系统等,引起机体一系列改变。实验室检查应注意以下方面:①低血钾、高血钠;②碱中毒,血 CO_2 结合力正常高值或高于正常,尿 pH 偏高;③尿钾排出增多,24 小时超过 25 ~ 30mmol/L;④血和尿醛固酮含量升高;⑤血浆肾素活性降低。

2. 特殊检查

(1)螺内酯(安体舒通)试验:螺内酯为合成的醛固酮竞争性拮抗剂。常用量每次 80 ~ 100mg,每日三次口服,连续 2 ~ 3 周,PHA 者血压下降,血钾上升,尿钾减少,肌无力改善,血钠下降,尿钠增多,CO_2 结合力恢复正常,尿 pH 变酸性。

(2)诊断性试验:对于不典型者,为查明病因可作选择性诊断性试验。①体位试验,IHA 者站立位时肾素和醛固酮分泌增高。②钠钾平衡试验,仅适用于诊断有困难时。PHA 者在普食情况下呈钾负平衡,钠平衡;在低钠饮食情况下呈血钾升高,尿钠排出减少。FH 者服用地塞米松,每次 2mg,每日一次,3 周后病人血钾、血压、醛固酮分泌恢复正常,则可确诊。

3. 定位检查

(1)超声:常用于筛查,但难以发现直径<1cm 的肾上腺肿瘤。

(2)CT:此类腺瘤多为低密度或等密度,强化不明显(图 55-1),对直径<1cm 的 APA 检出率在 90% 以上。腺癌发现时直径一般>3cm,有强化,边缘不清楚,有浸润表现。多排螺旋 CT 薄层扫描,对于发现直径<1cm 肿瘤及增生有重要意义。UNAH 为单侧或以一侧肾上腺增大为主,呈结节状改变。IHA 为双侧肾上腺增大。

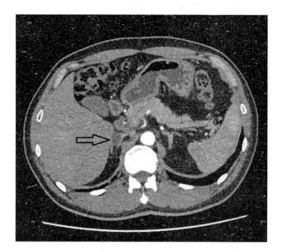

图 55-1　右肾上腺皮质腺瘤 CT 影像

(3)MRI:空间分辨率低于 CT,不作为常规应用。

(4)^{131}I-19-碘-胆固醇肾上腺核素显像:对腺瘤、癌和增生的鉴别有帮助。

【诊断】根据病人的高血压、肌无力、烦渴、多饮等典型临床表现及低血钾、碱中毒、血和尿醛固酮含量增高,CT 显示肾上腺形态异常,诊断 PHA 一般不困难。但是,有部分病人症状不典型,如血钾正常,仅有高血压症状,可选择多排螺旋 CT 薄层扫描肾上腺检查。有高血压和肾上腺腺瘤或结节状增生等变化应高度怀疑本病。另外,反复多次查血钾、血醛固酮以及相关的特殊检查可以更加明确诊断。若血浆醛固酮(ng/dl)/肾素浓度[ng/(ml·h)]≥40 对 PHA 的诊断有重要意义。

【治疗】

1. 手术治疗　APA 首选将瘤体或与同侧肾上腺切除,可治愈;UNAH 作一侧肾上腺切除或次全切除有一定疗效;分泌醛固酮的肾上腺皮质腺癌及异位肿瘤,应作肿瘤根治术;IHA 作肾上腺手术往往效果不佳,可选用药物治疗。近年来,随着腹腔镜技术的发展与完善,APA、UNAH 等可首选腹腔镜手术。

术前准备:为减少手术的危险性,术前需控制高血压、纠正低血钾、碱中毒等。常用药物:①螺内酯(安体舒通):螺内酯能特异性拮抗醛固酮,是术前准备的首选药物。每 8 小时口服一次,每次 20 ~ 80mg(60 ~ 240mg/d)起,根据病人血压及血钾情况,逐日增加剂量,最大可增至每次 120 ~ 140mg(360 ~ 420mg/d);通过快速大剂量螺内酯治疗,配合药物补钾及长效缓释降压药辅助降压,多数病人服药 5 ~ 7 天后,血压及血钾可恢复正常,从而尽快为手术创造时机。对肾功能不全的病人,应注意减少螺内酯用量并定期复查肾功能,如应用螺内酯后肾功能受损,停药或减量后可恢复。②氨氯吡咪(阿米洛利):是长效强效潴钾利尿剂,常用每次 5mg,每日三次口服。③氨苯蝶啶:是潴钾利尿药,作用于远曲肾小管,抑制钠重吸收。用量 50 ~ 100mg,每日三次口服。④其他药物,如血管紧张素转换酶抑制剂卡托普利和雷米普利,以及钙离子通道阻滞剂硝苯地平等,常与保钾利尿剂或螺内酯联合应用,血钾和血压可很快恢复正常。另外,术前适量补钾及低钠高钾饮食。

2. **药物治疗**　主要适合于 IHA、不能切除的分泌醛固酮的肾上腺皮质腺癌、拒绝手术或有手术禁忌证和糖皮质激素可控制的 PHA 等。常用的药物有螺内酯、阿米洛利、氨苯蝶啶等,其他辅助药物有甲巯丙脯酸、依那普利和硝苯地平。FH 者,需终生服用地塞米松,不应手术。

第二节　皮质醇增多症

皮质醇增多症是机体长期在过量糖皮质激素的作用下,而出现的一系列相关临床症状和体征的综合征,也称为库欣综合征(Cushing's syndrome,CS)。

【病因和病理】　根据导致 CS 原因的不同,分为 ACTH 依赖性和非依赖性两大类:

1. **ACTH 依赖性 CS(corticotropin-dependent Cushing's syndrome)**　是由体内 ACTH 含量增高引起双侧肾上腺皮质束状带增生,从而导致其分泌过量的皮质醇所致。

(1)Cushing 病:占 CS 的 70% ~80%,是由垂体瘤或下丘脑-垂体功能紊乱导致腺垂体分泌过多的 ACTH 引起。

(2)异位 ACTH 综合征(ectopic corticotropic syndrome):占 CS 的 15%,是由某些疾病如肺癌、胰腺癌、胸腺癌、支气管腺瘤或嗜铬细胞癌等异位分泌过多的 ACTH 所致。

2. **ACTH 非依赖性 CS(corticotropin-independent Cushing's syndrome)**

(1)分泌皮质醇的肾上腺皮质腺瘤或腺癌:是由来源于肾上腺束状带的肿瘤直接分泌大量皮质醇所致,占 CS 的 15%。因血中皮质醇增高,反馈抑制垂体分泌 ACTH,使无病变的肾上腺皮质功能减退。

(2)肾上腺皮质束状带结节状(nodular adrenal hyperplasia)或腺瘤样增生:少数 CS 病人双侧肾上腺束状带呈结节状或腺瘤样增生,可自主分泌皮质醇,而血中 ACTH 不高,是一种特殊类型的 CS,形成机制尚不明。

医源性 CS 是由于长期使用糖皮质激素或 ACTH 所致。

【临床表现】　多见于 15~30 岁的女性。典型的临床表现有:①向心性肥胖,满月脸(图 55-2),水牛背,悬垂腹,颈短,四肢肌萎缩;②皮肤菲薄,下腹壁、大腿内侧、腋下皮肤可见紫纹,可见痤疮和多毛;③高血压,部分病人轻度或中度高血压;④性腺功能紊乱,性欲减退,月经不调,甚至闭经;⑤其他症状,如骨质疏松症引起腰背痛及易发生病理性骨折;精神症状,如失眠、记忆力减退、注意力分散等。

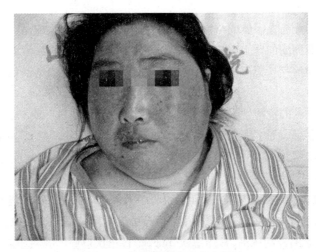

图 55-2　皮质醇增多症病人图片

【辅助检查】

1. 实验室检查

（1）血浆游离皮质醇测定：8：00、16：00 和 24：00 三个时间点分别抽血测定,血浆皮质醇多增高且昼夜分泌节律消失。

（2）血浆 ACTH 测定：对病因鉴别有参考意义。如持续 ACTH>3.3pmol/L,提示为 ACTH 依赖性CS；如 2 次 ACTH 浓度<1.1pmol/L,则提示为非 ACTH 依赖性 CS。

（3）尿游离皮质醇及其代谢产物测定：24 小时尿游离皮质醇含量升高或测定 24 小时尿 17-酮类固醇（17-KS）和尿 17-羟皮质类固醇（17-OHCS）含量升高。

（4）血糖及尿糖测定：部分病人血糖和尿糖升高,也有病人血钾降低。

2. 试验检查

（1）小剂量地塞米松试验：23：30—24：00 口服地塞米松 1mg,服药日晨及次日晨 8：00 抽血,测定血浆游离皮质醇。测定值较对照值下降超过 50%,是单纯性肥胖症和正常人的表现,而试验后血皮质醇下降不明显,则为 CS。

（2）大剂量地塞米松试验：23：30—24：00 顿服地塞米松 8mg,服药日晨及次日晨 8：00 抽血,测定血浆游离皮质醇。测定值较对照值下降超过 50%,提示为 Cushing 病,而肾上腺皮质束状带病变或异位 ACTH 综合征试验后血皮质醇下降不明显。

3. 定位检查

（1）超声：直径>1.0cm 的肾上腺肿瘤检出率达 90% 以上。

（2）CT：CT 可诊断出 99% 以上的肾上腺皮质腺瘤和增生,一般腺瘤直径>2cm。分泌皮质醇的肾上腺皮质腺瘤 CT 值可高于醛固酮瘤。

（3）MRI：Cushing 病应作蝶鞍冠状薄层扫描,可发现垂体增生、微腺瘤、腺瘤,效果优于 CT。MRI对 CS 的肾上腺检查并不优于 CT（图 55-3）。

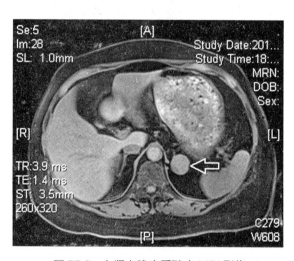

图 55-3　左肾上腺皮质醇症 MRI 影像

【诊断】根据病人典型的临床表现,应先进行肾上腺超声筛查,若发现肾上腺形态异常,则作 CT 进一步明确诊断。当怀疑 Cushing 病时还应作垂体 MRI 检查。也应考虑到异位 ACTH 综合征的可能。不同方法的皮质醇、ACTH 测定及相关试验检查则有助于完善 CS 的诊断。

【治疗】

1. 手术治疗

（1）Cushing 病：病变在垂体或下丘脑,由神经外科应用手术显微镜经鼻经蝶窦切除垂体瘤。

（2）肾上腺皮质腺瘤或腺癌：不管是何种类型的肾上腺皮质腺瘤或腺癌,手术治疗是主要方法。采用腹腔镜肾上腺腺瘤切除术或连同病侧肾上腺全部切除。由于该肿瘤自主分泌大量皮质醇,反馈抑制了垂体分泌 ACTH,使对侧肾上腺皮质功能减退,术前、术中及术后应补充适量的皮质激素,以防肾上腺危象发生。术前 12 小时和 2 小时,肌注醋酸可的松 100mg,术中用氢化可的松 100～200mg 静滴,术后继续补充皮质激素。

（3）肾上腺皮质束状带结节状增生：按束状带腺瘤治疗原则处理。若为双侧性,尽可能保留肉眼观察无异常的肾上腺组织。

（4）异位 ACTH 综合征：应手术切除原发肿瘤。若无法确定肿瘤部位或不能切除时,可作双侧肾上腺全切除或仅留部分肾上腺,以减轻症状。

2. 药物治疗   可作为 CS 术后复发及无法切除的肾上腺皮质癌等的辅助治疗措施,包括皮质醇合成抑制剂和直接作用于下丘脑-垂体的药物。①密妥坦:直接作用于肾上腺皮质,抑制皮质醇合成,对肿瘤组织有一定破坏作用,适用于肾上腺皮质癌。常用量 6~10g/d,分 3~4 次口服。②氨鲁米特:阻断胆固醇向孕烯醇酮的转变,抑制肾上腺素及甲状腺素的合成。常用量 0.75~1.0g/d,分 3~4 次口服。部分病人用药后可出现皮质功能低下。

第三节   儿茶酚胺症

儿茶酚胺症(hypercatecholaminemia)是嗜铬细胞瘤(pheochromocytoma,PHEO)和肾上腺髓质增生(adrenal medulla hyperplasia)两种疾病共有的症状,其临床特征相似,均由嗜铬细胞分泌儿茶酚胺过多引起,但治疗方法不同。严重者病情加重时可导致死亡,而及时治疗效果较好。

一、嗜铬细胞瘤

【病因和病理】嗜铬细胞瘤(PHEO)起源于肾上腺髓质或肾上腺以外的交感神经及副交感神经的副神经节上的嗜铬细胞。其中,肾上腺嗜铬细胞瘤(adrenal pheochromocytoma)约占 PHEO 的 90%,其中 10% 为双侧性。发生在肾上腺以外的交感神经和副交感神经的副神经节上 PHEO(副神经节瘤)(paraganglioma,PGL)约占 PHEO 的 10%。PHEO 有完整的包膜,呈圆形或椭圆形(图 55-4),表面光滑,可见其旁被肿瘤压迫的肾上腺组织。切面呈红棕色,富有血管,质实,可见出血灶以及坏死和囊性变。瘤组织由纤维条索分隔,瘤细胞大小形态不一,胞质丰富并含有较多颗粒。铬盐染色后,胞质内可见棕色或黄色颗粒。不能根据瘤细胞的形态判断出肿瘤的良、恶性。恶性嗜铬细胞瘤的发生率不足 10%,瘤体常很大。恶性变的征象为有转移和周围组织侵犯,血管和淋巴管中有癌栓形成。

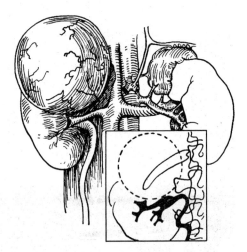

图 55-4   右肾上腺嗜铬细胞瘤及肾盂造影所见

(一) 肾上腺嗜铬细胞瘤

【临床表现】高发年龄为 30~50 岁,其临床表现多种多样,由血液中的儿茶酚胺增高所致,主要症状为高血压以及代谢紊乱。

1. 高血压   可有:①持续性高血压伴阵发性极度升高:最多见,占 50% 以上。在高血压的基础上,经常出现血压极度升高,甚至用一般血压计不能测得,表现为剧烈头痛、面色苍白或潮红、四肢发冷、恶心、呕吐、大量出汗、心悸、气急、视觉模糊等。严重者可因心力衰竭、肺水肿、脑出血而死亡。②阵发性高血压:占 40% 以上,女性多见。平时不表现出高血压,当受到外界刺激,如情绪激动、外伤、妊娠、分娩、麻醉、手术等时血压突然升高,若处理不当,严重的可引起死亡。③持续性高血压:平时血压持续高于正常,易与原发性高血压相互混淆,多见于儿童。

总之,PHEO 高血压发作频率、持续时间差异很大,随着发病时间推移,发作频率呈增加态势,而严重程度可能增加也可能不变。另外,有个别病人血压正常,手术切除肿瘤后病理报告为嗜铬细胞瘤。

2. 代谢紊乱   大量儿茶酚胺分泌可引起多种代谢紊乱。由于基础代谢增高,肝糖原分解加速和胰岛素分泌受抑制,血糖增高、出现尿糖;由于脂肪代谢加速,血中游离脂肪酸和胆固醇增高;少数病人还可能有低血钾表现。

3. 儿茶酚胺心肌病   是 PHEO 较为严重而特殊的并发症。因肿瘤向血液中持续或间断释放大量儿茶酚胺,造成以左心结构和功能受损为主的心肌损害,常以急性心衰肺水肿为主要临床表现。常规应用强心、利尿药物治疗效果不佳,需加用α-受体阻滞剂,手术切除肿瘤后肥厚或扩大的心脏可缩小,甚至恢复正常。

【辅助检查】

1. **实验室检查** ①24 小时尿儿茶酚胺测定:包含肾上腺素、去甲肾上腺素和多巴胺,24 小时尿儿茶酚胺含量升高 2 倍以上即有意义。症状发作时应收集 3 小时尿送检。②血儿茶酚胺测定:在高血压发作时测定有重要意义。正常值范围依采用的实验方法而定。③24 小时尿香草扁桃酸(VMA)测定:VMA 是肾上腺素和去甲肾上腺素的代谢产物,由尿液排出体外。通常需送检 24 小时尿标本三次。某些食物和药物(如咖啡、香蕉、柑橘类水果、阿司匹林等)可干扰上述测定值,故检查前必须停用。

2. **定位检查** ①超声:扫描范围广,可反复检查,多用于普查筛检。肾上腺嗜铬细胞瘤一般直径>3cm,检出率较高。②CT:对肾上腺嗜铬细胞瘤检出率近 100%,肿瘤内密度不均和明显强化为其特点(图 55-5),同时可了解肿瘤与周围血管、脏器的关系。③MRI:肾上腺嗜铬细胞瘤的 T_1 加权像通常是低信号和等信号,由于嗜铬细胞本身含水量高,其肿瘤在 T_2 加权像呈高信号(图 55-6),犹如灯泡般明亮(灯泡征),对肿瘤性质的鉴别有帮助。

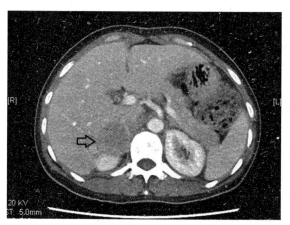

图 55-5 右嗜铬细胞瘤 CT 影像

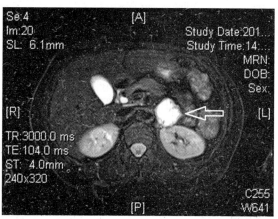

图 55-6 左嗜铬细胞瘤 MRI T_2 加权影像

【诊断】 主要依据病人血压增高明显,尤其是恶性高血压或伴有阵发性发作者,应高度怀疑本病。CT 检查肾上腺肿瘤密度不均且明显强化,MRI 检查多见肾上腺肿瘤在 T_2 加权像呈高信号,一般均可诊断。血、尿儿茶酚胺测定阳性则进一步佐证嗜铬细胞瘤的诊断。有时相关化验检查未见异常,也应按嗜铬细胞瘤来处理。恶性嗜铬细胞瘤的影像学检查常直径>6cm,且不规则,有钙化区。

【治疗】

1. **手术治疗** 腹腔镜下或开放手术切除肿瘤可获得良好的疗效。肿瘤较大时,可采用经腹腔入路腹腔镜手术;肿瘤较小时也可选用腹膜后入路手术;肿瘤巨大时,开放手术较为安全。由于肾上腺嗜铬细胞瘤病人血液中的儿茶酚胺增高所致周围血管长期处于收缩状态,血容量相对较低,切除肿瘤后儿茶酚胺含量减少,血管舒张,导致血压急剧下降,术中、术后出现难以纠正的低血容量休克,甚至危及生命。为此,应加强围术期处理,包括充分的术前准备、细致的术中操作和严密的术后监护。

(1) 术前准备:①扩舒周围血管,控制血压在正常范围:应用 α-肾上腺素能受体阻滞剂,如酚苄明 20～60mg/d,分 3 次口服。术前准备一般应在 2 周以上。若降压效果不佳,可加用钙离子通道阻滞剂,如硝苯地平 30～60mg/d,分 3 次口服,能取得较好效果,这可能是由于钙离子参与儿茶酚胺代谢的缘故。心率快的病人可加用 β-肾上腺素能受体阻滞剂,如普萘洛尔等。②扩充血容量:如输血、补液,常用低分子右旋糖酐 500ml/d 静脉滴注。③完善的三大指标:血压控制在正常范围,心率<90 次/

分,血细胞比容小于45%。

（2）麻醉选择：以全麻为安全。准备好酚妥拉明和去甲肾上腺素等降血压和升血压药物,以备术中应用。桡动脉插管可正确测定动脉血压变化,上腔或下腔静脉插管测定中心静脉压以便及时调整补液和输血量。另外,再建立1~2支静脉通路,以便及时处理麻醉和术中血压极度波动所致变化。

（3）术后处理：严密观察血压、心率变化,注意水、电解质平衡,及时纠正低血容量等。

2. 药物治疗　对不能耐受手术,或未能切除的恶性嗜铬细胞瘤,或手术后肿瘤复发等病人,可使用 α-肾上腺素能受体阻滞剂等药物以改善症状,也可采用[131]I-间碘苄胍(^{131}I-MIBG)内放射治疗。

（二）副神经节瘤（paraganglioma，PGL）　好发部位依次为腹主动脉周围,膀胱,胸腔以及头颅、颈部与盆腔。临床表现与肾上腺嗜铬细胞瘤相似,症状的多样性与肿瘤内分泌功能、部位、体积大小、有无局部压迫症状及血浆儿茶酚胺水平有关。如膀胱 PGL,常在排尿时和排尿后出现阵发性高血压,有心悸、头晕、头痛等症状。由于 PGL 好发部位广泛,确定肿瘤的确切位置尤其重要。间碘苄胍(MIBG)的结构与去甲肾上腺素相似,是一种肾上腺素能神经阻滞剂,可被嗜铬细胞摄入,由标记的放射性核素示踪,故能显示嗜铬细胞瘤和副神经节瘤的部位。其诊断敏感性和特异性较高,适用于有典型临床症状而超声和 CT 等检查均未发现的 PGL,特别对多发的或转移性的 PHEO 及肾上腺髓质增生,诊断效果优于超声和 CT 检查。[131]I-MIBG 还可用于治疗恶性嗜铬细胞瘤和肾上腺髓质增生。

二、肾上腺髓质增生

病因不明,常表现为双侧肾上腺体积增大,可不对称,有时可见结节样改变。此病较少见。临床表现类似于 PHEO。CT 检查可显示肾上腺体积增大但无肿瘤影像。[131]I-MIBG 可使肾上腺髓质显像,表现为肾上腺髓质体积变大。其他检查同 PHEO。可手术切除增生明显一侧的肾上腺,若效果不佳,可再行对侧增生肾上腺部分切除或应用[131]I-MIBG 治疗。

第四节　无症状肾上腺肿物

无症状肾上腺肿物常见有肾上腺皮质良性肿瘤。另外有肾上腺转移癌、肾上腺皮质癌、肾上腺囊肿(图55-7)、肾上腺血肿、髓质脂肪瘤、畸胎瘤等,少数的肾上腺嗜铬细胞瘤和肾上腺嗜酸性细胞瘤等也可无症状。

为了明确肿物的来源与性质,所有的肾上腺无症状腺瘤或肾上腺偶发瘤(adrenal incidentaloma，AI)病人均应作肾上腺功能的实验室检查。最重要的是排除嗜铬细胞肿瘤以及是否为癌转移病灶。肾上腺转移癌(adrenal metastasis)较原发性肾上腺皮质癌多见。最常见的原发病灶为黑色素瘤、肺癌、乳腺癌、淋巴瘤和肾癌等。对于直径>6cm 的肾上腺实性肿物,在通过探查或肾上腺切除后证实为其他性质之前应作恶性考虑。

尽管从统计学上看,直径<4cm AI 大部分是良性的,有些肾上腺皮质癌虽然是无功能性的,但

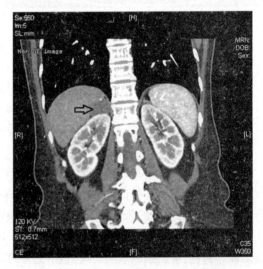

图55-7　右肾上腺囊肿 CT 影像

也可由无功能变为有功能。有的只是因分泌激素量小而不足以引起明显的生理变化。因此,对于 AI还是以手术治疗为佳。

（金讯波）

第五十六章　男性性功能障碍、不育和节育

第一节　概　　论

男性生殖器官分为内生殖器和外生殖器。内生殖器包括生殖腺、输精管道和附属性腺。生殖腺为睾丸,是产生精子的场所,也是分泌男性性激素的内分泌器官。输精管道包括附睾、输精管、射精管以及与排尿共用的尿道。附属性腺包括精囊腺、前列腺和尿道球腺等。外生殖器包括阴茎和阴囊,阴茎为男性外生殖器的主体,位于耻骨之前阴囊的上方;阴囊居于阴茎根部与外阴之间,内藏睾丸、附睾和精索的一部分(图56-1)。

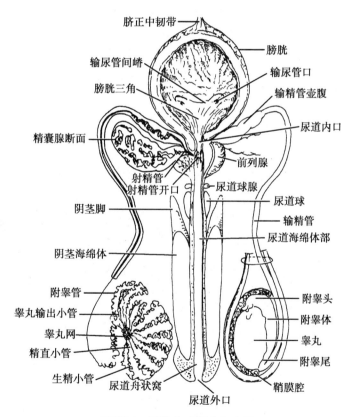

图 56-1　男性生殖器官示意图

男性生殖生理活动包括精子发生、精子成熟及精子排出。广义上还包括精子在女性生殖道内的变化,如精子穿过宫颈黏液、精子的获能,直至受精、卵裂与着床,这一系列活动均在神经内分泌腺的控制调节下进行。整个男性生殖活动是一个有规律、有顺序而且协调的生理过程,阻碍或干扰其中的任何一个环节均可能影响正常的生育能力(图56-2)。

男性生殖生理活动有其不同于女性的几个特点:女性每月只排卵一次,有明显周期性,而男性一旦发育成熟,睾丸就有条不紊的持续产生精子;女性排卵数量少,按每个月排出一个成熟卵子计算,一

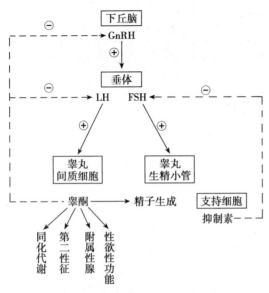

图 56-2　男性生殖性腺轴及调节示意图

生中约排出 400 多个卵子,而男性却每日可能产生 10^8 个以上精子;女性到绝经期后一般不再排卵,已失去生育能力,而男性生育能力年龄明显比女性长,睾丸衰退是渐进性过程,到 70 岁甚至 80 岁以上还可有正常性功能并具有生育能力。男性的性功能是一个更为主动而复杂的神经反射活动,精神与心理因素起着相当重要的作用。这些特点造成研究男性节育技术的特殊困难。长期以来,对男性的性功能、精子发生、精子成熟、精子排放与精子获能、受精等环节未能充分了解其生理机制,近年来随着基础学科的迅速发展和男性生殖生理的深入研究,男性性功能及男性不育症的诊治,才取得突破性的进展。

男科学(andrology)是一门专门研究男性的学科,其主要研究范畴包括男生殖系统结构与功能、男性生殖生理与病理、男性不育与节育、男性性功能障碍、男生殖系统疾病以及性传播疾病等。其中男性性功能障碍和男性不育与节育明显影响病人及配偶双方身心健康,家庭和睦。本章重点介绍男性性功能障碍和男性不育与节育。

第二节　男性性功能障碍

正常男性性功能包括性欲(libido)、性兴奋、阴茎勃起(erection)、性交、射精和性高潮等过程。这一过程是正常的心理、神经、内分泌系统、血管系统及正常生殖系统参与下完成的一个极为复杂的过程,其中主要受到大脑控制和支配。根据临床表现可分为:①性欲改变;②勃起功能障碍(erectile dysfunction,ED);③射精障碍,包括早泄、不射精和逆行射精等。最常见的男性性功能障碍是勃起障碍和早泄。

一、勃起功能障碍

勃起功能障碍(ED)是指持续或反复不能达到或维持足够阴茎勃起以完成满意性生活。按病因可分为心理性、器质性和混合性 ED 三类,其中混合性 ED 多见。器质性 ED 又可分为血管性(含动脉性、静脉性和混合性)、神经性、内分泌性和解剖结构性等。

【流行病学】40 ~ 70 岁男性半数以上患有不同程度的 ED,完全不能勃起者达 10%;与 ED 相关的危险因子与下列因素有关:①年龄增长;②躯体疾病,包括心血管病、高血压、糖尿病、肝肾功能不全、高血脂、肥胖、内分泌疾病、神经疾病、泌尿生殖系疾病等;③精神心理因素;④用药,主要包括利尿剂、降压药、心脏病用药、安定药、抗抑郁药、激素类药、细胞毒类药、抗胆碱药等;⑤不良生活方式,包括吸烟、酗酒及过度劳累等;⑥外伤、手术及其他医源因素。80% 以上的 ED,都有一定的器质性病因存在。

【阴茎勃起有关的解剖生理和生理机制】阴茎勃起受到下丘脑性中枢调控和勃起的外周调控,阴茎勃起的基础是阴茎动脉的扩张和阴茎海绵体小梁的舒张,当动脉和小梁内平滑肌收缩时,阴茎处于松弛状态,反之,则阴茎勃起。研究表明,一氧化氮(NO)-环磷酸鸟苷(cGMP)信号通路在阴茎的勃起过程中起主要作用。性刺激过程中,阴茎海绵体内的神经元和血管内皮细胞内的 NO 释放,NO 激活海绵体平滑肌细胞内的鸟苷酸环化酶,导致三磷酸鸟苷(GTP)转变成 cGMP,cGMP 可激活蛋白酶 G 使钙离子内流减少,使得海绵体内平滑肌松弛,血液流入海绵窦而引起勃起。5 型磷酸二酯酶

（PDE5）可分解 cGMP 变为无活性的磷酸鸟苷（GMP），使平滑肌细胞内 Ca^{2+} 增加，平滑肌收缩导致阴茎疲软。阴茎勃起的发生分为启动、充盈及维持三期。启动期：当心理、神经、内分泌的刺激活动通过自主神经传出冲动，使阴茎血管和海绵体小梁平滑肌松弛，启动勃起；充盈期：平滑肌松弛使海绵体动脉和螺旋动脉扩张，海绵窦内血流增加，窦状隙为扩张和血液滞留状态；维持期：随着窦状隙的膨胀，海绵体小梁对白膜压力增加，从而压迫白膜下静脉，使窦状隙内血流受阻，海绵体内压力增高，从而使阴茎坚挺勃起。

阴茎勃起消退是随着射精过程出现交感神经的兴奋，使螺旋动脉和海绵体平滑肌的张力增加，动脉血流减少，随着海绵体内压力下降，小梁对白膜下静脉压力也松解，静脉回流增加，阴茎疲软。

此外，RhoA/Rho 激酶信号通路、cAMP 信号通路、H_2S 信号通路、钾离子通道、以及血管活性肠肽、降钙素基因相关肽、前列腺素、内皮素等也参与阴茎海绵体平滑肌的收缩和舒张。

【诊断】全面了解性生活史、既往病史及心理社会史对 ED 首诊很重要，通过国际勃起功能评分表（International Index of Erectile Function，IIEF-5）询问病人过去 6 个月有关性活动的 5 个问题（表 56-1）。根据回答结果判断 ED 的严重程度，总分 25 分，重度：1~7 分；中度：8~11 分；轻到中度：12~16 分；轻度：17~21 分；正常：22~25 分。

表 56-1　男性勃起功能问卷

请根据过去 6 个月中情况评估：

题目	评分标准						得分
	0 分	1 分	2 分	3 分	4 分	5 分	
1. 对获得勃起和维持勃起的自信程度如何？	无	很低	低	中等	高	很高	
2. 受到性刺激而有阴茎勃起时，有多少次能够插入阴道？	无性活动	几乎没有或完全没有	少数几次（远少于一半时候）	有时（约一半时候）	大多数时候（远多于一半时候）	几乎总是或总是	
3. 性交时，有多少次能在进入阴道后维持勃起状态？	没有尝试性交	几乎没有或完全没有	少数几次（远少于一半时候）	有时（约一半时候）	大多数时候（远多于一半时候）	几乎总是或总是	
4. 性交时，维持阴茎勃起直至性交完成，有多大困难？	没有尝试性交	困难极大	困难很大	困难	有点困难	不困难	
5. 性交时，有多少次感到满足？	没有尝试性交	几乎没有或完全没有	少数几次（远少于一半时候）	有时（约一半时候）	大多数时候（远多于一半时候）	几乎总是或总是	

总分＿＿＿＿＿＿＿＿

此外，夜间阴茎勃起试验（NPT）对区分心理性和器质性 ED 有帮助。为进一步查明器质性的病因，可进行阴茎海绵体注射血管活性药物试验、血管系统检查（如彩色双功能超声检查、海绵体测压造影等）、勃起神经检测（包括阴茎生物阈值、球海绵体反射潜伏期和神经传导速度测定等）检查，可作出动脉性、静脉性和神经性等病因学的诊断。海绵体活检已被采用来评价海绵体结构与功能。

【治疗】

1. 矫正引起 ED 的有关因素　①改变不良生活方式和社会心理因素；②性技巧和性知识咨询；

③改变引起 ED 的有关药物;④对引起 ED 的有关器质性疾病进行治疗,如雄激素缺乏者,可用雄激素补充治疗。

2. 针对 ED 的直接治疗　①性心理治疗,如性心理疗法或夫妇间行为治疗等;②口服药物:西地那非(sildenafil)、他达那非(tadalafil)、伐地那非(vardenafil)均是一种选择性 5 型磷酸二酯酶抑制剂,临床应用有效,但禁忌与硝酸酯类药物合用,否则会发生严重低血压。酚妥拉明是一种 α 肾上腺素能受体阻断剂,对性中枢和外周均有作用,适用于轻、中度 ED;③局部治疗,前列腺素 E1(PGE1)是一种阴茎海绵体注射血管活性药物,疗效可达 80% 以上,但因有创、疼痛,异常勃起以及长期使用后阴茎局部形成瘢痕而少用。比法尔是一种局部外用 PGE1 乳膏,经尿道给药,疗效可达 75%,不良反应有局部疼痛和低血压。真空负压装置是通过负压将血液吸入阴茎,然后用橡皮圈束于阴茎根部阻滞血液回流,维持阴茎勃起,缺点是使用麻烦,并有阴茎疼痛、麻木、青紫、射精障碍等;④手术治疗包括血管手术和阴茎假体植入术,只有在其他治疗方法均无效的情况下才被采用。

二、早泄

早泄(premature ejaculation)的定义目前尚存争议,2014 年国际性医学会将早泄分为原发性早泄和继发性早泄。原发性早泄是指从初次性交开始,常常在插入阴道一分钟左右射精;继发性早泄是指射精潜伏时间显著缩短,通常在三分钟内射精。两者均表现为控制射精的能力差,总是或几乎总是不能延迟射精,并对身心造成消极的影响,如苦恼、忧虑、沮丧和(或)躲避性生活等。原发性和继发性早泄的患病率分别约为 2% ~ 5% 和 20% ~ 30% 。

传统观点认为早泄大多是心理性原因。近年来研究发现,这类病人还存在阴茎感觉高度敏感,或由于包皮阴茎头炎和前列腺炎等疾病诱发。近来有研究显示 5-羟色胺(5-HT)受体在射精的中枢控制中起关键作用,5-HT 受体亚型与射精的阈值有关。

治疗早泄需根据其发病原因,首先治疗诱发病因,并由妻子密切合作,采用性感集中训练法,克服对性行为的错误认识和自罪感,建立和恢复性的自然反应。性交时应用避孕套,或阴茎头局部应用利多卡因喷雾剂或软膏剂,通过局部麻醉作用来延长射精潜伏期。近年来应用选择性 5-HT 重吸收抑制剂(SSRIs)如达泊西汀等,取得较好疗效。

第三节　男性不育症

夫妇同居 1 年以上,未采用任何避孕措施,由于男方因素造成女方不孕者,称为男性不育。男性不育症不是一种独立的疾病,而是由某一种或多种疾病与因素造成的结果。

【病因】 任何影响精子发生、成熟、排出、获能或受精的因素都可导致男性不育。病因分类如下:①先天性原因,如睾丸发育异常、隐睾、先天性输精管缺如等。②后天性泌尿生殖系统异常,如睾丸扭转、睾丸外伤、睾丸肿瘤、睾丸炎等,造成睾丸萎缩,出现精液异常。③泌尿生殖道感染,如附睾炎、前列腺炎、精囊炎等。过多的白细胞产物如活性氧可直接损害精子膜;生殖道感染可引起输精管道梗阻,表现为无精子症。④阴囊温度升高,如精索静脉曲张可引起阴囊局部温度升高影响生育功能。⑤内分泌异常,主要与下丘脑-垂体-睾丸性腺轴功能紊乱有关,如 Kallmann 综合征、垂体前叶功能不全、高催乳素血症、甲状腺功能亢进或减退等。⑥遗传性异常,如 Klinefelter 综合征、Y 染色体缺陷、纤毛不动综合征等。⑦免疫性不育,输精管结扎术、输精管吻合术和睾丸活检等有创操作后,"血睾屏障"和精子免疫抑制机制遭到破坏,从而导致免疫性不育。⑧全身性因素,如系统性疾病、酗酒、吸毒、环境因素、营养不良等。⑨医源性因素,主要由药物或手术治疗引起的精液异常,如大剂量糖皮质激素、免疫抑制剂、睾丸活检和隐睾手术等,还包括化疗和放疗。⑩生活因素,如肥胖、吸烟、药物滥用等。⑪特发性原因,占 40% ~ 50% 。

此外,勃起功能障碍、不射精、逆行射精等均可造成不育。

【诊断】

1. **病史**　全面了解家族史、生育史、性生活史和其他对生育可能造成影响的因素。①性生活史可初步了解是否存在性功能障碍造成的不育;②既往病史应详细了解病人的既往生育史、生长发育与过去疾病史等,重点询问与生育相关的疾病或因素,包括生殖器官感染、外伤、手术史、内分泌疾病史、影响睾丸生精功能、性功能和附属性腺功能的疾病和因素、对生育有影响的药物应用和生活习惯如酗酒、吸烟、穿紧身裤,以及环境与职业等。

2. **体检**　①全身检查:重点应注意体型及第二性征;②生殖器官的检查:重点注意有无生殖器官畸形,睾丸的位置、质地、大小,附睾、输精管有无结节或缺如,阴囊内有无精索静脉曲张、鞘膜积液等;③直肠指检:注意前列腺大小、质地、有无结节、结石,怀疑前列腺炎者应作前列腺按摩液检查。

3. **实验室检查**

(1) 精液分析是评价男性生育力的重要依据。精液采集与分析和质量控制必须参照《WHO 人类精液及精子-宫颈黏液相互作用实验室检验手册》标准进行,见表56-2。

表 56-2　WHO 精液分析参考值范围(2010 年第五版)

指标	参考值范围
量	1.5ml(1.4~1.7ml)
精子总数	$39×10^6[(33~46)×10^6]$
精子密度	$15×10^6/ml[(12~16)×10^6/ml]$
运动精子百分率	40%(38%~42%)
向前运动精子百分率	32%(31%~34%)
存活率	58%(55%~63%)
精子形态学(正常形态)	4%(3%~4%)
pH	≥7.2
液化	<60 分钟
过氧化物酶阳性白细胞数	$<1×10^6/ml$
圆形细胞	$≤5×10^6/ml$
MAR 试验	<50% 精子被黏附于颗粒上
免疫珠试验	<50% 活动精子附着免疫珠
精浆锌	≥2.4μmol/一次射精
精浆果糖	≥13μmol/一次射精
精浆中性葡萄糖苷酶	≥20mU/一次射精

根据上述参考值范围:①无精液症是指射精时无精液射出(或逆行射精);②无精子症是指射出的精液中无精子;③少精子症是指精子密度小于$15×10^6/ml$;④弱精子症是指向前运动的精子少于32%;⑤畸形精子症是指形态正常的精子少于4%。其中少精子症、弱精子症、畸精子症三者可单独、两者或三者同时出现,称少弱精子症或少弱畸精子症。

(2) 选择性检查:①抗精子抗体检查,其指征包括性交后试验检查,精子活力低下并有凝集现象等,可通过免疫珠试验或混合抗球蛋白反应等试验诊断免疫性不育;②精液的生化检查,用以判断附属性腺分泌功能,测定精浆果糖、中性葡萄糖苷酶等指标,可辅助鉴别梗阻性无精子症和非梗阻性无精子症;③男生殖系统细菌学和脱落细胞学检查,用以判断生殖系统感染和睾丸生精小管功能;④内分泌检查,许多内分泌疾病可以影响睾丸功能而引起不育;⑤免疫学检查,人精子的自身免疫和同种免疫都可以引起不育;⑥遗传学检查,对于无精子症、严重少精子症、具有不育家族史的病人,可进行染色体核型分析、Y 染色体微缺失筛查等;⑦影像学检查,输精管精囊造影和尿道造影用以检查输精管道通畅性,但随着精浆生化检查的开展,目前较少使用。而头颅摄片用以排除垂体肿瘤和颅内占位性病变。

4. **特殊检查**　①睾丸活检术:能直接判断精子发生的功能或精子发生障碍的程度;②精子功能试验:排出体外精子进入女性生殖器官与卵子结合受精有关的精子功能;③性交后试验:了解精子与宫颈黏液间的相互作用;④性功能检查(略)。

【治疗】

1. 不育夫妇双方共同参与诊断与治疗,在男方进行治疗前也应对女方检查生育力。根据 WHO 多中心临床研究,男方生育力低下者约 26% 配偶也同时存在生育问题。

2. **预防性治疗**　为了防止以后引起男性不育应注意以下几点:①预防性传播疾病;②睾丸下降

不完全者,应在幼儿期作出相应处理;③安全的环境、避免对睾丸有害因子及化学物品的接触;④对采用有损睾丸功能的治疗者,包括某些药物如肿瘤化疗等,在用药前将病人的精液贮存于人类精子库。

3. **非手术治疗**　①特异性治疗:病因诊断相当明确,治疗方法针对性强,则可采用特异性治疗,如用促性腺激素治疗促性腺激素低下的性腺功能低下症;②半特异性治疗:对病因、病理、发病机制尚未阐明,治疗措施只解决部分发病环节,如感染不育和免疫不育治疗等;③非特异性治疗:由于病因不明,如特发性少精症采用的经验性治疗和传统医学治疗等。

4. **手术治疗**　①提高睾丸精子发生的手术,如精索内静脉高位结扎术和睾丸固定术;②解除输精管道的梗阻;③解除其他致使精液不能正常进入女性生殖道因素的手术,如尿道下裂手术等;④其他全身疾病引起男性不育的手术,如垂体瘤手术和甲状腺疾病手术等。

5. **人类辅助生殖技术**　不通过性交而采用医疗手段使不孕不育夫妇受孕的方法称人类辅助生殖技术,该技术主要有四方面:①丈夫精液人工授精(artificial insemination with husband's semen,AIH):精子体外处理后,收集质量好的精子作宫腔内人工授精(IUI),主要用于宫颈因素引起不育,男性主要用于免疫不育,成功率为8%~10%;②体外受精胚胎移植技术(in vitro fertilization-embryo transfer,IVF-ET):每周期成功率达30%以上,主要用于女性输卵管损坏、梗阻的不育治疗;③卵胞浆内精子注射(intracytoplasmic sperm injection,ICSI):主要用于严重少精、死精以及梗阻性无精子症病人。此项技术可达70%左右成功受精;每次移植二个胚胎,怀孕率达35%~50%;④供者精液人工授精(artificial insemination with donor's semen,AID):男性不育经各种方法治疗无效而其配偶生育力正常者,为了生育目的可采用供者精液人工授精。

第四节　男性节育

男性节育是指由男性采取避孕或绝育措施而达到节制生育目的,是人类控制生育的重要措施之一。本节就男性节育的专业技术方面作扼要介绍。

（一）**男性避孕**　目前常用的方法是使用避孕套。在一时无避孕药具时,也有采用体外排精和会阴尿道压迫法避孕。其他避孕方法包括自然避孕法、外用杀精子药物等。避孕方法必须具备对健康无害、效果可靠、不影响性生活、简便、经济以及停用避孕措施可恢复生育能力等原则。男性避孕药研究虽取得一定进展,但尚未能在临床推广应用。

1. **避孕套避孕**　避孕套又叫阴茎套,通常由乳胶薄膜制成的套子,性交时套在阴茎上,阻止精液流到阴道里,达到避孕目的。正确使用避孕套又是预防艾滋病和其他性传播疾病的一种简便而有效的方法。

（1）效果及其优缺点:是屏障避孕法中最有效的一种避孕法,若正确而持续使用,第一年意外妊娠率低于3/100妇女年。优点:方法简便,特别适用于轻度早泄者、女性对配偶精液过敏者以及妊娠晚期性交和预防宫颈间变从而减少宫颈癌变发生。缺点:有些使用者会发生性感迟钝,每次使用感到麻烦,少数使用者对乳胶过敏或因使用不当造成避孕失败。

（2）使用方法和注意事项:选用避孕套大小、规格适当。每次性交均使用新套,使用前用吹气法检查确定无破损。戴前先捏瘪套的前端小囊,放在勃起的阴茎头上,边推边套至阴茎根部。射精后,在阴茎尚未软缩前,按住套口与阴茎一起拔出。

2. **自然避孕法**　根据女性月经周期,判断排卵前后的易受孕期,进行周期性禁欲。该方法最符合自然状态,只要夫妇密切配合,可达到较好避孕效果,为广大育龄夫妇接受。目前判断易受孕期方法,主要有日历表法、基础体温法、症状-体温法和宫颈黏液法四种。对易受孕期判断有困难者,宜采用其他避孕措施。

3. **杀精子药物避孕法**　是在性生活前将外用杀精子药物放入阴道内,使排入阴道的精子杀伤,达到避孕目的。现常用的有孟苯醇醚和壬苯醇醚,配伍各种惰性基质制成泡沫剂、霜剂、胶冻栓剂、片剂以及避孕药膜等。外用避孕方法简单,若使用正确,避孕效果可达94/100妇女年。对全身无毒,局部刺激轻微,不干扰妇女内分泌,不影响男女双方生理健康,不影响性交快感,副作用少,对阴道杆菌无害等。孟苯醇醚和壬苯醇醚制成的外用避孕药膜还可男用,其方法是性交时阴茎进入阴道后,待阴茎头部被阴道分泌物湿润后退出阴茎,将一张药膜包贴于阴茎头上,推入阴道深处停留1~2分钟,使药膜在阴道分泌物中溶解,起到杀精子作用而获得避孕效果。

（二）**男性绝育**　男性绝育是通过手术切断、结扎输精管,或植入堵塞物于输精管腔内,或用电凝、化学等方法闭塞输精管,或在管外加压闭合输精管,使输精管通道被阻断的一种持久性节育措施。目前常用的是输精管结扎术和输精管药物注射绝育法。

1. **输精管结扎术（vasoligation）**　适用于已婚男子,为实行计划生育,经夫妇双方同意,均可施行。有出血倾向、严重神经症、精神病、急性病和其他严重慢性疾病者以及睾丸、附睾、前列腺、阴囊皮肤有炎症者,应暂缓施行手术;对患有严重精索静脉曲张、腹股沟疝、鞘膜积液等可在上述疾病手术同时作输精管结扎术。

2. **输精管黏堵术**　是用注射针头经阴囊皮肤直接穿刺输精管,然后注入快速凝固石炭酸504混合剂,使输精管管腔发生堵塞的绝育方法。

输精管绝育术后,遇到特殊情况(如子女死亡等),要求再生育者,可进行输精管吻合术。采用显微外科输精管吻合术,术后有95%以上能获得解剖上再通,长期随访妊娠率达75%左右。

（刘继红）

第五十七章　运动系统畸形

第一节　先天性畸形

一、先天性肌性斜颈

先天性肌性斜颈(congenital muscular torticollis,CMT)是指一侧胸锁乳突肌纤维性挛缩,导致颈部和头面部向病侧偏斜畸形,是新生儿及婴幼儿常见的肌肉骨骼系统先天性疾病之一。

【病因】病因至今仍不完全清楚,尚有争论。目前多数学者支持产伤或子宫内位置不良引起局部缺血的学说。一侧胸锁乳突肌因产伤致出血,形成血肿后机化,继而挛缩。宫内胎位不正,使一侧胸锁乳突肌承受过度的压力,致局部缺血,继而挛缩。也有学者认为胸锁乳突肌纤维化在母体内已经形成,是先天性或遗传因素所致。此外还有子宫内、外感染及动静脉栓塞等学说。

【临床表现】通常在婴儿出生后,一侧胸锁乳突肌即有肿块,质硬、椭圆形或圆形、位置固定。肿块表面不红,温度正常,无压痛。头偏向病侧,下颌转向健侧,下颌主动或被动的向病侧旋转活动(或头部偏向健侧)均有不同程度受限。继之肿块逐渐缩小至消失,约半年后形成纤维性挛缩的条索。少数病例肿块不完全消失,也有未出现颈部肿块而直接发生胸锁乳突肌挛缩者。病情继续发展可出现各种继发畸形,如病侧颜面短而扁,健侧长而圆,双眼、双耳不在同一平面,严重者导致颈椎侧凸畸形(图57-1)。

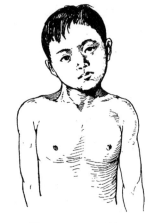

图 57-1　先天性肌性斜颈

【诊断和鉴别诊断】根据临床表现,病侧胸锁乳突肌呈条索状挛缩,头面部偏斜即可明确诊断。先天性肌性斜颈的诊断并不困难,但应与其他原因所致的斜颈相鉴别:

1. **骨性斜颈**　寰枢椎半脱位、颈椎半椎体、齿状突畸形等先天性颈椎发育异常均可表现为不同程度的斜颈。但胸锁乳突肌无挛缩。X线检查可确诊。

2. **颈部感染引发的斜颈**　如咽喉部炎症、扁桃体炎、颈淋巴结的化脓性或结核性感染等,由于炎症刺激致局部软组织充血水肿,颈椎韧带更加松弛,导致寰枢椎旋转移位而发生斜颈,但胸锁乳突肌无挛缩。磁共振检查可发现软组织水肿或脓肿。

3. **视力性斜颈**　因视力障碍,如屈光不正、眼神经麻痹、眼睑下垂,视物时出现斜颈姿势。但无胸锁乳突肌挛缩,也无颈部活动受限。

【治疗】早发现、早期保守治疗可获得良好疗效,是预防头面、颈椎畸形的关键。晚期斜颈可以手术矫正,合并的面部畸形、颈椎侧凸则难以恢复正常。

1. **非手术治疗**　适用于1岁以内的婴儿,目的在于促进局部肿块消散,防止胸锁乳突肌挛缩。包括局部热敷、按摩、手法矫正和矫形帽外固定。每天局部轻柔按摩、热敷,适度向健侧牵拉头部,每天数次,每次10~15下。睡眠时可用沙袋固定头部于矫正位。坚持不懈,多数可获满意疗效。

2. **手术疗法**　适合1岁以上病儿,最佳手术年龄为1~4岁,胸锁乳突肌切断术是最常用的手术方式。病情轻者,仅切断胸锁乳突肌的锁骨头或胸骨头,术后应用颈围领保持于略过度矫正位。对于4岁以上斜颈严重者,可行上、下两端胸锁乳突肌切断松解术。伴有软组织挛缩者,需由乳突沿胸锁乳突肌作切口,切除所有紧张的软组织,直至该肌完全松弛。术后佩戴头颈胸矫形支具固定4~6周,保持头部和颈部呈过度矫正位,纠正头颈偏斜的姿势。年龄超过12岁者,虽然脸部和颈部畸形已难于矫正,但手术治疗仍可使畸形有所改善。手术时注意勿损伤面神经、副神经和锁骨下血管。

二、先天性手部畸形

（一）先天性并指畸形（congenital syndactyly）　亦称蹼指,是两个或两个以上手指及其相关组织先天性病理相连。病因不清,往往与遗传有关。双侧多见,最常累及中、环指,极少累及拇指。相邻两指仅软组织连接者多见,偶尔有骨及关节连接。

【治疗】治疗的目的首先是改善功能,其次是改善外观。分指手术应在学龄前完成,由于手指的生长速度不同,环指和小指并指畸形或拇指和示指并指畸形的手术应早些完成,否则畸形随着生长发育会进一步加重。

（二）多指畸形（polydactyly）　是最常见的手部先天性畸形,常与短指、并指等畸形同时存在,多见于拇指及小指。畸形有三型:①外在软组织块与骨不连接,没有骨骼、关节或肌腱;②具有手指所有条件,附着于第1掌骨头或分叉的掌骨头;③具有完整的外生手指及掌骨。

【治疗】手术治疗在1岁以后为佳,以切除副指、保留正指为原则。正指与副指需临床观察手指功能后确定。应注意切除彻底,避免遗留畸形。注意不要损伤骨骺,以免影响发育。

三、发育性髋关节脱位

发育性髋关节脱位（developmental dislocation of the hip,DDH）过去称为先天性髋关节脱位（congenital dislocation of the hip）,主要是髋臼、股骨近端和关节囊等均存在结构性畸形引起关节不稳定,直至发展为髋关节脱位。也有学者称之为发育性髋关节发育不良（developmental dysplasia of the hip）。发病率0.1%~0.4%不等,不同的种族、地区发病情况差别很大。女多于男,比例约为6:1。左侧多于右侧,双侧者也不少见。

【病因】发病原因迄今仍不十分清楚,与种族、地域、基因异常及内分泌等因素有关,原发性髋臼发育不良及关节韧带松弛症是髋关节脱位的重要病因。约20%病儿有家族史,说明有一定的遗传因素。发病与胎位有关,经临床统计臀位产发病率最高。其他影响因素还有生活习惯和环境因素,如使用襁褓包裹婴儿束缚双下肢的地区发病率明显增高。

【病理】主要病理变化随年龄增长而不同。可以分为站立前期及脱位期（表57-1）。

表57-1　发育性髋关节脱位的病理变化

		站立前期	脱位期（站立行走期）
原发性病变	髋臼	髋臼前、上、后缘发育不良,平坦,髋臼浅	髋臼缘不发育,髋臼更浅而平坦,臼窝内充满脂肪组织和纤维组织（图57-2）。脱位的股骨头压迫髂骨翼形成假臼
	股骨头	较小、圆韧带肥厚,股骨头可在髋臼内、脱位或半脱位,但易回纳入髋臼	向髋臼后上方脱出,小而扁平或形状不规则,圆韧带肥厚
	股骨颈	前倾角略增大	前倾角明显增大,变短变粗
	关节囊	松弛,关节不稳	随股骨头上移而拉长,增厚呈葫芦形（图57-2）
继发性病变			由于股骨头脱位,可引起脊柱腰段侧凸或过度前凸,久而久之可致腰肌劳损和脊柱骨关节病、骨盆倾斜等

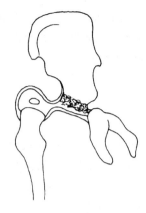

图 57-2   发育性髋关节脱位，脱位期病理变化

【临床表现和诊断】

1. **站立前期**   发育性髋关节脱位的临床表现因病儿的年龄不同而存在较大差异。新生儿和婴幼儿站立前期临床症状不明显，若出现下述症状提示有髋关节脱位的可能：①两侧大腿内侧皮肤皱褶不对称，病侧加深增多；②病儿会阴部增宽，双侧脱位时更为明显；③病侧髋关节活动少且受限，蹬踩力量较健侧弱，常处于屈曲位，不能伸直；④病侧下肢短缩；⑤牵拉病侧下肢时有弹响声或弹响感，有时病儿会哭闹。

下列检查有助于诊断：

（1）髋关节屈曲外展试验：双髋关节和膝关节各屈曲90°时，正常新生儿及婴儿髋关节可外展80°左右，单侧外展<70°，双侧外展不对称≥20°称为外展试验阳性，可疑有髋关节脱位、半脱位或发育不良（图 57-3）。检查时若听到响声，即刻外展超过80°表示脱位已复位。

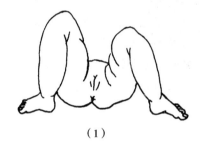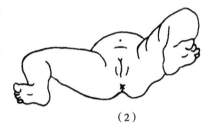

（1）   （2）

图 57-3   髋关节屈曲外展试验

（1）双下肢不等长，左大腿内侧皱褶增加，左臀部呈现凹陷状   （2）屈膝、屈髋外展试验左侧阳性，右侧正常

（2）Allis 征：病儿平卧，屈膝90°，双腿并拢，双侧内踝对齐，两足平放检查台上，病侧膝关节平面低于健侧为阳性（图 57-4）。

（3）Ortolani 试验（弹入试验）：病儿仰卧位，助手固定骨盆，检查者一手拇指置于股骨内侧上段正对大转子处，其余指置于股骨大转子外侧，另一手将同侧髋、膝关节各屈曲90°并逐步外展，同时置于大转子外侧的四指将大转子向前、内侧推压，此时可听到或感到"弹跳"，即为阳性。这是脱位的股骨头通过杠杆作用滑入髋臼而产生。

（4）Barlow 试验（弹出试验）：病儿仰卧位，屈髋屈膝，使髋关节逐步内收，检查者将拇指放在病儿大腿内侧小转子处加压并向外上方推压股骨头，感到股骨头从髋臼内滑出髋臼外的弹响，当去掉拇指的压力则股骨头又自然弹回到髋臼内，此为阳性。这表明髋关节不稳定或有半脱位。

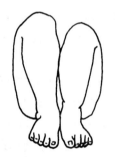

图 57-4   Allis 征左侧膝关节低于健侧（右）

2. **脱位期（站立行走期）**   病儿一般开始行走的时间较正常儿晚。单侧脱位时病儿跛行；双侧脱位时，站立时骨盆前倾，臀部后耸，腰部前凸特别明显，行走呈鸭行步态；病儿仰卧位，双侧髋、膝关节各屈曲90°时，双侧膝关节不在同一平面；推拉病侧股骨时，股骨头可上下移动，似打气筒样；内收肌紧张，髋关节外展活动受限。

Trendelenburg 征（单足站立试验）：在正常情况下，用单足站立时，臀中、小肌收缩，对侧骨盆抬起才能保持身体平衡。如果站立侧患有髋关节脱位时，因臀中、小肌松弛，对侧骨盆不但不能抬起反而下降（图 57-5）。

【影像学检查】

1. **超声**   由于超声灵敏度较高，可早期检查到髋臼发育异常，近年来超声检查已被广泛接受并用于筛查和评价新生儿的髋关节发育情况。

2. X线检查　对疑有先天性髋关节脱位的病儿,应在出生后 3 个月以后(在此之前髋臼大部分还是软骨)拍骨盆正位片。X 线平片上可发现髋臼发育不良、半脱位或脱位。一般在骨盆正位 X 线平片上画定几条连线有助于诊断(图 57-6)。

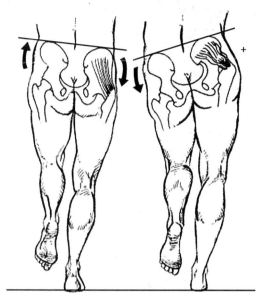

图 57-5　Trendelenburg 征(单足站立试验)

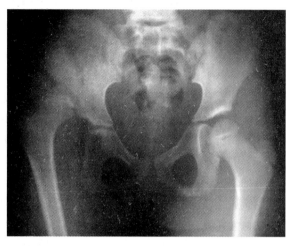

图 57-6　儿童发育性髋关节脱位 X 线平片

(1) 髋臼指数(acetabular index):髋关节的发育状况常用髋臼指数或称髋臼角来测定。通过双侧髋臼软骨(亦称 Y 形软骨)中心点连一直线并加以延长,称 Y 线。从 Y 形软骨中心点向髋臼外上缘作连线,称 C 线。C 线与 Y 线的夹角即为髋臼指数或髋臼角(图 57-6)。正常新生儿为 30°~40°,1 岁 23°~28°,3 岁 20°~25°。大于此范围者表示髋臼发育不全。小儿步行后此角逐年减小,直到 12 岁时基本恒定于 15°左右。

(2) Perkin 象限(关节四区划分法):当股骨头骨骺核骨化出现后可利用 Perkin 象限(图 57-7),即两侧髋臼中心做一直线称为 Y 线,再从髋臼外缘向 Y 线作一垂线(P),将髋关节

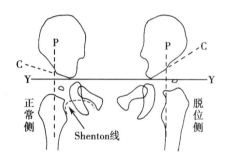

图 57-7　Perkin 象限、髋臼指数及 Shenton 线示意图

划分为四个象限。正常股骨头骨骺位于内下象限内,若在外下象限为半脱位,在外上象限内为全脱位。

(3) Shenton 线:即股骨颈内缘与闭孔上缘的连续线。正常情况下为平滑的抛物线,脱位者此线中断(图 57-7)。

另外,还可观察到股骨头骨化中心较健侧小,病侧股骨颈前倾角增大,正位 X 线平片上股骨颈越短、粗,则前倾角越大。

3. CT 及 MRI 检查　近年来,利用 CT 测量股骨颈前倾角,具有方法简单、准确等优点。尤其是应用 CT 三维重建技术,可以在任意角度内观察股骨颈及髋臼发育情况,准确提供股骨颈轴线、前倾角等信息。MRI 能显示髋关节周围软组织与股骨头、髋臼之间的关系,对治疗方案选择及疗效评价具有一定的参考价值。

【治疗】预后的关键在于早期诊断和早期治疗,治疗越早,效果越佳。发育性髋关节脱位的治疗与年龄相关,随年龄的增大,病理改变越重,治疗效果越差。应根据不同的病理变化选择不同的治疗方法。

1. 新生儿期(0~6 个月)　此年龄段为治疗该病的黄金时期,治疗的目的在于稳定髋关节。处

于此期的病儿不需手术整复,只需采用固定方法使其处于外展屈曲位,即可获得较好的疗效。首选 Pavlik 吊带,维持髋关节屈曲 100°~110°,外展 20°~50°(图 57-8)。24 小时持续使用,定期检查,使用 2~4 个月后,换为外展支具维持固定,至髋臼指数<25°。也有用连衣袜套法及外展位襁褓支具法,维持 4 个月以上。

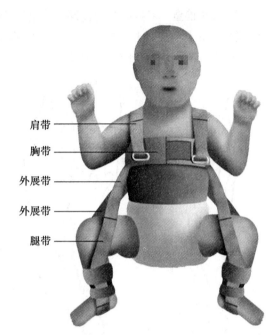

肩带
胸带
外展带
外展带
腿带

图 57-8　Pavlik 吊带治疗发育性髋关节脱位

2. **婴儿期(6 个月~1.5 岁)**　此年龄段的病儿活动量和体重增加,股骨头脱位更为明显,已不能自然复位。Pavlik 吊带治疗成功率显著降低,需要闭合复位或切开复位。首选麻醉下闭合复位,石膏或支具固定髋关节于屈髋 95°,外展 40°~45°位置(图 57-9)。Salter 所倡导的这一"人类位置"(human position),是最能维持髋关节稳定、缺血性坏死危险性最低的位置。复位前应切断长收肌腱,必要时同时切断髂腰肌,以减轻复位后对股骨头的压力,降低股骨头缺血性坏死的发生率。3 个月后更换外展位支具或石膏固定 3~6 个月。

3. **幼儿期(1.5~3 岁)**　由于病儿已能独立行走,继发病理变化更趋严重,股骨至骨盆的肌群均已相当短缩,难以手法复位或复位效果不佳。多数学者主张 1.5 岁后行切开复位为最佳选择,还纳股骨头于真臼内,并行骨盆或股骨截骨术,重建头臼的正常关系。

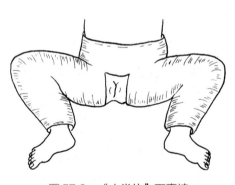

图 57-9　"人类位"石膏裤

4. **儿童期及以上(3 岁以上)**　由于年龄较大,脱位加重,髋关节周围结构已发生适应性挛缩,髋臼和股骨头也出现结构性改变,因此需要手术治疗。一般采取手术切开复位、骨盆截骨、股骨近端截骨术等方法,降低头臼间压力,纠正过大的股骨颈前倾角和颈干角,增加髋臼对股骨头的包容。大于 8 岁的儿童和青少年,股骨头不能下移到髋臼水平,术后关节功能差,故只能采取姑息性及补救性手术,其治疗存在争议。

常用术式有:

(1) Salter 骨盆截骨术:适用于 6 岁以下,髋臼指数<45°,以前缘缺损为主的髋臼发育不良(图 57-10)。

(2) Pemberton 环髋臼截骨术:适于 Y 形软骨骨骺尚未闭合,髋臼指数较大的病儿。在髋臼上缘上 1~1.5cm 处,平行髋臼顶做弧形截骨,将髋臼端撬起,向下改变髋臼顶的倾斜度。使髋臼充分包容股骨头,恢复髋臼的正常形态。

(3) Steel 三联截骨术:是将坐骨、耻骨、髋臼上方的髂骨截断,重新调整髋臼方向的一种术式。主要适用于大龄儿童髋关节脱位,髋臼发育差,不适合 Salter 截骨术者。

(4) Chiari 骨盆内移截骨术:适于年龄较大,髋臼指数>45°的病儿。该手术于髋臼上缘紧贴关节囊上方行内高外低的骨盆截骨,然后将远端内移约 1~1.5cm,相对增加股骨头的包容范围。缺点是可导致女性骨产道狭窄,且增加的包容部分无软骨覆盖(图 57-11)。

(5) 人工关节置换术:继发于发育性髋关节脱位的骨关节炎、股骨头坏死病人,通过骨盆、股骨截骨等手术方法不能有效缓解髋部疼痛。在合适的年龄,行人工全髋关节置换术,可以矫正病侧肢体短缩畸形,明显改善髋关节功能,缓解疼痛。

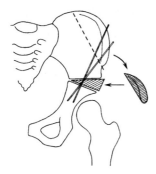

图 57-10　Salter 骨盆截骨术

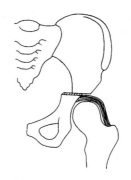

图 57-11　Chiari 骨盆内移截骨术

四、先天性马蹄内翻足

先天性马蹄内翻足(congenital talipes equinovarus；congenital clubfoot)，是小儿常见的一种严重影响足部外观和功能的畸形。发病率约为0.1%。男女比例约为2∶1(图57-12)。

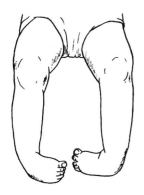

【病因】　先天性马蹄内翻畸形的病因目前尚无定论，有多种学说，包括胚胎发育异常学说、遗传基因学说以及宫内胎儿足发育阻滞学说等。

【病理】　主要畸形包括：①前足内收；②踝关节跖屈；③跟骨内翻；④继发性胫骨远端内旋。

随年龄增长体重增加，畸形更趋严重，跟腱、胫后肌、趾长屈肌、拇长屈肌等肌腱及跖腱膜极度挛缩，弹性阻力较大，足部外侧软组织及肌肉持续被牵拉而延伸，足外展功能基本丧失。年幼者畸形矫正后，肌功能还可恢复。小儿开始行走后逐渐发生骨骼畸形，先出现跗骨排列异常，以后发展为跗骨发育障碍和变形，舟骨内移，跟骨跖屈、内翻，距骨头半脱位等，严重者常有胫骨内旋畸形。这些骨骼畸形属于适应性改变，取决于软组织挛缩的严重程度和负重行走的强度。

图 57-12　先天性马蹄内翻足

【临床表现】　出生后一侧或双侧足出现程度不等内翻下垂畸形(呈马蹄内翻状)。轻者足前部内收、下垂，足跖面出现皱褶，背伸外展有弹性阻力。一般分为松软型(外因型)与僵硬型(内因型)。松软型畸形较轻，足小，皮肤及肌腱不紧，容易用手法矫正；僵硬型畸形严重，跖面可见一条深的横行皮肤皱褶，跟骨小，跟腱细而紧，呈现严重马蹄内翻、内收畸形，手法矫正困难。小儿学走路后，用足外缘着地，步态不稳、跛行、畸形逐渐加重。足背负重部位产生胼胝及滑囊，胫骨内旋加重。病侧小腿肌肉较健侧明显萎缩。

【诊断】　本病畸形明显，诊断不难。主要依据前足内收、跟骨内翻、踝关节马蹄形，同时合并胫骨内旋。但新生儿的足内翻下垂较轻者，足前部内收、内翻尚不显著，常容易被忽略。最简便诊断法是用手握住足前部向各个方向活动，如足外翻背伸有弹性阻力，应进一步检查确诊，以便早期手法治疗。一般不需要X线检查即可诊断，但X线检查在确定内翻、马蹄的程度以及疗效评价上具有重要意义。

【鉴别诊断】

1. **先天性多发性关节挛缩症**　累及四肢多关节，畸形较固定，不易矫正，早期有骨性改变。

2. **脑性瘫痪**　为痉挛性瘫痪，肌张力增高，反射亢进，有病理反射，以及其他大脑受累的表现等。

3. **脊髓灰质炎后遗症**　肌肉有麻痹和萎缩现象。

【治疗】　治疗的目的是矫正畸形、平衡肌力、恢复功能。诊疗原则：早期诊断、早期治疗、因人施术、预防复发。首选非手术治疗，新生儿时期是治疗的最佳时机。如能早期治疗，大多可获较好的治疗效果。

1. **非手术治疗**

(1) Ponseti 矫形法：为国际流行的矫正方法。一般出生后5~7天开始，治疗分为2个阶段：①应用专业的手法矫形、连续的系列石膏固定及经皮跟腱切断术，使畸形得到完全矫正；②在畸形完全矫正后佩戴足外展矫形支具,直至 4 岁,以防复发。Ponseti 方法在 9 个月龄以前开始治疗最有效。

(2) 手法扳正:适用于 1 岁以内的婴儿,在医生指导下家长配合作手法扳正。复位时使患足外翻,外展及背伸(图 57-13),每日 2 次。手法应轻柔,避免损伤,矫正适度即可。畸形矫正后用柔软绷带,由足内跖面向足背外方向缠绕,固定足于矫正位。如畸形显著改善,脚的外展背伸弹性抗阻力消失,即可改换为矫形足托(图 57-14),维持矫正位到病儿满 1 周岁后。即使畸形未完全矫正,也可使痉挛的软组织变得松弛,为进一步治疗奠定良好基础。

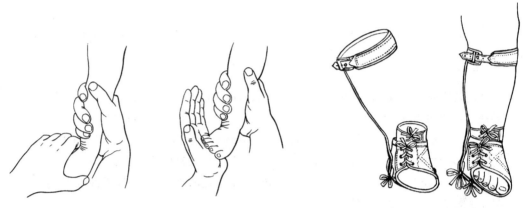

图 57-13 手法扳正　　　　　　　　　　　图 57-14 矫形足托

2. 手术治疗 非手术治疗效果不满意或畸形复发者,可考虑手术治疗。手术年龄以 6 ~ 18 个月为宜。大多数采用软组织手术,主要是软组织松解和肌力平衡。常用的手术方法有:①跟腱延长术;②足内侧挛缩组织松解术;③跖腱膜切断术;④踝关节后方关节囊切开术。术后长腿管型石膏固定 2 ~ 3 个月。

一般认为 10 岁以前不宜做骨性手术,以免损伤骨骺,影响发育。10 岁以上仍有明显畸形者,可考虑通过截骨来达到矫正足部畸形的目的,如三关节融合术(跟距、距舟、跟骰三个关节的截骨融合)及其他截骨手术(图 57-15)。

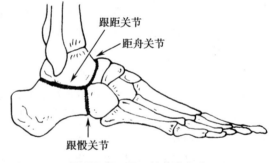

图 57-15 足三关节融合术

第二节　姿态性畸形

一、平足症

平足症(flat foot)又称扁平足,是指先天性或姿态性导致足弓低平或消失,患足外翻,站立、行走时足弓塌陷,出现疲乏或疼痛症状的一种足畸形。通常分为姿态性平足症和僵硬性平足症两种。

【应用解剖】足由 7 块跗骨、5 块跖骨和 14 块趾骨组成,形成纵弓和横弓。纵弓分成内、外两部分(图 57-16),内侧纵弓由跟骨、距骨、舟骨、第 1、2、3 楔骨及第 1、2、3 跖骨组成。内侧纵弓较高,活动度较大。外侧纵弓由跟骨、骰骨和外侧两跖骨组成,此弓较低,在负重时消失,所以足的外侧是承载身体重力的主要部分。横弓是由骰骨及 3 块楔骨及跖骨组成(图 57-17),其最高点位于楔骨及骰骨,称后横弓。距骨头处称为前横弓,在第 2、3、4 跖骨头处较高,增强足前部的承重力和弹力。

维持足弓的韧带有:①跟舟跖侧韧带;②跖侧长、短韧带;③跖腱膜;④内侧三角韧带;⑤背侧和跖侧骨间韧带及跖骨头横韧带。

维持足弓的小腿肌有:①胫后肌,限制足前部外展外翻,是维持足内侧纵弓及后横弓的主要结构

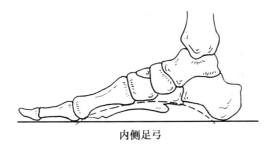

内侧足弓　　　　　　　　　　　　外侧足弓

图 57-16　足纵弓

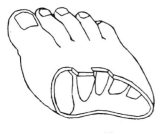

图 57-17　足横弓

之一;②胫前肌,维持足内侧纵弓,防止下陷;③腓骨长肌,主要维持足后横弓;④趾长屈肌和拇长屈肌亦有维持足纵弓的作用;⑤腓肠肌,于胫骨下 1/3 参与组成跟腱,附着于跟骨结节的后上偏内侧,主要限制踝关节背屈及跟骨外翻。

【病因】 平足症病因分先天性及后天性。先天性因素:足骨、韧带或肌肉等发育异常,如:①足舟骨结节过大;②足副舟骨或副骺未融合;③跟骨外翻;④垂直距骨;⑤先天性足部韧带、肌松弛。后天性因素:①长期负重站立,体重增加,长途跋涉过度疲劳,维持足弓肌肉、韧带、关节囊及腱膜等软组织逐渐衰弱,足弓逐渐低平;②长期患病卧床,缺乏锻炼,肌萎缩,张力减弱,负重时足弓下陷;③穿鞋不当,鞋跟过高,长期体重前移,跟骨向前下倾斜,足纵弓遭到破坏;④足部骨病,如类风湿性关节炎,骨关节结核等;⑤脊髓灰质炎足内外在肌力失衡后遗留平足症。

【病理】 根据软组织的病理改变程度不同,分为柔韧性平足症(flexible flatfoot)即姿态性平足症,僵硬性平足症(rigid flatfoot)即痉挛性平足症。柔韧性平足症比较常见,软组织虽然松弛,但仍保持一定的弹性,负重时足扁平,除去承受的重力,足可立即恢复正常,长期治疗效果满意。僵硬性平足症多数由于骨联合(包括软骨性及纤维性联合)所致,手法不易矫正。足跗关节间距面突出,足弓消失,跟骨外翻,双侧跟腱呈八字形,距骨头内移,呈半脱位,距骨内侧突出,有时合并腓骨长、短肌及第 3 腓骨肌痉挛。严重的先天性平足症,距骨极度下垂,纵轴几乎与胫骨纵轴平行,足舟骨位于距骨头上。足前部背伸,跟骰关节外侧皮肤松弛,足外侧形成皮肤皱褶。

【临床表现】 早期症状为踝关节前内侧疼痛,长时间站立或步行加重,休息减轻。站立位足跟外翻,足内缘饱满,足纵弓低平或消失,舟骨结节向内侧突出,足印明显肥大(图 57-18)。X 线检查侧位示足纵弓明显低平塌陷,跟、舟、骰、距骨关系失常。严重者跗骨骨关节炎形成。

【治疗】 预防为主,当平足合并有疼痛等症状时,才需要治疗。对于柔韧性平足症,可采用非手术治疗方法:①功能锻炼,如用足趾行走,屈趾运动(图 57-19),提踵外旋运动;②穿矫形鞋或矫形鞋

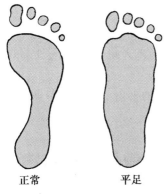

正常　　　　平足

图 57-18　正常足及平足足印图

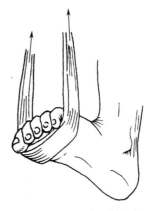

图 57-19　足趾屈曲运动

垫:要求鞋底跟部及弓腰要窄,鞋帮要紧,鞋底腰部内侧半垫高 2~3mm,目的为恢复内纵弓,托起距骨头。僵硬性平足症,康复治疗及矫形鞋不易奏效。可全麻下内翻手法矫正畸形后,石膏靴固定足于内翻内收位,5~6 周后拆除石膏改穿平足矫形鞋。手法矫正失败或畸形严重者,可做跟骨内移截骨、距下关节融合或三关节融合等手术。

二、姆外翻

姆外翻(hallux valgus),俗称"大脚骨",是一种常见的姆趾向足外侧倾斜、第一跖骨内收的前足畸形(图 57-20)。

【病因】多与遗传及穿鞋不适有关,80% 以上有家族史,女性多见。足部楔骨间和跖骨间有坚强的韧带连结,但内侧楔骨与第 1 跖骨的连接比其他楔骨与跖骨的连接弱。若站立过久,行走过多,经常穿高跟或尖头鞋时,内侧楔骨和跖骨承受压力超过 25%,促使第 1 跖骨向内移位,引起足纵弓和横弓塌陷。姆趾因姆收肌和姆长伸肌牵拉向外移,第 1、2 跖骨间的夹角加大(图 57-21)。第 1 跖骨头在足内侧形成一骨赘,外翻逐渐加重,第 2 趾被第 1 趾挤向背侧,趾间关节屈曲,形成锤状趾。

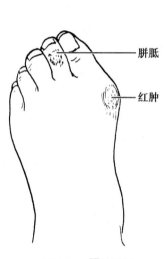

胼胝

红肿

图 57-20 姆外翻图

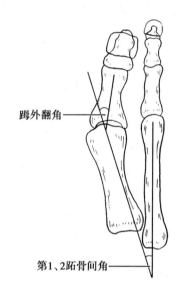

姆外翻角

第1、2跖骨间角

图 57-21 姆趾外翻角及第 1、2 跖骨间的夹角

【临床表现】多见于中老年女性,常呈对称性。姆趾的跖趾关节轻度半脱位,内侧关节囊附着处因受牵拉,可有骨赘形成。第 1 跖骨头的突出部分,因长期受鞋帮的摩擦,局部皮肤增厚,并可在该处皮下产生滑囊,如红肿发炎,则成为滑囊炎(图 57-22)。严重者姆趾的跖趾关节可产生骨关节炎,引起疼痛。第 2、3 跖骨头跖面皮肤因负担加重,形成胼胝。第 2 趾近侧趾骨间关节处背侧皮肤因与鞋帮摩擦可形成胼胝或鸡眼。

【影像学检查】为进一步了解病情,明确诊断及指导治疗,应摄负重足正位、侧位及籽骨轴位 X 线平片。

姆外翻角(hallux valgus angle):指第一跖骨与近节趾骨轴线的夹角,它反映姆外翻的程度。正常男性平均 10.1°,女性平均 10.6°。该角>15° 为异常(图 57-21)。

第 1、2 跖骨间角(intermetatarsal angle):指第 1、2 跖骨轴线的夹角,它反映第 1 跖骨内收的程度。正常男性平均 8.3°,女性平均 9.9°。该角>10° 为异常(图 57-21)。

【治疗】

1. 非手术治疗 对畸形轻,症状不重者可行非手术治疗。穿前部宽松的鞋,以避免对趾内侧的挤压和摩擦。许多器具可用于防止姆外翻的发展。轻度外翻可在第 1、2 趾间应用硅胶分趾垫或分趾鞋袜,也可应用姆外翻矫形器(图 57-23)、矫形鞋或平足鞋垫矫正。

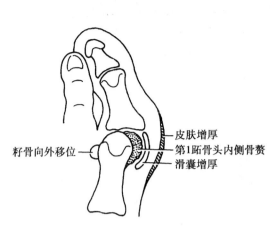

图 57-22　踇外翻形成踇囊炎及骨赘

皮肤增厚
籽骨向外移位 — 第1跖骨头内侧骨赘
滑囊增厚

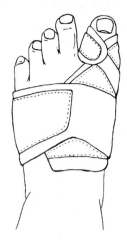

图 57-23　踇外翻矫形器

2. **手术治疗**　保守治疗无效,疼痛及畸形严重者可行手术治疗。手术治疗的目的是矫正畸形、减轻疼痛、恢复美观外形。据文献报道,踇外翻的手术方法多达百种以上,各有利弊。主要分为软组织手术(McBride 手术为代表)、截骨矫形手术(如 Mayo 手术和 Kellel 手术)、软组织结合截骨矫形手术(如 Chevron 截骨术)等。近年来,有报道行跖趾人工关节置换重建术。

三、脊柱侧凸

脊柱侧凸(scoliosis)是指脊柱的一个或数个节段向侧方弯曲,或伴有椎体旋转的脊柱畸形。国际脊柱侧凸研究学会对脊柱侧凸定义如下:应用 Cobb 法测量站立正位 X 线平片的脊柱侧方弯曲,如角度大于 10°则定义为脊柱侧凸。

【分类】脊柱侧凸分为两大类,即非结构性脊柱侧凸和结构性脊柱侧凸。

1. **非结构性脊柱侧凸**　非结构性侧凸指脊柱及其支持组织无内在的固有改变,在侧方弯曲像或牵引像上畸形可矫正,针对病因治疗后,脊柱侧凸即能消除。非结构性脊柱侧凸可由下列原因引起:①姿势性脊柱侧凸;②癔症性脊柱侧凸;③神经根受刺激:椎间盘突出、肿瘤;④炎症;⑤下肢不等长;⑥髋关节挛缩。

2. **结构性脊柱侧凸**　结构性脊柱侧凸是指伴有旋转的、结构固定的侧方弯曲,即侧弯不能通过平卧或侧方弯曲自行矫正,或虽矫正但无法维持,受累的椎体被固定于旋转位。结构性侧凸根据病因可分为:①特发性脊柱侧凸;②先天性脊柱侧凸;③神经肌肉型脊柱侧凸;④神经纤维瘤病合并脊柱侧凸;⑤间充质病变合并脊柱侧凸;⑥骨软骨营养不良合并脊柱侧凸;⑦代谢性障碍合并脊柱侧凸;⑧其他原因导致侧凸等。

(1)特发性脊柱侧凸(idiopathic scoliosis,IS):为最常见的脊柱侧凸,原因不明,约占脊柱侧凸总数的 75%~80%。好发于青少年,女性多见。根据其发病年龄又分为:①婴儿型(0~3 岁);②少儿型(4~10 岁);③青少年型(11~18 岁);④成人型(>18 岁)。

(2)先天性脊柱侧凸(congenital scoliosis):根据脊柱发育障碍分三种类型:①形成障碍,包括半椎体和楔形椎。②分节不良,包括单侧未分节形成骨桥和双侧未分节(阻滞椎,block vertebrae)两种。③混合型:椎体形成障碍合并分节不良。

【病理】各种类型的脊柱侧凸的病因虽然不同,但是其病理变化相似。

1. **脊柱结构的改变**　侧凸椎体凹侧楔形变,并出现旋转,主侧弯的椎体向凸侧旋转,棘突向凹侧旋转,凹侧椎弓根变短、变窄,椎板略小于凸侧。棘突向凹侧倾斜,使凹侧椎管变窄,凹侧小关节增厚并硬化而形成骨赘。

2. **椎间盘、肌肉及韧带的改变**　凹侧椎间隙变窄,凸侧增宽,凹侧的小肌肉可见轻度挛缩。

3. **肋骨的改变**　椎体旋转导致凸侧肋骨移向背侧,使后背部突出,形成隆凸,严重者形成"剃刀背"(razor-back)。凸侧肋骨互相分开,间隙增宽。凹侧肋骨互相挤在一起,并向前突出,形成胸部不对称。

4. **内脏的改变**　严重胸廓畸形使肺脏受压变形,严重者可引起肺源性心脏病。

【临床表现】早期畸形不明显,常不引起注意。生长发育期,侧凸畸形发展迅速,可出现身高不及同龄人,双肩不等高,胸廓不对称。侧凸畸形严重者可出现"剃刀背"畸形,影响心肺发育,出现神经系统牵拉或压迫的相应症状(图 57-24)。

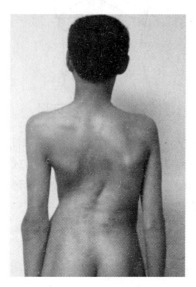 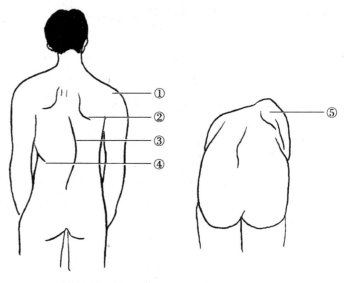

图 57-24　**脊柱侧凸外观**
①两肩不等高　②两侧肩胛骨不等高　③脊柱偏离中线　④一侧腰部皱褶皮纹　⑤前弯时两侧背部不对称,形成"剃刀背"

1. **体格检查**　应充分显露,检查者从前方、后方及两侧仔细观察。注意皮肤有无色素沉着或皮下组织肿物,背部有无异常毛发及囊性物。注意乳房发育情况,胸廓是否对称。让病人向前弯腰,观察其背部是否对称,若一侧隆起,说明肋骨及椎体旋转畸形。注意观察两肩对称情况。沿 C₇ 棘突置铅垂线,测量臀部裂缝至垂线的距离,观察躯干是否失代偿。检查脊柱活动范围和神经系统,同时测量病人身高和体重。

2. **辅助检查**

(1) X 线检查

1) 站立位脊柱全长正侧位像:是诊断脊柱侧凸的基本方法。摄片时病人必须直立位,因卧位时肌肉松弛会导致侧凸的真实度数减小。摄片范围应包括整个脊柱(图57-25)。

2) 仰卧位最大左右弯曲位(bending)像、重力悬吊位牵引(traction)像及支点反向弯曲(fulcrum)像均可了解侧凸脊柱的内在柔韧性,对指导治疗具有重要的价值。

3) 去旋转(Stagnara)像:对于严重侧凸、尤其伴有后凸、椎体旋转严重的病人,普通 X 线平片很难看清肋骨、横突及椎体的畸形情况,需要拍摄去旋转像,以全面了解侧凸椎体的结构。

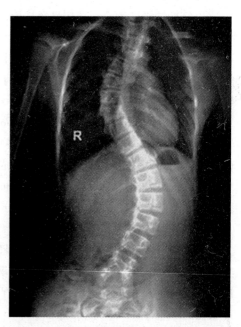

图 57-25　**站立位脊柱全长正位 X 线平片**

4）脊柱侧凸的 X 线测量:①Cobb 法:最常用,上端椎上缘的垂线与下端椎下缘的垂线的交角即为 Cobb 角(图57-26);②Ferguson 法:很少用,用于测量轻度脊柱侧凸(<50°),为上、下端椎的中心与顶椎中心连线的交角。

5）椎体旋转度的测量:通常采用 Nash-Moe 法(图57-27)。根据正位 X 线平片上椎弓根的位置,将其分为5度。0度,椎弓根对称;Ⅰ度,凸侧椎弓根移向中线,但未超过第一格,凹侧椎弓根变小;Ⅱ度,凸侧椎弓根已移至第2格,凹侧椎弓根消失;Ⅲ度,凸侧椎弓根移至中央,凹侧椎弓根消失;Ⅳ度,凸侧椎弓根越过中线,靠近凹侧。

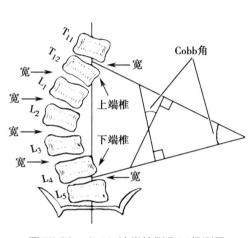

图57-26　Cobb 法脊柱侧凸 X 线测量

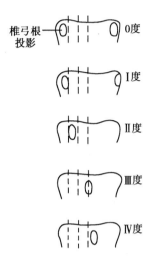

图57-27　椎体旋转度测量法

（2）特殊影像学检查

1）脊髓造影:脊柱侧凸不仅要了解脊柱或椎骨畸形,同时要了解椎管内有无并存的畸形。脊髓造影有助于了解与骨性畸形同时存在的神经系统畸形。

2）CT:对脊椎、脊髓、神经根病变的诊断具有明显的优越性,尤其对普通 X 线显示不清的部位（枕颈、颈胸段等）更为突出,能清晰地显示椎骨、椎管内、椎旁组织的细微结构。特别是作脊髓造影 CT（CTM）,可以了解椎管内的真实情况以及骨与脊髓、神经的关系,为手术治疗提供参考资料。脊柱 CT 三维重建可更加直观地显示畸形结构,对术中置钉、截骨提供重要影像信息。

3）MRI:对椎管内病变分辨力强,不仅提供病变部位、范围,对其性质如水肿、压迫、血肿、脊髓畸形、变性等分辨力优于 CT,但对骨性结构显影尚不如 CT。

（3）肺功能检查:脊柱侧凸病人的常规检查。脊柱侧凸病人的肺总量和肺活量减少,而残气量多正常,肺活量的减少与脊柱侧凸的严重程度相关。

（4）电生理检查:对了解脊柱侧凸病人是否合并神经、肌肉系统障碍有重要意义。

1）肌电图检查:肌电图可以了解运动单位的状态,评定及判断神经、肌肉功能。

2）神经传导速度测定:神经传导速度可分为运动传导速度与感觉传导速度。传导速度测定的影响因素较多,如为单侧病变,应以健侧为对照。

3）诱发电位检查:体感诱发电位（SEP）通过对感觉功能的检查判断脊髓神经损伤程度,对评估或观察治疗效果有一定的实用价值。

4）术中脊髓监测:术中脊髓监测能够给手术医生提供准确可靠的资料,对保证病人术中的安全性和降低神经功能损伤的发生及改善手术预后是非常重要的。近年来,该技术越来越成熟,应用也越来越广泛,国际上已成为常规。主要的脊髓监测技术有三种:①体感诱发电位（SEP）,用以判断脊髓感觉传导通路的功能;②运动诱发电位（MEP）,用以判断运动传导通路的功能;③脊神经所支配肌肉的肌电监测（EMG）,用于监测脊神经的牵拉损伤。

（5）发育成熟度的鉴定:成熟度的评价在脊柱侧凸的治疗中尤为重要。必须根据生理年龄、实际年龄及骨龄来全面评估。主要包括以下几方面:

1）第二性征:男孩的声音改变,女孩的月经初潮,乳房及阴毛的发育等。

2）骨龄:①手腕部骨龄:20 岁以下病人可以拍摄手腕部 X 线平片,有助于判断病人的骨龄。②Risser征:髂骨骨骺环由髂前上棘向髂后上棘依次出现,Risser 征是将髂前上棘至髂后上棘骺环的总长度分为四等份,未出现者为 0,仅出现 1/4 者为Ⅰ度,出现 2/4 为Ⅱ度,出现 3/4 为Ⅲ度,完全出现为Ⅳ度,髂嵴骨骺与髂骨融合为Ⅴ度(图 57-28）。③椎体骺环:侧位 X 线平片上骨骺环与椎体融合,说明脊柱停止生长,为骨成熟的重要体征。④髋臼 Y 形软骨。如果髋臼 Y 形软骨闭合,说明脊柱生长接近停止。

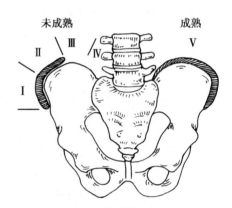

图 57-28　Risser 征测量法

【治疗】脊柱侧凸的治疗目的:①矫正畸形;②获得稳定;③维持平衡;④减缓或阻止进展。对于不同类型的脊柱侧凸,其治疗原则与方法也不尽相同。下面以青少年特发性脊柱侧凸治疗方法为例进行介绍,包括观察随访、支具治疗、手术治疗。

1. 非手术治疗

（1）观察随访:适用于侧凸小于 20°的病人。主要目的是观察脊柱畸形是否发展。每 4 ~ 6 个月复诊 1 次,常规行站立位脊柱全长正侧位片检查。

（2）支具治疗:是进展型特发性脊柱侧凸唯一有效的非手术疗法。适应证为生长期儿童 20° ~ 40°的柔软性侧凸。一般根据病人身材量体定做支具。每天需佩戴 16 ~ 23 小时,直至骨骼发育成熟。定期复查站立位脊柱全长正侧位片,按时调整或更换支具。女孩应佩戴至初潮后 2 年、Risser 征Ⅳ度;男孩佩戴至 Risser 征Ⅴ度,然后可逐渐停止支具治疗,继续随访数年,如支具控制无效,侧凸角度超过 40° ~ 50°,应行手术治疗。

2. 手术治疗　严重或进展型脊柱侧凸通常需要手术治疗。手术治疗的适应证:①支具治疗无效;②生长期儿童侧凸不断加重;③脊柱失平衡;④明显外观畸形。手术主要分两个方面:侧凸矫形和脊柱融合。矫形方法可分前路矫形和后路矫形,有时需前后路复合手术。脊柱融合的目的是保持矫形效果,维持脊柱的稳定。随着影像学、材料学及解剖学等相关学科的发展,脊柱侧凸的手术治疗在分型、椎弓根钉技术、非融合技术、脊柱截骨技术、胸腔镜微创技术等方面都取得了长足的进步。脊柱侧凸的矫正已经发展到三维矫形、三维固定的新水平。

（武　汉）

第五十八章　骨折概论

第一节　骨折的定义、成因、分类及移位

【定义】骨折(fracture)——骨的完整性和连续性中断。

【成因】骨折是由创伤和骨骼疾病所致,后者如骨髓炎、骨肿瘤所致的骨质破坏,受轻微外力即发生的骨折,称为病理性骨折。临床上以创伤性骨折多见。

1. **直接暴力**　暴力直接作用于受伤部位造成骨折,常伴有不同程度的软组织损伤。如小腿受到撞击,于撞击处发生胫腓骨骨干骨折(图58-1)。

2. **间接暴力**　力量通过传导、杠杆、旋转和肌收缩使肢体远端因作用力和反作用力的关系发生骨折。如跌倒时以手掌撑地,因其上肢与地面的角度不同,暴力向上传导,可致桡骨远端骨折(图58-2)。骤然跪倒时,股四头肌猛烈收缩,可致髌骨骨折(图58-3)

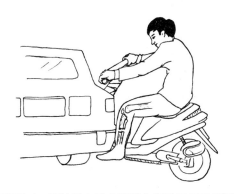
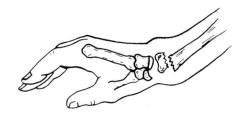

图58-1　直接暴力致小腿发生胫腓骨骨干骨折　　　　图58-2　间接暴力致桡骨远端骨折

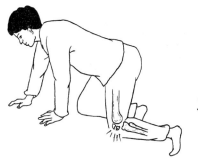
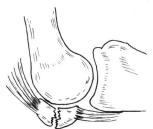

图58-3　间接暴力致髌骨骨折

3. **疲劳性骨折(fatigue fracture)**　长期、反复、轻微的直接或间接损伤可致肢体某一特定部位骨折,如远距离行军易致第2、3跖骨及腓骨下1/3骨干骨折,称为疲劳性骨折,也可称为应力性骨折(stress fracture)。

【分类】

1. 根据骨折处皮肤、黏膜的完整性分类

(1)闭合性骨折(closed fracture):骨折处皮肤或黏膜完整,骨折端不与外界相通。

（2）开放性骨折（open fracture）：骨折处皮肤或黏膜破裂，骨折端与外界相通（图58-4）。骨折处的创口可由刀伤、枪伤由外向内形成，亦可由骨折尖端刺破皮肤或黏膜从内向外所致。耻骨骨折伴膀胱或尿道破裂，尾骨骨折致直肠破裂均属开放性骨折。

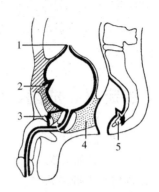

图58-4 开放性骨折示意图

1. 充盈的膀胱及覆盖其上的腹膜破裂后，尿液可流入腹腔，引起腹膜炎　2. 腹膜外膀胱破裂后，尿液流入耻骨后间隙（斜线示意）　3. 耻骨骨折伴有后尿道破裂　4. 尿液外渗浸润耻骨后直肠前间隙（小黑点示意）　5. 尾骨骨折可引起直肠破裂

2. 根据骨折的程度和形态分类　按骨折线的方向及形态可分为（图58-5）：

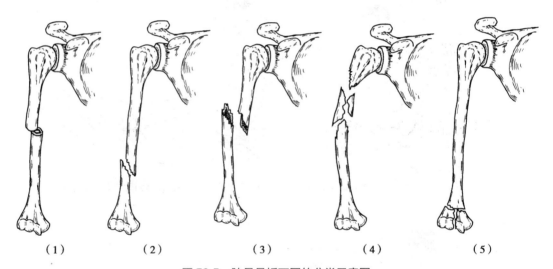

（1）　　　　　（2）　　　　　（3）　　　　　（4）　　　　　（5）

图58-5 肱骨骨折不同的分类示意图

（1）横形骨折　（2）斜形骨折　（3）螺旋形骨折　（4）粉碎性骨折　（5）T形骨折

（1）横形骨折：骨折线与骨干纵轴接近垂直。

（2）斜形骨折：骨折线与骨干纵轴呈一定角度。

（3）螺旋形骨折：骨折线呈螺旋状。

（4）粉碎性骨折：骨质碎裂成三块以上。

（5）青枝骨折：发生在儿童的长骨，受到外力时，骨干变弯，但无明显的断裂和移位。

（6）嵌插骨折：骨折片相互嵌插，多见于股骨颈骨折，即骨干的密质骨嵌插入松质骨内（图58-6）。

（7）压缩性骨折：松质骨因外力压缩而变形，多见于脊椎骨的椎体部分（图58-7）。

（8）骨骺损伤：骨折线经过骨骺，且断面可带有数量不等的骨组织，被 Salter 和 Harris 分为 5 型（图58-8）。

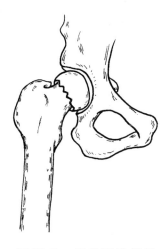

图 58-6　股骨颈嵌插骨折（完全骨折）

3. 根据骨折端稳定程度分类

（1）稳定性骨折（stable fracture）：骨折端不易发生移位的骨折，如裂缝骨折、青枝骨折、横形骨折、压缩性骨折、嵌插骨折等。

（2）不稳定性骨折（unstable fracture）：骨折端易发生移位的骨折，如斜形骨折、螺旋形骨折、粉碎性骨折等。

骨折端移位：大多数骨折均有不同程度的移位，常见有以下五种：①成角移位：两骨折端的纵轴线交叉形成前、后、内、外成角；②缩短移位：两骨折端相互重叠或嵌插，使其缩短；③旋转移位：远侧骨折端围绕骨之纵轴旋转；④侧方移位：以近侧骨折端为准，远侧骨折端向前、后、内、外的侧方移位；⑤分离移位：两骨折端在纵轴上相互分离，形成间隙（图 58-9）。

造成各种不同移位的影响因素为：①外界直接暴力的作用方向；②不同部位的骨折由于肌肉的牵拉（图 58-10）；③不恰当的搬运。

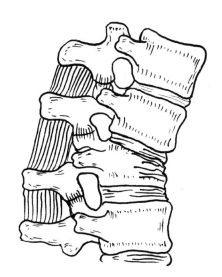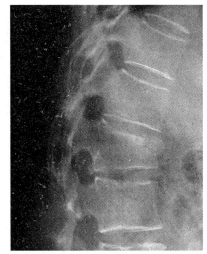

图 58-7　脊椎体压缩骨折

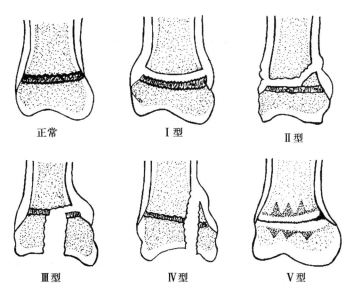

正常　　　Ⅰ型　　　Ⅱ型

Ⅲ型　　　Ⅳ型　　　Ⅴ型

图 58-8　不同类型骨骺损伤

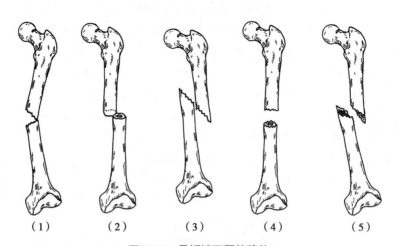

图58-9　骨折端不同的移位
（1）成角移位　（2）侧方移位　（3）短缩移位　（4）分离移位　（5）旋转移位

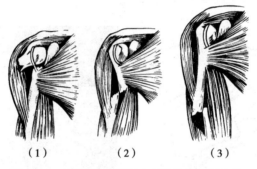

图58-10　因骨折两端肌肉牵拉造成骨折移位
（1）骨折在胸大肌止点之上　（2）骨折在胸大肌止点之下　（3）骨折在三角肌止点之下

第二节　骨折的临床表现及影像学检查

【临床表现】大多数骨折一般只引起局部症状,严重骨折和多发性骨折可导致全身性反应。

1. 全身表现

（1）休克:骨折所致的出血是主要原因,特别是骨盆骨折、股骨骨折和多发性骨折,其出血量大者可达2000ml以上。严重的开放性骨折或并发重要内脏器官损伤时亦可导致休克甚至死亡。

（2）发热:骨折后一般体温正常,出血量较大的骨折,如股骨骨折、骨盆骨折、血肿吸收时可出现低热,但一般不超过38℃。开放性骨折,出现高热时,应考虑感染的可能。

2. 局部表现

（1）骨折的一般表现:为局部疼痛、肿胀和功能障碍。骨折时,骨髓、骨膜以及周围组织血管破裂出血,在骨折处形成血肿,以及软组织损伤所致水肿,致病肢严重肿胀,甚至出现张力性水疱和皮下瘀斑,由于血红蛋白的分解,可呈紫色、青色或黄色。骨折局部出现剧烈疼痛,特别是移动病肢时加剧,伴明显压痛。局部肿胀或疼痛使病肢活动受限,若为完全性骨折,可使受伤肢体活动功能完全丧失。

（2）骨折的特有体征

1）畸形:骨折端移位可使病肢外形发生改变,主要表现为缩短、成角或旋转畸形。

2）异常活动:正常情况下肢体不能活动的部位,骨折后出现异常活动。

3）骨擦音或骨擦感:骨折后,两骨折端相互摩擦时,可产生骨擦音或骨擦感。

具有以上三个骨折特有体征之一者,即可诊断为骨折。但有些骨折如裂缝骨折、嵌插骨折、脊柱骨折及骨盆骨折,没有上述三个典型的骨折特有体征,应常规进行X线平片检查,必要时行CT或MRI检查,以便确诊。

【骨折的X线检查】首选且常规进行X线检查。即使临床上已表现为明显骨折者,X线平片检查也很有必要,可以帮助了解骨折的类型和骨折端移位情况,对于骨折的治疗具有重要指导意义。

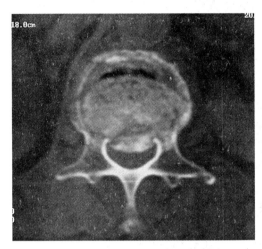
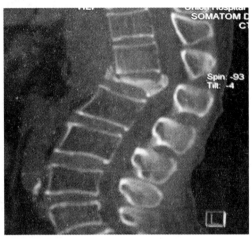

图58-11　CT显示椎体爆裂骨折,骨折碎片突入椎管

X线检查应拍摄包括邻近一个关节在内的正、侧位片,必要时应拍摄特殊位置的X线平片。如掌骨和跖骨应拍正位及斜位片,跟骨拍侧位和轴位片,腕舟骨拍正位和蝶位片,寰枢椎拍张口位片。有些轻微的裂缝骨折,急诊拍片未见明显骨折线,应于伤后2周拍片复查。此时,骨折断端的吸收常可出现骨折线,如腕舟状骨骨折,股骨颈嵌入骨折。

【骨折的CT检查】对早期、不典型病例以及复杂的解剖部位,X线在确定病变部位和范围上受到限制。CT尤其是三维CT以其分辨率高、无重叠和图像后处理的优点,弥补了传统X线检查的不足。骨和关节解剖部位越复杂或常规X线越难以检查的部位,CT越能提供更多的诊断信息,如骨盆、髋、骶骨、骶髂关节、胸骨、脊柱等部位的骨折。CT能清晰地显示椎体爆裂骨折碎裂的后方骨片突入椎管的情况(图58-11)。

【骨折的MRI检查】磁共振所获得的图像清晰,精细,分辨率高,对比度好,信息量大,特别对软组织层次的显示和观察椎体周围韧带、脊髓损伤情况和椎体挫伤较好。行横轴位、矢状位

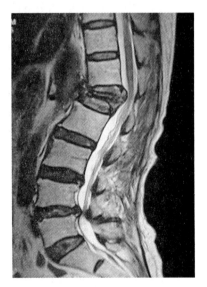

图58-12　MRI检查示L_1椎体压缩性骨折合并脊髓损伤

及冠状位或任意断层扫描,可以清晰显示椎体及脊髓损伤情况,并可观察椎管内是否有出血,还可以发现X线平片及CT未能发现的隐匿性骨折并确定骨挫伤的范围(图58-12)。

第三节　骨折的并发症

在一些复杂的损伤中,有时骨折本身并不重要,重要的是骨折伴有或所致重要组织或脏器损伤,常引起严重的全身反应,甚至危及生命。骨折治疗过程中出现的一些并发症,将严重影响骨折的治疗

效果,应特别注意加以预防并及时予以正确处理。

（一）早期并发症

1. **休克**　严重创伤、骨折引起大出血或重要器官损伤所致。

2. **脂肪栓塞综合征（fat embolism syndrome）**　发生于成人,是由于骨折处髓腔内血肿张力过大,骨髓被破坏,脂肪滴进入破裂的静脉窦内,可引起肺、脑脂肪栓塞。同时,在肺灌注不良时,肺泡膜细胞产生脂肪酶,使脂肪栓子中的中性脂肪小滴水解成甘油与游离脂肪酸,释放儿茶酚胺,损伤毛细血管壁,使富含蛋白质的液体漏至肺间质和肺泡内,发生肺出血、肺不张和低血氧。临床上出现呼吸功能不全、发绀,胸片显示广泛性肺实变。动脉低血氧可致烦躁不安、嗜睡,甚至昏迷和死亡。

3. **重要内脏器官损伤**

（1）肝、脾破裂:严重的下胸壁损伤,除可致肋骨骨折外,还可能引起左侧的脾和右侧的肝破裂出血,导致休克。

（2）肺损伤:肋骨骨折时,骨折端可使肋间血管及肺组织损伤,出现气胸、血胸或血气胸,引起严重的呼吸困难。

（3）膀胱和尿道损伤:由骨盆骨折所致,尿外渗引起下腹部、会阴区疼痛、肿胀以及血尿、排尿困难。

（4）直肠损伤:可由骶尾骨骨折所致,而出现下腹部疼痛和直肠内出血。

4. **重要周围组织损伤**

（1）重要血管损伤:常见的有股骨髁上骨折,远侧骨折端可致腘动脉损伤;胫骨上段骨折可致胫前或胫后动脉损伤;伸直型肱骨髁上骨折,近侧骨折端易造成肱动脉损伤(图 58-13)。

（2）周围神经损伤:特别是在神经与骨紧密相邻的部位,如肱骨中、下1/3 交界处骨折极易损伤紧贴肱骨行走的桡神经。

（3）脊髓损伤:为脊柱骨折和脱位的严重并发症,多见于脊柱颈段和胸腰段,导致脊髓神经损伤平面以下瘫痪。

5. **骨筋膜室综合征（osteofascial compartment syndrome）**　即由骨、骨间膜、肌间隔和深筋膜形成的骨筋膜室内肌肉和神经因急性缺血而产生的一系列早期综合征。常见于前臂掌侧和小腿,多由创伤骨折后血肿和组织水肿引起骨筋膜室内内容物体积增加,或外包扎过紧、局部压迫使骨筋膜室容积减小而导致骨筋膜室内压力增高所致。当压力达到一定程度可使供应肌肉的小动脉关闭,形成缺血—水肿—缺血的恶性循环,根据其缺血的不同程度而导致:①濒临缺血性肌挛缩:缺血早期,及时处理恢复血液供应后,可不发生或仅发生极小量肌肉坏死,可不影响肢体功能。②缺血性肌挛缩:较短时间或程度严重的不完全缺血,恢复血液供应后大部分肌肉坏死,形成挛缩畸形(即 Volkman 缺血性肌挛缩),严重影响病肢功能。③坏疽:广泛、长时间完全缺血,大量肌肉坏疽,常需截肢。如有大量毒素进入血液循环,还可致休克、心律失常和急性肾衰竭。

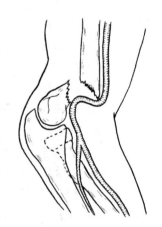

图 58-13　伸直型肱骨髁上骨折造成肱动脉损伤

可根据以下四个体征确定诊断:①病肢感觉异常;②被动牵拉受累肌肉出现疼痛(肌肉被动牵拉试验阳性);③肌肉在主动屈曲时出现疼痛;④筋膜室即肌腹处有压痛。骨筋膜室综合征常并发肌红蛋白尿,治疗时应予以足量补液促进排尿,如果筋膜室压力大于 30mmHg,应及时行筋膜室切开减压手术。

（二）晚期并发症

1. **坠积性肺炎（hypostatic pneumonia）**　主要发生于因骨折长期卧床不起的病人,特别是老年、体弱和伴有慢性病的病人,有时可危及生命。应鼓励功能锻炼,及早下床活动。

2. **压疮（decubitus）** 严重创伤骨折，长期卧床不起，身体骨突起处受压，局部血液循环障碍，易形成压疮。常见部位有骶骨部、髋部、足跟部。特别是截瘫病人，由于失神经支配，缺乏感觉，局部血液循环更差，不仅更易发生压疮，而且发生后难以治愈，常成为全身感染的来源。

3. **下肢深静脉血栓形成（deep vein thrombosis）** 多见于骨盆骨折或下肢骨折，下肢长时间制动，静脉血回流缓慢，加之创伤所致血液高凝状态，易导致血栓形成。

4. **感染（infection）** 开放性骨折，特别是污染较重或伴有较严重的软组织损伤者，若清创不彻底，坏死组织残留或软组织覆盖不佳，导致骨外露，可能发生感染。处理不当可致化脓性骨髓炎。

5. **损伤性骨化（traumatic myositis ossificans）** 又称骨化性肌炎。由于关节扭伤、脱位或关节附近骨折，骨膜剥离形成骨膜下血肿，处理不当使血肿扩大，血肿机化并在关节附近软组织内广泛骨化，造成严重关节活动功能障碍。常见于肘关节。

6. **创伤性关节炎（traumatic osteoarthritis）** 关节内骨折，关节面遭到破坏，未能达解剖复位，骨愈合后使关节面不平整，长期磨损致使关节负重时出现疼痛。

7. **关节僵硬（joint stiff）** 病肢长时间固定，静脉和淋巴回流不畅，关节周围组织中浆液纤维性渗出和纤维蛋白沉积，发生纤维粘连，同时关节囊和周围肌肉挛缩，致使关节活动障碍。

8. **急性骨萎缩（acute bone atrophy，Sudeck's atrophy）** 即损伤所致关节附近的疼痛性骨质疏松，亦称反射性交感神经性骨营养不良。好发于手、足骨折后，典型症状是疼痛和血管舒缩紊乱。疼痛与损伤程度不一致，随临近关节活动而加剧，局部有烧灼感。由于关节周围保护性肌痉挛而致关节僵硬。血管舒缩紊乱可使早期皮温升高，水肿及汗毛、指甲生长加快，随之皮温低、多汗、皮肤光滑、汗毛脱落。手或足肿胀、僵硬、寒冷、略呈青紫达数月之久。

9. **缺血性骨坏死（avascular osteonecrosis）** 骨折可破坏某一骨折端的血液供应，从而该骨折端发生缺血性坏死。常见的有腕舟状骨骨折后近侧骨折端缺血性坏死，股骨颈骨折后股骨头缺血性坏死（图58-14）。

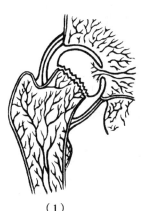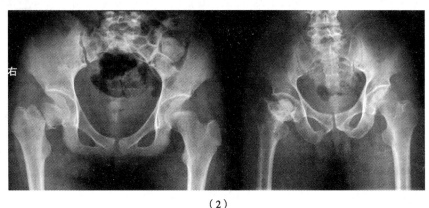

（1） （2）

图58-14 **股骨颈骨折后股骨头缺血坏死**
（1）股骨颈血液供给及骨折示意图 （2）股骨颈骨折继发股骨头缺血性坏死

10. **缺血性肌挛缩（ischemic contracture）** 是骨折最严重的并发症之一，是骨筋膜室综合征处理不当的严重后果。它可由骨折和软组织损伤直接导致，更常见的是由骨折处理不当造成，特别是外固定过紧。提高对骨筋膜室综合征的认识并及时予以正确处理，是防止缺血性肌挛缩发生的关键。一旦发生则难以治疗，效果极差，常致严重残疾。典型的畸形是爪形手或爪形足（图58-15）。

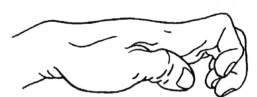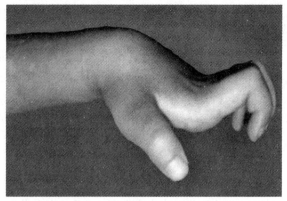

图 58-15 前臂缺血性肌挛缩后的典型畸形——爪形手

第四节　骨折愈合过程

【骨折愈合过程】骨折愈合是一个复杂而连续的过程,从组织学和细胞学的变化,通常将其分为三个阶段,但三者之间又不可截然分开,而是相互交织逐渐演进。

1. **血肿炎症机化期** 肉芽组织形成过程,骨折导致骨髓腔、骨膜下和周围组织血管破裂出血,在骨折断端及其周围形成血肿。伤后 6～8 小时,由于内、外凝血系统被激活,骨折断端的血肿凝结成血块。而且严重的损伤和血管断裂使骨折端缺血,可致部分软组织和骨组织坏死,在骨折处引起无菌性炎症反应。缺血和坏死的细胞所释放的产物,引起局部毛细血管增生扩张、血浆渗出、水肿和炎性细胞浸润。中性粒细胞、淋巴细胞、单核细胞和巨噬细胞侵入血肿的骨坏死区,逐渐清除血凝块、坏死软组织和死骨,而使血肿机化形成肉芽组织(图 58-16)。

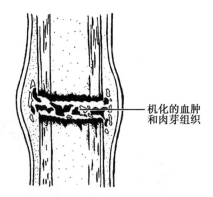

机化的血肿和肉芽组织

图 58-16 骨折后 2 周内血肿机化形成肉芽组织——血肿炎症机化期

纤维连接过程,约在骨折后 2 周完成。骨折端坏死的骨细胞、成骨细胞以及被吸收的骨基质均向周围释放内源性生长因子,如胰岛素生长因子Ⅰ、Ⅱ(IGF-Ⅰ、IGF-Ⅱ)、血小板衍生生长因子(PDGF)、碱性成纤维细胞生长因子(bFGF)、β 转化生长因子(TGF-β)等,在炎症期刺激间充质细胞聚集、增殖及血管增生,并向成骨细胞转化。骨形态发生蛋白(BMP)具有独特的诱导成骨作用,主要诱导未分化间充质细胞分化形成软骨和骨。肉芽组织内成纤维细胞合成和分泌大量胶原纤维,转化成纤维结缔组织,使骨折两端连接起来,称为纤维连接。同时,骨折端附近骨外膜的成骨细胞伤后不久即活跃增生,一周后即开始形成与骨干平行的骨样组织,并逐渐延伸增厚。骨内膜在稍晚时也发生同样的改变(图 58-17)。

2. **原始骨痂形成期** 成人一般约需 3～6 个月。首先形成内骨痂和外骨痂,骨内、外膜增生,新生血管长入,成骨细胞大量增生,合成并分泌骨基质,使骨折端附近内、外形成的骨样组织逐渐骨化,形成新骨,即膜内成骨。由骨内、外膜紧贴骨皮质内、外形成的新骨,分别称为内骨痂和外骨痂。骨痂不断钙化加强,当其达到足以抵抗肌肉收缩及剪力和旋转力时,则骨折达到临床愈合。此时 X 线平片上可见骨折处有梭形骨痂阴影,但骨折线仍隐约可见(图 58-18)。

骨折愈合过程中,膜内成骨速度比软骨内成骨快,而膜内成骨又以骨外膜为主。因此任何骨外膜损伤均对骨折愈合不利。

3. **骨痂改造塑形期** 这一过程约需 1～2 年。原始骨痂中新生骨小梁逐渐增粗,排列逐渐规则

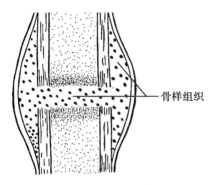

图 58-17 2~6 周内骨内、外膜处开始形成骨样组织——纤维连接期

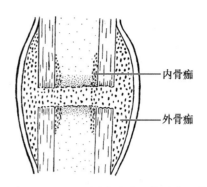

图 58-18 6~12 周内骨痂和外骨痂形成

和致密。骨折端的坏死骨经破骨和成骨细胞的侵入,完成死骨清除和新骨形成的爬行替代过程。原始骨痂被板层骨所替代,使骨折部位形成坚强的骨性连接。随着肢体活动和负重,根据 Wolff 定律,骨的机械强度取决于骨的结构,成熟骨板经过成骨细胞和破骨细胞相互作用,在应力轴线上成骨细胞相对活跃,有更多新骨生成形成坚强的板层骨,而在应力轴线以外,破骨细胞相对活跃,使多余的骨痂逐渐被吸收而清除。髓腔重新沟通,骨折处恢复正常骨结构,在组织学和放射学上不留痕迹(图 58-19)。

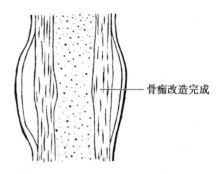

图 58-19 1~2 年骨痂改造塑形

近年来有研究将骨折愈合过程分为一期愈合(直接愈合)和二期愈合(间接愈合)两种形式。一期愈合是指骨折复位和坚强内固定后,骨折断端可通过哈弗系统重建直接发生连接,X 线平片上无明显外骨痂形成,而骨折线逐渐消失。其特征为愈合过程中无骨皮质区吸收,坏死骨在被吸收的同时由新的板层骨取代,达到皮质骨间的直接愈合。

二期愈合是膜内化骨与软骨内化骨两种成骨方式的结合,有骨痂形成。临床上骨折愈合过程多为二期愈合。

【骨折临床愈合标准】临床愈合是骨折愈合的重要阶段。其标准为:①局部无压痛及纵向叩击痛;②局部无异常活动;③X 线平片显示骨折处有连续性骨痂,骨折线模糊。

第五节　影响骨折愈合的因素

骨折愈合是受多种因素影响的复杂过程,其中有有利因素,也有不利因素。对其应有充分的认识,以便利用和发挥有利因素,避免和克服不利因素,促进骨折愈合。

（一）全身因素

1. **年龄**　不同年龄骨折愈合差异很大,如新生儿股骨骨折 2 周后即可达到坚固愈合,成人股骨骨折一般需 3 个月左右。儿童骨折愈合较快,老年人则所需时间更长。

2. **健康状况**　健康状况欠佳,特别是患有慢性消耗性疾病者,如糖尿病、营养不良症、恶性肿瘤以及钙磷代谢紊乱,骨折愈合时间明显延长。

（二）局部因素

1. **骨折的类型**　螺旋形和斜形骨折,骨折断面接触面大,愈合较快。横形骨折断面接触面小,愈合较慢。多发性骨折或一骨多段骨折,愈合较慢。

2. **骨折部位的血液供应**　是影响骨折愈合的重要因素,骨折的部位不同,骨折端的血液供应状况也不同。骨折端完全丧失血液供应,发生骨折不愈合的可能性较大,如股骨颈头下型骨折,股骨头血液供应几乎完全中断,容易发生骨折不愈合或缺血性坏死(见图58-14)。

3. **软组织损伤程度** 严重的软组织损伤,特别是开放性损伤,可直接损伤骨折端附近的肌肉、血管和骨膜,破坏血液供应,影响骨折的愈合。

4. **软组织嵌入** 血管、肌肉、肌腱等软组织嵌入骨折端之间,阻碍骨折端的对合及接触,骨折难以愈合甚至不愈合(图58-20)。

5. **感染** 开放性骨折,局部感染可导致化脓性骨髓炎,出现软组织坏死以及形成死骨,严重影响骨折愈合。

(三)不当的治疗方法影响骨折愈合

1. 反复多次的手法复位,可损伤局部软组织和骨外膜,不利于骨折愈合,应予避免。手法复位的优点是能较好地保持骨折部位的血供,但缺点是常较难达到解剖复位。

2. 切开复位时,软组织和骨膜剥离过多影响骨折段血供,可能导致骨折延迟愈合或不愈合,手术应尽可能地少干扰和破坏局部血液供应。

3. 开放性骨折清创时,过多地摘除碎骨片,造成骨质缺损致骨不愈合。

4. 行持续骨牵引治疗时,牵引力量过重,可造成骨折端分离,并可因血管痉挛而致局部血液供应不足,导致骨折延迟愈合或不愈合。

5. 骨折固定不牢固,骨折仍可受到剪力和旋转力的影响,干扰骨痂生长,不利于骨折愈合。

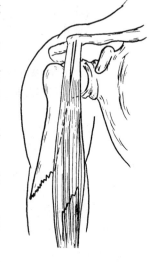

图 58-20 软组织嵌入骨折端之间

6. 过早或不恰当的功能锻炼,可能妨碍骨折部位的固定而影响骨折愈合。要在医生指导下进行正确而恰当的功能锻炼,可以促进肢体血液循环,消除肿胀,防止肌萎缩、骨质疏松和关节僵硬,有利于关节功能恢复。

第六节 骨折的急救

骨折,特别是严重的骨折,如骨盆骨折、股骨骨折等常是全身严重多发性损伤的一部分。因此,现场急救不仅要注意骨折的处理,更重要的是要注意全身情况的处理。

骨折急救的目的是用最为简单而有效的方法抢救生命、保护病肢、迅速转运,以便尽快妥善处理。

1. **抢救休克** 首先检查病人全身情况,如处于休克状态,应注意保温,尽量减少搬动,有条件时应立即输液、输血。合并颅脑损伤处于昏迷状态者,应注意保持呼吸道通畅。

2. **包扎伤口** 开放性骨折,绝大多数伤口出血可用加压包扎止血。大血管出血,加压包扎不能止血时,可采用止血带止血。最好使用充气止血带,并应记录所用压力和时间。创口用无菌敷料或清洁布类予以包扎,以减少再污染。若骨折端已戳出伤口,并已污染,又未压迫重要血管、神经者,不应将其复位,以免将污物带到伤口深处。应送至医院经清创处理后,再行复位。若在包扎时,骨折端自行滑入伤口内,应做好记录,以便在清创时进一步处理。

3. **妥善固定** 固定是骨折急救的重要措施。凡疑有骨折者,均应按骨折处理。闭合性骨折者,急救时不必脱去病肢的衣裤和鞋袜,以免过多地搬动病肢,增加疼痛。若病肢肿胀严重,可用剪刀将病肢衣袖和裤脚剪开,减轻压迫。骨折有明显畸形,并有穿破软组织或损伤附近重要血管、神经的危险时,可适当牵引病肢,待稳定后再行固定。

骨折固定的目的:①避免骨折端在搬运过程中对周围重要组织,如血管、神经、内脏的损伤;②减少骨折端的活动,减轻病人的疼痛;③便于运送。固定可用特制的夹板,或就地取材选用木板、木棍、树枝等。若无任何可利用的材料时,上肢骨折可将病肢固定于胸部,下肢骨折可将病肢与对侧健肢捆绑固定,脊柱骨折采用滚动式搬动并俯卧位搬运。

4. **迅速转运**　病人经初步处理、妥善固定后,应尽快地转运至最近的医院进行治疗。

第七节　骨折的治疗原则

骨折的治疗有三大原则,即复位、固定和康复治疗。

1. **复位**　是将移位的骨折段恢复正常或近乎正常的解剖关系,重建骨的支架作用。

2. **固定**　即将骨折维持在复位后的位置,使其在良好对位情况下达到牢固愈合,是骨折愈合的关键。

3. **功能锻炼及康复**　是在不影响固定的情况下,尽快地恢复病肢肌肉、肌腱、韧带、关节囊等软组织的舒缩活动。早期合理的功能锻炼和康复治疗,可促进病肢血液循环,消除肿胀;减少肌萎缩、保持肌肉力量;防止骨质疏松、关节僵硬和促进骨折愈合,是恢复病肢功能的重要保证。

一、骨折的复位

（一）复位标准

1. **解剖复位**　骨折端通过复位,恢复了正常的解剖关系,对位(两骨折端的接触面)和对线(两骨折段在纵轴上的关系)完全良好时,称解剖复位(图58-21)。

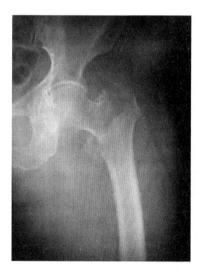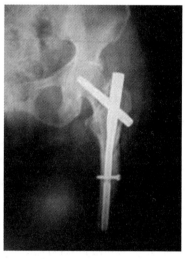

图58-21　股骨骨折达解剖复位（复位前和复位后）

2. **功能复位**　经复位后,两骨折端虽未恢复至正常的解剖关系,但骨折愈合后对肢体功能无明显影响者,称功能复位。功能复位的标准是:①骨折部位的旋转移位、分离移位必须完全矫正。②成角移位必须完全复位。否则关节内、外侧负重不平衡,易引起创伤性关节炎。肱骨干骨折稍有畸形,对功能影响不大。③长骨干横形骨折,骨折端对位至少达1/3,干骺端骨折至少应对位3/4(图58-22)。

（二）**复位方法**　骨折复位方法有两类,即手法复位(又称闭合复位)和切开复位。

1. **手法复位**　应用手法使骨折或脱位复位,称为手法复位。进行手法复位时,其动作必须轻柔,并争取一次复位成功。粗暴的手法和反复多次的复位,均可增加软组织损伤,影响骨折愈合,且可能引起并发症。骨折应争取达到解剖复位,否则必须手术复位。

2. **切开复位**　即手术切开骨折部位的软组织,暴露骨折端,在直视下将骨折复位,称为切开复位。

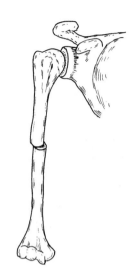

图 58-22　肱骨骨折后功能复位（骨折端对位 1/3 以上）

（1）切开复位的指征：①骨折端之间有肌肉或肌腱等软组织嵌入；②关节内骨折；③骨折并发主要血管、神经损伤；④多处骨折；⑤四肢斜形、螺旋形、粉碎性骨折及脊柱骨折并脊髓损伤者；⑥老年人四肢骨折需尽早离床活动。

（2）切开复位的优缺点

1）优点：切开复位的最大优点是骨折可达到解剖复位。有效的内固定，可使病人提前下床活动，减少肌萎缩及关节僵硬，还能方便护理，减少并发症。

2）缺点：①切开复位时分离软组织和骨膜，减少骨折部位的血液供应；②增加局部软组织损伤的程度，降低局部抵抗力，若无菌操作不严，则易发生感染，引起化脓性骨髓炎等。

二、骨折的固定

骨折的固定（fixation of fracture）方法有两类，即外固定——用于身体外部的固定（固定器材位于体外）和内固定——用于身体内部的固定（固定器材位于体内）。

（一）外固定（external fixation）　常用的外固定有小夹板、支具、石膏绷带、持续牵引和骨外固定器等。

1. 小夹板　由具有一定弹性的柳木板、竹板或塑料板制成，固定骨折部的肢体。适用于四肢闭合性、无移位、稳定性骨折（图 58-23）。一般不包括骨折的上、下关节，以便于及早进行功能锻炼，防止关节僵硬。但易导致骨折再移位、压迫性溃疡、缺血性肌挛缩，甚至肢体坏疽等严重后果，目前已很少应用。

2. 骨科固定支具　支具特别适用于四肢闭合性的稳定性骨折。尤其是四肢稳定性骨折、青枝骨折及关节软组织损伤。

3. 石膏绷带（图 58-24）　石膏绷带固定指征：①开放性骨折清创缝合术后；②某些部位的骨折切开复位内固定术后，如股骨骨折髓内钉或钢板螺丝钉固定后，作为辅助性外固定；③畸形矫正后维持矫形位置和骨关节融合手术后；④化脓性关节炎和骨髓炎病肢的固定。

石膏绷带固定的注意事项：①应在石膏下垫置枕头，抬高病肢，以利消除肿胀。②包扎石膏绷带过程中，如需将肢体保持在某一特殊位置时，助手可用手掌托扶肢体，不可用手指顶压石膏，以免局部压迫而发生溃疡。③石膏绷带未凝固前，不应改变肢体位置，特别是关节部位，以免石膏折断。④观察石膏绷带固定肢体远端皮肤的颜色、温度、毛细血管充盈、感觉和指（趾）的运动情况。如病肢出现持续剧烈疼痛、病肢麻木、颜色发紫和皮温下降，则多为石膏绷带包扎过紧引起的肢体受压，应立即将石膏全长纵形剖开减压，否则继续发展可致肢体坏疽。⑤肢体肿胀消退后引起石膏过松，失去固定作用，应及时更换。⑥石膏绷带固定过程中，应作主动肌肉舒缩锻炼，未固定的关节应早期活动。

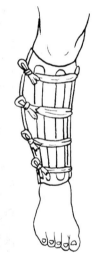

图 58-23　小夹板固定

4. 头颈及外展支具固定　前者主要用于颈椎损伤，后者用于肩关节周围骨折、肱骨骨折及臂丛神经损伤等。病肢处于抬高位，有利于消肿，且可避免重力牵拉，产生骨折分离移位（图 58-25）。

5. 持续牵引　牵引既有复位作用，也是一种外固定装置。持续牵引分为皮肤牵引、枕颌带牵引和骨牵引。

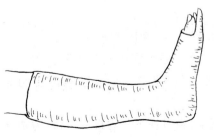

图 58-24　小腿石膏绷带固定

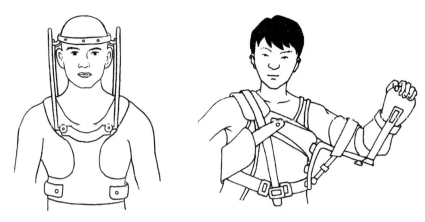

图58-25　支具固定用于颈椎损伤和上臂骨折或损伤

　　持续牵引的指征:①颈椎骨折脱位:枕颌带牵引或颅骨牵引(图58-26,图58-27);②股骨骨折:股骨或胫骨结节骨牵引(图58-28,图58-29);③胫骨骨折:跟骨牵引(图58-30)。

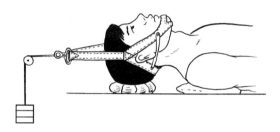

图58-26　枕颌带牵引

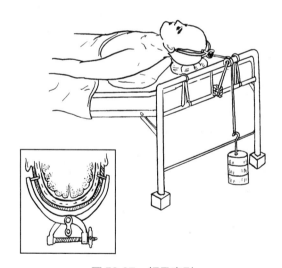

图58-27　颅骨牵引

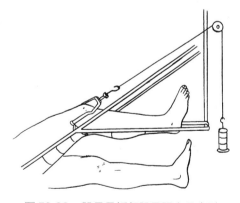

图58-28　股骨骨折行股骨髁上骨牵引

　　6. 骨外固定器　骨外固定器适用于:①开放性骨折;②闭合性骨折伴广泛软组织损伤;③骨折合并感染和骨折不愈合;④截骨矫形或关节融合术后。优点是固定可靠,易于处理伤口,不限制关节活动,可行早期功能锻炼(图58-31)。

　　(二)内固定　内固定主要用于闭合或切开复位后,采用金属内固定物,如接骨板、螺丝钉、加压钢板或带锁髓内钉(图58-32)等,将已复位的骨折予以固定。

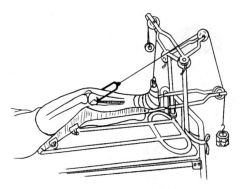

图58-29 股骨骨折行胫骨结节骨牵引

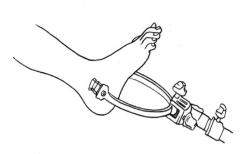

图58-30 跟骨牵引

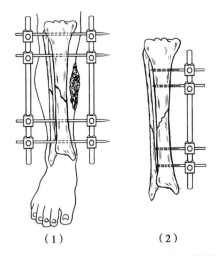

（1）　　　　　（2）

图58-31 骨外固定器适宜于治疗开放性骨折，便于处理伤口
（1）双边外固定器 （2）单边外固定器

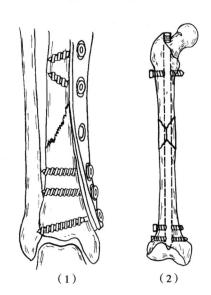

（1）　　　　　（2）

图58-32 骨折内固定
（1）金属接骨板内固定 （2）带锁髓内钉内固定

三、康复治疗

骨折后的康复治疗极其重要，是防止并发症发生和及早恢复功能的重要保证。应在医务人员指导下，鼓励病人进行早期康复治疗，促进骨折愈合和功能恢复，防止并发症发生。

1. **早期阶段** 骨折后1~2周内，促进病肢血液循环，消除肿胀，防止肌萎缩，功能锻炼应以病肢肌肉主动舒缩活动为主。

2. **中期阶段** 骨折2周以后，病肢肿胀已消退，局部疼痛减轻，骨折处已有纤维连接，日趋稳定，可逐渐缓慢增加其活动强度和范围，在助步器的帮助下进行功能锻炼，以防肌萎缩和关节僵硬。

3. **晚期阶段** 骨折已达临床愈合标准，外固定已拆除。此时是康复治疗的关键时期，特别是早、中期康复治疗不足的病人，肢体部分肿胀和关节僵硬应通过锻炼，促进关节活动范围和肌力的恢复。

第八节　开放性骨折的处理

开放性骨折(open fracture)即骨折部位皮肤或黏膜破裂，骨折与外界相通。它可由直接暴力引起骨折部软组织破裂，肌肉挫伤，亦可由间接暴力，导致骨折端自内向外刺破肌肉和皮肤。严重者可致

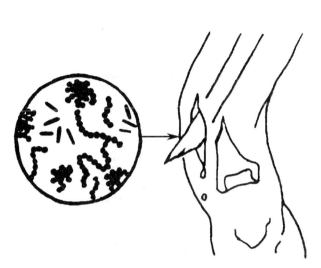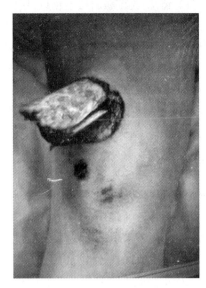

图 58-33 股骨下段开放性骨折,骨折与外界相通,有被细菌污染而致感染的风险

肢体功能障碍、残疾,甚至引起生命危险(图 58-33)。

(一) 开放性骨折的分度 开放性骨折根据软组织损伤的轻重,可分为三度:

第一度:皮肤由骨折端自内向外刺破,软组织损伤轻。

第二度:皮肤破裂或压碎,皮下组织与肌组织中度损伤。

第三度:广泛的皮肤、皮下组织与肌肉严重损伤,常合并血管、神经损伤。

Gustilo-Anderson 又将第三度分为三个亚型,即ⅢA型,软组织严重缺损,但骨膜仍可覆盖骨质;ⅢB型,软组织严重缺损伴骨外露;ⅢC型,软组织严重缺损,合并重要血管损伤伴骨外露。

开放性骨折的处理原则是及时正确地处理创口,尽可能地防止感染,力争将开放性骨折转化为闭合性骨折。

(二) 术前检查与准备

1. 询问病史,了解创伤的经过、受伤的性质和时间,急救处理的情况等。

2. 检查全身情况,是否有休克和其他危及生命的重要器官损伤。

3. 通过肢体的运动、感觉,动脉搏动和末梢血液循环状况,确定是否有神经、肌腱和血管损伤。

4. 观察伤口,估计损伤的深度,软组织损伤情况和污染程度。

5. 拍摄病肢正、侧位 X 线平片,了解骨折类型和移位。必要时行 CT 或 MRI 检查。

(三) 清创的时间 任何开放性骨折,原则上清创越早、感染机会越少,治疗效果越好。通常伤后 6~8 小时内是清创的黄金时间,此时污染伤口的细菌尚未侵入组织深部,经过彻底清创缝合术后,绝大多数可以一期愈合。超过 8 小时后,感染的可能性增大。但在 24 小时之内,在有效使用抗生素的情况下也可进行清创。而超过 24 小时的污染伤口,已有细菌侵入深部组织,原则上不应彻底清创,但应简单清除明显坏死的组织和异物,建立通畅的引流,留待二期处理。除污染时间外,污染程度也是重要因素,程度越重,感染几率越高。

(四) 清创的要点 开放性骨折的清创术包括清创、骨折固定与软组织修复、伤口闭合,它比处理单纯软组织损伤更为严格。一旦发生感染,将导致化脓性骨髓炎。

1. 清创 清创即将污染的创口,经过清洗、消毒,然后切除创缘、清除异物,切除坏死和失去活力的组织,使之变成清洁的创口。手术可在臂丛、硬膜外或全身麻醉下进行。为了减少出血,特别是伴有血管损伤时,可在使用止血带下手术。由于止血带不易确定组织的血液供应状况,清创止血后,应放开止血带,彻底切除无血液供应的组织。

（1）清洗：无菌敷料覆盖创口，用无菌刷及肥皂液刷洗病肢 2～3 次，范围包括创口上、下关节，刷洗后用无菌生理盐水冲洗，然后可用 0.1% 活力碘（聚吡咯酮碘）冲洗创口或用纱布浸湿 0.1% 活力碘敷于创口，再用生理盐水冲洗。常规消毒铺巾后行清创术。

（2）切除创缘皮肤 1～2mm，皮肤挫伤者，应切除失去活力的皮肤。从浅至深，清除异物，切除污染和失去活力的皮下组织、筋膜、肌肉。清除污染部分后保留肌腱、神经和血管并给以修复。

（3）关节韧带和关节囊严重挫伤者，应予以切除。若仅污染，则应在彻底切除污染物的情况下，尽量予以保留，对关节的稳定和以后的功能恢复十分重要。

（4）骨外膜应尽量保留，可以促进骨愈合。若已污染，可仔细将其表面切除。

（5）骨折端的处理：彻底清理干净的同时应尽量保持骨的完整性，以利于骨折愈合。污染骨需用骨凿或咬骨钳去除，松质骨可以刮除，将污染的骨髓腔彻底清理干净。

粉碎性骨折的骨片应仔细加以处理。小骨片需根据骨折块是否有软组织连接慎重处理。较大骨片尤其是与周围组织尚有联系的骨片应予以保留，否则将造成骨缺损影响骨折愈合。

（6）再次清洗：清洗彻底后，再用无菌生理盐水清洗创口及周围组织 2～3 次，将肉眼不易观察到的破碎组织残渣清除干净。然后用 0.1% 的活力碘浸泡或湿敷创口 3～5 分钟，杀灭残余细菌。若创口污染较重，伤后时间较长，可加用 3% 的过氧化氢液清洗，以减少厌氧菌感染的机会，然后再用无菌生理盐水冲洗干净。创口清洗是清创术中十分重要的步骤。一般创口较大的长骨开放性骨折，冲洗液用量约为 10～14L。清洗后应更换手套、敷单及手术器械，按无菌手术操作进行组织修复手术。

2. 骨折固定与组织修复

（1）骨折固定：清创后，直视下将骨折复位，并根据骨折的类型选择适当的内固定方法。固定方法以最简单、最快捷为宜，必要时术后可加用外固定。

第三度开放性骨折及第二度开放性骨折清创时间超过伤后 6～8 小时者，不宜应用内固定，可选用外固定器固定。因为超过 6～8 小时，创口处污染的细菌已度过潜伏期，进入对数增殖期，内固定物作为无生命的异物，机体局部抵抗力低下，且抗菌药物难以发挥作用，容易导致感染。近年来，随着手术条件的逐步改善和高效抗生素的合理应用，开放性骨折清创术后可以同时行内固定术。

（2）重要软组织修复：肌腱、神经、血管等重要组织损伤，应争取在清创时即采用合适的方法予以修复，以便早日恢复功能。

（3）创口引流：用硅胶管，置于创口内最深处，从正常皮肤处穿出体外，并接以负压引流瓶，于 24～48 小时后拔除。必要时，在创口闭合前可将抗生素缓释剂置入创口内。

3. 闭合创口
完全闭合创口，争取一期愈合，是达到将开放性骨折转化为闭合性骨折的关键，也是清创术争取达到的主要目的。对于第一、二度开放性骨折，清创后，大多数创口能一期闭合。第三度开放性骨折，在清创后伤口可使用高分子材料作为临时覆盖物，如闭合负压引流装置。待肿胀消退后直接缝合切口或者进行游离植皮。

（1）减张缝合和植皮术：皮肤缺损，创口张力较大，不能直接缝合者，如周围皮肤及软组织损伤较轻，可在创口一侧或两侧作与创口平行的减张切口。减张切口可以缝合者则直接缝合，否则于减张切口处植皮（图 58-34）。如创口处皮肤缺损，而局部软组织床良好，无骨和神经、血管等重要组织外露，亦可在创口处直接植皮。

（2）皮瓣移植：伴有广泛软组织损伤的第三度开放性骨折，骨折处外露，缺乏软组织覆盖，极易导

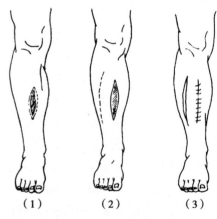

图 58-34　减张切口缝合缺损的皮肤示意图
（1）皮缘切除　（2）减张切口　（3）创口缝合

致感染。应设法将创口用各种不同的皮瓣加以覆盖。

（3）清创过程完成后,根据伤情选择适当的固定方法固定病肢。应使用抗生素预防感染,并应用破伤风抗毒素。

第九节　开放性关节损伤处理原则

开放性关节损伤即皮肤和关节囊破裂,关节腔与外界相通。其处理原则与开放性骨折基本相同,治疗的主要目的是防止关节感染和恢复关节功能。损伤程度不同,处理方法和术后效果亦不同,一般可分为以下三度:

第一度:锐器刺破关节囊,创口较小,关节软骨和骨骼无损伤。此类损伤无需打开关节,以免污染进一步扩散。创口行清创缝合后,可在关节内注入抗生素,予以适当固定3周,开始功能锻炼,经治疗可保留关节功能,如有关节肿胀、积液则按化脓性关节炎早期处理。

第二度:软组织损伤较广泛,关节软骨及骨骼部分破坏,创口内有异物,应在局部软组织清创完成后,更换手套、敷单和器械再扩大关节囊切口,充分显露关节,用生理盐水反复冲洗。彻底清除关节内的异物,血肿和小的碎骨片,大的骨片应予复位,并固定保持关节软骨面的完整。关节囊和韧带应尽量保留,并予以修复。关节囊的缺损可用筋膜修补。必要时关节腔内放置硅胶管,术后用林格液加抗生素灌洗引流,于术后48小时拔除。

第三度:软组织毁损,韧带断裂,关节软骨和骨骼严重损伤,创口内有异物,可合并关节脱位及血管、神经损伤等。经彻底清创后敞开创口,无菌敷料湿敷,3～5天后可行延期缝合。亦可彻底清创后,大面积软组织缺损可用显微外科技术行组织移植修复,如用肌皮瓣或皮瓣移植修复。关节功能无恢复可能者,可一期行关节融合术。

第十节　骨折延迟愈合、不愈合和畸形愈合的处理

（一）骨折延迟愈合　是指骨折经过治疗,超过通常愈合所需要的时间(一般为4～8个月),骨折断端仍未出现骨折连接,称骨折延迟愈合(delayed union)。X线平片显示骨折端骨痂少,轻度脱钙,骨折线仍明显,但无骨硬化表现(图58-35)。

骨折延迟愈合除全身营养不良等因素外,主要原因是骨折复位和固定不牢固,骨折端存在剪力和旋转力或者牵引过度所致的骨端分离。骨折延迟愈合仍有继续愈合的能力和可能性,针对原因进行适当的处理后,仍可达到骨折愈合。

（二）骨折不愈合　骨折经过治疗,超过一般愈合时间(9个月),且经再度延迟治疗(时间3个月),仍达不到骨性愈合,称之为骨折不愈合(nonunion)。骨折不愈合根据X线平片表现分为肥大型和萎缩型两种。前者X线平片表现为骨折端膨大、硬化,呈象足样,说明曾有骨再生,但由于断端缺乏稳定性,新生骨痂难以跨过骨折线。后者骨折端无骨痂,断端分离、萎缩,说明骨折端血运差,无骨再生,骨髓腔被致密硬化的骨质所封闭,临床上骨折处有假关节活动(图58-36)。

骨折不愈合多由于骨折端间嵌夹软组织,开放性骨折清创时去除较多骨片而造成骨缺损,多次手术对骨的血液供应破坏较大及内固定失败等因素所致。骨折不愈合,不可能再通过延长治疗时间而达到愈合,而需切除硬化骨,打通骨髓腔,修复骨缺损,一般需行植骨、内固定,必要时还需加用石膏绷带外固定予以治疗。

（三）骨折畸形愈合　即骨折愈合的位置未达到功能复位的要求,存在成角、旋转或重叠畸形(图58-37)。畸形愈合(malunion)可能由于骨折复位不佳、固定不牢固或过早拆除固定物,断端受肌肉牵拉、肢体重量和不恰当负重的影响所致。畸形较轻,对功能影响不大者,可不予处理。畸形明显,影响肢体功能者,需行矫正。

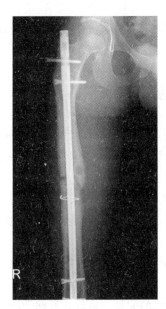

图 58-35   超过一般愈合所需的时间，骨折断端仍未出现骨折连接

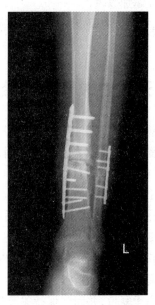

图 58-36   骨折两断端萎缩光滑，骨髓腔被致密硬化的骨质所封闭

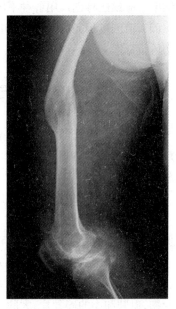

图 58-37   骨折愈合后存在成角、旋转和重叠畸形

（杨述华）

第五十九章 上肢骨、关节损伤

第一节 锁 骨 骨 折

【解剖概要】 锁骨是上肢与躯干的连接和支撑装置,呈 S 形,远端 1/3 为扁平状凸向背侧,利于肌肉和韧带的附着、牵拉,其最远端与肩峰形成肩锁关节,并有喙锁韧带固定锁骨;而近端 1/3 为菱形凸向腹侧,通过坚强的韧带组织与胸骨柄形成胸锁关节,并有胸锁乳突肌附着。

【病因与分类】 锁骨骨折(fracture of the clavicle)多发生在儿童及青壮年,多为间接暴力引起。发生率占全身骨折的 5%~10%,占肩关节损伤的 44%,其中男女比例约为 2:1。常见的受伤机制是侧方摔倒,肩部着地,力传导至锁骨,发生斜形骨折。也可因手或肘部着地,暴力经肩部传导至锁骨,发生斜形或横形骨折。直接暴力常由胸上方撞击锁骨,导致粉碎性骨折,但较少见。儿童锁骨骨折多为青枝骨折,而成人多为斜形、粉碎性骨折。1967 年,Allman 等将锁骨骨折分为三型:Ⅰ型为中 1/3 骨折,约占全部锁骨骨折的 80%,由于胸锁乳突肌的牵拉,近折端可向上、后移位,远折端则由于上肢的重力作用及胸大肌上份肌束的牵拉,使骨折远折端向前、下移位,并有重叠移位(图 59-1);Ⅱ型为外 1/3 骨折,约占 15%,常因肩部的重力作用,使骨折远端向下移位,近端则向上移位,移位程度较大者,应怀疑喙锁韧带损伤;Ⅲ型为内1/3骨折,仅占 5%,治疗时需了解胸锁关节有无损伤。一般而言,锁骨开放性骨折的发生率较低。

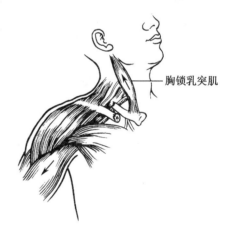

胸锁乳突肌

图 59-1 锁骨骨折常见移位

【临床表现和诊断】 锁骨位于皮下,位置表浅,一旦发生骨折,即出现局部肿胀、瘀斑,肩关节活动时疼痛加剧。病人常用健手托住肘部,减少肩部活动引起的骨折端移动而导致的疼痛,头部向病侧偏斜,以减轻因胸锁乳突肌牵拉骨折近端而导致疼痛。检查时,可扪及骨折端,有局限性压痛,骨摩擦感。根据物理检查和症状,可对锁骨骨折作出正确诊断。在无移位或儿童青枝骨折时,单靠物理检查有时难以作出正确诊断,上胸部的正位 X 线平片是不可缺少的检查方法。锁骨后有臂丛神经及锁骨下血管经过,若暴力作用强大,骨折移位明显,局部肿胀严重,有可能合并其他部位的骨折、肺部损伤、血管损伤和臂丛神经的损伤,因此在体检时应仔细检查上肢的神经功能及血供情况,以便对锁骨骨折合并神经、血管损伤作出正确诊断。

【治疗】

1. 儿童的青枝骨折及成人的无移位骨折可不作特殊治疗。仅用三角巾悬吊患肢 3~6 周即可开始活动。

2. 一般认为 80%~90% 锁骨中段骨折可采取非手术的方法进行治疗,即手法复位,横形"8"字绷带固定(图 59-2)。

治疗后应严密观察双侧上肢血液循环及感觉运动功能,若出现肢体肿胀、麻木,表示固定过紧,应及时调整固定。术后 1 周左右,由于骨折区肿

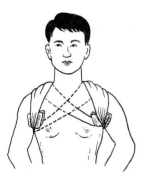

图 59-2 锁骨骨折手法复位后横形"8"字绷带固定

胀消失,或因绷带张力降低,常使固定的绷带松弛而导致再移位,因此复位后2周内应经常检查固定是否可靠,及时调整固定的松紧度。

3. 在以下情况时,可考虑行切开复位内固定:①病人不能忍受"8"字绷带固定的痛苦;②复位后再移位,影响外观;③合并神经、血管损伤;④开放性骨折;⑤陈旧骨折不愈合;⑥锁骨外端骨折,合并喙锁韧带断裂。切开复位时,应根据骨折部位、骨折类型及移位情况选择钢板、螺钉或弹性钉、克氏针等固定。钢板固定时,应根据锁骨形状进行预弯处理,并将钢板放在锁骨上方,尽量不放在前方。

锁骨骨折的并发症包括:①不愈合;②畸形愈合;③血管神经损伤;④创伤性关节炎;⑤手术治疗的并发症。

第二节 肩锁关节脱位

【解剖概要】 肩锁关节由肩峰的锁骨关节面与锁骨外端的肩峰关节面构成关节,部分关节内存在纤维软骨盘。关节面多呈垂直方向,关节囊薄弱,由周围的韧带维持其稳定性。维系肩锁关节的主要韧带是肩锁韧带和喙锁韧带(图59-3)。

【病因与分类】 肩锁关节脱位(dislocation of the acromioclavicular joint)十分常见,多见于青年。暴力是引起肩锁关节脱位的主要原因,以直接暴力更多见。肩峰受到打击时,肩峰及肩胛骨猛然向下,使关节囊及周围韧带断裂而发生脱位。当跌倒时,肩部着地,力传导至肩锁关节而发生关节脱位,为间接暴力所致。依据暴力的大小,可仅发生关节囊挫伤、破裂,韧带挫伤、部分断裂、完全断裂,撕脱骨折、半脱位或完全脱位。根据损伤程度,可将肩锁关节脱位分为三型(图59-4)。

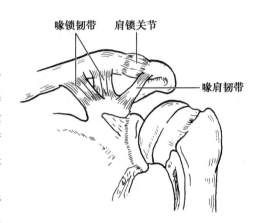

图59-3 肩锁关节的解剖结构

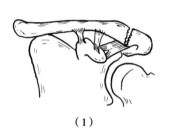 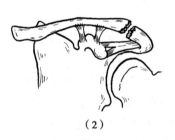 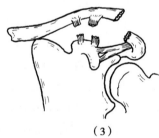

（1） （2） （3）

图59-4 肩锁关节脱位的分型

（1） Ⅰ型:肩锁关节囊、韧带挫伤,尚未断裂。
（2） Ⅱ型:肩锁关节囊破裂,部分韧带损伤或断裂,关节半脱位。
（3） Ⅲ型:肩锁关节囊、韧带完全断裂,关节完全脱位。

【临床表现和诊断】

Ⅰ型:肩部有打击或跌倒损伤史,肩锁关节处疼痛、肿胀、活动时疼痛加重,局部压痛明显。肩锁关节X线平片未发现明显移位。

Ⅱ型:除有Ⅰ型的临床表现和体征外,用手指按压锁骨外端有弹性感。X线平片可见锁骨外端向上撬起,为半脱位。

Ⅲ型:除有Ⅰ型的临床表现和体征外,肩外上方肿胀严重,与对侧比较时可发现病侧明显高起,按压时弹性感更加明显,肩活动受限。X线平片可见锁骨外端完全离开肩峰的相对关节面,为完全性脱位。

【治疗】对于Ⅰ型损伤,用三角巾悬吊患肢2~3周后开始肩关节活动,可获得较好功能。Ⅱ型损伤有学者主张手法复位、加垫外固定,但固定常不可靠,易并发压疮,或演变为陈旧性脱位。对有症状的陈旧性半脱位及Ⅲ型病人,尤其是肩锁关节移位超过2cm者,可选择手术治疗。手术方法可选择切开复位张力带钢丝固定(图59-5),对喙锁韧带无法修复者,可行韧带重建加张力带钢丝固定术。在切开复位的同时,可修复断裂的韧带。

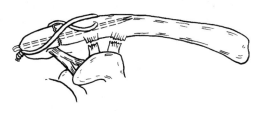

图59-5　肩锁关节脱位后张力带固定

第三节　肩关节脱位

【解剖概要】参与肩关节运动的关节包括肱盂关节、肩锁关节、胸锁关节及肩胸(肩胛骨与胸壁形成)关节,但以肱盂关节的活动最为重要。习惯上将肱盂关节脱位称为肩关节脱位(dislocation of the shoulder joint)。

肱盂关节由肱骨头与肩胛盂构成。肩胛盂浅,由周围的纤维软骨及盂唇加深其凹度,再加上肩峰在肱骨头及肩胛盂的上方形成的臼窝样结构(有学者称为第二关节),在一定程度上增加了肩关节的稳定性,并使肩关节有最大范围的活动。

【病因与分类】创伤是肩关节脱位的主要原因,多为间接暴力所致。当跌倒或受到撞击时上肢处于外展外旋位,暴力经过肱骨传导到肩关节,使肱骨头突破关节囊而发生脱位。若跌倒时上肢处于后伸位,或肱骨后上方直接撞击在硬物上,也可发生肩关节脱位。

根据肱骨头脱位的方向可分为前脱位、后脱位、上脱位及下脱位四型,以前脱位最多见。由于暴力的大小、力作用的方向以及肌肉的牵拉,前脱位时,肱骨头可能位于锁骨下、喙突下、肩前方及关节盂下(图59-6)。

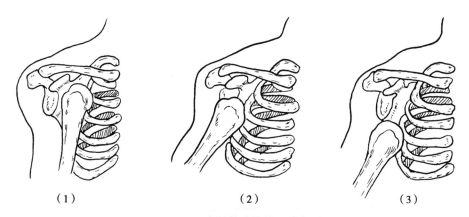

（1）　　　　　　　　　　（2）　　　　　　　　　　（3）

图59-6　肩关节脱位的三种类型
(1)锁骨下脱位　(2)喙突下脱位　(3)关节盂下脱位

【临床表现和诊断】有上肢外展外旋或后伸着地受伤历史,肩部疼痛、肿胀、肩关节活动障碍,病人有以健手托住病侧前臂、头向病侧倾斜的特殊姿势(图59-7)即应考虑有肩关节脱位的可能。检查可发现患肩呈方肩畸形(图59-7),肩胛盂处有空虚感,上肢有弹性固定;Dugas征阳性:即将病侧肘部紧贴胸壁时,手掌搭不到健侧肩部,或手掌搭在健侧肩部时,肘部无法贴近胸壁;X线正位、侧位片及穿胸位片可确定肩关节脱位的类型、移位方向及有无撕脱骨折。目前临床常规行CT扫描。

严重创伤时,肩关节前脱位可合并神经血管损伤,应注意检查病侧上肢的感觉及运动功能。

【治疗】肩关节前脱位应首选手法复位加外固定治疗;肩关节后脱位往往不能顺利手法复位,可行切开复位加外固定方法治疗。手法复位前应准确判断是否有骨折,以防漏诊。

　　1. **手法复位**　一般采用局部浸润麻醉,用 Hippocrates 法复位(图 59-8):病人仰卧,术者站在病侧床边,腋窝处垫棉垫,以同侧足跟置于病人腋下靠胸壁处,双手握住患肢于外展位作徒手牵引,以足

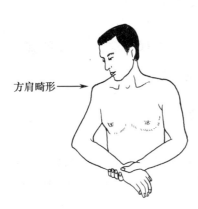
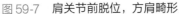

图 59-7　肩关节前脱位,方肩畸形

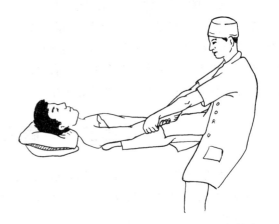

图 59-8　肩关节前脱位的 Hippocrates 复位法

跟顶住腋部作为反牵引力。左肩脱位时术者用左足,右肩脱位时则用右足。需持续牵引,用力需均匀,牵引一段时间后肩部肌逐渐松弛,此时内收、内旋上肢,肱骨头便会经前方关节囊的破口滑入肩胛盂内,可感到有弹跳及听到响声,提示复位成功,再作 Dugas 征检查,应由阳性转为阴性。

　　2. **固定方法**　单纯性肩关节脱位复位后可用三角巾悬吊上肢,肘关节屈曲 90°,腋窝处垫棉垫固定 3 周,合并大结节骨折者应延长 1~2 周(图 59-9)。部分病例关节囊破损明显,或肩带肌肌力不足者,术后摄片会有肩关节半脱位,此类病例宜用搭肩位胸肱绷带固定,即将患肢手掌搭在对侧肩部,肘部贴近胸壁,用绷带将上臂固定在胸壁,并托住肘部,这种体位可以纠正肩关节半脱位。

　　3. **康复治疗**　固定期间需活动腕部与手指,解除固定后,鼓励病人主动锻炼肩关节各个方向活动。配合理疗、按摩,效果更好。锻炼需循序渐进,不可冒进。

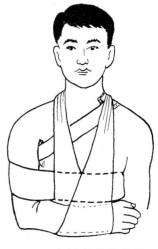

图 59-9　肩关节脱位复位后固定法

　　对于陈旧性肩关节脱位影响上肢功能者,可选择切开复位术,修复关节囊及韧带。合并神经损伤者,在关节复位后,大多数神经功能可以得到恢复。若判断为神经血管断裂伤应手术修复。

第四节　肱骨近端骨折

　　【解剖概要】　肱骨近端包括肱骨大结节、小结节和肱骨外科颈三个重要的解剖部位。肱骨外科颈为肱骨大结节、小结节移行为肱骨干的交界部位,该部位是松质骨和密质骨的交接处,易发生骨折。在解剖颈下较近部位,有臂丛神经、腋血管通过,有发生骨折合并血管神经损伤的可能。

　　【病因与分类】　肱骨近端骨折可发生于任何年龄,但以中、老年人为多。骨折多因间接暴力引起,由于暴力作用的大小、方向、肢体的位置及病人的骨质量等,可发生不同类型的骨折。

　　临床较为常用的肱骨近端骨折分型为 Neer 分型,为 1970 年 Neer 基于 Codman 的四部分骨块分类基础上提出的新分型方法。该分型方法依据骨折的解剖部位和骨折块移位的程度,即根据肱骨四个解剖部位(肱骨头、大结节,小结节和肱骨干)及相互之间的移位程度(以移位大于 1cm 或成角畸形大于 45° 为移位标准)来进行分型(图 59-10)。

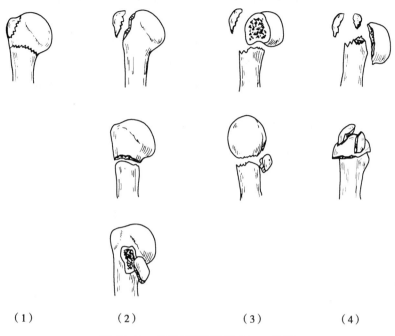

（1）　　　　　（2）　　　　　（3）　　　　　（4）

图59-10　肱骨近端骨折的 Neer 分型
（1）一部分骨折　（2）两部分骨折　（3）三部分骨折　（4）四部分骨折

一部分骨折:肱骨近端骨折,无论骨折线数量是多少,只要未达到上述移位标准,说明骨折部位尚有一定的软组织附着连接,有一定的稳定性。这种骨折为无移位或轻微移位骨折,或称为一部分骨折。

两部分骨折:仅一个部位发生骨折并且移位者,称之为两部分骨折;它有 4 种形式,即解剖颈骨折、大结节骨折、小结节骨折或外科颈骨折。

三部分骨折:当肱骨近端 4 个解剖部位中,有 2 个部位骨折并且移位时,称为三部分骨折,它有 2 种形式,常见的是大结节、外科颈骨折,另一种是小结节、外科颈骨折。

四部分骨折:当肱骨近端 4 个部分都发生骨折移位时,形成四个分离的骨块,称为四部分骨折。此时肱骨头向外侧脱位,成游离状态;血液供应破坏严重,极易发生缺血坏死。

【诊断】 根据骨折多因间接暴力所致的病史、X 线和 CT 检查(包括 CT 三维重建),可做出明确诊断。X 线检查除了正位(或后前位)外,应进行穿胸位 X 线平片。

【治疗】 肱骨近端骨折可根据骨折类型,移位程度等采用保守治疗和切开复位固定等手术治疗。

1. 保守治疗　对于无移位的肱骨近端骨折,包括大结节骨折,肱骨外科颈骨折,可用上肢三角巾悬吊 3～4 周,复查 X 光片示有骨愈合迹象后,行肩部功能锻炼。

对于有轻度移位的 Neer 两部分骨折,病人功能要求不高者也可使用三角巾悬吊 3～4 周,复查 X 光片示有骨愈合时,可行肩部功能锻炼。

2. 手术治疗　多数移位的肱骨近端骨折的特点是两部分以上的骨折,应及时行切开复位钢板内固定进行治疗,大部分病人可得到良好的功能恢复。对于 Neer 三部分、四部分骨折,也可行切开复位钢板内固定术,但对于特别复杂的老年人四部分骨折也可选择人工肱骨头置换术。

第五节　肱骨干骨折

【解剖概要】 肱骨外科颈下 1～2cm 至肱骨髁上 2cm 段内的骨折称为肱骨干骨折。在肱骨干中下 1/3 段后外侧有桡神经沟,有由臂丛神经后束发出的桡神经自内后方紧贴骨面斜向外前方进入前臂,此处骨折容易发生桡神经损伤。致伤因素可能是骨折端直接撞击,也可能由于外侧肌间隔的卡压所致。

【病因与分类】肱骨干骨折(fracture of the shaft of the humerus)可由直接暴力或间接暴力引起。直接暴力常由外侧打击肱骨干中段,致横形或粉碎性骨折。间接暴力常由于手部着地或肘部着地,暴力向上传导,加上身体倾倒所产生的剪切应力,导致中下 1/3 骨折。有时因投掷运动或"掰腕",也可导致中下 1/3 骨折,多为斜形或螺旋形骨折。骨折端的移位取决于外力作用的大小、方向、骨折的部位和肌肉牵拉方向等。在三角肌止点以上、胸大肌止点以下的骨折,近折端受胸大肌、背阔肌、大圆肌的牵拉而向内、向前移位,远折端因三角肌、喙肱肌、肱二头肌、肱三头肌的牵拉而向外、向近端移位。当骨折线位于三角肌止点以下时,近折端由于三角肌的牵拉而向前、外移位;远折端因肱二头肌、肱三头肌的牵拉而向近端移位(图 59-11)。无论骨折发生在哪一段,在体弱病人,由于肢体的重力作用或不恰当的外固定物的重量,可引起骨折端分离移位或旋转畸形。肱骨干下 1/3 骨折的移位方向与暴力作用的方向、前臂和肘关节所处的位置有关,大多数有成角、短缩及旋转畸形。

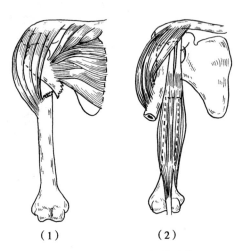

（1）   （2）

图 59-11　肱骨干骨折的移位
（1）骨折在三角肌止点以上　（2）骨折在三角肌止点以下

【临床表现和诊断】受伤后,上臂出现疼痛、肿胀、畸形、皮下瘀斑和上肢活动障碍。检查可发现假关节活动、骨擦感、骨传导音减弱或消失。X 线平片可确定骨折的类型、移位方向。

若合并桡神经损伤,可出现垂腕,各手指掌指关节不能背伸,拇指不能伸,前臂旋后障碍,手背桡侧皮肤感觉减退或消失。

【治疗】肱骨干横形或短斜形骨折可采用非手术和手术方法治疗。

1. **手法复位,外固定**

（1）麻醉:局部麻醉或臂丛神经阻滞麻醉。

（2）体位:在骨科牵引床上仰卧位。

（3）牵引:助手握住前臂,在屈肘 90°位,沿肱骨干纵轴牵引,在同侧腋窝施力作反牵引,经过持续牵引,纠正重叠、成角畸形。若骨折位于三角肌止点以上、胸大肌止点以下,在内收位牵引;若骨折线在三角肌止点以下,应在外展位牵引。

（4）复位:在充分持续牵引、肌放松的情况下,术者用双手握住骨折端,按骨折移位的相反方向,矫正成角及侧方移位。若肌松弛不够,断端间有少许重叠,可采用折顶反折手法使其复位。畸形矫正,骨传导音恢复即证明复位成功。凡有条件者均应行 X 线拍片,确认骨折的对位对线情况。

（5）外固定:复位成功后,减小牵引力,维持复位,可选择石膏固定:复位后比较稳定的骨折,可用 U 形石膏固定。若为中、下长斜形或长螺旋形骨折、手法复位后不稳定,可采用上肢悬垂石膏固定,但有可能因重量太大,导致骨折端分离,宜采用轻质石膏,并在固定期间严密观察骨折对位对线情况。

2. **切开复位,内固定**

（1）手术指征:以下情况,可采用切开复位内固定术:①手法复位失败,骨折端对位对线不良,估计愈合后影响功能;②骨折有分离移位,或骨折端有软组织嵌入;③合并神经血管损伤;④陈旧骨折不愈合;⑤影响功能的畸形愈合;⑥同一肢体有多发性骨折;⑦8~12 小时以内污染不重的开放性骨折。

（2）手术方法

1）麻醉:臂丛阻滞麻醉、高位硬膜外麻醉或全麻。

2）体位:仰卧,伤肢外展 90°放在手术桌上。

3) 切口与显露:常采用后外侧入路和外侧入路显露骨折端,从肱二头肌、肱三头肌间切口,沿肌间隙显露骨折端。若为上 1/3 骨折,切口向上经三角肌、肱二头肌间隙延长;若为下 1/3 骨折,切口向下经肱二头肌、肱桡肌间隙延长。注意勿损伤桡神经。

4) 复位与固定:在直视下尽可能达到解剖对位。用外固定支架或加压钢板螺钉内固定,也可用带锁髓内针固定。术后可不用外固定,早期进行功能锻炼。肱骨干下 1/3 骨折对骨的血液循环破坏较重,若再加上手术操作,易导致骨折不愈合。近年来采用锁定钢板微创手术固定,减少了对血供的影响,有利于骨愈合。

对于有桡神经损伤的病人,术中探查神经,若完全断裂,可一期修复桡神经。若为挫伤,神经连续性存在,则切开神经外膜,减轻神经继发性病理改变。

3. 康复治疗　无论是手法复位外固定,还是切开复位内固定,术后均应早期进行康复治疗。复位术后抬高患肢,主动练习手指屈伸活动。2～3 周后,开始腕、肘关节主动屈伸活动和肩关节的外展、内收活动,但活动量不宜过大,逐渐增加活动量和活动频率。6～8 周后加大活动量,并作肩关节旋转活动。在锻炼过程中,要随时检查骨折对位、对线及愈合情况。骨折完全愈合后去除外固定。内固定物可在半年以后取出,若无不适也可不必取出。在锻炼过程中,可配合理疗、体疗等。

第六节　肱骨髁上骨折

【解剖概要】肱骨髁上骨折是指肱骨干与肱骨髁的交界处发生的骨折。肱骨干轴线与肱骨髁轴线之间有 30°～50° 的前倾角(图 59-12),这是容易发生肱骨髁上骨折的解剖因素。在肱骨髁内、前方,有肱动脉、正中神经经过。在神经血管束的浅面有坚韧的肱二头肌腱膜,后方为肱骨,一旦发生骨折,神经血管容易受到损伤。在肱骨髁的内侧有尺神经,外侧有桡神经,均可因肱骨髁上骨折的侧方移位而受到损伤。在儿童期,肱骨下端有骨骺,若骨折线穿过骺板,有可能影响骨骺的发育,因而常出现肘内翻或外翻畸形。肱骨髁上骨折多发生于 10 岁以下儿童,根据暴力和骨折移位方向的不同,可分为屈曲型和伸直型;其中伸直型骨折占 97%。

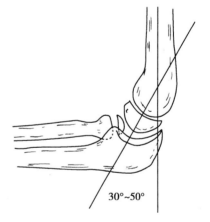

图 59-12　肱骨干与肱骨髁之间的前倾角

一、伸直型肱骨髁上骨折

【病因】多为间接暴力引起。当跌倒时,肘关节处于半屈或伸直位,手掌着地,暴力经前臂向上传递,身体向前倾,由上向下产生剪式应力,使肱骨干与肱骨髁交界处发生骨折。通常是近折端向前下移位,远折端向上移位(图 59-13)。如果在跌倒时,同时遭受侧方暴力,可发生尺侧或桡侧移位(图 59-14,图 59-15)。

【临床表现和诊断】儿童有手着地受伤史,肘部出现疼痛、肿胀、皮下瘀斑,肘部向后突出并处于半屈位,应考虑肱骨髁上骨折的可能。检查局部明显压痛,有骨擦音及假关节活动,肘前方可扪到骨折断端,肘后三角关系正常。在诊断中,应注意有无神经血管损伤(图 59-16),应特别注意观察前臂肿胀程度,腕部有无桡动脉搏动,手的感觉及运动功能等。必须拍摄肘部正、侧位 X 线平片,不仅能确定骨折的存在,更主要的是准确判断骨折移位情况,为选择治疗方法提供依据。

【治疗】

1. 手法复位外固定　受伤时间短,局部肿胀轻,没有血液循环障碍者,可进行手法复位外固定。麻醉后仰卧于骨科牵引床上。屈肘约 50° 位、前臂中立位,沿前臂纵轴牵引。以同侧腋窝部向上作反牵引。在持续牵引下,纠正重叠畸形。根据 X 线平片表现,若有尺侧或桡侧移位,应首先矫正。在持续牵引情

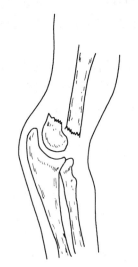

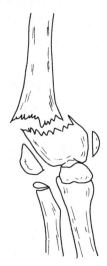

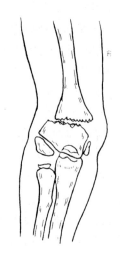

图 59-13　伸直型肱骨髁
上骨折典型移位

图 59-14　骨折远折端向
尺侧移位

图 59-15　骨折远折端向
桡侧移位

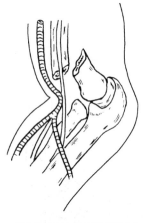

图 59-16　骨折近折端向
前移位损伤肱动脉

况下,术者双手 2～5 指顶住骨折远折端,拇指在近折端用力推挤,同时缓慢使肘关节屈曲 90°或 100°,即可达到复位。也可用拇指顶住骨折远端,向远侧推挤,同时用 2～5 指挤压近折端同时缓慢屈肘,达到复位。经 X 线证实骨折对位对线良好,即可用外固定维持复位。复位时应注意恢复肱骨下端的前倾角和肘部提携角。屈肘角度的多少以能清晰地扪到桡动脉搏动,无感觉运动障碍来决定。一般情况下,肘关节屈曲超过 100°位时,复位后骨折端较稳定,但要注意远端肢体的血液循环情况。

复位后用后侧石膏托屈肘位固定 4～5 周,X 线拍片证实骨折愈合良好,即可拆除石膏,开始功能锻炼。需要强调的是,如果经 2～3 次复位对位不佳者应及时行切开复位克氏针固定。伤后时间较长,局部组织损伤严重,出现骨折部严重肿胀时,不能立即进行手法复位者也应行切开复位克氏针固定术。

2. 手术治疗

（1）在以下情况可选择手术治疗:①手法复位失败;②小的开放伤口,污染不重;③有神经血管损伤。

（2）手术方法:在肱骨内下方切口,向肘前方延伸,切开深筋膜及肱二头肌腱膜,检查正中神经及肱动脉,若为血管痉挛,骨折复位后大多数可以缓解,或切开血管外膜,进行液压扩张,可缓解血管痉挛。若为血管破裂,可进行修补术或血管吻合术。对有正中神经挫伤,应切除外膜,减轻神经内压力。骨折在准确对位后用交叉克氏针固定。若有尺神经或桡神经损伤,在进行骨折复位时,应仔细检查神经,进行松解或修复手术。

3. 康复治疗　无论手法复位外固定,还是切开复位内固定,术后应严密观察肢体血液循环及手的感觉、运动功能。抬高患肢,早期进行手指及腕关节屈伸活动,有利于减轻水肿,4～6 周后可进行肘关节屈伸活动。

对于手术切开复位,内固定稳定的病人,术后 2 周即可开始肘关节活动。

伸直型肱骨髁上骨折由于近折端向前下移位,极易压迫肱动脉或刺破肱动脉,加上损伤后的组织反应,局部肿胀严重,均会影响远端肢体血液循环,导致前臂骨筋膜室综合征。如果早期未能作出诊断及正确的治疗,可导致缺血性肌挛缩,严重影响手的功能及肢体的发育。在对肱骨髁上骨折的诊治中,应严密观察前臂肿胀程度及手的感觉运动功能,如果出现高张力肿胀,手指主动活动障碍,被动活动剧烈疼痛,桡动脉搏动难以扣及,手指皮温降低,感觉异常,即应确定存在骨筋膜室高压,应紧急手术,切开前臂掌、背侧深筋膜,充分减压,辅以脱水剂,扩张血管药等治疗,则可能预防前臂缺血性肌挛缩的发生。如果已出现5P征(painlessness 无痛,pulselessness 脉搏消失,pallor 皮肤苍白,paresthesia 感觉异常,paralysis 肌麻痹)则为时已晚,即便手术减压也难以避免缺血性挛缩。

二、屈曲型肱骨髁上骨折

【病因】 多为间接暴力引起。跌倒时,肘关节处于屈曲位,肘后方着地,暴力传导至肱骨下端导致骨折。

【临床表现和诊断】 受伤后,局部肿胀,疼痛,肘后凸起,皮下瘀斑。检查可发现肘上方压痛,后方可扣及骨折端。X 线拍片可发现骨折存在及典型的骨折移位,即近折端向后下移位,远折端向前移位,骨折线呈由前上斜向后下的斜形骨折(图59-17)。由于肘后方软组织较少,折端锐利,可刺破皮肤形成开放骨折。由于暴力作用的方向及跌倒时的体位改变,骨折可出现尺侧或桡侧移位,较少合并神经血管损伤。

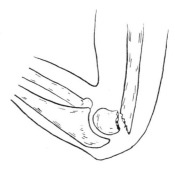

图 59-17 屈曲型肱骨髁上骨折典型移位

【治疗】 基本原则与伸直型肱骨髁上骨折相同,但手法复位的方向相反。肘关节屈曲40°左右行外固定,4～6 周后开始主动练习肘关节屈伸活动。

儿童期肱骨髁上骨折复位时,桡侧或尺侧移位未得到纠正,或合并了骨骺损伤,骨折愈合后,可出现肘内、外翻畸形。因此,应尽量达到解剖复位,如达不到解剖复位可采用克氏针固定的方法。如观察畸形有加重的趋势,合并有功能障碍者,可在 12～14 岁时作肱骨下端截骨矫正术。术中应注意桡神经和尺神经的牵拉损伤。可先探查神经,再作截骨矫正术。

第七节 肘关节脱位

【解剖概要】 肘关节由肱骨下端、尺骨鹰嘴窝、桡骨头及关节囊、内外侧副韧带构成。主要完成屈伸活动及轻度的尺偏、桡偏活动。在肩、肘、髋、膝四大关节中发生脱位的几率位列第二。

【病因及分类】 外伤是导致肘关节脱位(dislocation of the elbow)的主要原因。当跌倒时肘关节处于半伸直位,手掌着地,暴力沿尺、桡骨向近端传导,尺骨鹰嘴处产生杠杆作用,前方关节囊撕裂,使尺、桡骨向肱骨后方脱出,发生肘关节后脱位。当肘关节处于内翻或外翻位时遭受暴力,可发生尺侧或桡侧侧方脱位。当肘关节处于屈曲位时,肘后方遭受暴力可使尺、桡骨向肱骨前方移位,发生肘关节前脱位。肘关节脱位常会引起内外侧副韧带断裂,导致肘关节不稳定。

【临床表现和诊断】 上肢外伤后,肘部疼痛、肿胀、活动障碍;检查发现肘后突畸形;前臂处于半屈位,并有弹性固定;肘后出现空虚感,可扣到凹陷(图59-18);肘后三角关系发生改变;应考虑肘关节后脱位可能。肘部正、侧位 X 线平片可发现肘关节脱位的移位情况、有无合并骨折。侧方脱位可合并神经损伤,应检查手部感觉、运动功能。

【保守治疗】

1. 手法复位 可以采用单人复位法。2% 普鲁卡因或 1% 利多卡因 10ml 肘关节内

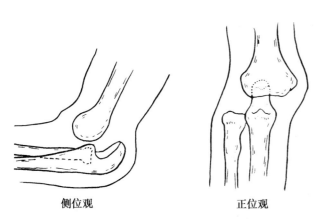

侧位观   正位观

图59-18 肘关节后脱位合并桡侧脱位的畸形

麻醉或臂丛麻醉。术者站在病人的前面,提起病人的患肢,环抱术者的腰部,使肘关节置于半屈曲位。以一手握住病人腕部,沿前臂纵轴作持续牵引,另一拇指压住尺骨鹰嘴突,亦沿前臂纵轴方向作持续推挤动作直至复位。也可用双手握住上臂下段,八个手指在前方,两个拇指压在尺骨鹰嘴突上,肘关节处于半屈曲位,拇指用力方向为前臂的纵轴,其他八指则将肱骨远端推向后方。复位成功的标志为肘关节恢复正常活动,肘后三角关系恢复正常(图59-19)。

2. 固定　用长臂石膏托或支具固定肘关节于屈曲90°,再用三角巾悬吊胸前2~3周后可进行肘关节屈伸锻炼,以防止肘关节僵硬(图19-20)。

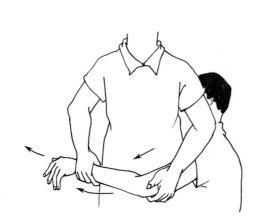
图59-19　肘关节后脱位的复位方法

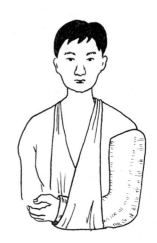
图59-20　手法复位后石膏托固定

【手术治疗】肘关节在功能锻炼时,如屈曲位超过30°,有明显肘关节不稳或脱位趋势时,应手术重建肘关节韧带。

第八节　桡骨头半脱位

【解剖概要】桡骨头呈椭圆形,最近端为浅凹状关节面,与肱骨小头凸面形成关节,与肱尺关节一起完成屈伸活动。桡骨头的尺侧与尺骨鹰嘴半月切迹形成上尺桡关节,有环状带包绕,与下尺桡关节一同完成前臂旋转活动。桡骨头及颈位于肘关节囊内,没有韧带、肌腱附着,因此稳定性较差。

【病因与分类】桡骨头半脱位(subluxation of the radial head)多发生在5岁以下的儿童,由于桡骨头发育尚不完全,环状韧带薄弱,当腕、手被向上提拉、旋转时,肘关节囊内负压增加,使薄弱的环状韧带或部分关节囊嵌入肱骨小头与桡骨头之间,取消牵拉力以后,桡骨头不能回到正常解剖位置,而是向桡侧移位,形成桡骨头半脱位。绝大多数情况下,桡骨头发生向桡侧的半脱位,完全脱位很少发生,向前方脱位更为少见。

【临床表现和诊断】儿童的手、腕有被动向上牵拉受伤的病史,病儿感肘部疼痛,活动受限,前臂处于半屈位及旋前位。检查肘部外侧有压痛,即应诊断为桡骨头半脱位。X线平片常不能发现桡骨头脱位。

【治疗】不用麻醉即可进行手法复位。术者一手握住小儿腕部,另一手托住肘部,以拇指压在桡骨头部位,肘关节屈曲至90°,作轻柔的前臂旋后、旋前活动,反复数次,并用拇指轻轻推压桡骨头即可复位。复位成功的标志是有轻微的弹响声,肘关节旋转、屈伸活动正常(图59-21)。复位后不必固定,但须告诫家长不可再暴力牵拉,以免复发。

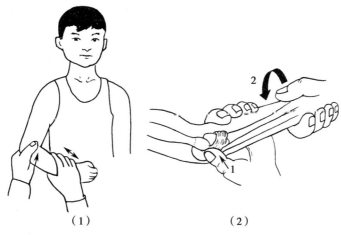

图 59-21　桡骨头半脱位的复位方法
(1)术者拇指按压桡骨头处　(2)将前臂作旋后及旋前活动

第九节　前臂双骨折

【解剖概要】前臂骨由尺骨及桡骨组成。尺骨近端的鹰嘴窝与肱骨滑车构成肱尺关节。桡骨小头与肱骨小头构成肱桡关节。尺桡骨近端相互构成尺桡上关节。尺骨下端为尺骨小头,借助三角软骨与腕骨近侧列形成关节。桡骨远端膨大,与尺骨小头一起,与近侧列腕骨形成桡腕关节。桡尺骨下端又相互构成下尺桡关节。尺桡骨之间由坚韧的骨间膜相连。由于尺骨和桡骨均有一定的弯曲幅度,使尺、桡骨之间的宽度不一致,最宽处为 1.5~2.0cm。前臂处于中立位时,骨间膜最紧张,处于旋转位时较松弛。骨间膜的纤维方向呈尺侧下方斜向桡侧上方,当单一尺骨或桡骨骨折时,暴力可由骨间膜传导到另一骨干,引起不同平面的双骨折,或发生一侧骨干骨折,另一骨的上端或下端脱位。尺、桡骨干有多个肌肉附着,起、止部位分布分散。当骨折时,由于肌肉的牵拉,常导致复杂的移位,使复位十分困难。

【病因与分类】尺、桡骨干骨折(fracture of the radius and ulna)可由直接暴力、间接暴力、扭转暴力引起,有时导致骨折的暴力因素复杂,难以分析其确切的暴力因素。

1. **直接暴力**　多由于重物打击、机器或车轮的直接压榨,或刀砍伤,导致同一平面的横形或粉碎性骨折[图 59-22(1)],由于暴力的直接作用,多伴有不同程度的软组织损伤,包括肌、肌腱断裂,神经血管损伤等。

2. **间接暴力**　跌倒时手掌着地,暴力通过腕关节向上传导,由于桡骨负重多于尺骨,暴力作用首先使桡骨骨折,若残余暴力比较强大,则通过骨间膜向内下方传导,引起低位尺骨斜形骨折[图 59-22(2)]。

3. **扭转暴力**　跌倒时手掌着地,同时前臂发生旋转,导致不同平面的尺桡骨螺旋形骨折或斜形骨折。多为高位尺骨骨折和低位桡骨骨折[图 59-22(3)]。

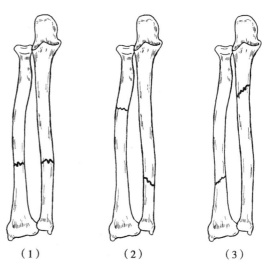

图 59-22　尺桡骨骨干双骨折的类型
(1)由直接暴力引起的骨折　(2)由间接暴力引起的骨折　(3)由旋转暴力引起的骨折

【临床表现和诊断】受伤后,前臂出现疼痛、肿胀、畸形及功能障碍。检查可发现骨摩擦音及假关节活动。骨传导音减弱或消失。X线拍片检查应包括肘关节或腕关节,可发现骨折的准确部位、骨折类型及移位方向,以及是否合并有桡骨头脱位或尺骨小头脱位。尺骨上1/3骨干骨折可合并桡骨小头脱位,称为孟氏(Monteggia)骨折。桡骨干下1/3骨折合并尺骨小头脱位,称为盖氏(Galeazzi)骨折。

【治疗】

1. 手法复位外固定　尺、桡骨骨干双骨折可发生多种移位,如重叠、成角、旋转及侧方移位等。若治疗不当可发生尺、桡骨交叉愈合,影响旋转功能。因此治疗的目标除了良好的对位、对线以外,特别注意防止畸形和旋转。

麻醉后,仰卧位,在肩外展90°,屈肘90°位,沿前臂纵轴向远端牵引,肘部向上作反牵引(图59-23)。远端的牵引位置以骨折部位而定。若为桡骨在旋前圆肌止点以上骨折,近折端由于旋后肌和肱二头肌的牵拉而呈屈曲、旋后位,远折端因旋前圆肌及旋前方肌的牵拉而旋前[图59-24(1)],此时应在略有屈肘、旋后位牵引;若骨折线在旋前圆肌止点以下,近折端因旋后肌和旋前圆肌力量平衡而处于中立位,骨折端略旋前

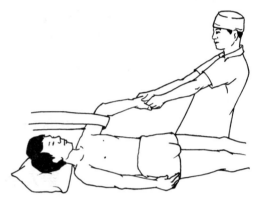

图59-23　尺桡骨骨干双骨折的手法复位法

[图59-24(2)],应在略旋后位牵引;若骨折在下1/3,由于旋前方肌的牵拉,桡骨远端多处于旋前位,应在略旋后位牵引。经过充分持续牵引,取消旋转、短缩及成角移位后,术者用双手拇指与其余手指在尺桡骨间用力挤压,使骨间膜分开,紧张的骨间膜牵动骨折端复位。必要时再以折顶、反折手法使其复位。在操作中还应注意以下几点:

(1)在双骨折中,若其中一骨干骨折线为横形稳定骨折,另一骨干为不稳定的斜形或螺旋形骨折时,应先复位稳定的骨折,通过骨间膜的联系,再复位不稳定的骨折则较容易。

(2)若尺、桡骨骨折均为不稳定型,发生在上1/3的骨折,先复位尺骨;发生在下1/3的骨折先复位桡骨。发生在中段的骨折,一般先复位尺骨。这是因为尺骨位置表浅,肌附着较少,移位多不严重,手法复位相对较为容易。只要其中的一根骨折复位、且稳定,复位另一骨折较容易成功。

(3)在X线平片上发现斜形骨折的斜面呈背向靠拢,应认为是远折端有旋转,应先按导致旋转移位的反方向使其纠正,再进行骨折端的复位。

手法复位成功后采用石膏固定:手法复位成功后,用上肢前、后石膏夹板固定。待肿胀消退后改为上肢管型石膏固定(图59-25),一般8~12周可达到骨性愈合。

2. 切开复位内固定

(1)手术指征:①手法复位失败;②受伤时间较短、伤口污染不重的开放性骨折;③合并神经、血管、肌腱损伤;④同侧肢体有多发性损伤;⑤陈旧骨折畸形愈合。

(2)手术方法:麻醉成功后,仰卧,患肢外展80°置于手术台上。驱血后,在止血带控制下手术。根据骨折的部位选择切口,一般均应在尺、桡骨上分别作切口,沿肌间隙显露骨折端。在直视下准确对位。用加压钢板螺钉固定,也可用髓

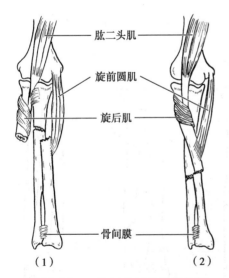

图59-24　尺桡骨骨干双骨折的移位情况
(1)桡骨上1/2骨折(旋前圆肌止点以上) (2)桡骨下1/2骨折(旋前圆肌止点以下)

肱二头肌
旋前圆肌
旋后肌
骨间膜
(1)　　　(2)

内钉固定。可不用外固定。由于桡骨存在弓形,髓内钉固定应慎用。

3. 康复治疗

(1)无论手法复位外固定,或切开复位内固定,术后均应抬高患肢,严密观察肢体肿胀程度、感觉、运动功能及血液循环情况,警惕骨筋膜室综合征的发生。

(2)术后2周即开始练习手指屈伸活动和腕关节活动。4周以后开始练习肘、肩关节活动。8~10周后拍片证实骨折已愈合,才可进行前臂旋转活动。

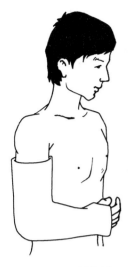

图59-25 尺桡骨双骨折的上肢管型石膏固定

尺骨上1/3骨折合并桡骨头脱位(Monteggia骨折)可由来自背侧的直接暴力和手腕着地的间接暴力所致。由于暴力大小、方向、受伤机制不同,可产生不同的移位,其治疗方法也因不同的移位而有所不同。大多数病人可用手法复位外固定治疗。先复位桡骨,恢复前臂长度,随着桡骨头的复位,可撑开重叠的尺骨,使尺骨复位较易成功。在手法复位失败,陈旧骨折畸形愈合或不愈合,有神经血管损伤时,可作切开复位、钢板螺钉内固定术。

桡骨下1/3骨折合并尺骨小头脱位(Galeazzi骨折),可因直接打击暴力或间接传达暴力引起。通过临床检查和X线拍片,诊断不困难。首先采用手法复位、石膏固定。若复位不成功,可行切开复位,钢板螺钉固定。

第十节　桡骨远端骨折

【解剖概要】 桡骨远端骨折(fracture of the distal radius)是指距桡骨远端关节面3cm以内的骨折。这个部位是松质骨与密质骨的交界处,为解剖薄弱处,一旦遭受外力,容易骨折。桡骨远端关节面呈由背侧向掌侧、由桡侧向尺侧的凹面,分别形成掌倾角(10°~15°)和尺倾角(20°~25°)(图59-26)。桡骨茎突尺侧与尺骨小头桡侧构成尺桡下关节,与尺桡上关节一起,构成前臂旋转活动的解剖学基础。桡骨茎突位于尺骨茎突平面以远1~1.5cm。尺、桡骨远端共同与腕骨近侧形成腕关节。

【病因与分类】 多为间接暴力引起。跌倒时,手部着地,暴力向上传导,发生桡骨远端骨折。根据受伤的机制不同,可发生伸直型骨折、屈曲型骨折、关节面骨折伴腕关节脱位。

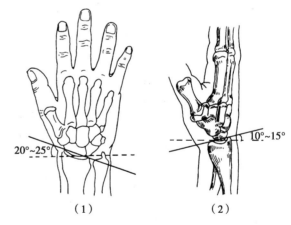

图59-26 桡腕关节的正常尺倾角及掌倾角
(1)尺倾角 (2)掌倾角

一、伸直型骨折

伸直型骨折(Colles骨折)多为腕关节处于背伸位、手掌着地、前臂旋前时受伤。

【临床表现和诊断】 伤后局部疼痛、肿胀、可出现典型畸形姿势,即侧面看呈"银叉"畸形,正面看呈"刺刀样"畸形(图59-27)。局部压痛明显,腕关节活动障碍。X线拍片可见骨折远端向桡、背侧移位,近端向掌侧移位(图59-28),因此表现出典型的畸形体征。可同时伴有下尺桡关节脱位及尺骨茎突骨折。

【治疗】 以手法复位外固定治疗为主,部分需要手术治疗。

1. **手法复位外固定** 麻醉后仰卧位,肩外展90°,助手一手握住拇指,另一手握住其余手指,沿前

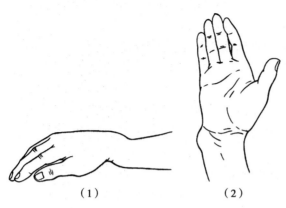

图 59-27 伸直型桡骨远端骨折后的畸形
(1)"银叉"畸形 (2)"刺刀样"畸形

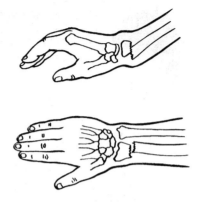

图 59-28 伸直型桡骨远端骨折
的典型移位

臂纵轴,向远端牵引,另一助手握住肘上方作反牵引。经充分牵引后,术者双手握住腕部,拇指压住骨折远端向远侧推挤,2～5 指顶住骨折近端,加大屈腕角度,纠正成角,然后向尺侧挤压,缓慢放松牵引,在屈腕、尺偏位检查骨折对位对线情况及稳定情况(图 59-29)。使用石膏将复位满意的前臂固定,2 周水肿消退后,可在腕关节中立位更换石膏托或前臂管型石膏固定。

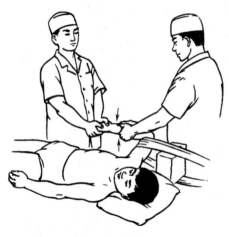

图 59-29 伸直型桡骨下端骨折的
手法复位

2. 切开复位内固定

(1)手术指征:①严重粉碎骨折移位明显,桡骨下端关节面破坏;②手法复位失败,或复位成功,外固定不能维持复位;

(2)方法:经腕背桡侧切口显露骨折端,在直视下复位,松质骨螺钉、T 形钢板或钢针固定。若骨折块碎裂、塌陷,有骨缺损,经牵引复位后,分别于桡骨及第 2 掌骨穿针,用外固定支架维持复位,取髂骨植骨,充填缺损,用螺钉或钢针固定。6～8 周后可取消外固定支架。

3. 康复治疗

无论手法复位或切开复位,术后均应早期进行手指屈伸活动。4～6 周后可去除外固定,逐渐开始腕关节活动。骨折愈合后,桡骨远端因骨痂生长,或由于骨折对位不良,使桡骨背侧面变得不平滑,拇长伸肌腱在不平滑的骨面反复摩擦,导致慢性损伤,可发生自发性肌腱断裂。可作肌腱转移术修复。若骨折短缩畸形未能纠正,使尺骨长度相对增加,尺、桡远端关节面不平,常是后期腕关节疼痛及旋转障碍的原因,可作尺骨短缩术。

二、屈曲型骨折

屈曲型骨折(Smith 骨折)常由于跌倒时,腕关节屈曲、手背着地受伤引起。也可由腕背部受到直接暴力打击发生。较伸直型骨折少见。

【临床表现及诊断】受伤后,腕部下垂,局部肿胀,腕背侧皮下瘀斑,腕部活动受限。检查局部有明显压痛。X 线拍片可发现典型移位,近折端向背侧移位,远折端向掌侧、桡侧移位。可合并下尺桡关节损伤、尺骨茎突骨折和三角纤维软骨损伤。与伸直型骨折移位方向相反,称为反 Colles 骨折或 Smith 骨折(图 59-30)。

【治疗】主要采用手法复位,夹板或石膏固定。复位手法与伸直型骨折相反,基本原则相同。复位后若极不稳定,外固定不能维持复位者,行切开复位,钢板或钢针内固定。

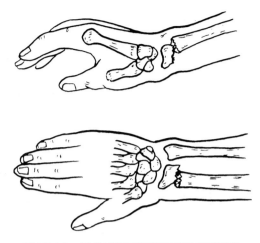

图 59-30　屈曲型桡骨远端骨折的典型移位

三、桡骨远端关节面骨折伴腕关节脱位

桡骨远端关节面骨折伴腕关节脱位（Barton 骨折）是桡骨远端骨折的一种特殊类型。在腕背伸、前臂旋前位跌倒，手掌着地，暴力通过腕骨传导，撞击桡骨关节背侧发生骨折，腕关节也随之而向背侧移位。临床上表现为与 Colles 骨折相似的"银叉"畸形及相应的体征。X 线拍片可发现典型的移位。当跌倒时，腕关节屈曲、手背着地受伤，可发生与上述相反的桡骨远端掌侧关节面骨折及腕骨向掌侧移位（图 59-31）。这类骨折较少见，临床上常漏诊或错误诊断为腕关节脱位。只要仔细阅读 X 线平片，诊断并不困难。无论是掌侧或背侧桡骨远端关节面骨折，均首先采用手法复位、夹板或石膏外固定方法治疗。复位后很不稳定者，可切开复位、钢针内固定。

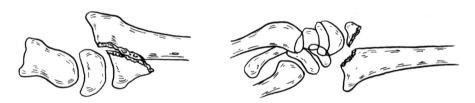

图 59-31　桡骨远端关节面骨折伴腕关节脱位（Barton 骨折）的典型移位

（张长青）

第六十章 手外伤及断肢（指）再植

第一节 手 外 伤

手抓、握、捏、持功能的发挥建立在其解剖复杂、组织结构精细基础之上，由不同原因所致的手外伤，轻者遗留瘢痕，重者功能障碍，甚至缺失。因此早期准确的诊断、快速有效的治疗显得尤为重要。本节就手外伤（hand injury）诊治的相关内容进行阐述。

【应用解剖】 可参阅相关解剖学。这里仅就与手外伤诊治有关的手部姿势加以介绍。正常手的姿势有休息位、功能位。手的休息位是手内在肌、外在肌、关节囊、韧带张力处于相对平衡状态，即手自然静止的状态。表现为腕关节背伸10°～15°，轻度尺偏；掌指关节、指间关节半屈曲位，从示指到小指各指腹到手掌的距离越来越小，各指轴线延长线交汇于腕舟骨结节；拇指轻度外展，指腹正对示指远侧指间关节桡侧（图60-1）。其临床意义在于肌腱损伤后，手的休息位将发生改变。手的功能位是手将发挥功能时的准备体位，呈握球状。表现为腕关节背伸20°～25°，轻度尺偏；拇指外展、外旋与其余手指处于对指位，其掌指及指间关节微屈；其余手指略微分开，掌指、近指间关节半屈位，远侧指间关节轻微屈曲，各手指关节的屈曲程度较一致（图60-2）。其临床意义在于严重手外伤术后，特别是估计日后关节功能难以恢复正常，甚至会发生关节强直者，在此位置固定可使患肢保持最大的功能。

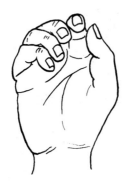

图60-1 手的休息位

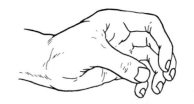

图60-2 手的功能位

【损伤原因及特点】

1. **刺伤** 由尖、锐利物造成，如钉、针、竹签等。其特点是伤口小、深，可将污染物带入造成深部组织感染，可引起神经、血管损伤，易漏诊，应高度重视。

2. **切割伤** 如刀、玻璃、电锯等所致。伤口较齐，污染较轻，可造成血管、神经、肌腱断裂，重者致断指断掌。

3. **钝器伤** 如锤打击、重物压砸导致。皮肤可裂开或撕脱，神经、肌腱、血管损伤，严重者可造成手部毁损。

4. **挤压伤** 不同致伤物造成的损伤也不同，如门窗挤压可引起甲下血肿、甲床破裂、末节指骨骨折。若车轮、机器滚轴挤压，可致广泛皮肤撕脱或脱套，同时合并深部组织损伤，多发性骨折，甚至发生毁损伤。

5. 火器伤　由雷管、鞭炮和枪炮所致。损伤性质为高速、爆炸、烧灼。伤口呈多样性、组织损伤重、污染重、坏死组织多、易感染。

【检查与诊断】无论手外伤是否合并全身其他损伤，急诊就诊时，应遵循全身和局部、系统和组织、存活与功能的原则，进行详尽、动态检查，作出全面的诊断，以防漏诊、误诊，为其处理做好充分的思想和器材准备。

1. 皮肤损伤检查　了解创口的部位和性质，是否有深部组织损伤；皮肤是否有缺损及缺损的范围；特别是皮肤损伤后的活力判断至关重要。损伤性质是影响皮肤存活的重要因素，如切割伤，皮肤裂口边缘血供未受破坏，伤口易愈合；而碾压伤，皮肤可呈广泛撕裂、撕脱，特别是潜在撕脱时，皮肤虽完好但其来源于基底的血液循环遭破坏，存活受影响。判断皮肤活力有以下方法：

（1）皮肤的颜色与温度：如与周围一致，则表示活力良好。呈苍白、青紫、冰凉者，表示活力不良。

（2）毛细血管回流试验：手指按压皮肤时，呈白色，放开手指皮肤由白很快转红表示活力良好。正常组织撤除压力后，由白色变为潮红色的时间≤2秒。若皮肤颜色恢复慢，甚至不恢复，则活力不良或无活力。

（3）皮肤边缘出血状况：用无菌纱布擦拭或用无菌组织剪修剪皮肤边缘时，有点状鲜红色血液渗出，表示皮肤活力良好。如不出血，则活力差。

2. 肌腱损伤的检查　手部不同平面的伸屈肌腱断裂可使手表现为不同的体位。首先是手部休息位姿势改变，如屈指肌腱断裂，该指伸直角度加大；伸指肌腱断裂，该指屈曲角度加大；屈伸肌腱的不平衡导致手指主动屈伸指功能障碍。特殊部位的肌腱断裂可出现典型手指畸形。掌指关节部位的屈指深浅肌腱断裂，手指呈伸直位，伸指肌腱断裂时其呈屈曲位；近节指骨背侧伸肌腱损伤则近侧指间关节屈曲；中节指骨背侧伸肌腱损伤时，远侧指间关节屈曲呈锤状指畸形（图60-3）。对于腕关节，由于多条肌腱参与其背伸、掌屈活动，其中一条断裂可无明显功能障碍。而当屈指深肌腱断裂时，掌指关节仍可因手部骨间肌、蚓状肌的收缩而产生屈曲活动。

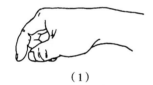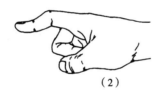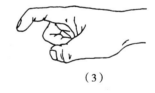

（1）　　　　　　　　　　（2）　　　　　　　　　　（3）

图60-3　伸肌腱检查法
（1）掌指关节背侧近端伸肌腱断裂　（2）近节指骨背侧伸肌腱断裂　（3）中节指骨背侧伸肌腱断裂

检查指深屈肌腱时，应固定近侧指间关节于伸直位，嘱病人主动屈曲远侧指间关节，若不能则提示该肌腱断裂。当检查屈指浅肌腱时，应固定伤指之外的三指于伸直位，嘱主动屈曲近侧指间关节，若不能则提示该肌腱断裂。若手指近、远侧指间关节均不能主动屈曲，提示浅深肌腱均断裂（图60-4）。拇长屈肌腱的检查是固定拇指掌指关节于伸直位，嘱病人屈曲拇指指间关节。

3. 神经损伤的检查　臂丛神经的终末支为正中神经、尺神经和桡神经，支配手部的运动和感觉。在腕平面及以远，正中神经、尺神经支配手部内在肌运动功能及感觉，而桡神经仅支配感觉（图60-5）。正中神经损伤后，其运动功能障碍表现为拇短展肌、拇对掌肌麻痹所致的拇外展、对掌功能及拇、示指捏物功能丧失；感觉障碍位于手掌桡侧半，拇、示、中指和环指桡侧半，拇指指间关节和示、中指及环指桡侧半近侧指间关节以远的背面。尺神经运动功能障碍为第3、4蚓状肌麻痹所致的环、小指爪形手畸形，骨间肌和拇收肌麻痹所致的Froment征，即示指与拇指对指时，示指近侧指间关节屈曲，远侧指间关节过伸，而拇指的掌指关节过伸、指间关节屈曲；感觉障碍位于手掌尺侧，环指尺侧及小指掌背侧。桡神经损伤感觉障碍位于手背桡侧和桡侧2个半手指近侧指间关节以近。

4. 血管损伤的检查　了解手指的颜色、温度、毛细血管回流和血管搏动状况。若为动脉损伤则

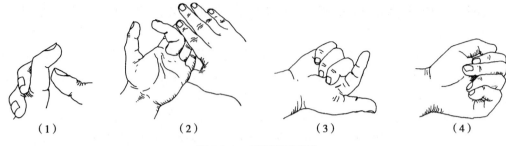

图 60-4　屈肌腱检查法

（1）指深屈肌腱检查法　（2）指浅屈肌腱检查法　（3）指深、浅屈肌腱断裂　（4）指深屈肌腱断裂

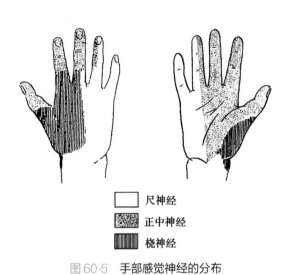

☐ 尺神经

▨ 正中神经

▥ 桡神经

图 60-5　手部感觉神经的分布

表现为皮肤颜色苍白、皮温降低、指腹瘪陷、毛细血管回流缓慢或消失、动脉搏动减弱或消失。若静脉回流障碍，则表现为皮肤青紫、肿胀、毛细血管回流加快、动脉搏动存在。

由于手部尺、桡动脉组成掌浅弓、掌深弓且侧支循环丰富，因此单独的尺、桡动脉损伤，不易引起手指血供障碍。Allen 试验是判断尺、桡动脉是否通畅的有效方法之一。具体方法：嘱病人用力握拳，检查者两手拇指分别用力按压、阻断腕与前臂交界处的尺、桡动脉，嘱病人手掌放松、伸指，此时手掌部皮肤苍白，然后放开尺动脉，手掌迅速变红。重复上述试验，更替放开桡动脉继续压迫尺动脉，得到相同结果则表明尺、桡动脉循环通畅。否则，可能为解剖变异或不通畅。

5. 骨关节损伤的检查　骨关节损伤表现与骨折总论相同。X 线平片检查最为重要，除常规正侧位片外，还应拍摄特殊体位片，如斜位、舟骨位以防止骨重叠阴影的干扰。CT 检查适用于复杂腕骨骨折，MRI 检查适用于韧带及三角纤维软骨复合体损伤。

检查手部各关节活动时，以关节伸直位为 0°，注意双侧对比。不同关节活动度不一，正常情况下，腕关节掌屈 50°~60°，背伸 50°~60°，桡偏 25°~30°，尺偏 30°~40°。可将两手掌合拢用力伸腕和两手背合拢用力屈腕，观察双侧腕关节活动度的差别。

拇指掌指关节屈伸范围大者可达 90°，一般为 30°~40°，指间关节为 80°~90°。拇指外展即拇指与手掌平行方向伸展为 90°，内收至示指近节桡侧为 0°。拇指对掌以拇指指腹与小指指腹对合为标准。

手指掌指关节屈曲 80°~90°，过伸 0°~20°；近侧指间关节屈曲 90°~100°，伸 0°；远侧指间关节屈曲 70°~90°，伸 0°。手指以中指为中心，远离中指为外展，靠拢中指为内收，内收外展的活动度为 30°~40°。

【现场急救】手外伤现场急救处理原则包括止血，创面包扎，局部固定和迅速转运。

1. **止血**　局部加压包扎是手外伤最简单而行之有效的止血方法，可用于创面止血，以及腕平面的尺桡动脉断裂出血。禁忌采用束带类物在腕平面以上捆扎，捆扎过紧、时间过长易导致手指坏死；若捆扎压力不够，只将静脉阻断而动脉未能完全阻断，出血会更加严重。

2. **创口包扎**　采用无菌敷料或清洁布类包扎伤口，避免进一步污染。创口内不宜用药水或抗感染药物。

3. **局部固定**　可因地制宜、就地取材，如木板、竹片、硬纸板，固定至腕平面以上，以减轻转运途中因局部反常活动引起的疼痛,防止组织进一步损伤。

4. **迅速转运**　赢得处理的最佳时机。

【治疗原则】

1. **早期彻底清创**　与开放性创伤和开放性骨折内容基本相同,但由于手的解剖结构复杂、功能要求高,决定了手部清创有其特殊性。清创应在良好的麻醉和气囊止血带控制下进行,从浅到深,按顺序将各种组织清晰辨别、认真清创,以防漏诊,利于修复和防止进一步损伤组织。

2. **组织修复**　清创后尽可能一期修复手部的肌腱、神经、血管、骨等组织。应争取在伤后 6~8 小时内进行,若受伤超过 12 小时,创口污染严重,组织损伤广泛,或者缺乏必要的条件,则可延期(3 周左右)或二期修复(12 周左右)。影响手部血液循环的血管损伤应立即修复,骨折、关节脱位应及时复位固定。

3. **一期闭合创口**　皮肤裂伤,可直接缝合。碾压撕脱伤要根据皮肤活力判断切除多少组织。当有皮肤缺损时,若基底软组织良好或周围软组织可覆盖深部重要组织,可采用自体皮肤移植。若神经、肌腱、骨关节外露应采用皮瓣转移修复。

少数污染严重、受伤时间长、感染可能性大的创口,可在清除异物和明显坏死组织后用生理盐水纱布湿敷、负压闭合引流或冲洗处理,观察 3~5 天,再次清创,延期修复。

4. **术后处理**　术后根据组织损伤与修复情况进行相应的固定。肌腱缝合后固定 3~4 周,神经修复 4 周,关节脱位 3 周,骨折 4~6 周。术后 10~14 天依据创面愈合情况拆除伤口缝线。组织愈合后应尽早拆除外固定,开始主动和被动功能锻炼,并辅以物理治疗,促进功能恢复。

合理药物治疗如抗生素、破伤风抗毒血清、镇痛药、改善循环药等。

手部骨折与脱位治疗:最终目的是恢复手的运动功能,治疗原则包括骨折准确复位、有效固定、早期康复锻炼。

掌、指骨骨折及关节脱位多为开放性损伤,而腕舟骨骨折和月骨脱位多为闭合性损伤。

对于开放性的骨折脱位,无论创口情况和损伤的严重程度如何,均应立即复位,恢复患肢(指)血供,保护重要的血管神经、尽早修复撕裂的关节囊、韧带。常用的手部骨折固定方式有克氏针、微型钢板螺钉、微型外固定支架等(图 60-6)。

闭合、无明显移位骨折或经复位后较稳定的骨折可采用非手术治疗,固定时间 4~6 周。

末节指骨骨折,多无明显移位,一般无需内固定。末节指骨远端的粉碎性骨折可视为软组织损伤

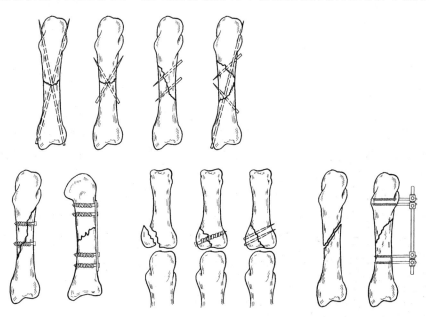

图 60-6　**掌指骨骨折内固定和微型外固定支架**

进行处理,如有甲下血肿,可在指甲上刺孔引流,达到减压和止痛的目的。

肌腱损伤修复:肌腱是关节活动的传动装置,其损伤将严重影响手功能,因此均应一期修复。肌腱愈合的特点使其在术后极有可能产生粘连,故在缝合方式和材料方面有其特殊性。伸肌腱具有腱周组织而无腱鞘,术后粘连较轻。屈肌腱特别是从中节指骨中部至掌横纹,即指浅屈肌中节指骨的止点到掌指关节平面的腱鞘起点,亦称"无人区",此区有屈指深、浅肌腱且被覆腱鞘,肌腱损伤修复术后容易粘连,过去多主张切除指浅屈肌腱,随着对肌腱愈合机制的研究,现主张对"无人区"深浅屈肌腱进行修复,腱鞘也一并修复。

肌腱缝合方式很多,其中双"十"字缝合法、Kessler 缝合法、改良 Kessler 缝合法常用(图 60-7)。近年来多主张采用显微外科缝合法,其目的是尽量减少对肌腱血供的影响,有利于肌腱愈合。

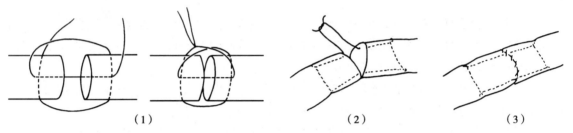

图 60-7　肌腱缝合法
(1)双"十"字缝合法　(2)Kessler 法　(3)改良 Kessler 法

肌腱缝合后一般应固定 3~4 周,期间可在医生指导下行主动伸指、被动屈指锻炼,待肌腱愈合后,拆除固定进行功能锻炼并辅以理疗。若发生粘连,尚需经过 3~6 月系统康复治疗,若功能未改善,则行肌腱松解术。

神经损伤修复:手部开放性神经断裂,在具备一定技术和修复的条件下,应尽量在清创时一期修复,否则,清创缝合后应及时转院,待 2~3 周后,伤口无感染再行修复。若创口污染重或合并皮肤缺损,可在清创时将神经两断端的神经外膜固定于周围组织,防止神经退缩,以利于二期修复(详见第六十四章"周围神经损伤")。

第二节　断肢（指）再植

1963 年我国陈中伟等首次报道断肢再植(limb replantation)成功,1965 年又成功开展了断指再植(digital replantation)。时至今日,断肢(指)再植技术已相当成熟,国内外也已广泛开展,我国取得了一系列突破性进展,长期处于国际领先地位。

完全性断肢(指):外伤所致肢(指)断离,没有任何组织相连或虽有受伤失活组织相连,清创时必须切除,称为完全性断肢(指)。不完全性断肢(指):凡伤肢(指)断面有主要血管断裂合并骨折脱位,伤肢断面相连的软组织少于断面总量的1/4,伤指断面相连皮肤不超过周径的1/8,不吻合血管,伤肢(指)远端将发生坏死称为不完全性断肢(指)。

【断肢(指)急救】包括止血、包扎、固定、离断肢(指)保存,迅速转运。与手外伤急救处理相同。

离断肢(指)断面应用清洁敷料包扎以减少污染。若受伤现场离医院较远,离断肢(指)应采用干燥冷藏法保存(图 60-8),即将断肢(指)用清洁的无药敷料包裹,置入塑料袋中密封,再放于加盖的容器内,外周放入冰块保护。切忌将离断肢(指)浸泡于任何溶液中。到达医院后,检查断肢(指),用无菌敷料包裹,放于无菌盘中,置入 4℃冰箱内。

【适应证及禁忌证】

1. **全身情况**　良好的全身情况是再植的必要条件,若为复合伤或多发伤,应以抢救生命为主,将断肢(指)置于 4℃冰箱内,待生命体征稳定后再植。

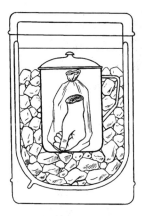

图 60-8　断手的保存法

2. **肢体损伤程度**　与损伤性质有关,锐器切割伤只发生离断平面的组织断裂,断面整齐、污染轻、重要组织挫伤轻,再植成活率高。碾压伤的组织损伤严重,若损伤范围不大,切除碾压组织后将肢(指)体进行一定的短缩,仍有较高的再植成活率。而撕脱伤的组织损伤广泛,血管、神经、肌腱从不同平面撕脱,常需复杂的血管移植,再植成功率较低,即使成功,功能恢复差。

3. **断肢(指)离断平面与再植时限**　断肢(指)再植手术越早越好,应分秒必争,一般以外伤后 6~8 小时为限。早期冷藏或寒冷季节可适当延长。再植时限与离断平面有密切关系。断指因组织结构特殊,对全身情况影响不大,可延长至 12~24 小时。而高位断肢,因肌肉丰富,在常温下缺血 6~7 小时后,肌细胞变性坏死,释放出钾离子、肌红蛋白和肽类等有毒物质集聚在断肢的组织液和血液中,再植后,这些有毒物质进入全身引起全身毒性反应,甚至引起死亡,即再灌注损伤,故再植时间严格控制在 6~8 小时之内。

4. **年龄**　断肢(指)再植与年龄无明确因果关系,但老年病人体质差,经常合并有慢性器质性疾病,是否再植应慎重。

5. **再植禁忌证**　有下列情况之一,禁忌再植。①合并全身性慢性疾病,或合并严重脏器损伤,不能耐受长时间手术,有出血倾向者;②断肢(指)多发骨折、严重软组织挫伤、血管床严重破坏,血管、神经、肌腱高位撕脱,预计术后功能恢复差;③断肢(指)经刺激性液体或其他消毒液长时间浸泡者;④高温季节,离断时间过长,断肢未经冷藏保存者;⑤合并精神异常,不愿合作,无再植要求者。

【**手术原则**】断肢(指)再植是创伤外科各种技术操作的综合体现,要求手术者必须具备良好的外科基础和娴熟的显微外科技术,以确保肢(指)体再植成活。若肢(指)离断时间短,按一定顺序修复:骨折固定,修复屈伸肌腱,吻合静脉、动脉,修复神经,闭合创口。若肢(指)体离断时间长,则在骨折固定后先吻合动脉、静脉,以减少组织缺血时间,然后修复其他组织。基本原则和程序如下:

1. **彻底清创**　清创既是手术的重要步骤,又是对离断肢(指)体损伤情况的进一步评估。一般分两组同时清创离断肢(指)体的远近端,仔细寻找、修整、标记血管、神经、肌腱。

2. **修整重建骨支架**　为了减少血管神经缝合后张力,适当修整和缩短骨骼,骨折固定要求简便迅速、剥离较少、固定可靠、利于愈合。可根据情况选用螺丝钉、克氏针、钢丝、髓内钉、钢板内固定或外固定架等。

3. **缝合肌(肉)腱**　骨支架重建后,吻合血管前,在适当张力下缝合肌肉、肌腱。这样可以为血管吻合建立良好的血管床,有利于调整血管张力;同时减少了对血管吻合口的刺激和影响。缝合的肌(肉)腱以满足手的功能为标准,不必将所有的肌腱缝合。如前臂远端应缝合拇长屈肌、指深屈肌、腕屈肌、拇长伸肌、拇长展肌、指总伸肌、腕伸肌,其他肌腱可不予缝合。断指再植缝合指深屈肌腱和伸指肌腱。

4. **重建血液循环**　将动、静脉彻底清创至正常组织,在无张力下吻合,若有血管缺损应行血管移位或移植。吻合主要血管如尺、桡动脉和手指的双侧指固有动脉。吻合血管应尽可能多,动脉、静脉比例以 1:2 为宜。一般先吻合静脉,后吻合动脉。

5. **缝合神经**　神经应尽可能一期修复。无张力状态下缝合神经外膜,若有缺损,应行神经移植。

6. **闭合创口**　断肢(指)再植后创口应尽可能闭合,无法闭合时可采用负压封闭技术。这一点在清创时应充分估计,以适当缩短骨骼达到软组织直接修复的目的。皮肤缝合时,为了避免形成环形瘢痕,可采用"Z"字成形术,使直线创口变为曲线创口。若有皮肤缺损,可采用中厚或全厚皮片移植或局部皮瓣转移覆盖。

7. **包扎**　用温生理盐水清洗血迹,多层无菌敷料松软包扎,指间分开,指端外露,以便观察肢(指)远端血远。石膏托固定手腕于功能位,固定范围根据离断肢(指)平面,从指尖到前臂,甚至超过肘关节。

【术后处理】

1. **一般护理**　病房应安静、舒适、空气新鲜,室温保持在 20～25℃,抬高患肢处于心脏水平。局部用一 60W 落地灯照射,照射距离 30～50cm,过近有致灼伤危险,这样有利于观察血液循环和局部加温,卧床 10 天左右,严禁寒冷刺激,切忌病人及他人在室内吸烟,防止血管痉挛。

2. **密切观察全身反应**　一般低位断肢(指)再植术后全身反应较轻。高位断肢再植,特别是缺血时间较长者,除了因血容量不足引起休克和再植肢体血液循环不良外,还可能因心、肾、脑中毒而出现持续高热、烦躁不安甚至昏迷,心跳加快、脉弱、血压下降、血红蛋白尿、小便减少,甚至无尿,均应及时处理。若全身情况无好转,甚至危及生命时,应及时截除再植肢体。

3. **定期观察再植肢(指)体血液循环,及时发现和处理血管危象**　再植肢(指)体一般于术后 48 小时容易发生动脉供血不足或静脉回流障碍,因此应每 1～2 小时观察一次,与健侧对比,做好记录。正常情况下,再植肢(指)体的指腹饱满、颜色红润、皮温较健侧稍高,毛细血管回流试验良好,指腹末端侧方切开 1～2 秒有鲜红色血液流出。若皮肤苍白,皮温降低,毛细血管回流消失,指腹干瘪,指腹侧方切开不出血,则反映动脉供血中断,即动脉危象,常由血管痉挛或血管吻合口血栓所致。一旦发现应解开敷料,解除压迫因素,采用臂丛或硬膜外麻醉、应用解痉药物如罂粟碱、山莨菪碱(654-2)等,高压氧治疗,经短时间观察仍未见好转应立即手术探查,取出血栓,切除吻合口重新吻合,以确保再植肢(指)体存活。若指腹由红润变成暗红色,且指腹张力高,毛细血管回流加快,皮温逐渐降低,指腹切开即流出暗红色血液,则是静脉回流障碍,即静脉危象。长时间静脉危象可致动脉危象,影响再植肢(指)体存活。首先解除压迫因素,指腹切开放血,必要时手术探查。

4. **防止血管痉挛、抗血液凝固治疗**　除保温、止痛、禁止吸烟外,在臂丛或硬膜外留置导管,定期注入麻醉药品,既可止痛,亦可保持血管扩张,防止血管痉挛。适当应用抗凝解痉药物,如低分子右旋糖酐成人 500ml 静脉滴注,每日 2 次,持续 5～7 天,儿童用量酌减。还可用低分子肝素、复方丹参液等。

5. **抗生素应用**　肢体离断时,污染较重,加之手术时间长,应采用抗生素,以预防感染。

6. **再植肢(指)康复治疗**　骨折愈合拆除外固定后,应积极进行主动和被动功能锻炼,并辅以物理治疗,促进功能康复。若肌腱粘连应行松解术,若神经、肌腱需二期修复,应尽早进行。

第三节　显微外科技术

显微外科(microsurgery)技术是在手术放大镜和手术显微镜下,应用特殊精细的器械和材料对细微组织进行微小修复与重建的一项外科技术。其特点是组织创伤小,手术质量高,扩大了手术范围,使过去肉眼下无法进行的手术得以实施。经过半个世纪的发展,现已广泛应用于手术学科的各个专业,如手外科、骨科、神经外科、整形外科等。

一、显微外科的设备和器材

（一）光学放大设备　包括手术显微镜和放大镜,不同专业对手术显微镜要求不同,适用手外科、骨科、整形科的手术显微镜应具备以下要求(图 60-9):

1. 放大倍数 6～30 倍,用手或脚踏控制变倍。

2. 工作距离 200～300mm,根据需要调整。

3. 具有 180°对立位的主、副两套双筒目镜,能各自调节屈光度、瞳孔间距、视场直径大、视场合一,影像呈正立体像。

4. 具有同轴照明的冷光源,可调节光度。

5. 悬挂、支撑显微镜的支架,灵活、轻便。

6. 具有连接参观镜、照相机和摄像系统的接口,以便参观和教学。

手术放大镜为望远镜式(图 60-10),放大倍数 2.5～6 倍,使用方便、灵活,适用于直径 2mm 以上的血管、神经缝合。

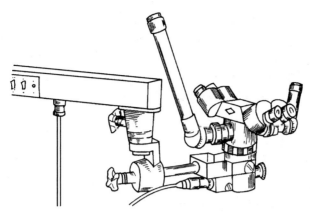

图 60-9　双人双目手术显微镜

（二）**显微手术器械**　包括微血管钳、镊子、剪刀、持针器、血管夹、合拢器、冲洗平针头等（图 60-11），最常用的显微器械：①镊子：用来提取、分离微细组织和夹缝线打结，故要求镊子尖细，对合好，有夹持力而无切割；②剪刀：用来分离修剪组织和剪线；③持针器：咬合面光滑无齿，有适宜宽度，能牢固夹持较细的显微缝合针和线；④血管夹：有适用于不同血管口径的各种血管夹，要求在不损伤血管壁条件下阻断血流。

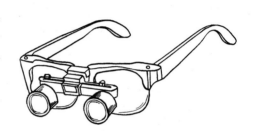

图 60-10　镜组式手术放大镜

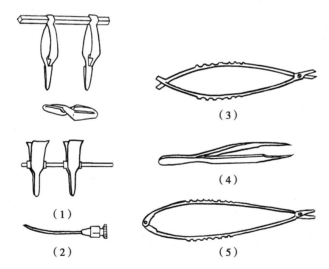

（3）

（1）

（2）

（4）

（5）

图 60-11　显微手术器械
（1）血管夹及合拢器　（2）冲洗平针头　（3）弹簧柄式显微剪　（4）血管镊　（5）持针器

（三）**显微缝合针线**　各种不同规格的显微缝合针线适用于不同口径的血管（表 60-1）。

表 60-1　常用的显微缝合针线规格

型号	针		线		用　途
	直径（μm）	长度（mm）	直径（μm）	拉力（g）	
7-0	200	6	50	50	吻合口径>3mm 的动、静脉、神经
8-0	150	6	38	50	吻合口径 1~3mm 的血管
9-0	100	5	25	25	吻合口径 1~3mm 的血管
11-0	70	4	18	10	吻合口径<1.0mm 的血管、淋巴管

二、显微外科基本手术技术

显微外科基本手术技术包括显微血管、淋巴管吻合技术、神经、肌腱缝合技术。其中，前者要求最高，也最常用。

（一）**显微血管吻合技术**（microvascular anastomosis）　有端端吻合和端侧吻合两种，以前者最常用，其基本原则和方法如下：

1. **无创技术**　禁用锐器置入血管腔和镊子夹持血管壁，以防损伤血管内膜，导致血栓形成。

2. **血管及血管床肝素化**　以肝素生理盐水滴注血管床、血管表面，冲洗血管腔，以保持湿润肝素化，避免局部血液凝固。

3. **血管断端清理及血管外膜修剪**　镜下仔细检查血管壁损伤情况，彻底切除挫伤血管壁。用镊子夹住外膜边缘，向断端侧牵拉、切除，使其自然回缩，以免将其带入管腔，引起血栓（图60-12）。

4. **缝合血管**

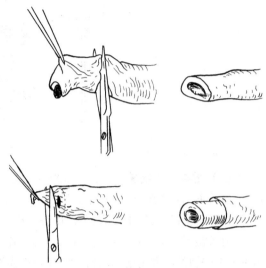

图60-12　血管清创和外膜切除

（1）缝合法：二定点缝合较常用。即在血管0°、180°方位定点各缝合1针，二针线作牵引，根据血管口径大小均匀缝合血管壁2～4针，然后180°翻转血管，同样均匀缝合血管后壁（图60-13）。

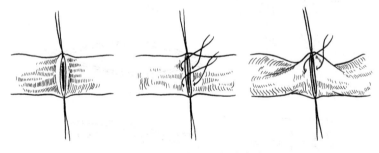

图60-13　两定点血管缝合法

（2）针距、边距：结合血管口径、管壁厚度、管内血流压力而定，一般动脉缝合的边距相当于血管壁厚度的2倍。针距为边距的2倍。静脉血管管壁较薄，边距比例可比动脉稍大。

（3）进针与出针：应尽量与血管壁垂直进针，顺缝针的弧度出针。

（4）打结：应使血管轻度外翻，内膜对合良好，打第一个结松紧适度，第二、三个结应打紧。

（5）漏血检查与处理：缝合完毕放松血管夹，血流迅速通过吻合口，如漏血不多，可用小块湿纱布轻度压迫片刻，如吻合口有喷射状出血，应补加缝针。

显微血管吻合除缝合外，还有非缝合方法，如激光焊接、电凝、黏合等，尚处于实验研究阶段，难以在临床应用。

（二）**显微神经缝合**　显微神经缝合有神经外膜缝合法（见图64-2）神经束膜缝合法。

三、显微外科的应用范围

显微外科可应用于所有以手术为治疗手段的外科：

（一）**断肢（指）再植**　是显微外科应用的重要内容之一。

（二）**吻合血管的组织移植**　是显微外科应用最多、最广的领域。

1. 吻合血管的皮瓣及肌（皮）瓣移植　含有完整动脉、静脉血管系统的皮肤及皮下组织或肌肉形成皮瓣或肌（皮）瓣。当移植后需吻合血管，恢复其血液供应，才能成活，故称为游离移植。

皮瓣或肌（皮）瓣移植主要应用于以下方面：①因创伤、烧伤、肿瘤等因素造成的皮肤软组织缺损伴有深部组织（如肌腱、骨关节）外露者；②严重瘢痕致关节挛缩畸形，瘢痕深部有需二期修复的重要组织；③经久不愈的慢性溃疡；④组织或器官缺失再造。肌皮瓣除应用于软组织缺损修复外还可充填骨感染后死腔。若肌瓣同时携带其运动神经，移植修复缺损、坏死肌肉或替代永久失神经肌肉，则可重建关节运动功能。

目前可供游离移植的皮瓣有 30 余种，肌（皮）瓣 20 余种。应根据组织缺损部位、面积、性质或某些特殊的治疗需求作适当选择。如常用的肩胛皮瓣、腹部皮瓣、前臂皮瓣、股前外侧皮瓣、胸大肌肌（皮）瓣、背阔肌肌（皮）瓣等。

2. 吻合血管的骨和骨膜移植　采用吻合血管的骨和骨膜移植可修复骨折不愈合和骨缺损，由于有血液供应使传统骨移植的"爬行替代"愈合过程转变为一般骨折自然愈合过程，极大地缩短了骨愈合的时间。常用的吻合血管的移植骨有腓骨、髂骨和肩胛骨等。

3. 吻合血管的大网膜移植　修复软组织缺损、治疗闭塞性脉管炎和慢性骨髓炎。

近年来，显微外科技术水平不断提高，可进行复合组织移植和组合组织移植。前者为一个血管蒂供应的多种组织移植，如骨皮瓣、肌骨瓣等。后者为移植两块不同血管蒂供应的组织，将两个血管蒂连结成一个血管蒂再与受区血管吻合，同时进行移植，如皮瓣与皮瓣组合移植、足趾与皮瓣组合移植或取自两足的多个足趾组合移植等。

（三）吻合血管的足趾移植再造拇指　自我国杨东岳 1966 年首次报道吻合血管第二足趾移植再造拇指以来，指缺损的再造取得较满意结果，不仅恢复了手的外形，同时感觉和运动功能得到极大改善。

（四）吻合血管的空肠移植　修复颈胸段食管瘢痕性狭窄，先天性缺损或闭锁，重建咽喉癌、中上段食管癌切除后的食管缺损。

（五）周围神经显微修复　显微外科技术克服了过去肉眼修复周围神经对合差、易形成神经瘤的缺点，使神经对合更加准确，提高了修复效果。

（六）小管道显微修复　如输精管、输卵管、鼻泪管的吻合等。

（七）吻合血管的器官移植　有肝、肾、心、肺移植、睾丸移植、卵巢移植、甲状旁腺移植等。

第四节　显微外科技术新进展

20 世纪 90 年代以来，随着手术技术的积累、数字化技术的广泛应用及显微器械的改进，显微外科向纵深发展，出现了超级显微外科（supermicrosurgery）和数字化显微外科技术。

（一）超级显微外科技术　超级显微外科定义为：一种吻合细小血管或单根神经束的微血管神经吻合与切取技术，血管口径 0.3 ~ 0.8mm。技术层面上，超级显微外科操作更为精细，常需要特殊的显微外科器械。超级显微外科提出后，以前认为因管径太小不能吻合的血管，应用超级显微外科技术后可进行吻合，因而增加了很多新的皮瓣供区。组织移植的供区可根据受区需要的组织类型、组织量、相似程度、色泽等进行综合匹配选择，做到缺什么补什么，实现精准修复，达到更满意的修复效果。近年来超级显微外科技术成功用于股前外侧穿支皮瓣、脐旁皮瓣、腹壁下动脉穿支皮瓣、胫后动脉穿支皮瓣、足内侧穿支皮瓣等的切取与移植。

（二）数字化显微外科技术　传统的解剖研究只是对其血供系统分型、走向、与周围组织关系形成一个概率、概念上的描述。时有因为血管变异导致手术方案改变或误伤血供造成手术失败。

数字化显微外科技术可实现由二维变三维、由平面变立体、由静态变动态的解剖模式，可将显微解剖结构三维立体地从任意角度及方向上观察。主要原理是通过术前进行选择性动脉造影 CT 扫描，通过 CT 后处理工作站对手术区域 CT 图像进行体渲染容积再现的方式可获得清晰显示动脉的分型，整体显示清晰、实体感强，皮肤、血管的相互关系一目了然，在三维重建的图像中可清晰地观察各解剖结构的形态，使得手术设计精准化。术前可以测量出需要的血管蒂的长度、管径是否匹配等，利于手术顺利进行。

（艾合买提江·玉素甫）

第六十一章 下肢骨、关节损伤

第一节 髋关节脱位

构成髋关节的髋臼与股骨头在形态上紧密配合,是一种典型的杵臼关节,周围有坚强的韧带与强壮的肌群,故只有高能暴力才会引起髋关节脱位(dislocation of the hip joint)。常见于车祸伤,暴力往往是高速和高能量的,因此多为多发性创伤。

【分类】 按股骨头脱位后的方向可分为前、后和中心脱位,以后脱位最为常见,约占85%~90%。

一、髋关节后脱位

【脱位机制】 髋关节后脱位大部分发生于交通事故。坐于汽车内的人处于屈膝及髋关节屈曲内收位,股骨轻度内旋,当膝部受到撞击时,股骨头从髋关节囊的后下部薄弱区脱出。

【分类】 临床上多采用 Epstein 分类法,共分为五型。

Ⅰ型:单纯脱位或伴有髋臼后壁小骨折片。

Ⅱ型:股骨头脱位,合并髋臼后壁一大块骨折。

Ⅲ型:股骨头脱位,合并髋臼后壁粉碎骨折。

Ⅳ型:股骨头脱位,合并髋臼后壁和顶部骨折。

Ⅴ型:股骨头脱位,合并股骨头骨折。

【临床表现与诊断】

1. 明显外伤史,通常暴力很大。例如车祸或高处坠落。

2. 有明显的疼痛,髋关节不能主动活动。

3. 患肢短缩,髋关节呈屈曲、内收、内旋畸形。

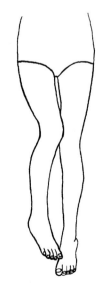

图 61-1 髋关节后脱位典型畸形

4. 可以在臀部摸到脱出的股骨头,大转子上移明显(图61-1)。

5. 髋关节后脱位可合并坐骨神经损伤,其发生率约为10%。合并坐骨神经损伤者,多表现为以腓总神经损伤为主的体征,出现足下垂、趾背伸无力和足背外侧感觉障碍等。多为神经受牵拉引起的暂时性功能障碍,或受到股骨头、髋臼骨折块的轻度捻挫所致,大多数病人可于伤后逐渐恢复,经2~3个月仍无恢复迹象者,再考虑手术探查。

6. **影像学检查** X线检查可了解脱位情况以及有无骨折,必要时行CT检查了解骨折移位情况。

【治疗】

1. Ⅰ型损伤的治疗

(1)复位:髋关节脱位复位时需肌肉松弛,必须在全身麻醉或椎管内麻醉下行手法复位。复位宜早,最初24~48小时是复位的黄金时期,应尽可能在24小时内复位完毕,48~72小时后再行复位十分困难,并发症增多,关节功能亦明显减退。常用的复位方法为 Allis 法,即提拉法。病人仰卧于地上,一助手蹲下用双手按住髂嵴以固定骨盆。术者面对病人站立,先使髋关节及膝关节各屈曲至90°,然后以双手握住病人的腘窝作持续的

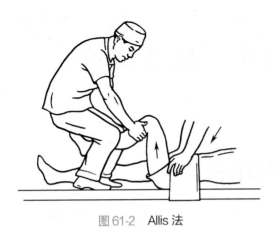

图 61-2　Allis 法

牵引,也可以前臂的上段套住腘窝作牵引,待肌肉松弛后,略作外旋,即可使股骨头还纳至髋臼内(图 61-2)。可以感到明显的弹跳与响声,提示复位成功。复位后畸形消失,髋关节活动亦恢复。本法简便、安全,最为常用。

(2) 固定、功能锻炼:复位后用绷带将双踝暂时捆在一起,于髋关节伸直位下将病人搬运至床上,患肢作皮肤牵引或穿丁字鞋 2~3 周。卧床期间作股四头肌收缩动作。2~3 周后开始活动关节。4 周后扶双拐下地活动。3 个月后可完全承重。

2. **Ⅱ~Ⅴ型损伤的治疗**　对这些复杂性后脱位病例,目前在治疗方面还有争论,但考虑到合并有关节内骨折,引起创伤性骨关节炎的机会明显增多,因此主张早期切开复位与内固定。

二、髋关节前脱位

【脱位机制】　髋关节前脱位少见,多发生于交通事故和高处坠落伤,髋关节处于外展、外旋位时受到轴向直接暴力。

【临床表现与诊断】　有强大暴力所致外伤史。患肢呈外展、外旋和屈曲畸形,根据典型的畸形表现,不难区分前脱位和后脱位(图 61-3)。腹股沟处肿胀,可摸到股骨头。X 线检查可了解脱位方向。

【治疗】

1. **复位**　在全身麻醉或椎管内麻醉下手法复位。病人仰卧于手术台上,术者握住伤侧腘窝部位,使髋轻度屈曲与外展,并沿着股骨的纵轴作持续牵引;一助手立在对侧以双手按住大腿上 1/3 的内侧面与腹股沟处向外施加压力。术者在牵引下作内收及内旋动作,可完成复位(图 61-4)。手法复位不成功往往提示前方关节囊有缺损或有卡压,用暴力复位会引起股骨头骨折。如手法复位失败,应早期切开复位。

2. **固定和功能锻炼**　同髋关节后脱位。

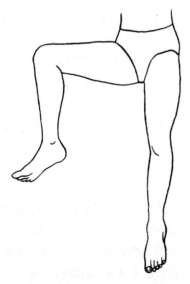

图 61-3　髋关节前脱位典型畸形

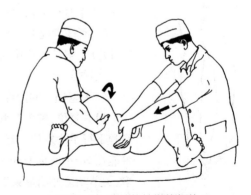

图 61-4　髋关节前脱位复位

三、髋关节中心脱位

【脱位机制】来自侧方的暴力,直接撞击在股骨粗隆区,可以使股骨头水平向内移动,穿过髋臼内侧壁而进入骨盆腔。如果受伤时下肢处于轻度内收位,则股骨头向后方移动,产生髋臼后部骨折。如下肢处于轻度外展与外旋位,则股骨头向上方移动,产生髋臼爆破型粉碎性骨折,此时髋臼的各个区域都有损伤。

【临床表现与诊断】

1. 一般为高能量损伤。多为交通事故,或自高空坠落。

2. 后腹膜间隙内往往出血很多,可出现出血性休克。

3. 髋部肿胀、疼痛、活动障碍;大腿上段外侧方往往有大血肿;肢体短缩情况取决于股骨头内陷的程度。

4. 合并腹部内脏损伤的并不少见。

5. X线检查可明确伤情,CT三维成像可立体再现髋臼骨折情况。

【治疗】髋关节中心脱位可出现低血容量性休克及合并有腹部内脏损伤,必须及时处理。股骨头内移较明显的,需用股骨髁上骨牵引,但常难奏效,需根据髋臼骨折类型早期切开复位同时固定髋臼骨折。

第二节　股骨近端骨折

一、股骨颈骨折

【解剖概要】股骨头、颈与髋臼共同构成髋关节,是躯干与下肢的重要连接装置及承重结构。股骨颈的长轴线与股骨干纵轴线之间形成颈干角,为110°~140°,平均127°。在儿童和成年人,颈干角的大小有所不同,儿童颈干角大于成年人。在重力传导时,力线并不沿股骨颈中心线传导,而是沿股骨小转子、股骨颈内缘传导。若颈干角变大,为髋外翻,变小为髋内翻。由于颈干角改变,使力的传导也发生改变,容易导致骨折和关节软骨退变,发生创伤性关节炎(图61-5)。从矢状面观察,股骨颈的长轴线与股骨干的纵轴线也不在同一平面上,股骨颈有向前的角,称为前倾角(图61-6),儿童的前倾角较成人稍大。在股骨颈骨折复位及人工关节置换时应注意此角的存在。

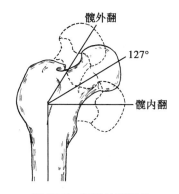
图61-5　股骨的颈干角

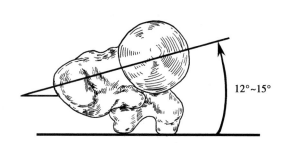
图61-6　股骨颈前倾角

髋关节的关节囊较大,从各个方向包绕髋臼、股骨头和股骨颈。在关节囊包绕的部分没有骨膜。在髋关节后、外、下方则没有关节囊包绕。关节囊的前上方有髂股韧带,在后、上、内方,有坐股韧带,是髋关节的稳定结构。成人股骨头的血液供应有多种来源:①股骨头圆韧带内的小凹动脉,提供股骨头凹部的血液循环;②股骨干滋养动脉升支,沿股骨颈进入股骨头;③旋股内、外侧动脉的分支,是股骨头、颈的重要营养动脉。旋股内侧动脉发自股深动脉(图61-7),在股骨颈基底部关节囊滑膜反折处,分为骺外侧动脉、干骺端上侧动脉和干骺端下侧动脉进入股骨头。骺外侧动脉供应股骨头2/3~

4/5 区域的血液循环,是股骨头最主要的供血来源(图 61-8)。旋股内侧动脉损伤是导致股骨头缺血坏死的主要原因。旋股外侧动脉也发自股深动脉,其分支供应部分股骨头。旋股内、外侧动脉的分支互相吻合,在股骨颈基底部形成动脉环,并发出分支营养股骨颈。

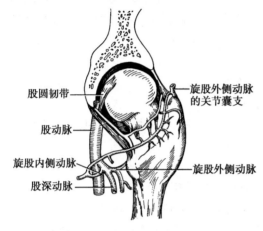

图 61-7 股骨头的血供来源

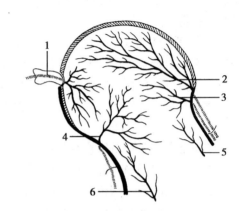

图 61-8 股骨头的血液供应
1. 小凹动脉 2. 骺外侧动脉 3. 干骺端上侧动脉 4. 干骺端下侧动脉 5、6. 滋养动脉升支

【病因与分类】 股骨颈骨折(fracture of the femoral neck)占成人骨折的 3.6%,多数发生在中、老年人,与骨质疏松导致的骨量下降有关,遭受轻微扭转暴力则可发生骨折。多数情况下是在走路跌倒时,身体发生扭转倒地,间接暴力传导致股骨颈发生骨折。青少年股骨颈骨折较少,常需较大暴力引起,不稳定型多见。

1. **按骨折线部位分类**(图 61-9)

(1)股骨头下骨折:骨折线位于股骨头下,股骨头仅有小凹动脉很少量的血供,致使股骨头严重缺血,故发生股骨头缺血坏死的机会很大。

(2)经股骨颈骨折:骨折线位于股骨颈中部,股骨头亦有明显供血不足,易发生股骨头缺血坏死,或骨折不愈合。

(3)股骨颈基底骨折:骨折线位于股骨颈与大、小转子间连线处。由于有旋股内、外侧动脉分支吻合成的动脉环提供血液循环,对骨折部血液供应的干扰较小,骨折容易愈合。

2. **按骨折线方向分类**(图 61-10)

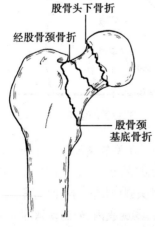

图 61-9 股骨颈骨折按骨折部位的分类

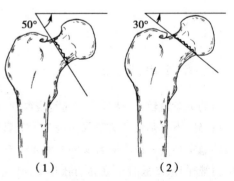

图 61-10 股骨颈骨折按骨折线方向分类
(1)内收型骨折 (2)外展型骨折

（1）内收骨折：远端骨折线与两侧髂嵴连线的夹角（Pauwels 角）大于50°，为内收骨折。由于骨折面接触较少，容易再移位，故属于不稳定性骨折。Pauwels 角越大，骨折端所遭受的剪切力越大，骨折越不稳定。

（2）外展骨折：远端骨折线与两侧髂嵴连线的夹角小于30°，为外展骨折。由于骨折面接触多，不容易再移位，故属于稳定性骨折。但若处理不当，如过度牵引、外旋、内收或过早负重等，也可发生移位，成为不稳定骨折。

3. 按移位程度分类　Garden 分型（图 61-11）是常用分型之一，其根据骨折近端正位 X 线平片上骨折移位程度分为 4 型。Ⅰ型：不完全骨折，骨的完整性部分中断；Ⅱ型：完全骨折但不移位或嵌插移位，占股骨颈骨折的 21.8%；Ⅲ型：完全骨折，部分移位且股骨头与股骨颈有接触；Ⅳ型：完全移位的骨折。Ⅲ型与Ⅳ型占股骨颈骨折的 78.2%。近年来研究证实，X 线平片诊断为 Garden Ⅰ 型的骨折经 CT 检查均为完全骨折。因此，成人 Garden Ⅰ 型骨折实际上不存在。

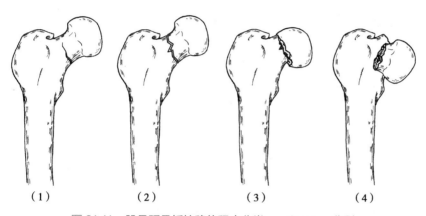

（1）　　　　　（2）　　　　　（3）　　　　　（4）

图 61-11　股骨颈骨折按移位程度分类——Garden 分型

（1）Ⅰ型：不完全骨折　（2）Ⅱ型：无移位的完全骨折　（3）Ⅲ型：完全骨折，部分移位　（4）Ⅳ型：完全骨折，完全移位

由于暴力大小、扭转角度及全身因素等，骨折后可出现多种类型。从 X 线平片上虽可见骨折为外展型，或未发现明显移位，甚至呈嵌插型而被认为是稳定性骨折，但在搬运过程中，或在保守治疗中过早翻身，固定姿势不良等，都可能使稳定骨折变成不稳定骨折，无移位骨折变成有移位骨折。

【临床表现与诊断】　中、老年人有跌倒受伤史，伤后感髋部疼痛，下肢活动受限，不能站立和行走，应怀疑股骨颈骨折。有时伤后并不立即出现活动障碍，仍能行走，但数天后，髋部疼痛加重，逐渐出现活动后疼痛更重，甚至完全不能行走，这说明受伤时可能为稳定骨折，以后发展为不稳定骨折而出现功能障碍。检查时可发现患肢出现外旋畸形，一般在 45°～60°（图 61-12）。这是由于骨折远端失去了关节囊及髂股韧带的稳定作用，附着于大转子的臀中肌、臀小肌及臀大肌的牵拉和附着于小转子的髂腰肌及内收肌群的牵拉，而发生外旋畸形。若外旋畸形达到 90°，应怀疑有转子间骨折。股骨颈骨折伤后很少出现髋部肿胀及瘀斑，可出现局部压痛及轴向叩击痛。

肢体测量可发现患肢短缩。在平卧位，由髂前上棘向水平画垂线，再由大转子与髂前上棘的垂线画水平线，构成 Bryant 三角（图 61-13），股骨颈骨折时，此三角底边较健侧缩短。在侧卧并半屈髋，由髂前上棘与坐骨结节之间画线，为 Nélaton 线（图 61-14），正常情况下，大转子在此线上，若大转子超过此线之上，表

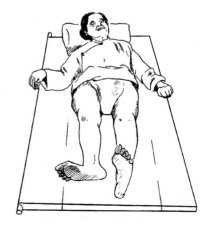

图 61-12　股骨颈骨折伤肢的外旋畸形

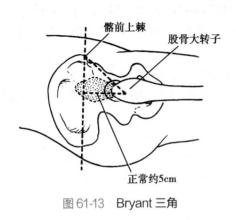
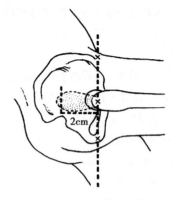

图 61-13　Bryant 三角　　　　　图 61-14　Nélaton 线

明大转子有向上移位。

　　X 线检查可明确骨折的部位、类型、移位情况,是选择治疗方法的重要依据。髋部的正位片不能发现骨折的前后移位,需加拍侧位片,才能准确判断移位情况。

　　【治疗】年龄过大,全身情况差,合并有严重心、肺、肾、肝等功能障碍不能耐受手术者,要尽早预防和治疗全身并发症,全身情况允许后尽早尽快手术治疗。在待手术期,24 小时内能完成手术的病人可以穿防旋鞋,24 小时内不能完成手术的要给予皮牵引或胫骨结节牵引,牵引重量为体重的 1/11~1/7。嘱其进行股四头肌等长收缩训练和踝、足趾的屈伸活动,避免静脉回流障碍或静脉血栓形成。

　　手术方法:

　　(1) 闭合复位内固定:在硬膜外麻醉下,病人仰卧于骨科手术牵引床或用双反牵引复位器复位,复位成功后 3 枚空心拉力螺钉微创植入固定,或动力髋螺钉固定。若置钉时股骨头有旋转,也可将螺钉与动力髋螺钉联合应用(图 61-15)。对于常规闭合复位失败的病例,术中可采用头干互动三维复位法,尽量避免切开复位。

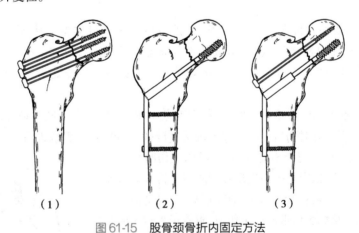

图 61-15　股骨颈骨折内固定方法
(1) 空心拉力螺纹钉固定　(2)动力髋螺钉固定　(3)空心拉力
螺纹钉与动力髋螺钉联合应用固定

　　(2) 切开复位内固定:手法复位失败,或固定不可靠,或青壮年的陈旧骨折不愈合,宜采用切开复位内固定术。经前外侧切口显露骨折后,清除骨折端的硬化组织,直视下经大转子打入空芯拉力螺钉,也可同时切取带旋髂深血管蒂的髂骨块植骨,或用旋股外血管升支的髂骨块植骨,或带缝匠肌蒂的髂骨块植骨,促进骨折愈合,防止股骨头缺血坏死。若采用后外侧切口进行复位内固定,也可用带股方肌蒂骨瓣转位移植术治疗。

　　(3) 人工关节置换术:对全身情况尚好,预期寿命比较长的 Garden Ⅲ、Ⅳ型股骨颈骨折的老年病人,选择全髋关节置换术;对全身情况差,合并症比较多,预期寿命比较短的老年病人选择半髋关节置换术。

术后处理:空心拉力螺钉内固定手术后,骨量正常,解剖复位,固定效果可的,即可在床上坐起,主动活动膝、踝关节,但不能侧卧、盘腿,必须在医护人员协助下变换体位,6 周后扶双拐下地,逐渐部分负重行走。骨愈合后可弃拐负重行走。对于人工股骨头置换或全髋关节置换术的病人,术后即可伸屈髋关节,练习股四头肌主动收缩,伸膝。根据病人全身情况和耐受力可于 24 小时后,在护工帮助下,开始下地活动。术后 1 周开始借助助行器下地活动。

二、股骨转子间骨折

【解剖概要】股骨上端上外侧为大转子,下内侧为小转子。大转子、小转子及转子间均为松质骨。转子间处于股骨干与股骨颈的交界处,是承受剪切应力最大的部位。由于力线分布的特殊性,在股骨颈、干连接的内后方,形成致密的纵形骨板,称为股骨矩。股骨矩的存在决定了转子间骨折的稳定性。

【病因与分类】与股骨颈骨折相似,好发于中老年骨质疏松病人,占成人骨折的 3.4%。转子间骨折多为间接外力引起。如跌倒时,身体发生旋转,在过度外展或内收位着地时发生;也可为直接暴力引起。跌倒时,侧方倒地,大转子受到直接撞击,而发生转子间骨折。转子间是骨囊性病变的好发部位之一,因此也可发生病理性骨折,应注意两者的鉴别。

转子间骨折有多种分类方法。参照 Tronzo-Evans 的分类方法,可将转子间骨折分为五型(图 61-16):

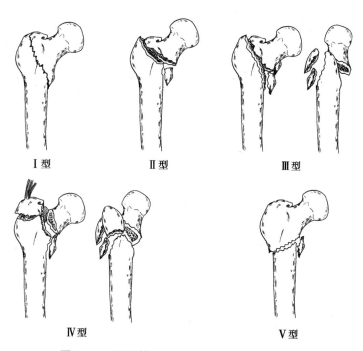

Ⅰ型　　　　　Ⅱ型　　　　　　Ⅲ型

Ⅳ型　　　　　　　　　　Ⅴ型

图 61-16　股骨转子间骨折 Tronzo-Evans 分类

Ⅰ型:顺转子间骨折,骨折无移位,为稳定性骨折,占股骨转子间骨折的 11.1%。

Ⅱ型:小转子骨折轻微,可获得稳定的复位,为稳定性骨折,占股骨转子间骨折的 17.4%。

Ⅲ型:小转子粉碎性骨折,不能获得稳定的复位,为不稳定性骨折,占股骨转子间骨折的 45.1%。

Ⅳ型:不稳定性骨折,为Ⅲ型骨折加大转子骨折,占股骨转子间骨折的 20.1%。

Ⅴ型:逆转子间骨折,由于内收肌的牵引存在移位的倾向,为不稳定性骨折,占股骨转子间骨折的 6.3%。

【临床表现和诊断】受伤后,转子区出现疼痛、肿胀、瘀斑和下肢不能活动。转子间压痛,下肢外旋畸形明显,可达90°,有轴向叩击痛。测量可发现下肢短缩。X线可明确骨折的类型及移位情况。

【治疗】

1. **非手术治疗** 对有手术禁忌证者,采用胫骨结节或股骨髁上外展位骨牵引,10～12周后逐渐扶拐下地活动。转子间骨折多发生于老年,与骨质疏松有关。非手术治疗卧床时间较长,并发症多,死亡率高,近几年多主张早期手术治疗。

2. **手术治疗** 手术目的是尽可能达到解剖复位,恢复股骨矩的连续性,矫正髋内翻畸形,坚强内固定,早期活动,避免并发症。内固定方法很多,可采用Gamma钉、动力髋螺钉等(图61-17)。

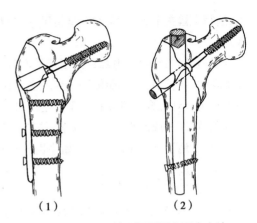

图61-17 股骨转子间骨折内固定方法
(1)动力髋螺钉固定 (2)Gamma钉固定

第三节 股骨干骨折

【解剖概要】股骨干骨折(fracture of the shaft of the femur)是指转子下、股骨髁上这一段骨干的骨折。股骨干是人体最粗、最长、承受应力最大的管状骨。全股骨的抗弯强度与铸铁相近,弹性比铸铁更好。由于股骨的解剖及生物力学特点,需遭受强大暴力才能发生股骨干骨折,同时骨折后的愈合与重塑时间也更长。股骨干骨折占成人骨折的2.2%。股骨干有轻度向前外的弧度。股骨干后面有股骨嵴,为股骨后部肌肉附着处。股骨部肌群是膝关节屈伸活动的重要结构。导致股骨干骨折的暴力同时也使周围肌肉、筋膜损伤,再加上出血后血肿机化、粘连、骨折的固定等,使肌肉功能发生障碍,从而导致膝关节活动受限。

【病因与分类】重物直接打击、车轮辗轧、火器性损伤等直接暴力作用于股骨,容易引起股骨干的横形或粉碎性骨折,同时伴有广泛软组织损伤。高处坠落伤、机器扭转伤等间接暴力作用,常导致股骨干斜形或螺旋形骨折,周围软组织损伤较轻。股骨干骨折可分为上1/3、中1/3和下1/3骨折。各部位由于所附着的肌起止点的牵拉而出现典型的移位(图61-18)。在上1/3骨折,由于髂腰肌、臀

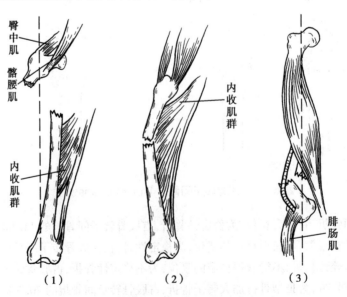

图61-18 股骨干不同部位骨折移位方向
(1)股骨干上1/3骨折 (2)股骨干中1/3骨折 (3)股骨干下1/3骨折

中肌、臀小肌和外旋肌的牵拉,使近折端向前、外及外旋方向移位;远折端则由于内收肌的牵拉而向内、后方向移位;由于股四头肌、阔筋膜张肌及内收肌的共同作用而向近端移位。股骨干中 1/3 骨折后,由于内收肌群的牵拉,使骨折向外成角。下 1/3 骨折后,远折端由于腓肠肌的牵拉以及肢体的重力作用而向后方移位,又由于股前、外、内肌牵拉的合力,使近折端向前移位,断端重叠,形成短缩畸形。股骨干骨折移位的方向除受肌肉牵拉的影响外,与暴力作用的方向、大小、肢体所处的位置、急救搬运等诸多因素有关。

【临床表现与诊断】根据受伤后出现的骨折特有表现,即可作出临床诊断。X 线正、侧位片检查,可明确骨折的准确部位、类型和移位情况。在下 1/3 段骨折,由于远折端向后移位,有可能损伤腘动脉、腘静脉和胫神经、腓总神经,应同时仔细检查远端肢体的血液循环及感觉、运动功能。单一股骨干骨折因失血量较多,可能出现休克前期临床表现,若合并多处骨折,或双侧股骨干骨折,发生休克的可能性很大,应对病人的全身情况作出正确判断。

【治疗】

1. **非手术治疗**　3 岁以下儿童采用垂直悬吊皮肤牵引(图 61-19)。在牵引过程中,要定时测量肢体长度和进行床旁 X 线检查,了解牵引力是否足够。若牵引力过大,导致过度牵引,骨折端出现间隙,将会发生骨折延迟愈合或不愈合。

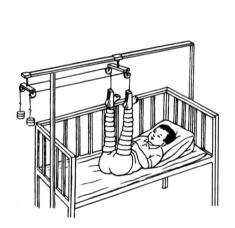

图 61-19　儿童的垂直悬吊皮肤牵引

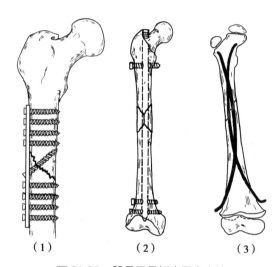

图 61-20　股骨干骨折内固定方法
(1) 钢板固定　(2)带锁髓内钉固定　(3)弹性钉固定

成人和 3 岁以上儿童的股骨干骨折近年来多采用手术内固定治疗。对于存在手术禁忌证的,可行持续牵引 8～10 周。卧床期间,需加强肌肉收缩训练,预防肌肉萎缩、关节粘连和深静脉血栓形成。床旁 X 线平片证实骨折愈合后,可逐渐下地活动。

2. **手术治疗**　成人股骨干骨折手术多采用钢板、带锁髓内钉固定。儿童股骨干骨折多采用弹性钉内固定(图 61-20)。

严重的开放性骨折可用外固定架治疗。

第四节　股骨远端骨折

股骨远端骨折包括股骨髁上骨折、股骨髁间骨折和累及股骨远端关节面的股骨髁骨折,其发生率占全身骨折的 0.92%。由于股骨髁周围有关节囊、韧带、肌肉、肌腱附着,骨折块易受这些组织牵拉而发生移位,同时可伴有腘部血管、神经及周围软组织损伤。

【解剖概要】股骨远端包括股骨髁和股骨髁上,股骨内外髁构成远端关节面。股骨远端的后面有腓肠肌内外侧头的起点。股骨的两髁,与相应的胫骨平台形成关节。外髁的外侧面有外侧副韧带的起点。内髁比外髁大,它的内侧面是凹形,远端有内侧副韧带的起点。位于内髁最上方的部分是内收肌结节,是内收肌的止点。

【分型和损伤机制】股骨髁上骨折是指发生于股骨髁至股骨远端干骺端,即密质骨和松质骨移行部位的骨折,大多数病例为高能量损伤及由高处坠落所致。远端骨折块由于腘绳肌和腓肠肌的牵拉而向后移位,有可能损伤血管和神经(图61-21)。股骨髁骨折可损伤关节面或改变下肢负重力线,多需手术切开复位内固定。股骨髁间骨折常称为 T 形或 Y 形骨折(图61-22)。

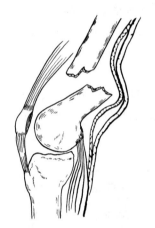

图61-21   股骨远端骨折的典型畸形

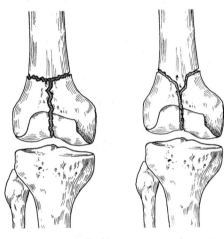

图61-22   股骨髁间骨折(T 形、Y 形)

【临床表现与诊断】膝关节和股骨远端部位有肿胀、畸形和压痛。骨折端有异常活动和骨擦感。若大腿张力较高,应警惕筋膜室综合征的发生。当小腿血运差,足背动脉搏动弱,怀疑有血管损伤时,应采用 Doppler 超声检查,明确有无腘动脉损伤,必要时进行血管造影。常规拍摄股骨远端正、侧位 X 线平片。如果骨折粉碎较严重,应在牵引下拍片,更有利于判断骨折的分型。车祸等高能量创伤所致的股骨远端骨折,应同时拍摄骨盆 X 线平片,以免漏诊。因少数病人可合并腘部血管神经损伤,注意查体。

【治疗】

1. **非手术治疗**   包括闭合复位、骨牵引、管形石膏固定等,这些方法卧床时间长、护理难度大,并发症多,现已较少采用。

2. **手术治疗**   治疗目的是解剖复位、坚强内固定和早期进行康复锻炼。绝大多数股骨远端骨折都应采用手术治疗。常用内固定有如下几种:①松质骨螺钉及支持钢板(图61-23);②股骨髁解剖钢

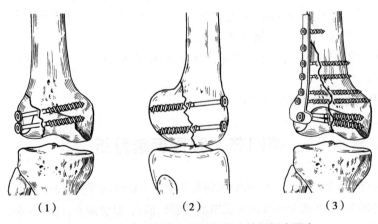

(1)   (2)   (3)

图61-23   股骨远端松质骨螺钉及支持钢板内固定
(1)、(2)松质骨螺钉固定   (3)支持钢板固定

板(图 61-24);③股骨远端逆行带锁髓内钉(图 61-25);④95°角状钢板和动力髁螺钉(DCS),近年来已较少使用。

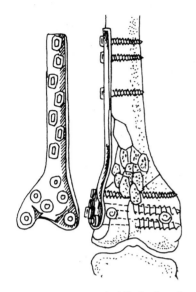
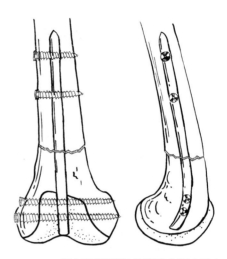

图 61-24　股骨髁解剖钢板内固定　　　　图 61-25　股骨远端逆行带锁髓内钉内固定

第五节　髌 骨 骨 折

【解剖概要】髌骨是人体最大的籽骨。前方有股四头肌腱膜覆盖,并向下延伸形成髌韧带,止于胫骨结节。两侧为髌旁腱膜。后面为关节软骨面,与股骨髁髌面形成髌股关节。髌骨与其周围的韧带、腱膜共同形成伸膝装置,是下肢活动中十分重要的结构。髌骨在膝关节活动中有重要的生物力学功能。若髌骨被切除,髌韧带更贴近膝的活动中心,使伸膝的杠杆力臂缩短,股四头肌则需要比正常多 30%的肌力才能伸膝,多数病人尤其是老年人不能承受这种力,因此,髌骨骨折后,应尽可能恢复其完整性。

【病因与分类】暴力直接作用于髌骨,如跌倒时跪地,髌骨直接撞击地面,发生骨折;由于肌肉的强力牵拉所致(如跌倒时,为了防止倒地,股四头肌猛烈收缩以维持身体稳定,将髌骨撕裂)。直接暴力常致髌骨粉碎骨折;肌肉牵拉所致髌骨横形骨折。髌骨骨折(fracture of the patella)占成人骨折的2.6%,可导致创伤性关节炎或膝关节活动受限。

【临床表现与诊断】伤后膝前肿胀,有时可扪及骨折分离出现的凹陷。膝关节的正、侧位 X 线检查可明确骨折的部位、类型及移位程度,是选择治疗方法的重要依据。国内有学者对髌骨骨折病人进行磁共振(MRI)及膝关节镜检查,发现髌骨骨折合并交叉韧带、侧副韧带、半月板损伤发病率较高,其中约 6%的病人需要手术。因此,应重视髌骨骨折的合并伤,避免漏诊。

【治疗】无移位的髌骨骨折采用非手术方法治疗。保持膝关节伸直位,用石膏托或下肢支具固定 4～6 周,即可开始股四头肌等长收缩训练。6 周后开始作膝关节主动屈伸活动训练。在固定过程中,若关节内血肿张力大,可在严格无菌条件下抽出积血,加压包扎。有移位的横形骨折,如果移位在 0.5cm 以内,可采用非手术方法治疗。在治疗过程中,应随时观察骨折端移位情况,若外固定不当,或过多过早的股四头肌收缩,可加重分离移位。超过 0.5cm 的分离应手术治疗,采用切开复位,克氏针钢丝张力带固定或钢丝捆扎固定(图 61-26),术后可早期膝关节活动。若为髌骨

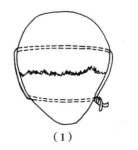
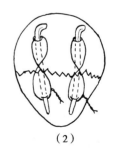

（1）　　　　　　　（2）

图 61-26　髌骨骨折常用内固定方法
（1）钢丝捆扎固定　（2）克氏针钢丝张力带固定

的上极或下极骨折,骨折块较大,仍可采用上述方法治疗。若骨折块太小,可予以切除,用钢丝缝合重建髌韧带,术后伸直位固定4~6周。髌骨的粉碎骨折如果关节软骨面不平整,均应行手术治疗,恢复关节面的平滑,复位后用钢丝环绕捆扎固定。术后膝关节伸直位固定4~6周。对严重粉碎骨折,无法恢复髌骨软骨面完整性时,可摘除髌骨,修补韧带,术后3~4周开始进行功能锻炼。

第六节   膝关节韧带损伤

【解剖概要】膝关节的关节囊松弛薄弱,关节的稳定性主要依靠韧带和肌肉。以内侧副韧带最为重要,它位于股骨内上髁与胫骨内髁之间,有深浅两层纤维。浅层成三角形,甚为坚韧;深层纤维与关节囊融合,部分与内侧半月板相连。外侧副韧带起于股骨外上髁,它的远端呈腱性结构,与股二头肌腱汇合成联合肌腱结构,一起附着于腓骨小头上。外侧副韧带与外侧半月板之间有滑囊相隔。膝关节伸直时两侧副韧带拉紧,无内收、外展与旋转动作;膝关节屈曲时,韧带逐渐松弛,膝关节的内收、外展与旋转动作亦增加。

前交叉韧带起自股骨髁间窝外侧面(即股骨外侧髁的内侧面)的后部,向前内下方止于胫骨髁间嵴的前方。当膝关节完全屈曲和内旋胫骨时,此韧带牵拉最紧,防止胫骨向前移动。后交叉韧带起自股骨髁间窝的内侧面(即股骨内侧髁的外侧面),向后下方止于胫骨髁间嵴的后方。膝关节屈曲时可防止胫骨向后移动。

【损伤机制及病理变化】

1. **内侧副韧带损伤**　为膝外翻暴力所致。当膝关节外侧受到直接暴力,使膝关节猛烈外翻,便会损伤内侧副韧带。当膝关节半屈曲时,小腿突然外展外旋也会使内侧副韧带损伤。内侧副韧带损伤多见于运动创伤,如足球、滑雪、摔跤等竞技项目。

2. **外侧副韧带损伤**　主要为膝内翻暴力所致。因外侧髂胫束比较强大,单独外侧副韧带损伤少见,通常合并腓骨小头骨折。如果暴力强大,髂胫束和腓总神经都难免受损伤。

3. **前交叉韧带损伤**　膝关节伸直位内翻损伤和膝关节屈曲位外翻损伤都可以使前交叉韧带损伤。一般前交叉韧带很少会单独损伤,往往合并内、外侧副韧带与半月板损伤,但在膝关节过伸时,有可能会单独损伤前交叉韧带。另外,暴力来自膝关节后方,胫骨上端受到向前冲击的力量,也可使前交叉韧带损伤。前交叉韧带损伤亦多见于竞技运动。

4. **后交叉韧带损伤**　无论膝关节处于屈曲位或伸直位,来自前方的使胫骨上端后移的暴力都可以使后交叉韧带损伤。后交叉韧带损伤相对少见,通常与前交叉韧带同时损伤,单独后交叉韧带损伤更为少见。

韧带的损伤可以分为扭伤(即部分纤维断裂)、部分韧带断裂、完全断裂和联合性损伤。例如前交叉韧带断裂可以同时合并有内侧副韧带与内侧半月板损伤,称为O'Donoghue三联征。韧带断裂的部分又可分成韧带体部断裂、韧带与骨骼连接处断裂及韧带附着处的撕脱性骨折,第一种损伤愈合慢且强度差,第三种损伤愈合后最为牢固。

【临床表现与诊断】有外伤病史。以青少年多见,男性多于女性;以运动员最为多见。受伤时有时可听到韧带断裂的响声,很快便因剧烈疼痛而不能再继续运动或工作。膝关节处出现肿胀、压痛与积血,膝部肌痉挛,病人不敢活动膝部,膝关节处于强迫体位,或伸直,或屈曲。膝关节侧副韧带的断裂处有明显的压痛点,有时还会摸到蜷缩的韧带断端。

1. **侧方应力试验**　在急性期作侧方应力试验会引起剧烈疼痛,可于痛点局部麻醉后进行操作。在膝关节完全伸直位与屈曲30°位置下做被动膝内翻与膝外翻动作,并与对侧进行比较。如有疼痛或发现内翻、外翻角度超出正常范围并有弹跳感时,提示有侧副韧带扭伤或断裂(图61-27)。

2. **抽屉试验**　急性期也建议在麻醉下进行操作。膝关节屈曲90°,检查者固定病人足部,用双

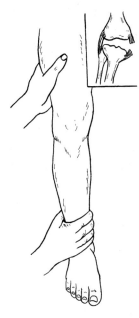

图 61-27 侧副韧带侧方应力试验（检查内侧副韧带）

手握住胫骨上段做拉前和推后动作，并注意胫骨结节前后移动的幅度。前移增加表示前交叉韧带断裂（图 61-28）；后移增加表示后交叉韧带断裂。由于正常膝关节在膝关节屈曲 90° 位置下胫骨亦能有轻度前后被动运动，故需将健侧与病侧作对比。单独前交叉韧带断裂时，胫骨前移幅度仅略大于正常，若前移明显增加，说明可能还合并内侧副韧带损伤。KT-2000 测量仪可用于定量测量膝关节前后方向稳定性。

3. **Lachman 试验** 病人屈膝 20°～30°，检查者一手握住股骨远端，另一手握住胫骨近端，对胫骨近端施加向前的应力，可感觉到胫骨的前向移动，并评定终点的软硬度，与对侧膝关节进行比较。Lachman 试验比抽屉试验阳性率高。

4. **轴移试验** 本试验用来检查前交叉韧带断裂后出现的膝关节不稳定。病人侧卧，检查者一手握住足踝部，另一手在膝外侧并对腓骨头向前施力，使病人充分伸膝，内旋外翻胫骨，然后缓慢屈曲膝关节，至屈曲 20°～30° 位时突然出现错动与弹跳，为阳性。提示前外侧旋转不稳定。这是因为开始屈膝时会出现胫骨外侧向前半脱位，加大屈膝角度后，胫骨恢复原位所致。

【影像学检查与关节镜检查】 普通 X 线平片检查只能显示撕脱的骨折块。为明确有无内、外侧副韧带损伤，可拍摄应力位 X 线平片。即在膝内翻和膝外翻位置下摄片。膝内、外翻应力位会引起明显疼痛，需于局部麻醉后进行。在 X 线平片上比较内、外侧间隙张开情况。一般认为两侧间隙相差 4mm 以下为轻度扭伤，4～12mm 为部分断裂，12mm 以上为完全性断裂，可能还合并前交叉韧带损伤。

MRI 检查可以清晰地显示出前、后交叉韧带的情况，还可以发现意料不到的韧带结构损伤与隐匿的骨折线。

关节镜检查对诊断交叉韧带损伤十分重要。75% 急性创伤性关节血肿可发现为前交叉韧带损伤，其中 2/3 病例同时伴有内侧半月板撕裂，1/5 病例伴有关节软骨面缺损。

【治疗】

1. **内侧副韧带损伤** 内侧副韧带扭伤或部分性断裂（深层）可以保守治疗，用长腿管型石膏固定 4～6 周。完全断裂者应及早修补。如同时伴有半月板损伤与前交叉韧带损伤者也应手术中同时进行处理。

2. **外侧副韧带损伤** 外侧副韧带断裂者应立即手术修补。

3. **前交叉韧带损伤** 前交叉韧带完全断裂者目前主张在关节镜下行韧带重建手术，可选用自体骨-髌韧带-骨、自体半腱肌股薄肌肌腱、异体肌腱或人工韧带作为移植材料。如伴有髁间嵴骨折，骨折片抬高移位>2mm，应行螺钉固定。

4. **后交叉韧带损伤** 对断裂的后交叉韧带是否要重建以往有争论，目前的意见偏向于在关节镜下早期修复重建。

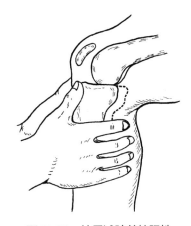

图 61-28 抽屉试验前拉阳性

第七节 膝关节半月板损伤

【解剖概要】 半月板是一种月牙状纤维软骨，充填在股骨与胫骨关节间隙内，每个膝关节有两个半月板：内侧半月板与外侧半月板。它们的周围部分较厚，附着于胫骨平台的边缘，而中央部分则较薄;其接触股骨髁的上面略凹陷,而接触胫骨髁的下面则平坦。半月板的中内部分无血液供应,其营养主要来自滑液,只有与胫骨缘连接的边缘部分(即外围的 10% ~ 30%),能从滑膜得到血液供应(图61-29)。因此除了近边缘部的撕裂外,其他撕裂很难愈合。Muller 等将半月板分为三个区,即红-红区,红-白区及白-白区。红表示有血运,白表示无血运。红-红区撕裂位于滑膜缘有血运区,即撕裂之两侧缘均有充足血供,愈合能力很强。红-白区撕裂位于有血运和无血运的分界部,也有一定的愈合能力。而白-白区则完全无血运,极难愈合。红-红区及红-白区撕裂在妥善的修复后均可愈合。

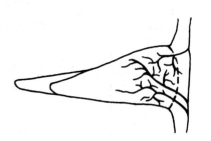

图61-29 半月板外围10%~30%的血供

内侧半月板比较大,近似 C 形,有前后两角,前角狭窄后角宽大肥厚。前角附着于前交叉韧带附着点胫骨髁间嵴的前方。后角附着于后交叉韧带止点的前方,髁间嵴的后方,该处均无关节面。中部外缘与内侧副韧带的深层纤维相连,所以内侧半月板只有前半部稍松弛,有活动的余地。

外侧半月板较小,形状似 O 形。前角附着于前交叉韧带止点的外侧方,髁间嵴的前方,而后角则附着在髁间嵴的后方,后交叉韧带止点的前方。外缘与肌腱相连,不与外侧副韧带相连,所以外侧半月板的活动度比内侧半月板大(图61-30)。

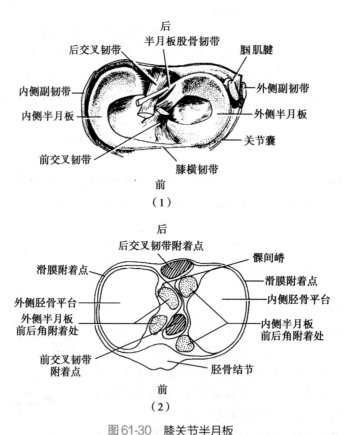

图61-30 膝关节半月板

(1)膝关节半月板的上面观 (2)内、外侧半月板前、后角和前、后交叉韧带的止点

在胚胎期,半月板为一完整的软骨盘,充填于胫骨与股骨之间的间隙内。随着交叉韧带的发育,半月板分成内、外两侧。在出生时其中心部分已吸收,成为 O 形和 C 形。如果中心部分没有被吸收而发生椭圆形盘状畸形,称为盘状半月板。盘状半月板可因轻微外伤破裂。在我国,外侧盘状半月板较多见,所以与国外报道的相反,外侧半月板损伤发生率在我国远高于内侧半月板。

半月板的功能：①它的外厚内薄和上凹下平的特殊形态可以充分填塞在股骨与胫骨的关节间隙内,保持了膝关节的稳定性；②由纤维软骨构成,富于弹性,能承受重力,吸收震荡；③散布滑液,润滑关节；④协同膝关节的伸屈与旋转活动,膝关节伸直与屈曲时,它可以前后活动,膝关节旋转时,两个半月板一个向前,一个向后,旋转活动最容易使半月板发生破裂。

【损伤机制与病理】　研磨力量是产生半月板破裂的主要原因。膝关节伸直时,两侧副韧带呈紧张状态,关节稳定,无旋转动作。当膝关节半屈曲时,如足球运动员射门时的状况,股骨髁与半月板的接触面缩小,由于重力的影响,半月板的下面与胫骨平台的接触比较固定,这时膝关节猛烈的旋转所产生的研磨力量会使半月板发生破裂。半蹲或蹲位工作,如矿井下煤矿工人长期蹲位铲煤和抛煤动作也容易发生半月板损伤。因此产生半月板损伤必须有四个因素：膝半屈、内收或外展、重力挤压和旋转力量。

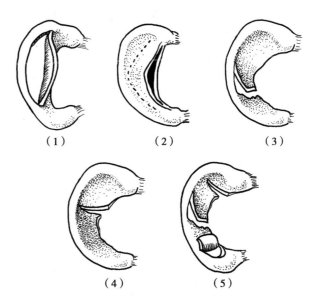

图 61-31　膝关节半月板损伤的类型
（1）纵行撕裂（桶柄状撕裂）　（2）水平撕裂　（3）斜行撕裂　（4）横行撕裂　（5）变异型撕裂（复合撕裂）

半月板撕裂的类型：按 O' Connor 分类法,①纵形撕裂；②水平撕裂；③斜形撕裂；④横形撕裂,亦即放射状撕裂；⑤变异型撕裂,包括瓣状撕裂、复合撕裂和退变半月板的撕裂。

纵行撕裂的走向平行于半月板边缘,穿过半月板全层的纵行撕裂会产生可移动的内侧撕裂瓣片,如果内侧撕裂瓣片移位进入髁间窝,常称为"桶柄状撕裂"（图 61-31）。

【临床表现】

1. 只有部分急性损伤病例有外伤病史,慢性损伤病例无明确外伤病史。

2. 多见于运动员与体力劳动者,男性多于女性。

3. 受伤后膝关节剧痛,不能伸直,并迅速出现肿胀,有时有关节内积血。

4. 急性期过后转入慢性阶段。此时肿胀已不明显,关节功能亦已恢复,但总感到关节疼痛,活动时有弹响。有时在活动时突然听到"咔嗒"一声,关节便不能伸直,忍痛挥动几下小腿,再听到"咔嗒"声,关节又可伸直,此种现象称为关节交锁。

5. 慢性阶段的体征有关节间隙压痛、弹跳、膝关节屈曲挛缩与股内侧肌的萎缩。沿着关节间隙扪摸,可以检查出压痛点,根据压痛点部位,可以大致判断出是前角、体部或后角撕裂。前角的水平撕裂在屈伸膝关节时可以看到"膝眼"处在弹跳。膝关节屈曲挛缩则提示撕裂的半月板嵌于股骨髁下,长期难以解锁。股内侧肌的萎缩为废用性,该体征提示膝关节内部结构紊乱。

6. 几种特殊试验

（1）过伸试验：膝关节完全伸直并轻度过伸时,半月板破裂处受牵拉或挤压而产生疼痛。

（2）过屈试验：将膝关节极度屈曲,破裂的后角被卡住而产生疼痛。

（3）半月板旋转挤压试验（McMurray 试验）：病人仰卧,患膝完全屈曲,检查者一手放在关节间隙处作触诊,另一手握住足跟后,在对膝关节联合施加外旋和外翻应力的同时,逐渐伸直膝关节,出现疼痛提示外侧半月板撕裂；同理,检查内侧半月板撕裂时需联合施加内旋和内翻应力。半月板撕裂的病人通常在检查中可感受到后外侧或者后内侧出现疼痛,有时可出现典型的"弹响"。注意发生响声时的关节角度。若在关节完全屈曲位下触得响声,表示半月板后角损伤；关节伸到90°左右时才发生响声,表示为体部损伤。再在维持旋转位置下逐渐伸直至微屈位,此时触得响声,表示可能有半月板前角损伤(图61-32)。

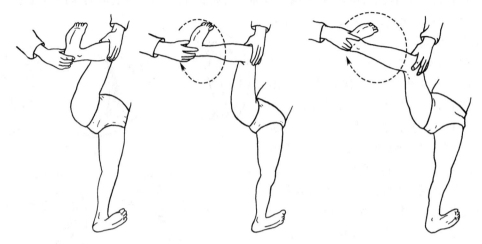

图61-32　半月板旋转挤压试验(McMurray试验)

(4)研磨试验(Apley试验):病人俯卧,膝关节屈曲成90°,检查者将小腿用力下压,并且作内旋和外旋运动,使股骨与胫骨关节面之间发生摩擦,若外旋产生疼痛,提示为内侧半月板损伤(图61-33)。此后将小腿上提,并作内旋和外旋运动,如外旋时引起疼痛,提示为内侧副韧带损伤。

(5)蹲走试验:主要用来检查半月板后角有无损伤。方法如下:嘱病人蹲下走鸭步,并不时变换方向,或左或右(图61-34)。如果病人能很好地完成这些动作,可以除外半月板后角损伤。如果因为疼痛不能充分屈曲膝关节,蹲走时出现响声及膝部疼痛不适,视为阳性结果。半月板后角破裂病例在蹲走时弹响声是很明显的。本试验仅适用于检查青少年病人。必须注意,没有一个试验是诊断膝关

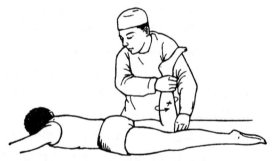

图61-33　研磨试验(Apley试验)

节半月板损伤的唯一依据,应综合临床症状、压痛点以及各种阳性结果试验,才能作出最后诊断。

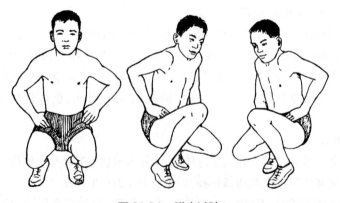

图61-34　蹲走试验

【影像学检查与关节镜检查】 X线平片检查不能显示半月板形态,主要是用来除外膝关节其他病变与损伤。关节空气造影、碘溶液造影或空气-碘溶液对比造影一度是有效的辅助诊断方法,但目前已被MRI检查所替代。

分辨率高的 MRI 片可以清晰地显示出半月板有无变性、撕裂,还可察觉有无关节积液与韧带的损伤。但其准确性不及关节镜检查。

关节镜检查不仅可以发现影像学检查难以察觉的半月板损伤,还可以同时发现有无交叉韧带、关节软骨和滑膜病变。关节镜技术不仅可用于诊断,还可以进行手术操作,如活组织检查和半月板修复及部分切除术。

【治疗】急性半月板损伤时可用长腿石膏托固定 4 周。有积血者可于局麻下抽尽后加压包扎。急性期过后疼痛减轻,可以开始进行股四头肌锻炼,以免发生肌萎缩。症状不能消除者考虑手术治疗。

膝关节半月板撕裂诊断明确者,以往都行半月板切除术。虽然手术后症状消失,在术后 3 个月内还能在原半月板附着处再生一个较窄的三角形薄层纤维板,但切除了半月板的膝关节很容易产生骨关节炎。因此目前不主张将半月板完全切除。如果确有半月板损伤,目前主张在关节镜下进行手术,边缘分离的半月板可以缝合,容易交锁的撕裂的半月板瓣片可以局部切除,有条件缝合的亦可以予以修复。破碎不堪的半月板亦可以在镜下全部摘除。关节镜下手术创伤小,对关节激惹少,术后恢复快。

第八节 胫骨平台骨折

【解剖概要】胫骨上端与股骨下端形成膝关节。与股骨下端接触的面为胫骨平台,有两个微凹的凹面,并有内侧或外侧半月板增强凹面,与股骨髁的相对面吻合,增加膝关节的稳定性。胫骨平台是膝的重要载荷结构,一旦发生骨折,使内、外平台受力不均,久而易发骨关节炎。胫骨平台内外侧分别有内、外侧副韧带附着,胫骨平台骨折时,52.9% 合并半月板损伤,22.5% 合并交叉韧带损伤。

【病因及分类】胫骨平台骨折由间接暴力或直接暴力引起,占成人骨折的 1.7%。高处坠落时,足先着地,再向侧方倒下,力的传导由足沿胫骨向上,坠落的加速度使体重的力向下传导,共同作用于膝部,由于侧方倒地产生的扭转力,导致胫骨内侧或外侧平台塌陷骨折。当暴力直接打击膝内侧或外侧时,使膝关节发生外翻或内翻,导致外侧或内侧平台骨折或韧带损伤。胫骨平台骨折受伤机制和临床表现复杂,分型较多,Schatzker 分型是当前应用最广泛的分型,将胫骨平台骨折分为六型(图 61-35)。

Ⅰ型:外侧平台劈裂骨折,无关节面塌陷。多发生于年轻人。骨折移位时常伴有外侧半月板撕裂,或向四周移位或半月板嵌入骨折间隙。此型占胫骨平台骨折的 15.0%。

Ⅱ型:外侧平台劈裂,关节面塌陷,多发生于 40 岁以上的病人。此型占胫骨平台骨折的 23.2%。

Ⅲ型:外侧平台单纯压缩骨折。压缩部分常位于关节中心部分,由于压缩部位大小和压缩程度的不同及外侧半月板损伤情况的不同,这种损伤可以是稳定或不稳定骨折。此型占胫骨平台骨折的 14.5%。

Ⅳ型:胫骨内侧平台骨折,多由中等至高能量暴力致伤,常合并膝关节脱位、血管损伤,因此需仔细检查。此型占胫骨平台骨折的 14.5%。

Ⅴ型:双侧平台骨折,高能量暴力损伤所致,易合并血管神经损伤。此型占胫骨平台骨折的 12.0%。

Ⅵ型:双侧平台骨折加胫骨干与干骺端分离,由高能量暴力损伤所致,在 X 线平片上显示为粉碎爆裂骨折,常合并膝部软组织严重损伤、筋膜室综合征和严重神经血管损伤。此型占胫骨平台骨折的 20.8%。

【临床表现】胫骨平台骨折时,出现膝部疼痛,肿胀和下肢不能负重等症状。膝关节主动、被动活动受限,胫骨近端和膝关节局部触痛。检查时应注意骨折部位软组织覆盖情况和神经、血管情况。尽早发现腘动脉的合并损伤极为重要。对于高能量所致的胫骨平台骨折,应仔细检查患肢有否出现

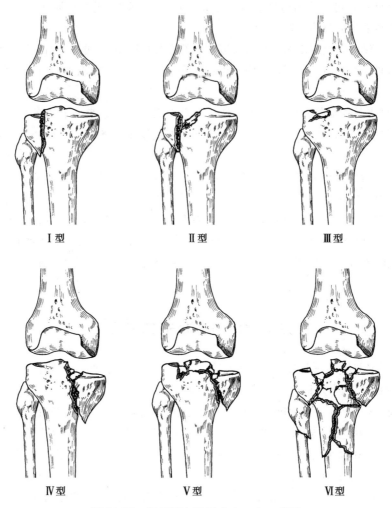

I型　II型　III型

IV型　V型　VI型

图 61-35　胫骨平台骨折 Schatzker 分型

静息痛、被动牵拉相关肌肉诱发剧痛、小腿骨筋膜室紧张及足部感觉减弱等体征。

【影像学检查】正、侧位 X 线平片足以诊断骨折。牵引下拍片可以得到骨折形态的清晰图像，并可同时检查膝关节韧带完整与否和骨折复位情况。CT 可以了解骨折块移位和关节面塌陷的形态。MRI 可清楚地显示损伤的半月板、韧带、关节软骨及关节周围软组织等改变，还能显示骨挫伤，并能判断病变的严重程度。高能量暴力造成的胫骨平台骨折(Schatzker IV、V、VI 型骨折)和或膝关节脱位可导致血管损伤，故对怀疑血管损伤或存在不能解释的骨筋膜室综合征的病人，应行血管造影检查。

【治疗】胫骨平台骨折的治疗以恢复关节面的平整，平台宽度，韧带的完整性及膝关节活动范围为目的。

无移位的胫骨平台骨折可采用下肢石膏托固定 4~6 周，即可进行功能锻炼。移位的胫骨平台骨折为不稳定的关节内骨折，必须坚持解剖复位、坚强固定，有骨缺损时，应植骨填充，早锻炼晚负重的原则。6~8 周后逐渐开始活动，至骨折愈合后才可完全负重。

近年来有学者主张应用双反牵引微创治疗胫骨平台骨折，术前于 CT 影像上进行术前计划，确定微创顶起骨块位置，通过顺应肢体机械轴线及软组织运行轨迹的顺势牵引作用复位骨折块，应用双反牵引复位器在术中提供持续、有效的牵引，不仅能够依靠软组织挤压作用间接复位侧方移位骨折块，还可以快速纠正下肢力线及关节脱位，同时辅以顶棒顶起技术复位塌陷骨折，螺栓加压技术纠正宽度，研磨复位技术复位高起骨块，最终微创固定骨折(图 61-36)。

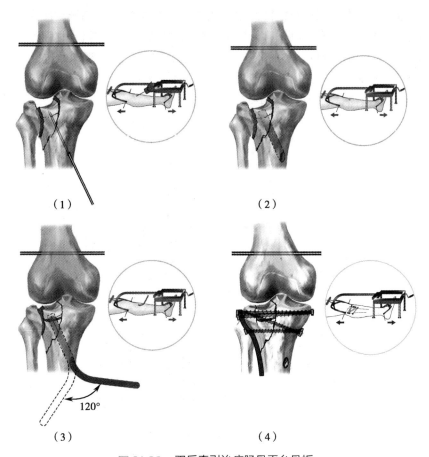

（1）　　　　　　　　　　　　　　　（2）

（3）　　　　　　　　　　　　　　　（4）

图 61-36　双反牵引治疗胫骨平台骨折
（1）向塌陷骨折块置入导针　（2）沿导针扩出孔道　（3）顶棒顶起塌陷骨
折　（4）微创置入解剖接骨板和加压螺栓固定

第九节　胫腓骨干骨折

【解剖概要】胫骨和股骨一样,是承重的重要骨骼。位于皮下,前方的胫骨嵴是骨折后手法复位的重要标志。胫骨干横切面呈三棱形,在中、下 1/3 交界处变成四边形。在三棱形和四边形交界处是应力集中部位,易致骨折。由于整个胫骨均位于皮下,骨折端容易穿破皮肤,成为开放性骨折。胫骨上端与下端关节面是相互平行的。若骨折对位对线不良,使关节面失去平衡,改变了关节的受力面,易发生创伤性关节炎。腓骨的上、下端与胫骨构成上胫腓联合和下胫腓联合,为微动关节,腓骨不产生单独运动,但可承受 1/6 的负重。胫腓骨间有骨间膜连接,踝关节承受的力除沿胫骨干向上传递外,也经骨间膜由腓骨传导。动脉在分出胫前动脉后,穿过比目鱼肌腱向下走行。此处血管固定,胫骨上 1/3 骨折,可致胫后动脉损伤,引起下肢严重血液循环障碍,甚至缺血坏死。小腿的肌筋膜与胫骨、腓骨和胫腓骨间膜一起构成四个筋膜室。由于骨折后骨髓腔出血,或肌肉损伤出血,或血管损伤出血,均可引起骨筋膜室综合征,导致肌缺血坏死,后期成纤维化,将严重影响下肢功能。胫骨的营养血管从胫骨干上、中 1/3 交界处进入骨内,中、下 1/3 的骨折使营养动脉损伤,供应下 1/3 段胫骨的血液循环显著减少;同时下 1/3 段胫骨几乎无肌附着,由胫骨远端获得的血液循环很少,因此下 1/3 段骨折愈合较慢,容易发生延迟愈合或不愈合。在腓骨颈,有腓总神经由腘窝后、外侧斜向下外方,经腓骨颈进入腓骨长、短肌及小腿前方肌群。腓骨颈有移位的骨折可引起腓总神经损伤。

【病因与分类】由于胫腓骨表浅,又是负重的主要骨骼,易遭受直接暴力损伤。胫腓骨干骨折占全身骨折的 4%。不同损伤因素可引起不同形态的胫腓骨骨折,如重物撞击,车轮辗轧等,可引起胫腓骨同一平面的横形、短斜形或粉碎性骨折。如合并软组织开放伤,则成为开放性骨折。在高处坠落伤,足着地,身体发生扭转时,可引起胫、腓骨螺旋形或斜形骨折,若为双骨折,腓骨的骨折线常较胫骨骨折线高,胫骨下1/3的斜形骨折,经力的传导,可致腓骨颈骨折。张英泽和侯志勇在全世界首次发现和报道胫骨下1/3螺旋形骨折经力的传导,89%合并后踝骨折,是一种有规律的骨折类型,腓骨近端和后踝骨折极易漏诊,需特别警惕(图61-37)。

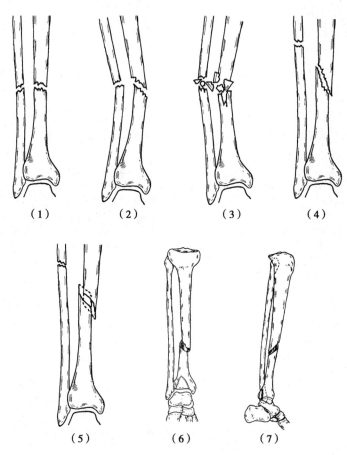

图61-37　胫腓骨骨折类型
(1)横形骨折　(2)短斜形骨折　(3)粉碎性骨折　(4)长斜形骨折
(5)螺旋形骨折　(6)胫骨下1/3螺旋形骨折合并后踝骨折(正位)
(7)胫骨下1/3螺旋形骨折合并后踝骨折(侧位)

　　胫腓骨骨干骨折(fracture of the tibia and fibula)可分为三种类型:①胫腓骨干双骨折;②单纯胫骨干骨折;③单纯腓骨干骨折。临床上以胫腓骨干双骨折为最多见,表明所遭受的暴力大,骨和软组织损伤重,并发症多,治疗有一定困难。单纯腓骨骨干骨折少见,常因小腿外侧的直接暴力引起,单纯胫骨干骨折较少见;多为比较轻的直接暴力引起,由于腓骨的支撑,常不发生明显移位。

　　【治疗】　胫腓骨骨干骨折的治疗目的是矫正成角、旋转畸形,恢复胫骨上、下关节面的平行关系,恢复肢体长度。无移位的胫腓骨干骨折采用石膏固定。有移位的横形或短斜形骨折采用手法复位,石膏固定。固定期间应注意石膏的松紧度,并定时行X线检查,发现移位应随时进行调整,或重新石膏固定,10~12周可扶拐部分负重行走。

　　不稳定的胫腓骨干双骨折采用微创或切开复位,可选择钢板螺钉或髓内针固定。若固定牢固,术后4~6周可扶双拐下地部分负重行走。

　　软组织损伤严重的开放性胫腓骨干双骨折,在进行彻底的清创术后,选用髓内针或外固定架固定,同时作局部皮瓣或肌皮瓣转移覆盖创面,不使内固定物或骨质显露。

单纯胫骨干骨折由于有完整腓骨的支撑,多不发生明显移位,用石膏固定10～12周后可下地活动。

单纯腓骨干骨折,若不伴有上、下胫腓联合分离,亦不需特殊治疗。为减少下地活动时疼痛,用石膏固定3～4周。

第十节　踝　部　骨　折

【解剖概要】 踝关节由胫骨远端、腓骨远端和距骨体构成。胫骨远端内侧突出部分为内踝,后缘呈唇状突起为后踝,腓骨远端突出部分为外踝。外踝与内踝不在同一冠状面上,较内踝略偏后,外踝远端较内踝远端低1～1.5cm,偏后1cm。由内踝、外踝和胫骨下端关节面构成踝穴,包容距骨体。距骨体前方较宽,后方略窄,使踝关节背屈时,距骨体与踝穴匹配性好,踝关节较稳定;在跖屈时,距骨体与踝穴的间隙增大,因而活动度增大,使踝关节相对不稳定,这是踝关节在跖屈位容易发生损伤的解剖因素。与踝穴共同构成关节的距骨滑车关节面约有2/3与胫骨下端关节面接触,是人体负重的主要关节之一。在负重中期,关节面承受的压力约为体重的2倍;在负重后期则可达5倍,这也是踝关节容易受伤、发生退变性关节炎的原因之一。正常情况下,以足外缘与小腿垂直为中立位0°,踝关节有背屈20°～30°,跖屈45°～50°的活动度。踝关节的内翻及外翻活动主要发生在距下关节,内翻30°,外翻30°～35°(图61-38)。

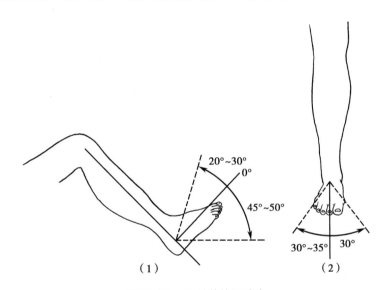

图61-38　踝关节的活动度
(1) 背伸、跖屈活动度　(2)内翻、外翻活动度

【病因与分类】 踝部骨折(fracture of the ankle)多由间接暴力引起,大多数是在踝跖屈时扭伤所致。踝部骨折占成人骨折的7.6%。由于力的大小、作用方向、足踝所处的姿势各不相同,因此发生的骨折类型亦不相同。有时由于直接暴力打击也可发生复杂性骨折。踝部骨折的分类方法很多,但从临床应用的角度,将Danis-Weber和Lange-Hanson分类法结合的分类方法更为实用(图61-39)。

1. Ⅰ型内翻内收型　当踝关节在极度内翻位受伤时(旋后),暴力作用通过外侧副韧带传导至外踝,引起胫腓下韧带平面以下的外踝骨折。若暴力作用并未因外踝骨折而衰减,继续传导至距骨,使其撞击内踝,引起内踝自下而上的斜形骨折。

2. Ⅱ型分为两个亚型　①外翻外展型:踝关节遭受间接暴力,在极度外翻位受伤,或重物打击外踝,使踝关节极度外翻,暴力经内侧副韧带传导,牵拉内踝而发生骨折。若暴力作用继续传导,距骨极度外翻撞击外踝和后踝,使外踝发生由下斜向上外的斜形骨折,并同时发生后踝骨折,骨折多在胫腓下韧带平面。②内翻外旋型:暴力作用于外踝,首先导致外踝粉碎性骨折和后踝骨折,但胫腓下韧带完整。暴力继续传导,踝外旋力量使内侧副韧带牵拉内踝,导致内踝撕脱骨折。Ⅱ型骨折均为三踝骨

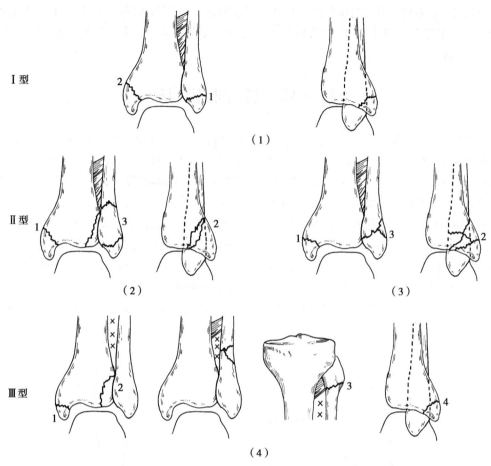

I 型

II 型

（1）

（2）   （3）

III 型

（4）

图 61-39   踝部骨折的分类（Danis-Weber 和 Lange-Hansen 法）

（1）I 型:内翻内收型   （2）II 型:外翻外展型   （3）II 型:内翻外旋型   （4）III 型:外翻外旋型
图中 1、2、3、4 数字系指伤力发生的顺序

折。下胫腓韧带完整,不发生踝关节脱位是此型骨折的特征。

3. III型外翻外旋型   踝关节遭受外翻(旋前)暴力时,使内侧副韧带紧张,导致内踝撕脱骨折。若暴力作用不衰减,使距骨撞击外踝,导致下胫腓韧带断裂,发生下胫腓联合分离。若暴力继续作用,经胫腓骨间膜传导,引起下胫腓韧带平面以上腓骨的斜形或粉碎性骨折,有时暴力传导可达腓骨上端,发生高位腓骨骨折,临床上常因对这种损伤机制认识不足而漏诊。

4. 垂直压缩型（Pilon 骨折）   是 1911 年由法国放射科医生 Destot 首次报道。意为杵臼关系的损伤。常为高处跌落时胫骨下端受距骨垂直方向的暴力,导致塌陷型骨折,根据受伤时踝及足所处的位置不同,压缩重点部位可在胫骨下端的前缘、中部及后缘。中心部位压缩常同时伴有腓骨下端的粉碎性骨折或斜形骨折(图 61-40)。

【临床表现和诊断】踝部肿胀明显,瘀斑,内翻或外翻畸形,活动障碍。检查可在骨折处扪到局限性压痛。踝关节正位、侧位 X 线平片可明确骨折的部位、类型、移位方向。对III型骨折,需检查腓骨全长,若腓骨近端有压痛,应补充拍摄 X 线平片,以明确腓骨近端有无骨折。

【治疗】踝关节结构复杂,暴力作用的机制及骨折类型也较多样,按一般的原则,先手法复位外固定,失败后则采用切开复位内固定。

如果不对损伤机制、移位方向、踝关节稳定性等多种因素进行仔细分析,则可能加重骨折移位,导致新的损伤,为以后的治疗及功能恢复带来困难。治疗的原则是在充分认识损伤特点的基础上,以恢复踝关节的结构及稳定性为原则,灵活选择治疗方案。无移位的和无下胫腓联合分离的单纯内踝或外踝骨折,在踝关节内翻(内踝骨折时)或外翻(外踝骨折时)位石膏固定 6～8 周,固定期间可进行邻

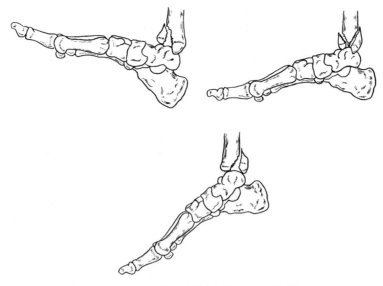

图 61-40　垂直压缩型骨折（Pilon 骨折）

近关节功能锻炼,预防肌肉萎缩和深静脉血栓形成。有移位的内踝或外踝单纯骨折,由于骨折块移位导致附着的韧带松弛,手法复位难以成功,即使复位成功也难以维持韧带张力,应切开复位,松质骨螺钉内固定。下胫腓联合分离常在内、外踝损伤时出现,应首先复位、固定骨折,才能使下胫腓联合复位。为防止术后不稳定,在固定骨折、进行韧带修复的同时,用螺钉固定或高强度线进行下胫腓联合的仿生固定,石膏固定 4~6 周。螺钉应于术后 10~12 周下地部分负重前取出。

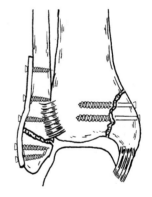

图 61-41　双踝骨折切开复位内固定术

　　Ⅰ型骨折为双踝骨折,为恢复韧带的张力,一般均应行切开复位,松质骨螺钉、钢板内固定。

　　Ⅱ型骨折为三踝骨折,内踝骨折采用松质骨螺钉内固定,外踝骨折常需采用钢板固定。影响胫骨 1/4~1/3 关节面的后踝骨折也需用松质骨螺钉或支撑钢板内固定。

　　Ⅲ型骨折除需对内踝行切开复位、内固定外,外踝或腓骨骨折也应行钢板螺钉内固定,固定腓骨是保证胫腓下端稳定性的重要方法(图 61-41)。

　　以上三型骨折,有韧带、关节囊断裂的应同时修补。

　　垂直压缩性骨折多需切开复位内固定,将压缩塌陷部位复位后遗留的骨缺损用自体松质骨或人工骨充填。

第十一节　踝　部　扭　伤

　　【解剖概要】踝关节关节囊纤维层增厚形成韧带,主要有三组:①内侧副韧带,又称三角韧带,是踝关节最坚强的韧带。主要功能是防止踝关节外翻。②外侧副韧带,起自外踝,分三束分别止于距骨前外侧,跟骨外侧和跟骨后方,是踝部最薄弱的韧带。③下胫腓韧带,又称胫腓横韧带,有两条,分别于胫腓骨下端的前方和后方将胫骨、腓骨紧紧地连接在一起,加深踝穴的前、后方,稳定踝关节。若内侧副韧带损伤,将出现踝关节侧方不稳定;若外侧副韧带损伤,将出现踝关节各方向不稳定。

　　【病因】在下台阶,或在高低不平的路上行走时,踝关节处于跖屈位,若遭受内翻或外翻暴力,使踝部韧带过度牵拉,可导致韧带部分损伤或完全断裂(图 61-42),也可导致韧带被拉长、撕脱骨折、踝关节或下胫腓联合半脱位、全脱位。若急性韧带损伤修复不好,韧带松弛,易致复发性损伤,导致踝关节慢性不稳定。

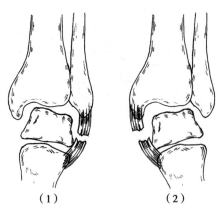

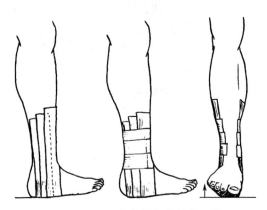

图 61-42   踝部韧带损伤

（1）内翻暴力致外侧韧带损伤   （2）外翻暴力致内侧韧带损伤

图 61-43   踝部韧带损伤的外固定

【临床表现与诊断】踝部扭伤后出现疼痛,肿胀,皮下瘀斑,活动踝关节疼痛加重。检查可以发现伤处有局限性压痛点,踝关节跖屈位加压,使足内翻或外翻时疼痛加重,应诊断为踝部韧带损伤。对韧带部分损伤、松弛或完全断裂的诊断有时比较困难。在加压情况下的极度内翻位行踝关节正位 X 线平片,可发现外侧关节间隙显著增宽,或在侧位片上发现距骨向前半脱位,多为外侧副韧带完全损伤。踝关节正、侧位摄片可发现撕脱骨折。

【治疗】急性损伤应立即冷敷,以减少局部出血及肿胀。48 小时后可局部理疗,促进组织愈合。韧带部分损伤或松弛者,在踝关节背屈 90°位,极度内翻位(内侧副韧带损伤时)或外翻位(外侧副韧带损伤时)石膏固定,或用宽胶布、绷带固定 2~3 周(图 61-43)。韧带完全断裂合并踝关节不稳定者,或有小的撕脱骨折片,也可采用石膏固定 4~6 周。若有骨折片进入关节,可切开复位,固定骨折片,或直接修复断裂的韧带。术后用石膏固定 3~4 周。

对反复损伤韧带松弛、踝关节不稳定者,宜采用自体肌腱转移或异体肌腱移植修复重建踝稳定性,以保护踝关节。后期由于慢性不稳定,可致踝关节脱位,关节软骨退变致骨关节炎。经保守治疗无效,可行手术治疗。

附：跟腱断裂

【解剖概要】小腿后方的腓肠肌和比目鱼肌肌腱向下合并成为一粗而十分坚强的肌腱,称为跟腱,止于跟骨结节后方。主要功能是跖屈踝关节,维持踝关节的平衡及跑跳、行走。跟腱内侧有跖肌腱伴行向下。由于跖肌肌腹很小,故收缩力较弱。

【病因与分类】是常见损伤。直接暴力作用如重物打击跟腱,可使跟腱挫伤、部分或完全断裂,常同时有皮肤损伤。间接暴力较为常见,主要是肌肉的猛烈收缩,如不恰当的起跳、落地姿势不当等,小腿三头肌突然剧烈收缩,使跟腱被撕裂损伤。跟腱损伤可发生在跟腱的止点、中部及肌腹肌腱移行部(图 61-44),多为极不整齐的乱麻状撕裂。也可由锐器如玻璃、刀等切割致伤,为污染较轻的开放损伤。

【临床表现与诊断】在受伤时,可听到跟腱断裂(Achilles'tendon rupture)的响声,立即出现跟部疼痛,肿胀,瘀斑,行走无力,不能提跟。检查可在跟腱断裂处扪到压痛及凹陷、空虚感。部分损伤者伤后功能障碍不明显,以至当作软组织损伤治疗。超声波检查可探到跟腱损伤的部位、类型。

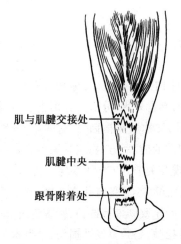

肌与肌腱交接处

肌腱中央

跟骨附着处

图 61-44   跟腱断裂的常见部位

【治疗】极少见的闭合性部分跟腱断裂可在踝关节悬垂松弛位,用石膏固定4~6周。然后加强功能训练,可自行修复。完全断裂者应早期手术,切开或微创缝合或修补断裂跟腱。术后在屈膝和踝关节跖屈位用石膏固定4~6周后开始功能训练。开放性跟腱损伤原则上应早期清创,修复跟腱。若皮肤缝合有张力,不可勉强在张力下直接缝合,有皮肤坏死致跟腱显露的危险,可采用皮瓣转移覆盖跟腱。陈旧性跟腱完全断裂应手术治疗。由于小腿三头肌处于松弛位而发生挛缩,很难直接缝合跟腱,一般均需采用成形术修复跟腱。

第十二节 足 部 骨 折

每只足有26块骨(不包括籽骨),由韧带、关节连结成为一个整体。在足底,由骨和关节形成了内侧纵弓、外侧纵弓和前面的横弓,这是维持身体平衡的重要结构。足弓还具有弹性,能吸收震荡、负重,完成行走、跑跳等动作。足部骨折若破坏了这一结构,将带来严重功能障碍。因此足部骨折的治疗目的是尽可能恢复正常的解剖关系和生理功能。

一、跟骨骨折

【解剖概要】跟骨是足骨中最大的骨,以松质骨为主,呈不规则长方体而略有弓形。跟骨后端为足弓的着力点之一。跟骨与距骨形成距跟关节。

跟骨的载距突与距骨颈接触,支持距骨头并承担体重。跟骨上关节面与距骨远端形成距骨下关节,跟骨与骰骨形成跟骰关节。由跟骨结节与跟骨后关节突的连线与跟骨前结节最高点——后关节突连线形成的夹角称为跟骨结节关节角(Böhler角)(图61-45),正常时约为25°~40°。跟骨结节与第1跖骨头和第5跖骨头形成足的三点负重,并形成足弓。若跟骨骨折,塌陷,使足的三点负重关系发生改变,足弓塌陷将引起步态的改变和足的弹性、减震功能降低。

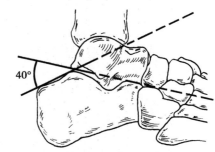

图61-45 跟骨结节关节角

【病因与分类】高处坠落,足跟着地是跟骨骨折的主要原因,常导致跟骨压缩或劈裂。跟骨骨折占全身骨折的2.9%,占足部骨折的30.3%。根据暴力作用的大小、受力部位及伤前骨质量的不同,可发生多种类型的跟骨骨折(fracture of the calcaneum)。

Sanders制定了根据跟骨后关节面半冠状位CT扫描图像来分类的系统,该系统根据跟骨后关节面骨折块的数量和位置进行分类。Ⅰ型骨折指无论有几条骨折线,但没有移位。Ⅱ型骨折指后关节面损伤成两部分的骨折。Ⅲ型骨折是指后关节面损伤成3个部分的骨折。Ⅳ型骨折是指后关节面损伤成4个及4个以上的骨折块。严重粉碎骨折,最大骨块小于3cm,称为跟骨骨性毁损伤。

【临床表现与诊断】在坠落伤后出现跟部疼痛,肿胀,皮下瘀斑,足底扁平及局部畸形,不能行走。检查跟部有局限性压痛,跟骨横径较健侧增宽,应怀疑有跟骨骨折。踝关节正位、侧位和跟骨轴位X线平片,可明确骨折的类型、移位程度。同时要注意坠落伤虽为足着地受伤,但力可沿下肢向骨盆、脊柱传导,因此应注意髋部、脊柱的临床症状并及时进行X线平片检查,以免漏诊。

【治疗】跟骨骨折的治疗原则是恢复距下关节的对位关系和跟骨结节关节角,纠正跟骨变宽,维持正常的足弓高度和负重关系。对于不波及距下关节的关节外骨折,移位不大的跟骨前端骨折、结节骨折,以及无移位载距突骨折,石膏固定4周后即可开始功能训练。较大的载距突骨折块移位时应采用内侧入路切开复位内固定。跟骨体骨折骨折块移位较大时,可手法复位石膏外固定,失败者切开复位内固定。对于跟骨结节鸟嘴状骨折,可采用闭合撬拨复位或切开复位,松质骨螺钉固定,并早期活动踝关节。

对于波及距下关节的关节内骨折的治疗以达到解剖复位为目标。

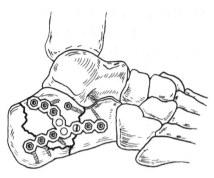

图 61-46 跟骨骨折切开复位钢板内固定术

1. **非手术治疗**　适用于无移位的或无明显移位的跟骨关节内骨折,以及明显移位但高龄或合并严重内科疾病的病人,给予石膏或支具固定 4~6 周,主动活动下肢诸关节,防止深静脉血栓形成及肌肉萎缩。10 周左右可开始扶拐部分负重行走,12 周后可完全负重。伤后 4 个月可逐渐恢复工作。

2. **闭合撬拨复位疗法**　C 型臂 X 线机透视下在跟腱止点处平行插入两枚粗克氏针,针端达后关节面下方后屈膝、踝跖屈位将塌陷的后关节面撬起。有跟骨变宽的需做双侧挤压。侧位及轴位透视,位置满意后,克氏针及石膏固定。6 周后去除克氏针和石膏,练习踝关节活动。

3. **切开复位内固定术**　手术治疗的指征是后关节面移位明显的骨折、鸟嘴样骨折(跟骨结节撕脱骨折)。虽然关节面骨折块无明显移位,但跟骨体骨折移位较大,为减少晚期并发症,也应切开复位内固定(图 61-46)。

4. **微创切开复位解剖钢板、骨栓加压内固定**　传统的手术采用 L 形切口,切口皮缘坏死及感染率较高。传统的内固定器械不能对跟骨骨折进行充分加压并有效恢复跟骨宽度。近年来,采用跟骨后外侧小切口,应用解剖钢板加压骨栓内固定,降低了切口皮缘的坏死及感染率,有效地纠正了跟骨变宽畸形,取得了满意的治疗效果(图 61-47)。

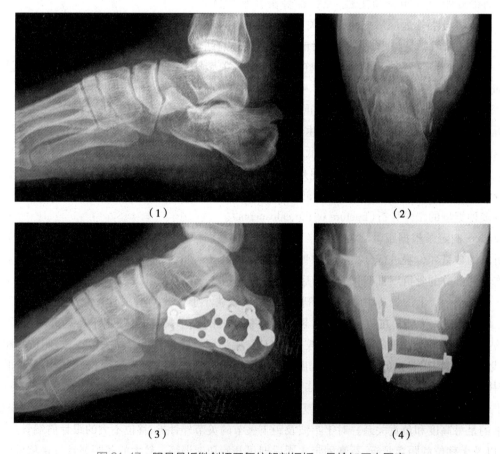

（1）

（2）

（3）

（4）

图 61-47　跟骨骨折微创切开复位解剖钢板、骨栓加压内固定
（1）术前侧位 X 线平片　（2）术前轴位 X 线平片　（3）术后侧位 X 线平片　（4）术后轴位 X 线平片

5. **关节融合术**　对严重粉碎性骨折,手术难以达到关节面解剖复位,非手术治疗又极有可能遗留跟骨畸形者,在恢复跟骨外形的同时,可一期行距下关节融合,可缩短治疗时间,使病人尽快地恢复

工作。但是目前选择一期融合还是一期切开复位内固定二期融合仍存在争议。

二、跖骨骨折

在大多数情况下,跖骨骨折(fracture of the metatarsal)为直接暴力引起,如重物打击、车轮辗压等。少数情况下,由长期慢性损伤(如长跑、行军)致第2或第3跖骨干发生疲劳骨折。跖骨骨折占成人骨折的2.4%,占足部骨折的23.3%。在足的5个跖骨中,第1跖骨最粗大,发生骨折的机会较少;2~4跖骨发生骨折机会最多。第5跖骨基底由于是松质骨,常因腓骨短肌猛烈收缩而发生骨折(图61-48)。单纯的第5跖骨基底骨折在足外翻位用支具或石膏固定4~6周即可进行功能锻炼。

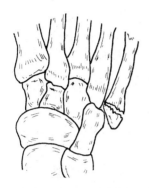

图61-48　第5跖骨基底部骨折

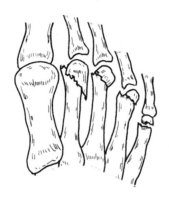

图61-49　跖骨颈骨折

跖骨骨折可发生在跖骨基底部、跖骨干和跖骨颈部。跖骨基底骨折后,远折端常向下、后移位,也可压迫或损伤足底动脉弓,若足背动脉也有损伤或代偿不完全时,可发生前足坏死,应紧急手法复位,石膏外固定。若手法复位失败,经跖骨头下方打入髓内针,通过骨折端直到跗骨作内固定。

跖骨干骨折因暴力作用的大小、方向不同,可出现横形、斜形、粉碎性骨折。第2~4的单一跖骨干骨折常无明显移位,不需特殊治疗,休息3~4周即可下地活动。有移位的多个跖骨干骨折先试行手法复位,若不成功则行切开复位,经跖骨头下方打入髓内针固定4~6周。

跖骨颈骨折后,骨折远端常向下、后移位,使跖骨头下垂,影响足的正常负重,会出现疼痛(图61-49),应先试行手法复位。若复位失败,切开复位,交叉克氏针内固定,4~6周后可拔出克氏针。骨愈合牢固后负重行走。

三、趾骨骨折

【病因】多为直接暴力损伤,如重物高处落下直接打击足趾,或走路时踢及硬物等。重物打击伤常导致粉碎性骨折或纵形骨折,同时合并趾甲损伤,开放骨折多见。踢撞硬物致伤多发生横形或斜形骨折。趾骨骨折占成人骨折的2%,占足部骨折的19.2%。

【治疗】趾骨表浅,伤后诊断不困难。无移位的趾骨骨折(fracture of the phalanx)不需特别治疗,石膏托固定,2~3周即可带石膏行走,6周去石膏行走。有移位的单个趾骨骨折,行手法复位,将邻趾与伤趾用胶布一起固定,可早期行走。多数趾骨骨折在复位后,用超过足趾远端的石膏托固定2~3周即可进行功能训练。在趾骨和跖骨骨折的治疗中,特别注意纠正旋转畸形及跖侧成角畸形,避免足趾因轴线改变而出现功能障碍。

(张英泽)

第六十二章　脊柱、脊髓损伤

第一节　脊柱骨折

　　脊柱骨折(fracture of the spine)包括颈椎、胸椎、胸腰段及腰椎的骨折,约占全身骨折的5%～6%,其中胸腰段骨折最多见。脊柱骨折可以并发脊髓或马尾神经损伤,特别是颈椎骨折-脱位合并颈脊髓损伤可高达70%,可严重致残甚至危及生命。

　　脊柱由33块椎骨(颈椎7块,胸椎12块,腰椎5块,骶骨、尾骨共9块)借韧带、关节突关节及椎间盘连接而成。椎骨分为椎体与附件两部分。从解剖结构和功能上可将整个脊柱分成前、中、后三柱(图62-1)。中柱和后柱组成椎管,容纳脊髓和马尾神经,该区的损伤可以累及神经系统,特别是中柱的损伤,碎骨片和髓核组织可以从前方突入椎管,损伤脊髓或马尾神经,因此对每个脊柱骨折病例都必须了解有无中柱损伤。胸腰段脊柱(T_{10}～L_2)位于胸腰椎生理弧度的交汇部,是应力集中之处,因此该处容易发生骨折。

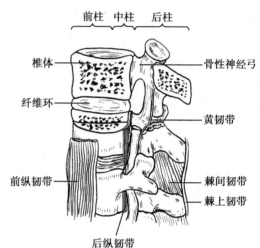

图62-1　胸腰椎的解剖结构与三柱示意图
前柱:椎体的前2/3,纤维环的前2/3和前纵韧带;中柱:椎体的后1/3,纤维环的后1/3和后纵韧带;后柱:后关节囊,黄韧带,骨性神经弓,棘上韧带,棘间韧带和关节突

　　【分类】

　　1. 颈椎骨折分类　颈椎骨折按照病人受伤时颈椎所处的位置(前屈、直立和后伸)分为以下四种类型。

　　(1)屈曲型损伤:颈椎在屈曲位时受来自头侧的暴力所致,表现为前柱压缩、后柱牵张损伤。临床上常见的有:

　　1)压缩型骨折:较为多见。X线侧位片为椎体前缘骨皮质嵌插成角,或为椎体上终板破裂压缩,多见于骨质疏松者。病理变化除有椎体骨折外,还有不同程度后方韧带结构损伤。

　　2)骨折-脱位:因过度屈曲导致后纵韧带断裂,暴力使脱位椎体的下关节突移行于下位椎体上关节突的前方,称之为关节突交锁。单侧交锁时,椎体脱位程度不超过椎体前后径的1/4;双侧交锁时,椎体脱位程度超过椎体前后径的1/2。该类病例大部分有颈脊髓损伤。部分病例可有小关节突骨折。

　　(2)垂直压缩型损伤:颈椎处于直立位时受到垂直应力打击所致,无过屈或过伸力量,例如高空坠物或高台跳水。

　　1)Jefferson骨折:即寰椎的前、后弓双侧骨折,X线平片上很难发现骨折线,有时在正位片上可以看到C_1双侧关节突向外移位,侧位片上看到寰椎前后径增宽及椎前软组织肿胀阴影。CT检查可以清晰地显示骨折部位、数量及移位情况,而MRI检查除能显示脊髓受损情况,还能判断横韧带是否断裂(图62-2)。

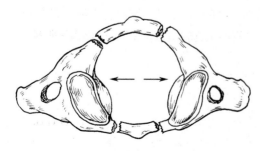

图62-2　Jefferson骨折

2）爆裂型骨折：为下颈椎（C_{3-7}）椎体粉碎性骨折，多见于 C_5、C_6 椎体，破碎的骨折片不同程度突向椎管内，因此四肢瘫痪发生率可高达80%。

（3）过伸损伤

1）无骨折-脱位的过伸损伤：常因病人跌倒时额面部着地，颈部过伸所致，其特征性体征是额面部有外伤痕迹，这部分病人常有颈椎椎管狭窄，因而在过伸时常造成脊髓受压；也可发生于高速驾驶时，因急刹车或撞车，由于惯性作用，头部撞于挡风玻璃或前方座椅的靠背上，并迫使头部过度仰伸，接着又过度屈曲，使颈椎发生严重损伤（也称为"挥鞭损伤"，whiplash 损伤）。其病理变化为前纵韧带破裂，椎间盘水平状破裂，上一节椎体前下缘撕脱骨折和后纵韧带断裂。损伤的结果使颈椎向后移动，使脊髓夹于皱缩的黄韧带和椎板之间而造成脊髓中央管周围损伤（图 62-3），严重者可造成脊髓完全损伤。

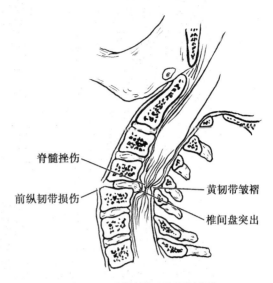

图 62-3　颈椎过伸导致脊髓损伤

2）枢椎椎弓根骨折：此型损伤的暴力来自颏部，使颈椎过度仰伸，在枢椎的后半部形成强大的剪切力量，致枢椎的椎弓根骨折（图 62-4）。以往多见于被缢死者，故又名缢死者骨折（hangman's fracture）。

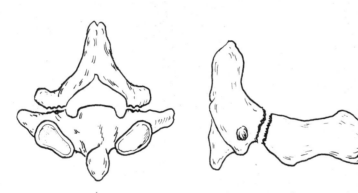

图 62-4　枢椎椎弓根骨折（缢死者骨折）

（4）齿状突骨折：引起齿状突骨折的机制还不明确。暴力可能来自水平方向，从前至后，经颅骨而至齿状突。可能有几种复合暴力。

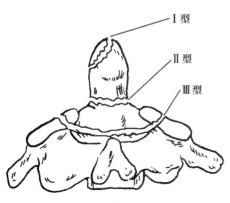

图 62-5　齿状突骨折的分型

齿状突骨折可以分成三型：Ⅰ型，齿状突尖端撕脱骨折；Ⅱ型，齿状突基部、枢椎体上方骨折；Ⅲ型，枢椎体上部骨折，可累及一侧或为双侧枢椎上关节突（图 62-5）。Ⅰ型骨折稳定，并发症少，预后较佳；Ⅱ型骨折多见，因该处血供不佳，不愈合率可高达70%，因此多需手术治疗；Ⅲ型骨折稳定性好，血供亦良好，愈合率高，预后较好。

2. 胸腰椎骨折分类

（1）依据骨折稳定性分类

1）稳定性骨折：轻度和中度压缩骨折，脊柱的后柱完整。单纯横突、棘突和椎板的骨折也属于稳定性骨折。

2）不稳定性骨折：①三柱中有两柱骨折；②爆裂骨折：

中柱骨折后椎体后部骨折块突入椎管,有神经损伤的可能性;③累及前、中、后三柱的骨折-脱位,常伴有神经损伤症状。

（2）依据骨折形态分类

1）压缩骨折:椎体前方受压缩楔形变。压缩程度以X线侧位片上椎体前缘高度占后缘高度的比值计算,一般为稳定性骨折。骨质疏松症病人,轻微外伤即发生胸腰椎压缩骨折,一般不合并神经损伤。

2）爆裂骨折:椎体呈粉碎骨折,骨折块向四周移位,向后移位可压迫脊髓、神经。X线平片和CT片上表现为椎体前后径和横径均增加,两侧椎弓根距离加宽,椎体高度减小(图62-6)。

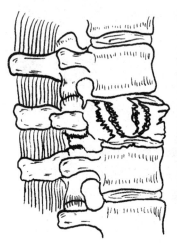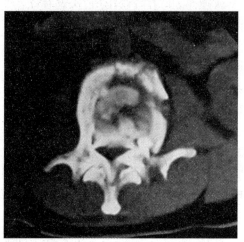

图62-6　爆裂骨折

3）Chance骨折:可经椎体、椎弓及棘突的横向骨折(图62-7),也可以是前后纵韧带-椎间盘-后柱韧带复合体的损伤。

4）骨折-脱位:脊柱的三柱骨折,可以是椎体向前或向后或横向移位。可伴有关节突关节脱位或骨折(图62-8)。

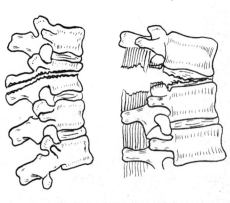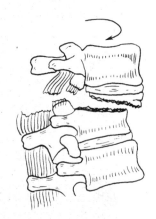

图62-7　Chance骨折　　　　　　　　　　　　图62-8　骨折-脱位

【临床表现】

1. 病史

（1）外伤史:如交通事故、高空坠落、重物撞击腰背部、塌方事件等。应详细询问受伤时间、受伤方式、受伤时姿势与伤后肢体活动情况。

（2）主要临床症状:①局部疼痛;②站立及翻身困难;③腹膜后血肿刺激腹腔神经丛,使肠蠕动减慢,常出现腹痛、腹胀,甚至肠麻痹症状;④如有瘫痪,则表现为四肢或双下肢感觉、运动障碍。

（3）合并症:应该注意是否合并有颅脑、胸、腹和盆腔脏器的损伤。

2. 体征 体格检查时,脊柱和四肢必须充分显露,但要注意保暖。

（1）体位:能否站立行走,是否为强迫体位。

（2）压痛:从上至下逐个按压或叩击棘突,如发现位于中线部位的局部肿胀和明显的局部压痛,提示后柱已有损伤。

（3）畸形:胸腰段脊柱骨折常可看见或扪及后凸畸形。

（4）感觉:检查躯干和四肢的痛觉、触觉、温度觉,并注明是"正常、减退、消失或过敏"。注意检查会阴部感觉。

（5）肌力:分为6级,即0~5级。

（6）反射:膝、踝反射,病理反射,肛门反射和球海绵体反射等。

3. 实验室检查 对脊柱骨折诊断意义不大,系围术期准备,如血常规、血沉和出凝血时间等。

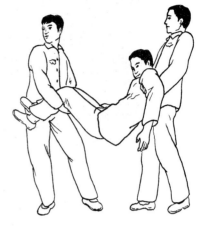

图62-9 脊柱骨折不正确搬运法

【影像学检查】

1. X线平片 拍摄压痛区域的正、侧位片,必要时加摄斜位片或张口位片,在斜位片上可以了解有无椎弓峡部骨折。

2. CT 压痛区域的CT及三维重建;必要时可拍摄脊柱全长CT三维重建。

3. MRI 疑有脊髓、神经损伤或椎间盘与韧带损伤时应作脊柱相应部位的磁共振检查。

4. 其他 如超声检查腹膜后血肿,电生理检查四肢神经情况等。

【诊断】根据外伤史、体格检查和影像学检查一般均能作出诊断。但应包括:病因诊断(外伤性或病理性骨折)、骨折部位和骨折类型。

【急救搬运】脊柱骨折者从受伤现场运送至医院内的急救搬运方式至关重要。一人抬头,一人抬脚或搂抱的搬运方法(图62-9)十分危险,因这些方法会增加脊柱的弯曲,可能将碎骨片向后挤入椎管内,加重脊髓的损伤。正确的方法是采用担架、木板或门板运送。先使伤员双下肢伸直,担架放在伤员一侧,搬运人员用手将伤员平托至担架上;或采用滚动法,使伤员保持平直状态,成一整体滚动至担架上(图62-10)。无论采用何种搬运方法,都应该注意保持伤员颈部的稳定性,以免加重颈脊髓损伤。

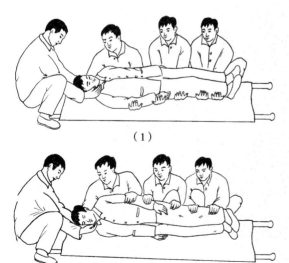

图62-10 脊柱骨折病人正确搬运法
（1）平托法 （2）滚动法

【治疗】

1. 颈椎损伤

（1）上颈椎(寰椎和枢椎)损伤

1）寰椎前后弓骨折:即Jefferson骨折。骨折块向椎管四周移位,不压迫颈髓,不产生脊髓受压症状。故病人仅有颈项痛,偶有压迫枕大神经引致该神经分布区域疼痛。治疗可行Halo架固定12周或颅骨牵引治疗。对骨折移位明显者需手术治疗。

2）寰枢椎脱位:寰枢椎无骨折,但因寰枢横韧带、翼状韧带、齿突尖韧带断裂,而致枢椎齿突与寰椎前弓间发生脱位(图62-11),此型损伤可压迫颈脊髓。但由于此种脱位属于不稳定型损伤,故需在牵引复位后行寰枢椎融合术。

3）齿状突骨折:对Ⅰ型、Ⅲ型和没有移位的

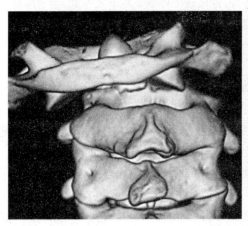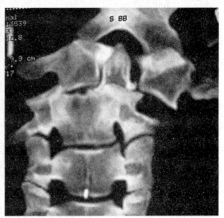

图 62-11 寰枢椎脱位 CT 三维图片

Ⅱ型齿状突骨折，一般采用非手术治疗，用 Halo 架固定 6~8 周，Ⅲ型骨折应固定 12 周。Ⅱ型骨折如移位超过 4mm 者，愈合率极低，一般主张手术治疗，可经前路用 1~2 枚空芯螺钉内固定（图 62-12），或经后路 C₁₋₂植骨及钢丝捆扎融合固定术。也可以行寰枢椎椎弓根螺钉固定术（图 62-13）。

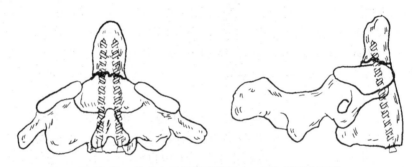

图 62-12 齿状突骨折经前路用 1~2 枚螺钉内固定

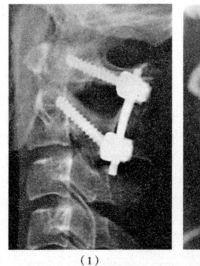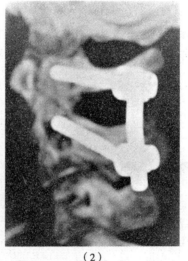

（1）　　　　　　　　　　（2）

图 62-13 寰枢椎椎弓根螺钉固定术后影像
（1）X 线平片　（2）CT 二维

4）枢椎椎弓根骨折:无移位的枢椎椎弓根骨折行牵引或 Halo 架固定 12 周。若椎体向前移位,则为枢椎创伤性滑脱(图 62-14),应行颅骨牵引复位、植骨融合内固定。

（2）下颈椎（C₃~₇）损伤

1）压缩性骨折:最常见于 C₄~₅ 或 C₅~₆ 节段。椎体压缩小于 1/3 的压缩骨折可行头颈胸支具固定 8~12 周,大于 1/3 的不稳定骨折应行骨折椎体次全切除,植骨融合内固定。

2）爆裂骨折:常累及椎管合并脊髓损伤。在行治疗前应了解脊髓损伤情况,椎管受累状态和椎骨后部结构情况。此类病例应行前路手术,骨折椎体次全切除,植骨融合内固定。

3）骨折-脱位:若无椎间盘突出可行颅骨牵引复位,及前路椎间融合,也可行后路切开复位固定术。若合并急性椎间盘突出,在复位前需先行前路椎间盘切除和植骨融合内固定,再行后路切开复位内固定。

4）颈椎过伸性损伤:当损伤发生在椎管狭窄的病人,其过伸时由于椎管容积减少造成脊髓中央损伤综合征或完全损伤,常行后路椎板成形术扩大椎管容积(单开门或双开门)。

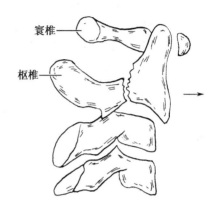

图 62-14　枢椎椎弓骨折合并创伤性滑脱

2. **胸腰椎损伤**　既往胸腰椎骨折分型主要侧重于对骨折形态的描述,而这对指导临床治疗和判断预后缺少实质性的意义。Vaccaro 等人认为损伤机制、后方韧带复合体的完整性和神经损伤的情况与胸腰椎骨折治疗方案的选择及预后关系密切。为此,Vaccaro 等提出了胸腰椎骨折分型和严重程度评分(Thoracolumbar Injury Classification and Severity Score),即 TLICS 评分系统(表 62-1)。TLICS 评分大于等于 5 分者建议手术治疗;小于等于 3 分者建议非手术治疗;等于 4 分者既可手术,也可非手术治疗。

表 62-1　TLICS 评分系统

骨折特点	分数
损伤形态	
压缩（爆裂）	1(+1)
平移/旋转	3
分离	4
后方韧带复合体完整性	
无损伤	0
可疑/不确定	2
损伤	3
神经损伤情况	
无损伤	0
神经根损伤	2
脊髓/圆锥损伤,完全性	2
脊髓/圆锥损伤,不完全性	3
马尾神经损伤	3

此外,高龄骨质疏松病人轻微外伤引起的骨质疏松性压缩性骨折,临床上多选择微创手术治疗,如经皮椎体成形术（percutaneous vertebroplasty, PVP）或经皮椎体后凸成形术（percutaneous kyphoplasty, PKP）等。

第二节　脊　髓　损　伤

脊髓损伤是脊柱骨折的严重并发症,由于椎体的移位或碎骨片突入于椎管内,使脊髓或马尾神经产生不同程度的损伤。胸腰段损伤使下肢的感觉与运动产生障碍,称为截瘫;而颈段脊髓损伤后,双上肢也有神经功能障碍,为四肢瘫痪。

【病理生理】

1. **脊髓震荡**　脊髓受到强烈震荡后发生超限抑制,脊髓功能处于生理停滞状态。脊髓神经细胞结构正常,无形态学改变。

2. **不完全性脊髓损伤**　伤后3小时灰质内出血较少,白质无改变;伤后6~10小时,出血灶扩大,神经组织水肿,24~48小时以后逐渐消退。由于不完全脊髓损伤程度有轻、重差别,轻者仅有中心小坏死灶,保留大部分神经纤维;重者脊髓中心可出现坏死软化灶,并由胶质或瘢痕代替,只保留小部分神经纤维。

3. **完全性脊髓损伤**　伤后3小时脊髓灰质内多灶性出血,白质尚正常;6小时灰质内出血增多,白质水肿;12小时后白质内出现出血灶,神经轴索开始退变,灰质内神经细胞退变坏死,白质中神经轴索开始退变;24小时灰质中心出现坏死,白质中多处轴索退变;48小时灰质中心软化,白质退变。总之完全性脊髓损伤,脊髓内的病变呈进行性加重,从中心出血至全脊髓出血水肿,从中心坏死到大范围脊髓坏死,可长达2~3cm。晚期脊髓为胶质组织代替,也可为脊髓完全断裂。

【临床表现】

1. **脊髓震荡**　临床上表现为损伤平面以下感觉、运动及反射完全消失或大部分消失。一般经过数小时至数天,感觉和运动开始恢复,不留任何神经系统后遗症。

2. **不完全性脊髓损伤**　损伤平面以下保留某些感觉和运动功能,为不完全性脊髓损伤,包括以下四种类型:

(1)前脊髓综合征:颈脊髓前方受压严重,有时可引起脊髓前中央动脉闭塞,出现四肢瘫痪,下肢瘫痪重于上肢瘫痪,但下肢和会阴部仍保持位置觉和深感觉,有时甚至还保留有浅感觉。此型损伤的预后为不完全性损伤中最差者。

(2)后脊髓综合征:脊髓受损平面以下运动功能和痛温觉、触觉存在,但深感觉全部或部分消失。

(3)脊髓中央管周围综合征:多数发生于颈椎过伸性损伤。颈椎管因颈椎过伸而发生急剧性容积减小,脊髓受黄韧带皱褶、椎间盘或骨刺的前后挤压,使脊髓中央管周围的传导束受到损伤,表现为损伤平面以下的四肢瘫,上肢重于下肢,没有感觉分离。

(4)脊髓半切综合征:又名Brown-Séquard综合征。损伤平面以下同侧肢体的运动及深感觉消失,对侧肢体痛觉和温觉消失。

3. **完全性脊髓损伤**　脊髓实质完全性横贯性损害,损伤平面以下的最低位骶段感觉、运动功能完全丧失,包括肛门周围的感觉和肛门括约肌的收缩运动丧失,称为脊髓休克期。2~4周后逐渐演变成痉挛性瘫痪,表现为肌张力增高,腱反射亢进,并出现病理性锥体束征。胸段脊髓损伤表现为截瘫,颈段脊髓损伤则表现为四肢瘫。上颈椎损伤的四肢瘫均为痉挛性瘫痪,下颈椎损伤的四肢瘫由于脊髓颈膨大部位和神经根的毁损,上肢表现为弛缓性瘫痪,下肢仍为痉挛性瘫痪。

4. **脊髓圆锥损伤**　正常人脊髓终止于第1腰椎体的下缘,因此,第12胸椎和第1腰椎骨折可发生脊髓圆锥损伤,表现为会阴部(鞍区)皮肤感觉缺失,括约肌功能丧失致大小便不能控制和性功能障碍,双下肢的感觉和运动仍保持正常。

5. **马尾神经损伤**　马尾神经起自第2腰椎的骶脊髓,一般终止于第1骶椎下缘。马尾神经损伤很少为完全性的。表现为损伤平面以下弛缓性瘫痪,有感觉及运动功能及性功能障碍及括约肌功能丧失,肌张力降低,腱反射消失,没有病理性锥体束征。

【脊髓损伤程度评估】脊髓损伤严重度分级可作为脊髓损伤的自然转归和治疗前后对照的观察指标。依据脊髓损伤的临床表现进行分级,目前较常用的是美国脊髓损伤学会ASIA分级(表62-2)。

表 62-2 ASIA 功能分级

级别	损伤程度	功 能
A	完全损伤	损伤平面以下无任何感觉、运动功能保留
B	不完全损伤	损伤平面以下，包括腰骶段感觉存在，但无运动功能
C	不完全损伤	损伤平面以下有运动功能，一半以上关键肌肉肌力小于 3 级
D	不完全损伤	损伤平面以下有运动功能，一半以上关键肌肉肌力大于或等于 3 级
E	正常	感觉和运动功能正常

【影像学检查】 X 线平片和 CT 检查为脊髓损伤最常规的影像学检查手段，可发现损伤部位的脊柱骨折或脱位。经间盘和韧带结构的损伤，X 线平片和 CT 检查可能不能发现明显异常，称之为无放射线检查异常的脊髓损伤（spinal cord injury without radiographic abnormality，SCIWORA），多见于颈椎外伤。

MRI 检查可能观察到脊髓损害变化。MRI 不仅可了解脊髓受压程度，还可观察脊髓信号强度、脊髓信号改变的范围和脊髓萎缩情况等。

【电生理检查】 体感诱发电位检查（somatosensory evoked potential，SEP）和运动诱发电位检查（motor evoked potential，MEP）可了解脊髓的功能状况。体感诱发电位检查代表脊髓感觉通道的功能，运动诱发电位检查代表锥体束运动通道的功能，二者均不能引出者为完全性截瘫。

【并发症】

1. **呼吸衰竭与呼吸道感染** 这是颈脊髓损伤的严重并发症。人体有胸式呼吸与腹式呼吸两组肌肉。胸式呼吸由肋间神经支配的肋间肌管理，而腹式呼吸则来自膈肌的收缩。膈神经由颈 3 ~ 颈 5 组成，颈 4 是主要的成分。颈脊髓损伤后，肋间肌完全麻痹，因此伤者能否生存，很大程度上取决于腹式呼吸是否幸存。颈 1、颈 2 的损伤往往是伤者在现场即已死亡，颈 3、颈 4 的损伤由于影响到膈神经的中枢，也常见于早期因呼吸衰竭而死亡，即使是颈 4、颈 5 以下的损伤，也会因伤后脊髓水肿的蔓延，波及中枢而产生呼吸功能障碍，只有下颈椎损伤才能保住腹式呼吸。由于呼吸肌力量不足，呼吸非常费力，使呼吸道的阻力相应增加，呼吸道的分泌物不易排出，久卧者又容易产生坠积性肺炎。一般在一周内便可发生呼吸道感染，吸烟者更是提前发生，其结果是伤者因呼吸道感染难以控制或痰液堵塞气管因窒息而死亡。

在 20 世纪 50 年代，颈脊髓损伤的死亡率几乎达到 100%，随着对呼吸生理认识的进展和呼吸机的不断革新，使生存率逐渐提高。气管切开可以减少呼吸道无效腔，及时吸出呼吸道内分泌物，安装呼吸机进行辅助呼吸，还可以经气管给以药物；然而气管切开后为护理工作带来很大的困难，因此何时作气管切开最为适宜目前尚未定论，一般认为下列病人应作气管切开：①上颈椎损伤；②出现呼吸衰竭者；③呼吸道感染痰液不易咳出者；④已有窒息者。

选用合适的抗生素与定期翻身拍背有助于控制肺部感染。

2. **泌尿生殖道的感染和结石** 由于括约肌功能的丧失，伤员因尿潴留而需长期留置导尿管，容易发生泌尿道的感染与结石，男性病人还会发生附睾丸炎。防治方法：①伤后 2 ~ 3 周开始导尿管定期开放，其余时间夹闭，使膀胱充盈，避免膀胱肌挛缩，并教会病人在膀胱区按摩加压，排空尿液，训练成自主膀胱，争取早日拔去导尿管，这种方法对马尾神经损伤者特别有效；②教会病人遵循严格无菌操作法，自行定时插导尿管排尿；③需长期留置导尿管而又无法控制泌尿生殖道感染者，可作永久性耻骨上膀胱造瘘术；④在脊髓损伤 4 ~ 6 个月，截瘫平面稳定后，利用损伤平面以下的废用神经创建一个人工体神经-内脏神经反射弧，用以控制排尿。根据所用神经节段的不同，大部分病人可于 1 年左右显著地恢复膀胱功能，并能控制大便，部分病人尚可不同程度地恢复性功能。

多饮水可以防止泌尿道结石，每日饮水量最好达 3000ml 以上。有感染者加用抗生素。

3. **压疮** 截瘫病人长期卧床，皮肤知觉丧失，骨隆突部位的皮肤长时间受压于床褥与骨隆突之间而发生神经营养性改变,皮肤出现坏死,称为压疮。压疮最常发生的部位为骶部、股骨大转子、髂嵴和足跟等处。它可分成四度:①第一度,皮肤发红,周围水肿;②第二度,皮肤出现水疱,色泽紫黑,有浅层皮肤坏死,因此有浅二度与深二度之分;③第三度,皮肤全层坏死;④第四度,坏死范围深达韧带与骨骼。巨大压疮每日渗出大量体液,消耗蛋白质,又是感染进入的门户,病人可因消耗衰竭或脓毒症而致死。防治方法是:①床褥平整柔软,或用气垫床;保持皮肤清洁干燥;②每2~3小时翻身1次,日夜坚持;③对骨隆突部位每日用50%乙醇擦洗,滑石粉按摩;④浅表压疮可以用红外线灯烘烤,但需注意发生继发性灼伤;⑤深度压疮应剪除坏死组织,勤换敷料;⑥炎症控制,肉芽新鲜时,作转移皮瓣修复。

4. 体温失调 颈脊髓损伤后,自主神经系统功能紊乱,受伤平面以下皮肤不能出汗,对气温的变化丧失了调节和适应能力,常易产生高热,可达40℃以上。处理方法是:①将病人安置在设有空调的室内;②物理降温,如冰敷、冰水灌肠、乙醇擦浴;③药物疗法,输液和冬眠药物。

【治疗原则】

1. 非手术治疗 伤后6小时内是关键时期,24小时内为急性期,应尽早治疗。

(1)药物治疗:对受伤在8小时以内者,甲泼尼龙冲击治疗是一种可选的治疗手段。按每公斤体重30mg剂量一次给药,15分钟静脉注射完毕,休息45分钟,在以后23小时内以5.4mg/(kg·h)剂量持续静脉滴注。其作用机制为大剂量甲泼尼龙能阻止类脂化合物的过氧化反应和稳定细胞膜从而减轻外伤后神经细胞的变性,降低组织水肿,改善脊髓血流量,预防损伤后脊髓缺血进一步加重,促进新陈代谢和预防神经纤维变性。

(2)高压氧治疗:据动物实验,伤后2小时内进行高压氧治疗效果最好,这显然不适合于临床病例。根据实践经验,一般伤后4~6小时内应用也可收到良好的效果。高压氧用0.2MPa氧压,1.5小时/次,10次为1个疗程。

(3)其他:自由基清除剂、改善微循环药物、兴奋性氨基酸受体阻滞剂等。

2. 手术治疗 手术只能解除对脊髓的压迫和恢复脊柱的稳定性,目前还无法使损伤的脊髓恢复功能。手术的途径和方式视骨折的类型和致压物的部位而定。

手术的指征是:①脊柱骨折-脱位有关节突交锁者;②脊柱骨折复位不满意,或仍有脊柱不稳定因素存在者;③影像学显示有碎骨片突入椎管内压迫脊髓者;④截瘫平面不断上升,提示椎管内有活动性出血者。

(蒋电明)

第六十三章　骨盆、髋臼骨折

第一节　骨　盆　骨　折

　　骨盆为环形结构,是由两侧的髂、耻、坐骨经 Y 形软骨融合而成的两块髋骨和一块骶尾骨,经前方耻骨联合和后方的骶髂关节构成的坚固骨环。躯干的重量经骨盆传递至下肢,骨盆还起着支持脊柱的作用。在直立位时,重力线经骶髂关节、髂骨体至两侧髋关节,为骶股弓(图 63-1);坐位时,重力线经骶髂关节、髂骨体、坐骨支至两侧坐骨结节,为骶坐弓。另有两个联结副弓,一个副弓经耻骨上支与耻骨联合至双侧髋关节,以连接骶股弓和另一个副弓;另一个副弓经坐骨升支与耻骨联合至双侧坐骨结节连接骶坐弓(图 63-2)。骨盆骨折(fracture of the pelvis)时,往往先折断副弓;主弓断裂时,往往副弓已先期折断。骨盆边缘有许多肌肉和韧带附着,特别是韧带结构对维护骨盆起着重要作用,在骨盆的底部,更有坚强的骶结节韧带和骶棘韧带。骨盆保护着盆腔内脏器,骨盆骨折时,可能损伤盆腔内脏器及血管神经。

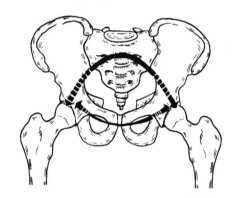

图 63-1　骶股弓及其联结副弓

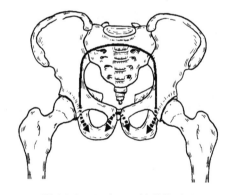

图 63-2　骶坐弓及其联结副弓

　　【分类】　常用的分类方法主要依据骨盆骨折的部位、骨折的稳定性或损伤暴力的方向进行分类。

1. 按骨折部位分类

　　(1) 骨盆边缘撕脱性骨折:肌肉猛烈收缩而造成骨盆边缘肌附着点撕脱性骨折,骨盆环整体结构和稳定性不受影响,多见于青少年运动损伤。常见的有:①髂前上棘撕脱骨折:缝匠肌猛烈收缩的结果;②髂前下棘撕脱骨折:股直肌猛烈收缩的结果;③坐骨结节撕脱骨折:腘绳肌猛烈收缩的结果(图 63-3)。

　　(2) 髂骨翼骨折:多为侧方挤压暴力所致,移位多不明显,可为粉碎性。单纯的髂骨翼骨折不影响骨盆环的稳定(图 63-4)。

　　(3) 骶尾骨骨折

　　1) 骶骨骨折:Dennis 将骶骨分成三个区(图 63-5):①Ⅰ区,骶骨孔外侧的骶骨翼部;②Ⅱ区,为骶孔处;③Ⅲ区,骶骨孔内侧的骶管区。骶骨

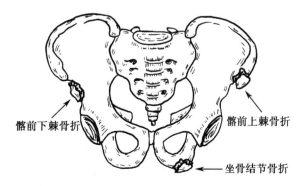

图 63-3　髂前上、下棘或坐骨结节撕脱骨折

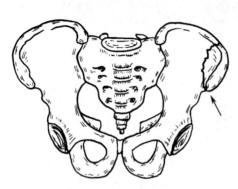

图 63-4 髂骨翼骨折

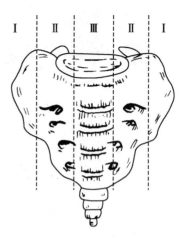

图 63-5 骶骨的分区

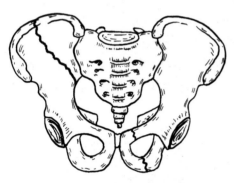

图 63-6 骨盆环双处骨折示意图

骨折可能引起腰骶神经根与马尾神经的损伤。

2）尾骨骨折：多由跌倒坐地所致，常伴骶骨末端骨折，一般移位不明显。

（4）骨盆环骨折：骨盆环的单处骨折较为少见，多为双处骨折（图 63-6）。包括：①双侧耻骨上、下支骨折；②一侧耻骨上、下支骨折合并耻骨联合分离；③耻骨上、下支骨折合并骶髂关节脱位；④耻骨上、下支骨折合并髂骨骨折；⑤髂骨骨折合并骶髂关节脱位；⑥耻骨联合分离合并骶髂关节脱位。骶髂关节脱位以后脱位常见，偶见前脱位，即髂骨脱位至骶骨前方，多见于儿童。多为高能量暴力所致，如交通伤、高坠伤，常伴骨盆变形，并发症多见。

2. 按骨盆环的稳定性分类 Tile 分型基于骨盆稳定性，将其分为三型（表 63-1）。

表 63-1 骨盆环损伤的 Tile 分型

分 型	亚 型
A 型：稳定型（后环完整）	A_1：撕脱损伤
	A_2：稳定的髂骨翼或前弓骨折
	A_3：骶尾骨横形骨折
B 型：部分稳定型（旋转不稳定，但垂直稳定；后环不完全性损伤）	B_1：开书样损伤（外旋）
	B_2：侧方压缩损伤（内旋）
	B_{2-1}：同侧前或后方损伤
	B_{2-2}：对侧（桶柄状）损伤
	B_3：双侧损伤
C 型：旋转、垂直均不稳定（后环完全损伤）	C_1：单侧损伤
	C_{1-1}：髂骨骨折
	C_{1-2}：骶髂关节骨折-脱位
	C_{1-3}：骶骨骨折
	C_2：双侧，一侧为 B 型，一侧为 C 型
	C_3：双侧 C 型损伤

3. 按暴力的方向分类 Young 和 Burgess 基于损伤机制将骨盆骨折分为四型（图 63-7）。

（1）侧方挤压损伤（lateral compression，LC 骨折）：侧方挤压力量使骨盆的前后部结构及骨盆底部

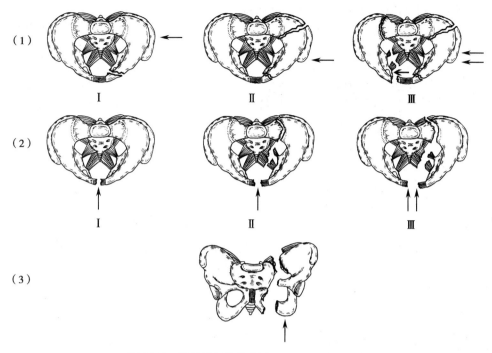

图 63-7　骨盆骨折的分类（Young-Burgess）

（1）LC 骨折（分为Ⅰ、Ⅱ、Ⅲ 3 个亚型）　（2）APC 骨折（分为Ⅰ、Ⅱ、Ⅲ 3 个亚型）　（3）VS 骨折
（箭头指示受力部位）

韧带发生一系列损伤,约占骨盆骨折的 38.2%。

（2）前后挤压损伤(antero-posterior compression,APC 骨折):约占 52.4%,通常是由来自前方的暴力造成的。

（3）垂直剪切损伤(vertical shear,VS 骨折):约占 5.8%,通常为高处坠落伤。前方的耻骨联合分离或耻骨支垂直骨折,骶结节和骶棘韧带均断裂,后方的骶髂关节完全脱位或髂骨、骶骨的垂直骨折,半个骨盆可以向前上方或后上方移位。

（4）混合暴力损伤(combined mechanical,CM 骨折):约占 3.6%,如 LC/VS,或 LC/APC。

以 LC/APC Ⅲ型骨折与 VS 骨折最为严重,并发症也多见。下面的叙述都以 LC/APC Ⅲ型骨折与VS 骨折为准则。

【临床表现】多有强大暴力外伤史,主要是车祸、高空坠落和工业意外。多存在严重的多发伤,休克常见。如为开放性损伤,病情更为严重,死亡率高达 40%~70%。

骨盆骨折可发现下列体征:

1. **骨盆分离试验与挤压试验阳性（图 63-8）**　检查者双手交叉撑开两髂嵴,使骨盆前环产生分离,如出现疼痛即为骨盆分离试验阳性。检查者用双手挤压病人的两髂嵴,伤处出现疼痛为骨盆挤压

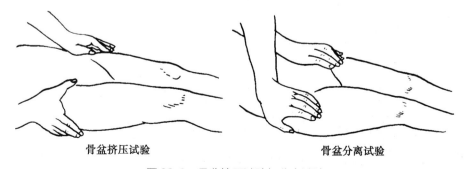

骨盆挤压试验　　　　　　　　骨盆分离试验

图 63-8　骨盆挤压试验与分离试验

试验阳性。进行以上两项检查时偶尔会感到骨擦音。

2. **肢体长度不对称**　测量胸骨剑突与两髂前上棘之间的距离(图63-9),向上移位的一侧长度变短,也可测量脐孔与两侧内踝尖端之间的距离。

3. **会阴部瘀斑**是耻骨和坐骨骨折的特有体征。

【影像学检查】X线检查可显示骨折类型及骨折块移位情况,但骶髂关节情况以CT检查更为清晰。CT的三维重建可以更加立体直观地显示骨折类型和移位的方向。

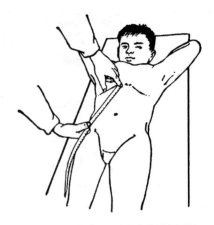

图63-9　用皮尺测量胸骨剑突至髂前上棘之间的距离

【合并症】骨盆骨折常伴有严重合并症,而且常较骨折本身更为严重,应引起重视。常见的有:

1. **腹膜后血肿**　骨盆各骨主要为松质骨,邻近又有许多动脉、静脉丛,血液供应丰富。骨折可引起广泛出血,巨大血肿可沿腹膜后疏松结缔组织间隙蔓延至肠系膜根部、肾区与膈下,还可向前至侧腹壁。如为腹膜后主要大动、静脉破裂,可迅速导致病人死亡。

2. **盆腔内脏器损伤包括**　膀胱、后尿道与直肠损伤,尿道的损伤远比膀胱损伤多见。耻骨支骨折移位容易引起尿道损伤、会阴部撕裂,可造成直肠损伤或阴道壁撕裂。直肠破裂如发生在腹膜反折以上可引起弥漫性腹膜炎;如在反折以下,则可导致直肠周围感染。

3. **神经损伤**　主要是腰骶神经丛与坐骨神经损伤。腰骶神经丛损伤大都为节前性撕脱,预后差;骶骨Ⅱ区与Ⅲ区的骨折则容易发生腰骶神经根损伤。骶神经损伤会导致括约肌功能障碍。

4. **脂肪栓塞与静脉栓塞**　盆腔内静脉丛破裂可引起脂肪栓塞,其发生率可以高达35%~50%,症状性肺栓塞率为2%~10%,其中致死性肺栓塞率为0.5%~2%。

【骨盆骨折急救处理】

1. **监测血压和脉搏**　脉搏变化比血压变化更敏感、更快。

2. **快速建立输血补液通道**　骨盆骨折可伴有盆腔内血管损伤,补液通道不宜建立于下肢,应建立于上肢或颈部。

3. 视病情情况及早完成X线和CT检查,并检查有无其他合并损伤。

4. 嘱病人排尿,如尿液清澈,表示泌尿道无损伤;血尿者表示有肾或膀胱损伤。如病人不能自主排尿,应行导尿。插入尿管后如无法导出尿液,可于膀胱内注入无菌生理盐水后再予以回吸,注入多抽出少提示有膀胱破裂可能。尿道口流血,导尿管难以插入膀胱内提示有后尿道断裂。

5. **诊断性腹腔穿刺**　有腹痛、腹胀及腹肌紧张等腹膜刺激症状者可行诊断性腹腔穿刺。如抽吸出不凝的血液,提示腹腔内脏器破裂的可能。阴性结果不能否定腹腔内脏器损伤可能,必要时可重复进行。随着后腹膜间隙的血肿蔓延至前腹壁,穿刺的针头有可能误入已形成的血肿内,因此多次诊断性穿刺后得到的阳性结果,其价值远逊于初次穿刺。

6. **超声检查**　超声检查可作为腹、盆腔脏器损伤的筛查方法。

【治疗措施】

1. 应根据全身情况决定治疗步骤,有腹内脏器损伤及泌尿道损伤者应与相关科室协同处理。在进行腹腔手术时,应注意切勿打开腹膜后血肿。

2. 重度骨盆骨折送入外科监护室治疗。血流动力学不稳定的应积极抗休克治疗,各种危及生命的合并症应首先处理。会阴与直肠撕裂必须及时修补,女性病人必要时可用阴道纱布填塞,行阴道止血并行横结肠造瘘术。对腹膜后出血,应密切观察,进行输血、补液。对于骨盆开书样损伤,应急诊行骨盆兜、床单或外固定架固定,以缩小骨盆容量,提高腹膜后血肿内的压力,达到止血的目的。若低血压经快速输血后仍未好转,血压不能维持时,有条件的医院可作急诊介入治疗,作单侧或双侧髂内动脉栓塞。如没有造影条件而病人又无法转运时,则直接进行骨盆填塞以抢救生命。

3. 骨盆骨折本身的处理

（1）骨盆边缘性骨折：无移位者不必作特殊处理。髂前上、下棘撕脱骨折可于髋、膝屈曲位卧床休息3～4周；坐骨结节撕脱骨折，则在卧床休息时采用大腿伸直、外旋位。只有极少数骨折片翻转移位明显者才需手术处理。髂骨翼部骨折只需卧床休息3～4周，即可下床活动；但也有主张对移位者复位后采用长螺钉或钢板螺钉内固定。

（2）骶尾骨骨折：骶骨有明显移位者需手术治疗，无移位者可采用非手术治疗，以卧床休息为主，骶部垫气圈或软垫。有移位的尾骨骨折，可将手指插入肛门内，将骨折片向后推挤复位，但易再移位。陈旧性尾骨骨折疼痛严重者，可在尾骨周围局部注射皮质激素。

（3）单纯性耻骨联合分离且较轻者，可用骨盆兜悬吊固定。注意此法不宜用于侧方挤压力量所致的耻骨支横形骨折。对于耻骨联合分离>2.5cm者，目前大都主张手术治疗，可采用钢板螺钉内固定。

（4）骨盆环双处骨折伴骨盆环断裂：对于不稳定的骨盆环骨折（Tile B型、C型），多采用手术复位及钢板螺钉内固定，必要时辅以外支架固定。骶髂关节脱位及骶骨骨折可采用X线监视下经皮骶髂螺钉固定。

部分VS骨折病例可行同侧股骨髁上骨牵引纠正移位，再进行手术内固定。

骨盆骨折脱位微创手术是骨盆损伤治疗的发展趋势，能明显减少手术并发症的发生，并降低死亡率。导航技术的应用提高了微创手术的成功率。骶1椎弓根轴位X线投照和置钉方法提高了骶髂螺钉置入的安全性。

第二节 髋 臼 骨 折

髋臼系位于髋骨中下部的半球形深凹，向前、下、外倾斜。由髋骨的前柱（髂耻柱）、前壁和后柱（髂坐柱）、后壁组成（图63-10），前柱由髂峰前部斜向内下至前方达耻骨联合；后柱由坐骨大切迹角的平面到坐骨结节，主要构成髋臼的顶部。髋臼骨折的治疗应尽可能恢复其前后柱的解剖关系。

髋臼骨折（fracture of the acetabulum）是由强大暴力作用于股骨头和髋臼之间造成的，约占全身骨折的0.7%。常见受伤方式为：屈膝位，暴力作用于膝关节前方经股骨头传递至髋臼；暴力经足、膝、股骨头传递到髋臼；侧方暴力经股骨大转子传递；经骨盆后方的暴力，不仅产生骨盆骨折，也可累及髋臼。依暴力性质、作用方向和股骨头与髋臼的位置不同，可以造成不同类型的髋臼骨折。有时，股骨头连同破碎的髋臼向内移位，严重者股骨头可穿破髋臼进入盆腔，造成髋关节中心脱位。

【骨折分型】目前广泛采用的是Letournel-Judet分型。

主要是从解剖结构的改变来分，共十个类型（图63-11）。

1. **单一骨折** 累及髋臼的一个柱或壁，包括后壁骨折、后柱骨折、前壁骨折、前柱骨折和横断骨折5类。

2. **复合骨折** 至少包含2个单一骨折，包括T形骨折、后柱伴后壁骨折、横断伴后壁骨折、前柱伴后半横形骨折和双柱骨折5类。

【治疗】髋关节是全身负荷最大的关节，因此，有移位的髋臼骨折原则上应该手术治疗，尽可能解剖复位、牢固固定及早期功能锻炼。

1. **保守治疗** 主要是卧床和牵引。适应证：无移位或移位<3mm；严重骨质疏松者；局部或其他

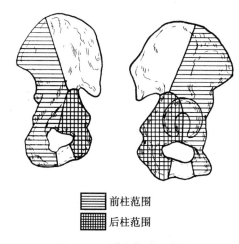

▤ 前柱范围
▦ 后柱范围

图63-10 髋臼构成示意图

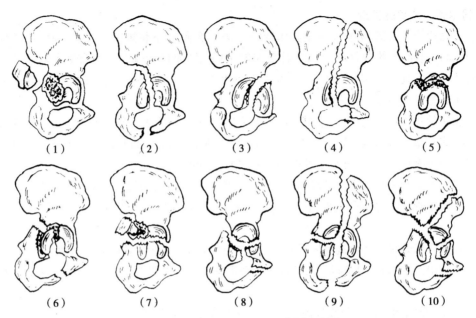

图63-11　Letournel-Judet 分型示意图

（1）后壁骨折　（2）后柱骨折　（3）前壁骨折　（4）前柱骨折　（5）横断骨折　（6）后柱伴后壁
骨折　（7）横断伴后壁骨折　（8）T形骨折　（9）前柱伴后半横形骨折　（10）双柱骨折

部位有感染者；有手术禁忌证，如合并其他系统疾患，不能耐受手术者；闭合复位且较稳定的髋臼骨折。

2. 手术治疗

（1）手术指征：髋关节不稳定及移位>3mm 者，尤其是双柱骨折有错位者。有下列情况应行急诊手术：①髋关节脱位不能闭合复位；②髋关节复位后不能维持复位；③合并神经损伤，且进行性加重；④合并血管损伤；⑤开放性髋臼骨折。

（2）手术时机：全身情况允许而又有急诊手术指征者，应该积极手术；由于髋臼骨折多合并骨盆骨折和(或)其他合并伤，且出血较多，应该在病情稳定、出血停止后再手术。最佳手术时机多认为在伤后 4~7 天。

（3）术前准备：主要是肠道准备和患肢准备，术前病侧下肢牵引。

（4）手术入路和方法选择：手术入路包括后方的 Kocher-Langenbeck 入路（适应于后壁、后柱和横断伴后壁骨折）；髂腹股沟入路（适应于前柱、前壁及大多数双柱骨折）；髂股入路及前后联合入路。针对髋臼前柱、前壁的骨折，目前也常采用改良 Stoppa 入路、腹直肌旁入路。手术方法包括切开复位重建钢板或髋臼 W 形安全角度接骨板内固定、空心钉固定及全髋关节置换术。

（蒋电明）

第六十四章 周围神经损伤

第一节 概 论

周围神经损伤可造成感觉、运动功能障碍,若不及时进行正确有效的治疗,愈后效果极差,可导致终身残疾。

【应用解剖】周围神经由大量的神经纤维组成。神经纤维是神经元胞体的突起,由轴索、髓鞘和施万(Schwann)鞘组成(图64-1)。轴索构成神经纤维的中轴,内含有微丝、微管、线粒体和非颗粒性内质网组成的轴浆。轴索连接神经细胞体与肌肉、皮肤感受器,起传导信息的作用。髓鞘由髓磷脂和蛋白组成,包绕轴索,呈若干节段,中断部称郎飞结(Ranvier node),具有防止兴奋扩散的作用。施万鞘由Schwann细胞组成,是神经再生的通道。

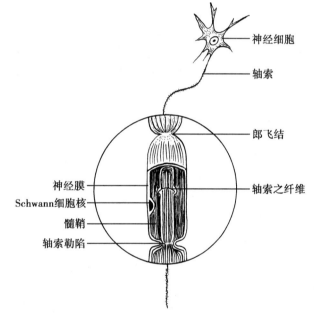

图64-1 神经纤维结构

【神经损伤的分类】损伤按照程度、性质分类,常用Seddon分类法,分为三类:

1. 神经传导功能障碍(neuropraxia) 表现为暂时的感觉、运动丧失,神经纤维结构无改变,数日或数周内便自行恢复功能。多由轻度牵拉、短时间压迫引起。

2. 神经轴索中断(axonotmesis) 病理表现为断裂的轴索远端变性或脱髓鞘。神经内膜管完整,轴索可沿施万鞘管长入末梢。神经功能障碍多可自行恢复,由钝性打击或持续压迫引起。

3. 神经断裂(neurotmesis) 神经功能丧失,需经手术修复,方能恢复功能。

【病理和再生】神经断裂后,神经纤维、神经元胞体、靶器官均出现病理改变。首先是神经纤维远端发生华勒(Waller)变性。远端轴索及髓鞘伤后数小时即发生结构改变,2~3天逐渐分解成小段或碎片,5~6天后,吞噬细胞增生,吞噬清除碎裂溶解的轴索与髓鞘。与此同时施万细胞增生。约在伤后3天达到高峰,持续2~3周,形成施万鞘包裹的中空管道,为近端再生的轴索长入奠定基础。近端亦发生类似变化,但范围仅限于1~2个郎飞结。神经胞体的改变称为轴索反应,即胞体肿大,胞浆尼氏体溶解或消失。损伤部位距胞体愈近反应愈明显,甚至可致细胞死亡。神经终末靶器官(运动终板、感觉小体)也发生变性萎缩,甚至消失。

神经再生表现为伤后1周,近端轴索长出许多再生的支芽,如神经两断端连接,再生的支芽可长入远端的施万鞘内,以每天1~2mm的速度生长,直至终末器官恢复功能。同时施万细胞逐渐围绕再生的轴索形成新的髓鞘。如神经两端不连接,近端再生的神经纤维组织迂曲呈球形膨大,称为假性神经瘤。远端施万细胞和成纤维细胞增生,形成神经胶质瘤。

有研究证明,伤后神经远端分泌释放一些神经活性物质,如神经营养因子(NTF)和神经生长因子

（NGF），可诱导近端再生的神经纤维按感觉和运动特性定向长入远端,并能促进其生长。另外对神经损伤后脊髓及背根神经节神经元胞体的保护、神经纤维终末器官的不可逆变性的防治等研究取得了重大进展。如可通过将运动神经植入失神经的肌肉内,形成新的运动终板而重建神经肌肉连接,恢复其功能;感觉神经亦可植入皮下,从而恢复良好的感觉功能。

神经修复后,要经过变性、再生,穿越修复处瘢痕及终末器官,生长成熟等过程,生长周期长。

【临床表现与诊断】

1. **运动功能障碍**　神经损伤后,其支配的肌肉呈弛缓性瘫痪,主动运动、肌张力和腱反射均消失。应注意的是有些关节活动可被其他肌肉所替代,应逐一检查每块肌的肌力,加以判断。由于关节活动的肌力平衡失调,出现一些特殊的畸形,如桡神经肘上损伤的垂腕畸形,尺神经腕上损伤的爪形手等。肌萎缩逐渐发生,其程度和范围与神经损伤的间隔时间、程度和部位有关。

2. **感觉功能障碍**　皮肤感觉有触、痛和温度觉。检查触觉用棉花,检查痛觉用针刺,检查温度觉分别用冷或热刺激。神经断裂后,皮肤感觉消失。由于感觉神经在某一区域有重叠支配,感觉消失的检查应以该神经的绝对支配区为准,如正中神经的绝对支配区为示、中指远节,尺神经为小指。部分神经损伤的感觉障碍表现为减退、过敏。感觉功能检查有助于对神经功能恢复的判断,特别是两点辨别觉,即同时刺激两点皮肤,病人在闭目状态下区别两点不同距离的能力,两点间的距离越小越敏感,正常手指近节为 4~7mm,末节为 3~5mm。可用分规的双脚同时刺激或特制的两点试验器来检查。神经断裂修复后替代视觉辨别物体质地和形状的实体感觉难以恢复。

3. **自主神经功能障碍**　以交感神经功能障碍为主,早期因血管扩张、汗腺分泌停止,表现为皮肤潮红、皮温增高、干燥无汗等。晚期因血管收缩而表现为苍白、皮温降低、自觉寒冷,皮纹变光滑,指甲增厚、纵嵴、弯曲,生长缓慢等。

手指触摸皮肤和化学方法的汗腺功能检查有助于判断神经是否损伤、损伤后功能恢复情况。无汗表示神经损伤,从无汗到有汗则表示神经功能恢复,而且恢复早期为多汗。

4. **叩击试验（Tinel征）**　局部按压或叩击神经干,局部出现针刺性疼痛,并有麻痛感向该神经支配区放射为阳性,表示为神经损伤部位。若从神经修复处向远端沿神经干叩击,Tinel征阳性则是神经恢复的表现。因此 Tinel 征对神经损伤诊断及功能恢复的评估有重要意义。

5. **神经电生理检查**　肌电检查和体感诱发电位对于判断神经损伤的部位和程度,以及观察损伤神经再生及功能恢复情况有重要价值。

肌电图是将肌肉、神经兴奋时生物电流的变化描记成图,来判断神经肌肉所处的功能状态。正常的肌肉松弛状态没有兴奋,不产生电位,描记图形呈一条直线,称电静息。轻微收缩时,呈单个或多个运动单位电位,称单纯相。中度收缩时,有些电位相互重叠干扰,有些仍可见清晰的单个电位,称混合相。最大程度收缩时,运动单位电位密集、杂乱、互相干扰,称干扰相。神经损伤 3 周后,肌电图呈现失神经支配的纤颤、正相电位。神经修复后随着神经功能逐渐恢复,纤颤和正相电位逐渐减少直至消失,并出现新生电位,逐渐转为复合电位,直到恢复为混合相和干扰相肌电图。同时,还可利用肌电图测定单位时间内传导神经冲动的距离,称为神经传导速度。正常四肢周围神经传导速度一般为每秒40~70m。神经受损时,神经传导速度减慢,神经断裂时为 0。由于肌电图检查也会受一些因素干扰,其结果应与临床结合来进行分析判断。

体感诱发电位即刺激周围神经引起的冲动,传播到大脑皮层的感觉区,从头部记录诱发电位,以了解感觉通路是否处于正常生理状态。神经断裂后,特别是臂丛神经损伤,肌电图测定感觉神经传导速度比较困难,从头部记录诱发电位,是提高诊断准确性和观察神经恢复情况的一种有效方法。

【治疗】

1. **治疗原则**　尽可能早期恢复神经的连续性。

（1）闭合性损伤:大部分神经为钝挫伤、牵拉伤,多为神经传导功能障碍和神经轴索断裂,一般能自行恢复。因此,应观察 3 个月,期间可进行必要的药物和物理治疗,采用 Tinel 征和肌电图检查评估。若神经功能无恢复，或部分神经功能恢复后停留在一定水平不再有进展，则应手术探查。

（2）开放性损伤：可根据损伤的性质、程度和污染情况决定手术时机。包括一期修复，即伤后6～8小时内即行手术，适宜污染轻的切割伤，并且具备技术和设备条件；延期修复，伤后2～4周，适宜未行一期修复神经，且伤口无感染者；二期修复为伤后2～4个月，适宜于伤口曾感染或火器伤、高速震荡伤，其损伤的程度和范围不易确定。

此外，对辗压伤和撕脱伤所致的神经缺损，断端不整齐，不能缝合且难以估计损伤范围，在初次手术时，应将神经断端与周围组织固定，以防回缩，利于二期修复。

2. **手术方法**　神经损伤的修复方法有以下几种：

（1）神经松解术（neurolysis）：是对神经周围或神经内的瘢痕组织进行切开或切除，以解除神经压迫，改善神经生长环境，恢复血液供应，有利于神经恢复。

（2）神经缝合术（neurorrhaphy，neurosuture）：包括神经外膜缝合术（图64-2）和神经束膜缝合术。前者适用于含有运动和感觉功能束的混合神经，后者用于单一功能束的神经。缝合神经前应修整两断端或切除两断端的瘢痕直到显露正常神经束。根据神经的外形、表面血管的行走方向和神经断面神经束的形态和分布，尽可能将两断端准确对合，防止神经两断端扭曲、重叠。操作时勿伤及神经组织。用7-0至9-0的显微缝合针线缝合神经外膜或束膜。如有一定张力，可通过将神经近、远端游离，关节的体位调整及神经移植等措施予以解决。

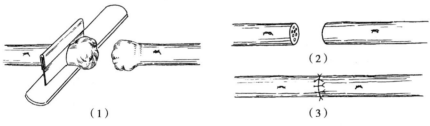

图64-2　神经外膜缝合术
（1）切除残端　（2）准备缝合　（3）缝合外膜

（3）神经移植术（nerve transfer）：神经缺损无法通过调整张力的方法解决，应进行神经移植。供体神经为体表感觉神经，常用自体腓肠神经。若需修复的神经干较粗，可采用电缆式缝合多股移植神经（图64-3）。若神经缺损过长（≥10cm），则采用吻合血管的神经移植，如带桡动脉的桡神经浅支移植，带腓浅动脉的腓浅神经移植。还可采用静脉蒂动脉化神经移植，如小隐静脉蒂腓肠神经。有关非神经组织移植物，如血管、硅胶管、假性滑膜管、肌组织、静脉等桥接神经缺损的方法，尽管在动物实验研究中取得了一定效果，但临床应用因疗效不确切仍未广泛开展。

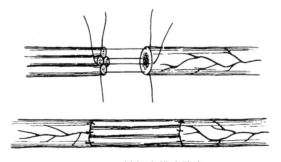

图64-3　神经电缆式缝合

（4）神经移位术（nerve transposition）：神经高位损伤无法修复者，可切断功能不重要的神经，将其近断端移位到功能重要的损伤神经远断端，以恢复肢体的重要功能。如臂丛神经根部撕脱伤，可将同侧副神经、颈丛神经、膈神经、肋间神经和健侧的颈7神经根，分别移位修复肌皮神经、肩胛上神经、腋神经、正中神经等。

（5）神经植入术（nerve implantation）：神经远端在其进入肌肉处损伤，无法缝接时，可将神经近端分成若干神经束，分别植入肌肉组织内，再生新的运动终板或重新长入原运动终板，恢复部分肌肉功能。亦可将感觉神经近端植入皮下，形成新的感觉受体而恢复皮肤感觉。

第二节　上肢神经损伤

【应用解剖】上肢神经源自臂丛神经,由颈 5~颈 8 神经根及胸₁神经根前支组成。在前斜角肌外缘由颈 5、颈 6 组成上干,颈 7 延续为中干,颈 8、胸 1 组成下干。三干向外下方延伸,于锁骨中段平面,各干分为前后两股。上、中干前股组成外侧束,下干前股为内侧束,三干的后股组成后束。各束在喙突平面分出神经支,外侧束分为肌皮神经和正中神经外侧头,内侧束分出尺神经和正中神经内侧头,后束分出腋神经和桡神经。正中神经的内、外侧头分别在腋动脉两侧至其前方组成正中神经。

臂丛神经于根、干、束部分别发出分支,支配肩、背、胸部和上肢的肌肉,重要的神经分支有肩胛上神经支配冈上、下肌,腋神经支配三角肌和小圆肌,肌皮神经支配喙肱肌、肱二头肌和肱肌,桡神经、正中神经和尺神经分别支配上臂伸屈肌和前臂伸屈肌及手内在肌。

1. **臂丛神经损伤(brachial plexus injury)** 多由牵拉所致,常见汽车或摩托车事故,高处坠落伤,重物压伤肩颈部,机器绞榨伤以及胎儿难产等。若暴力使头部与肩部向相反方向分离,可引起臂丛上干损伤,重者可累及中干。若患肢被机器皮带或传送带卷入,向头侧牵拉,可造成臂丛下干损伤。牵拉暴力过重可造成全臂丛损伤,甚至神经根从脊髓发出处撕脱。

臂丛神经损伤可表现为上臂丛、下臂丛或全臂丛神经损伤。上臂丛的颈 5、颈 6 神经根或上干损伤,因冈上肌、冈下肌、三角肌、小圆肌、肱二头肌麻痹表现为肩外展和屈肘功能障碍。下臂丛的颈 8、胸 1 神经根或下干损伤,表现为尺神经支配肌肉麻痹及部分正中神经和桡神经功能障碍。单独颈 7 神经根或中干损伤少见,常合并上干或下干损伤,表现为桡神经功能障碍。全臂丛损伤表现为整个上肢肌呈弛缓性麻痹。若臂丛神经为根性撕脱伤,可出现 Horner 征,即病侧眼睑下垂、眼裂变窄、瞳孔缩小、额面部无汗等。臂丛神经损伤除支配肌肉麻痹外,相应支配的皮肤感觉区域出现感觉减退或消失。臂丛神经根的感觉支配为:颈 5——上臂外侧,颈 6——前臂外侧及拇、示指,颈 7——中指,颈 8——环、小指及前臂内侧,胸 1——上臂内侧中、下部。

臂丛神经损伤的治疗应根据损伤性质、部位、程度而定。若为根性撕脱伤,则应早期探查,行神经移位术。若为开放性、药物性或手术性损伤,应早期修复。闭合性牵拉伤,可观察 3 个月,若无明显功能恢复者应手术探查,行神经松解、缝合或移植术。晚期臂丛神经损伤或神经修复后功能无恢复者,可采用剩余有功能的肌肉行肌肉(腱)移位术或关节融合术重建部分重要功能。

2. **正中神经损伤(injury of median nerve)** 正中神经由臂丛内、外侧束的正中神经内、外侧头组成,于喙肱肌起点附近移至腋动脉前方,随后在肱动脉内侧与之伴行。在肘前方,通过肱二头肌腱膜下方进入前臂,经过旋前圆肌肱骨头与尺骨头之间,下行于指浅屈肌与指深屈肌之间,至前臂远端于桡侧腕屈肌腱与掌长肌腱之间经腕管到手掌。正中神经上臂段无分支,前臂段有很多分支,支配旋前圆肌、指浅屈肌、桡侧腕屈肌、掌长肌、示、中指指深屈肌、拇长屈肌、旋前方肌。在手掌部支配拇短展肌、拇短屈肌外侧头、拇指对掌肌和 1、2 蚓状肌。3 条指掌侧总神经支配桡侧 3 个半手指掌面和近侧指关节以远背侧的皮肤。

正中神经损伤常由儿童肱骨髁上骨折和腕部切割伤引起。腕部损伤时所支配的鱼际肌和蚓状肌麻痹表现为拇指对掌功能障碍和手的桡侧半感觉障碍,特别示、中指远节感觉消失。而肘上损伤则所支配的前臂肌亦麻痹,除上述表现外,另有拇指和示、中指屈曲功能障碍。

正中神经的闭合性挤压损伤,应予短期观察,如无恢复表现则应手术探查。如为开放性损伤应争取行一期修复,或延期修复。若神经修复后功能无恢复,则行肌腱移位重建拇指对掌功能。

3. **尺神经损伤(injury of ulnar nerve)** 尺神经为臂丛内侧束延续,于肱动脉内侧下行,在上臂中段逐渐转向背侧,经肱骨内上髁后侧的尺神经沟,穿尺侧腕屈肌尺骨头与肱骨头之间,于尺侧腕屈肌与指深屈肌间进入前臂掌侧,再与尺动脉伴行,在前臂段分支支配尺侧腕屈肌、环、小指指深屈肌。在尺侧腕屈肌桡侧深面至腕部,在腕上 5cm 发出手背支支配手背尺侧皮肤。尺神经穿腕豆骨与钩骨之间的腕尺管(Guyon管)即分为深、浅支,深支穿小鱼际肌进入手掌深部,支配小鱼际肌、全部骨间肌和3、4蚓状肌及拇收肌和拇短屈肌内侧头,浅支支配手掌尺侧及尺侧一个半手指的皮肤感觉。

尺神经易在腕部和肘部损伤,腕部损伤主要表现为骨间肌、3、4蚓状肌、拇收肌麻痹所致环、小指爪形手畸形及手指内收、外展障碍和Froment征以及手部尺侧半和尺侧一个半手指感觉障碍,特别是小指感觉消失。肘上损伤除以上表现外另有环、小指末节屈曲功能障碍,一般仅表现为屈曲无力。

尺神经损伤修复后手内肌功能恢复较差,特别是高位损伤。因此应尽早神经探查,采用显微外科技术修复。晚期可通过功能重建矫正爪形手畸形。

4. **桡神经损伤(injury of radial nerve)**　　桡神经来自臂丛后束,经腋动脉之后,在肩胛下肌、大圆肌表面斜向后下,经肱骨桡神经沟至臂外侧,沿肱三头肌外侧头下行,然后在肱肌与肱桡肌之间至肘前外侧,于肱桡肌与桡侧腕长伸肌之间进入前臂,分成深、浅两支。浅支与桡动脉伴行,在肱桡肌深面于桡骨茎突上5cm转向背侧,至手背桡侧及桡侧三个半手指皮肤。深支又称骨间背侧神经,绕桡骨颈、穿旋后肌入前臂背侧。桡神经在上臂分支支配肱三头肌,在肘部支配肱桡肌、桡侧腕长伸肌,其深支支配桡侧腕短伸肌,旋后肌、尺侧腕伸肌、指总伸肌、示指和小指固有伸肌、拇长展肌和拇长、短伸肌。

桡神经在肱骨中段后方至肱骨中、下1/3交界处外侧紧贴骨面,该处骨折时容易引起桡神经损伤,表现为伸腕、伸拇、伸指、前臂旋后障碍及手背桡侧(虎口区)感觉异常。典型的畸形是垂腕。若为桡骨头脱位所致的桡神经深支损伤,因桡侧腕长伸肌功能完好,伸腕功能基本正常(桡偏),而仅有伸拇、伸指障碍,无手部感觉障碍。

肱骨骨折所致桡神经损伤多为挤压、挫伤,应首先复位骨折、固定,观察2~3个月。若肱桡肌功能恢复,则可继续观察,否则应手术探查。晚期功能不恢复者,可行肌腱移位重建伸腕、伸拇、伸指功能,效果良好。

第三节　下肢神经损伤

下肢神经由前方的股神经和后方的坐骨神经及分支(胫神经和腓总神经)组成。

1. **股神经损伤(injury of femoral nerve)**　　股神经源自腰丛(腰$_{2~4}$)神经,在髂肌表面下行,穿腹股沟韧带后方于其下3~4cm在股动脉外侧分支,支配缝匠肌、股四头肌,皮支至股前部,在膝移行为隐神经支配小腿内侧皮肤。股神经损伤较少见,表现为股四头肌麻痹所致膝关节伸直障碍及股前和小腿内侧感觉障碍。闭合牵拉性股神经损伤可持续观察,开放性锐器伤应一期手术修复,伸膝功能无恢复者可行股二头肌腱与半腱肌腱移位重建。

2. **坐骨神经损伤(injury of sciatic nerve)**　　坐骨神经源自腰4、腰5、骶1~骶3神经。经坐骨切迹穿梨状肌下缘入臀部,在臀大肌深面、大转子与坐骨结节中点下行,股后部在股二头肌与半膜肌之间行走,至腘窝尖端分为胫神经和腓总神经,沿途分支支配股后部的股二头肌、半腱肌和半膜肌。损伤后表现依损伤平面而定。髋关节后脱位、臀部刀伤、臀肌挛缩手术以及臀部肌注药物均可致其高位损伤,引起股后部肌肉及小腿和足部所有肌肉全部瘫痪,导致膝关节不能屈,踝关节与足趾运动功能完全丧失,呈足下垂。小腿后外侧和足部感觉丧失。若损伤位于股后中、下部,则腘绳肌正常,膝关节屈曲功能保留仅表现踝、足趾功能障碍。高位损伤预后较差,应尽早手术探查,根据情况行神经松解或修复手术。

3. **胫神经损伤(injury of tibial nerve)**　　胫神经于腘窝部伴行腘动、静脉经比目鱼肌腱弓深面至小腿,小腿上2/3部行走于小腿三头肌和胫后肌之间,于内踝后方穿屈肌支持带进入足底,支配小腿后侧屈肌群和足底感觉。股骨髁上骨折及膝关节脱位易损伤胫神经,引起小腿后侧屈肌群及足底内在肌麻痹,出现踝跖屈、内收、内翻障碍,足趾跖屈、外展和内收障碍,小腿后侧、足背外侧、跟外侧和足底感觉功能障碍。此类损伤多为挫伤,应观察2~3个月,无恢复征象则应手术探查。

4. **腓总神经损伤(injury of common peroneal nerve)**　　腓总神经于腘窝沿股二头肌内缘斜向

外下,经腓骨长肌两头之间绕腓骨颈,分腓浅、腓深神经。前者于腓骨长、短肌间下行,小腿下 1/3 穿出深筋膜至足背内侧和中间。后者于趾长伸肌和胫前肌间,贴骨间膜下降,与胫前动、静脉伴行,于跗、趾长伸肌之间至足背。支配小腿前外侧伸肌群及小腿前外侧和足背皮肤。腓骨头、颈部骨折易引起腓总神经损伤,导致小腿前外侧伸肌麻痹,出现踝背伸、外翻功能障碍,呈足内翻下垂畸形。伸跗、伸趾功能丧失,小腿前外侧和足背前、内侧感觉障碍。应尽早手术探查。功能无恢复者,晚期可行肌腱移位矫正足下垂畸形。

第四节 周围神经卡压综合征

周围神经在其行径中,因解剖特点,需经过一些骨-纤维隧道,跨越或穿过腱膜、筋膜,局部空间有一定限制。当这些隧道、腱膜、筋膜因各种原因产生狭窄或组织增生、肥厚、粘连等均致神经被挤压,长此下去便可产生神经传导功能障碍,严重者可致神经永久性损害。这种现象称之为神经卡压综合征。根据神经卡压部位及组成纤维成分的不同,其功能障碍表现各异,如髂前上棘的股外侧皮神经卡压综合征,仅为感觉功能异常;前臂旋后肌卡压综合征为运动功能障碍;而腕管综合征、跗管综合征等,同时有感觉、运动障碍。

一、腕管综合征

腕管综合征(carpal tunnel syndrome)是正中神经在腕管内受压而表现出的一组症状和体征。是周围神经卡压综合征中最常见的一种。

【应用解剖】 腕管是由腕骨构成底和两侧壁,屈肌支持带为顶的一个骨-纤维隧道。腕管内有拇长屈肌腱,2~5 指的指深、浅屈肌腱和正中神经通过。正中神经最表浅,位于腕横韧带与其他肌腱之间。拇长屈肌腱被桡侧滑膜囊包裹,其他肌腱为尺侧滑膜囊包裹(图 64-4,图 64-5)。当腕关节掌屈时,正中神经受压,同时用力握拳,则受压更剧(图 64-6)。

【病因】

1. 外源性压迫 因腕横韧带坚韧,来自腕管表面的压迫少见。

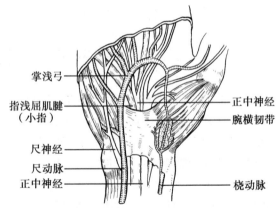

图 64-4 腕横韧带处的解剖关系

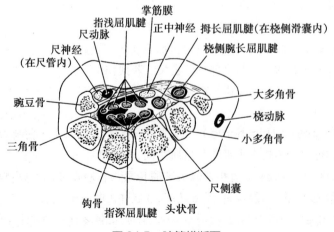

图 64-5 腕管横断面

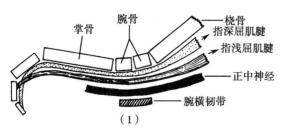
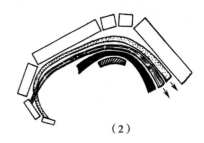

图64-6　腕关节活动对正中神经的影响
（1）背伸　（2）掌屈

2. **管腔本身变小**　腕横韧带可因内分泌病变(肢端肥大症、黏液性水肿)或外伤后瘢痕形成而增厚;腕部骨折、脱位(桡骨下端骨折、腕骨骨折和月骨周围脱位等)可使腕管后壁或侧壁突向管腔,使腕管狭窄。

3. **管腔内容物增多、体积增大**　腕管内腱鞘囊肿、神经鞘膜瘤、脂肪瘤、外伤后血肿机化,以及滑囊炎、屈指肌肌腹过低、蚓状肌肌腹过高等,都将过多占据管腔内容积,而使腕管内各种结构相互挤压、摩擦,从而刺激或压迫正中神经。

4. **职业因素**　如木工、厨工等长期过度用力使用腕部,腕管内压力反复出现急剧变化:过度屈腕时的腕管内压力为中立位的100倍;过度伸腕时为中立位的300倍。这种压力变化也易引起慢性正中神经损伤。

【临床表现】

1. 中年女性多见,男性常有职业病史。双腕发病率可高达30%以上,其中绝经期女性占双腕发病者的90%。

2. 病人首先感到桡侧三个手指端麻木或疼痛,持物无力,以中指为甚。夜间或清晨症状最重,适当抖动手腕可以减轻。有时疼痛可牵涉到前臂。

3. **查体**　拇、示、中指有感觉过敏或迟钝。大鱼际肌萎缩,拇指对掌无力。腕部正中神经Tinel征阳性。屈腕试验(Phalen征):屈肘、前臂上举,双腕同时屈曲90°,1分钟内病侧即会诱发出正中神经刺激症状,阳性率70%左右(图64-7)。腕管内有炎症或肿块者,局部隆起、有压痛或可扪及肿块边缘。

4. **电生理检查**　大鱼际肌肌电图及腕-指的正中神经传导速度测定有神经损害。

【鉴别诊断】本病主要与各种原因所致腕上正中神经的慢性损害相鉴别,其中常见者为颈椎

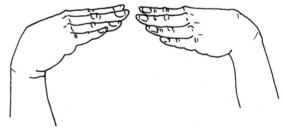

图64-7　屈腕试验（Phalen 试验）

病的神经根型。此时应注意腕管综合征的体征在腕以远,而颈椎病的神经根损害除手指外,尚有前臂屈肌运动障碍,屈腕试验及腕部Tinel征均阴性。电生理检查两者有明显的区别。

【治疗】

1. **非手术治疗**　早期,腕关节中立位制动,辅以药物或物理治疗。腕管内注射醋酸泼尼松龙可收到较好效果,禁用于肿瘤和化脓性炎症者。不应将药物注入神经内,否则可能因类固醇晶体积累而产生化学性炎症,反而加重症状。

2. **手术治疗**　对腕管内腱鞘囊肿、病程长的慢性滑膜炎、良性肿瘤及异位的肌腹应手术切除。由于腕管壁增厚、腕管狭窄者可行腕横韧带切开减压术。

手术中若发现正中神经已变硬或局限性膨大时,应作神经外膜切开,神经束间瘢痕切除神经松解术。

二、肘管综合征

肘管综合征(elbow tunnel syndrome)是指尺神经在肘部尺神经沟内因慢性损伤而产生的症状和体征。

【应用解剖】尺神经沟为肱骨内上髁和鹰嘴之间的骨性凹面,其上有尺侧副韧带、尺侧屈腕肌筋膜和弓状韧带覆盖,两者之间的通道称为肘管。尺神经即被约束在肘管之中。当肘关节屈、伸时,尺神经在肘管内被反复牵张或松弛。

【病因】肘管的各种结构和形态异常均可使尺神经受到卡压,常见的原因如下:

1. **肘外翻** 这是最常见的原因。幼时肱骨髁上骨折或肱骨外髁骨骺损伤,均可发生肘外翻畸形。此时尺神经呈弓弦状被推向内侧使张力增高,肘关节屈曲时张力更高,如此在肘管内反复摩擦即可产生尺神经慢性创伤性炎症或变性。肘外翻程度轻者,可在数十年后发病,故称为迟发性尺神经炎,而程度重者一二年内即可发病。

2. **尺神经半脱位** 因先天性尺神经沟较浅或肘管顶部的筋膜、韧带结构松弛,在屈肘时尺神经易滑出尺神经沟外,这种反复滑移使尺神经受到摩擦和碰撞而损伤。

3. **肱骨内上髁骨折** 如骨折块向下移位,可压迫尺神经。

4. **创伤性骨化** 肘关节创伤后极易产生骨化性肌炎,若发生在尺神经沟附近,可致尺神经受压。

【临床表现】

1. 首先表现手背尺侧、小鱼际、小指及环指尺侧半皮肤感觉异常,通常为麻木或刺痛。

2. 继发生感觉异常一定时间后,可出现小指对掌无力及手指收、展不灵活。

3. 查体可见手部小鱼际肌、骨间肌萎缩,及环、小指呈爪状畸形。前述区域皮肤痛觉减退。夹纸试验阳性及尺神经沟处 Tinel 征阳性,Froment 征阳性。

4. 电生理检查发现肘下尺神经传导速度减慢,小鱼际肌及骨间肌肌电图异常。

5. **基础疾病表现** 如肘外翻、尺神经沟处增厚或有肿块。X 线平片显示局部有移位骨块或异常骨化等。

【鉴别诊断】

1. **颈椎病神经根型** 因椎间孔狭窄而发生颈$_8$神经刺激症状,表现为手尺侧麻木、乏力,这与肘管综合征症状相似。不同的是在肘管区无异常发现。肌电图检查有助于鉴别。

2. **神经鞘膜瘤** 肘部尺神经鞘膜瘤与肘管综合征有同样的表现,检查时多可扪及节段性增粗的尺神经,Tinel 征阳性,而无肘部骨关节病变。有时鉴别困难需在手术中或经病理检查来明确诊断。

【治疗】手术探查尺神经,如术中发现该段尺神经较硬或有狭窄,应行神经外膜或束间松解并将尺神经移出尺神经沟,置于肘内前方。术后感觉恢复较快,但已萎缩的手内在肌肉较难恢复到正常体积。

三、旋后肌综合征

旋后肌综合征(supinator syndrome)是桡神经深支(骨间背神经)在旋后肌腱弓附近被卡压,以前臂伸肌功能障碍为主要表现的一种综合征。

【应用解剖】旋后肌起于尺骨上端后方桡侧,向外、下、前斜行止于桡骨上段桡侧,分为深浅两层。桡神经深支经旋后肌两层之间穿过。旋后肌浅层的近侧缘是较坚韧的腱性结构,称为旋后肌腱弓,桡神经深支易在此处受压(图 64-8)。

【病因】手工业工人、键盘操作者及某些运动员因前臂伸肌过度使用致旋后肌慢性创伤性炎症,类风湿性关节炎所致非感染性炎症均可使旋后肌腱弓处增生、粘连和瘢痕形成。此外,旋后肌处良性占位性病变,如腱鞘囊肿、脂肪瘤等,以及桡神经在旋后肌内行径异常,均可使神经受到过大压力而发生功能障碍。

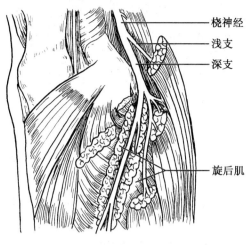

桡神经
浅支
深支

旋后肌

图 64-8　桡神经深支与旋后肌关系

【临床表现】通常表现为桡神经深支支配的肌肉不完全性麻痹，包括拇指外展、伸直障碍，2～5掌指关节不能主动伸直，而前臂旋后障碍可能较轻。腕关节可以主动伸直（桡侧腕伸肌不属桡神经深支支配），但偏向桡侧。没有虎口区感觉异常。电生理检查可见上述肌的失神经改变和前臂段桡神经运动传导速度减慢，而感觉传导速度正常。

【治疗】一旦诊断成立，即应行神经探查术，切开旋后肌腱弓减压、切除致压物，必要时作神经松解。术后桡神经深支功能恢复较好。

四、梨状肌综合征

梨状肌综合征（pyriformis muscle syndrome）是坐骨神经在臀部受到卡压的一种综合征，在下肢神经慢性损伤中最为多见。

【应用解剖】梨状肌是髋关节外旋肌群中最上一个。坐骨神经约85%经梨状肌下缘出骨盆，向下行于上孖肌、闭孔内肌、下孖肌、股方肌和臀大肌之间，然后移行于大腿后方支配大腿后侧及膝以下的运动和感觉。

【病因】臀部外伤出血、粘连、瘢痕形成；注射药物使梨状肌变性、纤维挛缩；髋臼后上部骨折移位、骨痂过大均可使坐骨神经在梨状肌处受压。此外，少数病人因坐骨神经出骨盆时行径变异，穿行于梨状肌内，当髋外旋时肌肉强力收缩可使坐骨神经受到过大压力，长此以往产生坐骨神经慢性损伤。

【临床表现】梨状肌综合征主要表现为坐骨神经痛，疼痛从臀部经大腿后方向小腿和足部放射。疼痛较剧烈、行走困难。检查时病人有疼痛性跛行，轻度小腿肌萎缩，小腿以下皮肤感觉异常。有时臀部可扪及条索状（纤维瘢痕）或块状物（骨痂）。4字试验时予以外力拮抗可加重或诱发坐骨神经痛，臀部压痛处 Tinel 征可阳性。有髋臼骨折病史者 X 线片上可显示移位的骨块或骨痂。

【鉴别诊断】

1. **腰椎间盘突出症**　梨状肌综合征易与腰椎间盘突出所致坐骨神经痛相混淆，但后者常有腰痛伴腰椎代偿性侧弯畸形，腹部加压可加重或诱发坐骨神经痛。坐骨神经损害范围与椎间盘突出部位相关。直腿抬高试验与加强试验阳性，而4字试验可为阴性。

2. **神经鞘膜瘤**　高位坐骨神经鞘膜瘤较为少见。其症状呈进行性加重，与活动或休息无关。臀部有较明显的 Tinel 征，但难以在局部扪及条索状的瘤体。有时可在超声图像上发现沿坐骨神经表面均匀增厚的回声带。手术和病理检查是最终确诊手段。

【治疗】早期梨状肌综合征可经保守治疗而得到缓解。如病因不能解除，已形成较重瘢痕粘连或有骨痂压迫、神经行径变异则需手术治疗。手术治疗效果与病程长短关系很大。

（黄富国）

第六十五章　运动系统慢性损伤

第一节　概　　论

运动系统慢性损伤（chronic damage of locomotion system）是临床常见的病损。参与运动的组织结构无论是骨、关节、肌肉、肌腱、韧带、筋膜、滑囊及其毗邻的血管、神经等，均可因反复的机械运动等而受到损害，表现出相应的临床症状和体征。运动系统的慢性损伤虽然对机体生命无明显影响且多不需要手术治疗，但其造成的慢性疼痛影响人们日常生活和工作，并会给病人心理健康造成影响，应早期诊断，早期治疗。多数慢性损伤可以预防并经过治疗后减轻或消除其症状，但若病因不消除容易复发。

【病因】　运动系统慢性损伤的原因复杂，常见原因有：①全身疾病造成的局部组织病理性紧张、痉挛；②由于环境温度变化引起局部血管痉挛，循环供给下降，局部代谢产物积聚；③长期、反复、持续地重复同一个姿势，工作、学习和职业动作，超越了人体局部的代偿能力，造成组织损伤并得不到及时修复；④操作中技术不熟练、注意力不集中、姿势不正确，使局部产生异常应力；⑤身体生理结构或姿态性异常，应力分布不均；⑥急性损伤后未得到正确的康复转为慢性损伤。

【分类】　按所累及的组织不同可分为四类：

1. **软组织慢性损伤**　包括肌、肌腱、腱鞘、韧带和滑囊的慢性损伤。

2. **骨的慢性损伤**　主要指在骨结构较纤细及易产生应力集中部位的疲劳性骨折。

3. **软骨的慢性损伤**　包括关节软骨和骨骺软骨的慢性损伤。

4. **周围神经卡压伤**　神经组织结构因频繁的重复活动造成神经损伤，或由于神经组织周围的结构增生、狭窄，造成局部的神经损伤。

【临床特点】　慢性损伤可累及机体的多处组织和器官，临床表现常有以下共性：①局部长期慢性疼痛，但无明确外伤史；②特定部位有一压痛点或肿块，常伴有某种特殊的体征；③局部炎症无明显急性炎症表现；④近期有与疼痛部位相关的过度活动史；⑤部分病人有可导致运动系统慢性损伤的姿势、工作习惯或职业史。

【治疗原则】　慢性损伤在一定程度上是可以预防的，应防治结合，去除病因，以防为主。反复发作者，治愈较困难。

1. **减少损伤性因素**　本病是由长期不良的体位性、姿势性及职业性的局部损害所致，限制致伤动作、纠正不良姿势、增强肌力、维持关节的非负重活动和适时改变姿势使应力分散，减少损伤性因素而增加保护性因素是治疗的关键，否则容易复发。

2. **物理治疗**　理疗、按摩等物理治疗可改善局部血液循环、减少粘连，软化瘢痕，有助于改善症状。局部可使用膏药，涂抹外用非甾体抗炎药或中药制剂后反复轻柔按摩增加其皮肤渗透性，减少局部炎症反应。

3. **合理应用非甾体抗炎药**　非甾体抗炎药物种类较多，是治疗运动系统慢性损伤的常用药物，对于减轻或消除局部炎症有明显疗效，可短期间断使用，长期使用会有不同程度的不良反应，其中以胃肠道黏膜损害最多见，其次为肝肾损害。使用时应注意以下几点：①短期用药；②病灶局限且较表浅者使用非甾体抗炎药的外用剂型；③为减少对胃肠道损害可用选择性环氧化酶2（COX-2）抑制剂、前体药物及各种缓释剂、肠溶片、栓剂等，也可以在应用非甾体抗炎药的同时加用胃黏膜保护剂；④对肾功能不全者可选用短半衰期、对肾血流量影响较小的药物;⑤为减少对肝功能的影响可选用结构简单、不含氮的药物,避免使用吲哚美辛和阿司匹林;⑥非甾体抗炎药应单用,合用的抗炎镇痛效果不但不会增加反而会使药物副作用倍增。

4. 合理、正确使用肾上腺糖皮质激素,局部注射有助于抑制损伤性炎症,减轻粘连,是临床上常用的行之有效的方法。但该方法有明确的适应证,多在表浅部位进行,并且不能反复多次使用,否则局部过量甾体类激素会引起肌腱、韧带等组织的退行性变加重。血糖控制不佳的糖尿病病人、免疫力低下的病人局部注射糖皮质激素容易发生感染。使用局部注射时必须注意:①诊断明确为慢性损伤性炎症,而非细菌性炎症或肿瘤;②严格无菌操作;③注射部位准确无误,不得误入血管或神经组织;④按规定剂量及方法进行;⑤注射后短期内局部出现肿胀甚或红热者,应警惕感染,除需严密观察、热敷等处理外应立即停止局部封闭。

5. **适时采用手术治疗** 对某些非手术治疗无效的慢性损伤,如狭窄性腱鞘炎、神经卡压综合征及腱鞘囊肿等可行手术治疗。

第二节 慢性软组织损伤

一、腰腿痛

腰腿痛是一组临床多见的症状,是指腰、腰骶、骶髂、臀部等处的疼痛,可伴有一侧或两侧下肢痛、马尾神经受压症状。除了致痛原因明确的椎间盘突出症、腰椎管狭窄症等疾病外,肌肉、韧带等软组织的慢性损伤也是造成症状的主要原因。由于腰腿痛临床表现多样,病程较长,治疗较困难,研究其病因对于预防具有重要的临床意义。腰腿痛仅仅是一组临床症状,治疗的关键是明确致痛原因,并做好鉴别诊断,亦应注意病人心理因素的影响。

【解剖生理】

1. 脊柱腰段呈生理性前凸,而骶段则后凸。脊柱是身体的支柱,在矢状位上呈 S 形,当直立活动时,各种负荷应力均集中在腰骶段,故该处容易发生急、慢性损伤及退行性变化。

2. 脊柱依靠椎间盘、关节突关节、前后纵韧带、黄韧带、棘上、棘间韧带、横突间韧带等将各脊椎连接而成。骶棘肌、腰背肌和腹肌等协助增强其稳定性。以上任何一种结构的病损,均会使脊柱的稳定及平衡受到破坏而产生症状。

3. 椎间盘是由上、下软骨终板,中心的髓核及四周的纤维环构成。软骨终板及髓核无血管和神经结构,椎间盘损伤后难以自行修复。

4. 不同姿势下腰椎间盘受力不同。以站立位脊柱负荷为 100% 计算,在坐位增加到 150% ,而站立前屈位为 210% ,坐位前屈达 270% 。用腰围支具后可减少负荷约 30% 。说明前屈位活动或负重是导致腰段脊柱退变或损伤的不良姿势,故相关职业劳动者(汽车驾驶员、铸造工等)易于发生腰腿痛。

5. 腰椎管狭窄或小关节退变、增生使神经根管及椎间孔狭窄,均可刺激或压迫马尾神经、腰神经根而出现相应的症状和体征。

6. 劳损与脊柱的生物力学密切相关。Denis 和 Ferguson 提出了脊柱三柱理论,认为脊柱的稳定性有赖于中柱的完整,并非取决于后方韧带复合结构。他们将脊柱分为前、中、后三柱。前柱:前纵韧带、椎体和椎间盘的前 2/3;中柱:后纵韧带、椎体和椎间盘的后 1/3;后柱:椎弓、黄韧带、棘间韧带。前柱为压力侧,后柱为张力侧(图 65-1)。腰部肌肉及其附着点的筋膜、韧带及骨膜的慢性损伤皆因腰部在活动时其位置较低,所受应力较大,三柱理论有利于对脊柱生物力学的理解。

【病因及分类】 腰腿痛的病因很多,创伤、炎症、肿瘤和先天性疾患等四大基本病因均可囊括在内,躯干的稳定性主要在脊柱,当辅助脊柱骨性结构稳定的软组织损伤时会使脊柱失稳,长时间会发生代偿性肥大增生退变,腰部肌肉组织长期呈紧张状态使小血管受压供氧不足,代谢产物聚积,刺激局部形成损伤性炎症,一些病人会发生非特异性腰背痛。腰腿痛的病因目前尚无全面、准确的分类方

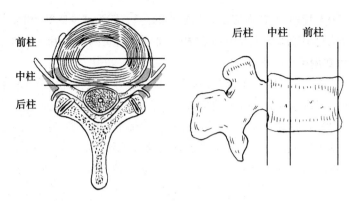

图 65-1　脊柱三柱区域

法,常见原因见表65-1。

表 65-1　腰腿痛病因分类

	脊柱	软组织	椎管	内脏
损伤	骨折和(或)脱位 椎弓崩裂 腰椎滑脱 椎间盘突出	腰扭伤 腰背筋膜脂肪疝 腰肌劳损 棘上、棘间韧带损伤 腰3横突综合征 臀上皮神经炎	陈旧性骨折、脱位 畸形 硬脊膜囊肿	肾挫伤
炎症	结核、骨髓炎 强直性脊柱炎 类风湿关节炎	纤维织炎 筋膜炎 血管炎 神经炎	蛛网膜炎 硬膜外感染 脊髓炎 神经根炎	消化性溃疡、胰腺 炎、前列腺炎、肾 炎、肾盂肾炎、盆 腔炎、上尿路结石
退变	腰椎骨关节炎 小关节紊乱 骨质疏松症		椎体后缘骨赘 椎管狭窄 黄韧带肥厚	内脏下垂
发育及姿势异常	脊柱裂 侧凸、后凸 移行椎 水平骶椎	脊肌瘫痪性侧弯	脊膜膨出 神经根和神经节 变异 血管畸形 神经根管发育性狭窄	游走肾 多囊肾
肿瘤及类肿瘤	血管瘤 转移性肿瘤 嗜酸性肉芽肿 骨巨细胞瘤 脊索瘤	脂肪瘤 纤维瘤 血管瘤	脊髓及神经根肿瘤	胰腺癌 盆腔肿瘤 肾肿瘤 腹膜后肿瘤

【疼痛性质及压痛点】

1. **疼痛性质**

(1) 局部疼痛:由病变本身或继发性肌痉挛所致。其部位较局限,多有固定的明显压痛点,用麻醉剂行局部封闭治疗,疼痛可在短期内迅速消失。

(2) 牵涉痛或感应痛:亦称反射痛。是指腰骶椎或腹膜、盆腔脏器疾病时,刺激传递到脊神经后根或脊髓丘脑束及相应的一二级神经元,使同一节段的神经元兴奋,在相应的皮肤支配区出现感觉异常。其疼痛部位较模糊,少有神经损害的客观体征,但可伴有肌痉挛。

（3）放射痛:神经根受到损害的特征性表现。疼痛沿受损神经向末梢放射,有较典型的感觉、运动、反射损害的定位体征。

2. 压痛点　病人在俯卧位、放松肌肉后易明确压痛点。表浅组织疾患的压痛点常有特定的部位,如棘上或棘间韧带劳损压痛点在该棘突表面或两相邻棘突之间;第3腰椎横突综合征压痛点在横突尖端;臀肌筋膜炎时压痛点多在髂嵴内下方;臀上皮神经炎的压痛点在髂嵴外1/3;腰肌劳损的压痛点在腰段骶棘肌中外侧缘;腰骶韧带劳损的压痛点在腰骶椎与髂后上棘之间等(图65-2)。深部结构病变(小关节、椎体、椎间盘等)仅在该结构的体表处有深压痛或叩痛,不如软组织病变时明确。

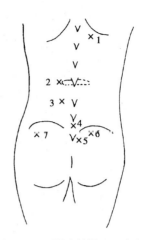

图65-2　**腰痛的常见压痛点**
1. 肋脊角　2. 第3腰椎横突尖　3. 骶棘肌　4. 腰5～骶1棘突间　5. 骶髂关节上部　6. 臀肌髂嵴起点　7. 臀上皮神经

【治疗】

1. 非手术治疗　绝大多数腰腿痛病人可经非手术治疗缓解或治愈。

（1）卧床休息,减少弯腰活动,佩戴腰围支具。避免一切损伤性因素。

（2）腰背肌锻炼。规律训练腰背肌可增加腰椎稳定性,也可延缓脊柱的退变。

（3）牵引、理疗、推拿和按摩。短期、适当牵引等方法可松弛痉挛的骶棘肌,降低椎间盘压力,减轻炎症反应对神经根的刺激。但应禁止暴力按摩。

（4）适当使用非甾体抗炎药。

2. 手术治疗　腰腿痛病因明确,如腰椎间盘突出症、腰椎管狭窄症等,经严格非手术治疗无效后,可考虑手术治疗。

二、颈肩痛

【解剖生理概要】

1. 解剖生理　脊柱颈段由7个颈椎,6个椎间盘构成。第1颈椎又称寰椎,由前、后弓和两侧块组成。第2颈椎又称枢椎,其椎体上方隆起形成齿状突,与寰椎的前弓构成寰齿关节。第1～7颈椎的横突有横突孔结构,椎动脉通过颈6～颈1横突孔进入颅底。

2. 颈椎之间连接的特点　①椎体间有五个关节相连,即椎间盘、两侧钩椎关节和两侧关节突关节;②后纵韧带在颈段较宽,其中部厚而坚实,颈部后纵韧带退变肥厚钙化是导致椎管狭窄,脊髓受压的一个重要原因;③颈椎的棘上韧带特别坚强,形成项韧带,有对抗颈椎前屈的作用。项韧带退变钙化也是造成颈肩痛的原因之一。

3. 颈椎的活动范围　在全脊柱中最大,头的屈伸活动主要发生在寰枕关节,旋转主要发生在寰枢关节,颈部的屈伸活动主要发生在下颈段。任何一节段活动受限后,相邻节段颈椎各关节及韧带所承受的应力均明显增加,从而导致关节、椎间盘、韧带的退变。

4. 颈项部神经结构复杂　①脊髓的三个生理性膨大中,以下颈段的颈膨大最为明显,使椎管变得相对狭窄,内部的神经结构更易受到压迫。②颈丛由颈1～颈4神经的前支组成,支配颈部肌肉、膈肌,及颈、枕、面部感觉。颈1～颈4神经的后支形成颈后丛,以颈2后支发出的枕大神经受刺激时,可出现枕下肌痛及同侧头皮感觉异常。③颈5～胸1脊神经前支组成臂丛,其分支支配肩胛、肩、胸肌及上肢肌群及皮肤。④颈脊髓没有交感神经的节前纤维,而是从上胸段脊髓发出,上升、换元后形成颈交感神经节和链。以后发出节后纤维,分别与颈脊神经吻合,有的尚与脑神经连接。颈部交感神经支配范围广,受到刺激可表现出多器官、多系统症状和体征。

可出现颈肩痛的疾病较多,以颈椎病和颈项部纤维组织炎最为多见,其病因及分类大致与腰腿痛相似。①颈椎病:病因、分型、临床表现及治疗见第六十七章第一节"一、颈椎病"。②颈项部纤维组织炎:颈项部纤维组织炎是由多种因素导致颈部筋膜肌肉内出现微循环障碍,组织渗出、水肿纤维性变而形成的一种非特异性的无菌性炎症。

【病因】

1. **急性创伤**　曾经发生的急性颈项部软组织创伤,未经及时正确治疗,转化为慢性创伤性炎症。

2. **慢性劳损**　本病好发于长期低头伏案工作者。因长时间案头工作,处于单一的特定姿势,或肩部持续性负重,形成慢性劳损。

3. **颈椎结构性异常**　如存在颈椎曲度异常或不稳时,机体为维持局部或全身的平衡状态而使肌肉长期处于紧张状态。

4. **环境因素**　寒冷和潮湿因素影响肌肉筋膜的营养和代谢,因此本病受天气状况影响较大。

5. **心理因素**　如抑郁、强迫症、慢性焦虑状态亦对本病的发生有一定的影响。

6. **其他**　某些病毒感染或风湿病和本病的发生亦有一定关联。

【临床表现】主要表现为颈项肩背部的慢性疼痛,晨起或天气变化及受凉后症状加重,活动后则疼痛减轻,常反复发作。急性发作时,局部肌肉痉挛、颈项僵直、活动受限。遭遇天气变化,寒冷潮湿、或身体过度劳累及精神紧张时症状加重。易被漏诊或过度检查治疗。

体格检查时可在疼痛区域内触摸到明显的痛点、痛性结节(筋膜脂肪疝)、索状物,局部肌肉痉挛,严重者颈椎活动受限但无神经受损的表现。一般只需辅以拍片或红外热像检查,就能初步诊断病情。

【诊断】结合病史、症状及体征多可做出诊断,病人多有风寒潮湿环境下的生活工作史或慢性劳损史,一般均有前述之典型症状体征,X线检查可显示一定程度的退变性改变,亦可无阳性发现,本病无需做 CT 或 MRI 等复杂检查。部分病人血沉加快,抗溶血性链球菌 O 阳性则提示其发病原因与风湿性活动有关。

【鉴别诊断】本病需与颈椎退变性疼痛,颈椎间盘突出症,肩周炎疾患等进行鉴别。本病常和颈椎退行性疾病并存,因其与早期退变性疾患治疗原则一致,鉴别困难者不妨在治疗中观察判定。

【治疗】本病以非手术治疗为主,针对病因采取相应措施,防治结合。非手术疗法可采用局部理疗,按摩,口服非甾体类抗炎药物治疗,局部明显疼痛者可采用肾上腺糖皮质激素封闭治疗,但任何治疗均应注意去除致病原因,如注意保暖,改善工作姿势等,否则本病虽经治疗可缓解,亦可反复发作。对有明确压痛点,末梢神经卡压者,可行局部点状或片状软组织松解术,将粘连、纤维化至筋膜及血管神经末梢束切开减压。

三、棘上、棘间韧带损伤

棘上韧带起于枕骨隆突,止于第5腰椎棘突,附着在棘突的表面。颈段的棘上韧带宽而厚,称为项韧带,胸段变得纤细,腰段又较为增宽,故中胸段棘上韧带损伤(trauma of supraspinous ligament)多见(图65-3)。棘间韧带是连接两个棘突之间的腱性组织,由三层纤维组成,其纤维之间交叉排列,易产生慢性损伤。这两种韧带主要作用为防止脊柱的过度前屈,往往同时发生损伤。由于腰5~骶1处无棘上韧带,且处于活动的腰椎和固定的骶椎之间,受力最大,故此处棘间韧带损伤(trauma of interspinous ligament)机会也

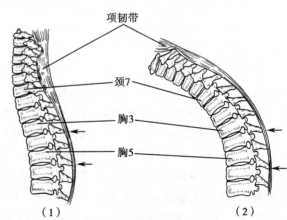

图65-3　棘上韧带损伤
(1)颈胸椎中立位棘上韧带示意图　(2)低头工作位。上一箭头为棘上韧带开始变薄处,下一箭头为棘上韧带相当薄弱处,此二处均承受较大张力

最大。

【病因及病理】长期伏案弯腰工作者,不注意定时改变姿势;脊柱因伤病不稳定,棘上、棘间韧带经常处于紧张状态产生小的撕裂损伤、出血及渗出。如伴有退行性变,则更易损伤。这种损伤性炎症刺激分布到韧带的腰神经后支的分支,即可发生腰痛。病程长者,韧带可因退变、坏死而钙化。棘上韧带与棘突连接部可因退变、破裂而从棘突上脱离。此外,因暴力所致棘上、棘间韧带破裂,如伤后固定、制动不良而形成较多瘢痕,也是慢性腰痛的原因。

【临床表现】多无明确外伤史。腰痛长期不愈,以弯腰时明显,但在过伸时因挤压病变的棘间韧带,也可引起疼痛。部分病人疼痛可向骶部或臀部放射,但不会超过膝关节。检查时在损伤韧带处棘突或棘间有压痛,但无红肿。有时可触及棘上韧带在棘突上滑动。棘间韧带损伤可通过超声或 MRI 证实。

【治疗】本病绝大多数可经非手术治疗治愈。若劳损因素仍然存在,不易短期内治愈。

1. 出现症状后应尽可能避免弯腰动作,为修复创造有利环境。

2. 局部注射糖皮质激素可明显缓解症状。如同时用腰围进行制动则可缩短疗程。

3. 理疗有一定疗效。推拿、按摩对本病帮助不大,仅能缓解继发性骶棘肌痉挛。

4. 病程长、非手术治疗无效者,有报道称可行筋膜条带修补术,但其疗效尚不肯定。

第三节 骨的慢性损伤

骨的慢性损伤包括因韧带、关节囊附着点的长期过度牵拉,退行性变所造成的肥大、增生和骨赘形成等;还包括由于损伤致骨血供障碍继发骨坏死,或由于应力集中而引起的疲劳骨折。前者除慢性积累损伤外,代谢、内分泌等因素也很重要。本节主要介绍疲劳骨折及慢性损伤所致骨缺血性坏死。

一、疲劳骨折

健康的骨组织发生骨折多是受到暴力所致。但在骨的某些相对纤细部位或骨结构形态变化大的部位易产生应力集中,当受到较长时间的反复、集中的轻微损伤后,首先发生骨小梁骨折,并随即进行修复。但在修复过程中继续受到外力作用,阻碍修复进程,骨吸收增加。这一过程不断反复,终因骨吸收大于骨修复而导致完全骨折。

疲劳骨折(fatigue fracture)或应力骨折(stress fracture)好发于第 2 跖骨干和肋骨,第 3、4 跖骨、腓骨远侧、胫骨近侧和股骨远侧也可发生。疲劳骨折中约 80% 发生于足部。

【病因】疲劳骨折的重要危险因素包括:疲劳性骨折的既往史、身体素质差、体力活动的量和强度增加、女性及月经不规律、身高体重指数(body mass index,BMI)低、钙及维生素 D 不足、骨的健康状况差、解剖异常及生物力学状况差。虽然慢性损伤是疲劳骨折的基本原因,但发生在不同部位时,各有其前驱因素,如病人有先天性第 1 跖骨短小畸形,则足掌负重点就从第 1 跖骨头转移到第 2 跖骨头,但第 2 跖骨干远较第 1 跖骨纤细,故易发生骨折。由于这种骨折常发生在新兵训练或长途行军之后,故又称为行军骨折;老人多患骨质疏松,如因慢性支气管炎而长期咳嗽,肋间肌反复强烈收缩可产生肋骨疲劳骨折。

【临床表现】

1. **症状** 损伤部位出现逐渐加重的疼痛为其主要症状。早期常为前足痛,这种疼痛在训练中或训练结束时尤为明显。

2. **查体** 有局部压痛及轻度骨性隆起,但无反常活动。少数可见局部软组织肿胀。

3. **X 线平片** 在出现症状的 2~3 周内常无明显异常,可能要数月后才会出现异常表现,如皮质增厚、硬化以及骨折线等。病程长者,骨折周围骨痂有增多趋势,但骨折线更为清晰,且骨折端有硬化征象(图 65-4)。因此,当临床疑有疲劳骨折,而 X 线检查阴性时,可考虑采用放射性核素骨显像或

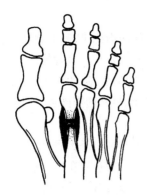

图 65-4　第 2 跖骨疲劳骨折

MRI 检查。

4. MRI　其敏感性与骨扫描相当但特异性较高。发病早期即可发现骨折区域水肿信号增强。

【治疗】　疲劳骨折治疗方法与暴力骨折相似。由于骨折多无移位,故仅需局部牢固的外固定和正确的康复功能锻炼。一经确诊应早期石膏固定 6～8 周,延迟治疗可以发生缺血性坏死造成病废。应注意的是,就诊较晚的疲劳骨折,因断端已有硬化现象,骨折愈合较为困难。合理治疗能获良好效果。但在恢复训练前必须制定妥善计划,纠正错误动作、姿势,避免多走路,以免再伤。老人肋骨疲劳骨折时,除了抗骨质疏松治疗外,还应治疗慢性咳嗽等原发疾病。

二、月骨缺血性坏死

又称 Kienbock 病,好发于 20～30 岁的青年人,属于骨的慢性损伤。

【病因】　月骨位于近排腕骨中心,活动度大,稳定性较差。其血供主要依靠桡腕关节囊表面小血管和腕骨间韧带内小血管。对腕部活动频繁者,尤其是某些手工业工人,风镐、振荡器操作者,长期对月骨产生振荡、撞击,使关节囊、韧带小血管损伤、闭塞,导致月骨缺血。而缺血的月骨骨髓内压力增高,进一步使循环受阻,产生缺血性坏死。

【临床表现】

1. 症状　缓慢起病,腕关节胀痛、乏力,活动时加重,休息后缓解。随疼痛加重,腕部逐渐肿胀、活动受限而无法坚持原工作。

2. 查体　腕背轻度肿胀,月骨区有明显压痛,叩击第 3 掌骨头时,月骨区疼痛。腕关节各方向活动均可受限,以背伸最明显。

3. X 线平片　早期无异常,数月后可见月骨密度增加,表面不光滑,形态不规则。骨中心有囊状吸收。周围腕骨有骨质疏松(图 65-5)。

4. 放射性核素骨显像　可早期发现月骨处有异常放射性浓聚。

【治疗】

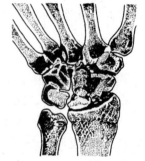

图 65-5　月骨缺血性坏死

1. 早期可将腕关节固定在背伸 20°～30° 位。固定期间定期行 X 线或核素骨显像检查,直到月骨形态和血供恢复为止。过早去除固定物,病变易复发。

2. 月骨已完全坏死、变形者,可行月骨切除。缺损处可用骨填充或人工假体植入。对于体力劳动者,若桡腕关节骨关节炎已非常严重,应考虑桡腕关节融合术。

第四节　软骨的慢性损伤

软骨慢性损伤包括骨骺软骨和关节软骨的慢性损伤。由于关节软骨慢性损伤的代表性疾病——骨关节炎已有专题介绍,故本节除髌骨软骨软化症外,重点讲解骨骺软骨的慢性损伤。

一、髌骨软骨软化症

髌骨是全身最大的籽骨,上极与股四头肌腱相连,下极由髌韧带固定于胫骨结节,通过增加股四头肌的力臂来提升伸膝功能。其关节面与股骨内、外髁相互形成髌股关节,膝关节屈伸时,髌骨在股骨内、外髁间由近到远呈 S 形滑动,称之为髌骨轨迹。髌骨受力平衡时才能在滑车沟内保持正确的运动轨迹。髌骨软骨软化症(chondromalacia patellae)是髌骨软骨面因慢性损伤后,软骨肿胀、侵蚀、龟裂、破碎、脱落,最后与之相对的股骨髁软骨也发生相同病理改变,从而形成髌股关节的骨关节炎。

【病因】

1. **先天性因素** 髌骨发育障碍、位置异常及股骨髁大、小异常;或后天性膝关节内、外翻,胫骨外旋畸形等,均可使髌骨不稳定,在滑动过程中髌股关节面压应力集中于某点,成为慢性损伤的基础。

2. 膝关节长期、用力、快速屈伸,增加髌股关节的磨损,如自行车、滑冰运动员的训练,是本病的常见原因。

3. 髌骨软骨的营养主要来自关节滑液,各种原因所致滑液成分异常,均可使髌骨软骨营养不良,易受到轻微外力而产生退行性变。

【临床表现】

1. **青年运动员较多见** 初期为髌骨下疼痛或膝前痛,开始训练时明显,稍加活动后缓解,过久训练又加重,休息后渐消失。随病程延长,疼痛时间多于缓解时间,以致不能下蹲,上、下台阶困难或突然打软腿无力而摔倒。

2. **髌骨边缘压痛** 伸膝位挤压研磨或推动髌骨可有摩擦感,伴疼痛。单纯髌骨软骨损害时无关节积液,后期形成髌股关节骨关节炎时,可继发滑膜炎而出现关节积液,积液较多时浮髌试验阳性。病程长者多伴有股四头肌萎缩,尤其以股内侧肌最为明显。

3. **X线平片** 早期无异常,晚期可见髌骨边缘骨赘形成,髌股关节面不平滑或间隙狭窄。X线平片尚可发现部分病因,如小髌骨、高位髌骨或股骨外髁低平等畸形。

4. **放射性核素骨显像** 检查时,侧位显示髌骨局限性放射性浓聚,有早期诊断意义。

【治疗】以非手术治疗为主。

1. 出现症状后,首先限制膝关节剧烈活动1~2周。同时进行股四头肌抗阻力锻炼,增加肌肉强度有利于维持良好的髌骨轨迹,增加膝关节稳定性。

2. 肿胀、疼痛突然加剧时,应行冷敷,48小时后改用湿热敷和理疗。

3. 关节内注射玻璃酸钠(透明质酸钠)可增加关节液的黏稠性和润滑功能,保护关节软骨,促进关节软骨的愈合和再生,缓解疼痛和增加关节活动度。通常每次注射2ml,每周1次,4~5次为一疗程。关节内注射醋酸泼尼松龙虽然可以缓解症状,但由于抑制糖蛋白、胶原的合成,对软骨修复不利,无菌操作不严格时甚至发生关节细菌性感染导致严重后果,故应慎用。

4. 经严格非手术治疗无效或有先天性畸形者可手术治疗。手术目的:①增加髌骨在股骨髁滑动过程中的稳定性。如外侧关节囊松解术、股骨外髁垫高术等。②刮除髌骨关节软骨上较小的侵蚀病灶,促进修复。③髌骨关节软骨已完全破坏者,有学者采用髌骨切除方法减轻髌股关节骨关节炎的发展,但术后膝关节明显无力。④髌股关节人工关节置换手术。

二、胫骨结节骨软骨病

胫骨结节是髌韧带的附着点。约16岁时该骨骺与胫骨上端骨骺融合,18岁时胫骨结节与胫骨上端骨融为一整体。故18岁前此处易受损而产生骨骺炎甚至缺血坏死。胫骨结节骨软骨病(osteochondrosis of the tibial tubercle)又名Osgood-Schlatter病。

【病因】股四头肌是全身非常强大的一组肌肉,其牵拉力通过髌骨、髌韧带常使尚未骨化的胫骨结节骨骺产生不同程度撕裂。男性青少年喜爱运动,在缺乏正确指导时往往发生这种损伤。

【临床表现】

1. 本病常见于9~14岁好动的儿童,女孩的发病年龄通常比男孩早1~2年。在积极参加体育运动的青少年中发病率约为20%,其中25%~50%为双侧发病,常有近期剧烈运动史。临床上以胫骨结节处逐渐出现疼痛、隆起为特点,疼痛与活动有明显关系。

2. 检查可见胫骨结节明显隆起,皮肤无炎症。局部质硬,压痛较重。作伸膝抗阻力动作、牵拉股四头肌或下蹲完全屈曲膝关节时疼痛加剧。

3. 典型临床表现者不需要进行 X 线摄影。对于非典型的病人,X 线平片可显示胫骨结节骨骺增大、致密或碎裂,周围软组织肿胀等(图 65-6)。

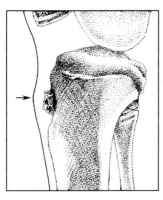

图 65-6　胫骨结节骨软骨病
骨骺撕裂,密度增大,软组织肿胀

【治疗】 本病通常是一种良性自限性疾病,大多数病人保守治疗有效果。通常在 18 岁后胫骨结节与胫骨上端骨化后,症状即自行消失,但局部隆起不会改变。有明显疼痛者,可予冰敷,短期内使用镇痛药或非甾体类消炎药,及穿戴胫骨结节保护垫。疼痛充分控制后,鼓励积极参与康复计划及理疗。该类病人既不需要也不推荐完全避免体育活动。通常不推荐局部注射皮质类固醇,因注入皮下不会有效,而骨骺又难以注入。曾有皮质类固醇注入皮下引起皮肤坏死,骨骺外露长期不愈者。偶有成年后尚有小块碎裂骨骺未与胫骨结节融合而症状持续,此时可行钻孔或植骨术以促进融合。手术治疗仅用于保守治疗失败的病人,通常应在胫骨近端生长板闭合后再实施手术,部分骨切除术或胫骨结节切除术都有利于缓解症状。

三、股骨头骨软骨病

本病为股骨头骨骺的缺血性坏死,又名为 Legg-Calve-Perthes 病、扁平髋等,是儿童全身骨软骨病中发病率较高且致残程度较重的一种骨软骨病。股骨头骨骺的骨化中心在 1 岁以后出现,18 ~ 19 岁骨化融合。在此年龄阶段中均有可能发病。由于各种原因所致的成人股骨头缺血性坏死不包括在本病范畴。

【病因】 本病的发病原因尚不清楚,大约 10% 病例为家族性的,多数学者认为慢性损伤是重要因素。外伤使骨骺血管闭塞,从而继发缺血坏死。股骨头骨骺的血供从新生儿到 12 岁有明显变化,在 4 ~ 9 岁期仅有一条外骺动脉供应骨骺,此时血供最差,即使是较轻外伤也可导致血供障碍。9 岁以后圆韧带血管参与股骨头骨骺的血供,故发病率开始下降。当骺板骨化融合后,干骺端血管进入股骨头内,即不再发生此病。

【病理】 股骨头骨骺发生缺血后,可有以下四个病理发展过程:

1. **缺血期** 此期软骨下骨细胞由于缺血而坏死,骨化中心停止生长,但骺软骨仍可通过滑液吸收营养而继续发育,因受刺激反可较正常软骨增厚。这一过程可延续数月到 1 年以上,因临床症状不明显而多被忽视。

2. **血供重建期** 新生血管从周围组织长入坏死骨骺,逐渐形成新骨。如外力损伤持续存在,新生骨又将吸收,被纤维肉芽组织所替代,因而股骨头易受压变形。此期可持续 1 ~ 4 年,是治疗的关键。如处理恰当,能避免发生髋关节的畸形。

3. **愈合期** 本病到一定时间后骨吸收可自行停止,继之不断骨化,直到纤维肉芽组织全部为新骨所代替。这一过程中畸形仍可加重,且髋臼关节面软骨也可受到损害。

4. **畸形残存期** 此期病变静止,畸形固定,随年龄增大最终将发展为髋关节的骨关节炎而出现相应的症状。

【临床表现】

1. 本病好发于 3 ~ 10 岁儿童,男女之比约为 6:1,单侧发病较多,10% ~ 20% 为双侧发病。

2. 髋部疼痛,且逐渐加重。少数病人以患肢膝内上方牵涉痛为首诊主诉,此时应注意同侧髋关节检查。随疼痛加重而出现跛行和摇摆步态。疼痛和跛行的程度与活动度有明显关系。

3. Thomas 征阳性。跛行,患肢肌萎缩,内收肌痉挛。患髋内旋、外展、后伸受限较重。晚期患肢较健侧稍有短缩。

4. 该病最初在 X 线平片上通常是正常的,初期可发现更小、密度更高的骨骺,内侧关节间隙扩大,生长板不规则以及模糊透射线的干骺端。可能出现新月征,这表示软骨下骨折。后期显示股骨头密度增高,骨骺碎裂、变扁,股骨颈增粗及髋关节部分性脱位等。其X线表现与病理演变过程有较密切关系(图65-7~图65-10)。

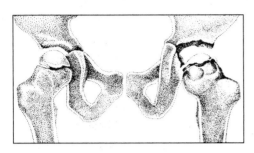

图65-7　股骨头骨软骨病,早期(左侧)骨化中心较健侧为小,密度增高,关节间隙增宽

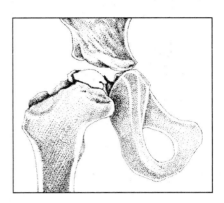

图65-8　股骨头骨软骨病,血供重建期骨化中心小而密度高,周围有新骨沉积,头和颈变形

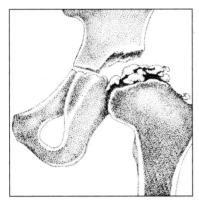

图65-9　股骨头骨软骨病,血供重建期骨化中心"碎裂",头扁平,颈宽粗

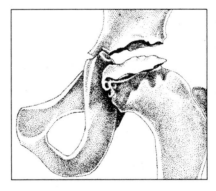

图65-10　股骨头骨软骨病,愈合期骨骺扁平,密度略深,无"碎裂",颈宽粗

5. 放射性核素骨显像　在病理性缺血期X线平片显示阴性,而骨显像已可发现放射性稀疏,股骨头灌注减少。用计算机对骨显像进行定量分析,病侧与健侧放射量的比值小于0.6则为异常,其早期诊断准确率大于90%。

【治疗】　目的是保持一个理想的解剖学和生物力学环境,预防血供重建期和愈合期中股骨头的变形。治疗原则为:①应使股骨头完全包容在髋臼内;②避免髋臼外上缘对股骨头的局限性压应力;③减轻对股骨头的压力;④维持髋关节良好的活动范围。

1. **非手术治疗**　用支架将患髋固定在外展40°、轻度内旋位。白天带支架用双拐下床活动,夜间去除支架将三角枕置于两腿之间,仍维持外展、内旋位。支架使用时间约1~2年,定期拍摄X线平片了解病变情况,直到股骨头完全重建为止。

2. **手术治疗**　包括滑膜切除术、股骨转子下内旋、内翻截骨术、骨盆截骨术及血管植入术等。针对病变不同时期、不同年龄可选择不同的手术方法。上述方法多可缓解病情,但难以完全恢复股骨头正常形态,早期诊断早期治疗是预防病残的关键。

第五节   其   他

一、滑囊炎

滑囊是位于人体摩擦频繁或压力较大处的一种缓冲结构,为一结缔组织扁囊,少数与关节腔相通,多数独立存在。囊壁分为两层,其外层为薄而致密的纤维结缔组织,内层为滑膜内皮细胞,有分泌滑液的作用,平时囊内有少量滑液。由于关节周围结构复杂,活动频繁,故人体滑囊多存在于大关节附近(图 65-11),这类滑囊每人均有,称为恒定滑囊,如髌前滑囊、鹰嘴滑囊、大粗隆滑囊和腘窝部滑囊等。另一类是为了适应生理和病理的需要而继发的,称为继发性滑囊或附加滑囊,如脊柱后凸畸形的棘突表面、皮下埋藏的内固定物尾端,跟腱后滑囊等,因局部摩擦增加可形成滑囊。根据滑囊存在的部位可分为皮下滑囊、肌腱下滑囊、肌肉下滑囊、筋膜下滑囊、韧带间滑囊、关节滑囊等。临床上以中老年女性坐骨结节滑囊炎(bursitis of ischial tuberosity)和趾滑囊炎(bursitis of big-toe)多见。

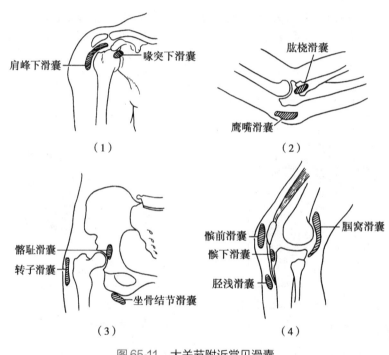

图 65-11   大关节附近常见滑囊
(1)肩部滑囊   (2)肘部滑囊   (3)髋部滑囊   (4)膝部滑囊

【病因及病理】滑囊炎(bursitis)根据其病因、性质可分为创伤性滑囊炎、化脓性滑囊炎、结核性滑囊炎、类风湿性滑囊炎、痛风性滑囊炎、化学性滑囊炎等。

滑囊炎有急慢性之分,以慢性滑囊炎多见。常与职业有关,如矿工的髌前滑囊炎和鹰嘴滑囊炎(矿工肘)。当滑囊受到过度的反复摩擦和挤压时,滑囊壁发生轻度的炎症反应,滑液分泌增多,同时液体渗出使滑囊膨大,所需时间常为几天或几周。急性期囊内积液为血性,以后呈黄色,慢性期则为黏液。在慢性滑囊炎中,囊壁水肿、肥厚或纤维化,滑膜增生呈绒毛状,有的囊壁或肌腱内有钙质沉着,影响关节活动。滑囊炎好发于骨结构突出的部位,长期、反复、集中和力量稍大的摩擦和压迫是产生滑囊炎的主要原因。如瘦弱老妇久坐硬凳所致坐骨结节滑囊炎,跪位工作者的髌前滑囊炎,长期穿尖而窄的皮鞋所致趾滑囊炎等。

【临床表现】无明显原因在关节或骨突出部逐渐出现一圆形或椭圆形肿物,缓慢长大伴压痛。在某些关节部位常伴有部分功能障碍,如肩峰下滑囊炎,常常表现为关节部位疼痛,亦可有局部压痛和放射痛。局部肿物表浅者可触及清晰的边界,有波动感,皮肤无细菌性炎症表现;部位深者,边界不清,有时可被误认为是实质性肿瘤,可做超声或 MRI 做出鉴别诊断。对重要关节部位的滑囊炎若不及时治疗,随着滑囊壁的增厚、粘连,关节滑动度将逐渐减少。晚期可见关节部位肌肉萎缩。

【治疗】

1. 避免继续摩擦和压迫,关节予以适当制动并辅以物理治疗后多数可消退。

2. 对于没有相对禁忌证的病人,主张开始治疗时使用 NASID,NSAID 可与局部注射联用,当禁用局部注射时 NSAID 也可单独使用。

3. 经穿刺抽出囊内枳液,然后注入醋酸泼尼松龙,加压包扎,有时可治愈。

4. 对非手术治疗无效者可考虑做滑囊切除术,但有复发可能。

二、狭窄性腱鞘炎

狭窄性腱鞘炎(narrow tenosynovitis)系指腱鞘因机械性摩擦而引起的慢性无菌性炎症改变。腱鞘分为两层,外层为纤维性鞘膜,内层为滑液膜,滑液膜又分为壁层和脏层。脏壁层两端形成盲囊,其间含有少量滑液,有润滑和保持肌腱活动度的功能。在日常生活和工作中,由于频繁活动引起过度摩擦,加之某些部位有骨性隆起或肌腱走行方向发生改变形成角度,这样就更加大了肌腱和腱鞘之间的机械摩擦力。这种机械性刺激可使腱鞘在早期发生出血、水肿、渗出等无菌性炎症反应。反复创伤或慢性迁延后则发生慢性纤维结缔组织增生、肥厚、粘连等病理变化,腱鞘的厚度可由正常时的 1mm 以内增厚至 2~3mm,由于腱鞘增厚致使腱鞘狭窄,腱鞘与肌腱之间发生不同程度的粘连,肌腱也发生变性。临床表现为局部疼痛、压痛及关节活动受限等。

腱鞘和骨形成弹性极小的"骨-纤维隧道"(图 65-12)。腱鞘的近侧或远侧缘为较硬的边缘,在掌指关节处腱鞘增厚最明显,称为环状韧带。肌腱在此韧带边缘长期、过度用力摩擦后,即可发生肌腱和腱鞘的损伤性炎症。四肢肌腱凡经过"骨-纤维隧道"处,均可发生腱鞘炎,如肱二头肌长头腱鞘炎、拇长伸肌和指总伸肌腱鞘炎、腓骨长、短肌腱鞘炎、指屈肌腱腱鞘炎、拇长屈肌腱鞘炎、拇长展肌与拇短伸肌腱鞘炎等。其中以后三种最多见,故作为代表介绍如下。

手与腕部狭窄性腱鞘炎是最常见的腱鞘炎,好发于长期、快速、过度用力使用手指和腕关节的中老年妇女、轻工业工人和管弦乐器演奏家等。在手指常发生屈肌腱鞘炎,又称弹响

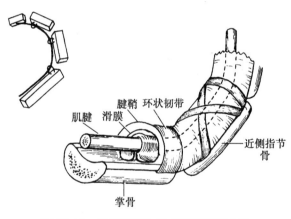

图 65-12　屈指肌腱的骨-纤维隧道示意图

指或扳机指;拇指为拇长屈肌腱鞘炎,又称弹响拇;在腕部为拇长展肌和拇短伸肌腱鞘炎,又称桡骨茎突狭窄性腱鞘炎。

【病因】手指长期快速活动,如织毛衣、管弦乐的练习或演奏等;手指长期用力活动,如洗衣、书写文稿、打字机、电脑操作等慢性劳损是主要病因。如病人本身有先天性肌腱异常(小儿拇长屈肌腱鞘炎)、类风湿关节炎、产后、病后虚弱无力等更易发生本病。

【病理】狭窄性腱鞘炎并非单纯腱鞘的损伤性炎症,肌腱和腱鞘均有水肿、增生、粘连和变性。腱鞘的水肿和增生使"骨-纤维隧道"狭窄,进而压迫本已水肿的肌腱,在环状韧带区腱鞘腔特别狭窄而坚韧,故使水肿的肌腱被压成葫芦状,阻碍肌腱的滑动。如用力伸屈手指,葫芦状膨大部在环状韧带处强行挤过,就产生弹拨动作和响声,并伴有疼痛,故称弹响指(图 65-13)。

【临床表现】

1. 弹响指和弹响拇　起病缓慢。初时,晨起患指发僵、疼痛,缓慢活动后即消失。随病程延长逐渐出现弹响伴明显疼痛,严重者患指屈曲,不敢活动。各手指发病的频度依次为中、环指最多,示、拇

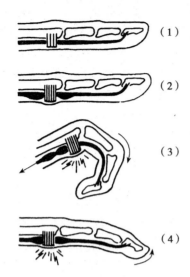

图 65-13　弹响指发生机制示意图
(1) 正常肌腱和腱鞘　(2) 发病后肌腱呈葫芦形肿大,腱鞘肿胀
(3) 手指主动屈曲时,远侧膨大挤过狭窄的腱鞘,发生弹响
(4) 手指伸直时也同样发生弹响

指次之,小指最少。病人主诉疼痛常在近侧指间关节,而不在掌指关节。体检时可在远侧掌横纹处触及黄豆大小的痛性结节,屈伸患指该结节随屈肌腱上、下移动,或出现弹拨现象,并感到弹响即发生于此处。

小儿拇长屈肌腱鞘炎常为双侧性,表现为拇指屈伸时发生弹响,或指间关节交锁于屈曲位,掌指关节皮下可触及痛性结节。细心家长可在出生后数月内发现,有的则在 3～4 岁才注意到。

2. 桡骨茎突狭窄性腱鞘炎　腕关节桡侧疼痛,逐渐加重,无力提物。检查时皮肤无炎症表现,在桡骨茎突表面或其远侧有局限性压痛,有时可触及痛性结节。握拳尺偏腕关节时,桡骨茎突处出现疼痛,称为 Finkelstein 试验阳性(图 65-14)。

【治疗】

1. 通常在初始治疗中使用保守疗法,包括调整手部活动、夹板固定或(和)短期使用 NSAID。对于保守治疗后症状未能改善的病人,可行局部糖皮质激素注射。对于症状严重或扳机征发作频繁的病人,首次就诊时即注射糖皮质激素可能有益。但注射一定要准确,可直接注射到腱鞘邻近的骨膜附近,注入皮下则无效,一旦注入桡动脉浅支,则有桡侧三个手指血管痉挛或栓塞导致指端坏死可能。

2. 非手术治疗无效时可考虑行狭窄的腱鞘切开减压术:注意牵开切口两侧的皮神经和血管,充分显露腱鞘。此时被动活动病人手指,可见到膨大的结节在腱鞘狭窄处上、下移动。认准腱鞘狭窄增厚范围,用尖刀沿着肌腱方向纵向从一侧切开腱鞘,切开范围要足够长,再将切开的腱鞘的两侧各剪去约 0.3cm,以彻底解除狭窄避免复发。如仅行狭窄处切开,有时会发生再粘连而症状复发(图 65-15)。

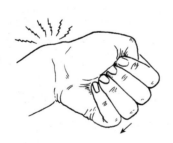

图 65-14　握拳尺偏试验(Finkelstein 试验)

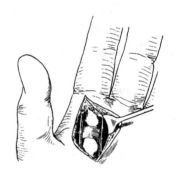

图 65-15　弹响指术中所见

3. 小儿先天性狭窄性腱鞘炎保守治疗通常无效,应行手术治疗。

三、腱鞘囊肿

腱鞘囊肿(ganglion)是关节附近的一种囊性肿块,病因尚不太清楚。慢性损伤使滑膜腔内滑液增多而形成囊性疝出,或结缔组织黏液退行性变可能是发病的重要原因。目前临床上将手、足小关节处的滑液囊疝(腕背侧舟月关节、足背中跗关节等处)和发生在肌腱的腱鞘囊肿统称为腱鞘囊肿。而大关节的囊性疝出另行命名,如膝关节后方的囊性疝叫腘窝囊肿,或 Baker 囊肿。

【临床表现】

1. 本病以女性和青少年多见。腕背、桡侧腕屈肌腱及足背发病率最高,手指掌指关节及近侧指间关节处也常见到。

2. 病变部出现一缓慢长大肿物,肿物较小时无症状,长大到一定程度活动关节时有酸胀感。检查可发现 0.5~2.5cm 的圆形或椭圆形肿物,表面光滑,不与皮肤粘连。因囊内液体充盈,张力较大,扪之如硬橡皮样实质性感觉。如囊颈较小者,略可推动;囊颈较大者,则不易推动,易误诊为骨性肿物。重压肿物有酸胀痛。用粗针头穿刺可抽出透明胶冻状物。

【治疗】腱鞘囊肿有时可被挤压破裂而自愈。临床治疗方法较多,但复发率高。

1. **非手术治疗** 囊内容物排出后,在囊内注入药物或留置可取出的无菌异物(如缝扎粗丝线),并加压包扎,使囊腔粘连而消失。通常是在囊内注入醋酸泼尼松龙 0.5ml,然后加压包扎。本方法简单、痛苦较少,但有一定复发率。

2. **手术治疗** 手指腱鞘囊肿一般较小,穿刺后复发率较高,多次复发者可手术切除。术中应完整切除囊肿,勿残留囊壁。如系腱鞘发生者,应同时切除部分相连的腱鞘;如系关节囊滑膜疝出,应在根部缝扎切除,同时修复关节囊以减少复发。

四、肱骨外上髁炎

肱骨外上髁炎(lateral humeral epicondylitis)是伸肌总腱起点处的一种慢性损伤性炎症,因早年发现网球运动员易患此病,故又称"网球肘"(tennis elbow)。

【病因及病理】

1. 在前臂过度旋前或旋后位,被动牵拉伸肌(握拳、屈腕)和主动收缩伸肌(伸腕)将对肱骨外上髁处的伸肌总腱起点产生较大张力,如长期反复这种动作即可引起该处的慢性损伤。因此,凡需反复用力活动腕部的职业和生活动作均可导致这种损伤,如网球、羽毛球、乒乓球运动员、钳工、厨师和家庭妇女等。少数情况下,平时不做文体活动的中、老年文职人员,因肌肉软弱无力,即便是短期提重物也可发生肱骨外上髁炎。

2. 肱骨外上髁炎的基本病理变化是慢性损伤性炎症。虽然炎症较局限,但其炎症的范围在每个病人却不尽相同:有的仅在肱骨外上髁尖部,以筋膜、骨膜炎为主;有的在肱骨外上髁与桡骨头之间,以肌筋膜炎或肱桡关节滑膜炎为主。

【临床表现】病人逐渐出现肘关节外侧痛,在用力握拳、伸腕时疼痛加重以致不能持物。严重者拧毛巾、扫地等细小的生活动作均感困难。检查时,仅在肱骨外上髁、桡骨头及二者之间有局限性、极敏锐的压痛(图 65-16)。皮肤无炎症,肘关节活动一般不受影响。伸肌腱牵拉试验(Mills 征):伸肘,握拳,屈腕,然后前臂旋前,此时肘外侧出现疼痛为阳性。有时疼痛可牵涉到前臂伸肌中上部(图 65-17)。

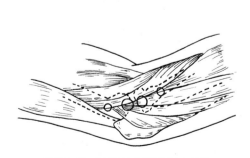

图 65-16 肱骨外上髁炎压痛部位

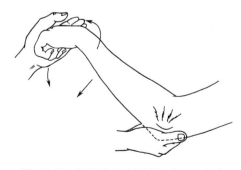

图 65-17 前臂伸肌牵拉试验(Mills 征)

【治疗】非手术治疗对绝大多数病人有效。

1. 限制以用力握拳、伸腕为主要动作的腕关节活动是治疗和预防复发的关键。

2. 封闭疗法,在压痛点注射醋酸泼尼松龙或得宝松 1ml 和 2% 利多卡因 1~2ml 的混合液,一般可取得良好的近期效果。

3. 对不能间断训练的运动员,应适当减少运动量,同时在桡骨头下方伸肌部位捆扎弹性保护带,以减少腱起点处的牵张应力。

4. 对非手术治疗效果不佳的顽固疼痛者,可施行伸肌总腱起点剥离松解术或卡压神经血管束切除术,或结合关节镜手术。

五、粘连性肩关节囊炎

粘连性肩关节囊炎(adhesive capsulitis of shoulder)又称肩周炎、冻结肩、五十肩等。本病是因多种原因致肩盂肱关节囊炎性粘连、僵硬,以肩关节周围疼痛、各方向活动受限为特点,尤其是外展外旋和内旋后伸活动。冻结肩可为原发性(或特发性)疾病,但也常与其他疾病和情况有关。

【病因】

1. **肩部原因**　①本病大多发生在 50 岁左右的人,软组织退行性变,对各种外力的承受能力减弱是基本因素;②长期过度活动,姿势不良等所产生的慢性损伤是主要的激发因素;③上肢外伤后肩部固定过久,肩周组织继发萎缩、粘连;④肩部急性挫伤、牵拉伤后治疗不当等。

2. **肩外因素**　颈椎病、心、肺、胆道疾病发生的肩部牵涉痛,因原发病长期不愈使肩部肌持续性痉挛、缺血而形成炎性病灶,转变为真正的粘连性肩关节囊炎。糖尿病病人发生冻结肩的风险更大,患病率为 10%~20%。冻结肩也与甲状腺疾病、长期制动、脑卒中和自身免疫性疾病有关。

【病理】　肌肉和肌腱、滑囊(三角肌下滑囊、肩峰下滑囊、喙突下滑囊)以及关节囊发生慢性损伤和炎症。成纤维细胞和成肌细胞增生、Ⅰ型和Ⅲ型胶原增多使关节囊慢性纤维化而增厚;此外,加上滑膜充血、水肿最终导致关节囊腔粘连、狭窄。喙肱韧带呈束带状增厚挛缩是外旋受限的主要原因。

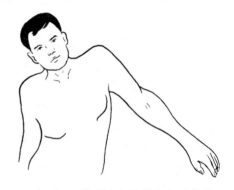

图 65-18　粘连性肩关节囊炎时的外展姿势实为躯干代偿侧弯

【临床特点】

1. 本病有自限性,一般在 6~24 个月可自愈,但部分不能恢复到正常功能水平。

2. 本病多为中老年患病,女性多于男性,左侧多于右侧,亦可两侧先后发病。

3. 肩各方向主动、被动活动均不同程度受限,以外旋外展和内旋后伸最重(图 65-18)。逐渐出现肩部某一处局限性疼痛,与动作、姿势有明显关系。随着病程延长,疼痛范围扩大,并牵涉到上臂中段,同时伴肩关节活动受限。若勉强增大活动范围会引起剧烈锐痛。严重时患肢不能梳头和反手触摸背部。夜间因翻身移动肩部而痛醒。初期病人尚能指出明确的痛点,后期疼痛范围扩大。

4. **影像学**　X 线平片见肩关节结构正常;可有不同程度骨质疏松,MRI 见关节囊增厚,肩部滑囊可有渗出,MRI 对鉴别诊断意义较大。

【鉴别诊断】

1. **肩袖损伤**　①60 岁以上老人,肩颈痛,肩关节无力;②被动活动范围基本正常;③疼痛弧;④落臂征;⑤超声、MRI 有肩袖撕裂的特征性表现。

2. **肩峰下撞击综合征**　①肩外侧痛(夜间痛);②外展、上举障碍;③X 线平片显示肩峰、肱骨大结节硬化,骨赘形成;④超声、MRI 排除肩袖损伤。

3. **肩关节不稳**　①外伤史(骨折脱位);②肩周痛、无力;③影像检查:可见肱骨头或关节盂部分缺失;④关节镜可见骨或关节囊损伤征。

4. **颈椎病**　①有神经根刺激症状;②肩关节被动活动大致正常且无痛;③X 线平片,斜位相应椎间孔狭窄;④肌电图提示神经根性损伤。

5. 其他　①永久起搏器后肩周痛;②肩胛背神经卡压综合征;③锁骨外端骨折,锁骨沟钢板使用后;④胸腔内或颈肩部炎症、肿瘤疾患。

【治疗】　目的:缓解疼痛,恢复功能,避免肌肉萎缩。

1. 早期给予理疗、针灸、适度的推拿按摩,可改善症状。

2. 痛点局限时,可局部注射醋酸泼尼松龙,能明显缓解疼痛。

3. 疼痛持续、夜间难以入睡时,可短期服用非甾体抗炎药。

4. 无论病程长、短,症状轻、重,均应每日进行肩关节的主动活动,活动以不引起剧痛为限。

5. 对症状持续且重者,以上治疗无效时,在麻醉下采用手法或关节镜下松解粘连,然后再注入类固醇或透明质酸钠,可取得满意疗效。

6. 肩外因素所致粘连性肩关节囊炎除局部治疗外,还需对原发病进行治疗。

(薛庆云)

第六十六章 股骨头坏死

股骨头坏死(necrosis of the femoral head)为股骨头血供中断或受损,引起骨细胞及骨髓成分死亡及随后的修复,继而导致股骨头结构改变,股骨头塌陷,引起病人关节疼痛、关节功能障碍的疾病,是骨科领域常见的难治性疾病之一。

【病因】 股骨头缺血性坏死属于缺血性骨坏死(ischemic necrosis of the bone),骨组织局部缺血改变,使骨组织失去血液供应或其血液循环发生障碍导致骨系统的细胞死亡和骨组织结构的破坏,也称为无菌性骨坏死(aseptic osteonecrosis)或无血管性骨坏死(avascular osteonecrosis),实际上是由于骨缺血造成的骨梗死(infarction)。

关于股骨头坏死的发病机制,目前仍存在争议。大多数专家认为该病是由遗传易感性、代谢因素和影响血供的局部因素(如血管损伤、骨内压升高和机械应力)联合作用导致的。

股骨头的血液循环目前已有深入的研究和明确的结果。供应股骨头、颈的血供共有四个来源,即旋股内、外侧动脉、闭孔动脉及股骨滋养动脉,除小部分通过股骨头的圆韧带外,大部分从关节囊进入,其中旋股内侧动脉最为重要(图 66-1)。股骨颈骨折或髋关节脱位后损伤其滋养血管,或因手术所致的血管损伤,都与股骨头、颈的预后有非常密切的关系。

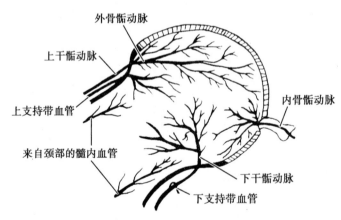

图 66-1 股骨头、颈的血供

股骨头坏死的病因较多,总体上可分为两大类。

1. **创伤性因素** 为股骨头坏死的常见原因。股骨颈骨折、髋关节外伤性脱位及股骨头骨折均可引起股骨头坏死。

2. **非创伤性因素** ①肾上腺糖皮质激素:临床中此种病因导致的股骨头坏死较多见。可能是激素导致的脂肪栓塞、血液处于高凝状态、引起血管炎、骨质疏松等骨小梁强度下降容易塌陷等原因造成股骨头坏死。②乙醇中毒:我国北方地区多见,可能与乙醇引起肝内脂肪代谢紊乱有关。饮用多少乙醇可以引起股骨头坏死并无明确标准,与个体差异有关,但过量摄入乙醇肯定是造成股骨头坏死的一个重要因素。③减压病:是人体所处环境的气压骤然降低,使血液中释放出来的氮气在血管中形成栓塞而造成的综合征。如沉箱工作人员、深海潜水员等。氮气在富有脂肪组织的骨髓中大量堆积而引起骨坏死。④镰状细胞贫血:原因系血液黏稠性增高,血流变慢而形成血栓,造成局部血供障碍引起骨坏死。⑤其他:系统性红斑狼疮、抗磷脂综合征、戈谢病、易栓症等。⑥特发性股骨头坏死:一般在排除了以上已知的因素后仍不能得出明确病因的股骨头坏死可称为特发性股骨头坏死。

造成股骨头坏死常见的病因见表66-1。

表66-1　股骨头坏死的病因

股骨颈骨折	胰腺炎
创伤性髋关节脱位	高血脂
无骨折或脱位的髋关节创伤	烧伤
Legg-Calve-Perthes 病	痛风
过度饮酒	戈谢病
慢性肝病	放射病
长期或大量应用糖皮质激素	动脉硬化和其他血管堵塞疾病
肾移植	股骨头骨骺滑脱
红斑狼疮和其他胶原血管疾病	髋关节重建外科（金属杯成形、股骨颈楔形截骨、滑膜切除术）
潜水病或减压病	髋关节整复（包括先天性髋关节发育不良的治疗，应用牵引纠正骨骺滑移）
镰状细胞贫血	特发性坏死
各种血红蛋白及凝血疾患	

【病理】　各种病因对股骨头造成损害的程度取决于血液循环阻断的范围及时间的长短。

疾病的早期，由于滑液能提供营养，关节软骨没有改变。伤后早期即见修复现象，从血液循环未受破坏区，即圆韧带血管供应区长入血管纤维组织。坏死的骨髓碎片被移除，新生骨附着在坏死的骨小梁上，以后坏死骨被逐渐吸收。实际上，所有股骨颈骨折最初均有一定程度的缺血性骨坏死，常常涉及股骨头的很大一部分，但是这些股骨头只有极少一部分能在临床及X线平片上表现出缺血性坏死征象，这是由于大多数病例获得了修复的结果。

若股骨头坏死未能及时修复，则逐步发展为典型的缺血性坏死表现。

1. **肉眼观察**　早期表现为髋关节滑膜增厚、水肿、充血。股骨头软骨较完整，但随着病变逐渐加重，可出现软骨表面压痕，关节软骨下沉，触之有乒乓球样浮动感，甚至发生软骨龟裂、剥脱，使软骨下骨质外露。更严重者可出现股骨头变形，头颈交界处明显骨质增生。髋臼软骨表面早期无改变，晚期常出现软骨面不平整，髋臼边缘骨质增生等退行性骨关节炎改变。有时可有关节内游离体。

2. **显微镜检查**　沿股骨头的冠状面做一整体大切片，股骨头坏死的病理改变较恒定，典型的可分为以下五层。

A层：为关节软骨，股骨头各部位软骨改变不一，有些部分正常，有些部分软骨表面粗糙不平，细胞呈灶状坏死。软骨基质变为嗜酸性。有的软骨呈瓣状游离，但软骨并未死亡，可能滑液仍能供其营养。软骨之下附着的薄层骨质，称之为软骨下骨。如软骨下骨很薄，则细胞仍存活，较厚的软骨下骨细胞常无活力。

B层：为坏死的骨组织。镜下可见这部分骨质已坏死。陷窝中骨细胞消失，细胞被一些无细胞结构的坏死碎片所代替。坏死区内常见散在的钙化灶。

C层：为肉芽组织。包绕在坏死骨组织周围，其边缘不规则。镜下可见炎性肉芽组织，有泡沫样细胞及异物巨噬细胞。某些部分可见纤维组织致密，缺少血管。有的部分纤维组织疏松，有血管。靠近坏死骨部分，有大量破骨细胞侵蚀坏死骨表面，并可见新生的骨组织。

D层：为反应性新生骨。镜下可见坏死骨的活跃修复及重建，在坏死骨小梁的支架上有新骨沉积，大量新生骨形成，骨小梁增粗。

E层：为正常组织。股骨颈上的正常骨组织，这一层的骨小梁与D层相比较细。含有丰富的髓细胞（图66-2）。

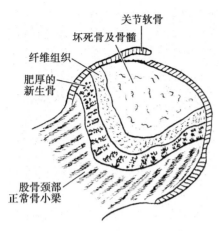

关节软骨

坏死骨及骨髓

纤维组织

肥厚的
新生骨

股骨颈部
正常骨小梁

图 66-2　坏死股骨头的冠状面

【临床表现及诊断技术】

1. 临床表现　非创伤性股骨头坏死多见于中年男性,双侧受累者占 50%～80%。早期多为腹股沟、臀部和大腿部位为主的关节痛,偶伴有膝关节疼痛。疼痛间断发作并逐渐加重,如果是双侧病变可呈交替性疼痛。股骨头坏死早期可无临床症状,常通过拍摄 X 线平片而发现。

股骨头坏死的典型体征为腹股沟区深部压痛,可放射至臀或膝部,"4"字试验(Patrick's sign)阳性。体格检查还可有内收肌压痛,髋关节活动受限,其中以内旋、屈曲、外旋活动受限最为明显。

本病与外伤、酗酒、应用激素等密切相关,诊断时需详细全面地询问外伤史、生活习惯、职业、既往病史和用药史等。

2. 诊断技术

（1）X 线平片:在股骨头坏死的诊断中仍有不可替代的作用。股骨头血液供应中断后 12 小时骨细胞即坏死,但在 X 线平片上看到股骨头密度改变至少需要 2 个月或更长时间。X 线平片体位主要包括正位及蛙式侧位,蛙式侧位可补充显示正位片的重叠部分。X 线平片诊断股骨头坏死可分为四期。

Ⅰ期(软骨下溶解期):股骨头外形完整,关节间隙正常,股骨头负重区关节软骨下骨质中可见 1～2cm 宽的弧形透明带,构成"新月征"(crescent sign),此为坏死松质骨塌陷并与关节软骨分离的表现。这一征象在诊断股骨头坏死中有重要价值,但易于忽视,读片时应仔细观察。

Ⅱ期(股骨头修复期):股骨头外形完整,关节间隙正常,股骨头负重区关节软骨下骨质密度增高,周围可见点状及斑片状密度减低区及囊性改变,病变周围常见一密度增高的硬化带包绕着上述病变区。

Ⅲ期(股骨头塌陷期):股骨头负重区的软骨下骨呈不同程度的变平和塌陷,股骨头失去了圆而光滑的外形,软骨下骨的骨密度增高。关节间隙仍保持正常宽度。Shenton 线基本保持连续。

Ⅳ期(股骨头脱位期):股骨头负重区严重塌陷,股骨头变扁平,股骨头内下方骨质一般均无塌陷。股骨头外上方,即未被髋臼所遮盖处,因未承受压力,而成为一较高的残存突起。股骨头向外上方移位,Shenton 线不连续。关节间隙可以变窄,髋臼外上缘常有骨赘形成,呈现继发性髋关节骨关节炎的表现。

（2）CT:可发现早期细微骨质改变,确定是否存在骨塌陷,及显示病变延伸范围,从而为治疗方案的选择提供帮助。

CT 较 X 线平片显示股骨头坏死更为敏感,但不如核素扫描及 MRI 敏感。CT 三维重建图像可以更好地评价股骨头的变形和塌陷程度。

（3）MRI:是一种有效的非创伤性的早期诊断方法。大多表现为股骨头前上部异常信号:T_1WI 为条带状低信号;T_2WI 为低信号或内高外低两条并行信号影,即双线征(double-line sign)。双线征中外侧低信号带为增生硬化骨质,内侧高信号带为肉芽纤维组织修复所致(图 66-3)。邻近的头颈部可见骨髓水肿,关节囊内可有积液。

（4）放射性核素扫描及 γ 闪烁照相:放射性核素扫描及 γ 闪烁照相对于股骨头缺血性坏死的早期诊断具有很大的价值,特别是当 X 线检查尚无异常所见、而临床又高度怀疑有骨坏死时。放射性核素扫描及 γ 闪烁照相与 X 线平片检查相比,常可提前 3～6 个月诊断股骨头缺血性坏死,其准确率可达 91%～95%。核素扫描如出现热区中有冷区(cold in hot)可确诊。如股骨头部无放射性核素浓集,表明该区缺乏血液供应,^{99m}Tc 的吸收能力差。如在放射性核素缺损区周围有一条放射性核素浓集带,表明失去血运的股骨头周边已有血管长入及组织修复现象,上述情况见于股骨头缺血性坏死的早期。如股骨头部出现放射性浓集,表明该区 ^{99m}Tc 吸收能力强,提示该区存在着血管再生及组织修复

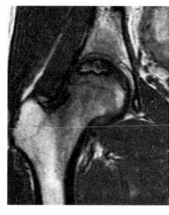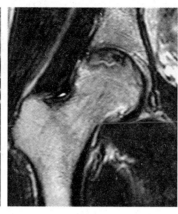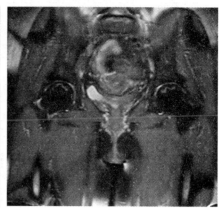

图 66-3　股骨头坏死的 MRI 表现

过程,见于股骨头缺血性坏死的后期。

（5）组织学检查:很大程度上已被 MRI 取代,为创伤性操作,但为可靠的诊断手段。骨细胞空陷窝多于 50%且累及毗邻的多根骨小梁,骨髓坏死。

【临床分期】　目前已存在很多股骨头坏死的分期系统,国际骨循环研究协会(Association of Research Circulation Osseous ,ARCO)制定的分期系统如下:

0 期:所有诊断性检查均正常,仅根据组织学检查结果做出诊断。

1 期:X 线平片和 CT 正常,MRI 及活检阳性,受累程度为 A、B 或 C(分别为<15% 、15% ~ 30% 及 >30%)。

2 期:放射影像学检查结果为阳性但无塌陷(无新月征),受累程度为 A、B 或 C。

3 期:X 线平片或者 CT 或断层照片上可见圆顶早期变扁和(或)新月征,受累程度为 A、B 或 C,并以凹陷程度(以 mm 计)进一步表征。

4 期:X 线平片上可见股骨头变扁及关节间隙变窄,以及骨关节炎的其他放射影像学征象。

【治疗】　在股骨头坏死的治疗中首先应明确诊断、病因、分期等因素,同时也要考虑病人年龄、身体一般状况、单髋或是双髋受损、劳动能力、日常活动水平等因素,根据病人具体情况制定出最佳的个体化治疗方案。

1. 非手术疗法　包括保护性负重、药物治疗、物理治疗及康复锻炼等。适用于非负重面坏死且病灶范围小,头外形基本正常且广泛硬化的病例。病变侧应严格避免负重,可扶拐、用助行器行走,不提倡使用轮椅。非甾体抗炎药、抗凝药、血管扩张剂、双磷酸盐等对特定类型病人可能有一定疗效。中药和物理治疗也有一定的疗效。

2. 手术疗法

（1）髓芯减压术(core decompression):可降低骨内压,减轻疼痛,改善静脉回流,有助于血管长入。

（2）带血管蒂骨移植:常用带血管蒂髂骨、腓骨移植,结合显微手术操作。适用于股骨头无塌陷或轻度塌陷者。

（3）截骨术:常见的术式为经转子间旋转截骨术及其改良术式。

（4）关节置换术:对于髋臼和股骨头均受累、出现骨关节炎的表现、明显影响病人生活质量者可考虑行全髋关节置换术。目前髋关节假体种类较多,应根据病人个体情况选择假体类型。

（薛庆云）

第六十七章　颈、腰椎退行性疾病

第一节　颈椎退行性疾病

一、颈椎病

颈椎病(cervical spondylosis)是指因颈椎间盘退变及其继发性改变,刺激或压迫相邻脊髓、神经、血管等组织而出现一系列症状和体征的综合征。

【病因及病理】颈椎功能单位由两个相邻椎体、椎间盘、关节突关节和钩椎关节(又称 Luschka 关节或钩突)构成。颈椎由于活动度较大,因而容易退变。颈椎病的病因包括以下几个方面。

1. **颈椎间盘退行性变**　是颈椎病发生和发展的最基本原因。由于椎间盘退变而使椎间隙狭窄,关节囊、韧带松弛,脊柱活动时稳定性下降,进而引起椎体、关节突关节、钩椎关节、前后纵韧带及黄韧带等的变性、增生和钙化。如此形成颈段脊柱不稳定的恶性循环,最后出现脊髓、血管或神经刺激或压迫的表现。

2. **损伤**　急性损伤可使原已退变的颈椎和椎间盘损害加重而诱发颈椎病;慢性损伤对已退变颈椎加速其退变过程而提前出现症状。

3. **颈椎发育性椎管狭窄**　是指在胚胎或发育过程中椎弓根过短,使椎管矢状径小于正常。在此基础上,即使退行性变比较轻,也可出现压迫症状而发病。

颈椎运动范围大、易受劳损的节段最易发病,如 $C_{5\sim6}$ 最常见,$C_{4\sim5}$ 及 $C_{6\sim7}$ 次之。

【分型及临床表现】由于颈椎病的临床表现多样化,故其分型方法也不尽相同。有些分型存在争议。国内传统上沿用四种基本分型的方法。

1. **神经根型颈椎病**　此型发病率最高。由于突出的椎间盘、增生的钩椎关节压迫相应的神经根,引起神经根性刺激症状。临床上开始多为颈肩痛,短期内加重,并向上肢放射。放射痛范围根据受压神经根不同而表现在相应皮节(表 67-1)。皮肤可有麻木、过敏等异常,同时可有上肢肌力下降、手指动作不灵活。检查可见病侧颈部肌肉痉挛,颈肩部肌肉可有压痛,患肢活动有不同程度受限。上肢牵拉试验(图 67-1)及压头试验(图 67-2)可出现阳性,表现为诱发根性疼痛。

表 67-1　颈神经根受累的临床症状和体征

椎间盘	颈神经根	症状和体征
$C_{2\sim3}$	C_3	颈后部疼痛及麻木,特别是乳突及耳廓周围。无肌力减弱或反射改变
$C_{3\sim4}$	C_4	颈后部疼痛及麻木并沿肩胛提肌放射,伴有向前胸放射。无肌力减弱或反射改变
$C_{4\sim5}$	C_5	沿一侧颈部及肩部放射,在三角肌处感麻木,三角肌无力和萎缩,无反射改变
$C_{5\sim6}$	C_6	沿上臂和前臂外侧向远端放射痛至拇指和示指,拇指尖。手背第一背侧骨间肌处麻木。肱二头肌肌力和肱二头肌反射减弱
$C_{6\sim7}$	C_7	沿上臂和前臂背侧中央向远端放射痛至中指,亦可至示指和环指。肱三头肌肌力和肱三头肌反射减弱
$C_7\sim T_1$	C_8	可引起指屈肌和手部骨间肌的肌力减弱,及环指、小指和手掌尺侧的感觉丧失,但无反射的改变

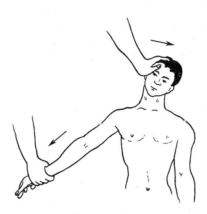

图67-1　臂丛神经牵拉试验（Eaton 试验）

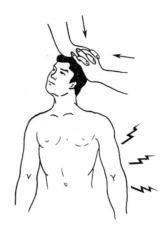

图67-2　压头试验（Spurling 征）

2. 脊髓型颈椎病　由于颈椎退变结构压迫脊髓或压迫供应脊髓的血管而出现一系列症状,包括四肢感觉、运动、反射以及二便功能障碍的综合征,为颈椎病最严重的类型。由于下颈段椎管相对较小(脊髓颈膨大处),且活动度大,故退变亦发生较早、较重,脊髓受压也易发生在下颈段。

病人出现上肢或下肢麻木无力、僵硬、双足踩棉花感,束带感,双手精细动作障碍。后期可出现二便功能障碍。检查时可有感觉障碍平面,肌力减退,四肢腱反射活跃或亢进,而浅反射减弱或消失。Hoffmann 征、Babinski 征等病理征可呈阳性。

3. 椎动脉型颈椎病　由于颈椎退变机械性压迫因素或颈椎退变所致颈椎节段性不稳定,致使椎动脉遭受压迫或刺激,椎动脉狭窄、迂曲或痉挛造成椎-基底动脉供血不全,出现头晕、恶心、耳鸣、偏头痛等症状,或转动颈椎时突发眩晕而猝倒。因椎动脉周围有大量交感神经的节后纤维可出现自主神经症状,表现为心悸、心律失常、胃肠功能减退等。

但是也有人认为骨赘或椎间盘突出引起的压迫,难以阻断椎动脉血运而引起眩晕及猝倒。对这一类型颈椎病有不同看法。

4. 交感型颈椎病　认为是由退变因素,如椎间盘突出、小关节增生等,尤其是颈椎不稳刺激或压迫颈部交感神经纤维而引起的一系列反射性交感神经症状。多与长期低头、伏案工作有关,有交感神经抑制或兴奋的症状。表现为症状多,体征少。病人可感到颈项痛,头痛、头晕;面部或躯干麻木发凉,痛觉迟钝;感心悸、心律失常;亦可有耳鸣、听力减退,或诉记忆力减退、失眠等症状。此型在临床上也存在争议。

【影像学检查】颈椎病的诊断必须结合影像学、临床症状和肌电相关检查,不能单独依靠影像学表现作为诊断的依据。

1. X 线检查　主要用以排除其他病变,可示颈椎曲度改变,生理前凸减小、消失或反张,椎体前后缘骨赘形成及椎间隙狭窄,颈椎斜位片可见椎间孔狭窄等。动力位过伸、过屈位摄片可显示颈椎节段性不稳定。

2. CT 检查　可示颈椎间盘突出,颈椎管矢状径变小,黄韧带骨化,硬膜外腔脂肪消失,脊髓受压等征象。

3. MRI 检查　T_1WI 示椎间盘向椎管内突出等,T_2WI 示硬膜外腔消失,椎间盘呈低信号,脊髓受压或脊髓内出现高信号区(图67-3)。

【诊断】中年以上病人,根据病史和体格检查,特别是神经系统检查,结合 X 线平片以及 CT、MRI 等检查,一般能做出诊断。神经根型颈椎病发病率高,表现多典型,诊断并不困难。其他类型颈椎病临床表现复杂,故鉴别诊断特别重要。

【鉴别诊断】

1. 神经根型颈椎病　由于颈椎退变压迫单根或多根神经根,可出现与周围神经卡压综合征相似

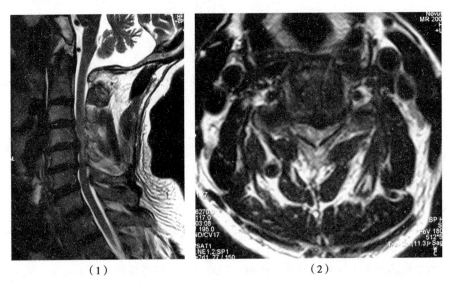

图 67-3　脊髓型颈椎病 MRI 所示征象
（1）脊髓型颈椎病 MRI 矢状位　（2）脊髓型颈椎病 MRI 轴位

的症状,如胸廓出口综合征、肘管综合征和尺管综合征等。但这些综合征的发生均有局部的骨性和纤维性嵌压神经的因素,凭借仔细体检和影像学分析以及 EMG 可以确定。另外,还需与肩周炎鉴别,后者 50 岁左右多发,疼痛主要在肩部,症状向远端不超过肘关节,没有麻木,肌力无减退。

2. 脊髓型颈椎病

（1）肌萎缩侧索硬化症:肌萎缩侧索硬化症多见于 40 岁左右病人,发病突然,病情进展迅速,常以上肢运动改变为主要症状,一般有肌力减弱,但是无感觉障碍。肌萎缩以手内在肌明显,并由远端向近端发展出现肩部和颈部肌肉萎缩,而颈椎病罕有肩部肌肉萎缩,故应检查胸锁乳突肌和舌肌。肌电图（EMG）示胸锁乳突肌和舌肌出现自发电位。

（2）脊髓空洞症:多见于青壮年,病人常有感觉分离现象,呈痛、温觉消失,触觉及深感觉存在。因关节神经营养障碍,无疼痛感觉,出现关节骨质破坏,称为 Charcot 关节（神经性、创伤性关节炎）。MRI 示脊髓内有与脑脊液相同之异常信号区。

3. **椎动脉型颈椎病**　此型颈椎病表现复杂,鉴别诊断较为困难。要与前庭疾患、脑血管病、眼肌疾患等相鉴别,应排除梅尼埃病。颈椎动力位片示颈椎不稳,椎动脉造影或磁共振成像椎动脉显影（MRA）显示椎动脉狭窄、迂曲或不通等,可作为此型颈椎病诊断的参考。

4. **交感型颈椎病**　临床征象复杂,常有神经症的表现,且少有明确诊断的客观依据。应排除心脑血管疾病,并与引起眩晕的疾病相鉴别,如脑源性、耳源性、眼源性、外伤性以及神经官能性眩晕等。

【治疗】

1. **非手术治疗**　包括颈椎牵引、颈部制动、颈部理疗、改善不良工作体位和睡眠姿势、调整枕头高度等方法。常配合应用非甾体抗炎止痛药和肌肉松弛剂、神经营养药等。

2. **手术治疗**

（1）手术适应证:神经根性疼痛剧烈,保守治疗无效;脊髓或神经根明显受压,伴有神经功能障碍;症状虽然不甚严重但保守治疗半年无效,或影响正常生活和工作者,应采取手术治疗。

（2）颈椎病常用的手术方式有:

1）颈椎前路减压融合术:最常用的术式是颈椎前路椎间盘切除或椎体次全切、神经减压、椎间植骨融合术。必要时还可以切除钩椎关节行椎间孔扩大减压。

2）后路减压术:是通过脊髓后移而完成"间接减压"。传统常用的颈椎半椎板切除减压术、颈椎全椎板切除术现已较少使用。现在常用的术式是椎板单（双）开门椎管扩大成形术。近年还有使用

Centerpiece 固定,以保留颈椎活动度。

二、颈椎间盘突出症

颈椎间盘突出症(cervical disc herniation)是在颈椎间盘退变的基础上,因轻微外力或无明确诱因导致的椎间盘突出而致脊髓和神经根受压的一组病症。

【病因与病理】 当颈椎间盘退变时,后侧纤维环部分损伤或断裂,在轻微外力下使颈椎过伸或过屈运动,前者致近侧椎骨向后移位,后者致近侧椎骨向前移位,使椎间盘纤维环突然承受较大的牵张力,导致其完全断裂,髓核组织从纤维环破裂处经后纵韧带突入椎管,压迫脊髓和神经根而产生相应症状和体征。

【临床表现】 颈椎间盘突出症多发生于 40~50 岁,突出部位以 $C_{5\sim6}$、$C_{4\sim5}$ 为最多。病人既往有颈项疼痛病史或无症状,在轻微外力作用下或无明确诱因出现颈肩痛或上肢痛,或者肢体不同程度的感觉、运动障碍。依据颈椎间盘组织突出程度及部位出现相应的颈髓或颈神经根症状,临床上以压迫神经根者为多,压迫脊髓或兼有神经根者较少。

突出的椎间盘组织压迫颈神经根时,病人有颈项痛、颈肩痛或上肢放射痛,疼痛较重,向神经根分布范围放射,病程较久者以麻木感为主。压迫严重时表现为突然短期内不能抬举上肢,或手部无力。检查时颈部处于强迫体位或者颈部僵硬,活动受限,类似"落枕",$C_2 \sim T_1$ 神经支配区可有相应部位的感觉障碍,病肢肌力下降,腱反射减弱或消失,Hoffmann 征阴性或阳性。

当颈椎间盘组织压迫脊髓时,病人表现为四肢不同程度的感觉、运动障碍或括约肌功能障碍,也可表现为截瘫、四肢瘫或 Brown-Sequard 综合征等。

【影像学检查】 常规 X 线检查应拍摄颈椎正侧位片、双斜位片,以观察颈椎序列、各椎间隙高度变化、椎间孔形态的改变以及骨赘形成情况等退行性改变。CT 扫描可以显示椎间盘突出的类型、骨赘形成与否,是否合并后纵韧带和黄韧带肥厚、钙化或骨化,关节突关节的增生肥大程度,椎管形态的改变。MRI 检查可以显示颈椎的解剖学形态,是颈椎间盘突出症的重要诊断依据。T_1 和 T_2 加权像可显示椎间盘突出的形态和脊髓受压的情况,以及脊髓变性、水肿、囊变和萎缩等病理形态(图 67-4)。

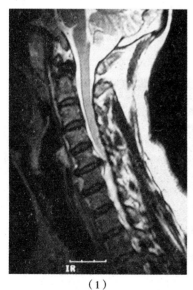
(1)

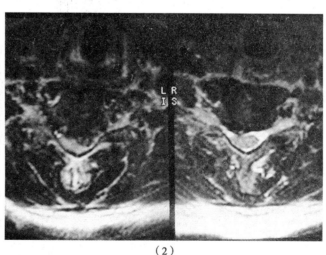
(2)

图 67-4 颈 5~颈 6 椎间盘突出
从矢状位(1)及横轴位(2)MRI 上可以看到椎间盘突出压迫硬膜囊及脊髓

【诊断与鉴别诊断】 典型的颈椎间盘突出症临床表现和影像学检查相符,诊断即可确立。但应该与颈椎管狭窄症、椎管内肿瘤及肩关节周围疾患等进行鉴别,除临床表现的差异,影像学检查尤其是 MRI 检查能提供重要的鉴别依据。

【治疗】应依据病人的临床症状、体征和影像学表现等决定治疗方案。对于神经根压迫症状为主者,先采取非手术治疗。包括适当休息、卧床、颈部牵引或理疗,应用脱水药、止痛药和神经营养药等。若非手术治疗无效,疼痛加重,甚至出现肌肉瘫痪等症状时,应及时行颈椎手术治疗,椎间盘切除、解除神经根及脊髓的压迫。经典的手术方法为颈椎前路椎间盘切除植骨融合术(anterior cervical discectomy and fusion,ACDF),近年来随着脊柱内镜技术的发展,后路经皮内镜下椎间盘摘除术在临床上的应用也日益广泛。

三、颈椎后纵韧带骨化症

颈椎后纵韧带骨化症(ossification of the posterior longitudinal ligament,OPLL)系颈椎后纵韧带异常增殖并骨化导致椎管容积减小,进而引起脊髓损害和四肢功能障碍的一种疾病。

【病因与病理】后纵韧带骨化病因尚不明确,多见于黄种人,与遗传代谢、外伤等因素有关。后纵韧带骨化沿纵轴生长或向椎管内生长,当发展到一定程度压迫脊髓后出现症状和体征,其表现与颈椎管狭窄症或脊髓型颈椎病相似。后纵韧带骨化中颈椎发病率最高,其次是胸椎和腰椎。

【临床表现】本病发病年龄多在 50~60 岁,男性多于女性。病人常诉头颈痛,四肢感觉异常、疼痛或功能障碍。最典型的症状是行走不稳,早期的症状往往是下楼困难,晚期可伴有大小便障碍。病人的病史较长,四肢和大小便功能障碍症状逐渐加重。检查时,上肢或四肢有不同程度的感觉障碍,四肢肌力减退,双下肢肌张力增高。腱反射亢进,严重者膝、踝阵挛阳性,Hoffmann 征或 Babinski 征阳性。

【影像学检查】颈椎 CT、MRI 的检查对该病的诊断有重要意义,X 线侧位摄片和 CT 平扫或二维重建可见椎体后方有致密骨化亮影,脊髓受压变窄(图 67-5)。依据韧带骨化范围和形态分为四个类型,①连续型:韧带连续跨越 2 个节段以上;②局灶型:骨化局限在单个椎节;③间断型:多个椎节不连续的骨化影;④混合型:上述两型或以上者(图 67-6)。

【治疗】

1. **非手术治疗**   若症状仅有轻度肢体疼痛或麻木,不影响工作和生活,可采用非手术疗法。常用的有休息、口服消炎止痛药、理疗等。

2. **手术治疗**   若有明显的脊髓压迫症状,则需手术治疗。手术方法包括后路手术、前路手术和前后路复合手术,根据不同的病变类型加以选择。

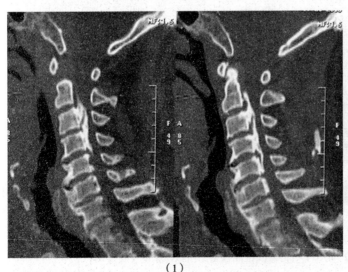
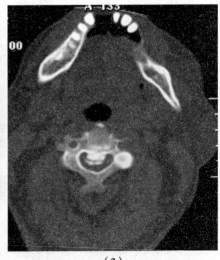

(1)　　　　　　　　　　　　　　　　　　(2)

图 67-5   颈椎后纵韧带骨化症 CT 结果
矢状位重建(1)及轴位像(2)示椎体后缘高密度条状骨化灶,基底部宽,游离缘突起,似山丘状

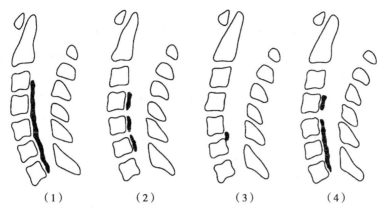

图 67-6　颈椎后纵韧带骨化类型
(1)连续型　(2)间断型　(3)局灶型　(4)混合型

第二节　腰椎退行性疾病

一、腰椎间盘突出症

腰椎间盘突出症(lumbar disc herniation)是指腰椎间盘发生退行性改变以后,在外力作用下,纤维环部分或全部破裂,单独或者连同髓核、软骨终板向外突出,刺激或压迫窦椎神经和神经根引起的以腰腿痛为主要症状的一种病变。腰椎间盘突出症是骨科的常见病和多发病,是引起腰腿痛的最常见原因。

【病因】

1. **椎间盘退变是根本原因**　腰椎间盘在脊柱的运动和负荷中承受巨大的应力。随着年龄的增长,椎间盘逐渐发生退变,纤维环和髓核的含水量逐渐下降,髓核失去弹性,纤维环逐渐出现裂隙。在退变的基础上,劳损积累和外力的作用下,椎间盘发生破裂,髓核、纤维环甚至终板向后突出,严重者压迫神经产生症状。

2. **损伤**　积累损伤是椎间盘退变的主要原因。反复弯腰、扭转等动作最易引起椎间盘损伤,故本病与职业有一定关系。驾驶员长期处于坐位和颠簸状态,及从事重体力劳动者,因过度负荷,均易造成椎间盘早期退变。急性的外伤可以作为椎间盘突出的诱发因素。

3. **妊娠**　妊娠期间整个韧带系统处于松弛状态,而腰骶部又承受比平时更大的应力,增加了椎间盘突出的风险。

4. **遗传因素**　有色人种本病的发病率较低。小于 20 岁的青少年病人中约32%有阳性家族史。

5. **发育异常**　腰椎骶化、骶椎腰化和关节突不对称等腰骶部先天发育异常,使下腰椎承受异常应力,均会增加椎间盘的损害。

【病理及发病机制】椎间盘由髓核、纤维环和软骨终板构成,由于椎间盘承受躯干及上肢的重量,在日常生活及劳动中,易发生劳损。椎间盘仅有少量血液供应,营养主要靠软骨终板渗透,较为有限,从而极易发生退变。

椎间盘的生化成分为胶原、蛋白多糖、弹性蛋白和水。在椎间盘退变时,Ⅰ型胶原增加而Ⅱ型胶原减少,髓核中出现Ⅰ型胶原。同时椎间盘中蛋白多糖含量下降,弹性蛋白含量明显减少,弹性纤维密度降低,出现裂隙和不规则空洞等。髓核中的水分由出生时的90%下降到 30 岁的70%,至老年保持较稳定的状态。

关于椎间盘突出产生腰腿痛的机制,目前还存有争议,看法比较一致的理论有:①机械性压迫:一般认为,神经根受到突入椎管的髓核的急性机械性压迫会产生腰腿痛症状,突出的大小直接影响疼痛的程度。但此理论不能解释临床上很多现象。②炎症反应:突出的髓核作为生物化学和免疫学刺激物,引起周围组织及神经根的炎症反应,可能是引起病人临床症状的原因。

腰椎间盘突出症的分型方法较多,各有其根据及侧重面。根据其突出程度及影像学特征,结合治疗方法可做如下分型:

1. **膨出型**　纤维环有部分破裂,但表层完整,此时髓核因压力向椎管内局限性隆起,但表面光滑。这一类型保守治疗大多可缓解或治愈。

2. **突出型**　纤维环完全破裂,髓核突向椎管,但后纵韧带仍然完整。此型常需手术治疗。

3. **脱出型**　髓核穿破后纵韧带,形同菜花状,但其根部仍然在椎间隙内。需手术治疗。

4. **游离型**　大块髓核组织穿破纤维环和后纵韧带,完全突入椎管,与原间盘脱离。需手术治疗。

5. **Schmorl 结节及经骨突出型**　前者指髓核经上下软骨板的发育性或后天性裂隙突入椎体松质骨内;后者是髓核沿椎体软骨终板和椎体之间的血管通道向前纵韧带方向突出,形成椎体前缘的游离骨块。这两型临床上无神经症状,无需手术治疗。

【临床表现】腰椎间盘突出症常见于 20 ~ 50 岁的病人,男女比例约(4 ~ 6):1。病人多有弯腰劳动或长期坐位工作史,首次发病常在半弯腰持重或突然扭腰动作过程中发生。

1. **症状**

(1) 腰痛:腰椎间盘突出症的病人,绝大部分有腰痛。腰痛可出现在腿痛之前,亦可在腿痛同时或之后出现。发生腰痛的原因是椎间盘突出刺激了外层纤维环及后纵韧带中的窦椎神经纤维。

(2) 坐骨神经痛:由于 95% 左右的椎间盘突出发生在腰 4 ~ 腰 5 及腰 5 ~ 骶 1 间隙,故多伴有坐骨神经痛。坐骨神经痛多为逐渐发生,疼痛为放射性,由臀部、大腿后外侧、小腿外侧至足跟部或足背。有的病人为了减轻疼痛,松弛坐骨神经,行走时取前倾位,卧床时取弯腰侧卧屈髋屈膝位。坐骨神经痛可因打喷嚏或咳嗽时腹压增加而疼痛加剧。在高位椎间盘突出时(腰 2 ~ 腰 3,腰 3 ~ 腰 4),可压迫相应的上腰段神经根而出现大腿前内侧或腹股沟区疼痛。

(3) 马尾综合征:中央型的腰椎间盘突出可压迫马尾神经,出现大小便障碍,鞍区感觉异常。急性发病时应作为急症手术的指征。

2. **体征**

(1) 腰椎侧凸:是一种为减轻疼痛的姿势性代偿畸形,具有辅助诊断价值。如髓核突出在神经根的肩部,上身向健侧弯曲,腰椎凸向病侧可松弛受压的神经根;当突出髓核在神经根腋部时,上身向病侧弯曲,腰椎凸向健侧可缓解疼痛(图 67-7)。

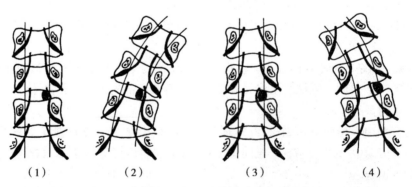

图 67-7　姿势性脊柱侧凸与缓解神经根受压的关系
(1)椎间盘突出在神经根腋部时　(2)神经根所受压力可因脊柱凸向健侧而缓解
(3)椎间盘突出在神经根外侧时　(4)神经根所受压力可因脊柱凸向病侧而缓解

(2) 腰部活动受限:几乎所有病人都有不同程度的腰部活动受限,其中以前屈受限最明显,是由于前屈位时进一步促使髓核向后移位并增加对受压神经根的牵张之故。

(3) 压痛及骶棘肌痉挛:大部分病人在病变间隙的棘突间有压痛,按压椎旁 1cm 处有沿坐骨神经的放射痛。约 1/3 病人有腰部骶棘肌痉挛,使腰部固定于强迫体位。

（4）直腿抬高试验及加强试验：病人仰卧，伸膝，被动抬高患肢，正常人神经根有 4mm 的滑动度，下肢抬高到 60°～70°始感腘窝不适，本症病人神经根受压或粘连使滑动度减少或消失，抬高在 60°以内即可出现坐骨神经痛，称为直腿抬高试验阳性。在直腿抬高试验阳性时，缓慢降低患肢高度，待放射痛消失，再被动背屈踝关节以牵拉坐骨神经，如又出现放射痛，称为加强试验阳性（图 67-8）。

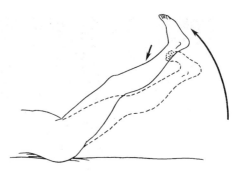

图 67-8　直腿抬高试验（实线）和加强试验（虚线）

（5）神经系统表现：①感觉异常：多数病人有感觉异常，腰₅ 神经根受累者，小腿外侧和足背痛、触觉减退，骶 1 神经根受压时，外踝附近及足外侧痛、触觉减退（表 67-2）。②肌力下降：若神经受压严重或时间较长，病人可有肌力下降。腰 5 神经根受累时，足蹬趾背伸肌力下降；骶 1 神经根受累时，足跖屈肌力减弱。③反射异常：根据受累神经不同，病人常出现相应的反射异常。踝反射减弱或消失表示骶 1 神经根受累；骶 3～骶 5 马尾神经受压，则为肛门括约肌张力下降及肛门反射减弱或消失。

表 67-2　腰神经根病的神经定位

受累神经	关键感觉区	关键运动肌	反射
L₂	大腿前中部	屈髋肌（髂腰肌）	
L₃	股骨内髁	膝伸肌（股四头肌）	膝反射
L₄	内踝	足背伸肌（胫前肌）	
L₅	第三跖趾关节背侧	足踇长伸肌	
S₁	足跟外侧	足跖屈肌（小腿三头肌）	踝反射

3. 影像学及其他检查

（1）X 线平片：通常作为常规检查。一般拍摄腰椎正、侧位片，若怀疑脊椎不稳可以加照屈、伸动力位片和双斜位片。在腰椎间盘突出症的病人，腰椎平片的表现可以完全正常，但很多病人也会有一些阳性发现。在正位片上可见腰椎侧弯，在侧位片上可见生理前凸减少或消失，椎间隙狭窄。在平片上还可以看到纤维环钙化、骨质增生、关节突肥大、硬化等退变的表现。

（2）造影检查：脊髓造影、硬膜外造影、椎间盘造影等方法可间接显示有无椎间盘突出及程度。由于这些方法为有创操作，有的存在并发症，有的技术复杂，所以目前在临床应用较少，在一般的诊断方法不能明确时才慎重进行。

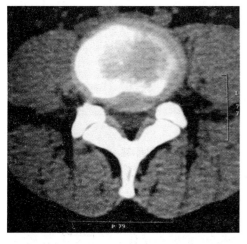

图 67-9　CT 横断面图像显示腰椎间盘突出

（3）CT：能更好地显示脊柱骨性结构的细节。腰椎间盘突出症在 CT 上的表现有椎间盘后缘变形突出、硬脊膜囊受压变形、硬膜外脂肪移位、硬膜外间隙中软组织密度影及神经根鞘受压移位等（图 67-9）。CT 还能观察椎间小关节和黄韧带的情况。

（4）MRI：能清楚地显示出人体解剖结构的图像，对于腰椎间盘突出的诊断有极大帮助。MRI 可以全面的观察各椎间盘退变情况，也可以了解髓核突出的程度和位置（图 67-10），并鉴别是否存在椎管内其他占位性病变。在读片时需注意矢状位片和横断面片要对比观察，方能准确定位。

（5）其他：肌电图等电生理检查有助于腰椎间盘突出的诊断，并可以推断神经受损的节段。

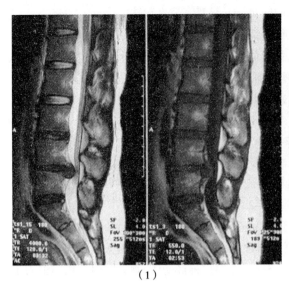
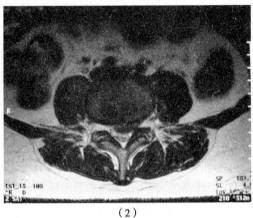

（1）　　　　　　　　　　　　　　　　　（2）

图67-10　腰4~腰5椎间盘突出MRI

矢状位（1）及横轴位（2）MRI示腰4~腰5较大的间盘突出，压迫硬膜囊

【诊断】　典型的腰椎间盘突出症病人，根据病史、症状、体征以及在X线平片上相应的节段有椎间盘退行性改变者即可做出初步诊断，结合X线、CT、MRI等方法，能准确做出病变间隙、突出方向、突出物大小、神经受压情况的诊断。需注意的是，如仅有CT、MRI表现而无临床表现者，不应诊断为本病。

【鉴别诊断】

1. **腰肌劳损**　中年人多发，与长期保持一种劳动姿势有关。无明显诱因的慢性疼痛为主要症状，腰痛为酸胀痛，休息后可缓解。在疼痛区有固定的压痛点，在压痛点进行叩击，疼痛反而减轻。直腿抬高试验阴性，下肢无神经受累表现。痛点局部封闭有良好的效果。

2. **第三腰椎横突综合征**　主要表现为腰痛，少数可沿骶棘肌向下放射。检查见骶棘肌痉挛，第三腰椎横突尖压痛，无神经受累体征。局部封闭有很好的近期疗效。

3. **梨状肌综合征**　坐骨神经从梨状肌下缘或穿梨状肌下行，如梨状肌因外伤、先天异常或炎症而增生、肥大、粘连，均可以在收缩过程中刺激或压迫坐骨神经而出现症状。病人主要表现为臀部和下肢疼痛，症状的出现和加重常与活动有关，休息可明显缓解。查体可见臀肌萎缩，臀部深压痛及直腿抬高试验阳性，但神经定位体征多不明确。髋关节外展、外旋位抗阻力时，可诱发症状。

4. **腰椎管狭窄症**　椎管狭窄症是指多种原因所致椎管、神经根管、椎间孔的狭窄，并使相应部位的脊髓、马尾神经或神经根受压的病变。临床上以下腰痛、马尾神经或腰神经受压症状为主要表现，以神经源性间歇性跛行为主要特点。主诉症状多而阳性体征少。结合CT和MRI检查可明确诊断。

5. **腰椎滑脱与椎弓峡部裂**　表现为下腰痛，滑脱较重时可发生神经根症状，且常诱发椎间盘退变、突出。腰骶部侧位片可以了解滑脱的程度，斜位片可以了解有无峡部裂。MRI检查可明确脊髓和神经受压情况。

6. **腰椎结核**　有结核病史或接触史。常有午后低热、乏力等全身中毒症状，血沉快。X线片上有明显的骨破坏，受累的椎体间隙变窄，病灶旁有寒性脓肿阴影。

7. **脊柱肿瘤**　病人腰痛呈进行性加重，平卧不能减轻。恶性肿瘤有贫血和恶病质，血沉快，碱性或酸性磷酸酶升高。X线平片显示骨破坏，CT和MRI均可与椎间盘突出相鉴别。

8. **椎管内肿瘤**　发病较慢但是呈进行性加重。首先出现足部的麻木并自下而上发展，感觉、运动障碍，反射减弱，不只限于某一神经的支配区。括约肌功能障碍逐渐出现并加重。脑脊液检查及

MRI 检查可鉴别。

9. 盆腔疾病 早期盆腔的炎症、肿瘤等,当其本身症状尚未充分表现时,可刺激腰骶神经根而出现腰骶部疼痛,或伴有下肢痛。超声、CT 和 MRI 等检查可以协助诊断。

10. 下肢血管病变 单纯腿痛的病人须注意与血管病变相鉴别。检查时注意肢体的皮温、皮色、血管搏动等情况,必要时行多普勒或 DSA 检查明确诊断。

【治疗】

1. 非手术治疗

(1)适应证:①初次发病,病程较短的病人;②休息以后症状可以自行缓解者;③由于全身疾病或有局部皮肤疾病,不能实行手术者;④不同意手术者。

(2)治疗方法:①卧床休息,一般严格卧床三周,带腰围逐步下地活动;②非甾体抗炎药物;③牵引疗法,骨盆牵引最常用;④理疗。

2. 手术治疗

(1)适应证:①腰腿痛症状严重,反复发作,经半年以上非手术治疗无效,且病情逐渐加重,影响工作和生活者;②中央型突出有马尾神经综合征,括约肌功能障碍者,应按急诊进行手术;③有明显的神经受累表现者。

(2)手术方法:①传统开放手术:包括全椎板切除髓核摘除术、半椎板切除髓核摘除术以及椎板开窗髓核摘除术。②显微外科腰椎间盘摘除术:利用显微镜辅助手术,行椎间盘摘除。③微创椎间盘摘除手术:最初有经皮髓核切吸术,随着技术的发展,后来出现的微创内镜下椎间盘切除术(microendoscopic discectomy,MED),以及经皮内镜下腰椎间盘切除术(percutaneous endoscopic lumbar discectomy,PELD)等。近年来以 PELD 为代表的经皮脊柱内镜技术发展迅速,因其损伤小、恢复快等优点,在临床上的应用越来越广泛。④人工椎间盘置换术:其手术适应证尚存在争论,选择此手术须谨慎。

二、腰椎管狭窄症

腰椎管狭窄症(lumbar canal stenosis)是一种临床综合征,普遍认可的定义是指除导致腰椎管狭窄的独立临床疾病以外的任何原因引起的椎管、神经根管和椎间孔等的任何形式的狭窄,并引起马尾神经或神经根受压的综合征。依据其病因可分先天性、发育性和继发性椎管狭窄,后者包括退行性、医源性、创伤性和其他椎弓峡部裂并椎体滑脱等所致椎管狭窄。临床上多见的为退行性椎管狭窄。

【病因与病理】腰椎管的形状在不同的节段有所不同。成人 $L_{1~2}$ 节段为卵圆形,而 $L_{3~5}$ 节段多为三角形或三叶草形。腰椎退变发生椎间盘膨出,黄韧带皱褶,椎体后缘骨赘形成,关节突关节增生、内聚等,使椎管容积缩小,神经根或马尾神经受压。同时椎管内静脉丛回流障碍,可引起神经缺血。压迫时间越长,神经功能的损害越重。但有些生理性退变即使影像学检查有较重的椎管狭窄,亦可无神经症状。

依据腰椎管狭窄的部位分为中央型椎管狭窄、神经根管狭窄和侧隐窝狭窄。

【临床表现】由于腰椎管狭窄多为退行性椎管狭窄,故发病年龄多为中老年。病人往往有腰痛多年,后出现一侧或双侧下肢痛,每因站立或行走后疼痛加重。有时伴有感觉异常。病人活动行走后除了有疼痛麻木的症状外,亦可因步行距离增加而感小腿乏力,此类症状可因休息、下蹲而缓解,再度行走活动又复出现,称之为神经源性间歇性跛行。

体格检查时往往表现为症状重,体征轻。通常腰椎前凸减小,腰椎前屈正常、背伸受限,腰椎后伸时,可感腰骶部痛,或下肢痛并麻木,可出现神经根受压的体征,严重时引起马尾神经压迫症,导致括约肌功能障碍。

【影像学检查】X 线平片示腰椎退行性改变,如骨赘形成,椎间隙狭窄,腰椎生理前凸减小或反常。腰椎 CT 轴状位片示腰椎间盘突出,关节突关节增生、关节突内聚(图 67-11)。腰椎 MRI T_1WI 可示多个椎间盘突出,T_2WI 示多个椎间盘信号减低,硬膜囊呈蜂腰状狭窄。

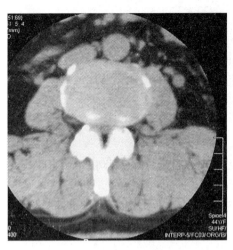

图 67-11　CT 示腰椎椎管狭窄
（关节突关节增生内聚）

【鉴别诊断】

1. **腰椎间盘突出症**　腰椎管狭窄症和腰椎间盘突出症的症状相似,主要鉴别在于前者体征上较腰椎间盘突出症少,直腿抬高试验常为阴性,CT 检查腰椎间盘膨出而非突出,并有关节突关节增生、内聚。临床上常有腰椎管狭窄症合并腰椎间盘突出的情况。

2. **腰椎关节突关节综合征**　此种腰痛多见于中年女性,常因轻微腰部动作即引起突发腰痛,下肢痛往往不明显,无下肢间隙行性跛行。影像学检查无特殊征象。

3. **腰背肌筋膜炎**　可因肌肉过度活动出汗后受凉或因上呼吸道感染后发病,常见疼痛部位在斜方肌、冈上肌、骶棘肌和臀肌。影像学检查示正常。

【治疗】腰椎管狭窄症状轻可行非手术治疗,卧床休息可有效缓解下腰痛;物理治疗和非甾体消炎药物可缓解症状。经非手术治疗无效、腰骶部疼痛较重、有明显间歇性跛行、影像学检查椎管狭窄严重者,则行单纯椎管减压术或减压植骨融合内固定术。

三、腰椎滑脱症

脊柱滑脱中腰椎滑脱最为常见。腰椎滑脱(lumbar spondylolisthesis)指相邻两椎体发生向前或向后相对位移。

【病因】依据发生滑脱的原因,分类为椎弓发育不良性、椎弓峡部裂性、退行性、创伤性、病理性和医源性滑脱。临床上以椎弓峡部裂性和退行性多见。

【临床表现】

1. **先天性椎弓崩裂滑脱**　发病年龄在 4 岁以后,以 12～16 岁发病率最高。起始症状较轻,以后可出现持续腰痛或合并下肢痛。卧床休息时缓解,活动加重。下肢痛可放射至小腿及足背或足外侧。在腰椎滑脱重的病人,可出现双侧下肢和大小便功能障碍症状。

检查时腰椎前凸增加,棘突间可有台阶感。腰椎前屈受限,直腿抬高试验时,腘窝处有紧张感。若有神经根受压时,直腿抬高试验呈阳性。趾背伸力减弱,跟腱反射减弱或消失。

2. **退行性腰椎滑脱**　退行性腰椎滑脱发病率随年龄增加,发病部位以 $L_{4～5}$ 为最多见,其次为 $L_{3～4}$ 及 $L_5～S_1$。腰背痛因腰椎不稳、腰椎前凸增加和腰椎间盘退变、膨出刺激窦椎神经而致。当因腰椎滑脱,神经根嵌压可出现下肢坐骨神经痛。出现类似于椎管狭窄症症状即间歇性跛行症状。

检查时腰椎棘突往往无明显台阶状感,但可有腰椎侧凸或后凸畸形,腰椎前屈运动正常,后伸受限。出现神经症状者若为腰 5 神经根受累,表现为小腿外侧及足背内侧痛觉减退,趾背伸力弱;腰 4 神经根受累时膝上前内侧感觉减退,膝反射减弱;骶 1 神经根受累时,足外侧痛觉减退,跟腱反射减弱或消失。

【影像学检查】

1. **椎弓崩裂征象**　X 线腰椎 45°斜位摄片示上关节突轮廓似"狗耳",横突似"狗头",椎弓根似"狗眼",下关节突似"狗前肢",关节突间部或称峡部似"狗颈部"。椎弓峡部崩裂时"狗颈部"可见裂隙(图 67-12)。

2. **Meyerding 腰椎滑脱分度**　腰椎滑脱侧位片示上一椎体对下一椎体发生向前移位。将下位椎体上缘分为 4 等份,并根据滑脱的程度不同分为以下四度:Ⅰ度:椎体向

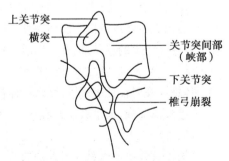

图 67-12　腰椎斜位片椎弓峡部裂征象示意图

前滑动不超过椎体中部矢状径的 1/4 者;Ⅱ度:超过 1/4,但不超过 2/4 者;Ⅲ度:超过 2/4,但不超过 3/4 者;Ⅳ度:超过椎体矢状径的 3/4 者。

3. CT 可以进一步明确峡部完整性情况。MRI 检查可了解硬膜囊及马尾神经受压情况。

【治疗】

1. 病人症状较轻时保守治疗。卧床休息,应用非甾体抗炎药,牵引、支具保护,可有效缓解症状。

2. 先天性腰椎滑脱Ⅰ°以内且无明显症状,无需特殊治疗,嘱病人若有轻微腰腿痛症状,可对症治疗;先天性腰椎滑脱Ⅰ°~Ⅱ°或Ⅱ°以上,病人有腰腿痛神经症状,应行手术腰椎管减压,腰椎滑脱复位、内固定和植骨融合手术。

3. 退行性腰椎滑脱或峡部裂性腰椎滑脱,腰腿痛症状明显者,应行手术腰椎管减压、腰椎滑脱复位、内固定和植骨融合术。对于滑脱椎体的复位程度有争议,但关键是对滑脱间隙上位神经根进行有效松解。

(冯世庆)

第六十八章　骨与关节化脓性感染

第一节　化脓性骨髓炎

化脓性骨髓炎（suppurative osteomyelitis）是由化脓性细菌感染引起的病变，包括骨膜、骨皮质、骨松质及骨髓组织炎症。感染途径有三种：①血源性感染：致病菌由身体其他部位的感染性病灶，如上呼吸道感染、皮肤疖肿、毛囊炎、泌尿生殖系统感染等部位，经血液循环播散至骨骼，称血源性骨髓炎；②创伤后感染：如开放性骨折或骨折术后出现了感染，称为创伤后骨髓炎；③邻近感染灶：邻近软组织感染直接蔓延至骨骼，如脓性指头炎引起指骨骨髓炎，慢性小腿溃疡引起胫骨骨髓炎，糖尿病引起的足部骨髓炎，也称为外源性骨髓炎。本章主要叙述血源性骨髓炎。

一、急性血源性骨髓炎

急性血源性骨髓炎多发生于儿童及青少年，以骨质吸收、破坏为主。最常见的发生部位为胫骨近端和股骨远端，其次为肱骨与髂骨，脊柱或其他四肢骨骼都可以发病，肋骨和颅骨少见。

【病因】溶血性金黄色葡萄球菌是最常见的致病菌，乙型链球菌占第二位，其他的细菌有大肠埃希菌、流感嗜血杆菌和产气荚膜杆菌，亦可是肺炎球菌和白色葡萄球菌。

本病的致病菌系经过血源性播散，先有身体其他部位的感染性病灶，一般位于皮肤或黏膜处，如疖、痈、扁桃体炎和中耳炎等。原发病灶处理不当或机体抵抗力下降、营养不良、疲劳等情况下，细菌易进入血液循环，发生菌血症或诱发脓毒症。菌栓进入骨营养动脉后往往受阻于长骨干骺端的毛细血管内，原因是该处血流缓慢，容易使细菌停滞。儿童骨骺板附近的微小终末动脉与毛细血管往往更为弯曲而成为血管襻，该处血流丰富而流动缓慢，细菌更易沉积，因此儿童长骨干骺端为好发部位（图68-1）。发病前往往有外伤史，局部外伤后组织创伤、出血，可能是本病诱因。

【病理】本病的病理变化为骨质破坏与死骨形成，后期有新生骨，成为骨性包壳。

大量的菌栓停滞在长骨的干骺端，阻塞了小血管，迅速发生骨坏死，并有充血、渗出与白细胞浸润。白细胞释放的蛋白溶解酶破坏了细菌、坏死的骨组织与邻近的骨髓组织。渗出物和破坏的碎屑形成小型脓肿并逐渐增大，使容量不能扩张的坚硬骨腔内的压力更高。脓肿不断扩大并与邻近脓肿合为更大的脓肿。扩大的脓肿向不同方向蔓延。

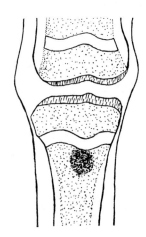

图68-1　长骨干骺端为好发部位

1. **脓肿向长骨两端蔓延**　由于小儿骨骺板抗感染力较强，不易通过，所以脓液多流入骨髓腔，从而使骨髓腔受累。髓腔内脓液压力增高后，可再沿哈弗斯管至骨膜下层，形成骨膜下脓肿。

2. **脓液突破干骺端的皮质骨**　高压的脓液可以沿着哈弗斯管蔓延至骨膜下间隙将骨膜掀起形成骨膜下脓肿，或穿破骨膜、软组织、皮肤，排出体外，成为窦道。骨质浸泡在脓液中失去血供，导致大片死骨形成。在死骨形成过程中，病灶周围的骨膜因炎性充血和脓液的刺激而产生新骨，包围在骨干的外层，形成"骨性包壳"，包壳上有数个小孔与皮肤窦道相通。包壳内有死骨、脓液和炎性肉芽组织，往往引流不畅，成为骨性死腔。小片死骨可以被肉芽组织吸收，或被吞噬细胞清除，也可经皮肤窦道排出。大块死骨难以吸收或排出,长期留存体内,至窦道经久不愈合进入慢性阶段(图68-2)。

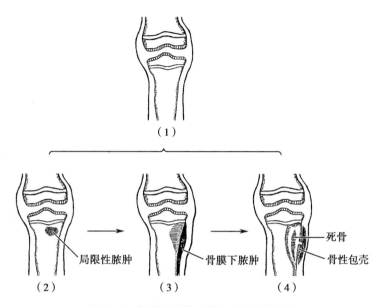

图68-2　急性血源性骨髓炎病理变化过程

(1)正常　(2)局限性脓肿　(3)脓液穿入骨膜下形成骨膜下脓肿　(4)骨膜下脓肿逐渐增大,压力增高穿破骨膜流入软组织,并有死骨形成

3. **穿入关节**　小儿骨骺板对感染抵抗力较强,具有屏障作用,因此由于直接蔓延而发生关节炎的机会甚少,但小儿股骨头骺板位于髋关节囊内,骨髓炎可以直接穿破干骺端骨密质而进入关节引起化脓性关节炎。成人骺板已经融合,脓肿可直接进入关节腔形成髋关节化脓性关节炎(图68-3)。

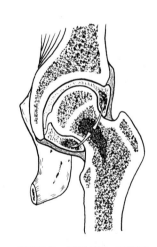

图68-3　脓肿进入关节腔形成化脓性关节炎示意图

【临床表现】最典型的全身症状是:恶寒、高热、呕吐,呈脓毒症样发作。发病前往往有外伤病史,但找到原发感染灶,或在病史中询问出原发感染灶者却不多见。

起病急,有寒战,继而高热至39℃以上,有明显的脓毒症症状。儿童可有烦躁、不宁、呕吐与惊厥。重者有昏迷与感染性休克。

早期患区剧痛,患肢半屈曲状,周围肌痉挛,因疼痛抗拒作主动与被动运动。局部皮温增高,有局限性压痛,肿胀并不明显。数天后局部出现水肿,压痛更为明显,说明该处已形成骨膜下脓肿,穿破后成为软组织深部脓肿,此时疼痛反可减轻,但局部红、肿、热、压痛都更为明显。如果病灶邻近关节,可有反应性关节积液。脓液沿着髓腔播散,则疼痛与肿胀范围更为严重,整个骨干都存在着骨破坏后,有发生病理性骨折的可能。

自然病程可以维持3~4周。脓肿穿破后疼痛即刻缓解,体温逐渐下降,形成窦道,病变转入慢性阶段。

部分病例因致病菌毒性较低,特别是白色葡萄球菌所致的骨髓炎,表现很不典型,缺乏高热与中毒性症状,体征也较轻,诊断比较困难。

【临床检查】

1. 白细胞计数增高,一般都在10×10⁹/L以上,中性粒细胞可占90%以上。

1. 白细胞计数增高,一般都在10×10^9/L以上,中性粒细胞可占90%以上。

2. 血沉加快。

3. 血中C反应蛋白(C-reactive protein,CRP)水平在骨髓炎的诊断中比血沉更有价值、更敏感。

4. 血培养可获致病菌,但并非每次培养均可获阳性结果,特别是已经用过抗生素者血培养阳性率更低。在寒战高热期抽血培养或初诊时每隔 2 小时培养一次,共三次,可以提高血培养阳性率。所获致病菌均应行药物敏感试验,以便及时调整抗生素。

5. **局部脓肿分层穿刺**   选用有内芯的穿刺针,在压痛最明显的干骺端刺入,边抽吸边深入,不要一次穿入骨内,以免将单纯软组织脓肿的细菌带入骨内,抽出混浊液体或血性液可作涂片检查与细菌培养,涂片中发现多是脓细胞或细菌即可明确诊断。任何性质穿刺液都应作细菌培养与药物敏感试验。

6. **X 线检查**   起病后 14 天内的 X 线检查往往无异常发现,使用抗生素的病例出现 X 线表现的时间往往延迟至 1 个月左右。①软组织肿胀:骨髓炎发病 7~10 天内,骨质改变常不明显,主要为软组织肿胀,表现为肌肉间隙模糊、消失,皮下组织与肌肉间的分界不清,皮下脂肪层内出现致密的条纹状和网状阴影。②骨质破坏:发病早期,长骨干骺端由于血液循环增加可出现局限性骨质疏松。约在发病半个月后,形成多数分散不规则的骨质破坏区,骨小梁模糊、消失,破坏区边缘模糊。随后骨质破坏向骨干发展,范围扩大,可达骨干大部或全部。小的破坏区融合成大的破坏区,骨皮质也遭受破坏。骨破坏的同时,开始出现骨质增生,表现为骨破坏周围密度增高,干骺区散在性虫蛀样骨破坏。骨破坏很少跨过骺板累及骨骺或穿过关节软骨侵入关节。③死骨:X 线表现为小片或长条状高密度致密影,因死骨代谢停止不被吸收,而周围正常骨质疏松,对比之下死骨更为致密。少数病例的大部骨干成为死骨,常并发病理性骨折。④骨膜增生:骨膜下脓肿刺激骨膜,在骨皮质表面形成葱皮状、花边状或放射状致密影。病变早期骨膜增生量较少,密度较小,随病变发展,逐渐变厚及密度增大。骨膜新生骨围绕骨干的全部或大部,即称包壳。

7. **CT 检查**   较 X 线平片可以提前发现骨膜下脓肿,但对小的骨脓肿仍难以显示。

8. **MRI 检查**   根据 MRI 影像的异常信号,可以早期发现局限于骨内的炎性病灶,并能观察到病灶的范围,病灶内炎性水肿的程度和有无脓肿形成,具有早期诊断价值。

【**诊断与鉴别诊断**】在诊断方面应解决两个问题,即疾病诊断与病因诊断。诊断宜早。因 X 线表现甚迟,不能以 X 线检查结果作为早期诊断依据。凡有下列表现均应想到有急性骨髓炎的可能:①全身中毒症状,高热寒战,局部持续性剧痛,长骨干骺端疼痛剧烈而不愿活动肢体,局部深压痛;②白细胞总数增高,中性粒细胞增高,血培养阳性;③分层穿刺见脓液和炎性分泌物;④X 线平片征象,两周左右方有变化;⑤MRI 检查具有早期诊断价值。

与下列疾病鉴别诊断:

1. **蜂窝织炎和深部脓肿**   早期急性血源性骨髓炎与蜂窝织炎和深部脓肿不易鉴别。可以从下列几方面进行鉴别:①全身症状不同:急性骨髓炎脓毒症症状重;②部位不一致:急性骨髓炎好发于干骺端,而蜂窝织炎与脓肿则不常见于此处;③体征不一样:急性骨髓炎疼痛剧烈,但压痛部位深,表面红肿不明显,出现症状与体征分离现象。而软组织感染则局部炎性反应明显,如果鉴别困难,可进一步行 MRI 检查。

2. **风湿病与化脓性关节炎**   特别是儿童类风湿关节炎,也可出现高热。儿童类风湿关节炎发热常与一过性斑丘疹和多形红斑同时发生和消退,且肝、脾、淋巴结多肿大。

3. **骨肉瘤和尤因肉瘤**   部分恶性骨肿瘤也可以有肿瘤性发热。但起病不急骤,部位以骨干居多数,特别是尤因肉瘤,早期不会妨碍邻近关节活动,表面血管曲张并可摸到肿块。部分病例与不典型的骨髓炎混淆不清,必要时需作活组织检查。

【**治疗**】以往急性血源性骨髓炎死亡率高,由于应用了抗生素,死亡率已明显下降。但由于诊断不及时,急性骨髓炎往往演变为慢性骨髓炎,故早期诊断与治疗是关键。

1. **抗生素治疗**   对疑有骨髓炎者应立即开始足量抗生素治疗,在发病 5 天内使用往往可以控制炎症,而在 5 天后使用或细菌对抗生素不敏感时,都会影响疗效。由于致病菌大都为溶血性金黄色葡萄球菌,要联合应用抗生素,一种针对革兰阳性球菌,而另一种则为广谱抗生素,待检出致病菌后再予以调整。近年来,由于耐药物菌株日渐增多,因此选择合适的手术时机很有必要。急性骨髓炎经抗生素治疗后将会出现四种结果。

（1）在 X 线平片改变出现前全身及局部症状均消失。这是最好的结果,说明骨脓肿形成前炎症已经控制。

（2）在出现 X 线平片改变后全身及局部症状消失,说明骨脓肿已被控制,有被吸收的可能。上述两种情况均不需要手术治疗,但仍宜连续应用抗生素3～6周。

（3）全身症状消退,但局部症状加剧,说明抗生素不能消灭骨脓肿,需要手术引流。

（4）全身症状和局部症状均不消退,说明:①致病菌对所用抗生素具有耐药性;②有骨脓肿形成;③产生迁徙性脓肿,为保全生命切开引流很有必要。

2. **手术治疗**　手术的目的:①引流脓液,减少脓毒症症状;②阻止急性骨髓炎转变为慢性骨髓炎。手术治疗宜早,最好在抗生素治疗后48～72小时仍不能控制局部症状时进行手术,也有主张提前为36小时。延迟手术只能达到引流的目的,不能阻止急性骨髓炎向慢性阶段演变。

手术包括钻孔引流术(图68-4)或开窗减压(图68-5)。在干骺端压痛最明显处作纵形切口,切开

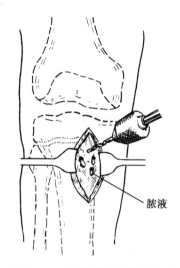

图 68-4　胫骨近端干骺端钻孔术

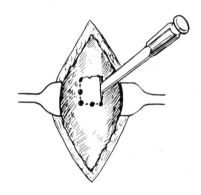

图 68-5　开窗减压术

骨膜,排出骨膜下脓肿内高压脓液。如无脓液,向两端各剥离骨膜2cm,范围不宜太大,在干骺端钻孔数个,或将各钻孔连成一片,用骨刀去除一部分骨密质,称为骨"开窗"。一般避免用刮匙刮髓腔。

伤口的处理:

（1）闭式灌洗引流:在骨腔内放置两根引流管作连续冲洗与吸引,关闭切口。置于高处的引流管以 1500 ～2000ml 抗生素溶液作连续24小时滴注;置于低位的引流管接负压吸收瓶(图68-6)。引流管留置3周,或体温下降,引流液连续三次培养阴性即可拔除引流管。

（2）单纯闭式引流:脓液不多者可放置单根引流管接负压吸引瓶,每日经引流管注入少量高浓度抗生素液。

（3）伤口不做缝合处理,填充碘伏纱条,5～10天后再作延迟缝合。

3. **全身辅助治疗**　高热时降温,补液,补充热量。化脓性感染时病人往往会有贫血,可隔1～2天输给少量新鲜血,以增加病人的抵抗力。

4. **局部辅助治疗**　患肢行石膏托固定,具有:①止痛;②防止关节挛缩畸形;③防止病理性骨折的作用。如

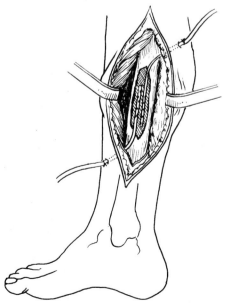

图 68-6　骨腔内闭合冲洗管的放置

果包壳不够坚固,可用管型石膏 2~3 个月,并在窦道所在的石膏上开洞换药。

二、慢性血源性骨髓炎

慢性血源性骨髓炎是因急性化脓性骨髓炎未能彻底控制,反复发作演变造成的结局。全身症状大多消失,只有在局部引流不畅时,才有全身症状表现,一般症状限于局部,往往顽固难治,甚至数年或数十年仍不能痊愈。以死骨形成和新生骨形成为主。

【病理】 由于死骨形成,较大死骨不能吸收,进而成为异物及细菌病灶,引起周围炎性反应及新骨增生,形成包壳,骨质增厚粗糙。如形成窦道,常经年不愈。如引流不畅,可引起全身症状。

外周骨膜亦不断形成新骨而成为骨壳。少数病例整段骨干脱落成为死骨,由新生的骨壳包围,骨壳逐渐变厚,致密。骨壳通常有多个孔道,经孔道排出脓液及死骨碎屑至体表。软组织损毁严重而形成瘢痕,表面皮肤菲薄极易破损,窦道经久不愈,表皮内陷深入窦道内。窦道长期排液会刺激窦道口皮肤,部分会恶变成鳞状上皮癌。

死骨排净后,窦道口闭合,儿童病例小的腔隙可由新骨或瘢痕组织所充填;成人病例腔隙内难免会有致病菌残留,任何时候都可以激发感染。

细菌多以金黄色葡萄球菌为主要的致病菌,然而绝大部分病例为多种细菌混合感染,最常检出的是 A 型与非 A 型链球菌、铜绿假单胞菌、变形杆菌和大肠埃希菌。近年来革兰阴性细菌引起的骨髓炎逐渐增多。儿童病人还有嗜血属流感杆菌骨感染。

【临床表现】 临床上进入慢性炎症期时,在病变不活动阶段可以无症状,有局部肿胀,骨质增厚,表面粗糙,肢体增粗及变形。如有窦道,伤口长期不愈,偶有小块死骨排出。有时伤口暂时愈合,但由于存在感染病灶,炎症扩散,可引起急性发作,表现为疼痛,表面皮肤红、肿、热及压痛。体温可升高 1~2℃,可有全身中毒症状,如发冷、发热。全身健康状况较差时,也易引起急性发作。由于炎症反复发作,多处窦道,对肢体功能影响较大,有肌肉萎缩;如发生病理骨折,可有肢体短缩或成角畸形,多有关节挛缩或僵硬。

放射学变化:X 线平片可显示有虫蚀状骨破坏与骨质稀疏,并逐渐出现硬化区。表现为浓白致密,边缘不规则,完全孤立的死骨及大量较致密的新骨形成,骨膜反应为层状,部分呈三角状,状如骨肿瘤。布劳德脓肿 X 线平片显示长骨干骺端有圆形稀疏区,脓肿周围骨质致密(图 68-7)。CT 可以显示出脓腔与小型死骨。部分病例可经窦道插管注入碘水造影剂以显示脓腔。

【诊断】 根据病史和临床表现,诊断不难。特别是有经窦道排出过死骨,诊断更易。拍摄 X 线平

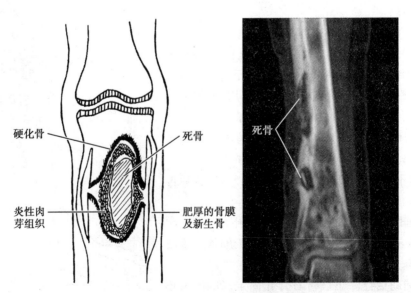

图 68-7　慢性骨髓炎死骨的示意图及 X 线表现

片可以证实有无死骨,了解形状、数量、大小和部位,以及附近包壳生长情况。因骨质浓白难以显示死骨者可作 CT 检查。

【治疗】 以手术治疗为主,原则是清除死骨、炎性肉芽组织和消灭死腔。

1. 手术指征 有死骨形成,有死腔及窦道流脓者均应手术治疗。

2. 手术禁忌证

(1)慢性骨髓炎急性发作时不宜作病灶清除术,应以抗生素治疗为主,积脓时宜切开引流。

(2)大块死骨形成而包壳尚未充分生成者,过早取掉大块死骨会造成长段骨缺损,该类病例不宜手术取出死骨,须待包壳生成后再手术。但近年已有在感染环境下带抗生素人工骨植骨成功的报告,因此可视为相对禁忌证。

3. 手术方法 手术前需取窦道溢液作细菌培养和药物敏感试验,最好在术前 2 日即开始应用抗生素,使手术部位组织有足够的抗生素浓度。手术有下列几种方式:

(1)碟形手术:又名奥尔(Orr)开放手术法,目的在于清除病灶,消除死腔,充分引流,以利愈合。即彻底去除窦道、瘢痕组织、死骨、异物,刮除死腔中的肉芽组织,切除不健康的骨质及空腔边缘,在清除病灶后再用骨刀将骨腔边缘削去一部分,使之呈平坦的碟状。用于死腔不大,削去骨量不多的病例。此法有一定缺点,一是伤口长期不愈合,需多次更换石膏;二是邻近关节被固定过久,引起僵硬,肌肉萎缩,瘢痕也较大。但如软组织缺损过大,或不能缝合皮肤时,仍有使用价值。

(2)肌瓣填塞:死腔较大者做碟形手术因丢失骨骼太多,可发生病理骨折,可将骨腔边缘修整后将附近肌肉作带蒂肌瓣填塞以消灭死腔,勿损伤该肌瓣的血管神经,肌瓣也不宜太大。

(3)闭式灌洗:在彻底清除病灶、死腔碟形化后,冲洗伤口,定点缝合皮肤,不分层缝合。在伤口内留置 2 根塑料管:一根为灌注管,滴入抗生素溶液(视药物敏感试验结果决定选择何种抗生素),另一根为吸引管。术后 24 小时内为防血块堵塞,应加快滴入灌洗液。灌洗持续时间一般为 2~4 周,待吸引液转为清亮时即可停止灌洗并拔管。由于伤口经过充分滴注冲洗引流,感染容易控制,骨腔凝血机化后骨化。大多数病人能获得愈合。

(4)病骨整段切除或截肢:非重要部位的慢性骨髓炎,如腓骨、肋骨、髂骨翼等处,可将病骨整段切除,一期缝合伤口。部分病例长期已有窦道口皮肤癌变或足部广泛骨髓炎,骨质损毁严重不能彻底清除病灶者,可施行截肢术。

(5)缺损骨修复:慢性骨髓炎病灶清除后遗留的骨缺损,以往采用皮瓣、肌皮瓣、肌骨皮瓣填充,存在死腔残留、供区损伤、手术复杂、取材有限等问题。目前新方法采用抗生素磷酸钙人工骨,除有局部抗生素缓释作用外,其自固化性能可充填及修补病灶清除后遗留的死腔和缺损,其微孔结构可诱导新骨生成,并可加强骨的力学性能,预防病理性骨折。其降解率与局部血管长入、新骨形成的速度一致,具有良好的生物相容性、生物降解性和骨传导作用。是一种具有良好临床应用前景的新型生物材料。

(6)伤口的闭合:伤口应该一期缝合,并留置负压吸引管。外固定管形石膏,开窗换药。若骨缺损修复后仍有皮肤缺损者,再行皮瓣覆盖,特别是肌皮瓣覆盖,可改善局部血液循环,增加局部抗感染能力,在炎症消退后还可以促进骨组织愈合。

三、局限性骨脓肿

如细菌毒力较小,或机体抵抗力较强,脓肿被包围在骨质内,呈局限性骨内脓肿,称布劳德脓肿(Brodie's abscess)。通常发生于长骨的干骺端,多见于胫骨、股骨和肱骨。Brodie 脓肿形成的主要原因是细胞的毒力不大和机体抵抗力较强。脓肿的内容物初期为炎性液体,中期为炎性肉芽组织,后期则为感染性瘢痕组织。

病人通常无急性血源性骨髓炎的病史。起病时一般无明显症状,仅于数月或数年第一次发作时才有局部红肿和疼痛。病程往往呈迁延性,持续数年之久。当劳累或轻微外伤后局部有疼痛及皮温升高,罕见有皮肤发红,使用抗生素后炎症表现迅速消退。少数病例炎症不能控制时,可出现穿破流脓。

X线平片表现为骨的囊性病变,周围有硬化骨包绕。

【治疗】偶有发作时可以使用抗生素,反复急性发作的需手术治疗。手术时间为在两次急性发作的间歇期。术前术后都需使用抗生素。手术方法为彻底刮除病灶内炎性组织,冲洗干净后取自体髂骨松质骨,咬成小粒,与抗生素粉剂调和后填充骨腔,伤口缝合后可望一期愈合。也有分期植骨的,先在骨腔填充庆大霉素-骨水泥珠链,2周后取出,再植以自体松质骨粒。

四、硬化性骨髓炎

如病变部位骨质有较广泛增生,使髓腔消失,循环较差,发生坚实性弥散硬化性骨髓炎,又名 Garré 骨髓炎(Garré's osteomyelitis),最常发生在股骨和胫骨,以间歇疼痛为主。病因尚未完全确定,一般认为是骨组织低毒性感染,有强烈的成骨反应,亦有认为系骨组织内存在多个小脓肿,张力很高。本病多发生在长管状骨骨干,以胫骨为好发部位。

硬化性骨髓炎起病时为慢性病程,局部常有疼痛及皮肤温度高,很少有红肿,穿破更为罕见。使用抗生素后症状可以缓解,多次发作后骨干可以增粗。

X线平片上可以看到大量骨密质增生,大片浓白阴影分层与CT检查可以探查出X线平片难以辨出的小透亮区(图68-8)。

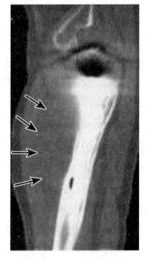

图68-8　X线平片见骨密质增生和大片浓白阴影。骨干可以增粗

【治疗】使用抗生素可以缓解急性发作所致的疼痛,由于病灶部位硬化骨很多,药物难以通过血液循环进入病灶内,因此部分病例抗生素难以奏效而需作手术治疗。

手术方法:

1. 凿开增厚的骨密质,找到小脓腔,将其中炎性肉芽组织及脓液清除后,疼痛可望立即缓解。

2. 找不到脓腔的可在骨密质上开窗,一期缝合皮肤,使骨髓腔内有张力的渗液引流至软组织内,疼痛亦可解除。

3. 因手术时找不到小脓腔,或多个小脓腔在手术时难以一一发现者,手术后效果可能不佳,因此可以先在密质上开窗,再从干骺端开孔行髓腔扩大,清创及冲洗术,清除全部的脓腔,脓腔内置庆大霉素-骨水泥珠链,2周内逐渐取出,可望伤口一期愈合并解除疼痛症状。

五、创伤后骨髓炎

创伤后骨髓炎最常见原因是开放性骨折术后感染,其次为骨折切开复位或其他骨关节手术后出现感染。可为急性或慢性,病变都在骨折端附近,急性期的感染以髓腔内感染最为严重,有高热、寒战等毒血症症状,与急性血源性骨髓炎相似。另一种为骨折附近的皮肤肌肉坏死感染,使失去血供的骨折段显露于空气中干燥坏死,病程转入慢性,往往还伴有感染性骨不连或骨缺损。

治疗原则:①急性期立即敞开创口引流,以免脓液进入骨髓腔内。②全身性使用抗生素,并按细菌培养及药物敏感试验的结果调整用药。③分次清创,清除创口内异物、坏死组织与游离碎骨片。④用管型石膏固定,开窗换药;或用外固定支架固定,方便换药。⑤慢性期时往往有骨外露,骨密质显露于空气中会干燥坏死,使邻近肉芽组织难以长入。处理方法是在骨密质上钻洞,使洞内生长肉芽组织,覆盖骨面,但生长的肉芽组织往往不健康;也可用骨刀将显露于空气中的死骨削去一层,直至切削面有渗血为止,有渗血的骨面会迅速生长肉芽组织,根据创面的大小决定是否需要植皮。⑥有骨缺损者一般于伤口愈合后六个月内没有复发才可手术植骨,也可在抗生素保护下提前移植自体骨。⑦植骨方法有很多,都必须植入自体骨,包括松质骨粒,整块骨两大类;有带血管的和不带血管的整段植骨;在感染的环境下作带血管的骨移植,必须慎重考虑。⑧创伤后骨髓炎往往伴有皮肤缺损,必要时还须植皮。⑨开放性骨折有大段骨坏死者,在取出坏死骨后必须在短期内安装上外固定器,以防肢体出现短缩,并在合适的时间内作植骨术(图68-9)。

六、化脓性脊椎炎

化脓性脊椎炎(suppurative spondylitis)比较少见。临床上有两种类型,一种为椎体化脓性骨髓炎,另一种为椎间隙感染。

1. 椎体化脓性骨髓炎的致病菌以金黄色葡萄球菌最为多见。病原菌进入脊椎的途径有三种:①通过血液途径播散。先有皮肤及黏膜化脓性感染病灶,经血液途径播散。②邻近脊椎的软组织感染直接侵犯。③经淋巴引流蔓延至椎体。

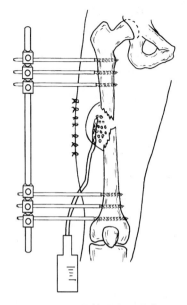

图68-9　骨外固定器固定

本病多见于成人,以腰椎最为常见,其次为胸椎,颈椎极少发病。病变多数局限于椎体,向椎间盘与上下椎体扩散,偶有向椎弓扩散侵入椎管内的。大多数病例则形成椎旁脓肿,在腰椎多为腰大肌脓肿,在上颈椎则为咽后壁脓肿。病变发展迅速,并有硬化骨形成,彼此融合成骨桥,甚至出现椎体间融合。

起病常急骤,有畏寒、寒战及高热,毒血症症状明显。腰背痛或颈肩痛明显,卧床不起,不能翻身或转颈。椎旁肌肉痉挛明显,并有叩击痛。大型腰大肌脓肿可在股部触及。

治疗上必须使用足量有效的抗生素,血培养可以帮助检出致病菌,并挑选合适的抗生素。椎旁有炎性脓肿或椎体有明显破坏者必须手术。绝对卧床可以缓解疼痛并有利于组织的修复。

2. 椎间隙感染的致病菌以金黄色葡萄球菌与白色葡萄球菌最为常见。细菌进入椎间隙的途径有两种:①经手术器械直接带入椎间隙,如椎间盘手术后感染;②经血液途径播散。皮肤黏膜或泌尿道感染都可以经血液播散至椎间盘内。以泌尿道感染最为常见,细菌系来自脊椎静脉丛的反流。

因手术污染所致的椎间隙感染起病或急骤,或缓慢。由溶血性金黄色葡萄球菌所致的感染往往起病急骤,有寒战与高热,腰背痛加剧,并有明显的神经根刺激症状,病人因剧烈疼痛而不敢翻身,轻微的震动都可以触发抽搐状疼痛。体征则有腰部肌痉挛与压痛,活动障碍,原有的神经根刺激体征均加重,作直腿抬高试验时甚至足跟难以离开床面,而病人往往因疼痛剧烈而拒绝作任何检查。由毒性较低的细菌,如白色葡萄球菌所致的感染则起病缓慢,全身症状与体征都比较轻,病程趋向于慢性。

血源性椎间隙感染一般见于年轻成人,儿童则比较少见,腰椎的发病率较高。一般起病缓慢,有发热、食欲缺乏等症状,腰椎病变者都有腰背痛与坐骨神经痛。体征则有压痛、腰肌痉挛和活动障碍,经过石膏、抗生素治疗后症状可缓解,一旦活动过多或停止治疗症状又加重。病程趋向慢性。在发热期白细胞计数增高,但血沉持续增快提示病变仍处于活动期。

【椎间隙感染的X线表现】　早期X线检查往往无异常发现。至少在一个月后才出现椎体内虫蚀状破坏,一旦出现X线征象后,发展迅速,向邻近椎体蔓延,可见椎旁脓肿。经过治疗后约1/2病例病变局限于椎间盘内,另1/2病例炎症扩散至邻近椎体,后期出现骨桥,极为硬化,但很少有骨性融合。MRI检查可以发现椎体内破坏灶有硬化骨形成(图68-10)。

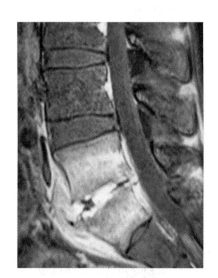

图68-10　化脓性脊椎炎,MRI椎体内破坏灶有硬化骨形成

【治疗】以非手术疗法为主,选用足量抗生素与全身支持疗法。由于诊断往往迟延,特别是血源性椎间隙感染诊断不易,使局部组织粘连明显,手术操作困难,并发症多,因此手术仅适用于:①神经症状进行性加重;②骨质破坏明显,脊柱畸形及不稳定;③有较大脓肿形成;④感染复发;⑤保守治疗无效。手术可行病变椎间盘切除,椎管及神经根周围减压并同时做病变椎体植骨融合内固定。因手术难度较大,手术者必须具备丰富的临床经验。

第二节   化脓性关节炎

化脓性关节炎(suppurativearthritis)为关节内化脓性感染。多见于儿童,好发于髋、膝关节。

【病因】常见的致病菌为金黄色葡萄球菌,可占85%左右;其次为白色葡萄球菌、淋病双球菌、肺炎球菌和肠道杆菌等。

细菌进入关节内的途径有:①血源性传播:身体其他部位的化脓性病灶内细菌通过血液循环传播至关节内;②邻近关节附近的化脓性病灶直接蔓延至关节腔内,如股骨头或髂骨骨髓炎蔓延至髋关节;③开放性关节损伤发生感染;④医源性:关节手术后感染和关节内注射药物后发生感染。本章节只叙述血源性化脓性关节炎。

【病理】化脓性关节炎的病变发展过程可以分成三个阶段,这三个阶段有时演变缓慢,有时发展迅速而难以区分。

1. **浆液性渗出期**   细菌进入关节腔后,滑膜明显充血、水肿,有白细胞浸润和浆液性渗出物。渗出物中含有大量白细胞,关节软骨未破坏,如治疗及时,渗出物可以完全被吸收而不会遗留任何关节功能障碍。本期病理改变为可逆性。

2. **浆液纤维素性渗出期**   病变继续发展,渗出物变为混浊,数量增多,细胞亦增加。滑膜炎症因滑液中出现了酶类物质而加重,使血管的通透性明显增加。多量的纤维蛋白出现在关节液中,纤维蛋白沉积在关节软骨上可以影响软骨的代谢,白细胞释放出大量溶酶体,可以协同破坏软骨基质,使之崩溃、断裂与塌陷。修复后必然会出现关节粘连与功能障碍。出现了不同程度的关节软骨损毁,部分病理已成为不可逆性。

3. **脓性渗出期**   炎症已侵犯至软骨下骨质,滑膜和关节软骨都已破坏,关节周围亦有蜂窝织炎。渗出物已转为明显的脓性。修复后关节重度粘连甚至呈纤维性或骨性强直(图68-11),病变为不可逆性,遗留重度关节功能障碍。

【临床表现】原发化脓性病灶表现可轻可重,甚至全无,一般都有外伤诱发病史。

起病急骤,有寒战高热等症状,体温可达39℃以上,甚至出现谵妄与昏迷,小儿多见。病变关节迅速出现疼痛与功能障碍,浅表的关节,如膝、肘关节局部红、肿、热、痛明显,关节常处于半屈曲位,使关节腔内的容量最大,关节囊较松弛以减少疼痛;深部的关节,因有厚实的肌肉,局部红、肿、热都不明显,关节往往处于屈曲、外旋、外展位。病人因剧痛往往拒作任何检查,关节腔内积液在膝部最为明显,可见髌上囊明显隆起,浮髌试验可为阳性,张力高时髌上囊甚为坚实,因疼痛与张力过高有时难以作浮髌试验。

因为关节囊坚厚结实,脓液难以穿透至软组织内,一旦穿透至软组织内,则蜂窝织炎表现严重,深部脓肿穿破皮肤后会成为瘘管,此时全身与局部的炎症表现都会迅速缓解,病变转入慢性阶段。

【临床检查】

1. **实验室检查**   周围血液中白细胞计数增高可至$10×10^9/L$以上,多量中性多核白细胞。血沉增快。关节液外观可为浆液性(清的)、纤维蛋白性(混的)或脓性(黄白色),镜检可见多量脓细胞,或涂片作革兰染色,可见成堆阳性球菌。寒战期抽血培养可检出病原菌。

2. **X线表现**   早期只可见关节周围软组织肿胀的阴影,膝部侧位片可见明显的髌上囊肿胀,儿

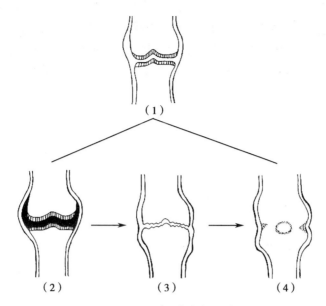

图 68-11　膝关节病变发展过程
（1）正常　（2）浆液性渗出　（3）关节软骨破坏　（4）关节骨性强直

童病例可见关节间隙增宽。出现骨骼改变的第一个征象为骨质疏松；接着因关节软骨破坏而出现关节间隙进行性变窄；软骨下骨质破坏使骨面毛糙，并有虫蚀状骨质破坏。一旦出现骨质破坏，进展迅速并有骨质增生使病灶周围骨质变为浓白，至后期可出现关节挛缩畸形，关节间隙狭窄，甚至有骨小梁通过成为骨性强直。

【诊断】根据全身与局部症状和体征，一般不难诊断。X 线表现出现较晚，不能作为诊断依据。关节穿刺（图 68-12）和关节液检查对早期诊断很有价值，应作细胞计数，分类，涂片革兰染色来找病原菌，抽出物应作细菌培养和药物敏感试验。

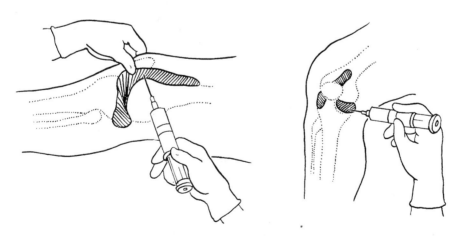

图 68-12　膝关节穿刺示意图

鉴别诊断方面，需与下列疾病作鉴别（表 68-1）。

【治疗】

1. 早期足量全身性使用抗生素，原则同急性血源性骨髓炎。

2. **关节腔内注射抗生素**　每天做一次关节穿刺，抽出关节液后，注入抗生素，如果抽出液逐渐变清，而局部症状和体征缓解，说明治疗有效，可以继续使用，直至关节积液消失，体温正常。如果抽出液性质转劣而变得更为混浊甚至成为脓性，说明治疗无效，应改为灌洗或切开引流。

表68-1 化脓性关节炎的鉴别诊断

疾病	起病	发热	关节发病数	好发部位	局部症状和体征	周围血象	血沉	X线表现	穿刺液检查
化脓性关节炎	急骤	高热	单发多,很少3个以上	膝、髋	急性炎症明显	高	高	早期无变化	清→混→脓性多量脓细胞可找到革兰阳性球菌
关节结核	缓慢	低热	单发多	膝、髋	急性炎症不明显	正常	高	早期无变化	清→混、可发现抗酸杆菌
风湿性关节炎	急	高热	多发性对称性游走性	全身大关节	有急性炎症,伴有心脏病	高	高	无变化	清,少量白细胞
类风湿关节炎	一般不急	偶有高热	多发性(超过3个)对称性	全身大小关节	有急性炎症,伴有小关节病变	可增高	高	早期无变化	清→草绿色,浑浊,中等量白细胞,类风湿因子阳性
创伤性关节炎	缓慢	无	单发性	膝、踝、髋	无炎症表现	不高	正常	关节间隙窄,骨硬化	清,少量白细胞
痛风	急,夜间发作	可有中、低热	多发,一般2个	跗趾蹠趾关节	红肿显著	高,血尿酸增高	增高	早期无变化	清→混,内有尿酸盐结晶

3. **经关节镜治疗** 对膝关节化脓性炎症或股骨下端慢性骨髓炎,采用关节镜下治疗,可引流脓性关节液,彻底切除病变滑膜,直视下摘除死骨,清除窦道,并置管持续灌洗,完成后在关节腔内放置敏感的抗生素。比传统开放手术具有创伤小,术后关节粘连少,可多次手术的优势。

4. **关节腔持续性灌洗** 适用于表浅的大关节,如在膝关节的两侧穿刺,经穿刺套管插入两根塑料管或硅胶管留置在关节腔内。退出套管,用缝线固定两根管子在穿刺孔皮缘以防脱落,或在关节镜灌洗后在关节内置放两根管子。一根为灌注管,另一根为引流管。每日经灌注管滴入抗生素溶液2000～3000ml。待引流液转清,经培养无细菌生长后可停止灌洗,但引流管仍需继续吸引数天,如引流量逐渐减少至无引流液可吸出,且局部症状和体征都已消退,可以将管子拔出。

5. **关节切开引流** 适用于较深的大关节,穿刺插管难以成功的部位,如髋关节,应该及时作切开引流术。切开关节囊,放出关节内液体,用盐水冲洗后,在关节腔内留置2根管子后闭合切口,按上法行关节腔持续灌洗(图68-13)。

6. 为防止关节内粘连,尽可能保留关节功能,可作持续性关节被动活动。在对病变关节进行局部治疗后即可将肢体置于下(上)肢功能锻炼器上作24小时持续性被动运动,开始时有疼痛感,很快便会适应。至急性炎症消退时,一般3周后即可鼓励病人作主动锻炼。没有下(上)肢功能锻炼器时应适当固定局部,石膏托固定及皮肤牵引以防止或纠正关节挛缩。3周后开始锻炼,但关节功能恢复往往不甚满意。

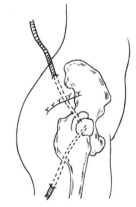

图68-13 髋关节切开引流后闭合式连续冲洗吸引示意图

7. 后期病例如有陈旧性病理性脱位者可行矫形手术,髋关节强直者可行全髋关节置换手术(图68-14),关节融合术或截骨术已不常采用。为防止感染,术前、术中和术后都须使用抗生素。

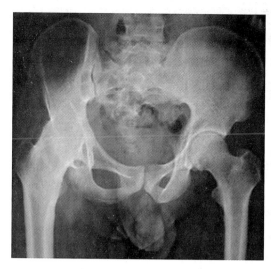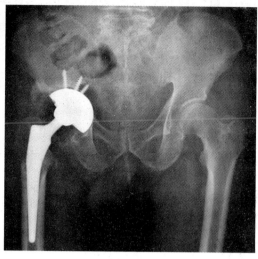

图68-14　化脓性关节炎晚期强直，全髋关节置换手术

（杨述华）

第六十九章 骨与关节结核

第一节 概 论

【发病特点】骨与关节结核(bone and joint tuberculosis)是由结核分枝杆菌侵入骨或关节而引起的一种继发性感染性疾病。中医称"骨痨"。骨与关节结核在生活贫困时期比较常见,随着生活水平的提高,抗结核药物的出现以及科学技术的进步,骨与关节结核的发病率明显下降。但是近年来,由于人口数量的快速增长,流动人口的大量增加以及耐药菌的出现,骨与关节结核的发病率有回升的趋势。结核病是全世界成人因传染病而死亡的主要疾病之一。我国是全球结核病高发国家之一。

骨与关节结核是最常见的肺外继发性结核,其原发灶绝大多数源于肺结核,大约占结核病人总数的5%~10%。其中脊柱结核最多见,约占50%,膝关节结核和髋关节结核各占约15%。骨与关节结核的好发部位都是一些负重大,活动多,易于发生损伤的部位。发病的高危人群包括:既往感染过结核者、高发区移民、糖尿病或慢性肾功不全者、营养不良者、长期使用免疫抑制剂者。艾滋病(AIDS)病人也易同时感染骨关节结核。80%以上的原发病灶在肺和胸膜,其余在消化道和淋巴结。原发病灶中的结核杆菌一般是通过血流到达骨和关节,少数是由邻近病灶蔓延而至。

【病理】病原菌主要是人型分枝杆菌。结核杆菌一般不能直接侵入骨或关节的滑膜引起骨关节结核,主要是继发于原发肺结核或胃肠道结核,通过血液传播引起。骨与关节结核的最初病理变化是单纯性滑膜结核或单纯性骨结核,以后者多见。在发病初期,病灶局限于长骨干骺端,关节软骨面完好,如果在此阶段结核便被很好地控制,则关节功能不受影响。如果病变进一步发展,结核病灶侵及关节腔,破坏关节软骨面,称为全关节结核。全关节结核若不能控制,便会出现破溃,产生瘘管或窦道(sinus tract),并引起继发感染,此时关节已完全毁损,必定会遗留各种关节功能障碍(图69-1)。

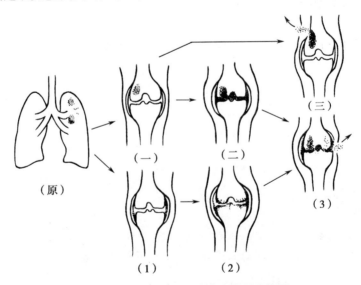

图69-1 **骨关节结核临床病理发展示意图**
(原)原发病灶 (一)单纯骨结核 (二)由骨结核引起的全关节结核 (三)单纯骨结核穿破皮肤形成窦道
(1)单纯滑膜结核 (2)由滑膜结核引起的全关节结核 (3)全关节结核穿破皮肤形成窦道

【临床表现】

1. 病人常有肺结核病史或家庭结核病史。可发生于任何年龄,男女发病率无明显差别。

2. 起病多较缓慢,症状隐匿,可无明显全身症状或只有轻微结核中毒症状。全身症状包括午后低热、乏力、盗汗,典型病例还可见消瘦、食欲缺乏、贫血等症状。少数起病急骤,可有高热,一般见于儿童。

3. 关节病变大多为单发性,少数为多发性,但对称性十分罕见。30%~50% 的病人起病前往往有局部外伤史。病变部位初起隐痛,活动后加剧。儿童病人常有"夜啼"。部分病人因病灶脓液破入关节腔而产生急性症状,此时疼痛剧烈。由于髋关节与膝关节神经支配有重叠现象,所以髋关节结核病人亦可主诉膝关节疼痛。浅表关节检查可见关节肿胀和积液,并有压痛。关节常处于半屈曲状态,以缓解疼痛。晚期病人可见肌肉萎缩,关节呈梭形肿胀。病理性脱位与病理性骨折不少见。

4. 脊柱结核主要有疼痛、肌肉痉挛、神经功能障碍等。大多数病人有寒性脓肿生成。脓肿可位于病灶局部,也可远离病灶形成流注脓肿。脊柱结核的寒性脓肿会压迫脊髓而产生肢体瘫痪。

5. 结核进一步发展,导致病灶部位积聚了大量脓液、结核性肉芽组织、死骨和干酪样坏死(caseous necrosis)组织。由于无红、热等急性炎症反应表现,故结核性脓肿称为"冷脓肿"(cold abscess)或"寒性脓肿"。脓液可经过组织间隙流动,形成病灶之外的脓肿。也可以向体表溃破成窦道,经窦道流出米汤样脓液,有时还有死骨及干酪样坏死物质流出。脓肿也可与空腔内脏器官沟通形成内瘘,如与食管、肺、肠道和膀胱相通,可咳出、经大便或尿液排出脓液。脓肿若经皮肤穿出体外则形成外瘘。寒性脓肿破溃产生混合性感染,出现局部急性炎症反应。若不能控制混合感染可引起慢性消耗、贫血、全身中毒症状,严重时可致肝、肾衰竭,甚至死亡。

6. 晚期病变静止后可有各种后遗症,如:①关节腔粘连导致关节功能障碍;②畸形,如关节屈曲挛缩畸形、脊柱后凸畸形;③小儿骨骺破坏导致肢体不等长等。

【实验室检查】

1. **血液学**　血常规检查可有轻度贫血,血白细胞计数一般正常,仅约10%病人有白细胞升高,有混合感染时白细胞计数增高。血沉(ESR)在病变活动期明显增快,静止期一般正常,是用来检测病变是否静止和有无复发的重要指标。C 反应蛋白(CRP)的高低与疾病的炎症反应程度关系密切,故CRP 亦可用于诊断结核活动性及临床疗效的判定。

2. **细菌学**　脓或关节液涂片镜检找到抗酸杆菌或结核分枝杆菌培养阳性可诊断为结核病,但阳性率较低,结合临床资料对诊断具有重要意义。有条件者应同时进行药敏试验。

3. **免疫学**　是用结核分枝杆菌的菌体成分制成抗原或抗体,检查病人血清中的结核抗体或抗原,具有检查速度快、操作简单、敏感性和特异性均较好等特点。

(1)结核菌素试验(PPD):试验结果不能简单用于确诊或否定结核。强阳性者对成年人有助于支持结核病的诊断,或考虑为近期有结核感染,但尚未发病;对儿童特别是 1 岁以下儿童可作为结核诊断的依据。

(2)γ-干扰素释放实验(interferon-gamma release assay,IGRA):检测结核感染者体内特异的效应 T 淋巴细胞,可用于结核病或结核潜伏感染者的诊断。其中 T 细胞斑点试验(T-SPOT. TB)是最常用的检测方法。具有灵敏度高,诊断快准的特点。但有一定的假阳性率。

4. **分子生物学**　结核分枝杆菌基因(DNA)检测技术,可以直接对结核分枝杆菌的种系进行分类鉴定和药敏的检测,具有操作简便、反应快速、灵敏度高、特异度高等优点。

(1)聚合酶链式反应(PCR):该方法已广泛用于结核病实验室诊断。也存在假阳性和假阴性问题。

(2)Xpert MTB/RIF 技术:是一项发展十分迅速的结核病及耐药结核病的全自动快速分子诊断方法,具有操作简便、检测快、结果准等优点,是目前 WHO 推荐的快速诊断结核病的方法,该检测比痰涂片镜检有更高的准确性。

【病理检查】 病变部位穿刺活检以及手术后病理组织学和微生物学检查是确诊的重要方法。病理学检查可见典型结核性肉芽肿,且通过抗酸染色或其他细菌学检查证据证明为结核杆菌感染是确诊的依据。在结核病灶清除术中细菌学标本的提取与送检是必要的。结核细菌学检查和病理组织学检查同时进行,互为补充,可提高确诊率。

【影像学检查】

1. X线检查   对诊断骨与关节结核十分重要,但一般在起病6~8周后才有X线平片改变,故不能作出早期诊断。其特征性表现为区域性骨质疏松和周围少量钙化的骨质破坏病灶,周围可见软组织肿胀影。随着病变发展,可出现边界清楚的囊性变,并伴有明显硬化反应和骨膜反应。可出现死骨和病理性骨折。

2. CT   呈现二维或三维图像,可提供比X线平片更多的信息。可以清晰地确定病灶的位置、死骨的情况、软组织病变的程度,特别是对显示病灶周围的寒性脓肿有独特的优点。还可在CT导引下穿刺抽脓和活检。

3. MRI   可在结核炎症浸润阶段即显示异常信号,比其他检查方法更为敏感,有助于早期诊断。MRI还可以观察脊柱结核有无脊髓受压和变性,在与脊柱肿瘤、骨折、退变等疾病的鉴别诊断中有重要价值。

4. 超声   可以探查深部寒性脓肿的位置和大小。定位穿刺抽脓进行涂片和细菌培养。

5. 关节镜检查   关节镜检查及滑膜活检对诊断滑膜结核很有价值。

【治疗】 应采用综合治疗方法,包括休息、疗养、营养卫生、标准化疗药物和手术治疗等。其中抗结核药物治疗贯穿整个治疗过程,在骨与关节结核治疗中占主导地位。

1. 全身治疗

(1) 支持治疗:注意休息、避免劳累,合理加强营养,每日摄入足够的蛋白质和维生素。有贫血者应纠正贫血。

(2) 抗结核药物治疗:骨关节结核的药物治疗应该遵循抗结核药物的治疗原则:①早期;②联合;③适量;④规律;⑤全程。按疗程用药是确保疗效的前提,可改善和控制病变。

目前常用的一线抗结核药物为:异烟肼(INH,又称雷米封)、利福平(RFP)、吡嗪酰胺(PZA)、链霉素(SM)、乙胺丁醇(EMB)。主张联合用药,异烟肼与利福平为首选药物。肺外结核的疗程一般为12个月,对于骨关节结核,主张疗程不得少于12个月,必要时可延长至18~24个月。由于链霉素对第8对脑神经有强烈的毒性作用,现已不将链霉素作为首选药物。如果应用,亦作为强化治疗,用药不超过3个月。在原发耐药率较低的地区,强化期可用三药联用;在原发耐药率较高的地区,强化期应四药联用。

抗结核药物的主要副作用为肝损害、神经毒性、过敏反应、胃肠道反应、肾损害等,用药期间应定期检查肝肾功能,并同时服用保肝等药物。发现异常及时予以相应处理。儿童需慎用乙胺丁醇及链霉素。

经过抗结核药物治疗后,全身症状与局部症状都会逐渐减轻。判断骨关节结核是否痊愈应当从病人主诉、临床检查、实验室检查、影像学表现及远期随访进行判断。治愈的标准为:①全身情况良好,体温正常,食欲良好;②局部症状消失,无疼痛,窦道闭合;③3次血沉均正常;④影像学表现脓肿缩小乃至消失,或已经钙化;无死骨,病灶边缘轮廓清晰;⑤起床活动已1年,仍能保持上述4项指标。符合标准的可以停止抗结核药物治疗,但仍需定期复查。

2. 局部治疗

(1) 局部制动:有石膏固定、支具固定、牵引等。目的是保证病变部位的休息,减轻疼痛,固定制动甚为重要。临床实践证明,全身药物治疗及局部制动疗效更好。

(2) 局部注射:局部注射抗结核药物具有药量小,局部药物浓度高和全身反应小的优点。最适用于早期单纯性滑膜结核病例。常用药物为异烟肼,剂量为100~200mg,每周注射1~2次,视关节积液的多少而定。每次穿刺时如果发现积液逐渐减少,液体转清,说明有效果,可以继续穿刺抽液及注射抗结核药物;如果未见好转,应及时更换治疗方法。不主张对寒性脓肿进行反复抽脓、注入抗结核药物,多次操作会导致混合性感染和形成窦道。

（3）手术治疗

1）脓肿切开引流术:寒性脓肿有混合感染,体温高,中毒症状明显者,因全身状况不好,不能耐受病灶清除术,可以做寒性脓肿切开引流。待全身情况改善后再行病灶清除术。但脓肿切开引流必然会形成慢性窦道,为以后的病灶清除术带来很多困难。

2）病灶清除术:在全身性抗结核药物治疗下行病灶清除术可以在短时间内取得比较好的疗效。病灶清除术的手术适应证:①经保守治疗效果不佳,病变仍有进展;②有明显的死骨及较大脓肿形成;③窦道流脓经久不愈;④脊柱结核有脊柱不稳定、脊髓马尾神经受压或严重后凸畸形等。手术禁忌证:①伴有其他脏器活动期结核者;②病情危重、全身状态差;③合并其他疾病不能耐受手术者。由于手术可能造成结核杆菌的血源性播散,为提高手术的安全性,术前应规范抗结核药物治疗4~6周,至少2周。术后要继续完成全部规范化疗程。

3）其他手术:①关节融合术:用于关节不稳定者;②截骨术:用以矫正畸形;③人工关节置换术:可以改善关节功能,但要严格把握适应证;④椎管减压术,用于出现脊髓和马尾神经受压迫症状或截瘫病人;⑤植骨融合内固定术,用于骨质破坏严重,脊柱不稳定病人等。

第二节　脊　柱　结　核

一、脊柱结核

脊柱结核(tuberculosis of spine)发病率占骨与关节结核的首位,约占50%,绝大多数发生于椎体,附件结核仅有1%~2%。椎体以松质骨为主,它的滋养动脉为终末动脉,结核杆菌容易停留在椎体部位。腰椎结核发生率最高,其次是胸椎、颈椎。儿童、成人均可发生。

【病理】椎体结核可分为中心型和边缘型两种。

1. 中心型椎体结核　多见于10岁以下的儿童,好发于胸椎。病变进展快,整个椎体被压缩成楔形。一般只侵犯一个椎体,也可穿透椎间盘而累及邻近椎体(图69-2)。

2. 边缘型椎体结核　多见于成人,腰椎为好发部位。病变局限于椎体的上下缘,很快侵犯至椎间盘及相邻的椎体。椎间盘破坏是本病的特征,导致椎间隙变窄(图69-2)。

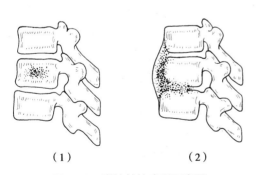

图69-2　脊柱结核病理示意图
（1）中心型　（2）边缘型

椎体破坏后形成的寒性脓肿可以有两种表现:①椎旁脓肿:脓液汇集在椎体旁,可在前方、后方或两侧。以积聚在两侧和前方比较多见。脓液将骨膜掀起,还可以沿着韧带间隙向上下蔓延,使数个椎体的边缘都出现骨侵蚀。它还可以向后方进入椎管内,压迫脊髓和神经根。②流注脓肿:椎旁脓肿积聚至一定数量后,压力增高,会穿破骨膜,沿着肌肉筋膜间隙向下方流动,在远离病灶的部位出现脓肿(图69-3)。例如:下胸椎及腰椎的椎旁脓肿穿破骨膜后,积聚在腰大肌鞘内,形成腰大肌脓肿。浅层腰大肌脓肿位于腰大肌前方的筋膜下,它向下流动积聚在髂窝内,成为髂窝脓肿。深层的腰大肌脓肿可以穿越腰筋膜到腰三角,成为腰三角脓肿。腰三角是一个潜在的间隙,它的边缘是髂嵴后缘、竖脊肌的外缘与腹内斜肌的后缘。腰大肌脓肿还可沿腰大肌流注至股骨小转子处,成为腹股沟处深部脓肿。它还能绕过股骨上端的后方,流注至大腿外侧,甚至沿阔筋膜向下流至膝上部位(图69-3)。

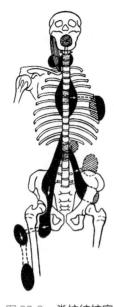

图 69-3　脊柱结核寒性脓肿流注途径

【临床表现】

1. **结核全身中毒症状**　起病缓慢,有午后低热、疲倦、消瘦、盗汗、食欲缺乏与贫血等全身症状。儿童常有夜啼、呆滞或性情急躁等。

2. **局部表现**　主要有疼痛、肌肉痉挛、脊柱或活动受限、神经功能障碍等。疼痛是最先出现的症状。初期疼痛多较轻,痛点也不局限,随病变进展,痛点多固定于脊柱病变平面的棘突或棘突旁。有时可伴有相应神经节段支配区的放射性疼痛。因疼痛和病变椎体的不稳定造成肌肉痉挛,使脊柱处于某种固定的被动体位,活动明显受限。可伴有脊柱畸形和神经系统异常。有时以截瘫、后凸畸形、窦道为主诉。

颈椎结核除有颈部疼痛外,还有上肢麻木等神经根受刺激的表现,咳嗽、喷嚏时会使疼痛与麻木加重。神经根受压时则疼痛剧烈。有咽后壁脓肿者影响呼吸与吞咽,睡眠时有鼾声。后期时可在颈侧摸到冷脓肿所致的颈部肿块。

胸椎结核有背痛症状,必须注意,下胸椎病变的疼痛有时表现为腰骶部疼痛。脊柱后凸十分常见。

腰椎结核病人在站立与行走时,往往双手扶住腰部,头及躯干向后倾,使重心后移,尽量减轻体重对病变椎体的压力。

后期病人有腰大肌脓肿形成,可在腰三角、髂窝或腹股沟处看到或摸到脓肿(寒性脓肿),为少数病人就诊原因。腰椎结核者脊柱后凸通常不严重,须仔细检查。

3. **拾物试验**　病人从地上拾物时,不能弯腰,需挺腰屈膝屈髋下蹲才能取物,称拾物试验阳性(图 69-4)。检查病儿的方法:病儿俯卧,检查者用双手提起病儿双足,将两下肢及骨盆轻轻上提,如有腰椎病变,由于肌痉挛,腰部保持僵直,生理前凸消失(图 69-5)。

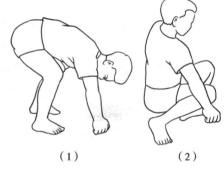

图 69-4　拾物试验
(1)阴性　(2)阳性

【影像学检查】　X 线平片表现以骨质破坏和椎间隙狭窄为主。中心型结核的骨质破坏集中在椎体中央,侧位片比较清楚。很快出现椎体压缩成楔状,前窄后宽。边缘型结核的骨质破坏集中在椎体的上下缘,表现为进行性椎间隙狭窄,并累及邻近两个椎体。可见脊柱侧弯或后凸畸形。椎旁软组织阴影(腰大肌)增宽(图 69-6)。

CT 检查可以清晰地显示病灶部位,骨质破坏的程度,有无空洞和死骨形成。对腰大肌脓肿有独特的诊断价值(图 69-7)。

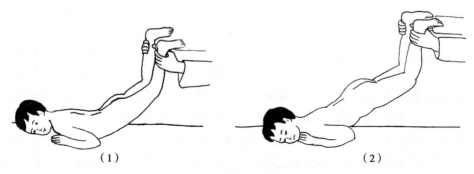

(1)　　　　　　　　　(2)

图 69-5　幼儿脊柱活动测验法
(1)正常　(2)患病

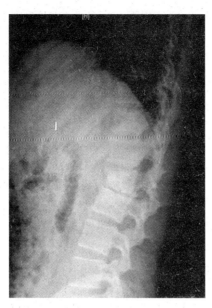

图 69-6　脊柱结核 X 线表现为骨质破坏和椎间隙狭窄

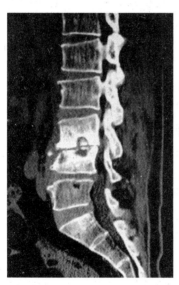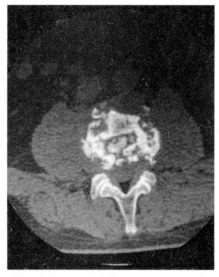

图 69-7　脊柱结核 CT 表现：死骨和腰大肌脓肿

　　MRI 在结核炎性浸润阶段即可显示异常信号，能清楚显示脊柱结核椎体骨炎，椎间盘破坏，椎旁脓肿及脊髓神经有无受压和变性。对脊柱结核具有早期诊断价值，是脊柱结核必不可少的检查方法。

　　【诊断及鉴别诊断】　根据病史、症状、体征、实验室与影像学检查，典型病例诊断不难，但必须与下列疾病作鉴别。

　　1. 强直性脊柱炎　多数有骶髂关节炎，症状以后背疼痛为主。X 线检查无骨破坏与死骨，脊柱呈"竹节"样改变。胸椎受累后会出现胸廓扩张受限等临床表现，血清 HLA-B27 检查多为阳性。

　　2. 化脓性脊柱炎　发病急，有高热及明显疼痛，进展很快，早期血培养可检出致病菌。X 线表现进展快，其特征性 X 线表现可作鉴别。

　　3. 腰椎间盘突出症　无全身症状，有下肢神经根受压症状。X 线平片上无骨质破坏，CT、MRI 检查可发现突出的椎间盘压迫硬膜囊或神经根。

　　4. 脊柱肿瘤　多见于老年人，疼痛逐日加重，X 线平片可见椎体骨破坏，可累及椎弓根，椎间隙高度正常，一般无椎旁软组织块影。

5. 嗜酸性肉芽肿 多见于胸椎,12岁以下儿童多见。整个椎体均匀性变扁成线条状,上下椎间隙正常,无发热等全身症状。

6. 退行性脊柱骨关节病 为老年性疾病,椎间隙变窄,邻近的上下关节突增生,硬化,无骨质破坏与全身症状。

【治疗】 脊柱结核治疗的目的是:彻底清除病灶、解除神经压迫、重建脊柱稳定性、矫正脊柱畸形。

1. 全身治疗

(1) 支持治疗:注意休息、避免劳累,合理加强营养。

(2) 抗结核药物治疗:有效的药物治疗是杀灭结核杆菌、治愈脊柱结核的根本措施。绝大多数脊柱结核采用全身营养支持和合理的抗结核药物治疗可治愈。具体药物的应用原则及方案见本章概述。

2. 局部治疗

(1) 矫形治疗:躯干支具、石膏背心、石膏床等,限制脊柱活动,减轻疼痛,预防、矫正畸形以利病灶修复。

(2) 脓肿穿刺或引流:适用于脓肿较大者,可局部注入抗结核药物加强局部治疗。

(3) 窦道换药。

(4) 手术治疗:手术适应证主要有:①经保守治疗效果不佳,病变仍有进展;②病灶内有较大的死骨及寒性脓肿;③窦道经久不愈;④骨质破坏严重,脊柱不稳定;⑤出现脊髓和马尾神经受压迫症状或截瘫;⑥严重后凸畸形。手术治疗原则:①术前4~6周规范抗结核化疗,控制混合感染;②术中彻底清除病灶,解除神经及脊髓压迫,重建脊柱稳定性;③术后继续完成规范化疗全疗程。

目前,脊柱结核的手术治疗主要由病灶清除和脊柱功能重建两部分组成。结核病灶的彻底清除是控制感染的关键。由于脊柱结核大多位于椎体及椎间隙,所以前路手术更容易彻底的清除病灶,脊柱附件结核则从后路更容易清除病灶。脊柱功能的重建是通过植骨或结合使用内固定实现。由于人体80%的重力负荷通过脊柱的前柱和中柱,所以前方支撑植骨对矫正和预防后凸畸形的发生更可靠,并且植骨融合率高。脊柱结核的手术治疗应综合分析病人病变部位、病变程度、体质、年龄、经济能力等因素,根据个体化原则选择最佳手术方案。

二、脊柱结核并发截瘫

脊柱结核中截瘫的发生率约在10%左右,以胸椎结核发生截瘫最多见,其次为颈椎、颈胸段和胸腰段,腰椎最为少见。脊柱附件结核少见,因其三面环绕椎管,一旦发病,容易发生截瘫。

【发病机制】 可分为早期瘫痪和迟发性瘫痪两种。早期瘫痪是由于病灶处于活动期,随着脓液、结核性肉芽组织、干酪样坏死物质和死骨进入椎管内直接压迫脊髓所致,也称为病变活动型截瘫(图69-8)。及时手术清除致压物减压效果良好。迟发性瘫痪发生于病变已静止的后期,甚至已愈合后多年。致瘫的原因主要是瘢痕组织形成对脊髓产生环形压迫,或由椎体破坏引起脊柱后凸畸形,以及椎体病理性脱位造成椎管前方骨嵴压迫脊髓,导致截瘫,可称为骨病变静止型截瘫(图69-9)。迟发性瘫痪也可源于脊髓血管的栓塞导致脊髓变性、软化,此时虽无外部压迫因素,也可发生截瘫。

【临床表现和诊断】 除了有脊柱结核的全身症状和局部表现外,还有脊髓受压迫的临床表现。初始表现为背部疼痛和病变节段束带感,是神经根受刺激的结果,然后出现瘫痪。瘫痪最早出现运动障碍,接着出现感觉障碍,大小便功能障碍最迟出现。脊柱结核并发截瘫病人出现大小便功能障碍的早期表现为排尿困难,逐渐发展为完全瘫闭。当膀胱的反射功能恢复后,可出现小便失禁。大便功能障碍的最初表现为便秘和腹胀,也可出现失控现象。自主神经功能障碍则表现为截瘫平面以下的皮肤干燥无汗。

CT和MRI检查可以显示病灶部位、破坏程度、脊髓受压情况,有助于诊断和预后判断。

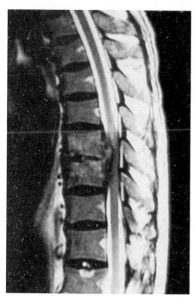

图69-8　脊柱结核病变压迫脊髓

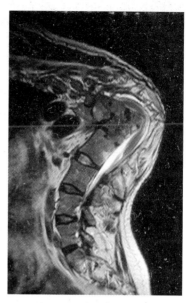

图69-9　骨病变静止型截瘫（图示内在的骨嵴与脊髓的关系）

【治疗】脊柱结核出现神经症状而影像学检查有脊髓受压者,且受压节段与临床症状、体征检查平面相一致时,原则上都应该手术治疗。部分不能耐受手术者可先作非手术治疗,待情况好转时再争取手术。通常主张手术彻底清除病灶、减压、支撑植骨。在彻底清创和充分化疗的前提下,为维持脊柱的稳定性,也可以考虑一期行病灶清除、植骨融合内固定治疗。

一般不采用单纯椎板减压术,因其破坏了脊柱的稳定性,会加重脊柱后凸,使脊髓受压更明显。

第三节　髋关节结核

髋关节结核(coxotuberculosis)占全身骨与关节结核发病率的第三位,仅次于脊柱和膝关节。病人多为儿童,且多为单侧性发病。

【病理】早期髋关节结核为单纯性滑膜结核或单纯性骨结核,以单纯性滑膜结核多见。单纯性骨结核的好发部位在髋臼上缘及股骨头的边缘部分。表现为骨质破坏,出现死骨和空洞,且常形成脓肿。至后期会产生寒性脓肿与病理性脱位。脓肿可以通过前内方髋关节囊的薄弱点突出于腹股沟的内侧方,也可以流向后方,成为臀部脓肿。也可穿破骨盆内壁,形成盆腔内脓肿。

【临床表现】起病缓慢,有低热、乏力、倦怠、食欲缺乏、消瘦及贫血等全身症状。多为单发性,早期症状为疼痛。初起时疼痛不剧烈,休息后会好转。在小儿则表现为夜啼。儿童病人常诉膝部疼痛,如不加注意,会延误诊断。随着疼痛的加剧出现跛行。至后期,会在腹股沟内侧与臀部出现寒性脓肿。破溃后形成慢性窦道。股骨头破坏明显时会形成病理性脱位,通常为后脱位。早期髋关节前侧可有压痛,但肿胀多不明显,继而股四头肌和臀肌显著萎缩。患肢出现屈曲、外展、外旋畸形,随病情发展髋关节即表现为屈曲、内收、内旋畸形,髋关节强直与下肢不等长最为常见。

下列各种检查试验有助于诊断:

1. "4"字试验　包含髋关节屈曲、外展和外旋三种运动,髋关节结核者的试验结果为阳性。方法如下:病人平卧于检查床上,患肢屈曲,将外踝置于健侧髌骨上方,检查者用手下压其病侧膝部,若患髋出现疼痛而使膝部不能接触桌面即为阳性(图69-10)。应当指出,该试验受个体因素(年老或肥胖)影响较大,应进行两侧对比;作对比时外踝放置的位置必须相同,不得有高低。

2. 髋关节过伸试验　可用来检查儿童早期髋关节结核。病儿俯卧位,检查者一手按住骨盆,另

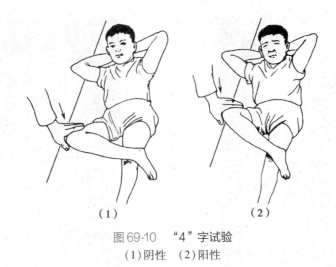

图 69-10   "4"字试验
(1)阴性   (2)阳性

一手握住踝部把下肢提起,直到骨盆开始从桌面升起为止。同样试验对侧髋关节,两侧对比可以发现病侧髋关节在后伸时有抗拒感觉,因而后伸的范围不如正常侧大。正常侧可以有10°后伸。

3. 托马斯(Thomas)征   用来检查髋关节有无屈曲畸形。方法如下:病人平卧于检查床上,检查者将其健侧髋、膝关节完全屈曲,使膝部贴住或尽可能贴近前胸,此时腰椎前凸完全消失而腰背平贴于床面,若下肢不能伸直平放于床面即为阳性。病侧下肢与床面所成的角度即为髋关节屈曲畸形的角度。(图69-11)。

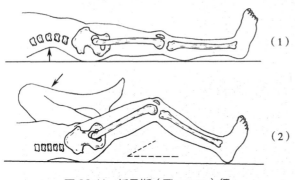

图 69-11   托马斯(Thomas)征

【实验室检查】详见本章概论内容。

【影像学检查】X线平片检查对诊断髋关节结核十分重要,早期病变可能不明显,必须两侧髋关节同时摄片比较。局限性的骨质疏松通常是最早的放射学表现,如有关节间隙轻度狭窄更应引起注意。在疾病后期,常有破坏性关节炎伴有少量反应性硬化表现。偶尔可在数周内迅速出现关节的完全破坏,出现空洞和死骨。严重者股骨头几乎消失。后期可出现病理性脱位。CT与MRI可帮助早期诊断。CT扫描能清楚显示髋关节内积液量,骨及软组织侵害,显示X线平片不能发现的微小骨破坏病灶。MRI更能早期显示骨内的炎性浸润、关节积液、软骨破坏等(图69-12)。

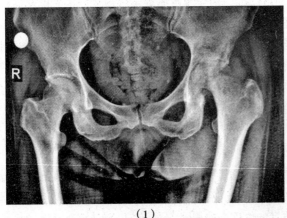
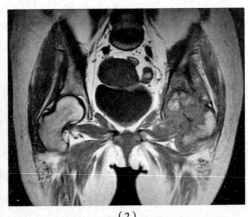

(1)   (2)

图 69-12   髋关节结核X线平片(1)及MRI影像(2)

【诊断与鉴别诊断】根据病史、症状、体征、实验室和影像学检查,本病一般不难诊断。但在早期病变轻微时,需要反复检查、仔细观察,比较双侧髋部 X 线平片,才不致误诊漏诊。须与下列疾病作鉴别诊断:

1. **一过性髋关节滑膜炎**　多见于 8 岁以下儿童,主诉为髋或膝关节疼痛、跛行或不愿走路,髋关节活动轻度受限,病儿发病前一般有上呼吸道感染病史,卧床休息及患肢皮肤牵引数周后即愈。

2. **儿童股骨头骨软骨病**　具有典型的 X 线特征:股骨头致密扁平,关节间隙增宽,以后可出现股骨头破碎、坏死及囊性变,股骨颈粗而短。临床检查髋关节活动很少受限,血沉正常。

3. **类风湿关节炎**　儿童型类风湿关节炎也有发热、血沉增高,尤其在初发为单关节性时很难区别。但本病的特征为多发性和对称性,典型的晨僵,X 线平片可见骶髂关节破坏,经过短期观察不难区别。

4. **化脓性关节炎**　发病急骤,有高热。急性期有脓毒症表现,血液和关节液中可检出化脓性致病菌。X 线表现破坏迅速,并有增生性改变,后期会发生骨性强直。慢性低毒性化脓性髋关节炎与髋关节结核合并混合感染的鉴别有时较困难,必须依靠脓液的细菌培养和活检才能确诊。

5. **强直性脊柱炎**　早期与骶髂关节结核有时容易混淆,但前者多见于男性青壮年,病人双侧骶髂关节及腰椎有疼痛,活动受限,常为两侧发病。

【治疗】

1. **全身支持治疗**　改善全身情况,增强机体的抵抗力。

2. **药物治疗**　在结核病灶活动期和手术前、后,规范应用抗结核药物(详见本章概论)。

3. **牵引**　有髋部剧烈疼痛及肌肉痉挛或屈曲畸形者应作皮肤牵引或骨牵引以缓解疼痛、矫正畸形。

4. **手术治疗**　非手术治疗无效者,根据病变发展的不同阶段采用不同的手术方法。常用的方法有:滑膜切除术、病灶清除术、关节融合术、截骨矫形术、关节成形术。

单纯滑膜结核可关节内注射抗结核药物。若疗效不佳,可作滑膜切除术,术后用皮肤牵引和"丁字鞋"功能位制动 3 周。单纯骨结核,应及早施行病灶清除术,以免病灶穿入关节形成关节结核。

早期髋关节结核,为了挽救关节,如无手术禁忌证,应及时进行病灶清除手术。

部分病例病变已静止,髋关节出现纤维性强直,但微小活动便会诱发疼痛,适宜作髋关节融合术。对髋关节有明显屈曲、内收或外展畸形者,可作转子下截骨矫形术。若结核病灶已完全控制,为了恢复关节功能,也可选择关节成形术(如人工髋关节置换术)。关节置换术会诱发结核病灶活动,需在安全静止期后再慎重考虑。

第四节　膝关节结核

膝关节结核(tuberculosis of knee joint)占全身骨关节结核的第二位,仅次于脊柱结核。儿童和青少年病人多见。多位于股骨下端和胫骨上端。单纯滑膜结核较单纯骨结核常见。

【病理】膝关节滑膜丰富,起病时以滑膜结核多见,以炎性浸润和渗出为主,表现为膝关节肿胀和积液。病变经滑膜附着处侵袭至骨骼,产生边缘性骨侵蚀,沿着软骨下潜行发展,使大块关节软骨板剥落而形成全关节结核。至后期则有脓液积聚,成为寒性脓肿,破溃后形成慢性窦道。关节韧带结构的毁坏引起病理性半脱位或脱位。病变静止后产生膝关节纤维性强直,有时还伴有屈曲挛缩。

【临床表现】起病缓慢,有低热、乏力、疲倦、食欲缺乏、消瘦、贫血等全身症状。血沉增高。儿童有夜啼表现。膝关节位置表浅,因此肿胀和积液十分明显。检查时发现膝眼饱满,髌上囊肿大,浮髌试验阳性。较晚期的膝关节结核,滑膜可以显著肿胀和增厚。早期膝关节穿刺可获得比较清亮的液体,随着病程进展,抽出液逐渐变浑,纤维素混杂在内,最终变为脓性。关节持续积液和失用性肌萎缩,使膝部呈梭形肿胀。由于疼痛,膝关节呈半屈曲状,日久即发生屈曲挛缩。至后期寒性脓肿形成,溃破后成慢性窦道,经久不愈合。或因韧带的毁损而产生病理性脱位。病变静止或愈合后膝关节呈纤维性强直。骨生长受到抑制,造成双下肢不等长。

【实验室检查】 详见本章概论内容。

【影像学检查与关节镜检查】 早期处于滑膜结核阶段,X线平片上仅见髌上囊肿胀与局限性骨质疏松。病程较长者可见到进行性关节间隙变窄和边缘性骨侵蚀。至后期,骨质破坏加重,关节间隙消失,严重时出现胫骨向后半脱位。无混合感染时骨质疏松十分严重;窦道形成出现混合感染时则表现为骨硬化。CT与MRI可以看到X线平片不能显示的病灶,特别是MRI具有早期诊断价值(图69-13)。

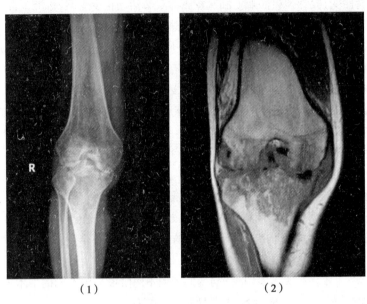

（1）　　　　　　　（2）

图69-13　膝关节结核X线平片（1）及MRI影像（2）

关节镜检查对早期诊断膝关节滑膜结核具有独特价值,既可作关节液培养和组织活检,同时也可行镜下滑膜的切除术。

【治疗】

1. **全身治疗**　膝关节是表浅关节,容易早期发现病变。单纯滑膜结核应用全身抗结核药治疗,80%左右的病例可以治愈,并保留正常或近乎正常的关节功能。在结核病灶活动期和手术前、后规范应用抗结核药物治疗。

2. **非手术治疗**

（1）关节腔穿刺注药:先抽吸关节积液,再将抗结核药物直接注入关节腔内。成人可注入异烟肼每次200mg,儿童减半。每周注射1~2次,3个月为1个疗程。因为抗结核药物足以控制病情,故不主张对早期膝关节结核病例施行滑膜切除术。

（2）关节制动:限制病人活动量,注意休息,作下肢牵引或石膏固定。

（3）窦道换药:通畅引流治疗混合感染。

3. **手术治疗**　经过局部药物治疗后,如果不见好转,滑膜肿胀肥厚,再考虑施行滑膜切除术。关节镜下滑膜切除术具有微创、并发症少、恢复快、疗效佳、费用低等优点。

全关节结核,如果病变进展明显不能控制或有积脓,需行病灶清除术。一般认为,15岁以下的病人只作病灶清除术。15岁以上关节破坏严重并有畸形者,在病灶清除后,同时行膝关节加压融合术。有窦道或有屈曲挛缩者均宜做关节融合术。加压钢针一般在术后4周拔除,改用管型石膏2个月。局部制动十分重要,无论是手术或非手术治疗,固定时间一般不少于3个月。若结核病灶已完全控制,且保持10年以上的静止期,可考虑行全膝关节置换术。但关节置换术后有可能会诱发结核病灶活动,需慎重考虑。

（武　汉）

第七十章 非化脓性关节炎

第一节 骨 关 节 炎

骨关节炎(osteoarthritis,OA)是一种以关节软骨退行性变和继发性骨质增生为特征的慢性关节疾病。疾病累及关节软骨或整个关节,包括软骨下骨、关节囊、滑膜和关节周围肌肉。多见于中老年人,女性多于男性。好发于负重较大的膝关节、髋关节、脊柱及远侧指间关节等部位,该病亦称为骨关节病、退行性关节炎、增生性关节炎、老年性关节炎等。

【病因】 原发性骨关节炎的发病原因迄今尚未完全明了。它的发生发展是一种长期、慢性、渐进的病理过程。一般认为是多种致病因素包括机械性和生物性因素的相互作用所致。其中年龄是主要高危因素,其他因素包括外伤、肥胖、遗传、炎症、代谢等。女性发病率较高,在绝经后明显增加,可能与关节软骨中雌激素受体有关。骨质疏松病人的软骨下骨小梁变薄变硬,其承受压力的能力下降,因此出现骨关节炎的几率增高。

【分类】 骨关节炎分为原发性和继发性两类。

1. **原发性** 原发性骨关节炎发病原因不明,无明确的全身或局部诱因,与遗传和体质因素有一定的关系。多见于 50 岁以上的中老年人。

2. **继发性** 可发生于青壮年,可继发于创伤、炎症、关节不稳定、慢性反复的积累性劳损或先天性疾病等。如先天性髋关节脱位,关节内骨折,关节囊或韧带松弛引起关节不稳定等;关节畸形如膝内翻、膝外翻引起的关节力学改变,在原有病变基础上发生骨关节炎。

【病理】 最早、最主要的病理变化发生在关节软骨。首先关节软骨退变、变性、磨损、消失,软骨下骨裸露、硬化、象牙质变。随后软骨下骨囊腔变,关节边缘骨赘形成,伴滑膜增生,关节囊、周围韧带退变、纤维化、萎缩。最终关节面完全破坏、畸形(图 70-1)。

1. **关节软骨** 早期关节软骨变为淡黄色,失去光泽,继而软骨表面粗糙,局部发生软化,失去弹性。关节活动时发生磨损,软骨可碎裂、剥脱,形成关节内游离体,软骨下骨质外露。

2. **软骨下骨** 软骨磨损最大的中央部位骨质密度增加,骨小梁增粗,形成"象牙质改变"。外周部位承受应力较小,软骨下骨骨质萎缩,出现囊性变。由于骨小梁的破坏吸收,使囊腔扩大,周围发生成骨反应形成硬化壁。

在软骨的边缘或肌腱附着处,因血管增生,软骨细胞代谢活跃,通过软骨内化骨,在外围软骨面出现骨质增生,即骨赘形成。

3. **滑膜** 滑膜的病理改变有两种类型:①增殖型滑膜炎:大量的滑膜增殖、水肿,关节液增多,肉眼观呈葡萄串珠样改变;②纤维型滑膜炎:关节液量少,葡萄串珠样改变少,大部分被纤维组织所形成的条索状物代替。滑膜的病变为继发性改变,剥脱的软骨片及骨质增生刺激滑膜引起炎症,促进滑膜增生渗出。

4. **关节囊与周围的肌肉** 关节囊发生纤维变性和增厚,限制关节的活动。关节周围肌肉因疼痛产生保护性痉挛,进一步限制关节活动,可出现屈曲畸形或脱位。

【临床表现】 主要的症状是疼痛,初期为轻微钝痛,以后逐步加剧。活动多时疼痛加剧,休息后好转。有的病人在静止或晨起时感到疼痛,稍微活动后减轻,称之为"静息痛"。但活动过量时,因关节面摩擦也可产生疼痛。疼痛可与天气变化、潮湿受凉等因素有关。

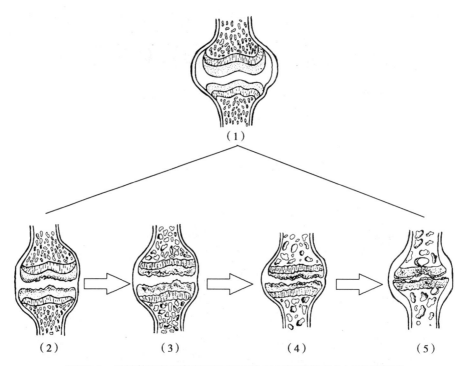

图 70-1 骨关节炎的关节软骨和其下的骨组织病理变化过程示意图
(1)正常 (2)关节面软骨的早期退行性变 (3)关节面软骨软化 (4)软骨下骨裸露
(5)磨损严重处关节软骨下骨质发生硬化

常感到关节活动不灵活,上下楼困难,晨起或固定于某个体位较长时间出现关节僵硬,稍活动后减轻。关节活动时有各种不同的响声,有时可出现关节交锁。

1. 症状和体征

(1)关节疼痛及压痛:初期为轻度或中度间断性隐痛,休息时好转,活动后加重,疼痛常与天气变化有关。晚期可出现持续性疼痛或夜间痛。关节局部有压痛,在伴有关节肿胀时尤为明显。

(2)关节僵硬:在早晨起床时关节僵硬及发紧感,也称之晨僵,活动后可缓解。关节僵硬在气压降低或空气湿度增加时加重,持续时间一般较短,常为几分钟至十几分钟,很少超过 30 分钟。

(3)关节肿大:手部关节肿大变形明显,可出现 Heberden 结节和 Bouchard 结节。部分膝关节因骨赘形成或关节积液也会造成关节肿大。

(4)骨擦音(感):由于关节软骨破坏、关节面不平,关节活动时出现骨擦音(感),多见于膝关节。

(5)关节无力、活动障碍:关节疼痛、活动度下降、肌肉萎缩、软组织挛缩可引起关节无力,行走时软腿或关节交锁,不能完全伸直或活动障碍。

2. 实验室检查 血常规、蛋白电泳、免疫复合物及血清补体等指标一般在正常范围。伴有滑膜炎可出现 C 反应蛋白(CRP)和红细胞沉降率(ESR)轻度升高。继发性骨关节炎病人可出现原发病的实验室检查异常。

3. X 线检查 非对称性关节间隙变窄,软骨下骨硬化和囊性变,关节边缘增生和骨赘形成(图 70-2)或伴有不同程度的关节积液,部分关节内可见游离体。严重者出现关节畸形,如膝内翻(图 70-3)。

【治疗】骨关节炎发生后,随着年龄的增长,其病理学改变不可逆转。治疗的目的是缓解或解除症状,延缓关节退变,最大限度地保持和恢复日常生活。

1. 非药物治疗 对于症状不重的骨关节炎病人首选非药物治疗,减轻疼痛、改善功能,使其能够很好地认识疾病的性质和预后。

(1)病人教育:减少不合理的运动,适量活动,避免长时间跑、跳、蹲,减少或避免爬楼梯。减轻体重,可选择游泳、自行车等有氧锻炼,膝关节在非负重位下屈伸活动,以保持关节最大活动度的关节功

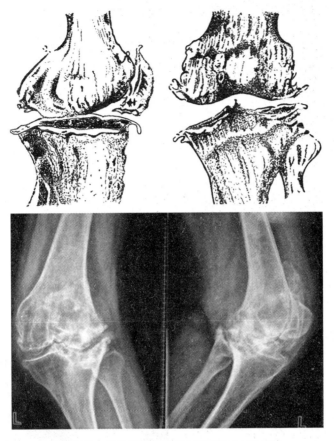

图 70-2　膝关节骨关节炎示意图及 X 线表现

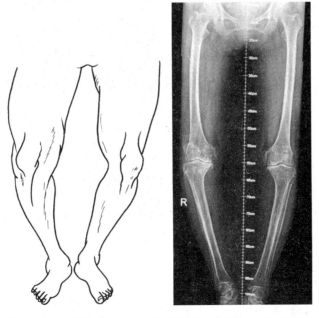

图 70-3　X 线检查见非对称性关节间隙变窄出现膝内翻畸形

能和肌力训练等。

（2）物理治疗：主要增加局部血液循环，减轻炎症反应，包括热疗、水疗、超声波、针灸、按摩、牵引、经皮神经电刺激（TENS）等。

（3）行动支持：主要减少受累关节负重，可采用手杖、拐杖、助行器等。

（4）改变负重力线：根据骨关节炎所伴发的内翻或外翻畸形情况，采用相应的矫形支具或矫形鞋以平衡各关节面的负荷。

2.药物治疗　如非药物治疗无效，可根据关节疼痛情况选择药物治疗。

（1）局部药物治疗：首先可选择非甾体抗炎药（NSAIDs）的乳胶剂、膏剂、贴剂和NSAIDs擦剂等局部外用药。可以有效缓解关节轻中度疼痛，且不良反应轻微。

（2）全身镇痛药物：依据给药途径，分为口服药物、针剂以及栓剂。非甾体消炎镇痛药物及软骨保护剂，包括西乐葆、安康信、双醋瑞因、氨基葡萄糖等可以缓解疼痛。部分药物如维骨力、硫酸软骨素可参与软骨代谢，延缓软骨退变。

（3）关节腔药物注射：①注射透明质酸钠可起到润滑关节，保护关节软骨和缓解疼痛的作用。②若长期使用糖皮质激素，可加剧关节软骨损害，加重症状。因此，不主张随意选用关节腔内注射糖皮质激素，更反对多次反复使用。

3.手术治疗　目的在于：①消除疼痛；②矫正畸形；③改善关节功能。

外科治疗的方法主要有：①游离体摘除术；②通过关节镜行关节清理术；③截骨术；④关节融合术和关节置换术等。膝关节炎晚期出现膝内翻畸形和持续性疼痛，可行全膝关节表面置换术（图70-4）。髋关节骨关节炎晚期可依年龄、职业及生活习惯等可选用人工全髋或半髋关节置换术（图70-5）。

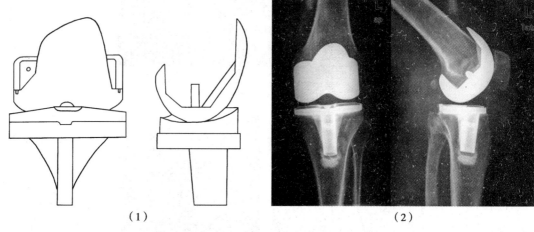

（1）　　　　　　　　　　　　（2）

图70-4　全膝关节表面置换
（1）假体模式图　（2）全膝关节表面置换X线表现

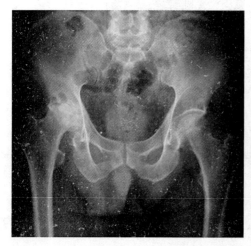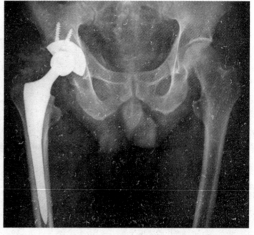

图70-5　髋关节骨关节炎晚期，人工全髋关节置换

第二节　强直性脊柱炎

强直性脊柱炎(ankylosing spondylitis,AS)是脊椎的慢性进行性炎症,以骶髂关节和脊柱附着点炎症为主要病变的疾病。也有定义为主要累及脊柱、中轴骨骼和四肢大关节,并以椎间盘纤维环及其附近结缔组织纤维化和骨化及关节强直为病变特点的慢性炎性疾病。与人类白细胞相关抗原 HLA-B27 强关联。其特点是病变常从骶髂关节开始逐渐向上蔓延至脊柱,导致纤维性或骨性强直和畸形。本病属血清阴性反应的结缔组织疾病,以此与类风湿关节炎相鉴别。病因尚不清楚,但 HLA-B27 与本病相关,强直性脊柱炎 HLA-B27 的阳性率可高达88% ~96%。

【病理】基本病理为原发性、慢性、血管翳破坏性炎症,韧带骨化属继发的修复过程。病变一般自骶髂关节开始,缓慢沿着脊柱向上伸延,累及椎间小关节的滑膜和关节囊,以及脊椎周围的软组织,至晚期可使整个脊柱周围的软组织钙化、骨化,导致严重的驼背。病变也可同时向下蔓延,波及双髋关节,少数也可累及膝关节。

【临床表现】本病好发于 16 ~30 岁的青、壮年,男性占90%,有明显的家族遗传史。早期主要表现下腰痛或骶髂部不适、疼痛或发僵。晨起或久坐起立时腰部发僵明显,但活动后减轻。也可表现为臀部、腹股沟酸痛或不适,症状可向下肢放射。少数以颈、胸痛首发。症状在静止、休息时加重,活动后缓解。半数病人以下肢大关节如髋、膝、踝关节炎症为首发症状,常为非对称性,反复发作与缓解。

晚期脊柱僵硬可致躯干和髋关节屈曲,最终发生驼背畸形,严重者可强直大于90°屈曲位,不能平视,视野仅限于足下。胸椎呈后凸,骨性强直而头部前伸畸形(图70-6)。由于颈、腰部不能旋转,侧视时必须转动全身。若髋关节受累则呈摇摆步态。个别病人症状始自颈椎,逐渐向下波及胸椎和腰椎,称 Bechterew 病,容易累及神经根而发生上肢瘫痪、呼吸困难,预后较差。

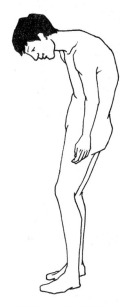

图 70-6　强直性脊柱炎驼背畸形示意图

【实验室检查】血小板升高、贫血、血沉增快和 C 反应蛋白升高都可能是强直性脊柱炎病情活动导致,不过临床上尚有一部分强直性脊柱炎病人腰背痛等症状较明显但上述指标正常。强直性脊柱炎类风湿因子一般为阴性,免疫球蛋白可轻度升高。HLA-B27 检测对于诊断强直性脊柱炎起一定辅助作用。

【X 线表现】早期骶髂关节骨质疏松,关节边缘呈虫蛀状改变,间隙不规则增宽,软骨下骨有硬化致密改变;以后关节面渐趋模糊,间隙逐渐变窄,直至双侧骶髂关节完全融合。椎间小关节出现类似变化,形成广泛而严重的骨化性骨桥表现,称为"竹节样脊柱"(图70-7)。病变晚期累及髋关节呈骨性强直(图70-8)。

【诊断标准】近年来有不同标准,但国际上目前多采用 1984 年修订的纽约标准。或参考欧洲脊柱关节病初步诊断标准。

1. 修订的纽约标准（1984 年）　①下腰背痛的病程至少持续 3 个月,疼痛随活动改善,但休息不减轻;②腰椎在前后和侧屈方向活动受限;③胸廓扩展范围小于同年龄和性别的正常值;④双侧骶髂关节炎Ⅱ ~ Ⅳ级,或单侧骶髂关节炎Ⅲ ~ Ⅳ级。如果病人具备④并分别附加①~③条中的任何 1 条可确诊为强直性脊柱炎。

2. 欧洲脊柱关节病研究组标准　炎性脊柱痛或非对称性以下肢关节为主的滑膜炎,并附加以下项目中的任何一项,即:①阳性家族史;②银屑病;③炎性肠病;④关节炎前 1 个月内的尿道炎、宫颈炎或急性腹泻;⑤双侧臀部交替疼痛;⑥肌腱末端病;⑦骶髂关节炎。

主要与以下疾病鉴别:

1. 类风湿关节炎　①男性多发强直性脊柱炎而类风湿关节炎以女性居多。②强直性脊柱炎均

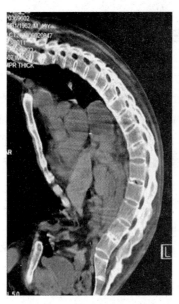

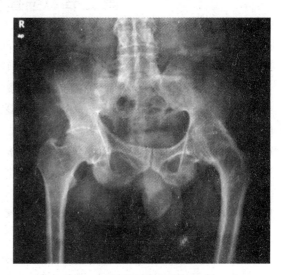

图 70-7 MRI 骨化性骨桥表现为竹节样脊柱　　　　图 70-8　髋关节呈骨性强直

有骶髂关节受累,类风湿关节炎则很少有骶髂关节病变。③强直性脊柱炎为全脊柱自下而上的受累,而类风湿关节炎只侵犯颈椎。④外周关节受累较少、非对称性,且以下肢关节为主;类风湿关节炎则为多关节、对称性和四肢大小关节均可发病。⑤强直性脊柱炎无类风湿结节。⑥强直性脊柱炎的类风湿因子阴性,而类风湿关节炎的阳性率占 60% ~ 95% 。⑦强直性脊柱炎以 HLA-B27 阳性居多,而类风湿关节炎则与 HLA-DR4 相关。

2. 髂骨致密性骨炎　多见于青年女性,其主要表现为慢性腰骶部疼痛和晨僵。临床检查除腰部肌肉紧张外无其他异常。典型 X 线表现为在髂骨沿骶髂关节之中下 2/3 部位有明显的骨硬化区,不侵犯骶髂关节面,无关节狭窄。该病无明显久坐、久卧疼痛的特点,且接受非甾体类抗炎药治疗效果不如强直性脊柱炎明显。

【治疗】目的是解除疼痛,防止畸形和改善功能。早期疼痛时可给予非甾体类抗炎药。症状缓解后,鼓励病人行脊柱功能锻炼,保持适当姿势,防止驼背。有严重驼背而影响生活时,可行腰椎截骨矫形。髋关节强直者可行髋关节置换术(见图 70-5)。

第三节　类风湿关节炎

类风湿关节炎(rheumatoid arthritis,RA)又称类风湿,是一种病因尚未明了的以关节病变为主的非特异性炎症,以慢性、对称性、多滑膜关节炎和关节外病变为主要临床表现,属于自身免疫性疾病。好发于手、腕、足等小关节,反复发作,呈对称分布。表现为全身多发性和对称性慢性关节炎,其特点是关节痛和肿胀反复发作伴进行性发展,最终导致关节破坏、强直和畸形。

【病因】病因尚不清,可能与下列因素有关:①自身免疫反应:人类白细胞相关抗原 HLA-DR4 与本病有不同程度的相关性,在某些环境因素作用下与短链多肽结合,激活 T 细胞,可产生自身免疫反应,导致滑膜增殖、血管翳形成、炎性细胞聚集和软骨退变;②感染:本病发展过程的一些特征与病毒感染相符,多数人认为甲型链球菌感染为本病之诱因;③遗传因素:类风湿关节炎有明显的遗传特点,发病率在类风湿关节炎病人家族中明显增高。

【病理】基本病理变化是关节滑膜的慢性炎症。早期滑膜充血、水肿,单核细胞、淋巴细胞浸润;滑膜边缘部分增生形成肉芽组织血管翳,并逐渐覆盖于关节软骨表面(图 70-9)、软骨下骨,使骨小梁减少,骨质疏松。后期关节面间肉芽组织逐渐纤维化,形成纤维性关节僵直,进一步发展为骨性强直

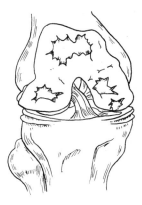

图 70-9　类风湿性关节炎软骨表面破坏

（图 70-10）。

除关节外,关节周围的肌腱、腱鞘也有类似的肉芽组织侵入,使肌萎缩,继而发生挛缩,进一步影响关节功能。

【临床表现】　多发生在 20 ~ 45 岁,女性多见。早期出现乏力,全身肌肉痛,低热和手足麻木、刺痛等全身症状,以及反复发作的、对称性、多发性小关节炎。受累关节以近端指间关节、掌指关节、腕、肘、肩、膝和足趾关节最为多见;颈椎、颞颌关节、胸锁和肩锁关节也可受累,并伴活动受限;髋关节受累少见。关节炎常表现为对称性、持续性肿胀和压痛,晨僵常可持续 1 小时以上。最为常见的关节畸形是腕和肘关节强直、掌指关节的半脱位、手指向尺侧偏斜和呈"天鹅颈"样表现。

【症状和体征】

1. 关节疼痛与压痛　绝大多数病人发病初期为关节肿胀。肿胀是由于关节腔内渗出液增多及关节周围软组织炎症改变所致,表现为关节周围均匀性肿大,手指近端指间关节的梭形肿胀是类风湿病人的典型症状之一。关节疼痛的轻重通常与其肿胀的程度相关联,关节肿胀愈明显,疼痛愈重,甚至剧烈疼痛。

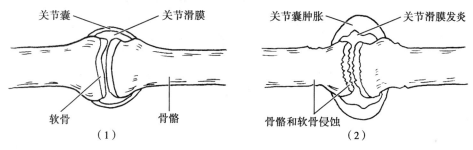

图 70-10　正常关节与类风湿性关节炎对比
（1）正常膝关节　（2）膝关节类风湿关节炎表现

2. 关节肿胀　凡受累的关节均可出现肿胀,关节肿胀提示炎症较重。典型的表现为关节周围均匀性肿大,例如近端指间关节的梭形肿胀。反复发作后受累关节附近肌肉萎缩,关节呈梭形肿胀。

3. 晨僵　95% 以上的病人有关节晨僵。晨僵是指病变关节在夜间静止不动后,晨起时出现较长时间的受累关节僵硬和活动受限。病情严重时全身关节均可出现僵硬感。起床后经活动或温暖后晨僵症状可减轻或消失。晨僵常伴有肢端或指(趾)发冷和麻木感。

4. 关节摩擦音　类风湿关节炎炎症期,检查关节运动时常可感到细小的捻发音或有握雪感,此表明关节存在炎症,以肘、膝关节为典型。有的关节炎症消退后,活动关节可以听到或触到嘎嗒声响,可能是类风湿伴有骨质增生所致,膝关节、髋关节最明显。

5. 多关节受累　受累关节多为双侧性、对称性,掌指关节或近侧指间关节常见,其次是手、腕、膝等关节。

6. 关节活动受限或畸形　病变持续发展,关节活动受限;晚期关节出现不同程度畸形,如手指的鹅颈畸形,掌指关节尺偏畸形,膝关节内、外翻畸形等(图 70-11)。

【实验室检查】　血红蛋白减少,白细胞计数正常或降低,但淋巴细胞计数增加。大约 70% ~ 80% 的病例类风湿因子阳性,但其他结缔组织疾病也可为阳性。血沉加快,C-反应蛋白增高,血清 IgG、IgA、IgM 增高。关节液混浊,黏稠度降低,黏蛋白凝固力差,糖含量降低,细菌培养阴性。

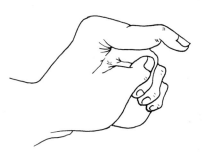

图 70-11　手指的鹅颈畸形,掌指关节屈曲、近侧指间关节过伸、远侧指间关节屈曲

【X线表现】早期关节周围软组织肿大,关节间隙增宽,关节周围骨质疏松,随病变发展关节周围骨质疏松更明显,关节面边缘模糊不清,关节间隙逐渐变窄。晚期关节间隙消失,最终出现骨性强直(图 70-12,图 70-13)。

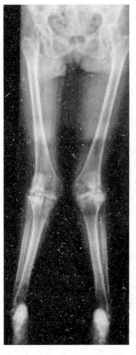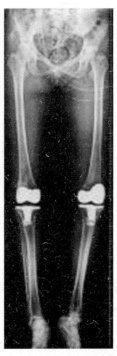

图 70-12   膝关节类风湿性关节炎,X 线表现关节面模糊不清,关节间隙消失。 行关节置换术

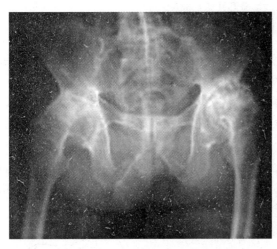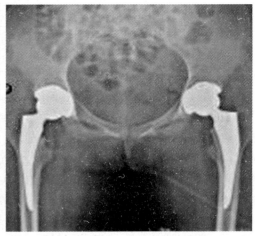

图 70-13   髋关节类风湿性关节炎,X 线表现关节间隙消失。 行关节置换术

【诊断】目前国际上通用的仍是 1987 年美国风湿病协会修订的诊断标准:①晨起关节僵硬至少1 小时(≥6 周);②3 个或 3 个以上关节肿胀(≥6 周);③腕、掌指关节或近侧指间关节肿胀(≥6 周);④对称性关节肿胀(≥6 周);⑤皮下结节;⑥手、腕关节 X 线平片有明确的骨质疏松或骨侵蚀;⑦类风湿因子阳性(滴度>1∶32)。确认本病需具备 4 条或 4 条以上标准。

主要应与风湿性关节炎和强直性脊柱炎等鉴别:

1. **风湿性关节炎**   是溶血性链球菌感染所引起的全身变态反应性疾病,常有咽峡炎、丹毒等感染病史。起病较急,且多见于青少年。可侵犯心脏,引起风湿性心脏病,并有发热、皮下结节和皮疹等表现。有两个特点:一是关节红、肿、热、痛明显,不能活动,发病的部位常常是膝、髋、踝等下肢大关节,其次是肩、肘、腕关节,手足的小关节少见;二是多关节游走性疼痛,但疼痛持续时间不长,几天可消退。血液检查示血沉加快,抗"O"滴度升高,类风湿因子阴性。治愈后很少复发,关节不遗留畸形,但可并发心脏病变。

2. **强直性脊柱炎**　主要侵犯脊柱,但周围关节也可受累。该病有以下特点:①青年男性多见;②主要侵犯骶髂关节及脊柱,外周关节受累多以膝、踝、髋关节受累为主,常有肌腱末端炎;③88% ~ 95%的病人 HLA-B27 阳性;④类风湿因子阴性;⑤骶髂关节及脊柱特有 X 线改变,对诊断极有帮助。

3. **痛风**　慢性痛风性关节炎有时与类风湿关节炎相似,痛风性关节炎多见于中老年男性,常呈反复发作,好发部位为单侧第一跖趾关节或跗关节,也可侵犯膝、踝、肘、腕及手关节,急性发作时通常血尿酸水平增高,有时可在关节和耳廓等部位出现痛风石。

【治疗】类风湿关节炎目前尚无特效疗法。治疗目的在于控制炎症,减轻症状,延缓病情进展,保持关节功能和防止畸形。应强调根据不同病人、不同病情制定综合治疗方案。

1. **非药物治疗**　为一般处理。急性发热及关节疼痛时卧床休息,但应鼓励每天起床适当活动。特别在一般情况好转时,更要进行关节肌肉活动锻炼,夜间可用支具将关节固定在生理位置,鼓励康复锻炼,预防关节僵硬以免发生畸形。

2. **药物治疗**　目前没有任何药物可以阻止病变发展,常用的药物分为三线。第一线的药物主要是非甾体类药物,其中昔布类消化道副作用较轻,吲哚美辛是一种非皮质类固醇的消炎、解热、止痛剂。与激素合用,可减少激素的剂量。第二线药物有抗疟药,金盐制剂,柳氮磺吡啶,免疫抑制剂如青霉胺、甲氨蝶呤、环磷酰胺等;第三线药物主要是激素。对于病情较轻,进展较快的病人,在一、二线药物联合运用同时,早期给予小剂量激素,可以迅速控制症状,见效后逐渐减轻药物。

3. **手术治疗**　早期可作受累关节滑膜切除术,以减少关节液渗出,防止血管翳形成,保护软骨和软骨下骨组织,改善关节功能;也可在关节镜下行关节清理、滑膜切除术;晚期可根据病情行人工关节置换术(见图70-12),这是最终的治疗手段。

(杨述华)

第七十一章 骨 肿 瘤

第一节 概 论

【定义】凡发生在骨内或起源于各种骨组织成分的肿瘤,不论是原发性、继发性还是转移性统称为骨肿瘤。

【分类】2013 年 WHO 公布了第四版的骨肿瘤分类法,见表71-1。

【发病情况】 良性原发性骨肿瘤比恶性多见。前者以骨软骨瘤和软骨瘤多见,后者以骨肉瘤和软骨肉瘤多见。骨肿瘤发病与年龄有关,如骨肉瘤多发生于青少年,骨巨细胞瘤主要发生于成人。骨肿瘤多见于长骨生长活跃的部位即干骺端,如股骨远端、胫骨近端、肱骨近端,而骨骺则通常很少受影响。

【临床表现】

1. 疼痛与压痛 疼痛是肿瘤生长迅速的最显著症状。良性肿瘤多无疼痛,但有些良性肿瘤,如骨样骨瘤可因反应骨的生长而产生剧痛;恶性肿瘤几乎均有局部疼痛,开始时为间歇性、轻度疼痛,以后发展为持续性剧痛、夜间痛,并可有压痛。良性肿瘤恶变或合并病理骨折,疼痛可突然加重。

2. 局部肿块和肿胀 良性肿瘤常表现为质硬而无压痛的肿块,生长缓慢,通常被偶然发现。局部肿胀和肿块发展迅速多见于恶性肿瘤。局部血管怒张反映肿瘤的血运丰富,多属恶性。

3. 功能障碍和压迫症状 邻近关节的肿瘤,由于疼痛和肿胀可使关节活动功能障碍。脊髓肿瘤不论是良、恶性都可引起压迫症状,甚至出现截瘫。若肿瘤血运丰富,可出现局部皮温增高,浅静脉怒张。位于骨盆的肿瘤可引起消化道和泌尿生殖道机械性梗阻症状。

4. 病理性骨折 轻微外伤引起病理性骨折是某些骨肿瘤的首发症状,也是恶性骨肿瘤和骨转移癌的常见并发症。肿瘤常因创伤被早期发现,但创伤不会导致肿瘤。

晚期恶性骨肿瘤可出现贫血、消瘦、食欲缺乏、体重下降、低热等全身症状。远处转移多为血行转移,偶见淋巴转移。

【诊断】骨肿瘤的诊断必须临床、影像学和病理学三结合;生化测定也是必要的辅助检查。

1. 影像学检查

(1) X 线检查:能反映骨与软组织的基本病变。骨内的肿瘤性破坏表现为溶骨型、成骨型和混合型。有些骨肿瘤的反应骨可表现为骨沉积。临床上将肿瘤细胞产生的类骨,称为肿瘤骨。

良性骨肿瘤具有界限清楚、密度均匀的特点。多为膨胀性病损或者外生性生长。病灶骨质破坏呈单房性或多房性,内有点状、环状、片状骨化影,周围可有硬化反应骨,通常无骨膜反应。

恶性骨肿瘤的病灶多不规则,呈虫蚀样或筛孔样,密度不均,界限不清,若骨膜被肿瘤顶起,骨膜下产生新骨,呈现出三角形的骨膜反应阴影称 Codman 三角,多见于骨肉瘤。若骨膜的掀起为阶段性,可形成同心圆或板层排列的骨沉积,X 线平片表现为"葱皮"现象,多见于尤因肉瘤。若恶性肿瘤生长迅速,超出骨皮质范围,同时血管随之长入,肿瘤骨与反应骨沿放射状血管方向沉积,表现为"日光射线"形态。某些生长迅速的恶性肿瘤很少有反应骨,X 线平片表现为溶骨性缺损,骨质破坏。而有些肿瘤如前列腺癌骨转移,可激发骨的成骨反应。

(2) CT 和 MRI 检查:可以为骨肿瘤的存在及确定骨肿瘤的性质提供依据,也可更清楚地显示肿瘤的范围,识别肿瘤侵袭的程度,以及与邻近组织的关系,协助制定手术方案和评估治疗效果。

表 71-1　WHO 骨肿瘤的分类(2013)

软骨源性肿瘤	**富于巨细胞的破骨细胞肿瘤**
良性	良性:小骨的巨细胞病变
骨软骨瘤	中间型(局部侵袭型,偶见转移型):(骨的)巨细胞肿瘤
软骨瘤(内生软骨瘤、骨膜软骨瘤)	
骨软骨黏液瘤	恶性:骨巨细胞瘤内的恶性
甲下外生性骨疣	**脊索组织肿瘤**
奇异性骨旁骨软骨瘤样增生	良性:良性脊索样细胞瘤
滑膜软骨瘤病	恶性:脊索瘤
中间型(局部侵袭性)	**血管性肿瘤**
软骨黏液样纤维瘤	良性:血管瘤
非典型软骨性肿瘤/软骨肉瘤(Ⅰ级)	中间型(局部侵袭型,偶见转移型):上皮样血管瘤
中间型(偶见转移)	恶性:上皮样血管内皮瘤,血管肉瘤
软骨母细胞瘤	**肌源性肿瘤**
恶性	良性:(骨的)平滑肌瘤
软骨肉瘤(Ⅱ级、Ⅲ级)	恶性:(骨的)平滑肌肉瘤
去分化软骨肉瘤	**脂肪源性肿瘤**
间叶性软骨肉瘤	良性:(骨的)脂肪瘤
透明细胞软骨肉瘤	恶性:(骨的)脂肪肉瘤
骨源性肿瘤	**其他肿瘤**
良性	尤因肉瘤
骨瘤	釉质瘤
骨样骨瘤	(骨的)未分化高级别多形性肉瘤
中间型(局部侵袭型)	**未明确肿瘤性质的肿瘤**
骨母细胞瘤	良性
恶性	单纯性骨囊肿
低级别中心型骨肉瘤	纤维结构不良(纤维异常增殖症)
普通型骨肉瘤	骨性纤维结构不良
成软骨型骨肉瘤	软骨间叶性错构瘤
成纤维型骨肉瘤	Rosai-Dorfman 病
成骨型骨肉瘤	中间型(局部侵袭型)
毛细血管扩张型骨肉瘤	动脉瘤样骨囊肿
小细胞骨肉瘤	朗格汉斯细胞组织细胞增多症:单骨型,多骨型
继发性骨肉瘤	Erdheim-Chester 病
骨旁骨肉瘤	**肿瘤综合征**
骨膜骨肉瘤	Bechwith-Wiedemann 综合征
高级别表面骨肉瘤	家族性巨颌症
纤维源性肿瘤	内生软骨瘤病:Ollier 病和 Maffucci 综合征
中间型(局部侵袭型)	Li-Fraumeni 综合征
(骨的)促结缔组织增生性纤维瘤	McCune-Albright 综合征
恶性	多发性骨软骨瘤
(骨的)纤维肉瘤	神经纤维瘤病Ⅰ型
纤维组织细胞增生性肿瘤	视网膜母细胞瘤综合征
良性纤维组织细胞瘤/非骨化性纤维瘤	Rothmund-Thomson 综合征
造血系统肿瘤	Werner 综合征
恶性	
浆细胞骨髓瘤	
(骨的)孤立性浆细胞瘤	
(骨的)原发性非霍奇金淋巴瘤	

（3）ECT 检查：可以明确病损范围，先于其他影像学检查几周或几个月，可显示骨转移瘤的发生，但特异性不高，不能单独作为诊断依据，须经 X 线平片或 CT 证实。骨显像还能早期发现可疑的骨转移灶，防止漏诊；也可帮助了解异体骨、灭活骨的骨愈合情况。

（4）DSA 检查：可显示肿瘤血供情况，如肿瘤的主干血管、新生的肿瘤性血管，以利于作选择性血管栓塞和注入化疗药物；化疗前后对比检查可了解新生血管的改变，监测化疗的效果。

（5）其他：超声检查可显示软组织肿瘤和突出骨外的肿瘤情况，对骨转移癌寻找原发灶有很大帮助。脊髓造影、钡餐造影、关节对比造影、尿路造影等对了解相邻骨组织的侵犯范围有辅助作用。

2. **病理检查**　病理组织学检查是骨肿瘤确诊的唯一可靠检查。按照标本采集方法分为穿刺活检和切开活检两种。穿刺活检是使用特制穿刺活检针闭合穿刺活检，具有手术方法简便、出血少、正常间室屏障受干扰小、瘤细胞不易散落、较少造成病理性骨折等优点，多用于脊柱及四肢的溶骨性病损。切开活检又分切取式和切除式，切取式手术破坏了肿瘤原有的包围带和软组织间室，会扩大肿瘤污染的范围；对体积不大的肿瘤，最好选择切除术活检。骨与软组织肿瘤活检首选穿刺活检，穿刺活检最好由手术医生来实行，更多考虑后期手术入路的选择以及穿刺针道能否被完整切除。在有经验的骨与软组织肿瘤中心，术前穿刺活检的正确诊断率可达到 95% 以上。

按照病理切片的制作方法分为冷冻活检和石蜡活检，前者是术中即刻获得病理诊断的快速方法，后者获得的是准确病理结果。术中冷冻活检可用于软组织肿瘤术中快速诊断，当冷冻结果与术前临床诊断出现矛盾时，应特别注意将其与临床症状及影像学检查结合考虑，必要时等待石蜡切片作最后诊断。

3. **生化测定**　大多数骨肿瘤病人化验检查是正常的。凡骨质迅速破坏时，如广泛溶骨性病变，血钙往往升高；血清碱性磷酸酶反映成骨活动，在成骨性肿瘤如骨肉瘤中多明显升高；男性酸性磷酸酶的升高提示转移瘤来自前列腺癌。尿 Bence-Jones 蛋白阳性可提示骨髓瘤的存在。

4. **现代生物技术检测**　分子生物学和细胞生物学领域的新发现揭示了与临床转归及预后相关的机制。遗传学研究揭示了一些骨肿瘤中有常染色体异常，能帮助诊断和进行肿瘤分类，并更精确地预测肿瘤的行为。如尤因肉瘤中发现特异性基因易位，发生在 $t(11;22)(q24,q22)$ 的染色体易位（85%），其次 1 号染色体的长臂和 8、12 号染色体的畸变率超过 50%，与之相关的 mRNA 可用于肿瘤的诊断和治疗。利用逆转录聚合酶链反应（RT-PCR）技术可从少量瘤细胞中检测到融合基因的表达，用于评估切除后残存病变的范围和监测转移。

【外科分期】肿瘤病理分级反映肿瘤的生物学行为和侵袭性程度。用外科分期来指导骨肿瘤治疗是一个合理而有效的措施。外科分期是将外科分级（grade，G）、肿瘤解剖定位（territory，T）和区域性或远处转移（metastasis，M）结合起来，综合评价。

外科分级取决于临床表现、影像学特点、组织学形态和化验检查等变化，可分为三级：①G_0（良性）：组织学为良性细胞学表现，分化良好，细胞/基质之比为低度到中度；肿瘤 X 线表现为边界清楚、局限在囊内或外生隆起突向软组织；临床显示包囊完整，无卫星病灶，无跳跃转移，极少远隔转移。②G_1（低度恶性）：组织学显示细胞分化中等；X 线表现为肿瘤穿越瘤囊，骨皮质破坏可向囊外生长；临床表现为生长缓慢，无跳跃转移，偶有远隔转移。③G_2（高度恶性）：组织学显示核分裂多见，分化极差，细胞/基质之比高；X 线表现为边缘模糊，肿瘤扩散波及软组织；临床表现肿块生长快，症状明显，有跳跃转移现象，常发生局部及远隔转移。

肿瘤解剖定位 T 是指肿瘤侵袭范围，以肿瘤囊和间室为界，可分为囊内、间室内和间室外肿瘤。T_0：囊内；T_1：间室内；T_2：间室外。间室内肿瘤是指肿瘤在各个方向上都包在一个自然的屏障中（如骨、筋膜、滑膜组织和骨膜）；间室外肿瘤是指肿瘤生长在间室外（如腘窝），或因肿瘤生长、骨折、出血及手术污染而超出自然屏障。间室外生长可作为肿瘤具有侵袭性的标志。

转移指肿瘤区域或者远处发现转移病灶。M_0：无转移；M_1：转移。

【治疗】骨肿瘤的治疗应以外科分期为指导，手术疗法应按外科分期来选择手术界限和方法（表 71-2 ～ 表 71-4），尽量达到既切除肿瘤，又可保全肢体。

表 71-2　良性骨肿瘤的治疗依据

分期	分级	部位	转移	治疗要求
1	G_0	T_0	M_0	囊内手术
2	G_0	T_1	M_0	边缘或囊内手术+有效辅助治疗
3	G_0	T_2	M_0	广泛或边缘手术+有效辅助治疗

表 71-3　恶性骨肿瘤的治疗依据

分期	分级	部位	转移	治疗要求
I_A	G_1	T_1	M_0	广泛手术:广泛局部切除
I_B	G_1	T_2	M_0	广泛手术:截肢
II_A	G_2	T_1	M_0	根治手术:根治性整块切除加其他治疗
II_B	G_2	T_2	M_0	根治手术:根治性截肢加其他治疗
III_A	$G_{1\sim2}$	T_1	M_1	肺转移灶切除,根治性切除或姑息手术加其他治疗
III_B	$G_{1\sim2}$	T_2	M_1	肺转移灶切除,根治性解脱或姑息手术加其他治疗

表 71-4　手术界限

类型	切除范围	镜下所见达到要求	手术方法	
			保肢	截肢
囊内手术	在病损内	肿瘤限于边缘	囊内刮除	囊内截肢
边缘手术	在反应区-囊外	反映组织±微卫星肿瘤	边缘整块切除	边缘截肢
广泛手术	超越反应区,经正常组织	正常组织±"跳跃病损"	广泛整块切除	广泛经骨截肢
根治手术	正常组织-间室外	正常组织	根治整块切除	根治解脱

1. 良性骨肿瘤的外科治疗

（1）刮除植骨术:适用于良性骨肿瘤及瘤样病变。术中彻底刮除病灶至正常骨组织,药物或理化方法杀死残留瘤细胞后置入充填物。填充材料中以自体骨移植愈合较好,但来源少、完全愈合较慢、疗程长;也可使用其他生物活性骨修复材料,临床常用同种异体骨或人工骨填充。

（2）外生性骨肿瘤的切除:如骨软骨瘤切除术,手术的关键是完整切除肿瘤骨质、软骨帽及软骨外膜,防止复发。

2. 恶性骨肿瘤的外科治疗

（1）保肢治疗:不断成熟的化疗手段促进和发展了保肢技术。实践证明保肢治疗与截肢治疗的生存率和复发率相同,局部复发率为 5%～10%。手术的关键是采用合理外科边界完整切除肿瘤,广泛切除的范围应包括瘤体、包膜、反应区及其周围的部分正常组织,即在正常组织中完整切除肿瘤,截骨平面应在肿瘤边缘 3～5cm,软组织切除范围为反应区外 1～5cm。

保肢手术适应证:①肢体发育成熟;②II_A期或化疗敏感的II_B期肿瘤;③血管神经束未受累,肿瘤能够完整切除;④术后局部复发率和转移率不高于截肢;术后肢体功能优于义肢;⑤病人要求保肢。保肢手术禁忌证:①肿瘤周围主要神经、血管受侵犯;②在根治术前或术前化疗期间发生病理性骨折,瘤组织和细胞突破间室屏障,随血肿广泛污染邻近正常组织;③肿瘤周围软组织条件不好,如主要动力肌群被切除,或因放疗、反复手术而瘢痕化,或皮肤软组织有感染者;④不正确的切开活检,污染周围正常组织或使切口周围皮肤瘢痕化,弹性差,血运不好。

保肢手术后的重建方法有:①瘤骨骨壳灭活再植术:将截下的标本去除瘤组织,经灭活处理再植回原位,恢复骨与关节的连续性,由于灭活后蛋白引起机体较强免疫排斥反应,并发症高,而逐渐淘汰;②异体骨半关节移植术:取骨库超低温冻存的同种异体骨,移植到切除肿瘤的部位,再行内固定;

③人工假体置换术:多为肿瘤型定制假体以及可延长假体等,和普通关节假体置换不同;④异体骨假体复合体(allograft and prosthesis composite,APC):结合异体骨和人工假体复合重建功能。

(2)截肢术:对于就诊较晚,破坏广泛和对其他辅助治疗无效的恶性骨肿瘤(ⅡB期)。为解除病人痛苦,截肢术仍是一种重要有效的治疗方法。但对于截肢术的选择须持慎重态度,严格掌握手术适应证,同时也应考虑术后假肢的制作与安装。

3. **化学治疗** 化疗的开展,特别是新辅助化疗概念的形成及其法则的应用,大大提高了恶性骨肿瘤病人的生存率和保肢率。对于骨肉瘤等恶性肿瘤,围术期的新辅助化疗已经是标准的治疗流程,新辅助化疗最好在有经验的骨与软组织肿瘤治疗中心来实行。病检时评估术前化疗疗效,可指导术后化疗和判断预后。化疗敏感者表现为:临床疼痛症状减轻或消失,肿物体积变小,关节活动改善或恢复正常,升高的碱性磷酸酶下降或降至正常;影像学上瘤体变小,肿瘤轮廓边界变清晰,病灶钙化或骨化增加,肿瘤性新生血管减少或消失。

4. **放射疗法** 可强有力地影响恶性肿瘤细胞的繁殖能力。对于某些肿瘤术前术后配合放疗可控制病变和缓解疼痛,减少局部复发率,病变广泛不能手术者可单独放疗。尤因肉瘤对放疗敏感,能有效控制局部病灶,可在化疗后或与化疗同时进行。骨肉瘤对放疗不敏感。

5. **其他治疗** 血管栓塞治疗是应用血管造影技术,施行选择性或超选择性血管栓塞以达到治疗目的,可用于:栓塞血管丰富肿瘤的主要血管,减少术中出血;不能切除的恶性肿瘤也可行姑息性栓塞治疗,为肿瘤的手术切除创造条件。局部动脉内插管化疗辅以栓塞疗法或栓塞后辅以放疗,可得到更好的疗效。恶性骨肿瘤的温热-化学疗法可以起到热疗与化疗的叠加作用。免疫治疗尚没有明确的结果,但此领域的研究非常活跃。

第二节 良性骨肿瘤

一、骨样骨瘤

骨样骨瘤(osteoid osteoma)是一种孤立性、圆形的、成骨性的良性肿瘤,以疼痛为主,较少见。常发生于儿童和少年,好发部位以下肢长骨为主。病灶呈圆形或卵圆形瘤巢,被反应骨包围,生长潜能有限,肿瘤直径很少超过1cm(图71-1)。CT检查有助于发现瘤巢。

【临床表现】主要症状是疼痛,有夜间痛,进行性加重,多可服用阿司匹林止痛,并以此作为诊断依据。若病损在关节附近,可出现关节炎症状,影响关节功能。

【治疗】手术治疗,将瘤巢及其外围的骨组织彻底清除,可防止复发。

二、骨软骨瘤

骨软骨瘤(osteochondroma)是一种常见的、软骨源性的良性肿瘤,是位于骨表面的骨性突起物,顶面有软骨帽,中间有髓腔。多发生于青少年,随机体发育而增大,当骨骺线闭合后,其生长也停止。骨软骨瘤可分为单发性与多发性两种,单发性骨软骨瘤也叫外生骨疣;多发性骨软骨瘤也叫骨软骨瘤病,多数有家族遗传史,具有恶变倾向。多见于长骨干骺端,如股骨远端、胫骨近端和肱骨近端。

【临床表现】可长期无症状,多因无意中发现骨性包块而就诊。若肿瘤压迫周围组织或其表面的滑囊发生炎症,则可产生疼痛。体格检查所见肿块较X线平片显示大。

【X线表现】单发或多发,在干骺端可见从皮质突向软组织

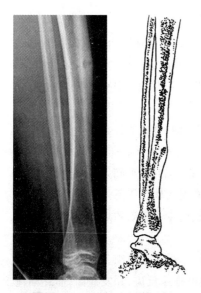

图71-1 胫骨中段骨样骨瘤

的骨性突起,其皮质和松质骨以窄小或宽广的蒂与正常骨相连,彼此髓腔相通,皮质相连续,突起表面为软骨帽,不显影,厚薄不一,有时可呈不规则钙化影(图71-2)。

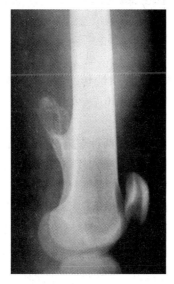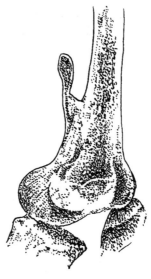

图71-2 股骨下段骨软骨瘤

骨软骨瘤发生恶性变可出现疼痛、肿胀、软组织包块等症状;X线平片可见原来稳定的骨软骨瘤再度生长,骨质破坏,呈现云雾状改变以及钙化不规则等表现,单发骨软骨瘤宽基底者复发率高。

【治疗】一般不需治疗。若肿瘤生长过快,有疼痛或影响关节活动功能;影响邻骨或发生关节畸形;压迫神经、血管以及肿瘤自身发生骨折;肿瘤表面滑囊反复感染;或病变活跃有恶变可能者应行切除术。切除应从肿瘤基底四周部分正常骨组织开始,包括纤维膜或滑囊、软骨帽等,以免复发。

三、软骨瘤

软骨瘤(chondroma)是一种松质骨的、透明软骨组织构成的、软骨源性的良性肿瘤,好发于手和足的管状骨。位于骨干中心者称为内生软骨瘤,较多见;偏心向外突出者称骨膜软骨瘤或外生性软骨瘤,较少见。多发性软骨瘤恶变多形成软骨肉瘤。

【临床表现】以无痛性肿胀和畸形为主。有时也因病理性骨折或偶然发现。

【X线表现】内生软骨瘤显示髓腔内有椭圆形透亮点,呈溶骨性破坏,皮质变薄无膨胀,溶骨区内有间隔或斑点状钙化影(71-3)。骨膜下软骨瘤在一侧皮质形成凹形缺损,并可有钙化影。

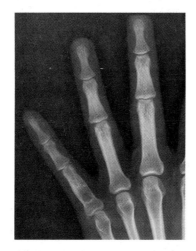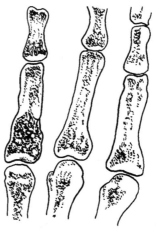

图71-3 指骨内生软骨瘤

【治疗】以手术治疗为主。采用刮除或病段切除植骨术,预后好。

第三节　骨巨细胞瘤

骨巨细胞瘤(giant cell tumor of the bone)为交界性或行为不确定的肿瘤。可分为巨细胞瘤和恶性巨细胞瘤。巨细胞瘤是一种良性的、局部侵袭性的肿瘤,它是由成片的卵圆形单核瘤性细胞均匀分布于大的巨细胞样成骨细胞之间。而恶性巨细胞瘤表现为原发性骨巨细胞瘤的恶性肉瘤,或原有骨巨细胞瘤的部位发生恶变(继发性)。骨巨细胞瘤好发于 20 ~ 40 岁,女性略多,好发部位为长骨干骺端和椎体,特别是股骨远端和胫骨近端。

瘤组织以单核基质细胞及多核巨细胞为主要结构。根据两种细胞的分化程度及数目,Jaffe 将骨巨细胞瘤可以分为三级:Ⅰ级,基质细胞稀疏,核分裂少,多核巨细胞甚多;Ⅱ级,基质细胞多而密集,核分裂较多,多核巨细胞数目减少;Ⅲ级,以基质细胞为主,核异型性明显,核分裂极多,多核巨细胞很少。因此,Ⅰ级为良性,Ⅱ级为中间性,Ⅲ级为恶性。虽然肿瘤的生物学行为、影像学表现、良恶性并不完全与病理分级一致,但 Jaffe 分级对肿瘤属性和程度的确定及治疗方案的制定仍有较大程度的参考价值。

【临床表现】主要症状为疼痛和肿胀,与病情发展相关。局部包块压之有乒乓球样感觉和压痛,病变的关节活动受限。典型的 X 线特征为骨端偏心位、溶骨性、囊性破坏而无骨膜反应,病灶膨胀生长、骨皮质变薄,呈肥皂泡样改变(图 71-4)。侵袭性强的肿瘤可穿破骨皮质致病理骨折。血管造影显示肿瘤血管丰富,并有动静脉瘘形成。

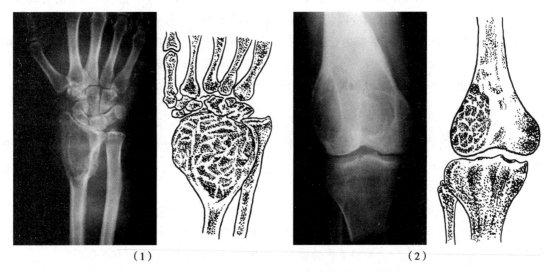

(1)　　　　　　　　　　　　　(2)

图 71-4　骨巨细胞瘤
(1)桡骨远端骨巨细胞瘤　(2)股骨下端骨巨细胞瘤

【治疗】属 $G_0T_0M_{0~1}$ 者,以手术治疗为主,采用切除术加灭活处理,再植入自体或异体骨或骨水泥,但易复发。对于复发者,应做切除或节段切除术或假体植入术。属 $G_{1~2}T_{1~2}M_0$ 者,采用广泛或根治切除,化疗无效。对发生于手术困难部位如脊椎者可采用放化疗,但放疗后易肉瘤变,应高度重视。目前靶向药物可用于难治性骨巨细胞瘤,控制疾病进展和复发。

第四节　原发性恶性骨肿瘤

一、骨肉瘤

骨肉瘤(osteosarcoma)是一种最常见的恶性骨肿瘤,特点是肿瘤产生骨样基质。存在多种亚型和继发性骨肉瘤。好发于青少年,好发部位为股骨远端、胫骨近端和肱骨近端的干骺端。常形成梭形瘤体,可累及骨膜,骨皮质及髓腔,病灶切面呈鱼肉状,棕红或灰白色。

【临床表现】　主要症状为局部疼痛,多为持续性,逐渐加重,夜间尤重。可伴有局部肿块,附近关节活动受限。局部表面皮温升高,静脉怒张。可以伴有全身恶病质表现。溶骨性骨肉瘤因侵蚀皮质骨而导致病理性骨折。核素骨显像可以确定肿瘤的大小及发现转移病灶。化验检查可用来检测病变的状态。

【影像学表现】　X 线可表现为不同形态,密质骨和髓腔有成骨性、溶骨性和混合性骨质破坏,骨膜反应明显,呈侵袭性发展,可见 Codman 三角或呈"日光射线"形态。MRI 可用于明确肿瘤的边界和侵袭范围(图 71-5)。

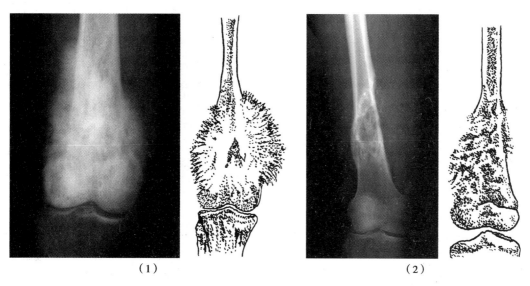

图 71-5　股骨骨肉瘤
(1)股骨远端骨肉瘤,可见"日光射线"　(2)股骨下段骨肉瘤,可见肿瘤成骨伴骨破坏

【治疗】　属 $G_2T_{1\sim2}M_0$ 者,采取综合治疗。术前大剂量化疗,然后根据肿瘤浸润范围做根治性切除瘤段、植入假体的保肢手术或截肢术,术后继续大剂量化疗。骨肉瘤肺转移的发生率极高,属 $G_2T_{1\sim2}M_1$ 者,除上述治疗外,还可行手术切除转移灶。近年来由于早期诊断和化疗迅速发展,骨肉瘤的 5 年存活率提高至 50% 以上。

二、软骨肉瘤

软骨肉瘤(chondrosarcoma)是软骨性的恶性肿瘤。特点是肿瘤细胞产生软骨,有透明软骨的分化,常出现黏液样变、钙化和骨化。好发于成人和老年人;男性稍多于女性。好发部位骨盆最多见,其次是股骨近端、肱骨近端和肋骨。

【临床表现】　发病缓慢,以疼痛和肿胀为主。开始为隐痛,以后逐渐加重。肿块增长缓慢,可产生压迫症状。X 线表现为一密度减低的溶骨性破坏,边界不清,病灶内有散在的钙化斑点或絮状骨化影,典型者可有云雾状改变。

【治疗】　手术治疗为主,方法与骨肉瘤相同。对放疗不敏感。预后比骨肉瘤好。

三、骨纤维肉瘤

骨纤维肉瘤(fibrosarcoma)为源于纤维组织的一种少见的、原发性恶性骨肿瘤,好发于四肢长骨干骺端偏干,以股骨多见。主要症状为疼痛和肿胀。X 线表现为骨髓腔内溶骨性破坏,呈虫蚀样,边界不清,很少有骨膜反应。

【治疗】　根据外科分期采用广泛性或者根治性局部切除或截肢术,化疗和放疗不敏感。

四、尤因肉瘤

尤因肉瘤(Ewing's sarcoma)是表现为各种不同程度神经外胚层分化的圆形细胞肉瘤。以含糖原的小圆细胞为特征。好发于儿童,多见于长骨骨干、骨盆和肩胛骨。

【临床表现】主要症状为局部疼痛、肿胀,并进行性加重。全身情况迅速恶化,常伴有低热、白细胞增多和血沉加快。X 线表现常见的特征是长骨骨干或扁骨发生较广泛的浸润性骨破坏,表现为虫蛀样溶骨改变,界限不清;外有骨膜反应,呈板层状或"葱皮状"表现(图 71-6)。

【治疗】对放疗极为敏感,经小剂量照射后,肿瘤可迅速缩小,局部疼痛明显减轻。但由于尤因肉瘤易早期转移,单纯放疗远期疗效差。化疗也很有效,但预后仍较差。现采用放疗加化疗和手术(保肢或截肢)的综合治疗,生存率已提高到50%以上。

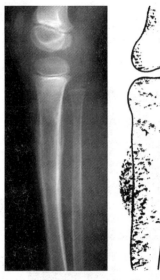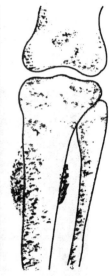

图 71-6　胫骨上段尤因肉瘤

五、恶性淋巴瘤

恶性淋巴瘤(malignant lymphoma)也称网状细胞肉瘤、骨原发性非霍奇金淋巴瘤,是一种恶性淋巴细胞组成并在骨骼内产生膨胀性病灶的肿瘤。好发年龄为 40～60 岁,以疼痛和肿块为主要表现,常发生病理性骨折。X 线平片示广泛不规则溶骨,有时呈"溶冰征",骨膜反应少见。

【治疗】放射疗法和化学疗法为首选,手术为辅。手术可采用保肢手术或截肢术,预后较好。

六、骨髓瘤

骨髓瘤(myeloma)是起源于骨髓造血组织,浆细胞过度增生所致的恶性肿瘤,可以是孤立性,由于其产生多发性骨损害,故也称为多发性骨髓瘤。异常的浆细胞浸润骨骼和软组织,产生 M 球蛋白,引起骨骼破坏、贫血、肾功能损伤和免疫功能异常。常见于 40 岁以上的男性,好发部位为含有造血骨髓的骨骼,依次为脊椎、骨盆、肋骨、颅骨和胸骨等。

【临床表现】有一个长短不定的无症状期,少数病人以背痛为首发症状。广泛的骨骼溶骨性破坏引起疼痛、病理性骨折、高钙血症、贫血和恶病质。X 线主要表现为多个溶骨性破坏和广泛的骨质疏松。

骨髓穿刺活检发现大量的异常浆细胞即可确诊。血清和尿中发现异常的球蛋白增高,A/G 倒置。蛋白电泳异常,显示 β 和 γ 球蛋白升高。并可出现白血病血象,40% 以上的病人尿中 Bence-Jones 蛋白阳性。另外有血钙增高,尿蛋白电泳异常。

【治疗】以化疗和放疗为主。预防感染和肾衰竭对提高骨髓瘤的存活率有重要帮助。出现病理骨折和脊髓压迫者可行外科治疗。本病预后差。

七、脊索瘤

脊索瘤(chordoma)是一种先天性的,来源于残余的胚胎性脊索组织的恶性肿瘤。病理特征之一是肿瘤组织呈小叶型生长类型,有气泡样细胞核黏液基质。大部分发生在脊椎和颅底,以骶尾椎最多见。

【临床表现】主要表现为疼痛和肿块,出现压迫症状,如压迫骶神经可出现大小便困难或失禁。压迫直肠和膀胱则出现相应症状。典型的 X 线表现为单腔性、中心性、溶骨性中轴骨的破坏病灶,可伴软组织肿块和散在钙化斑,骨皮质变薄呈膨胀性病变,无骨膜反应。

【治疗】以手术治疗为主。对于不能切除或切除不彻底的肿瘤,可行放疗,但复发率高,化疗无效。

第五节 转移性骨肿瘤

转移性骨肿瘤(metastatic tumors involving bone)是指原发于骨外器官或组织的恶性肿瘤,经血行或淋巴转移至骨骼并继续生长,形成子瘤。常见于中老年病人,40~60岁的年龄段居多。儿童则多来自成神经细胞肿瘤。好发部位为躯干骨,常发生骨转移的肿瘤依次为乳腺癌、前列腺癌、肺癌和肾癌等。

【临床表现】主要症状是疼痛、肿胀、病理性骨折和脊髓压迫,以疼痛最为常见。X线可表现为溶骨性(如甲状腺癌和肾癌)、成骨性(如前列腺癌)和混合型的骨质破坏,以溶骨性为多见,病理性骨折多见。骨扫描是检测转移性骨肿瘤敏感的方法。

【实验室检查】溶骨性骨转移时,血钙升高;成骨性骨转移时血清碱性磷酸酶升高;前列腺癌骨转移时酸性磷酸酶升高。

【治疗】转移性骨肿瘤的治疗通常采用姑息疗法。应采取积极态度,以延长寿命、缓解症状、改善生活质量为目的。治疗时需针对原发癌和转移瘤进行治疗,采用化疗、放疗和内分泌治疗。其结果取决于原发部位和疾病的范围。

第六节 其 他 病 损

一、骨囊肿

骨囊肿(bone cyst)是一种发生于髓内、通常是单腔的、囊肿样局限性瘤样病损,囊肿腔内含有浆液或血清样液体。常见于儿童和青少年,好发于长管状骨干骺端,依次为肱骨近段、股骨近段、胫骨近端和桡骨远端。

【临床表现】多数无明显症状,有时局部有隐痛或肢体局部肿胀。绝大多数病人在发生病理性骨折后就诊。X线表现为干骺端圆形或椭圆形界限清楚的溶骨性病灶,骨皮质有不同程度的膨胀变薄,单房或多房性(图71-7),经常毗邻骨骺生长板,但不越过生长板。

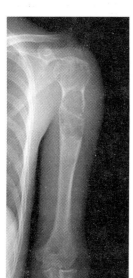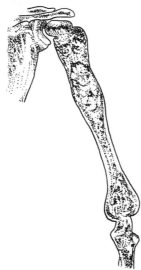

图71-7 肱骨上段骨囊肿合并病理性骨折

【治疗】单纯性骨囊肿的标准治疗为病灶刮除,自体或异体骨移植填充缺损。有些骨囊肿骨折后可以自愈。对于病儿年龄小(<14岁),病灶紧邻骨骺,术中可能损伤骨骺,且术后局部复发率高,应慎选手术治疗。用甲泼尼龙注入囊腔有一定的疗效,可恢复正常骨结构。

二、动脉瘤性骨囊肿

动脉瘤性骨囊肿(aneurysmal bone cyst)由于局部破坏性病损,同时外周有骨膜反应骨沉积,类似动脉瘤样膨胀而得名。是一种从骨内向骨外膨胀性生长的骨性血性囊肿,其内充满血液和包含有成纤维细胞、破骨细胞型巨细胞及反应性编织骨的结缔组织分隔。好发于青少年,好发部位为长骨的干骺端,如肱骨近段和脊柱。

【临床表现】　疼痛和肿胀为主要症状,大多数病人以病理性骨折就诊。X线表现为长骨骨干或干骺端的气球样、透亮的膨胀性、囊状溶骨性改变,偏心,边界清晰,有骨性间隔,将囊腔分隔成蜂窝状或泡沫状。有时病灶也可位于中心位置。

【治疗】　刮除植骨术是主要的治疗方法。术前要充分估计大量出血的可能。对位于脊椎等处不易手术切除的部位可行放疗,效果较好,但对儿童行放疗有破坏骨骺和恶变的危险。

三、骨嗜酸性肉芽肿

嗜酸性肉芽肿(eosinophilic granuloma)也称朗格汉斯组织细胞肉芽肿病,一般是指局限于骨的组织细胞增殖症,属于组织细胞增多症X的一种类型。好发于青少年,好发部位为颅骨、肋骨、脊柱和肩胛骨等,长骨病损多见于干骺端和骨干,单发病灶较多。

【临床表现】　受累部位的疼痛和肿胀。X线表现为孤立而界限分明的溶骨性缺损,可偏于一侧而引起骨膜反应。椎体的嗜酸性肉芽肿可表现为扁平椎体。

【治疗】　刮除植骨术或放射疗法均为有效的治疗方法。

四、骨纤维发育不良

骨纤维发育不良(fibrodysplasia of bone)是一种髓内良性的纤维性-骨性病变,可累及单骨或多骨。好发于青少年和中年,多发生在10～25岁骨骼生长阶段。骨的髓腔内有纤维骨、病灶内为稠密的纤维组织,排列紊乱而无定向,在纤维结缔组织内有化生的骨组织,呈纤维骨或编织骨。病灶内有时可见黏液样变性、多核巨细胞和软骨岛,亦称骨纤维异常增殖症。

【临床表现】　病损进展较慢,通常无自觉症状,多在X线检查时无意发现。病理性骨折是常见的并发症。X线表现为受累骨骼膨胀变粗,密质骨变薄,典型特征是呈磨砂玻璃样改变,界限清楚。股骨近端的病损可使股骨颈弯曲,酷似"牧羊人手杖"(图71-8)。

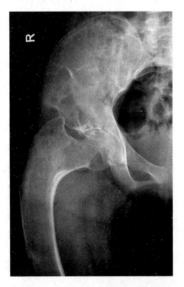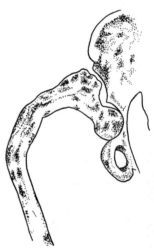

图71-8　股骨上段骨纤维异常增殖症的"牧羊人手杖"畸形

【治疗】　可采用刮除植骨术。对有些长骨,如腓骨、肋骨,可作节段性切除。对有畸形者,可行截骨矫形术。

附：关节与腱鞘的瘤样病损和肿瘤

（一）滑膜性软骨化生　是滑膜细胞化生而形成的软骨或骨软骨性结构的游离体。病因尚不清楚。关节滑膜增生和增殖的绒毛逐渐肥大,成为关节内带蒂的化生软骨细胞块。蒂与滑膜相连,因蒂内血管供应,游离体不断生长,脱落于关节腔内形成"关节鼠"。游离体核心骨化中心失去血供而发生坏死,其表面的软骨细胞则可依靠滑液而生长。

【临床表现】多见于40岁以上,可发生于任何大关节,以膝关节最常见。主要症状为活动时突然出现膝关节交锁。X线平片显示钙化的软骨瘤。关节镜检查对诊断和治疗有一定帮助。

【治疗】滑膜广泛切除术及关节内游离体摘除术。

（二）**绒毛结节性滑膜炎** 也称色素沉着绒毛结节性滑膜炎。镜下可见充满脂肪的组织细胞和巨细胞,可能是滑膜细胞增生和毛细血管高度扩张,致使滑膜表面形成绒毛状或结节状突起。

【临床表现】好发年龄为20~40岁,以膝关节最多见,膝关节可触及柔韧肿块,并有弥漫性压痛,甚至可侵蚀骨组织。腱鞘也可发生,手的屈肌腱鞘比较多见,形成孤立性硬韧结节。关节积液可抽出血性或黄褐色液体。

【治疗】可手术切除病变滑膜。术后应辅以放疗,以防止复发。

（三）**滑膜肉瘤** 是起源于滑膜组织的恶性肿瘤。好发部位为大腿、臀部、肩胛带或上臂。比其他软组织肉瘤的淋巴结转移机会多,也可向肺部转移。临床表现为关节附近的无痛肿块。多发生于肌腱和筋膜上。

【治疗】手术治疗为主,主要为广泛切除或截肢。局部切除复发率高。术前辅助放疗可提高疗效。

（冯世庆）

推荐阅读

［1］陈孝平,汪建平. 外科学. 8 版. 北京:人民卫生出版社,2013.

［2］郭晖. 抗体介导的排斥反应病理学研究概要. 中华移植杂志(电子版). 2012,6(2):138-142.

［3］曹雪涛. 医学免疫学. 6 版. 北京:人民卫生出版社,2013.

［4］SHAH M M,PRESSER N,FUNG J J. Transplantation Immunology//PINNA A,ERCOLANI G. Abdominal solid organ transplantation immunology:indication,techniques,and early complications. Cham:Springer,2015:3-32.

［5］刘永锋,郑树森. 器官移植学. 北京:人民卫生出版社,2014.

［6］LO D J,KIRK A D. Immune responses to transplants//LI X C,JEVNIKAR A M. Transplant Immunology. Chichester:Wiley Blackwell,2016:142-163.

［7］TOWNSEND C,BEAUCHAMP R D,EVERS B M,et al. Sabiston Textbook of Surgery. 20th ed. Philadelphia:Elsevier/Saunders,2017.

［8］赵玉沛,陈孝平. 外科学. 3 版. 北京:人民卫生出版社,2015.

英中文名词对照索引